RADIOLOGIA ORTOPÉDICA

UMA ABORDAGEM PRÁTICA

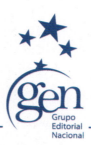

O GEN | Grupo Editorial Nacional – maior plataforma editorial brasileira no segmento científico, técnico e profissional – publica conteúdos nas áreas de ciências da saúde, exatas, humanas, jurídicas e sociais aplicadas, além de prover serviços direcionados à educação continuada e à preparação para concursos.

As editoras que integram o GEN, das mais respeitadas no mercado editorial, construíram catálogos inigualáveis, com obras decisivas para a formação acadêmica e o aperfeiçoamento de várias gerações de profissionais e estudantes, tendo se tornado sinônimo de qualidade e seriedade.

A missão do GEN e dos núcleos de conteúdo que o compõem é prover a melhor informação científica e distribuí-la de maneira flexível e conveniente, a preços justos, gerando benefícios e servindo a autores, docentes, livreiros, funcionários, colaboradores e acionistas.

Nosso comportamento ético incondicional e nossa responsabilidade social e ambiental são reforçados pela natureza educacional de nossa atividade e dão sustentabilidade ao crescimento contínuo e à rentabilidade do grupo.

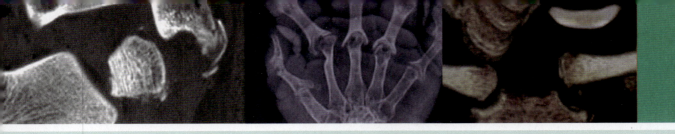

RADIOLOGIA ORTOPÉDICA

UMA ABORDAGEM PRÁTICA

Adam Greenspan, MD, FACR
Professor Emeritus of Radiology and Orthopaedic Surgery
University of California, Davis School of Medicine
Former Director, Section of Musculoskeletal Imaging
Department of Radiology, University of California Davis Medical Center
Former Consultant, Shriners Hospital for Children
Sacramento, California

Javier Beltran, MD, FACR
Professor and Former Chairman of Radiology
Maimonides Medical Center
Brooklyn, New York

Apresentação de:

Andrew J. Grainger, BM, BS, FRCP, FRCR
Consultant MSK Radiologist
Cambridge University Hospital
Cambridge, United Kingdom

Revisão Técnica
Andrea Ginelli Nardi
Médica Radiologista do Hospital São Vicente de Paula e do Grupo Fleury, na cidade do Rio de Janeiro.
Mestre em Radiologia pela Universidade Federal do Rido de Janeiro (UFRJ).

Tradução
Carlos Henrique Cosendey

Sétima edição

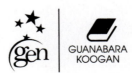

- Os autores deste livro e a editora empenharam seus melhores esforços para assegurar que as informações e os procedimentos apresentados no texto estejam em acordo com os padrões aceitos à época da publicação. Entretanto, tendo em conta a evolução das ciências, as atualizações legislativas, as mudanças regulamentares governamentais e o constante fluxo de novas informações sobre os temas que constam do livro, recomendamos enfaticamente que os leitores consultem sempre outras fontes fidedignas, de modo a se certificarem de que as informações contidas no texto estão corretas e de que não houve alterações nas recomendações ou na legislação regulamentadora.
- Data do fechamento do livro: 30/09/2022
- A autora e a editora envidaram todos os esforços no sentido de se certificarem de que a escolha e a posologia dos medicamentos apresentados neste compêndio estivessem em conformidade com as recomendações atuais e com a prática em vigor na época da publicação. Entretanto, em vista da pesquisa constante, das modificações nas normas governamentais e do fluxo contínuo de informações em relação à terapia e às reações medicamentosas, o leitor é aconselhado a checar a bula de cada fármaco para qualquer alteração nas indicações e posologias, assim como para maiores cuidados e precauções. Isso é particularmente importante quando o agente recomendado é novo ou utilizado com pouca frequência.
- Os autores e a editora se empenharam para citar adequadamente e dar o devido crédito a todos os detentores de direitos autorais de qualquer material utilizado neste livro, dispondo-se a possíveis acertos posteriores caso, inadvertida e involuntariamente, a identificação de algum deles tenha sido omitida.
- **Atendimento ao cliente: (11) 5080-0751 | faleconosco@grupogen.com.br**
- Traduzido de:
ORTHOPEDIC IMAGING: A PRACTICAL APPROACH, SEVENTH EDITION
Copyright © 2021 Wolters Kluwer.
Copyright © 2015 Wolters Kluwer Health. Copyright © Wolters Kluwer Health/Lippincott Williams & Wilkins. Copyright © 2004, 2000 Lippincott Williams & Wilkins. Copyright © 1996 Lippincott-Raven Publishers. Copyright © 1992 Gower Medical Publishers, New York, NY. All rights reserved.
2001 Market Street
Philadelphia, PA 19103 USA
LWW.com
Published by arrangement with Wolters Kluwer, USA. Wolters Kluwer Health did not participate in the translation of this title.
ISBN: 9781975136475
- Direitos exclusivos para a língua portuguesa
Copyright © 2023 by
EDITORA GUANABARA KOOGAN LTDA.
Uma editora integrante do GEN | Grupo Editorial Nacional
Travessa do Ouvidor, 11
Rio de Janeiro – RJ – CEP 20040-040
www.grupogen.com.br
- Reservados todos os direitos. É proibida a duplicação ou reprodução deste volume, no todo ou em parte, em quaisquer formas ou por quaisquer meios (eletrônico, mecânico, gravação, fotocópia, distribuição pela Internet ou outros), sem permissão, por escrito, da Editora Guanabara Koogan Ltda.
- Capa: Bruno Sales
- Imagens da capa: ©Tatiana Sviridova; ©Kondor83 (iStock)
- Editoração eletrônica: Estúdio Castellani
- Ficha catalográfica

CIP-BRASIL. CATALOGAÇÃO NA PUBLICAÇÃO
SINDICATO NACIONAL DOS EDITORES DE LIVROS, RJ

G831r
7. ed.

　　Greenspan, Adam
　　Radiologia ortopédica : uma abordagem prática / Adam Greenspan, Javier Beltran ; revisão técnica Andrea Ginelli Nardi ; tradução Carlos Henrique Cosendey. – 7. ed. – Rio de Janeiro : Guanabara Koogan, 2023.
　　: il. ; 28 cm.

　　Tradução de: Orthopedic imaging: a practical approach.
　　Inclui índice
　　ISBN 9788527738996

　　1. Radiologia ortopédica. 2. Ossos – Radiografia. 3. Diagnóstico por imagem – Métodos. I. Beltran, Javier. II. Nardi, Andrea Ginelli. III. Cosendey, Carlos Henrique. IV. Título.

22-79658　　　　　　　　　　　　　　CDD: 616.707548
　　　　　　　　　　　　　　　　　　CDU: 615.849:617.3

Gabriela Faray Ferreira Lopes – Bibliotecária – CRB-7/6643

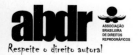

À minha esposa, Barbara; aos meus filhos, Michael, Samantha e Luddy; e à minha nora, Danielle, com todo meu amor; e aos meus netos, Avi e Benji, estrelas mais brilhantes da minha vida.

A. G.

À minha esposa, Andrea, e aos meus filhos, Xavier e Luis, por seu amor e apoio.

J. B.

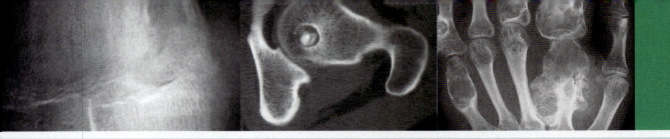

Apresentação

É uma grande honra ter sido convidado a escrever esta Apresentação e, quando me sentei em meu escritório, encontrei na estante de livros um exemplar da primeira edição do *Radiologia Ortopédica | Uma Abordagem Prática*, do Dr. Greenspan, agora bem manuseado e muito desgastado. Esse foi um dos primeiros livros que comprei durante minha formação como radiologista e continuou como fonte de consultas em toda a minha preparação e posteriormente. Desde que foi lançada a primeira edição, é incrível constatar como a obra cresceu e tornou-se abrangente e atualizada com os últimos avanços sobre patologia e tratamento das doenças musculoesqueléticas e seu diagnóstico radiológico. Ao longo desse tempo, o livro também foi traduzido para vários idiomas, confirmando sua importância e atratividade em todo o mundo.

Esta nova edição dá continuidade à evolução mantida ao longo das últimas edições, com atualizações amplas de imagens, diagramas e texto. Assim como ocorreu na sexta edição, o Dr. Greenspan associou-se ao Dr. Beltran como coautor, que trouxe ao livro sua experiência mundialmente reconhecida, sobretudo na especialidade de ressonância magnética (RM). A presente edição também reconhece o importante papel desempenhado pela RM no diagnóstico e tratamento das doenças musculoesqueléticas. Ela inclui descrições de alguns dos últimos avanços das técnicas e sequências de RM utilizadas atualmente (p. ex., análise da composição das cartilagens), além de conteúdo atualizado sobre outras modalidades avançadas de exame radiológico, inclusive ultrassonografia e tomografia computadorizada combinada com tomografia por emissão de pósitrons (PET/TC).

Um compêndio de radiologia sempre será julgado pela qualidade das imagens incluídas por seus autores. A experiência anterior mostra que fica muito evidente quando um livro deixa de acompanhar os avanços na qualidade das imagens médicas encontradas por seus leitores na prática do dia a dia. Certamente, essa não é uma acusação que possa ser imputada a este livro. Mais uma vez, o Dr. Greenspan e o Dr. Beltran revisaram meticulosamente todas as imagens. Eles substituíram muitas ilustrações e adicionaram novos exemplos, de forma a garantir que, sempre que fosse possível, as imagens apresentadas realmente refletissem as mais modernas que esperaríamos encontrar.

Um dos pontos fortes deste livro ainda é o uso de imagens para ajudar a explicar conceitos clínicos e patológicos e suas correlações. Como sempre, diagramas e ilustrações esquemáticas são da mais alta qualidade possível, e é muito bom constatar que os autores conseguiram contar com a ajuda de Luis Beltran para preservar e manter o belíssimo trabalho ilustrativo de Salvador Beltran reproduzido na última edição.

Um dos maiores prazeres proporcionados pela obra original do Dr. Greenspan era sua cobertura notável e abrangente de todo o campo da radiologia musculoesquelética, por meio de um texto muito claro, simples e sucinto. Isso ele conseguia enfatizando as doenças mais importantes para o clínico e o radiologista e demonstrando como usar melhor as imagens radiológicas para diagnosticar e obter informações úteis sobre determinada condição. Essa qualidade não foi perdida nesta sétima edição, que se mantém clara e concisa, mesmo abrangendo os avanços mais recentes na área, incluindo descrições das técnicas radiológicas mais modernas e suas funções, que começaram recentemente a ser transferidas do contexto de pesquisa para a prática clínica. Isso exigiu ampliações do texto para contemplar a utilidade crescente das técnicas mais modernas de RM e PET e modalidades híbridas de exame por imagem no diagnóstico das doenças musculoesqueléticas. Apesar da inclusão de técnicas radiológicas de ponta, os autores não se esqueceram de que radiografias convencionais são fundamentais à maioria dos diagnósticos radiológicos das doenças musculoesqueléticas. Em uma época na qual muitos se esquecem da importância das radiografias de baixo custo e que, frequentemente, sua interpretação parece ter se tornado uma arte esquecida, este livro enfatiza e explica técnicas e habilidades fundamentais ao diagnóstico com base em radiografias convencionais. A combinação das técnicas mais modernas com as que já estão estabelecidas e consagradas permite aos autores alcançar admiravelmente um dos seus principais objetivos, ou seja, demonstrar as vantagens e desvantagens das diversas modalidades radiológicas na avaliação dos distúrbios musculoesqueléticos.

Os Drs. Greenspan e Beltran são autoridades em suas áreas, respeitados em todo o mundo por seus conhecimentos em medicina musculoesquelética e radiologia. Entretanto, a estima pela qual são apreciados também reflete sua habilidade de comunicar o assunto a outras pessoas de maneira facilmente compreensível. Eles oferecem ao leitor os requisitos necessários não apenas a radiologistas musculoesqueléticos bem atualizados, mas também a radialogistas clínicos, detentores das ferramentas que possam contribuir plenamente para o cuidado clínico e o tratamento dos pacientes. Esta sétima edição do livro, que hoje pode ser justificadamente considerado um texto clássico, mais uma vez supera todos os seus objetivos e merece ser enfaticamente recomendada.

Andrew J. Grainger, BM, BS, FRCP, FRCR
Consultant MSK Radiologist
Cambridge University Hospital
Cambridge, United Kingdom

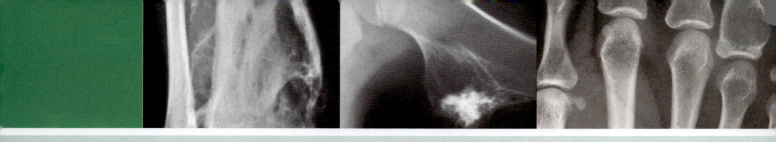

Prefácio à Primeira Edição

Radiologia Ortopédica | Uma Abordagem Prática foi escrito para facilitar o complexo processo de investigação diagnóstica em uma ampla variedade de transtornos ortopédicos. Esta obra tem três propóstitos: proporcionar conhecimento básico das modalidades de aquisição de imagens disponíveis atualmente e que são usadas para o diagnóstico de muitos transtornos comumente encontrados envolvendo ossos e articulações; ajudar na escolha da técnica radiológica mais eficaz, tendo em vista reduzir ao máximo o custo do exame e também a exposição do paciente à radiação; e enfatizar a necessidade de prover ao cirurgião ortopédico as informações necessárias para a escolha da terapia correta. Este livro não tenta competir com outros sobre o mesmo tema que concerne ao tamanho e ao alcance. Muitas condições pouco frequentes foram excluídas, assim como o foram as instruções exatas para a realização dos procedimentos.

Não foram incluídos todos os detalhes de determinado transtorno nem a discussão integral de aspectos controvertidos. Esses temas são deixados para o estudo adicional pelo leitor da literatura e dos muitos tratados padrões e especializados compilados na seção "Referências e leituras adicionais" no final do livro.

Como indica seu subtítulo, a *Radiologia Ortopédica* tenta proporcionar a seu público-alvo, estudantes de Medicina e residentes em Radiologia e Ortopedia, uma abordagem prática a seu tema. Para esse fim, informações cruciais no texto de cada capítulo foram tabuladas em uma seção intitulada "Aspectos Práticos a Serem Lembrados", no final dos capítulos. Foram elaborados numerosos diagramas esquemáticos e inúmeros quadros originais, detalhando, por exemplo, a classificação de fraturas, as características morfológicas de transtornos artríticos e neoplásicos e o posicionamento de pacientes para as diversas incidências radiográficas padrão e especiais, assim como as técnicas radiológicas mais eficazes para a demonstração das anormalidades. As reproduções radiográficas, muitas das quais se acompanham de desenhos lineares explicativos providos de dísticos, foram especialmente preparadas para fornecer exemplos de alta qualidade dos quadros clínicos iniciais clássicos de amplo espectro de transtornos ortopédicos. Além disso, a legenda de muitas das figuras foi redigida em um formato de estudo de casos, que, combinado a um sistema de notações diagnósticas (explicado no Capítulo 1) após cada legenda, visa transmitir uma apreciação do processo de investigação radiológica. Embora seu propósito seja ensinar, *Radiologia Ortopédica* deve servir também como uma referência ideal para médicos interessados em transtornos ósseos e articulares e para aqueles que solicitam habitualmente estudos radiológicos em sua prática cotidiana.

Adam Greenspan, MD, FACR

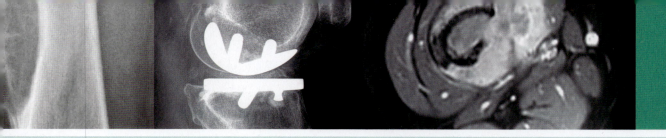

Prefácio

A evolução constante no campo da radiologia musculoesquelética justificou a publicação de mais uma edição deste livro. O aperfeiçoamento contínuo das técnicas radiológicas existentes e o uso crescente de ultrassonografia (US), tomografia por emissão de pósitrons (PET), tomografia computadorizada (TC) combinada com PET e ressonância magnética (RM) na investigação diagnóstica e na avaliação de incontáveis doenças ortopédicas levaram-nos a ampliar os textos descritivos dessas técnicas. Assim como nas edições anteriores, novamente o objetivo principal desta sétima edição de *Radiologia Ortopédica | Uma Abordagem Prática* não é apenas familiarizar o leitor com as indicações atuais de várias modalidades de exame radiológico, mas também descrever tanto aspectos positivos e esclarecedoras dessas técnicas como também seus pontos negativos. Como antes, nosso propósito é auxiliar radiologistas e médicos que solicitam exames a escolher a sequência ideal de investigação radiológica, com o objetivo de reduzir custo e tempo necessários para chegar ao diagnóstico correto e avaliar adequadamente determinado distúrbio.

Esta nova edição tem muitas mudanças, acréscimos e melhorias. O Dr. Javier Beltran, Professor e Ex-Diretor de Radiologia do Maimonides Medical Center em Brooklyn, Nova York – pioneiro no campo de ressonância magnética musculoesquelética – continua como coautor da obra. Mais uma vez, sua experiência incomparável em ressonância magnética musculoesquelética amplia significativamente o valor das partes do livro relacionadas com essa técnica importante usada na avaliação de distúrbios ortopédicos.

O projeto gráfico deste livro, que inclui ilustrações coloridas, foi preservado; contudo, foi adotado novo *design* interior que inclui faixas de cores diferentes nos cantos externos das páginas, de forma a permitir que o leitor encontre facilmente as partes que lhe interessam, antes de abrir o livro. O código de cores permite aos leitores saber em que parte do livro estão e navegar facilmente pelas diversas seções. O formato de volume único, embora tenha aumentado, também foi conservado. Reduzimos expressivamente a quantidade de referências de cada capítulo, mas conservamos as referências "clássicas antigas" e acrescentamos apenas as mais pertinentes e atualizadas. Excluímos ilustrações tecnicamente insatisfatórias e as substituímos por outras imagens de melhor qualidade.

Para exemplificar, substituímos a maioria das imagens de ressonância magnética (RM) por outras de melhor qualidade obtidas com sistemas de campo de alta potência (inclusive imagens obtidas usando magnetos de 3 Tesla) e, nas seções pertinentes, acrescentamos descrições de novas sequências de pulsos. Além disso, incluímos exames de artrografia por RM quando julgamos necessário.

Eliminamos alguns textos desatualizados e modernizamos as descrições de várias doenças. Por exemplo, ampliamos o Capítulo 3 para incluir histologia, formação e crescimento da cartilagem articular. Acrescentamos dados clínicos e patológicos quando pertinente, inclusive ilustrações novas, sobretudo nos capítulos dedicados às artrites, às doenças metabólicas e aos tumores. Além disso, fizemos atualizações sobre genética molecular e citogenética relativas a alguns distúrbios musculoesqueléticos.

Quase todos os capítulos têm seções novas e imagens e diagramas inéditos. Alguns exemplos são textos novos sobre lesões associadas à prática de esportes, avaliação radiológica das neuropatias de impacto e encarceramento dos membros superiores e inferiores, avaliação de lesões das cartilagens articulares, anatomia detalhada à RM das pequenas articulações das mãos, RM pós-operatória para procedimentos cirúrgicos mais comuns do ombro e do joelho e muitos outros acréscimos. Ampliamos significativamente os capítulos dedicados às artrites, aos quais acrescentamos descrições de exames clínicos e anatomopatológicos dessas doenças, além de incluir outros distúrbios como síndrome SAPHO, osteomielite multifocal recidivante crônica, doença de Wilson e sarcoidose.

Também acrescentamos informações sobre os avanços mais recentes das abordagens terapêuticas clínicas e ortopédicas para muitas doenças e ampliamos significativamente a seção sobre implantação de próteses em diversas articulações. Aumentamos ainda mais o conteúdo sobre utilização de imagens tridimensionais de TC, RM, US, PET com flúor-18 (18F)-fluordesoxiglicose (FDG PET), PET/TEC e PET/RM. Incluímos informações sobre técnicas radiológicas modernas para examinar cartilagem articular com descrição das técnicas mais recentes como RM de cartilagem com realce tardio por gadolínio (d-GEMRIC), imagem de TC ponderada em T1 com quadros rotativos (Th-rho) e imagem de RM com sódio 23 (23Na). Complementamos o capítulo dedicado às displasias ósseas esclerosantes com doenças como hiperosteose endosteal, disosteosclerose, doença de Pyle e displasia craniodiafisária.

Assim como nas edições anteriores, também enfatizamos a importância de se dominar as técnicas de radiografia convencional como recurso fundamental para qualquer radiologista interpretar imagens musculoesqueléticas. Essa técnica tem valor inestimável na investigação inicial de alguns processos traumáticos, artrites, tumores e lesões semelhantes e anomalias congênitas.

Este livro foi escrito principalmente para radiologistas e cirurgiões ortopédicos, embora também possa ser usado por fisioterapeutas, reumatologistas e outros médicos que se interessam pela aplicação das técnicas de exame de imagem do sistema musculoesquelético.

Adam Greenspan, MD, FACR
Javier Beltran, MD, FACR

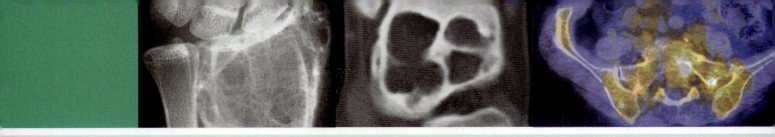

Agradecimentos

Gostaríamos de expressar nossos agradecimentos a todos os profissionais da Wolters Kluwer Health, que trabalharam arduamente neste livro e que nos orientaram na preparação desta nova edição, especialmente a Sharon R. Zinner, Redatora Executiva, Medicine and Advance Practice Publishing, pela supervisão direta de toda a obra. Agradecimento especial a Eric McDermott, Redator Associado de Desenvolvimento; Julie Kostelnik, Coordenadora Editorial; e Justin Wright, Associado Sênior de Produção, pela revisão, editoração e reestruturação atenta do conteúdo do texto.

Também queremos agradecer a Holly McLaughlin, Coordenadora de *Design*, pelos lindos desenhos artísticos da capa original e interior do livro. Também estamos em débito com os Drs. Luis Beltran e Jenny Bencardino, do Hospital for Joint Diseases, da New York University, por sua ajuda na seleção das melhores imagens possíveis para nosso livro. Agradecimento muito especial ao Dr. Luis Beltran, por ceder seus excelentes esquemas ilustrativos depois do lamentável falecimento do Dr. Salvador Beltran, colaborador da edição anterior.

Agradecemos a todos os residentes e funcionários do Departamento de Radiologia do Maimonides Medical Center, Brooklyn, Nova York, por sua ajuda em encontrar bons exemplos de imagem de doenças comuns e raras em seus arquivos de radiologia. Agradecemos imensamente a contribuição do Dr. Michael J. Klein, Patologista-Chefe Emérito, Professor de Patologia e Medicina Laboratorial do Hospital for Special Surgery-Weill Cornell Medical College e Consultor de Patologia do Memorial Sloan Kettering Cancer Center, Nova York, que nos forneceu alguns exemplares excelentes de fotografias de espécimes anatomopatológicos e fotografias de microscopia referentes a algumas patologias musculoesqueléticas.

Também queremos agradecer a Julie A. Ostoich-Prather, Fotógrafa Sênior do Departamento de Radiologia, do University of California Davis Medical Center, por sua ajuda na elaboração de algumas ilustrações digitais. Nosso reconhecimento a Michael Greenspan, Samantha Greenspan e Danielle Greenspan, por sua ajuda constante com alguns problemas técnicos enfrentados durante a elaboração deste texto. Somos gratos ao professor Andrew J. Granger, BM, BS, FRCP, FRCR, Consultor de Radiologia Musculoesquética do Cambridge University Hospital, Cambridge, Reino Unido, por escrever a apresentação deste livro. Também agradecemos a todos os autores que nos concederam permissão para reproduzir algumas ilustrações de seus livros e publicações. Por fim, nossa gratidão a Sadie Buckallew, Gerente de Produção e Projetos da Wolters Kluwer, e a Don Famularcano, Gerente de Projeto da Absolute Service Inc., por sua supervisão e coordenação dos estágios finais de produção do nosso livro.

Assim como nas edições anteriores, este projeto não poderia ter sido concluído com sucesso e dentro do prazo sem os esforços cautelosos e zelosos de muitas pessoas aqui citadas.

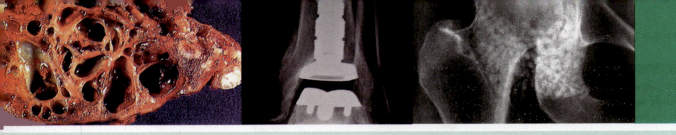

Sumário

Parte 1
INTRODUÇÃO À RADIOLOGIA ORTOPÉDICA, 1

Capítulo 1
O Papel do Radiologista Ortopédico, 3

Capítulo 2
Técnicas de Imagem em Ortopedia, 12

Capítulo 3
Histologia, Formação e Crescimento do Osso e da Cartilagem Articular, 55

Parte 2
LESÕES TRAUMÁTICAS, 61

Capítulo 4
Avaliação Radiológica de Lesões Traumáticas, 63

Capítulo 5
Membro Superior I: Cintura Escapular, 145

Capítulo 6
Membro Superior II: Cotovelo, 212

Capítulo 7
Membro Superior III: Antebraço Distal, Punho, Mãos e Dedos, 252

Capítulo 8
Membro Inferior I: Cintura Pélvica, Sacro e Fêmur Proximal, 327

Capítulo 9
Membro Inferior II: Joelho, 367

Capítulo 10
Membro Inferior III: Tornozelo e Pé, 446

Capítulo 11
Coluna Vertebral, 519

Parte 3
ARTRITES, 589

Capítulo 12
Avaliação Clínica, Radiológica e Patologia das Artrites e Artropatias, 591

Capítulo 13
Doença Articular Degenerativa, 659

Capítulo 14
Artrites Inflamatórias, 710

Capítulo 15
Artrites e Artropatias Variadas, 768

Parte 4
TUMORES E LESÕES PSEUDOTUMORAIS, 825

Capítulo 16
Avaliação Radiológica de Tumores e Lesões Pseudotumorais, 827

Capítulo 17
Tumores Benignos e Lesões Pseudotumorais I: Lesões Osteoblásticas, 879

Capítulo 18
Tumores Benignos e Lesões Pseudotumorais II: Lesões de Origem Cartilaginosa, 911

Capítulo 19
Tumores Benignos e Lesões Pseudotumorais III: Lesões Fibrosas, Osteofibrosas e Fibro-Histiocíticas, 959

Capítulo 20
Tumores Benignos e Lesões Pseudotumorais IV: Lesões Diversas, 999

Capítulo 21
Tumores Ósseos Malignos I: Osteossarcomas e Condrossarcomas, 1060

Capítulo 22
Tumores Ósseos Malignos II: Tumores Diversos, 1116

Capítulo 23
Tumores e Lesões Pseudotumorais das Articulações, 1168

Parte 5

INFECÇÕES, 1195

Capítulo 24
Avaliação Radiológica de Infecções Musculoesqueléticas, 1197

Capítulo 25
Osteomielite, Artrite Infecciosa e Infecções de Tecidos Moles, 1209

Parte 6

DOENÇAS METABÓLICAS E ENDÓCRINAS E DISTÚRBIOS VARIADOS, 1245

Capítulo 26
Avaliação Radiológica de Doenças Metabólicas e Endócrinas e Distúrbios Variados, 1247

Capítulo 27
Osteoporose, Raquitismo e Osteomalacia, 1258

Capítulo 28
Hiperparatireoidismo, 1271

Capítulo 29
Doença de Paget, 1279

Capítulo 30
Doenças Metabólicas e Endócrinas Variadas, 1302

Parte 7

ANOMALIAS CONGÊNITAS E DO DESENVOLVIMENTO, 1317

Capítulo 31
Avaliação Radiológica de Anomalias Esqueléticas, 1319

Capítulo 32
Anomalias dos Membros Superiores e Inferiores, 1334

Capítulo 33
Escoliose e Anomalias com Lesões Esqueléticas Generalizadas, 1378

Índice Alfabético, 1431

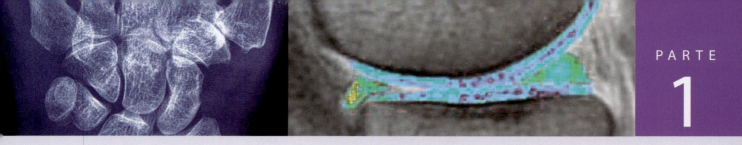

INTRODUÇÃO À RADIOLOGIA ORTOPÉDICA

PARTE 1

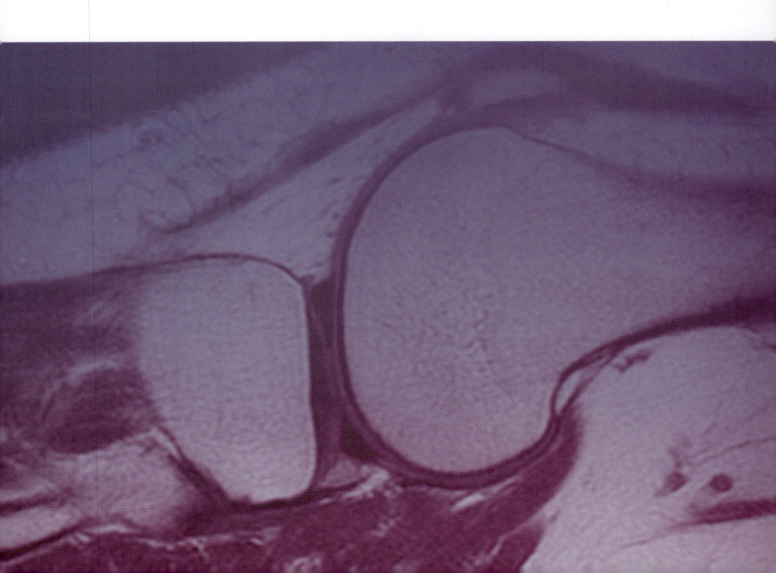

O Papel do Radiologista Ortopédico

Progressos espetaculares ocorreram e continuam ocorrendo no campo dos exames radiológicos de imagem. A introdução de novas modalidades de exame de imagem e seus avanços constantes ampliaram o arsenal do radiologista, facilitando o processo de investigação diagnóstica de alguns casos difíceis. Exemplos dessas modalidades são: tomografia computadorizada (TC) e suas variantes helicoidal (espiral) e tridimensional (3D); TC com multidetectores e múltiplos canais (TCMD); TC de dupla energia (TCDE); TC de feixe cônico (TCFC); TC de volume em tela plana de alta resolução (fpVCT); microtomografia computadorizada (micro-TC); angiotomografia computadorizada 3D (ATC 3D); TC quadrimensional dinâmica (TC 4D) das articulações; radiografia digital ou computadorizada (RD ou RC) e suas variantes como radiografia com subtração digital (RSD) e angiografia com subtração digital (ASD); ultrassonografia (US) 3D; angiografia radionuclear e cintilografia de perfusão; tomografia por emissão de pósitrons (PET) nas modalidades PET-TC e PET-RM; TC por emissão de fóton único (SPECT); ressonância magnética (RM) e suas variantes como RM 3D; RM da cartilagem com realce tardio por gadolínio (d-GEMRIC); imagem 3D híbrida de RM/TC; RM com tensor de difusão (RMTD); RM ponderada em difusão (RMPD); artrorressonância magnética (aRM); angiorressonância magnética (ARM), entre outras. Esses avanços tecnológicos recentes também trouxeram desvantagens, ou seja, contribuíram para um aumento expressivo do custo da assistência médica e, em muitos casos, têm levado os médicos – que procuram se manter atualizados com as novas modalidades de exame de imagem – a solicitar muitos exames radiológicos frequentemente desnecessários.

Essa situação ajudou a enfatizar a importância crucial do papel do radiologista ortopédico e a utilidade da radiografia convencional. O radiologista deve não apenas atender aos pré-requisitos dos diversos exames, mas também, e acima de tudo, fazer uma "triagem" para escolher apenas os procedimentos que levem ao diagnóstico certo e à avaliação adequada de determinado problema. Com essa finalidade, os radiologistas devem ter em mente os seguintes objetivos para que possam desempenhar seu papel:

1. *Diagnosticar um problema desconhecido*, de preferência utilizando as incidências padronizadas e também incidências e técnicas especiais obtidas pela radiografia convencional, antes de usar as modalidades mais sofisticadas disponíveis hoje em dia.
2. Realizar exames na *sequência certa* e saber o exame que deve ser realizado *em seguida* ao longo do processo de investigação radiológica.
3. Demonstrar os *aspectos determinantes de um problema conhecido nos exames de imagem*, a *distribuição* de uma lesão no esqueleto ósseo e sua *localização* no osso.
4. Monitorar os *resultados do tratamento* e possíveis *complicações*.
5. Entender qual *informação específica* é importante para o cirurgião ortopédico.
6. Entender os *limites da investigação radiológica não invasiva* e saber quando *recorrer às técnicas invasivas*.
7. Reconhecer as lesões que precisam ser biopsiadas e as que não requerem esse tipo de procedimento (lesões que "não devem ser tocadas").
8. Assumir um papel mais ativo na abordagem terapêutica, inclusive realizar procedimento de embolização, administrar compostos quimioterápicos por meio do cateterismo seletivo, ou realizar ablação térmica por radiofrequência (em geral, um procedimento guiado por TC) de lesões ósseas (p. ex., osteoma osteoide).

O diagnóstico radiológico de algumas doenças ósseas e articulares não pode ser firmado unicamente com base em determinados padrões radiográficos reconhecíveis. Dados clínicos do paciente – como idade, sexo, sinais e sintomas, história e exames laboratoriais – também são importantes para que o radiologista interprete corretamente um exame de imagem. Em alguns casos, os dados clínicos são tão característicos de determinada doença que apenas isso pode ser suficiente para embasar o diagnóstico. Por exemplo, dor óssea em um paciente jovem, nitidamente mais grave à noite e aliviada imediatamente por salicilatos, é tão sugestiva de osteoma osteoide que, em muitos casos, a única tarefa do radiologista é localizar a lesão. Entretanto, há casos em que os dados clínicos não são suficientes e podem até confundir o processo de investigação diagnóstica.

Quando a causa do sintoma do paciente é *desconhecida* (Figura 1.1) ou *sugerida* com base nos dados clínicos (Figura 1.2), o radiologista deve evitar como ponto de partida da investigação as modalidades radiológicas tecnologicamente mais sofisticadas, de maneira a firmar o diagnóstico com base em radiografias convencionais simples, sempre que isso for possível. Tal abordagem é essencial não apenas para manter uma relação custo-benefício favorável, mas também para reduzir a quantidade de radiação à qual o cliente é exposto. Recorrer primeiramente às técnicas convencionais também tem embasamentos na bioquímica e na fisiologia do osso. Cristal de apatita de cálcio (um dos componentes minerais do osso) é um contraste natural, que confere à radiologia óssea grande vantagem sobre as demais subespecialidades radiológicas; por meio das radiografias convencionais, é possível obter

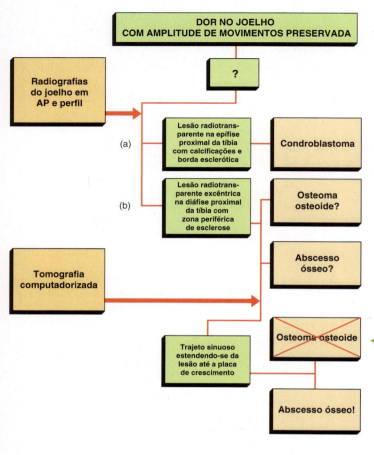

◄ **Figura 1.1 Causas de sintomas desconhecidos.** História clínica e alterações detectadas ao exame físico do paciente, que são fornecidas ao radiologista pelo médico prescritor, não são suficientes para chegar ao diagnóstico (?). O diagnóstico é estabelecido com base nas radiografias convencionais (a), ou este exame pode sugerir outras possibilidades (b). Neste último caso, técnicas radiológicas complementares (p. ex., cintilografia, TC ou RM, entre outras) são solicitadas para confirmar ou excluir uma das opções.

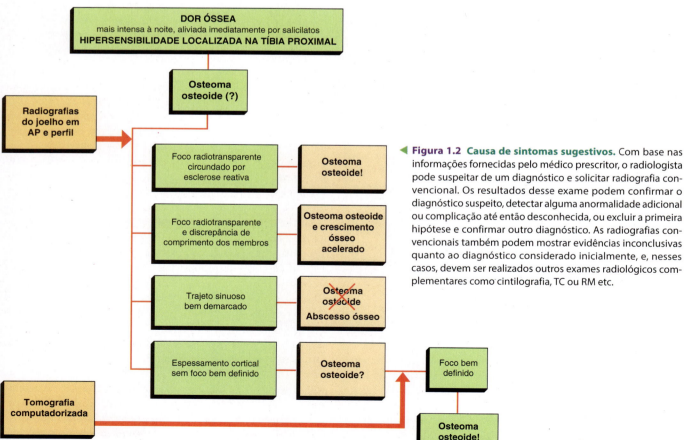

◄ **Figura 1.2 Causa de sintomas sugestivos.** Com base nas informações fornecidas pelo médico prescritor, o radiologista pode suspeitar de um diagnóstico e solicitar radiografia convencional. Os resultados desse exame podem confirmar o diagnóstico suspeito, detectar alguma anormalidade adicional ou complicação até então desconhecida, ou excluir a primeira hipótese e confirmar outro diagnóstico. As radiografias convencionais também podem mostrar evidências inconclusivas quanto ao diagnóstico considerado inicialmente, e, nesses casos, devem ser realizados outros exames radiológicos complementares como cintilografia, TC ou RM etc.

facilmente informações sobre produção e destruição ósseas. A simples observação de alterações do formato ou densidade do osso normal (p. ex., vértebras) pode ser um fator decisivo para se chegar a um diagnóstico específico (Figuras 1.3 e 1.4).

Para ajudar o radiologista em sua análise dos padrões e sinais radiográficos, alguns dos quais podem ser patognomônicos e outros inespecíficos, existem algumas opções no campo da radiografia convencional. Algumas *técnicas de posicionamento do paciente* quando as radiografias são obtidas oferecem ao radiologista oportunidade de avaliar áreas anatômicas que, de outra forma, ficariam ocultas e demonstrar mais claramente uma anormalidade específica. Por exemplo, a incidência em perfil na posição de rã é melhor do que a incidência anteroposterior para avaliar sinais suspeitos de osteonecrose (ON) da cabeça do fêmur, quando demonstra mais claramente o sinal do crescente, um dos primeiros indicativos radiográficos dessa doença (ver Figuras 4.90 e 4.91B). A incidência em perfil na posição de rã também é extremamente útil ao diagnóstico precoce de deslizamento da epífise da cabeça do fêmur (ver Figura 32.37B). Do mesmo modo,

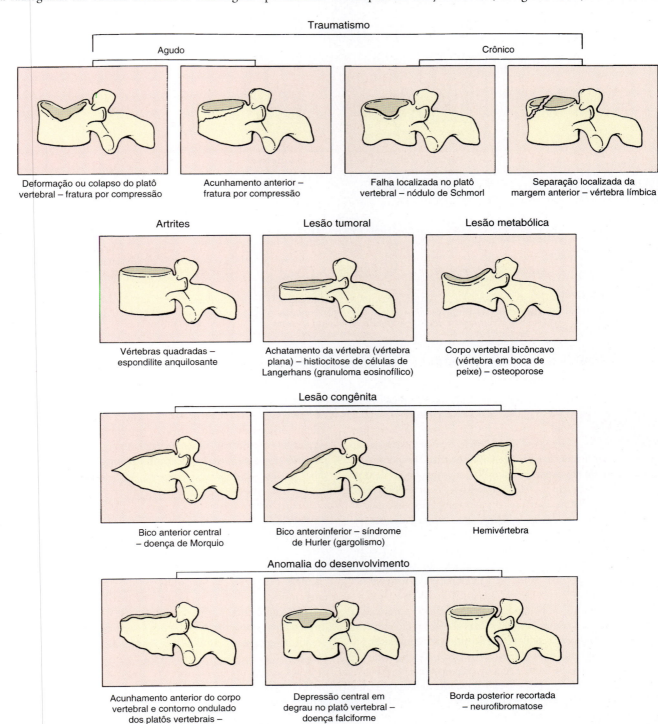

Figura 1.3 Forma e contorno do osso. A detecção de alterações da forma e contorno de um corpo vertebral nas radiografias convencionais pode revelar informações fundamentais para estabelecer o diagnóstico certo.

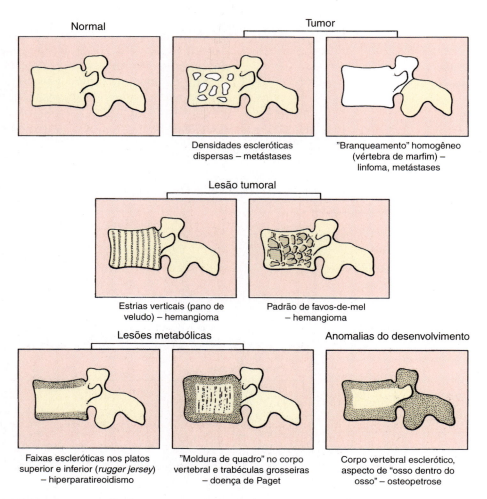

Figura 1.4 Densidade e textura do osso. Alterações da densidade e da textura de um corpo vertebral podem fornecer indícios esclarecedores para chegar ao diagnóstico certo.

a utilização de *técnicas especiais* pode ajudar a detectar uma lesão difícil de ser evidenciada nas radiografias de rotina. Fraturas de estruturas complexas como cotovelo, punho, tornozelo e pé nem sempre são demonstradas nas incidências tradicionais. Em razão da superposição óssea na incidência em perfil do cotovelo, a demonstração de uma fratura da cabeça do rádio sem deslocamento ou com deslocamento mínimo requer, em alguns casos, uma incidência especial em ângulo de 45° (conhecida como *incidência da cabeça-capítulo radial*), que projeta a cabeça radial fora das estruturas ósseas, demonstrando uma lesão não evidenciada nas demais incidências de rotina (ver Figuras 6.14, 6.27 e 6.28). As incidências radiográficas de estresse também são úteis, principalmente para avaliar lacerações ligamentares das articulações do joelho e do tornozelo (ver Figuras 9.14, 9.97B, 10.10 e 10.11).

O diagnóstico exato depende da análise detalhada e cuidadosa pelo radiologista – no contexto clínico – das alterações radiográficas referentes a tamanho, forma, configuração e densidade de uma lesão; sua localização dentro do osso; e sua distribuição no sistema esquelético. Até que as radiografias convencionais e suas diversas opções não consigam fornecer evidências radiográficas necessárias para firmar o diagnóstico certo e concluir a avaliação clara de uma anormalidade, o radiologista não precisa recorrer aos exames mais dispendiosos.

Conhecer a *sequência certa* dos procedimentos de investigação radiológica depende, em grande parte, dos dados clínicos pertinentes fornecidos pelo médico prescritor. A escolha de uma ou mais modalidades de exame para avaliar uma lesão ou investigar um processo patológico é determinada pelo quadro clínico e pelos equipamentos disponíveis, experiência do médico, custo dos exames e limitações específicas do paciente. Embora possa parecer uma afirmação muito elementar, saber por *onde começar* e o *que pedir em seguida* tem importância fundamental para que se chegue a um diagnóstico preciso pelo caminho mais curto possível, com menor custo e menos aborrecimento para o paciente. Exames redundantes devem ser evitados. Por exemplo, quando um paciente tem artrite e o médico está interessado em conhecer a distribuição dos focos "silenciosos" da doença, o radiologista não deve começar obtendo radiografias de todas as articulações (o chamado *inventário articular*). Em vez disso, é mais razoável realizar uma cintilografia óssea e, em seguida, solicitar radiografias apenas das áreas que apresentam captação aumentada do radiofármaco. Uma única e abrangente cintilografia óssea com radionuclídeos, em vez de um inventário ósseo, também é um ponto de partida razoável para investigar outros focos potenciais de acometimento, quando se detecta lesão de um único osso e há suspeita de que ela represente parte de uma doença multifocal ou sistêmica (p. ex., displasia fibrosa poliostótica ou metástases ósseas). Do mesmo modo, quando se suspeita que um paciente tenha osteoma osteoide em torno da articulação do quadril e as radiografias convencionais não demonstraram o foco, deve-se realizar cintilografia óssea com radionuclídeos em seguida para determinar a localização da lesão. O exame seguinte a ser realizado é

TC para localizar com mais precisão o foco ósseo. Entretanto, quando o exame radiográfico rotineiro demonstra o foco, a cintilografia deve ser omitida da sequência de exames. Nesse caso, apenas a TC é necessária para determinar a localização exata da lesão óssea e realizar medidas específicas do foco (Figura 1.5; ver também Figuras 17.12C e 17.11C). Quando há suspeita de ON da cabeça do fêmur e as radiografias são normais, a RM deve ser solicitada como próximo exame diagnóstico porque é uma modalidade mais sensível do que a TC ou a cintilografia. Os parágrafos seguintes descrevem muitas situações semelhantes, nas quais a sequência apropriada dos exames radiológicos pode abreviar expressivamente a investigação diagnóstica e, ao mesmo tempo, reduzir custos.

Chegar ao diagnóstico certo não finaliza o processo de investigação radiológica, porque o tratamento subsequente em geral depende da *identificação dos aspectos distintos de determinado problema* (Figura 1.6). Por exemplo, o diagnóstico de sarcoma de Ewing por meio de radiografias convencionais é apenas o início de uma investigação radiológica do paciente. Os *aspectos cruciais* desse tumor precisam ser definidos, inclusive disseminação intraóssea e aos tecidos moles (por TC ou RM) e vascularização do tumor (por arteriografia convencional ou ARM). Do mesmo modo, o diagnóstico de osteossarcoma deve ser seguido da definição da extensão exata da lesão óssea e das condições da medula óssea nas proximidades do tumor. Isso pode ser conseguido por uma avaliação precisa da densidade da medula óssea utilizando unidades de Hounsfield durante o exame de TC ou RM com ou sem realce por contraste. Diagnosticar doença de Paget pode ser um passo importante na investigação de uma lesão óssea, mas ainda mais importante é responder a uma pergunta crucial: o paciente tem algum sinal de transformação maligna? (Ver Figuras 29.27 e 29.28). A *localização* da lesão no esqueleto ou em

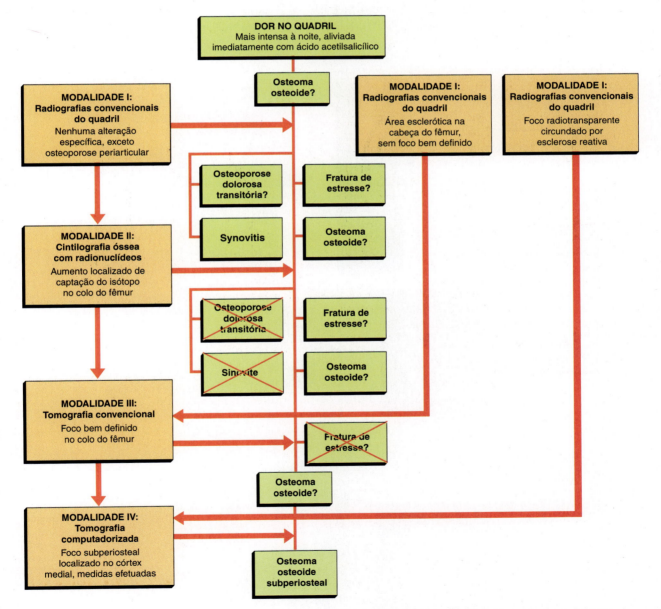

▲
Figura 1.5 Sequência de modalidades de exame radiológico. Um diagnóstico é considerado com base na história clínica e alterações detectadas no exame físico do paciente. O radiologista sugere a sequência mais apropriada de exames radiológicos, eliminando várias doenças nesse processo e estreitando o diagnóstico diferencial para chegar ao diagnóstico correto. Além disso, esse processo permite determinar a localização exata e obter informações específicas pertinentes ao diagnóstico.

determinado osso frequentemente pode ser mais importante que o diagnóstico propriamente dito. O melhor exemplo disso é, mais uma vez, a localização precisa do *nidus* do osteoma osteoide, porque a ressecção parcial dessa lesão invariavelmente resulta em recidiva. Determinar a *distribuição da lesão* no esqueleto ajuda a planejar o tratamento de várias artrites e a conduta no paciente com doença metastática. Nesse aspecto, a cintilografia é uma técnica de valor inestimável.

Alguns questionamentos mais importantes apresentados ao radiologista pelo cirurgião ortopédico dizem respeito ao monitoramento dos *resultados do tratamento* e à ocorrência de possíveis *complicações*. No estágio em que o diagnóstico já está estabelecido, é preciso determinar o que fazer com a lesão e, consequentemente, com o próprio paciente. A comparação dos primeiros exames radiográficos com as imagens atuais desempenha papel fundamental nessa etapa, porque pode evidenciar a dinâmica de algumas condições específicas (ver Figura 16.6). Do mesmo modo, para monitorar o progresso da consolidação de fraturas, a análise sequencial de radiografias complementadas pela TC deve decidir os casos duvidosos. Técnicas radiológicas complementares como cintilografia, TC, PET-TC e RM desempenham papel fundamental na avaliação de uma das complicações mais graves dos tumores benignos e outras lesões tumorais – transformação maligna que pode ocorrer nos pacientes com encondroma, osteocondroma, displasia fibrosa ou doença de Paget.

Outra função importante do radiologista na fase em que a investigação diagnóstica está em andamento é fornecer ao cirurgião ortopédico *informações específicas*. Por exemplo, se for diagnosticada osteocondrite dissecante, a decisão quanto ao tratamento a ser escolhido baseia-se em informações sobre condições da cartilagem articular que recobre a lesão. Essa informação pode ser obtida por artrografia contrastada com ou sem TC, ou por RM (ver Figuras 6.48 e 6.64). Quando a cartilagem está intacta, o tratamento proposto é conservador; quando está danificada, a abordagem terapêutica mais provável é intervenção cirúrgica. Do mesmo modo, de forma a contribuir para o plano de tratamento do paciente com luxação anterior da articulação do ombro, o radiologista deve estar ciente da

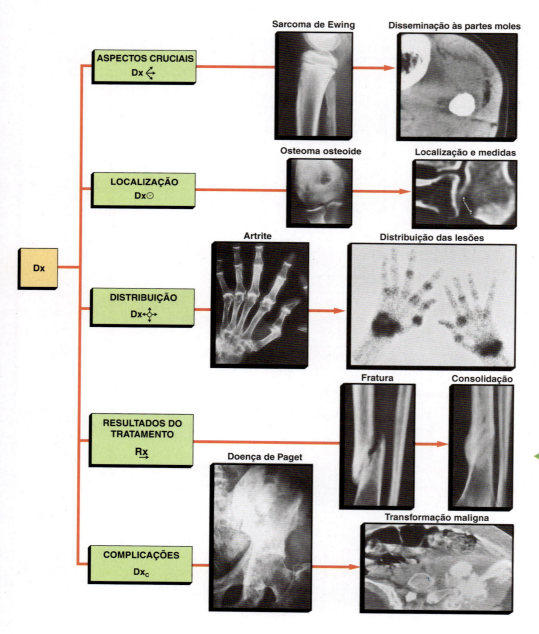

◀ **Figura 1.6 Aspectos da lesão, resultados do tratamento e complicações.** O diagnóstico (*Dx*) é conhecido. O médico está interessado em demonstrar (1) os aspectos cruciais da lesão (*Dx*↔), isto é, características, extensão, estágio e outras informações pertinentes; (2) localização da lesão no osso (*Dx*⊙); (3) distribuição da lesão no esqueleto (*Dx*↔); (4) resultados do tratamento(*Rx*); e (5) ocorrência de quaisquer complicações (*Dx*c).

importância de fornecer ao cirurgião informações quanto às condições do lábio cartilaginoso glenoidal (ver Figuras 5.55, 5.56 e 5.64) e a possível presença de corpos osteocondrais na articulação. Essas possibilidades precisam ser confirmadas ou excluídas por artrografia combinada com tomografia (artrotomografia), TC (artrotomografia computadorizada) ou RM (Figura 1.7).

Reconhecer os *limites da investigação radiológica não invasiva* e saber quando recorrer às *técnicas invasivas* é tão importante para chegar ao diagnóstico e concluir a avaliação precisa da alteração, quanto qualquer um dos aspectos citados até aqui. Essa situação é mais bem ilustrada pelos pacientes com tumores e lesões ósseas de aspecto tumoral.

Algumas lesões de aspecto tumoral têm padrões radiográficos típicos, que permitem o diagnóstico inquestionável com base nos exames convencionais. Nesses casos, procedimentos invasivos como biopsia não estão indicados. Isso é especialmente válido para um grupo de alterações definitivamente benignas, que geralmente são descritos pelo termo *lesões que não devem ser tocadas* (ver Figura 16.59 e Tabela 16.11). Essa expressão fala por si própria. Condições como ilhota de osso compacto (enostose), miosite ossificante justacortical pós-traumática e desmoide periosteal são lesões inquestionavelmente benignas, cujos aspectos podem certamente ser demonstrados pelas técnicas não invasivas apropriadas, sem necessidade de confirmação histopatológica. Na verdade, realizar biopsia dessas lesões pode causar erros de diagnóstico e tratamento. Por exemplo, o aspecto histológico de um desmoide periosteal pode incluir indícios de agressividade semelhantes aos de um tumor maligno; em mãos inexperientes, isso pode levar a tratamento inadequado. Entretanto, existem ocasiões em que o radiologista se depara com a situação na qual uma bateria de exames não invasivos convencionais e sofisticados fornece informações inconclusivas. Nesse ponto, não há vergonha em dizer "Eu não sei o que é, mas acredito que deva ser realizada biopsia" (Figura 1.8). Biopsia percutânea dirigida por radioscopia ou TC pode ser realizada pelo radiologista no setor de radiologia, eliminando a necessidade de usar tempo e equipe do centro cirúrgico, que certamente são mais dispendiosos. Em alguns casos, o radiologista também pode assumir um papel mais ativo na abordagem terapêutica ao realizar um procedimento de embolização com intensificador de imagem ou com base nas imagens de TC ou US, ou ainda realizar ablação térmica por radiofrequência de uma lesão óssea. Essa função mais intervencionista do radiologista pode abreviar a duração da internação hospitalar do paciente e oferecer relação custo-benefício mais favorável. Informações ocultas na imagem radiológica – sejam de radiografia convencional, cintilografia, ultrassonografia, TC, RM ou outra modalidade – podem ser extraídas quando se conhece a sensibilidade, a resolução espacial, a resolução de contraste e a distorção da técnica utilizada, entre outros fatores. Contudo, ao mesmo tempo, o radiologista nunca deve esquecer os

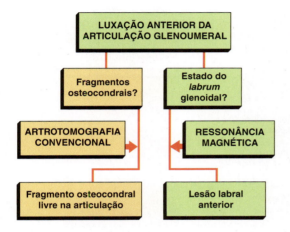

▲
Figura 1.7 Informações específicas. O diagnóstico é conhecido. O radiologista deve buscar informações específicas (p. ex., características ou extensão de uma lesão) que são necessárias ao cirurgião ortopédico para o planejamento do tratamento. As informações também podem se referir à distribuição da lesão e sua localização, aos resultados do tratamento ou à ocorrência de complicações. Utilizar a melhor modalidade radiológica para conseguir as informações necessárias é uma das funções principais do radiologista. As modalidades podem variar, dependendo das informações específicas necessárias.

Figura 1.8 Procedimentos não invasivos *versus* invasivos. ▶
A e **B**. O diagnóstico é desconhecido (*?*) ou sugestivo (*Dx?*). Procedimentos radiológicos não invasivos podem fornecer informações suficientes para estabelecer um diagnóstico inquestionável. Nenhum exame adicional é necessário, e biopsia também não está indicada, principalmente quando o diagnóstico é de uma condição definitivamente benigna (descrito comumente como *lesão que não deve ser tocada*). Contudo, procedimentos não invasivos podem fornecer informações duvidosas em cada etapa da investigação. Nesse ponto, há indicação para recorrer a um procedimento invasivo (p. ex., biopsia). (*Continua.*)

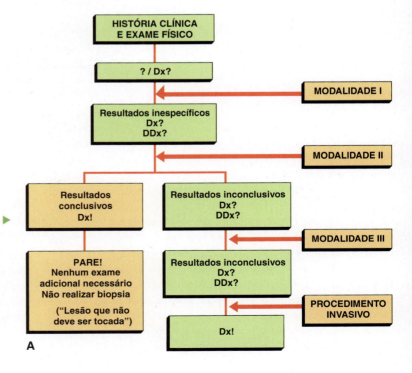

A

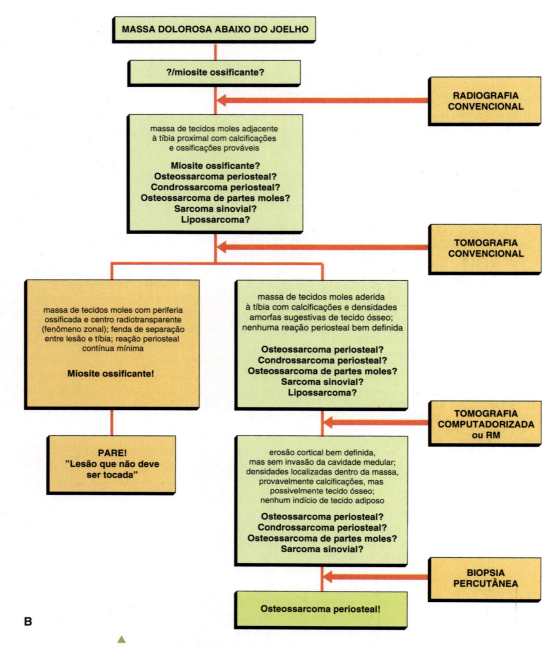

Figura 1.8 Procedimentos não invasivos *versus* invasivos. (*Continuação.*)

inconvenientes de algumas técnicas, inclusive exposição do paciente à radiação ou custo elevado dos procedimentos (Figura 1.9). Escolher uma sequência lógica de exames diagnósticos de imagem poderia não apenas beneficiar o paciente, mas também reduzir os custos dos exames radiológicos e do tratamento (Figura 1.10). Por essa razão, é essencial que o radiologista especializado em sistema musculoesquelético desenvolva uma estratégia de ação para alcançar sua meta de estabelecer o diagnóstico certo. O radiologista deve levar em consideração a eficácia das modalidades de exame de imagem, a sua segurança, o tempo necessário para concluir o exame e também o custo do procedimento (Figura 1.11A). A eficácia depende do uso das técnicas de imagem na sequência mais apropriada e conhecimento de quais dessas técnicas é melhor para demonstrar a lesão, a sua localização e a sua distribuição no esqueleto e qual é a melhor para monitorar resultados do tratamento ou possível ocorrência de complicações (Figura 1.11B).

Em resumo, para que possam desempenhar um papel definitivo no diagnóstico e tratamento dos pacientes com doenças do sistema musculoesquelético, o radiologista e o médico prescritor devem estar familiarizados com as diversas modalidades de exame radiológico e suas indicações apropriadas. Isso aumenta a precisão da investigação diagnóstica por modalidades radiológicas, reduz a quantidade de radiação à qual o paciente é exposto e o custo da internação hospitalar. As responsabilidades obrigatórias do radiologista são:

- Usar técnicas de radiografia convencional com conhecimento dos recursos e da eficácia, antes de recorrer às modalidades mais sofisticadas
- Seguir uma sequência lógica de modalidades radiológicas no processo de investigação diagnóstica
- Ser inicialmente menos invasivo, mas usar técnicas invasivas quando elas puderem abreviar o processo de investigação diagnóstica.

Capítulo 1　O Papel do Radiologista Ortopédico

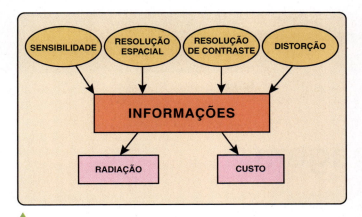

Figura 1.9 Informações específicas. Fatores cruciais que determinam a utilidade das informações ocultas nas imagens radiológicas.

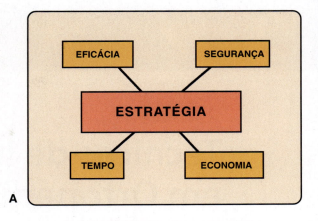

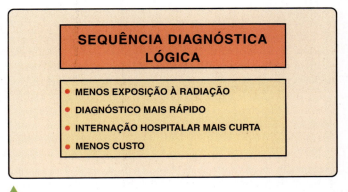

Figura 1.10 Sequência lógica de investigação diagnóstica. Benefícios de uma abordagem lógica à investigação diagnóstica.

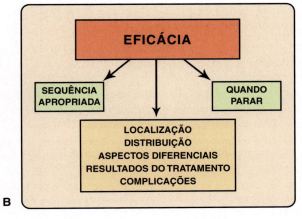

Figura 1.11 Estratégia de investigação radiológica. Componentes estratégicos (**A** e **B**) da investigação analítica do diagnóstico radiológico certo.

- Facilitar a comunicação entre radiologista e cirurgião ortopédico utilizando a mesma linguagem e reconhecendo o que o cirurgião precisa saber a respeito da lesão
- Fornecer informações aos médicos prescritores quanto a indicações, vantagens, desvantagens, riscos, contraindicações e limitações das diversas técnicas de exame de imagem.

LEITURAS SUGERIDAS

Bolus NE, George R, Washington J, et al. PET/MRI: the blended-modality choice of the future? *J Nucl Med Tech* 2009; 37:63-71.
Bone JM. Multidetector CT: opportunities, challenges, and concerns associated with scanners with 64 or more detector rows. *Radiology* 2016; 241:334-337.
Cheung AC, Bredella MA, Al Khalaf M, et al. Reproducibility of trabecular structure analysis using fl at-panel volume computed tomography. *Skeletal Radiol* 2009; 38:1003-1008.
Cohen MD. Determining cost of imaging services. *Radiology* 2001; 220:563-565.
Collier BD, Fogelman I, Brown ML. Bone scintigraphy: part 2. Orthopedic bone scanning. *J Nucl Med* 1993; 34:2241-2246.
Delfaut EM, Beltran J, Johnson G, et al. Fat suppression in MR imaging: techniques and pitfalls. *Radiographics* 1999; 19:373-382.
Gates GF. SPECT bone scanning of the spine. *Semin Nucl Med* 1998; 28:78-94.
Gibson DJ. Technology: the key to controlling health care cost in the future. *Am J Roentgenol* 1994; 163:1289-1293.
Hamper UM, Trapanotto V, Sheth S, et al. Three-dimensional US: preliminary clinical experience. *Radiology* 1994; 191:397-401.
Jackson DW. The cost of diagnostic imaging: on our radar for 2009. *Orthop Today* 2009; 29:3.
Johnson RP. The role of the bone imaging in orthopedic practice. *Semin Nucl Med* 1997; 27:386-389.
Kaplan PA, Matamoros A Jr, Anderson JC. Sonography of the musculoskeletal system. *Am J Roentgenology* 1990; 155:237-245.

Kumar R, Guinto FC, Madewell JE, et al. The vertebral body: radiographic confi gurations in various congenital and acquired disorders. *Radiographics* 1988; 8:455-485.
Levin DC, Spettell CM, Rao VM, et al. Impact of MR imaging on nationwide health care costs and comparison with other imaging procedures. *Am J Roentgenol* 1998; 170:557-560.
Margulis AR. Introduction to the algorithmic approach to radiology. In:Eisenberg RL, Amberg JR, eds. *Critical diagnostic pathways in radiology.* Philadelphia: JB Lippincott; 1981.
McDougall IR, Rieser RP. Scintigraphic techniques in musculoskeletal trauma. *Radiol Clin North Am* 1989; 27:1003-1011.
Meschan I, Farrer-Meschan RM. Radiographic positioning, projection, pathology and definition of special terms. In: Meschan I, ed. *Roentgen signs in diagnostic imaging,* vol. 4, 2nd ed. Philadelphia: WB Saunders; 1987.
Mezrich R. A contrarian view of X-ray doses: it ain't necessarily so. *Appl Radiol* 2006; 35:6-8.
Rogers LF. From the editor's notebook. Imaging literacy: a laudable goal in the education of medical students. *Am J Roentgenol* 2003; 180:1201.
Saini S, Seltzer SE, Bramson RT, et al. Technical cost of radiologic examinations: analysis across imaging modalities. *Radiology* 2000; 216:269-272.
Siegel E. Primum non-nocere: a call for re-evaluation of radiation doses used in CT. *Appl Radiol* 2006; 35:6-8.
Steinbach LS, Palmer WE, Schweitzer ME. Special focus session – MR arthrography. *Radiographics* 2002; 22:1223-1246.
Stoller DW. MR arthrography of the glenohumeral joint. *Radiol Clin North Am* 1997; 35:97-116.
Swan JS, Grist TM, Sproat IA, et al. Musculoskeletal neoplasms: preoperative evaluation with MR angiography. *Radiology* 1995; 194:519-524.
Tam EP, Rong J, Cody DD, et al. Quality initiatives: CT radiation dose reduction: how to implement change without sacrifi cing diagnostic quality. *Radiographics* 2011; 31:1823-2011.
Tratting S, Mosher TJ. High fi eld MR imaging of the musculoskeletal system. *Semin Musculoskelet Radiol* 2008; 12:183-183.
Yamanaka Y, Kamogawa J, Katagi R, et al. 3-D MRI/CT fusion imaging of the lumbar spine. *Skeletal Radiol* 2010; 39:285-288.

2

Técnicas de Imagem em Ortopedia

Escolha da modalidade de imagem

Neste capítulo, descreveremos os princípios e as limitações das técnicas de exame radiológico disponíveis hoje em dia. É muito importante conhecer os princípios básicos das modalidades de exame radiológico disponíveis para diagnosticar as patologias ósseas e articulares encontradas comumente. Esse conhecimento pode ajudar a escolher a técnica radiológica mais eficaz, reduzir o custo dos exames e diminuir a exposição dos pacientes à radiação. Com essa finalidade, é importante escolher a modalidade apropriada aos tipos específicos de anormalidades ortopédicas e, quando se utilizam exames convencionais (ou seja, radiografia "simples"), deve-se estar familiarizado com as incidências e técnicas que demonstram melhor a anormalidade em questão. É importante enfatizar novamente que a radiografia convencional ainda é a técnica mais eficaz para demonstrar anormalidades ósseas e articulares.

As indicações das técnicas radiológicas diferem quando se pretende avaliar existência, tipo e extensão de anormalidades dos ossos, articulações e tecidos moles. Por essa razão, o radiologista e o cirurgião ortopédico precisam conhecer as indicações de cada técnica, as limitações de uma modalidade específica e as abordagens radiológicas apropriadas às anormalidades localizadas em áreas específicas. A pergunta "Qual modalidade eu deveria usar com esse problema específico?" é proposta frequentemente por radiologistas e cirurgiões ortopédicos e, embora existam diversos algoritmos para avaliar vários problemas em diferentes áreas anatômicas, a resposta nem sempre pode ser definida com clareza. A escolha das técnicas de exame de imagem das anormalidades dos ossos e tecidos moles é determinada não apenas pelas manifestações clínicas, mas também pelo equipamento disponível, pela experiência e pelo custo. Alguns pacientes também podem ter restrições impostas por suas necessidades. Por exemplo, alergia ao contraste iodado iônico ou não iônico pode impedir a realização de artrografia; a presença de um marca-passo pode impedir a realização de ressonância magnética (RM); condições fisiológicas como gravidez contraindicam o uso de radiação ionizante e favorecem outras modalidades como ultrassonografia (US). Considerações relativas a tempo e custo devem desestimular a realização de exames redundantes.

Independentemente da técnica complementar utilizada, a radiografia convencional deve estar disponível para comparação. Na maioria dos casos, a escolha da técnica de exame radiológico é determinada pelo tipo de anormalidade suspeita. Por exemplo, quando há suspeita

de osteonecrose depois de obter radiografias convencionais, o exame seguinte deve ser a RM, que detecta osteonecrose, muito antes que as radiografias, a tomografia computadorizada (TC) ou a cintilografia mostrem sinais positivos. Na avaliação de um problema interno do joelho, radiografias convencionais devem ser realizadas primeiramente e, se a anormalidade não ficar evidente, o próximo exame também deve ser a RM porque essa modalidade oferece excelente resolução de contraste da medula óssea, cartilagem articular, ligamento, meniscos e tecidos moles. Hoje em dia, a RM e a artrorressonância magnética (aMR) são os procedimentos mais eficazes para avaliar anormalidades do manguito rotador, principalmente quando há suspeita de ruptura parcial ou completa. Embora a ultrassonografia também possa detectar rupturas do manguito rotador, a sensibilidade (68%) e a especificidade (75 a 84%) baixas tornam essa modalidade diagnóstica menos esclarecedora. Durante a avaliação do paciente com dor no punho, radiografias convencionais devem ser obtidas antes de recorrer às técnicas mais sofisticadas como a artrotomografia computadorizada (aTC) ou a RM. Quando há suspeita de lesão do complexo fibrocartilaginoso triangular, dos ligamentos intercarpianos ou síndrome do túnel do carpo, a RM é preferível porque oferece resolução de contraste de alta qualidade entre músculos, tendões, ligamentos e nervos. Da mesma forma, quando há suspeita de osteonecrose dos ossos do carpo e as radiografias convencionais são normais, a RM é o método preferido para demonstrar essa anormalidade. Durante a avaliação de fraturas dos ossos do carpo e sua consolidação, a TC é o procedimento ideal, até mais do que da RM, em vista do grau elevado de resolução espacial. Para diagnosticar tumores ósseos, a radiografia convencional ainda é o padrão de referência com finalidades diagnósticas. Entretanto, para avaliar disseminação do tumor aos tecidos moles e às estruturas intraósseas, as radiografias simples devem ser seguidas de TC ou RM, embora esta última modalidade seja mais sensível. De forma a avaliar os resultados da radioterapia e da quimioterapia de tumores malignos, a RM dinâmica usando gadopentetato de dimeglumina (ácido pentacético dietilenetriamina e gadolínio [Gd-DTPA]) como contraste é muito mais eficaz que a cintilografia, a TC e, até mesmo, a RM sem contraste.

Técnicas de exame radiológico

Radiografia convencional

A radiografia convencional é a modalidade utilizada mais comumente para avaliar patologias ósseas e articulares e, principalmente, lesões traumáticas. O radiologista deve obter no mínimo duas incidências do osso afetado (em ângulo de 90° entre cada uma), cada qual incluindo duas articulações adjacentes (ver Figuras 4.1 e 4.2). Isso diminui o risco de deixar passar despercebidas uma fratura, uma subluxação e/ou uma luxação associada em um segmento distante do local da lesão principal aparente. Nas crianças, frequentemente é necessário obter uma radiografia do membro contralateral normal para comparação. Em geral, a rotina de exame radiográfico inclui as incidências anteroposterior e de perfil; em alguns casos, incidência oblíqua e outras especiais são necessárias, principalmente para avaliar estruturas complexas como cotovelo, punho, tornozelo e pelve. Uma imagem do paciente sustentando peso pode ser esclarecedora como avaliação dinâmica de um espaço articular que apoia parte do peso do corpo (ver Figura 13.36). Em alguns casos, incidências especiais como as que estão descritas nos capítulos seguintes podem ser necessárias para demonstrar uma anormalidade óssea ou articular detalhadamente.

Na última década, a radiografia convencional evoluiu e foi substituída pela radiografia digital na maioria dos serviços médicos, permitindo a aquisição direta de imagens digitalizadas, que podem ser transferidas para uma estação com arquivo de imagens e sistema de comunicação (PACS, ou *Picture Archive and Communication System*, em inglês) (ver descrição a seguir).

Radiografia ampliada

No passado, as radiografias ampliadas eram usadas para realçar detalhes ósseos que não poderiam ser bem avaliados nas incidências convencionais e obter o máximo de informações diagnósticas de uma imagem. Essa técnica foi substituída pelos monitores digitais do PACS, que permitem ampliação digital sem necessidade de exposição adicional à radiação. Técnicas de ampliação digital são especialmente úteis para demonstrar alterações iniciais causadas em algumas artrites e também várias doenças metabólicas (ver Figura 26.9B). Em alguns casos, essas técnicas podem ajudar a demonstrar linhas sutis de fratura, que não podem ser detectadas nas incidências rotineiras.

Incidências com estresse

Incidências com estresse são importantes para avaliar rupturas ligamentares e instabilidade articular. Nas mãos, radiografias com estresse em abdução do polegar podem ser obtidas quando há suspeita de lesão do "polegar de goleiro" resultante da ruptura do ligamento colateral ulnar da primeira articulação metacarpofalangiana (ver Figura 7.123 B). Nos membros inferiores, incidências com estresse das articulações do joelho e tornozelo são obtidas em alguns casos. A avaliação de instabilidade do joelho causada por lesões ligamentares pode indicar o uso dessa técnica nos casos suspeitos de ruptura do ligamento colateral medial ou lateral e, menos comumente, para avaliar se há insuficiência dos ligamentos cruzados anterior e posterior. A avaliação dos ligamentos do tornozelo também pode exigir radiografias com estresse. Incidências em estresse solicitadas mais comumente são de inversão (adução) e teste da gaveta anterior (ver Figuras 10.10 e 10.11).

Escanografia

A escanografia é o método mais amplamente utilizado para medir o comprimento dos membros. Essa técnica requer um diafragma de feixe em fenda com abertura de 1,59 mm (1/16 polegada), que é conectado ao tubo de radiografia e um cassete de filme longo. O tubo radiográfico movimenta-se no eixo longitudinal da mesa de radiografia. Durante a exposição, o tubo percorre todo o comprimento do filme, realizando a varredura de todo o membro. Essa técnica permite que o feixe de raios X intercepte perpendicularmente as extremidades do osso; por tal razão, é possível medir e comparar os comprimentos dos membros. Quando não se dispõe de um tubo radiográfico motorizado, pode-se utilizar uma técnica modificada com três exposições separadas ao longo das articulações do quadril, dos joelhos e dos tornozelos. Com essa técnica, um pedaço de fita opaca é colocado longitudinalmente na parte central do tampo da mesa de radiografia. Ocasionalmente, pode-se obter uma ortorradiografia. Para essa técnica, o paciente é colocado em posição supina com os membros inferiores apoiados sobre um cassete de 90 cm de comprimento e uma régua longa colocada em um dos lados. Uma única exposição é centrada nos joelhos para incluir todo o comprimento dos dois membros e a régua.

Essa técnica foi substituída pela escanografia digital obtida com um aparelho de TC. Enquanto o cliente fica deitado na mesa de TC, o tubo gira à medida que a mesa avança, fornecendo uma imagem digital dos membros. Em seguida, o comprimento dos membros pode ser medido no console do aparelho de TC ou em uma estação de trabalho do PACS com a vantagem de reduzir a exposição à radiação.

Radioscopia e gravações em vídeo

Radioscopia é um recurso diagnóstico fundamental a muitos procedimentos radiológicos, inclusive artrografia, tenografia, bursografia, arteriografia e biopsia percutânea de ossos ou tecidos moles. Alguns desses procedimentos (tenografia e bursografia) não são mais realizados, mas a radioscopia ainda é um recurso necessário para artrografia, aRM, aTC (artrotomografia computadorizada), biopsia e drenagem. Quando é combinada com gravações de vídeo, a radioscopia ajuda a avaliar a cinemática das articulações. Entretanto, em razão da dose alta de radiação, a radioscopia é utilizada apenas ocasionalmente, inclusive para avaliar movimentos de articulações ou detectar subluxação transitória (*i. e.*, instabilidade do carpo). Em alguns casos, a radioscopia é utilizada nos exames de seguimento do processo de consolidação de fraturas para avaliar a solidez da união óssea. A radioscopia ainda é usada em combinação com a mielografia, quando é importante observar o movimento da coluna de contraste no espaço subaracnóideo; com artrografia para verificar a posição certa da agulha e monitorar o fluxo do contraste; e durante procedimentos cirúrgicos para avaliar redução de fratura ou posição de dispositivos ortopédicos metálicos.

Radiografia digital

Radiografia digital ou computadorizada (RD ou RC) é o termo usado para descrever o processo de aquisição digital de imagens utilizando um detector de raios X, que é formado de uma placa de gravação de imagens de fósforo fotoestimulável e um leitor-impressor de imagem, que processa a informação das imagens latentes para ajustes subsequentes de brilho e impressão a *laser* em uma película (Figura 2.1). O sistema trabalha com base no princípio da luminescência fotoestimulada. Quando a tela absorve raios X, a energia dos raios X é convertida em energia luminosa pelo processo de fluorescência, no qual a intensidade da luz é proporcional à energia absorvida pelo fósforo. A luz estimulada é usada para produzir uma imagem digital (uma radiografia computadorizada).

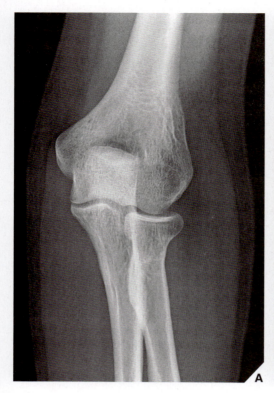 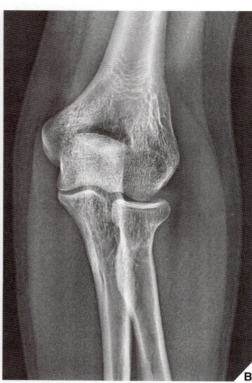

◀ **Figura 2.1 Radiografia digital.** Radiografia digital do cotovelo sem (**A**) e com (**B**) realce das bordas. Os detalhes do osso e dos tecidos moles são percebidos mais claramente do que nas radiografias convencionais.

Uma das principais vantagens da RD quando comparada com radiografias convencionais de filme/tela é que, depois de sua aquisição, os dados de imagem digital podem ser facilmente manipulados para produzir representações alternativas (renderização). Entre as vantagens potenciais da digitalização está a otimização de brilho e contraste por manipulação da largura da janela e ajustes de nível, bem como vários recursos de processamento das imagens, quantificação das informações da imagem e facilitação de armazenamento e recuperação dos exames. Além disso, é possível obter imagens de subtração de energia (também conhecida como *subtração de energia dupla*). Duas imagens adquiridas sequencial ou simultaneamente com filtração diferente são usadas para reconstruir uma imagem apenas com tecidos moles ou apenas com osso.

Com a técnica de radiografia de subtração digital, um processador de vídeo e um disco digital são acrescentados ao complexo de radioscopia de forma a permitir a visão *online* das imagens de subtração. Essa técnica é utilizada mais amplamente para avaliar o sistema vascular, mas também pode ser usada em combinação com a artrografia para examinar articulações. O uso de câmeras de vídeo de alto desempenho com características de baixo ruído permite a utilização para subtração de quadros de vídeo isolados das imagens obtidas antes e depois da administração do contraste. A resolução espacial pode ser melhorada utilizando-se uma combinação de ampliação geométrica, ampliação elétrica e distância reduzida entre anodo-alvo. A técnica de subtração remove as estruturas anatômicas circundantes e, desse modo, isola o vaso ou a articulação contrastada de forma a torná-la mais evidente.

A radiografia digital não vascular pode ser usada para avaliar várias anormalidades ósseas e, quando é combinada com injeção de contraste, constitui um procedimento conhecido como *artrografia de subtração digital* (Figura 2.2); avaliar anormalidades sutis das articulações, inclusive ruptura do complexo fibrocartilaginoso triangular ou ligamentos intercarpianos do punho; ou avaliar a estabilidade de uma prótese colocada. Entre as vantagens potenciais da RD estão a melhor qualidade, a sensibilidade ao contraste e a latitude de exposição, além de possibilitar armazenamento, recuperação e transmissão eficazes dos dados das imagens radiográficas. As imagens digitais podem ser exibidas em filme ou monitor de vídeo. Uma vantagem significativa da digitalização das imagens é a possibilidade de produzir dados com pouca interferência e uma faixa dinâmica ampla apropriada à análise do nível de janela de forma comparável à que é utilizada em um *scanner* de TC.

A angiografia de subtração digital (ASD) – variante da RD mais amplamente utilizada – pode ser indicada para avaliar traumatismo, tumores ósseos e de tecidos moles e sistema vascular em geral. Nos casos de traumatismo dos membros, a ASD é usada eficazmente para avaliar obstrução arterial, pseudoaneurismas, fístulas arteriovenosas e transecção de artérias (Figura 2.3). Em comparação com as técnicas de radiografia convencional, algumas vantagens da ASD são que suas imagens podem ser examinadas rapidamente e podem ser obtidas várias tomadas repetidas. A subtração óssea ajuda a delinear claramente estruturas vasculares. Na avaliação de tumores ósseos e tecidos moles, a ASD é um recurso eficaz para mapear a irrigação sanguínea da lesão.

Tomografia

A tomografia é uma radiografia de cortes do corpo, que permite demonstrar com mais precisão lesões muito pequenas para serem detectadas nas radiografias convencionais, ou demonstra detalhes anatômicos obscurecidos pelas estruturas sobrejacentes. Essa técnica usa movimento contínuo do tubo radiográfico e um cassete de filme em direções opostas durante toda a exposição, com o fulcro do movimento localizado no plano a ser estudado. Com "borramento" das estruturas situadas acima e abaixo da área a ser examinada, o objeto a ser estudado é delineado nitidamente em um plano focal único. A espessura do plano focal pode variar de acordo

Capítulo 2   Técnicas de Imagem em Ortopedia   **15**

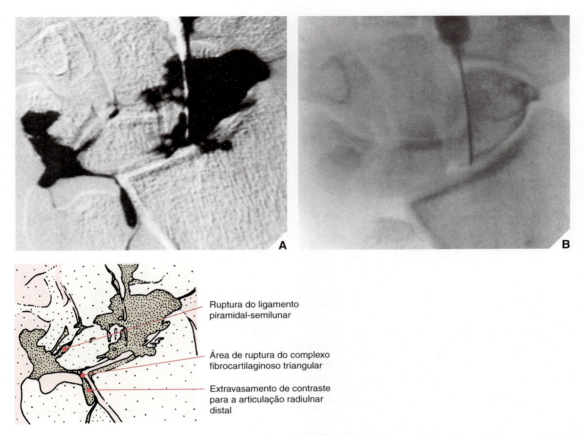

▲
Figura 2.2 Artrografia de subtração digital. Essa imagem de artrografia de subtração digital demonstra ruptura do ligamento piramidal-semilunar e complexo fibrocartilaginoso triangular. **A.** Essa imagem foi obtida por subtração da imagem pré-injeção de contraste obtida digitalmente (**B**) da imagem pós-injeção. (Cortesia do Dr. B. J. Manaster, Salt Lake City, Utah.)

Figura 2.3 Angiografia de subtração digital. Radiografia digital (**A**) e imagem de angiografia de subtração digital (**B**) de um homem de 23 anos, que teve fraturas da tíbia e fíbula proximais com oclusão do segmento distal da artéria fibular.

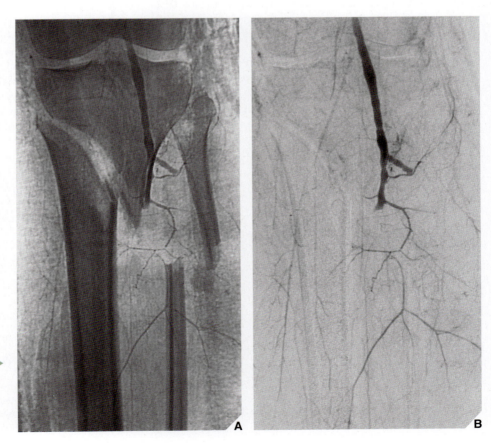

com a distância que o tubo de raios X percorre; quanto maior é a distância (ou arco) percorrida pelo tubo, mais fino é o corte em foco. Os aparelhos de tomografia podem localizar a imagem com mais precisão e aumentaram muito a possibilidade de detectar lesões de apenas 1 cm aproximadamente (ver Figura 7.47 C). No passado, diversas técnicas de tomografia eram usadas, inclusive equipamentos lineares e triespirais ou hipocicloides. Hoje em dia, a tomografia foi totalmente substituída por TC multidetectores com reconstruções multiplanares.

Tomografia computadorizada

A TC é uma modalidade radiológica constituída de uma fonte de raios X, detectores e um sistema de processamento computadorizado de dados. Os componentes essenciais de um sistema de TC incluem a torre de varredura circular (*gantry*, em inglês), que abriga o tubo de raios X e sensores de imagem; a mesa para o paciente; o gerador de raios X; e a unidade de processamento computadorizado de dados. O paciente deita-se na mesa e é colocado dentro do *gantry*. O tubo de raios X é girado em 360° em torno do paciente, enquanto o computador coleta os dados e formula uma imagem axial, ou "corte". Cada corte transversal representa uma espessura de 0,1 a 1,5 cm de tecidos corporais.

Os *scanners* de TC mais modernos utilizam uma hélice giratória de feixes de raios X, um anel fixo de detectores e um colimador pré-detector. O feixe de raios X altamente colimado é transmitido através da área a ser examinada. Os tecidos absorvem o feixe de raios X em quantidades variadas, dependendo do número atômico e da densidade do tecido específico. O feixe restante que não foi absorvido (não atenuado) passa pelos tecidos e é detectado e processado pelo computador. O *software* do computador de TC converte a atenuação do feixe de raios X nos tecidos em um valor numérico de TC (unidades Hounsfield) por sua comparação com a atenuação pela água. A atenuação da água é definida como 0 (zero) H, e os demais valores de atenuação são os seguintes: ar, –400 a –1.000 H; gordura, –60 a –100 H; líquidos corporais, +20 a +30 H; músculos, +40 a +80 H; osso trabecular, +100 a +300 H; e osso cortical normal, +1.000 H. Rotineiramente, são obtidos cortes axiais, mas também pode ser realizada reconstrução computadorizada (reformatação) em diversos planos, conforme a necessidade.

A introdução da varredura helicoidal (espiral) foi um avanço adicional da TC. Também conhecida como *TC de aquisição de volume*, essa técnica tornou possível desenvolver um sistema de agrupamento de dados utilizando rotação contínua da fonte de raios X e detectores. Isso permite a aquisição rápida de volumes de dados de TC e oferece a possibilidade de reformatar as imagens em quaisquer intervalos predeterminados na faixa de 0,5 a 10,0 mm. Ao contrário da TC convencional, com a qual podem ser realizados no máximo 12 varreduras por minuto, a TC helicoidal adquire todos os dados em 24 a 32 segundos, gerando até 92 cortes. Tal tecnologia reduziu acentuadamente os tempos de exame e eliminou atrasos e, consequentemente, movimentos entre os intervalos de varredura. Além disso, essa técnica reduziu artefatos de movimento, aumentou a definição das estruturas examinadas e facilitou muito a obtenção de reconstruções tridimensionais (3D) geradas de várias imagens transaxiais superpostas em um único período de apneia. A TC helicoidal permite que sejam adquiridos dados durante a fase de realce máximo pelo contraste e, desse modo, facilita a detecção da lesão. O volume de dados pode ser exibido na forma de imagens transaxiais convencionais ou reformatações multiplanares e tridimensionais (3D).

A TC é uma técnica radiológica indispensável à avaliação do traumatismo e de tumores ósseos e de tecidos moles, em razão de sua capacidade de gerar imagens em corte transversal. Em traumatologia, a TC é extremamente útil para definir a existência e extensão de fratura ou luxação; avaliar anormalidades intra-articulares, inclusive lesão de cartilagem articular ou presença de corpos osteocartilaginosos calcificados ou não calcificados; e avaliar tecidos moles adjacentes. A TC é especialmente importante para detectar pequenos fragmentos ósseos deslocados intra-articulares no traumatismo, demonstrar pequenos fragmentos destacados do corpo vertebral fraturado e avaliar lesões coexistentes da medula ou do saco tecal. Em comparação com radiografias convencionais, as vantagens da TC incluem sua capacidade de gerar excelente resolução de contraste, medir com precisão coeficientes de atenuação dos tecidos e obter imagens transaxiais diretas (Figura 2.4; ver também Figuras 11.25 C, 11.37 B e 11.66 B). Outra vantagem é a possibilidade – por meio de dados obtidos de cortes finos contíguos – de gerar imagens do osso nos planos coronal, sagital e oblíquo usando técnicas de reformatação. Essa reconstrução multiplanar é especialmente útil para avaliar alinhamento das vértebras

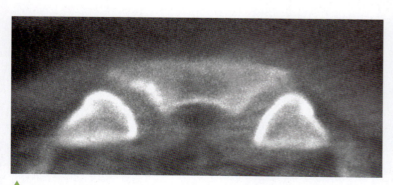

Figura 2.4 Imagem de TC transaxial. Nessa imagem transaxial direta, as articulações esternoclaviculares foram bem demonstradas.

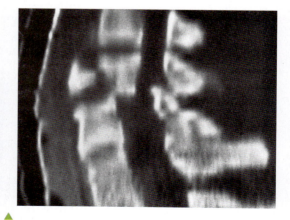

Figura 2.5 Imagem de TC reformatada. Essa imagem sagital de TC reformatada demonstrou fratura por flexão de C5 "em gota". Além disso, a imagem mostrou claramente desalinhamento dos corpos vertebrais e estreitamento do canal raquidiano.

(Figura 2.5), demonstrando fraturas do corpo vertebral orientadas horizontalmente; examinar fraturas complexas da pelve, quadril (Figura 2.6) e joelho (Figura 2.7); ou avaliar anormalidades do calcâneo, sacro e articulações sacroilíacas, esterno e articulações esternoclaviculares, articulações temporomandibulares e punho. Os *scanners* modernos de TC usam feixes helicoidais colimados direcionados apenas para a camada de tecidos a serem examinados. Avanços mais recentes possibilitados por *softwares* sofisticados permitem reconstrução 3D, que é útil para analisar regiões com anatomia complexa, inclusive face, pelve, coluna vertebral, pé, tornozelo e punho (Figuras 2.8 a 2.11). Hoje em dia, sistemas modernos de computador permitem criar modelos plásticos da área a ser estudada com base em imagens 3D. Esses modelos facilitam o planejamento cirúrgico e permitem um "ensaio" da cirurgia em procedimentos complexos de reconstrução.

Mais recentemente, com o desenvolvimento da TC de multidetectores multicanais (TCMD), podem ser geradas imagens com tempos de rotação do *gantry* na faixa de milissegundos, fornecendo conjuntos de dados de volume de alta resolução e, ao mesmo tempo, reduzindo a dose de radiação aplicada ao paciente. Uma técnica ainda mais avançada é a TC de volume em tela plana de alta resolução (fpVCT), que usa detectores de tela plana digital e permite cobertura volumétrica e também resolução espacial ultra-alta nas projeções bidimensional (2D) e tridimensional (3D). Além disso, essa técnica reduz artefatos metálicos e de "endurecimento de feixe" (*beam-hardening*, em inglês). Além dos aspectos mencionados antes, a técnica de fpVCT também permite obter imagens dinâmicas de processos variáveis no tempo.

Na avaliação das lesões traumáticas, a angiotomografia computadorizada 3D (ATC 3D) é utilizada eficazmente para determinar a existência (ou não) de lesão vascular no local da fratura (Figuras 2.12 e 2.13).

A TC desempenha um papel importante na avaliação de tumores de ossos e partes moles, em razão de sua resolução de contraste mais alta e possibilidade de determinar coeficientes de atenuação teciduais com precisão. Embora isoladamente essa modalidade radiológica raramente seja útil para estabelecer um diagnóstico específico, ela pode avaliar com precisão a extensão da lesão óssea e demonstrar ruptura da cortical e invasão dos tecidos moles subjacentes. Além disso, a TC é muito útil para delinear tumores ósseos em estruturas anatômicas complexas como escápula, pelve e sacro, que podem ser difíceis de demonstrar claramente por meio das técnicas convencionais. O exame de TC é essencial para definir extensão e disseminação de tumores ósseos quando o cirurgião pretende realizar

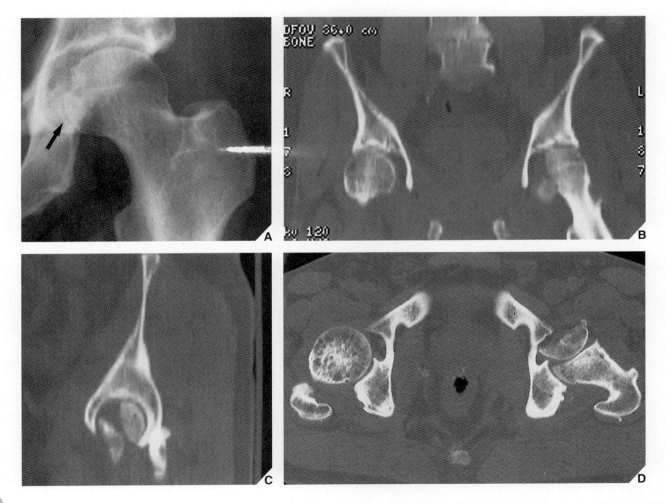

▲
Figura 2.6 Imagens de TC multiplanar. Esse homem de 62 anos teve luxação posterior da cabeça do fêmur esquerdo. Depois da redução da luxação, a radiografia anteroposterior do quadril esquerdo (**A**) mostrou ampliação do espaço articular e distorção da face medial da cabeça do fêmur (*seta*). Para avaliar a articulação do quadril com mais detalhes, foi realizada TC. As imagens coronal (**B**) e sagital (**C**) reformatadas demonstraram fratura até então não evidenciada da cabeça do fêmur, enquanto a imagem axial (**D**) evidenciou rotação de 180° do segmento fraturado.

18 Parte 1 Introdução à Radiologia Ortopédica

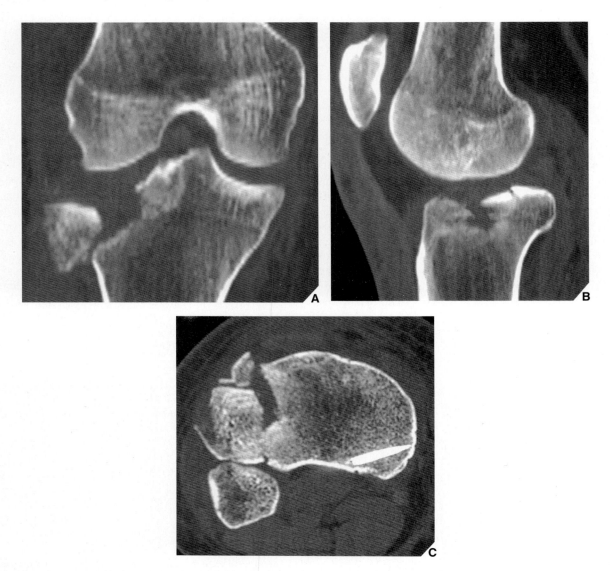

▲
Figura 2.7 Imagens de TC multiplanar. As imagens coronal (**A**), sagital (**B**) e axial (**C**) de TC do joelho demonstraram detalhes de uma fratura complexa do platô tibial lateral.

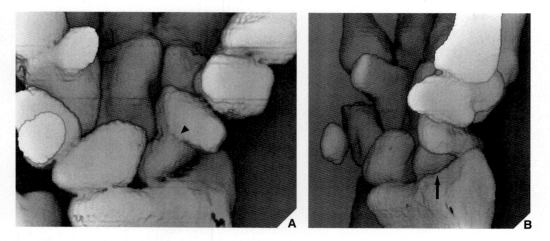

▲
Figura 2.8 Imagens de TC 3D. As imagens reformatadas de TC 3D nos planos anteroposterior (**A**) e oblíquo (**B**) do punho demonstraram fratura atravessando o colo do osso escafoide (*ponta de seta*) complicada por osteonecrose do fragmento proximal (*seta*).

Capítulo 2 Técnicas de Imagem em Ortopedia | 19

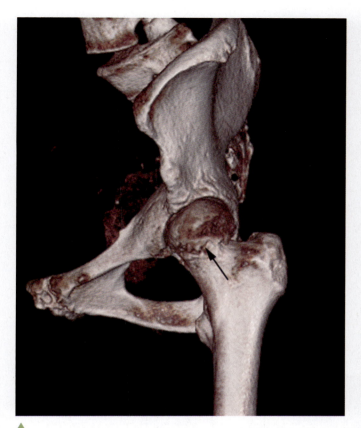

▲
Figura 2.9 Imagem de TC 3D. Essa imagem de TC 3D reformatada com algoritmo de renderização de superfície demonstrou fratura do colo femoral subcapital com angulação (*seta*).

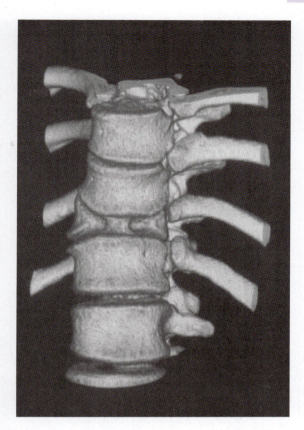

▲
Figura 2.11 Imagem de TC 3D. Essa imagem reformatada de TC 3D da coluna torácica demonstrou fenda sagital com falha anterior em T11, um aspecto típico da vértebra em borboleta (anomalia congênita).

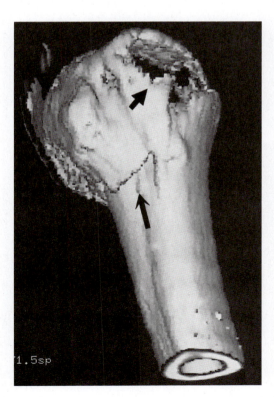

▲
Figura 2.10 Imagem de TC 3D. Essa imagem demonstrou claramente fratura do colo cirúrgico do úmero (*seta longa*) e fratura com deslocamento do tubérculo maior (*seta curta*).

procedimento de preservação do membro, de forma que possam ser planejadas margens seguras de ressecção. Ademais, essa técnica pode demonstrar claramente crescimento intraósseo de tumores e disseminação extraóssea aos tecidos moles como músculos e feixes neurovasculares. A TC também ajuda a monitorar resultados do tratamento, avaliar recidiva tumoral e demonstrar resultados do tratamento não cirúrgico como radioterapia e quimioterapia.

Ocasionalmente, contrastes iodados podem ser administrados por via intravenosa para realçar as imagens de TC. A substância administrada altera diretamente o contraste das imagens porque aumenta o coeficiente de atenuação dos raios X e, desse modo, exibe mais brilho nas imagens de TC. O contraste pode ajudar a identificar uma massa suspeita nos tecidos moles quando os resultados da TC inicial são inconclusivos, ou pode avaliar a irrigação sanguínea de um tumor ósseo ou de tecidos moles.

Recentemente, houve grande interesse em torno da aplicação clínica de TC de energia dupla (TCED) para avaliar gota tofácea. O sistema de TCED vem equipado com dois tubos de raios X com diferentes quilovoltagens de pico (80 e 140 kVp), permitindo, assim, a aquisição simultânea de dois conjuntos de imagens da região anatômica desejada. Diferenças de atenuação específicas de cada material dos diversos elementos permitem classificar a composição química do tecido examinado, possibilitando caracterizar e diferenciar com precisão e especificidade entre urato monossódico e focos de mineralização contendo cálcio. Os dados da TCED fornecem imagens transversais codificadas por cores, que representam claramente os focos de acúmulo de cristais de urato (Figura 2.14; ver também Figuras 12.10, 12.11, 15.37, 15.38 e 15.39 D a G).

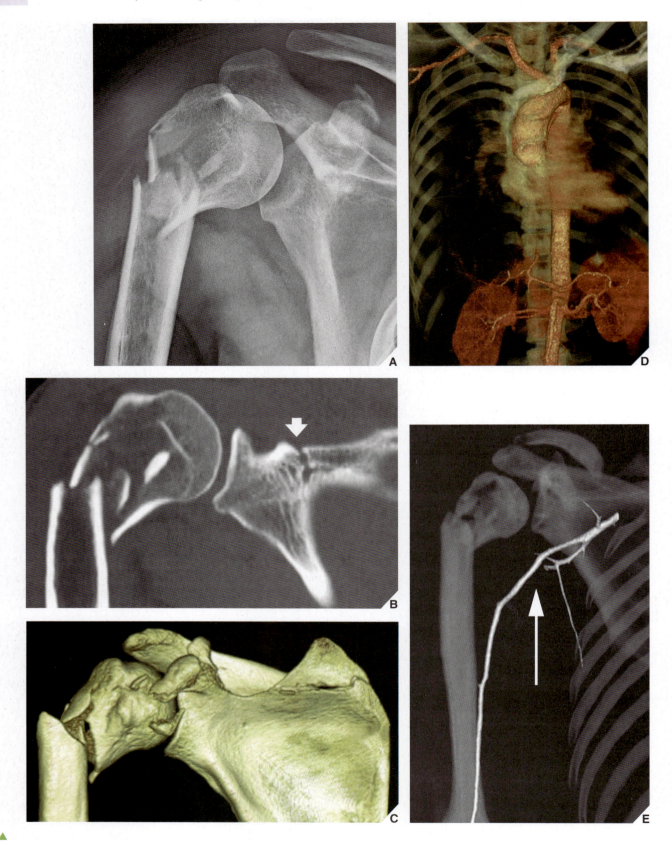

▲ **Figura 2.12 Angiotomografia computadorizada 3D (ATC 3D).** Esse homem de 52 anos foi atropelado por um automóvel e sofreu lesões do tórax e ombro direito. **A.** A radiografia convencional do ombro direito demonstrou fratura do úmero proximal. **B.** A imagem de TC reformatada no plano coronal forneceu mais detalhes da fratura cominutiva do úmero com desalinhamento e, além disso, mostrou fratura da crista escapular (*seta*). Essas duas fraturas foram demonstradas claramente na imagem de TC 3D reformatada (**C**). Como havia suspeita clínica de lesão das estruturas vasculares do tórax e do ombro direito, foi realizada ATC 3D. **D.** Os grandes vasos do tórax estavam intactos. **E.** A incidência anterior do ombro e do braço direitos demonstrou deslocamento das artérias axilar e braquial proximal intactas (*seta*) em consequência de hematoma volumoso de partes moles.

Capítulo 2 Técnicas de Imagem em Ortopedia   21

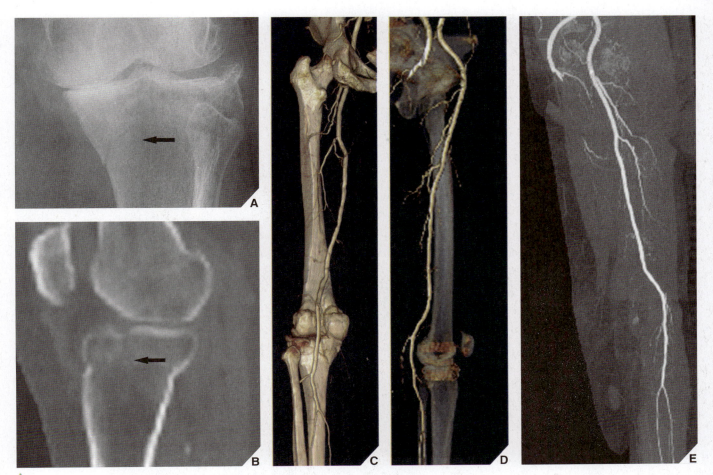

Figura 2.13 Angiotomografia computadorizada 3D (ATC 3D). Esse homem de 68 anos feriu-se em um acidente automobilístico. A radiografia anteroposterior do joelho esquerdo (**A**) e a imagem de TC reformatada no plano sagital (**B**) demonstraram fratura do platô tibial medial (*setas*). Observe também que havia osteoartrite avançada do joelho. Como havia suspeita clínica de lesão dos vasos poplíteos, foi realizada ATC 3D. As incidências posterior (**C**) e lateral (**D**) mostraram que as artérias femoral e poplítea estavam preservadas; isso foi confirmado na imagem de subtração vascular no plano frontal (**E**).

A TC quantitativa (TCQ) é uma técnica usada para medir o teor mineral da coluna lombar, com a qual valores de densidade média de uma área a ser estudada são referenciados dos valores do material de calibração escaneado ao mesmo tempo no mesmo paciente. As medições são realizadas no *scanner* de TC usando um padrão mineral para calibração simultânea e uma imagem de radiografia digital (incidência panorâmica, ou *scout view*, em inglês) para localizar a área específica. A avaliação da medida de massa óssea fornece informações valiosas, que podem facilitar a investigação e o tratamento da osteoporose e de outras doenças ósseas metabólicas. A TCQ substituiu a técnica conhecida como DEXA (absorciometria por raios X com dupla energia, ou *dual-energy X ray absorptiometry*, em inglês) (ver Figura 26.14).

A TC também é uma modalidade muito importante para o sucesso da aspiração ou biopsia de lesões ósseas ou de tecidos moles, porque oferece orientação visual para a introdução precisa do instrumento dentro da lesão (Figura 2.15).

Algumas desvantagens da TC incluem o chamado *efeito de volume parcial*, que resulta da heterogeneidade de composição do volume pequeno de tecidos. Em particular, a determinação das unidades de Hounsfield resulta em valores parciais para os diferentes componentes do tecido. Esse efeito de volume parcial torna-se especialmente importante quando processos normais e patológicos mantêm interface dentro de um corte examinado. Outra desvantagem da TC é a caracterização inadequada dos tecidos. Embora a TC possa discriminar algumas diferenças de densidade, uma análise simples dos valores de atenuação não permite caracterização histológica precisa. Além disso, qualquer movimento do paciente produz artefatos que degradam a qualidade da imagem. Do mesmo modo, uma área que contém metal (p. ex., prótese ou várias hastes e parafusos) produz artefatos significativos, embora recentemente tenham sido desenvolvidos vários parâmetros de aquisição e reconstrução para reduzir significativamente artefatos relacionados a implantes metálicos. Por fim, ocasionalmente a dose de radiação pode ser alta, principalmente quando são obtidos cortes de TC contíguos e sobrepostos.

Artrografia

A artrografia consiste na administração de um contraste (contraste "positivo", solução de iodo; contraste "negativo", ar; ou uma combinação de ambos) no espaço articular. Apesar da evolução das modalidades de exame radiológico mais modernas (inclusive TC e RM), a artrografia ainda é importante na prática radiológica cotidiana. A popularidade crescente da artrografia tem sido explicada em parte pelos avanços de suas técnicas e interpretação. O fato é

22   **Parte 1**   Introdução à Radiologia Ortopédica

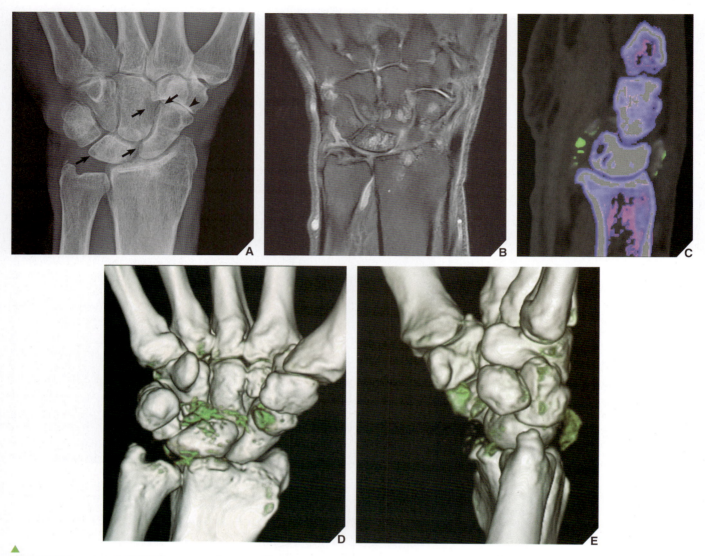

▲
Figura 2.14 Imagens de TCDE demonstrando gota tofácea. A. A radiografia dorsovolar do punho desse homem de 72 anos demonstrou erosões do capitato, escafoide e semilunar (*setas*). Observe que havia osteoartrite escafoide-trapézio-trapezoide (*ponta de seta*). **B.** Na imagem coronal de RM, além das erosões de vários ossos do carpo, havia sinovite radiocarpal e mediocarpal. **C.** A imagem colorida de TCED no plano sagital demonstrou cristais de urato (*verde*) e confirmou o diagnóstico de gota tofácea. **D** e **E.** As imagens reformatadas de TC 3D demonstraram a relação anatômica exata entre os tofos contendo urato monossódico (*verde*) e as estruturas ósseas.

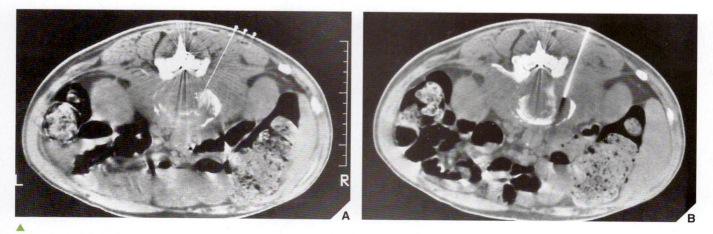

▲
Figura 2.15 Biopsia de aspiração guiada por TC. Essa biopsia de aspiração de um disco intervertebral infectado foi realizada sob orientação de TC. **A.** Inicialmente, foi medida a distância entre superfície da pele e área a ser biopsiada (disco intervertebral). **B.** Em seguida, a agulha foi introduzida sob orientação de TC e posicionada na área do disco parcialmente destruído.

que a artrografia não é um procedimento tecnicamente difícil e é muito mais simples de interpretar do que a US, a TC ou a RM, o que a torna uma técnica muito conveniente para avaliar articulações. Embora seja possível injetar contraste em quase todas as articulações, hoje em dia esse exame é realizado mais comumente no ombro, no quadril, no punho e no tornozelo. É importante obter radiografias preliminares antes de qualquer procedimento de artrografia, porque o contraste pode obscurecer algumas anormalidades articulares (*i. e.*, fragmento osteocondral), que podem ser facilmente demonstradas pelas radiografias convencionais. A artrografia é especialmente eficaz para demonstrar ruptura do manguito rotador (Figura 2.16; ver também Figuras 5.68 e 5.69), capsulite adesiva do ombro (ver Figura 5.91) e osteocondrite dissecante, fragmentos osteocondrais e anormalidades sutis da cartilagem articular do cotovelo. No punho, artrografia ainda é um exame útil para diagnosticar anormalidades do complexo fibrocartilaginoso triangular (Figura 2.17; ver também Figura 7.32). A introdução da técnica de injeção tricompartimentar e a combinação do exame artrográfico do punho com artrografia de subtração digital (ver Figura 2.2) e exames de TC e RM realizados depois da artrografia tornaram essa modalidade muito eficaz para avaliar dor no punho.

Embora a artrografia do joelho tenha sido praticamente substituída pela RM, esse exame ainda é realizado para demonstrar lesões das estruturas de tecidos moles, inclusive cápsula articular, meniscos e ligamentos (ver Figura 9.68 B). Essa técnica também fornece informações importantes sobre a condição da cartilagem articular, principalmente quando se suspeita de fratura condral ou osteocondral sutil, ou quando é necessário confirmar a existência ou não de fragmentos osteocondrais (*i. e.*, nos casos de osteocondrite dissecante) (ver Figura 9.59 C).

Com o exame de qualquer articulação, a artrografia pode ser combinada com digitalização das imagens (artrografia de subtração digital) (Figura 2.2), TC (artrotomografia computadorizada, ou aTC) (Figura 2.18), ou RM (artrorressonância magnética, ou aRM) (Figura 2.19), de forma a obter informações adicionais.

Recentemente, a técnica inovadora de tomografia computadorizada de feixe cônico (TCFC) combinada com a artrografia foi introduzida para examinar lesões de ligamentos e cartilagens. Embora as pesquisas ainda estejam em fase experimental, os primeiros resultados da utilização dessa modalidade foram muito promissores.

Existem relativamente poucas contraindicações absolutas à artrografia. Mesmo hipersensibilidade ao iodo é uma contraindicação relativa porque, nesse caso, pode-se realizar um exame com contraste simples, ou seja, usando apenas ar.

Angiografia

A injeção direta de contraste dentro de vasos arteriais e venosos facilitou acentuadamente a avaliação de lesões do sistema circulatório em várias condições, além de oferecer um método preciso para definir patologias localizadas. Para realizar *arteriografia*, o contraste é injetado dentro de artérias e são obtidas radiografias, geralmente em sequência rápida. No caso da *flebografia*, o contraste é injetado dentro das veias. Esses dois procedimentos são realizados frequentemente para avaliar lesões traumáticas, principalmente quando há suspeita de alguma lesão associada do sistema vascular (ver Figuras 2.3 e 4.15).

Na avaliação de tumores, a arteriografia é usada principalmente para mapear lesões ósseas, demonstrar a irrigação da lesão e avaliar a extensão da doença. Essa modalidade também é usada para demonstrar a irrigação tumoral e localizar os vasos apropriados à quimioterapia intra-arterial pré-operatória. A arteriografia é muito útil para demonstrar a área adequada para biopsia aberta, porque as partes mais vascularizadas do tumor contêm o componente mais agressivo da lesão. Em alguns casos, essa técnica pode ser usada para demonstrar os vasos anormais do tumor, confirmando os resultados da radiografia e tomografia (ver Figura 16.16 B). Em muitos casos, a arteriografia é extremamente útil ao planejamento cirúrgico de preservação de membros, porque demonstra a anatomia vascular regional e, desse modo, permite elaborar um plano para a

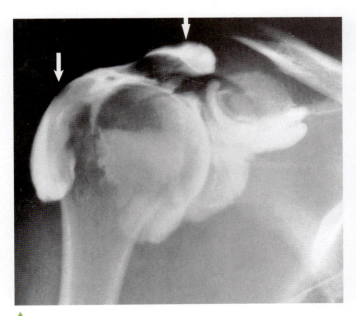

Figura 2.16 Artrografia do ombro. Depois da injeção de contraste na articulação glenoumeral, houve preenchimento da *bursae* subacromial-subdeltóidea (*setas*), indicando ruptura do manguito rotador.

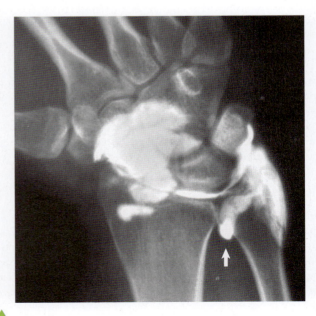

Figura 2.17 Artrografia do punho. Depois da injeção de contraste na articulação radiocarpal, houve preenchimento da articulação radiulnar distal (*seta*), indicando ruptura do complexo fibrocartilaginoso triangular.

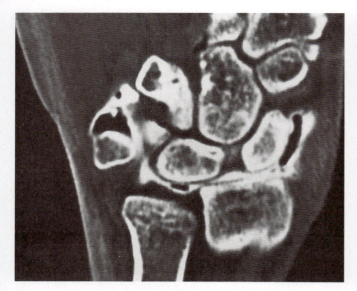

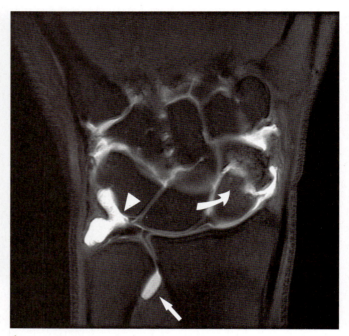

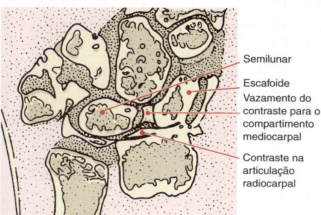

Figura 2.18 Artrotomografia computadorizada (aTC). Essa imagem coronal de aTC do punho demonstrou extravasamento sutil do contraste injetado na articulação radiocarpal por uma ruptura do ligamento escafossemilunar; essa anormalidade não foi demonstrada no exame artrográfico rotineiro do punho.

Figura 2.19 Artrorressonância magnética (aRM). Essa imagem coronal de RM ponderada em T1 com saturação de gordura, obtida depois da injeção de contraste na articulação radiocarpal, demonstrou opacificação da articulação radiulnar distal (*seta*) e confirmou o diagnóstico de ruptura do complexo fibrocartilaginoso triangular. Além disso, havia ruptura do ligamento piramidal-semilunar (*ponta de seta*) e extravasamento do contraste para dentro da fratura não consolidada do escafoide (*seta curva*).

ressecção do tumor. Além disso, algumas vezes essa técnica é usada para delinear os vasos sanguíneos principais, antes de remover uma lesão benigna (ver Figura 16.17). Por fim, a arteriografia também pode ser combinada com um procedimento intervencionista, inclusive embolização de tumores hipervascularizados, antes de iniciar um tratamento adicional (ver Figura 16.18).

Mielografia

Com esse exame, contrastes hidrossolúveis são injetados dentro do espaço subaracnóideo, onde se misturam livremente com líquido cerebrospinal para formar uma coluna de líquido opaco com densidade maior que a do líquido não opacificado. A inclinação do corpo do paciente permite que o líquido opacificado suba ou desça no saco dural por ação da gravidade (ver Figuras 11.17 e 11.56). Em geral, a punção é realizada na região lombar entre L2-3 ou L3-4. De forma a examinar o segmento cervical, deve-se realizar punção entre C1-2 (ver Figura 11.17 A). A mielografia foi praticamente substituída pela TC de alta resolução e RM de alta qualidade.

Discografia

A discografia consiste na injeção de contraste no núcleo pulposo. Embora seja um procedimento controverso e tenha sido abandonado por muitos pesquisadores, quando as indicações são rigorosamente limitadas e utiliza-se técnica impecável, a discografia pode fornecer informações valiosas. Esse exame é um recurso valioso para determinar a causa de dor lombar baixa do paciente. A discografia não é simplesmente uma técnica de imagem porque os sintomas produzidos durante o exame (dor durante a injeção ou dor provocada) são considerados de valor diagnóstico ainda maior que as radiografias obtidas. A discografia sempre deve ser combinada com TC (também conhecida como *discografia por TC*) (ver Figuras 11.57, 11.102 B e C, 11.103 e 11.104). De acordo com a declaração oficial sobre discografia do Executive Committe of North American Spine Society em 1988, esse procedimento "está indicado para avaliar pacientes com dor vertebral persistente, com ou sem dor nos membros e duração maior que 4 meses, quando o sintoma não melhora depois de recorrer a todos os métodos terapêuticos conservadores indicados". De acordo com a mesma declaração, antes de realizar discografia, o paciente deve passar por uma investigação por outras modalidades de exame (p. ex., TC, RM e mielografia), e deve-se esperar uma correção cirúrgica do seu problema.

Ultrassonografia

Ao longo das últimas duas décadas, a US teve impacto enorme no campo da radiologia, especialmente radiologia musculoesquelética. Essa técnica tem várias vantagens intrínsecas: é relativamente pouco dispendiosa, permite comparações com o lado normal oposto, não usa radiação ionizante e pode ser realizada à beira do leito ou no centro cirúrgico. A US é uma modalidade não invasiva, que se baseia na interação das ondas sonoras propagadas com as interfaces teciduais do corpo. Sempre que os pulsos dirigidos de ondas sonoras encontram uma interface de tecidos com impedâncias acústicas diferentes, há reflexão ou refração. As ondas sonoras refletidas de volta ao transdutor ultrassônico são registradas e convertidas em imagens.

Existem vários tipos de equipamento de US. Os equipamentos mais modernos exibem informações dinâmicas em "tempo real", semelhantes às imagens fornecidas pela radioscopia. Com a ultrassonografia em tempo real, as imagens podem ser obtidas em qualquer plano simplesmente movendo o transdutor. Desse modo, o exame pode incluir imagens transversais ou longitudinais e também é possível conseguir qualquer angulação. A tecnologia das sondas modernas ampliou a utilidade da US em radiologia ortopédica (Figura 2.20). Transdutores de frequência mais alta (7,5 a 10 MHz) oferecem resolução espacial excelente e são ideais para o exame do esqueleto apendicular.

Entre as indicações de US em ortopedia estão a avaliação do manguito rotador (ver Figura 5.71); lesões tendíneas (p. ex., tendão do calcâneo); doença de Osgood-Schlatter (ver Figura 9.50); e, ocasionalmente, tumores dos tecidos moles (p. ex., hemangiomas e outras lesões vasculares).

Contudo, a aplicação mais útil é na avaliação dos quadris de lactentes, na qual a US é a modalidade preferencial. Entre os fatores que contribuem para isso estão a composição cartilaginosa dos quadris; possibilidade de gerar imagens em tempo real para estudar movimentos e estresse; não utilização de radiação ionizante; e relação custo-benefício favorável. O avanço mais recente nesse campo foi a introdução da US 3D para avaliar displasia de desenvolvimento do quadril. A US 3D permite realizar a avaliação funcional do quadril no plano sagital (imagem em corte) e na projeção craniocaudal (rotação da imagem espacial). Essa técnica permite demonstrar claramente a relação entre cabeça do fêmur e acetábulo e a contenção da cabeça femoral. A vantagem importante dessa técnica não é apenas obter imagens em tempo real, mas também as suas reconstrução e exibição subsequentes em uma estação de trabalho, permitindo a manipulação adicional da imagem do volume. Isso permite realizar medições úteis e aperfeiçoar as informações anatômicas obtidas das imagens.

Recentemente, a US tem sido usada para avaliar patologias reumatológicas, principalmente para detectar coleções líquidas intra-articulares e periarticulares e diferenciar os diversos tipos de massas da fossa poplítea (p. ex., aneurisma *versus* cisto de Baker *versus* hipertrofia sinovial) (Figura 2.21). Procedimentos intervencionistas dirigidos por US conquistaram popularidade crescente como tratamento de várias doenças musculoesqueléticas, inclusive tendinopatia calcificada, sinovite, drenagem de coleções líquidas e biopsia dirigida de lesões ósseas e tecidos moles.

Técnicas mais modernas de US, inclusive ecodoppler e Doppler colorido (este último expressa o movimento das hemácias em cores), têm poucas aplicações em radiologia ortopédica. Essas modalidades são usadas principalmente para detectar estenoses arteriais e trombose venosa (Figuras 2.22 e 2.23). Contudo, existem alguns relatos sobre utilização dessa tecnologia para detectar complicações de massas benignas em partes moles (p. ex., cisto de Baker; Figura 2.24) ou demonstrar vascularização dentro de tumores malignos de tecidos moles.

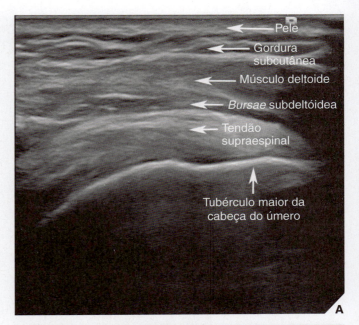
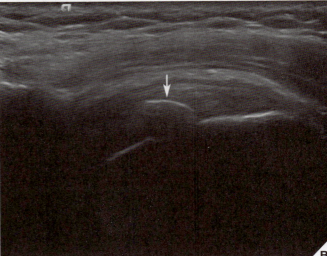

Figura 2.20 Imagem de US do ombro. A. Incidência longitudinal do tendão supraespinal e sua inserção no tubérculo maior do úmero. **B.** A incidência longitudinal do tendão supraespinal demonstrou um foco ecogênico curvilíneo com sombra acústico relacionado à calcificação intratendínea compatível com tendinite calcificada (*seta*). (Cortesia dos Drs. Luis Beltran, MD, e Ron Adler, MD, Nova York.)

Cintilografia (cintilografia óssea com radionuclídeos)

A cintilografia é uma modalidade de exame radiológico que demonstra a distribuição no corpo de um agente radioativo injetado no sistema vascular. Depois da injeção intravenosa do agente radiofarmacêutico, o paciente é colocado sob a câmera de cintilação, que detecta a distribuição da radioatividade do corpo medindo a interação dos raios gama emitidos do corpo com cristais de iodeto de sódio na ponta da câmera. Fotografias de varredura são obtidas em várias projeções e podem incluir todo o corpo, ou algumas partes.

Uma das vantagens principais da cintilografia óssea sobre as demais técnicas de exame radiológico é a sua capacidade de examinar todo o esqueleto de uma só vez (Figura 2.25). Como enfatizado

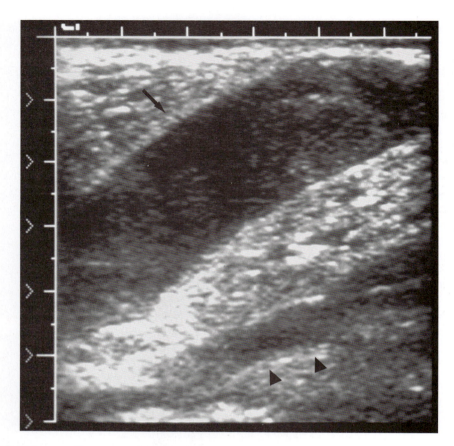

▲ **Figura 2.21 Imagem de US da fossa poplítea.** Essa mulher de 45 anos com artrite reumatoide referiu dor na parte posterior do joelho com irradiação para a perna. Clinicamente, a suspeita era trombose venosa profunda (TVP), razão pela qual foi realizada a US. O exame não demonstrou TVP, mas mostrou um cisto de Baker volumoso (*seta*). As *pontas de seta* indicam a veia poplítea patente.

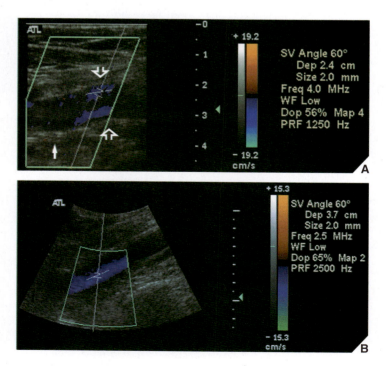

▲ **Figura 2.22 Ecodoppler colorido de um paciente com trombose venosa profunda.** Esse homem de 76 anos relatava história de dor crônica no membro inferior esquerdo. **A.** A imagem de Doppler colorido da fossa poplítea demonstra área hipoecoica na veia poplítea (*seta*), que representa trombo intraluminal. Nos segmentos mais proximais, havia redução do fluxo sanguíneo em torno do trombo (*setas abertas*). **B.** Imagem de Doppler colorido normal da mesma região ilustrada para comparação.

Capítulo 2 Técnicas de Imagem em Ortopedia 27

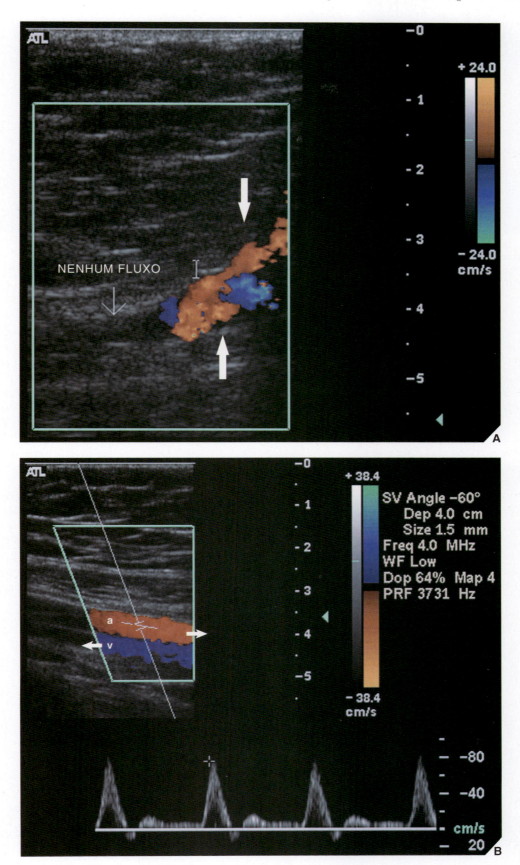

▲
Figura 2.23 Ecodoppler colorido na obstrução arterial. Essa mulher de 67 anos referia história de claudicação agravada ao realizar esforço. **A.** A imagem de ecodoppler colorido demonstrou obstrução total da artéria femoral superficial. O fluxo turbulento (*setas brancas grossas*) era compatível com estenose hemodinamicamente significativa ou obstrução. **B.** Imagens normais de Doppler pulsado e colorido são mostradas para comparação. As *setas* indicam a direção do fluxo sanguíneo em uma veia (*v*) e uma artéria (*a*).

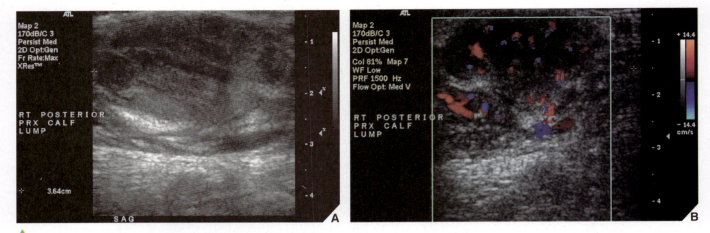

Figura 2.24 Imagem de US da fossa poplítea. Essa mulher de 41 anos tinha uma massa dolorosa na região poplítea. O ecodoppler colorido demonstrou parte de um cisto de Baker intacto com coleção de líquido heterogêneo hiperecoico (**A**) e o local de ruptura crônica associada a *debris* internos, alterações inflamatórias secundárias e hipervascularização (**B**).

por Johnson, essa técnica fornece um "quadro metabólico" de forma a localizar anatomicamente uma lesão por avaliação de sua atividade metabólica em comparação com o osso normal adjacente. A cintilografia óssea pode confirmar a existência de doença, demonstrar a distribuição da lesão e ajudar a avaliar o processo patológico. Entre as indicações da cintilografia óssea estão lesões traumáticas, tumores (primários e metastáticos), artrites, infecções e doenças ósseas metabólicas. A anormalidade demonstrada pode consistir em redução de captação de um agente radiofarmacêutico ávido por osso (p. ex., nos estágios iniciais de osteonecrose) ou aumento de sua captação (p. ex., fraturas, neoplasias, foco de osteomielite etc.). Algumas estruturas normais podem demonstrar atividade aumentada (p. ex., articulações sacroilíacas ou placas de crescimento normais).

A cintilografia é uma modalidade de exame radiológico muito sensível, mas não é muito específica e comumente não consegue diferenciar os diversos processos que podem aumentar a captação. Contudo, em alguns casos, cintilografia óssea pode fornecer informações muito específicas e até sugerir um diagnóstico (p. ex., mieloma múltiplo ou osteoma osteoide). Na investigação de mieloma, a cintilografia pode diferenciar esse tumor das metástases ósseas de aspecto semelhante, porque a maioria dos mielomas não mostra aumento significativo de captação do agente radiofarmacêutico; contudo, metástases ósseas sempre evidenciam aumento significativo de captação do marcador. No caso do osteoma osteoide, a cintilografia óssea típica pode demonstrar o chamado *sinal de dupla densidade* – captação mais acentuada no centro (relacionada com *nidus* da lesão) e captação menos expressiva na periferia (relacionada com a esclerose reativa que circunda o foco) (Figura 2.26).

A cintilografia óssea com radionuclídeos é um indicador do *turnover* mineral. Como geralmente há deposição mais acentuada dos agentes radiofarmacêuticos ávidos por osso nas áreas ósseas em que há alteração e reparação, esse exame ajuda a localizar tumores e lesões aparentemente tumorais do esqueleto. Isso é especialmente útil em patologias como doença de Paget, displasia fibrosa, encondromatose, histiocitose de células de Langerhans e câncer metastático, nos quais é possível encontrar mais de uma lesão, algumas das quais podem ser focos "silenciosos" da doença. Essa modalidade de exame também desempenha papel importante na localização de lesões pequenas (p. ex., osteoma osteoide), que nem sempre podem

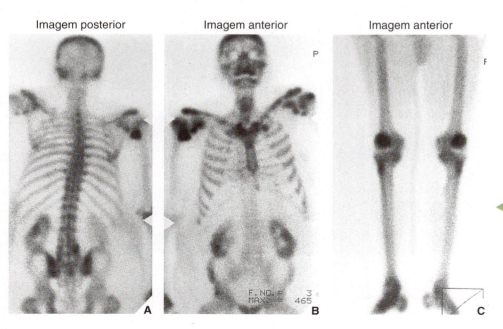

Figura 2.25 Cintilografia óssea com radionuclídeos. A a **C.** A cintilografia obtida de um paciente com doença renal e hiperparatireoidismo secundário demonstrou várias anormalidades: hidronefrose à esquerda secundária à obstrução urinária; reabsorção das extremidades distais das duas clavículas e calcificações periarticulares nas partes moles dos dois ombros.

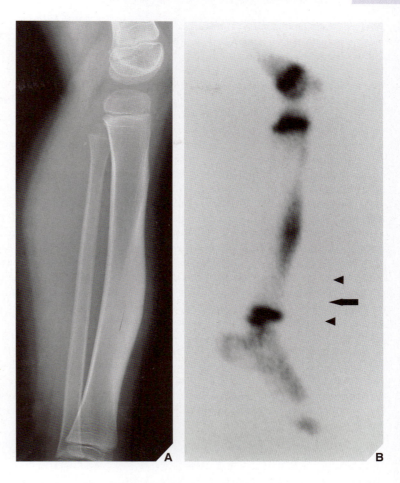

Figura 2.26 Osteoma osteoide – eficácia da cintilografia. Essa menina de 4 anos referia sintomas sugestivos do diagnóstico de osteoma osteoide; contudo, a radiografia (**A**) não conseguiu demonstrar o *nidus*. A cintilografia (**B**) demonstrou o sinal típico de "densidade dupla": a captação mais acentuada ao centro (*seta*) estava relacionada ao *nidus* do osteoma osteoide, enquanto a captação menos expressiva na periferia (*pontas de seta*) representava esclerose reativa.

ser detectadas nas radiografias. Na maioria dos casos, a cintilografia óssea com radionuclídeos não consegue diferenciar lesões benignas de tumores malignos, em razão do fluxo sanguíneo aumentado e de aumentos subsequentes da deposição de isótopo e atividade osteoblástica que ocorrem nessas duas condições.

Nos pacientes com lesões traumáticas, a cintilografia óssea é um exame extremamente útil para estabelecer o diagnóstico precoce de fraturas de estresse. Essas fraturas podem não ser detectadas nas radiografias convencionais ou mesmo nos exames tomográficos. Em muitos casos, a cintilografia é usada para diferenciar fraturas de estresse da síndrome do estresse tibial medial. Quando há uma fratura de estresse aguda, geralmente também há hiperperfusão e hiperemia, e as imagens tardias demonstram captação fusiforme ou em forma de faixa na lesão. Por outro lado, o estresse tibial medial caracteriza-se por resultados normais nas fases angiográfica e de acumulação do sangue, enquanto as imagens tardias demonstram áreas lineares de captação aumentada orientadas longitudinalmente. A cintilografia óssea com radionuclídeos também é útil para diagnosticar fraturas de ossos osteopênicos dos pacientes idosos, quando as radiografias convencionais podem ser aparentemente normais.

Nas doenças ósseas metabólicas, a cintilografia óssea ajuda, por exemplo, a determinar a extensão de acometimento esquelético pela doença de Paget (ver Figura 26.10) e avaliar a resposta ao tratamento. Embora não seja útil aos pacientes com osteoporose generalizada, esse exame pode ser esclarecedor em alguns casos ao diferenciar osteoporose de osteomalacia, assim como fraturas vertebrais múltiplas resultantes de osteoporose de outras causadas por metástases carcinomatosas. De acordo com alguns estudos, a cintilografia óssea também é útil para diagnosticar síndrome distrófica simpática reflexa.

A cintilografia óssea é usada frequentemente para avaliar infecções. Por exemplo, difosfonato de metileno (MDP) marcado por tecnécio-99m (^{99m}Tc) e índio-111 (^{111}In) são altamente sensíveis para detectar osteomielite oculta em estágio inicial. Nos casos de osteomielite crônica, a cintilografia com citrato de gálio-67 (^{67}Ga) é mais sensível para avaliar a resposta ao tratamento ou persistência, quando comparada com a cintilografia óssea com fosfato de ^{99m}T. Para avaliar recidiva de infecção ativa em pacientes com osteomielite crônica, ^{111}In parece ser o agente radiofarmacêutico preferencial. Entretanto, é importante enfatizar que, como os leucócitos marcados com ^{111}In também se acumulam na medula óssea ativa, a sensibilidade para detectar osteomielite crônica é menor. Com o propósito de aumentar a sensibilidade diagnóstica dessa técnica, alguns autores recomendaram exame simultâneo da medula óssea com enxofre coloidal marcado por ^{99m}Tc e leucócitos marcados por ^{111}In. A técnica de três ou quatro fases, que utiliza fosfato de tecnécio como marcador, pode ser usada eficazmente para diferenciar infecções dos tecidos moles (celulite) de infecções ósseas (osteomielite).

Recentemente, pesquisadores recomendaram usar leucócitos marcados com hexametilpropileno-amina-oxima (HMPAO) de ^{99m}Tc para diagnosticar processos infecciosos. A cinética e a distribuição normais desses leucócitos são semelhantes às dos leucócitos marcados com ^{111}In. Entretanto, a resolução superior e a densidade de contagem do ^{99m}Tc conferem a essa técnica uma vantagem sobre o uso de leucócitos marcados com ^{111}In.

Nos pacientes com doenças neoplásicas, a detecção de metástases ósseas provavelmente é a indicação mais comum da cintilografia óssea. Essa modalidade de exame também é usada comumente para determinar a extensão de uma lesão ou existência das chamadas *lesões intercaladas* ou *metástases intraósseas*. Entretanto, esse não é o método preferencial para determinar a extensão de uma lesão óssea. É importante ressaltar que, isoladamente, a cintilografia não consegue determinar o tipo de tumor, mas pode ajudar a detectar e localizar alguns tumores primários e também lesões multifocais (p. ex., osteossarcoma multicêntrico).

A cintilografia com ^{99m}Tc-MDP é usada principalmente para determinar se uma lesão é monostótica ou poliostótica. Por essa razão, esse exame é essencial no estadiamento de tumores ósseos. É importante lembrar que, embora o grau de captação anormal possa estar relacionado com a invasividade da lesão, isso nem sempre se correlaciona diretamente com o grau histológico. O isótopo ^{67}Ga pode mostrar captação em um sarcoma de partes moles e ajudar a diferenciar sarcoma de lesão benigna dos tecidos moles. Embora a cintilografia óssea possa demonstrar a extensão do tumor maligno primário do osso, esse exame não é tão sensível quanto a TC ou a RM. A cintilografia pode ajudar a detectar recidiva local do tumor e, em alguns casos, indica resposta ou falta de resposta ao tratamento (no caso, radioterapia ou quimioterapia).

Na avaliação das artrites, a cintilografia óssea é extremamente útil para demonstrar a distribuição das lesões esqueléticas e substituiu completamente o inventário articular radiográfico realizado no passado (ver Figura 12.12 A). A cintilografia pode determinar a distribuição das alterações artríticas, não apenas nas articulações pequenas e grandes, mas também em áreas que geralmente não são detectadas pelas radiografias convencionais, inclusive articulações manubrioesternais e temporomandibulares, entre outras.

Com o desenvolvimento da tomografia por emissão de fóton único (SPET) e da TC por emissão de fóton único (SPECT), a precisão diagnóstica da avaliação das anormalidades ósseas e articulares aumentou enormemente. A eficiência dos equipamentos de SPECT aumentou com a introdução de detectores múltiplos de cristal, feixe em leque e colimadores de feixe cônico; detecção de uma fração mais ampla de fótons; e aperfeiçoamento dos algoritmos. Em comparação com as imagens planares, a SPECT oferece maior resolução de contraste utilizando um modo tomográfico semelhante à tomografia convencional, que elimina o ruído gerado pelos tecidos situados fora do plano da imagem (Figura 2.27). A SPECT fornece não apenas informações qualitativas sobre captação dos agentes radiofarmacêuticos ávidos por osso, mas também dados quantitativos. As imagens de SPECT são examinadas nos planos transversal, sagital e coronal, assim como por mapeamento 3D.

A vantagem principal da SPECT é facilitar a detecção de lesões e sua localização anatômica, desse modo aumentando a sensibilidade diagnóstica. A SPECT óssea mostrou-se especialmente útil para detectar lesões de estruturas anatômicas grandes e complexas, nas quais permite remover as atividades sobrejacente e subjacente das áreas de interesse. As aplicações mais amplas dessa técnica têm sido nos exames de coluna vertebral, pelve, joelhos e tornozelos. Por exemplo, com o uso da SPECT de coluna vertebral, podem ser localizadas lesões em diferentes partes da vértebra (*i. e.*, corpo vertebral, pedículo, processo articular, lâmina, parte interarticular, processos espinhoso e transverso). No joelho, a SPECT mostrou-se eficaz para detectar ruptura de menisco.

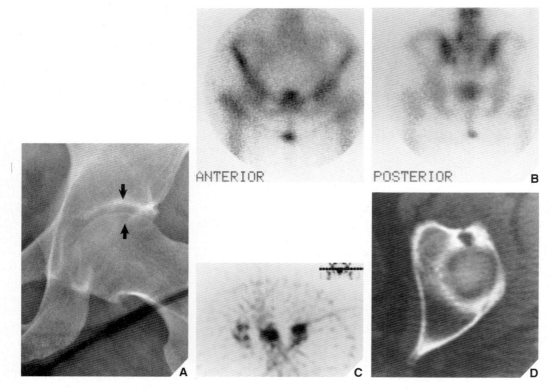

Figura 2.27 Eficácia da técnica de SPECT. Essa mulher de 46 anos referia dor no quadril esquerdo havia vários meses. **A.** A radiografia demonstrou apenas alterações degenerativas mínimas do quadril. Uma pequena área de radiotransparência na parte superior do acetábulo (*setas*) suscitou alguma dúvida quanto ao diagnóstico. **B.** A cintilografia óssea com radionuclídeos convencional nas projeções anterior e posterior demonstrou aumento discreto da captação do marcador na articulação do quadril esquerdo. O exame SPECT (**C**) foi realizado. No corte tomográfico de SPECT no nível do acetábulo (*quadrícula no ângulo superior direito*), havia uma área de atividade aumentada localizada na superfície anterossuperior do acetábulo esquerdo e áreas focais de atividade relacionada com osteófitos da cabeça do fêmur. O exame de TC (**D**) mostrou um cisto degenerativo volumoso ("geodo") no acetábulo, na área correspondente à captação anormal do marcador na imagem de SPECT.

Na última década, a combinação de SPECT/TC tornou-se disponível como técnica para correlacionar informações funcionais fornecidas pela SPECT com dados anatômicos obtidos pela TC. *Scanners* de SPECT/TC integrados têm conquistado popularidade como equipamentos de varredura molecular híbrida, que podem registrar imagens de SPECT e TC no mesmo exame (Figura 2.28). Equipamentos híbridos de SPECT/TC combinam recursos de varredura funcional da SPECT com caracterização anatômica precisa das imagens de TC e aumentaram a sensibilidade e especificidade das técnicas cintilográficas e a precisão diagnóstica das anormalidades morfológicas. Com a localização exata das áreas de captação anormal do marcador radiofarmacêutico combinada com a possibilidade de gerar imagens 3D, essa técnica aumentou expressivamente a sensibilidade e especificidade das alterações patológicas detectadas (Figuras 2.29 e 2.30). Recentemente, estudos com SPECT e SPECT/TC de alta sensibilidade tentaram detectar alterações ósseas em estágios iniciais da artrite reumatoide e nos casos de afrouxamento mecânico (Figura 2.31) e infeccioso (Figura 2.32) de implantes ortopédicos com resultados promissores.

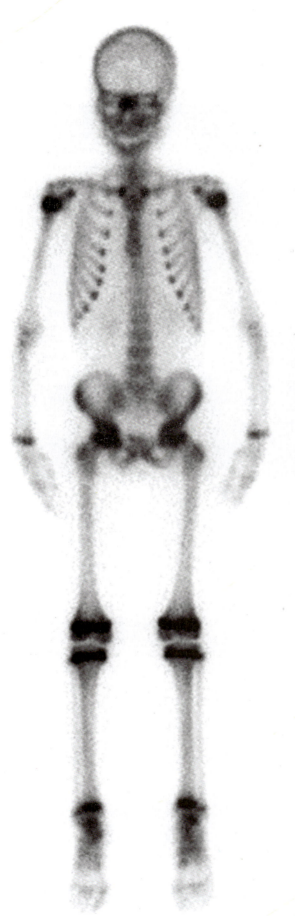

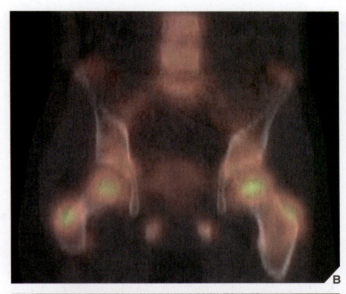

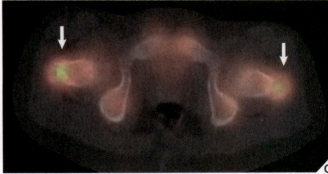

◀ **Figura 2.28 Exame de SPECT/TC normal. A.** Cintilografia óssea com radionuclídeos de corpo inteiro foi realizada nesse menino de 9 anos com diagnóstico de anemia falciforme. Depois da injeção intravenosa de 12,9 mCi de ^{99m}Tc-MDP, observou-se atividade de captação normal própria da idade dentro dos ossos e tecidos moles examinados. Também havia captação aumentada de marcador radiofarmacêutico nas placas de crescimento ativo. As imagens de SPECT/TC da pelve nos planos coronal (**B**) e axial (**C**) não demonstraram anormalidades, mas também havia captação aumentada nas placas de crescimento (*setas*).

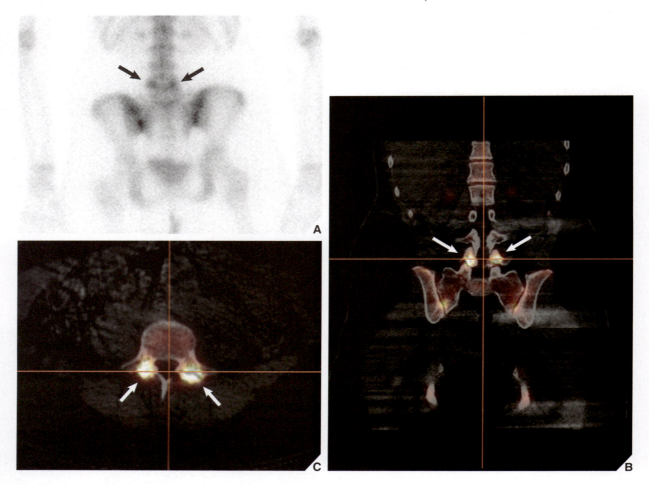

Figura 2.29 SPECT/TC de uma falha na *pars articularis*. A. Essa imagem de cintilografia óssea com radionuclídeos da pelve e segmentos inferiores da coluna lombar de um menino de 14 anos foi obtida depois da injeção intravenosa de 17,2 mCi de ^{99m}TC-MDP e demonstrou captação aumentada em focos ávidos por marcador na área da vértebra L5 (*setas*). Havia hipercaptação normal nas articulações sacroilíacas. As imagens de SPECT/TC nos planos axial (**B**) e coronal (**C**) demonstraram hiperatividade de captação do marcador radiofarmacêutico localizada bilateralmente nas ***pars articularis*** de L5 (*setas*), compatível com o defeito da *pars* (espondilólise).

Existem vários marcadores ávidos por osso disponíveis para exames de cintilografia. Entre os compostos utilizados mais frequentemente estão os seguintes.

Difosfonatos

Nos últimos anos, houve avanços notáveis no desenvolvimento de novos compostos diagnósticos emissores de raios gama para cintilografia com radionuclídeos. Os agentes radiofarmacêuticos utilizados hoje em dia em cintilografia óssea são difosfonatos orgânicos, difosfonatos de etileno (HEPDs), MDPs e hidroxidifosfonatos de metano (HNDPs), todos marcados com ^{99m}Tc, um emissor gama puro com meia-vida de 6 horas. O MDP é o mais comumente usado, em especial nos adultos, geralmente em doses que fornecem 15 mCi (555 MBq) de ^{99m}Tc. Depois da injeção intravenosa do agente radiofarmacêutico, cerca de 50% da dose se localizam nos ossos. O restante circula livremente no corpo e, por fim, é excretado pelos rins. Em seguida, uma câmera gama é usada em um procedimento conhecido como *cintilografia óssea radionuclídica de quatro fases*. A primeira fase – *angiografia radionuclídica* – corresponde ao primeiro minuto depois da injeção, quando imagens sequenciais são obtidas a cada 2 segundos para demonstrar o marcador radioativo nos vasos sanguíneos principais. Na segunda fase – *cintilografia do pool sanguíneo* –, que se estende por 1 a 3 minutos depois da injeção, o isótopo é detectado no sistema vascular e espaço extracelular dos tecidos moles, antes de ser captado pelos ossos. A terceira fase – ou *cintilografia óssea estática* – geralmente ocorre 2 a 3 horas depois da injeção e demonstra o agente radiofarmacêutico no osso. Essa fase pode ser subdividida em dois estágios. No primeiro, o isótopo difunde passivamente pelos capilares ósseos. No segundo estágio, o radionuclídeo concentra-se no osso. A localização mais intensa ocorre na primeira e na segunda fase nas áreas com fluxo sanguíneo mais acentuado e, na terceira fase, nas áreas com atividade osteogênica exacerbada, metabolismo aumentado do cálcio e *turnover* ósseo ativo. A quarta fase é a *imagem estática* de 24 horas.

Gálio 67

Citrato de ^{67}Ga é usado frequentemente para diagnosticar processos infecciosos e inflamatórios dos ossos e articulações. Embora as estruturas-alvo de localização com gálio sejam tecidos moles, esse isótopo também se acumula até certo ponto nos ossos, porque é incorporado aos cristais de hidroxiapatita de cálcio na forma de um análogo do cálcio, assim como na medula óssea, em razão de seu comportamento como análogo do ferro. O gálio acumula-se nas regiões infectadas em consequência de sua combinação com restos

Capítulo 2 Técnicas de Imagem em Ortopedia 33

bacterianos e celulares e também de leucócitos. Como os leucócitos migram para os focos de inflamação e infecção, parte do gálio é transportada dentro das células para esses focos. A sensibilidade do ^{67}Ga na detecção de abscessos varia de 58 a 100%, enquanto sua especificidade oscila entre 75 e 99%. Em geral, as imagens são obtidas em 6 e 24 horas depois da injeção de 5 mCi (185 MBq) desse agente radiofarmacêutico. Essas imagens são extremamente eficazes para acompanhar a resposta ao tratamento da osteomielite crônica e artrites infecciosas. Em termos mais específicos, a alteração da atividade de captação do ^{67}Ga corresponde à evolução clínica do paciente com artrite séptica com mais precisão que as imagens obtidas depois da injeção de difosfonato marcado com tecnécio. Ao longo dos últimos anos, houve alteração considerável

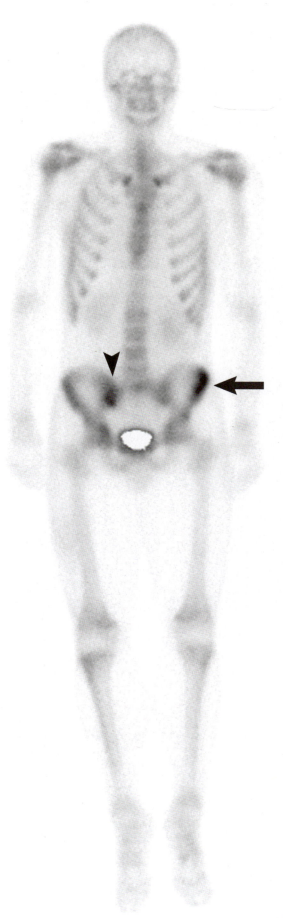
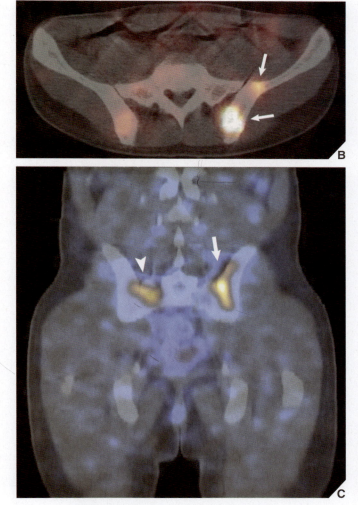

◀ **Figura 2.30 Exame de SPECT/TC de um paciente com neuroblastoma metastático. A.** Essa imagem de cintilografia óssea com radionuclídeos de corpo inteiro de um jovem de 17 anos foi obtida depois da injeção intravenosa de 24,8 mCi de ^{99m}TC-MDP e demonstrou hiperatividade do marcador radiofarmacêutico no osso ilíaco esquerdo (*seta*) e no sacro direito (*ponta de seta*). Em seguida, as imagens de SPECT/TC foram obtidas depois da injeção intravenosa de 51,43 mCi de MIBG marcado com iodo-123. **B.** Essa imagem axial mostrou dois focos de hiperatividade do marcador no osso ilíaco esquerdo (*setas*). **C.** Essa imagem obtida no plano coronal demonstrou que, além das lesões do ilíaco esquerdo (*seta*), também havia um foco de hiperatividade no sacro direito (*ponta de seta*), ambos compatíveis com metástases de neuroblastoma diagnosticado clinicamente no passado.

na utilidade da cintilografia com gálio para diagnosticar infecção. Embora no passado tenha sido o principal agente radiofarmacêutico usado para detectar infecção, hoje em dia a cintilografia com gálio foi suplantada pela cintilografia com leucócitos marcados. A cintilografia com citrato de ^{67}Ga amplia e complementa o valor diagnóstico da cintilografia com ^{99m}Tc-MDP. Quando é combinada com esta última técnica, a cintilografia com gálio tem sido usada para aumentar a especificidade da cintilografia com tecnécio. Por exemplo, a cintilografia sequencial com tecnécio-gálio é melhor que a cintilografia apenas com tecnécio-MDP para diferenciar celulite de osteomielite e localizar com precisão focos infecciosos.

Nas doenças neoplásicas, a cintilografia com gálio é usada para diferenciar sarcoma de lesões benignas dos tecidos moles.

Índio

Recentemente, pesquisadores defenderam a superioridade diagnóstica dos leucócitos marcados com ^{111}In-oxina em comparação com outros agentes radiofarmacêuticos ávidos por osso, que são usados para detectar anormalidades inflamatórias do sistema esquelético. Como leucócitos marcados com ^{111}In geralmente não são incorporados às áreas de *turnover* ósseo acelerado, a cintilografia com índio provavelmente reflete apenas a atividade inflamatória e estudos iniciais demonstraram que esse isótopo é específico para detectar abscessos ou processos inflamatórios agudos, inclusive osteomielite e artrite séptica. A sensibilidade varia entre 75 e 90% e, de acordo com estudos recentes, a especificidade oscila na faixa de 90%. Resultados falso-negativos são comuns nos pacientes com infecções crônicas,

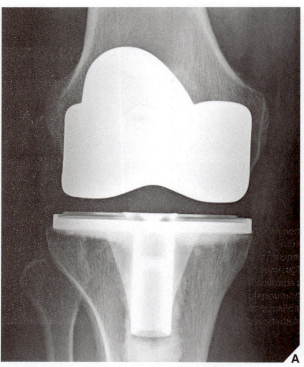

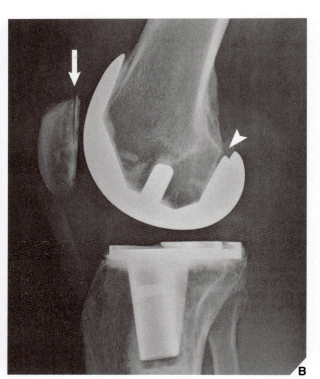

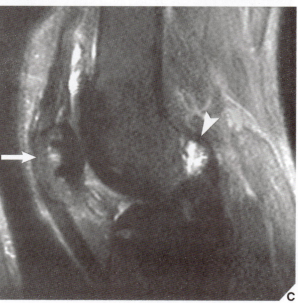

◀ **Figura 2.31 Imagem de SPECT/TC de um paciente com afrouxamento mecânico de prótese.** Esse homem de 60 anos fez artroplastia total do joelho com prótese tricompartimental cimentada sem contenção para tratar osteoartrite e referia dor no joelho há 2 semanas. **A.** A radiografia anteroposterior do joelho direito não demonstrou anormalidades evidentes nos componentes femorais ou tibiais da prótese. **B.** A radiografia em perfil mostrou um pequeno espaço radiotransparente no componente patelar (*seta*) e um espaço semelhante no suporte posterior do componente femoral (*ponta de seta*) sugerindo afrouxamento da prótese. **C.** A imagem sagital de RM em IR obtida usando uma sequência especial de multiaquisições de imagens de ressonância variável (MAVRIC) para atenuar artefatos metálicos em torno da prótese mostrou sinal hiperintenso nos componentes patelar (*seta*) e femoral (*ponta de seta*) da prótese. (*Continua*.)

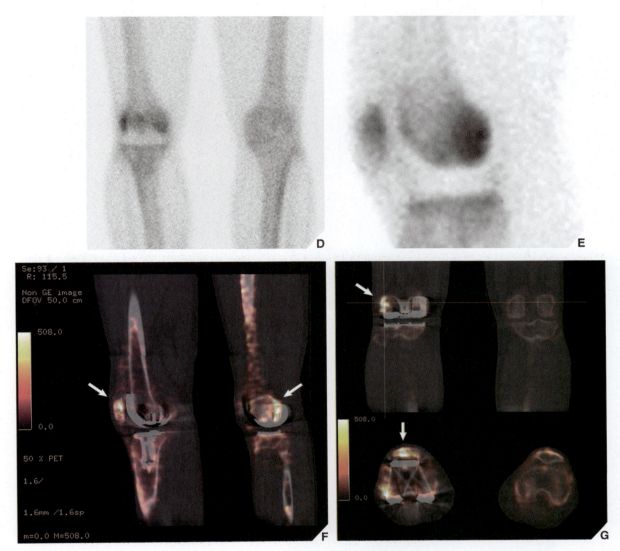

Figura 2.31 Imagem de SPECT/TC de um paciente com afrouxamento mecânico de prótese. (*Continuação.*) Imagens de cintilografia óssea com radionuclídeos obtidas nas projeções frontal (**D**) e lateral (**E**) depois da administração intravenosa de MDP marcado por ^{99m}Tc demonstrou hipercaptação do marcador radiofarmacêutico nas áreas dos componentes femoral e patelar. Imagens de SPECT/TC nos planos sagital (**F**) e coronal e axial (**G**) mostraram mais nitidamente as áreas de afrouxamento na parte superior do componente patelar e na parte posterolateral do componente femoral (*setas*). (Cortesia de PZWL Wydawnictwo Lekarskie, Varsóvia, Polônia.)

nas quais há afluxo reduzido de leucócitos circulantes. Resultados falso-positivos ocorrem nos pacientes portadores de processos inflamatórios não infecciosos (p. ex., artrite reumatoide confundida com artrite séptica).

Nanocoloide

Partículas minúsculas de coloide de albumina sérica humana marcadas com ^{99m}Tc foram testadas como agente marcador para exame da medula óssea. Cerca de 86% dessas partículas têm 30 nm ou menos, enquanto as restantes variam de 30 a 80 nm. Esse nanocoloide tem sensibilidade para detectar osteomielite dos membros igual à da cintilografia com leucócitos marcados com índio. A utilidade clínica dessa técnica ainda não foi estabelecida.

Imunoglobulinas

Recentemente, uma imunoglobulina G (IgG) policlonal humana marcada radioativamente começou a ser usada para obter imagens de processos infecciosos. Essa IgG marcada parece ligar-se aos receptores Fc expressos pelas células (macrófagos, leucócitos polimorfonucleares e linfócitos) envolvidas na reação inflamatória. Em um estudo com 128 pacientes, essa IgG policlonal alcançou sensibilidade de 91% e especificidade de 100%. Imunoglobulinas policlonais têm algumas vantagens, inclusive sua disponibilidade no formato de *kit* e o fato de que não necessitam de um processo de marcação *in vivo*.

Peptídeos quimiotáxicos

Os mesmos pesquisadores que desenvolveram a IgG marcada com ^{111}In também foram pioneiros em usar peptídeos quimiotáxicos marcados radioativamente para produzir imagens de processos infecciosos. Esses marcadores são peptídeos pequenos produzidos pelas bactérias. Os peptídeos ligam-se aos receptores de grande afinidade da membrana celular dos leucócitos polimorfonucleares e fagócitos mononucleares, estimulando a quimiotaxia. Em vez de usar o

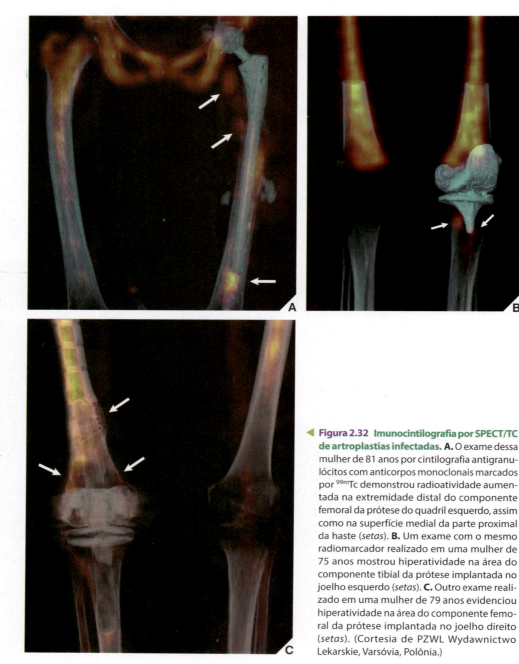

Figura 2.32 **Imunocintilografia por SPECT/TC de artroplastias infectadas. A.** O exame dessa mulher de 81 anos por cintilografia antigranulócitos com anticorpos monoclonais marcados por ^{99m}Tc demonstrou radioatividade aumentada na extremidade distal do componente femoral da prótese do quadril esquerdo, assim como na superfície medial da parte proximal da haste (*setas*). **B.** Um exame com o mesmo radiomarcador realizado em uma mulher de 75 anos mostrou hiperatividade na área do componente tibial da prótese implantada no joelho esquerdo (*setas*). **C.** Outro exame realizado em uma mulher de 79 anos evidenciou hiperatividade na área do componente femoral da prótese implantada no joelho direito (*setas*). (Cortesia de PZWL Wydawnictwo Lekarskie, Varsóvia, Polônia.)

peptídeo natural, pesquisadores desenvolveram análogos sintéticos que permitem que o marcador passe rapidamente pelas paredes dos vasos sanguíneos e entre no foco infeccioso.

Iodo

Iodo-125 (^{125}I) é usado em uma técnica com radionuclídeos conhecida como *absorciometria de fóton único* (*single-photon absorptiometry*, ou SPA), que é usada para determinar a densidade mineral óssea dos tecidos ósseos periféricos, inclusive dedos das mãos e rádio. Essa técnica avalia, principalmente, a densidade do osso cortical.

O iodo-131(^{131}I) é usado na forma de iodo-123 ou metaiodobenzilguanidina (MIBG) marcada com iodo-131 (também conhecida como *iobenguano*) para detectar tumores neuroendócrinos. Em alguns pacientes, esses tumores produzem metástases ósseas e essa técnica, quando combinada com SPECT/TC, é muito eficaz para determinar sua localização anatômica e avaliar essa complicação.

Gadolínio

O gadolínio-153 (^{153}Gd) é um radionuclídeo usado na técnica conhecida como *absorciometria de fóton duplo* (*dual-photon absorptiometry*, ou DPA), que também é utilizada para calcular a densidade mineral óssea. Essa técnica permite avaliar ossos localizados em áreas centrais, inclusive coluna vertebral e quadril. O gadolínio-153 produz fótons com dois níveis de energia, e as imagens são geradas em um *scanner* retilíneo de corpo inteiro. As medições são realizadas nos ossos compactos e trabeculares.

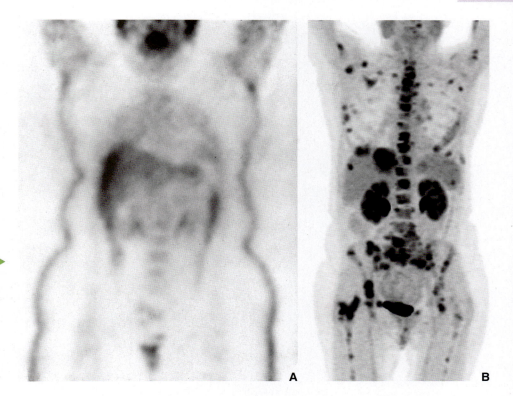

Figura 2.33 Exame de PET. A. Exame normal de PET de corpo inteiro de uma mulher de 62 anos com quadro sugestivo de metástases ósseas de um carcinoma de mama tratado recentemente. **B.** Essa paciente de 65 anos tinha adenocarcinoma de pulmão diagnosticado no estágio IV e desenvolveu metástases generalizadas em órgãos internos e ossos, que foram demonstradas nesse exame de PET.

Tomografia por emissão de pósitrons (PET), PET-TC e PET-RM

A tomografia por emissão de pósitrons (PET) é uma técnica radiológica de exame diagnóstico que permite avaliar alterações bioquímicas e fisiológicas do corpo e determinar o nível de atividade metabólica e perfusão de vários órgãos do corpo. O processo produz imagens biológicas baseadas na detecção de raios gama, que são emitidos por uma substância radioativa como 2-fluoro-2-desoxiglicose marcada com ^{18}F (^{18}FDG). A PET difere da cintilografia radionuclídica de fóton único por sua capacidade de corrigir perdas de sinal por atenuação dos tecidos e por sua resolução espacial relativamente uniforme. Uma das aplicações principais dessa técnica é em oncologia, inclusive detecção de tumores primários e metastáticos e recidivas dos tumores depois do tratamento. Apenas recentemente essa técnica mostrou-se útil no diagnóstico, tratamento e seguimento clínico dos pacientes com neoplasias musculoesqueléticas (Figuras 2.34 a 2.36). Embora tenham sido relatados alguns resultados promissores com o uso dessa técnica, a demonstração de acometimento da medula óssea ainda é controversa, porque a captação medular fisiológica e a captação difusa causada por alterações reativas da medula óssea (p. ex., depois de quimioterapia) podem aparecer nas imagens de PET-FDG. Recentemente, houve avanço significativo com a utilização de PET no diagnóstico de infecções associadas aos implantes metálicos de pacientes com lesões traumáticas.

A PET-TC combina as modalidades PET e TC em um único sistema de torre (*gantry*), permitindo aquisição sequencial de imagens derivadas dos dois sistemas ao mesmo tempo e, deste modo, sua combinação em uma única imagem sobreposta. A vantagem dessa fusão de imagens é clara: imagens funcionais fornecidas pela PET, que representam a distribuição espacial das atividades metabólicas e bioquímicas dos tecidos, são correlacionadas diretamente com imagens anatômicas obtidas pela TC (Figura 2.36). Reformatações bidimensional e tridimensional das imagens podem ser realizadas como funções de um *software* e sistema de controle em comum.

A PET-RM é a tecnologia híbrida mais recente com capacidade de realizar fusão instantânea dos dados anatômicos e funcionais, que permite um exame de imagem integrado por PET e RM simultâneas. De forma a evitar interferência do campo magnético no desempenho da PET, os detectores tradicionais da PET (baseados em cintiladores acoplados a tubos fotomultiplicadores) foram substituídos por fotodiodos de avalanche e fotomultiplicadores de silicone. Essa técnica combina as vantagens da RM (inclusive inexistência de radiação ionizante e alta resolução, além da possibilidade de produzir imagens morfológicas com contraste nítido dos tecidos moles e estruturas ósseas) com a sensibilidade alta da PET e sua capacidade de produzir imagens funcionais representando as atividades bioquímica e metabólica dos tecidos, como também ocorre com a PET-TC. Embora ainda fosse uma técnica experimental na época em que este livro foi impresso, as poucas aplicações clínicas produziram resultados encorajadores, principalmente nas área de avaliação de resultados do tratamento de algumas artrites inflamatórias e mapeamento de doença metastática (Figura 2.37) (Dr. Luis Beltran, Hospital for Joint Diseases – Orthopedic Institute, Nova York University, Nova York, comunicação pessoal, 2018).

Ressonância magnética

A RM baseia-se na reemissão de um sinal de radiofrequência (RF) absorvido enquanto o paciente está dentro de um campo magnético forte. Em geral, o campo magnético externo é produzido por um magneto com potências de campo entre 0,2 a 3,0 teslas (T). O sistema inclui um magneto, espirais de RF (transmissor e receptor), espirais de gradiente e um computador com tela de exibição e recursos de armazenamento digital. Os princípios físicos da RM não podem ser detalhados aqui em razão da limitação de espaço, então faremos apenas um rápido resumo.

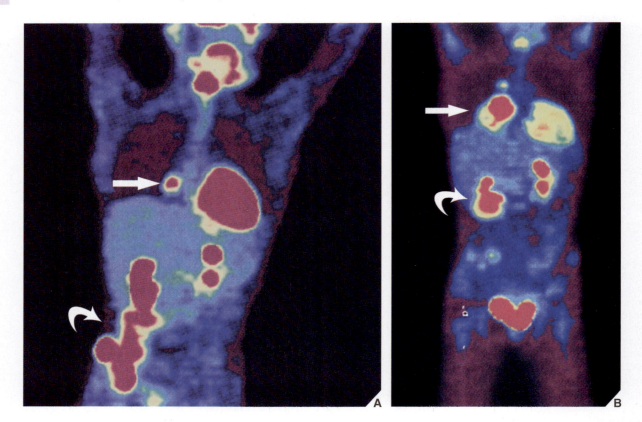

▲
Figura 2.34 Exame de PET de um tumor maligno. A. Esse exame de PET de corpo inteiro de uma menina de 9 anos com sarcoma de Ewing no ilíaco direito demonstrou tumor hipermetabólico no osso (*seta curva*) e um nódulo pulmonar metastático (*seta*). **B.** Depois de vários meses de quimioterapia, o tumor primário do osso ilíaco regrediu acentuadamente em volume (*seta curva*), mas a lesão pulmonar metastática aumentou (*seta*). (Cortesia dos Drs. Frieda Feldman e Ronald van Heertum, Nova York.)

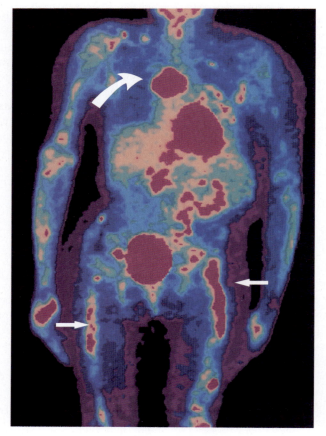

◀ **Figura 2.35 Exame de PET de uma lesão benigna.** Esse exame de PET de corpo inteiro de uma mulher de 37 anos com displasia fibrosa demonstrou várias deformidades esqueléticas. As *setas* indicam lesões do fêmur proximal e a *seta curva* assinala um foco hipermetabólico grande no esterno. (Cortesia dos Drs. Frieda Feldman e Ronald van Heertum, Nova York.)

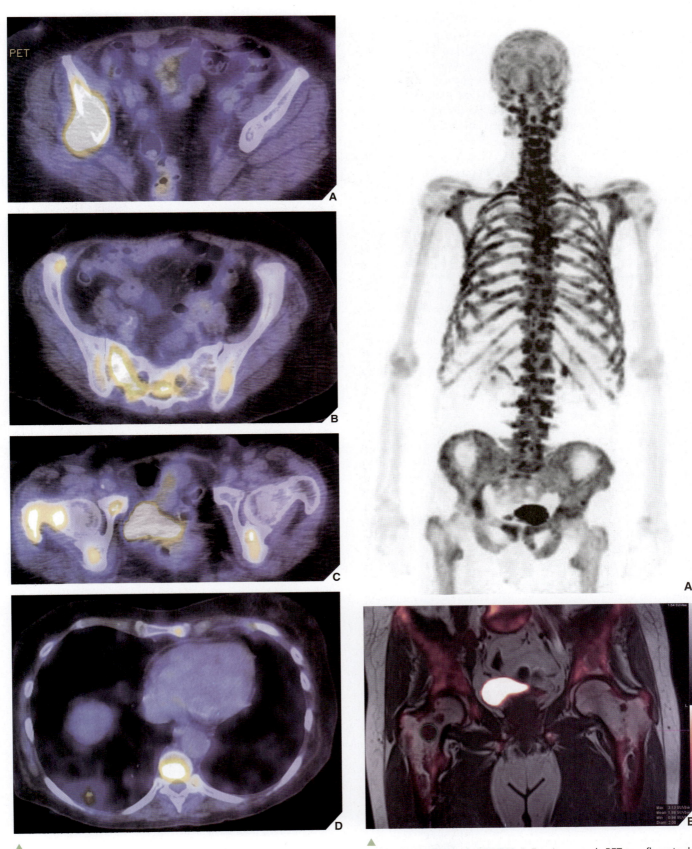

▲ **Figura 2.36 Exame de PET/TC.** Essa mulher de 60 anos com carcinoma de mama fez um exame de PET/TC. As imagens axiais de PET/TC sobrepostas mostraram vários focos hipermetabólicos de metástases ósseas, inclusive no ilíaco (**A**), sacro (**B**), fêmur direito, acetabulares (**C**) e vértebras torácicas (**D**).

▲ **Figura 2.37 Eficácia da PET/RM. A.** Essa imagem de PET com fluoreto de sódio demonstrou várias metástases ósseas nesse paciente com carcinoma de próstata, mas não conseguiu evidenciar uma lesão metastática volumosa no colo do fêmur direito, que apareceu claramente na imagem sobreposta de PET/RM (**B**) (*círculo verde*). (Cortesia do Dr. Luiz Beltran, Boston.)

A possibilidade de produzir imagens de RM de partes do corpo depende do *spin* intrínseco dos núcleos atômicos com número ímpar de prótons e/ou nêutrons (p. ex., hidrogênio) e, consequentemente, da geração de um momento magnético. Os núcleos atômicos dos tecidos posicionados dentro do campo magnético principal, com base no alinhamento randômico habitual dos seus polos magnéticos, tendem a se alinhar com a direção deste campo. A aplicação de pulsos de RF faz com que os núcleos absorvam energia e produz ressonância de grupos específicos de núcleos, resultando em sua orientação ao campo magnético. A frequência de pulso necessária é determinada pela potência do campo magnético e núcleo específico a ser examinado. Quando o campo de RF é desligado, a energia absorvida durante a transição de um estado de alta energia para outro de baixa energia é liberada em seguida, e isso pode ser registrado na forma de um sinal elétrico, que fornece os dados a partir dos quais as imagens digitais são derivadas. Intensidade de sinal refere-se à potência da onda de RF que um tecido emite depois da excitação. A potência dessa onda de RF determina a intensidade de brilho das estruturas visualizadas na imagem. Uma área brilhante (branca) da imagem representa intensidade de sinal alta, enquanto área escura (preto) demonstra intensidade de sinal baixa. A intensidade de determinado tecido é uma função da concentração de átomos de hidrogênio (prótons) que ressoam dentro do volume examinado e dos tempos de relaxamento longitudinal e transversal que, por sua vez, dependem do estado biofísico das moléculas de água dos tecidos.

Existem dois tempos de relaxamento, que são descritos como *T1* e *T2*. Tempo de relaxamento T1 (longitudinal) é usado para descrever o retorno dos prótons ao equilíbrio depois da aplicação e remoção do pulso de RF. Tempo de relaxamento T2 (transversal) é utilizado para descrever a perda associada de coerência ou fase entre prótons individuais logo depois da aplicação do pulso de RF. Várias sequências de pulso de RF podem ser usadas para acentuar as diferenças entre T1 e T2 e, desse modo, fornecer o contraste de imagem necessário. As sequências mais comumente usadas são *spin echo* (SE), recuperação de saturação parcial (PSR), recuperação de inversão (IR), supressão seletiva química (CHESS) e varredura rápida (FS). Sequências de pulso SE com tempos de repetição curtos (800 ms ou menos) e tempos de *echo delay* (TEs) curtos (40 ms ou menos) (ou T1) fornecem detalhes anatômicos adequados (Figura 2.38). Contudo, sequências de pulso com TR longo (2.000 ms ou mais) e TE longo (60 m ou mais) (ou T2) fornecem contraste adequado e suficiente para avaliar processos patológicos (Figura 2.39). Sequências com TR intermediário (1.000 ms ou mais) e TE curto (30 ms ou menos) são conhecidas como *imagens de densidade de prótons ou spin*. Essas imagens representam uma mistura de ponderação em T1 e T2 e, embora forneçam detalhes anatômicos apropriados, o contraste dos tecidos é até certo ponto prejudicado (Figura 2.40). Sequências de IR podem ser combinadas com geração de imagens multiplanares para abreviar o tempo de varredura. Com tempo de inversão (TI) curto na faixa de 100 a 150 ms, os efeitos dos tempos de relaxamento T1 e T2 prolongados são cumulativos e sinais emitidos pela gordura são suprimidos. Essa técnica conhecida como STIR (*IR com tempo curto*) tem sido útil para avaliar tumores ósseos. A sequência CHESS também é usada para suprimir sinais de gordura. Nessa sequência, artefatos de desvio químico são removidos e o sinal de alta intensidade das gorduras é suprimido; desse modo, a faixa dinâmica efetiva das intensidades de sinal é ampliada e o contraste dos detalhes anatômicos é acentuado.

A técnica de supressão da gordura é usada comumente em RM para detectar tecidos adiposos ou suprimir os sinais emitidos por esses tecidos. Para isso, existem três métodos disponíveis: saturação de gordura em frequência seletiva (química), imagem de inversão-recuperação e imagem em fases opostas (Tabela 2.1). A escolha de um desses métodos depende da finalidade da supressão de gordura, ou seja, se é usada para acentuar o contraste ou para caracterizar tecidos e quantidade de gordura do tecido em consideração. Métodos de *saturação da gordura* geralmente são escolhidos para suprimir sinais emitidos de grandes quantidades de tecido adiposo e assegurar resolução de contraste adequada. Essa técnica pode ser usada em qualquer sequência de varredura (Figura 2.42) e é útil para demonstrar detalhes anatômicos pequenos (p. ex., na aRM pós-contraste; ver Figuras 2.56 e 2.57). O método da *inversão-recuperação* (p. ex., na sequência STIR) permite supressão homogênea e global da gordura; contudo, as imagens produzidas têm baixa razão sinal-ruído e essa técnica não é específica apenas para gordura (Figura 2.41). O método de *fases opostas* é recomendado para demonstrar lesões que contêm apenas quantidades pequenas de gordura. A desvantagem principal desta última técnica é a impossibilidade de detectar tumores pequenos embebidos em tecido adiposo.

Recentemente, pesquisadores introduziram a técnica de varredura conhecida como LAVA Flex 3DF FSPGR, que gera apenas sinal (eco) de água ou gordura em fase e fora de fase na mesma aquisição; nos casos típicos, tal sequência é obtida no intervalo de uma única apneia. Essa técnica possibilita excelente supressão de gordura homogênea em todo o campo de visão, inclusive áreas difíceis de examinar usando métodos de supressão de gordura convencionais em razão do efeito de suscetibilidade magnética.

Técnicas de supressão da gordura foram combinadas com sequências *gradient-echo* 3D, resultando na delineação mais clara da cartilagem articular. A indicação principal da supressão de gordura é avaliar graus leves de edema da medula óssea do osso subcondral, que comumente acompanha doenças como fraturas osteocondrais, osteocondrite dissecante ou osteonecrose.

As técnicas de varredura rápida têm algumas vantagens quando são comparadas com sequências de varredura SE mais lentas. Em especial, as chamadas sequências de pulso *gradient-recalled echo* (GRE) utilizando ângulos de *flip* variáveis (5 a 90°) são utilizadas frequentemente em radiologia ortopédica, porque representam um método muito eficaz para realizar exames rápidos de RM. A vantagem principal é reduzir o tempo de varredura, porque os pulsos de RF com ângulos de *flip* baixos destroem apenas uma parte pequena da magnetização longitudinal em cada ciclo de pulso. Em geral, imagens em sequência *gradient-echo* podem ser obtidas utilizando a chamada *técnica de volume* 2D ou 3D. Existem vários tipos diferentes de métodos GRE em uso clínico. Todos esses métodos dependem da utilização de um ângulo de *flip* reduzido para aumentar o sinal com TR curto. Essas técnicas são conhecidas por vários acrônimos, inclusive FLASH (*fast low-angle shot*), FISP (*fast imaging with steady procession*), GRASS (*gradient-recalled acquisition in the steady state*) e MPGR (*multiplanar gradient recalled*). Sequências *gradient-echo* são especialmente úteis para obter imagens da cartilagem articular e corpos livres dentro da articulação. O inconveniente dessa técnica é o chamado *efeito de suscetibilidade*, que resulta em perda artificial de sinais na interface entre tecidos com diferentes propriedades magnéticas. Esse fator limita o uso das sequências *gradient-echo* nos pacientes com dispositivos metálicos. Outra desvantagem das técnicas GRE é sua utilidade relativamente reduzida para detectar anormalidades da medula óssea em razão dos artefatos de suscetibilidade produzidos dentro dos espaços intratrabeculares.

Capítulo 2   Técnicas de Imagem em Ortopedia   41

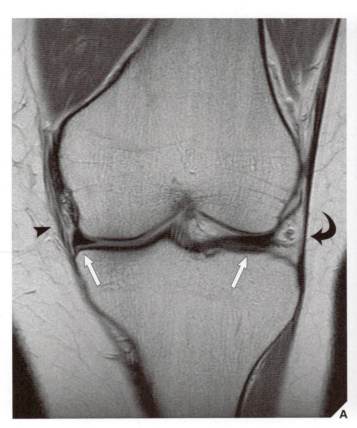
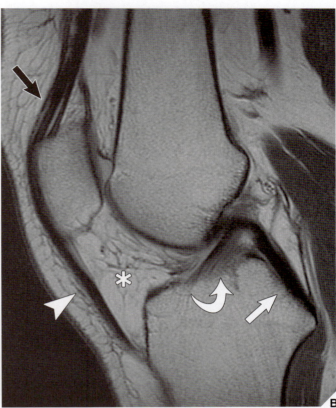

▲
Figura 2.38 Imagens ponderadas em T1. Essas imagens coronal (**A**) e sagital (**B**) de RM ponderada em T1 são suficientes para demonstrar detalhes anatômicos. Observe a definição dos meniscos medial e lateral (*setas brancas finas*), ligamento colateral medial (*ponta de seta preta*), banda iliotibial (*seta curva preta*), ligamentos cruzados anterior (*seta branca curva*) e posterior (*seta branca grossa*), tendão do quadríceps (*seta preta*), ligamento patelar (*ponta de seta branca*) e gordura infrapatelar de Hoffa (*asterisco*).

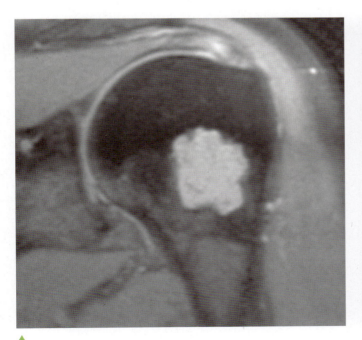
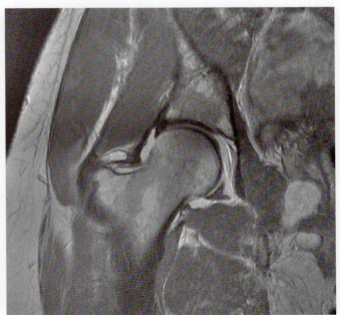

▲
Figura 2.39 Imagem ponderada em T2. Essa imagem coronal de RM ponderada em T2 do ombro esquerdo demonstrou uma lesão lobulada com sinal hiperintenso e calcificações de sinal hipointenso em seu interior – aspecto típico de encondroma.

▲
Figura 2.40 Imagem ponderada em PD. Essa imagem coronal de RM ponderada em PD do quadril direito demonstrou aspectos normais dos ossos, articulações e músculos circundantes.

Tabela 2.1 Técnicas de supressão de gordura.

Métodos	Vantagens	Desvantagens
Saturação de gordura em frequência seletiva (química)	Específica para gordura Sinais dos tecidos que não contêm gordura não são afetados Imagem excelente com detalhes anatômicos de estruturas pequenas Pode ser usada com qualquer sequência de RM	Algumas vezes, não há supressão adequada da gordura Sinal emitido pela água também pode ser suprimido Heterogeneidades nas áreas com variações agudas das estruturas anatômicas Tempo de varredura mais longo
Recuperação de inversão com tempo curto (STIR)	Resolução de contraste excelente Técnica muito boa para detectar tumores Pode ser usada com magnetos que geram campos de potência baixa	Razão sinal-ruído baixa Tecidos com T1 curto e longo podem causar sinais de mesma intensidade Sinais emitidos por material mucinoso, hemorragia e líquido proteináceo também podem ser suprimidos
Fases opostas	Pode demonstrar quantidades pequenas de tecido gorduroso Simples, fácil e disponível em qualquer sistema de RM	Sinal de gordura é suprimido apenas em parte Também suprime sinal emitido pela água É difícil detectar tumores pequenos embebidos em gordura Nas imagens pós-injeção de gadolínio, pode não ser possível detectar o contraste

Quando se utiliza RM do sistema musculoesquelético, é importante estar atento a um artefato importante e muito comum conhecido como *artefato de ângulo mágico*. Esse artefato ocorre quando são examinadas estruturas ricas em colágeno, que estão orientadas a cerca de 55° com o campo magnético e quando se utilizam sequências de pulso com TE de 20 ms ou menos. Nessas condições,

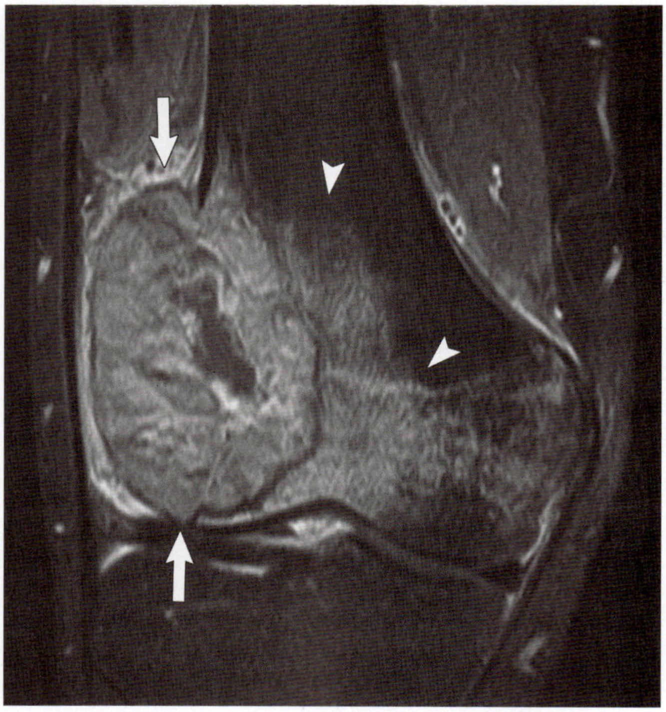

▲ **Figura 2.41 Imagem em sequência STIR.** Essa imagem coronal de RM na sequência STIR do joelho direito demonstra massa heterogênea volumosa, que ocupa todo o côndilo femoral lateral (*setas*); a biopsia por técnica cirúrgica aberta confirmou um tumor de células gigantes. Observe que havia sinal hiperintenso de edema ao redor do tumor (*pontas de seta*).

há aumento da intensidade de sinal da estrutura examinada, produzindo a impressão falsa de uma anormalidade. Partes de tendões, ligamentos e cartilagem articular dentro ou ao redor das articulações frequentemente estão orientadas a cerca de 55° com o campo magnético e, quando são examinadas utilizando sequências com TE baixo (imagens ponderadas em T1, densidade de prótons [DP] e GRE), podem parecer falsas rupturas e tendinose ou anormalidades da cartilagem (Figuras 2.43 e 2.44).

Recentemente, a RM de cartilagem articular foi reconhecida como recurso útil para caracterizar a morfologia, a bioquímica e a função das cartilagens. Em vista da prevalência de anormalidades (degeneração, traumatismo, artrite) das cartilagens nos seres humanos, pesquisadores da área de RM focaram sua atenção no desenvolvimento de sequências de pulso ideais, que pudessem demonstrar com precisão sinais iniciais de degeneração e alterações discretas da superfície da cartilagem articular, de forma a iniciar o tratamento precoce e/ou realizar intervenções e monitorar não invasivamente os efeitos de novas modalidades terapêuticas. Uma sequência de pulso amplamente utilizada para estudar cartilagens é *spoiled gradient-echo* (SPGR) 2D ou 3D (com saturação da gordura), também conhecida como *FLASH*, dependendo do fabricante (Figuras 2.45 e 2.46). Essa sequência de pulso assegura cortes finos contíguos de alta resolução com delineação excelente das alterações sutis de sinal e morfologia. Entre as desvantagens dessa técnica está o tempo de varredura longa e sua sensibilidade aos artefatos de suscetibilidade, conforme foi explicado antes.

Técnicas de varredura rápida *spin-echo* (*fast spin-echo*, ou FSE) 2D com ou sem supressão da gordura oferecem imagens de alta resolução em tempos relativamente curtos e têm a vantagem de fazer parte de um protocolo padronizado para exames articulares.

Novas sequências de pulsos para exame de imagem das cartilagens continuam sendo elaboradas, especialmente com uso mais amplo dos sistemas de RM 3D. Algumas dessas sequências novas incluem obtenção rápida de imagens utilizando aquisição em estado de equilíbrio (*fast imaging with steady-state aquisition*, ou FIESTA) ou suas variantes de varredura rápida com precessão em estado de

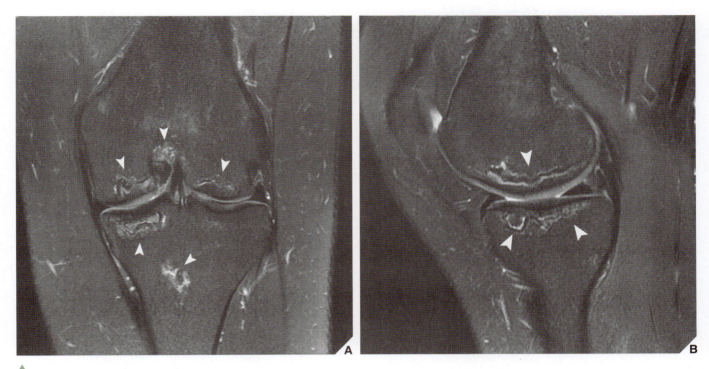

▲
Figura 2.42 Imagens com supressão de gordura. As imagens coronal (**A**) e sagital (**B**) de RM ponderadas em DP com supressão de gordura do joelho esquerdo demonstraram vários infartos ósseos medulares no fêmur distal e tíbia proximal (*pontas de seta*).

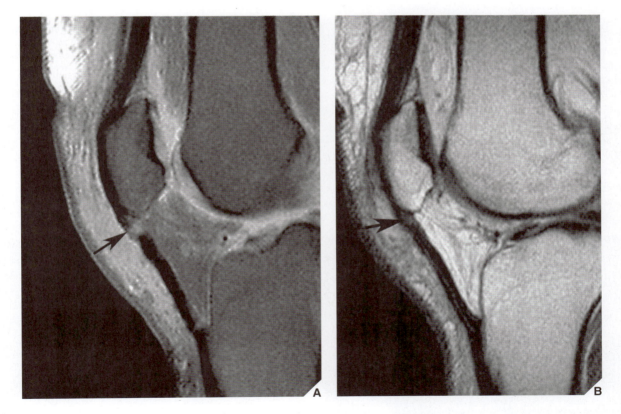

▲
Figura 2.43 Artefato de ângulo mágico. A. Essa imagem sagital de RM ponderada em DP com saturação de gordura (TR de 2.500 ms/TE de 20 ms) do joelho demonstrou área focal de sinal hiperintenso no segmento proximal do ligamento patelar (*seta*) no ponto em que o ligamento estava orientado a cerca de 55° com o eixo B_0 do campo magnético. **B.** A imagem sagital de RM ponderada em T2 (TR de 2.500 ms/TE de 90 ms) mostrou sinal hipointenso normal na mesma área (*seta*) e confirmou que o ligamento patelar estava normal.

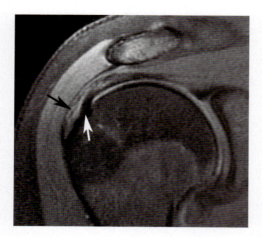

Figura 2.44 Artefato de ângulo mágico. Essa imagem coronal oblíqua de RM ponderada em DP com saturação de gordura (TR de 2.450 ms/TE de 20 ms) do ombro direito demonstrou sinal hiperintenso nas fibras articulares superficiais do tendão supraespinal (*seta preta*), à medida que formavam ângulo de 55° com o eixo B₀ do campo magnético em sua inserção na tuberosidade maior do úmero. Observe o sinal hipointenso normal das fibras profundas do tendão supraespinal (*seta branca*) orientadas com ângulo menor que 55°.

equilíbrio (*fast imaging with steady-state precession,* ou FISP verdadeira) e eco equilibrado em campo rápido (*balanced fast field echo,* ou BFFE) e sua variante conhecida como RM em equilíbrio flutuante (*fluctuanting equilibrium MR,* ou FEMR); técnicas *multiecho* como eco duplo em estado de equilíbrio (*dual echo in the steady-state,* ou DESS) (Figura 2.47); e técnicas derivadas em equilíbrio, inclusive transformada de Fourier derivada em equilíbrio (*driven equilibrium Fourier transform,* ou DEFT) e FSE de recuperação rápida; técnicas *echo-planar* como varredura ecoplanar 3D com supressão da gordura e DEFT 3D; e FSE 3D.

O interesse em avaliar componentes estruturais e bioquímicos específicos da cartilagem resultou nas técnicas como mapeamento em T2 (T2 *mapping*), varredura com tempo de eco ultracurto (UTE), sequência ponderada em difusão (DWI), T1-rho (*i. e.*, T1 em quadro giratório) e RM de sódio-23 (²³Na). Como os átomos de ²³Na estão associados aos glicosaminoglicanos (GAGs) de carga negativa, a perda desses componentes em consequência da degeneração das

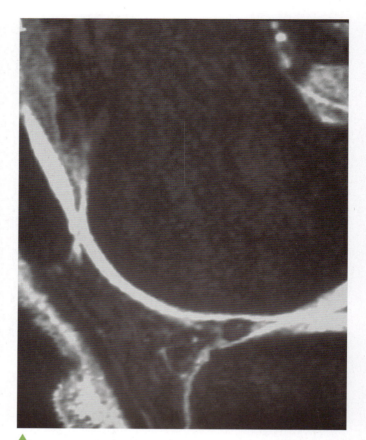

Figura 2.46 RM de cartilagem. Essa imagem sagital 3D em sequência FLASH com transformada de Fourier e saturação de gordura do joelho demonstrou contraste entre a cartilagem articular brilhante e a gordura infrapatelar adjacente, permitindo demonstração muito clara da cartilagem articular.

cartilagens provoca redução da quantidade íons sódio nos tecidos. Esse mecanismo é a base desta última técnica de RM, que se mostrou eficaz para avaliar perdas de moléculas de proteoglicanos (PGs) da matriz cartilaginosa em estágios muito iniciais da osteoartrite (Figura 2.49). Uma abordagem nova usada para avaliar alterações bioquímicas dentro da cartilagem morfologicamente normal é uma técnica baseada em contraste conhecida como *RM de cartilagem com*

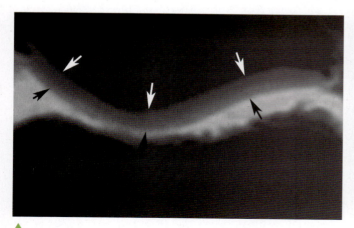

Figura 2.45 RM de cartilagem. Essa imagem axial 2D em sequência FLASH com transformada de Fourier do joelho demonstrou cartilagem articular hialina da patela (*setas*) sobreposta ao líquido articular.

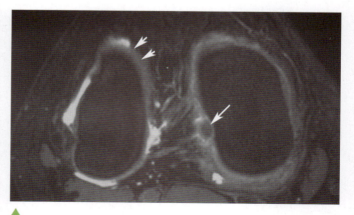

Figura 2.47 RM de cartilagem. Essa imagem axial em sequência de pulso DESS do joelho demonstrou um fragmento deslocado do menisco medial (*seta longa*). Observe o contraste entre líquido articular e cartilagem hialina da articulação no côndilo femoral lateral (*setas curtas*).

Capítulo 2 Técnicas de Imagem em Ortopedia 45

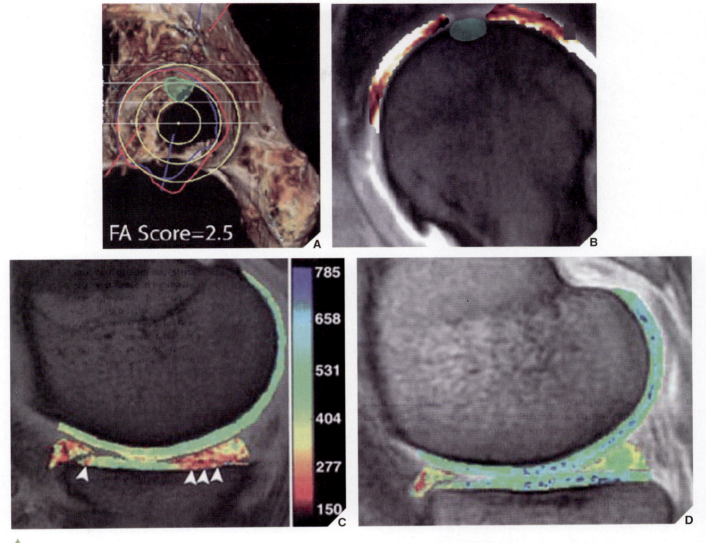

▲ **Figura 2.48 RM de cartilagem d-GEMRIC.** Reconstruções 3D de imagens de RM do quadril (**A**) e RM d-GEMRIC (**B**) de um paciente com displasia do quadril. As reconstruções 3D foram geradas a partir dos dados de RM obtidos durante um exame convencional de RM do quadril. Esses modelos 3D são usados para avaliar anormalidades morfológicas e lesões ósseas, que podem ocorrer nas superfícies do acetábulo e cabeça do fêmur de pacientes com displasia de quadril. Mapas paramétricos de d-GEMRIC são gerados a partir dos dados de RM obtidos durante a injeção intravenosa de gadolínio. Esses mapas são usados para avaliar anormalidades bioquímicas da cartilagem da articulação do quadril, que podem ocorrer nos pacientes com displasia do quadril. (Cortesia dos Drs. Luis Beltran e Jenny Bencardino, Nova York.) (**C**) Em outro paciente, a imagem sagital de RM do joelho usando a técnica d-GEMRIC mostrou anormalidades cartilaginosas típicas de osteoartrite (*pontas de seta*). (**D**) Aspecto normal da cartilagem do joelho usando a mesma técnica ilustrada para comparação. (Cortesia do Prof. Hewig Imhof, Viena, Áustria.)

realce tardio por gadolínio (*delayed gadolinium-enhanced MRI of cartilage*, ou d-GEMRIC). Essa técnica mede variações de T1 dentro da cartilagem depois da injeção intravenosa de Gd-DTPA (carregado negativamente) e fornece informações sobre o teor de glicosaminoglicanos da cartilagem. O avanço mais recente na avaliação das cartilagens articulares do joelho foi a introdução da sequência de pulso conhecida como VIPR-SSFP (*vastly undersampled isotropic projection steady-state free precession*, em inglês), que combina a técnica SSFP equilibrada com aquisição de imagens multiplanares radiais em 3D. Além de fornecer informações clínicas importantes sobre a cartilagem, essa técnica também consegue avaliar ligamentos, meniscos e estruturas ósseas do joelho de indivíduos assintomáticos. Como já foi mencionado nos parágrafos anteriores, a sequência FEMR é uma variante da SSFP, que, com a renderização de um sinal de líquido brilhante com preservação do sinal da cartilagem, também é útil para examinar cartilagens. Por fim, também é importante mencionar estudos mais recentes sobre RM de cartilagem usando microscopia infravermelha com transformada de Fourier (FTIR-MS); esse método baseia-se na absorção de luz infravermelha pelas moléculas em frequências típicas, e seus resultados iniciais foram muito promissores.

A descrição detalhada dessas sequências de pulso estaria além dos propósitos deste livro. Consulte o excelente artigo de revisão publicado por Recht *et al.* (2007).

Na maioria dos exames, devem ser obtidos no mínimo dois planos ortogonais (axial e coronal ou sagital), e, em muitos casos, é necessário usar todos os três planos. Frequentemente, os planos oblíquos são necessários para demonstrar a anatomia com maior precisão, sendo necessário usar bobinas de superfície porque elas proporcionam melhor resolução espacial. A maioria das bobinas de superfície é construída especificamente para diferentes áreas do corpo, inclusive joelho, ombro, punho e articulações temporomandibulares. Recentemente, foi introduzida um bobina de 8 canais em configuração de fase para estudo de extremidades que melhora acentuadamente a qualidade das imagens de RM (ver Figura 7.40).

O uso de RM em radiologia ortopédica, antes limitado a quatro áreas (traumatismo, artrites, tumores e infecções), foi ampliado e hoje inclui avaliação de outros tipos de patologia, inclusive anomalias congênitas, doenças vasculares e necrose avascular, para citar apenas alguns. O sistema musculoesquelético é especialmente apropriado à avaliação por RM, porque diferentes tecidos apresentam intensidades de sinais variadas nas imagens ponderadas em T1 e T2. As imagens exibidas podem ter intensidade de sinal baixa, intermediária ou alta. *Intensidade de sinal baixa* pode ser subdividida em sinal ausente (preto) e sinal mais fraco que o do músculo normal (escuro). *Intensidade de sinal intermediária* pode ser subdividida em sinal igual ao do músculo normal e sinal mais forte que o do músculo, embora mais fraco que o da gordura subcutânea (brilhante). *Sinal de intensidade alta* pode ser subdividido em sinal igual ao da gordura subcutânea normal (brilhante) e sinal mais forte que o da gordura subcutânea (extremamente brilhante). Intensidade de sinal alta dos planos de gordura e diferenças de intensidade de sinal das várias estruturas permitem a diferenciação dos diversos componentes teciduais, inclusive músculos, tendões, ligamentos, vasos sanguíneos, nervos, cartilagem hialina, fibrocartilagem, osso cortical e osso trabecular (Figura 2.49). Por exemplo, gordura e medula óssea amarela (gordurosa) têm a mesma intensidade de sinal nas imagens em T1 e sinal intermediário nas imagens em T2; hematomas (agudos ou subagudos) têm intensidade de sinal relativamente alta nas sequências em T1 e T2. Osso cortical, ar, ligamentos, tendões e fibrocartilagem têm intensidade de sinal baixa nas imagens em T1 e T2; e músculos, nervos e cartilagem hialina têm intensidade de sinal intermediária nas imagens em T1 e T2. Medula vermelha (hematopoética) tem sinal de intensidade baixa nas imagens em T1 e sinal de intensidade intermediária nas imagens em T2. Líquidos têm sinal de intensidade intermediária nas imagens em T1 e sinal de intensidade alta nas imagens em T2. A maioria dos tumores tem intensidade de sinal baixa a moderada nas imagens em T1 e intensidade de sinal alta nas imagens em T2. Lipomas têm intensidade

de sinal alta nas imagens em T1 e sinal de intensidade intermediária nas imagens em T2 (Tabela 2.2).

A RM é especialmente adequada ao diagnóstico e à avaliação de lesões traumáticas dos ossos e tecidos moles. Algumas anormalidades como contusões ósseas ou microfraturas trabeculares, que não aparecem nas radiografias e TC, são bem demonstradas por essa técnica (Figuras 2.50 e 2.51). Fraturas ocultas, que podem passar despercebidas nas radiografias convencionais, aparecem claramente nas imagens de RM (Figuras 2.52 e 2.53).

A RM mostrou-se útil ao diagnóstico e à avaliação de pubalgia atlética e *hérnia dos esportes*, que representam anormalidades da sínfise púbica, lesão da inserção do músculo reto abdominal e lesão do tendão dos adutores do quadril. Relatos mais recentes também demonstraram que RM foi eficaz na investigação diagnóstica e avaliação de desenervações aguda e subaguda dos músculos esqueléticos.

Em alguns casos, as imagens de RM podem ser realçadas por injeção intravenosa de Gd-DTPA (conhecido como *gadolínio*), um composto paramagnético que produz sinal de intensidade alta nas imagens ponderadas em T1. O mecanismo pelo qual o gadolínio produz contraste na RM é fundamentalmente diferente do mecanismo de realce por contraste na TC. Ao contrário do iodo usado na TC, o próprio gadolínio não emite qualquer sinal na RM. Em vez disso, ele atua abreviando os tempos de relaxamento T1 e T2 dos tecidos para os quais extravasa; isso aumenta a intensidade do sinal nas sequências de imagem em T2 (TR/TE curtos).

A artrorressonância magnética (aRM) tornou-se popular nos últimos anos. A precisão diagnóstica dessa técnica pode ser maior que a da RM convencional, porque estruturas intra-articulares são demonstradas mais claramente quando estão separadas por uma distensão capsular. Essa distensão pode ser conseguida por injeção intra-articular de contraste, inclusive gadopentetato de dimeglumina (gadolínio) diluído ou solução salina. Na maioria dos casos, injeta-se uma mistura de solução salina estéril, contraste iodado, lidocaína a 1% e Gd-DTPA dentro da articulação com orientação radioscópica. As imagens produzidas são muito semelhantes às obtidas da articulação com líquido articular preexistente (derrame articular). Na prática clínica, a aRM é usada principalmente para avaliar anormalidades do ombro, inclusive disfunção interna, instabilidade da articulação glenoumeral, distúrbios do manguito rotador ou anormalidades da cartilagem articular e *labrum*

Tabela 2.2 Intensidade de sinal de vários tecidos em ressonância magnética.

Tecido	Imagem	
	Ponderada em T1	Ponderada em T2
Hematoma, hemorragia (aguda ou subaguda)	Intermediária/alta	Alta
Hematoma, hemorragia (crônica)	Baixa	Baixa
Gordura, medula amarela (gordurosa)	Alta	Intermediária
Músculo, nervos, cartilagem hialina	Intermediária	Intermediária
Osso cortical, tendões, ligamentos, fibrocartilagem, tecido fibrótico	Baixa	Baixa
Cartilagem hialina	Intermediária	Intermediária
Medula vermelha (hematopoética)	Baixa	Intermediária
Ar	Baixa	Baixa
Líquido	Intermediária	Alta
Líquido proteináceo	Alta	Alta
Tumores (em geral)	Intermediária/baixa	Alta
Lipoma	Alta	Intermediária
Hemangioma	Intermediária (ligeiramente maior que músculo)	Alta

Capítulo 2 Técnicas de Imagem em Ortopedia 47

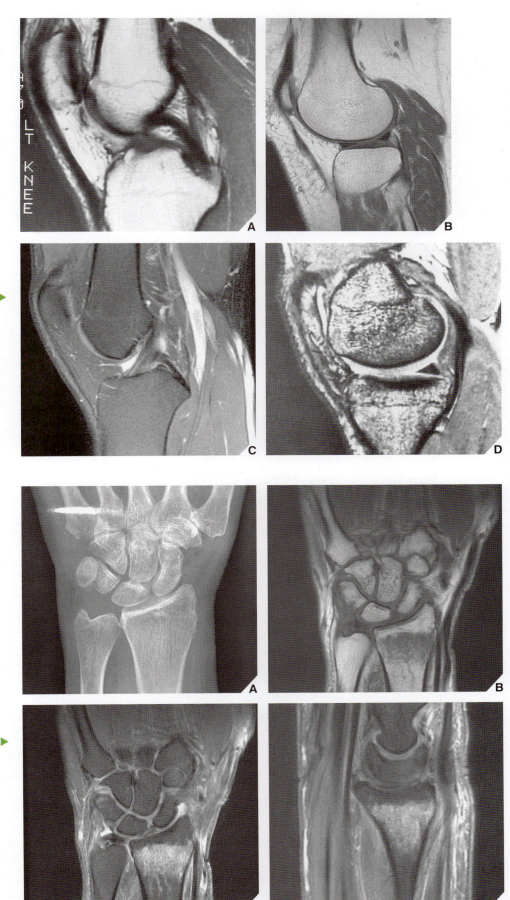

Figura 2.49 **RM do joelho.** Imagens sagital SE ponderada em T1 (**A**) (TR de 600 ms/TE de 20 ms), sagital ponderada em DP (**B**) (TR de 2.366 ms/TE de 40 ms), sagital ponderada em DP com saturação de gordura (**C**) (TR de 3.300 ms/TE de 40 ms) e sagital MPGR ponderada em T2* **D** (ângulo de *flip* de 30°s, TR de 35 ms/TE de 15 ms) demonstraram várias estruturas anatômicas em razão das variações da intensidade dos sinais de osso, cartilagem articular, fibrocartilagem, ligamentos, músculos e gordura.

Figura 2.50 **Contusão óssea (lesão trabecular). A.** A radiografia em projeção dorsovolar do punho esquerdo de uma mulher de 40 anos, que referia história de traumatismo do antebraço distal, não demonstrou lesões traumáticas. **B.** A imagem coronal de RM ponderada em T1 mostrou uma faixa de sinal hipointenso no segmento distal do rádio. As imagens coronal (**C**) e sagital (**D**) de RM ponderada em DP com supressão de gordura evidenciaram uma faixa de sinal hiperintenso, que representava microfraturas trabeculares.

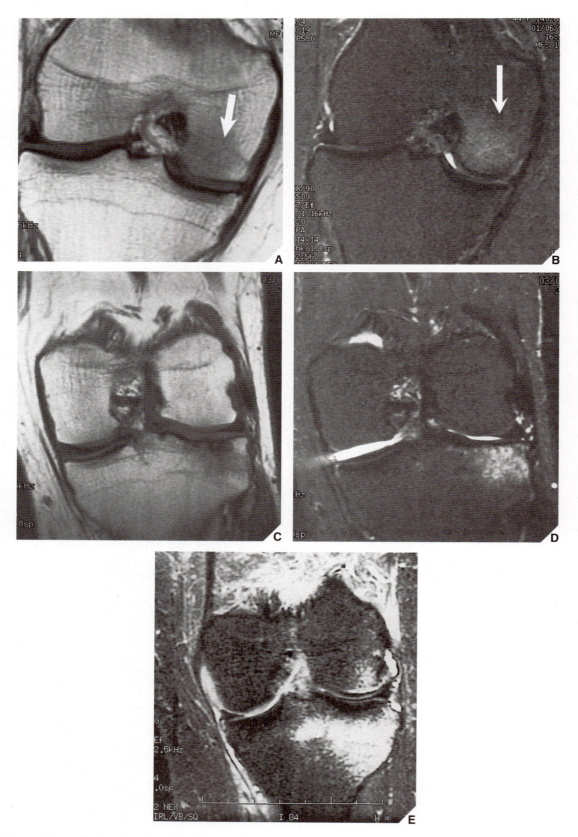

Figura 2.51 Contusão óssea (lesão trabecular). A. Essa imagem coronal de RM ponderada em T1 de uma mulher de 44 anos com história de traumatismo do joelho direito demonstrou uma área de sinal hipointenso no côndilo femoral medial (*seta*). **B.** Na imagem em sequência FSE-IR, a lesão trabecular ficou mais evidente como foco de sinal hiperintenso sobreposto ao fundo hipointenso gordura medular suprimida (*seta*). Em outro paciente – um homem de 35 anos – as imagens coronais ponderadas em T1 (**C**) e FSE-IR (**D**) demonstraram lesão trabecular na superfície lateral do platô tibial do joelho esquerdo. Em outra mulher de 29 anos, a imagem coronal de RM IR ponderada em T2 com saturação de gordura (**E**) evidenciou lesão trabecular do côndilo femoral lateral e superfície lateral da tíbia proximal.

Capítulo 2 Técnicas de Imagem em Ortopedia **49**

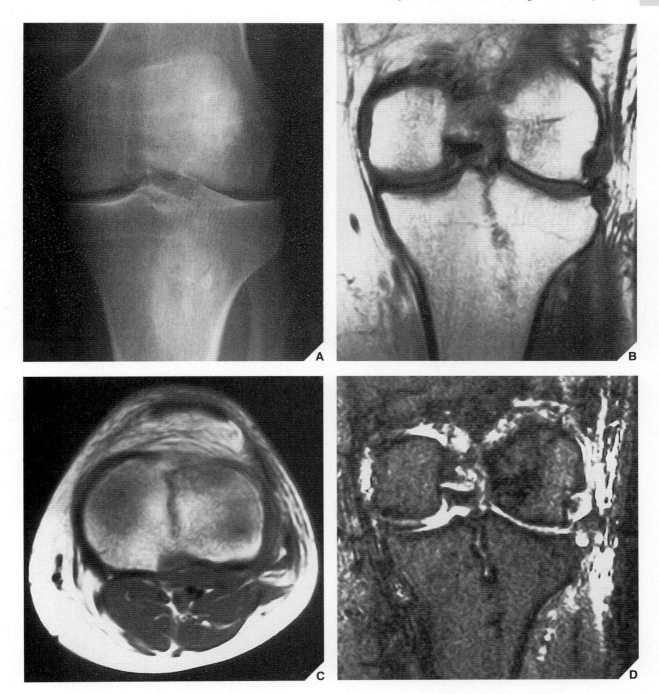

Figura 2.52 Fratura tibial "oculta". Essa mulher de 47 anos sofreu lesão do joelho esquerdo em um acidente automobilístico. **A.** A radiografia anteroposterior mostrou área de esclerose na tíbia proximal, mas nenhuma fratura aparente. As imagens coronal (**B**) e axial (**C**) de RM ponderada em T1 demonstraram uma linha de fratura vertical, que se estendia para as cristas tibiais. **D.** A imagem coronal de RM IR ponderada em T2 mostrou, além da linha de fratura, rupturas do menisco lateral e ligamento colateral lateral, edema acentuado e hemorragia de partes moles e líquido articular.

cartilaginoso (Figura 2.54). Essa técnica é igualmente eficaz para avaliar o *labrum* fibrocartilaginoso do acetábulo. Em especial, a síndrome de impacto femoroacetabular (IFA) pode ser diagnosticada com precisão por aRM, especialmente quando é combinada com sequências de reconstrução radial (Figura 2.55). As vantagens das aquisições radiais são evitar volume parcial e eliminar detalhes anatômicos distorcidos.

Artrorressonância magnética (aRM) indireta é um procedimento no qual se injeta gadolínio por via intravenosa antes do exame de RM da articulação. Como também ocorre com aRM direta, essa técnica pode facilitar a detecção de rupturas do manguito rotador, anormalidades *labrais* e capsulite adesiva.

O avanço mais recente na avaliação da cartilagem articular do joelho foi a introdução da sequência de pulso de varredura conhecida como VIPR-SSFP (*vastly undersampled isotropic projection steady-state free precession*, em inglês), que combina uma técnica de SSFP equilibrada com aquisição de imagem multiplanar radial 3D. Além de fornecer informações clínicas importantes

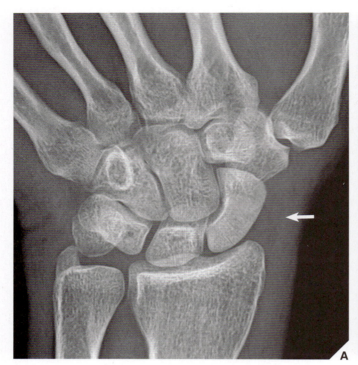 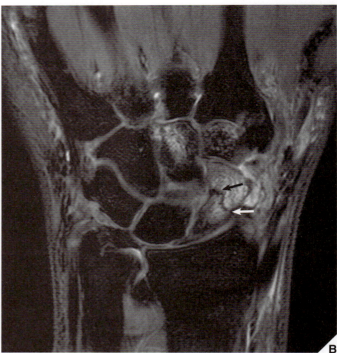

Figura 2.53 Fratura de escafoide "oculta". Essa mulher de 46 anos caiu com a mão estendida e referia dor no punho e hipersensibilidade na tabaqueira anatômica. **A.** A radiografia em projeção dorsovolar com desvio ulnar mostrou perda de definição do coxim gorduroso escafoide (*seta*), mas nenhuma linha de fratura evidente nessa incidência, nem em outras incidências do punho (não ilustradas nesta figura). **B.** A imagem coronal de RM ponderada em DP com supressão de gordura mostrou claramente edema e linha de fratura do osso escafoide (*setas*).

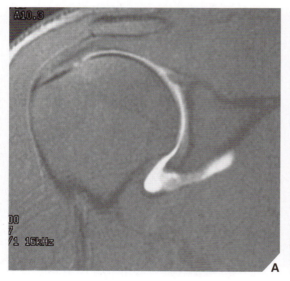 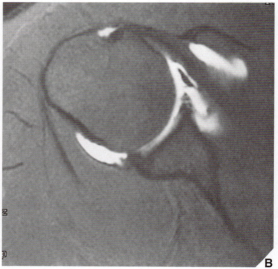

Figura 2.54 aRM demonstrando ruptura do *labrum* glenóideo. Esse exame de aRM de um homem de 26 anos com lesão do ombro direito demonstrou várias anormalidades. **A.** A imagem coronal de RM ponderada em T1 com saturação de gordura mostrou ruptura *do labrum* inferior da glenoide. **B.** A imagem axial de RM ponderada em T1 com saturação de gordura evidenciou ruptura *labral* anterior e posterior com arrancamento da cápsula articular anterior.

acerca da cartilagem, essa técnica também é eficaz para avaliar ligamentos, meniscos e estruturas ósseas dos joelhos de pacientes sintomáticos.

A angiografia por ressonância magnética (angiorressonância magnética, ou ARM) é uma técnica que ajuda a demonstrar vasos sanguíneos (Figuras 2.56 a 2.58). Ao contrário da angiografia contrastada convencional, a ARM não demonstra o volume sanguíneo propriamente dito, mas representa uma propriedade do fluxo sanguíneo. Uma de suas vantagens é que, depois da aquisição de um conjunto de dados de ARM 3D, o examinador pode escolher qualquer orientação da imagem. Esse aspecto também elimina sobreposição de vasos. Diversas sequências de pulso foram propostas para produzir contraste angiográfico. Algumas se baseiam na entrada rápida de sangue relaxado dentro da região na qual o tecido estático está

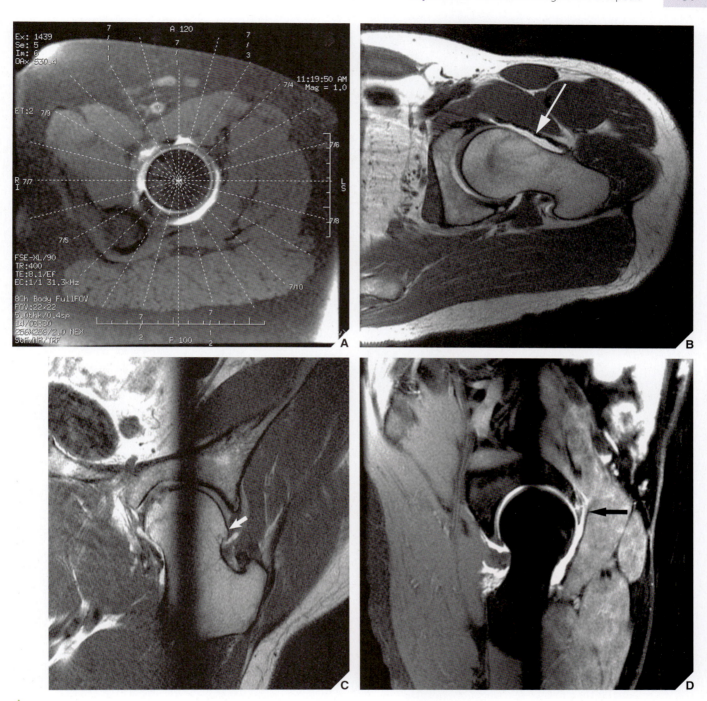

▲
Figura 2.55 Exame de aRM radial do quadril. Esse homem de 28 anos referia dor no quadril e virilha esquerdos há vários meses. Radiografias convencionais (não ilustradas aqui) eram altamente sugestivas de síndrome de IFA tipo CAM, que foi confirmada com a aRM radial. **A.** Seleção das imagens no plano radial a partir da imagem frontoaxial oblíqua do acetábulo. **B.** A imagem transversal oblíqua de RM FSE ponderada em T1, obtida no centro do colo femoral, demonstrou formato não esférico da cabeça do fêmur e crescimento ósseo excessivo na superfície anterossuperior da junção entre cabeça/colo do fêmur (*seta*). **C.** A imagem radial reformatada de RM ponderada em DP evidenciou osteófito proeminente (*seta*). **D.** A imagem radial axial oblíqua de RM ponderada em DP com supressão de gordura demonstrou ruptura do *labrum* acetabular superior (*seta*).

saturado. Esses métodos são conhecidos como TOF (*time of flight*, em inglês) ou FRE (*flow-related enhancement*, em inglês). Outras técnicas baseadas na alteração de fase velocidade-dependente do sangue em movimento em presença de um gradiente de campo magnético são conhecidas como *métodos de contraste de fase*. Alguns métodos envolvem subtração das imagens de fluxo defasado das imagens de fluxo compensado. Entre as aplicações da ARM em radiologia ortopédica estão avaliação de estruturas vasculares de pacientes com traumatismo dos membros e exame da vascularização de neoplasias musculoesqueléticas.

Embora a RM tenha algumas vantagens, também há desvantagens, como as contraindicações típicas do exame de pacientes com marca-passos cardíacos, grampos em aneurismas cerebrais e claustrofobia. A presença de objetos metálicos (p. ex., grampos

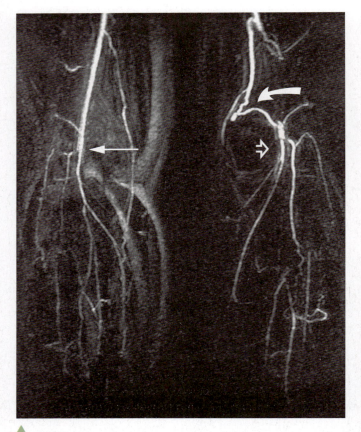

▲ **Figura 2.56 ARM de um paciente com obstrução arterial.** Essa mulher de 67 anos referia história de dor intermitente nos dois membros inferiores, que era agravada ao caminhar. Imagens de RM dos membros inferiores obtidas depois da injeção de contraste intravenoso (gadolínio) demonstraram estenose significativa da artéria poplítea direita (*seta*) e oclusão completa da artéria poplítea esquerda (*seta curva*) com circulação colateral e recanalização do segmento distal curto no nível da fossa poplítea (*seta aberta*).

cirúrgicos ferromagnéticos) causa perda focal de sinal, com ou sem distorção da imagem. Objetos metálicos criam "buracos" na imagem, enquanto objetos ferromagnéticos produzem mais distorção. Como também ocorre com a TC, o efeito de volume parcial pode ser observado nas imagens de RM, causando problemas ocasionais de interpretação.

LEITURAS SUGERIDAS

Abdel-Dayem HM. The role of nuclear medicine in primary bone and soft tissue tumors. *Semin Nucl Med* 1997; 27:355-363.
Abikhzer G, Srour S, Keidar Z, et al. Added value of SPECT/CT in the evaluation of benign bone diseases of the appendicular skeleton. *Clin Nucl Med* 2016; 41:e195-e199.
Alazraki NP. Radionuclide imaging in the evaluation of infectious and inflammatory disease. *Radiol Clin North Am* 1993; 31:783-794.
Alley MT, Shifrin RY, Pelc NJ, et al. Ultrafast contrast-enhanced three-dimensional MR angiography: state of the art. *Radiographics* 1998; 18:273-285.
Allman K, Schafer O, Hauer M, et al. Indirect MR arthrography of the unexercised glenohumeral joint in patients with rotator cuff tears. *Invest Radiol* 1999; 34:435-440.
Al Sheikh W, Sfakianakis GN, Mnaymneh W, et al. Subacute and chronic bone infections: diagnosis using In-111, Ga-67, and Tc-99m MDP bone scintigraphy, and radiography. *Radiology* 1985; 155:501-506.
Anderson MW, Greenspan A. State of the art: stress fractures. *Radiology* 1996; 199:1-12.
Aoki J, Watanabe H, Shinozaki T, et al. FDG PET of primary benign and malignant bone tumors: standardized uptake value in 52 lesions. *Radiology* 2001; 219:774-777.

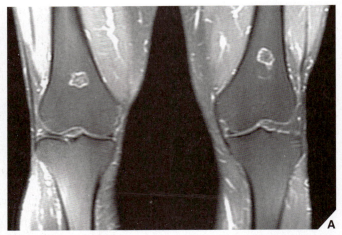

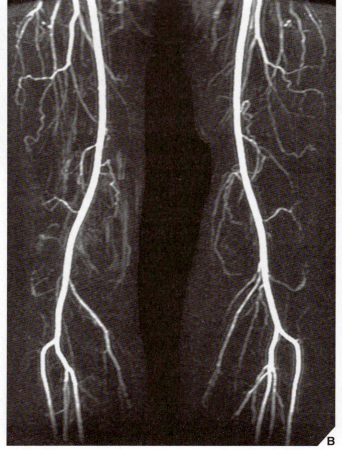

▲ **Figura 2.57 ARM normal.** Essa mulher de 27 anos tinha diagnóstico de doença mista do tecido conjuntivo. Como também havia suspeita de vasculite e obstrução da artéria femoral, foi solicitado um exame de ARM. As imagens coronais de RM dos joelhos (**A**) demonstraram infarto na medula óssea do fêmur distal; contudo, as imagens de ARM (**B**) não detectaram anormalidades vasculares.

Aoki J, Watanabe H, Shinozaki T, et al. FDG-PET for preoperative differential diagnosis between benign and malignant soft tissue masses. *Skeletal Radiol* 2003; 32:133-138.
Arndt WF III, Truax AL, Barnett FM, et al. MR diagnosis of bone contusions of the knee: comparison of coronal T2-weighted fast spin-echo with fat saturation and fast spin-echo STIR images with conventional STIR images. *Am J Roentgenol* 1996; 166:119-124.

Capítulo 2 Técnicas de Imagem em Ortopedia 53

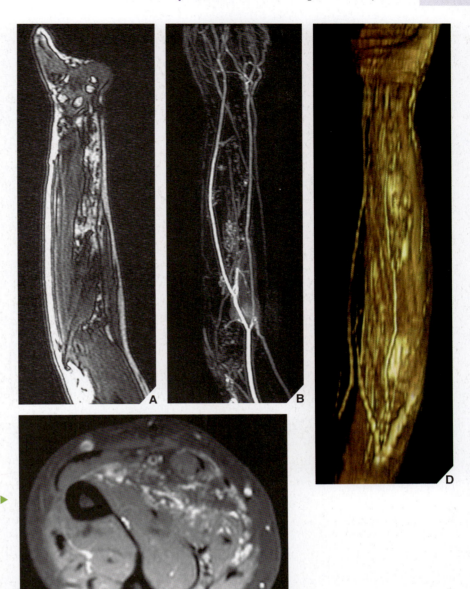

Figura 2.58 ARM 3D. Essa mulher de 35 anos referia história de edema do antebraço esquerdo. Um exame de RM contrastada dinâmica incluindo fases arterial, venosa e tardia (**A-C**) demonstrou vários espaços vasculares realçados e áreas de acumulação de contraste, assim como veias de drenagem calibrosas, que drenavam para a artéria do antebraço. **D.** A imagem de ARM de volume 3D a cores mostrou opacificação simultânea de veias e artérias do antebraço, confirmando o diagnóstico de malformação arteriovenosa.

Becker W, Goldenberg DM, Wolf F. The use of monoclonal antibodies and antibody fragments in the imaging of infectious lesions. *Semin Nucl Med* 1994; 24:142-153.

Beltran J, Bencardino J, Mellado J, et al. MR arthrography of the shoulder: variants and pitfalls. *Radiographics* 1997; 17:1403-1412.

Bhargava P, He G, Samarghandi A, et al. Pictorial review of SPECT/CT imaging application in clinical nuclear medicine. *Am J Nucl Med Mol Imaging* 2012; 2:221-231.

Bianchi S, Martinoli C, Abdelwahab IF. Ultrasound of tendon tears. Part 1: general considerations and upper extremity. *Skeletal Radiol* 2005; 34: 500-512.

Breyer RJ III, Mulligan ME, Smith SE, et al. Comparison of imaging with FDG PET/CT with other imaging modalities in myeloma. *Skeletal Radiol* 2006; 35:632-640.

Buckwalter KA, Braunstein EM. Digital skeletal radiography. *Am J Roentgenol* 1992; 158:1071-1080.

Bybel B, Brunken RC, DiFilippo FP, et al. SPECT/CT imaging: clinical utility of an emerging technology. *Radiographics* 2008; 28:1097-1113.

Catana C, Procissi D, Wu Y, et al. Simultaneous in vivo positron emission tomography and magnetic resonance imaging. *Proc Natl Acad Sci U S A* 2008; 105:3705-3710.

Chaudhari AJ, Ferrero A, Godinez F, et al. Characterization of an extremity PET/CT system for assessing early response to treatment in human inflammatory arthritis. *J Nucl Med* 2012; 53 (suppl 1):434.

Choi HK, Burns LC, Shojania K, et al. Dual energy CT in gout: a prospective validation study. *Ann Rheum Dis* 2012; 71:1466-1471.

Choi J-A, Gold G. MR imaging of articular cartilage physiology. *Magn Reson Imaging Clin N Am* 2011; 19:249-282.

Crema MD, Roemer FW, Marra MD, et al. Articular cartilage of the knee: current MR imaging techniques and applications in clinical practice and research. *Radiographics* 2011; 31:37-61.

Crema MD, Watts VGJ, Guermazi A, et al. A narrative overview of the current status of MRI of the hip and its relevance for osteoarthritis research—what we know, what has changed, and where are we going? *Osteoarthritis Cartilage* 2017; 25:1-13.

Delfaut EM, Beltran J, Johnson G, et al. Fat suppression in MR imaging: techniques and pitfalls. *Radiographics* 1999; 19:373-382.

Erlemann R, Reiser MF, Peters PE, et al. Musculoskeletal neoplasms: static and dynamic Gd-DTPA-enhanced MR imaging. *Radiology* 1989; 171: 767-773.

Erlemann R, Sciuk J, Bosse A, et al. Response of osteosarcoma and Ewing sarcoma to preoperative chemotherapy: assessment with dynamic and static MR imaging and skeletal scintigraphy. *Radiology* 1990; 175:791-796.

Fayad LM, Corl F, Fishman EK. Pediatric skeletal trauma: use of multiplanar reformatted and three-dimensional 64-row multidetector CT in the emergency department. *Radiographics* 2009; 29:135-150.

Fishman EK. Spiral CT evaluation of the musculoskeletal system. In: Fishman EK, Jeffrey RB Jr, eds. *Spiral CT. Principles, techniques, and clinical applications.* Philadelphia: Lippincott-Raven; 1998:273-298.

Fox IM, Zeiger L. Tc-99m-HMPAO leukocyte scintigraphy for the diagnosis of osteomyelitis in diabetic foot infections. *J Foot Ankle Surg* 1993; 32:591-594.

Gerscovich EO, Greenspan A, Cronan MS, et al. Three-dimensional sonographic evaluation of developmental dysplasia of the hip: preliminary findings. *Radiology* 1994; 190:407-410.

Gold GE, Chen CA, Koo S, et al. Recent advances in MRI of articular cartilage. *Am J Roentgenol* 2009; 193:628-638.

Gold GE, McCauley TR, Gray ML, et al. What's new in cartilage? *Radiographics* 2003; 23:1227-1242.

Greenspan A. Imaging modalities in orthopaedics. In: Chapman MW, ed. *Chapman's orthopaedic surgery,* 3rd ed. Philadelphia: Lippincott Williams & Wilkins; 2001:53-74.

Greenspan A. Tumors of cartilage origin. *Orthop Clin North Am* 1989; 20:347-366.

Greenspan A, Norman A. The radial head-capitellum view: useful technique in elbow trauma. *Am J Roentgenol* 1982; 138:1186-1188.

Guhlmann A, Brecht Krauss D, Suger G, et al. Fluorine-18-FDG PET and technetium-99m antigranulocyte antibody scintigraphy in chronic osteomyelitis. *J Nucl Med* 1998; 39:2145-2152.

Gupta R, Grasruck M, Suess C, et al. Ultra-high resolution fl at-panel volume CT: fundamental principles, design architecture, and system characterization. *Eur Radiol* 2006; 16:1191-1205.

Hartung MP, Grist TM, Francois J. Magnetic resonance angiography: current status and future directions. *J Cardiovasc Mag Res* 2011; 13:19-40.

Harvey D. PET/MRI: new fusion. *Radiology Today* 2008; 9:20-21.

Hodler J. Technical errors in MR arthrography. *Skeletal Radiol* 2008; 37:9-18.

Hodler J, Fretz CJ, Terrier F, et al. Rotator cuff tears: correlation of sonographic and surgical findings. *Radiology* 1988; 169:791-794.

Holl N, Enchaniz-Laguna A, Bierry G, et al. Diffusion-weighted MRI of denervated muscle: a clinical and experimental study. *Skeletal Radiol* 2008; 247:797-807.

Huellner MV, Burkert A, Schleich FS, et al. SPECT/CT versus MRI in patients with nonspecific pain of the hand and wrist – a pilot study. *Eur J Nucl Med Mol Imaging* 2012; 39:750-759.

Johnson RP. The role of bone imaging in orthopedic practice. *Semin Nucl Med* 1997; 27:386-389.

Jung H-S, Jee W-H, McCauley TR, et al. Discrimination of metastatic from acute osteoporotic compression spinal fractures with MR imaging. *Radiographics* 2003; 23:179-187.

Kaplan PA, Matamoros A Jr, Anderson JC. Sonography of the musculoskeletal system. *Am J Roentgenol* 1990; 155:237-245.

Kertesz JL, Anderson SW, Murakami AM, et al. Detection of vascular injuries in patients with blunt pelvic trauma by using 64-channel multidetector CT. *Radiographics* 2009; 29:154-164.

Kijowski R, Blankenbaker DG, Klaers JL, et al. Vastly undersampled isotropic projection steady-state free precession imaging of the knee: diagnostic performance compared with conventional MR. *Radiology* 2009; 251:185-194.

König H, Sieper J, Wolf KJ. Rheumatoid arthritis: evaluation of hypervascular and fibrous pannus with dynamic MR imaging enhanced with Gd-DTPA. *Radiology* 1990; 176:473-477.

Kowalska B. Ultrasound-guided joint and soft tissue interventions. *J Ultrasound* 2014; 14:163– 170. Lee M-J, Kim S, Lee S-A, et al. Overcoming artifacts from metallic orthopedic implants at high-field-strength MR imaging and multidetector CT. *Radiographics* 2007; 27:791– 803.

Levinsohn EM, Palmer AK, Coren AB, et al. Wrist arthrography: the value of the three compartment injection technique. *Skeletal Radiol* 1987; 16:539-544

Li X, Ma CB, Link TM, et al. In vivo T1rho and T2 mapping of articular cartilage in osteoarthritis of the knee using 3 tesla MRI. *Osteoarthritis Cartilage* 2007; 15:789-797.

Link TM, Stahl R, Woeltler K. Cartilage imaging: motivation, techniques, current and future significance. *Eur Radiol* 2007; 17:1135-1146.

Love C, Din AS, Tomas MB, et al. Radionuclide bone imaging: an illustrative review. *Radiographics* 2003; 23:341-358.

McCollough CH, Zink FE. Performance evaluation of a multi-slice CT system. *Med Phys* 1999; 26:2223-2230.

Meuli RA, Wedeeen VJ, Geller SC, et al. MR gated subtraction angiography: evaluation of lower extremities. *Radiology* 1986; 159:411-418.

Moon CH, Kim J-H, Zhao T, Bae KT. Quantitative 23Na MRI of human knee cartilage using dual-tuned 1H/23Na transceiver array radiofrequency coil at 7 tesla. *J Man Res Imag* 2013; 38:1063-1072.

Omar IM, Zoga AC, Kavanagh EC, et al. Athletic pubalgia and "sports hernia": optimal MR imaging technique and findings. *Radiographics* 2008; 28:1415-1438.

Palestro CJ, Love C, Tronco GG, et al. Combined labeled leukocyte and technetium 99m sulfur colloid bone marrow imaging for diagnosing musculoskeletal infections. *Radiographics* 2006; 26:859-870.

Peh WC, Cassar-Pullicino VN. Magnetic resonance arthrography: current status. *Clin Radiol* 1999; 54:575-587.

Pettersson H, Resnick D. Musculoskeletal imaging. *Radiology* 1998; 208:561-562.

Ramdhian-Wihlm R, Le Minor J-M, Schmittbuhl M, et al. Cone-beam computed tomography arthrography: an innovative modality for evaluation of wrist ligament and cartilage injuries. *Skeletal Radiol* 2012; 41:963-969.

Raya JG, Horng A, Dietrich O, et al. Articular cartilage in vivo diffusion-tensor imaging. *Radiology* 2012; 262:550-559.

Pugh DG, Winkler TN. Scanography of leg-length measurement: an easy satisfactory method. *Radiology* 1966; 87:130-133.

Recht MP, Goodwin GW, Winalski GS, et al. MRI of articular cartilage: revisiting current status and future directions. *Am J Roentgenol* 2007; 185:899-915.

Reichardt B, Sarwar A, Bartling SH, et al. Musculoskeletal applications of fl at-panel volume CT. *Skeletal Radiol* 2008; 37:1069-1076.

Sabharwal S, Kumar A. Methods for assessing leg length discrepancy. *Clin Orthop Relat Res* 2008; 466:2010-2922.

Savelli G, Maffioli L, Maccauro M, et al. Bone scintigraphy and the added value of SPECT (single photon emission tomography) in detecting skeletal lesions. *Q J Nucl Med* 2001; 45:27-37.

Schmitt B, Zbyn S, Steizeneker D, et al. Cartilage quality assessment by using glycosaminoglycan chemical exchange saturation transfer and 23Na MR imaging at 7T. *Radiology* 2011; 260:257-264.

Seo Y, Aparici CM, Hasegawa B. Technological development and advances in SPECT/CT. *Semin Nucl Med* 2008; 38:177-198.

Sostman HD, Charles HC, Rockwell S, et al. Soft-tissue sarcomas: detection of metabolic heterogeneity with P-31 MR spectroscopy. *Radiology* 1990; 176:837-843.

Steinbach LS, Palmer WE, Schweitzer ME. Special focus session. MR arthrography. *Radiographics* 2002; 22:1223-1246.

Stumpe KD, Dazzi H, Schaffner A, et al. Infection imaging using whole-body FDG-PET. *Eur J Nucl Med* 2000; 27:822-832.

Sundaram M, McLeod RA. MR imaging of tumor and tumorlike lesions of bones and soft tissues. *Am J Roentgenol* 1990; 155:817-824.

Tang HR, DaSilva AJ, Matthay KK, et al. Neuroblastoma imaging using a combined CT scanner-scintillation camera and I-131MIBG. *J Nucl Med* 2001; 42:237-247.

Tian R, Su M, Tian Y, et al. Dual-time point PET/CT with F-18 FDG for the differentiation of malignant and benign bone lesions. *Skeletal Radiol* 2009; 38:451-458.

Widmann G, Riedl A, Schoepf D, et al. State-of-the-art HR-US imaging findings of the most frequent musculoskeletal soft-tissue tumors. *Skeletal Radiol* 2009; 38:637-649.

Winalski CS, Prabhakar R. The evolution of articular cartilage imaging and its impact on clinical practice. *Skeletal Radiol* 2011; 40:1197-1222.

Yagei B, Manisals M, Yilmaz E, et al. Indirect MR arthrography of the shoulder in detection of rotator cuff ruptures. *Eur Radiol* 2001; 11:258-262.

Yoon LS, Palmer WE, Kassarjian A. Evaluation of radial-sequence imaging in detecting acetabular labral tears at hip MR arthrography. *Skeletal Radiol* 2007; 36:1029-1033.

Zbyn S, Mlynarik V, Juras V, et al. Sodium MR imaging of articular cartilage pathologies. *Curr Radiol Rep* 2014; 2:41-57.

Zoga AC, Kavanagh EC, Omar IM, et al. Athletic pubalgia and the "sport hernia": MR imaging findings. *Radiology* 2008; 247:797-807.

Histologia, Formação e Crescimento do Osso e da Cartilagem Articular

Osso: histologia, formação e crescimento

O esqueleto é formado de ossos corticais e esponjosos, que são estruturas de tecido conjuntivo altamente especializado. Todos os tipos de tecido ósseo têm a mesma estrutura histológica básica (Figura 3.1), mas o componente cortical tem arquitetura compacta sólida, interrompida apenas por canais estreitos contendo vasos sanguíneos (sistemas haversianos), enquanto o componente esponjoso consiste em trabéculas separadas por medula gordurosa ou hematopoética. O osso é um material calcificado rígido e cresce por acréscimo de tecidos novos às superfícies existentes. A remoção de ossos indesejáveis, fenômeno conhecido como *remodelagem simultânea*, também é um componente necessário ao crescimento esquelético. Ao contrário da maioria dos tecidos, o osso cresce apenas por aposição na superfície de um substrato já existente, como osso ou cartilagem calcificada. As cartilagens crescem por proliferação celular intersticial e formação de matriz.

O osso normal é formado por uma combinação de dois processos: *ossificação endocondral (encondral)* e *ossificação intramembranosa (membranosa)* (Figura 3.2). Em geral, os ossos esponjosos desenvolvem-se por ossificação endocondral, enquanto o córtex se forma por ossificação intramembranosa. Depois de formados, os ossos viáveis nunca estão metabolicamente inativos. A partir do período de vida fetal, o osso se remodela e recompõe continuamente seus minerais ao longo das linhas de estresse mecânico. Esse processo continua por toda a vida, embora seja acelerado durante a lactência e a adolescência. Fatores que controlam a formação e a reabsorção ósseas ainda não estão totalmente definidos, mas um fato está claro: formação e reabsorção ósseas são processos interligados e delicadamente equilibrados, que resultam na equalização final entre formação e reabsorção ósseas.

A maior parte do esqueleto é formada por ossificação endocondral (Figura 3.3), um processo altamente organizado que transforma cartilagem em osso e contribui basicamente para o crescimento do comprimento dos ossos. A ossificação endocondral é responsável pela formação de todos os ossos tubulares e planos, vértebras, base do crânio, etmoide e extremidades medial e lateral da clavícula. Em torno da 5ª semana de vida embrionária, células cartilaginosas (condroblastos e condrócitos) produzem moldes de cartilagem hialina dos ossos tubulares longos a partir de agregados mesenquimais condensados. Os fenômenos histológicos associados a esse processo são evidenciados primeiramente por alterações na condensação de células mesenquimais indiferenciadas, durante a qual algumas células situadas dentro da área do modelo futuro tornam-se ligeiramente maiores e arredondadas e adquirem citoplasma abundante. Ao mesmo tempo, células localizadas na periferia dos modelos conservam seu formato fusiforme e continuam menos diferenciadas e mais condensadas. Os mecanismos que resultam na calcificação da matriz cartilaginosa não estão completamente esclarecidos, mas geralmente se acredita que os fatores que promovem calcificação sejam pequenas vesículas ligadas à membrana (conhecidas como *vesículas matriciais*), que estão presentes na matriz intersticial entre as células. Com cerca de 9 semanas de vida embrionária, os capilares periféricos penetram no modelo cartilaginoso e induzem a formação de osteoblastos. Em seguida, há deposição de tecido ósseo nas espículas da matriz cartilaginosa calcificada, que permanece depois da reabsorção osteoclástica e, desse modo, transforma a esponjosa primária em esponjosa secundária.

Conforme esse processo avança rapidamente na direção das extremidades epifisárias do modelo cartilaginoso, uma trama frouxa de trabéculas ósseas contendo centros de cartilagem calcificada é deixada para trás, formando uma linha bem demarcada de progressão. Essa linha representa a placa de crescimento (epifisária) e a metáfise adjacente, na direção da qual a esponjosa secundária avança à medida que é formada. As diversas trabéculas da esponjosa secundária que são reabsorvidas pouco depois de serem formadas transformam-se em cavidades medulares, enquanto outras trabéculas crescem e espessam por aposição de osso novo, embora estas também por fim sejam reabsorvidas e remodeladas. Outras se estendem na direção da diáfise e são incorporadas ao córtex ósseo em desenvolvimento, que é formado por ossificação intramembranosa. Nas extremidades dos ossos tubulares, começa um processo semelhante. Nessas áreas, a cartilagem expande-se por acumulação intersticial de matriz cartilaginosa. Esse crescimento por aposição forma o centro de crescimento principal, que se torna vascularizado por uma rede de invaginações originadas do pericôndrio, também conhecidas como *canais cartilaginosos*. A cartilagem que circunda esses canais sofre calcificação e hipertrofia seguidas de apoptose dos condrócitos, invasão vascular e formação do centro de ossificação secundária da epífise. Esse núcleo aumenta de tamanho pelo processo de maturação e calcificação da cartilagem que circunda

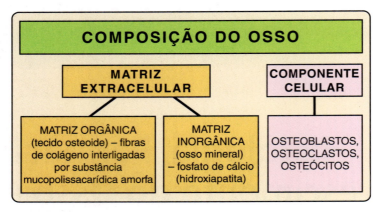

Figura 3.1 **Composição do osso.** O osso é formado de matriz extracelular e componente celular.

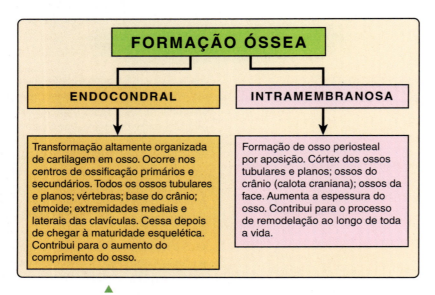

Figura 3.2 **Processos de formação óssea.**

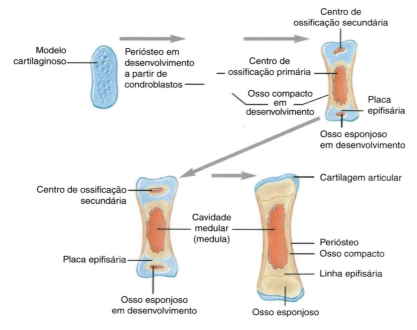

Figura 3.3 **Formação de osso endocondral.** Esse processo ocorre no centro de ossificação, placa de crescimento e metáfise. (Reproduzida, com autorização, da Anatomical Chart Company. *Rapid review anatomy reference guide*, 3ª ed. Philadelphia, PA: Wolters Kluwer Health; 2010, Fig. 1-11.)

o centro secundário. A borda periférica da epífise (conhecida como *acrófise*) é formada de zonas de hipertrofia celular, degeneração, calcificação e ossificação, semelhantes às que existem na placa de crescimento. A formação de osso endocondral não é detectada normalmente depois do fechamento da placa de crescimento.

Durante a ossificação intramembranosa, o osso forma-se diretamente sem estágio cartilaginoso intermediário (Figura 3.4). Inicialmente, células mesenquimais condensadas diferenciam-se em células osteoprogenitoras que, em seguida, diferenciam-se em fibroblastos (responsáveis por produzir colágeno e tecidos conjuntivos fibrosos) e osteoblastos (encarregados de formar osteoide). Com início em torno da 9ª semana de vida, a membrana fibrosa produzida pelos fibroblastos forma um colar periosteal e é substituída por osteoide por ação dos osteoblastos. Estruturas ósseas formadas por esse processo são ossos frontal, parietal e temporal e suas lâminas; ossos da parte superior da face e áreas timpânicas do osso temporal; vômer e pterigoide medial.

A ossificação intramembranosa também contribui para a formação de ossos periosteais por aposição em torno das diáfises dos ossos tubulares, formando, assim, o córtex dos ossos longos e chatos.

Esse tipo de ossificação aumenta a largura dos ossos. Além do envoltório periosteal na superfície externa do osso, a ossificação intramembranosa também ocorre ativamente no envoltório endosteal que recobre a superfície interna do córtex e nos envoltórios haversianos localizados na superfície interna de todos os canais intracorticais (Figura 3.5). Esses três envoltórios são focos de atividade celular intensa envolvendo reabsorção e formação ósseas ao longo de toda a vida.

É interessante ressaltar que a mandíbula e áreas centrais da clavícula são formadas por um processo misto envolvendo ossificação endocondral e intramembranosa. Esses ossos são pré-formados em cartilagem durante a vida embrionária, mas não passam por ossificação endocondral comum. Em vez disso, o modelo cartilaginoso simplesmente serve como superfície para deposição de osso pelos tecidos conjuntivos. Por fim, a cartilagem é reabsorvida e os ossos tornam-se completamente ossificados.

Espaços entre ossos trabecular/esponjoso são preenchidos por elementos da medula óssea, ou seja, uma combinação de medula hematopoética vermelha (também conhecida como *mieloide* ou *celular*) e medula gordurosa amarela. A quantidade e distribuição das medulas vermelha e amarela no esqueleto alteram-se com a idade. Embora medula vermelha esteja presente em todos os ossos por ocasião do nascimento, com a maturação que ocorre no período pós-natal, a medula vermelha torna-se confinada principalmente ao esqueleto axial e é substituída progressivamente por medula amarela em algumas áreas do esqueleto, seguindo um padrão previsível. Nas crianças, a substituição de medula vermelha por amarela começa nos ossos longos no nível da mesodiáfise e epífise, mas avança em direção à metaepífise distal durante a adolescência e nos primeiros anos de vida adulta. Em idade avançada, há medula vermelha no crânio, esterno, pelve, coluna vertebral, costelas e metáfises proximais do úmero e fêmur, com algumas ilhas de medula amarela. Reconversão de medula amarela em vermelha ocorre quando é necessário aumentar a hematopoese (p. ex., anemia crônica), mas também é detectada nos indivíduos obesos e fumantes.

Cartilagem articular: histologia, formação e crescimento

Ao longo dos estágios iniciais de desenvolvimento esquelético, a localização das articulações é marcada por uma condensação de células mesenquimais. Depois da 5ª à 8ª semana de gestação, essas células transformam-se para formar uma fenda articular. Em alguma fase do desenvolvimento, forma-se um centro de ossificação secundária dentro da extremidade cartilaginosa do osso. Inicialmente, há calcificação no meio do centro de ossificação secundária. Em seguida, essa área é invadida por vasos sanguíneos e tem início o processo de ossificação endocondral. À medida que o desenvolvimento avança, restos de cartilagem hialina que recobrem as extremidades dos ossos transformam-se em cartilagem articular e conservam sua estrutura cartilaginosa por toda a vida.

Cartilagem hialina articular é um tecido conjuntivo altamente especializado, que recobre as articulações diartrodiais. Ela forma uma superfície lubrificada e lisa, que facilita a transmissão de cargas com coeficiente de atrito baixo. Essa cartilagem é altamente durável e pode suportar grandes cargas. Ela não contém tecidos vasculares, neurais ou linfáticos e, por tal razão, sua capacidade de cicatrização e reparação é muito limitada. A composição da cartilagem hialina é a seguinte: 1% de matriz celular (condrócitos), 60 a 80% de água, 15% de agregados proteicos grandes (proteoglicanos [PGs]) e

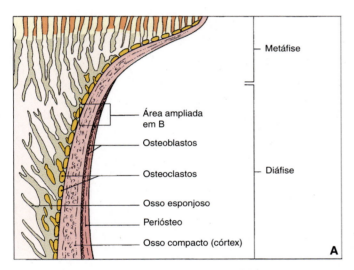

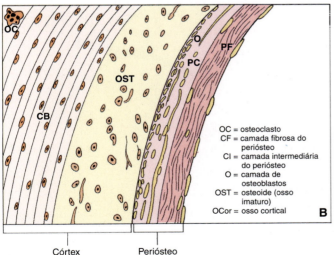

▲
Figura 3.4 Ilustração esquemática da ossificação intramembranosa.
A e **B.** Formação óssea intramembranosa na junção do periósteo e córtex. A formação de osso subperiosteal avança de um tecido ósseo imaturo (entrelaçado) para um osso mais maduro. (Segundo Greenspan A, Beltran J. *Orthopedic Imaging: a practical approach*, 6ª ed. Philadelphia: Wolters Kluwer; 2015:51.)

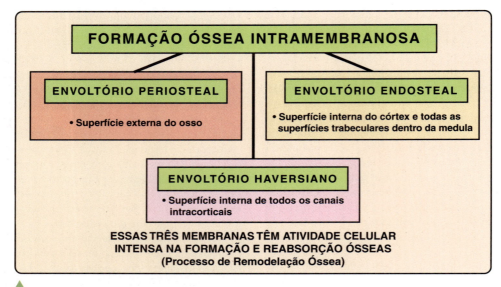

Figura 3.5 Processo de ossificação intramembranosa.

40 a 60% de fibras de colágeno do tipo II. Essas fibras de colágeno conferem resistência elástica aos tecidos e fixam os agregados de PG. As fibras de colágeno do tipo II têm mais elasticidade do que as fibras de colágeno do tipo I (mais abundantes), que é o tipo encontrado nos tecidos de reparação, tendões, ligamentos, endomísio de miofibrilas, osso orgânico, derme, dentina e cápsulas dos órgãos. A composição da cartilagem hialina articular altera-se com o envelhecimento à medida que sofre degeneração. Nos indivíduos jovens, a cartilagem hialina é translúcida e branco-azulada, enquanto nos indivíduos idosos é opaca e ligeiramente amarelada.

Agregados de PGs (agrecanos) são os componentes principais da matriz extracelular da cartilagem hialina. Eles estão ligados a um filamento central da molécula de hialuronano (ácido hialurônico) com cadeias de glicosaminoglicanos (GAGs) contendo aminoácidos ligados a elas (Figura 3.6). GAGs são moléculas de carga altamente negativa (densidade de carga fixa), que atraem água (água ligada). Íons sódio são atraídos pelos GAGs de carga negativa e, desse modo, contribuem para sua neutralidade eletrônica (Figura 3.7).

A cartilagem hialina articular organiza-se em várias camadas ou zonas (Figura 3.8). Começando da superfície para os planos mais profundos, a camada finíssima mais superficial é conhecida como *lâmina esplende* e tem teor alto de água e concentrações baixas de PGs. Essa zona fica em contato com o líquido sinovial e é responsável pela maioria das propriedades elásticas da cartilagem articular. A camada seguinte é conhecida como *lâmina intermediária* ou *de transição*, que contém uma trama rica de fibras de colágeno dispostas aleatoriamente, teor alto de água e concentração baixa de PGs. Em seguida, a camada seguinte é referida como *região radial*, que contém fibras de colágeno orientadas verticalmente, teor baixo de água e concentração alta de PGs. Essa zona confere maior resistência às forças compressivas.

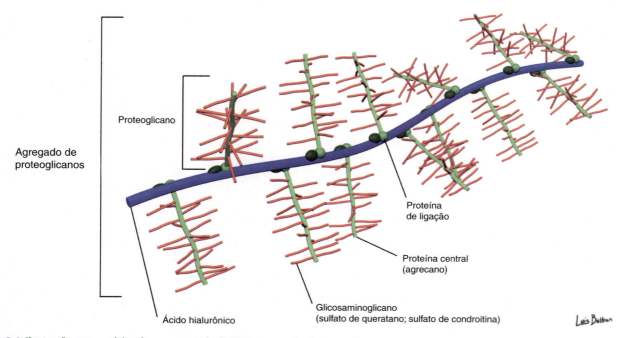

Figura 3.6 **Ilustração esquemática de um agregado de PG (agrecano).** Observe o filamento central de ácido hialurônico com cadeias laterais de GAGs.

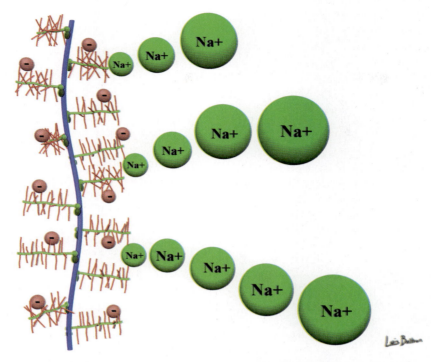

Figura 3.7 Ilustração esquemática das cargas de um proteoglicano. Observe a carga negativa dos agregados de PGs, que atraem íons sódio (Na⁺) com carga positiva.

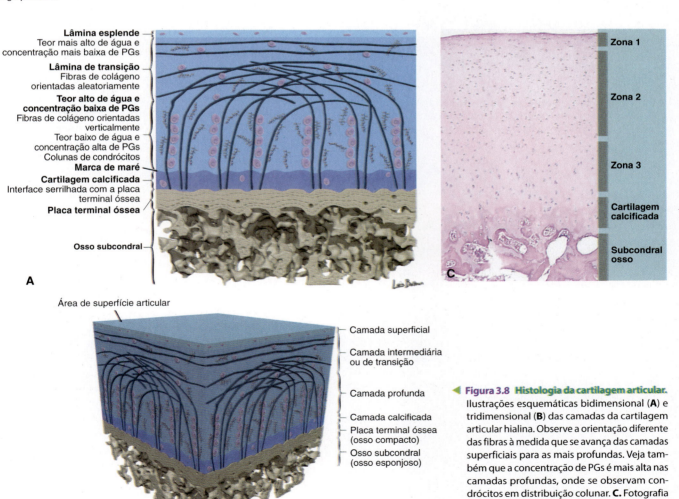

Figura 3.8 Histologia da cartilagem articular. Ilustrações esquemáticas bidimensional (**A**) e tridimensional (**B**) das camadas da cartilagem articular hialina. Observe a orientação diferente das fibras à medida que se avança das camadas superficiais para as mais profundas. Veja também que a concentração de PGs é mais alta nas camadas profundas, onde se observam condrócitos em distribuição colunar. **C.** Fotografia de microscopia óptica da cartilagem articular demonstrando as diversas camadas (ou zonas).

Condrócitos organizados em colunas estão presentes nessa camada radial. A última camada é formada de *cartilagem calcificada*, que está separada da camada radial pela chamada *marca de maré*. Alguns condrócitos estão presentes nessa camada, que está em continuidade com a placa terminal subcondral contendo redes capilares.

Água é o componente mais abundante da cartilagem articular. Cerca de 10% da água total estão ligados ao colágeno e às cadeias de PG, enquanto a água livre restante está localizada nos espaços porosos da matriz na forma de um gel (Figura 3.9). Íons inorgânicos como sódio, cálcio e potássio estão dissolvidos na água. Íons de carga positiva (p. ex., sódio) ligam-se aos PGs de carga negativa, conferindo neutralidade eletrônica à cartilagem (ver Figura 3.7). Moléculas de água atravessam a cartilagem quando é aplicada pressão (Figura 3.10). Esse movimento da água ajuda a transportar e distribuir nutrientes aos condrócitos e tem ação lubrificante.

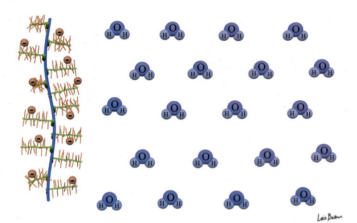

▲ **Figura 3.9 Ilustração esquemática da dinâmica da água.** A maior parte da água da cartilagem articular está presente na forma de água livre. Apenas cerca de 10% estão ligados aos agregados de PGs.

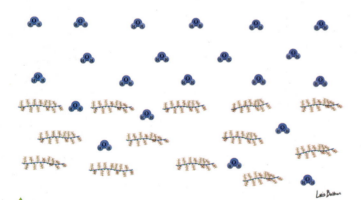

▲ **Figura 3.10 Ilustração esquemática da dinâmica da água.** O movimento de água livre é limitado pela concentração das macromoléculas de PGs. Nos estágios iniciais de degeneração da cartilagem, há redução da concentração de PGs e movimento mais amplo de água livre.

LEITURAS SUGERIDAS

Anderson HC. Mechanism of mineral formation in bone. *Lab Invest* 1989; 60:320-330.

Aoki J, Yamamoto I, Hino M, et al. Reactive endosteal bone formation. *Skeletal Radiol* 1987; 16:545-551.

Bernard GW, Pease DC. An electron microscopic study of initial intramembranous osteogenesis. *Am J Anat* 1969; 125:271-290.

Bullough PG. *Atlas of orthopedic pathology: with clinical and radiologic correlations*, 2nd ed. New York: Gower Medical Publishing; 1992:1.2-1.35.

Canalis E, McCarthy T, Centrella M. Growth factors and the regulation of bone remodeling. *J Clin Invest* 1988; 81:277-281.

Chan BY, Gill KG, Rebsamen SL, et al. MR imaging of pediatric bone marrow. *Radiographics* 2016; 36:1911-1930.

Cohen NP, Foster RJ, Mow VC. Composition and dynamics of articular cartilage: structure, function, and maintaining healthy state. *J Orthop Sports Phys Ther* 1998; 28:203-215.

Huber M, Trattnig S, Lintner F. Anatomy, biochemistry, and physiology of articular cartilage. *Invest Radiol* 2000; 35:573-580.

Iannotti JP. Growth plate physiology and pathology. *Orthop Clin North Am* 1990; 21:1-17.

Jaffe HL. *Metabolic, degenerative, and inflammatory diseases of bones and joints.* Philadelphia: Lea & Febiger; 1972.

Jaramillo D, Laor T, Hoffer FA, et al. Epiphyseal marrow in infancy: MR imaging. *Radiology* 1991; 180:809-812.

Kirkpatrick JA Jr. Bone and joint growth—normal and in disease. *Clin Rheum Dis* 1981; 7:671-688.

Klein MJ, Bonar SF, Freemont T, et al, eds. *Atlas of nontumor pathology. Non-neoplastic diseases of bones and joints.* Washington, DC: American Registry of Pathology and Armed Forces Institute of Pathology; 2011:1-53.

Lee WR, Marshall JH, Sissons HA. Calcium accretion and bone formation in dogs. *J Bone Joint Surg Br* 1965; 47B:157-180.

Oestreich AE. The acrophysis: a unifying concept for enchondral bone growth and its disorders. *Skeletal Radiol* 2003; 32:121-127.

Oestreich AE, Crawford AH. *Atlas of pediatric orthopedic radiology.* Stuttgart: Thieme; 1985:17-18.

Pearle AD, Warren RF, Rodeo SA. Basic science of articular cartilage and osteoarthritis. *Clin Sports Med* 2005; 24:1-12.

Poulton TB, Murphy WD, Duerk JL, et al. Bone marrow reconversion in adults who are smokers: MR imaging findings. *Am J Roentgenol* 1993; 161:1217-1221.

Raisz LG, Kream BE. Regulation of bone formation. *N Engl J Med* 1983; 309:83-89.

Reddi AH, Anderson WA. Collagenous bone matrix-induced endochondral ossification and hemopoiesis. *J Cell Biol* 1976; 69:557-572.

Reed MH. Normal and abnormal development. In: Reed MH, ed. *Pediatric skeletal radiology.* Baltimore: Williams & Wilkins; 1992:349-392.

Resnick D, Manolagas SC, Niwayama G. Histogenesis, anatomy, and physiology of bone. In: Resnick D, ed. *Bone and joint imaging.* Philadelphia: WB Saunders; 1989:16-28.

Rubin P. *Dynamic classification of bone dysplasias.* Chicago: Year Book Medical Publishers; 1964:1-23.

Sissons HA. Structure and growth of bones and joints. In: Taveras JM, Ferrucci JT, eds. *Radiology, diagnosis-imaging-intervention*, vol. 5. Philadelphia: JB Lippincott; 1986:1-11.

Sissons HA. The growth of bone. In: *The biochemistry and physiology of bone*, vol. 3, 2nd ed. New York: Academic Press; 1971.

Sophia Fox AJ, Bedi A, Rodeo SA. The basic science of articular cartilage: structure, composition, and function. *Sports Health* 2009; 16:461-468.

Vande Berg BC, Lecouvet FE, Galant C, et al. Normal variants and frequent marrow alterations that simulate bone marrow lesions at MR imaging. *Radiol Clin of North Am* 2005; 43:761-770.

Vande Berg BC, Malghem J, Lecouvet FE, et al. Magnetic resonance imaging of the normal bone marrow. *Skeletal Radiol* 1998; 27:471-483.

Warshawsky H. Embryology and development of the skeletal system. In: Cruess RL, ed. *The musculoskeletal system. Embryology, biochemistry, physiology.* New York: Churchill Livingstone; 1982.

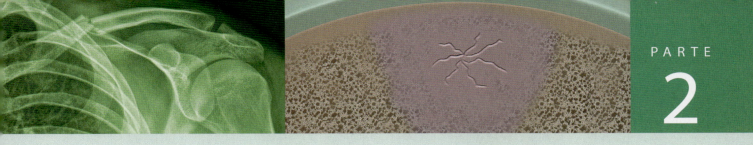

PARTE 2

LESÕES TRAUMÁTICAS

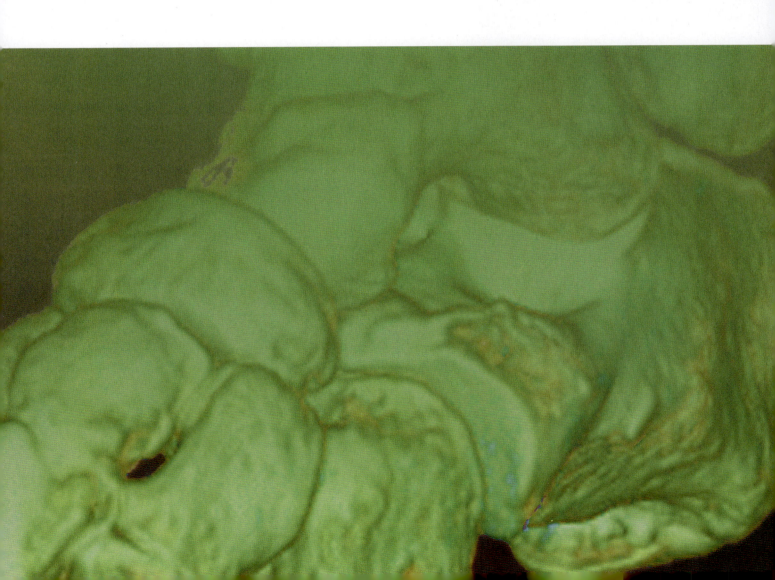

Avaliação Radiológica de Lesões Traumáticas

Modalidades de exame radiológico

As modalidades de exame radiológico usadas para avaliar lesões traumáticas do sistema musculoesquelético são as seguintes:

1. Radiografia convencional, inclusive incidências rotineiras (específicas para cada parte do corpo), incidências especiais e com estresse
2. Radiografia digital (computadorizada), inclusive artrografia de subtração digital (aSD) e angiografia de subtração digital (ASD)
3. Radioscopia, isoladamente ou combinada com gravação em vídeo.
4. Tomografia computadorizada (TC), inclusive TC tridimensional (3D).
5. Artrografia
6. Mielografia e discografia
7. Angiografia (arteriografia e flebografia)
8. Cintilografia (cintilografia óssea com radionuclídeos), inclusive TC por emissão de fóton único (SPECT) e SPECT/TC
9. Ultrassonografia
10. Ressonância magnética (RM), inclusive artrorressonância magnética (aRM)

Radiografias e radioscopia

Na maioria dos casos, radiografias obtidas em duas incidências ortogonais (em geral, anteroposterior e perfil) com ângulo de 90° entre as duas são suficientes (Figuras 4.1 e 4.2). Em alguns casos, são necessárias incidências oblíqua e especiais, principalmente para avaliar fraturas de estruturas complexas como pelve, cotovelo, punho e tornozelo (Figuras 4.3 e 4.4). Incidências com estresse são importantes para avaliar rupturas de ligamentos e estabilidade articular (Figura 4.5).

Radioscopia e gravação em vídeo são úteis para avaliar a cinemática de articulações e fragmentos. Essas técnicas também são muito úteis para monitorar consolidação de fraturas.

Tomografia computadorizada

A TC é essencial à avaliação de fraturas complexas, principalmente da coluna vertebral, da pelve e da escápula, embora essa modalidade seja útil para avaliar qualquer fratura localizada nas proximidades de articulações, ou que se estenda até uma articulação (Figuras 4.6 a 4.8; ver também Figuras 7.13 B, 7.14 B e 7.15 B). Entre as vantagens da TC sobre a radiografia convencional estão a excelente resolução de contraste e as medidas precisas do coeficiente de atenuação dos tecidos. Reformatações nos planos sagital, coronal e multiplanares (ver Figuras 9.26 B e C, 9.27 A e 9.28 A e B) e também reconstrução com imagens de TC tridimensional (3D) (Figuras 4.9 e 4.10; ver também Figuras 2.9 a 2.11) oferecem vantagens adicionais em comparação com outras modalidades de exame radiológico.

Cintilografia

A cintilografia óssea com radionuclídeos pode detectar fraturas ocultas, ou fraturas muito sutis para que sejam percebidas nas radiografias convencionais (Figura 4.11). Essa técnica também é eficaz para diferenciar entre fraturas tibiais de estresse e tibialgia ("canelite"). Cintilografia também ajuda a diferenciar entre fraturas com ou sem infecção secundária. Nos casos de osteomielite, a cintilografia com citrato de gálio-67 (^{67}Ga) e leucócitos marcados com índio-111 (^{111}In) demonstra aumento significativo da captação do marcador. Como esse primeiro radioisótopo também é captado ativamente pelas áreas de fratura em consolidação normal, embora em quantidades significativamente menores que as observadas com agentes radiofarmacêuticos à base de tecnécio-99m (^{99m}Tc), alguns autores sugeriram a combinação de ^{67}Ga e difosfonato de metileno (MDP) marcado com ^{99m}Tc; com essa técnica, utiliza-se a razão de captação entre ^{67}Ga e ^{99m}Tc para determinar se a fratura está infectada. A razão entre ^{67}Ga e ^{99m}TC-MDP deve ser maior nas fraturas infectadas que nas fraturas sem infecção.

Ultrassonografia

Ultrassonografia é uma técnica diagnóstica com poucas aplicações em traumatologia, mas é usada ocasionalmente para avaliar ruptura do manguito rotador. Na maioria dos casos, essa modalidade é usada para guiar procedimentos intervencionistas (ver descrição dessa técnica no Capítulo 2).

Artrografia

A artrografia ainda é realizada ocasionalmente para avaliar lesões da cartilagem articular, meniscos, cápsulas articulares, tendões e ligamentos, embora geralmente tenha sido substituída por RM e aRM. Ainda que seja possível injetar contraste em quase todas as articulações, a artrografia é realizada mais comumente nas articulações como joelho (Figura 4.12), ombro (Figura 4.13), punho (ver Figuras 7.95 e 7.96), tornozelo (ver Figura 10.91 C) e cotovelo (ver Figura 6.15).

64 Parte 2 Lesões Traumáticas

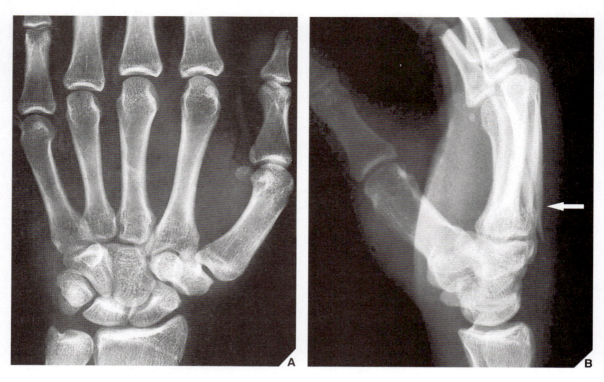

▲
Figura 4.1 Fratura do metacarpo de um adulto. A. Essa radiografia dorsovolar (posteroanterior) da mão não demonstrou fratura. **B.** A radiografia de perfil mostrou fratura do terceiro metacarpo (*seta*).

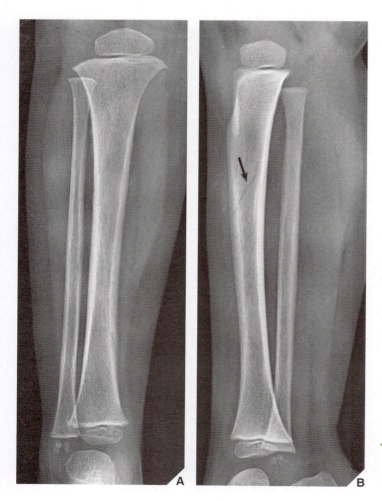

◀ **Figura 4.2 Fratura da tíbia de uma criança. A.** Essa radiografia anteroposterior da perna de um menino de 3 anos não demonstrou anormalidades. **B.** A radiografia em perfil mostrou fratura oblíqua da diáfise tibial sem desvio (*seta*).

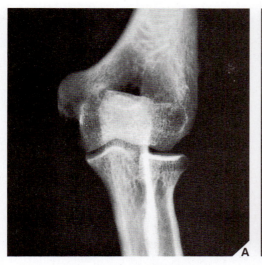
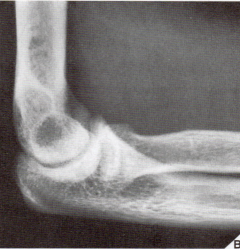
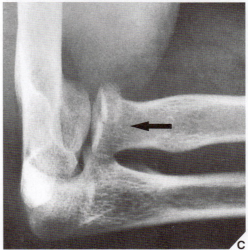

Figura 4.3 Fratura da cabeça do rádio. Esse paciente referiu dor no cotovelo depois de uma queda. As radiografias anteroposterior (**A**) e perfil (**B**) estavam normais; contudo, cabeça do rádio e processos coronoides não foram bem demonstrados porque houve sobreposição dos ossos. Uma incidência especial com ângulo de 45° do cotovelo (**C**) foi obtida para projetar a cabeça do rádio em direção ventral, de forma a evitar sobreposição com outros ossos. Essa imagem demonstrou claramente fratura intra-articular curta da cabeça do rádio (*seta*).

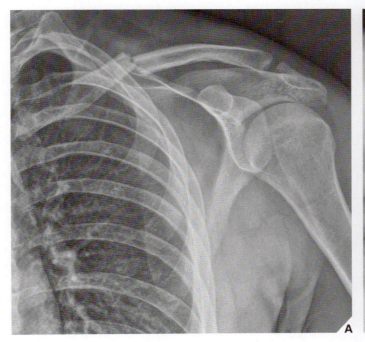
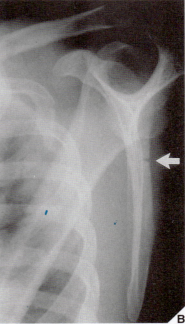

Figura 4.4 Fratura da escápula. A. Essa radiografia anteroposterior do ombro esquerdo demonstrou fratura da clavícula. Uma lesão da escápula não foi demonstrada claramente nessa imagem. **B.** A incidência especial em "Y" da escápula mostrou claramente essa segunda fratura (*seta*).

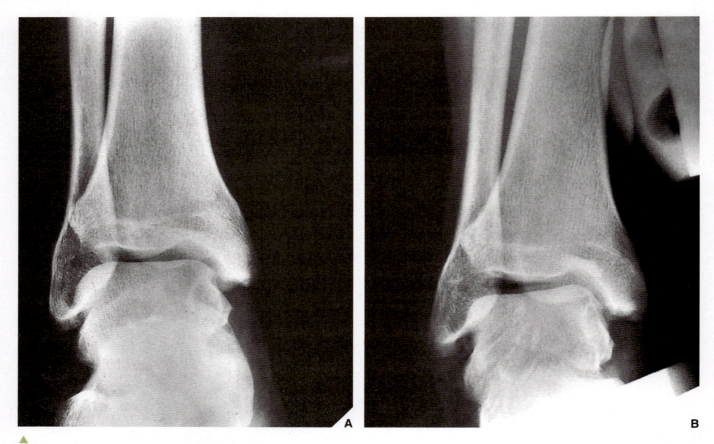

▲ **Figura 4.5 Ruptura do ligamento colateral lateral.** Na maioria das lesões traumáticas do tornozelo, quando há suspeita de ruptura ligamentar, radiografias convencionais podem ser complementadas por incidências com estresse. Essa radiografia anteroposterior convencional do tornozelo (**A**) estava normal. A mesma incidência depois da aplicação de estresse em adução (inversão) (**B**) mostrou alargamento do compartimento lateral da articulação tibiotalar (tornozelo), sugerindo ruptura do ligamento colateral lateral.

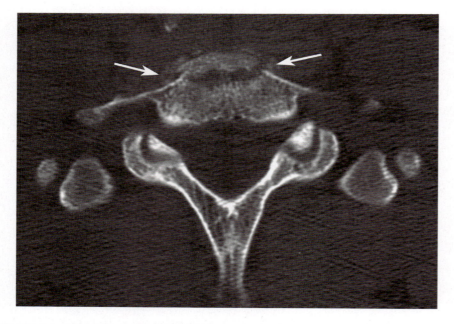

▲ **Figura 4.6 TC de fratura de vértebra.** Radiografias convencionais da coluna cervical (não ilustradas nesta figura) sugeriam, mas não eram conclusivas de fratura do corpo vertebral de C7; contudo, a fratura foi demonstrada claramente nessa imagem axial de TC (*setas*).

Capítulo 4 Avaliação Radiológica de Lesões Traumáticas

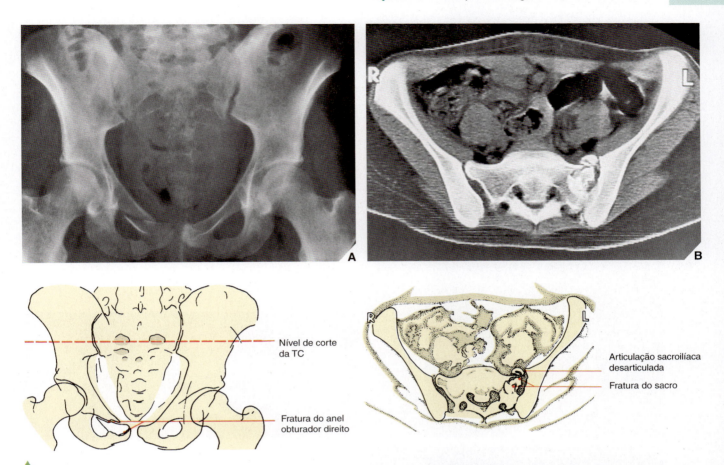

▲ **Figura 4.7 TC de fratura do sacro. A.** Essa radiografia anteroposterior convencional da pelve demonstrou fraturas evidentes do anel obturador direito. **B.** A imagem de TC mostrou fratura até então despercebida do sacro e rompimento da articulação sacroilíaca esquerda.

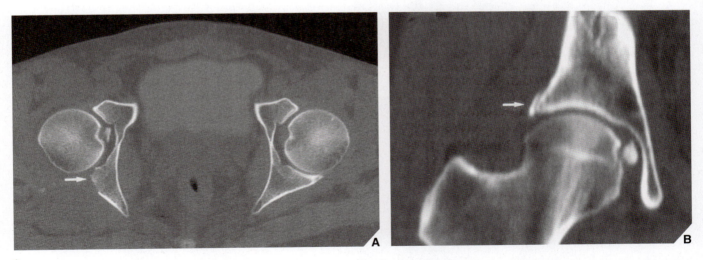

▲ **Figura 4.8 TC de fratura do acetábulo.** As imagens reformatadas nos planos axial (**A**) e coronal (**B**) demonstraram um fragmento fraturado e deslocado para dentro da articulação do quadril direito, que não estava evidente nas radiografias convencionais. As *setas* indicam fratura da coluna posterior do acetábulo direito.

68 Parte 2 Lesões Traumáticas

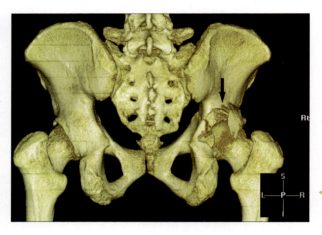

◀ **Figura 4.9 Imagem de TC 3D de fratura do acetábulo.** Essa imagem de TC 3D reconstruída demonstrou aspectos típicos de uma fratura da parede posterior do acetábulo esquerdo (*seta*).

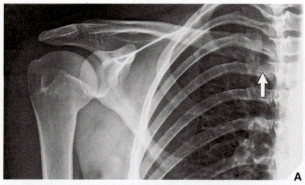

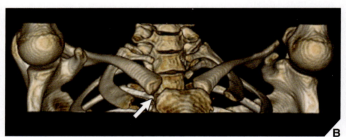

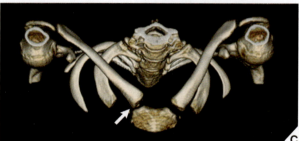

◀ **Figura 4.10 Imagem de TC 3D de subluxação da articulação esternoclavicular.** Essa mulher de 19 anos referia história de traumatismo da parede torácica anterior e dor na região da articulação esternoclavicular direita. **A.** A radiografia anteroposterior do ombro direito não detectou anormalidades, ou seja, a articulação esternoclavicular parecia normal (*seta*). Imagens de TC 3D reconstruídas nos planos frontal (**B**) e craniocaudal (**C**) (projeção de olho-de-pássaro) mostraram claramente subluxação da articulação esternoclavicular direita (*setas*).

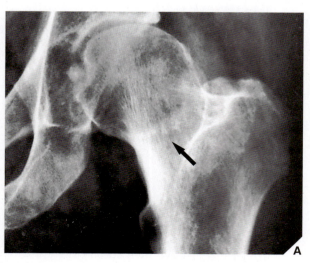
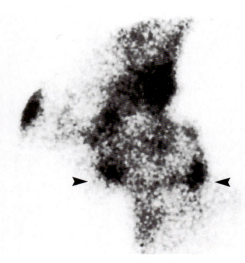

▲ **Figura 4.11 Cintilografia de um paciente com fratura de colo do fêmur. A.** A incidência anteroposterior do quadril esquerdo demonstrou uma faixa de hiperdensidade (*seta*) sugestiva de fratura do colo do fêmur. **B.** A imagem de cintilografia óssea com radionuclídeos obtida depois da administração de 15 mCi (555 MBq) de MDP marcado por ^{99m}TC mostrou hipercaptação do isótopo na região do colo do fêmur (*pontas de seta*) e confirmou fratura.

Capítulo 4 Avaliação Radiológica de Lesões Traumáticas 69

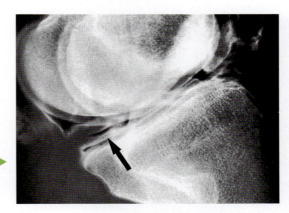

Figura 4.12 Artrografia com ruptura do menisco medial. Nesse paciente, a artrografia do joelho com contraste duplo demonstrou ruptura horizontal no corno posterior do menisco medial (*seta*).

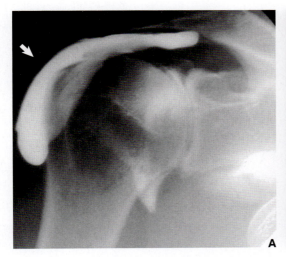
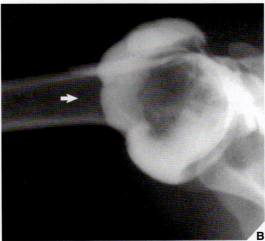

Figura 4.13 Ruptura do manguito rotador. Nesse caso, foram obtidas radiografias nas incidências anteroposterior (**A**) e axilar (**B**) após a artrografia do ombro direito, que demonstrou extravasamento de contraste para interior do complexo de bolsas subacromial-subdeltóidea (*setas*) – um sinal típico de ruptura completa do tendão supraespinal.

Mielografia e discografia

A mielografia com ou sem TC é usada para avaliar determinadas lesões traumáticas da coluna vertebral (Figura 4.14 A). Quando há suspeita de alguma anormalidade dos discos intervertebrais e os resultados da mielografia não são diagnósticos, a discografia pode fornecer informações necessárias ao tratamento subsequente do paciente (Figura 4.14 B).

Angiografia

A angiografia está indicada quando há suspeita de alguma lesão coexistente do sistema vascular (Figura 4.15). A angiografia de subtração digital (ASD) é preferível porque a subtração dos ossos sobrejacentes permite demonstrar estruturas vasculares com clareza (ver Figura 2.3).

Ressonância magnética

A RM desempenha um papel fundamental na avaliação de traumatismos de ossos, cartilagens e tecidos moles. A RM das lesões traumáticas do joelho, principalmente anormalidades dos meniscos e ligamentos, tem valor preditivo negativo alto. Essa técnica pode ser usada na triagem de pacientes antes de intervenções cirúrgicas, de forma que seja evitada artroscopia desnecessária. A RM provavelmente é a única modalidade de imagem capaz de demonstrar as chamadas *contusões ósseas* (ver Figuras 2.51 e 2.52). Essas anormalidades consistem em alterações medulares pós-traumáticas resultantes da combinação de hemorragia, edema e lesões microtrabeculares. Lesões dos meniscos, inclusive ruptura em alça de balde, da borda livre e destacamentos periféricos, podem ser diagnosticadas com precisão. Outras anormalidades sutis de várias estruturas e derrame articular pós-traumático também podem ser demonstrados com clareza (Figuras 4.16 e 4.17). Do mesmo modo, ligamentos colaterais medial e lateral, ligamentos cruzados anterior e posterior e tendões em torno da articulação do joelho podem ser bem demonstrados (ver Figuras 9.12 e 9.13) e anormalidades dessas estruturas podem ser diagnosticadas com alta precisão. Na articulação do ombro, síndrome de impacto e rupturas parciais e completas do manguito rotador podem ser diagnosticadas eficazmente na maioria dos casos (Figura 4.18). Lesões traumáticas de tendões (p. ex., ruptura do tendão do bíceps), derrame articular pós-traumático e hematomas são demonstrados claramente na RM. Do mesmo modo, essa modalidade de exame é eficaz para diagnosticar ruptura do *labrum* cartilaginoso. Alterações osteonecróticas em diversas áreas, principalmente em seu estágio inicial, podem ser detectadas por RM quando outras modalidades (inclusive radiografia convencional e até mesmo cintilografia óssea) são normais. A RM do tornozelo e pé tem sido usada, entre outras indicações, para diagnosticar rupturas de tendões e osteonecrose pós-traumática do *talus*.

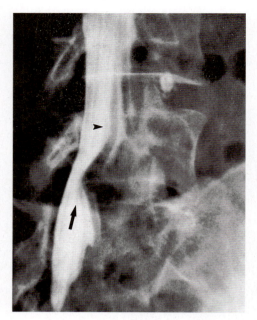

Figura 4.14 A Mielografia de hérnia do disco lombar. Esse paciente sofreu distensão da região lombar ao levantar um objeto pesado. A radiografia oblíqua da coluna lombossacra inferior obtida após a injeção de contraste (metrizamida) no espaço subaracnóideo demonstrou compressão extradural do saco dural no espaço intervertebral de L5-S1 (*seta*) – um sinal típico de hérnia de disco. Observe que a raiz neural correspondente estava acentuadamente edemaciada e desviada (*ponta de seta*).

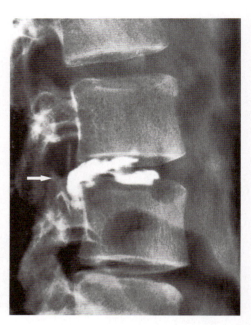

Figura 4.14 B Discografia demonstrando ruptura do anel fibroso e hérnia de disco. A agulha raquidiana foi introduzida no centro do núcleo pulposo para injetar alguns mililitros de metrizamida. O extravasamento do contraste para o espaço extradural (*seta*) indicou ruptura do anel fibroso e hérnia de disco posterior.

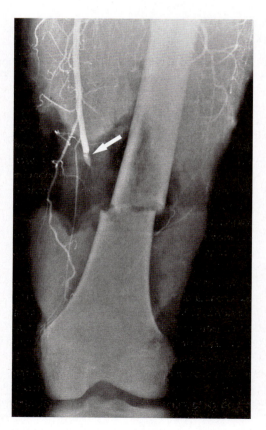

Figura 4.15 Angiografia demonstrando ruptura da artéria femoral. Essa arteriografia femoral foi realizada para excluir lesões vasculares por fratura do fêmur. Essa fratura transversal do fêmur distal causou transecção da artéria femoral superficial (*seta*).

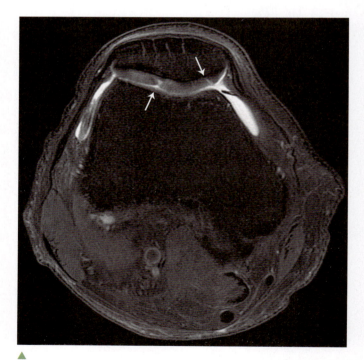

Figura 4.16 RM demonstrando irregularidades condrais. Essa imagem axial de RM ponderada em densidade de prótons com saturação de gordura demonstrou discretas irregularidades na cartilagem articular da patela direita (*setas*).

Capítulo 4 Avaliação Radiológica de Lesões Traumáticas   71

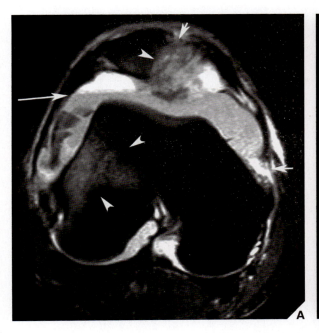 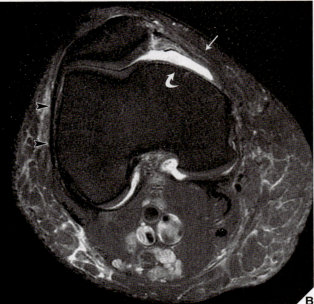

Figura 4.17 Imagens de RM demonstrando derrame articular e ruptura do retináculo patelar. A. Esse jovem tinha sofrido lesão por torção do joelho. A imagem axial de RM na sequência de pulso STIR (*short time inversion recovery*) demonstrou hemartrose com nível líquido-líquido (*seta longa*), contusão óssea do côndilo femoral lateral (*pontas de seta*), fratura osteocondral da faceta medial da patela (*ponta de seta*) e ruptura do ligamento patelofemoral medial (um componente do retináculo patelar medial) nas inserções patelar e femoral (*setas curtas*). **B.** Essa mulher de 33 anos lesionou seu joelho direito em um acidente de esqui. A imagem axial de RM ponderada em densidade de prótons com supressão de gordura mostrou ruptura do retináculo medial da patela (*seta*). O retináculo lateral estava intacto (*pontas de seta*). A *seta curva* indica derrame articular pós-traumático.

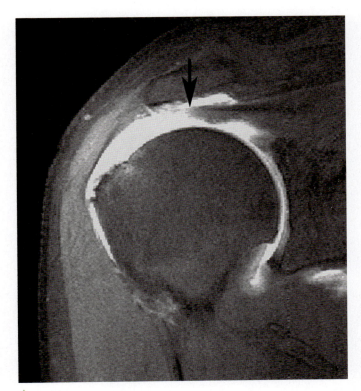

Figura 4.18 aRM de ruptura do manguito rotador. Esse homem de 56 anos referia dor no ombro direito. A imagem coronal oblíqua de aRM ponderada em T1 com supressão de gordura mostrou ruptura completa do manguito rotador. O tendão supraespinal estava retraído em direção medial (*seta*) e não havia tendão no espaço subacromial.

No punho e na mão, a RM tem sido utilizada eficazmente no diagnóstico precoce de osteonecrose pós-traumática do escafoide e doença de Kienböck. Essa técnica é enfaticamente recomendada como modalidade preferida para avaliar anormalidades do complexo fibrocartilaginoso triangular, embora a artrografia, principalmente quando combinada com radiografias digitais e TC, também seja uma modalidade muito eficaz. A indicação mais frequente de RM é para avaliar traumatismos da coluna vertebral, medula espinal, saco dural e raízes nervosas, bem como na investigação de hérnias discais (ver Figuras 11.105 e 11.107). A RM também é útil para avaliar lesões dos ligamentos espinais. A demonstração da relação entre os fragmentos vertebrais e a medula espinal por imagens sagitais diretas é extremamente útil, principalmente para avaliar lesões dos segmentos cervical e torácico.

Fraturas e luxações

Fraturas e luxações estão entre as lesões traumáticas encontradas mais comumente pelos radiologistas. Por definição, *fratura* é interrupção completa da continuidade de um osso (Figura 4.19). Quando apenas algumas das trabéculas ósseas estão completamente destruídas, enquanto outras estão torcidas ou permanecem intactas, a fratura é incompleta (Figuras 4.20 e 4.21). *Luxação* é ruptura completa da articulação, ou seja, as superfícies articulares não estão mais em contato (Figura 4.22). Contudo, *subluxação* é a ruptura mais delimitada da articulação, na qual ainda resta algum contato articular (Figura 4.23). A avaliação radiológica adequada dessas lesões contribui expressivamente para o sucesso do tratamento realizado pelo cirurgião ortopédico.

72 **Parte 2** Lesões Traumáticas

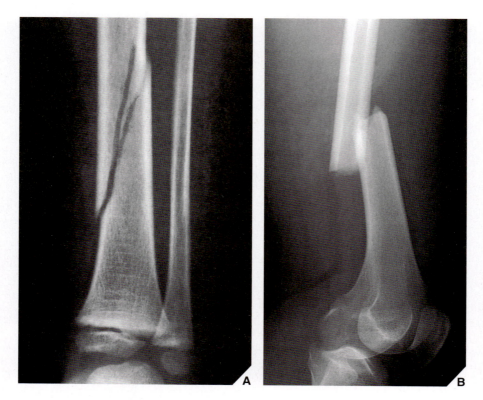

▲
Figura 4.19 Fratura completa. A. A continuidade do osso (tíbia) da perna desse menino de 11 anos estava interrompida e havia um espaço estreito entre os fragmentos ósseos. **B.** Fratura completa do fêmur de um paciente adulto.

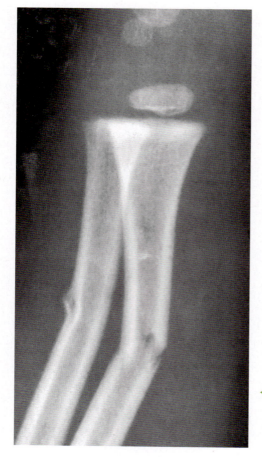

◀ **Figura 4.20 Fratura incompleta ("galho verde").** A ulna estava angulada e havia uma linha de fratura, que se estendia apenas no córtex posterior. Na fratura do rádio, algumas trabéculas estavam preservadas.

Capítulo 4   Avaliação Radiológica de Lesões Traumáticas   **73**

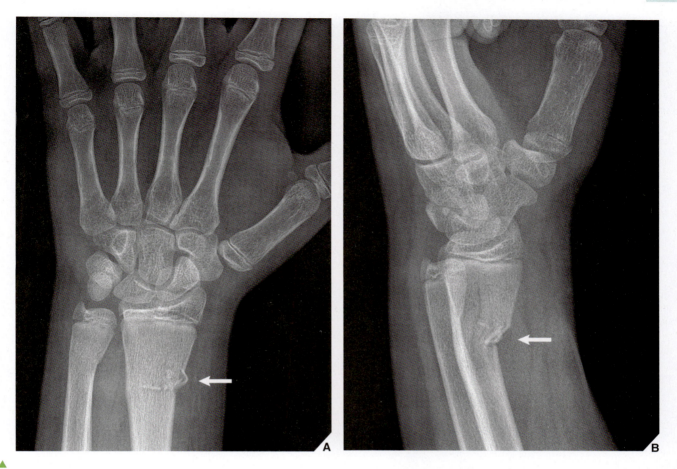

▲
Figura 4.21 Fratura incompleta ("galho verde"). As radiografias anteroposterior (**A**) e perfil (**B**) desse menino de 12 anos demonstraram uma linha de fratura, que comprometia apenas o córtex anterolateral da diáfise do rádio distal (*setas*).

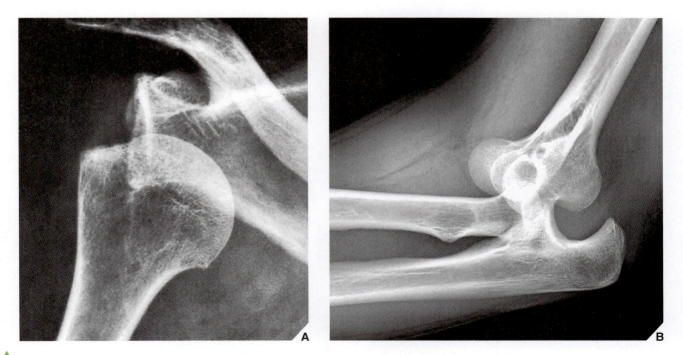

▲
Figura 4.22 Luxação. A. Luxação anterior típica da cabeça do úmero. A superfície articular do úmero havia perdido contato com a superfície articular da glenoide. **B.** Luxação posterior típica da articulação do cotovelo.

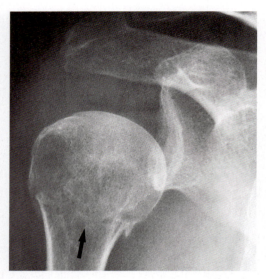

▲ **Figura 4.23 Subluxação.** Essa imagem mostrou desalinhamento entre a cabeça do úmero e a fossa glenóidea, mas ainda restava algum contato articular. Observe que também havia fratura no colo cirúrgico do úmero (*seta*).

Nos casos de traumatismo, o radiologista tem duas atribuições principais:

1. Diagnosticar e avaliar o tipo de fratura ou luxação.
2. Monitorar os resultados do tratamento e detectar possíveis complicações.

Diagnóstico

O princípio radiográfico importante ao diagnóstico de lesões traumáticas do esqueleto é obter no mínimo duas incidências do osso afetado, de forma a assegurar que cada incidência inclua duas articulações adjacentes ao osso lesado (Figura 4.24). Com isso, o radiologista elimina o risco de deixar passar despercebidas uma fratura, uma subluxação e/ou uma luxação coexistente em uma área distante do local aparente da lesão principal. Nas crianças, comumente é necessário obter radiografia do membro normal não afetado para comparação.

Avaliação radiográfica de fraturas

A avaliação radiográfica completa de fraturas deve incluir os seguintes elementos: (a) *localização* anatômica e *extensão* da fratura (Figura 4.25); (b) *tipo* de fratura, ou seja, se é incompleta (como ocorre comumente nas crianças) ou completa (Figura 4.26); (c) *alinhamento* dos fragmentos com respeito a deslocamento, angulação, rotação, encurtamento ou afastamento (Figura 4.27); (d) *direção* da linha de fratura em relação com o eixo longitudinal do osso (Figura 4.28); (e) existência de *alterações específicas* como impacção, depressão ou compressão (Figura 4.29); (f) existência de *anormalidades associadas*, inclusive fratura com luxação ou diástase concomitante (Figura 4.30); e (g) *tipos especiais* de fraturas, que podem ocorrer em consequência de estresse anormal ou processos patológicos do osso (Figura 4.31). A diferenciação entre fratura *exposta* (ou *composta*) – na qual o osso fraturado comunica-se com o exterior por meio de uma ferida aberta (Figuras 4.32 a 4.34) – e fratura fechada (ou *simples*), que não produz ferida aberta na pele, deve ser estabelecida preferencialmente com base no exame clínico, em vez de exames radiográficos.

EXAME RADIOGRÁFICO DE ARTICULAÇÕES ADJACENTES

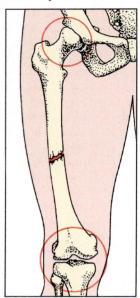

▲ **Figura 4.24 Articulações adjacentes.** A radiografia de um paciente com suspeita de fratura da diáfise do fêmur deve incluir articulações do quadril e do joelho (*círculos vermelhos*).

LOCALIZAÇÃO E EXTENSÃO DA FRATURA

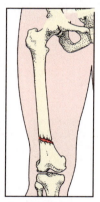 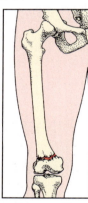 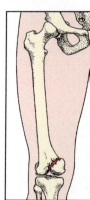

Junção dos terços médio e distal do fêmur — Supracondilar — Intra-articular

▲ **Figura 4.25 Localização e extensão da fratura.** Fatores necessários à avaliação radiográfica de uma fratura: localização anatômica e extensão.

Nas crianças, a avaliação radiográfica de fraturas, principalmente das extremidades dos ossos cilíndricos, também deve levar em consideração se há envolvimento da placa de crescimento (epífise). A localização da linha de fratura tem implicações com relação ao mecanismo da lesão e às complicações possíveis. Salter e Harris sugeriram uma classificação útil (tipos I a V) das lesões que envolvem placa epifisária, metáfise, epífise ou todas essas estruturas; mais tarde, tal classificação foi ampliada por Rang (tipo VI) e Ogden (tipos VII a IX) de forma a incluir quatro tipos adicionais de fratura (Figura 4.35). Embora as lesões descritas por Rang e Ogden não envolvam diretamente a placa de crescimento, sequelas desse tipo de traumatismo afetam a placa epifisária da mesma

Capítulo 4 Avaliação Radiológica de Lesões Traumáticas 75

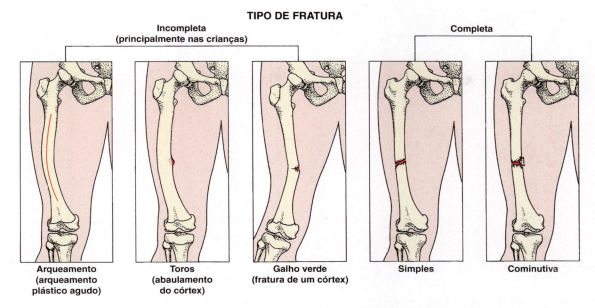

Figura 4.26 **Fraturas incompletas e completas.** Fatores necessários à avaliação radiográfica de uma fratura: tipo de fratura – incompleta ou completa.

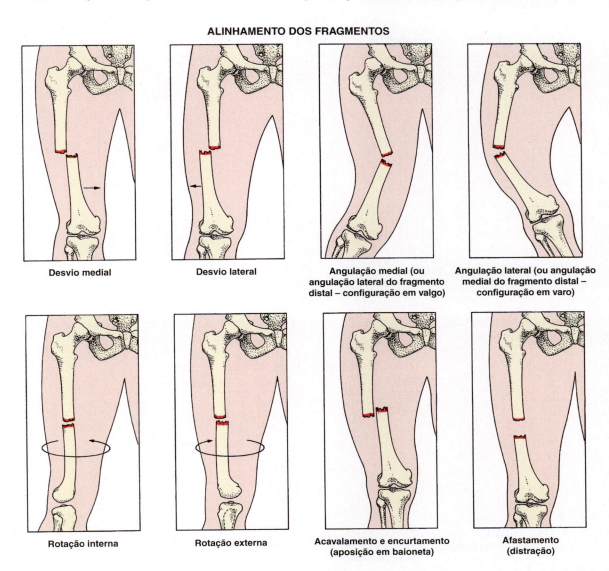

Figura 4.27 **Alinhamento da fratura.** Fatores necessários à avaliação radiográfica de uma fratura: tipo de fratura – alinhamento dos fragmentos.

DIREÇÃO DA LINHA DE FRATURA

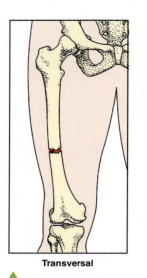
Transversal

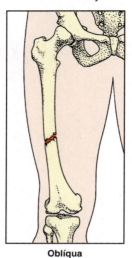
Oblíqua

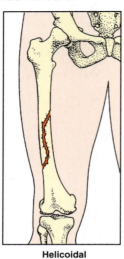
Helicoidal

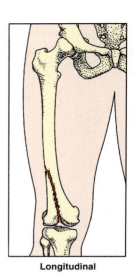
Longitudinal

Figura 4.28 Direção da linha de fratura. Fatores necessários à avaliação radiográfica de uma fratura: direção da linha de fratura.

ASPECTOS ESPECÍFICOS

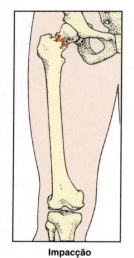
Impacção

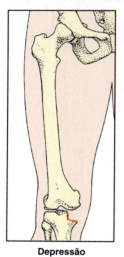
Depressão

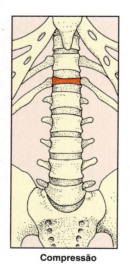
Compressão

Figura 4.29 Elementos especiais da fratura. Fatores necessários à avaliação radiográfica de uma fratura: elementos especiais.

ANORMALIDADES ASSOCIADAS

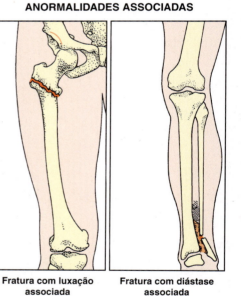
Fratura com luxação associada | Fratura com diástase associada

Figura 4.30 Anormalidades associadas. Fatores necessários à avaliação radiográfica de uma fratura: anormalidades associadas.

TIPOS ESPECIAIS DE FRATURA

Estresse | Patológica

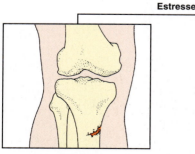
Estresse
(osso normal, estresse anormal
– p. ex., corrida)

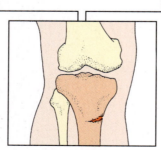
Insuficiência
(osso anormal – p. ex., osteoporótico;
estresse normal – p. ex., caminhar)

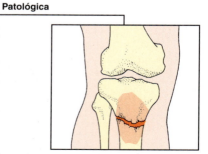
Secundária a uma
anormalidade preexistente
(em geral, tumor ósseo)

Figura 4.31 Tipos especiais de fratura. Fatores necessários à avaliação radiográfica de uma fratura: tipos especiais de fratura.

Capítulo 4   Avaliação Radiológica de Lesões Traumáticas   77

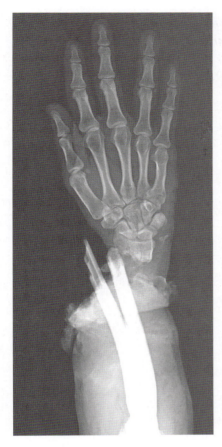

Figura 4.32 **Fratura exposta (composta).** A radiografia do antebraço distal de uma mulher de 29 anos, que referia ter sofrido mordida de um cão, demonstrou fratura exposta cominutiva aguda com desvio dos segmentos distais do rádio e da ulna.

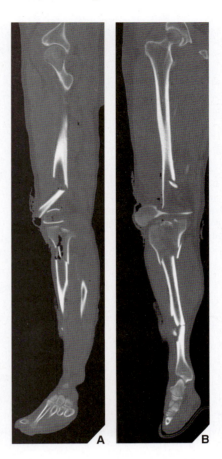

Figura 4.33 **Imagem de TC de fratura exposta (composta).** Este homem de 61 anos sofreu um acidente de motocicleta. As imagens reformatadas de TC nos planos sagital (**A**) e coronal (**B**) de todo o membro inferior direito demonstraram fratura exposta cominutiva com desvio do fêmur distal associada à luxação posterior do joelho. Além disso, observe que havia fraturas expostas cominutivas com deslocamento do segmento proximal do terço médio da tíbia.

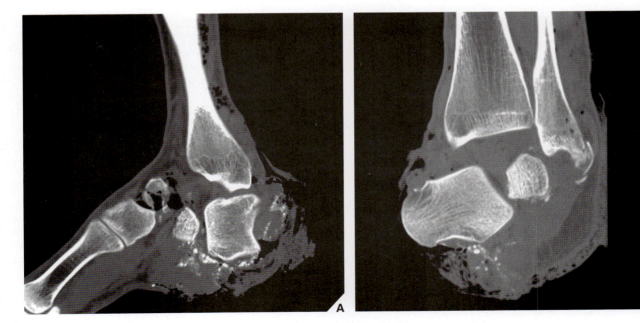

Figura 4.34 **Imagens de TC de fratura exposta (composta).** Essas imagens reformatadas de TC nos planos sagital (**A**) e coronal (**B**) demonstraram fratura-luxação do tornozelo e das articulações subtalares. Observe que havia comunicação dos fragmentos fraturados com o ambiente exterior.

LESÃO DA PLACA DE CRESCIMENTO
Classificação de Salter-Harris

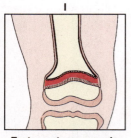
I
Fratura atravessando a placa de crescimento

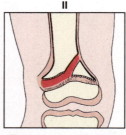
II
Fratura atravessando a placa de crescimento e metáfise

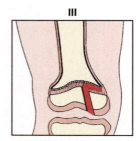
III
Fratura atravessando a placa de crescimento e epífise

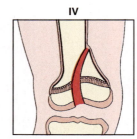
IV
Fratura atravessando a placa de crescimento, metáfise e epífise

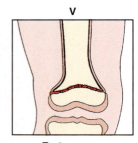
V
Fratura com compressão da placa de crescimento

Acréscimos de Rang e Ogden à classificação de Salter-Harris

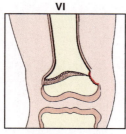
VI
Traumatismo do pericôndrio com depressão da placa de crescimento (ressalto periférico)

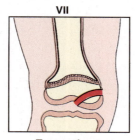
VII
Traumatismo da epífise (fratura condral ou osteocondral)

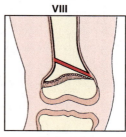
VIII
Fratura de metáfise

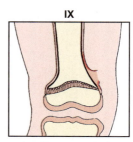
IX
Lesão por avulsão do periósteo

▲ **Figura 4.35 Classificação das lesões da placa de crescimento.** Classificação de Salter-Harris das lesões que envolvem a placa de crescimento (placa epifisária) e acréscimos de Rang e Ogden.

forma que as lesões diretas descritas por Salter e Harris. Com o *tipo I*, a fratura afeta apenas a placa de crescimento. Esse tipo de fratura é subdividido em fraturas incompleta, completa, sem desvio e com desvio (Figuras 4.36 a 4.39). Nos casos típicos, essas lesões ocorrem em crianças com menos de 5 anos, e as áreas afetadas mais comumente são segmentos proximal e distal do úmero e fêmur distal. Em geral, o prognóstico é muito bom. Com o *tipo II*, a fratura afeta a placa de crescimento e estende-se através da metáfise (Figuras 4.40 e 4.41). Esse tipo é o mais comum, representa cerca de 75% de todas as lesões da placa de crescimento e ocorre em crianças de 10 a 16 anos. Em ordem decrescente de frequência, as áreas afetadas mais comumente são segmentos distais do rádio, tíbia, fíbula, fêmur e ulna. O prognóstico geralmente é bom. Com o *tipo III*, a fratura afeta a placa de crescimento e estende-se através da epífise (Figuras 4.42 e 4.43). Esse tipo de fratura é comum nas crianças de 10 a 15 anos, e as áreas afetadas mais frequentemente são segmentos proximal e distal da tíbia e do fêmur distal. Com o *tipo IV*, a fratura afeta a placa de crescimento e estende-se através da metáfise e da epífise (Figuras 4.44 a 4.47). Úmero e tíbia distais são afetados mais comumente e esse tipo de fratura pode ser complicado por parada do crescimento e deformidade articular. O *tipo V* consiste em lesão por esmagamento da placa de crescimento (Figura 4.48; ver também Figura 4.111B) e

é mais comum nas crianças maiores e nos adolescentes. Nos casos típicos, as estruturas afetadas são placas de crescimento da tíbia proximal e distal e do fêmur distal. Esse tipo de fratura sempre causa parada de crescimento do membro afetado e deformidade articular. Com o *tipo VI*, que afeta apenas a região periférica da placa de crescimento e pericôndrio, a lesão nem sempre pode estar associada a uma fratura. Isso pode resultar de contusão localizada, infecção pós-traumática ou queimadura grave. Formação óssea reativa subsequente e fusão óssea da epífise podem causar parada de crescimento do osso afetado e deformidade articular. Fratura do *tipo VII* consiste unicamente em fratura transepifisária, que é subdividida em subtipos A (quando a linha de fratura se estende até a placa de crescimento) e B (quando a linha de fratura não se estende até a placa de crescimento (Figuras 4.49 e 4.50). Quando a epífise não está totalmente ossificada, esse tipo de fratura pode nem mesmo ser detectado nas radiografias convencionais. Fratura do *tipo VIII* afeta a região metafisária (Figuras 4.51 e 4.52) e pode ser complicada por lesões dos vasos sanguíneos que irrigam a placa de crescimento. Com o *tipo IX*, a lesão do periósteo pode interferir no mecanismo de ossificação intramembranosa. Todas essas lesões traumáticas, especialmente os tipos IV e V (ver Figura 4.111), podem causar anormalidades de crescimento com discrepância subsequente do comprimento dos membros.

Capítulo 4   Avaliação Radiológica de Lesões Traumáticas   79

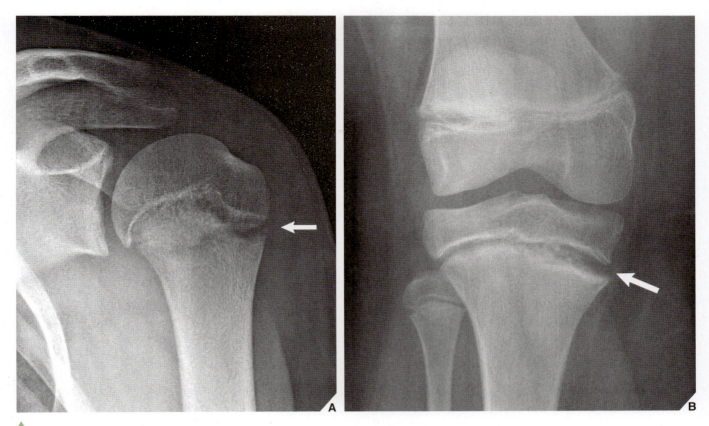

▲
Figura 4.36 Fratura de Salter-Harris tipo I (incompleta). A. Essa radiografia anteroposterior do ombro de um menino de 14 anos demonstrou fratura incompleta atravessando a placa de crescimento do úmero proximal, afetando apenas a superfície lateral (*seta*). A superfície medial da placa de crescimento estava intacta. **B.** Essa radiografia anteroposterior do joelho direito de uma menina de 10 anos mostrou fratura incompleta atravessando a placa de crescimento da tíbia proximal, afetando apenas a superfície medial (*seta*).

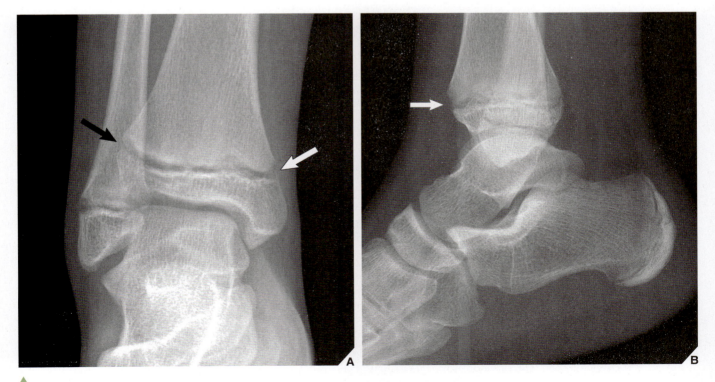

▲
Figura 4.37 Fratura de Salter-Harris tipo I (completa). As radiografias anteroposterior (**A**) e perfil (**B**) do tornozelo esquerdo desse menino de 13 anos demonstraram fratura completa sem desvio, que atravessava a placa de crescimento da tíbia distal (*setas*).

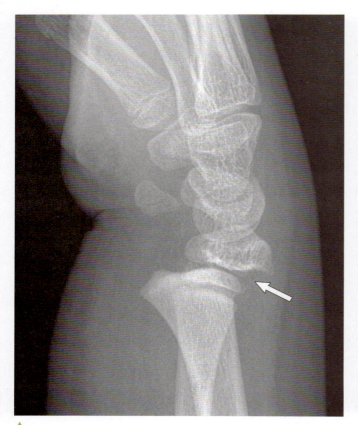

▲ **Figura 4.38 Fratura de Salter-Harris tipo I (com desvio).** Essa radiografia em perfil do punho de uma menina de 8 anos demonstrou fratura com desvio atravessando a placa de crescimento do rádio distal (*seta*).

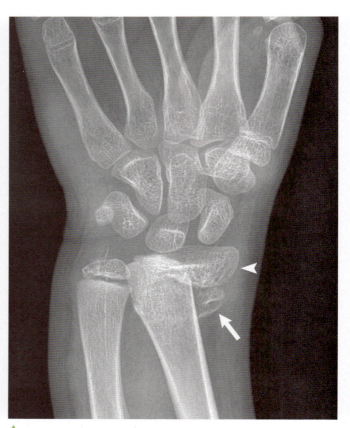

▲ **Figura 4.40 Fratura de Salter-Harris tipo II (com desvio).** Essa radiografia dorsovolar do punho esquerdo de um menino de 12 anos demonstrou fratura atravessando a placa de crescimento do rádio distal, que afetava também a metáfise (*seta*). A epífise estava desviada lateralmente (*ponta de seta*).

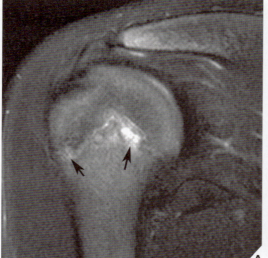
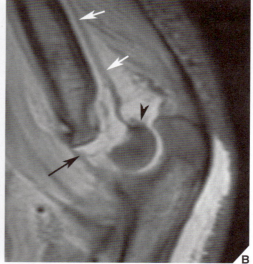

▲ **Figura 4.39 Imagens de RM de fratura de Salter-Harris tipo I. A.** Essa imagem coronal de RM ponderada em T2 com saturação de gordura do ombro direito de um jogador de beisebol jovem demonstrou alargamento e sinal hiperintenso na placa de crescimento proximal do úmero sem desvio (*setas*), compatível com o chamado *ombro da liga amadora*. **B.** A imagem sagital de RM na sequência GRE (*gradient recalled echo*) do cotovelo de uma criança que caiu enquanto brincava no parquinho mostrou fratura completa com desvio atravessando a epífise distal do úmero, sem acometimento da metáfise ou epífise (*seta preta*). A tróclea estava desviada em direção medial (*ponta de seta*) e o periósteo posterior distal estava separado do osso (*setas brancas*).

Capítulo 4 Avaliação Radiológica de Lesões Traumáticas 81

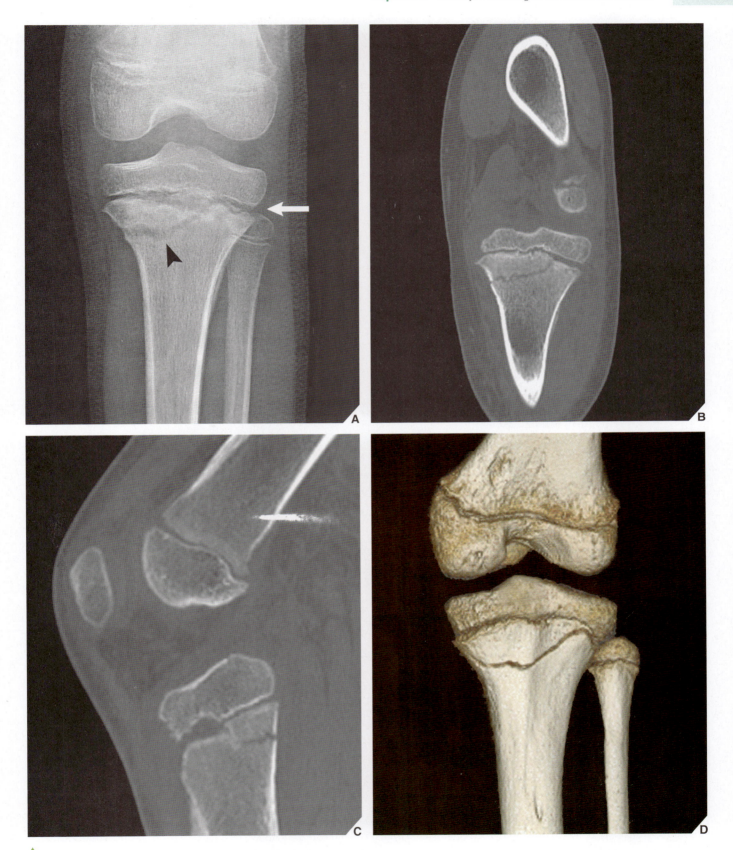

▲
Figura 4.41 Imagens de TC e TC 3D de fratura de Salter-Harris tipo II. A. Esta radiografia anteroposterior do joelho esquerdo de uma menina de 7 anos demonstrou fratura atravessando a placa de crescimento da tíbia proximal (*seta*), que se estendia através da metáfise (*ponta de seta*). As imagens de TC reformatadas nos planos coronal (**B**) e sagital (**C**) do joelho esquerdo, complementadas pela imagem reconstruída de TC 3D (**D**), demonstraram esse tipo de lesão com mais detalhes.

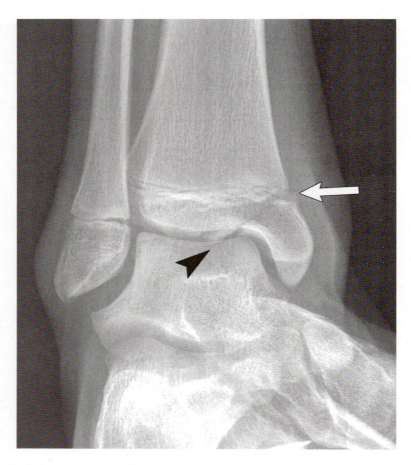

▲
Figura 4.42 Fratura de Salter-Harris tipo III. Essa radiografia anteroposterior do tornozelo direito de um menino de 14 anos demonstrou fratura atravessando a placa de crescimento da tíbia distal (*seta*), que se estendia através da epífise (*ponta de seta*).

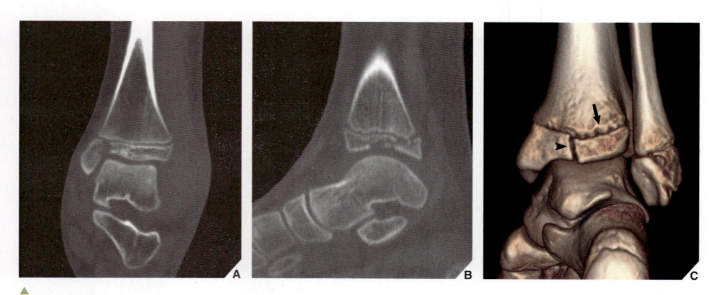

▲
Figura 4.43 Imagens de TC e TC 3D de fratura de Salter-Harris tipo III. Imagens de TC reformatadas nos planos coronal (**A**) e sagital (**B**) do tornozelo esquerdo de uma menina de 11 anos e uma imagem reconstruída de TC 3D (**C**) mostraram fratura atravessando a placa de crescimento da tíbia distal (*seta*), que se estendia através da epífise (*ponta de seta*).

Capítulo 4   Avaliação Radiológica de Lesões Traumáticas   83

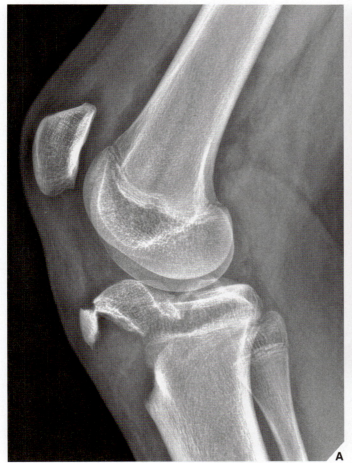

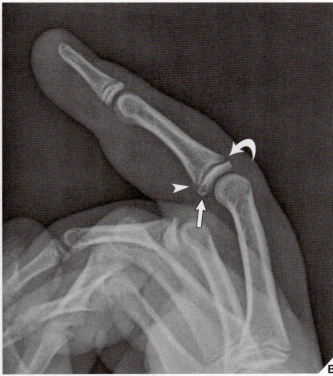

◀ **Figura 4.44 Fratura de Salter-Harris tipo IV. A.** Essa radiografia em perfil do joelho de um menino de 15 anos demonstrou fratura atravessando a placa de crescimento da tíbia proximal, que se estendia através da metáfise e da epífise. **B.** A radiografia em perfil do dedo indicador de uma menina de 10 anos mostrou fratura atravessando a placa de crescimento da falange média (*seta curva*), fratura da epífise (*seta*) e fratura da metáfise (*ponta de seta*).

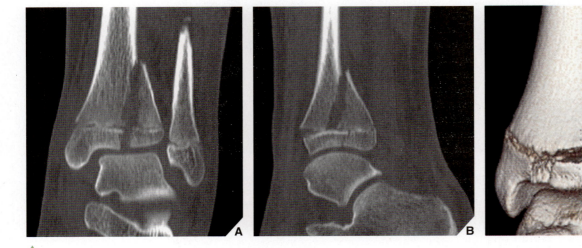

▲ **Figura 4.45 Imagens de TC e TC 3D de fratura de Salter-Harris tipo IV.** Imagens de TC reformatadas nos planos coronal (**A**) e sagital (**B**) e uma imagem reconstruída de TC 3D (**C**) do tornozelo esquerdo desse rapaz de 16 anos demonstraram fratura atravessando a placa de crescimento da tíbia distal, que se estendia através da metáfise e epífise tibiais. Observe que a placa de crescimento da fíbula distal estava aparentemente normal e que havia outra fratura da diáfise fibular (*seta*).

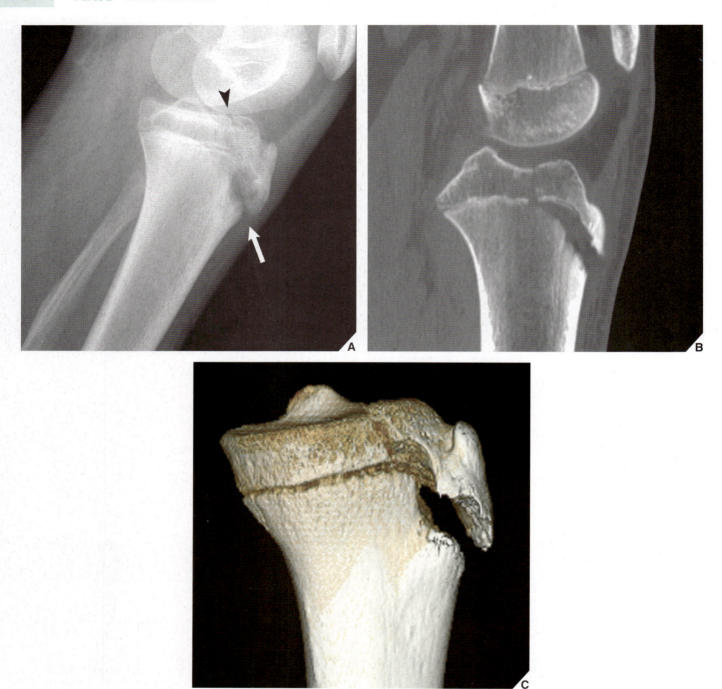

Figura 4.46 Imagens de TC e TC 3D de fratura de Salter-Harris tipo IV. A. A radiografia de perfil do joelho desse menino de 16 anos demonstrou fratura da epífise proximal da tíbia (*ponta de seta*), que se estendia através da placa de crescimento até a metáfise (*seta*). Essas alterações foram confirmadas pela imagem de TC reformatada no plano sagital (**B**) e imagem reconstruída de TC 3D (**C**).

Edema periepifisário focal (EPEF) é uma condição descrita recentemente, que afeta as áreas que circundam a placa de crescimento do esqueleto em formação (joelho, na maioria dos casos), aparentemente relacionada com o estágio fisiológico de fechamento da placa de crescimento ou, mais provavelmente, com microtraumatismo ocorrido durante atividades esportivas. Essa anormalidade pode ser demonstrada apenas na RM na forma de áreas focais de edema ao redor da placa de crescimento. Na maioria dos casos, a lesão causa dor em adolescente com história de prática esportiva (Figura 4.53).

Sinais indiretos como indícios diagnósticos

Embora o diagnóstico da maioria das fraturas possa ser firmado com base nas radiografias convencionais, algumas fraturas lineares sutis sem desvio podem não ser evidentes na época da lesão. Nesses casos, alguns sinais indiretos de fratura fornecem indícios diagnósticos úteis.

Edema de partes moles

Traumatismo do esqueleto sempre está associado a lesões de tecidos moles e, em quase todos os casos de fratura aguda, há alguma

Capítulo 4 Avaliação Radiológica de Lesões Traumáticas   85

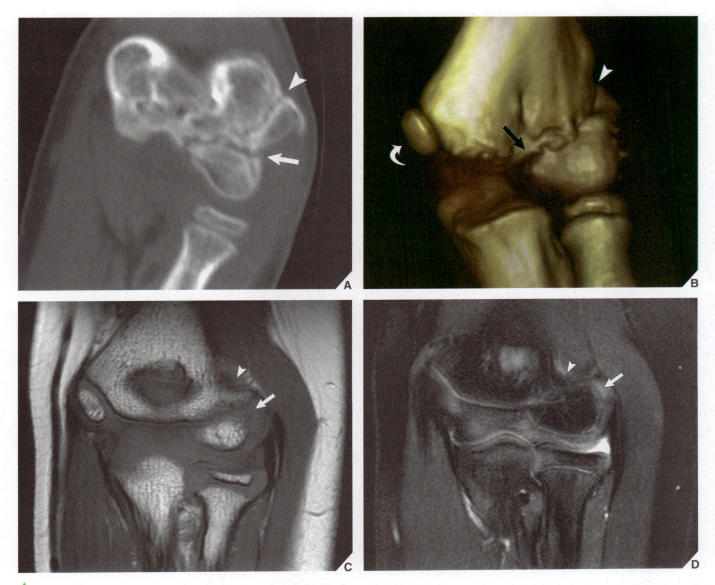

Figura 4.47 Imagens de TC, TC 3D e RM de fratura de Salter-Harris tipo IV. As imagens de TC reformatada no plano coronal (**A**) e reconstruída em 3D (**B**) e as imagens coronais de RM ponderadas em T1 (**C**) e T2 (**D**) do cotovelo esquerdo desse menino de 7 anos demonstraram fratura do epicôndilo lateral do úmero (*pontas de seta*), que se estendia através da placa de crescimento e afetava o capítulo (*setas*). Observe que o centro de ossificação do epicôndilo medial do úmero estava normal (*seta curva*).

evidência radiográfica de edema de partes moles na área da fratura (Figura 4.54 A). Entretanto, a inexistência de edema de partes moles praticamente exclui a possibilidade de fratura aguda (Figura 4.54 B).

Apagamento ou deslocamento das faixas de gordura

Fraturas sutis, especialmente do rádio distal, escafoide do carpo, trapézio e base do primeiro metacarpo, causam apagamento ou deslocamento dos planos fasciais. Na incidência do punho em perfil, pode-se detectar uma faixa radiotransparente que representa acúmulo de gordura entre o músculo pronador quadrado e tendões do músculo flexor profundo do dedo. Fratura do rádio distal causa alterações no aspecto da *faixa de gordura do pronador quadrado*, que pode estar deslocada em direção anterior (volar), borrada ou apagada (sinal de MacEwan) (Figura 4.55).

Terry e Ramin enfatizaram a utilidade de reconhecer a *faixa de gordura escafoide*, que geralmente é evidenciada como uma linha radiotransparente fina paralela à superfície lateral do osso escafoide, entre o ligamento colateral radial, a bainha sinovial do abdutor longo do polegar e o extensor curto do polegar. Com a maioria das fraturas do escafoide do carpo, estiloide radial, trapézio ou base do primeiro metacarpo, a faixa de gordura escafoide está apagada ou deslocada. Esse sinal é mais evidente na incidência dorsovolar do punho (Figura 4.56).

Reações periosteais e endosteais

A linha de fratura pode não estar visível, mas reações periosteais ou endosteais podem ser o primeiro sinal radiográfico de fratura (Figura 4.57).

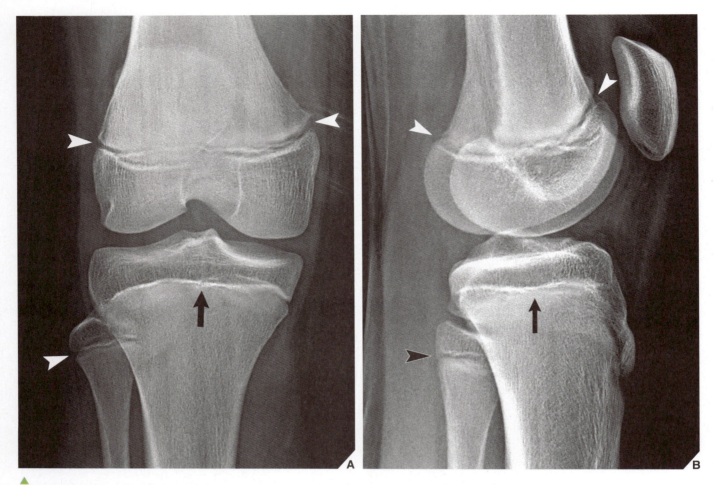

Figura 4.48 **Fratura de Salter-Harris tipo V.** Esse menino de 12 anos sofreu lesão do joelho quando caiu de uma altura de 5 metros. As radiografias originais foram consideradas "normais". Como continuava a se queixar de dor, as radiografias foram repetidas 4 semanas depois do acidente. Radiografias anteroposterior (**A**) e perfil (**B**) do joelho direito demonstraram estreitamento e esclerose da placa de crescimento proximal da tíbia (*setas*) compatível com lesão epifisária por esmagamento. Observe que as placas de crescimento do fêmur distal e fíbula proximal tinham aspecto normal (*pontas de seta*).

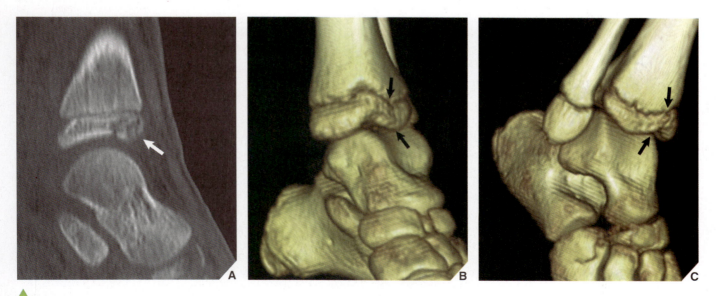

Figura 4.49 **Imagens de TC e TC 3D de fratura de Ogden tipo VII-A.** Esse menino de 8 anos machucou-se em um acidente de bicicleta. A imagem de TC reformatada no plano sagital (**A**) e duas imagens reconstruídas de TC 3D (**B** e **C**) do tornozelo direito demonstraram fratura atravessando a epífise da tíbia, que se estendia até a placa de crescimento distal (*setas*), embora não houvesse lesão (tipo A) desta estrutura (*setas*).

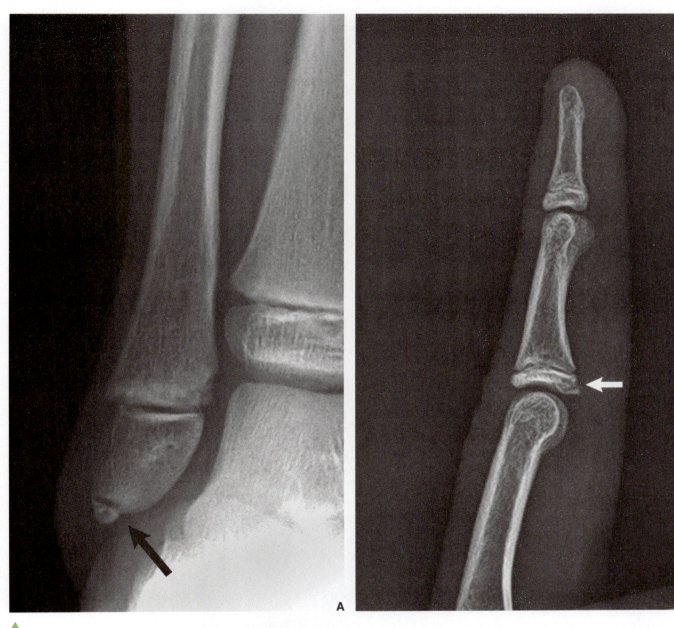

▲
Figura 4.50 Fratura de Ogden tipo VII-B. A. Essa menina de 11 anos teve fratura atravessando a epífise fibular, que não se estendia até a placa de crescimento (tipo B) (*seta*). **B.** Esse menino de 12 anos teve fratura da epífise da falange média do dedo indicador (placa volar), que não se estendia até a placa de crescimento (tipo B) (*seta*).

Derrame articular

Essa alteração, que resulta no aspecto radiográfico do sinal do coxim gorduroso, é especialmente útil para diagnosticar lesões traumáticas do cotovelo. O coxim de gordura posterior (dorsal) está localizado no plano profundo da fossa do olécrano e não é visível na incidência em perfil. O coxim gorduroso anterior (ventral) ocupa as fossas radial e coronoide anteriores mais superficiais e, em geral, é evidenciado como uma faixa radiotransparente plana em posição ventral ao córtex anterior do úmero. Distensão da cápsula articular por líquido sinovial ou hemorrágico faz com que o coxim gorduroso posterior se torne visível e também desloca o coxim gorduroso anterior, resultando no *sinal do coxim gorduroso* (Figura 4.58). Quando há história de traumatismo do cotovelo e o sinal do coxim gorduroso é positivo, o paciente geralmente tem fratura e o radiologista deve envidar todos os esforços para demonstrá-la. Ainda que a linha de fratura não seja demonstrada em várias radiografias, o paciente deve ser tratado como se tivesse fratura.

Nível intracapsular de gordura-líquido

Quando a fratura afeta a extremidade articular de um osso (principalmente de um osso longo como tíbia, úmero ou fêmur), sangue e gordura da medula óssea podem entrar na articulação (lipo-hemartrose) e causar sobreposição típica dessas duas substâncias na radiografia: interface de gordura-sangue, ou *sinal da FBI* (*fat-blood interface*, em inglês) (Figura 4.59). A TC ou a RM também podem demonstrar esse fenômeno (Figuras 4.60 e 4.61). Quando não é possível demonstrar a linha de fratura, o diagnóstico deve ser estabelecido com base apenas nesse sinal.

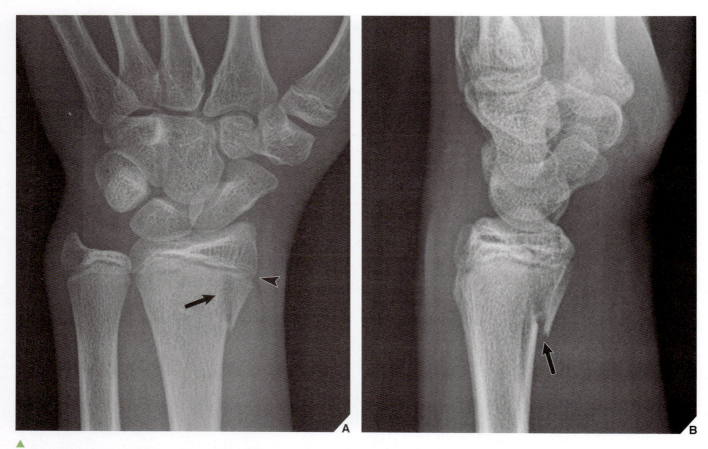

▲ **Figura 4.51 Fratura de Ogden tipo VIII.** Radiografias dorsovolar (**A**) e perfil (**B**) do punho direito desse menino de 14 anos demonstraram fratura atravessando a metáfise do rádio distal (*setas*), que se estendia até a placa de crescimento, embora preservasse esta estrutura (*ponta de seta*).

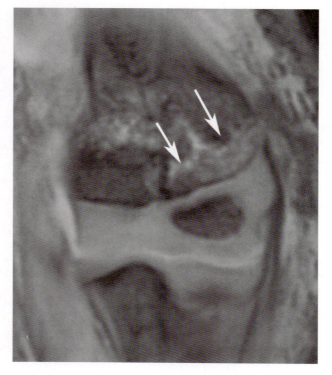

▲ **Figura 4.52 Imagem de RM de fratura de Ogden tipo VIII.** Essa imagem coronal de RM na sequência GRE (*gradient recalled echo*) do cotovelo demonstrou fratura oblíqua da metáfise do úmero distal (*setas*), que se estendia até a placa de crescimento do úmero distal, sem comprometer esta estrutura.

Capítulo 4 Avaliação Radiológica de Lesões Traumáticas   89

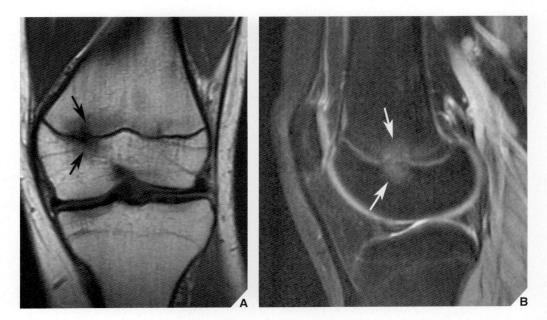

Figura 4.53 EPEF. Imagens de RM coronal ponderada em T1 (A) e sagital ponderada em T2 (B) com saturação de gordura do joelho de um adolescente mostraram área focal de sinal de intensidade anormal ao redor da epífise do fêmur distal (setas). Esse paciente não tinha história típica de traumatismo, mas ele praticava esportes de contato.

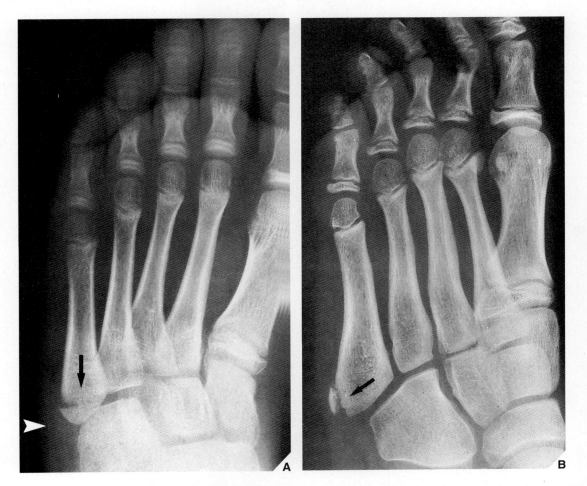

Figura 4.54 Fratura versus centro de ossificação. A. Esta radiografia dorsoplantar do pé demonstrou edema acentuado de partes moles da parte lateral do pé (ponta de seta). A linha radiotransparente na base do quinto metatarso sugeria fratura (seta). B. Uma linha radiotransparente semelhante (seta) separava um fragmento ósseo desprendido da base do quinto metatarso de outro paciente, no qual se suspeitou de fratura deste osso. Observe que não havia qualquer indício de edema dos tecidos moles. Esse fragmento era um centro de ossificação secundária – não uma fratura.

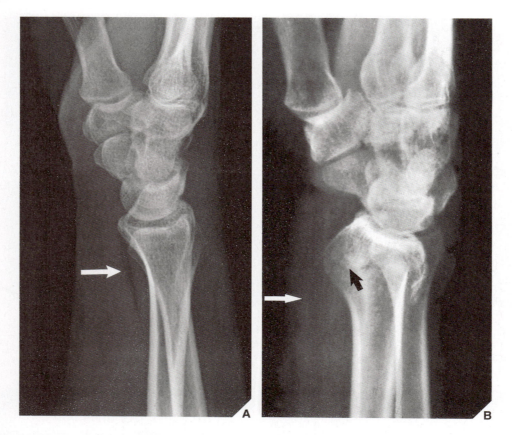

▲ Figura 4.55 **Faixa de gordura do pronador quadrado. A.** O plano fascial do músculo pronador quadrado foi demonstrado na parte volar do antebraço distal como uma faixa radiotransparente (*seta*). **B.** Neste paciente com fratura do rádio distal, a faixa de gordura estava borrada e desviada em direção volar (*seta*) secundária como consequência de edema localizado e hemorragia periosteal. A *seta preta curta* assinala uma fratura sutil do rádio distal sem desvio.

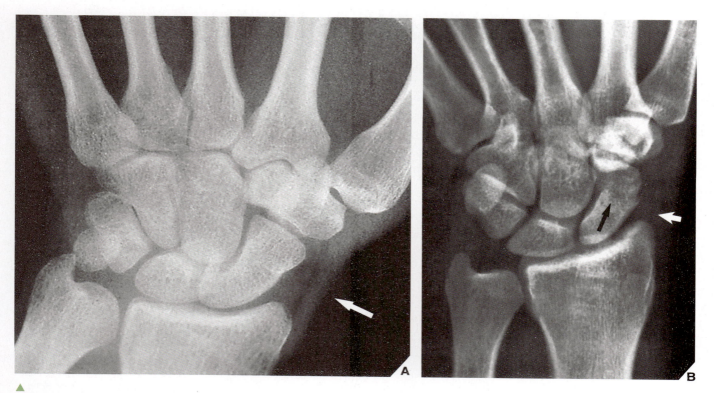

▲ Figura 4.56 **Faixa de gordura escafoide. A.** Faixa de gordura escafoide normal (*seta*). **B.** Uma fratura sutil do escafoide (*seta preta*) causou apagamento e deslocamento radial da faixa de gordura (*seta branca*).

Capítulo 4 Avaliação Radiológica de Lesões Traumáticas   91

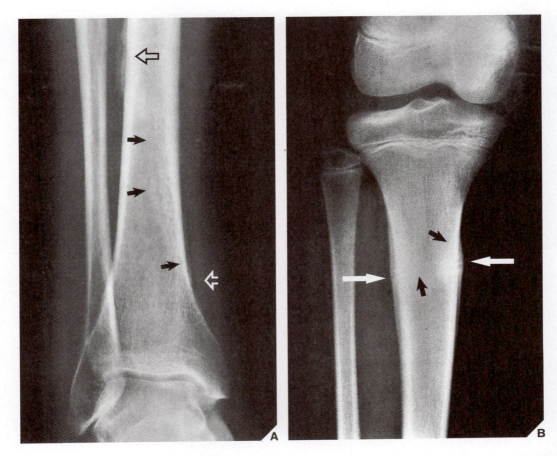

▲
Figura 4.57 Sinais secundários de fratura. A. Uma mulher de 49 anos sofreu lesão da perna. A radiografia anteroposterior mostrou neoformação periosteal no córtex medial do terço distal da tíbia, pouco acima do maléolo em direção mais proximal na superfície lateral (*setas abertas*). Esse sinal indireto de fratura representava estágio inicial de formação externa do calo ósseo. A linha de fratura filiforme era praticamente imperceptível (*setas pretas*). **B.** Exemplo de formação de calo periosteal nos córtices medial e lateral da diáfise proximal da tíbia (*setas brancas*). A faixa transversal de hiperdensidade visível na parte medular do osso (*setas pretas*) representava o calo endosteal. A linha de fratura era praticamente invisível. Essas alterações são comuns com fraturas de estresse.

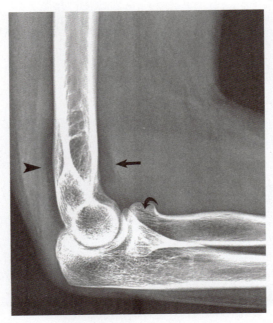

▲
Figura 4.58 Fratura da cabeça do rádio. A incidência do cotovelo em perfil demonstrou sinal do coxim gorduroso positivo. O coxim gorduroso anterior estava acentuadamente elevado (*seta*), enquanto o coxim gorduroso posterior (*ponta de seta*) estava claramente visível nesse paciente. Havia uma fratura sutil da cabeça do rádio sem desvio (*seta curva*).

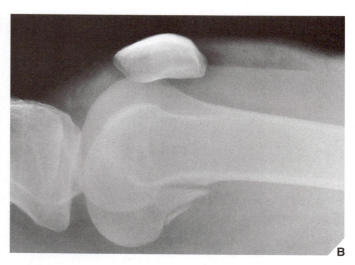

▲ **Figura 4.59 Sinal da interface gordura-sangue (FBI). A.** A incidência anteroposterior do ombro com paciente ereto demonstrou nível de líquido-gordura na articulação (*seta*), ou seja, um exemplo do sinal da FBI. A linha de fratura estendia-se do colo do úmero proximal ao tubérculo maior (*pontas de seta*). De forma a demonstrar o sinal da FBI, o cassete deve ser posicionado perpendicularmente no nível de gordura-líquido esperado, com os raios centrais direcionados horizontalmente. Por exemplo, no ombro, deve-se obter radiografia na posição ereta (paciente de pé ou sentado). No joelho (**B**), o paciente deve estar em posição supina, e a incidência obtida deve ser em perfil perpendicular à mesa de exame.

Sinal da lâmpada de lava

Semelhante ao sinal descrito antes, o sinal da lâmpada de lava é produzido quando gotículas de gordura da medula óssea entram na articulação através de uma fratura intra-articular, que pode não ser evidente radiograficamente, mas pode ser demonstrada nas imagens de RM (Figura 4.62). Mesmo quando não é possível identificar a linha de fratura, gotículas de gordura presentes dentro da articulação confirmam o diagnóstico.

Linha cortical dupla

Essa alteração sugere fratura sutil com depressão cortical. A linha de fratura propriamente dita pode não ser evidente, mas o contorno duplo do córtex indica impacção (Figura 4.63).

Abaulamento do córtex

Também conhecido como *fratura em toros*, esse pode ser o único sinal de fratura de um osso cilíndrico das crianças (Figura 4.64). Em alguns casos, esse sinal é detectado mais facilmente na incidência de perfil do que na projeção frontal.

Ângulos metafisários irregulares

Esse sinal é secundário às fraturas pequenas por avulsão da metáfise e indica lesão óssea sutil causada por aplicação de força rotatória rápida na inserção dos ligamentos. Consequentemente, fragmentos ósseos pequenos separam-se da metáfise. Essas *fraturas anguladas* comumente ocorrem em lactentes e crianças que sofrem traumatismo esquelético e devem ser buscadas, principalmente quando há suspeita de síndrome da criança espancada, também conhecida como *síndrome do bebê sacudido* ou *síndrome do trauma paterno-materno filial* (PITS) (Figura 4.65).

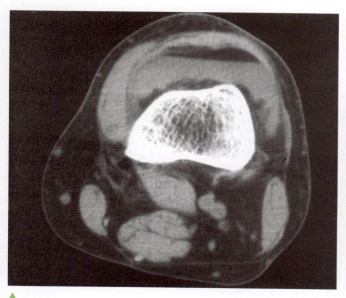

▲ **Figura 4.60 Sinal da FBI na TC.** A imagem axial de TC da articulação do joelho demonstrou sinal da FBI nesse paciente com fratura do platô tibial (não demonstrada nessa imagem).

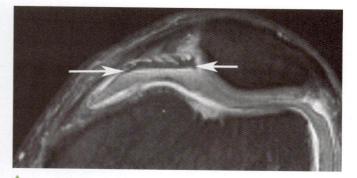

▲ **Figura 4.61 Sinal da FBI na RM.** Essa imagem axial de RM ponderada em densidade de prótons com saturação de gordura do joelho desse paciente em posição supina detectou sinal da FBI secundário à deposição diferenciada de gordura (sinal hipointenso) flutuando sobre sangue (sinal de intensidade intermediária) (*setas*) – um caso de lipo-hemartrose.

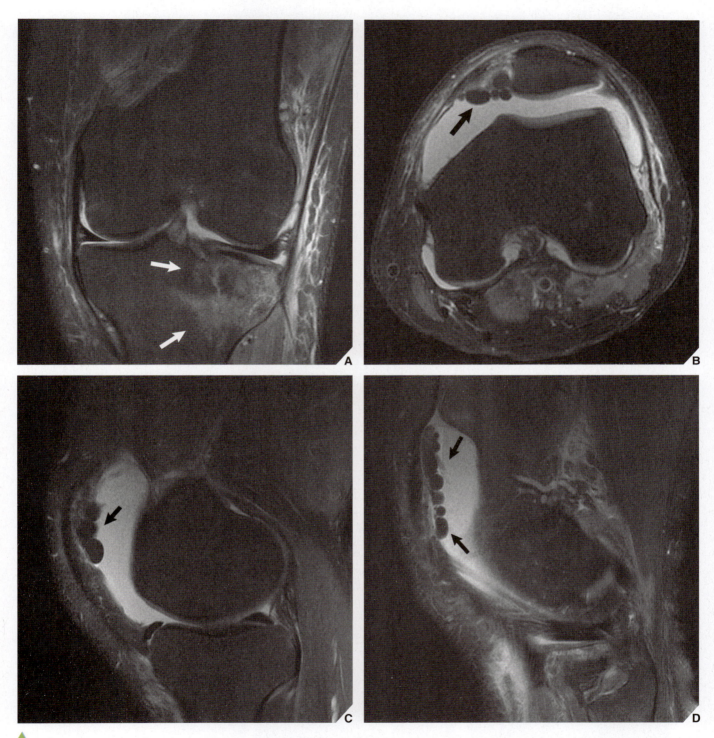

▲ **Figura 4.62 Sinal da lâmpada de lava com fratura intra-articular imperceptível.** Esse homem de 36 anos sofreu lesão do joelho depois de uma queda. As radiografias (não incluídas aqui) não detectaram fratura. A imagem coronal de RM ponderada em densidade de prótons com supressão de gordura (**A**) demonstrou fratura intra-articular do platô tibial lateral (*setas brancas*). Nessa mesma sequência, as imagens axial (**B**), sagital no nível da parte medial da articulação (**C**) e sagital no nível da parte lateral da articulação (**D**) demonstraram sinal da lâmpada de lava, que se deve às gotículas de gordura da medula óssea (*setas pretas*) sobrepostas ao líquido articular hiperintenso.

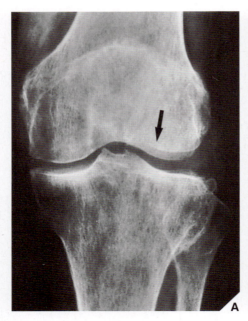
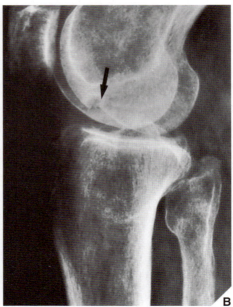

▲
Figura 4.63 Fratura de fêmur. A. Na radiografia anteroposterior do joelho, a linha de fratura não estava aparente, mas o córtex articular deprimido do côndilo femoral lateral projetava-se em direção proximal até a linha subcondral normal do segmento intacto, produzindo uma linha cortical dupla (*seta*). **B.** A radiografia em perfil confirmou fratura deprimida do côndilo femoral (*seta*).

Avaliação radiográfica de luxações

As luxações são mais evidentes que as fraturas nas radiografias convencionais e, por tal razão, seu diagnóstico é mais fácil (Figura 4.66). Algumas têm aspecto tão característico na projeção frontal (incidência anteroposterior), que esse é o único exame necessário (Figura 4.66 C). Entretanto, o mesmo princípio que recomenda a obtenção de no mínimo duas incidências orientadas a 90° entre si também se aplica a esses casos. Em alguns pacientes, devem ser obtidas radiografias complementares e, em alguns casos, é necessário realizar TC para avaliar uma luxação com mais detalhes.

Monitoramento dos resultados do tratamento

A radiografia desempenha um papel fundamental no monitoramento do processo de consolidação de fraturas e detecção de quaisquer complicações pós-traumáticas. Radiografias de seguimento devem ser obtidas a intervalos regulares para avaliar o estágio e as complicações possivelmente associadas à consolidação da fratura, além de outras complicações que podem ocorrer depois de fratura ou luxação. Quando as radiografias são duvidosas a esse respeito, a TC é a próxima técnica a ser utilizada.

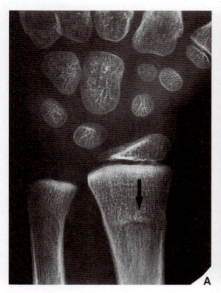
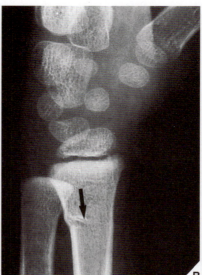
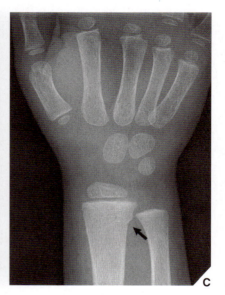

▲
Figura 4.64 Fratura em toros. As radiografias posteroanterior (**A**) e perfil (**B**) do antebraço distal demonstraram abaulamento do córtex dorsal da diáfise do rádio distal (*setas*). Essas alterações foram atribuídas a uma fratura em toros incompleta. Observe que a incidência em perfil é mais esclarecedora. **C.** A radiografia dorsovolar do punho esquerdo de outro paciente (um menino de 4 anos) demonstrou fratura em toros típica, evidenciada por abaulamento do córtex medial da metáfise radial (*seta*).

Capítulo 4 Avaliação Radiológica de Lesões Traumáticas   95

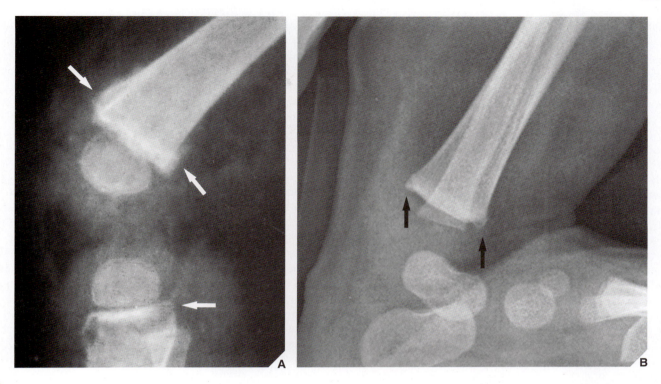

▲
Figura 4.65 **Síndrome da criança espancada. A.** Essa radiografia do joelho em perfil delineou as metáfises do fêmur distal e tíbia proximal e fraturas anguladas sutis (*setas*), que são típicas de síndrome da criança espancada. **B.** Em outro bebê, essa radiografia detectou fraturas anguladas na metáfise da tíbia distal (*setas*).

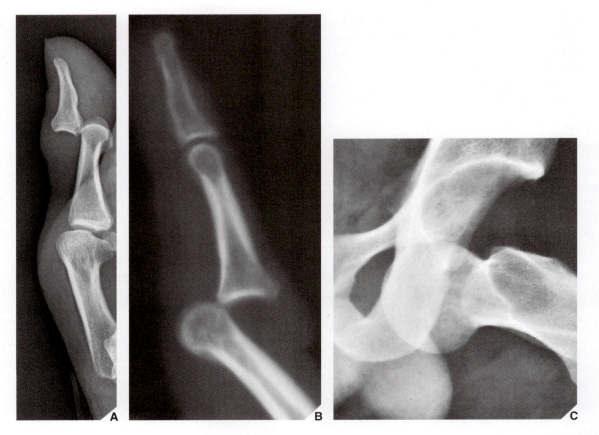

▲
Figura 4.66 **Luxações. A.** Essa radiografia do polegar em perfil demonstrou luxação da articulação interfalangiana. **B.** Essa radiografia em perfil mostrou luxação da articulação interfalangiana proximal do dedo indicador. **C.** Essa radiografia anteroposterior do quadril esquerdo evidenciou luxação anterior típica da cabeça do fêmur. Indícios sugestivos desse diagnóstico eram a posição de abdução e rotação externa do fêmur e a posição da cabeça do fêmur medial e inferior ao acetábulo.

Consolidação de fraturas e suas complicações

O processo de consolidação de uma fratura pode ser dividido em três fases: inflamatória (reativa), reparadora e remodeladora. A *fase inflamatória* caracteriza-se por vasodilatação, exsudação plasmática e infiltração de células inflamatórias. Essa fase estende-se por cerca de 2 a 7 dias. A *fase reparadora* caracteriza-se pela formação de calos periosteais e endosteais (medulares) por osteoblastos do periósteo e medula óssea. Proliferação e diferenciação das células mesenquimais acompanham-se de proliferação vascular intensa. Os osteoblastos resultantes produzem colágeno a uma taxa acelerada. Essa fase estende-se por cerca de 1 mês. A *fase remodeladora* caracteriza-se por modelagem e remodelagem do local da fratura para recuperar o contorno original do osso e sua estrutura interna ideal. Calos endosteais e periosteais são removidos, e o osso entrelaçado imaturo é substituído por osso lamelar secundário (cortical ou trabecular). Quando a fratura (principalmente no esqueleto em crescimento) se consolida com angulação incorreta (falha de união), isso pode ser corrigido pela remoção seletiva de osso do lado convexo do córtex por um processo de reabsorção osteoclástica e acréscimo de osso ao lado côncavo por um processo de aposição osteoblástica. Essa fase pode se estender por cerca de 3 meses a 1 ano, ou até por mais tempo.

A consolidação da fratura depende de muitos fatores: idade do paciente, localização e tipo de fratura, posição dos fragmentos, condições da irrigação sanguínea, qualidade da imobilização ou fixação e existência ou não de anormalidades associadas, inclusive infecção ou osteonecrose (Tabela 4.1). Os tempos médios de consolidação de algumas fraturas estão demonstrados na Tabela 4.2. A maioria das fraturas se consolida por uma combinação de calos endosteal e periosteal. Contanto que a irrigação sanguínea seja adequada, fraturas sem deslocamento e fraturas anatomicamente reduzidas e imobilizadas com compressão adequada se consolidam por *união primária*. Com esse tipo de consolidação, a linha de fratura é obliterada pelo calo endosteal (interno). Fraturas com deslocamento, isto é, que não estão anatomicamente alinhadas ou têm espaço entre os fragmentos, consolidam-se por *união secundária*. Esse tipo de consolidação é conseguido principalmente por formação de um calo periosteal (externo) exagerado, que sofre ossificação completa passando pelos estágios de tecido de granulação, tecido fibroso, fibrocartilagem, osso entrelaçado e osso compacto. Para o radiologista que avalia radiografias de seguimento, o indício principal de reparação óssea é evidência radiográfica de formação de calos periosteal (externo) e endosteal (interno) (Figura 4.67).

Entretanto, esse processo pode não ser perceptível radiograficamente no estágio inicial de consolidação. A reação periosteal pode não ser visível nas radiografias das áreas em que não há periósteo anatômico; por exemplo, na parte intracapsular do colo femoral. Do mesmo modo, as radiografias podem não demonstrar a formação do calo endosteal porque ele contém apenas tecido fibroso e cartilagem, que são radiotransparentes. Nesse estágio inicial de consolidação, a fratura pode estar *clinicamente unida*, isto é, não ter evidência de movimento em estresse, ainda que radiograficamente a faixa radiotransparente entre os fragmentos possa persistir (Figura 4.68 A). À medida que o calo primário temporariamente radiotransparente é convertido gradativamente pelo processo de ossificação endocondral em osso lamelar mais maduro, isto é evidenciado nas radiografias como uma saliência densa (Figura 4.68 B), o que caracteriza *união radiográfica*.

Embora radiografias convencionais geralmente sejam suficientes para avaliar progressão da consolidação de uma fratura, às vezes exames rotineiros precisam ser complementados por TC. Essa modalidade com recurso de reformatação multiplanar é uma técnica apropriada para avaliar consolidação de fraturas. A TC é especialmente eficaz nos pacientes com próteses metálicas residuais e pacientes que se submeteram a vários procedimentos cirúrgicos, inclusive enxertia óssea. A TC com reformação nos planos coronal e sagital suplementada por reconstrução 3D facilita o planejamento cirúrgico porque permite avaliação mais detalhada do desalinhamento e deformidades angulares, amplitude do espaço entre os fragmentos ósseos e integridade das articulações adjacentes que sustentam peso.

Além de monitorar a progressão da formação do calo, o radiologista deve estar atento aos indícios radiográficos de complicações associadas ao processo de consolidação. Essas complicações são união tardia, não união e falha de união. Dentre essas três complicações, *falha de união* é a mais evidente radiograficamente e caracteriza-se por união dos fragmentos ósseos em posição defeituosa inaceitável (Figura 4.69 A); correção cirúrgica geralmente é o método preferencial para o tratamento desses pacientes (Figura 4.69 B).

O termo *união tardia* refere-se a uma fratura que não une depois de um período razoável de tempo (16 a 24 semanas), dependendo da idade do paciente e do local da fratura. Por outro lado, o termo *não união* aplica-se a uma fratura que simplesmente não se une (Figura 4.70). Algumas das causas de não união estão descritas na Tabela 4.3. *Pseudoartrose* é uma variante de não união, na qual há formação de cavidade articular falsa com cápsula semelhante à sinóvia e até mesmo com líquido sinovial no local de uma fratura;

Tabela 4.1 Fatores que afetam a consolidação de fraturas	
Fatores que aceleram	**Fatores que retardam**
Imobilização adequada	Mobilização
Hormônio do crescimento	Corticoides
Hormônio tireóideo	Anticoagulantes
Calcitonina	Anemia
Insulina	Radiação
Vitaminas A e D	Irrigação sanguínea precária
Hialuronidase	Infecção
Correntes elétricas	Osteoporose
Oxigênio	Osteonecrose
Fisioterapia	Fratura cominutiva
Pouca idade	Idade avançada

Tabela 4.2 Tempos de consolidação das fraturas	
Osso	**Tempo médio de consolidação (semanas)**
Metacarpo	4 a 6
Metatarso	4 a 8
Rádio distal (extra-articular)	6 a 8
Rádio distal (intra-articular)	6 a 10
Diáfise do úmero	12
Diáfise do fêmur	12
Diáfises do rádio e da ulna	16
Diáfise da tíbia	16 a 24
Colo do fêmur	24

Capítulo 4   Avaliação Radiológica de Lesões Traumáticas   **97**

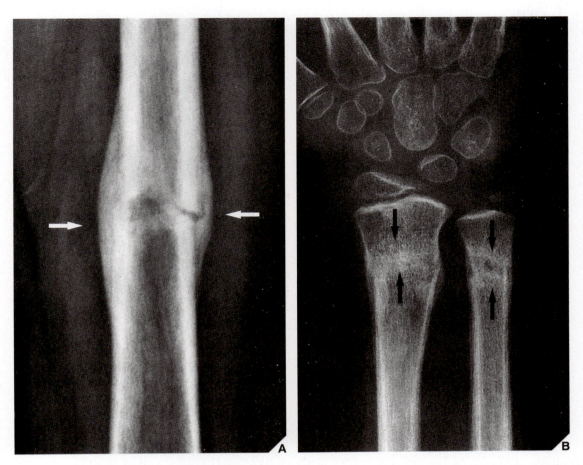

▲
Figura 4.67 Consolidação de fratura. A. Radiografia anteroposterior do fêmur demonstrando consolidação de uma fratura predominantemente por formação de calo periosteal (*setas*). Nessa imagem, não havia evidência radiográfica de calo endosteal e a linha de fratura ainda estava visível. **B.** Radiografia posteroanterior do antebraço distal demonstrando consolidação das fraturas de rádio e ulna. As linhas de fratura estavam quase inteiramente fechadas em virtude da formação de calos endosteais (*setas*). Observe também a quantidade mínima de calo periosteal.

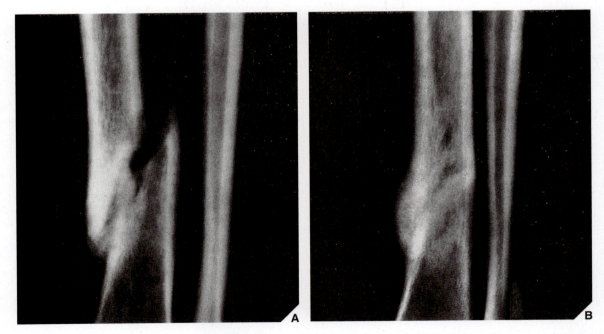

▲
Figura 4.68 União clínica *versus* radiográfica. Essa mulher de 30 anos teve fratura do terço distal da tíbia. **A.** Depois de 3 meses de imobilização, o aparelho gessado foi retirado. A radiografia demonstrou um calo periosteal unilateral na superfície medial, mas a linha de fratura ainda estava claramente visível. Contudo, clinicamente, essa fratura estava totalmente unida e a paciente teve autorização para sustentar peso sem aparelho gessado. **B.** Um mês e meio depois, havia evidência de uma protuberância densa formada por calos periosteal e endosteal, indicando união radiográfica.

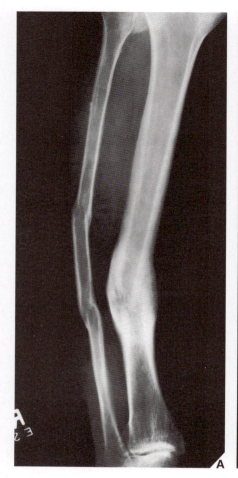
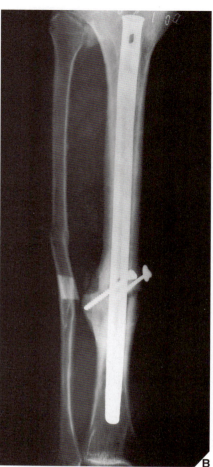

▲
Figura 4.69 Falha de união. A. Essa radiografia anteroposterior da perna demonstrou falha de união angulada. A fratura de tíbia e as fraturas segmentares da fíbula estavam solidamente unidas. Contudo, a parte distal da tíbia apresentava rotação e angulação anterior, enquanto as fraturas de fíbula tinham consolidado formando deformidade arqueada. **B.** Essa falha de união foi tratada cirurgicamente por osteotomia dupla e fixação interna da tíbia com haste intramedular para corrigir o alinhamento longitudinal e recuperar o eixo anatômico.

Tabela 4.3 Causas de não união

I. Movimentos em excesso (imobilização inadequada)
II. Espaço entre os fragmentos
  A. Interposição de tecidos moles
  B. Afastamento por tração ou próteses metálicas
  C. Posição incorreta, superposição ou deslocamento dos fragmentos
  D. Perda de substância óssea
III. Perda da irrigação sanguínea
  A. Lesão dos vasos nutrientes
  B. Erosão excessiva ou lesão do periósteo e músculo
  C. Fragmentos livres, cominuição grave
  D. Perda de vascularização causada pela aplicação de pinos e placas
  E. Osteonecrose
IV. Infecção
  A. Osteomielite
  B. Necrose extensiva das margens dos fragmentos (espaço)
  X. Morte do osso (sequestro)
  D. Osteólise (espaço)
  E. Afrouxamento dos implantes (mobilidade)

Modificada com autorização de Rosen, H. Treatment of nonunions: general principles. Em: Chapman MW, ed. *Operative orthopaedics*, 2ª ed. Philadelphia: JB Lippincott; 1993:749-769.

▲
Figura 4.70 Não união. Fratura de fíbula proximal que não uniu. Observe o espaço entre os fragmentos, a inexistência de qualquer formação de calo e as bordas arredondadas dos fragmentos.

contudo, alguns médicos descrevem qualquer fratura que não consolide dentro de 9 meses como *pseudoartrose* e usam esse termo como sinônimo de não união. Radiograficamente, a não união caracteriza-se por bordas arredondadas; aspecto liso e esclerose (eburnificação) das pontas dos fragmentos separados por um espaço; e mobilidade entre os fragmentos (demonstrada por radioscopia ou radiografias de estresse consecutivas). De forma a assegurar a avaliação adequada de consolidação anormal, o radiologista deve ser capaz de diferenciar os três tipos de não união: reativa, não reativa e infectada (Figura 4.71).

Não união reativa (hipertrófica e oligotrófica)
Radiograficamente, esse tipo de não união caracteriza-se por reação óssea exuberante e alargamento e esclerose resultantes das extremidades do osso, algo semelhante a pata de elefante ou casco de cavalo (Figura 4.72). As áreas escleróticas não representam ossos desvitalizados, mas aposição de osso novo bem vascularizado. A cintilografia com radionuclídeos demonstra aumento acentuado da captação do isótopo no local da fratura. Em geral, esse tipo de fratura não unida é tratado por colocação de haste intramedular ou placas compressivas.

Não união não reativa (atrófica)
Nesse tipo de não união, as radiografias demonstram ausência de reação óssea nas extremidades dos fragmentos e, em geral, irrigação sanguínea muito escassa (Figura 4.73). A cintilografia óssea mostra captação mínima ou nula do isótopo. Além de fixação interna estável, essas fraturas frequentemente requerem descorticação extensiva e enxertia óssea.

Não união infectada
O quadro radiográfico de não união infectada depende da atividade da infecção. Osteomielite *inativa* antiga causa espessamento irregular do córtex, reação periosteal bem organizada e esclerose reativa do osso esponjoso (Figura 4.74), enquanto a forma *ativa* demonstra edema dos tecidos moles, destruição do córtex e osso esponjoso associada à neoformação óssea periosteal e sequestros (Figura 4.75).

O tratamento recomendado para não união infectada depende do estágio da osteomielite. Descorticação e enxertia ósseas combinadas com aplicação de placas compressivas são realizadas quando a não união se acompanha de osteomielite inativa. O tratamento da osteomielite ativa envolve administração de antibióticos e sequestrectomia, geralmente seguida de enxertia óssea e estabilização intramedular. Os diferentes procedimentos são selecionados caso a caso, dependendo da localização anatômica e vários fatores locais e gerais.

Outras complicações de fraturas, luxações e lesões traumáticas de ossos e partes moles
Além das complicações potencialmente associadas ao processo de consolidação de fraturas, o radiologista pode encontrar complicações que não estão relacionadas com esse processo. A evidência radiográfica dessas complicações pode não ser detectada no exame de seguimento imediato, porque elas podem aparecer semanas, meses ou mesmo anos depois do traumatismo e, algumas vezes, em um local distante da fratura original. Consequentemente, ao examinar pacientes que referem história de fratura ou luxação, os radiologistas devem dirigir sua investigação às áreas em que essas complicações associadas podem ocorrer e deve conhecer suas características e seu aspecto radiológico.

Osteoporose por desuso
Osteoporose branda ou moderada, que pode ser definida em termos gerais como redução de massa óssea, frequentemente ocorre depois de fratura ou luxação em consequência do desuso do membro causado pela dor e imobilização com aparelho gessado. Outros termos usados comumente para descrever essa condição são *desmineralização*, *desossificação*, *atrofia óssea* e *osteopenia*. Em geral, esse último termo é aceito como melhor descrição da natureza dessa complicação. Radiograficamente, a osteopenia é evidenciada por áreas radiotransparentes com densidade óssea reduzida em consequência do adelgaçamento do cortical e atrofia das trabéculas ósseas. Isso pode ocorrer com fraturas unidas e também com as que não uniram (Figura 4.76).

TIPOS DE NÃO UNIÃO

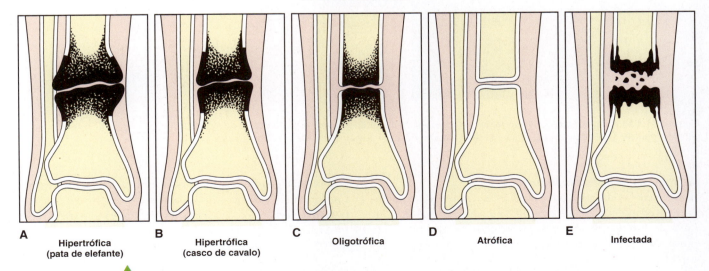

A Hipertrófica (pata de elefante) **B** Hipertrófica (casco de cavalo) **C** Oligotrófica **D** Atrófica **E** Infectada

Figura 4.71 Complicações de uma fratura. Tipos de não união: reativa (**A** a **C**), não reativa (**D**) e infectada (**E**).

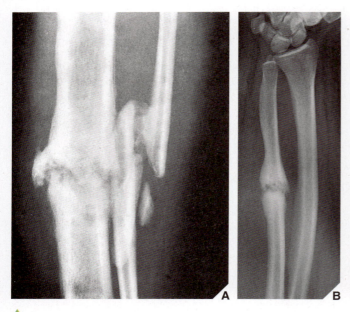
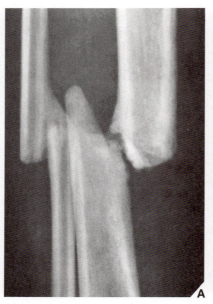
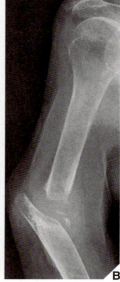

Figura 4.72 Não união reativa. A. Quando ocorre não união hipertrófica, neste caso envolvendo diáfises da tíbia e fíbula, observam-se alargamento das extremidades ósseas, esclerose acentuada e reação periosteal, mas nenhum sinal de formação de calo endosteal. O espaço entre os fragmentos ósseos persiste. **B.** Na diáfise da ulna desse paciente, havia não união hipertrófica semelhante.

Figura 4.73 Não união não reativa. A. Nos pacientes com não união atrófica, neste caso envolvendo a junção dos terços médio e distal da tíbia, há espaço entre fragmentos, bordas arredondadas e ausência quase total de reação óssea. Observe a fratura não unida da fíbula. **B.** Não união atrófica da fratura do úmero direito.

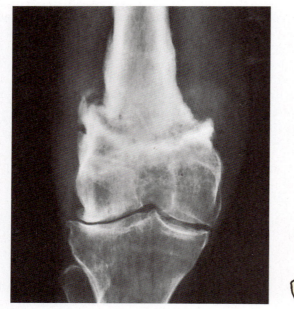
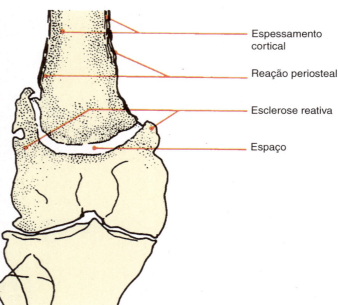

Figura 4.74 Não união infectada. Não união de uma fratura da diáfise distal do fêmur com indícios de osteomielite inativa antiga demonstrando espessamento irregular do córtex, esclerose reativa da parte medular do osso e reação periosteal bem organizada.

Síndrome da distrofia simpática reflexa

Também conhecida como *osteoporose dolorosa pós-traumática*, *síndrome de dor regional complexa* (SDRC) ou *atrofia de Sudeck*, a síndrome de distrofia simpática reflexa (SDSR) é uma forma grave de osteoporose que pode ocorrer depois de fraturas ou mesmo lesões mais brandas. Também existem relatos de sua ocorrência depois de lesões neurológicas ou vasculares não relacionadas com traumatismo.

Clinicamente, o paciente tem dor e hipersensibilidade no membro com hiperestesia, edema difuso dos tecidos moles, rigidez articular, instabilidade vasomotora e alterações cutâneas distróficas. Existem três estágios descritos dessa síndrome. O estágio inflamatório inicial (ou agudo) estende-se por 1 a 7 semanas e caracteriza-se por dor regional difusa, inflamação, edema e hipotermia ou hipertermia. No segundo estágio (ou distrófico), que se estende por 3 a 24 meses, as

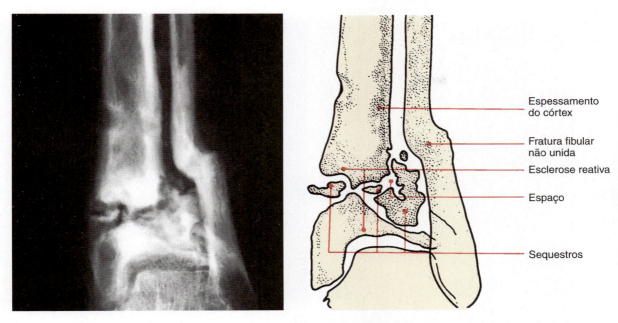

▲ **Figura 4.75 Não união infectada.** Radiografia de uma fratura não unida da diáfise distal da tíbia com osteomielite ativa associada, demonstrando espessamento do córtex, esclerose do osso esponjoso, espaço entre os fragmentos ósseos e vários sequestros.

manifestações clínicas são dor ao esforço, hipersensibilidade cutânea à pressão e alterações de temperatura e atrofia dos músculos e pele. No último estágio (ou atrófico), pode haver alterações cutâneas irreversíveis semelhantes a esclerodermia e retrações aponeuróticas e tendinosas. Radiograficamente, a SDSR caracteriza-se por edema de partes moles e osteoporose desigual grave, que progride rapidamente (Figura 4.77). A cintilografia óssea de três fases com tecnécio geralmente demonstra fluxo sanguíneo aumentado, acumulação de sangue e aumento periarticular de captação nas áreas afetadas. Essas alterações são encontradas em cerca de 60% dos pacientes afetados.

Contratura isquêmica de Volkmann

Contratura de Volkmann, que geralmente se desenvolve depois de fratura supracondilar do úmero, é causada por isquemia muscular seguida de fibrose. Clinicamente, essa complicação caracteriza-se por uma síndrome de 5 "Ps" – ausência de *p*ulsos, dor (*p*ain, em inglês), *p*alidez, *p*arestesia e *p*aralisia. Em geral, o exame radiográfico demonstra contraturas em flexão do punho e articulações interfalangianas dos dedos e hiperextensão (ou, raramente, flexão) das articulações metacarpofalangianas associada à atrofia dos tecidos moles (Figura 4.78).

Miosite ossificante pós-traumática

Em alguns casos, depois de fratura, luxação ou mesmo traumatismo brando dos tecidos moles, os pacientes desenvolvem uma massa dolorosa crescente no local da lesão. Clinicamente, dor e edema dessa área persistem por alguns dias. A dor tende a tornar-se mais localizada e sua intensidade pode aumentar ao longo de até 4 a 6 semanas. O aspecto característico dessa lesão é seu padrão evolutivo claramente reconhecível, que se correlaciona diretamente com o lapso de tempo depois do traumatismo. Assim, em torno da 3ª ou 4ª semana, começam a surgir calcificações e ossificações na massa (Figura 4.79 A e B) e, dentro de 6 a 8 semanas, a periferia da massa forma osso cortical bem organizado típico (Figura 4.79 C e D). O sinal radiográfico mais importante dessa complicação é o chamado *fenômeno zonal*. Nas radiografias, esse fenômeno caracteriza-se por uma área de radiotransparência no centro da lesão, indicando formação de osso imaturo, bem como uma zona densa de ossificação madura na periferia (miosite ossificante circunscrita). Além disso, uma fenda radiotransparente separa a massa ossificada do córtex adjacente (Figura 4.80). Essas características importantes ajudam a diferenciar miosite ossificante pós-traumática de osteossarcoma justacortical que, em alguns casos, podem ser muito semelhantes. Entretanto, é importante ressaltar que, em alguns casos, o foco de miosite ossificante pode aderir e fundir-se ao córtex, simulando osteossarcoma parosteal nas radiografias. Nesses casos, a TC pode fornecer informações adicionais, inclusive detectar fenômeno zonal típico da miosite ossificante (Figura 4.81).

No exame de RM, o aspecto da miosite ossificante depende do estágio de maturação da lesão. No estágio inicial, sequências em T1 geralmente demonstram uma massa sem bordas definidas e intensidade de sinal intermediária homogênea, ligeiramente maior que a do músculo adjacente. Imagens em T2 mostram que a lesão tem intensidade de sinal alta. Depois da injeção intravenosa de gadopentetato de dimeglumina, imagens em T1 demonstram um halo periférico bem demarcado de realce pelo contraste, mas o centro da lesão não é realçado. Lesões mais maduras apresentam intensidade de sinal intermediária nas sequências em T1 com a mesma intensidade do músculo adjacente, circundada por um halo com sinal de intensidade baixa, que corresponde à maturação óssea periférica. Nas imagens em T2, a lesão geralmente tem intensidade de sinal alta, mas pode parecer heterogênea. O halo de sinal hipointenso aparece na periferia (Figura 4.82). Em alguns casos, o foco de miosite ossificante (seja imaturo ou maduro) pode conter componente adiposo, conferindo à lesão sinal hiperintenso nas imagens em T1 (Figuras 4.83 e 4.84).

Aspectos histopatológicos são patognomônicos e consistem em tecidos mais imaturos ao centro da lesão e tecidos mais maduros na periferia, que correspondem ao fenômeno zonal demonstrado radiograficamente. Na parte central da lesão, observa-se hipercelularidade e fibroblastos imaturos, enquanto na periferia

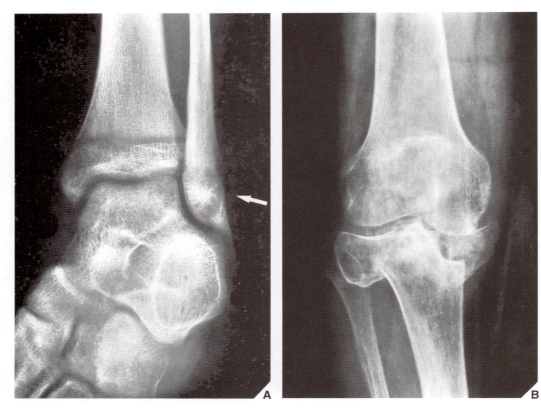

▲
Figura 4.76 Osteoporose por desuso. A. Radiografia oblíqua do tornozelo demonstrando fratura completamente unida da fíbula distal (*seta*). Osteoporose justarticular por desuso evidenciou-se por adelgaçamento do córtex com redução da densidade óssea. **B.** Radiografia anteroposterior do joelho demonstrando fratura não unida do platô tibial com grau moderado de osteoporose por desuso.

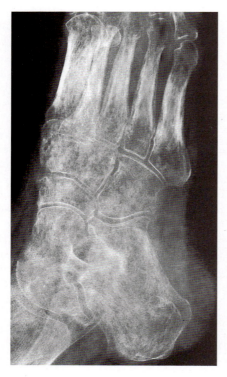

▲
Figura 4.77 Atrofia de Sudeck. Esse homem de 35 anos sofreu fraturas de tíbia e fíbula, que por fim se consolidaram. Entretanto, em seguida, ele referiu fraqueza, rigidez e dor no pé. O exame radiográfico demonstrou alterações típicas de SDSR no pé: osteoporose desigual rapidamente progressiva com edema acentuado dos tecidos moles.

formam-se microtrabéculas com aposição de osteoblastos periféricos (Figura 4.85). No estágio inicial, uma biopsia da lesão pode sugerir diagnóstico errôneo de doença maligna.

O tratamento da miosite ossificante varia caso a caso. Para a maioria dos pacientes, recomenda-se a chamada *abordagem de esperar e observar*, porque a lesão pode regredir com o tempo e tornar-se assintomática. Ressecção cirúrgica completa pode ser realizada depois da maturação plena da lesão. Em alguns casos, foi experimentado tratamento conservador com ondas de choque.

Osteonecrose (necrose isquêmica ou avascular)
Osteonecrose (morte celular do tecido ósseo) ocorre depois de fratura ou luxação quando o osso fica privado de irrigação arterial suficiente. Entretanto, é importante entender que essa condição

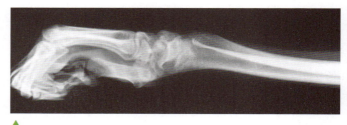

▲
Figura 4.78 Contratura de Volkmann. Depois de sofrer fratura supracondilar do úmero seguida de união, esse homem de 23 anos apresentou sinais e sintomas típicos da contratura isquêmica de Volkmann. A incidência do antebraço distal em perfil incluindo punho e mãos demonstrou contratura em flexão das articulações metacarpofalangianas e interfalangianas, além de atrofia acentuada dos tecidos moles.

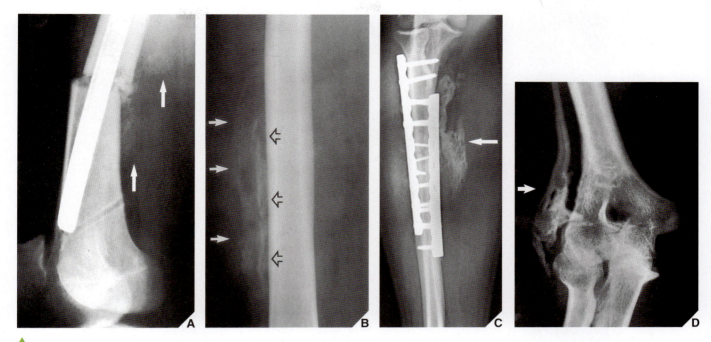

▲
Figura 4.79 Miosite ossificante pós-traumática. A. Esse homem de 20 anos teve fratura transversal na junção dos terços médio e distal do fêmur. A fratura foi tratada por redução aberta e fixação interna com haste intramedular. Na incidência em perfil obtida 3 semanas e meia depois do acidente, havia um foco imaturo de miosite ossificante com densidades mal definidas na massa de tecidos moles situados nas proximidades do córtex posterior do fêmur (*setas*). **B.** Maturação da miosite ossificante de uma mulher de 28 anos, que tinha sofrido lesão na coxa 5 semanas antes de tirar essa radiografia. Observe que houve formação de ossificação periférica (*setas*) e uma fenda radiotransparente (*setas abertas*). **C.** Foco maduro de miosite ossificante (*seta*) no local de fraturas do rádio e ulna proximais, condição evidenciada depois da redução aberta com fixação interna da fratura dessa mulher de 29 anos. **D.** Essa radiografia de um homem de 27 anos, que 1 mês antes havia sofrido fratura-luxação do cotovelo seguida de consolidação, demonstrou foco maduro e bem organizado de miosite ossificante circunscrita. Observe o córtex bem desenvolvido na periferia da massa óssea (*seta*) e o espaço radiotransparente que separava a lesão do córtex do úmero.

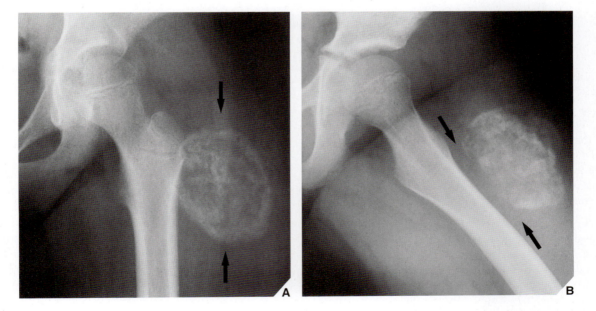

▲
Figura 4.80 Miosite ossificante pós-traumática. Esse menino de 7 anos tinha história de traumatismo ocorrido 6 semanas antes desse exame radiográfico. A radiografia anteroposterior do quadril esquerdo (**A**) demonstrou lesão com fenômeno zonal típico de miosite ossificante justacortical (*setas*). Na incidência de perfil de rã (**B**), observou-se uma fenda (*setas*) separando a massa ossificada do córtex posterolateral.

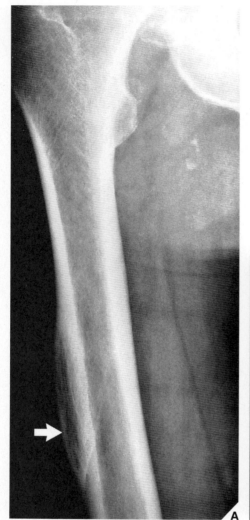
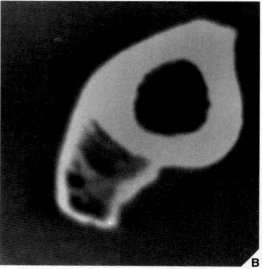

Figura 4.81 TC de um paciente com miosite ossificante pós-traumática. Esse homem de 52 anos teve lesão traumática da parte lateral da coxa 6 meses antes. Ele ficou preocupado porque palpou uma massa dura na região. **A.** A radiografia demonstrou uma massa ossificada aderida ao córtex lateral do fêmur esquerdo (*seta*). Essa imagem de TC (**B**) demonstrou fenômeno zonal típico de miosite ossificante. Observe o centro radiotransparente circundado por córtex bem formado.

também pode ocorrer em consequência de fatores não relacionados com traumatismo mecânico. Independentemente da causa, o mecanismo patogenético da osteonecrose inclui obstrução vascular intraluminar, compressão vascular ou ruptura de algum vaso sanguíneo. Entre as causas descritas de osteonecrose (além de fratura ou luxação) estão as seguintes:

1. *Embolias arteriais.* Podem ocorrer em várias situações; por exemplo, com algumas hemoglobinopatias (inclusive doença falciforme), nas quais as artérias são obstruídas pelas hemácias anormais; nos estados de descompressão de condições disbáricas, inclusive "mal do mergulhador" (descompressão súbita), no qual há embolia por bolhas de nitrogênio; ou alcoolismo crônico com pancreatite, quando partículas de gordura causam embolia arterial.
2. *Vasculite.* Inflamação dos vasos sanguíneos pode causar interrupção da irrigação sanguínea arterial de um osso, como ocorre com doenças do colágeno, inclusive lúpus eritematoso sistêmico (LES).
3. *Acumulação anormal de células.* Na doença de Gaucher, que se caracteriza por acumulação anormal de histiócitos contendo lipídios na medula óssea, ou depois de seu tratamento com corticoides, que pode causar aumento das células adiposas, o fluxo sanguíneo sinusoidal pode ser comprometido, resultando em privação de irrigação sanguínea ao osso.
4. *Pressão intraóssea elevada.* Essa teoria proposta primeiramente por Hungerford e Lennox sugere que qualquer processo fisiológico ou patológico que aumente a pressão dentro da cabeça do fêmur (que essencialmente é uma esfera de osso esponjoso, medula e gordura circundada por uma capa de córtex) pode comprometer a irrigação sanguínea e causar osteonecrose.
5. *Inibição da angiogênese.* Osteonecrose pode ser causada pela supressão da angiogênese normal, que ocorre continuamente nos tecidos ósseos. Essa hipótese inédita foi proposta recentemente por Smith e é apoiada pelo fato de que alguns fármacos e mediadores, inclusive glicocorticoides, interferonas e outras citocinas endógenas, inibem a angiogênese. Efeito semelhante foi observado nos exames angiográficos da cabeça do fêmur depois da administração de corticoides.
6. *Estresse mecânico.* Esse fator etiológico era atribuído ocasionalmente à osteonecrose não traumática da cabeça do fêmur.

Capítulo 4 Avaliação Radiológica de Lesões Traumáticas

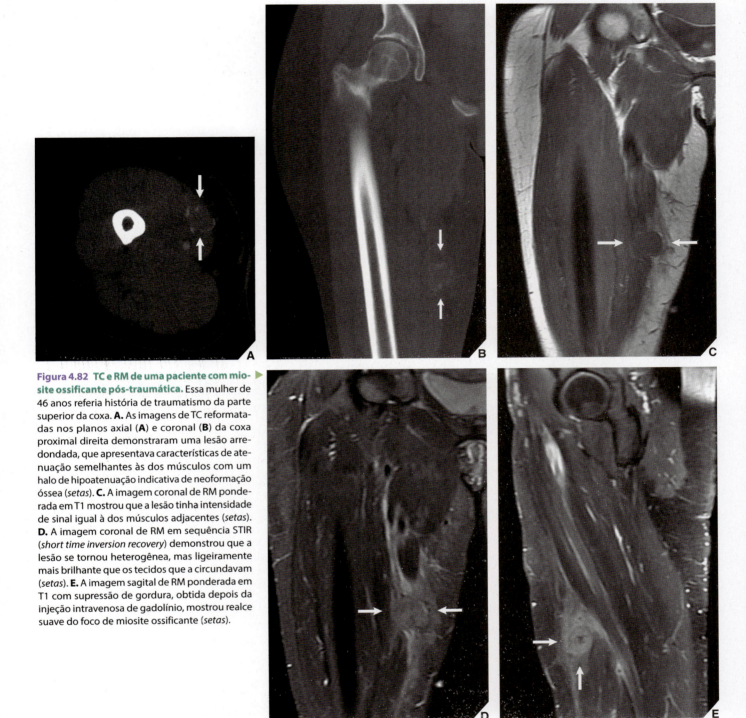

Figura 4.82 TC e RM de uma paciente com miosite ossificante pós-traumática. Essa mulher de 46 anos referia história de traumatismo da parte superior da coxa. A. As imagens de TC reformatadas nos planos axial (A) e coronal (B) da coxa proximal direita demonstraram uma lesão arredondada, que apresentava características de atenuação semelhantes às dos músculos com um halo de hipoatenuação indicativa de neoformação óssea (setas). C. A imagem coronal de RM ponderada em T1 mostrou que a lesão tinha intensidade de sinal igual à dos músculos adjacentes (setas). D. A imagem coronal de RM em sequência STIR (short time inversion recovery) demonstrou que a lesão se tornou heterogênea, mas ligeiramente mais brilhante que os tecidos que a circundavam (setas). E. A imagem sagital de RM ponderada em T1 com supressão de gordura, obtida depois da injeção intravenosa de gadolínio, mostrou realce suave do foco de miosite ossificante (setas).

O segmento da cabeça femoral que sustenta peso é o quadrante anterossuperior e, consequentemente, encontra-se sob mais estresse mecânico. A obstrução dos vasos sanguíneos dessa região da cabeça do fêmur poderia ser o resultado da decomposição da cartilagem em consequência do estresse mecânico excessivo. A favor dessa hipótese, existem experiências com ratos realizadas por Iwasaki *et al.* e Suhiro *et al.*

7. *Exposição à radiação*. Exposição à radiação pode causar danos aos vasos sanguíneos do osso.

8. *Idiopática*. Em muitos casos, não é possível determinar a causa específica, como ocorre nos casos de osteonecrose espontânea que afeta predominantemente o côndilo femoral medial, ou no caso de algumas osteocondroses como a doença de Legg-Calvé-Perthes envolvendo a cabeça do fêmur ou a doença de Freiberg acometendo a cabeça do segundo metatarso.

A Tabela 4.4 enumera as doenças ou condições que causam ou estão associadas à osteonecrose.

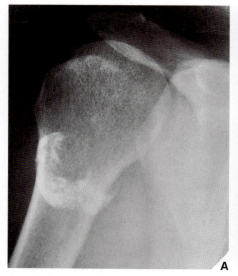 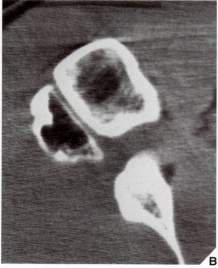 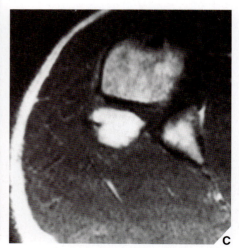

Figura 4.83 TC e RM de um paciente com miosite ossificante pós-traumática. Esse homem de 41 anos apresentou uma massa palpável na região posterolateral do úmero direito proximal. **A.** A radiografia convencional anteroposterior do ombro direito demonstrou calcificações e ossificações sobrepostas ao úmero proximal. **B.** Essa imagem de TC mostrou fenômeno zonal típico de miosite ossificante. O centro da lesão tinha uma área de hipoatenuação causada por alterações gordurosas. Também havia uma fenda separando a massa do córtex. **C.** A imagem axial de RM ponderada em T1 (SE; TR de 600 ms/TE de 20 ms) demonstrou que o centro da lesão tinha sinal hiperintenso, enquanto a periferia tinha sinal de intensidade baixa-intermediária.

Tabela 4.4 Doenças ou condições que causam ou estão associadas à osteonecrose

Traumatismo
- Fratura de colo do fêmur
- Luxação da cabeça do fêmur
- Epifisiólise do fêmur proximal
- Deslizamento de epífise da cabeça do fêmur
- Compressão epifisária
- Fratura de úmero proximal (colo)
- Fratura de talo
- Fratura de escafoide
- Doença de Kienböck
- Lesão vascular
- Queimaduras
- Exposição à radiação
- Hipertermia profunda regional
- Exposição à radiação

Hemoglobinopatias e outras doenças hematológicas
- Doença falciforme
- Hemofilia
- Hemoglobinopatia S/C
- Talassemia S
- Policitemia
- Leucemia linfoblástica aguda

Doenças congênitas e do desenvolvimento
- Displasia congênita do quadril
- Síndrome de Ehlers-Danlos
- Disostose hereditária
- Doença de Legg-Calvé-Perthes

Lesões infiltrativas localizadas
- Doença de Gaucher
- Doença de Fabry
- Doenças neoplásicas
- Distúrbios linfoproliferativos

Distúrbios metabólicos
- Hipercortisolismo
- Tratamento com corticoides
- Doença de Cushing
- Gota e hiperuricemia
- Hiperlipidemia
- Hiperparatireoidismo

Doenças reumáticas
- Artrite reumatoide
- Doença intestinal inflamatória
- Lúpus eritematoso sistêmico
- Doença mista do tecido conjuntivo
- Polimiosite
- Arterite de células gigantes
- Arterite necrosante

Distúrbio disbárico
- Mal dos mergulhadores (mal dos caixões)

Distúrbios inflamatórios e infecciosos
- Osteomielite
- Pancreatite
- Doença hepática crônica
- Tromboflebite
- Síndrome da imunodeficiência adquirida
- Meningococcemia
- Síndrome de angústia respiratória grave
- Infecção pelo HIV

Fatores variados
- Alcoolismo
- Tabagismo
- Insuficiência renal crônica
- Hemodiálise
- Coagulação intravascular disseminada
- Transplante de órgãos
- Embolia gordurosa
- Gravidez
- Forma idiopática

Capítulo 4 Avaliação Radiológica de Lesões Traumáticas

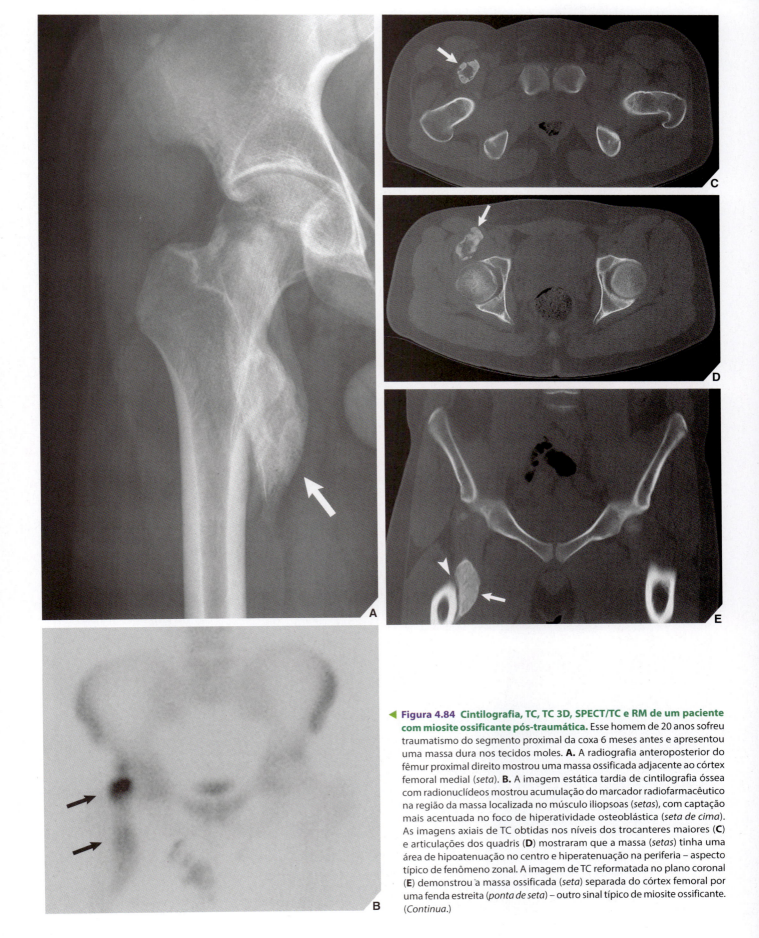

◀ **Figura 4.84 Cintilografia, TC, TC 3D, SPECT/TC e RM de um paciente com miosite ossificante pós-traumática.** Esse homem de 20 anos sofreu traumatismo do segmento proximal da coxa 6 meses antes e apresentou uma massa dura nos tecidos moles. **A.** A radiografia anteroposterior do fêmur proximal direito mostrou uma massa ossificada adjacente ao córtex femoral medial (*seta*). **B.** A imagem estática tardia de cintilografia óssea com radionuclídeos mostrou acumulação do marcador radiofarmacêutico na região da massa localizada no músculo iliopsoas (*setas*), com captação mais acentuada no foco de hiperatividade osteoblástica (*seta de cima*). As imagens axiais de TC obtidas nos níveis dos trocanteres maiores (**C**) e articulações dos quadris (**D**) mostraram que a massa (*setas*) tinha uma área de hipoatenuação no centro e hiperatenuação na periferia – aspecto típico de fenômeno zonal. A imagem de TC reformatada no plano coronal (**E**) demonstrou a massa ossificada (*seta*) separada do córtex femoral por uma fenda estreita (*ponta de seta*) – outro sinal típico de miosite ossificante. (*Continua.*)

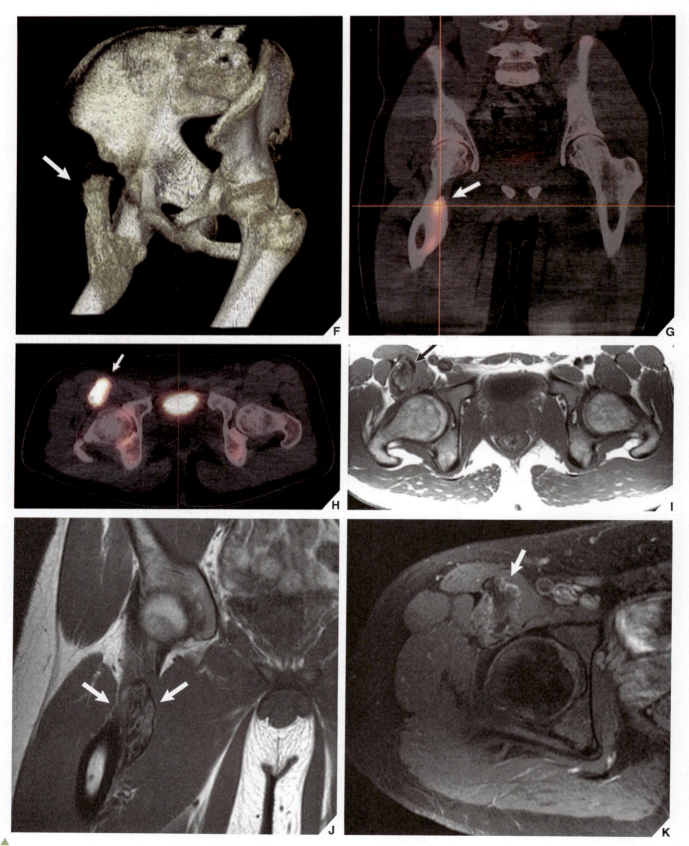

▲ **Figura 4.84 Cintilografia, TC, TC 3D, SPECT/TC e RM de um paciente com miosite ossificante pós-traumática.** (*Continuação.*) **F.** A imagem de TC 3D da pelve reconstruída em projeção oblíqua demonstrou a massa ossificada localizada no fêmur proximal direito (*seta*). Imagens de SPECT/TC nos planos coronal (**G**) e axial (**H**) mostraram hiperatividade metabólica da massa (*setas*). Imagens axial (**I**) e coronal (**J**) de RM ponderada em T1 confirmaram que a massa (*setas*) tinha sinais heterogêneos predominantemente hipointensos. **K.** A imagem axial de RM ponderada em T1, obtida depois da injeção intravenosa de gadolínio, demonstrou realce periférico discreto da massa (*seta*).

Capítulo 4 Avaliação Radiológica de Lesões Traumáticas

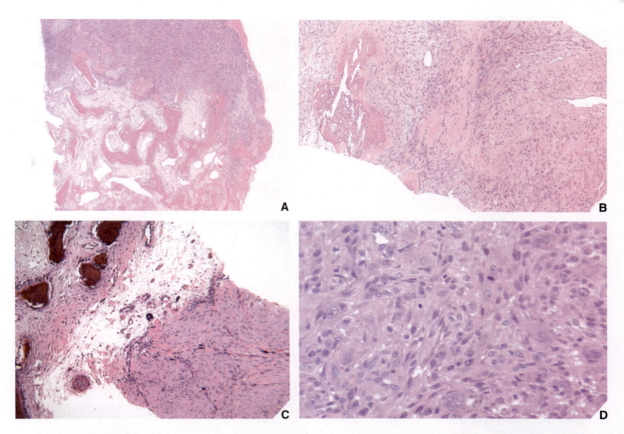

Figura 4.85 Histopatologia da miosite ossificante. A. Essa fotografia de microscopia óptica de uma lesão retirada cirurgicamente demonstrou a área mais imatura, que consistia em células fusiformes (*em cima*), enquanto a área mais madura mostrava neoformação óssea (*embaixo*) (HE, ampliação original de 25x). **B.** A área celularizada (*à direita*) mostrava separação das células por matriz osteoide, que se tornou microtrabecular (*ao centro*) e trabecular e óssea (*à esquerda*) (HE, ampliação original de 100x). **C.** No campo de maior aumento, observe a área central imatura com muitas células fusiformes (*embaixo e à direita*) e osso trabecular em maturação na periférica circundada por osteoblastos ativos (*em cima e à esquerda*) (HE, ampliação original de 250x). **D.** O centro da lesão tinha infiltrado de células fusiformes abundantes, nas quais havia atividade mitótica evidente (HE, ampliação original de 250x). (Cortesia do Dr. Michael J. Klein, Nova York.)

Depois de lesões traumáticas, a osteonecrose é mais comum na cabeça do fêmur, escafoide do carpo e cabeça do úmero, porque estes segmentos ósseos têm irrigação sanguínea precária. Em casos menos frequentes, pode haver osteonecrose dos côndilos femorais, segmento proximal da tíbia, talo e vértebras.

Osteonecrose de cabeça do fêmur é uma complicação comum das fraturas intracapsulares do colo femoral (60 a 75%), luxação da articulação do quadril (25%) e deslizamento da epífise da cabeça do fêmur (15 a 40%). As alterações patológicas associadas a esse processo são muito características. No estágio inicial da osteonecrose em corte de um espécime anatomopatológico, a zona de necrose pode ser evidenciada na área subarticular por uma área cuneiforme com medula óssea farinácea de cor amarelo-opaca sem brilho. Essa região é bem demarcada e fica separada da medula óssea normal circundante por uma borda fina de hiperemia avermelhada. Nesse estágio, alterações da arquitetura das trabéculas não são detectáveis. Ao exame microscópico, o osso subcondral está necrosado. Elementos da medula óssea são substituídos por material granular eosinofílico destituído de componentes celulares. Em um estágio ligeiramente mais avançado de osteonecrose, embora a cartilagem articular ainda esteja preservada e seja convexa, a área infartada cresce e pode aparecer uma fratura subcondral diminuta. O exame histopatológico demonstra trabéculas ósseas necróticas e medula óssea necrótica, assim como cistos com material lipídico contendo calcificações abundantes (Figura 4.86). As lacunas osteocíticas do osso podem estar vazias, conter restos celulares ou formar um núcleo de coloração pálida. Nos estágios finais da osteonecrose, espécimes anatomopatológicos podem mostrar fratura e colapso do osso subcondral (Figuras 4.87 e 4.88). Fratura linear do osso subcondral corresponde à zona radiotransparente – o chamado *sinal do crescente* – demonstrada radiograficamente (ver Figuras 4.90 e 4.91). O infarto subcondral está separado do osso viável por uma zona de hiperemia. O crescente representa um espaço entre cartilagem articular e osso subcondral infartado adjacente. Ao exame microscópico, na borda do infarto há atividade osteoclástica acentuada. Necrose adiposa focal e proliferação de fibroblastos e vasos sanguíneos dentro dos espaços medulares são anormalidades comuns.

Com progressão da osteonecrose, o contorno da cabeça do fêmur torna-se plano e acentuadamente deformado e há colapso significativo do osso subcondral (Figura 4.89 A e B). Há evidência histológica de reparação do osso adjacente ao segmento necrótico. A medula óssea dessa área torna-se hiperêmica, e os osteoclastos começam a remover o osso necrótico da interface entre ossos viável e necrótico. Acompanhando esse processo de reabsorção osteoclástica, há deposição de osso novo por osteoblastos na superfície das trabéculas necróticas. Esse processo é conhecido como "substituição rastejante" (Figura 4.89 C; ver também Figura 4.89B). Além disso, a calcificação da gordura necrótica pode ser uma alteração marcante (Figura 4.89 C e D).

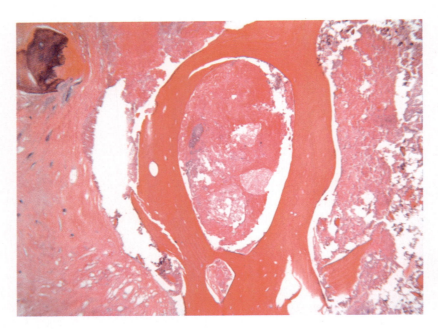

Figura 4.86 Patologia do estágio inicial da osteonecrose. Essa fotografia de microscopia óptica mostrou que as trabéculas ósseas e a medula óssea não continham elementos celulares. Observe a gordura saponificada nos espaços intertrabeculares com calcificações focais (HE, ampliação original de 100×). (Cortesia do Dr. Michael J. Klein, Nova York.)

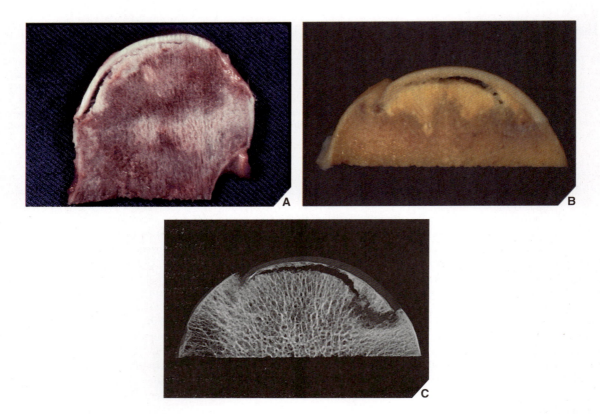

Figura 4.87 Patologia do estágio tardio da osteonecrose. A. Essa fotografia de microscopia óptica de um corte coronal do espécime patológico retirado da cabeça do fêmur demonstrou área necrótica limitada à parte superficial da medula óssea, com fratura parcialmente desviada da lâmina subarticular (*parte superior, à esquerda*). Observe outra área de necrose (*parte inferior, à direita*) separada da fratura subcondral por medula óssea vermelha. **B.** Havia uma área cuneiforme amarelo-opaca bem demarcada de infarto da região subcondral da cabeça do fêmur. Cartilagem articular e lâmina subcondral sobrejacentes estavam separadas da área infartada por uma linha de fratura. Observe uma área focal de cartilagem dobrada (*parte superior, à esquerda*) formada pelo colapso localizado do osso subjacente. **C.** A radiografia desse espécime patológico demonstrou separação entre cartilagem articular e osso subjacente por uma linha de fratura irregular, que atravessava a lâmina subarticular. Não havia radiodensidade significativa na área necrótica, provavelmente porque a gordura medular necrótica subjacente ainda não havia sido saponificada. (Cortesia do Dr. Michael J. Klein, Nova York.)

Capítulo 4 Avaliação Radiológica de Lesões Traumáticas 111

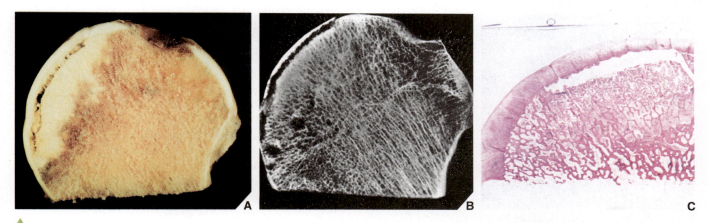

Figura 4.88 Patologia do estágio tardio da osteonecrose. A. Essa fotografia de microscopia de um corte coronal do espécime da cabeça do fêmur demonstrou infarto subcondral (*amarelo*) demarcado do osso viável por uma zona de hiperemia (*vermelha*). Observe o crescente representativo de fratura do osso subcondral. **B.** A radiografia desse mesmo espécime mostrou sinal do crescente. **C.** Essa fotografia de microscopia óptica de uma preparação histológica da cabeça do fêmur evidenciou um espaço entre cartilagem articular e o osso subcondral. Observe as trabéculas espessadas do osso viável (HE, 1 ×). (Reproduzida, com autorização, de Vigorita VJ. *Orthopaedic Pathology*. Philadelphia: Wolters Kluwer Health; 2015.)

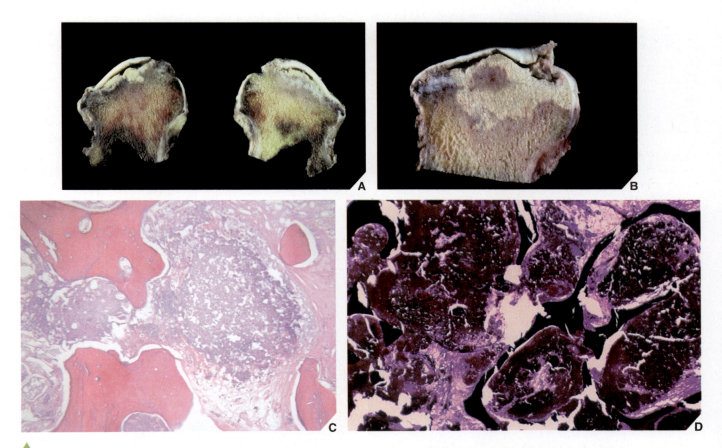

Figura 4.89 Patologia do estágio tardio da osteonecrose. A. Essa fotografia de um espécime patológico da cabeça do fêmur demonstrou importante achatamento e deformidade da cartilagem articular. Observe também que havia fratura subarticular do osso necrótico e colapso subcondral da área necrótica. **B.** Na cabeça do fêmur retirado de outro paciente, a área necrótica incluía grande parte do osso coberto por cartilagem articular fraturada, achatada e acentuadamente deformada. Também se observa uma área de reparação cartilaginosa no lado esquerdo do segmento necrótico. Além disso, no lado direito havia uma zona de reparação óssea por baixo da zona de necrose – a chamada "substituição rastejante". Osteófitos marginais pequenos sugeriam osteoartrite secundária. **C.** Essa fotografia de microscopia óptica mostrou trabéculas necróticas com lacunas osteocíticas vazias; também havia algumas linhas de cimento interrompido, indicando substituição rastejante. A gordura necrótica havia sido substituída por material purpúreo "sujo", que representava sabões de cálcio (HE, ampliação original de 100×). **D.** Um corte descalcificado corado pelo método de von Kossa mostrou coloração acentuadamente escura dos espaços intertrabeculares – um indício de calcificação difusa da gordura liberada do tecido adiposo decomposto na medula óssea (ampliação original de 100×). (Cortesia do Dr. Michael J. Klein, Nova York.)

Em seus estágios muito iniciais, as radiografias podem parecer absolutamente normais; contudo, a cintilografia óssea com radionuclídeos pode mostrar captação de radioisótopo inicialmente reduzida e depois aumentada no local da lesão – um sinal muito valioso dessa complicação. O primeiro sinal radiográfico de osteonecrose é a formação de um crescente radiotransparente, que pode ser evidenciado a partir da 4ª semana depois da lesão inicial. Conforme foi enfatizado por Norman e Bullough, esse fenômeno é secundário ao colapso estrutural subcondral do segmento necrótico e aparece como uma linha radiotransparente estreita paralela à superfície articular do osso. Radiograficamente, esse sinal é demonstrado mais facilmente na incidência do quadril em perfil na posição de rã (Figuras 4.90 e 4.91). Como na maioria dos casos o processo necrótico não afeta cartilagem articular, a largura do espaço articular (i. e., espaço articular radiográfico: largura da cartilagem articular dos ossos adjacentes acrescida da cavidade articular real) está preservada. A preservação do espaço articular ajuda a diferenciar entre osteonecrose e osteoartrite. Em seu estágio mais avançado, a osteonecrose pode ser identificada facilmente na incidência anteroposterior do quadril por achatamento da superfície articular e aspecto denso da cabeça do fêmur (Figuras 4.92 e 4.93). A densificação é secundária à compressão das trabéculas ósseas depois de microfraturas do osso desvitalizado, calcificação da medula destruída e reparação da área necrótica por deposição de osso novo (fenômeno conhecido como *substituição rastejante* – ver parágrafos anteriores). A TC frequentemente ajuda a delinear detalhes dessa condição (Figuras 4.94 e 4.95).

Ficat e Arlet sugeriram um sistema de classificação para osteonecrose de cabeça do fêmur, que consiste em quatro estágios definidos por critérios radiográficos, hemodinâmicos e sintomáticos.

A ressonância magnética (RM) possibilitou um avanço significativo no diagnóstico de osteonecrose dos pacientes que tinham radiografias convencionais e cintilografia óssea normais. Hoje em dia, essa modalidade de exame é considerada a mais sensível e específica para diagnosticar e avaliar osteonecrose. O aspecto característico nas imagens de RM consiste em uma faixa serpiginosa de sinal hipointenso na cabeça do fêmur (Figura 4.96A), que corresponde à interface de reparação entre o osso isquêmico e o normal e consiste basicamente em esclerose e fibrose. Nas imagens ponderadas T2, tem sido observado um segundo halo mais interno de sinal

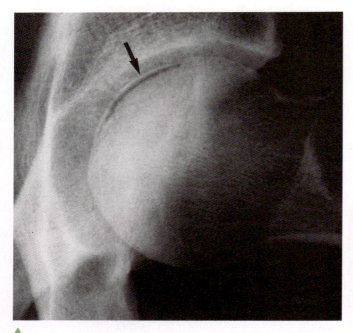

Figura 4.90 Osteonecrose de cabeça do fêmur. Essa radiografia do quadril esquerdo na incidência de rã demonstrou sinal do crescente (*seta*) nessa mulher de 45 anos, que tinha sofrido luxação do quadril 5 semanas antes.

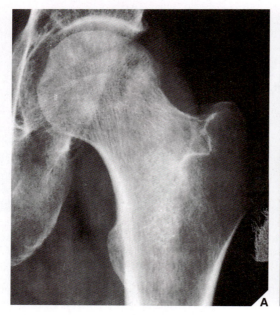 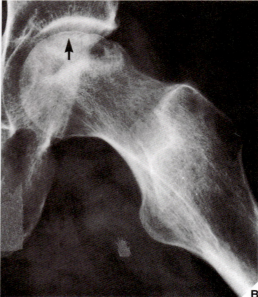

Figura 4.91 Osteonecrose de cabeça do fêmur. A. Esse homem de 41 anos referia história de luxação traumática da articulação do quadril esquerdo. Na incidência frontal, havia hiperdensidade da cabeça do fêmur sugestiva de osteonecrose, mas não foi possível firmar o diagnóstico definitivo. **B.** A radiografia de perfil nessa mesma incidência mostrou uma linha radiotransparente fina paralela à superfície articular da cabeça do fêmur (*seta*). Esse é o sinal do crescente – uma marca radiográfica típica de osteonecrose.

hiperintenso (sinal da linha dupla) (Figura 4.96 B). Alguns autores acreditam que esse aspecto representa tecido fibrovascular da zona de reparação. Outros autores sugeriram a hipótese de que essa alteração seja patognomônica de osteonecrose. Outros menosprezaram a importância dessa alteração, afirmando que pode ser basicamente artificial e atribuível ao chamado *desvio químico*. Edema da medula óssea e derrame articular estão comumente associados à osteonecrose (Figura 4.96 C). Quando há fratura subcondral, a cabeça femoral sofre colapso (Figura 4.96 D) e, por fim, a articulação do quadril desenvolve osteoartrite secundária. A injeção intravenosa de gadolínio pode ajudar a demarcar a extensão da osteonecrose e determinar se existem áreas de tecido viável residual (Figura 4.96 E).

Vários estudos confirmaram a sensibilidade diagnóstica da RM nos estágios iniciais de osteonecrose, quando anormalidades radiográficas ainda não são detectáveis ou são inespecíficas. Estudos mostraram que a RM teve sensibilidade de 97% para diferenciar osteonecrose de cabeça do fêmur de condições normais dessa estrutura e sensibilidade de 85% para diferenciar osteonecrose de cabeça

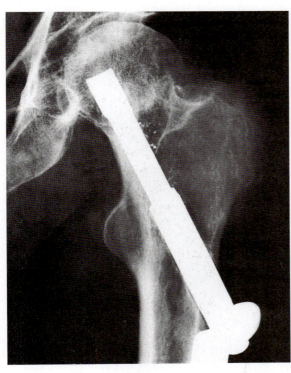

Figura 4.92 Osteonecrose de cabeça do fêmur. Essa mulher de 56 anos teve fratura intracapsular de colo do fêmur esquerdo, que se consolidou depois de tratamento cirúrgico por redução aberta com fixação interna. A radiografia anteroposterior demonstrou a haste de Smith-Peterson introduzida no colo e cabeça do fêmur. A linha de fratura estava apagada. O aspecto denso (esclerótico) da cabeça do fêmur sugeria osteonecrose.

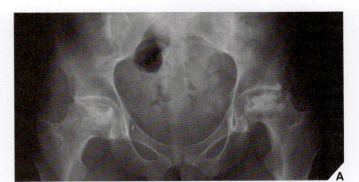
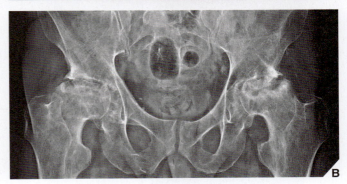

Figura 4.93 Osteonecrose bilateral de cabeça do fêmur. A. A radiografia anteroposterior da pelve de um homem de 40 anos com história pregressa de luxação bilateral dos quadris demonstrou osteonecrose em estágio avançado das cabeças femorais com colapso subcondral. **B.** Anormalidades semelhantes foram demonstradas nas cabeças femorais desse outro paciente de 50 anos.

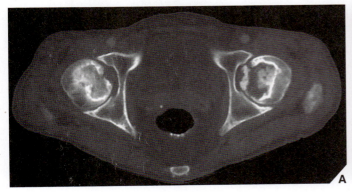
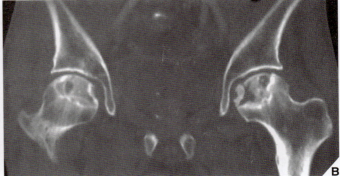

Figura 4.94 TC de um paciente com osteonecrose de cabeça do fêmur. As imagens de TC reformatadas nos planos axial (**A**) e coronal (**B**) dos quadris desse homem de 65 anos demonstraram esclerose subcondral e fragmentação das cabeças femorais. Observe que, apesar das alterações osteonecróticas avançadas, os espaços articulares do quadril estavam bem preservados. (Reproduzida, com autorização, de Greenspan A, Gershwin E. *Imaging in rheumatology*, 1ª ed. Philadelphia: Wolters Kluwer; 2017, Figura 13.9.)

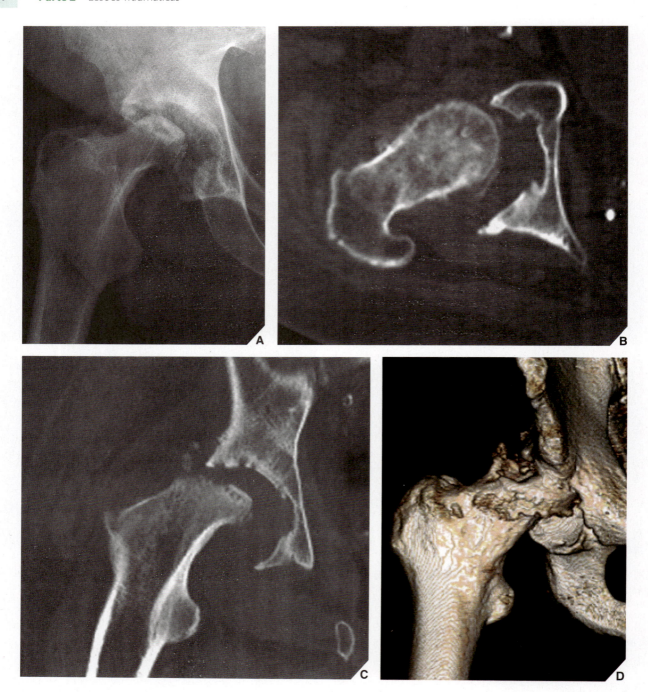

▲
Figura 4.95 TC e TC 3D de um paciente com osteonecrose de cabeça do fêmur. A radiografia anteroposterior (**A**) do quadril direito demonstrou alterações escleróticas e radiotransparência subcondral da cabeça do fêmur deformada – sinais sugestivos de osteonecrose avançada. Observe também que havia subluxação superolateral da cabeça do fêmur. Todas essas anormalidades foram mais bem demonstradas nas imagens reformatadas de TC nos planos axial (**B**) e coronal (**C**) e na reconstrução da TC 3D (**D**). (Reproduzida, com autorização, de Greenspan A, Gershwin E. *Imaging in rheumatology*, 1ª ed. Philadelphia: Wolters Kluwer; 2017, Figura 13.9.)

do fêmur de outros distúrbios da cabeça femoral, com sensibilidade global de 91%. A RM parece ser um exame mais seguro para prever colapso subsequente da cabeça do fêmur, quando comparada com cintilografia com radionuclídeos. Uma banda estreita de hipossinal que atravessa a cabeça femoral nos cortes mediocoronais foi um indicador significativo de colapsos subsequentes

A RM é indispensável no estadiamento preciso da osteonecrose, porque demonstra as dimensões da lesão e o estágio aproximado da doença. Mitchell *et al*. descreveram um sistema de classificação para osteonecrose com base nas alterações da intensidade do sinal da região central do foco osteonecrótico. Nos estágios iniciais (classe A ou semelhante à gordura), há preservação do sinal normal de gordura, exceto na margem reativa esclerótica que circunda a lesão, evidenciada por uma região central de sinal hiperintenso nas imagens *spin-echo* com tempo de repetição (TR)/tempo de eco (TE) curtos (ponderadas em T1) e sinal de intensidade intermediária nas imagens com TR/TE longos (ponderadas em T2). Mais tarde, quando há inflamação ou congestão vascular suficiente, ou quando

Capítulo 4   Avaliação Radiológica de Lesões Traumáticas   **115**

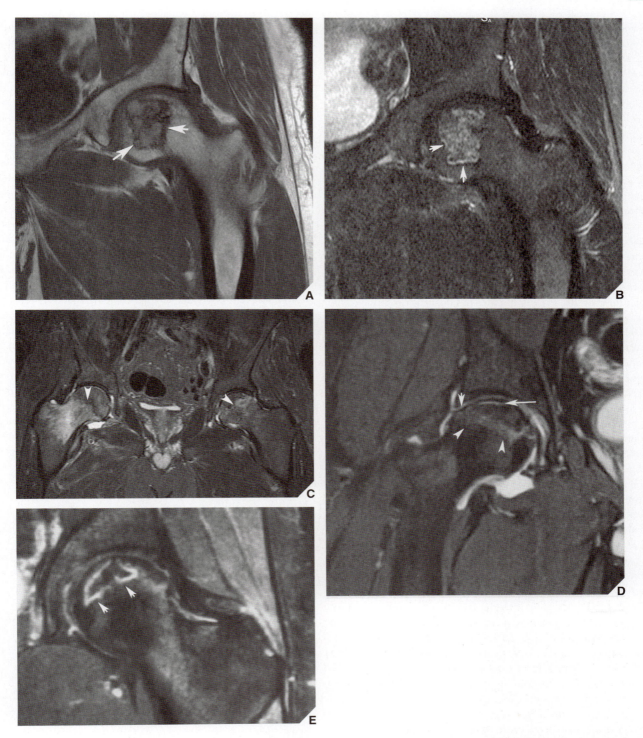

▲
Figura 4.96 Imagens de RM de um paciente com osteonecrose de cabeça do fêmur. A imagem coronal de RM ponderada em T1 (**A**) demonstrou uma faixa serpiginosa de hipointensidade (*setas curtas*), que representava a interface reativa ao redor da área central de necrose óssea. **B.** A imagem coronal de RM na sequência de pulso STIR (*short time inversion recovery*, em inglês) mostrou uma linha serpiginosa com sinal hipointenso adjacente à linha de sinal hiperintenso (o chamado *sinal da linha dupla*) (*setas curtas*). A imagem coronal de RM ponderada em T2 com saturação de gordura (**C**) confirmou osteonecrose das cabeças femorais (*pontas de seta*) com edema acentuado da medula óssea do colo femoral direito e derrame articular bilateral. O edema da medula óssea e o derrame articular são anormalidades frequentemente associadas à osteonecrose e correlacionam-se clinicamente com dor. **D.** A imagem coronal de RM na sequência de pulso STIR demonstrou osteonecrose da cabeça do fêmur direito (*pontas de seta*) com uma linha subcondral hiperintensa (*seta longa*) sugestiva de fratura subcondral. Essa anormalidade corresponde ao sinal do crescente evidenciado nas radiografias convencionais (ver Figuras 4.90 e 4.91 B). Observe que havia colapso inicial da parte lateral da cabeça do fêmur (*seta curta*) e edema articular. **E.** A imagem coronal ponderada em T1 com saturação de gordura, obtida depois da administração de gadolínio, mostrou realce da interface reativa (*setas curtas*), mas nenhum realce da área necrótica.

há hemorragia subaguda (classe B, ou semelhante ao sangue), aparece sinal hiperintenso nas imagens com TR/TE curtos e longos. Esse sinal é semelhante ao da hemorragia subaguda. Quando há inflamação, hiperemia e fibrose suficientes para substituir o componente gorduroso da cabeça do fêmur (classe C, ou semelhante a líquidos), podem ser detectados sinal hipointenso com TR/TE curtos (T1) e hiperintenso em TR/TE longos (T2). Por fim, nos estágios avançados em que predominam fibrose e esclerose (classe D, ou semelhante ao tecido fibroso), surge sinal hipointenso nas imagens com TR/TE longos e curtos. É interessante mencionar aqui que, em 2001, o Ministério da Saúde, Trabalho e Bem-Estar do Japão revisou os critérios para diagnosticar e estagiar osteonecrose de cabeça do fêmur. Cinco critérios diagnósticos altamente específicos foram selecionados para confirmar esse diagnóstico: (a) colapso da cabeça do fêmur (inclusive sinal do crescente), sem estreitamento do espaço articular ou anormalidades do acetábulo demonstradas radiograficamente; (b) esclerose da cabeça do fêmur, sem estreitamento do espaço articular ou anormalidades do acetábulo; (c) áreas de "frio em quente" nas imagens de cintilografia óssea com radionuclídeos; (d) faixa de sinal hipointenso nas imagens de RM ponderadas em T1; e (e) anormalidades histológicas de necrose de medula óssea e trabéculas ósseas. O diagnóstico de osteonecrose é confirmado quando um paciente atende a dois desses cinco critérios. Os achados da RM se correlacionam bem com as alterações histológicas. A região central com sinal hiperintenso corresponde à área de necrose osteomedular. A faixa periférica com sinal hipointenso corresponde à borda esclerótica de reatividade tecidual na interface entre áreas de osso viável e necrótico. Conforme foi enfatizado por Seiler e colaboradores, a RM apresenta várias vantagens na avaliação da osteonecrose de cabeça do fêmur: é um exame não invasivo, não requer radiação ionizante, gera imagens multiplanares, demonstra alterações fisiológicas da medula óssea, oferece resolução excelente dos tecidos moles circundantes e permite avaliar simultaneamente a cabeça do fêmur contralateral.

No passado, acreditava-se que uma condição específica referida como *síndrome de edema da medula óssea* fosse precursora de osteonecrose, mas hoje é classificada como patologia diferente. A diferenciação entre essa síndrome e osteonecrose pode ser facilitada pela análise dos padrões de perfusão, que incluem tempos médios de trânsito (TMT) e fluxo plasmático (FP) com base em exame de RM contrastada dinâmica (DCE) quantitativa. Nos casos de edema da medula óssea, há uma área alongada subcondral com FP alto e TMT baixo circundada por uma área com FP baixo e TMTs longos. Por outro lado, osteonecrose mostra uma área subcondral com FP baixo ou indetectável e TMT baixo circundado por um halo de FP alto e TMT intermediário.

Tratamento da osteonecrose de cabeça do fêmur. A maioria dos pacientes com osteonecrose de cabeça do fêmur requer tratamento cirúrgico. Abordagens conservadoras são eficazes apenas nos estágios muito iniciais de osteonecrose, quando o segmento afetado ocupa menos de 15% e está distante da região de carga. Essas abordagens incluem retirada da carga, usar analgésicos e anti-inflamatórios e fazer fisioterapia. Alguns agentes terapêuticos farmacêuticos mais modernos – inclusive fatores de crescimento e diferenciação, citocinas, fatores angiogênicos e proteínas morfogênicas ósseas – mostraram-se teoricamente promissores para o tratamento dessa doença. Em alguns casos, procedimentos cirúrgicos podem ser realizados em combinação com abordagens conservadoras, inclusive estimulação elétrica combinada com descompressão central. Estimulação elétrica estimula osteogênese e neovascularização, além de alterar o equilíbrio entre atividades osteoblástica e osteoclástica, resultando em aumento da deposição de osso e redução da reabsorção óssea. Mais recentemente, um estudo-piloto avaliou a eficácia dos implantes de células de medula óssea autólogas usando descompressão central para implantar células-tronco na cabeça do fêmur necrótico; esse estudo mostrou que houve redução da taxa de progressão da doença. Quanto mais avançada estiver a doença, mais extensivo será o procedimento cirúrgico necessário. Entre as diversas opções de tratamento cirúrgico estão as seguintes: descompressão central, que consiste em remover um núcleo de osso do colo e cabeça do fêmur; enxertia de osso estrutural, quando um enxerto ósseo é introduzido no segmento necrótico através do trajeto central; enxertia de fíbula vascularizada, um procedimento no qual o trajeto central é usado para introduzir enxerto ósseo corticoesponjoso dentro do colo e cabeça do fêmur junto com seu pedículo vascular; osteotomia, artroplastia de *resurfacing* do quadril; hemiartroplastia; e artroplastia total do quadril. Em 1962, Ficat introduziu o procedimento conhecido como descompressão central (Figura 4.97). Os objetivos dessa abordagem são reduzir a pressão intramedular elevada dentro da cabeça do fêmur, que causa congestão venosa; facilitar invasão vascular; interromper o ciclo que leva à piora da isquemia; e facilitar regeneração do osso necrótico. Esse procedimento cirúrgico também proporciona alívio extremo e imediato da dor. Descompressão central consegue resultados mais favoráveis quando é realizada nos estágios iniciais da doença. Diversos tipos de enxertia óssea são usados para produzir sustentação mecânica da articulação afetada e retardar a necessidade de fazer artroplastia. Isso inclui enxertos de ossos corticais autólogo e heterólogo como ílio, fíbula ou tíbia, com ou sem descompressão

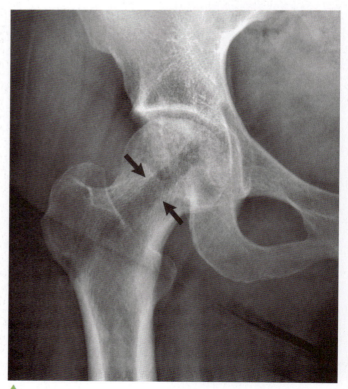

▲ **Figura 4.97 Tratamento da osteonecrose de cabeça do fêmur – procedimento de descompressão central.** Essa mulher de 46 anos com osteonecrose de cabeça do fêmur direito foi tratada com procedimento de descompressão (*setas*).

central simultânea (Figura 4.98); enxertia osteocondral; enxertia de matriz óssea desmineralizada, enxertos de ossos com pedículos musculares, enxertos de osso vascularizado livre, enxertos de concentrado de medula óssea, proteína morfogênica óssea e implantes de tântalo poroso. Em todos os casos, a função principal de todos esses procedimentos é fornecer apoio mecânico estrutural e reforçar o segmento necrótico, até que a lesão seja restaurada biologicamente. Ao longo dos últimos 10 anos, pesquisadores conseguiram resultados promissores com enxertia de compostos injetáveis – combinações de sulfato de cálcio ($CaSO_4$) com fosfato de cálcio ($CaPO_4$), um material composto totalmente sintético reforçado com concentrado de medula óssea autóloga – que são misturados durante o procedimento cirúrgico e injetados no espaço criado pela descompressão central (Figura 4.99). Esse tratamento não apenas alivia a dor do quadril, mas também impede progressão do processo osteonecrótico na maioria dos casos (Figura 4.100). Depois que houve colapso da cabeça do fêmur, a cirurgia reconstrutora é o tratamento preferencial. Os procedimentos realizados mais comumente são *resurfacing* (Figura 4.101) ou hemiartroplastia convencional (Figura 4.102). Em alguns pacientes, especialmente quando desenvolvem osteoartrite secundária, artroplastia total do quadril é o procedimento

realizado (Figura 4.103). A decisão quanto à escolha de um desses procedimentos depende do estágio e da extensão da osteonecrose.

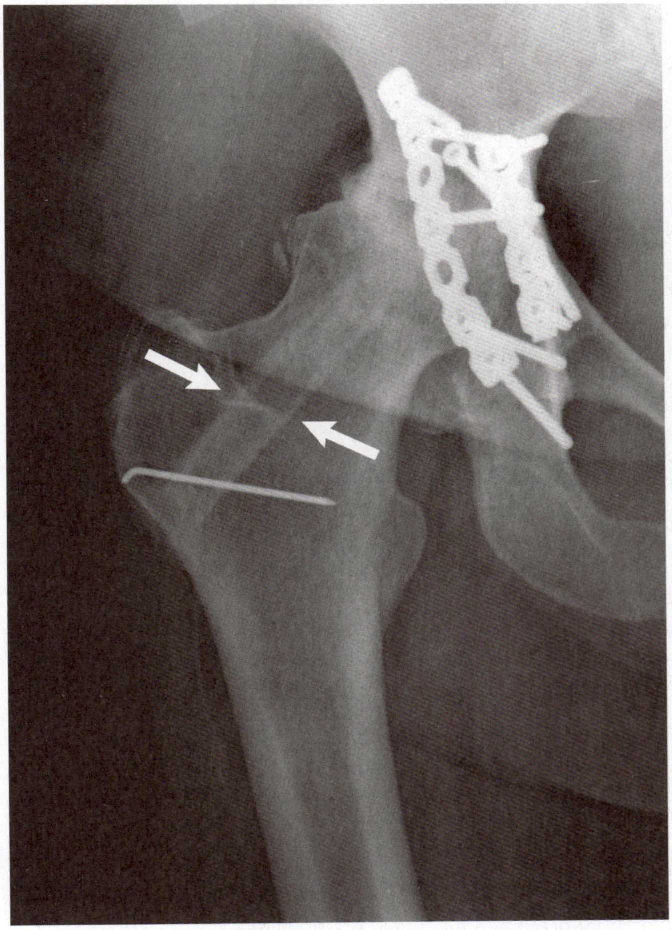

Osteonecrose de cabeça do úmero. Pode ocorrer depois de fraturas do colo umeral (Figura 4.104), mas essa complicação não é comum. A maioria dos casos de osteonecrose de cabeça do úmero está relacionada com doenças do tecido conjuntivo (Figura 4.105), tratamento com corticoides (Figura 4.106), ou é idiopática.

Osteonecrose do escafoide do carpo. É uma complicação encontrada comumente em 10 a 50% dos casos de fratura de escafoide, embora a incidência aumente para 30 a 40% quando não ocorre união. Em geral, a necrose envolve o fragmento ósseo proximal, mas o fragmento distal também pode ser afetado, ainda que raramente. Na maioria dos casos, a complicação torna-se evidente cerca de 4 a 6 meses depois da lesão traumática, quando o exame radiográfico mostra densidade óssea aumentada. Embora essa complicação seja diagnosticada mais comumente por radiografias convencionais, a tomografia (Figura 4.107), a TC (Figura 4.108) e a RM (Figura 4.109) estão indicadas quando os resultados das radiografias são inconclusivos.

Apenas em casos excepcionais o osso escafoide pode desenvolver osteonecrose sem fratura preexistente. Essa anormalidade é conhecida como *doença de Preiser*.

Osteonecrose do osso semilunar (doença de Kienböck) está descrita no Capítulo 7.

Lesão de vasos sanguíneos principais

Complicação relativamente incomum de fraturas ou luxações, as lesões dos vasos sanguíneos principais ocorrem quando fragmentos ósseos laceram ou cortam completamente uma artéria (ver Figuras 2.3 e 4.15) ou veia, causando sangramento, formação de hematoma, fístula arteriovenosa ou pseudoaneurisma. Esta última complicação também pode ocorrer depois de traumatismo de partes moles sem fratura (Figura 4.110). A angiografia pode ser realizada para demonstrar tais anormalidades (ver Figuras 2.3 e 4.110 B). Essa técnica tem valor inestimável para demonstrar a localização da ruptura, verificar a extensão exata da lesão vascular e avaliar as condições da circulação colateral. Angiografia também pode ser combinada com procedimento intervencionista, inclusive embolização para controlar a hemorragia. Hoje em dia, angiotomografia computadorizada (ATC) é realizada mais comumente nesses casos (ver Figuras 2.12 D e E; 2.13 C e E).

Anormalidade do crescimento

Complicação comum de fraturas dos tipos IV e V de Salter-Harris envolvendo a placa epifisária, a anormalidade do crescimento pode ser causada por lesão da placa de crescimento com formação de uma "ponte" óssea entre epífise e metáfise. Em consequência dessa fixação da placa de crescimento, há interrupção do crescimento ósseo localizado. Quando toda a placa epifisária de um único osso longo deixa de crescer, o resultado é discrepância de comprimento dos membros (Figura 4.111 A). Quando apenas uma placa de crescimento das articulações de ossos paralelos (rádio e ulna, ou tíbia e fíbula) é danificada e deixa de crescer, o osso normal continua a crescer a uma taxa normal, resultando em crescimento desproporcional e deformidade articular secundária (Figura 4.111 B).

Artrite pós-traumática

Quando a linha de fratura se estende para dentro da articulação, a superfície articular pode tornar-se irregular. Essa incongruência das superfícies articulares produz estresses anormais, que resultam em

▲

Figura 4.98 Tratamento da osteonecrose de cabeça do fêmur com enxerto ósseo fibular. Esse homem de 69 anos teve fratura-luxação da articulação do quadril direito, que foi tratada com redução aberta e fixação interna. Como complicação da lesão, ele desenvolveu osteonecrose de cabeça do fêmur. A radiografia anteroposterior demonstrou osteonecrose de cabeça do fêmur, que foi tratada com aplicação de um enxerto de fíbula (*setas*).

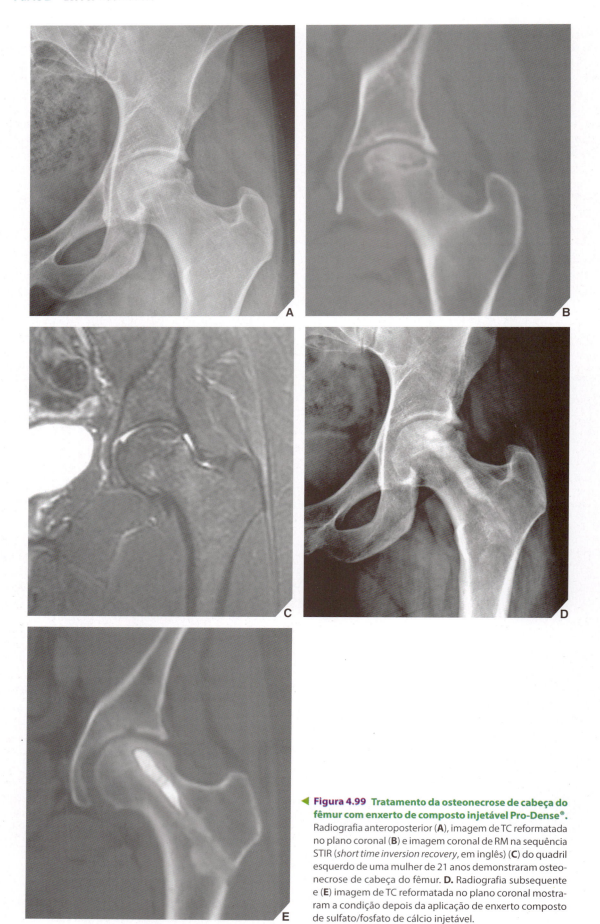

◀ **Figura 4.99 Tratamento da osteonecrose de cabeça do fêmur com enxerto de composto injetável Pro-Dense®.** Radiografia anteroposterior (**A**), imagem de TC reformatada no plano coronal (**B**) e imagem coronal de RM na sequência STIR (*short time inversion recovery*, em inglês) (**C**) do quadril esquerdo de uma mulher de 21 anos demonstraram osteonecrose de cabeça do fêmur. **D.** Radiografia subsequente e (**E**) imagem de TC reformatada no plano coronal mostraram a condição depois da aplicação de enxerto composto de sulfato/fosfato de cálcio injetável.

Capítulo 4 Avaliação Radiológica de Lesões Traumáticas 119

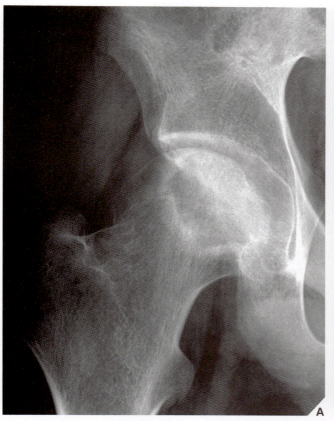

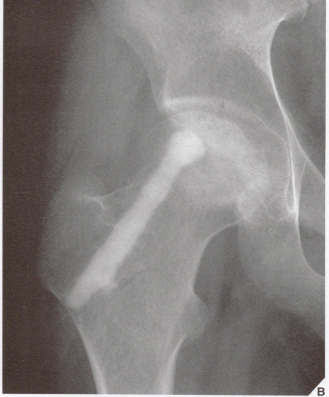

Figura 4.100 Tratamento da osteonecrose de cabeça do fêmur com enxerto de composto injetável Pro-Dense®. A radiografia anteroposterior (**A**) do quadril direito de uma mulher de 27 anos demonstrou osteonecrose de cabeça do fêmur. O tratamento (**B**) consistiu na aplicação de enxerto composto de sulfato/fosfato de cálcio injetável. Depois de 11 meses (**C**), não houve progressão do processo osteonecrótico e observou-se alguma melhora da qualidade do osso.

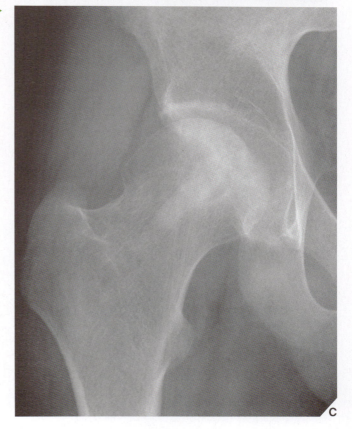

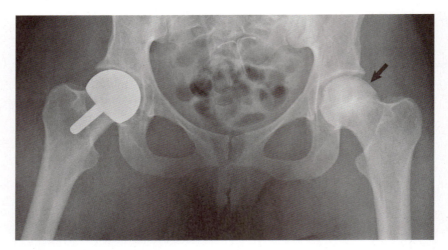

▲ **Figura 4.101 Tratamento da osteonecrose de cabeça do fêmur com hemiartroplastia de *resurfacing*.** A radiografia anteroposterior da pelve dessa mulher de 32 anos demonstrou osteonecrose de cabeça do fêmur esquerdo (*seta*). A osteonecrose de cabeça do fêmur direito foi tratada com hemiartroplastia de *resurfacing*.

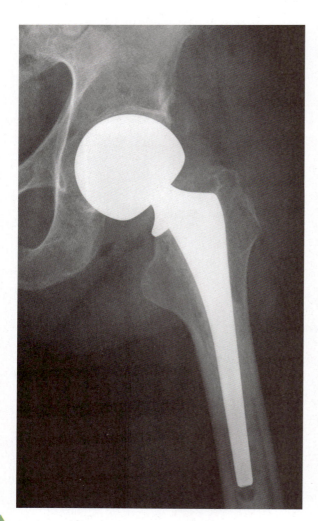

▲ **Figura 4.102 Tratamento da osteonecrose de cabeça do fêmur com hemiartroplastia bipolar.** Esse homem de 75 anos tinha diagnóstico de osteonecrose avançada de cabeça do fêmur esquerdo e foi submetido à hemiartroplastia do quadril usando prótese bipolar. A parte convexa da prótese bem encaixada estava posicionada simetricamente dentro do acetábulo original, enquanto a haste da prótese estava cimentada em posição neutra dentro da diáfise do fêmur.

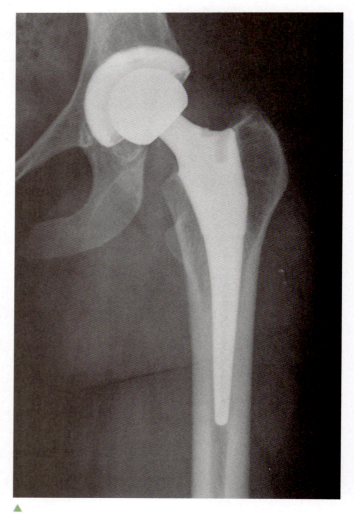

▲ **Figura 4.103 Tratamento da osteonecrose de cabeça do fêmur com artroplastia total do quadril.** Essa radiografia anteroposterior do quadril esquerdo dessa mulher de 35 anos com diagnóstico de osteonecrose de cabeça do fêmur demonstrou a condição pós-operatória de artroplastia total do quadril usando componentes de prótese não cimentados. O componente acetabular recoberto por material poroso e a haste femoral parcialmente revestida da prótese estavam anatomicamente alinhados.

Capítulo 4 Avaliação Radiológica de Lesões Traumáticas **121**

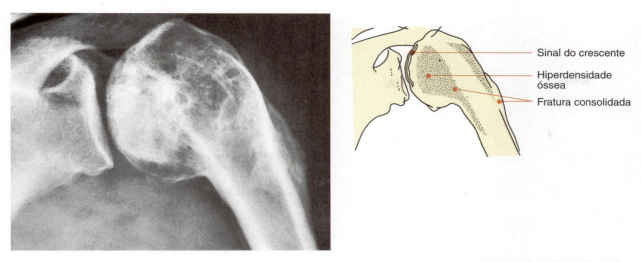

▲
Figura 4.104 Osteonecrose pós-traumática de cabeça do úmero. Seis meses depois de ter uma fratura do colo umeral esquerdo bem consolidada, esse homem de 62 anos desenvolveu osteonecrose da cabeça do úmero, que foi evidenciada nessa radiografia como hiperdensidade óssea e colapso do segmento subcondral.

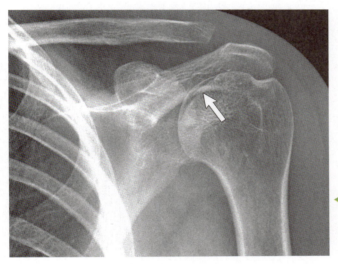

◀ **Figura 4.105 Osteonecrose de cabeça do úmero E associada ao LES.** Essa radiografia anteroposterior do ombro esquerdo de uma mulher de 28 anos com diagnóstico de LES demonstrou sinal do crescente radiotransparente no osso subcondral da cabeça do úmero (*seta*) – um sinal patognomônico de osteonecrose.

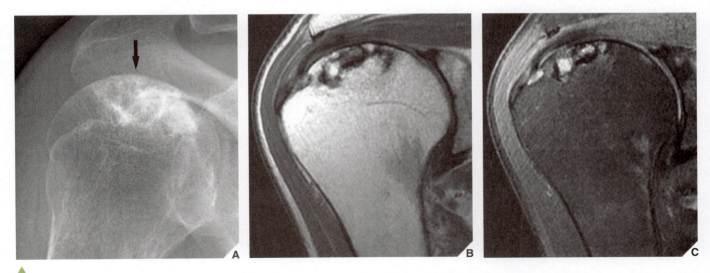

▲
Figura 4.106 Osteonecrose de cabeça do úmero. Essa mulher de 58 anos referiu dor no ombro direito várias semanas depois de uma luxação aparente da articulação glenoumeral, que foi reduzida espontaneamente. Ela também tinha história de LES tratado com corticoides. **A.** A radiografia do ombro direito demonstrou aspecto clássico de osteonecrose de cabeça do úmero (*seta*); esse diagnóstico foi confirmado por imagens coronais de RM em densidade de prótons (**B**) e densidade de prótons com supressão de gordura (**C**). A osteonecrose mais provavelmente foi causada pelo LES e tratamento com corticoides, e não por complicação da lesão traumática (luxação).

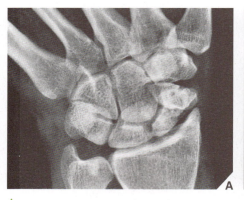
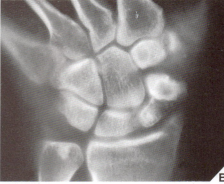
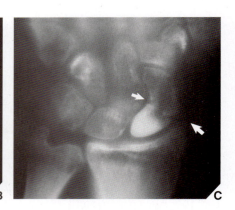

▲ **Figura 4.107 Osteonecrose de escafoide. A.** Essa radiografia do punho demonstrou fratura de escafoide do carpo; contudo, não ficou claro se a fratura tinha osteonecrose como complicação. A imagem de tomografia triespiral (**B**) mostrou não união e osteonecrose do fragmento distal, além de degeneração cística. O foco denso na extremidade articular da ulna era um foco de osso compacto. **C.** Em outro paciente, essa imagem de tomografia triespiral demonstrou não união de fratura do escafoide (*setas*) e osteonecrose do fragmento proximal.

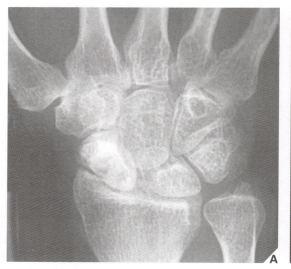
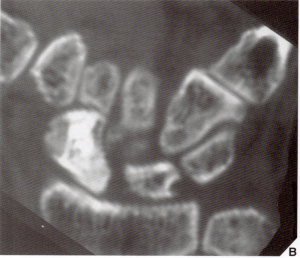

▲ **Figura 4.108 TC de um paciente com osteonecrose de escafoide.** Essa mulher de 52 anos teve fratura do osso escafoide tratada conservadoramente com aparelho gessado. A radiografia convencional (**A**) demonstrou alterações escleróticas no escafoide, que poderiam ser atribuídas ao processo de consolidação ou à osteonecrose. A imagem de TC reformatada no plano coronal (**B**) mostrou fratura parcialmente consolidada do escafoide complicada por osteonecrose.

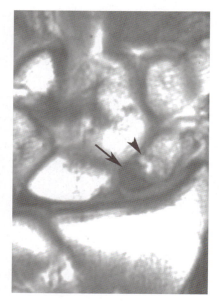

◀ **Figura 4.109 RM de um paciente com osteonecrose de escafoide.** Esse homem jovem teve fratura do colo do escafoide tratada conservadoramente. A imagem coronal de RM com contraste ponderada em T1 do punho, obtida vários meses depois, demonstrou não união de fratura do colo do escafoide (*ponta de seta*) e sinal hipointenso no polo proximal deste osso sem realce pós-contraste – alterações compatíveis com osteonecrose (*seta*).

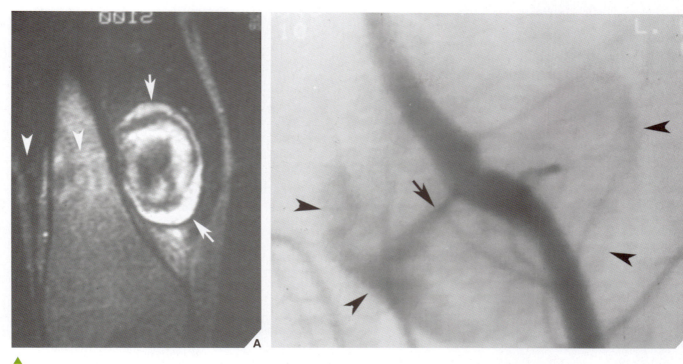

Figura 4.110 Pseudoaneurisma de artéria poplítea. A. Essa imagem coronal de RM ponderada em T2 do joelho de um homem jovem com história de traumatismo sem fratura e uma massa palpável na fossa poplítea demonstrou coleção de líquidos nesta área (*setas*) com "deposição" típica dentro da lesão e artefato de pulsação na direção do gradiente de codificação de fase (*pontas de seta*) compatíveis com pseudoaneurisma. **B.** A imagem de arteriografia de subtração digital da artéria poplítea mostrou ruptura pequena e extravasamento ativo de contraste (*seta*), que começava a preencher o pseudoaneurisma (*pontas de seta*).

alterações degenerativas precoces demonstradas nas radiografias por estreitamento do espaço articular, esclerose subcondral e formação de osteófitos marginais (Figura 4.112). Uma complicação semelhante também pode ocorrer depois de luxações (Figura 4.113).

Fraturas de estresse

O osso é um tecido dinâmico que depende de estresse para seu desenvolvimento normal. *Estresse* é a força ou carga absoluta aplicada a um osso, que pode se originar da sustentação de peso ou das ações dos músculos. Essa força pode ser axial, perpendicular ou rotacional, e a alteração resultante da forma do osso é descrita como *enrijecimento* (*strain*, em inglês). Forças *tensionais* são produzidas ao longo da superfície convexa do osso, enquanto forças *compressivas* são aplicadas ao longo de sua borda côncava. De acordo com a lei de Wolff, forças intermitentes aplicadas a um osso estimulam remodelação de sua arquitetura para resistir adequadamente às novas forças mecânicas. Estresses relacionados com atividades da vida diária estimulam o processo de remodelação que, no caso do osso cortical, ocorre no nível do ósteon (unidade básica da estrutura óssea). O mecanismo exato que ativa esse processo não está definido, mas algumas evidências sugerem que possa estar relacionado com a ocorrência de microfraturas (Figura 4.114 A). Reabsorção osteoclástica que resulta na formação de pequenos focos reabsortivos nas áreas de microfratura é a primeira reação ao aumento das forças de estresse; o pico de perda óssea ocorre cerca de 3 semanas depois. Em seguida, essas cavidades reabsortivas são preenchidas por osso lamelar, mas quando a formação óssea é lenta, o desequilíbrio consequente entre reabsorção e formação

óssea causa enfraquecimento do osso. Proliferação periosteal ou endosteal, ou ambas, pode resultar na formação de osso novo nos locais de estresse, aparentemente na tentativa de reforçar o córtex temporariamente enfraquecido. Estresse aplicado a um osso esponjoso pode causar microfraturas trabeculares parciais ou completas (Figura 4.114 B). Microcalos são produzidos ao longo das fraturas completas, e essas trabéculas espessadas provavelmente são responsáveis pela esclerose observada nas radiografias quando há lesões de estresse dos ossos esponjosos. Embora lesões microscópicas sejam um fenômeno fisiológico, o processo torna-se patológico quando a formação é maior que sua reparação. Quando a atividade desencadeante não é eliminada, mecanismos de reparação são suplantados, e isso resulta em acumulação de lesões microscópicas e fratura por fadiga de um osso trabecular ou cortical (ver Figuras 4.31 e 4.57 B).

Os exames de imagem diagnósticos conquistaram papel fundamental na investigação das lesões ósseas de estresse, considerando que apenas uma avaliação clínica não permite confirmar seu diagnóstico. Quando há anormalidades radiográficas clássicas, o diagnóstico é fácil. Entretanto, como os mecanismos fisiopatológicos subjacentes representam um processo contínuo em vez de isolado, as anormalidades nos exames de imagem são extremamente variáveis e dependem de fatores como tipo de atividade desencadeante, osso afetado e ocasião em que o exame é realizado.

As radiografias convencionais desempenham função importante na investigação de suposta fratura de estresse e devem ser os primeiros exames de imagem solicitados. Infelizmente, as radiografias iniciais frequentemente são normais, o que não é surpreendente em vista do grau de remodelação microscópica que ocorre nos estágios iniciais da lesão de estresse. A sensibilidade das radiografias iniciais

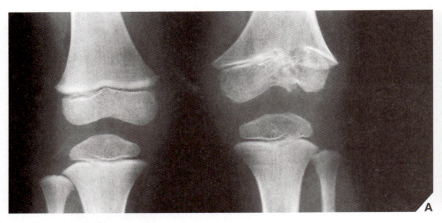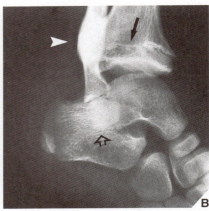

Figura 4.111 Anormalidade do crescimento. A. Esse menino de 3 anos teve fratura do fêmur distal esquerdo, que se estendeu ao longo da placa de crescimento. Consequentemente, o osso desse membro parou de crescer prematuramente. A radiografia anteroposterior dos dois joelhos demonstrou discrepância de comprimento dos fêmures associada a uma deformidade da epífise distal do fêmur esquerdo em consequência da fixação da placa de crescimento. **B.** Essa menina de 5 anos teve fratura de Salter-Harris tipo V na tíbia distal. Na incidência de perfil, havia deformidade articular secundária à fusão da epífise tibial (*seta*) e crescimento exagerado da fíbula distal (*seta aberta*). Observe que também havia sinostose pós-traumática desses dois ossos (*ponta de seta*).

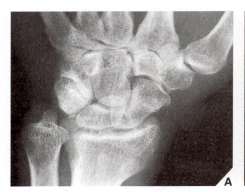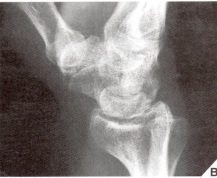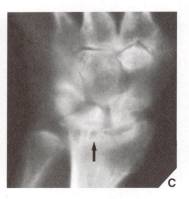

Figura 4.112 Osteoartrite pós-traumática. As radiografias dorsovolar (**A**) e perfil (**B**) do punho desse homem de 57 anos com história de fratura intra-articular do rádio distal demonstraram deformidade residual deste osso e estreitamento da articulação radiocarpal. A imagem de tomografia triespiral (**C**) também mostrou vários cistos degenerativos subcondrais (*seta*), que são comuns nos pacientes com artrite pós-traumática.

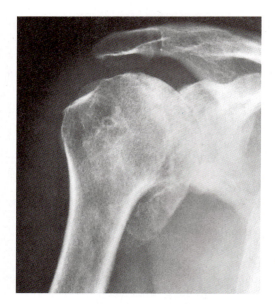

Figura 4.113 Osteoartrite pós-traumática. Esta radiografia anteroposterior do ombro direito de um homem de 78 anos com história de várias luxações desta articulação no passado demonstrou osteoartrite avançada, resultante de traumatismos repetidos das superfícies articulares da cabeça do úmero e glenoide.

pode ser de apenas 15%, enquanto as radiografias de seguimento demonstram anormalidades diagnósticas em apenas 50% dos casos. O tempo decorrido entre manifestação dos primeiros sintomas e detecção de anormalidades radiográficas varia de 1 semana a vários meses, e a cessação da atividade desencadeante pode evitar aparecimento de quaisquer anormalidades radiográficas.

Alterações iniciais do osso cortical incluem perda sutil de definição do córtex ósseo (sinal do córtex cinzento) (Figura 4.115) ou estrias radiotransparentes intracorticais imprecisas, que provavelmente estão relacionadas com formação de túneis osteoclásticos encontrados nos estágios iniciais do processo de remodelação. Essas alterações podem passar despercebidas facilmente, até que ocorra neoformação óssea periosteal e/ou espessamento endosteal na tentativa aparente de reforçar o córtex transitoriamente enfraquecido. À medida que a lesão avança, pode surgir uma linha de fratura verdadeira (Figura 4.116). Nos casos típicos, essas lesões envolvem diáfise de um osso longo e são comuns no córtex anterior ou posterior da tíbia e córtex medial do fêmur.

Lesões por estresse de ossos esponjosos são particularmente difíceis de detectar. O velamento sutil das bordas trabeculares e áreas radiopacas escleróticas mal definidas podem ser secundários à formação de calo peritrabecular, mas é necessária alteração

MECANISMO PATOLÓGICO DA FRATURA DE ESTRESSE

A. Córtex

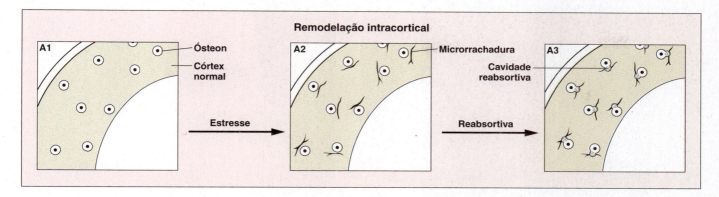

B. Osso esponjoso

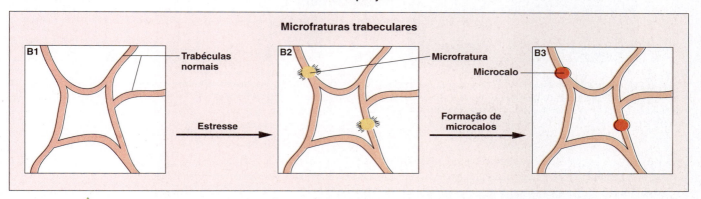

▲ **Figura 4.114 Mecanismo patogênico da fratura de estresse. A.** Remodelação intracortical. **B.** Microfraturas trabeculares.

de 50% da opacidade óssea para que essas anormalidades sejam detectadas radiograficamente (Figura 4.117). Com progressão do processo patológico, surge uma faixa esclerótica claramente visível (Figura 4.118).

A cintilografia óssea com radionuclídeos tornou-se padrão de referência para avaliar fraturas de estresse, em grande parte em virtude da sua capacidade de demonstrar alterações sutis do metabolismo ósseo, muito tempo antes que possam ser detectadas nas radiografias. Os agentes radiofarmacêuticos utilizados mais amplamente nos exames para demonstrar lesões de estresse são análogos do fosfato de ^{99m}Tc; esses compostos são captados pelas áreas de *turnover* ósseo, provavelmente por meio de quimioabsorção à superfície do osso. A intensidade de captação depende basicamente da taxa de *turnover* ósseo e do fluxo sanguíneo local, e anormalidades da captação podem ser detectadas dentro de 6 a 72 horas depois da lesão. A sensibilidade da cintilografia aproxima-se de 100%, porque apenas alguns resultados falso-negativos foram relatados. Anormalidades clássicas à cintilografia de uma fratura de estresse incluem área fusiforme de intensidade focal com captação cortical, ou faixa transversal de atividade aumentada (Figura 4.119). Contudo, o espectro de alterações associadas ao estresse ósseo é amplo, o que também reflete o *continuum* fisiopatológico subjacente. Apesar de sua sensibilidade elevada, a especificidade da cintilografia é ligeiramente menor que a da radiografia, porque outras doenças como tumores, infecções, infartos ósseos e tibialgia ou periostite podem ter resultados positivos.

Nesses casos, complementação da cintilografia com TC ou RM pode facilitar ainda mais a investigação diagnóstica.

A TC desempenha um papel limitado no diagnóstico das lesões de estresse. Essa modalidade é menos sensível que cintilografia e radiografia no diagnóstico das fraturas de estresse, mas pode ser muito útil para definir mais claramente uma anormalidade detectada por outro tipo de exame (Figuras 4.120 e 4.121). A TC é muito apropriada para delinear a linha de fratura em uma área que não é bem demonstrada por radiografias convencionais. Fraturas de estresse longitudinais da tíbia são menos comuns que as variedades transversais ou oblíquas mais típicas, mas podem representar até 10% das fraturas de estresse tibiais. Essas fraturas são especialmente difíceis de detectar por radiografias em razão de sua orientação vertical, e a TC tem desempenhado um papel importante em seu diagnóstico.

A RM é extremamente sensível para detectar alterações fisiopatológicas associadas às lesões de estresse e é ainda mais específica que a cintilografia com radionuclídeos. Alterações típicas das reações iniciais de estresse são áreas com sinal hipointenso na medula nas imagens ponderadas em T1, com aumento de intensidade do sinal na imagem ponderada em T2. Técnicas de saturação da gordura, inclusive imagens ponderadas em T2 na sequência IR (*inversion recovery*) ou FSE (*fast SE*) e saturação de gordura por frequência seletiva, são especialmente úteis para demonstrar essas lesões. O aumento do teor de água do edema ou hemorragia medular

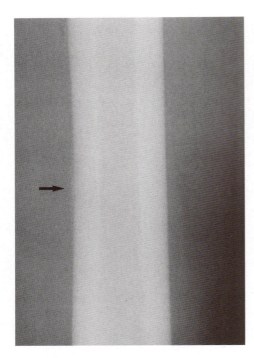

▲
Figura 4.115 Fratura de estresse. Entre as primeiras alterações radiográficas da fratura de estresse está o sinal do "córtex cinzento", que consiste na borda cortical sutil e mal definida (*seta*). Compare com a definição normal do córtex contralateral.

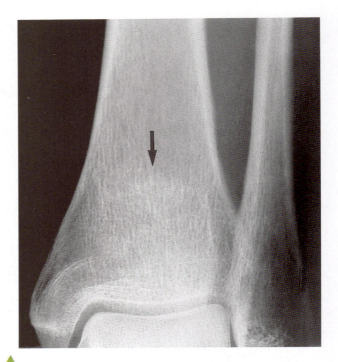

▲
Figura 4.117 Fratura de estresse. A primeira alteração radiográfica da fratura de estresse de osso esponjoso é o velamento sutil das trabéculas associado às áreas de esclerose mal definidas (*seta*).

associada eleva a intensidade do sinal sobreposto ao fundo escuro da gordura suprimida, de forma que essas sequências devem aumentar a sensibilidade do exame. Nas imagens ponderadas em T2 das lesões mais avançadas, faixas com sinal hipointenso adjacentes ao córtex foram demonstradas dentro de áreas com edema medular; isso provavelmente representa linhas de fratura (Figuras 4.122 e 4.123). O recurso multiplanar da RM oferece vantagem adicional porque permite demonstrar claramente uma linha de fratura. Em alguns casos, também foi detectado sinal hiperintenso nas áreas justacortical e subperiosteal. A RM é recomendada como modalidade de exame para dirimir dúvidas, inclusive nos pacientes com cintilografia óssea inconclusiva. A RM pode confirmar o diagnóstico quando demonstra a linha de fratura.

Fratura por insuficiência é um subtipo de fratura de estresse, que ocorre no osso com osteoporose. As fraturas de estresse clássicas são produzidas pelo aumento do estresse aplicado a um osso normal sob outros aspectos. As fraturas por insuficiência ocorrem quando estresse normal é aplicado a um osso osteoporótico anormal. Nos casos típicos, as fraturas por insuficiência ocorrem nos indivíduos idosos e são mais comuns no sacro com orientação paralela às articulações sacroilíacas e, ocasionalmente, transversais ao sacro. Essas fraturas podem ser unilaterais ou bilaterais e envolver as duas asas sacrais.

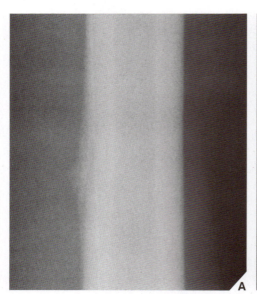
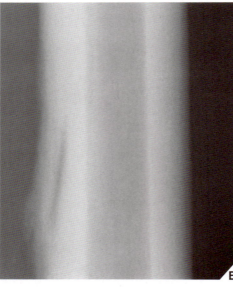

◀ **Figura 4.116 Fratura de estresse.** Com progressão do processo patológico, a fratura cortical torna-se visível (**A**). Essa anormalidade pode ser acentuada pela técnica de tomografia triespiral (**B**).

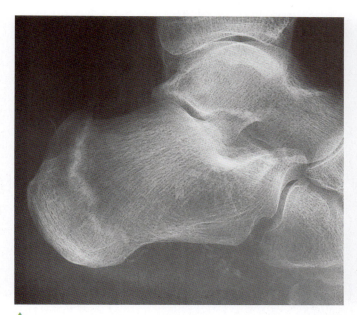

▲
Figura 4.118 Fratura de estresse. Aspecto típico de fratura de estresse no calcâneo: uma faixa vertical de esclerose na parte posterior do osso é típica desse tipo de lesão.

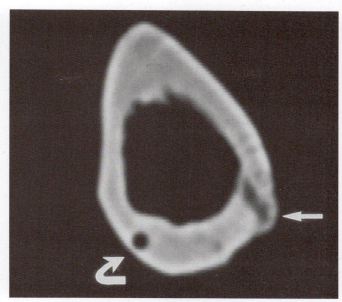

▲
Figura 4.120 Imagem de TC de fratura de estresse. Essa imagem demonstrou fratura de estresse da tíbia (*seta*). A *seta curva* indica o forame nutriente.

Quando são bilaterais e estão associadas a uma fratura transversal do sacro, a cintilografia óssea demonstra aumento da captação do isótopo com formato típico de "H" (Figura 4.124). Outras áreas comuns de fraturas por insuficiência ou osteoporóticas são corpos vertebrais, ossos púbicos (parassinfiseais), colo do fêmur e superfície superior do acetábulo. Recentemente, as atenções foram voltadas para fraturas por insuficiência que ocorrem no fêmur distal e tíbia proximal na articulação do joelho (Figura 4.125). Inicialmente, acreditava-se que essas fraturas por insuficiência subcondral do joelho (*subchondral insufficiency fractures of knee*, ou SIFK) representassem osteonecrose espontânea (*spontaneous osteonecrosis of knee,* ou *SONK*) resultante de insuficiência vascular com obstrução venosa causando hipertensão venosa e hipoxia. Embora essa condição ainda não esteja totalmente esclarecida, a maioria dos casos de SIFK é detectada no compartimento medial do joelho que sustenta peso e é atribuída à sobrecarga fisiológica aplicada repetitivamente às trabéculas enfraquecidas, geralmente em pacientes que também têm osteopenia e função protetora da cartilagem articular e meniscos comprometida. Apesar da demonstração de hipodensidade óssea nesses pacientes, na maioria dos casos a osteopenia não é a causa primária dessas fraturas.

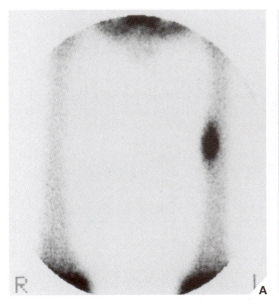
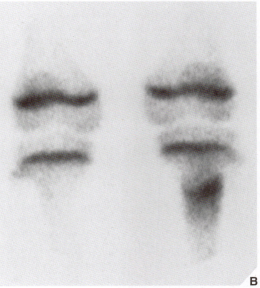

▲
Figura 4.119 Imagens cintilográficas de fratura de estresse. A. Área fusiforme de hipercaptação no córtex medial do fêmur esquerdo. **B.** Faixa transversal de hipercaptação na diáfise proximal da tíbia esquerda. Observe que houve hipercaptação normal do marcador radiofarmacêutico nas placas de crescimento.

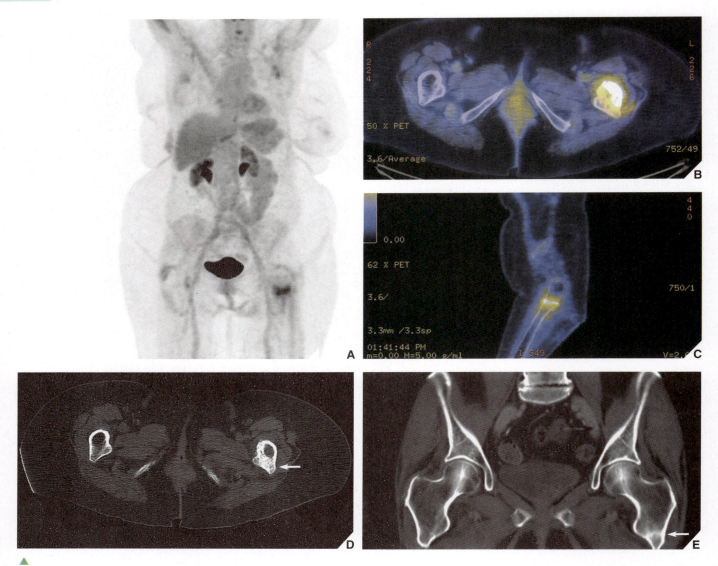

Figura 4.121 Fratura de estresse demonstrada na tomografia por emissão de pósitrons (PET)/TC. Essa mulher de 45 anos fez mastectomia para tratar câncer de mama. O exame de PET/TC foi realizado como triagem de possíveis metástases ósseas. **A.** O exame de PET de corpo inteiro demonstrou uma faixa transversal de hiperatividade na região subtrocantérica do fêmur esquerdo. Imagens axial (**B**) e sagital (**C**) de PET/TC mostraram um foco hipermetabólico no mesmo local. Imagens de TC reformatadas nos planos axial (**D**) e coronal (**E**) confirmaram uma fratura de estresse (*setas*).

Um estudo publicado por Yamamoto e Bullough demonstrou que o fenômeno primário era a fratura por insuficiência seguida de necrose limitada à área entre a linha de fratura e a lâmina óssea subcondral. Atualmente se aceita que a SONK seja uma SIFK que evoluiu até colapso com osteonecrose secundária dos tecidos colapsados. Essas duas condições estão descritas com mais detalhes no Capítulo 9.

Estudos demonstraram que pacientes com osteoporose tratados com difosfonatos têm incidência mais alta de fraturas subtrocantéricas/diafisárias transversais ou oblíquas do fêmur. Essas fraturas ocorrem no córtex femoral normal ou ligeiramente espessado de indivíduos mais jovens, em comparação com as fraturas por insuficiência sacrais ou vertebrais clássicas, e dependem da duração do tratamento com difosfonatos (Figuras 4.126 e 4.127). Difosfonatos são fármacos antirreabsortivos que atuam por inibição dos osteoclastos por apoptose, desse modo reduzindo o *turnover* ósseo global. Embora tal ação cause aumento da densidade mineral óssea, a supressão do *turnover* ósseo dificulta a remodelação e retarda a consolidação de rachaduras que ocorrem no córtex como consequência de atividades normais (as chamadas *microlesões*). O tratamento prolongado com difosfonatos causa ampliação desse processo patológico, diminuição da heterogeneidade da matriz orgânica e suas propriedades minerais, aumento dos produtos finais de glicação avançada da matriz óssea extracelular e deterioração da qualidade dos ossos, resultando na ocorrência de fraturas femorais atípicas.

Lesões de tecidos moles

Em condições fisiológicas normais, tecidos moles como músculos, tendões, ligamentos, meniscos articulares e discos intervertebrais aparecem indistintamente ou são completamente imperceptíveis nas radiografias convencionais. Por essa razão, apenas em casos raros de lesões traumáticas, como miosite ossificante (ver descrição anterior) ou algumas rupturas de ligamentos e tendões, as radiografias convencionais são suficientes para demonstrar traumatismos de tecidos moles (Figura 4.128). Consequentemente, a avaliação adequada das

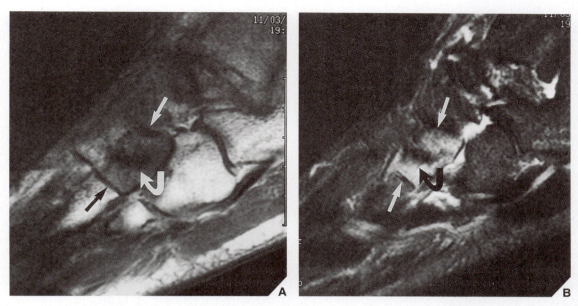

▲ **Figura 4.122 Imagem de RM de fratura de estresse. A.** Essa imagem sagital de RM ponderada em T1 demonstrou sinal difusamente reduzido no cuneiforme lateral (*setas*) e uma faixa de ausência de sinal no centro do osso (*seta curva*). **B.** A imagem sagital de RM em sequência FSE IR mostrou sinal hiperintenso no osso cuneiforme (*setas*), que foi atribuído às alterações secundárias ao edema e à hemorragia. Nessa sequência, a fratura de estresse permanece com sinal hipointenso (*seta curva*).

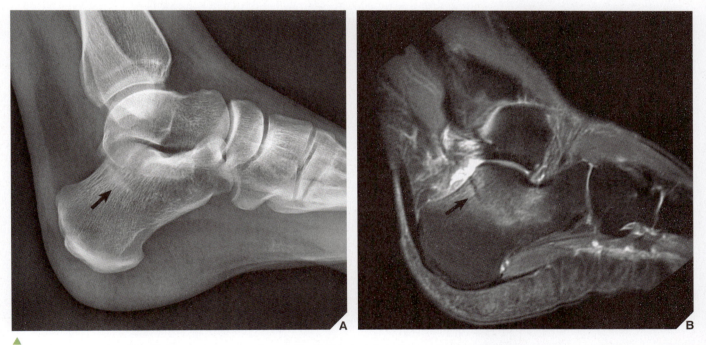

▲ **Figura 4.123 Imagem de RM de fratura de estresse.** Essa mulher de 44 anos referiu dor no calcanhar depois de uma corrida de 10 km. **A.** A radiografia do tornozelo em perfil demonstrou uma faixa esclerótica orientada verticalmente no calcâneo (*seta*). **B.** A imagem sagital de RM ponderada em densidade de prótons com saturação de gordura mostrou área difusa de hiperintensidade atribuível ao edema ósseo em torno de uma zona linear de hipointensidade de sinal – neste caso, uma fratura de estresse (*seta*).

lesões dessas estruturas e dos efeitos do tratamento requer exames complementares, que podem incluir radiografias de estresse, artrografia, tenografia, bursografia, mielografia, TC (Figura 4.129) e RM (Figura 4.130).

Em especial, a RM é considerada a melhor modalidade de exame radiológico para avaliar lesões traumáticas de tecidos moles. Diferenças na intensidade de sinal permitem demonstrar claramente anormalidades em diversas estruturas (músculos, tendões, ligamentos, fáscias, vasos sanguíneos e nervos). Tenossinovite, derrame articular e hematomas de partes moles pós-traumáticos também são demonstrados claramente na RM (Figura 4.130). Rupturas de ligamentos e tendões podem ser diagnosticadas com precisão; por exemplo, na avaliação de lesões dos tendões, a RM fornece informações quanto à localização da ruptura (se está dentro do tendão,

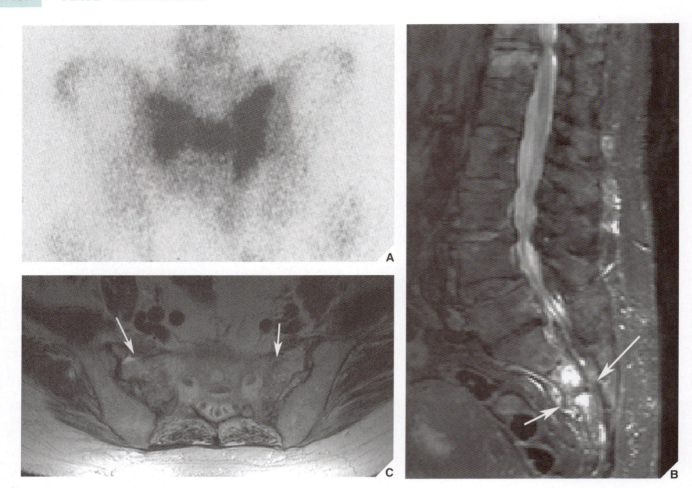

Figura 4.124 Fraturas por insuficiência do sacro. A. Essa imagem de cintilografia óssea demonstrou áreas de hiperatividade com formato clássico de "H" no sacro – o chamado *sinal Honda*. **B.** Essa imagem sagital de RM na sequência de pulso STIR (*short time inversion recovery*) mostrou uma faixa de hiperintensidade no nível dos segmentos sacrais de S1-2 (*setas*), que correspondiam à linha de fratura orientada horizontalmente na imagem de cintilografia. **C.** Essa imagem axial de RM ponderada em T1 evidenciou faixas hipointensas irregulares nas asas do sacro (*setas*), que correspondiam às linhas de fratura orientadas verticalmente na imagem de cintilografia.

na área de inserção, ou interface musculotendínea), a extensão da lesão do tendão, o volume do hematoma no local de ruptura e a existência de componente inflamatório (Figura 4.131). A RM também é eficaz para demonstrar, caracterizar e classificar a chamada *lesão de Morel-Lavallée* (LML) (Figura 4.132). A LML é uma lesão pós-traumática fechada de desprendimento de partes moles, que ocorre nos planos profundos abaixo do subcutâneo e resulta em separação abrupta de pele/tecido subcutâneo da fáscia subjacente. O resultado disso é o rompimento de vasos sanguíneos e canais linfáticos perfurantes, formando, então, um espaço potencial que é preenchido por líquido serossanguinolento, sangue, hemolinfa e gordura necrótica. A reação inflamatória subsequente resulta na formação de uma pseudocápsula periférica. O tratamento depende do tamanho, da localização e da duração da lesão e inclui drenagem percutânea ou desbridamento aberto com irrigação.

A RM tem valor inestimável para demonstrar lesões musculares que podem ocorrer após luxação traumática do quadril. Os músculos esqueléticos normais têm tempo de relaxamento T1 intermediário ou ligeiramente prolongado e tempo de relaxamento T2 curto em comparação com outros tecidos moles. Quando os músculos são lesados, a RM pode demonstrar claramente graus variáveis de distensão, contusão, ruptura ou hematoma e permite quantificar estas lesões. A distensão muscular aguda aumenta a intensidade do sinal em T2 e isso reflete edema dos tecidos. Quando há distensão muscular aguda, a forma e a arquitetura do músculo parecem alteradas e o sinal dentro do músculo apresenta aumento anormal de intensidade em consequência de edema e hemorragia intramusculares.

Lesões associadas à prática de esportes

Há incontáveis lesões associadas à prática de esportes – todas relacionadas com a parte do corpo submetida a estresse durante determinado tipo de atividade física. Algumas não são específicas de determinado esporte e podem ocorrer depois de traumatismo ocasional sem relação com prática de esportes. Por exemplo, embora a ruptura do ligamento cruzado anterior seja mais comum em jogadores de futebol e esquiadores, também é diagnosticada frequentemente em pacientes que sofrem torção do joelho sem qualquer relação com atividades esportivas. No entanto, outras lesões são muito singulares e com muita frequência estão associadas a determinado tipo de esporte, de forma que são denominadas com base nesse esporte. Na próxima seção, serão descritas lesões mais comuns com os nomes originados de determinados tipos de esporte.

Capítulo 4 Avaliação Radiológica de Lesões Traumáticas 131

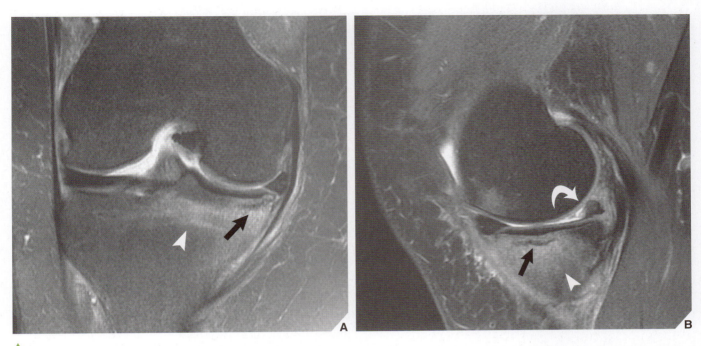

▲
Figura 4.125 Fratura por insuficiência subcondral do joelho (SIFK). Essa mulher de 77 anos referia dor no joelho direito. Radiografias do joelho (não demonstradas aqui) não detectaram fratura. As imagens coronal (**A**) e sagital (**B**) de RM em densidade de prótons com supressão de gordura demonstraram uma linha de fratura subcondral com sinal hipointenso (*setas pretas*) circundada por edema da medula óssea com sinal hiperintenso (*pontas de seta*). Observe que também havia ruptura do menisco medial (*seta curva*).

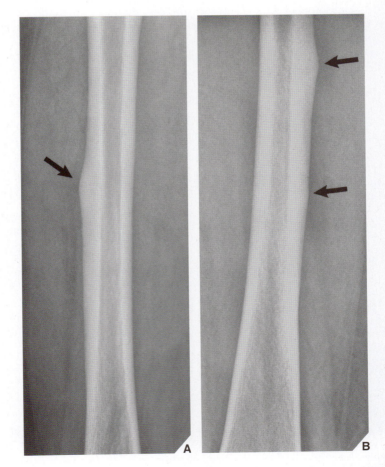

▲
Figura 4.126 Fraturas por insuficiência associadas ao uso de difosfonato. Essa mulher de 67 anos usava alendronato para tratar osteoporose há 6 anos. As radiografias anteroposteriores dos fêmures direito (**A**) e esquerdo (**B**) demonstraram o sinal típico de "mamilo" ou "verruga" (*setas*), que representa fraturas por insuficiência.

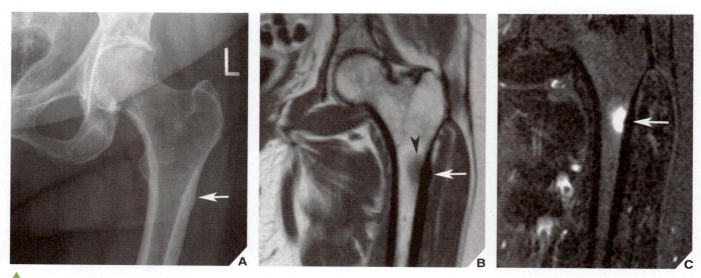

▲ **Figura 4.127 Fratura de insuficiência associada ao uso de difosfonatos.** Essa paciente idosa tratada há vários anos para osteoporose pós-menopausa com difosfonatos queixou-se de dor no quadril esquerdo. **A.** A radiografia anteroposterior do quadril esquerdo demonstrou área focal de espessamento do córtex lateral do fêmur proximal esquerdo (*seta branca*). As imagens coronais de RM ponderadas em T1 (**B**) e T2 (**C**) com supressão de gordura mostraram área focal de edema da medula óssea (*ponta de seta preta*) adjacente à área focal de espessamento cortical (*setas brancas*). Localização no córtex lateral da diáfise femoral proximal, área focal de espessamento cortical com ou sem demonstração da linha de fratura e edema da medula óssea adjacente são sinais típicos das fraturas por insuficiência associadas ao uso de difosfonatos.

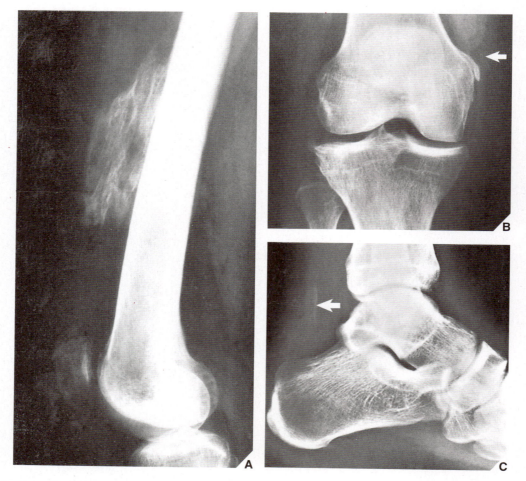

▲ **Figura 4.128 Lesões de tecidos moles. A.** Complicação comum de lesões traumáticas das estruturas musculares, a miosite ossificante caracteriza-se pela formação de osso dentro do músculo lesado. Radiografias convencionais podem demonstrar essa complicação. **B.** Calcificação do ligamento colateral medial do joelho – conhecida como *lesão de Pellegrini-Stieda* (*seta*) – é uma sequela da ruptura traumática desse ligamento. **C.** Em alguns casos, rupturas de tendões podem ser diagnosticadas por radiografia convencional. Essa radiografia do tornozelo em perfil demonstrou aspecto típico de ruptura do tendão calcâneo (*seta*).

Capítulo 4 Avaliação Radiológica de Lesões Traumáticas 133

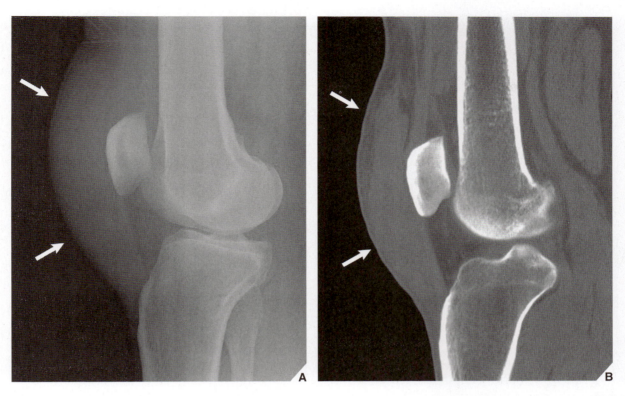

▲
Figura 4.129 Radiografia e TC de um hematoma de partes moles. Radiografia de perfil (**A**) e imagem de TC reformatada no plano sagital (**B**) do joelho desse homem de 60 anos demonstraram hematoma pré-patelar volumoso (*setas*).

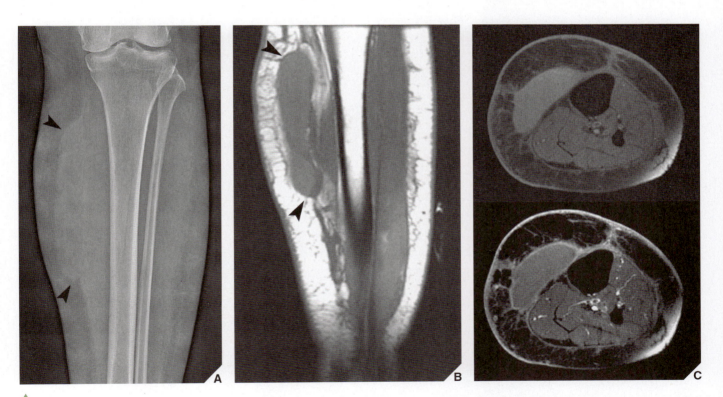

▲
Figura 4.130 Imagens de RM de uma paciente com hematoma de partes moles. Essa mulher de 64 anos sofreu lesão da perna esquerda em um acidente de bicicleta. **A.** A radiografia anteroposterior da perna demonstrou densidade ovalada adjacente ao músculo sóleo (*pontas de seta*). **B.** A imagem coronal de RM ponderada em T1 mostrou massa heterogênea nitidamente demarcada com sinal de intensidade intermediária dentro da gordura subcutânea profunda (*pontas de seta*). **C.** Imagens axial em densidade de prótons com supressão de gordura (*parte superior*) e depois da infusão intravenosa de gadolínio (*parte inferior*) demonstraram apenas realce periférico do hematoma de partes moles.

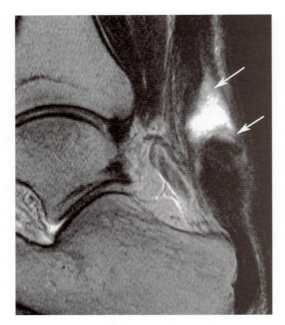

▲
Figura 4.131 Imagem de RM de um paciente com ruptura do tendão calcâneo. Essa imagem sagital de RM ponderada em T2 do tornozelo demonstrou perda de continuidade do tendão calcâneo nas proximidades de sua inserção (*setas*). Também havia hematoma focal no local da ruptura.

Membro superior

Peitoral de levantador de peso

Fisiculturistas e levantadores de peso podem sofrer lesões quando tentam esforçar excessivamente seus músculos peitorais durante exercícios de supino. As rupturas podem ser parciais (20%) ou completas (80%), comumente são unilaterais e estão associadas à dor aguda e formação de hematoma localizado na área da ruptura, que comumente ocorre na junção miotendínea (Figura 4.133). O músculo peitoral maior é afetado mais frequentemente, mas em casos raros há ruptura do músculo peitoral menor.

Ombro de jogador da liga juvenil

Essa lesão consiste em fratura de Salter-Harris tipo I da epífise proximal do úmero e é causada por estresse rotacional durante arremesso de beisebol. A lesão ocorre em crianças de 13 a 16 anos. A queixa clínica é dor agravada ao arremessar a bola. A RM demonstra alargamento da placa de crescimento com edema periepifisário (Figura 4.134; ver também Figura 4.39 A).

Cotovelo de golfista

Também conhecida como *epicondilite medial*, essa condição é uma lesão de estresse da origem dos tendões dos músculos flexor comum e pronador no epicôndilo medial do úmero. Esse tipo de lesão também

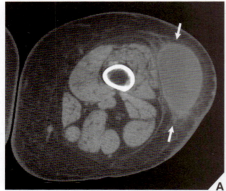
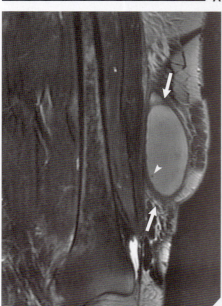
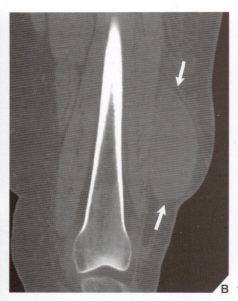
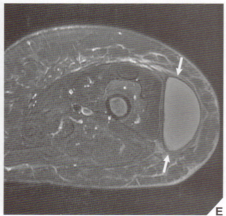
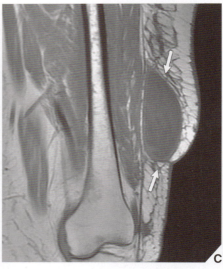

◄ **Figura 4.132 Imagens de TC e RM de um paciente com LML.** Essa mulher de 59 anos referia história de lesão da parte anterolateral da coxa direita por cisalhamento violento súbito. As imagens de TC reformatadas nos planos axial (**A**) e coronal (**B**) demonstraram volumosa lesão arredondada bem demarcada com contorno liso no plano subcutâneo, que comprimia o componente do vasto lateral do quadríceps e tinha coeficiente de atenuação típico de líquidos (*setas*). **C.** A imagem coronal de RM ponderada em T1 mostrou uma lesão homogênea com sinal de intensidade intermediária, que encostava na banda iliotibial (*setas*). Nas imagens coronal de RM ponderada em T2 com supressão de gordura (**D**) e axial em sequência FSE ponderada em T2 (**E**), a lesão (*setas*) mostrou sinal mais intenso em comparação com os músculos adjacentes, pseudocápsula com sinal hipointenso e gotícula de gordura (*ponta de seta*) (ver também Figura 8.72).

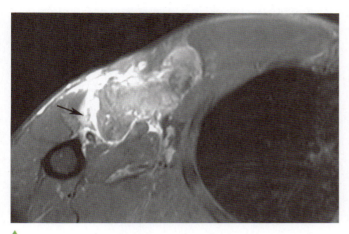

Figura 4.133 Peitoral de levantador de peso. Esse fisiculturista de 27 anos teve dor de início súbito na região direita do tórax durante levantamento de peso. A imagem axial de RM ponderada em densidade de prótons com saturação de gordura demonstrou ruptura completa do músculo peitoral maior com edema e hematoma localizados (*seta*).

pode estar relacionado com técnica de golfe inadequada, ou seja, bater no solo em vez da bola, resultando em desaceleração súbita e distensão do compartimento medial do cotovelo. Nos casos típicos, a RM demonstra alteração da intensidade do sinal no grupo muscular do flexor comum-pronador, algumas vezes com rupturas parciais (Figura 4.135).

Cotovelo de tenista

Também conhecida como *epicondilite lateral*, essa lesão está relacionada com o uso excessivo dos músculos extensores da mão e do punho, mas comumente do músculo extensor radial curto do carpo. Essa lesão está associada ao movimento de *backhand* inadequado, que provoca estresse excessivo do tendão do músculo extensor comum, resultando em tendinose, peritendinite e rupturas parciais, que são demonstradas claramente nas imagens de RM (Figura 4.136). O posicionamento incorreto da mão e do punho e o impacto excêntrico da bola na raquete de tênis também foram fatores citados como causas possíveis desse tipo de lesão.

Cotovelo de jogador da liga juvenil

Essa lesão consiste em fratura com avulsão do centro de ossificação do epicôndilo medial do esqueleto imaturo, causada por tração do tendão flexor comum durante o arremesso de beisebol usando técnica inadequada com estresse excessivo em valgo. A RM mostra deslocamento do epicôndilo medial e edema dos tecidos moles circundantes (Figura 4.137).

Cotovelo de arremessador de beisebol

Nessa condição traumática, a lesão principal afeta a banda anterior do ligamento colateral ulnar do cotovelo, que pode ter ruptura parcial ou completa. A lesão é causada por estresse repetitivo em valgo durante as fases inicial e final de aceleração durante o movimento de arremesso (síndrome de sobrecarga de extensão em valgo, SSEV). Em muitos casos, essa condição está associada a outras lesões do cotovelo, inclusive contusão do capítulo e da cabeça do rádio, lesões condrais do olécrano e neurite ulnar por tração. Todas essas lesões são demonstradas claramente nas imagens de RM (Figura 4.138).

Cotovelo de goleiro

Traumatismo repetitivo em hiperextensão do cotovelo durante movimentos para agarrar a bola do goleiro causa colisão do olécrano na fossa olecraniana do úmero, causando lesão de cartilagem, formação de osteófitos e fragmentos livres intra-articulares.

Punho de remador

Essa lesão é causada por flexões e extensões repetitivas do punho, resultando em atrito e tenossinovite dos tendões extensores curto e longo do carpo radial e tendões abdutor longo do polegar e extensor curto do polegar. Essa condição também é conhecida como *síndrome de interseção*. Os pacientes queixam-se de dor, edema e crepitação no antebraço distal. Clinicamente, essa síndrome é muito semelhante à *síndrome de interseção distal* (tenossinovite na interseção dos tendões extensores radiais longo e curto do carpo e tendão extensor longo do polegar) (Figura 4.139).

Punho de ciclista

Essa lesão é causada por neuropatia ulnar (conhecida pelos ciclistas como *paralisia de guidão*) causada por compressão do nervo ulnar na mão e no punho em consequência da compressão direta do nervo pelos manetes do guidão. Em muitos casos, o nervo ulnar pode ser estirado ou hiperestendido quando o guidão rebaixável é mantido na posição baixa. A pressão aplicada no nervo ulnar causa dormência e formigamento dos dedos anular e mínimo ou fraqueza da mão, ou uma combinação de ambos. Em alguns casos, também pode ocorrer compressão do nervo mediano contra o guidão, resultando em síndrome do túnel do carpo (Figura 4.140).

Punho de ginasta

Essa condição consiste em lesão por uso excessivo, que ocorre em até 40% dos ginastas jovens, antes do fechamento das placas de crescimento do rádio e da ulna distais. Atividades que geram impacto (p. ex., cair e saltar) aplicam forças compressivas de grande intensidade nas placas de crescimento do punho, resultando em fratura de Salter-Harris tipo I. Alargamento e irregularidade da placa de crescimento do rádio distal podem ser demonstrados nas radiografias e imagens de RM (Figura 4.141) e são semelhantes ao raquitismo; por tal razão, esse tipo de lesão também é conhecido como *pseudorraquitismo*.

Fratura de boxeador

Essa lesão comum é causada por impacto da cabeça do quinto metacarpo distal contra uma superfície rígida (p. ex., mandíbula do oponente), causando fratura angulada típica da parte distal do quinto metacarpo (colo metacarpal), que é facilmente diagnosticada por radiografia (ver Figura 7.113).

Polegar de esquiador

Essa lesão é causada por queda sobre uma superfície rígida com o bastão de esqui na mão, produzindo estresse em valgo e lesão do ligamento colateral ulnar (medial) do polegar no nível da articulação metacarpofalangiana. A lesão foi descrita primeiramente em guarda-caças escoceses, que faziam torções repetitivas em pescoços de lebres, daí o nome *polegar de guarda-caça* (ver Capítulo 7). Com esse tipo de lesão, o ligamento colateral ulnar pode estar deslocado para baixo da aponeurose do músculo adutor do polegar (lesão de Stener) ou

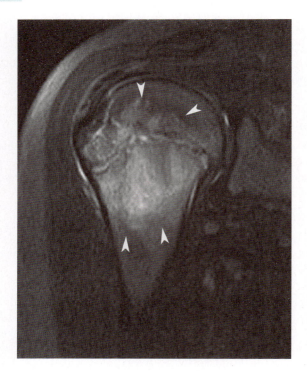

▲ **Figura 4.134 Ombro de jogador da liga juvenil.** Esse menino de 13 anos, arremessador de beisebol, referia dor crônica no ombro. A imagem coronal oblíqua de RM ponderada em T2 com saturação de gordura demonstrou edema de estresse metafisário extensivo, que se estendia até a epífise atravessando a placa epifisária (*pontas de seta*).

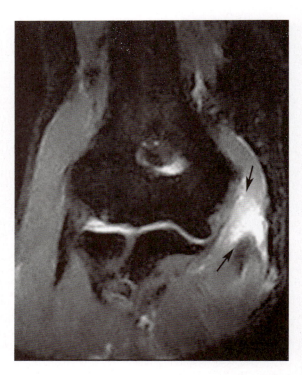

▲ **Figura 4.135 Cotovelo de golfista.** Esse homem de 67 anos referiu dor na região medial do cotovelo após jogar golfe. A imagem coronal de RM na sequência de pulso STIR (*short time inversion recovery*) demonstrou ruptura do tendão flexor comum com edema e hematoma localizados (*setas*).

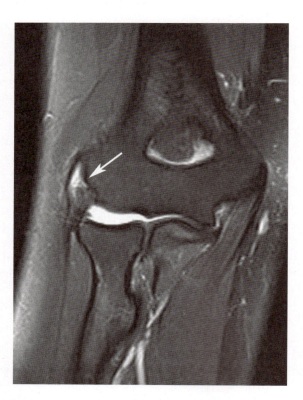

▲ **Figura 4.136 Cotovelo de tenista.** Esse homem de 32 anos, jogador aficionado de tênis, referia dor crônica de intensidade crescente na região lateral do cotovelo direito. A imagem coronal de RM na sequência de pulso STIR (*short time inversion recovery*) demonstrou tendinose grave e ruptura parcial avançada do tendão extensor comum (*seta*). O ligamento colateral radial estava preservado.

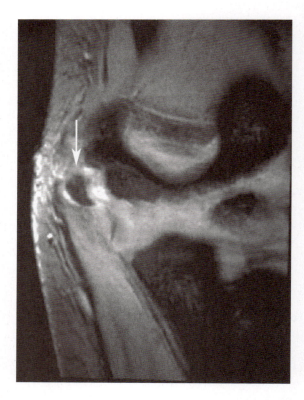

▲ **Figura 4.137 Cotovelo de jogador da liga juvenil.** Esse menino de 10 anos referiu início súbito de dor na região medial do cotovelo depois de um arremesso de beisebol. A imagem coronal de RM na sequência de pulso STIR (*short time inversion recovery*) demonstrou fratura com avulsão do epicôndilo medial (*seta*) e sinal hiperintenso na região da placa de crescimento arrancada. O tendão flexor comum estava preservado.

Capítulo 4 Avaliação Radiológica de Lesões Traumáticas **137**

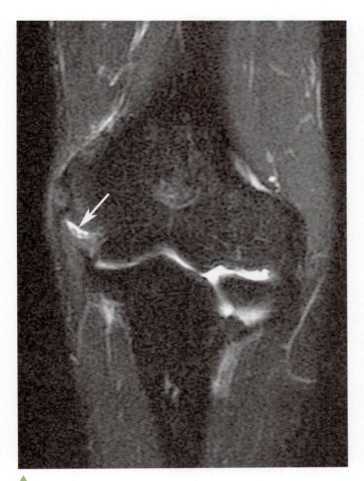

▲ **Figura 4.138 Cotovelo de arremessador de beisebol.** Esse homem de 20 anos, arremessador de beisebol profissional, referia dor crônica na região medial do cotovelo. A imagem coronal de RM na sequência de pulso STIR (*short time inversion recovery*) demonstrou ruptura parcial da origem umeral da banda anterior do ligamento colateral ulnar (*seta*). O tendão flexor comum estava preservado.

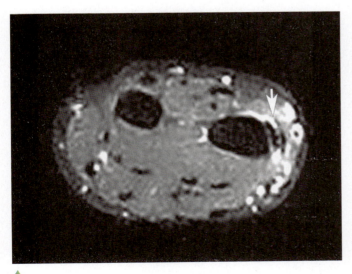

▲ **Figura 4.139 Punho de remador.** Esse homem de 32 anos referia dor, edema e crepitação na parte radial do antebraço distal, perto do punho. A imagem axial de RM na sequência de pulso STIR (*short time inversion recovery*) demonstrou edema peritendíneo nos extensores radiais longo e curto do carpo e tendão extensor curto do polegar (*seta*).

continuar alinhado com a cápsula articular (lesão não Stener). Nos casos típicos, a lesão de Stener precisa ser tratada cirurgicamente para recolocar o ligamento em posição anatômica e evitar instabilidade articular. Nas imagens de RM, a lesão de Stener é evidenciada por deslocamento do ligamento para baixo da aponeurose do músculo adutor (sinal do ioiô) (Figura 4.142; ver também Figuras 7.126 e 7.127).

Polegar de jogador de boliche

Essa lesão é uma síndrome de compressão neural causada por pressão aplicada nos nervos radial e ulnar do dedo polegar pela borda do orifício para o dedo polegar da bola de boliche, resultando em parestesias ou hiperestesias na pele distal ao nervo. Pressão e atrito persistentes podem causar fibrose perineural e formação de nódulo/neuroma doloroso, que pode ser demonstrado nas imagens de RM.

Membro inferior

Hérnia de esporte

Pacientes que desenvolvem a chamada *hérnia de esporte* (que, na verdade, não é um termo apropriado) referem dor crônica no quadril e na virilha durante movimentos de extensão, torção e rotação do quadril. Em geral, a dor irradia para a região do músculo adutor e mesmo aos testículos, embora geralmente seja difícil para o paciente definir sua localização exata. Essa condição também é conhecida como *pubalgia atlética*, *hérnia de hóquei*, *virilha de hóquei* e *virilha de Gilmore* e é diagnosticada mais comumente em jogadores de futebol e hóquei. Os sintomas estão relacionados com algumas lesões isoladas ou associadas, inclusive ruptura da aponeurose oblíqua externa, ruptura parcial do tendão adutor em sua inserção ao tubérculo púbico ou ruptura da fáscia transversal, entre outras. A RM demonstra edema por estresse na área parassinfiseal, com ou sem fraturas de estresse ou osteófitos (osteíte púbica); ruptura parcial da placa aponeurótica do músculo reto abdominal e adutores; e ruptura parcial dos tendões dos músculos adutor longo e grácil em sua inserção púbica (sinal da fenda secundária) (Figura 4.143).

Joelho de corredor (síndrome de atrito da banda iliotibial)

Essa síndrome é causada por atrito contínuo da banda iliotibial sobre o côndilo femoral lateral. Pacientes queixam-se de dor na parte lateral do joelho quando o pé pisa no solo durante as corridas, mas também pode persistir depois da atividade. Ciclismo e *stepping* aeróbio também podem causar essa síndrome. A RM demonstra espessamento da banda iliotibial e edema peritendíneo (Figura 4.144). Em alguns casos, pode-se formar uma bolsa de atrito entre a banda iliotibial e o côndilo lateral do fêmur.

Joelho de saltador

Essa também é uma lesão causada por uso excessivo durante atividades de saltar, aterrissar e mudar de direção, resultando em estiramento do tendão patelar com tendinose do seu segmento proximal. Essa lesão está associada à prática de esportes como basquete, vôlei, ginástica, corrida, *track and field* e futebol. Dor infrapatelar crônica é a queixa clínica mais comum. A RM demonstra espessamento da parte proximal do ligamento patelar com alteração do sinal em sua

138 Parte 2 Lesões Traumáticas

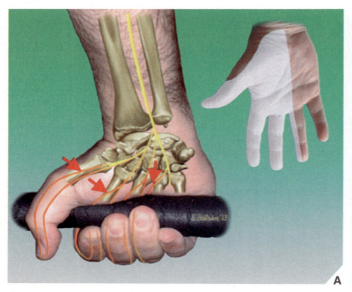 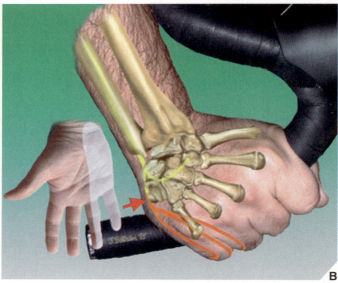

▲ **Figura 4.140 Mecanismo da lesão do punho de ciclista. A.** Agarrar o guidão rebaixável na posição elevada pode causar compressão dos ramos digitais do nervo mediano (*setas*), resultando em déficit sensorial da área inervada (região branca da mão). **B.** Agarrar o guidão rebaixável em posição baixa pode causar compressão do ramo sensorial do nervo ulnar (*seta*), causando déficit sensorial da área inervada (região branca da mão). Essa condição também é conhecida como *síndrome do canal de Guyon*.

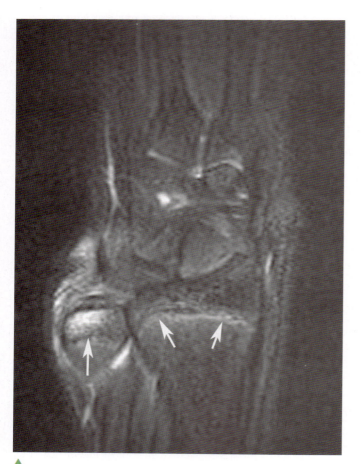

▲ **Figura 4.141 Punho de ginasta.** Essa menina ginasta de 13 anos queixava-se de dor bilateral no punho durante suas práticas de ginástica. A imagem coronal de RM na sequência de pulso STIR (*short time inversion recovery*, em inglês) demonstrou edema por estresse na medula óssea da ulna distal e ao redor da epífise do rádio distal (*setas*).

inserção no polo inferior da patela, mais comumente envolvendo as fibras profundas do tendão (Figura 4.145).

Perna de tenista

Nos casos típicos, essa lesão acomete pacientes de meia idade, começa repentinamente com a extensão do joelho e a dorsiflexão forçada do tornozelo e evidencia-se pela ocorrência de dor e edema na panturrilha. Os sintomas são causados por ruptura da cabeça medial do músculo gastrocnêmio na junção miotendinosa, e a lesão é demonstrada claramente nas imagens de RM (Figura 4.146). Ruptura do tendão plantar foi referida como causa possível de alguns casos desse tipo de lesão.

Tibialgia (*"canelite"*)

Também conhecida como *síndrome de estresse tibial medial*, essa lesão é causada por uso excessivo em atletas que correm e saltam (basquete, tênis), afeta o periósteo medial da tíbia e é considerada uma reação ao estresse. A síndrome é mais comum em atletas do sexo feminino e é bilateral em mais de 70% dos casos. Esses pacientes queixam-se de hipersensibilidade na região tibial posteromedial. A RM demonstra edema periosteal posteromedial da tíbia, sem edema da medula óssea ou anormalidades do córtex (Figura 4.147).

Tornozelo de jogador de futebol (tornozelo de atleta)

Pesquisadores relataram incidência mais alta de osteoartrite do tornozelo de ex-jogadores de futebol de elite. Isso pode estar relacionado com movimentos de chutar bola, resultando em alterações degenerativas que provocam dor crônica na região anterior do tornozelo, agravada em dorsiflexão (*síndrome de impacto anterior*). A RM pode mostrar alterações degenerativas do tornozelo, inclusive osteófitos anteriores e perda de cartilagem (Figura 4.148).

Capítulo 4   Avaliação Radiológica de Lesões Traumáticas   **139**

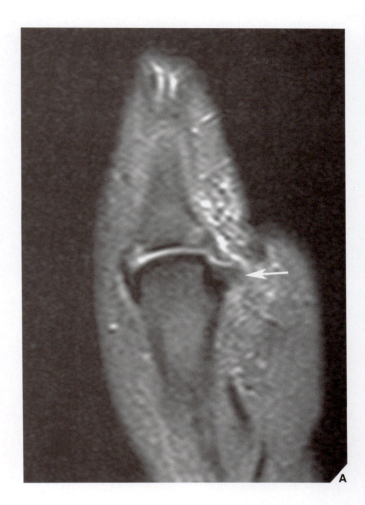

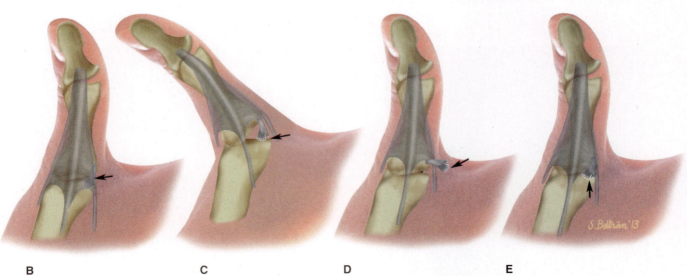

Figura 4.142 Polegar de esquiador. Esse homem de 21 anos queixou-se de dor e instabilidade do polegar depois de um acidente de esqui. **A.** A imagem coronal de RM ponderada em T2 com saturação de gordura, obtida no nível da primeira articulação metacarpofalangiana, demonstrou ruptura do ligamento colateral ulnar (*seta*), que estava deslocado para baixo do capuz aponeurótico do músculo adutor do polegar (lesão de Stener). **B.** Mecanismo da lesão: ligamento colateral ulnar normal (*seta*). **C.** Lesão em adução: o ligamento colateral ulnar está rompido em sua inserção metacarpal (*seta*). **D.** Lesão de Stener pós-redução: o ligamento colateral ulnar rompido está deslocado para baixo do capuz aponeurótico (*seta*) (compare com **A** – imagem de RM). **E.** Lesão não Stener pós-redução: o ligamento colateral ulnar rompido continua abaixo do capuz aponeurótico (*seta*).

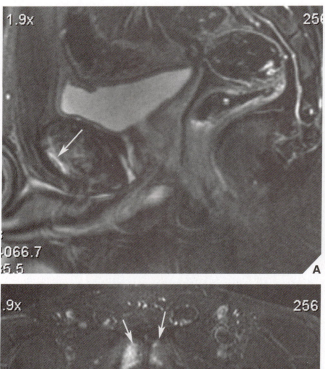
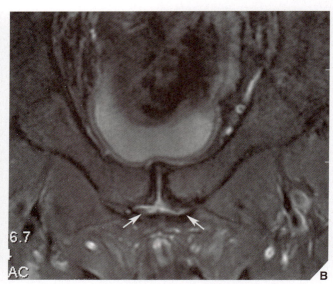
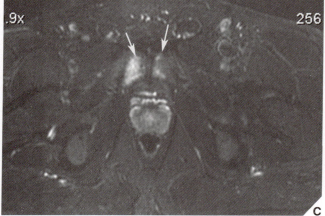

▶ **Figura 1.143 Hérnia de esporte.** Esse jogador de futebol jovem referia dor na área púbica e nas virilhas. **A.** A imagem sagital de RM na sequência de pulso STIR (*short time inversion recovery*) na linha média do nível da sínfise púbica demonstrou avulsão da aponeurose comum do reto abdominal e adutor longo de sua inserção óssea (*seta*). **B.** A imagem coronal de RM ponderada em T2 mostrou ruptura parcial da inserção púbica dos tendões adutores bilateralmente (*setas*) (sinal da fenda secundária dupla, ou "sinal do bigode"). **C.** Essa imagem axial de RM ponderada em T2 com saturação de gordura demonstrou edema de estresse parassinfiseal dos ossos púbicos (*setas*).

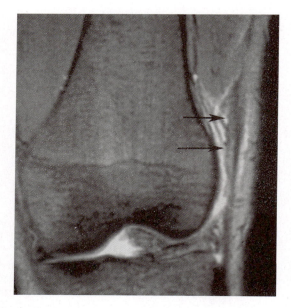

▲ **Figura 4.144 Joelho de corredor.** Essa mulher jovem, corredora aficionada, queixava-se de dor na parte lateral do joelho. A imagem coronal de RM na sequência GRE (*gradient recalled echo*) demonstrou espessamento da banda iliotibial com edema circundante no nível do côndilo femoral lateral (*setas*) – alterações compatíveis com síndrome de atrito da banda iliotibial.

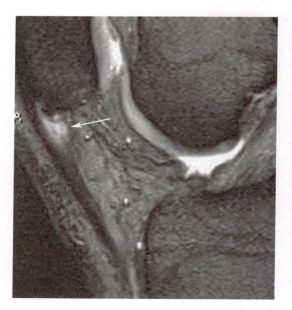

▲ **Figura 4.145 Joelho de saltador.** Esse atleta jovem queixava-se de dor na parte anterior do joelho, localizada abaixo da patela. A imagem sagital de RM ponderada em T2 demonstrou área focal de hiperintensidade e espessamento do tendão patelar proximal (*seta*) – alterações compatíveis com tendinose e ruptura parcial das fibras profundas.

Capítulo 4   Avaliação Radiológica de Lesões Traumáticas   **141**

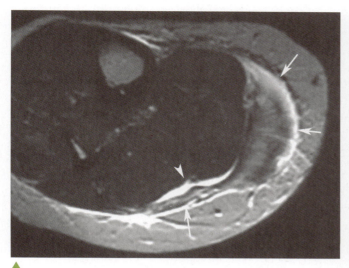

▲
Figura 4.146 Perna de tenista. Esse homem de meia idade teve início súbito de dor na panturrilha quando jogava tênis. A imagem axial de RM ponderada em T2 demonstrou edema perifascial e acúmulo de líquido no músculo gastrocnêmio medial (*setas*), que se estendia entre este e o sóleo (*ponta de seta*) – alterações compatíveis com estiramento miofascial.

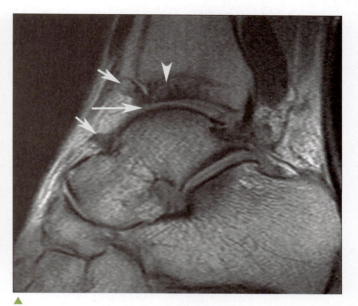

▲
Figura 4.148 Tornozelo de jogador de futebol. Esse jogador de futebol de 32 anos queixava-se de dor crônica na região anterior do tornozelo, agravada com dorsiflexão do tornozelo. A imagem sagital de RM ponderada em densidade de prótons demonstrou osteófitos anteriores na tíbia distal e colo do *talus* (*setas curtas*), associados à esclerose subcondral da tíbia distal (*ponta de seta*) e perda de cartilagem articular (*seta longa*).

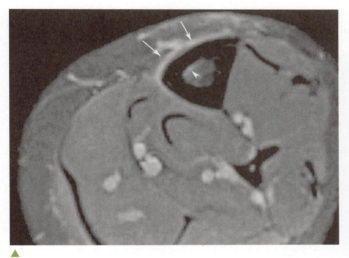

▲
Figura 4.147 Tibialgia. Essa corredora jovem referia dor na região anterior da perna. A imagem axial de RM ponderada em T2 demonstrou edema de partes moles pré-tibiais anteriores (*setas*) e edema mínimo da medula óssea adjacente (*ponta de seta*). (Cortesia do Dr. Luis Beltran, Boston.)

Fratura de *snowboarder*

Essa lesão é uma fratura do processo lateral do *talus*, que não é demonstrada claramente nas radiografias convencionais. A fratura é causada por inversão e dorsiflexão do tornozelo. O paciente refere dor de início súbito na parte lateral do tornozelo, e a lesão frequentemente é confundida com torção. A TC e a RM demonstraram a fratura claramente.

Dedo do pé de gramado

Essa lesão é causada por hiperextensão da primeira articulação metatarsofalangiana contra uma superfície rígida, resultando em lesão da placa plantar e separação ou fratura dos ossos sesamoides. Nos casos típicos, esse tipo de lesão ocorre em jogadores de futebol que usam calçados largos. A RM demonstra lesão da placa plantar (Figura 4.150).

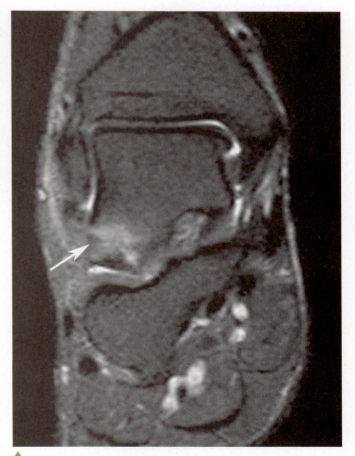

▲
Figura 4.149 Fratura em praticante de *snowboarding*. Esse homem jovem referia dor de início agudo no tornozelo depois de um acidente de *snowboarding*. A imagem coronal de RM ponderada em T2 demonstrou fratura do processo lateral do talo (*seta*) com edema da medula óssea adjacente.

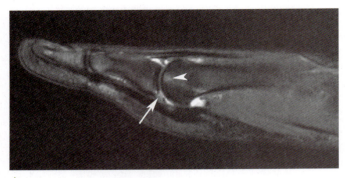

Figura 4.150 Dedo do pé de gramado. Esse jogador de futebol jovem queixava-se de dor na superfície plantar do primeiro pododáctilo. A imagem sagital de RM ponderada em T2 com saturação de gordura demonstrou ruptura do ligamento sesamoide medial falangeano (um dos componentes da placa plantar) no nível da inserção falangiana (*seta*) com pequena área focal de contusão óssea da cabeça do primeiro metatarso (*ponta de seta*).

ASPECTOS PRÁTICOS A SEREM LEMBRADOS

1. Para avaliar casos suspeitos de fratura e luxação, devem ser obtidas radiografias ao menos em duas incidências com ângulos de 90° entre si.
2. Para evitar a possibilidade de lesões coexistentes passarem despercebidas, devem-se incluir as articulações adjacentes na imagem radiográfica.
3. Quando há suspeita de fratura, deve-se investigar a existência das seguintes anormalidades associadas:
   - Edema de partes moles
   - Apagamento ou deslocamento das faixas de gordura
   - Reações periosteais e endosteais
   - Derrame articular
   - Nível intracapsular de gordura-líquido
   - Linha cortical dupla
   - Abaulamento do córtex
   - Ângulos metafisários irregulares.
4. No relatório descritivo de fraturas, deve-se incluir:
   - Localização e extensão
   - Tipo
   - Direção da linha de fratura
   - Alinhamento dos fragmentos
   - Existência de impacção, depressão ou compressão
   - Existência de outras anormalidades associadas
   - Descrição de tipos especiais de fratura
   - Descrição de envolvimento da placa de crescimento. (Nesses casos, a classificação de Salter-Harris ampliada pelos acréscimos de Rang e Ogden oferece uma abordagem útil à avaliação detalhada da lesão.)
5. EPEF provavelmente está relacionado com microtraumatismo ocorrido durante atividades esportivas e aparece nas imagens de RM como áreas focais de edema ao redor da placa de crescimento.
6. Quando uma fratura não se consolida, devem-se diferenciar três tipos de não união:
   - Reativa (hipertrófica e oligotrófica)
   - Não reativa (atrófica)
   - Infectada.
7. Nos pacientes com história de traumatismo do sistema esquelético, deve-se estar atento às seguintes complicações possíveis:
   - Osteoporose de desuso (branda a moderada)
   - SDSR
   - Contratura isquêmica de Volkmann
   - Miosite ossificante pós-traumática (cujas manifestações clássicas são seu padrão nitidamente definido de progressão, indícios radiográficos de fenômeno zonal e uma fenda radiotransparente)
   - Osteonecrose (os sinais mais iniciais podem ser demonstrados por RM; nos estágios mais avançados, pode haver hipercaptação do marcador radioativo à cintilografia; o sinal típico nas radiografias convencionais é o sinal do crescente radiotransparente)
   - Lesões vasculares (demonstradas mais claramente por ASD)
   - Anormalidades do crescimento
   - Artrite pós-traumática.
8. Quanto à miosite ossificante justacortical, vale lembrar que seu aspecto nas imagens de RM depende do estágio de maturação da lesão:
   - No estágio inicial, imagens ponderadas em T1 demonstram massa com sinal de intensidade intermediária, enquanto imagens ponderadas em T2 mostram lesão com sinal hiperintenso
   - No estágio maduro, imagens ponderadas em T1 e T2 demonstram halo periférico de hipointensidade correspondente à maturação óssea
   - O componente adiposo da lesão tem sinal hiperintenso nas imagens ponderadas em T1 e intensidade intermediária em T2.
9. O estágio de progressão da osteonecrose é determinado mais facilmente com base no exame de RM. Os quatro tipos de osteonecrose (semelhante à gordura, semelhante ao sangue, semelhante a líquidos e fibroso) correlacionam-se diretamente com as alterações histopatológicas do osso.
10. Fraturas de estresse devem ser entendidas como resultado final de um espectro ao longo do qual um osso reage às alterações das condições mecânicas; este espectro varia de remodelação excessiva até uma fratura bem definida.
11. Nos exames de imagem dessas lesões, deve-se estar atento aos seguintes fatores:
    - Radiografias iniciais frequentemente são normais
    - A primeira anormalidade radiográfica a ser investigada é a perda sutil de definição do córtex (sinal do córtex cinzento)
    - Cintilografia óssea com radionuclídeos é altamente sensível e frequentemente demonstra área fusiforme típica ou faixa transversal de hiperatividade
    - A RM pode demonstrar anormalidades típicas como uma área de baixo sinal da medula óssea nas imagens ponderadas em T1, que mostram sinal hiperintenso nas imagens T2, frequentemente com uma faixa hipointensa provavelmente representativa da linha de fratura.
12. Fratura por insuficiência é um subtipo de fratura de estresse, que ocorre no osso osteoporótico. Quando afeta sacro e asas sacrais bilateralmente, as imagens de cintilografia óssea demonstram hipercaptação do marcador com formato típico de "H" – também conhecido como *sinal Honda*.
13. SIFK é fratura de insuficiência subcondral do joelho, que deve ser diferenciada de SONK (osteonecrose espontânea do joelho).
14. Pacientes com osteoporose tratados por períodos longos com bifosfonatos frequentemente desenvolvem fraturas por insuficiência do fêmur.
15. Para avaliar lesões de partes moles, devem-se considerar outras modalidades de exame radiológico complementares, inclusive:

- Radiografia de estresse
- Artrografia
- TC
- RM

16. A RM é uma técnica radiológica de valor inestimável para detectar diversos tipos de lesões de músculos, tendões e ligamentos. Tal modalidade pode delinear claramente graus variáveis de estiramento, contusão, ruptura ou hematoma e permite realizar uma avaliação quantitativa dessas lesões.

17. Várias lesões específicas associadas à prática de esportes têm seus nomes derivados de um esporte em especial. O radiologista deve conhecer as características específicas dos exames radiológicos das seguintes lesões: peitoral de levantador de peso; ombro de jogador da liga juvenil; cotovelo de tenista e de golfista; cotovelo de jogador da liga juvenil, de arremessador de beisebol e de goleiro; punho de remador, de ciclista e de ginasta; fratura de boxeador; polegar de esquiador e de jogador de boliche; hérnia de esporte; joelho de corredor e de saltador; perna de tenista; canelite; tornozelo de jogador de futebol; fratura de *snowboarder*; dedo do pé de gramado; e outras lesões associadas à prática de várias atividades esportivas.

LEITURAS SUGERIDAS

Adelberg JS, Smith GH. Corticosteroid-induced avascular necrosis of the talus. *J Foot Surg* 1991; 30:66-69.

An VVG, van den Broek M, Oussedik S. Subchondral insufficiency fracture in the lateral compartment of the knee in a 64-year-old marathon runner. *Knee Surg Relat Res* 2017; 29:325-328.

Assouline-Dayan Y, Chang C, Greenspan A, et al. Pathogenesis and natural history of osteonecrosis. *Semin Arthritis Rheum* 2002; 32:94-124.

Bassett LW, Grover JS, Seeger LL. Magnetic resonance imaging of knee trauma. *Skeletal Radiol* 1990; 19:401-405.

Baumhauer JF. Anterior ankle impingement. *Orthopedics* 2011; 34:789-790.

Beltran J, Herman LJ, Burk JM, et al. Femoral head avascular necrosis: MR imaging with clinical-pathologic and radionuclide correlation. *Radiology* 1988; 166:215-220.

Boon AJ, Smith J, Zobitz ME, et al. Snowboarder's talus fracture. Mechanism of injury. *Am J Sports Med* 2001; 29:333-338.

Bose VC, Baruach BD. Resurfacing arthroplasty of the hip for avascular necrosis of the femoral head: a minimum follow-up of four years. *J Bone Joint Surg Br* 2010; 92B:922-928.

Brewer RB, Gregory AJ. Chronic lower leg pain in athletes: a guide for the differential diagnosis, evaluation, and treatment. *Sports Health* 2012; 4:121-127.

Cao L, Guo C, Chen Z, et al. Free vascularized fibular grafting improves vascularity compared with core decompression in femoral head osteonecrosis: a randomized clinical trial. *Clin Orthop Relat Res* 2017; 475:2230-2240.

Capeci CM, Tejwani NC. Bilateral low-energy simultaneous or sequential femoral fractures in patients on long-term alendronate therapy. *J Bone J Surg Am* 2009; 91A:2556-2561.

Chadwick DJ, Bentley G. The classification and prognosis of epiphyseal injuries. *Injury* 1987; 18:157-168.

Chan WP, Liu Y-J, Huang G-S, et al. MRI of joint fluid in femoral head osteonecrosis. *Skeletal Radiol* 2002; 31:624-630.

Chang CC, Greenspan A, Gershwin ME. Osteonecrosis: current perspectives on pathogenesis and treatment. *Semin Arthritis Rheum* 1993; 23:47-69.

Chapman C, Mattern C, Levine W. Arthroscopically assisted core decompression of the proximal humerus for avascular necrosis. *Arthroscopy* 2004; 20:1003-1006.

Civinini R, De Biase P, Carulli C, et al. The use of an injectable calcium sulphate/calcium phosphate bioceramic in the treatment of osteonecrosis of the femoral head. *Int Orthop* 2012; 36:1583-1588.

Colwell CW, Robinson C. Osteonecrosis of the femoral head in patients with inflammatory arthritis on asthma receiving corticosteroid therapy. *Orthopedics* 1996; 19:941-946.

Crain JM, Phancao JP, Stidham K. MR imaging of turf toe. *Magn Reson Imaging Clin N Am* 2008; 16:93-103.

Delgado GJ, Chung CB, Lektrakul N, et al. Tennis leg: clinical US study of 141 patients and anatomic investigation of four cadavers with MR imaging and US. *Radiology* 2002; 224:112-119.

DeSmet AA. Magnetic resonance findings in skeletal muscle tears. *Skeletal Radiol* 1993; 22:479-484.

Dudani B, Shyam AK, Arora P, et al. Bipolar hip arthroplasty for avascular necrosis of femoral head in young adults. *Indian J Orthop* 2015; 49:329-335.

Ferlic OC, Morin P. Idiopathic avascular necrosis of the scaphoid—Preiser's disease? *J Hand Surg* 1989; 14:13-16.

Ficat RP. Idiopathic bone necrosis of the femoral head: early diagnosis and treatment. *J Bone Joint Surg Br* 1985; 67B:3-9.

Ficat RP. Treatment of avascular necrosis of the femoral head. In: Hungerford DS, ed. *The hip: Proceedings of the Eleventh Open Meeting of The Hip Society.* St. Louis: CV Mosby; 1983:279-295.

Ficat RP, Arlet J. Ischemia and necrosis of bone. In: Hungerford DS, ed. *Ischemia and necrosis of bone.* Baltimore: Williams & Wilkins; 1980:196.

Ficat RP, Arlet J. Treatment of bone ischemia and necrosis. In: Hungerford DS, ed. *Ischemia and necrosis of bone.* Baltimore: Williams & Wilkins; 1980:171-182.

Geith T, Niethammer T, Milz S, et al. Transient bone marrow edema syndrome versus osteonecrosis: perfusion patterns at dynamic contrast-enhanced MRI imaging with high temporal resolution can allow differentiation. *Radiology* 2017; 283:478-485.

Gorbachova T, Melenevsky Y, Cohen M, et al. Osteochondral lesions of the knee: differentiating the most common entities at MRI. *Radiographics* 2018; 38:1478-1495.

Gudena R, Werle J, Johnston K. Bilateral femoral insufficiency fractures likely related to longterm alendronate therapy. *J Osteoporosis* 2011; 2011:810697. doi:10.4061/2011/810697.

Hendrix RW, Rogers LF. Diagnostic imaging of fracture complications. *Radiol Clin North Am* 1989; 27:1023-1033.

Houdek MT, Wyles CC, Martin JR, et al. Stem cell treatment for avascular necrosis of the femoral head: current perspectives. *Stem Cells Cloning* 2014; 7:65-70.

Hungerford DS, Lennox DW. The importance of increased intraosseous pressure in the development of osteonecrosis of the femoral head: implications for treatment. *Orthop Clin North Am* 1985; 16:635-654.

Iannotti JP. Growth plate physiology and pathology. *Orthop Clin North Am* 1990; 21:1-17.

Israelite C, Nelson CL, Ziarani CF, et al. Bilateral core decompression for osteonecrosis of the femoral head. *Clin Orthop Relat Res* 2005; 441:285-290.

Iwasaki K, Hirano T, Sagara K, et al. Idiopathic necrosis of the femoral epiphyseal nucleus in rats. *Clin Orthop* 1992; 277:31-40.

Jaramillo D, Hoffer FA, Shapiro F, et al. MR imaging of fractures of the growth plate. *Am J Roentgenol* 1990; 155:1261-1265.

Jelinek JS, Kransdorf MJ. MR imaging of soft-tissue masses. Mass-like lesions that simulate neoplasms. *Magn Reson Imaging Clin N Am* 1995; 3:727-741.

Jose J, Pasquotti G, Smith MK, et al. Subchondral insufficiency fractures of the knee: review of imaging findings. *Acta Radiol* 2015; 56:714-719.

Khan W, Zoga AC, Meyers WC. Magnetic resonance imaging of athletic pubalgia and the sports hernia: current understanding and practice. *Magn Reson Imaging Clin N Am* 2013; 21:97-110.

Kleinmann P. *Diagnostic imaging of child abuse.* St. Louis:Mosby; 1998.

Koo K-H, Ahn I-O, Kim R, et al. Bone marrow edema and associated pain in early stage osteonecrosis of the femoral head: prospective study with serial MR images. *Radiology* 1999; 213:715-722.

Laorr A, Greenspan A, Anderson MW, et al. Traumatic hip dislocation: early MRI findings. *Skeletal Radiol* 1995; 24:239-245.

Lonergan GJ, Baker AM, Morey MK, et al. From the archives of the AFIP. Child abuse: radiologic-pathologic correlation. *Radiographics* 2003; 33:811-845.

Marciniak D, Furey C, Shaffer JW. Osteonecrosis of the femoral head. A study of 101 hips treated with vascularized fibular grafting. *J Bone Joint Surg Am* 2005; 87A:742-747.

Merten DF, Carpenter BLM. Radiologic imaging of inflicted injury in the child abuse syndrome. *Ped Clin North Am* 1990; 37:815-837.

Miller T, Reinius WR. Nerve entrapment syndromes of the elbow, forearm and wrist. *Am J Roentgenol* 2010; 195:585-594.

Mink JH, Deutsch AL. Occult cartilage and bone injuries of the knee: detection, classification, and assessment with MR imaging. *Radiology* 1989; 170:823-829.

Mirzai A, Chang CC, Greenspan A, et al. The pathogenesis of osteonecrosis and the relationship to corticosteroids. *J Asthma* 1999; 36:77-95.

Mitchell DG, Rao VM, Dalinka MK, et al. Femoral head avascular necrosis: correlation of MR imaging, radiographic staging, radionuclide imaging, and clinical findings. *Radiology* 1987; 162:709-715.

Nair AV, Nazar PK, Sekhar R, et al. Morel-Lavallee lesion: a closed degloving injury that requires real attention. *Indian J Radiol Imaging* 2014; 24:288-290.

Norman A, Bullough P. The radiolucent crescent line—an early diagnostic sign of avascular necrosis of the femoral head. *Bull Hosp J Dis* 1963; 24:99-104.

Norman A, Dorfman HD. Juxtacortical circumscribed myositis ossificans: evolution and radiographic features. *Radiology* 1970; 96:301-306.

Nuovo MA, Norman A, Chumas J, et al. Myositis ossificans with atypical clinical, radiographic, or pathologic findings: a review of 23 cases. *Skeletal Radiol* 1992; 21:87-101.

Ogden JA. Skeletal growth mechanism injury patterns. *J Pediatr Orthop* 1982; 2:371-377.

Padmanabhan E, Rudrappa RK, Bhavishya T, et al. Morel-Lavallee lesion: case report with review of literature. *J Clin Diagn Res* 2017; 11:TD05-TD07.

Pappas JN. The musculoskeletal crescent sign. *Radiology* 2000; 217:213-214.

Peers KH, Lysens RJ. Patellar tendinopathy in athletes: current diagnostic and therapeutic recommendations. *Sports Med* 2005; 35:71-78.

Porrino JA, Kohl CA, Taljanovic M, et al. Diagnosis of proximal femoral insufficiency fractures in patients receiving bisphosphonate therapy. *AJR Am J Roentgenol* 2010; 194:1061-1064.

Ramnath RR, Kattapuram SV. MR appearance of SONK-like subchondral abnormalities in the adult knee: SONK redefined. *Skeletal Radiol* 2004; 33:575-581.

Rockwood CA Jr, Green DP. *Fractures in adults,* vol. 1. Philadelphia: JB Lippincott; 1984.

Rockwood CA Jr, Wilkins KE, King RE. *Fractures in children,* vol. 3. Philadelphia: JB Lippincott; 1984.

Rogers LF. *Radiology of skeletal trauma.* New York: Churchill Livingstone; 1992.

Sagano N, Atsumi T, Ohzono K, et al. The 2001 revised criteria for diagnosis, classification, and staging of idiopathic osteonecrosis of the femoral head. *J Orthop Sci* 2002; 7:601–605.

Saita Y, Ishijima M, Kaneko K. Atypical femoral fractures and bisphosphonate use: current evidence and clinical implications. *Ther Adv Chronic Dis* 2015; 6:185-193.

Salter RB. *Textbook of disorders and injuries of the musculoskeletal system.* Baltimore: Williams & Wilkins; 1970.

Salter RB, Harris WR. Injuries involving the epiphyseal plate. *J Bone Joint Surg Am* 1963; 45A:587-622.

Seiler JG III, Christie MJ, Homra I. Correlation of the findings of magnetic resonance imaging with those of bone biopsy in patients who have stage I or II ischemic necrosis of the femoral head. *J Bone Joint Surg Am* 1989; 71A:28-32.

Seraphim A, Al-Hadithy N, Mordecai SC, et al. Do bisphosphonates cause femoral insufficiency fractures? *J Orthop Traumatol* 2012; 13:171-177.

Sershon R, Balkissoon R, Della Vale CJ. Current indications for hip resurfacing arthroplasty in 2016. *Curr Rev Musculoskelet Med* 2016; 9:84-92.

Smith DW. Is avascular necrosis of the femoral head the result of inhibition of angiogenesis? *Med Hypotheses* 1997; 49:497-500.

Stevens K, Tao C, Lee S-V, et al. Subchondral fractures in osteonecrosis of the femoral head: comparison of radiography, CT, and MR imaging. *Am J Roentgenol* 2003; 180:363-368.

Suehiro M, Hirano T, Mihara K, et al. Etiologic factors in femoral head osteonecrosis in growing rats. *J Orthop Sci* 2000; 5:52-56.

Sugimoto H, Okubu RS, Ohsawa T. Chemical shift and the double-line sign in MRI of early femoral avascular necrosis. *J Comput Assist Tomogr* 1992; 16:727-730.

Szabo RM, Greenspan A. Diagnosis and clinical findings of Keinböck's disease. *Hand Clin* 1993; 9:399-407.

Terry DW Jr, Ramin JE. The navicular fat stripe: a useful roentgen feature for evaluating wrist trauma. *Am J Roentgenol Radium Ther Nucl Med* 1975; 124:25-28.

Trancik T, Lunceford E, Strum D. The effect of electrical stimulation on osteonecrosis of the femoral head. *Clin Orthop Relat Res* 1990; 256:120-124.

Urban RM, Turner TM, Hall DJ, et al. Increased bone formation using calcium sulfate– calcium phosphate composite graft. *Clin Orthop* 2007; 459:110-117.

Vande Berg B, Malghem J, Labaisse MA, et al. Avascular necrosis of the hip: comparison of contrast-enhanced and nonenhanced MR imaging with histologic correlation. *Radiology* 1992; 182:445-450.

van der Worp MP, van der Horst N, de Wijer A, et al. Iliotibial band syndrome in runners: a systematic review. *Sports Med* 2012; 42:969-992.

Vassalou EE, Zibis AH, Raoulis VA, et al. Morel-Lavallée lesions of the knee: MRI findings compared with cadaveric study findings. *AJR Am J Roentgenol* 2018; 210:W234-W239.

Yamamoto T, Bullough PG. Spontaneous osteonecrosis of the knee: the result of subchondral insufficiency fracture. *J Bone Joint Surg Am* 2000; 82(A):858-866.

Yu PA, Peng KT, Huang TW, et al. Injectable synthetic bone graft substitute combined with core decompression in the treatment of advanced osteonecrosis of the femoral head: a 5-year follow-up. *Biomed J* 2015; 38:257-261.

Williams M, Laredo J-D, Setbon S, et al. Unusual longitudinal stress fractures of the femoral diaphysis: report of five cases. *Skeletal Radiol* 1999; 27:81-85.

Wilmot AS, Ruutiainen AT, Bakhru PT, et al. Subchondral insufficiency fracture of the knee: a recognizable associated soft tissue edema pattern and similar distribution among men and women. *Eur J Radiol* 2016; 85:2096-2103.

Zurlo JV. The double-line sign. *Radiology* 1999; 212:541-542.

5

Membro Superior I: Cintura Escapular

Lesões traumáticas da cintura escapular

Lesões traumáticas da cintura escapular são comuns em todas as faixas etárias, mas a localização específica da lesão varia com a idade. Nas crianças e nos adolescentes, fraturas de clavícula que ocorrem durante brincadeiras ou esportes são um tipo comum de traumatismo do sistema musculoesquelético. Luxações do ombro e separação acromioclavicular são frequentes na terceira e na quarta década de vida, enquanto fraturas do úmero proximal são comuns nos idosos. A maioria dessas lesões traumáticas pode ser diagnosticada com base na história clínica e em exame físico, reservando-se radiografias principalmente para definir exatamente a localização, o tipo e a extensão da lesão. Entretanto, em alguns casos como a luxação posterior da articulação glenoumeral – lesão traumática do ombro que mais comumente passa despercebida – apenas radiografias realizadas nas incidências apropriadas podem demonstrar a anormalidade.

Considerações anatomorradiológicas

A cintura escapular é formada de elementos ósseos – úmero proximal, escápula e clavícula, que compõem as articulações glenoumeral e acromioclavicular (Figura 5.1) – e vários músculos, ligamentos e tendões que reforçam a cápsula articular (Figura 5.2). A cápsula articular tem sua inserção no colo anatômico do úmero e colo da glenoide. Na parte anterior, ela é reforçada por três ligamentos glenoumerais (LGUs – superior, médio e inferior), que convergem do úmero até sua fixação ao tubérculo supraglenoidal pela cabeça longa do tendão do músculo bíceps. Outros ligamentos importantes são o acromioclavicular, o coracoacromial e o coracoclavicular (incluindo as partes trapezoide e conoide) (Figura 5.2 A).

Músculos essenciais da cintura escapular são os que formam o manguito rotador (Figura 5.3). O termo *manguito* rotador é usado para descrever o grupo de músculos que circundam a articulação glenoumeral, mantendo a cabeça do úmero firmemente encaixada na fossa glenoide. Esse grupo consiste em subescapular à frente, infraespinal em posição posterossuperior, redondo menor posteriormente e supraespinal em posição superior (regra mnemônica: SIRS). O músculo subescapular tem sua inserção na tuberosidade menor situada à frente. As inserções dos músculos supraespinal, infraespinal e redondo menor estão localizadas na tuberosidade maior localizada atrás. O tendão supraespinal cobre a parte superior da cabeça do úmero e tem sua inserção na faceta superior da tuberosidade maior. O tendão infraespinal cobre as superfícies superior e posterior da cabeça do úmero e tem sua inserção na faceta média localizada em posição distal e mais posterior à faceta superior. O músculo redondo menor está situado mais abaixo e tem sua inserção na faceta posteroinferior da tuberosidade maior (Figura 5.3 B). Além disso, a cabeça longa do músculo bíceps com seu tendão (que, em sua parte intracapsular, atravessa a articulação) e o músculo tríceps com sua inserção no tubérculo infraglenoidal situado abaixo conferem sustentação adicional à articulação glenoumeral.

A maioria das lesões traumáticas da região do ombro pode ser avaliada satisfatoriamente com base em radiografias obtidas na incidência *anteroposterior* com o braço em posição *neutra* (Figura 5.4 A) e com o braço em *rotação interna* ou *externa* para demonstrar aspectos diferentes da cabeça do úmero. Uma das limitações dessas incidências é que a cabeça do úmero fica sobreposta à glenoide e, desse modo, obscurece o espaço articular glenoumeral (Figura 5.4 B). É possível eliminar esse tipo de sobreposição com rotação do paciente em cerca de 40° na direção do lado afetado. Tal incidência oblíqua posterior especial – conhecida como *incidência de Grashey* – permite demonstrar a glenoide em perfil (Figura 5.5) e, desse modo, é especialmente útil para avaliar casos suspeitos de luxação posterior. Nessa incidência, o apagamento do espaço entre a cabeça do úmero e a borda da glenoide confirma esse diagnóstico (ver Figura 5.60). A incidência de Grashey também consegue demonstrar uma variante do desenvolvimento da parte anterior do acrômio conhecida como *os acromiale* (Figura 5.6). Essa variante é atribuída à falha de fusão do centro acessório de ossificação do acrômio e não deve ser confundida com fratura. Alguns autores acreditam que tal anomalia aumente o risco de impacto subacromial, provavelmente em razão da mobilidade ampliada. O *os acromiale* também pode ser demonstrado na incidência axilar do ombro (ver Figura 5.8).

Outras incidências também são úteis para avaliar casos suspeitos de lesão traumática de várias partes do ombro. A incidência superoinferior do ombro – também conhecida como *incidência axilar* – ajuda a determinar as relações exatas entre cabeça do úmero e fossa glenoidal (Figura 5.7), bem como detectar luxação anterior ou posterior. Essa incidência também é muito útil para demonstrar o *os acromiale* (Figura 5.8). Entretanto, algumas vezes é difícil realizá-la, especialmente quando o paciente não consegue abduzir o braço; nesses casos, uma variante da mesma conhecida como *incidência de West Point* pode ser igualmente eficaz. Além de todas as vantagens

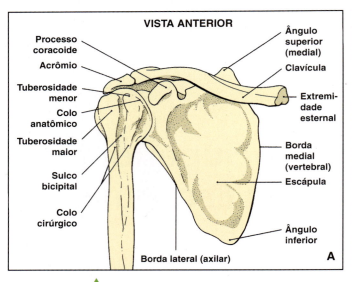
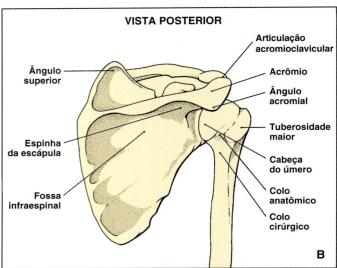

Figura 5.1 Estruturas ósseas do ombro. Vistas anterior (**A**) e posterior (**B**) dos componentes ósseos da cintura escapular.

oferecidas pela incidência axilar, a de West point demonstra claramente a borda anteroinferior da glenoide (Figura 5.9). *A incidência de Lawrence* é outra variante útil da incidência axilar. Sua importância reside no fato de que ela não requer abdução completa do braço, porque pode ser compensada por angulação do tubo de raios X (Figura 5.10). Casos suspeitos de traumatismo do úmero proximal, que também podem ser demonstrados na incidência anteroposterior (ver Figura 5.4 B), podem exigir incidência *lateral transtorácica* para realizar uma avaliação satisfatória (Figura 5.11). Como ela oferece uma visão real do úmero proximal em perfil, é especialmente útil para determinar o grau de desvio ou angulação de fragmentos ósseos (ver Figura 5.30 B). Quando há suspeita de traumatismo do sulco bicipital, deve-se obter uma radiografia *tangencial* dessa estrutura (Figura 5.12). Lesões da articulação acromioclavicular geralmente são avaliadas na incidência anteroposterior obtida com inclinação do tubo de raios X 15° em direção cefálica (Figura 5.13). Em muitos casos, é essencial obter tais incidências com estresse– pesos são amarrados aos antebraços do paciente –, especialmente quando há suspeita de subluxação acromioclavicular oculta (ver Figura 5.93). Fratura de escápula pode exigir incidência transescapular (ou *Y*) para assegurar uma avaliação confiável (Figura 5.14). Fratura do acrômio pode ser avaliada adequadamente na incidência de *saída* do ombro. Ela é obtida quase da mesma forma que a incidência em *Y* da cintura escapular; contudo, o feixe central é direcionado para a parte superior da cabeça do úmero e angulado a cerca de 10 a 15° em direção caudal (Figura 5.15). Essa incidência também é útil para demonstrar os tipos morfológicos de acrômio (Figura 5.16; ver também Figura 5.28).

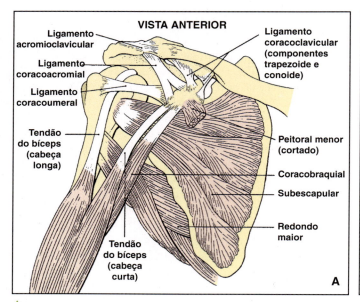
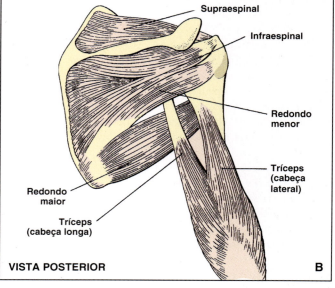

Figura 5.2 Músculos, ligamentos e tendões do ombro. Vista anterior (**A**) e posterior (**B**) dos músculos, ligamentos e tendões da cintura escapular. (Modificada com autorização de Middleton WD, Lawson TL. *Anatomy and MRI of the joints*, 1ª ed. New York: Raven Press; 1989.)

Capítulo 5 Membro Superior I: Cintura Escapular   **147**

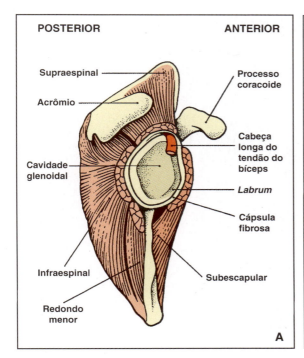
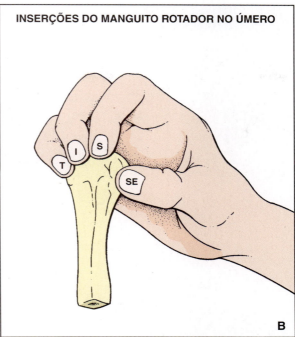

Figura 5.3 Manguito rotador. A. Essa ilustração esquemática da fossa glenoide (depois de retirar o úmero) demonstra as posições dos músculos do manguito rotador e a parte intracapsular da cabeça longa do tendão do bíceps. **B.** Quatro músculos formam o "manguito rotador": subescapular (*SE*), supraespinal (*S*), infraespinal (*I*) e redondo menor (*T*). Esses músculos circundam a articulação, misturam-se com a cápsula articular e fixam seus quatro pontos de inserção no úmero, como representado pela mão na figura, mantendo assim a integridade da articulação. (Modificada com autorização de Anderson JE. *Grant's atlas of anatomy*, 8ª ed. Baltimore: Williams & Wilkins; 1983.)

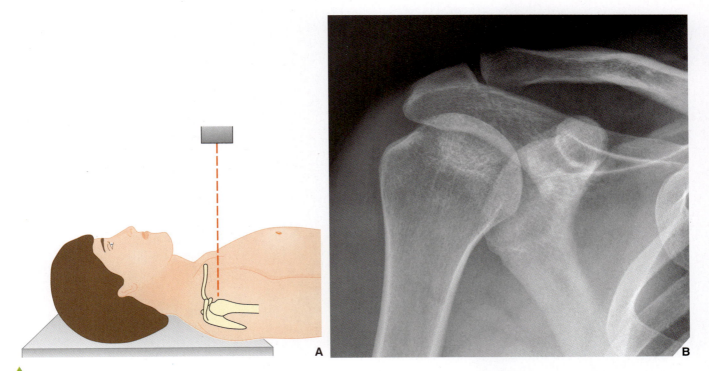

Figura 5.4 Incidência anteroposterior. A. Para obter a incidência anteroposterior do ombro, o paciente pode estar em posição supina (como nesta figura) ou ereta; o braço do lado afetado deve ficar totalmente estendido em posição neutra. O feixe central é direcionado para a cabeça do úmero. **B.** Na radiografia obtida nessa incidência, a cabeça do úmero fica sobreposta à fossa glenoidal. A articulação glenoumeral não aparece claramente, em contraste com a articulação acromioclavicular. Observe a largura normal do espaço acromioumeral (subacromial) e a distância (intervalo) coracoclavicular normal.

148 Parte 2   Lesões Traumáticas

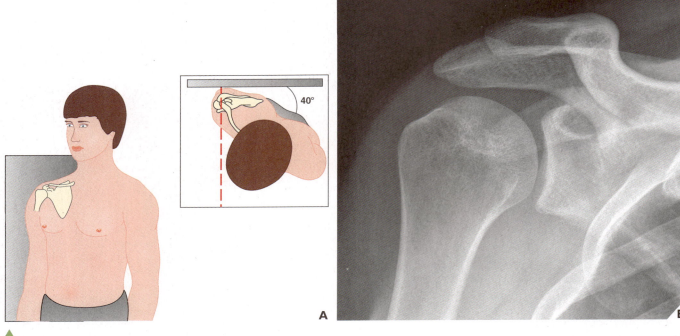

▲
Figura 5.5 Incidência de Grashey. A. Para obter a incidência anteroposterior do ombro com demonstração da glenoide em perfil (projeção de Grashey), o paciente pode ficar na posição ereta (como nesta figura) ou supina. Ele deve ser rodado a cerca de 40° na direção do lado da lesão suspeita e o feixe central é direcionado para a articulação glenoumeral. **B.** A radiografia obtida nessa incidência (oblíqua posterior) demonstra a glenoide em perfil real. Observe que o espaço glenoumeral aparece claramente, em contraste com a articulação acromioclavicular.

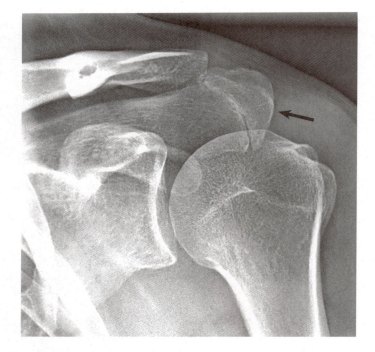

▲
Figura 5.6 Incidência de Grashey demonstrando o *os acromiale*. Esse homem de 45 anos tinha história clínica de impacto do ombro. A incidência de Grashey demonstrou o *os acromiale* (seta). Essa variante normal do desenvolvimento não deve ser confundida com fratura.

Capítulo 5   Membro Superior I: Cintura Escapular   149

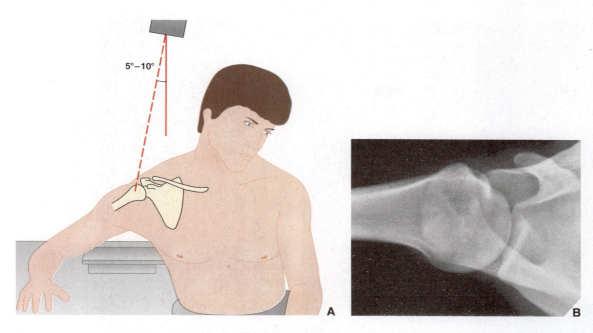

▲
Figura 5.7 Incidência axilar. A. Para obter a incidência axilar do ombro, o paciente deve ficar sentado ao lado da mesa de radiografia com o braço em abdução, de forma que a axila esteja posicionada sobre o cassete do filme. O tubo de raios X é angulado cerca de 5 a 10° na direção do ombro e o feixe central é direcionado para a articulação do ombro. **B.** A radiografia obtida nessa incidência demonstra as relações exatas entre cabeça do úmero e glenoide.

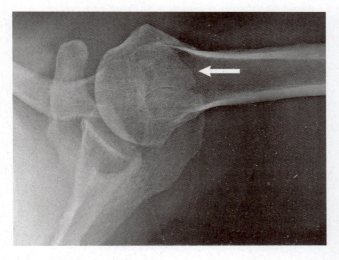

▲
Figura 5.8 Incidência axilar demonstrando o *os acromiale*. Essa mulher de 48 anos referia história de dor no ombro. A *seta* aponta para o *os acromiale*.

Técnicas radiológicas complementares geralmente são usadas para avaliar lesões das cartilagens e dos tecidos moles do ombro. A artrografia e a ressonância magnética (RM) são as modalidades usadas com mais frequência. A artrografia pode ser realizada com técnica de contraste simples ou duplo (Figura 5.17). Por exemplo, quando há suspeita de ruptura do manguito rotador, artrografia com contraste simples pode demonstrar comunicação anormal entre cavidade da articulação glenoumeral e complexo de bolsas subacromial-subdeltóidea, que confirma o diagnóstico desse tipo de lesão (ver Figuras 4.14 e 5.68). Embora seja difícil definir em quais condições é preciso escolher entre exame com contraste simples ou duplo, esta última técnica pode ser mais apropriada para demonstrar anormalidades da cartilagem e cápsula articulares, assim como fragmentos osteocondrais livres na articulação. Contudo, a artrografia com contraste duplo sempre é indicada quando é combinada com tomografia computadorizada (artrotomografia computadorizada, ou aTC) para investigar anormalidades suspeitas do *labrum* glenoide fibrocartilaginoso (Figura 5.18). A eficácia dessa combinação reside no fato de que o ar injetado delineia o *labrum* anterior e posterior para que lesões traumáticas sutis sejam mais bem demonstradas nas imagens de TC. Para realizar esse exame, o paciente é colocado em posição supina na mesa do tomógrafo com o braço do lado afetado em posição neutra de forma a permitir que o ar suba e realce o contorno labral anterior. Para avaliar o *labrum* posterior, o braço do paciente deve ser rotado externamente (ou o paciente deve ser colocado em posição supina) para forçar o ar a subir para a área posterior. A artrotomografia computadorizada também é útil para avaliar a integridade do manguito rotador, especialmente nos pacientes que não conseguem tolerar o exame de RM (ver Figura 5.18).

150 **Parte 2** Lesões Traumáticas

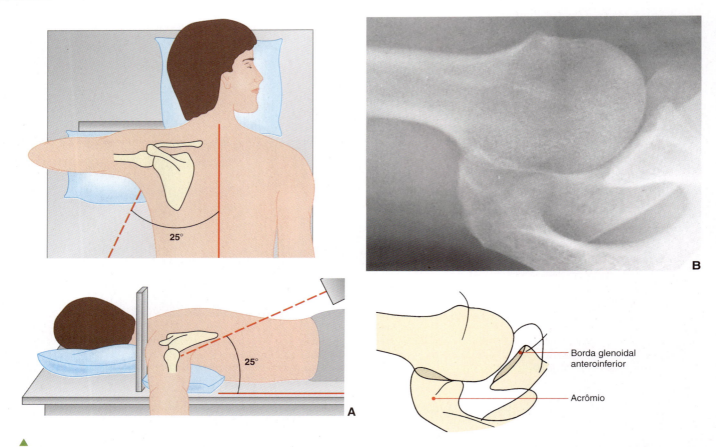

▲
Figura 5.9 Incidência de West Point. A. Para realizá-la, o paciente é colocado em pronação na mesa radiográfica com um travesseiro colocado sob o ombro afetado de forma a levantá-lo em cerca de 8 cm. O cassete do filme é colocado em contato com a parte superior do ombro. O tubo é angulado a 25° na direção da axila na linha média do paciente e a 25° com a superfície da mesa. **B.** Na radiografia obtida nessa incidência, é possível avaliar satisfatoriamente as relações entre cabeça do úmero e glenoide, como também ocorre com a incidência axilar, mas a borda glenoidal anteroinferior projetada tangencialmente é demonstrada com mais detalhes.

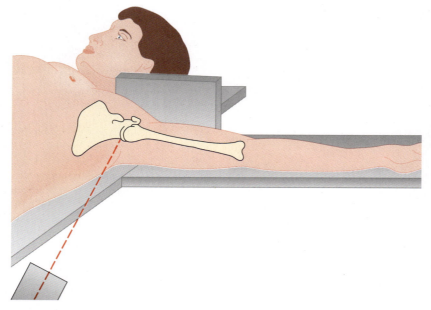

▲
Figura 5.10 Incidência de Lawrence. Para obter a variante de Lawrence da incidência axilar do ombro, o paciente deita-se em posição supina na mesa de radiografia com o braço a ser examinado abduzido a 90°. O cassete do filme é posicionado em contato com o ombro com sua extremidade medial encostada no pescoço, de forma a colocar a área central do cassete alinhada com o colo cirúrgico do úmero. O tubo de raios X deve ficar no mesmo nível do quadril ipsilateral e é angulado medialmente na direção da axila. A amplitude de angulação depende do grau de abdução do braço: quanto menos abdução, mais angulação medial é necessária. O feixe central é direcionado horizontalmente para um ponto situado pouco acima da parte média da axila. A incidência de Lawrence demonstra as mesmas estruturas que a incidência axilar convencional.

Capítulo 5   Membro Superior I: Cintura Escapular   **151**

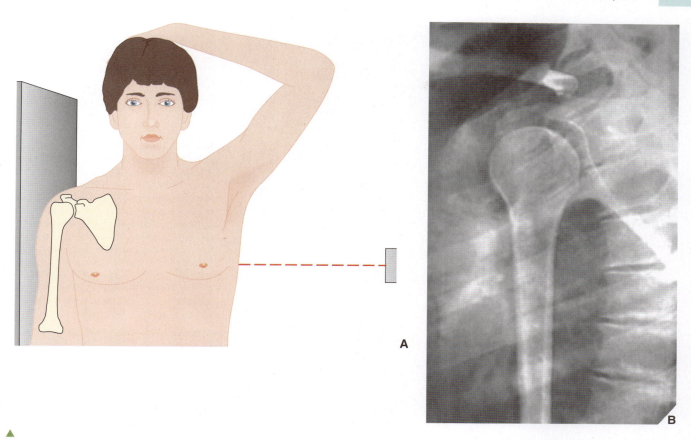

▲
Figura 5.11 Incidência lateral transtorácica. A. Para obter a incidência lateral transtorácica do úmero proximal, o paciente deve ficar na posição ereta com o braço lesado em contato com a mesa de radiografia. O outro braço deve ser abduzido, de forma que o antebraço fique apoiado na cabeça. O feixe central é direcionado para baixo da axila a um ponto situado ligeiramente acima do nível do mamilo. **B.** A radiografia obtida nessa incidência demonstra o úmero proximal em perfil real.

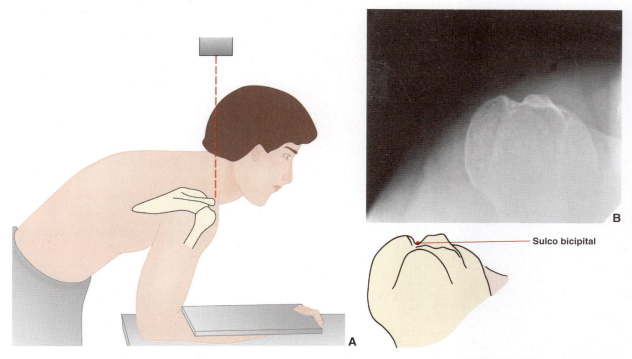

▲
Figura 5.12 Incidência do sulco bicipital. A. Para obter radiografia tangencial em projeção superoinferior (cefalocaudal) e demonstrar o sulco bicipital, o paciente deve ficar de pé e inclinar-se para a frente com o antebraço apoiado na mesa de exame com a mão em posição supina. O cassete do filme é apoiado no antebraço do paciente. O feixe central é apontado verticalmente na direção do sulco bicipital, que foi previamente marcado na pele. **B.** A radiografia obtida demonstra claramente o sulco bicipital.

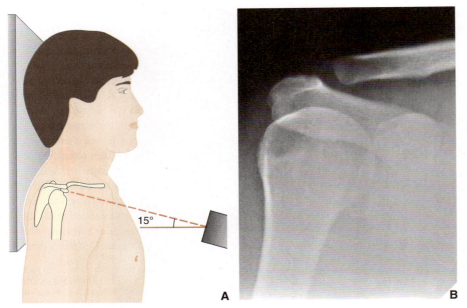

◀ **Figura 5.13 Incidência acromioclavicular.**
A. Para avaliar a articulação acromioclavicular, o paciente deve ficar em posição ereta com o braço do lado afetado em posição neutra. O feixe central é direcionado a 15° na direção da clavícula em sentido cranial. Como uma exposição excessiva da película dificulta a avaliação adequada da articulação acromioclavicular, os ajustes radiográficos devem ser reduzidos em cerca de 33 a 50% em comparação com os que são usados na incidência anteroposterior convencional do ombro. **B.** A radiografia obtida nessa incidência demonstrou que a articulação acromioclavicular estava normal.

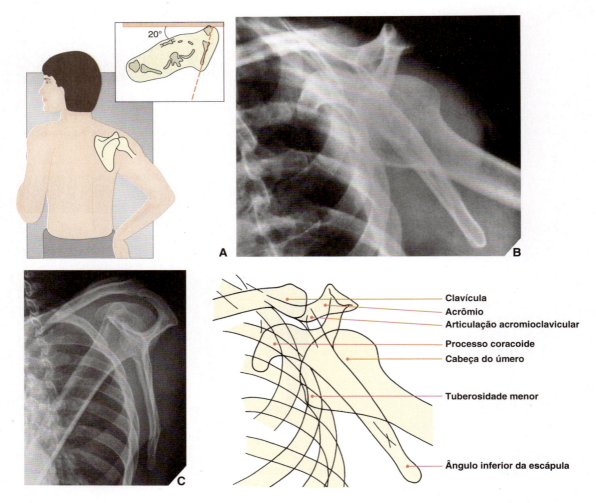

▲
Figura 5.14 Incidência transescapular. A. Para obter a incidência transescapular (Y) da cintura escapular, o paciente deve ficar em posição ereta com o lado lesado em contato com a mesa de radiografia. O tronco do paciente é rotado a cerca de 20° da mesa de forma a permitir separação dos dois ombros (*quadrícula*). O braço do lado lesado deve ser ligeiramente abduzido e o cotovelo imobilizado com a mão apoiada no quadril ipsilateral. O feixe central é direcionado para a borda medial da escápula saliente. (Essa incidência também pode ser obtida com o paciente deitado em posição supina na mesa de radiografia com o braço normal elevado a cerca de 45°.) **B.** A radiografia obtida nessa incidência fornece uma imagem da escápula em perfil real, assim como ocorre na incidência oblíqua do úmero proximal. **C.** As mesmas estruturas podem ser demonstradas na radiografia obtida sem abdução do braço.

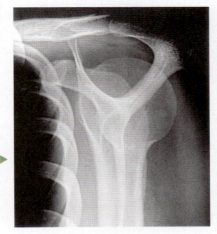

Figura 5.15 Incidência de saída. Essa incidência demonstra as mesmas estruturas anatômicas que as evidenciadas na incidência Y da cintura escapular. Além disso, o arco coracoacromial e o espaço ocupado pelo manguito rotador também são bem demonstrados.

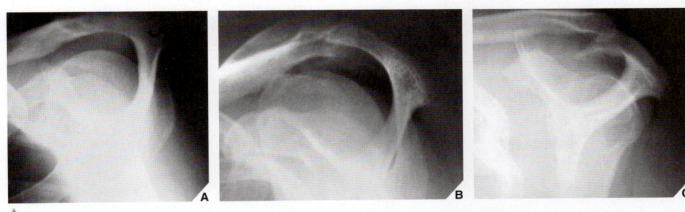

Figura 5.16 Tipos de acrômio. Com a incidência de saída do ombro, é possível identificar três tipos morfológicos de acrômio: tipo I (plano) (**A**), tipo II (curvo) (**B**) e tipo III (ganchoso) (**C**). O tipo IV descrito recentemente (superfície inferior convexa) é raríssimo e não está ilustrado nesta figura (ver também Figuras 5.28 e 5.29).

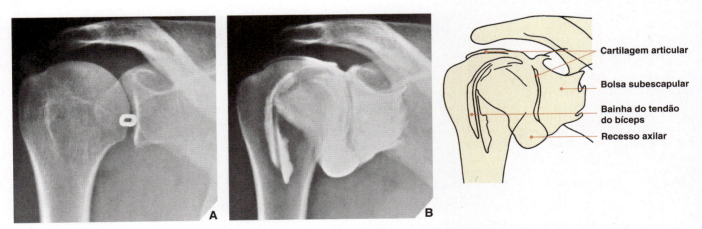

Figura 5.17 Técnica de artrografia do ombro. O paciente é colocado em posição supina na mesa de radiografia com o ombro normal ligeiramente elevado e o braço afetado em rotação externa com a palma voltada para cima. **A.** Com ajuda de radioscopia, um marcador de chumbo é colocado nas proximidades do terço inferior da articulação glenoumeral para indicar o local da inserção da agulha. Com controle radioscópico, o radiologista injeta 15 mℓ do contraste positivo (diatrizoato de meglumina a 60%, ou outro contraste semelhante à meglumina) dentro da cápsula articular. Para fazer artro-RM, dilui-se 0,1 mℓ de contraste à base de gadolínio em 20 mℓ de soro fisiológico e 3 a 5 mℓ de contraste iodado e injeta-se 10 mℓ desta solução na articulação glenoumeral. O contraste iodado permite confirmar por radioscopia a posição intra-articular apropriada da agulha. O exame habitual inclui imagens do ombro em posição supina nas incidências anteroposterior convencional (braço em posição neutra e rotações interna e externa) e axilar. **B.** Essa imagem de artrografia normal do ombro demonstrou contraste delineando a cartilagem articular do úmero e a fossa glenoidal com preenchimento da bolsa axilar, recesso subescapular e bainha do tendão bicipital. Como alternativa, em vez de radioscopia, pode-se usar ultrassonografia (US) para introduzir a agulha dentro da articulação glenoumeral quando o objetivo é apenas injetar contraste antes do exame de artro-RM. Nesse caso, é suficiente obter uma única imagem focal de radioscopia para demonstrar o fluxo de contraste iodado dentro da articulação glenoumeral. Em seguida, o paciente deve ser levado à sala de RM para realizar este exame de acordo com o protocolo apropriado, que inclui imagens ponderadas em T1 com saturação de gordura nos planos axial, sagital oblíquo e coronal oblíquo e imagens ponderadas em T2 com saturação de gordura no plano coronal oblíquo, seguidas de uma imagem ponderada em T1 com saturação de gordura do braço em posição de ABER, desde que ele consiga tolerar (ver Figuras 5.22 F e 5.11 B).

154 Parte 2 Lesões Traumáticas

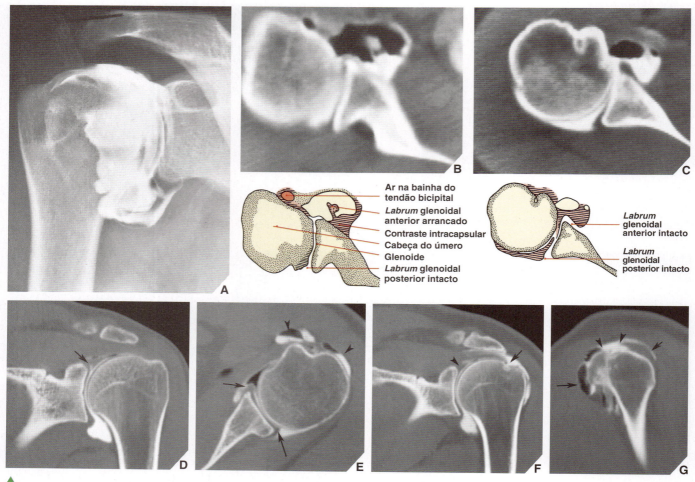

Figura 5.18 Artrotomografia computadorizada (artro-TC). Em consequência de um acidente automobilístico, essa mulher de 33 anos teve lesão do ombro direito; ela se queixava de dor e limitação dos movimentos da articulação. Radiografias convencionais do ombro eram normais. Como havia suspeita de lesão do *labrum* cartilaginoso, foi realizada artrografia com contraste duplo. Cinco mililitros de contraste positivo e 10 mℓ de ar ambiente foram injetados dentro da cápsula articular. **A.** Essa imagem de artrografia não demonstrou anormalidades. O recesso subescapular, que não foi contrastado nessa incidência, foi opacificado nas imagens mais tardias. **B.** Durante a mesma artrografia, foi realizada TC do ombro, que demonstrou claramente avulsão labral anterior – alteração que não havia sido evidenciada na artrografia. Observe que o fragmento arrancado estava circundado por ar e demonstrou absorção de contraste. **C.** Aspecto normal do *labrum* glenoidal para comparação. **D.** Essa imagem de artro-TC reformatada no plano coronal com contraste duplo do ombro esquerdo de outro paciente demonstrou ruptura do *labrum* superior/lesão SLAP (*seta*). Contraste iodado e ar distenderam a articulação glenoumeral. Observe que não havia contraste no complexo de bolsas subacromial-subdeltóidea, indicando que o manguito rotador estava íntegro. **E.** Essa imagem axial de artro-TC com contraste duplo de outro paciente demonstrou que o *labrum* glenoidal estava intacto em suas bordas anterior e posterior (*setas*), mas havia contraste e ar no complexo de bolsas subacromial-subdeltóidea (*pontas de seta*), confirmando o diagnóstico de ruptura completa do manguito rotador. **F.** A imagem coronal de artro-TC reformatada desse mesmo paciente mostrou ruptura completa do tendão supraespinal (*seta*) com contraste entrando no complexo de bolsas subacromial-subdeltóidea. Observe que o *labrum* superior estava intacto (*ponta de seta*). **G.** A imagem sagital de artro-TC reformatada desse mesmo paciente demonstrou a dimensão anteroposterior da ruptura do manguito rotador (*pontas de seta*) e contraste e ar dentro do complexo de bolsas subacromial-subdeltóidea (*setas*). (**D** a **G**, cortesia do Dr. Steve Shankman, Brooklyn, Nova York.)

Estudos recentes demonstraram a vantagem considerável da RM no exame do ombro. Essa modalidade é especialmente eficaz para demonstrar lesões traumáticas de tecidos moles, inclusive síndrome de impacto, rupturas parciais e completas do manguito rotador, ruptura de tendão do bíceps, ruptura do *labrum* glenoidal e derrame articular traumático. Entretanto, o ombro traz dificuldades singulares ao exame de imagem. Em razão das limitações de espaço dentro do *gantry*, o ombro frequentemente não pode ser posicionado no centro do campo magnético. Isso requer desvio lateral para centralizar a imagem e realizar a varredura de uma região em que a razão sinal-ruído seja relativamente baixa. Esses problemas foram superados pela combinação da varredura de alta resolução com uso de bobinas de superfície especiais. Como ossos e músculos da cintura escapular estão orientados em vários planos não ortogonais, a varredura em planos oblíquos é mais eficaz.

O paciente deve ser colocado dentro do *gantry* em posição supina com os dois braços ao longo do tórax e o braço afetado em rotação externa. Os planos de varredura são os seguintes: coronal oblíquo (ao longo do eixo longitudinal do ventre do músculo supraespinal), sagital oblíquo (perpendicular ao trajeto do músculo supraespinal) e axial (Figura 5.19). Os primeiros dois planos citados são ideais para avaliar todas as estruturas do manguito rotador; o plano axial é ideal para examinar o *labrum* glenoidal, o sulco bicipital, o tendão do bíceps e o tendão do subescapular (Figura 5.20). Sequências de pulso apropriadas são essenciais para demonstrar anatomia normal e anormalidades traumáticas. Sequências de pulso ponderadas em

Capítulo 5 | Membro Superior I: Cintura Escapular | 155

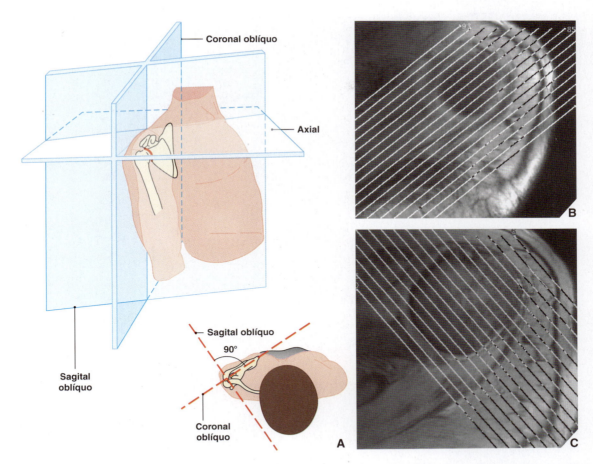

▲ **Figura 5.19 RM do ombro. A.** Planos padronizados de cortes de RM do ombro. **B.** Cortes coronais oblíquos são obtidos em paralelo ao eixo longitudinal da escápula e perpendiculares à fossa glenoidal. **C.** Cortes sagitais oblíquos são obtidos perpendicularmente aos cortes coronais oblíquos e em paralelo à cavidade glenoidal.

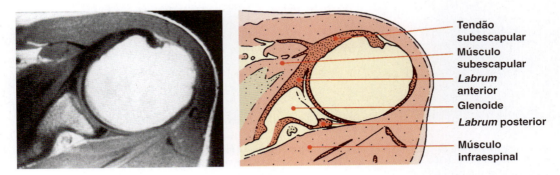

▲ **Figura 5.20 RM do ombro.** Essa imagem axial ponderada em T1 do ombro esquerdo demonstrou músculo e tendão subescapulares e músculo infraespinal normais. *Labrum* anterior e posterior também foram bem demonstrados.

T1 demonstram adequadamente a anatomia estrutural. Sequências de pulso em densidade de prótons e T2 fornecem informações necessárias para avaliar lesões do manguito rotador, do espaço articular e dos ossos. A artrorressonância magnética (artro-RM) oferece imagens excelentes da superfície interna do manguito rotador e das estruturas intracapsulares (Figura 5.21). Ver descrição das técnicas de artro-RM na seção subsequente.

A demonstração dos músculos e tendões do manguito rotador é enormemente facilitada com o uso de RM. Músculo supraespinal é mais bem demonstrado nas imagens coronal e sagital oblíquas,

de preferência obtidas nas sequências *spin-echo* ponderadas em T1. Nessas imagens, esse músculo aparece como estrutura espessa com sinal de intensidade intermediária e seu tendão tem inserção na face superolateral do tubérculo maior do úmero (Figura 5.22). Os músculos infraespinal e subescapular são mais bem demonstrados nas imagens axiais como estruturas fusiformes com sinal de intensidade intermediária (ver Figura 5.20). O tendão do músculo infraespinal tem sua inserção em posição distal e mais posterior ao supraespinal na tuberosidade maior adjacente à inserção do redondo menor (Figura 5.22 B). O músculo subescapular está localizado à

156 **Parte 2** Lesões Traumáticas

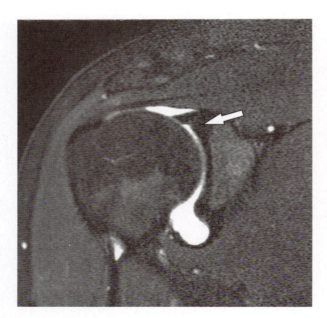

▲
Figura 5.21 Artrorressonância magnética (artro-RM) do ombro. Essa imagem coronal oblíqua ponderada em T1 com saturação de gordura do ombro direito depois da injeção intra-articular de gadolínio demonstrou músculo e tendão supraespinais normais com inserção no tubérculo maior do úmero. Observe a excelente vista do *labrum* superior (*seta*).

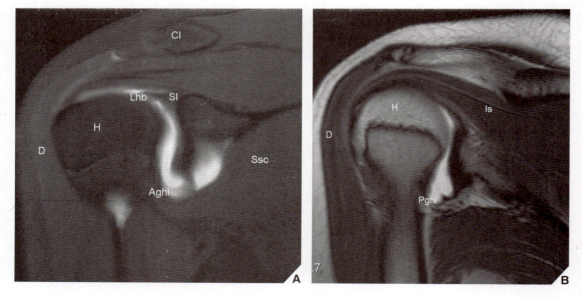

▲
Figura 5.22 Anatomia normal do ombro à RM nos planos oblíquo, sagital oblíquo e posição de ABER. Essas imagens de artro-RM do ombro nos planos coronal oblíquo (**A** e **B**) e sagital oblíquo (**C** a **E**) e posição de ABER (**F**) foram obtidas com um magneto de 3 Tesla (T) do mesmo paciente. **A.** A imagem coronal oblíqua com saturação de gordura obtida da parte anterior do ombro demonstrou o tendão do músculo supraespinal e a parte intracapsular do tendão longo do bíceps em sua junção com o *labrum* superior. Observe o ligamento glenoumeral anteroinferior (LGUAI). **B.** A imagem coronal oblíqua ponderada em T2 obtida no nível da parte posterior do ombro mostrou o tendão infraespinal e o ligamento glenoumeral posteroinferior (LGUPI). (*Continua*)

frente do corpo da escápula e, nas imagens axiais ponderadas em T1, aparece como estrutura com sinal de intensidade intermediária, que afina à medida que se avança em direção anterior até seu tendão hipointenso, onde se mistura com a parte anterior da cápsula antes de sua inserção na tuberosidade menor (ver Figura 5.20).

Burkhart *et al.* descreveram uma variação anatômica normal do tendão supraespinal que consiste em espessamento em forma de crescente das fibras profundas desse tendão em orientação perpendicular ao restante das fibras tendinosas. Tal estrutura conhecida como *cabo* tem sua inserção nas superfícies anterior e posterior do tubérculo maior do úmero e tem como função limitar a extensão proximal de uma ruptura do tendão supraespinal. A parte do tendão situada entre o cabo e a inserção umeral é conhecida como *crescente* (Figura 5.23).

Imagens axiais são adequadas para demonstrar a cápsula articular, que está reforçada anteriormente pelos ligamentos glenoumerais (LGUs) anteriores. O complexo capsular confere estabilidade à articulação glenoumeral. O complexo capsular anterior inclui cápsula fibrosa, LGUs anteriores, membrana sinovial e seus recessos, *labrum* glenoidal fibroso, músculo e tendão subescapulares e periósteo

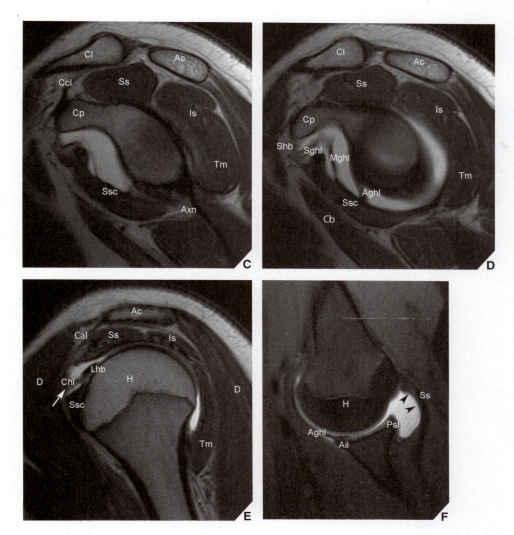

▲
Figura 5.22 Anatomia normal do ombro à RM nos planos oblíquo, sagital oblíquo e posição de ABER. (*Continuação*). **C.** A imagem sagital oblíqua ponderada em T2 obtida no nível da glenoide demonstrou o nervo axilar no espaço quadrilátero. **D.** A imagem sagital oblíqua ponderada em T2 no nível da articulação glenoumeral mostrou claramente o ligamento glenoumeral superior (LGUS), ligamento glenoumeral médio (LGUM) e ligamento glenoumeral anteroinferior (LGUAI). **E.** A imagem sagital oblíqua ponderada em T2 obtida no nível da cabeça do úmero mostrou as relações entre ligamento coracoumeral distal e tendão longo do bíceps no ponto em que o tendão entrava na cápsula articular. O LGUS e os ligamentos coracoumerais formavam a estrutura que circundava o tendão longo do bíceps (*seta*) e confere estabilidade ao tendão durante movimentos do braço. Essa estrutura é conhecida como *polia* (ou *sling*, em inglês). **F.** A imagem ponderada em T1 com saturação de gordura em posição de ABER demonstrou LGUAI e *labrum* anteroinferior. Observe a superfície interna do tendão supraespinal (*pontas de seta*). H = cabeça do úmero; Ac = acrômio; Cl = clavícula; Cp = processo coracoide; D = deltoide; Ss = supraespinal; Is = infraespinal; Ssc = subescapular; Tm = redondo menor; Shb = cabeça curta do bíceps; Lhb = cabeça longa do bíceps; Cb = coracobraquial; Aghl = faixa anterior do ligamento glenoumeral; Pghl = faixa posterior do ligamento glenoumeral; Sl = *labrum* superior e junção biciptolabral; Mghl = ligamento glenoumeral médio; Sghl = ligamento glenoumeral superior; Chl = ligamento coracoumeral; Ail = *labrum* anteroinferior; Psl = *labrum* posterossuperior; Ccl = ligamentos coracoclaviculares; Axn = nervo axilar no espaço quadrilátero; Cal = ligamento coracoacromial.

escapular. Zlatkin *et al*. descreveram três tipos de inserção capsular anterior. Esses tipos são determinados pela proximidade entre inserção e borda glenoidal (Figura 5.24). No tipo I, a cápsula tem sua inserção no rebordo glenoidal em contato direto com o *labrum* glenoidal. Nos tipos II e III, a inserção capsular está mais distante do rebordo glenoidal e pode chegar ao colo escapular (Figura 5.25). Quanto mais distante estiver a cápsula anterior do rebordo glenoidal, mais instável será a articulação glenoumeral. A parte posterior da cápsula não apresenta variações e tem sua inserção diretamente no *labrum*. Imagens axiais também ajudam a demonstrar o *labrum* cartilaginoso anterior e posterior, que aparecem na forma de dois triângulos pequenos com sinal hipointenso localizados anterior e posteriormente ao rebordo glenoidal (Figura 5.26). As faces superior e inferior do *labrum* são demonstradas mais claramente nos cortes coronais oblíquos (Figura 5.27). A face anteroinferior do *labrum* glenoidal e a faixa anterior do LGU inferior podem ser identificadas com o braço do paciente na posição de abdução e rotação externa (ABER) (ver Figura 5.22 F). Existem diversas variações de morfologia do *labrum* cartilaginoso nos exames de imagem. O formato mais comum é triangular, como se pode observar na Figura 5.26. O segundo formato mais comum é arredondado. Outras variações morfológicas são *labrum* plano e lábio clivado ou entalhado. Em casos raros, o *labrum* anterior e o posterior podem estar ausentes. Além disso, existem variantes semelhantes às rupturas labrais, inclusive rebaixamento *labral* por cartilagem hialina, orifícios ou recessos sublabrais e complexos de Buford (ver Figura 5.86).

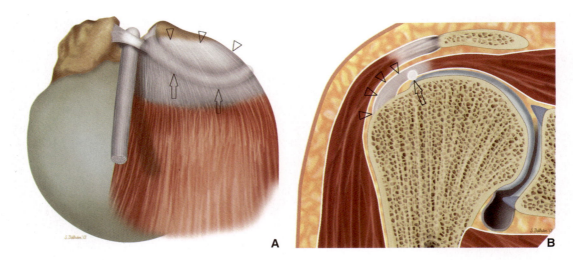

▲ **Figura 5.23 Cabo e crescente. A.** Ilustração esquemática da configuração de espessamento das fibras profundas do tendão supraespinal (ou *cabo*) (*setas*) visto de cima. A parte do tendão situada entre o cabo e sua inserção no tubérculo maior do úmero é conhecida como *crescente*, em razão de seu formato (*pontas de seta*). **B.** Vista frontal do cabo (*seta*) e crescente (*pontas de seta*).

Imagens sagitais são úteis para demonstrar variações morfológicas do acrômio. Bigliani *et al*. descreveram quatro tipos de acrômio. O tipo I tem superfície inferior plana, tipo II superfície interna curva, tipo III superfície interna ganchosa e tipo IV superfície interna convexa (Figuras 5.28 e 5.29). Acrômio tipo III está associado às rupturas do manguito rotador proximal ao ponto de inserção do tendão supraespinal no tubérculo maior do úmero. O tipo IV raro tem superfície interna convexa. Imagens sagitais também demonstraram claramente os músculos do manguito rotador e seus tendões (ver Figura 5.22 C e D).

Na última década, artro-RM direta com injeção de contraste dentro da articulação do ombro conquistou aceitação mundial. Essa técnica é especialmente eficaz para demonstrar anormalidades labroligamentares e diferenciar entre rupturas parciais e completas do manguito rotador. Diversos radiologistas utilizam várias concentrações e misturas de soluções. Em nossa instituição, seguimos a recomendação publicada por Steinbach *et al*., ou seja, acrescentamos 0,8 mℓ de gadopentetato de dimeglumina (gadolínio em concentração de 287 mg/mℓ) em 100 mℓ de soro fisiológico. Em seguida, misturamos 10 mℓ dessa solução com 5 mℓ de diatrizoato de meglumina a 60% (contraste iodado) e 5 mℓ de lidocaína a 1%, resultando na taxa de diluição final do gadolínio de 1:250. Em seguida, injetamos 12 a 15 mℓ dessa mistura na articulação do ombro usando controle radioscópico por técnica semelhante à utilizada na artrografia convencional do ombro (ver Figura 5.17). Várias imagens radiográficas focais antes e

TIPOS DE INSERÇÃO DA CÁPSULA ANTERIOR

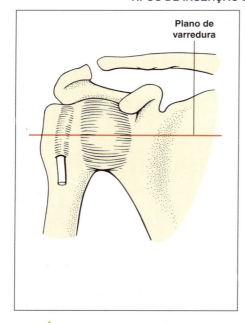
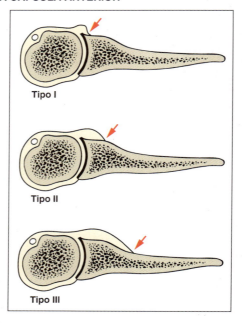

▲ **Figura 5.24 Cápsula da articulação do ombro.** Três tipos de inserção da cápsula anterior.

Capítulo 5 Membro Superior I: Cintura Escapular 159

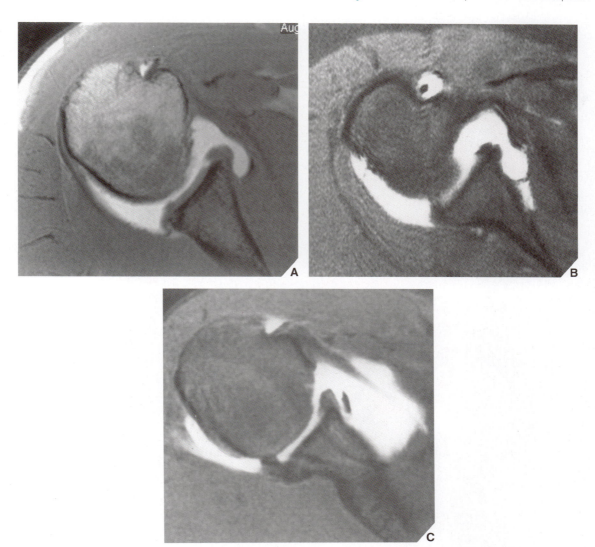

▲
Figura 5.25 Inserção capsular na borda glenoidal. A. Essa imagem axial de RM ponderada em T1 obtida após a injeção intra-articular de gadolínio demonstrou inserção capsular anterior do tipo I. **B.** Essa imagem axial de RM em sequência FSE com saturação de gordura foi obtida depois da injeção intra-articular de gadolínio e mostrou inserção capsular anterior do tipo II. **C.** Essa imagem axial de RM ponderada em T1 com saturação de gordura obtida após a injeção intra-articular de gadolínio evidenciou inserção capsular anterior do tipo III.

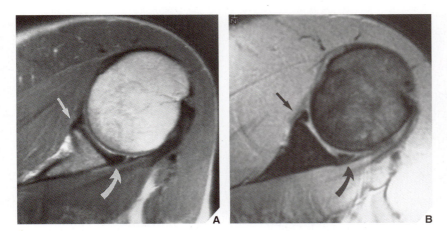

▲
Figura 5.26 *Labrum* **fibrocartilaginoso da glenoide. A.** Imagens de rm axial ponderada em T1 (**B**) axial ponderada em T2 (mpgr, ou *multiplanar gradient-recalled*) demonstraram *labrum* anterior (*setas*) e posterior (*setas curvas*) como triângulos pequenos com sinal hipointenso.

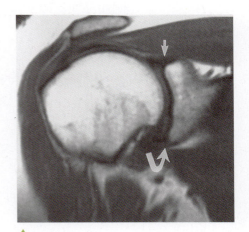

▲
Figura 5.27 *Labrum* **fibrocartilaginoso.** Essa imagem coronal oblíqua de RM ponderada em T1 com saturação de gordura demonstrou *labrum* superior (*seta*) e *labrum* inferior (*seta curva*).

CLASSIFICAÇÃO DA MORFOLOGIA ACROMIAL SEGUNDO BIGLIANI

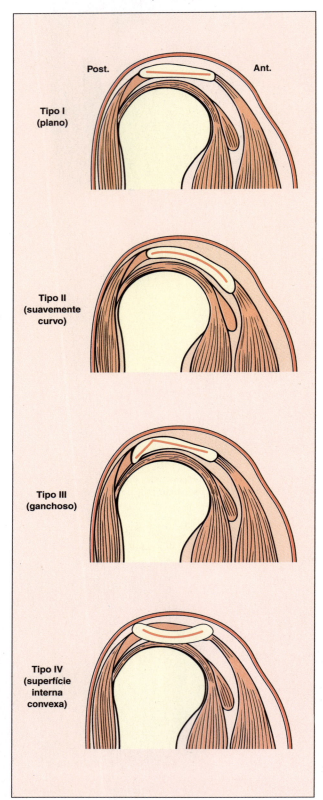
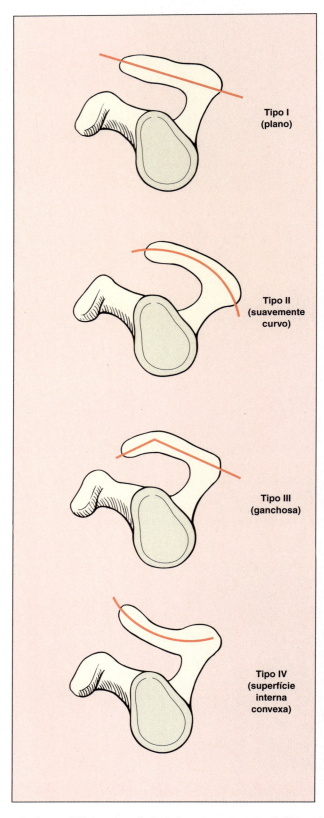

Figura 5.28 Variações de morfologia do acrômio. Ilustração esquemática das variações morfológicas do acrômio. **A.** Aspecto nas imagens de RM no plano sagital oblíquo. **B.** Aspecto ao exame anatomopatológico.

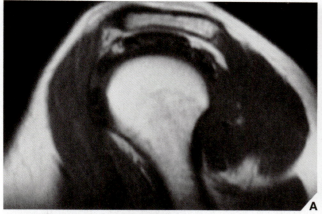
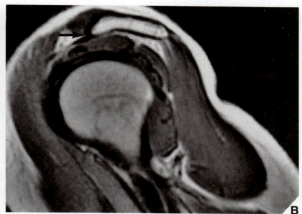
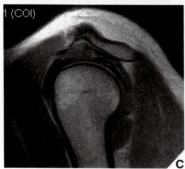

◀ **Figura 5.29** **Variações morfológicas do acrômio. A.** No plano oblíquo sagital, acrômio do tipo II tem superfície interna ligeiramente curva. **B.** Acrômio do tipo III tem superfície interna ganchosa (*seta*). **C.** Acrômio do tipo IV tem superfície interna convexa.

depois de exercitar o membro são obtidas na posição neutra e com rotações interna e externa do braço. Em seguida, sem qualquer demora, o paciente faz RM utilizando planos de varredura semelhantes aos da RM convencional. Quando há suspeita de anormalidades labrais, sequências adicionais são obtidas na chamada *posição ABER*

Durante a avaliação do ombro por RM, é útil usar uma lista de verificação (*checklist*) como a que está descrita na Tabela 5.1.

As Tabelas 5.2 e 5.3 e Figura 5.30 apresentam um resumo dessa discussão

Lesões traumáticas da cintura escapular

Fraturas em torno do ombro

Fraturas do úmero proximal

Fraturas do terço superior do úmero – que envolvem cabeça, colo e diáfise proximal – geralmente resultam de golpes diretos aplicados ao úmero ou, como se observa mais comumente nos pacientes idosos, ocorrem após quedas sobre o braço esticado. Fraturas sem desvio são mais comuns e representam cerca de 85% de todas essas lesões traumáticas do úmero proximal.

Tabela 5.1 Lista de verificação para avaliação do ombro por ressonância magnética (RM) e artrorressonância magnética (artro-RM)

Estruturas ósseas	**Músculos e seus tendões (*continuação*)**
Cabeça do úmero (c, s, a)	Subescapular (s, a)
Glenoide (c, s, a)	Bíceps – cabeça longa (c, s, a)
Acrômio (c, s)	Deltoide (c, a)
Arco coracoacromial (s)	**Ligamentos**
Estruturas cartilaginosas	Glenoumeral superior (s, a)
Cartilagem articular (c, s, a)	Glenoumeral médio (s, a)
Labrum fibrocartilaginoso – anterior, posterior, superior e inferior (c, a)	Glenoumeral inferior (s, a)
	Coracoumeral (c)
Articulações	Coracoclavicular – conoide e trapezoide (s)
Glenoumeral (c, a)	Coracoacromial (s)
Acromioclavicular (c)	Acromioclavicular (c)
Cápsula	**Bolsas**
Inserção (a)	Subacromial-subdeltóidea (c)
Frouxidão (a)	**Outras estruturas**
Músculos e seus tendões	Espaço do manguito rotatório – espaço entre supraespinal e subescapular (s)
Supraespinal (c, s, a)	Espaço quadrilátero (s, a)
Infraespinal (c, s, a)	Incisura supraescapular (c, a)
Redondo menor (c, s)	Incisura espinoglenóidea (c, a)

Os melhores planos de varredura para demonstração das estruturas citadas estão entre parênteses: a = axial; c = coronal; s = sagital.

Parte 2 Lesões Traumáticas

Tabela 5.2 Incidências radiográficas convencionais e especiais para avaliar lesões da cintura escapular

Incidência	Demonstração
Anteroposterior Braço em posição neutra	Fratura de:
	Cabeça e colo do úmero
	Clavícula
	Escápula
	Luxação anterior
	Lesão de Bankart
Ereta	Sinal da FBI
Braço em rotação interna	Lesão de Hill-Sachs
Braço em rotação externa	Fratura com compressão da cabeça do úmero (linha de impacção deprimida) secundária à luxação posterior
Oblíqua posterior a 40° (Grashey)	Espaço articular glenoumeral
	Glenoide em perfil
	Luxação posterior
Inclinação cefálica de 15° do tubo de raios X	Articulação acromioclavicular
	Separação acromioclavicular
	Fratura de clavícula
Estresse	Subluxação acromioclavicular oculta
	Separação acromioclavicular
Axilar	Relação entre cabeça do úmero e fossa glenoidal
	Os acromiale
	Luxações anteriores e posteriores
	Fraturas com compressão secundárias às luxações anterior e posterior
	Fraturas de:
	Úmero proximal
	Escápula
West Point	Mesmas estruturas e lesões da incidência axilar
	Rebordo anteroinferior da glenoide
Transtorácica lateral	Relação entre cabeça do úmero e fossa glenoidal
	Fraturas do úmero proximal
Tangencial (cabeça do úmero)	Sulco bicipital
Transescapular (Y)	Relação entre cabeça do úmero e fossa glenoidal
	Fraturas de:
	Úmero proximal
	Corpo da escápula
	Processo coracoide
	Acrômio
Oblíqua (saída do ombro)	Arco coracoacromial
	Saída do manguito rotatório
Serendipidade (40° em direção cefálica)	Luxações esternoclaviculares anterior e posterior

FBI = interface gordura-sangue.

A radiografia na incidência anteroposterior geralmente é suficiente para demonstrar a lesão, mas a incidência transtorácica lateral ou transescapular (ou Y) pode ser necessária para concluir avaliação mais detalhada, principalmente quanto ao grau de desvio ou angulação dos fragmentos ósseos (Figura 5.30). A radiografia anteroposterior na posição ereta pode demonstrar gordura e sangue dentro da cápsula articular (sinal da interface gordura-sangue [FBI] associada à lipo-hemartrose; ver Figura 4.59 A), indicando extensão intra-articular da fratura.

Classificações tradicionais das lesões traumáticas do úmero proximal de acordo com o nível da fratura ou mecanismo da lesão não têm sido adequadas para identificar os diversos tipos de fraturas com desvio. A classificação de quatro segmentos descrita por Neer em 1970 era complexa e difícil de adotar. Mais tarde, esse autor modificou sua classificação e simplificou as divisões em vários grupos. A classificação do padrão de desvio depende de dois fatores principais: número de fragmentos desviados e segmento principal desviado. Fraturas do úmero proximal ocorrem entre um e todos os quatro segmentos principais: segmento articular (no nível do colo anatômico), tuberosidade maior, tuberosidade menor e diáfise umeral (no nível do colo cirúrgico). Fratura em uma parte ocorre quando há desvio mínimo ou nenhum afastamento dos segmentos. Com fraturas em duas partes, apenas um segmento está desviado. Com fraturas em três partes, dois segmentos estão desviados e uma das tuberosidades permanece em continuidade com a cabeça do úmero. Com fraturas em quatro partes, três segmentos estão desviados, inclusive as duas tuberosidades. Fraturas em duas, três e quatro partes podem ou não estar associadas à luxação anterior ou posterior. O envolvimento da superfície articular é classificado separadamente em dois grupos: fratura-luxação anterior, descrita por Neer como *separação da cabeça do úmero*; e fratura-luxação posterior, também conhecida como *impressão* (Figura 5.31).

Fratura em uma parte pode envolver qualquer um ou todos os segmentos anatômicos do úmero proximal. O desvio não existe ou é mínimo (menos de 1 cm) e a angulação é inexistente ou mínima (menos de 45°); os fragmentos são mantidos unidos pelo manguito rotador, cápsula articular e periósteo intacto.

Fratura em duas partes indica que apenas um segmento esteja desviado com relação aos três que permanecem alinhados. Esse tipo de fratura pode envolver colo anatômico, colo cirúrgico, tuberosidades

Tabela 5.3 Técnicas radiológicas complementares para avaliar lesões da cintura escapular

Técnica	Demonstração

Tomografia (foi substituída quase inteiramente por TC)	Posição dos fragmentos e extensão da linha de fratura nas lesões complexas
	Processo de consolidação:
	    Não união
	    Infecção secundária

TC	Relação entre cabeça do úmero e fossa glenoidal Fragmentos múltiplos em fraturas complexas (principalmente da escápula) Desvio intra-articular de fragmentos ósseos com fraturas
RM	Síndrome de impacto Rupturas parciais e completas do manguito rotador[a] Ruptura de tendão do bíceps Ruptura labral[a] Instabilidade glenoumeral Derrame articular traumático Anormalidades sinoviais sutis[a]
US	Ruptura do manguito rotador Ruptura do tendão bicipital
Artrografia	
Contraste simples ou duplo	Ruptura completa do manguito rotador Ruptura parcial do manguito rotador Anormalidades da cartilagem e cápsula articulares[b] Anormalidades da sinóvia[b] Capsulite adesiva Fragmentos osteocondrais dentro da articulação[b] Anormalidades do tendão bicipital[b,c] Parte intra-articular do tendão bicipital[b,c] Superfície inferior do manguito rotador[b,c]

Contraste duplo combinada com TC	Todas as indicações anteriores, mais:
	    Anormalidades do labrum glenoidal cartilaginoso
	    Fragmentos osteocondrais dentro da articulação
	    Anormalidades sinoviais sutis

[a]Essas anormalidades são mais bem demonstradas por [a]RM. [b]Em geral, essas lesões são mais bem demonstradas por artrografia com duplo contraste. [c]Essas alterações são evidenciadas mais claramente por radiografias na posição ereta. TC = tomografia computadorizada; RM = ressonância magnética; US = ultrassonografia.

maior e menor. Fratura em duas partes envolvendo o colo anatômico do úmero com desvio da extremidade articular pode estar associada à ruptura do manguito rotador e podem ocorrer complicações, inclusive falha de união ou osteonecrose. Nas fraturas em duas partes envolvendo o colo cirúrgico do úmero com desvio ou angulação da diáfise, podem ser encontrados três tipos: impactada, não impactada e cominutiva. Essas fraturas podem estar associadas à luxação anterior ou posterior. Nos casos de luxação anterior, a fratura sempre envolve a tuberosidade maior; com luxação posterior, a fratura sempre afeta a tuberosidade menor.

Fratura em três partes pode envolver tuberosidade maior ou menor e pode estar associada à luxação anterior ou posterior. Dois segmentos estão desviados com relação aos outros dois que se mantêm alinhados.

Fratura em quatro partes envolve, além do colo cirúrgico, também tuberosidades maior e menor e os quatro segmentos estão desviados (Figura 5.32). Esse tipo de fratura pode estar associado à luxação anterior ou posterior. Em geral, fratura em quatro partes está associada à redução da irrigação sanguínea da cabeça do úmero e osteonecrose desta estrutura óssea é uma complicação frequente.

Fraturas da clavícula

Fraturas da clavícula podem ser divididas em três tipos de acordo com o segmento anatômico envolvido (Figura 5.33 A) e são comuns em bebês durante o parto; adolescentes que sofrem golpes diretos ou quedas; e adultos vítimas de acidentes automobilísticos. A localização mais comum desse tipo de fratura é terço médio da clavícula, que

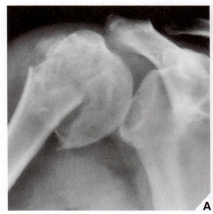
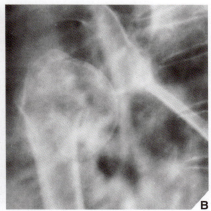

Figura 5.30 Fratura do úmero proximal. Esse homem de 60 anos caiu de uma escada e feriu seu ombro direito. **A.** A radiografia anteroposterior do ombro demonstrou fratura cominutiva atravessando o colo cirúrgico do úmero. Tuberosidade maior também estava fraturada, mas não havia desvio significativo. Para avaliar o grau de desvio dos diversos fragmentos com mais detalhes, foi obtida radiografia transtorácica lateral (**B**). Essa imagem demonstrou angulação anterior discreta da cabeça do úmero que, além disso, tinha subluxação inferior – uma anormalidade não demonstrada claramente na incidência anteroposterior.

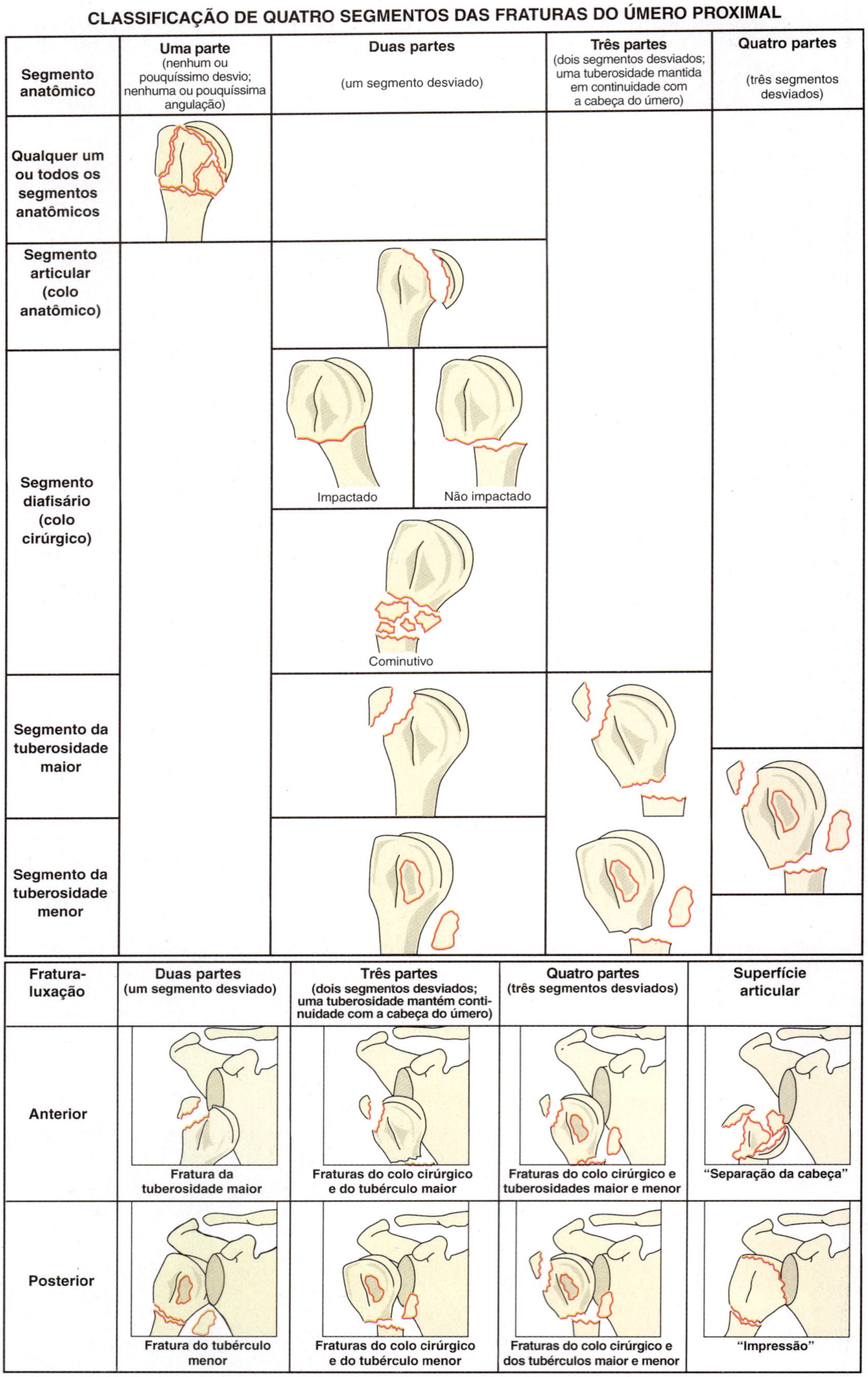

CLASSIFICAÇÃO DE QUATRO SEGMENTOS DAS FRATURAS DO ÚMERO PROXIMAL

Figura 5.31 Classificação de Neer. Classificação das fraturas de úmero proximal com base na existência ou não de desvio dos quatro segmentos principais, que podem resultar da fratura. (Modificada com autorização de Neer CS II. Displaced proximal humeral fractures. Part I. Classification and evaluation. *J Bone Joint Surg Am* 1970;53(6):1077-1089.)

Capítulo 5 Membro Superior I: Cintura Escapular   165

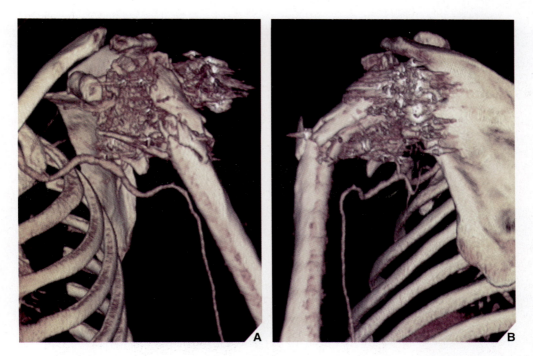

Figura 5.32 Imagem de TC 3D de fratura em quatro partes do úmero proximal. Imagens reconstruídas de TC 3D do ombro esquerdo examinadas nas incidências anterior (**A**) e posterior (**B**) demonstraram fratura cominutiva complexa da cabeça do úmero com desvio e angulação acentuados em consequência de uma ferida por arma de fogo, que se estendia através do colo cirúrgico e diáfise proximal do úmero. Observe o desvio inferior da artéria axilar em razão de um hematoma volumoso em tecidos moles.

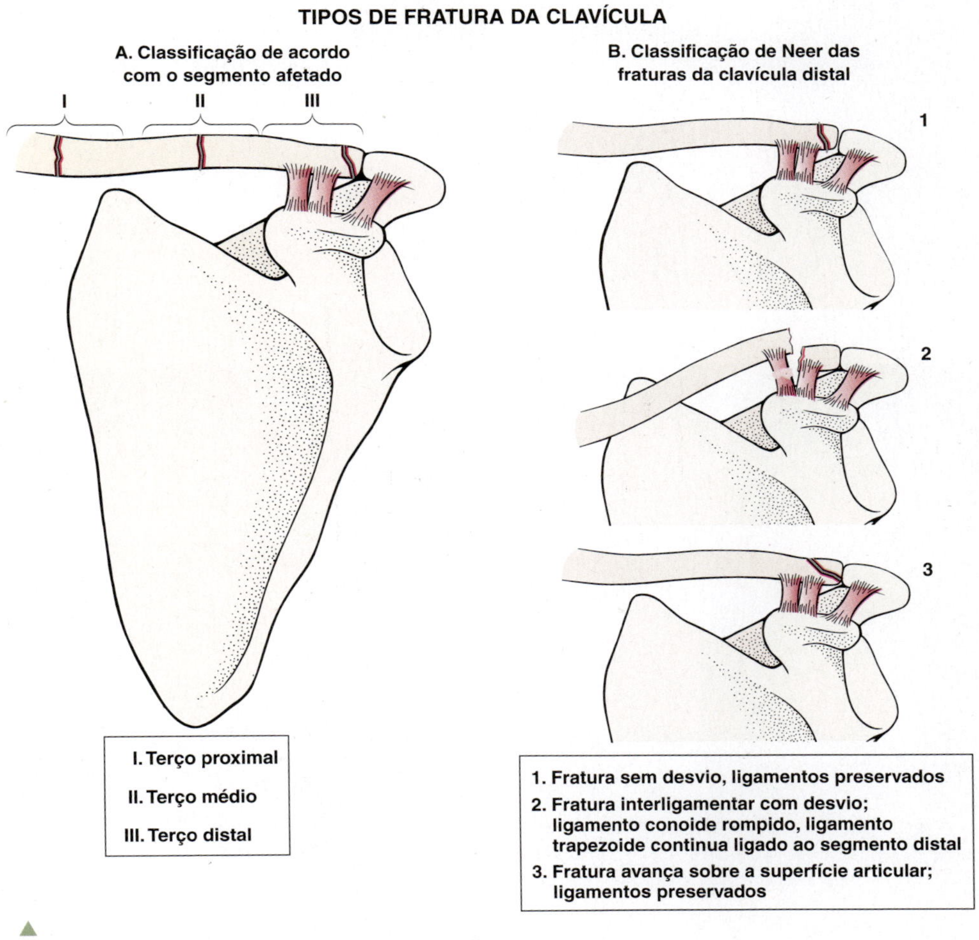

TIPOS DE FRATURA DA CLAVÍCULA

A. Classificação de acordo com o segmento afetado

I. Terço proximal
II. Terço médio
III. Terço distal

B. Classificação de Neer das fraturas da clavícula distal

1. Fratura sem desvio, ligamentos preservados
2. Fratura interligamentar com desvio; ligamento conoide rompido, ligamento trapezoide continua ligado ao segmento distal
3. Fratura avança sobre a superfície articular; ligamentos preservados

Figura 5.33 Classificação das fraturas da clavícula.

representa 80% de todas as fraturas claviculares. Fraturas dos terços distal (lateral; 15%) e proximal (medial; 5%) são menos comuns. Quando há desvio, o fragmento proximal geralmente está elevado e o fragmento distal está desviado em direção medial e caudal. Fraturas do terço distal da clavícula foram classificadas por Neer em três grupos (Figura 5.33 B). O tipo I consiste em fraturas sem desvio significativo com ligamentos intactos. Fraturas do tipo II têm fragmentos desviados e estão localizadas entre dois ligamentos: ligamento coracoclavicular, que está desprendido do segmento medial; e ligamento trapezoide, que permanece ligado ao segmento distal. A fratura do tipo III envolve a superfície articular, mas os ligamentos continuam intactos. A radiografia na incidência anteroposterior do ombro geralmente possibilita avaliação satisfatória de qualquer tipo de fratura da clavícula (Figuras 5.34 e 5.35), mas a mesma incidência obtida com angulação cefálica de cerca de 15° do tubo de raios X também pode ser útil, principalmente com fraturas do terço médio da clavícula. Em alguns casos, quando existe dúvida quanto ao diagnóstico ou radiografias convencionais não demonstram fratura com clareza, TC (Figuras 5.36 e 5.37) pode ser um exame mais esclarecedor.

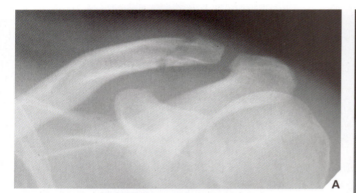
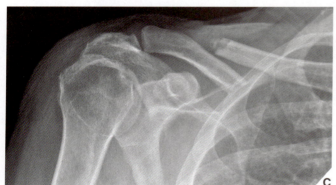
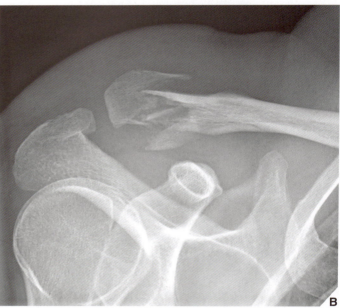

◀ **Figura 5.34 Fraturas da extremidade acromial e terço médio da clavícula.** **A.** Fratura simples da extremidade distal da clavícula sem desvio do fragmento fraturado. **B.** Fratura cominutiva da extremidade distal da clavícula com desvio dos segmentos fraturados. **C.** Fratura com desvio acentuado do terço médio da clavícula.

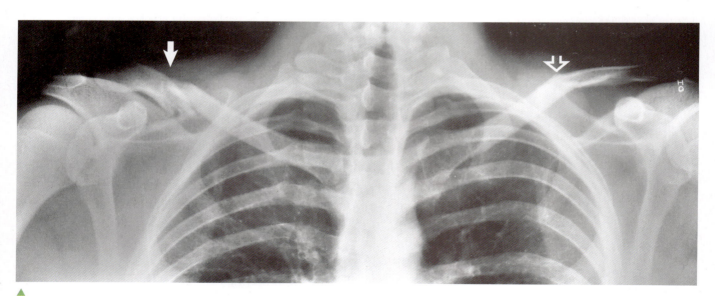

▲ **Figura 5.35 Fraturas das clavículas.** Este homem de 22 anos sofreu politraumatismo em acidente de motocicleta. A radiografia anteroposterior dos dois ombros demonstrou fratura cominutiva do terço médio da clavícula direita (*seta*) e fratura simples do terço médio da clavícula esquerda (*seta aberta*).

Fraturas da escápula

Sempre resultantes de traumatismo direto, geralmente durante acidentes automobilísticos ou quedas de grande altura, fraturas de escápula (que representam cerca de 1% de todas as fraturas, 3% das fraturas da cintura escapular e 5% de todas as fraturas do ombro) são classificadas de acordo com sua localização anatômica (Figura 5.38). Em razão de sua extensão intra-articular, fraturas do rebordo glenoidal e fossa glenoidal são especialmente importantes. Essas lesões representam 10% de todas as fraturas escapulares; contudo, menos de 10% apresentam desvio significativo. Fraturas da *borda glenoidal* são subdivididas em dois tipos: as que afetam a parte anterior e as que acometem o segmento posterior. Fraturas da *fossa glenoidal* são subdivididas em quatro tipos: lesões que afetam o segmento inferior; ruptura transversal da fossa estendendo-se até as proximidades da incisura supraescapular e processo coracoide; fraturas da fossa central estendendo-se por toda a escápula; e combinações das fraturas citadas antes, geralmente cominutivas e desviadas (Figura 5.39).

Em alguns casos, fraturas de escápula podem ser avaliadas na incidência anteroposterior do ombro (Figura 5.40). Na maioria deles, a incidência transescapular (ou Y) pode ser necessária, principalmente quando há fratura cominutiva, porque essa incidência demonstra mais claramente desvio dos fragmentos (Figura 5.41). A TC também pode demonstrar claramente desvio dos diversos fragmentos (Figura 5.42) e imagens reformatadas de TC 3D podem ajudar a determinar a orientação espacial das linhas de fratura e fragmentos ósseos desviados (Figuras 5.43 e 5.44). Complicações como lesão da artéria axilar ou plexo braquial são raras.

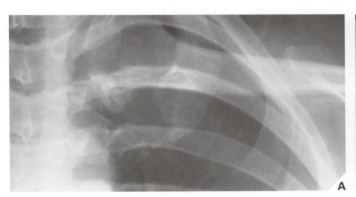
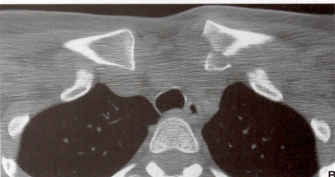

▲ **Figura 5.36 Imagem de TC de fratura da extremidade esternal da clavícula.** Esse homem de 21 anos foi agredido e sofreu impacto direto na clavícula medial esquerda. **A**. A radiografia anteroposterior sugeria fratura da extremidade medial da clavícula, mas a linha da fratura não foi bem demonstrada. **B**. A imagem axial de TC demonstrou fratura da extremidade esternal da clavícula e edema de partes moles adjacentes.

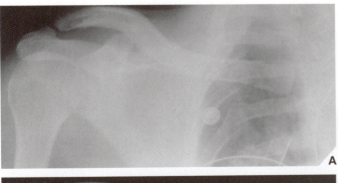
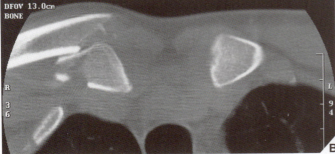
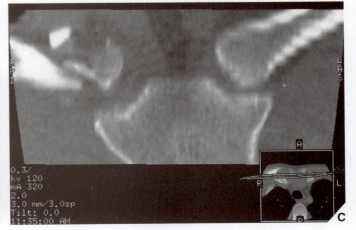

▲ **Figura 5.37 TC de fratura da extremidade esternal da clavícula.** Esta mulher de 34 anos machucou-se gravemente em um acidente automobilístico. **A**. A radiografia anteroposterior do ombro direito e parte superior do tórax mostrou várias fraturas de costelas. A parte medial da clavícula não foi demonstrada claramente. Imagens reformatadas de TC nos planos axial (**B**) e coronal (**C**) demonstraram fratura cominutiva da extremidade esternal da clavícula com desvio anterior e sobreposição dos fragmentos.

168 Parte 2 Lesões Traumáticas

TIPOS DE FRATURAS DE ESCÁPULA

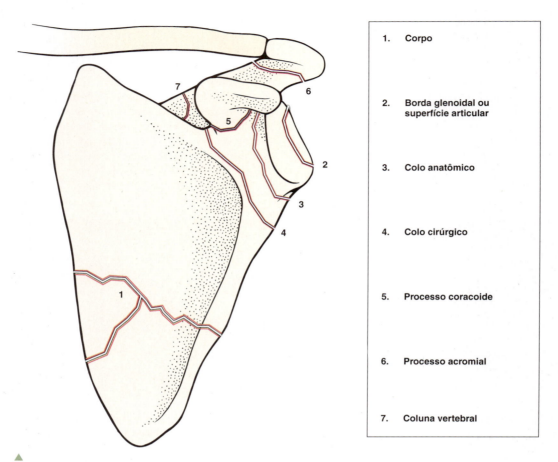

Figura 5.38 Fraturas de escápula. Classificação das fraturas de escápula de acordo com sua localização anatômica.

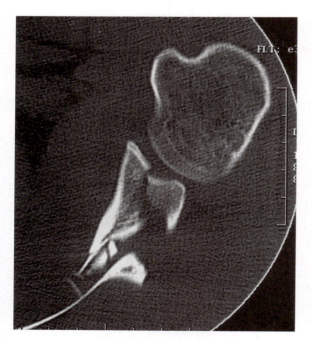

Figura 5.39 TC de fratura cominutiva da glenoide. Essa imagem axial de TC da articulação do ombro demonstrou fratura cominutiva da fossa glenoidal com desvio, que se estendia por toda a escápula.

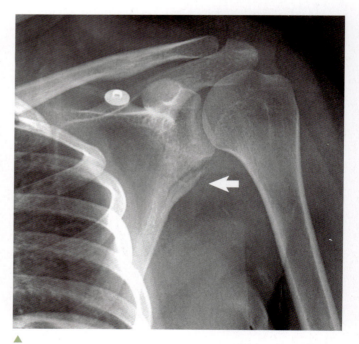

Figura 5.40 Fratura da escápula. Essa radiografia anteroposterior do ombro esquerdo demonstrou fratura subglenoidal da escápula com desvio mínimo (*seta*).

Capítulo 5 Membro Superior I: Cintura Escapular 169

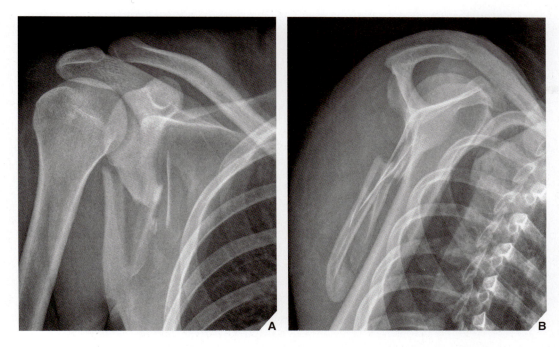

Figura 5.41 **Fratura de escápula.** Esta mulher de 52 anos sofreu acidente de motocicleta. **A.** Na radiografia anteroposterior do ombro direito, havia fratura cominutiva da escápula. Contudo, não foi possível avaliar desvio dos fragmentos. **B.** A incidência transescapular (ou Y) demonstrou desvio lateral do corpo da escápula.

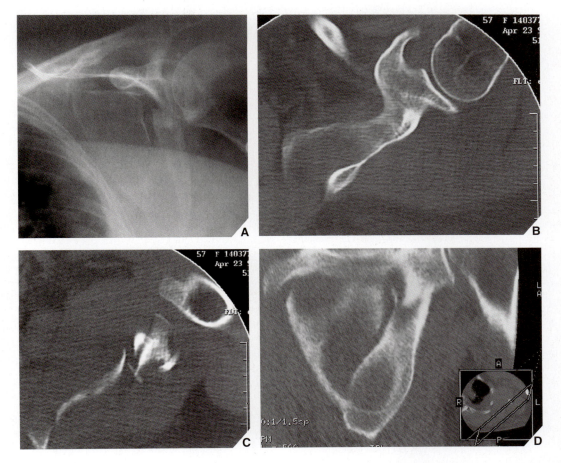

Figura 5.42 **TC de fratura da escápula.** Esta mulher de 57 anos sofreu lesão do ombro esquerdo em acidente de motocicleta. **A.** A radiografia anteroposterior mostrou fratura cominutiva da escápula esquerda. Contudo, nessa imagem não foi possível avaliar adequadamente a articulação glenoumeral. Duas imagens axiais de TC – uma no nível da articulação glenoumeral (**B**) e outra no nível do corpo da escápula (**C**) – e imagem reformatada no plano coronal (**D**) demonstraram a configuração dos diversos fragmentos desviados, bem como integridade da articulação glenoumeral.

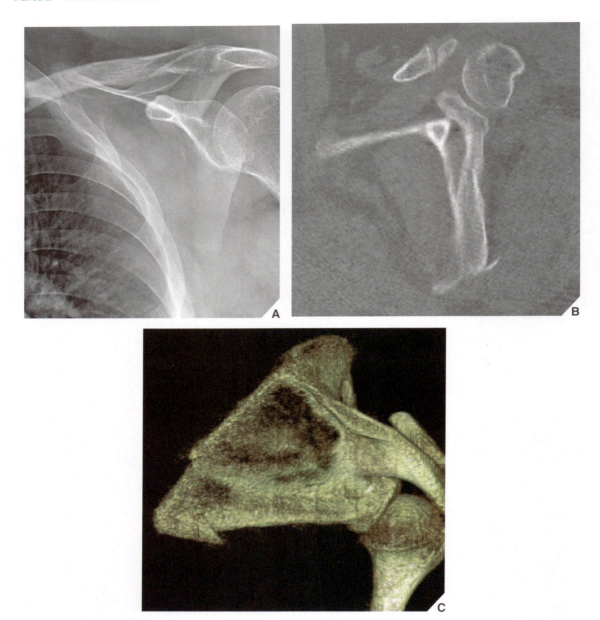

▲
Figura 5.43 Imagens de TC e TC 3D de fratura de escápula. A. Nessa radiografia anteroposterior do ombro esquerdo, havia fratura de escápula praticamente imperceptível. Imagens coronais de TC reformatada (**C**) e reconstruída em 3D (**C**) demonstraram claramente detalhes dessa lesão.

Luxações da articulação glenoumeral

Luxação anterior

Desvio da cabeça do úmero para a frente da fossa glenoidal, geralmente resultante de força indireta aplicada no braço – uma combinação de abdução, extensão e rotação externa – é responsável por cerca de 96% dos casos de luxação glenoumeral. Essa condição é facilmente diagnosticada na incidência anteroposterior do ombro (Figura 5.45), embora a incidência em "Y" também seja adequada (Figura 5.46). A TC ou a TC 3D é igualmente eficaz para demonstrar luxação anterior (Figura 5.47).

No momento da luxação, a cabeça do úmero colide contra a borda inferior da glenoide e isso pode causar fratura com compressão de uma dessas duas estruturas ou ambas. Na maioria dos casos, esse tipo de fratura localiza-se na parte posterolateral da cabeça do úmero na junção com o colo, formando uma falha de "machadinha"

conhecida como *lesão de Hill-Sachs*, que é demonstrada mais claramente na incidência anteroposterior do ombro com o braço em rotação interna (Figura 5.48). A lesão de Hill-Sachs também pode ser demonstrada por TC (Figuras 5.49 e 5.50) ou RM (Figura 5.51). Quando se utiliza esta última modalidade de exame, imagens no plano axial (Figura 55.1 A) ou coronal oblíqua (Figura 5.51 B) demonstram a lesão. Fraturas da parte anterior do rebordo inferior da glenoide – conhecida como *lesão óssea de Bankart* – são menos comuns. Esse tipo de fratura pode ser secundário ao movimento anterior da cabeça do úmero luxado e é bem demonstrado na incidência de Grashey ou anteroposterior do ombro (Figura 5.52), nas imagens de TC (Figura 5.53) ou RM (Figura 5.54). Quando a lesão de Bankart se localiza no *labrum* cartilaginoso que, em alguns casos, pode estar desprendido, ela pode ser demonstrada por artrotomografia computadorizada (ver Figura 5.18) ou RM (Figuras 5.55 e 5.56).

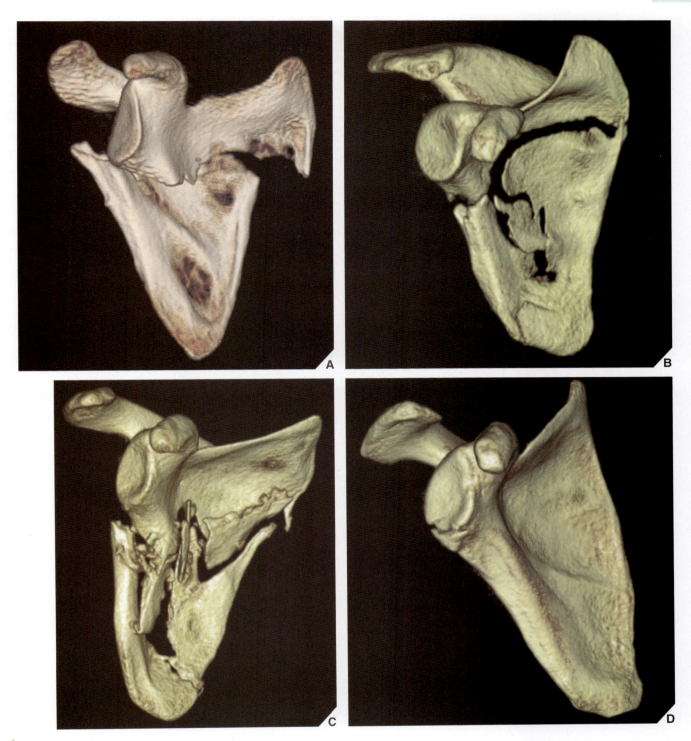

Figura 5.44 Imagem de TC 3D de fraturas de escápula. A. Fratura transversal simples do corpo da escápula sem comprometimento da glenoide. (**B** e **C**) Fraturas cominutivas da escápula sem afetar a glenoide. **D.** Fratura de escápula estendendo-se até a borda glenoidal inferior. (*Continua*)

A demonstração de uma dessas anormalidades praticamente confirma o diagnóstico de luxação anterior preexistente.

Alguns casos de luxação anterior do ombro podem ser complicados por fratura de colo do úmero (Figuras 5.57 e 5.58).

Estudos recentes sugeriram que instabilidade e luxações repetidas da articulação glenoumeral depois de reconstrução artroscópica do *labrum*, ligamentos e cápsula ocorrem em cerca de 35% dos casos, na maioria das vezes relacionadas com perda óssea da glenoide (lesão de Bankart óssea) ou cabeça do úmero (lesão de Hill-Sachs). A coexistência dessas lesões é descrita como *lesão bipolar*. Alguns autores demonstraram que a dimensão das lesões de Hill-Sachs e Bankart óssea têm impacto significativo na instabilidade recidivante subsequente à reconstrução artroscópica. Reconstrução cirúrgica das lesões ósseas reduziu o índice de instabilidade recidivante e ficou evidente que é importante avaliar o grau de perda óssea bipolar antes da reconstrução cirúrgica.

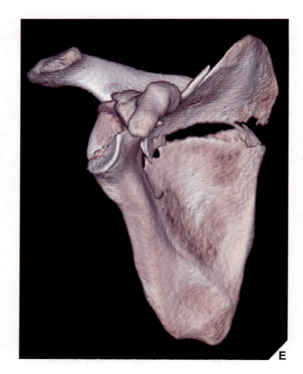

▲ **Figura 5.44 Imagem de TC 3D de fraturas de escápula.** (*Continuação*) **E.** Fratura de corpo da escápula estendendo-se até a fossa glenoidal.

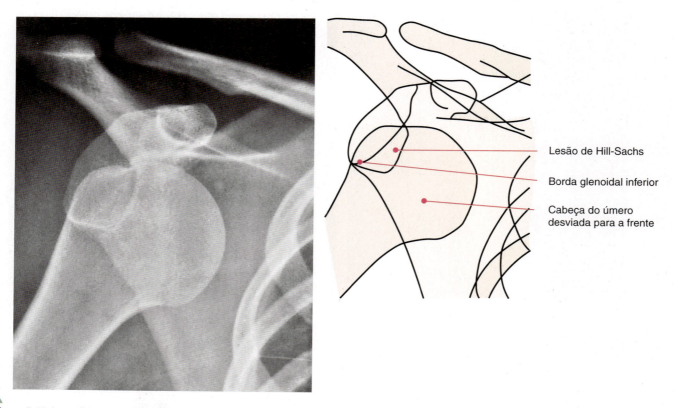

▲ **Figura 5.45 Luxação anterior do ombro.** Essa radiografia anteroposterior do ombro direito demonstrou aspecto típico de luxação anterior. A cabeça do úmero estava posicionada abaixo da borda glenoidal inferior. Observe também uma complicação comum da luxação anterior – fratura compressiva da parte posterolateral da cabeça do úmero – conhecida como *lesão de Hill-Sachs*.

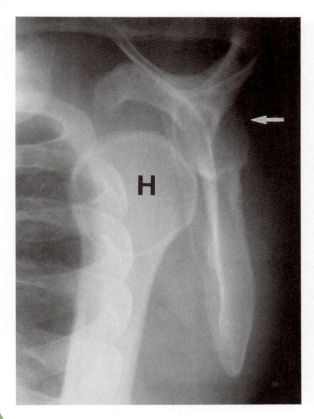

Figura 5.46 Luxação anterior do ombro. Essa radiografia em incidência transescapular (ou Y) da cintura escapular esquerda demonstrou claramente uma luxação. A *seta* aponta para a fossa glenoidal vazia. A cabeça do úmero (*H*) estava desviada em direção medial-anterior.

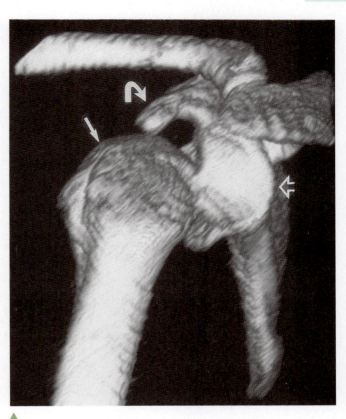

Figura 5.47 Imagem de TC 3D de luxação anterior do ombro. Essa imagem de TC 3D reconstruída em formato de sombreamento superficial (incidência lateral) demonstrou luxação anterior da cabeça do úmero direito (*seta*). A *seta aberta* indica a fossa glenoidal vazia, enquanto a *seta curva* aponta para o processo coracoide.

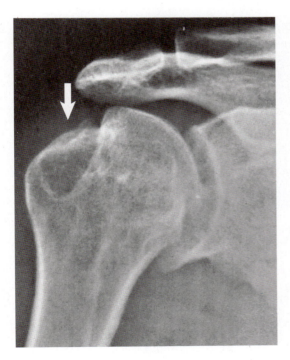

Figura 5.48 Lesão de Hill-Sachs. Essa radiografia anteroposterior do ombro com o braço em rotação interna demonstrou falha de "machadinha" – conhecida como *lesão de Hill-Sachs* – na superfície posterolateral da cabeça do úmero (*seta*).

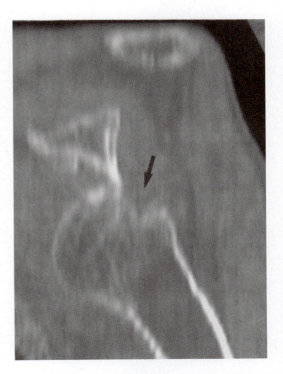

Figura 5.49 Imagem de TC da lesão de Hill-Sachs. Essa imagem reformatada de TC coronal demonstrou luxação anterior da articulação do ombro. A *seta* aponta para uma lesão de Hill-Sachs.

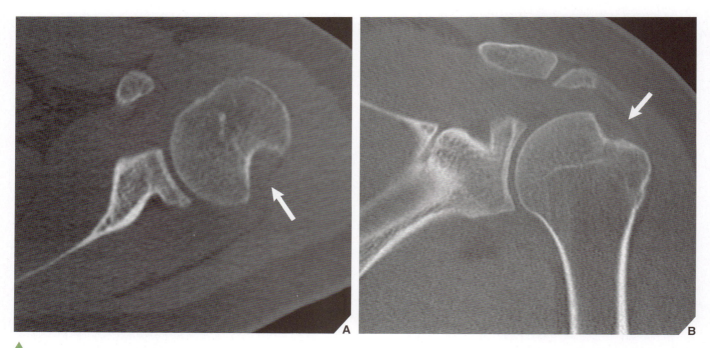

▲ **Figura 5.50 Imagens de TC da lesão de Hill-Sachs.** Após redução da luxação anterior, as imagens de TC reformatadas nos planos axial (**A**) e coronal (**B**) demonstraram uma falha na parte posterolateral da cabeça do úmero compatível com lesão de Hill-Sachs (*setas*).

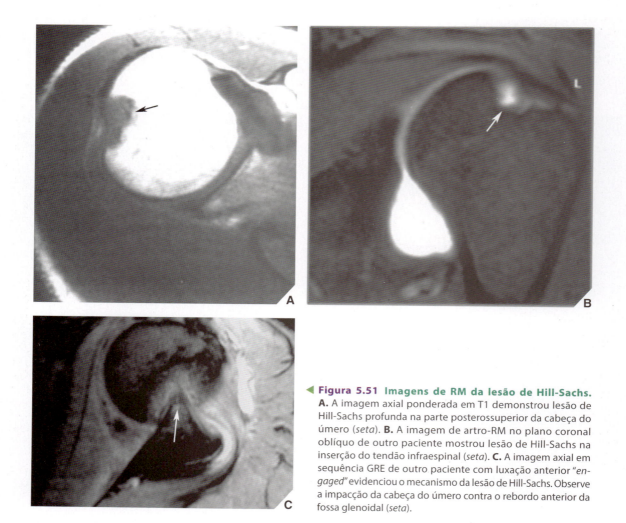

◀ **Figura 5.51 Imagens de RM da lesão de Hill-Sachs.** **A.** A imagem axial ponderada em T1 demonstrou lesão de Hill-Sachs profunda na parte posterossuperior da cabeça do úmero (*seta*). **B.** A imagem de artro-RM no plano coronal oblíquo de outro paciente mostrou lesão de Hill-Sachs na inserção do tendão infraespinal (*seta*). **C.** A imagem axial em sequência GRE de outro paciente com luxação anterior "*engaged*" evidenciou o mecanismo da lesão de Hill-Sachs. Observe a impacção da cabeça do úmero contra o rebordo anterior da fossa glenoidal (*seta*).

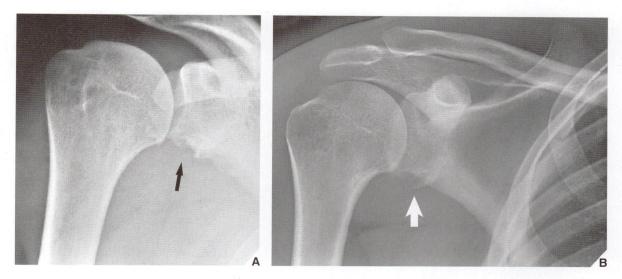

▲
Figura 5.52 Lesão de Bankart óssea. A. Essa radiografia na incidência de Grashey do ombro demonstrou fratura com compressão da área anterior da parte inferior da fossa glenoidal, conhecida como *lesão de Bankart óssea* (*seta*). **B.** Em outro paciente, essa radiografia anteroposterior do ombro direito demonstrou claramente lesão de Bankart óssea (*seta*).

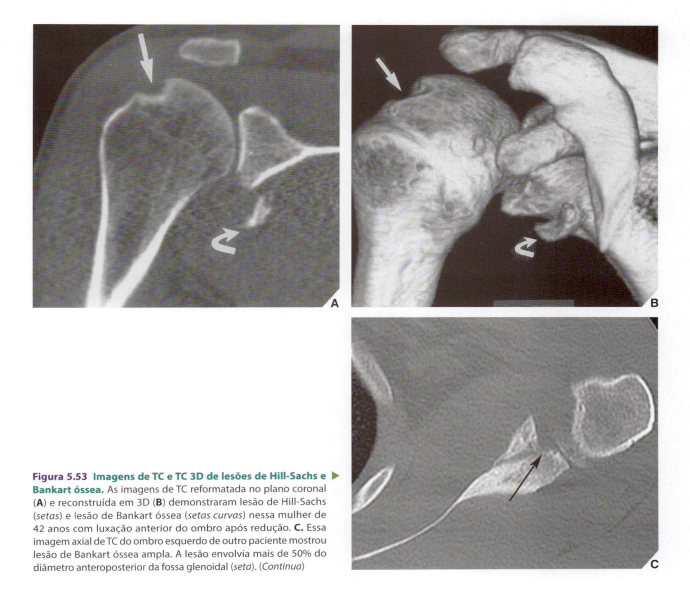

Figura 5.53 Imagens de TC e TC 3D de lesões de Hill-Sachs e Bankart óssea. As imagens de TC reformatada no plano coronal (**A**) e reconstruída em 3D (**B**) demonstraram lesão de Hill-Sachs (*setas*) e lesão de Bankart óssea (*setas curvas*) nessa mulher de 42 anos com luxação anterior do ombro após redução. **C.** Essa imagem axial de TC do ombro esquerdo de outro paciente mostrou lesão de Bankart óssea ampla. A lesão envolvia mais de 50% do diâmetro anteroposterior da fossa glenoidal (*seta*). (*Continua*)

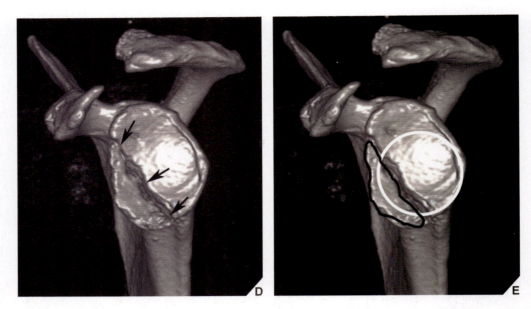

▲ **Figura 5.53 Imagens de TC e TC 3D de lesões de Hill-Sachs e Bankart óssea.** (*Continuação*) **D.** Essa imagem sagital reconstruída de TC 3D do mesmo paciente mostrou fratura ampla da glenoide anterior (*setas*). **E.** Na mesma imagem sagital de TC 3D reconstruída, o círculo branco mais completo foi colocado na parte inferior da glenoide e foi usado para medir a superfície esperada. A área das lesões de Bankart óssea foi demarcada pela linha preta. Dividindo-se a área do fragmento fraturado pela área esperada da glenoide e multiplicando-se o resultado por 100, pode-se determinar a porcentagem exata de perda óssea. Cálculos das áreas são realizados na região de interesse (ROI, ou *region of interest*, em inglês) usando-se um *software* apropriado da estação de trabalho PACS (*Picture archive and communication system*, no inglês) (ver Figura 5.59).

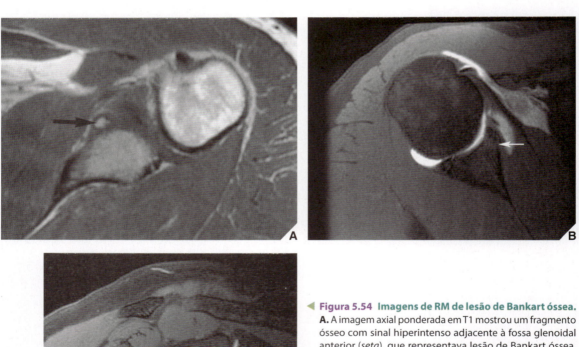

◀ **Figura 5.54 Imagens de RM de lesão de Bankart óssea.**
A. A imagem axial ponderada em T1 mostrou um fragmento ósseo com sinal hiperintenso adjacente à fossa glenoidal anterior (*seta*), que representava lesão de Bankart óssea. **B.** A imagem axial de RM ponderada em T1 com saturação de gordura de outro paciente demonstrou lesão de Bankart óssea (*seta*). **C.** Essa imagem sagital oblíqua de RM ponderada em T1 com saturação de gordura do mesmo paciente da imagem **B** evidenciou lesão de Bankart óssea desviada (*setas*), causando redução do diâmetro transversal da fossa glenoidal inferior, em comparação com a fossa glenoidal superior, lesão também conhecida como *sinal da pera invertida*. (**A**, Reproduzida, com autorização, de Steinbach LS, Tirman PFJ, Peterfy GG, Feller JF, eds. *Shoulder magnetic resonance imaging*. Philadelphia: Lippincott-Raven Publishers; 1998.)

Capítulo 5   Membro Superior I: Cintura Escapular

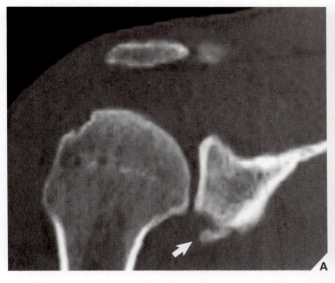
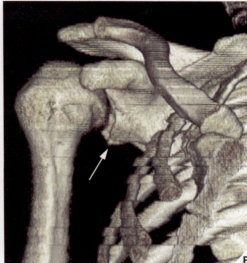
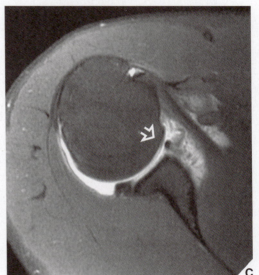

Figura 5.55 Imagens de TC, TC3D e RM de lesões de Bankart óssea e cartilaginosa. As imagens de TC reformatada no plano coronal (**A**) e reconstruída em 3D (**B**) do ombro direito demonstraram apenas lesão de Bankart óssea (*setas*). **C.** Essa imagem axial de artrorressonância magnética (artro-RM) ponderada em T1 com supressão de gordura mostrou claramente lesão de Bankart cartilaginosa (*seta aberta*).

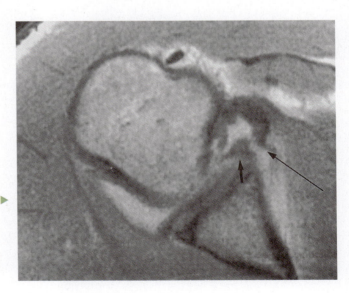

Figura 5.56 Imagem de RM de lesão de Bankart cartilaginosa. Essa imagem axial de RM ponderada em densidade de prótons demonstrou destacamento labral anteroinferior (*seta curta*) e ruptura do LGUI (*seta longa*). (Reproduzida, com autorização, de Steinbach LS, Tirman PFJ, Peterfy GG, Feller JF, eds. *Shoulder magnetic resonance imaging*. Philadelphia: Lippincott-Raven Publishers; 1998.)

178 Parte 2 Lesões Traumáticas

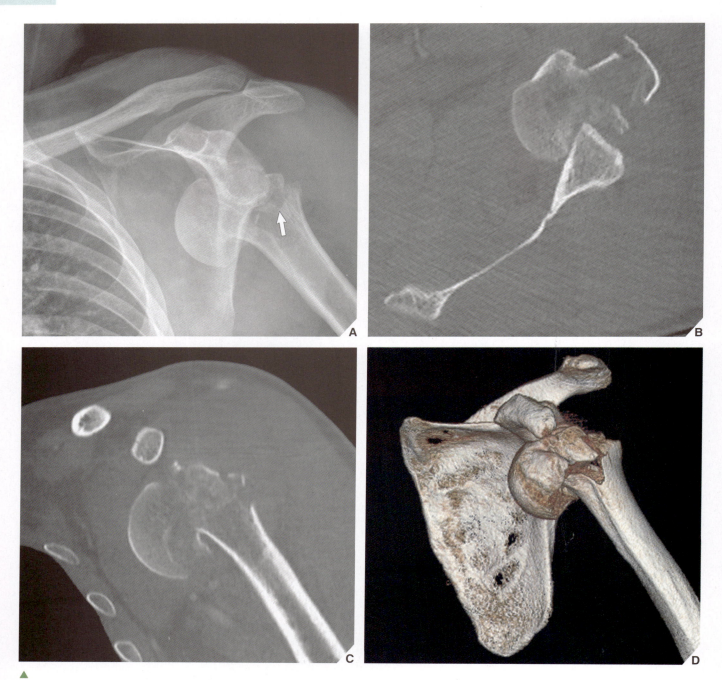

Figura 5.57 Imagens de TC e TC3D de luxação anterior do ombro complicada por fratura do úmero. A. Essa radiografia anteroposterior do ombro esquerdo dessa mulher de 45 anos demonstrou luxação anterior do ombro. Observe que também havia uma linha de fratura no colo do úmero (*seta*). As imagens de TC reformatadas nos planos axial (**B**) e coronal (**C**) complementadas por essa imagem de TC reconstruída em 3D (**D**) mostraram mais detalhes da fratura.

Lesão de Bankart óssea é uma fratura osteocondral da borda anteroinferior da glenoide. Quando a lesão afeta mais de 25% do diâmetro transversal da circunferência glenoidal, o formato da fossa glenoidal é alterado, resultando na formação do chamado "sinal da pera invertida" nas imagens sagitais oblíquas de TC ou RM, quando o diâmetro transversal da glenoide superior é maior que o diâmetro inferior (Figura 5.59). A TC ou a RM possibilitam uma avaliação quantitativa da perda óssea colocando-se a circunferência mais completa na parte inferior da glenoide e medindo-se o diâmetro transversal da circunferência e o maior diâmetro transversal do fragmento ósseo. Com isso, é possível determinar a porcentagem de perda óssea (índice de Griffith). Outra opção é medir a área da glenoide contralateral normal nas imagens sagitais de TC e compará-la com a glenoide lesada, desse modo calculando-se a superfície de perda glenoidal (método PICO). Outro método é medir o diâmetro transversal máximo da glenoide nas imagens axiais de TC ou RM e medir o diâmetro transversal máximo do fragmento ósseo de forma a calcular a porcentagem de perda óssea.

A lesão de Hill-Sachs ocorre em cerca de 93% dos pacientes com instabilidade glenoumeral recidivante. Há uma relação entre luxação recorrente com insucesso da reconstrução artroscópica da lesão de Bankart e aumento do tamanho da lesão de Hill-Sachs. Cerca

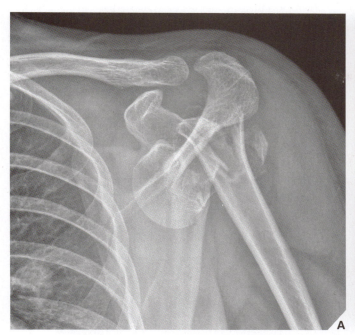
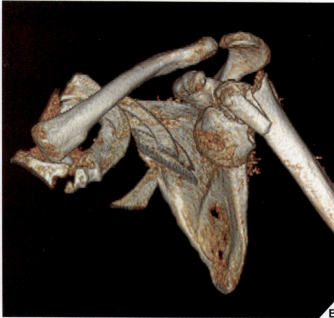

Figura 5.58 Imagem de TC 3D de luxação anterior do ombro complicada por fratura do úmero. A radiografia anteroposterior (**A**) e essa imagem de TC reconstruída em 3D (**B**) do ombro esquerdo desse homem de 62 anos demonstraram luxação anterior da articulação do ombro complicada por fratura cominutiva com desvio do colo do úmero.

de 62% dos pacientes com instabilidade glenoumeral têm lesão de Bankart óssea e lesão de Hill-Sachs coexistentes ("lesões bipolares"). Orientação vertical das lesões de Hill-Sachs e lesões que afetam mais de 35% do diâmetro da cabeça do úmero estão mais sujeitas à instabilidade recorrente. Lesões de Hill-Sachs orientadas verticalmente no plano profundo levam ao encarceramento da cabeça do úmero contra a borda posterior da glenoide no exame físico pré-operatório com o paciente anestesiado ("lesão de Hill-Sachs encarcerada"). Recomendamos a leitura do artigo de Saliken *et al.*, uma revisão abrangente da literatura sobre os diversos métodos de avaliação quantitativa das perdas ósseas glenoumerais.

Recentemente, Yamamoto *et al.* introduziram o conceito de "trajeto glenoidal". Com a determinação da posição e da distância de contato entre cabeça do úmero e superfície da articulação glenoidal em toda a amplitude dos movimentos de rotação externa, extensão horizontal e abdução, esses autores descobriram que a zona de contato entre as superfícies articulares da glenoide e cabeça do úmero (trajeto glenoidal) era de 84% ± 14% da largura da glenoide. Cálculos do trajeto glenoidal com base nas imagens de RM mostraram-se mais preditivos de instabilidade persistente depois de reconstrução cirúrgica do que cálculos apenas da perda óssea. Medições do trajeto glenoidal são baseadas nas imagens de TC ou RM (ver Figura 5.59). O primeiro passo é medir a largura da falha óssea na imagem sagital oblíqua de TC ou RM no nível da glenoide usando o círculo que melhor se adéqua. Esse valor é subtraído do diâmetro total do círculo e multiplicado por 0,83. O resultado é conhecido como "trajeto glenoidal". Em seguida, deve-se medir o "intervalo de Hill-Sachs" no plano axial traçando-se uma linha entre as bordas anterior e posterior da lesão de Hill-Sachs e depois uma linha entre a borda mais lateral da lesão e a inserção umeral do manguito rotador. O resultado é conhecido como *crista óssea*. A soma do tamanho da lesão de Hill-Sachs com a crista óssea é conhecida como *intervalo de Hill-Sachs*. Quando esse intervalo é menor que o trajeto glenoidal, a lesão de Hill-Sachs é classificada como "alinhada", ou seja, na posição de ABER extrema, a lesão não atravessa a parte anterior da glenoide e *labrum* e; desse modo, não causa "encarceramento". Por outro lado, quando o intervalo de Hill-Sachs é maior que o trajeto glenoidal, a lesão é considerada "desalinhada" e, assim, ocorre encarceramento na posição de ABER extrema, sugerindo que a reconstrução das perdas ósseas glenoumerais deverá ser realizada para evitar recorrência da instabilidade glenoumeral.

Luxação posterior

Esse tipo de luxação é muito menos comum (representa apenas 2 a 3% das luxações da articulação glenoumeral) e resulta da aplicação de forças diretas (p. ex., golpe contra a face anterior do ombro) ou indiretas no braço, combinando adução, flexão e rotação interna. A luxação posterior causada por forças indiretas é devida mais comumente a choques elétricos acidentais ou crises convulsivas. Com esse tipo de luxação, a cabeça do úmero está situada por trás da fossa glenoidal e geralmente fica impactada no rebordo posterior da glenoide.

Em muitos casos, é difícil estabelecer o diagnóstico correto porque esse tipo de luxação pode facilmente passar despercebido nas radiografias anteroposteriores convencionais do ombro, nas quais a superposição da cabeça do úmero e fossa glenoidal pode ser interpretada como normal. Ao avaliar um caso suspeito de luxação posterior, é fundamental demonstrar radiograficamente a fossa glenoidal em perfil. Isso pode ser conseguido na incidência anteroposterior por rotação do corpo do paciente em 40° na direção do lado afetado (ver Figura 5.5), incidência conhecida como *de Grashey*. Normalmente, o espaço da articulação glenoumeral é bem demonstrado em tal incidência. O apagamento desse espaço em razão da superposição da cabeça do úmero sobre a fossa glenoidal confirma o diagnóstico de luxação posterior (Figura 5.60). Esse diagnóstico também pode ser confirmado na incidência axilar, embora a abdução limitada do braço dificulte a sua obtenção (Figura 5.61).

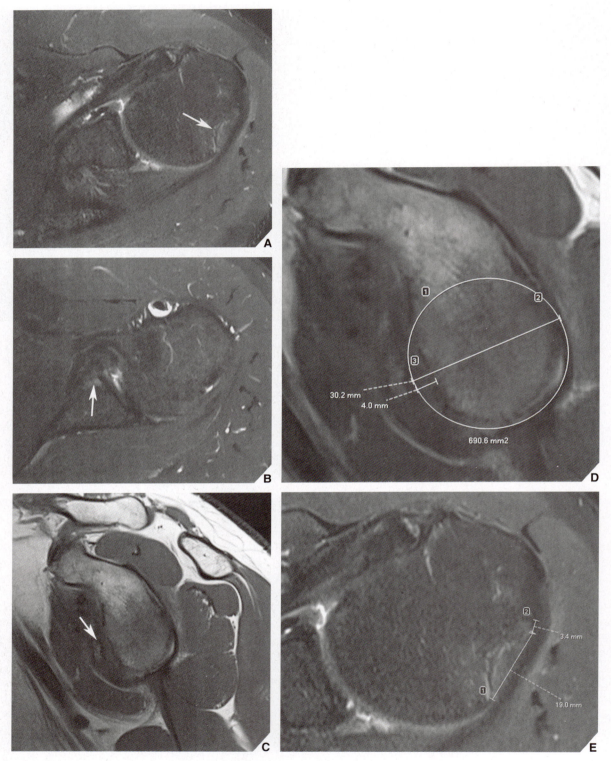

▲
Figura 5.59 Definição do trajeto glenoidal da lesão bipolar após luxação anterior do ombro. A. Essa imagem axial de RM ponderada em T2 com saturação de gordura obtida no nível superior da cabeça do úmero demonstrou lesão de Hill-Sachs ampla (*seta*). **B.** Essa imagem axial ponderada em T2 com saturação de gordura no nível inferior da glenoide mostrou lesão de Bankart óssea (*seta*). A combinação dessas duas lesões caracteriza a chamada *lesão bipolar*. **C.** Essa imagem sagital de RM ponderada em densidade de prótons permitiu determinar a dimensão da lesão de Bankart óssea (*seta*). **D.** A mesma imagem sagital de RM ponderada em densidade de prótons com a circunferência mais completa colocada na glenoide inferior mediu o diâmetro da circunferência (30,2 mm) e diâmetro de perda óssea (4,0 mm). Usando a fórmula 30,2 a 4 × 0,8 = 26,8, foi possível chegar ao número conhecido como *trajeto glenoidal*. **E.** Na imagem axial de RM ponderada em T2 com saturação de gordura, a dimensão anteroposterior da lesão de Hill-Sachs era de 19 mm (*1*) e a distância entre borda anterior da lesão de Hill-Sachs e borda posterior da inserção do manguito rotador media 3,4 mm (*2*) ("crista óssea"). O intervalo de Hill-Sachs (representativo da soma do comprimento da lesão de Hill-Sachs com a crista óssea) era de 22,4. Esse valor era menor que o trajeto glenoidal (26,8); desse modo, a lesão bipolar estava no trajeto e isso significava que, na incidência de ABER extrema, a lesão de Hill-Sachs não atravessaria a parte anterior da glenoide e o *labrum* e, consequentemente, não ficaria travada.

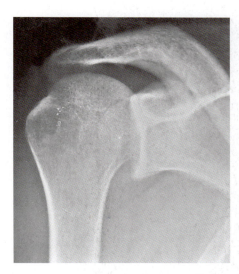

Figura 5.60 Luxação posterior do ombro. Nessa radiografia anteroposterior do ombro direito obtida por rotação do paciente a 40° na direção do lado afetado (incidência de Grashey), a sobreposição da cabeça do úmero desviada medialmente com a glenoide era praticamente conclusiva do diagnóstico de luxação posterior.

(Figura 5.64). Em seu estudo de 36 pacientes, Saupe *et al.* demonstraram que 86% tinham lesão de Hill-Sachs e cerca de 60% também apresentavam lesão capsulolabral posterior. Em cerca de 20% desses pacientes, havia a associação de ruptura completa do manguito rotador.

Luxação inferior

Também conhecida como *luxatio erecta humeri*, essa é a forma mais rara de luxação da articulação do ombro e representa apenas 1% dos casos. O mecanismo dessa lesão consiste na aplicação de força axial direta no braço totalmente abduzido, ou hiperabdução extrema do braço, resultando em impacto da cabeça do úmero contra o acrômio. Ruptura do manguito rotador e fratura do tubérculo maior do úmero são lesões associadas comuns. A radiografia anteroposterior do ombro demonstra facilmente esse tipo de luxação (Figura 5.65). Entre as anormalidades descritas recentemente no exame de RM estavam lesões labrais e lesões das faixas anteriores e posteriores do LGUI.

Complicações das luxações do ombro

Luxações da articulação glenoumeral podem causar complicações como luxações recorrentes, artrite pós-traumática, ruptura do manguito rotador e lesões do nervo e artéria axilares.

Síndrome do impacto

O termo *síndrome de impacto* do ombro refere-se a uma condição na qual o tendão supraespinal e a bolsa subacromial ficam persistentemente encarcerados entre a cabeça do úmero inferiormente e o próprio acrômio anteriormente, esporões do acrômio anterior ou articulação acromioclavicular, ou, ainda, pelo ligamento coracoacromial em posição superior (arco coracoacromial). O diagnóstico e o tratamento imediatos da síndrome de impacto são fundamentais para evitar progressão do problema e melhorar a função do ombro. Entretanto, em muitos casos, sinais e sintomas clínicos são inespecíficos, e o diagnóstico frequentemente é postergado até que o paciente tenha desenvolvido falha completa do manguito rotador. Apenas em casos raros essa síndrome pode ser diagnosticada definitivamente com base nas manifestações clínicas, que se caracterizam por dor intensa na posição de ABER do braço. Alterações

Fratura compressiva da parte anteromedial da cabeça do úmero, conhecida como *linha de impacção deprimida (sinal da depressão)*, ocorre comumente com luxação posterior em consequência da impacção da cabeça umeral contra o rebordo glenoidal posterior. Esse sinal se refere a uma linha vertical ou arqueada dentro do córtex da cabeça do úmero, que se projeta em paralelo e lateralmente à extremidade articular desse osso. Incidência anteroposterior do ombro com braço em rotação externa demonstra bem esse tipo de fratura (Figura 5.62), que também pode ser evidenciado na incidência axilar (ver Figura 5.61) e nas imagens de TC (Figura 5.63).

Nas imagens de RM, as anormalidades associadas à luxação posterior do ombro correspondem às mesmas evidenciadas nas radiografias e imagens de TC, entretanto com a RM é possível detectar adicionalmente anormalidades da cartilagem articular, *labrum*, tendões e ligamentos

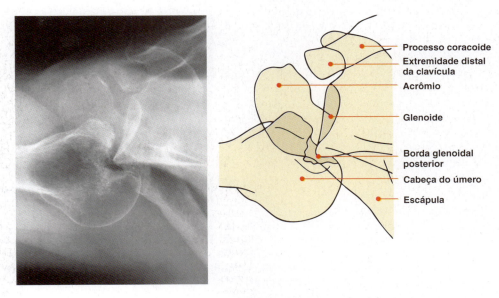

Figura 5.61 Luxação posterior do ombro. Essa radiografia do ombro em projeção axial mostrou luxação posterior. Observe que também havia fratura compressiva da parte anteromedial da cabeça do úmero.

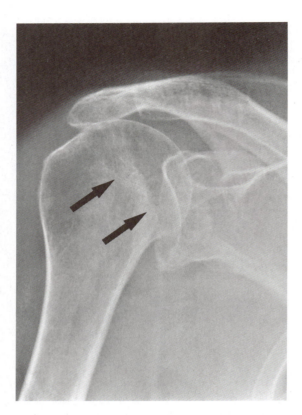

▲
Figura 5.62 Luxação posterior do ombro. Essa radiografia anteroposterior do ombro direito demonstrou luxação posterior da articulação glenoumeral. Observe a linha de impacção deprimida na parte anteromedial da cabeça do úmero (*setas*).

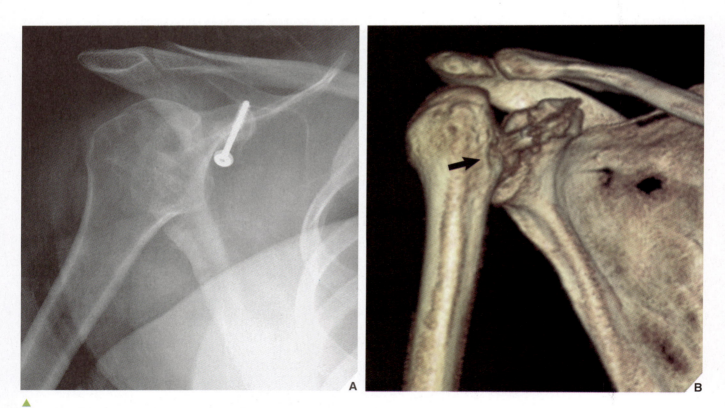

▲
Figura 5.63 Imagem de TC 3D de luxação posterior do ombro. A radiografia anteroposterior (**A**) e essa imagem de TC reconstruída (**B**) do ombro direito demonstraram luxação posterior do ombro. A *seta* aponta para o sinal da depressão.

Capítulo 5 Membro Superior I: Cintura Escapular 183

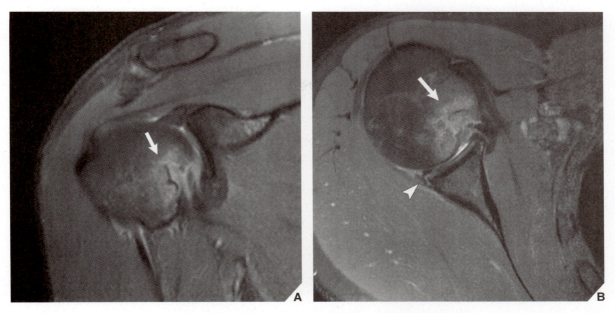

Figura 5.64 Imagem de RM de luxação posterior do ombro. Esse homem de 36 anos teve luxação posterior do ombro reduzida. As imagens coronal (**A**) e axial (**B**) de RM ponderada em densidade de prótons com supressão de gordura demonstraram fratura compressiva da parte anteromedial da cabeça do úmero (*setas*). Além disso, observe que havia laceração do lábio posterior e desprendimento do periósteo da escápula (*ponta de seta*).

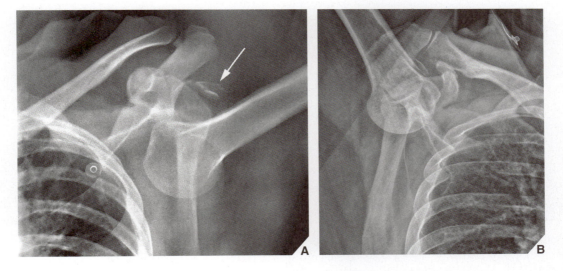

Figura 5.65 Luxação inferior do ombro. A. Essa radiografia anteroposterior do ombro esquerdo demonstrou aspecto clássico de *luxatio erecta humeri*. Observe que a cabeça do úmero estava voltada para baixo e localizada abaixo da borda glenoidal. A *seta* indica uma fratura coexistente na glenoide. **B.** Em outro paciente, essa radiografia anteroposterior do ombro direito mostrou aspecto típico desse tipo de luxação.

radiográficas associadas a essa síndrome são mais confiáveis, inclusive proliferação óssea subacromial, formação de esporões na superfície inferior do acrômio e alterações degenerativas dos tubérculos umerais na inserção do manguito rotador

Neer descreveu três estágios progressivos da síndrome de impacto evidenciados ao exame clínico e durante o procedimento cirúrgico. O estágio I consiste em edema e hemorragia e pode regredir com tratamento conservador. Nos casos típicos, isso ocorre em indivíduos jovens que praticam atividades esportivas que requerem o uso excessivo do braço acima da cabeça (*i. e.*, natação). O estágio II inclui fibrose e espessamento dos tecidos moles subacromiais, tendinite do manguito rotador e, em alguns casos, sua ruptura parcial. Clinicamente, esse estágio evidencia-se por dor recorrente, geralmente em pacientes de 25 a 40 anos. O estágio III é atribuído à ruptura completa do manguito rotador e está associado à limitação física progressiva. Em geral, isso ocorre em pacientes com mais de 40 anos. A artrografia tem pouca utilidade para diagnosticar síndrome de impacto em estágio inicial e outras técnicas complementares de imagem também não são satisfatórias para demonstrar a lesão nos estágios iniciais. Em razão de sua resolução de contraste alta nos tecidos moles e aos recursos de varredura multiplanar, a RM é a única técnica capaz de demonstrar alterações iniciais dessa síndrome, principalmente espessamento e líquido nas bolsas articulares (bursite subacromial), edema e alterações inflamatórias do manguito rotador e seus tendões (Figura 5.66 A), bem como alterações mais tardias como rupturas parciais e completas do manguito rotador (Figura 5.66 C e D).

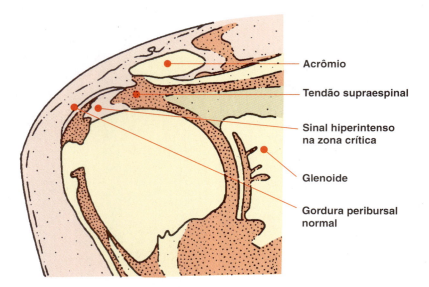

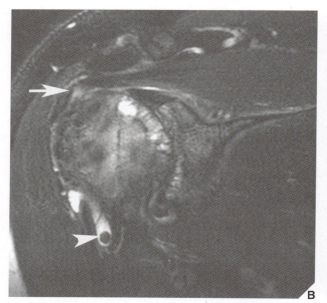

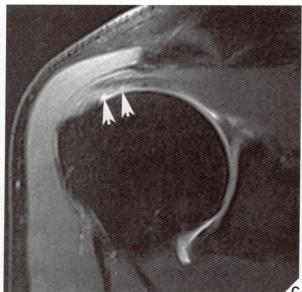

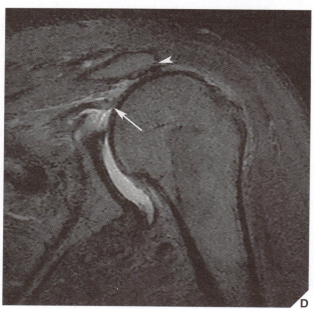

◀ **Figura 5.66 Síndrome do impacto. A.** Essa imagem coronal oblíqua de RM ponderada em T2 de um paciente com síndrome de impacto no estágio II mostrou foco com sinal de intensidade intermediária (*seta*) no tendão supraespinal. Observe que havia alterações degenerativas avançadas da articulação glenoumeral e fragmento intra-articular livre (*ponta de seta*). **B.** Essa imagem coronal oblíqua de artro-RM ponderada em T1 com saturação de gordura de um paciente com síndrome de impacto no estágio II demonstrou fibrilação superficial das fibras articulares do tendão supraespinal (*setas*), que representava ruptura parcial. **C.** Essa imagem coronal oblíqua de RM ponderada em T2 com saturação de gordura demonstrou ruptura completa do manguito rotador (*seta*), que corresponde ao estágio III da síndrome de impacto. Observe a redução da distância acromioclavicular e o esporão subacromial.

Ruptura do manguito rotador

O manguito rotador do ombro – uma estrutura musculotendínea que circunda a cápsula articular – consiste em quatro músculos intrínsecos: subescapular, supraespinal, infraespinal e redondo menor (ver Figura 5.3). As partes tendinosas do manguito, que convergem e fundem-se para formar um envoltório que cobre a cabeça do úmero, têm suas inserções no colo anatômico e tubérculos umerais. Rupturas podem afetar a parte supraespinal do manguito, a cerca de 1 cm da inserção na tuberosidade maior do úmero (conhecida como *zona crítica*), mas na maioria dos casos ocorrem junto à inserção na tuberosidade maior.

Lesão do manguito rotador pode ser secundária à luxação da articulação glenoumeral ou abdução repentina do braço contra resistência. Isso ocorre mais comumente nos pacientes com mais de 50 anos, em consequência de alterações degenerativas normais do manguito, que aumentam a predisposição a rupturas. Clinicamente, pacientes geralmente referem dor no ombro e incapacidade de abduzir o braço.

Embora radiografias do ombro geralmente não sejam suficientes para demonstrar ruptura, algumas alterações radiográficas típicas de ruptura crônica do manguito rotador podem ser detectadas na incidência anteroposterior. Isso inclui (a) estreitamento do espaço acromioumeral a menos de 6 mm, (b) erosão do aspecto inferior do acrômio em consequência da migração cefálica da cabeça umeral e (c) achatamento e atrofia da tuberosidade maior da cabeça umeral causados pela ausência de força de tração do manguito rotador (Figura 5.67). Embora essas alterações geralmente permitam estabelecer o diagnóstico de ruptura crônica, artrografia contrastada pode ser realizada para confirmar ou excluir esse diagnóstico suspeito. Como o manguito intacto normalmente separa o complexo de bolsas subacromial-subdeltóidea da cavidade articular, apenas a articulação glenoumeral, recesso axilar, bolsa subescapular e bainha do tendão do bíceps devem ser contrastados na artrografia ou artro-RM (Figura 5.68 A; ver também Figura 5.17 B). A opacificação das bolsas subacromial-subdeltóidea confirma o diagnóstico de ruptura do manguito rotador (Figura 5.68 B a D). Em alguns casos, o contraste aparece apenas nos tecidos do manguito, enquanto o complexo de bolsas subacromial-subdeltóidea não é contrastado, indicando ruptura parcial do manguito (Figura 5.69).

Embora a artrografia do ombro ainda seja uma técnica eficaz para avaliar casos suspeitos de ruptura do manguito rotador, a RM e a ultrassonografia (US) são utilizadas com mais frequência como modalidades não invasivas para diagnosticar essas lesões. A vantagem da RM em comparação com artrografia não é apenas que a primeira é uma técnica não invasiva, mas também que permite demonstrar ossos e tecidos moles periarticulares do ombro nos planos coronal, sagital, axial e oblíquo. A RM mostrou ser um exame altamente sensível (75 a 92%) e específico (84 a 94%) para diagnosticar rupturas completas do manguito rotador. Além disso, há correlação excelente entre avaliação pré-operatória das dimensões das rupturas do manguito por RM e medidas tiradas durante o procedimento cirúrgico. Entre as vantagens da US estão custo reduzido, disponibilidade ampla e avaliação dinâmica das estruturas anatômicas. As desvantagens são demonstração limitada das estruturas profundas (p. ex., *labrum* glenóideo) e impossibilidade de evidenciar estruturas ósseas.

O exame do manguito é ideal quando as imagens de RM são obtidas em todos os três planos: coronal oblíquo, sagital oblíquo e axial. Nos casos de ruptura do manguito rotador, as alterações evidenciadas na RM são descontinuidade focal do tendão supraespinal, retração de tendões e músculos, sinal hiperintenso anormal dentro do tendão e presença de líquido no complexo de bolsas subacromial-subdeltóidea (Figura 5.70; ver também Figura 5.72). Alguns estudos demonstraram que a US é uma técnica altamente precisa para diagnosticar rupturas parciais e completas do manguito rotador. Imagens podem ser obtidas nos planos transversal e longitudinal dos tendões (Figuras 5.71 e 5.72 D). Imagens obtidas com Doppler de potência também podem ser úteis (ver Figura 5.72E).

Entretanto, é importante salientar que algumas vezes o aspecto complexo do manguito rotador na RM pode dificultar o diagnóstico de uma ruptura; de forma a assegurar interpretação correta, o examinador deve ter experiência e conhecimentos detalhados da anatomia normal. Rupturas extensas são bem demonstradas nas imagens de RM como áreas de descontinuidade e irregularidade dos tendões do manguito rotador, com líquido articular atravessando a falha do manguito e entrando no complexo de bolsas subacromial-subdeltóidea. Quando há rupturas completas do manguito rotador e retração dos tendões, o ventre muscular correspondente assume conformação globular distorcida, que pode ser reconhecida facilmente. Rupturas crônicas podem causar atrofia da musculatura do manguito, evidenciada nas imagens ponderadas em T1 por reduções volumétricas do músculo e infiltração muscular por uma faixa de gordura com sinal hiperintenso. Rupturas parciais, que nos casos típicos podem envolver a superfície articular, superfície bursal ou tecidos do próprio tendão, podem ser evidenciadas por vários focos com sinal hiperintenso dentro do tendão homogêneo com sinal hipointenso, ou como irregularidade ou adelgaçamento do tendão. Apagamento da linha de gordura subacromial-subdeltóidea nas imagens ponderadas em T2

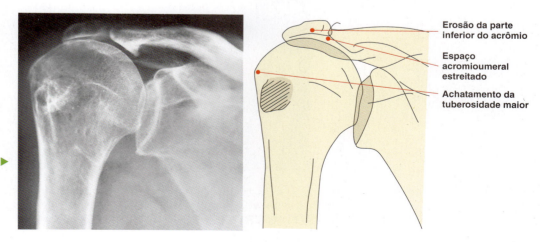

Figura 5.67 Ruptura crônica do manguito rotador. Essa radiografia anteroposterior do ombro direito demonstrou anormalidades típicas de ruptura crônica do manguito rotador.

- Erosão da parte inferior do acrômio
- Espaço acromioumeral estreitado
- Achatamento da tuberosidade maior

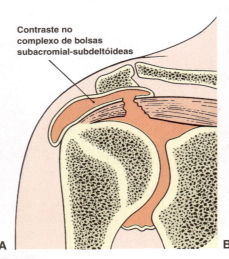
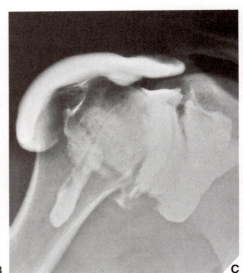
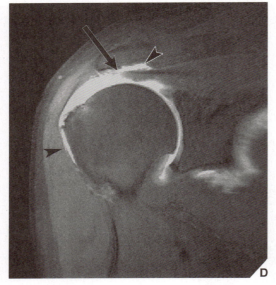

◀ **Figura 5.68 Artrografia e artro-RM da articulação do ombro.** O manguito rotador normal (**A**) não permite comunicação entre cavidade da articulação glenoumeral e o complexo de bolsas subacromial-subdeltóideas. Quando é realizada artrografia ou artro-RM para investigar suspeita de ruptura do manguito rotatório, a opacificação das bolsas (**B** e **C**) indica comunicação anormal entre elas e a cavidade articular, confirmando esse diagnóstico. Quando é realizada artro-RM (**D**) e o contraste (ou líquido articular natural) estende-se da articulação glenoumeral para o complexo de bolsas subacromial-subdeltóideas (*pontas de seta*), essa anormalidade confirma o diagnóstico de ruptura completa (a *seta* aponta para a ruptura associada à retração do tendão).

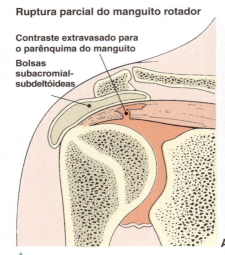
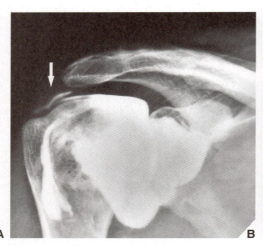
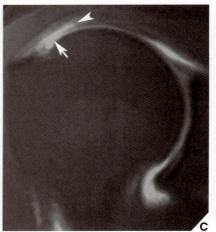

▲ **Figura 5.69 Ruptura parcial do manguito.** Essa lesão (**A**) permitiu detectar contraste no trajeto intrassubstancial do manguito rotador (*seta*) (**B**), enquanto as bolsas subacromial-subdeltóideas não continham contraste. **C.** A imagem coronal oblíqua de artro-RM ponderada em T1 com saturação de gordura de outro paciente demonstrou ruptura subtotal de fibras articulares do tendão supraespinal (*seta*) com delaminação proximal (*ponta de seta*). Observe a ausência de contraste na bolsa subdeltóidea.

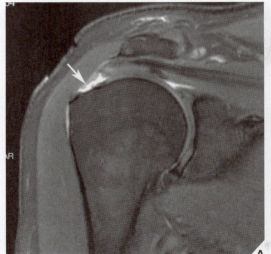
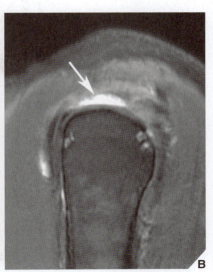

▲ **Figura 5.70 Imagens de RM de ruptura completa de toda a espessura do tendão supraespinal. A.** Essa imagem coronal oblíqua de RM ponderada em T2 com saturação de gordura do ombro direito demonstrou interrupção do tendão supraespinal (*seta*) e líquido no complexo de bolsas subacromial-subdeltóidea, confirmando o diagnóstico de ruptura completa do manguito rotador. **B.** Essa imagem sagital oblíqua de RM ponderada em T2 com supressão de gordura do mesmo paciente mostrou a dimensão anteroposterior da ruptura (*seta*).

é um indicador confiável de ruptura do manguito rotador; aumento da intensidade do sinal na mesma região nas sequências ponderadas em T2 corresponde ao extravasamento de líquido articular para dentro do complexo de bolsas subacromial-subdeltóidea.

A RM oferece ao cirurgião informações fundamentais acerca do tamanho e localização de rupturas, tendões específicos afetados, grau de atrofia muscular e retração dos tendões e qualidade das bordas. Essas informações são valiosas para avaliar a exequibilidade de uma intervenção cirúrgica e o tipo de reparo necessário.

Rupturas crônicas do manguito rotador estão associadas comumente às rupturas parciais ou completas da parte intracapsular do tendão longo do bíceps, com sua retração distal. A RM e a US demonstram que o tendão longo do bíceps não está no sulco bicipital.

Atrofia dos músculos supraespinal e infraespinal é um fator importante para o planejamento cirúrgico. Estudos comprovaram que pacientes com atrofia muscular grave têm índices mais altos de recorrência da ruptura após o reparo cirúrgico. Classificação de Goutallier é o sistema utilizado mais comumente para graduar atrofia muscular, porque avalia o grau de infiltração gordurosa da musculatura. Embora essa classificação tenha sido baseada nas imagens de TC, ela também foi validada para uso com RM (Figura 5.73):

Estágio 0: músculo normal
Estágio 1: algumas faixas de gordura
Estágio 2: menos de 50% de atrofia muscular gordurosa
Estágio 3: 50% de atrofia muscular gordurosa
Estágio 4: mais de 50% de atrofia muscular gordurosa

Lesão do *labrum* cartilaginoso

Lesão de Bankart

Lesão do *labrum* cartilaginoso anteroinferior, que geralmente está associada à avulsão do LGUI do rebordo glenoidal anteroinferior, ocorre após a luxação da articulação glenoumeral. Esse tipo de lesão pode envolver apenas a parte fibrocartilaginosa da fossa glenoidal, ou pode estar associada à fratura da superfície anterior do rebordo ósseo inferior da glenoide (ver Figuras 5.52 a 5.56).

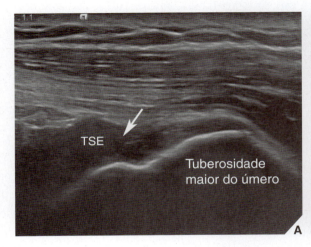
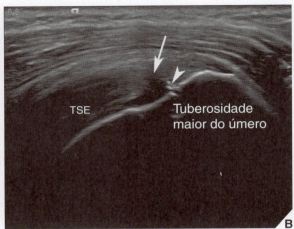

▲ **Figura 5.71 Imagens de US de ruptura do manguito rotador. A.** Essa imagem de US no eixo longitudinal demonstrou ruptura completa do tendão supraespinal (TSE) com retração das fibras tendinosas (*seta*) afastando-se da tuberosidade maior. **B.** Essa imagem de US no eixo longitudinal de outro paciente mostrou ruptura parcial do lado articular do TSE. A ruptura foi demarcada por uma falha hipoecoica no tendão, que se estendia até a superfície articular (*seta*); tendinopatia calcificada (*ponta de seta*) foi demonstrada por focos ecogênicos puntiformes de calcificação na inserção do tendão (*ponta de seta*). (Cortesia do Dr. Luis Beltran, Boston.)

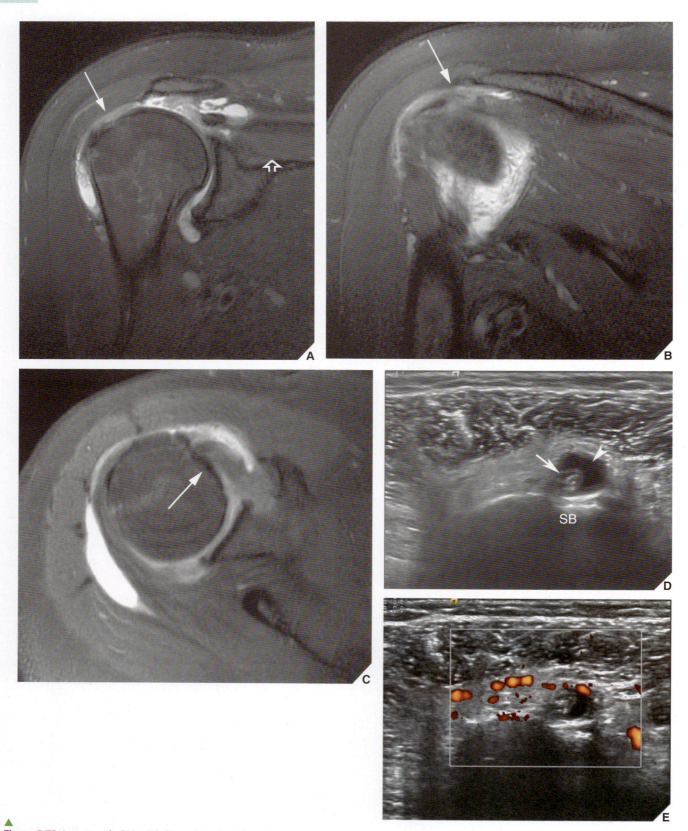

Figura 5.72 Imagens de RM e US de ruptura completa do manguito rotador. A. Essa imagem coronal de artrorressonância magnética (artro-Rm) em densidade de prótons com supressão de gordura do ombro direito demonstrou ruptura completa do tendão supraespinal (*seta*). A junção musculotendínea do supraespinal estava retraída em direção medial (*seta aberta*). **B.** Um corte mais posterior mostrou ruptura do infraespinal (*seta*). **C.** A sequência no plano axial evidenciou ruptura do tendão subescapular (*seta*). **D.** Em outro paciente com crônica do manguito, imagens de US no eixo transversal do tendão do bíceps no sulco bicipital (*SB*) mostraram ruptura intraparenquimatosa parcial dessa estrutura, evidenciada por uma falha hipoecoica dentro das fibras do tendão (*seta*) associada à sinovite no sulco bicipital representada por líquido hipoecoico ao redor do tendão (*ponta de seta*) e hipervascularização (*focos vermelhos*) na imagem de US em modo de Doppler de potência (**E**). (Cortesia do Dr. Luis Beltran, Boston.)

Lesão ACPCLP

Lesão ACPCLP, descrita recentemente como *avulsão da capa periosteal capsolabral posterior*, consiste em avulsão da inserção da cápsula glenoumeral e periósteo ao qual está ligada durante uma luxação posterior do ombro. Ao contrário da lesão de Bankart, o *labrum* glenoidal posterior está preservado, embora esteja desprendido da glenoide óssea (Figura 5.74).

Lesão ACPLLA

A lesão ACPLLA é semelhante à lesão de Bankart e consiste em avulsão da capa periosteal labroligamentar anterior, que ocorre durante a luxação anterior da articulação glenoumeral; contudo, o periósteo escapular anterior não rompe, como ocorre com a lesão de Bankart clássica. Isso resulta em desvio medial das estruturas labroligamentares, que também rodam inferiormente sobre o colo da escápula. A lesão do ACPLLA é mais bem demonstrada nas imagens axiais de RM (Figura 5.75).

Lesão de Perthes

Lesão de Perthes, descrita originalmente pelo cirurgião alemão Perthes em 1905, é muito semelhante à lesão de ACPLLA. O periósteo escapular está preservado; contudo, ele é arrancado em direção anteromedial, causando avulsão parcial do *labrum* glenoidal anterior. Como o *labrum* cartilaginoso arrancado não apresenta desvio ou tem desvio mínimo, a RM convencional pode não detectar essa anormalidade. A técnica preferencial para diagnosticar essa lesão é artro-RM com o braço do paciente em abdução e rotação externa (a chamada *posição ABER*) (Figura 5.76).

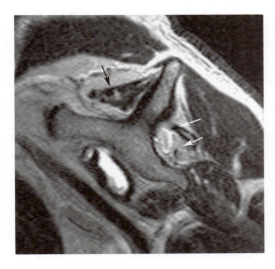

Figura 5.73 Imagem de RM de atrofia muscular. Essa imagem sagital de RM ponderada em T2 demonstrou atrofia grau 2 do músculo supraespinal (*seta preta*) e atrofia grau 4 do músculo infraespinal (*setas brancas*).

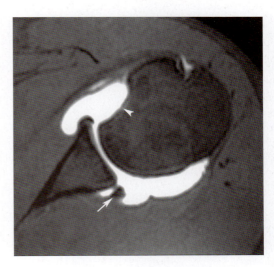

Figura 5.74 Imagem de RM de lesão ACPCLP. Essa imagem axial de artro-RM ponderada em T1 com saturação de gordura demonstrou *labrum* posterior desprendido e desviado em direção medial (*seta*). Observe que também havia uma lesão de Hill-Sachs invertida na superfície anterior da cabeça do úmero (*ponta de seta*).

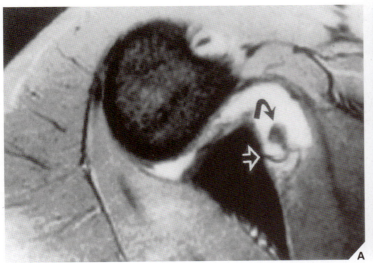
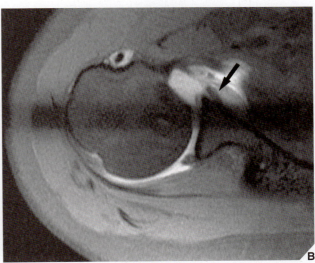

Figura 5.75 Imagem de RM de lesão ACPLLA. A. Essa imagem axial de RM ponderada em T2* na sequência *gradient-echo* demonstrou avulsão labral cartilaginosa anterior (*seta curva*), mas o periósteo escapular anterior, embora estivesse arrancado do osso, continuava ligado ao *labrum* glenoidal (*seta aberta*). **B.** Em outro paciente, a imagem de artrorressonância magnética radial ponderada em T1 com supressão de gordura demonstrou desvio medial do *labrum* anterior roto e capa periosteal preservada (*seta*).

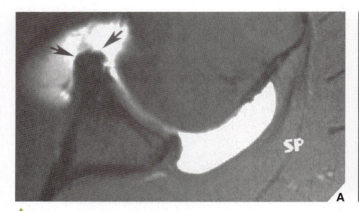
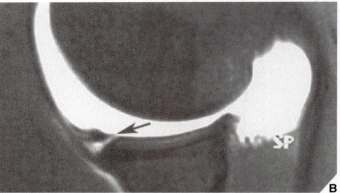

Figura 5.76 Imagens de RM de lesão de Perthes. Esse homem jovem apresentou instabilidade anterior do ombro depois de uma queda com a mão estirada. **A.** A imagem axial de artroRM ponderada em T1 com saturação de gordura mostrou *labrum* anterior espessado (*setas*), mas sem ruptura detectável. **B.** Essa imagem axial oblíqua de artro-RM ponderada em T1 na posição ABER mostrou desprendimento do *labrum* anterior de sua inserção na glenoide (*seta*).

Lesão LSAP

Lesão da parte superior do *labrum* glenoidal cartilaginoso – em qualquer lado da inserção do bíceps labral no tubérculo glenoidal superior, é referida como *lesão LSAP* (laceração labral superior, anterior e posterior) e resulta da abdução súbita forçada do braço. Em geral, esse tipo de lesão ocorre durante atividades esportivas como tênis, vôlei ou beisebol, embora ocasionalmente o mecanismo da lesão possa ser queda sobre o braço esticado com o ombro em abdução e flexão anterior discreta no momento do impacto. Lesões LSAP são classificadas em quatro tipos (Figura 5.77). O tipo I é o menos comum (10%) e consiste em aspecto irregular degenerativo "esfarrapado" da parte superior do *labrum* cartilaginoso. Com esse tipo de lesão, o *labrum* permanece fixado firmemente ao rebordo glenoidal. O tipo II é o mais comum (40%) e consiste na separação da parte superior do *labrum* cartilaginoso até o nível do LGU médio (LGUM), assim como separação entre tendão da cabeça longa do bíceps e rebordo glenoidal. Tipo III (30%) consiste em ruptura em "alça-de-balde" da parte superior do *labrum*; contudo, o ponto de inserção do tendão da cabeça longa do bíceps está normal. Tipo IV (15%) consiste em ruptura em "alça-de-balde" do *labrum* superior, que se estende à cabeça longa do tendão bicipital. Recentemente, autores descreveram vários tipos adicionais de lesão LSAP; contudo, conforme foi enfatizado por Helms *et al.*, na prática é importante apenas determinar se a lesão LSAP consiste em ruptura parcial ou completa (alça-de-balde) do *labrum* superior, se o *labrum* está totalmente separado da fossa glenoidal e se o tendão do bíceps está rompido na âncora labral. No exame de RM, alterações associadas à lesão LSAP incluem faixa linear de sinal hiperintenso na parte superior do *labrum* cartilaginoso nas imagens ponderadas em T2 (Figura 5.78); no exame de artroRM, o contraste estende-se à parte superior desprendida do *labrum* (Figuras 5.79 a 5.81). A diferenciação entre recesso sublabral normal e lesão LSAP pode ser difícil. Recesso sublabral é uma variante normal, que representa separação parcial entre o *labrum* superior e a borda glenoidal. Quando está presente, o recesso tem orientação medial na direção da cabeça do paciente, em paralelo à borda glenoidal com bordas lisas e largura máxima de 2 mm. O recesso não se estende além da inserção do tendão longo do bíceps. Por outro lado, lesão LSAP tem orientação lateral na direção do ombro do paciente, com alteração do sinal estendendo-se ao *labrum*, margens irregulares e largura maior que 2 mm. Em muitos casos, lesões LSAP estendem-se posteriormente além da inserção do tendão longo do bíceps e estão associadas à ruptura labral anterior e comumente a um cisto paralabral (Figura 5.82).

Lesões LSAP podem estar associadas a outras lesões de ossos e partes moles do ombro, inclusive rupturas parciais ou completas do manguito rotador, lesões de Bankart, condromalácia glenoumeral, complexo de Buford (espessamento do LGUM e agenesia congênita labral anterossuperior) e separação acromioclavicular de grau alto.

Lesão GLAD

Lesão da parte anteroinferior do *labrum* glenoidal cartilaginoso associada à ruptura da articulação glenolabral é conhecida como *lesão GLAD* (*glenolabral articular disruption*, em inglês). O mecanismo mais comum desse tipo de lesão é queda sobre o braço esticado em abdução e rotação externa, resultando em lesão por adução forçada do ombro, na qual a cabeça do úmero choca-se contra a cartilagem articular adjacente da fossa glenoidal. Lesão GLAD consiste em laceração superficial da parte anteroinferior do *labrum* e sempre está associada à ruptura com retalho inferior, embora sem evidência de instabilidade da articulação glenoumeral ao exame físico. As fibras profundas do LGUI continuam ligadas ao *labrum* e borda glenoidal. Lesão GLAD é diagnosticada por artro-RM. Anormalidades demonstradas são ruptura sem desvio do *labrum* anteroinferior com lesão condral adjacente, que pode variar de um retalho de lesão cartilaginosa ou lesão deprimida na cartilagem articular (Figuras 5.83 e 5.84).

Lesão de MOGU

A lesão ou sinal de MOGU é causada por avulsão de parte do *labrum* anterior demonstrada nas imagens axiais de RM.

Lesão de Bennett

Essa lesão consiste em um "esporão ósseo" localizado na borda glenoidal posterior, conhecido como lesão de Bennett, detectado frequentemente nos arremessadores profissionais. A lesão é mais bem demonstrada nas imagens axiais de RM ponderada em T1 (Figura 5.85).

Complexo de Buford

Complexo de Buford é uma variante congênita de agenesia labral anterossuperior com espessamento acentuado do LGUM, que pode se assemelhar a uma ruptura labral (Figura 5.86). Nas imagens de RM, o aspecto desse complexo deve ser diferenciado de outras variantes anatômicas normais, inclusive desprendimento isolado do *labrum* anterossuperior (também conhecido como *forame* ou *orifício sublabral*), desgaste da cartilagem articular entre o *labrum* e o córtex glenoidal, ou presença de recesso sinovial (sulco) interposto entre borda glenoidal e lábio cartilaginoso.

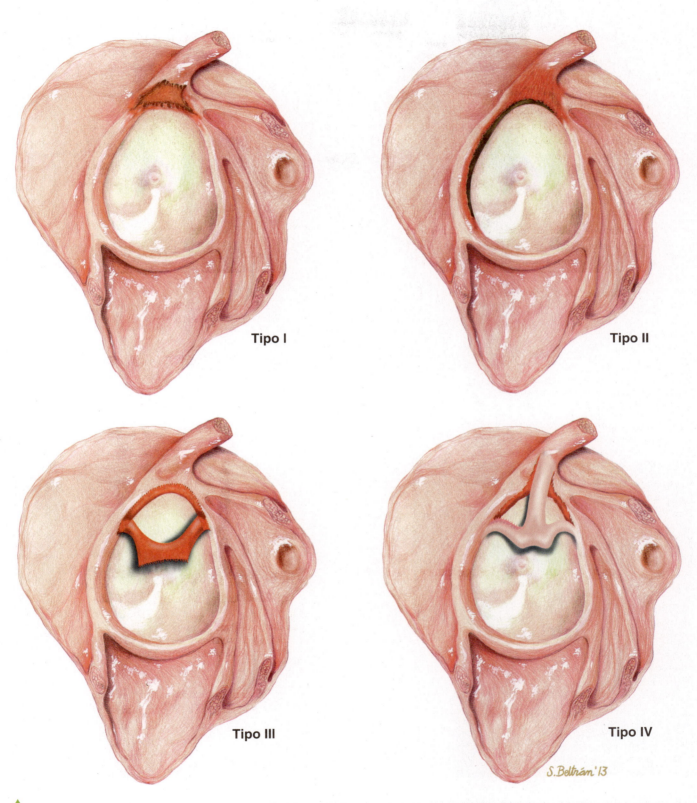

▲ **Figura 5.77 Tipos de lesões LSAP (conforme descrição original de Schneider).** Tipo I: esgarçamento degenerativo labral superior. Tipo II: separação entre *labrum* superior e borda glenoidal. Tipo III: ruptura em alça-de-balde do *labrum* superior. Tipo IV: ruptura em alça-de-balde do *labrum* superior estendendo-se até o tendão da cabeça longa do bíceps.

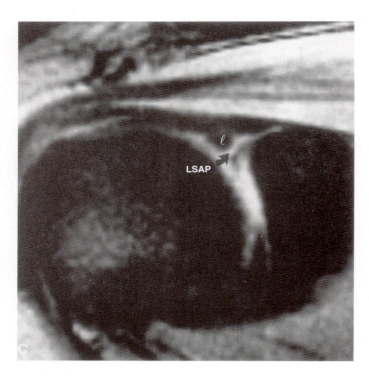

▲
Figura 5.78 Imagem de RM de lesão LSAP. Essa imagem coronal oblíqua de RM ponderada em T2* demonstrou lesão LSAP tipo II, que envolvia o lábio glenoidal anterossuperior (ℓ). Observe a faixa linear com sinal hiperintenso, que se estendia através da base do lábio (seta).

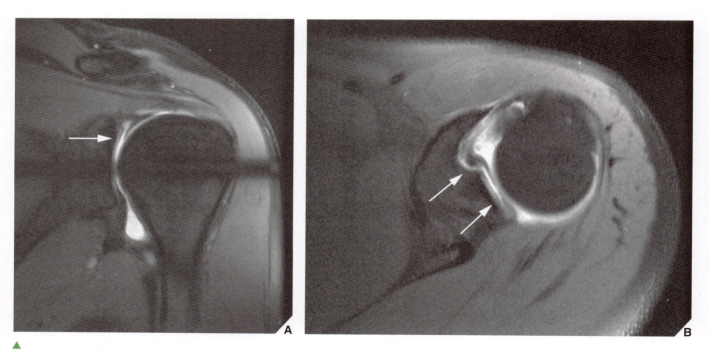

▲
Figura 5.79 Imagens de artro-RM de uma lesão LSAP. A. Essa imagem coronal de artro-RM radial ponderada em T1 com supressão de gordura do ombro esquerdo demonstrou ruptura completa labral superior (seta). **B.** A imagem no plano axial mostrou ruptura em "alça-de-balde" no *labrum* glenoidal, que se estendia da parte anterior à posterior (setas).

Capítulo 5   Membro Superior I: Cintura Escapular   **193**

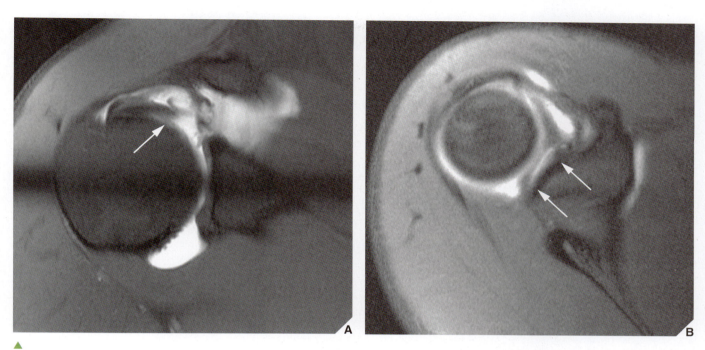

▲
Figura 5.80 Imagens de aRM de uma lesão LSAP. A. Essa imagem coronal de artro-RM radial ponderada em T1 com supressão de gordura do ombro direito demonstrou ruptura completa labral superior, que afetou a junção bíceps-labral (*seta*). **B.** A imagem no plano axial mostrou uma linha de contraste entrando na ruptura localizada entre o *labrum* e a glenoide em direção anteroposterior (*setas*).

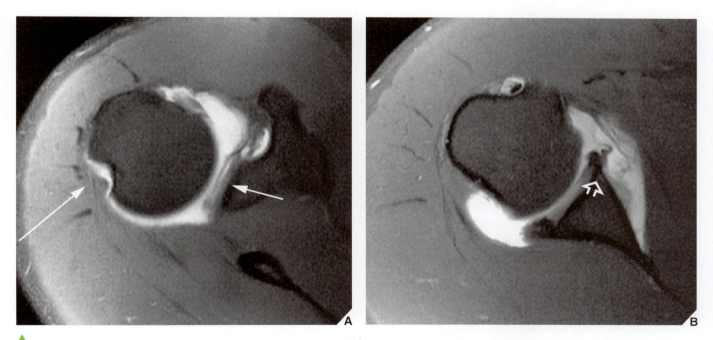

▲
Figura 5.81 Imagens de aRM de uma lesão LSAP. A e B. Essas imagens axiais de artro-RM em densidade de prótons com supressão de gordura demonstrou ruptura extensa da parte posterossuperior do *labrum* glenoidal (*seta curta*), que se estendia anteriormente através do LGUM roto (*seta aberta*). A *seta longa* aponta para uma lesão de Hill-Sachs.

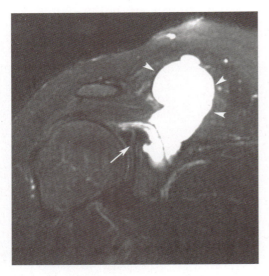

▲ **Figura 5.82 Imagem de RM de uma lesão LSAP com cisto paralabral volumoso.** Essa imagem coronal oblíqua de RM ponderada em T2 demonstrou ruptura labral superior (*seta*) com cisto paralabral superior volumoso (*pontas de seta*), que se estendia à incisura supraescapular e avançava para cima.

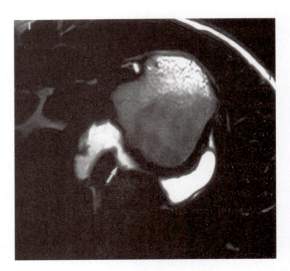

▲ **Figura 5.83 Imagem de artro-RM de uma lesão GLAD.** Essa imagem axial de artro-RM ponderada em T2 do ombro esquerdo demonstrou ruptura sem desvio do *labrum* anteroinferior associada a uma falha osteocondral (*seta*) diagnosticada nesse jogador profissional de hóquei no gelo, que sofrera luxação anterior do ombro. (Cortesia do Dr. J. Tehranzadeh, Orange, Califórnia.)

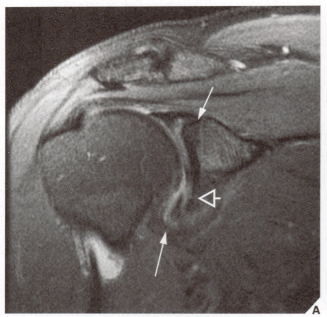

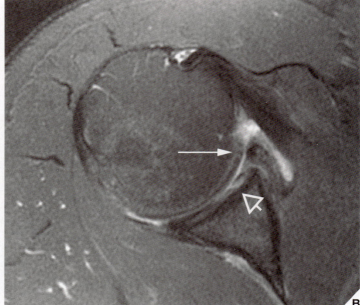

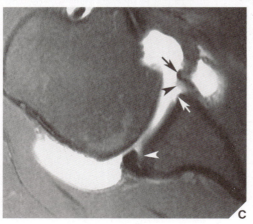

◀ **Figura 5.84 Imagens de RM de uma lesão GLAD. A.** Essa imagem coronal de RM ponderada em T2 com supressão de gordura do ombro direito demonstrou ruptura da parte anterior do *labrum* superior e inferior (*setas*) associada a uma falha condral articular (*setas abertas*); este diagnóstico foi confirmado na imagem axial (**B**). **C.** Essa imagem axial de artro-RM ponderada em T1 com supressão de gordura de outro paciente mostrou ruptura labral anterior (*seta preta*) com um fragmento desprendido de cartilagem articular (*ponta de seta preta*). Observe a área de glenoide descoberta sem cartilagem articular (*seta branca*). Esse paciente também tinha ruptura labral posterior (*ponta de seta branca*).

Lesões de ligamentos glenoumerais

Existem três ligamentos glenoumerais (LGUs) localizados na parte anterior da articulação glenoumeral, que contribuem para a estabilidade anterior do ombro. LGU inferior (LGUI) é a estrutura mais espessa e estende-se do *labrum* glenoidal até o colo anatômico do úmero. O LGU medial (LGUM) origina-se da parte superior do *labrum* anterior e tem sua inserção na base da tuberosidade menor do úmero. O LGU superior (LGUS) origina-se do *labrum* anterossuperior e tem sua inserção distal à superfície superior da tuberosidade maior do úmero. Todos esses ligamentos podem ser lesados durante acidentes traumáticos da articulação do ombro; contudo, o LGUI (estabilizador mais importante da articulação glenoumeral) é o mais comumente traumatizado.

Lesão AULG

Avulsão do LGUI com desprendimento do colo anatômico do úmero é descrita como lesão de *avulsão umeral do ligamento glenoumeral* (AULG). Esse tipo de lesão pode ser causado por luxação do ombro e comumente está associado à laceração do tendão subescapular. Tal anormalidade pode ser evidenciada nas imagens de RM axiais, coronais oblíquas ou sagitais, ou na artro-RM (Figuras 5.87 e 5.88).

Lesão de AUOLG

Avulsão umeral óssea do ligamento glenoumeral (AUOLG) é semelhante à lesão AULG, mas está associada à avulsão de um fragmento ósseo do úmero.

Lesão flutuante de LGUAI

Essa lesão consiste em ruptura das inserções glenoidal e umeral da faixa anterior do LGUI.

Lesão de ALGUA

Avulsão do ligamento glenoumeral anterior (ALGUA) de sua inserção na glenoide consiste em ruptura da inserção glenoidal da faixa anterior do ligamento glenoumeral inferior, que aparece melhor nas imagens coronais (Figura 5.89).

Lesão invertida do ALGUA

Essa lesão é conhecida como avulsão glenoidal do LGU posterior (LGUP).

Lesão do AUPLG

Avulsão umeral posterior da faixa posterior do LGUI é conhecida como *lesão de AUPLG* (Figura 5.90).

Lesão flutuante do LGUPI

Essa lesão consiste em avulsão das inserções umeral e glenoidal da faixa posterior do LGUI.

Anormalidades variadas

Capsulite adesiva

Também conhecida como *ombro congelado*, capsulite adesiva geralmente resulta da inflamação adesiva pós-traumática da cápsula e cartilagem articular periférica do ombro. Clinicamente, essa condição se caracteriza por dor, rigidez e limitação progressivas dos movimentos passivos e ativos da articulação do ombro.

Inicialmente, Neviaser descreveu quatro estágios de capsulite adesiva com base em critérios artroscópicos, mas depois essa classificação foi alterada pelo mesmo autor. O *estágio I* se caracteriza por dor à mobilização passiva e ativa acompanhada de limitação da flexão anterior, abdução e rotação interna e externa; entretanto, o exame realizado com anestesia demonstra amplitude de movimentos (AM) normal ou ligeiramente reduzida. O exame artroscópico

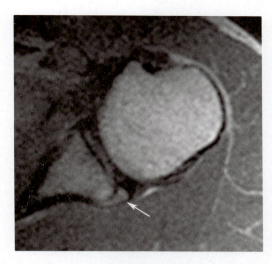

Figura 5.85 Imagem de RM de lesão de Bennett. Essa imagem axial ponderada em T1 demonstrou formação semelhante a um "esporão" (*seta*) na parte posterior da glenoide na inserção capsular.

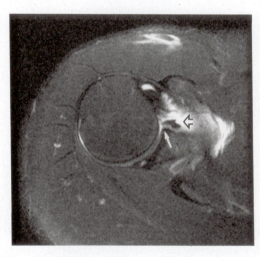

Figura 5.86 Imagem de artro-RM de complexo de Buford. Essa imagem demonstrou agenesia do *labrum* glenoidal superior (*seta*) e espessamento acentuado do LGUM (*seta aberta*) – anormalidades típicas do complexo de Buford. Tal variante congênita pode ser semelhante a uma ruptura labral. (Cortesia do Dr. L. Steinbach, San Francisco, Califórnia.)

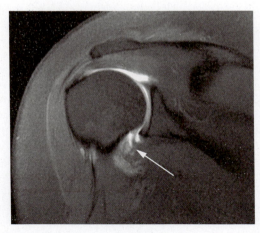

Figura 5.87 Imagem de RM de uma lesão de AULG. Essa imagem coronal de RM ponderada em densidade de prótons com supressão de gordura demonstrou avulsão do LGUI com seu desprendimento do úmero (*seta*).

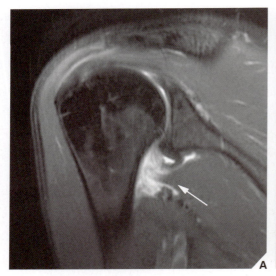 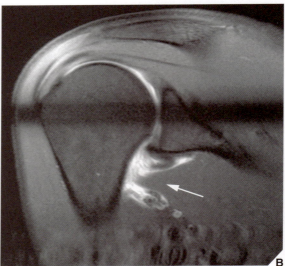

Figura 5.88 Imagens de aRM de uma lesão de AULG. Essa imagem coronal de artro-RM ponderada em densidade de prótons com supressão de gordura do ombro direito (**A**) e outra imagem de RM radial ponderada em T1 com supressão de gordura (**B**) mostraram rompimento completo da inserção umeral do LGUI (*setas*).

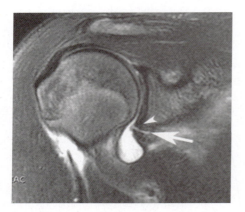 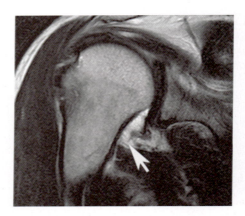

Figura 5.89 Imagem de RM de uma lesão de ALGUA. Essa imagem coronal oblíqua de RM ponderada em T2 demonstrou ruptura da inserção glenoidal da faixa anterior do LGUI (*seta*) com o *labrum* inferior intacto (*ponta de seta*).

Figura 5.90 Imagem de RM de uma lesão de AUPLG. Essa imagem coronal oblíqua de RM ponderada em T2 demonstrou ruptura da inserção umeral da faixa posterior do LGUI (*seta*).

mostra sinovite glenoumeral difusa, mas a cápsula subjacente está normal. O exame histopatológico mostra sinovite hipertrófica e alguns infiltrados de células inflamatórias. O *estágio II* se evidencia por dor à mobilização passiva e ativa e mesma limitação da AM do estágio I, mas o exame com anestesia não demonstra alterações da AM, em comparação com a que o paciente tem quando está sem anestesia. A artroscopia demonstra sinovite hipertrófica difusa e espessamento capsular. O exame histopatológico mostra sinovite hipertrófica hipervascular com fibrose e fibroplasia subsinoviais. O *estágio III* é marcado por dor mínima, mas limitação significativa da AM e nenhuma alteração ao exame com anestesia. A artroscopia não mostra hipervascularidade, mas restos de sinóvia fibrótica e redução significativa do volume articular. Exame histopatológico demonstra sinovite atrófica "por desgaste" e formação de faixas fibróticas densas dentro da cápsula articular. O *estágio IV* se caracteriza por dor mínima e melhora progressiva da AM.

Como as radiografias podem demonstrar apenas osteoporose periarticular por desuso secundário ao problema inicial, mas não são suficientes para estabelecer o diagnóstico, artrografia com contraste simples ou duplo é a técnica preferencial. Em geral, a artrografia demonstra capacidade reduzida da cápsula articular, ou mesmo apagamento completo dos recessos axilar e subescapular; essas duas alterações confirmam o diagnóstico de capsulite adesiva (Figura 5.91).

A RM é recomendada para diagnosticar capsulite adesiva do ombro. Emig *et al.* relataram que espessamento da cápsula e sinóvia no nível da bolsa axilar em mais de 4 mm nas imagens de RM pode ser um critério útil para diagnosticar esse problema. Outros sinais de capsulite adesiva à RM são espessamento do ligamento coracoacromial e desaparecimento do sinal de gordura no nível do intervalo do manguito rotador (Figura 5.92).

Separação acromioclavicular

Lesões da articulação acromioclavicular, que geralmente ocorrem durante atividades esportivas praticadas por indivíduos de 15 a 40 anos, frequentemente causam separação (luxação) acromioclavicular. Várias forças podem lesar a articulação acromioclavicular. A mais comum é um golpe de cima para baixo contra a superfície lateral do ombro, que puxa o acrômio para baixo (em direção distal); outras são tração do braço puxando o ombro para longe da parede torácica e queda sobre a mão esticada ou o cotovelo flexionado com braço flexionado a 90°.

Capítulo 5   Membro Superior I: Cintura Escapular   **197**

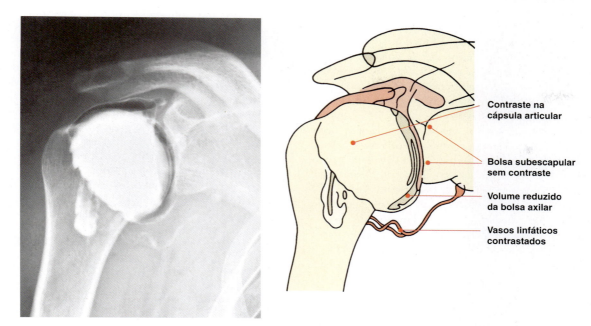

▲
Figura 5.91 Artrografia de um paciente com capsulite adesiva. Essa artrografia com contraste duplo da articulação do ombro demonstrou anormalidades típicas de "ombro congelado". O volume da bolsa axilar estava acentuadamente reduzido e o recesso subescapular não foi contrastado, enquanto os vasos linfáticos estavam cheios de contraste em consequência da pressão intracapsular elevada.

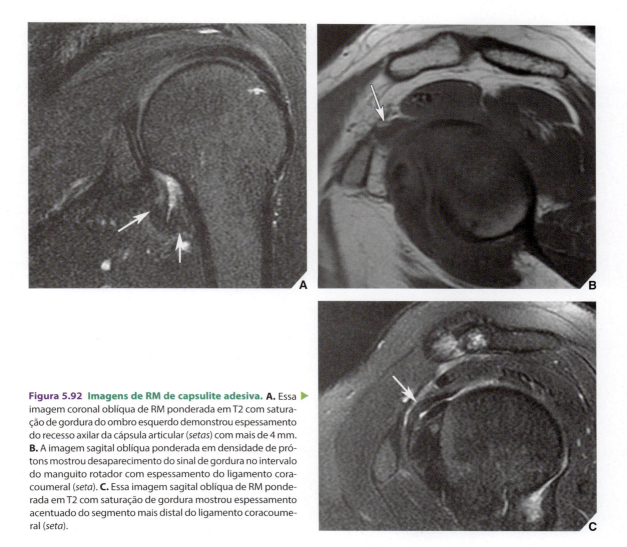

Figura 5.92 Imagens de RM de capsulite adesiva. A. Essa imagem coronal oblíqua de RM ponderada em T2 com saturação de gordura do ombro esquerdo demonstrou espessamento do recesso axilar da cápsula articular (*setas*) com mais de 4 mm. **B.** A imagem sagital oblíqua ponderada em densidade de prótons mostrou desaparecimento do sinal de gordura no intervalo do manguito rotador com espessamento do ligamento coracoumeral (*seta*). **C.** Essa imagem sagital oblíqua de RM ponderada em T2 com saturação de gordura mostrou espessamento acentuado do segmento mais distal do ligamento coracoumeral (*seta*).

Independentemente do mecanismo do acidente, a gravidade da lesão dos ligamentos acromioclavicular e coracoclavicular varia com a intensidade da força aplicada e inclui *discreto estiramento* do ligamento acromioclavicular, *moderado estiramento com ruptura* do ligamento acromioclavicular e estiramento do ligamento coracoclavicular e *estiramento com ruptura* do ligamento coracoclavicular e luxação subsequente da articulação acromioclavicular (Tabela 5.4). Conforme enfatizado por Rockwood e Green, é importante lembrar que a deformidade principal evidenciada com esse tipo de lesão não é elevação da clavícula, mas desvio inferior da escápula e do membro superior (Figura 5.93), embora algum grau de desvio proximal da extremidade distal da clavícula possa acompanhar esse tipo de lesão. Sintomas clínicos também variam com a gravidade da lesão; pacientes podem ter sintomas como hipersensibilidade, edema e limitação discreta dos movimentos da articulação ou incapacidade total de abduzir o braço.

Casos suspeitos de luxação acromioclavicular podem ser avaliados facilmente na incidência anteroposterior do ombro, quando é obtida com angulação cefálica de 15° do tubo de raios X (ver Figura 5.13). Em geral, é necessário obter também uma incidência com estresse nessa projeção pendurando-se pesos de 2,5 a 5 kg em cada braço. Um exame comparativo do ombro contralateral sempre é esclarecedor.

Exames radiográficos também podem ser complementados pela quantificação da separação acromioclavicular com base nas relações normais entre processo coracoide, clavícula e acrômio (Figura 5.94). Normalmente, a distância entre processo coracoide e superfície inferior da clavícula – conhecida como *distância coracoclavicular* – varia de 1,0 a 1,3 cm; o espaço existente na articulação da clavícula com acrômio mede 0,3 a 0,8 cm. O grau de ampliação dessas distâncias ajuda a determinar a gravidade da lesão. Por exemplo, um aumento de 0,5 cm na distância coracoclavicular ou ampliação da distância em 50% ou mais, em comparação com o ombro contralateral, caracteriza separação (luxação) acromioclavicular grau III (Figura 5.95).

Tossy *et al.* ressaltaram um dos aspectos úteis da classificação das lesões da articulação acromioclavicular sob o ponto de vista prático. O *grau 1* representa contusão ou estiramento sem desvio na borda inferior da articulação acromioclavicular. O *grau 2* tem desvio ou sobreposição menor que 50%. Esse grau é subdividido em subtipos 2A (estiramento ou ruptura parcial do segmento trapezoide) e 2B (distensão dos segmentos conoide e trapezoide do ligamento coroclavicular). O *grau 3* é diagnosticado quando há sobreposição maior que 50%. O intervalo coracoclavicular está significativamente ampliado e há ruptura completa do ligamento coracoclavicular.

Antonio *et al.* publicaram uma classificação das lesões da articulação acromioclavicular baseada em RM (Figura 5.96). Na *lesão do tipo I*, há estiramento do ligamento acromioclavicular, mas

Tabela 5.4 Graus de separação acromioclavicular

Grau	Características na radiografia e na ressonância magnética
I	Alargamento mínimo do espaço articular acromioclavicular, que normalmente mede 0,3 a 0,8 cm Distância coracoclavicular dentro da faixa normal de 1,0 a 1,3 cm A RM pode mostrar edema pericapsular
II	Alargamento do espaço articular acromioclavicular para 1,0 a 1,5 cm Aumento da distância coracoclavicular em 25 a 50% RM mostra edema pericapsular, alargamento da distância acromioclavicular e edema dos ligamentos coracoclaviculares sem ruptura. Também pode haver edema da medula óssea
III	Alargamento acentuado do espaço da articulação acromioclavicular para 1,5 cm ou mais e distância coracoclavicular aumentada em 50% ou mais Luxação da articulação acromioclavicular Desvio cefálico aparente da extremidade distal da clavícula Outras alterações à RM são ruptura dos ligamentos coracoclaviculares e, ocasionalmente, desprendimento dos músculos deltoide e trapézio da extremidade distal da clavícula
IV	A extremidade acromial da clavícula está desviada posteriormente, enquanto a escápula apresenta desvio anteroinferior. Os ligamentos coracoclaviculares e a cápsula articular estão rotos
V	As inserções dos músculos deltoide e trapézio na clavícula e acrômio estão totalmente descobertas e a escápula desce inferiormente. A extremidade acromial da clavícula está desviada em direção cefálica. Os ligamentos coracoclaviculares e a cápsula articulação estão rotos
VI	A extremidade acromial da clavícula está desviada para baixo na direção do acrômio e processos coracoides. Os ligamentos coracoclaviculares e a cápsula articular estão rotos

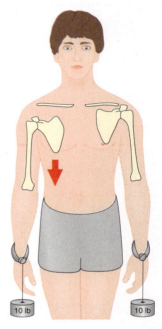

▲ **Figura 5.93 Separação acromioclavicular.** A deformidade principal detectada nos pacientes com separação acromioclavicular é desvio inferior da escápula (*seta*) e do membro inferior, enquanto a posição da clavícula do lado afetado mantém-se a mesma em comparação com a clavícula do lado normal. (Modificada com autorização de Rockwood CA Jr, Green DO, Bucholz RW. *Rockwood and Green's fractures in adults*, vol. 2, 3ª ed. Philadelphia: Lippincott; 1991.)

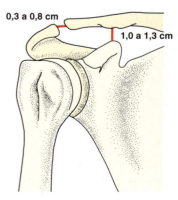

▲ **Figura 5.94 Medidas normais.** Ilustração esquemática demonstrando as relações normais entre processo coracoide e superfície inferior da clavícula e largura normal do espaço articular da articulação acromioclavicular.

Capítulo 5 Membro Superior I: Cintura Escapular 199

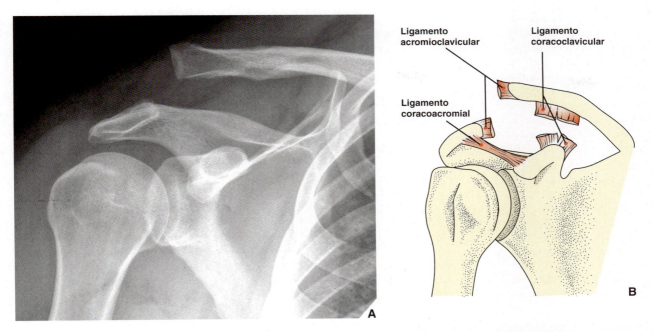

▲ **Figura 5.95 Luxação acromioclavicular. A.** Essa radiografia anteroposterior do ombro demonstrou desvio cefálico da extremidade distal da clavícula e alargamento da articulação acromioclavicular com ampliação da distância coracoclavicular. Deformidades mais marcantes evidenciadas aqui, que são típicas de separação acromioclavicular grau III (grave), são atribuídas à ruptura dos ligamentos coracoclavicular e acromioclavicular com luxação secundária da articulação acromioclavicular (**B**).

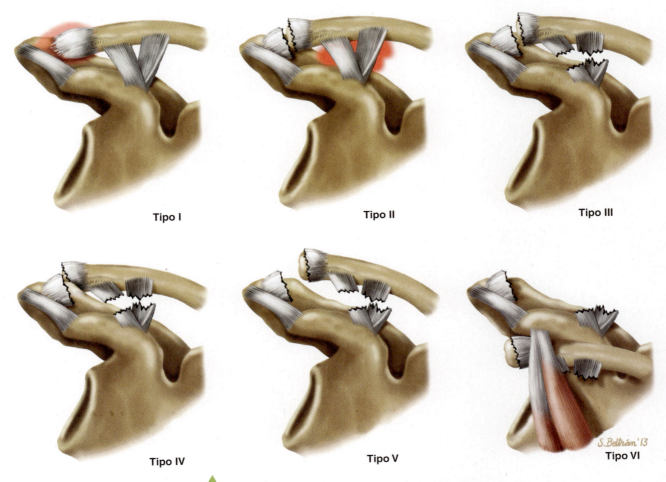

▲ **Figura 5.96 Classificação da separação acromioclavicular.**

os ligamentos coracoclaviculares estão normais. Na *lesão do tipo II*, há indícios de ruptura do ligamento acromioclavicular, mas os ligamentos coracoclaviculares estão apenas estirados. A RM demonstra edema do ligamento coracoclavicular e continuidade de suas fibras. A extremidade acromial da clavícula e o acrômio podem ter edema de medula óssea. Imagens sagitais oblíquas de RM são mais adequadas para demonstrar essa anormalidade. Na *lesão do tipo III*, há luxação completa da articulação acromioclavicular e o ligamento coracoclavicular está rompido. Os músculos deltoide e trapézio podem estar desprendidos da extremidade distal da clavícula. As imagens de RM coronais e sagitais oblíquas são mais adequadas para diagnosticar essa lesão. Na *lesão do tipo IV*, a extremidade acromial da clavícula está desviada para trás e a escápula apresenta desvio em direção anteroinferior. A imagem axial de RM é a mais apropriada para detectar esse tipo de lesão. A *lesão do tipo V* mostra alterações semelhantes às encontradas com o tipo III, mas são mais graves. Inserções dos músculos deltoide e trapézio na clavícula e acrômio estão completamente descobertas, e a escápula desce em direção distal. A extremidade acromial da clavícula está desviada em direção cefálica. Imagens de RM nos planos coronal, sagital oblíquo e axial demonstram claramente essa lesão. Com o tipo mais raro – *lesão do tipo VI* –, a extremidade acromial da clavícula está desviada para baixo na direção dos processos acromial e coracoide.

Luxação esternoclavicular

Em geral, essa lesão é causada por golpes diretos ou indiretos contra o ombro, mais comumente em colisões de automóveis, lesões esportivas e queda sobre o ombro. A luxação pode anterior ou posterior. Na luxação anterior, que é mais comum e é causada por uma força que empurra o ombro para trás e a extremidade esternal da clavícula para a frente, a extremidade medial (esternal) da clavícula é desviada para a frente do manúbrio. A luxação posterior (retrosternal) pode acarretar mais problemas, porque a clavícula desviada pode comprimir órgãos vitais como grandes artérias, nervos do mediastino superior, traqueia ou esôfago. Em muitos casos, a luxação posterior está associada a fratura. Radiografias convencionais geralmente não são úteis para demonstrar esse tipo de lesão, embora a chamada *incidência de serendipidade* introduzida por Rockwood possa ser útil em alguns casos (Figura 5.98). Nela, quando há luxação anterior, a clavícula afetada projeta-se mais acima (direção cefálica), enquanto com luxação posterior ela projeta-se mais abaixo (direção caudal) em comparação com a clavícula contralateral normal. Entretanto, modalidades de exame radiológico mais eficazes para demonstrar articulações esternoclaviculares e lesões traumáticas dessas estruturas são TC e TC 3D (Figuras 5.99 e 5.100).

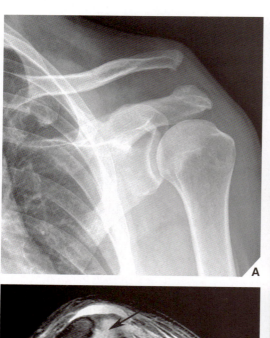
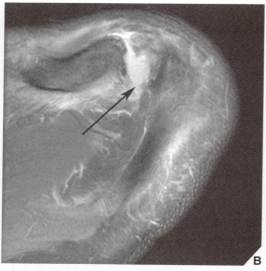
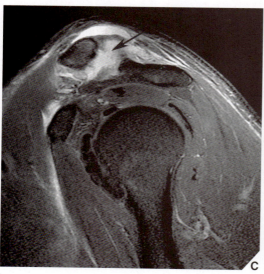
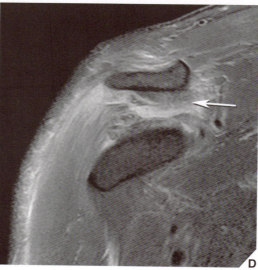

◀ **Figura 5.97 Imagens de RM de separação acromioclavicular no estágio III. A.** Essa radiografia anteroposterior do ombro esquerdo demonstrou desvio cefálico da clavícula. Observe que o intervalo coracoclavicular estava ampliado. **B.** A imagem axial de RM ponderada em T2 com saturação de gordura mostrou separação acromioclavicular com derrame articular (*seta*) e edema pericapsular. **C.** A imagem sagital oblíqua de RM ponderada em T2 com saturação de gordura mostrou desvio cefálico da clavícula com derrame articular e edema pericapsular (*seta*). **D.** A imagem coronal oblíqua de RM ponderada em T2 com saturação de gordura demonstrou ruptura dos ligamentos coracoclaviculares e edema focal (*seta*).

Capítulo 5   Membro Superior I: Cintura Escapular   **201**

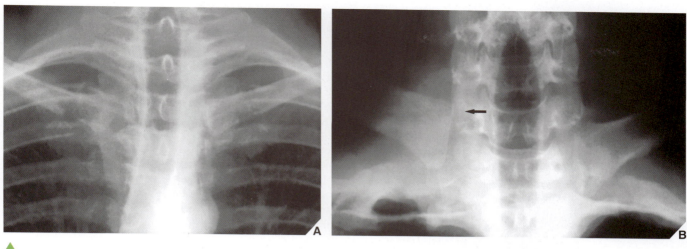

▲
Figura 5.98 Luxação esternoclavicular. A. Essa radiografia anteroposterior das articulações esternoclaviculares não demonstraram anormalidades evidentes. **B.** A incidência de serendipidade, que é obtida com paciente em posição supina na mesa de radiografia e feixe central centralizado no manúbrio esternal, mas desviado em direção cefálica com angulação de 40° do tubo de raios X, demonstrou que a extremidade esternal da clavícula direita projetava-se para cima (direção cefálica) em relação com a clavícula contralateral (*seta*) – um sinal diagnóstico de luxação anterior.

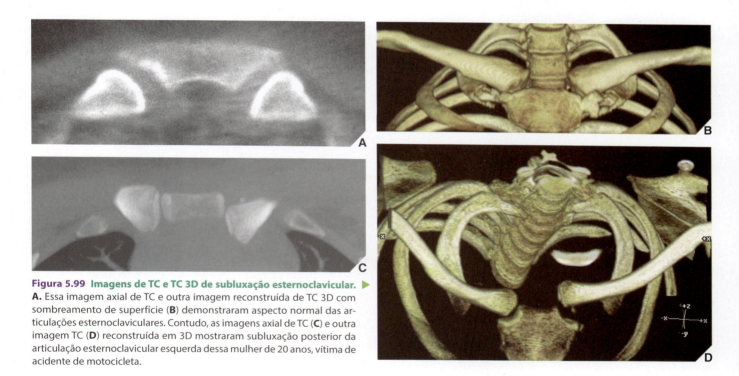

Figura 5.99 Imagens de TC e TC 3D de subluxação esternoclavicular. ▶
A. Essa imagem axial de TC e outra imagem reconstruída de TC 3D com sombreamento de superfície (**B**) demonstraram aspecto normal das articulações esternoclaviculares. Contudo, as imagens axial de TC (**C**) e outra imagem TC (**D**) reconstruída em 3D mostraram subluxação posterior da articulação esternoclavicular esquerda dessa mulher de 20 anos, vítima de acidente de motocicleta.

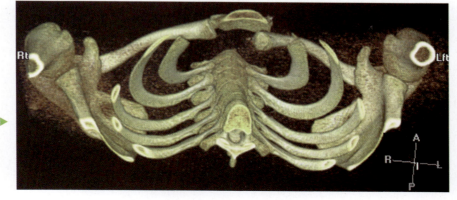

Figura 5.100 Imagem de TC 3D de luxação ester- ▶
noclavicular. A imagem reconstruída TC 3D com exibição em modo de superfície mostrada em direção caudocefálica aponta luxação posterior da articulação esternoclavicular esquerda dessa mulher de 26 anos vítima de acidente automobilístico.

Osteólise pós-traumática da clavícula distal

Após traumatismo do ombro, inclusive estiramento acromioclavicular, pode haver reabsorção do terço distal (acromial) da clavícula em alguns casos. O processo osteolítico causa dor branda a moderada e geralmente começa dentro de 2 meses depois da lesão. Anormalidades radiográficas iniciais consistem em edema dos tecidos moles e osteoporose periarticular associada a um contorno ligeiramente irregular da extremidade acromial da clavícula (Figura 5.101). Mais tarde, podem surgir erosões pequenas (Figura 5.102). Alterações evidenciadas na RM incluem sinal hiperintenso nas sequências sensíveis à água na extremidade acromial da clavícula, que está relacionado com edema de medula óssea; irregularidade limítrofe do contorno ósseo; e líquido dentro da articulação acromioclavicular (Figura 5.103). Em seu estágio avançado, a reabsorção da extremidade distal da clavícula causa alargamento acentuado do espaço acromioclavicular (Figura 5.104).

Neuropatias compressivas e por encarceramento no ombro

Síndrome do nervo supraescapular

O nervo supraescapular corre nas incisuras espinoglenóidea e supraescapular da escápula. Esse nervo é sensorial e motor misto e fornece fibras motoras aos músculos supraespinal e infraespinal e fibras de sensibilidade à dor para as articulações glenoumeral e acromioclavicular. Embora seja uma condição clínica diagnosticada raramente, a síndrome do nervo supraescapular resulta de encarceramento ou disfunção desse nervo em algum ponto ao logo do seu trajeto (Figura 5.105). A maioria dos pacientes refere dor inespecífica no ombro, pescoço, região anterior do tórax ou alguma combinação dessas áreas anatômicas. Mais tarde, o paciente pode ter fraqueza e atrofia dos músculos supraespinal e infraespinal. Várias causas de lesão ou encarceramento do nervo supraescapular foram descritas, inclusive fratura de escápula ou úmero, luxação anterior do ombro, espessamento do ligamento escapular transverso, tendinite do manguito rotador e vários tumores benignos e malignos. Entre os últimos, a lesão encontrada mais comumente é um gânglio localizado na incisura espinoglenóidea. A RM é a técnica preferencial para diagnosticar essa síndrome. Tal modalidade de exame consegue diferenciar diversos fatores etiológicos responsáveis pela síndrome e fornece informações anatômicas, além de demonstrar atrofia do músculo supraespinal ou infraespinal nos casos de compressão dos ramos musculares específicos, ou desses dois músculos quando a lesão afeta o nervo supraescapular proximal à sua bifurcação.

Síndrome do espaço quadrilátero

Espaço quadrilátero ou quadrangular é um espaço localizado pouco abaixo da cápsula da articulação glenoumeral inferior, delimitado lateralmente pelo córtex medial do úmero proximal, superiormente pelo músculo redondo menor, medialmente pela cabeça longa do músculo tríceps e inferiormente pela borda superior do músculo redondo maior. Esse espaço contém a artéria e a veia circunflexas posteriores e o nervo axilar, que é um ramo da divisão posterior do tronco superior do plexo braquial com fibras das raízes neurais de C5 e C6. O nervo axilar é sensorimotor e inerva os músculos deltoide e redondo menor. Um pequeno ramo articular inerva a articulação glenoumeral. Esse nervo pode ser lesado por traumatismo (luxação anteroinferior da cabeça do úmero) ou lesões expansivas como massas de tecidos

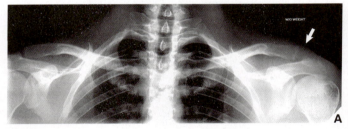

▲ **Figura 5.101 Osteólise pós-traumática da clavícula distal – anormalidades iniciais. A.** Essa radiografia anteroposterior das duas clavículas mostrou alargamento discreto da articulação acromioclavicular (*seta*). **B.** Uma incidência ampliada da articulação acromioclavicular esquerda demonstrou osteoporose periarticular e contorno irregular da extremidade acromial da clavícula associada a pequenos focos radiotransparentes (*setas*).

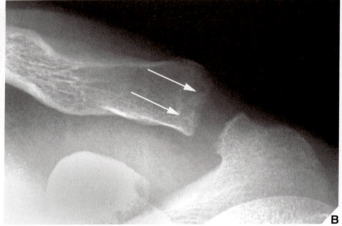

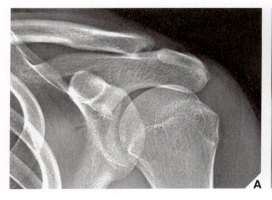
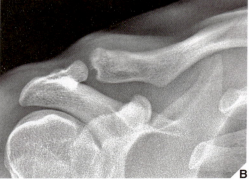

◄ **Figura 5.102 Osteólise pós-traumática da clavícula distal. A.** Essa radiografia anteroposterior do ombro esquerdo de um homem de 20 anos com queixa de dor no ombro depois de contusão no futebol há 5 meses demonstrou erosão da extremidade acromial da clavícula. **B.** A radiografia anteroposterior da articulação acromioclavicular direita (obtida com angulação cefálica de 15° do tubo de raios X) desse jogador de futebol americano de 22 anos, que referia dor no ombro há 6 meses, mostrou erosão semelhante da clavícula distal.

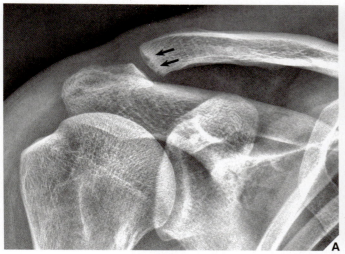
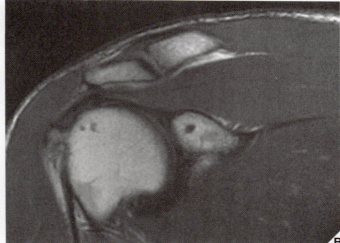
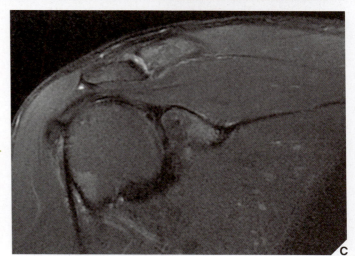

Figura 5.103 RM demonstrando osteólise pós-traumática da clavícula esquerda. Esse levantador de peso de 32 anos queixava-se de dor no ombro direito nos últimos 4 meses. **A.** A radiografia anteroposterior demonstrou erosões sutis na extremidade acromial da clavícula (*setas*). **B.** Essa imagem coronal de RM ponderada em T1 evidenciou contorno irregular na clavícula distal. **C.** A imagem coronal de RM ponderada em densidade de prótons com supressão de gordura demonstrou também sinal hiperintenso na extremidade distal da clavícula e líquido na articulação acromioclavicular.

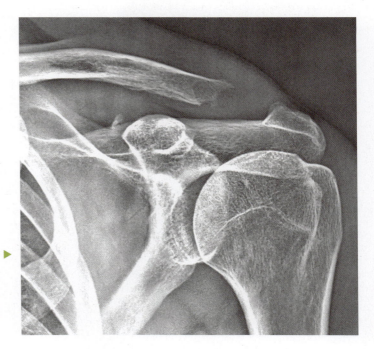

Figura 5.104 Osteólise pós-traumática da clavícula distal – anormalidades tardias. Esse homem de 59 anos machucou seu ombro direito depois de uma queda ocorrida há 12 meses e queixava-se de dor quando jogava tênis. Essa radiografia anteroposterior do ombro esquerdo demonstrou alargamento acentuado da articulação acromioclavicular em consequência de reabsorção da extremidade distal da clavícula – alterações radiográficas típicas da osteólise pós-traumática.

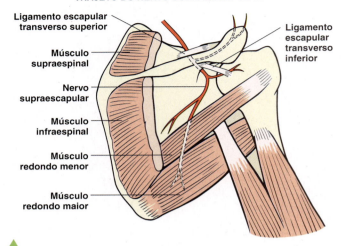

Figura 5.105 Nervo supraescapular. Trajeto do nervo supraescapular observado na parte posterior da escápula direita.

moles, osteófitos volumosos na parte inferior da cabeça do úmero ou osteocondromas mediais do úmero proximal. Atividades repetitivas com os braços acima da cabeça (p. ex., arremessos repetidos por um atleta) também podem causar lesões por tração do nervo axilar. A RM pode demonstrar efeitos iniciais da desnervação do músculo redondo menor (edema) e efeitos tardios (atrofia). Em casos menos frequentes, também há lesão do ramo deltoide (Figura 5.106).

Síndrome de Parsonage-Turner (plexopatia braquial idiopática, amiotrofia neurálgica)

Essa doença rara consiste em um conjunto de sinais e sintomas de início súbito (em geral, unilaterais) como dor no ombro seguida de fraqueza motora progressiva, disestesias e parestesia. Existem várias causas, inclusive infecções virais, traumatismo, complicações cirúrgicas e estado pós-vacinal. Quanto aos exames de imagem, a RM pode demonstrar neurite do plexo braquial e edema ou atrofia dos músculos afetados, geralmente deltoide, manguito rotador e trapézio, embora outros grupos musculares também possam ser comprometidos. Massas de tecidos moles como linfadenopatia cervical também podem causar neuropatia compressiva do plexo braquial e resultar na síndrome de Parsonage-Turner (Figura 5.107).

Paralisia do músculo serrátil anterior (escápula alada)

Músculo serrátil anterior é inervado pelo nervo torácico longo, que se origina das raízes neurais de C5 e C6. Paralisia desse músculo é uma lesão bem documentada entre atletas amadores e profissionais de várias modalidades esportivas, inclusive arco-e-flecha, beisebol, basquete, fisiculturismo/levantamento de peso, boliche, futebol americano, golfe, ginástica, hóquei, futebol, tênis e luta livre. Esse tipo de lesão também foi descrito em dançarinos de balé. Escápula alada é uma lesão incapacitante rara, que causa limitação das atividades funcionais do membro superior. Existem várias condições, inclusive processos traumáticos, iatrogênicos e idiopáticos que, na maioria dos casos, causam lesão neural e paralisia do músculo serrátil anterior, trapézio ou romboide. O diagnóstico dessa lesão é confirmado facilmente por inspeção visual da escápula, porque paralisia do músculo serrátil anterior causa elevação medial da escápula. Isso contrasta com elevação lateral da escápula causada por paralisia dos músculos trapézio e romboide. A maioria dos casos de paralisia do músculo serrátil anterior regride espontaneamente dentro de 24 h, enquanto medidas conservadoras para tratar paralisia do músculo trapézio são menos eficazes. A RM pode demonstrar edema de desnervação inicial ou atrofia do músculo serrátil anterior (Figura 5.108).

Ombro pós-operatório

Procedimentos cirúrgicos realizados frequentemente são reconstrução do manguito rotador, reconstrução da cápsula superior, descompressão subacromial, tenotomia e tenodese do bíceps e reconstrução do *labrum*, ou combinações dessas técnicas, dependendo dos resultados da avaliação pré-operatória. Cirurgias do ombro com tais indicações podem ser realizadas por artroscopia ou abordagem aberta. Cada técnica tem indicações, vantagens e desvantagens próprias. Entre as vantagens da cirurgia aberta estão resultados a longo prazo mais favoráveis, exame intraoperatório mais claro do manguito rotador e espaço subacromial e mais facilidade de execução. Desvantagens da abordagem aberta são morbidade pós-operatória mais acentuada, reabilitação mais longa e necessidade de realizar desprendimento do músculo deltoide. Por outro lado, entre as vantagens da abordagem artroscópica estão menos complicações, procedimentos realizados por incisões pequenas, demonstração mais clara das estruturas intra-articulares e menos dor e morbidade pós-operatórias.

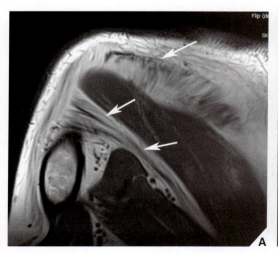
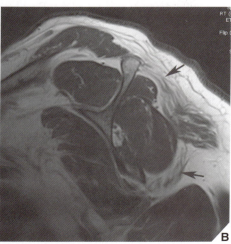

Figura 5.106 Síndrome do espaço quadrilátero. Imagens coronal oblíqua (**A**) e sagital oblíqua (**B**) de RM do ombro direito demonstraram atrofia gordurosa dos músculos deltoide e redondo menor (*setas*). Embora não houvesse lesões no espaço quadrilátero, a atrofia seletiva desses músculos sugeria lesão do nervo axilar.

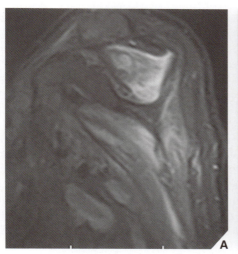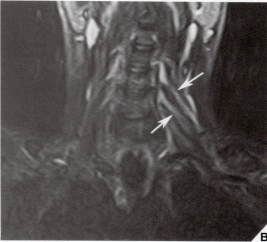

Figura 5.107 Síndrome de Parsonage-Turner. A. Essa imagem sagital de RM ponderada em T2 com saturação de gordura do ombro esquerdo demonstrou edema dos músculos supraespinal, infraespinal e subescapular sem edema das estruturas circundantes, sugerindo processo inicial de desnervação, que não segue o padrão de lesão de nervos periféricos. **B.** Uma imagem coronal de RM ponderada em T2 com saturação de gordura do plexo braquial mostrou aumento de volume e sinal hiperintenso nos troncos e divisões do plexo braquial esquerdo (*setas*) – alterações compatíveis com plexopatia braquial.

Procedimentos cirúrgicos realizados para tratar patologias do manguito rotador são, entre outros, descompressão subacromial com ou sem ressecção da extremidade distal da clavícula (operação de Mumford) (Figura 5.109), com ou sem ressecção ou liberação do ligamento coracoacromial (Figura 5.110) e desbridamento ou reconstrução dos tendões do manguito rotador (Figura 5.111). Desbridamento simples do manguito rotador é a técnica preferencial para pacientes jovens e rupturas parciais. Reconstrução do manguito é realizada por abordagem artroscópica para tratar rupturas pequenas, enquanto técnica aberta é preferível para reparar rupturas maiores e completas e frequentemente é combinada com descompressão subacromial e acromioplastia. Contudo, Burkhart e colaboradores desenvolveram técnicas artroscópicas para reconstrução de rupturas grandes do manguito rotador com base no formato da lesão (forma de "U", "C" ou "L") (Figura 5.112).

Técnicas mais recentes de reconstrução do manguito rotador foram descritas. A ampliação do manguito por retalhos baseia-se na colocação de um "retalho" de autoenxerto (fáscia lata), aloenxerto (derme humana acelular), xenoenxerto (derme suína, tendão de calcâneo bovino) ou material sintético (ácido poli-L-láctico). Essas técnicas de ampliação por retalho podem estar indicadas para tratar rupturas passíveis de reconstrução do manguito rotador quando há dúvidas quanto à cicatrização, ou quando há uma falha do manguito que não possa ser reconstruída por uma técnica cirúrgica primária.

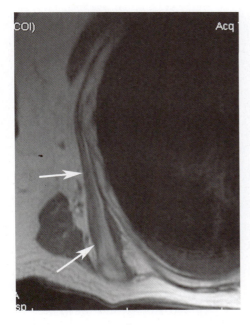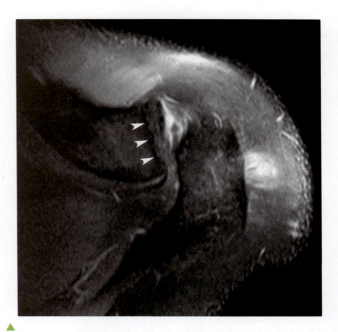

Figura 5.108 Paralisia do músculo serrátil anterior. Essa imagem axial de RM ponderada em T1 demonstrou atrofia do músculo serrátil anterior com infiltração gordurosa (*setas*).

Figura 5.109 Ressecção da extremidade distal da clavícula (operação de Mumford). Essa imagem axial de RM na sequência GRE demonstrou ressecção cirúrgica da extremidade distal da clavícula (*pontas de seta*).

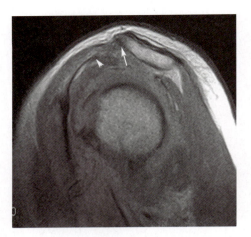

Figura 5.110 Acromioplastia com liberação do ligamento coracoacromial. Essa imagem sagital oblíqua de RM ponderada em densidade de prótons demonstrou adelgaçamento da parte lateral anterior do acrômio (*seta*) resultante de acromioplastia e descompressão subacromial. Observe que não havia continuidade do ligamento coracoacromial liberado (*ponta de seta*).

claviculares inferiores; falha em detectar uma lesão do *os acromiale*; progressão da ruptura do manguito rotador; recidiva da ruptura; desprendimento do músculo deltoide; e atrofia deste músculo após descompressões abertas.

Procedimentos cirúrgicos indicados para tratar instabilidade glenoumeral incluem reconstrução de Bankart (reconstrução primária do *labrum* lacerado com âncoras de sutura) e operações destinadas a fortalecer as estruturas de tecidos moles anteriores do ombro, inclusive operação de Putti Platt (encurtamento da cápsula anterior e músculo subescapular; raramente é realizada), operação de Magnuson-Stak (transferência de tendão subescapular para o tubérculo maior), operação de Bristow-Latarjet (transferência de coracoide para a borda glenoidal anteroinferior por uma fenda do tendão subescapular; raramente é realizada) e procedimentos de plicatura capsular. Falhas e complicações desses procedimentos são as seguintes: recidiva da instabilidade (Figura 5.113); lesões neurais; reparo excessivamente apertado (operação de Putti Platt) com perda de rotação externa; subluxação posterior e desenvolvimento de doença degenerativa; desprendimento ou posição inadequada das âncoras; capsulite adesiva; sinovite reativa e outras complicações relacionadas com qualquer procedimento cirúrgico, inclusive infecção e hematoma.

Estudos demonstraram que o índice de recidiva da instabilidade glenoumeral depois de reconstrução artroscópica variou de 15 a 20% quando exames pré-operatórios demonstravam frouxidão capsular e lesões ósseas do úmero (lesão de Hill-Sachs engastada) ou fossa glenoidal (lesão de Bankart óssea envolvendo mais de 25% da superfície articular glenoidal, também conhecida como *sinal da pera invertida*). Burkhart *et al.* demonstraram índice de recidiva da instabilidade glenoumeral de 4% depois de reconstrução artroscópica quando não havia deficiência óssea, mas recidivas aumentaram para 67% quando havia lesões ósseas; estes autores recomendaram abordagem cirúrgica aberta para esses casos. Portanto, contraindicações à reconstrução cirúrgica artroscópica são lesão de Hill-Sachs encarcerada e de AULG.

A reconstrução da cápsula superior pode ser realizada em pacientes jovens com ruptura ampla irreparável do manguito rotador sem artrose significativa. Essa técnica baseia-se na colocação de um enxerto retirado da glenoide superior, na tuberosidade maior do úmero e lado a lado com músculo e tendão do manguito rotador intactos.

Outras técnicas descritas para reconstrução de rupturas amplas irreparáveis do manguito são transferências de tendão/músculo latíssimo do dorso ou peitoral maior e implante de espaçador subacromial com balão biodegradável inflável, que estimula a formação de tecidos de granulação no espaço subacromial, formando tecidos "acolchoados" entre a cabeça do úmero e o acrômio.

Entre as complicações ou falhas desses procedimentos estão descompressão insuficiente, resultando na formação de osteófitos

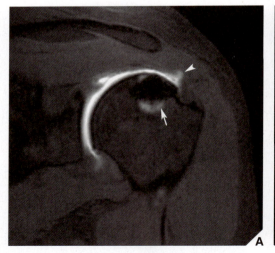
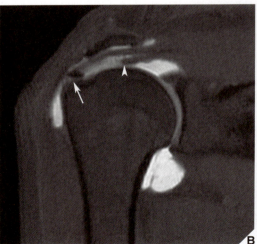

Figura 5.111 Imagem de artro-RM de um paciente submetido à reconstrução de ruptura recorrente do manguito rotador. A. Essa imagem coronal oblíqua de RM ponderada em T1 com saturação de gordura do ombro esquerdo demonstrou artefato de suscetibilidade metálico na cabeça do úmero em consequência de uma âncora de sutura (*seta*). Observe que houve recorrência da ruptura parcial na superfície articular do tendão supraespinal (*ponta de seta*). A imagem mostrou contraste intra-articular dentro da ruptura parcial; contudo, não havia contraste dentro do complexo de bolsas subacromial-subdeltóidea. **B.** Essa imagem coronal oblíqua de RM ponderada em T1 com saturação de gordura do ombro direito de outro paciente submetido à reconstrução do manguito rotador mostrou recidiva de ruptura das fibras superficiais distais do tendão supraespinal no nível da inserção na tuberosidade maior do úmero (*seta*). Observe também que havia retração das fibras profundas (*ponta de seta*) e delaminação entre as fibras superficiais e profundas. A imagem demonstrou contraste saindo da articulação glenoumeral e entrando no complexo de bolsas subacromial-subdeltóidea relacionado à lesão.

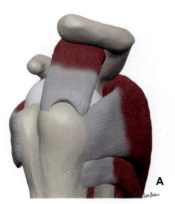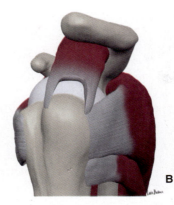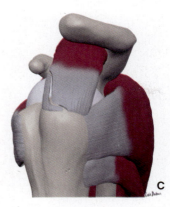

▲ **Figura 5.112 Classificação das rupturas do manguito rotador com base em seu formato. A.** Ruptura em forma de "C". A medida anteroposterior é maior que a dimensão transversal. A ruptura estende-se em direção proximal até o nível do "cabo", que impede sua extensão proximal. **B.** Ruptura em forma de "U". A medida anteroposterior é menor que a dimensão transversal. **C.** Ruptura em forma de "L". A lesão tem um componente longitudinal, que se estende em direção anterior ou posterior.

Várias técnicas cirúrgicas foram desenvolvidas para contornar o problema de deficiência óssea causada por lesões de Bankart ósseas e lesões de Hill-Sachs. Redução aberta simples e fixação interna de uma lesão de Bankart óssea não cominutiva com refixação do fragmento fraturado por parafusos asseguram chances satisfatórias de recuperação da congruência da superfície articular normal. Nos pacientes com lesões de Bankart ósseas crônicas, o fragmento ósseo pode ser reabsorvido, resultando em deficiência crônica da glenoide anterior e instabilidade persistente. Nesses casos, existem técnicas de reconstrução da glenoide, inclusive transferência de coracoide (operação de Bristow-Latarjet) ou implantes de autoenxerto ou aloenxerto de cadáver (Figura 5.114).

Quando há perda óssea significativa associada às lesões de Hill-Sachs, existem várias técnicas disponíveis para corrigir a falha óssea da cabeça umeral. Para tratar lesões de Hill-Sachs relativamente rasas, existem duas técnicas: umeroplastia com um fragmento ósseo prensado (*bone tamp*, em inglês) ou osteoplastia por balão para levantar a falha de Hill-Sachs; esta última técnica frequentemente é combinada com enxerto de osso esponjoso e fixação por parafusos, ou operação de preenchimento (*remplissage*, em francês) com transferência do tendão infraespinal para preencher a falha óssea (Figura 5.115). Lesões de Hill-Sachs grandes em pacientes jovens podem ser tratadas por outras técnicas, inclusive transferência de um plugue de aloenxerto umeral osteocondral e aloenxerto de massa umeral ajustada ao tamanho da falha. Artroplastia do ombro é o procedimento preferencial para pacientes idosos.

Dor recidivante no ombro após procedimentos cirúrgicos é uma queixa comum. A RM pode fornecer indícios quanto à etiologia dos sintomas do paciente, embora geralmente seja dificultada pela presença de artefatos metálicos produzidos pelas suturas e âncoras. Entre as técnicas radiológicas que ajudam a reduzir artefatos de suscetibilidade metálicos estão: evitar sequência de pulso GRE (*gradient recalled echo*); não usar supressão de gordura; acrescentar contraste intra-articular ou intravenoso (artro-RM direta ou indireta); usar sequências STIR (*short time inversion recovery*) em vez de sequências ponderadas em T2 com saturação de gordura; utilizar sequência

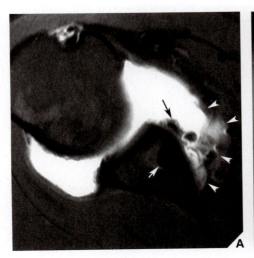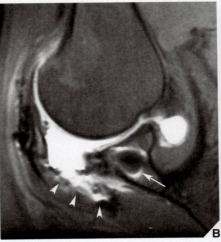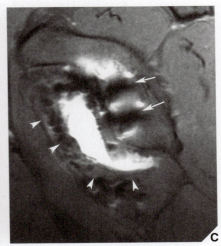

▲ **Figura 5.113 Imagens de artro-RM de ruptura labral após reconstrução artroscópica. A.** Essa imagem axial de artro-RM ponderada em T1 com saturação de gordura demonstrou alterações pós-operatórias da cápsula anterior com áreas focais de artefatos de suscetibilidade metálicos. Também houve desprendimento recorrente da cápsula e periósteo (*pontas de seta*). Observe também a âncora de sutura na glenoide anterior (*seta branca*) e ruptura recidivante do *labrum* anterior (*seta preta*). **B.** Essa imagem de artro-RM ponderada em T1 com saturação de gordura na posição de ABER do mesmo paciente mostrou rompimento total da cápsula anterior e do LGUAI (*pontas de seta*). Observe a âncora de sutura na glenoide (*seta*). **C.** Essa imagem sagital oblíqua de artro-RM ponderada em T1 do mesmo paciente demonstrou rompimento da cápsula anterior (*pontas de seta*) e âncoras de sutura na glenoide (*setas*).

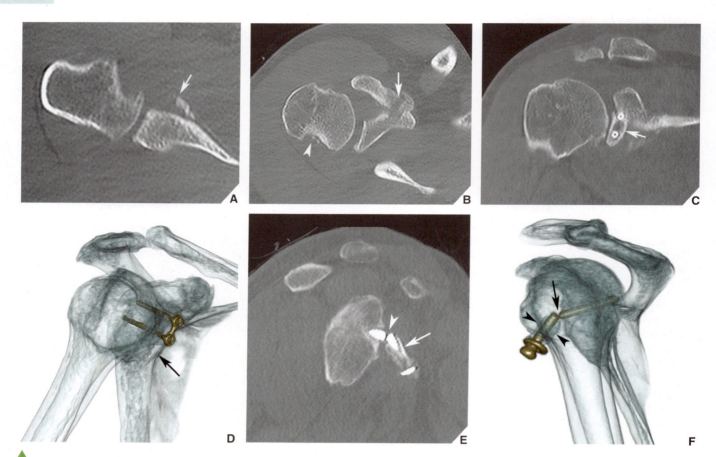

▲
Figura 5.114 Operação de Bristow-Latarjet. A. Essa imagem axial de TC pré-operatória demonstrou lesão de Bankart óssea com desvio (*seta*). **B.** Essa imagem axial de TC pré-operatória mostrou lesão de Hill-Sachs (*ponta de seta*) e fratura da base do processo coracoide (*seta*). **C.** Essa imagem de TC pós-operatória reformatada no plano coronal demonstrou transferência do processo coracoide para a borda anterior da glenoide com fixação por dois parafusos (*seta*). **D.** Essa imagem de TC 3D com renderização mostrou que o processo coracoide (*seta*) estava fixado à borda glenoidal anterior por dois parafusos. **E.** Essa imagem de TC reformatada no plano sagital de outro paciente submetido à operação de Bristow-Latarjet mostrou fratura não unida e desviada do processo coracoide (*seta*) e um parafuso quebrado (*ponta de seta*). **F.** A imagem de TC 3D com renderização do mesmo paciente também evidenciou fragmento coracoide não unido e desviado (*pontas de seta*) e um parafuso quebrado (*seta*).

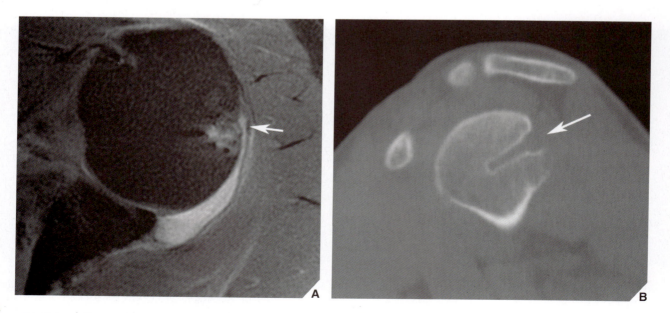

▲
Figura 5.115 Procedimento de preenchimento (*remplissage*) de uma lesão de Hill-Sachs. A. Essa imagem axial de RM ponderada em T2 com saturação de gordura demonstrou transferência do tendão supraespinal e sua aplicação sobre a parte posterossuperior da cabeça do úmero (*seta*). **B.** Essa imagem de TC reformatada no plano sagital mostrou alterações pós-operatórias (*seta*).

FSE (*fast spin echo*) para adquirir imagens ponderadas em T1, em vez de sequência *spin echo* convencional; aumentar a amplitude da banda, campo de visão e tamanho da matriz; e usar tempo de eco (TE) menor e alternar gradientes de fase/frequência para transformar artefatos. Sinais de recidiva das rupturas do manguito rotador na RM são: líquido dentro de uma falha do manguito (maior que 1 cm), com ou sem retração; grande quantidade de líquido no complexo de bolsas subacromial-subdeltóidea; e suturas deslocadas ou rompidas. Outros sinais indesejáveis que podem ser observados nas imagens de RM são atrofia muscular e osteoartrite da articulação glenoumeral.

ASPECTOS PRÁTICOS A SEREM LEMBRADOS

1. Fraturas de úmero proximal podem ser avaliadas nas incidências anteroposterior, transescapular e lateral transtorácica. Esta última incidência:
   • Fornece uma imagem real do úmero proximal em perfil
   • Permite avaliação adequada do grau de desvio ou angulação dos fragmentos
2. A classificação de Neer em quatro segmentos está baseada na existência ou inexistência de desvio dos quatro fragmentos ósseos principais e é um meio prático e eficaz de avaliar fraturas do úmero proximal.
3. Fraturas da escápula, principalmente quando são cominutivas e têm desvio, são avaliadas mais facilmente na incidência transescapular (ou "Y"). Quando há dúvida quanto ao diagnóstico, ou a fratura não pode ser bem demonstrada nas radiografias convencionais, TC deve ser realizada.
4. A classificação de Neer para fraturas da extremidade acromial da clavícula baseia-se na localização e direção da linha de fratura e integridade dos ligamentos.
5. De forma a assegurar a avaliação precisa da articulação do ombro e demonstração mais clara da articulação glenoumeral, a radiografia anteroposterior obtida com o corpo do paciente rodado a cerca de 40° na direção do lado afetado (incidência de Grashey):
   • Elimina superposição da cabeça do úmero sobre a fossa glenoidal
   • Permite examinar espaço articular glenoumeral e fossa glenoidal em perfil
6. Lesão de Hill-Sachs – mais bem demonstrada na radiografia anteroposterior obtida com braço em rotação interna – e lesão de Bankart são praticamente patognomônicas de luxação anterior pregressa.
7. Coexistência de lesões de Hill-Sachs e Bankart é conhecida como *lesão bipolar*.
8. Fratura com compressão (sinal da linha deprimida) da superfície anteromedial da cabeça do úmero é sequela comum de luxação posterior. Radiografia anteroposterior obtida com o braço em rotação externa demonstra bem essa anormalidade.
9. Características da síndrome de impacto nas imagens de RM são:
   • Alterações císticas e escleróticas na tuberosidade maior
   • Edema perimuscular e peritendíneo
   • Espessamento (ou derrame) da bolsa subacromial
   • Adelgaçamento do tendão supraespinal
   • Sinal hiperintenso no tendão (imagens ponderadas em T2)
   • Esporão subacromial.
10. Rupturas do manguito rotador podem ser avaliadas eficazmente por artrografia contrastada ou artro-RM. Opacificação do complexo de bolsas subacromial-subdeltóidea confirma o diagnóstico dessas lesões.

11. Características de ruptura do manguito rotador nas imagens de RM são:
    • Perda de continuidade dos tendões do manguito rotador
    • Sinal hiperintenso dentro da estrutura do tendão (imagens ponderadas em T2)
    • Retração da junção musculotendínea do supraespinale infraespinal
    • Atrofia do músculo supraespinal e infiltração gordurosa
    • Apagamento da linha de gordura subacromial-subdeltóidea (imagens ponderadas em T1)
    • Líquido no complexo de bolsas subacromial-subdeltóidea
12. A ultrassonografia também é uma modalidade de exame útil para diagnosticar rupturas parciais e completas do manguito rotador e rupturas do tendão do bíceps.
13. Atrofia dos músculos do manguito é indício importante para o planejamento cirúrgico. A classificação de Goutallier está baseada nas imagens de TC, mas foi validada pela RM e tem sido muito eficaz nesse sentido.
14. Imagens sagitais oblíquas de RM são úteis para demonstrar quatro tipos de acrômio: tipo I, ou plano; tipo II, ligeiramente curvo; tipo III, ganchoso; e tipo IV, superfície interna convexa.
15. Imagens axiais de RM são úteis para demonstrar os três tipos de inserção da cápsula anterior na escápula.
16. Posição de ABER (abdução e rotação externa) do braço é eficaz para demonstrar anormalidades sutis do *labrum* cartilaginoso e complexo de ligamentos labrais nos exames de artro-RM.
17. Separação acromioclavicular é mais bem demonstrada na incidência anteroposterior em estresse, que é obtida com angulação cefálica de 15° do tubo de raios X com pesos pendurados nos antebraços do paciente. Características radiográficas dessa lesão são:
    • Ampliação da largura do espaço articular acromioclavicular
    • Ampliação da distância coracoclavicular
    • Presença de desvio cefálico aparente da extremidade distal da clavícula
18. Os radiologistas devem aprender a diferenciar os seis tipos de separação acromioclavicular com base no exame de RM.
19. Neuropatias compressivas e por encarceramento no ombro causam as seguintes anormalidades: síndrome do nervo supraescapular; síndrome do espaço quadrilátero; síndrome de Parsonage-Turner, também conhecida como *plexopatia braquial idiopática* ou *amiotrofia neurálgica*; e paralisia do músculo serrátil anterior, também conhecida como *escápula alada*. Todas essas lesões podem ser diagnosticadas adequadamente com base na RM.
20. Síndrome do nervo supraescapular é causada pelo encarceramento desse nervo em razão de vários processos patológicos, inclusive fratura da escápula ou úmero, luxação anterior do ombro, tendinose do manguito rotador e tumores benignos ou malignos. A RM é a técnica ideal para diagnosticar essa síndrome.
21. Diversas técnicas foram desenvolvidas para corrigir deficiência óssea associada às lesões ósseas de Bankart e Hill-Sachs. Radiologistas devem aprender a reconhecer os aspectos pós-operatórios do ombro depois de procedimentos como operação de Bristow-Latarjet ou preenchimento (*remplissage*) nas imagens de TC e RM.
22. A RM do ombro pós-operatório fornece indícios quanto a possíveis complicações pós-operatórias. Por exemplo, sinais de recidiva da ruptura do manguito rotador incluem líquido dentro de uma falha do manguito, com ou sem retração dos tendões; volume expressivo de líquido no complexo de bolsas subacromial-subdeltóidea; e suturas deslocadas ou rompidas.

LEITURAS SUGERIDAS

Anderson JE. *Grant's atlas of anatomy,* 8th ed. Baltimore: Williams & Wilkins; 1983.

Antonio GE, Cho JH, Chung CB, et al. MR imaging appearance and classification of acromioclavicular joint injury. *Am J Roentgenol* 2003; 180:1103-1110.

Armitage MS, Faber KJ, Drosdowech DS, et al. Humeral head bone defects: remplissage, allograft, and arthroplasty. *Orthop Clin North Am* 2010; 41:417-425.

Bankart A. The pathology and treatment of recurrent dislocation of the shoulder joint. *Br J Surg* 1938; 26:23-29.

Baudi, Righi P, Bolognesi S, et al. How to identify and calculate glenoid bone deficit. *Chir Organi Mov* 2005; 90:145-152.

Beltran J, Rosenberg ZS, Chandnani VP, et al. Glenohumeral instability: evaluation with MR arthrography. *Radiographics* 1997; 17:657-673.

Beltran LS, Duarte A, Bencardino JT. Review. Postoperative imaging in anterior glenohumeral instability. *Am J Roentgenol* 2018; 211:528-537.

Bencardino JT, Beltran J, Rosenberg ZS, et al. Superior labrum anterior-posterior lesions: diagnosis with MR arthrography of the shoulder. *Radiology* 2000; 214:267-271.

Bergin D, Schweitzer ME. Indirect magnetic resonance arthrography. *Skeletal Radiol* 2003; 10:551-558.

Bigliani LU, Ticker JB, Flatlow EL, et al. The relationship of acromial architecture to rotator cuff disease. *Clin Sports Med* 1991; 10:823-838.

Brenner ML, Morrison WB, Carrino JA, et al. Direct MR arthrography of the shoulder: is exercise prior to imaging beneficial or detrimental? *Radiology* 2000; 215:491-496.

Bryan HMN, Kumar VP. The arthroscopic Hill-Sachs remplissage: a technique using a PASTA repair kit. *Arthrosc Techn* 2016; 5:573-578.

Burkhart SS, De Beer JF. Traumatic glenohumeral bone defects and their relationship to failure of arthroscopic Bankart repairs: significance of the inverted-pear glenoid and the humeral engaging Hill-Sachs lesion. *Arthroscopy* 2000; 16:677-694.

Burkhart SS, Esch JC, Jolson RS. The rotator crescent and rotator cable: an anatomic description of the shoulder's "suspension bridge." *Arthroscopy* 1994; 9:611-616.

Burkhart SS, Morgan CD, Kibler WB. The disabled throwing shoulder: spectrum of pathology part I: pathoanatomy and biomechanics. *Arthroscopy* 2003; 19:404-420.

Burkhart SS, Morgan CD, Kibler WB. The disabled throwing shoulder: spectrum of pathology part III: the SICK scapula, scapular dyskinesis, the kinetic chain, and rehabilitation. *Arthroscopy* 2003; 19:641-661.

Carroll KW, Helms CA. Magnetic resonance imaging of the shoulder: a review of potential sources of diagnostic errors. *Skeletal Radiol* 2002; 31:373-383.

Carroll KW, Helms CA, Otte MT, et al. Enlarged spinoglenoid notch veins causing suprascapular nerve compression. *Skeletal Radiol* 2003; 32:72-77.

Cartland JP, Crues JV III, Stauffer A, et al. MR imaging in the evaluation of SLAP injuries of the shoulder: findings in 10 patients. *Am J Roentgenol* 1992; 159:787-792.

Chapovsky F, Kelly JD IV. Osteochondral allograft transplantation for treatment of glenohumeral instability. *Arthroscopy* 2005; 21:1007.

Chung CB, Dwek JR, Feng S, et al. MR arthrography of the glenohumeral joint: a tailored approach. *Am J Roentgenol* 2001; 177:217-219.

Cisternino SJ, Rogers LF, Stuffl ebam BC, et al. The trough line: a radiographic sign of posterior shoulder dislocation. *Am J Roentgenol* 1978; 130:951-954.

Cothran RL, Helms C. Quadrilateral space syndrome: incidence of imaging findings in a population referred for MRI of the shoulder. *Am J Roentgenol* 2005; 184:989-992.

de Jesus JO, Parker L, Frangos AJ, et al. Accuracy of MRI, MR arthrography, and ultrasound in the diagnosis of rotator cuff tears: a meta-analysis. *Am J Roentgenol* 2009; 192:1701–1707.

Dépelteau H, Bureau NJ, Cardinal E, et al. Arthrography of the shoulder: a simple fl uoroscopically guided approach for targeting the rotator cuff interval. *Am J Roentgenol* 2004; 182:329-332.

El-Azab HM, Rott O, Irlenbusch U. Long-term follow-up after latissimus dorsi transfer for irreparable posterosuperior rotator cuff tears. *J Bone Joint Surg Am* 2015; 97A:462-469.

Elkinson I, Giles J, Faber K, et al. The effect of the remplissage procedure on shoulder stability and range of motion: an in vitro biomechanical assessment. *J Bone Joint Surg* 2012; 94:1003-1012.

Emig EW, Schweitzer D, Karasick D, et al. Adhesive capsulitis of the shoulder: MR diagnosis. *AJR Am J Roentgenol* 1995; 164:1457-1459.

Flury M, Rickenbacher D, Jung C, et al. Porcine dermis patch augmentation of supraspinatus tendon repairs: a pilot study assessing tendon integrity and shoulder function 2 years after arthroscopic repair in patients aged 60 years or older. *Arthroscopy* 2018; 34:24-37.

Fritz RC, Helms CA, Steinbach LS, et al. Suprascapular nerve entrapment: evaluation with MR imaging. *Radiology* 1992; 182:437-444.

Gerscovich EO, Greenspan A. Magnetic resonance imaging in the diagnosis of suprascapular nerve syndrome. *Can Assoc Radiol J* 1993; 44:307-309.

Gobezie R, Warner JJP. SLAP lesion: what is it... really? *Skeletal Radiol* 2007; 36:379. Gor DM. The trough line sign. *Radiology* 2002; 224:485-486.

Goss TP. Fractures of the scapula. In: Moehring HD, Greenspan A, eds. *Fractures – diagnosis and treatment.* New York: McGraw-Hill; 2000:207-216.

Goutallier D, Postel JM, Gleyze P, et al. Infl uence of cuff muscle fatty degeneration on anatomic and functional outcomes after simple suture of full-thickness tears. *J Shoulder Elbow Surg* 2003; 12:550-554.

Greenspoon JA, Millett PJ, Moulton SG, et al. Irreparable rotator cuff tears: restoring joint kinematics by tendon transfers. *Open Orthop J* 2016; 10:266-276.

Griffith JF, Antonio GE, Tong CWC, et al. Anterior shoulder dislocation: quantification of glenoid bone loss with CT. *Am J Roentgenol* 2003; 180:1423-1430.

Guntern DV, Pfirrmann CWA, Schmid MR, et al. Articular cartilage lesions of the glenohumeral joint: diagnostic effectiveness of MR arthrography and prevalence in patients with subacromial impingement syndrome. *Radiology* 2003; 226: 165-170.

Hamada J, Igarashi I, Akita K, et al. A cadaveric study of the serratus anterior muscle and the long thoracic nerve. *J Shoulder Elbow Surg* 2008; 17: 790-794.

Hangge PT. Breen I, Albadawi H, et al. Quadrilateral space syndrome: diagnosis and clinical management. *J Clin Med* 2018; 7: 86-89.

Hannafin JA, Chiaia TA. Adhesive capsulitis: a treatment approach. *Clin Orthop* 2000; 372: 95-109.

Haygood TM, Langlotz CP, Kneeland JB, et al. Categorization of acromial shape: interobserver variability with MR imaging and conventional radiography. *Am J Roentgenol* 1994; 162: 1377-1382.

Helms CA, Major NM, Anderson MW, et al. *Musculoskeletal MRI,* 2nd ed. Philadelphia: Saunders-Elsevier; 2009: 177-221.

Hendrix RW. Imaging of fractures of the shoulder girdle and upper extremities. In: Moehring HD, Greenspan A, eds. *Fractures – diagnosis and treatment.* New York: McGraw-Hill; 2000: 33-46.

Hill HA, Sachs MD. The grooved defect of the humeral head. A frequently unrecognized complication of dislocations of the shoulder joint. *Radiology* 1940; 35: 690-700.

Jacobson JA. Shoulder US: anatomy, technique and scanning pitfalls. *Radiology* 2011; 260: 6–16.

Jacobson JA, Lin J, Jamadar DA, et al. Aids to successful shoulder arthrography performed with a fl uoroscopically guided anterior approach. *Radiographics* 2003; 23: 373-379.

Jee W-H, McCauley TR, Katz LD, et al. Superior labral anterior posterior (SLAP) lesions of the glenoid labrum: reliability and accuracy of MR arthrography for diagnosis. *Radiology* 2001; 218: 127-132.

Jin W, Ryu KN, Kwon SH, et al. MR arthrography in the differential diagnosis of type II superior labral anteroposterior lesion and sublabral recess. *Am J Roentgenol* 2006; 187: 887-983.

Kalia V, Freehill MT, Miller BS, et al. Review. Multimodality imaging review of normal appearance and complications of the postoperative rotator cuff. *Am J Roentgenol* 2018; 211: 538-547.

Kilcoyne RF, Shuman WP, Matsen FA III, et al. The Neer classification of displaced proximal humeral fractures: spectrum of findings on plain radiographs and CT scans. *Am J Roentgenol* 1990; 154: 1029-1033.

Kropf EJ, Sekiya JK. Osteoarticular allograft transplantation for large humeral head defects in glenohumeral instability. *Arthroscopy* 2007; 23: 322-325.

Krug DK, Vinson EN, Helms CA. MRI findings associated with luxatio erecta humeri. *Skeletal Radiol* 2010; 39: 27-33.

Kurokawa D, Yamamoto N, Nagamoto H, et al. The prevalence of a large Hill-Sachs lesion that needs to be treated. *J Shoulder Elb Surg* 2013; 22: 1285-1289.

Lee JHE, van Raalte V, Malian V. Diagnosis of SLAP lesions with Grashey-view arthrography. *Skeletal Radiol* 2003; 32: 388-395.

Lee MJ, Motamedi K, Chow K, et al. Gradient-recalled echo sequences in direct shoulder MR arthrography for evaluating the labrum. *Skeletal Radiol* 2008; 37: 19-25.

Lo IK, Parten PM, Burkhart SS. The inverted pear glenoid: an indicator of significant glenoid bone loss. *Arthroscopy* 2004; 20 (2): 169-174.

Martin RM, Fish DE. Scapular winging: anatomical review, diagnosis, and treatments. *C urr Rev Musculoskelet Med* 2008; 1: 1-11.

Matthew CDR, Provencher T, Bhatia S, et al. Recurrent shoulder instability: current concepts for evaluation and management of glenoid bone loss. *J Bone Joint Surg Am* 2010A; 92: 133-151.

McNally EG, Rees JL. Imaging in shoulder disorders. *Skeletal Radiol* 2007; 36: 1013-1016.

Melenevsky Y, Yablon CM, Ramappa A, et al. Clavicle and acromioclavicular joint injuries: a review of imaging, treatment, and complications. *Skeletal Radiol* 2011; 40: 831-842.

Mellado JM, Calmet J, Olona M, et al. Surgically repaired massive rotator cuff tears: MRI of tendon integrity, muscle fatty degeneration, and muscle atrophy correlated with intraoperative and clinical findings. *Am J Roentgenol* 2005; 184: 1456-1463.

Mengiardi B, Pfirmann CWA, Gerber C, et al. Frozen shoulder: MR arthrographic findings. *Radiology* 2004; 233: 486-492.

Mohana-Borges AVR, Chung CB, Resnick D. MR imaging and MR arthrography of the postoperative shoulder: spectrum of normal and abnormal findings. *Radiographics* 2004; 24: 69-85.

Mohana-Borges AVR, Chung CB, Resnick D. Superior labral anteroposterior tear: classification and diagnosis on MRI and MR arthrography. *Am J Roentgenol* 2003; 181: 1449– 1462.

Morag Y, Jacobson JA, Lucas D, et al. US appearance of the rotator cable with histologic correlation: preliminary results. *Radiology* 2006; 241: 485-491.

Neer CS. Displaced proximal humeral fractures. I. Classification and evaluation. *J Bone Joint Surg Am* 1970; 52A: 1077-1089.

Neer CS II, Rockwood CA Jr. Fractures and dislocations of the shoulder. In: Rockwood CA, Green DP, eds. *Fractures in adults*. Philadelphia: JB Lippincott; 1983: 677.

Neviaser TJ. The GLAD lesion: another cause of anterior shoulder pain. *Arthroscopy* 1993; 9: 22-23.

Omori Y, Yamamoto N, Koishi H, et al. Measurement of the glenoid track in vivo as investigated by 3-dimensional motion analysis using open MRI. *Am J Sports Med* 2014; 42: 1290-1295.

Perthes G. Über Operationen bei habitueller Schulterluxation. *Dtsch Z Chir* 1906; 85: 199– 227.

Petri M, Greenspoon JA, Moulton SG, et al. Patch-augmented rotator cuff repair and superior capsule reconstruction. *Open Orthop J* 2016; 10: 315-323.

Provencher MT, Ghodadra N, LeClere L, et al. Anatomic osteochondral glenoid reconstruction for recurrent glenohumeral instability with glenoid deficiency using a distal tibia allograft. *Arthroscopy* 2009; 25: 446-452.

Ramhamadany E, Modi CS. Current concepts in the management of recurrent anterior gleno-humeral joint instability with bone loss. *World J Orthop* 2016; 7: 343-354.

Resnick D. Internal derangements of joints. In: Resnick D, ed. *Diagnosis of bone and joint disorders*, vol. 5, 3rd ed. Philadelphia: WB Saunders; 1995: 2899-3228.

Rockwood CA Jr, Green DO, Bucholz RW. *Rockwood and Green's fractures in adults*, vol. 2, 3rd ed. Philadelphia: JP Lippincott; 1991.

Sandmann GH, Ahrens P, Schaeffeler C, et al. Balloon osteoplasty – a new technique for minimally invasive reduction and stabilization of Hill-Sachs lesions of the humeral head: a cadaver study. *Int Orthop* 2012; 36: 2287-2291.

Saliken DJ, Bornes TD, Bouliane MJ, et al. Imaging methods for quantifying glenoid and Hill-Sachs bone loss in traumatic instability of the shoulder: a scoping review. *BMC Musculoskelet Disord* 2015; 16: 164-170.

Saupe N, White LM, Bleakney R, et al. Acute traumatic posterior shoulder dislocation: MR findings. *Radiology* 2008; 248: 185-193.

Scalf RE, Wenger DE, Frick MA. MRI findings of 26 patients with Parsonage-Turner syndrome. *Am J Roentgenol* 2007; 189: 39-44.

Senekovic V, Poberaj B, Kovacic L, et al. The bio-degradable spacer as a novel treatment modality for massive rotator cuff tears: a prospective study with 5-year follow-up. *Arch Orthop Trauma Surg* 2017; 137: 95-103.

Shah N, Tung GA. Imaging signs of posterior glenohumeral instability. *Am J Roentgenol* 2009; 192: 730-735.

Sheehan SE, Gaviola G, Gordon R, et al. Traumatic shoulder injuries: a force mechanism analysis – glenohumeral dislocation and instability. *Am J Roentgenol* 2013; 201: 378-373.

Skupinski J, Piechota MZ, Wawrzynek W, et al. The bony Bankart lesion: how to measure the glenoid bone loss. *Pol J Radiol* 2017; 82: 58-63.

Sofka CM, Ciavarra GA, Hannafin JA, et al. Magnetic resonance imaging of adhesive capsulitis: correlation with clinical staging. *Hosp Spec Surg J* 2008; 4: 164-169.

Steinbach LS, Gunther SB. Magnetic resonance imaging of the rotator cuff. *Semin Roentgenol* 2000; 35: 200-216.

Torchia ME. Fractures of the humeral head and neck. In: Moehring HD, Greenspan A, eds. *Fractures – diagnosis and treatment*. New York: McGraw-Hill; 2000: 217-224.

Tossy JD, Mead NC, Sigmond HM. Acromioclavicular separations: useful and practical classification for treatment. *Clin Orthop* 1963; 28: 111-119.

Wenzel WW. The FBI sign. *Rocky Mount Med J* 1972; 69: 71-72.

Wilson L, Sundaram M, Piraino DW, et al. Isolated teres minor atrophy: manifestation of quadrilateral space syndrome or traction injury to the axillary nerve? *Orthopedics* 2006; 29: 447– 450.

Williams MM, Snyder SJ, Buford D. The Buford complex – the cordlike middle glenohumeral ligament and absent anterosuperior labrum complex: a normal anatomic capsulolabral variant. *Arthroscopy* 1994; 10: 241-247.

Wischer TK, Bradella MA, Genant HK, et al. Perthes lesion (a variant of the Bankart lesion): MR imaging and MR arthrographic findings with surgical correlation. *Am J Roentgenol* 2002; 178: 233-237.

Yamamoto N, Itoi E, Abe H, et al. Contact between the glenoid and the humeral head in abduction, external rotation, and horizontal extension: a new concept of glenoid track. *J Shoulder Elb Surg* 2007; 16: 649-656.

Yang HP, Ji YL, Sung HM, et al. MR arthrography of the labral capsular ligamentous complex in the shoulder: imaging variations and pitfalls. *Am J Roentgenol* 2000; 175: 667-672.

Younan Y, Wong PH, Karas S, et al. The glenoid track: a review of the clinical relevance, method of calculation and current evidence behind this method. *Skeletal Radiol* 2017; 46: 1625-1634.

Yu JS, Ashman CJ, Jones G. The POLPSA lesion: MR imaging findings with arthroscopic correlation in patients with posterior instability. *Skeletal Radiol* 2002; 31: 396-399.

Zlatkin MB, Dalinka MK. The glenohumeral joint. *Top Magn Reson Imaging* 1989; 1 (3): 1-13.

Zumstein MA, Schiessl P, Ambuehl B, et al. New quantitative radiographic parameters for vertical and horizontal instability in acromioclavicular joint dislocations. *Knee Surg Sports Traumatol Arthroscopy* 2018; 26: 125-135.

6

Membro Superior II: Cotovelo

Lesões traumáticas do cotovelo

As lesões traumáticas do cotovelo são comuns em todas as faixas etárias, mas são especialmente frequentes na infância, porque crianças que estão aprendendo a andar comumente sofrem lesões nessa articulação. Brincadeiras e atividades esportivas na infância e nos primeiros anos da adolescência também são ocasiões frequentes de acidente. Embora a história e o exame clínico geralmente sejam suficientes para chegar ao diagnóstico correto, as radiografias são indispensáveis para definir o tipo de fratura ou luxação, a direção da linha de fratura e a posição dos fragmentos, e também para avaliar lesões coexistentes de partes moles.

Considerações anatomorradiológicas

O cotovelo é uma articulação sinovial mista, que inclui as articulações umeroulnar (ulnotroclear), umerorradial (radiocapitular) e radioulnar proximal (Figura 6.1), e funciona como articulação de dobradiça com ângulo de aproximadamente 150° entre as posições de flexão e extensão completa. Movimentos de flexão e extensão do cotovelo ocorrem nas articulações umeroulnar e umerorradial. Os músculos bíceps, braquiorradial e braquial são os flexores principais do cotovelo, enquanto tríceps é o extensor principal da articulação do cotovelo (Figura 6.2). Movimentos de rotação ocorrem quando a cabeça do rádio, mantida firmemente pelo ligamento anular da ulna, gira na incisura radial da ulna. As articulações radioulnares proximal e distal permitem 90° de pronação e supinação do antebraço. A estabilidade da articulação do cotovelo é assegurada pelo grupo de ligamentos colaterais ulnares (LCUs) em posição medial e ligamentos colaterais radiais (LCRs) em posição lateral (Figura 6.3). Ligamento colateral ulnar (LCU) consiste em três feixes: anterior, que se estende da parte anteroinferior do epicôndilo medial até a borda medial do processo coronoide; posterior, que se estende da parte posteroinferior do epicôndilo medial até a borda medial do olécrano; e transversal, que se estende sobre a incisura existente entre o processo coronoide e o olécrano. O LCR é mais fino do que o LCU e tem sua inserção no ligamento anular que, por sua vez, circunda a cabeça do rádio e está fixado às bordas anterior e posterior da incisura radial da ulna. Uma cápsula fibrosa profunda situada dentro das estruturas ligamentares circunda a articulação do cotovelo. A cápsula articular anterior e a sinóvia têm suas inserções proximais nas fossas coronoide e radial da parte anterior do úmero.

A cápsula articular posterior tem sua inserção no úmero, em posição ligeiramente proximal à fossa olecraniana.

Quando há suspeita de lesão traumática do cotovelo, radiografias são obtidas rotineiramente nas incidências anteroposterior e perfil, algumas vezes complementadas por incidências oblíquas interna e externa.

Em geral, a incidência *anteroposterior* é suficiente para demonstrar lesões dos epicôndilos medial e lateral, fossa do olécrano, capítulo, tróclea e cabeça do rádio (Figura 6.4). Essa incidência também demonstra uma relação anatômica importante entre o antebraço e o eixo central do braço, conhecida como ângulo de carregar (*carrying angle*) (Figura 6.5). Normalmente, o eixo longitudinal do braço forma um ângulo em valgo de 15° com o eixo longitudinal do braço; desse modo, o antebraço fica ligeiramente angulado lateralmente, isto é, afastado do eixo central do corpo.

Na incidência anteroposterior das crianças, é essencial reconhecer os quatro centros de ossificação secundários do úmero distal, que estão localizados no capítulo, nos epicôndilos medial e lateral e na tróclea. A ordem habitual com que esses centros aparecem e a idade com que se tornam radiograficamente perceptíveis são fatores importantes na avaliação das lesões traumáticas do cotovelo (Figura 6.6). O desvio de qualquer um desses centros serve como indício diagnóstico do tipo de fratura ou luxação. Por exemplo, epicôndilo medial sempre ossifica antes da tróclea. Quando o exame radiográfico de uma criança de 4 a 8 anos demonstra estrutura óssea na região da tróclea (*i. e.*, antes de esse centro de ossificação aparecer) e não mostra qualquer evidência do centro de ossificação do epicôndilo medial, deve-se supor que o centro de ossificação do epicôndilo medial sofreu avulsão e desvio para dentro da articulação (Figura 6.7). Alguns radiologistas preferem recorrer à regra mnemônica "CRITOE 1-3-5.79-11" para determinar a sequência e a idade de aparecimento dos seis centros de ossificação situados ao redor do cotovelo: capítulo, cabeça do rádio, epicôndilo interno (medial), tróclea, olécrano e epicôndilo externo (lateral) (Figuras 6.8 e 6.9).

A incidência de *perfil* do cotovelo possibilita avaliação adequada do processo olecraniano, da superfície anterior da cabeça do rádio e da articulação umerorradial. Contudo, essa incidência é limitada quanto às informações que pode fornecer, principalmente no que se refere à metade posterior da cabeça do rádio e processo coronoide, em razão da superposição das estruturas ósseas (Figura 6.10). Como ocorre na incidência anteroposterior, a incidência de perfil das crianças demonstra configurações e relações significativas que, se estiverem distorcidas, indicam anormalidades. O úmero distal das

Capítulo 6   Membro Superior II: Cotovelo   213

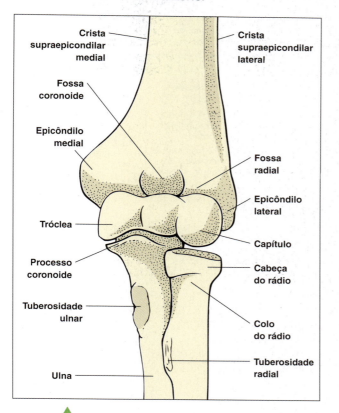
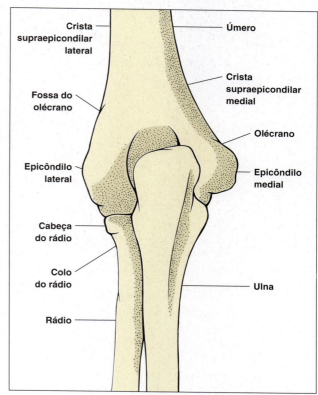

▲ **Figura 6.1 Estruturas ósseas do cotovelo.** Projeções anterior e posterior do úmero distal e rádio e ulna proximais.

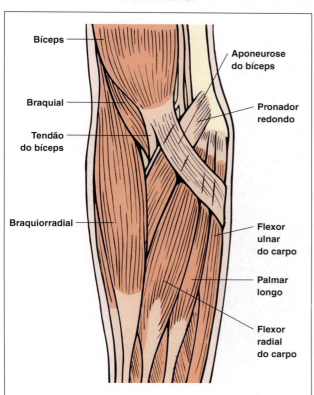
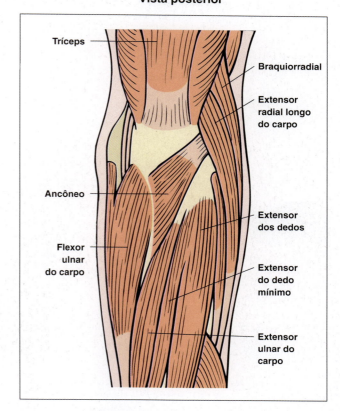

▲ **Figura 6.2 Músculos do cotovelo.** Projeções anterior e posterior dos músculos da articulação do cotovelo.

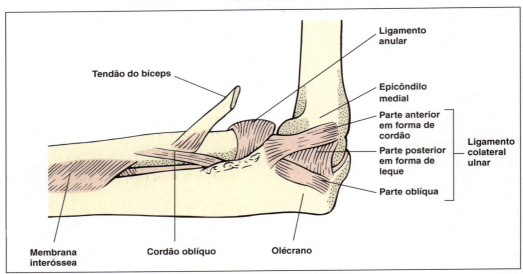

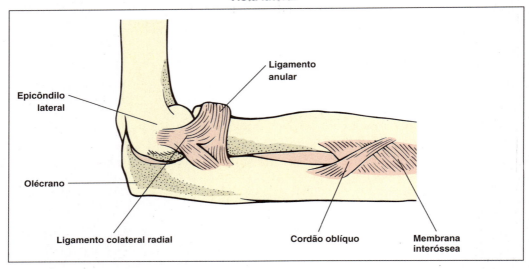

▲
Figura 6.3 Ligamentos do cotovelo. Projeções lateral e medial dos ligamentos do cotovelo.

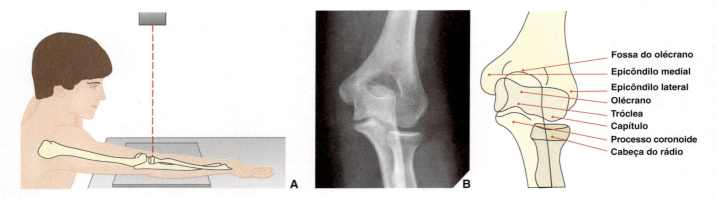

▲
Figura 6.4 Incidência anteroposterior. A. Para obter a incidência anteroposterior do cotovelo, o antebraço deve ser colocado em posição supina (palma voltada para cima) na mesa de radiografia com a articulação do cotovelo totalmente estendida e os dedos ligeiramente flexionados. O feixe central (*linha vermelha tracejada*) deve ser dirigido perpendicularmente para a articulação do cotovelo. **B.** A radiografia obtida nessa posição demonstra epicôndilos lateral e medial, fossa do olécrano, capítulo e cabeça do rádio. O processo coronoide aparece à frente, enquanto o olécrano fica sobreposto à tróclea.

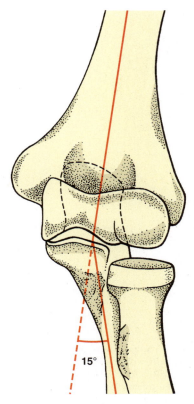

Figura 6.5 Ângulo de carregar. O ângulo formado pelos eixos longitudinais do úmero distal e da ulna proximal constitui o ângulo de carregar do antebraço. Normalmente, há um ângulo em valgo de 15°.

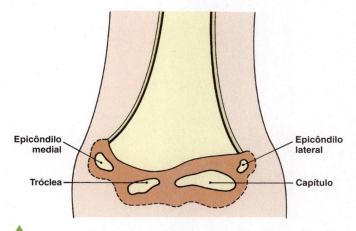

Figura 6.6 Centros de ossificação do úmero distal. Os centros de ossificação secundária do úmero distal geralmente aparecem na seguinte sequência: capítulo com 1 a 2 anos, epicôndilo medial com 4 a 5 anos, tróclea com 7 a 8 anos e epicôndilo lateral com 10 a 11 anos.

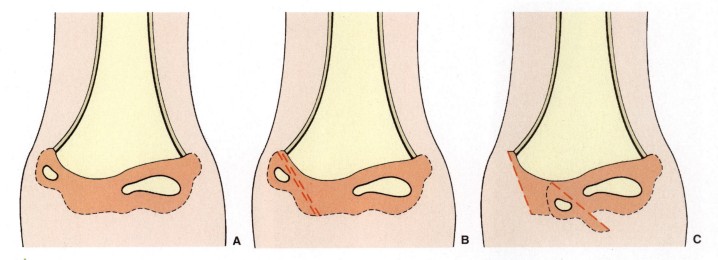

Figura 6.7 Fratura do epicôndilo medial. A e **B.** O desvio do centro de ossificação do epicôndilo medial em consequência de uma fratura pode criar um aspecto semelhante ao do centro de ossificação da tróclea (**C**). As áreas de cor laranja representam cartilagem não ossificada, que não aparecem nas radiografias.

crianças tem aspecto angulado semelhante a um taco de hóquei, cujo ângulo normalmente mede cerca de 140°. A perda dessa configuração ocorre nos casos de fratura supraepicondilar (Figura 6.11). Além disso, Rogers enfatizou a importância da posição do capítulo em sua relação com o úmero distal e o rádio proximal. Esse autor demonstrou que uma linha traçada ao longo do eixo longitudinal do rádio proximal passa pelo centro do capítulo e que outra linha traçada ao longo do córtex anterior do úmero distal e estendida inferiormente sobre a articulação intercepta o terço médio do capítulo (Figura 6.12). Alterações dessa relação são indícios importantes da existência de fratura ou luxação. Por fim, independentemente da idade do paciente, o deslocamento das posições normais das bolsas adiposas do cotovelo também é um indício diagnóstico útil quanto à existência de fratura. Normalmente, a bolsa adiposa posterior, que se localiza profundamente na fossa do olécrano, não é visível na incidência de perfil. Quando a bolsa adiposa posterior se torna aparente e a bolsa anterior parece estar desviada – sinal

216 Parte 2 Lesões Traumáticas

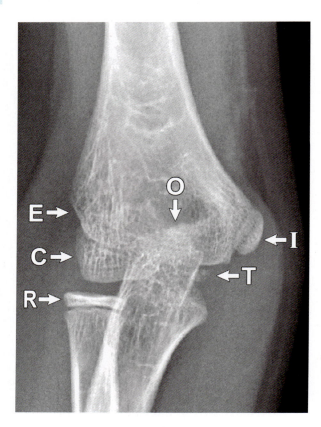

◀ **Figura 6.8 CRITOE – Sequência e idade de aparecimento dos centros de ossificação na articulação do cotovelo.**
C = capítulo (1 ano); R = rádio (3 anos); I = epicôndilo interno (medial) (5 anos); T = tróclea (7 anos); O = olécrano (9 anos); E = epicôndilo externo (lateral) (11 anos).

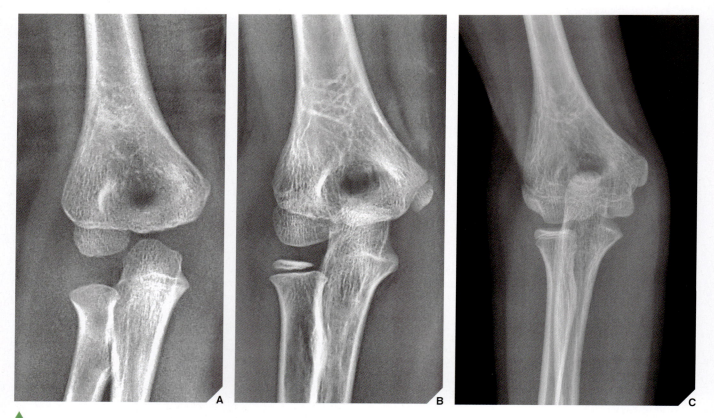

▲ **Figura 6.9 Radiografias anteroposteriores do cotovelo infantil. A.** Menino de 2 anos e meio. Apenas o centro de ossificação do capítulo estava presente. **B.** Menina de 6 anos e meio. Três centros de ossificação estavam presentes: capítulo, cabeça do rádio e epicôndilo medial (interno) do úmero. **C.** Menina de 12 anos e meio. Todos os seis centros de ossificação estavam formados.

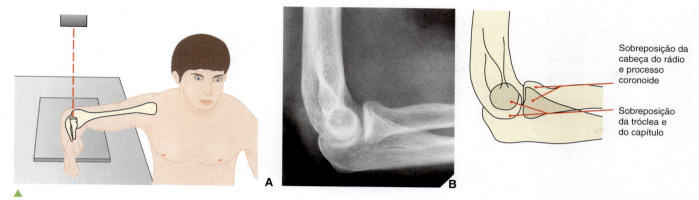

Figura 6.10 **Incidência de perfil. A.** Para se obter a incidência do cotovelo em perfil, o antebraço deve ser apoiado em sua superfície ulnar sobre o cassete do filme com a articulação flexionada a 90°, o dedo polegar apontado para cima e os dedos ligeiramente flexionados. O feixe central (*linha vermelha tracejada*) é dirigido verticalmente na direção da cabeça do rádio. **B.** Radiografia obtida nessa incidência demostra diáfise distal do úmero, crista supraepicondilar, processo olecraniano e superfície anterior da cabeça do rádio. A superfície articular e a parte posterior da cabeça do rádio não são bem demonstradas nessa incidência em razão da superposição do processo coronoide. O capítulo também fica obscurecido pela tróclea sobreposta.

da bolsa adiposa positivo (Figura 6.13; ver também Figuras 6.25 B e 6.31 A) –, o radiologista deve buscar a linha de fratura.

Incidência de cabeça do radiocapítulo é uma variação da incidência de perfil, que foi introduzida por Greenspan em 1982. Como essa incidência supera a limitação principal da incidência clássica de perfil, projetando a cabeça do rádio em direção ventral e evitando a superposição do processo coronoide, essa técnica é especialmente eficaz. Além da cabeça do rádio, essa incidência demonstra claramente estruturas como capítulo, processo coronoide, articulações umerorradial e umeroulnar (Figura 6.14) e fraturas sutis dessas estruturas, que podem ficar obscurecidas nas outras incidências (ver Figuras 6.27, 6.28 e 6.36).

Outras modalidades radiológicas também podem ser necessárias para a avaliação adequada de lesões do cotovelo. A artrografia com contraste simples ou, preferencialmente, com contraste duplo combinada (no passado) com tomografia (*artrotomografia*) e atualmente com tomografia computadorizada (*artrotomografia computadorizada*, artro-TC) mostrou-se eficaz para demonstrar fraturas condrais sutis, osteocondrite dissecante, anormalidades sinoviais e capsulares e fragmentos osteocondrais livres na articulação. Em geral, as indicações de artrografia do cotovelo são demonstrar presença, tamanho e quantidade de fragmentos osteocondrais intra-articulares; definir se calcificações ao redor da articulação do cotovelo são intra-articulares ou extra-articulares; avaliar cartilagem articular; avaliar cistos justarticulares quando se comunicam com a articulação; avaliar volume articular; e examinar várias anormalidades sinoviais e capsulares. Artrografia com contraste simples é preferível para avaliar anormalidades sinoviais e fragmentos osteocondrais intra-articulares, porque o contraste duplo pode formar bolhas de ar dentro da articulação. Entretanto, artrografia com contraste duplo fornece informações mais detalhadas; em especial, a superfície articular e o revestimento sinovial são mais bem delineados, e pequenos detalhes podem ser demonstrados mais claramente (Figura 6.15). No passado, no mesmo procedimento de artrografia do cotovelo, realizava-se tomografia convencional no exame conhecido como *artrotomografia*; contudo, hoje em dia esta última modalidade de exame foi substituída por TC (*artrotomografia computadorizada*, ou artro-TC) (Figura 6.16).

Em alguns casos, imagens axiais de TC do cotovelo estendido são úteis para demonstrar lesões traumáticas. Entretanto, essas imagens são difíceis de conseguir no paciente traumatizado e, exceto quando é necessário demonstrar a articulação radioulnar proximal e a articulação ulnotroclear, elas não são realizadas. Em alguns pacientes, imagens axiais podem demonstrar fraturas osteocondrais da cabeça do rádio e avaliar a integridade da articulação radioulnar proximal. Entretanto, Franklin e colaboradores demonstraram que imagens axiais de TC do cotovelo flexionado (também conhecidas como *cortes coronais*) oferecem o plano ideal para avaliar fossa do olécrano e espaço entre tróclea e processo olecraniano situado posteriormente, além de demonstrar rádio, capítulo tróclea e processo coronoide localizados anteriormente. Imagens axiais do cotovelo flexionado também permitem demonstrar mais claramente o rádio proximal no seu eixo longitudinal.

A ressonância magnética (RM) demonstra claramente anormalidades traumáticas da articulação do cotovelo e dos tecidos moles circundantes. Imagens nos planos axial, sagital e coronal são usadas rotineiramente para examinar o cotovelo. Imagens coronais demonstraram claramente a tróclea, o capítulo e a cabeça do rádio, assim como vários tendões, ligamentos e músculos ao redor do cotovelo (Figura 6.17 A). Nas imagens sagitais, articulações ulnotroclear e radiocapitelar aparecem claramente, e os grupos musculares do bíceps, tríceps e braquial também são demonstrados com detalhes no seu eixo longitudinal. Tendão do bíceps e músculos ancôneos também são examinados adequadamente (Figura 6.17 B e C). O plano axial é ideal para demonstrar as relações anatômicas da articulação radioulnar proximal e cabeça do rádio. Vários tendões, músculos, ligamento anular e feixes neurovasculares também são demonstrados com detalhes (Figura 6.17 D e E).

Em alguns casos, a artro-RM é realizada principalmente para avaliar anormalidades sinoviais e integridade da cápsula articular e ligamentos. Além disso, fragmentos intra-articulares livres sutis podem ser detectados por essa técnica, e também é possível avaliar estabilidade de fratura osteocondral ou osteocondrite dissecante do capítulo. Semelhante à artro-RM do ombro, uma solução de gadolínio misturado com soro fisiológico, contraste iodado e lidocaína é preparada de forma a obter volume total de 10 mℓ, que são injetados dentro da articulação do cotovelo. É preferível usar abordagem lateral idêntica à técnica de artrografia convencional do cotovelo (ver Figura 6.15). Imagens coronais, sagitais e axiais são obtidas nas sequências *spin-echo* com supressão de gordura (Figura 6.18). Durante o exame de RM do cotovelo, é recomendável seguir uma lista de verificação (*checklist*) como a que está ilustrada na Tabela 6.1.

As Tabelas 6.2 e 6.3 apresentam um resumo do que foi descrito até aqui.

218 Parte 2 Lesões Traumáticas

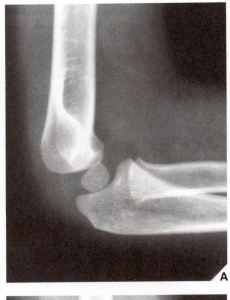
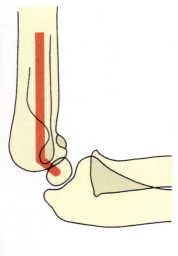
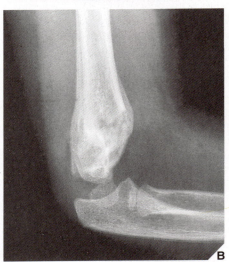
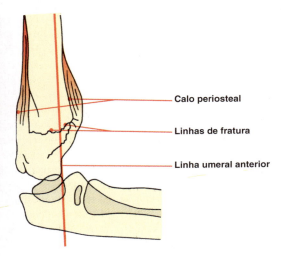
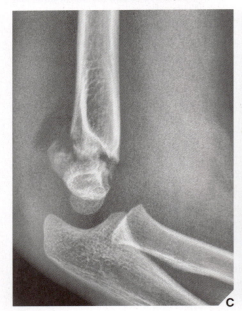
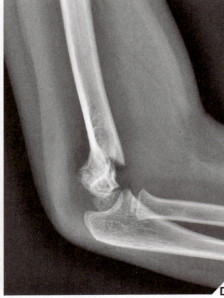
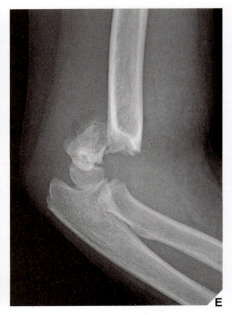

◀ **Figura 6.11 Fratura supraepicondilar. A.** Essa radiografia de perfil do cotovelo de uma criança de 3 anos mostrou aspecto normal em taco de hóquei do úmero distal. **B.** A perda dessa configuração, como demonstrado nessa radiografia de uma menina de 3 anos e meio que sofreu traumatismo do cotovelo 4 semanas antes do exame e (**C**) de um menino de 4 anos com fratura supraepicondilar aguda, serve como indício importante para diagnosticar fraturas supraepicondilares do úmero distal. Observe também que a linha umeral anterior incidia à frente do capítulo, indicando uma lesão por extensão (ver Figura 6.12). Fraturas supraepicondilares mais evidentes foram detectadas nessa menina de 6 anos e meio (**D**) e em outra menina de 11 anos (**E**).

Calo periosteal
Linhas de fratura
Linha umeral anterior

Capítulo 6 Membro Superior II: Cotovelo

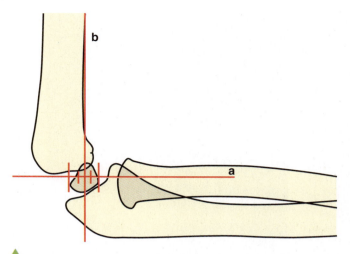

▲
Figura 6.12 Marcas anatômicas da articulação do cotovelo. Nas crianças, a posição normal do capítulo em sua relação com úmero distal e rádio proximal é determinada pelas partes do capítulo interceptadas por duas linhas: a linha (*a*) coincide com o eixo longitudinal do rádio proximal e passa pelo centro do capítulo, enquanto a linha (*b*) é paralela ao córtex anterior do úmero distal e intercepta o terço médio do capítulo. A perda dessa relação indica possibilidade de alguma anormalidade (ver Figuras 6.11 B e C e 6.25 B).

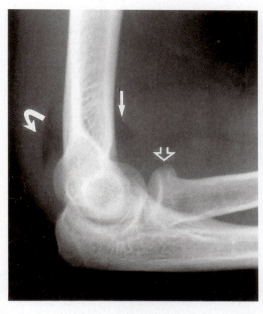

▲
Figura 6.13 Sinal da bolsa adiposa. Essa radiografia de perfil do cotovelo demonstrou sinal positivo das bolsas adiposas anterior (*seta*) e posterior (*seta curva*). A *seta aberta* indica fratura sutil da cabeça do rádio.

Figura 6.14 Incidência de cabeça do radiocapítulo. A. Para obter a incidência de cabeça do radiocapítulo do cotovelo, o paciente deve ficar sentado ao lado da mesa de radiografia com o antebraço apoiado sobre o lado ulnar, o cotovelo flexionado a 90° e o dedo polegar apontado para cima. O feixe central (*linha vermelha tracejada*) é dirigido para a cabeça do rádio em ângulo de 45° com o antebraço. **B.** A radiografia obtida nessa incidência demonstrou que a cabeça do rádio se projetava em direção ventral sem se sobrepor ao processo coronoide, que também apareceu claramente. Essa incidência também é eficaz para avaliar o capítulo e as articulações umerorradial e umeroulnar. **C.** Mesma incidência do cotovelo esqueleticamente imaturo.

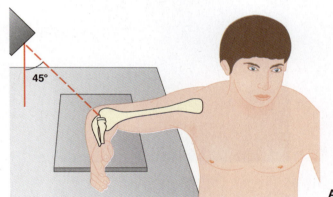

A

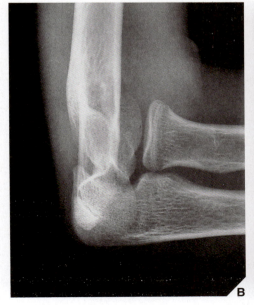

B

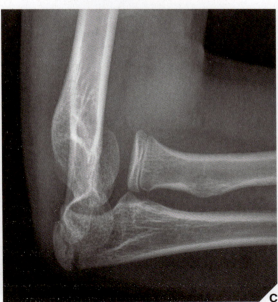

C

220 Parte 2 Lesões Traumáticas

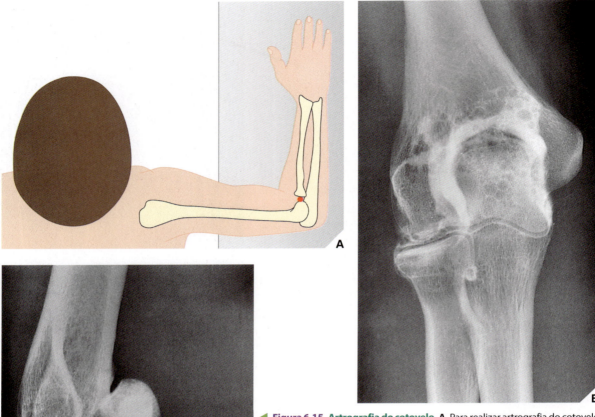

◀ **Figura 6.15 Artrografia do cotovelo. A.** Para realizar artrografia do cotovelo, o antebraço do paciente deve ser colocado em pronação sobre a mesa de radiografia com a articulação flexionada a 90° e os dedos espalmados completamente sobre a mesa. A articulação é acessada pela superfície lateral entre cabeça do rádio e o capítulo e, com controle radioscópico, o radiologista injeta 2 mℓ do contraste positivo (diatrizoato de meglumina a 60%) e 8 a 10 mℓ de ar ambiente dentro da articulação radiocapitelar. (O *ponto vermelho* assinala o local de penetração da agulha.). Radiografias convencionais ou tomografias podem então ser obtidas nas incidências padronizadas. **B** e **C.** Com base na artrografia do cotovelo, pode-se diferenciar os recessos anterior, posterior e anular da cápsula articular. Cartilagens articulares da cabeça do rádio e do capítulo também são demonstradas claramente.

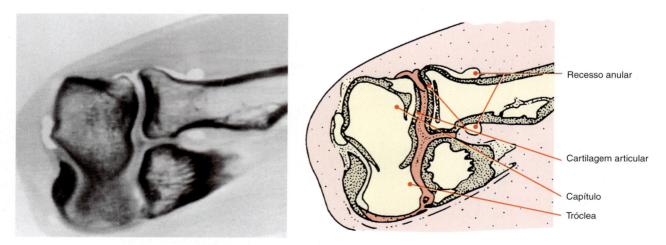

▲ **Figura 6.16 Artrotomografia computadorizada (artro-TC) da articulação do cotovelo.** Essa imagem coronal de TC obtida depois de uma artrografia do cotovelo demonstrou claramente o recesso anular e delineou a extensão lateral da cápsula articular. A cartilagem articular também foi demonstrada claramente.

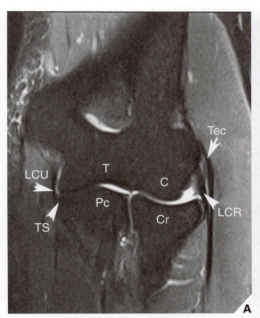
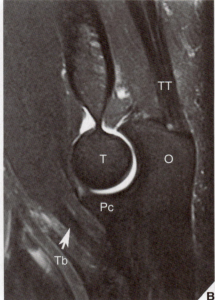
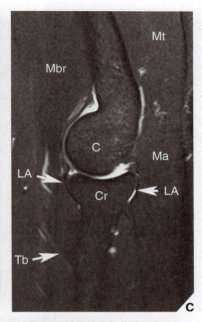
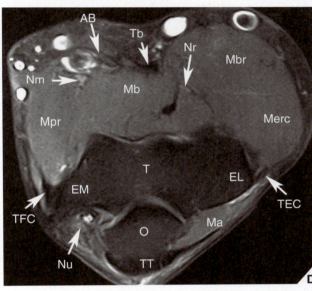
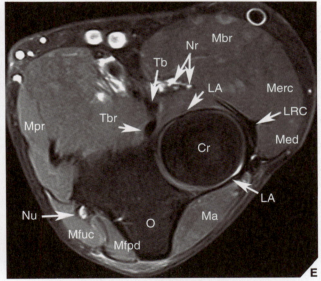

Figura 6.17 Anatomia normal nas imagens de RM da articulação do cotovelo. A a C. Imagens de artrorressonância magnética (artro-RM) ponderadas em T1 com saturação de gordura. No plano coronal (**A**), observe as relações anatômicas entre as estruturas ósseas, musculares e tendinosas. Nos cortes sagitais – o primeiro no nível da tróclea (**B**) e o segundo no nível do capítulo (**C**) – estruturas musculares (músculo braquial, músculo ancôneo), tendões (tendão do tríceps, tendão do bíceps) e ossos (úmero distal, processo olecraniano e cabeça do rádio) são demonstrados claramente. **D a F.** Imagens axiais de RM ponderada em densidade de prótons com saturação de gordura de outro paciente, obtidas no nível do úmero distal (**D**), cabeça do rádio (**E**) e tuberosidade radial (**F**). LCU = ligamento colateral ulnar; T = tróclea do úmero; C = capítulo; Tec = tendão do extensor comum; TS = tubérculo sublime; Pc = processo coronoide; Cr = cabeça do rádio; LCR = ligamento colateral radial; Tb = tendão do bíceps; TT = tendão do tríceps; O = olécrano; Mbr = músculo braquiorradial; Mt = músculo tríceps; LA = ligamento anular; Ma = músculo ancôneo; AB = aponeurose bicipital; Nr = nervo radial (*setas duplas* em **E** e **F** assinalam ramos superficial e profundo do nervo radial); Nm = nervo mediano; Mb = músculo braquial; Mpr = músculo pronador redondo; Merc = músculo extensor radial do carpo; TFC = tendão flexor comum; EM = epicôndilo medial; EL = epicôndilo lateral; Nu = nervo ulnar; Tb = tendão braquial; Med = músculos extensores dos dedos; Mfuc = músculo flexor ulnar do capo; Mfpd = músculo flexor profundo dos dedos; Ms = músculo supinador; R = rádio; U = ulna.

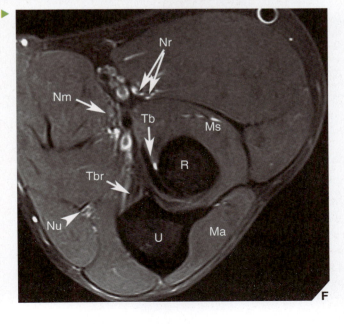

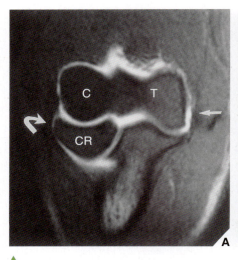 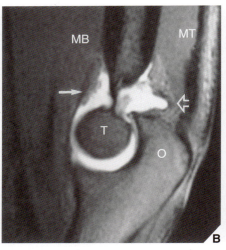 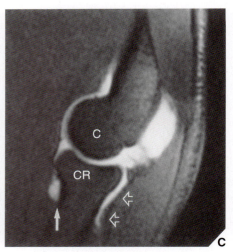

Figura 6.18 Imagens de artro-RM do cotovelo. A. Essa imagem coronal de RM ponderada em T1 com supressão de gordura demonstrou a faixa anterior do LCU (*seta*) e o LCR (*seta curva*). A articulação foi demarcada pelo contraste brilhante. C = capítulo; T = tróclea; CR = cabeça do rádio. **B.** Essa imagem sagital de RM ponderada em T1 com supressão de gordura foi obtida no nível da parte medial da articulação do cotovelo e mostrou os recessos anterior (*seta*) e posterior (*seta aberta*). T = tróclea; O = olécrano; MB = músculo braquial; MT = músculo tríceps. **C.** Essa imagem sagital de RM ponderada em T1 com supressão de gordura foi obtida no nível da parte lateral da articulação do cotovelo e mostrou a inserção da cápsula articular no rádio proximal (*seta*) e sua extensão posterior (*setas abertas*). C = capítulo; CR = cabeça do rádio.

Tabela 6.1 Lista de verificação (*checklist*) dos exames de ressonância magnética e artrorressonância magnética do cotovelo.

Estruturas ósseas	**Músculos e seus tendões (*continuação*)**
Epicôndilo medial do úmero (c, s, a)	Extensor ulnar do carpo (c, a)
Epicôndilo lateral do úmero (c, s, a)	Extensor dos dedos (c, a)
Tróclea (c, s)	Flexor ulnar do carpo (c, a)
Capítulo (c, s)	Flexor radial do carpo (c, a)
Cabeça do rádio (c, s)	Flexores dos dedos – superficial e profundo (c, a)
Colo do rádio (c, s)	Pronador redondo (c, a)
Processo coronoide (s)	Supinador (c, a)
Olécrano (s)	Tendão extensor-supinador reunidos (c, a)
Estruturas cartilaginosas	Palmar longo (a)
Cartilagem articular (c, s, a)	**Ligamentos**
Articulações	Colaterais ulnares (mediais) – anterior, posterior e transversal (c)
Radiocapitelar (c, s)	Colaterais radiais (laterais) – inclusive anular (a, c)
Ulnotroclear (c, s)	**Bolsas articulares**
Radioulnar proximal (c, s, a)	Bicipitorradial (a)
Músculos e seus tendões	Interóssea (a)
Bíceps (s, a)	**Outras estruturas**
Tríceps (s, a)	Nervo ulnar (a)
Ancôneo (s, a)	Nervo mediano (a)
Braquiorradial (c, s, a)	Nervo radial (a)
Extensores radiais do carpo – curto e longo (c, a)	

Os melhores planos para demonstrar as estruturas citadas estão entre parênteses: c, coronal; s, sagital; a, axial.

Lesões do cotovelo

Fraturas em torno do cotovelo

Fraturas do úmero distal

Como a nomenclatura utilizada nos diversos livros de anatomia e cirurgia para descrever várias estruturas do úmero distal não é padronizada, há discordância quanto à classificação das fraturas desse segmento específico. De forma a tornar sua descrição mais clara, a Figura 6.19 ilustra uma divisão anatômica simplificada do úmero distal. A importância de diferenciar as partes articular e extra-articular do úmero distal está em sua pertinência para diagnóstico, tratamento e prognóstico. Por exemplo, como foi sugerido por Rockwood e Green, fraturas que afetam apenas a parte articular do úmero distal geralmente causam perda de mobilidade, mas não perda de estabilidade, enquanto fraturas de todo o côndilo – isto é, partes articular e extra-articular – geralmente causam limitação da mobilidade e instabilidade.

Com base na estrutura envolvida, fraturas do úmero distal podem ser classificadas em supraepicondilares, transcondilares e intercondilares, bem como fraturas dos epicôndilos medial e

Tabela 6.2 Incidências radiográficas convencionais e especiais para avaliar lesões do cotovelo.

Incidência	Demonstração
Anteroposterior	Fraturas supraepicondilares, transcondilares e intercondilares do úmero distal Fraturas de: 　Epicôndilos medial e lateral 　Superfície lateral do capítulo 　Superfície medial da tróclea 　Superfície lateral da cabeça do rádio Deformidades em valgo e varo Centros de ossificação secundária do úmero distal
Perfil	Fratura supraepicondilar do úmero distal Fraturas de: 　Superfície anterior da cabeça do rádio 　Processo olecraniano Luxações complexas da articulação do cotovelo Luxação da cabeça do rádio Sinal da bolsa adiposa
Oblíqua externa	Fraturas de: 　Epicôndilo lateral 　Cabeça do rádio
Oblíqua interna	Fraturas de: 　Epicôndilo medial 　Processo coronoide
Cabeça do radiocapítulo	Fraturas de: 　Cabeça do rádio 　Capítulo Processo coronoide Anormalidades das articulações umerorradial e umeroulnar

Tabela 6.3 Técnicas radiológicas complementares para avaliar lesões do cotovelo.

Técnica	Demonstração
Tomografia (atualmente substituída pela TC)	Fraturas complexas em torno da articulação do cotovelo, principalmente para avaliar a posição dos fragmentos de fraturas cominutivas Processo de consolidação: 　Não união 　Infecção secundária
Artrografia (contraste simples ou duplo)	Anormalidades sutis da cápsula articular Rupturas capsulares Anormalidades sinoviais Fraturas condrais e osteocondrais Osteocondrite dissecante Fragmentos osteocondrais intra-articulares
TC (simples ou combinada com artrografia com contraste duplo)	As mesmas anormalidades demonstradas pela artrografia
RM e artro-RM	Anormalidades dos ligamentos,[a] tendões, músculos e nervos, inclusive neuropatias por compressão e encarceramento Rupturas capsulares[a] Derrame articular Cistos sinoviais[a] Hematomas Anormalidades ósseas sutis (p. ex., contusão óssea) Osteocondrite dissecante[a] Fraturas epifisárias (das crianças)

[a]Essas anormalidades são demonstradas mais claramente por artrorressonância magnética (artro-RM). TC = tomografia computadorizada; RM = ressonância magnética.

lateral, capítulo e tróclea. A classificação de Müller é recomendada porque é prática e está baseada na diferenciação entre fraturas intra-articulares e extra-articulares (Figura 6.20). Em geral, essas lesões não trazem dificuldades diagnósticas quando ocorrem em adultos e são facilmente avaliadas nas incidências anteroposterior e perfil do cotovelo (Figuras 6.21 e 6.22). No passado, a tomografia simples geralmente era realizada para localizar fragmentos cominutivos. Hoje em dia, a TC é a modalidade preferencial com essa finalidade (Figura 6.23).

Nas crianças, pode ser difícil fazer esse diagnóstico em razão da presença dos centros de ossificação secundários e suas variações. No entanto, incidências anteroposterior e perfil geralmente são suficientes para demonstrar a lesão, embora algumas vezes seja mais difícil avaliar a linha de fratura na incidência anteroposterior do que na de perfil. Nas crianças de 3 a 10 anos, fraturas supraepicondilares são o tipo mais comum de fratura do cotovelo. Lesão em extensão causada por queda sobre a mão estendida, com cotovelo em hiperextensão, é demonstrada em 95% dos pacientes e, nos casos típicos, o fragmento distal está desviado posteriormente (Figura 6.24). Com o tipo de lesão de flexão, que é causado por queda com cotovelo flexionado e ocorre em 5% dos casos de fratura supraepicondilar, o fragmento distal está desviado para a frente e para cima (anterossuperior). A demonstração da fratura supraepicondilar na incidência de perfil geralmente é facilitada pela detecção de perda da configuração típica do úmero distal em taco de hóquei e desvio do capítulo

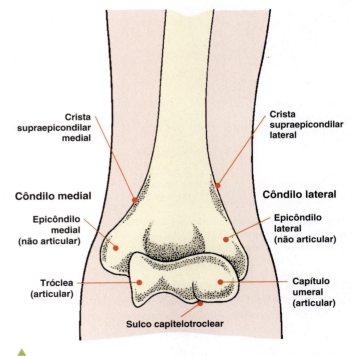

Figura 6.19 Estruturas anatômicas do úmero distal. Divisão anatômica simplificada das estruturas do úmero distal.

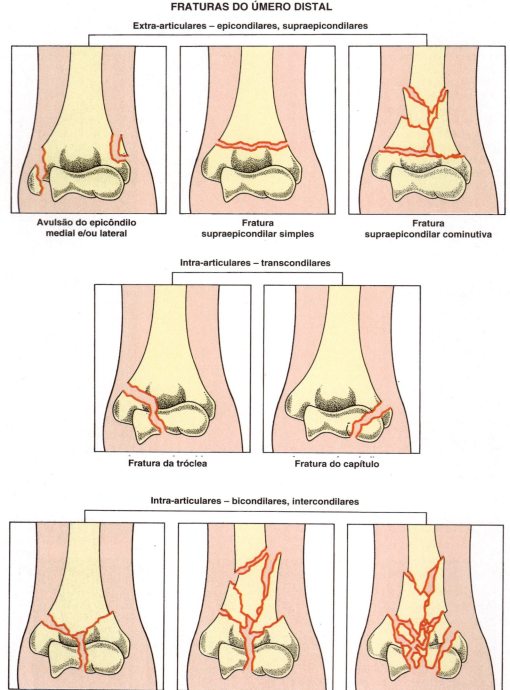

Figura 6.20 Fraturas do úmero distal. Classificação das fraturas do úmero distal com base na extensão extra-articular ou intra-articular. (Modificada com autorização da Springer: Müller ME, Allgower M, Schneider R, Willenegger H. *Manual of internal fixation, techniques recommended by the AO Group*, 2nd ed. Berlim, Alemanha: Springer-Verlag; 1979.)

em relação à linha do córtex anterior do úmero (ver Figuras 6.11 e 6.12). Sinal da bolsa adiposa sempre é positivo (Figura 6.25).

Independentemente da idade do paciente, nos casos de fratura do úmero é importante demonstrar e avaliar detalhadamente tipo de lesão, extensão da linha de fratura e grau de desvio, porque a abordagem terapêutica varia de acordo com esses fatores. Quando há dificuldade de interpretar o tipo de fratura e o grau de desvio, pode ser útil obter radiografias do cotovelo normal contralateral para comparação.

Complicações. Complicações mais graves de fraturas supraepicondilares são contratura isquêmica de Volkman (ver Figura 4.78) e falha de união. Esta última complicação resulta comumente em deformidade do cotovelo em varo, também conhecida como *cúbito varo*.

Capítulo 6 Membro Superior II: Cotovelo 225

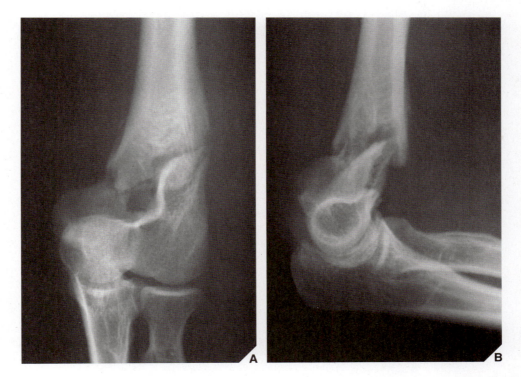

▲
Figura 6.21 Fratura supraepicondilar. Esse homem de 27 anos caiu de uma escada sobre seu braço esticado. Radiografias nas incidências anteroposterior (**A**) e perfil (**B**) demonstraram fratura supraepicondilar simples do úmero com desvio posterior do fragmento distal.

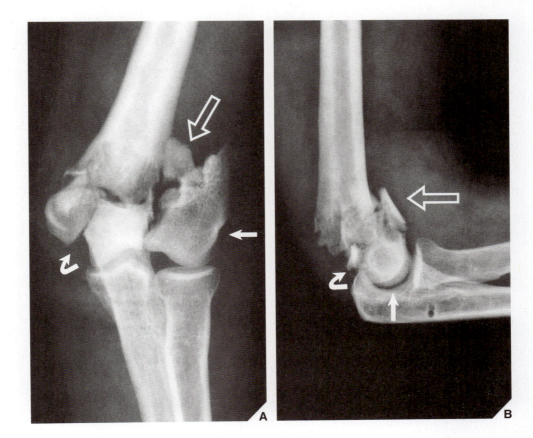

▲
Figura 6.22 Fratura do úmero distal. Esse homem de 25 anos teve fratura intra-articular complexa do úmero distal em um acidente de motocicleta. As radiografias nas incidências anteroposterior (**A**) e perfil (**B**) demonstraram claramente extensão das linhas de fraturas e posição dos diversos fragmentos. O capítulo estava separado, desviado lateralmente e subluxado (*seta*); a crista supraepicondilar lateral tinha sofrido avulsão e estava desviada em direção anterolateral (*seta aberta*); o epicôndilo medial estava rodado externamente e desviado em direção medial (*seta curva*).

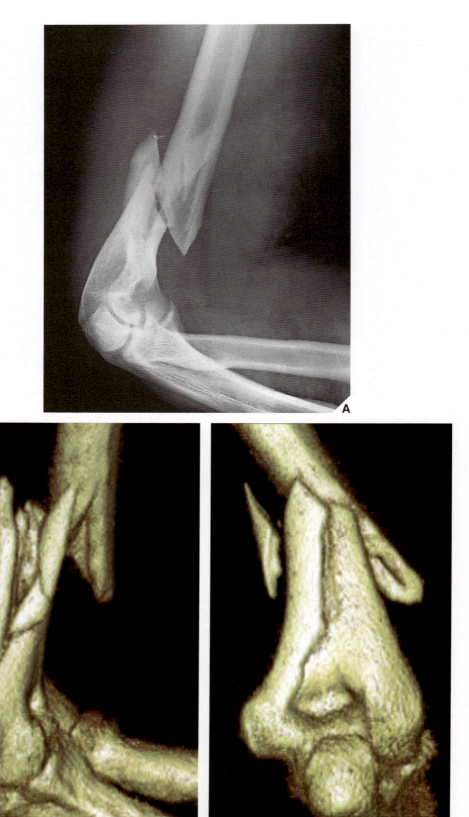

Figura 6.23 Imagens de TC tridimensional (3D) de fratura do úmero distal. A. Essa radiografia convencional demonstrou fratura supraepicondilar cominutiva do úmero. **B** e **C.** Imagens reconstruídas de TC 3D mostraram detalhes dessa lesão, inclusive desvio, angulação e orientação espacial dos diversos fragmentos.

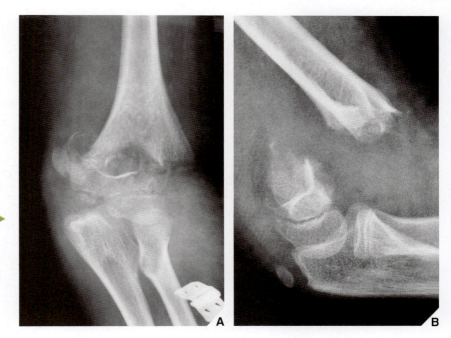

Figura 6.24 Fratura supraepicondilar com desvio. Esse menino de 9 anos caiu da bicicleta sobre a mão estendida. Radiografias do cotovelo nas incidências anteroposterior (**A**) e perfil (**B**) demonstraram fratura supraepicondilar do úmero distal com desvio do fragmento distal em direção posteromedial. Observe que havia ampliação do ângulo valgo do antebraço na incidência anteroposterior (ver também Figura 6.11 D e E).

Fratura da cabeça do rádio

Fratura de cabeça do rádio é uma lesão comum que, na maioria dos casos, resulta de queda sobre o braço esticado e, apenas raramente, golpes diretos aplicados na superfície lateral do cotovelo.

Manson classificou fraturas da cabeça do rádio em três tipos: tipo I, fraturas sem desvio; tipo II, fraturas marginais com desvio (inclusive impacção, depressão e angulação); e tipo III, fraturas cominutivas envolvendo toda a cabeça do rádio. Mais tarde, DeLee, Green e Wilkins sugeriram o acréscimo do tipo IV, ou seja, fraturas da cabeça do rádio com luxação do cotovelo (Figura 6.26). Todas essas fraturas podem ser demonstradas adequadamente nas radiografias anteroposterior e perfil do cotovelo. Entretanto, como fraturas sem desvio ou com desvio mínimo podem passar despercebidas nessas incidências, a incidência cabeça do radiocapítulo deve ser incluída no exame radiográfico de rotina para detectar lesões ocultas e avaliar o grau de desvio (Figuras 6.27 e 6.29). A definição da extensão exata da linha de fratura (*i. e.*, se é extra-articular ou intra-articular) e do grau de desvio é fundamental para decidir o tipo de tratamento a ser realizado. A TC desempenha papel importante nessa avaliação (Figura 6.30), embora a RM possa ajudar a confirmar a existência de fratura que não apareceu claramente nas radiografias convencionais (Figura 6.31). Fraturas sem desvio ou com desvio mínimo geralmente são tratadas por abordagem conservadora utilizando aparelhos gessados ou talas de imobilização, até que a consolidação permita mobilização ativa do cotovelo. Contudo, fratura com separação da superfície articular do rádio envolvendo de um terço a metade da cabeça radial e desvio maior que 3 a 4 mm geralmente indicam necessidade de redução aberta com fixação interna; isso é especialmente válido para pacientes mais jovens. Excisão da cabeça do rádio é o procedimento preferencial quando há fratura cominutiva com desvio da cabeça radial (Figura 6.32).

Fratura-luxação de Essex-Lopresti

Essa lesão complexa inclui fratura cominutiva de cabeça e colo do rádio com ou sem extensão distal da linha de fratura; ruptura da

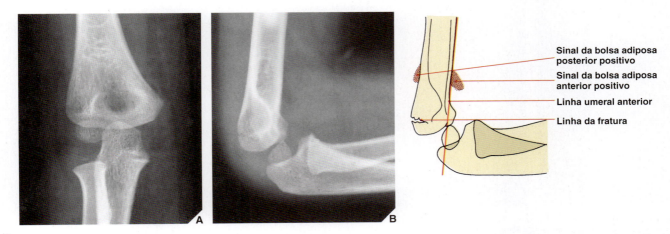

Figura 6.25 Fratura supraepicondilar sem desvio. Essa menina de 3 anos caiu na rua. Na radiografia anteroposterior (**A**), a linha de fratura era praticamente imperceptível, mas ficou mais evidente na incidência de perfil (**B**). O sinal da bolsa de gordura era positivo, e a bolsa adiposa anterior estava claramente desviada. Observe que a linha umeral anterior interceptava o terço posterior do capítulo, indicando angulação anterior suave do fragmento distal.

CLASSIFICAÇÃO DE MASON PARA FRATURAS DA CABEÇA DO RÁDIO

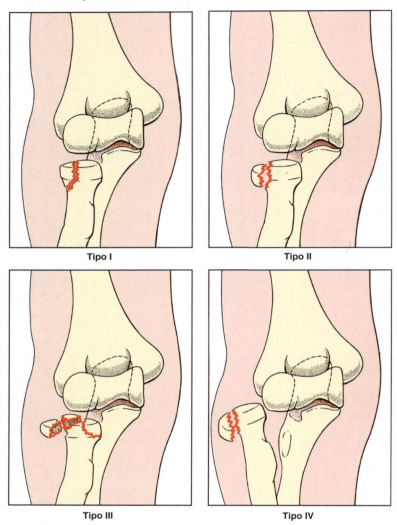

Figura 6.26 **Classificação de Mason para fraturas da cabeça do rádio.**

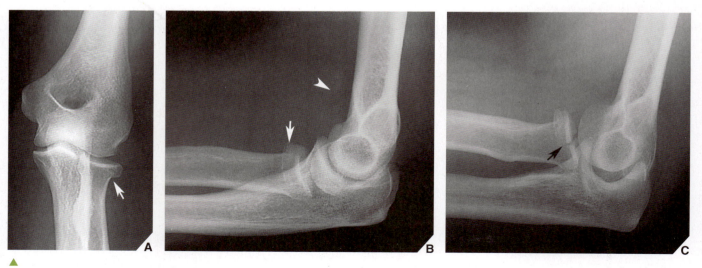

Figura 6.27 **Fratura da cabeça do rádio.** Radiografias do cotovelo nas incidências anteroposterior (**A**) e perfil (**B**) demonstraram uma aparente fratura sem desvio da cabeça do rádio (*setas*). Observe que havia elevação da bolsa adiposa anterior sugestiva de derrame articular (*ponta de seta*). Contudo, na incidência de cabeça do radiocapítulo (**C**), foi possível demonstrar claramente extensão intra-articular da linha de fratura e depressão do fragmento subcondral em 2 mm (*seta*). (Cortesia do Dr. Oleg Opsha, Brooklyn, Nova York.)

Figura 6.28 Fratura da cabeça do rádio.
A. Essa radiografia de cotovelo na incidência de perfil convencional demonstrou fratura da cabeça do rádio, mas a sobreposição de estruturas ósseas impediu uma avaliação precisa da extensão da linha de fratura e grau de desvio. **B.** A incidência da cabeça do radiocapítulo mostrou que havia fratura articular com desvio envolvendo o terço posterior da cabeça do rádio. (Reimpressa de Greenspan A, Norman A, Rosen H. Radial head-capitellum view in elbow trauma: clinical application and radiographic-anatomic correlation. *Am J Roentgenol* 1984;143:355-359. Copyright © 1984: American Roentgen Ray Society.)

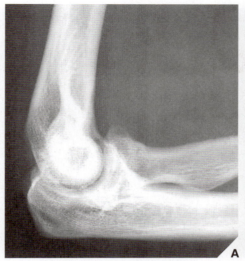
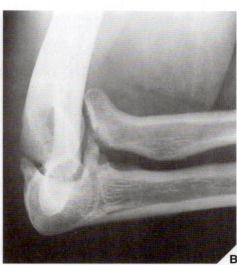

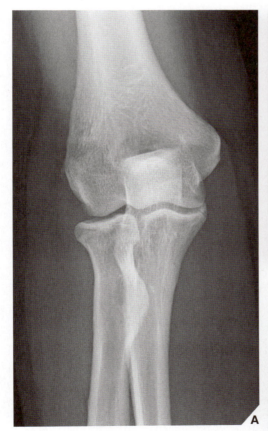
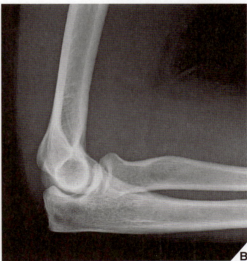
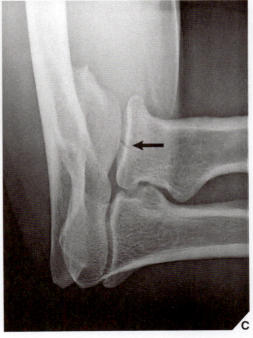

Figura 6.29 Fratura da cabeça do rádio. Radiografias do cotovelo direito de uma mulher de 31 anos nas incidências anteroposterior (**A**) e perfil (**B**) não demonstraram fraturas evidentes. **C.** A incidência da cabeça do radiocapítulo mostrou fratura sutil sem desvio da cabeça do rádio (*seta*).

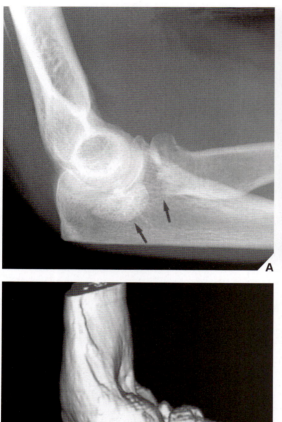
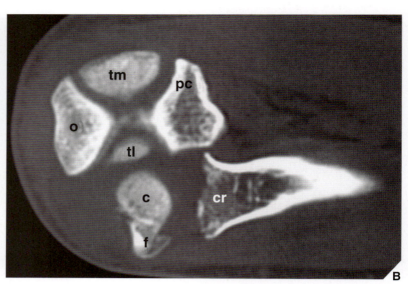
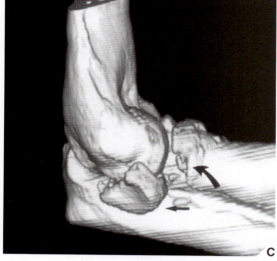

▲ **Figura 6.30 Imagens de TC e TC 3D de uma fratura de cabeça do rádio. A.** Essa radiografia do cotovelo na incidência de perfil convencional demonstrou fratura da cabeça do rádio com desvio (*setas*). **B.** Essa imagem coronal de TC mostrou desvio posterolateral do fragmento fraturado, embora sua orientação anatômica fosse um pouco duvidosa nessa incidência. o = olécrano; tm = tróclea medial; pc = processo coronoide; tl = tróclea lateral; c = capítulo; cr = cabeça do rádio; f = fragmento fraturado desviado. **C.** Essa imagem reconstruída de TC 3D (examinada a partir da superfície lateral) mostrou a orientação espacial da fratura. A *seta* assinala o fragmento desviado em direção posterolateral, enquanto a *seta curva* indica uma falha na cabeça do rádio.

membrana interóssea do antebraço; e luxação da articulação radioulnar distal (Figura 6.33). Essa lesão é instável em razão da perda bipolar do suporte radial dos dois lados (cotovelo e punho) e requer tratamento específico e individualizado. Na maioria dos casos, realiza-se fixação interfragmentar da fratura da cabeça do rádio ou, nos casos de fratura cominutiva grave, pode ser necessário usar prótese de cabeça radial de Silastic® ou metálica para manter comprimento e estabilidade. Lesão de Essex-Lopresti crônica com migração proximal irredutível do rádio pode exigir encurtamento ulnar para recuperar a variância ulnar neutra.

Fratura do processo coronoide

Embora raramente ocorra como lesão isolada (Figura 6.34), a fratura do processo coronoide está associada mais comumente à luxação posterior da articulação do cotovelo (Figura 6.35). Por essa razão, nos casos de traumatismo do cotovelo, é importante excluir a possibilidade de fratura do processo coronoide porque, se não for diagnosticada, pode resultar em falha de união com instabilidade e subluxação recidivante da articulação. Em geral, incidências anteroposterior e perfil não são suficientes para avaliar o processo coronoide, em razão da superposição das estruturas. A demonstração da lesão pode ser conseguida na incidência da cabeça do radiocapítulo (Figura 6.36) e, ocasionalmente, incidência oblíqua interna; contudo, a TC é a melhor técnica para demonstrar fraturas do processo coronoide (Figuras 6.37 e 6.38).

Fratura do olécrano

Fraturas do olécrano geralmente são causadas por queda direta sobre o cotovelo flexionado, e esse mecanismo frequentemente causa fratura cominutiva e desvio acentuado dos fragmentos ósseos. Um mecanismo indireto – como queda sobre o braço estendido – causa fratura oblíqua ou transversal com desvio mínimo. Em geral, a fratura é demonstrada claramente na incidência do cotovelo em perfil.

Algumas classificações foram elaboradas para avaliar fraturas do olécrano. Colton classificou essas lesões em fraturas com ou sem desvio, estas últimas subdivididas em fraturas com avulsão, fraturas oblíquas e transversais, fraturas cominutivas e fraturas-luxações.

Outra classificação prática foi desenvolvida por Horne e Tanzer, que classificaram essas fraturas com base em sua localização aparente nas radiografias de perfil (Figura 6.39). Fraturas do tipo I são subdivididas em dois grupos: (*A*) fraturas extra-articulares oblíquas da ponta do olécrano e (*B*) fraturas intra-articulares transversais, que começam no terço proximal da superfície articular da fossa olecraniana (Figura 6.40). Fraturas do tipo II são transversais ou

Capítulo 6   Membro Superior II: Cotovelo   **231**

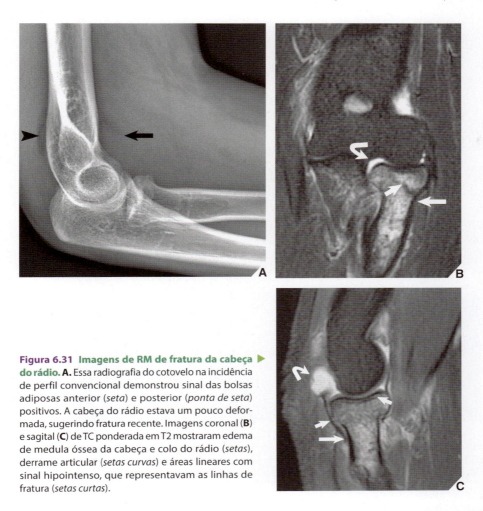

Figura 6.31 Imagens de RM de fratura da cabeça do rádio. A. Essa radiografia do cotovelo na incidência de perfil convencional demonstrou sinal das bolsas adiposas anterior (*seta*) e posterior (*ponta de seta*) positivos. A cabeça do rádio estava um pouco deformada, sugerindo fratura recente. Imagens coronal (**B**) e sagital (**C**) de TC ponderada em T2 mostraram edema de medula óssea da cabeça e colo do rádio (*setas*), derrame articular (*setas curvas*) e áreas lineares com sinal hipointenso, que representavam as linhas de fratura (*setas curtas*).

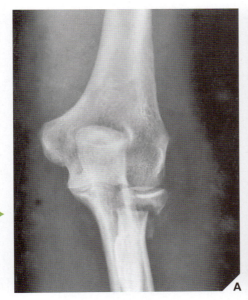
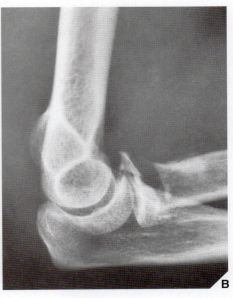

Figura 6.32 Fratura da cabeça do rádio. Radiografias do cotovelo nas incidências anteroposterior (**A**) e perfil (**B**) demonstraram fratura cominutiva com desvio acentuado da cabeça do rádio. Nesse caso, provavelmente seria necessário realizar excisão completa da cabeça do rádio.

oblíquas e começam no terço médio da superfície articular da fossa olecraniana. Essas fraturas também são subdivididas em dois grupos: (*A*) linha de fratura simples e (*B*) duas linhas de fratura, uma proximal (transversal ou oblíqua) e a segunda mais distal estendendo-se em direção posterior (Figuras 6.41 e 6.42). As fraturas do tipo III envolvem o terço distal da fossa olecraniana e podem ser transversais ou oblíquas (Figura 6.43). A maioria das fraturas de olécrano é do tipo II.

No que diz respeito ao tratamento, fraturas sem desvio geralmente são tratadas com medidas conservadoras, enquanto fraturas com desvio são tratadas mais comumente por redução aberta com fixação interna.

FRATURA-LUXAÇÃO DE ESSEX-LOPRESTI

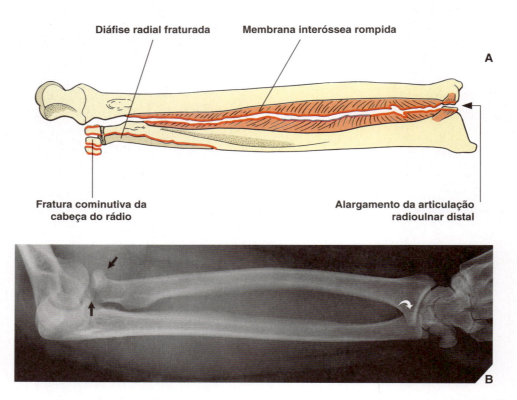

▲ **Figura 6.33 Fratura-luxação de Essex-Lopresti. A.** Os elementos fundamentais dessa lesão são fratura cominutiva de cabeça do rádio, ruptura da membrana interóssea e luxação da articulação radioulnar distal. **B.** Esse homem de 62 anos teve lesão do antebraço direito em um acidente de motocicleta. Observe que havia fratura cominutiva da cabeça do rádio (*setas*) e luxação da articulação radioulnar distal (*seta curva*).

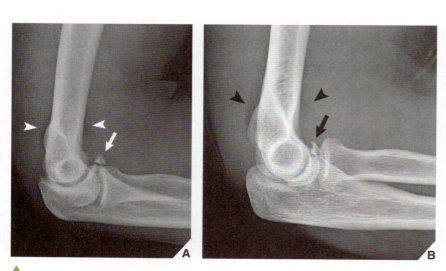

▲ **Figura 6.34 Fratura do processo coronoide. A** Essa radiografia do cotovelo em perfil demonstrou fratura da base do processo coronoide (*seta*). As *pontas de seta* assinalam sinais das bolsas adiposas anterior e posterior positivos. **B.** Essa radiografia do cotovelo em perfil de outro paciente mostrou fratura semelhante do processo coronoide (*seta*) e derrame articular (*pontas de seta*).

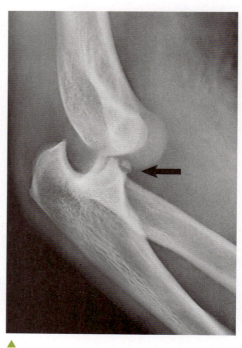

▲ **Figura 6.35 Fratura do processo coronoide.** Essa lesão (*seta*) ocorre comumente quando há luxação posterior da articulação do cotovelo.

Capítulo 6 Membro Superior II: Cotovelo   233

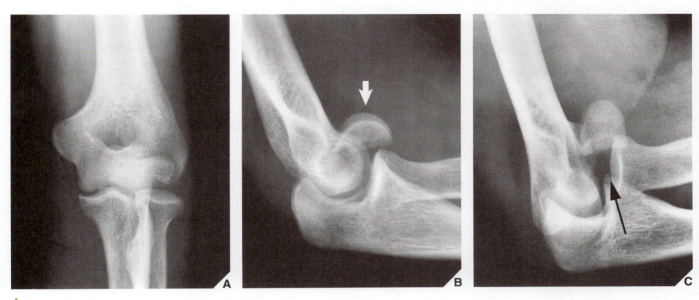

▲ **Figura 6.36 Fraturas do capítulo e processo coronoide.** Enquanto praticava hóquei sobre gelo, esse homem de 37 anos sofreu lesão do cotovelo direito ao cair. Radiografias iniciais nas incidências anteroposterior (**A**) e perfil (**B**) demonstraram fratura de capítulo com rotação anterior e desvio. Na incidência de perfil, observe aspecto típico de "meia lua" do capítulo desviado (*seta*). A incidência de cabeça do rápido-capítulo (**C**) demonstrou outra fratura sem desvio do processo coronoide (*seta longa*), que não estava evidente nas outras imagens.

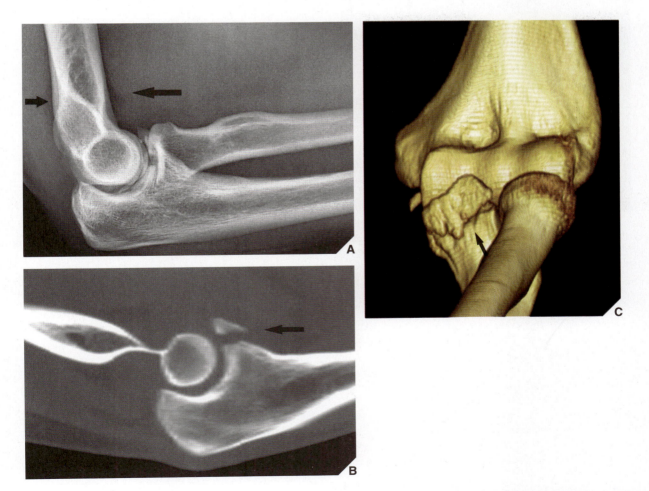

▲ **Figura 6.37 Imagens de TC e TC tridimensional (3D) de fratura do processo coronoide. A.** Essa radiografia do cotovelo em perfil demonstrou sinais das bolsas adiposas anterior e posterior positivos (*setas*), mas a fratura de processo coronoide não foi demonstrada claramente. A imagem de TC reformatada no plano sagital (**B**) e outra imagem reconstruída de TC 3D no modo de superfície sombreada (**C**) confirmaram o diagnóstico dessa lesão (*setas*).

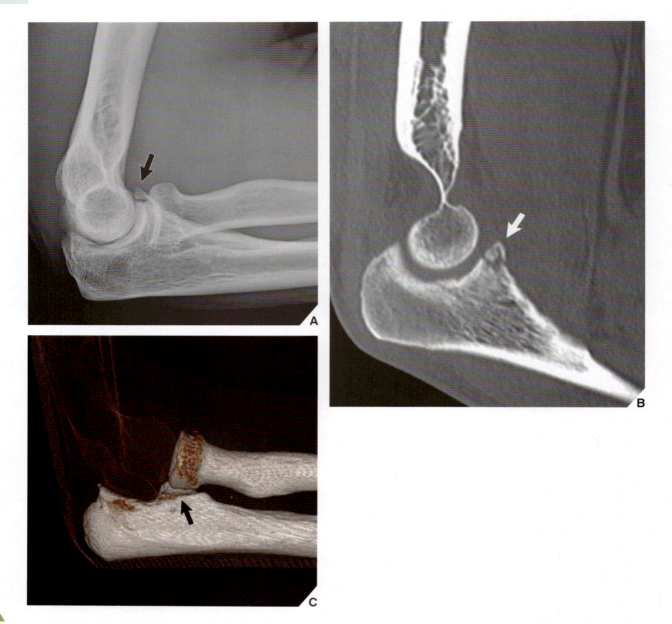

Figura 6.38 Imagens de TC e TC tridimensional (3D) de fratura do processo coronoide. Radiografia do cotovelo em perfil (**A**), imagem de TC reformatada no plano sagital (**B**) e imagem reconstruída de TC 3D examinada a partir da superfície lateral da articulação do cotovelo (**C**) demonstraram fratura do processo coronoide (*setas*).

Osteocondrite dissecante do capítulo

Também conhecida por alguns como *doença de Panner*, acredita-se que essa lesão esteja relacionada com traumatismo, ou seja, lesões externas repetitivas do cotovelo. Contudo, alguns pesquisadores defendem que a doença de Panner seja osteocondrite do capítulo e afete crianças (principalmente meninos) de 7 a 12 anos, enquanto a osteocondrite dissecante de capítulo seja uma entidade diferente, que afeta meninos de 12 a 15 anos e ocorre quando a epífise do capítulo está quase inteiramente ossificada. Independentemente da idade, a distensão do cotovelo em valgo durante esportes de arremesso (inclusive beisebol e futebol americano) foi implicada como uma das causas. Aparentemente, durante o movimento de arremessar, o capítulo é submetido a forças de compressão e cisalhamento. A doença de Panner afeta mais comumente o cotovelo direito de crianças e adolescentes destros, a maioria do sexo masculino.

No estágio inicial da doença, as radiografias nas incidências anteroposterior e perfil podem não demonstrar anormalidades significativas (Figura 6.44 A e B); no estágio inicial, o único sinal radiográfico da doença de Panner pode ficar evidente na incidência de cabeça do radiocapítulo, que demonstra achatamento sutil do capítulo (Figura 6.44 C). À medida que a doença avança, a lesão formada de um segmento desprendido do osso subcondral com cartilagem superposta gradativamente se separa de sua base no capítulo. Antes da separação, a lesão é descrita pelo termo *in situ*; depois da separação, o fragmento osteocondral torna-se um fragmento "solto" dentro da articulação (Figura 6.45). Como em alguns casos há desprendimento de mais de um fragmento dentro da articulação, a osteocondrite dissecante pode ser confundida com (osteo)condromatose sinovial idiopática – condição não traumática evidenciada por um tipo de metaplasia sinovial. Nessa condição, vários corpos

Capítulo 6 Membro Superior II: Cotovelo   235

CLASSIFICAÇÃO DAS FRATURAS DE OLÉCRANO

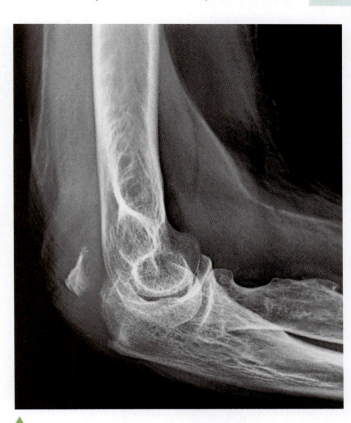

Figura 6.39 **Classificação das fraturas do olécrano.** (Modificada com autorização de Horne JG, Tanzer TL. Olecranon fractures: a review of 100 casos. *J Trauma* 1981;21:469-472.)

Figura 6.40 **Fratura do olécrano.** Essa mulher de 76 anos teve fratura do olécrano do tipo I A depois de cair na escada.

cartilaginosos de contorno regular e dimensões geralmente uniformes são encontrados dentro da articulação (ver Figura 23.2).

No passado, um dos procedimentos radiológicos realizados para avaliar osteocondrite dissecante era a artrotomografia, que localizava a falha da superfície cartilaginosa do capítulo e diferenciava lesão *in situ* de doença em estágio mais avançado. Essa informação é crucial ao cirurgião ortopédico, porque a lesão *in situ* pode ser tratada por medidas conservadoras, enquanto a intervenção cirúrgica pode ser necessária quando o fragmento osteocondral desprendeu-se parcialmente de sua base ou está solto dentro da articulação. Hoje em dia, a artrotomografia computadorizada (artro-TC) praticamente substituiu a artrotomografia, embora a RM também seja eficaz para demonstrar a lesão (Figura 6.46) e fornecer informações quanto à sua estabilidade (Figura 6.47). Lesões do tipo I estão intactas (*in situ*), sem desprendimento do fragmento; lesões do tipo II são ligeiramente desviadas e a superfície articular está danificada; lesões do tipo III têm desprendimento do fragmento osteocondral (Figura 6.48).

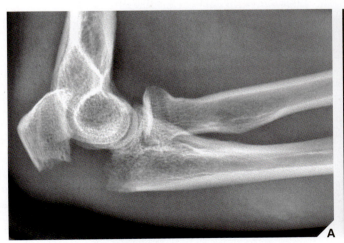
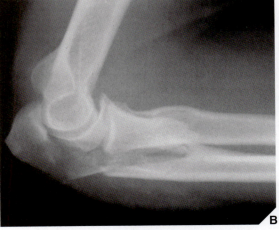

Figura 6.41 **Fratura do olécrano. A.** Essa mulher de 50 anos caiu na escada e teve fratura do olécrano do tipo II A com desvio, que foi demonstrada claramente nessa radiografia de perfil. **B.** Esse homem de 41 anos caiu sobre o cotovelo flexionado e teve fratura cominutiva do olécrano do tipo II B.

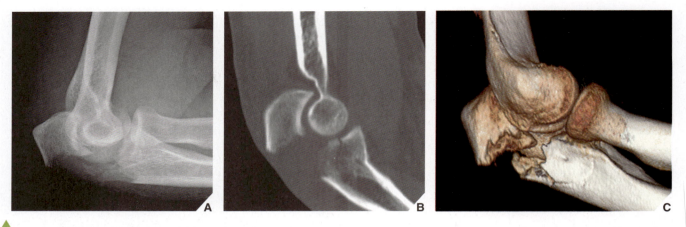

▲
Figura 6.42 Imagens de TC e TC tridimensional (3D) de fratura de olécrano. Radiografia do cotovelo em perfil (**A**), imagem de TC reformatada no plano sagital (**B**) e imagem reconstruída de TC 3D (**C**) demonstraram fratura do olécrano do tipo II B.

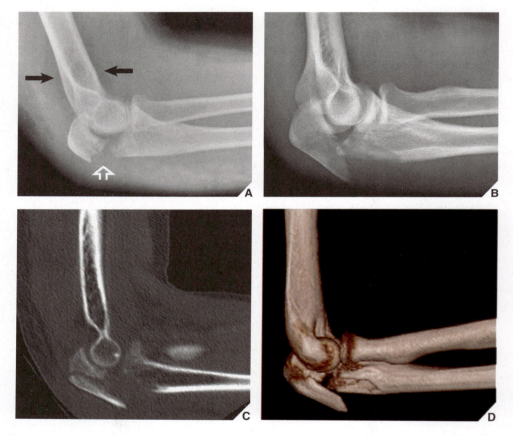

▲
Figura 6.43 Imagens de TC e TC tridimensional (3D) de fratura do olécrano. A. Essa mulher de 52 anos caiu sobre o braço esticado e teve fratura do olécrano do tipo III, que foi demonstrada claramente na radiografia do cotovelo em perfil. Observe a orientação transversal da linha de fratura (*seta aberta*) e sinais das bolsas adiposas anterior e posterior positivos (*setas*). **B.** Variação de fratura do olécrano do tipo III, na qual a linha de fratura tem orientação oblíqua. **C.** Essa imagem de TC reformatada no plano sagital de outro paciente mostrou uma variação semelhante de fratura do tipo III, que foi demonstrada mais claramente na imagem reconstruída de TC 3D (**D**).

Luxações da articulação do cotovelo

Luxações simples

O método tradicional usado para classificar luxações do cotovelo baseia-se na direção do desvio do rádio e ulna em sua relação com úmero distal. Três tipos principais de luxação podem ser diferenciados: (a) as que afetam o rádio e a ulna e podem mostrar desvio posterior, anterior, medial ou laateral (ou alguma combinação de luxação anterior ou posterior com desvio medial ou lateral); (b) as que afetam apenas a ulna, que pode estar desviada em direção anterior ou posterior; e (c) as que afetam apenas o rádio, que pode estar desviado em direção anterior, posterior ou lateral.

Luxações posteriores e posterolaterais de rádio e ulna certamente são os tipos mais comuns. Essas lesões representam 80 a 90% de todas as luxações do cotovelo (Figura 6.49). Luxações anteriores não são comuns (Figura 6.50). Entretanto, luxação isolada de cabeça do

Capítulo 6 Membro Superior II: Cotovelo 237

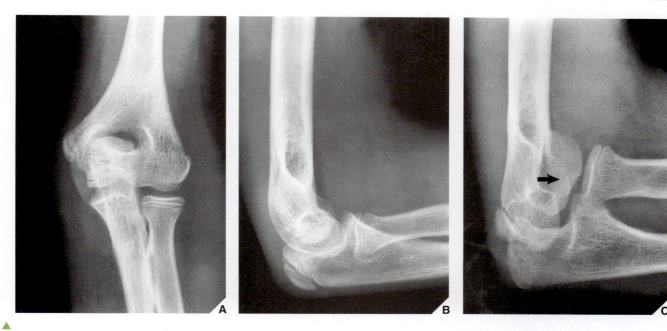

Figura 6.44 **Osteocondrite dissecante do capítulo.** Esse menino de 13 anos era jogador muito ativo da liga juvenil de beisebol e referia dor no cotovelo direito fazia vários meses. Radiografia nas incidências anteroposterior (**A**) e perfil (**B**) do cotovelo não detectaram quaisquer anormalidades. **C.** Na incidência da cabeça do radiocapítulo, o achatamento sutil do capítulo (*seta*) poderia indicar osteocondrite dissecante em estágio inicial. (Reimpressa de Greenspan A, Norman A. The radial head-capitellum view: useful technique in elbow trauma. *Am J Roentgenol* 1982;138:1186-1188. Copyright © 1982. American Roentgen Ray Society.)

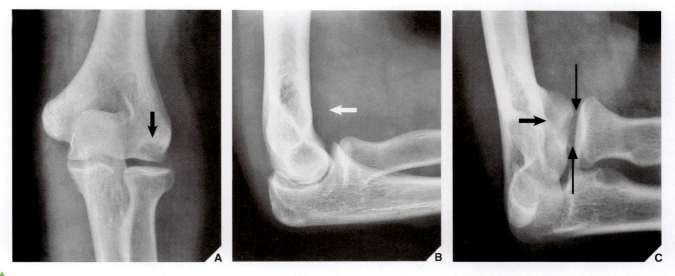

Figura 6.45 **Osteocondrite dissecante do capítulo.** Esse menino de 15 anos, jogador dedicado de beisebol, referia dor no cotovelo direito havia vários meses. A radiografia anteroposterior do cotovelo (**A**) demonstrou falha radiotransparente no capítulo (*seta*) sugestiva de osteocondrite dissecante; a radiografia em perfil (**B**) mostrou apenas sinal da bolsa adiposa anterior positivo (*seta*). A incidência da cabeça do radiocapítulo (**C**) evidenciou não apenas a extensão completa da lesão do capítulo (*seta*), mas também corpos osteocondrais na articulação (*setas finas*) – um sinal de osteocondrite dissecante avançada. (Reimpressa de Greenspan A, Norman A, Rosen H. Radial head-capitellum view in elbow trauma: clinical application and radiographic-anatomic correlation. *Am J Roentgenol* 1984;143:355-359. Copyright © 1984. American Roentgen Ray Society.)

rádio é rara e, na maioria dos casos, está associada a uma fratura do úmero distal (Figura 6.51) ou ulna distal (ver "Fratura-luxação de Monteggia"). As luxações são diagnosticadas facilmente nas radiografias convencionais do cotovelo nas incidências anteroposterior e perfil.

A existência de luxação deve indicar a possibilidade de fratura associada da ulna, que pode passar despercebida quando o exame radiográfico é direcionado apenas ao cotovelo. Por essa razão, quando há suspeita de luxação do cotovelo, é obrigatório incluir todo o antebraço nas incidências anteroposterior e perfil; por outro lado, nos casos suspeitos de fratura da ulna, as radiografias devem incluir a articulação do cotovelo. Sob o ponto de vista prático, principalmente nos adultos, é importante obter duas radiografias diferentes, uma centrada na articulação do cotovelo e outra sobre o local da fratura suspeita de ulna. É importante ter o cuidado de centrar as radiografias adequadamente, porque luxação da cabeça do rádio pode facilmente passar despercebida nas imagens mal centradas.

238 Parte 2 Lesões Traumáticas

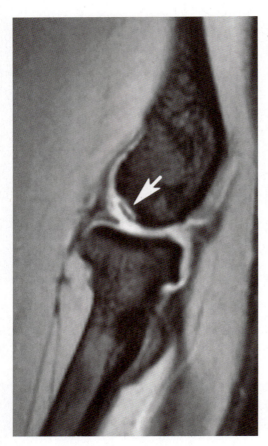

▲
Figura 6.46 Imagem de RM de osteocondrite dissecante do capítulo. Esse jovem jogador de beisebol referia dor no cotovelo direito. A imagem sagital de RM demonstrou lesão osteocondral focal na parte anterior do capítulo (*seta*). O fragmento osteocondral estava *in situ*, mas havia sinal de líquido entre o local de origem e o fragmento – um indício de instabilidade.

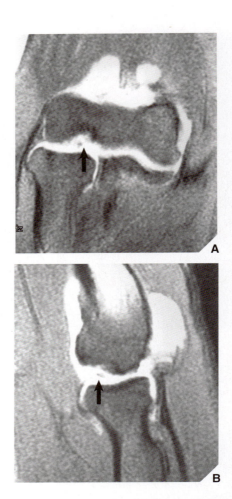

▲
Figura 6.48 Imagens de RM de osteocondrite dissecante do capítulo. Esse rapaz de 16 anos com dor crônica no cotovelo fez artrorressonância magnética (artro-RM). As imagens coronal (**A**) e sagital (**B**) da artro-RM ponderada em T1 com saturação de gordura (SE; TR de 650 ms; TE de 17 ms) demonstraram osteocondrite dissecante do capítulo com fragmento osteocondral completamente desprendido e solto (*setas*) (lesão do tipo III).

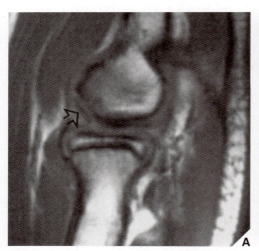 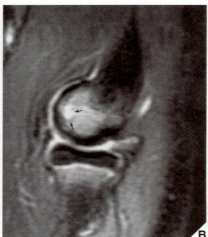 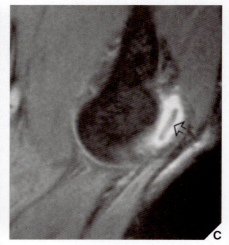

▲
Figura 6.47 Imagens de RM de osteocondrite dissecante do capítulo. A. Essa imagem sagital de RM ponderada em T1 demonstrou foco linear de sinal hipointenso (*seta aberta*) na parte anterior do capítulo. **B.** Essa imagem sagital em sequência STIR (*short time inversion recovery*) mostrou sinal hiperintenso generalizado ao redor de um foco bem definido com aspecto cístico (*setas*) na parte anterior do capítulo – uma anormalidade compatível com osteocondrite dissecante. **C.** Essa imagem *gradient-echo* sagital ponderada em T2* demonstrou fragmento osteocondral desviado (*seta aberta*). (Reproduzida, com autorização, de Deutsch AL, Mink JH, eds. *MRI of the musculoskeletal system: a teaching file,* 2nd ed. Philadelphia: Lippincott-Raven Publishers; 1997.)

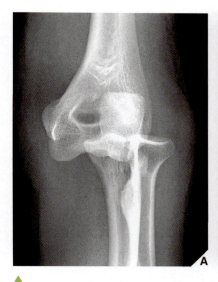 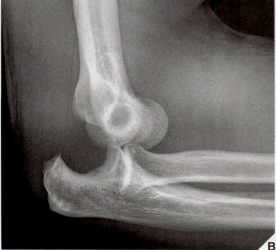 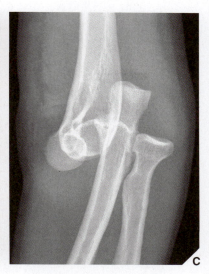

Figura 6.49 Luxação posterior do cotovelo. A. Radiografias nas incidências anteroposterior (**A**) e perfil (**B**) demonstraram o tipo mais comum de luxação da articulação do cotovelo – o rádio e a ulna estavam desviados em direção posterolateral. **C.** Em outro paciente, essa radiografia oblíqua do cotovelo mostrou desvio posterolateral.

Fratura-luxação de Monteggia

A combinação de fratura de ulna com luxação da cabeça do rádio é conhecida pelo epônimo *fratura-luxação de Monteggia*. Em geral, resulta da pronação forçada do antebraço durante uma queda, ou de um golpe direto na superfície posterior da ulna. Radiografias nas incidências anteroposterior e perfil são suficientes para conseguir a avaliação completa dessas anormalidades.

Existem descritos quatro tipos dessa lesão (Figura 6.52), mas as alterações associadas à descrição clássica são encontradas mais comumente (60 a 70% dos casos): fratura da junção dos terços proximal e médio da ulna com angulação anterior associada à luxação anterior da cabeça do rádio (tipo I) (Figura 6.53). Essas lesões são evidenciadas ao exame físico por dor e hipersensibilidade acentuadas em torno do cotovelo e desvio da cabeça do rádio para dentro da fossa do antebraço. Os outros tipos descritos por Bado são os seguintes:

Tipo II: fratura da ulna proximal com angulação posterior e luxação posterior ou posterolateral da cabeça do rádio.
Tipo III: fratura da ulna proximal com luxação lateral ou anterolateral da cabeça do rádio (Figura 6.54); a variante tipo III é uma lesão associada à fratura cominutiva de ulna (Figura 6.55). Lesões dos tipos II e III representam cerca de 30 a 40% das fraturas de Monteggia.
Tipo IV: fraturas das extremidades proximais do rádio e ulna com luxação anterior da cabeça do rádio (tipo menos comum).

Lesões de tecidos moles

Epicondilite lateral (cotovelo de tenista)

Descrita inicialmente por Runge em 1878, a epicondilite lateral acomete cerca de 3% dos adultos, geralmente entre as idades de 35 e 55 anos. Os sintomas incluem dor de início insidioso agravada por atividade física na superfície lateral da articulação do cotovelo. Em geral, essa condição é diagnosticada em jogadores de tênis, golfistas ou carpinteiros. O mecanismo patogênico dessa anormalidade consiste em estresse repetitivo dos músculos e tendões adjacentes à superfície lateral do úmero distal, principalmente durante pronação e supinação excessivas do antebraço quando o punho está estendido. Isso causa degeneração mucoide e granulação reativa do tendão extensor – principalmente tendão do extensor radial curto do carpo –, resultando em perda de irrigação sanguínea e calcificação do tendão em sua inserção no epicôndilo lateral.

As radiografias convencionais frequentemente mostram normalidade, embora edema dos tecidos moles e calcificação possam ser observados ocasionalmente nas proximidades do epicôndilo lateral. A RM é útil para avaliar lesão de tendões e anormalidades associadas dos ligamentos (Figura 6.56; ver também Figura 4.136). Em muitos casos, a RM pode demonstrar avulsão do tendão extensor radial longo do carpo de sua inserção no epicôndilo lateral e edema de medula óssea associado. Em alguns pacientes, a RM demonstra sinal hiperintenso dentro do músculo ancôneo.

Epicondilite medial (cotovelo de golfista)

Essa lesão afeta a inserção dos tendões dos músculos flexor radial do carpo e pronador redondo (tendão flexor comum) no epicôndilo medial do úmero e é causada por sobrecarga dessas estruturas em consequência de estresse repetitivo em valgo. Isso ocorre principalmente nos esportistas como golfistas, tenistas e jogadores de raquetebol, arremessadores de beisebol, lançadores de dardo e, ocasionalmente, nadadores. O sintoma clínico referido é dor na superfície medial do cotovelo agravada pela flexão do punho e pronação do antebraço. O diagnóstico é firmado em bases clínicas, mas pode ser confirmado por RM, que demonstra espessamento da origem do tendão flexor comum e sinal hiperintenso nas sequências ponderadas em T2, ocasionalmente com perda de continuidade das fibras do tendão quando há ruptura completa (ver Figura 4.135). Em alguns casos, também pode haver ruptura do LCU adjacente.

Ruptura de tendão do bíceps

A ruptura do segmento distal do tendão do bíceps pode ser parcial ou total e é uma lesão comum. Em geral, isso ocorre em homens com idades de 40 a 50 anos e, na maioria dos casos, o braço dominante

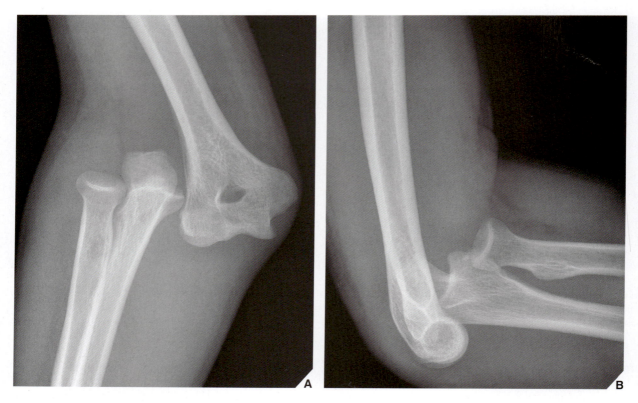

▲ **Figura 6.50 Luxação anterior do cotovelo.** Radiografias nas incidências anteroposterior (**A**) e perfil (**B**) demonstraram luxação anterolateral do cotovelo.

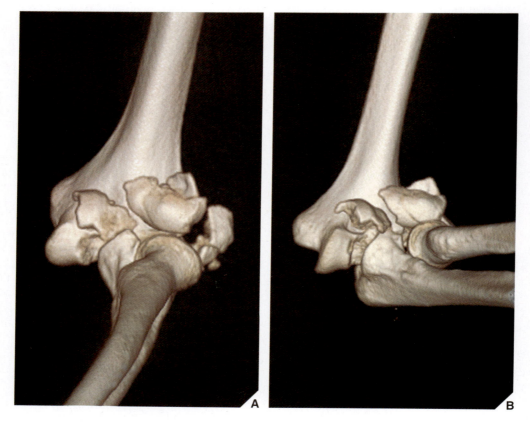

▲ **Figura 6.51 Imagens de TC tridimensional (3D) de fratura-luxação da articulação do cotovelo.** Essa mulher de 59 anos sofreu acidente automobilístico. Imagens reconstruídas de TC 3D anteroposterior (**A**) e lateral (**B**) demonstraram fratura cominutiva com desvio do capítulo e côndilo umeral lateral associada à luxação lateral.

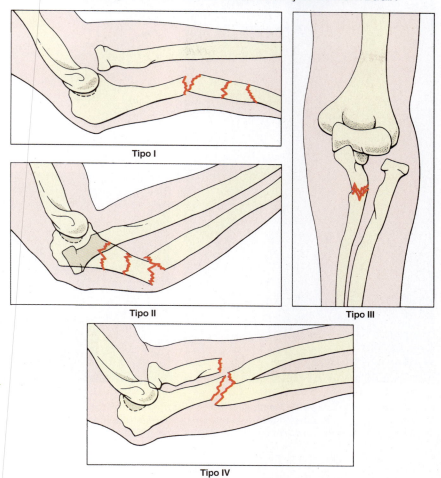

Figura 6.52 Fratura-luxação de Monteggia. A classificação de Bado para fratura-luxação de Monteggia baseia-se em quatro tipos de anormalidades, geralmente resultantes de pronação forçada do antebraço. Isso pode ocorrer durante queda ou em consequência de golpes diretos aplicados na superfície posterior da ulna.

é afetado. O segmento distal do tendão do bíceps é formado de duas cabeças – uma longa e outra curta. A cabeça longa está localizada em posição mais lateral e tem sua inserção na parte proximal da tuberosidade radial. A cabeça curta ocupa posição medial à cabeça longa e tem sua inserção na parte distal da tuberosidade radial. A ruptura do tendão do bíceps é causada por um acidente traumático bem definido, quando uma força de extensão súbita é aplicada no braço com cotovelo flexionado a 90° e antebraço em supinação. O local de ruptura sempre é a inserção do tendão ao tubérculo radial. Os pacientes apresentam dor de início súbito e edema na fossa do antebraço com hipersensibilidade localizada à palpação dessa região. A RM é a técnica mais eficaz para demonstrar essa ruptura. As rupturas parciais apresentam alteração focal ou difusa da intensidade de sinal e calibre do tendão. A ruptura completa forma um espaço dentro da estrutura do tendão ou causa retração proximal da parte distal do tendão e músculo bíceps. Os melhores planos para demonstrar essa anormalidade são o sagital e o axial (Figura 6.57), embora alguns pesquisadores tenham recomendado cortes coronais modificados de RM com braço em abdução, cotovelo em flexão e antebraço em supinação (FABS: flexão, abdução e supinação). Nessa posição, as imagens demonstram claramente a parte distal do tendão do bíceps, desde sua junção musculotendínea até sua inserção no tubérculo radial (Figura 6.58). A RM também consegue demonstrar claramente rupturas parciais (Figura 6.59).

Ruptura de tendão do tríceps

A ruptura desse tendão é a menos comum de todas as rupturas tendíneas, representa cerca de 2% de todas as lesões de tendões e menos de 1% de todas as rupturas de tendões dos membros superiores. Em geral, o mecanismo dessa lesão é um golpe direto aplicado na inserção do tendão na superfície posterior do processo

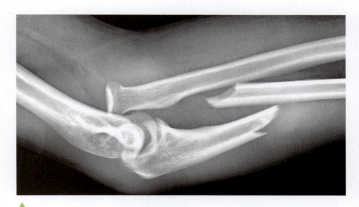

Figura 6.53 Fratura-luxação de Monteggia. Essa radiografia de perfil da articulação do cotovelo e terço proximal do antebraço demonstrou fratura-luxação de Monteggia tipo I; a fratura angulada em direção anterior estava localizada no terço proximal da ulna e também havia luxação anterior da cabeça do rádio.

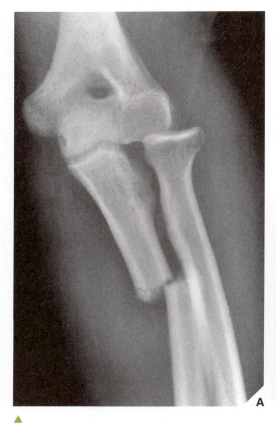
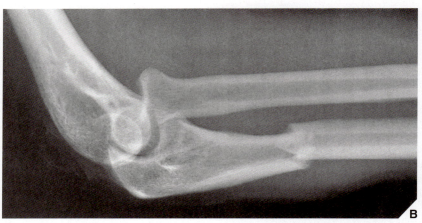

Figura 6.54 Fratura-luxação de Monteggia. Radiografias nas incidências anteroposterior (**A**) e perfil (**B**) do cotovelo com inclusão do terço proximal do antebraço demonstraram aspecto típico de fratura-luxação de Monteggia tipo III; a fratura estava localizada no terço proximal da tíbia e também havia luxação anterolateral da cabeça do rádio.

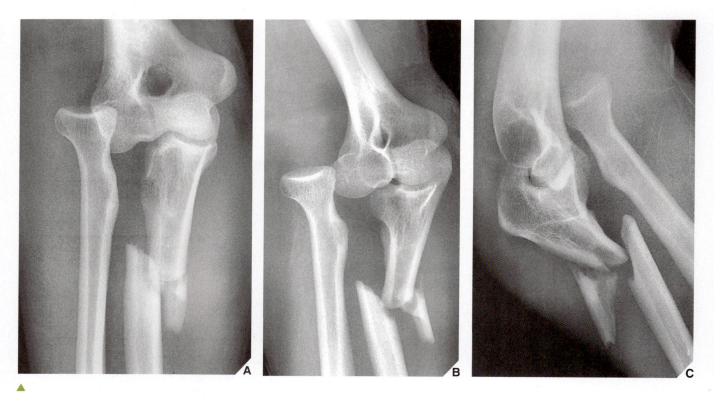

Figura 6.55 Fratura-luxação de Monteggia. Radiografias nas incidências anteroposterior (**A**), oblíqua externa (**B**) e perfil (**C**) da articulação do cotovelo demonstraram uma variante do tipo III, que incluía fratura cominutiva da ulna.

Capítulo 6 Membro Superior II: Cotovelo 243

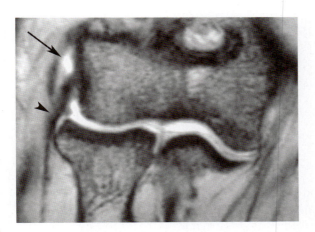

Figura 6.56 Epicondilite lateral. Esse homem de 35 anos referia dor crônica na parte lateral do cotovelo. Essa imagem coronal de RM em sequência *gradient-echo* demonstrou tendinose grave do tendão extensor comum com ruptura parcial intraparenquimatosa grave na inserção ao epicôndilo lateral (*seta*). Observe que o ligamento LCR (*ponta de seta*) estava normal.

CLCR, diagnosticadas potencialmente por RM. Estiramento é evidenciado por adelgaçamento ou espessamento do ligamento com sinal hiperintenso dentro ou nas proximidades dessa estrutura. A ruptura completa evidencia-se por perda de continuidade das fibras ou falha no ligamento. Essas anormalidades também podem estar associadas à epicondilite lateral (ver parágrafos anteriores).

Instabilidade rotatória posterolateral (IRPL) do cotovelo é uma síndrome clínica que se evidencia por sinais e sintomas como cliques ou travamento e instabilidade lateral da articulação do cotovelo em consequência de lesão do complexo de ligamentos colaterais laterais. O mecanismo típico dessa lesão é luxação traumática do cotovelo reduzida espontaneamente ou que foi tratada por redução fechada, mas também foi associada a estiramentos crônicos do cotovelo e fraturas de cabeça do rádio e processo coronoide (Figura 6.61). Na maioria dos casos, a lesão é resultante da combinação de compressão axial, rotação externa (supinação) e força em valgo aplicada no cotovelo, que ocorre depois de queda sobre a mão estendida.

A lesão do CLCR pode causar instabilidade em pacientes que já tinham cotovelo de tenista em consequência de estresse repetitivo crônico em varo. Pacientes com insuficiência do CLCR, principalmente do LCU lateral (LCUL), apresentam frouxidão da articulação umeroulnar e subluxação ou luxação secundária da articulação umerorradial.

olecraniano da ulna e, menos comumente, ocorre depois de queda sobre o braço estendido. Como também ocorre em rupturas de outros tendões, a RM possibilita melhor avaliação diagnóstica. Imagens nos planos axial e sagital são mais esclarecedoras, demonstrando perda de continuidade das fibras e retração proximal do músculo tríceps (Figura 6.60).

Ruptura do complexo ligamentar colateral radial (lateral)

O complexo ligamentar colateral radial (CLCR) consiste nos ligamentos colateral radial (LCR), anular, colateral acessório e colateral posterolateral (ulnar lateral). Os três primeiros ligamentos citados conferem estabilidade lateral à articulação do cotovelo e evitam deformação em varo, enquanto o último assegura estabilidade posterolateral à articulação. Microtraumatismos repetitivos crônicos acarretam estresse em varo e podem causar distensão ou ruptura do

Ruptura do complexo ligamentar colateral ulnar (medial)

O complexo ligamentar colateral ulnar (CLCU) consiste nos ligamentos anterior, posterior e transverso, os quais conferem estabilidade medial à articulação do cotovelo e impedem deformação em valgo. O mais importante desses três ligamentos é a parte anterior, que se origina da superfície inferior do epicôndilo medial e tem sua inserção na borda medial do processo coronoide no tubérculo sublime. A lesão do CLCU geralmente ocorre em atletas, principalmente arremessadores de beisebol e, menos comumente, lançadores de dardos, jogadores de handebol, lutadores e tenistas. As anormalidades demonstradas à RM são sinal de intensidade anormal e

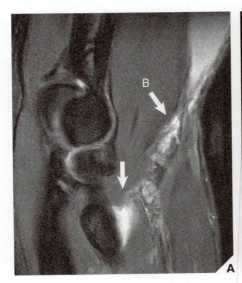 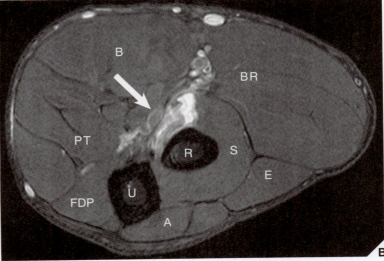

Figura 6.57 Imagens de RM de ruptura completa do tendão do bíceps. Esse homem de 32 anos sofreu lesão do cotovelo direito enquanto participava de uma competição de luta livre. As imagens sagital (**A**) e axial (**B**) de RM ponderada em densidade de prótons com supressão de gordura demonstraram ruptura completa do tendão bicipital distal (*setas*). B = braquial; PT = pronador redondo; BR = braquiorradial; FDP = flexor profundo dos dedos; U = ulna; R = rádio; S = supinador; E = extensor ulnar do capo; A = ancôneo.

244 Parte 2 Lesões Traumáticas

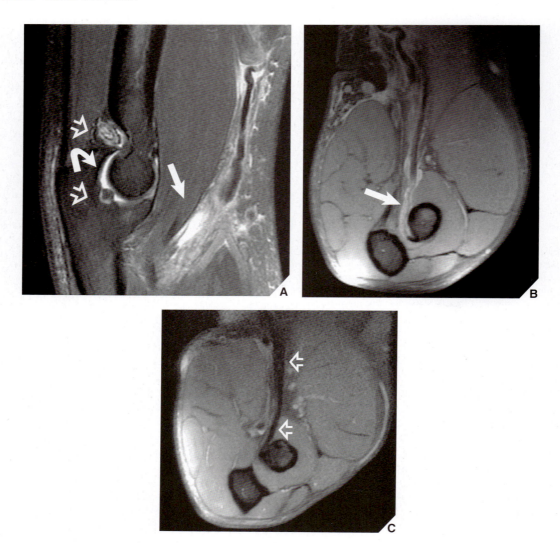

▲
Figura 6.58 Imagens de RM de ruptura de tendão do bíceps. Uma imagem sagital de RM ponderada em T2 com supressão de gordura (**A**) e outra imagem coronal modificada (FABS) de RM ponderada em densidade de prótons com supressão de gordura (**B**) do cotovelo demonstraram ruptura completa do tendão bicipital distal (*setas*). As *setas curvas* assinalam derrame articular, enquanto a *seta aberta* indica fragmentos osteocondrais intra-articulares achados incidentalmente (**C**). A imagem de RM ponderada em densidade de prótons com supressão de gordura do tendão bicipital distal normal (*setas abertas*) no plano coronal modificado foi incluída aqui para facilitar a comparação.

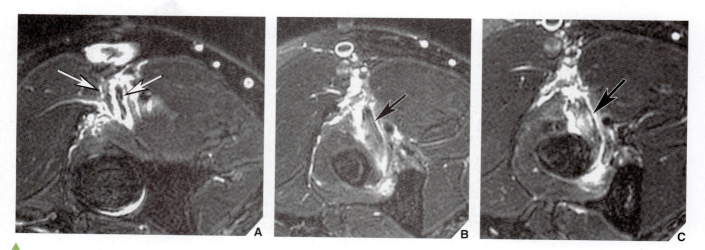

▲
Figura 6.59 Imagens de RM de ruptura parcial do tendão distal da cabeça longa do bicipital. Essas imagens axiais ponderadas em T2 com saturação de gordura foram obtidas no nível da cabeça do rádio (**A**), em um segmento mais distal no colo do rádio (**B**) e no nível da tuberosidade radial (**C**) e demonstraram irregularidade e edema peritendíneo das cabeças longa e curta do bíceps (*setas* em **A**). Imagens axiais mais distais mostraram irregularidade sem ruptura da cabeça curta do tendão bicipital distal (*setas* em **B** e **C**). A cabeça longa estava rompida e havia edema e hematoma no local da ruptura.

Capítulo 6 Membro Superior II: Cotovelo 245

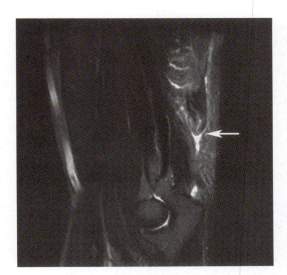

Figura 6.60 Imagem de RM de ruptura tendão do tríceps. Esse homem de 25 anos referiu dor aguda na região posterior do cotovelo depois de levantar um objeto pesado. Essa imagem sagital de RM ponderada em T2 do cotovelo demonstrou ruptura completa com retração do tríceps (*seta*) e edema e hematoma localizados.

perda de continuidade das fibras ou falha no ligamento (com ruptura completa) ou, ainda, espessamento com focos de calcificação ou ossificação (lesões crônicas).

A combinação de sobrecarga em valgo e extensão rápida do cotovelo gera três forças de estresse nessa articulação: (1) estresse tensivo ao longo das estruturas do compartimento medial, inclusive CLCU, músculos flexor-pronador, epicôndilo medial do úmero e nervo ulnar; (2) estresse de cisalhamento ao longo das estruturas ósseas do compartimento posterior do cotovelo na ponta posteromedial do olécrano e tróclea/fossa olecraniana; e (3) estresse compressivo ao longo da cabeça do rádio e capítulo. Essa combinação de forças é o mecanismo mais comum de lesão do cotovelo dos atletas de arremesso e também é conhecida como *síndrome de sobrecarga de extensão em valgo* (SSEV) (Figura 6.62).

A RM pode diferenciar rupturas parciais de completas do LCU (Figuras 6.63 a 6.66), embora a artro-RM seja a técnica preferencial. As fibras da inserção distal da faixa anterior do LCRU no tubérculo

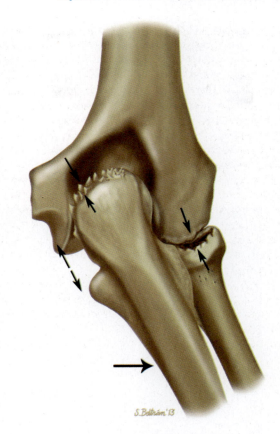

Figura 6.62 SSEV. Ilustração das forças que causam SSEV (*setas*).

sublime geralmente estão localizadas no nível da linha articular. Entretanto, a inserção pode estar até cerca de 3 mm além da linha articular. Quando a inserção está a mais de 3 mm, deve-se considerar ruptura da superfície interna no contexto clínico apropriado. No exame de artro-RM realizado depois da administração intra-articular de contraste, isso é evidenciado por dispersão do contraste ao longo da superfície interna articular da faixa anterior do LCU no tubérculo sublime; nas imagens coronais de RM, essa estrutura tem morfologia típica semelhante a um "T" e, desse modo, é conhecida como *sinal T* (ver Figura 6.64). Lesão com avulsão da faixa anterior

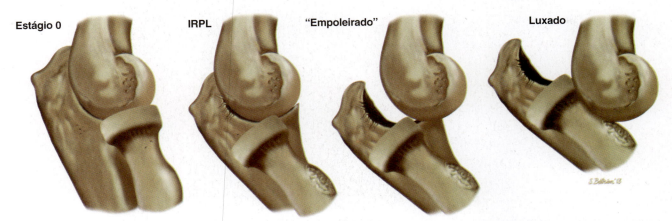

Figura 6.61 Instabilidade rotatória lateral posterior. Ilustração dos diversos estágios de instabilidade da articulação do cotovelo. Estágio 0: a articulação do cotovelo foi reduzida. IRLP: compressão axial, supinação e desvio em valgo causam subluxação do rádio. "Empoleirado": rádio e ulna estão subluxados em direção posterolateral. Luxado: rádio e ulna estão luxados em direção posterolateral.

no tubérculo sublime também pode ocorrer e, em geral, evidencia-se por fragmento ósseo arrancado, mais evidente nas radiografias anteroposteriores e imagens coronais de RM, quando se apresenta na forma de fragmento ósseo desprendido em continuidade com o LCU (ver Figura 6.65). Recentemente, De Smet *et al.* recomendaram ultrassonografia dinâmica com estresse em valgo para avaliar lesões do LCU de arremessadores de beisebol. Essa técnica demonstra especialmente frouxidão e instabilidade da articulação medial quando são realizadas medições do grau de alargamento articular durante estresse do cotovelo em valgo.

A reconstrução cirúrgica de rupturas do LCU dos arremessadores profissionais de beisebol foi realizada primeiramente pelo Dr. Frank Jobe e, desde então, passou a ser conhecida como *operação de Tommy John*, em referência ao nome do primeiro arremessador de beisebol da Liga Profissional, submetido à cirurgia do seu braço de arremesso em 1974. Dr. Jobe usou enxerto de tendão palmar para substituir o LCU rompido. Variações subsequentes dessa técnica melhoraram os resultados obtidos com esse procedimento cirúrgico a longo prazo. A RM obtida depois da cirurgia pode confirmar a integridade do enxerto de tendão (Figura 6.67).

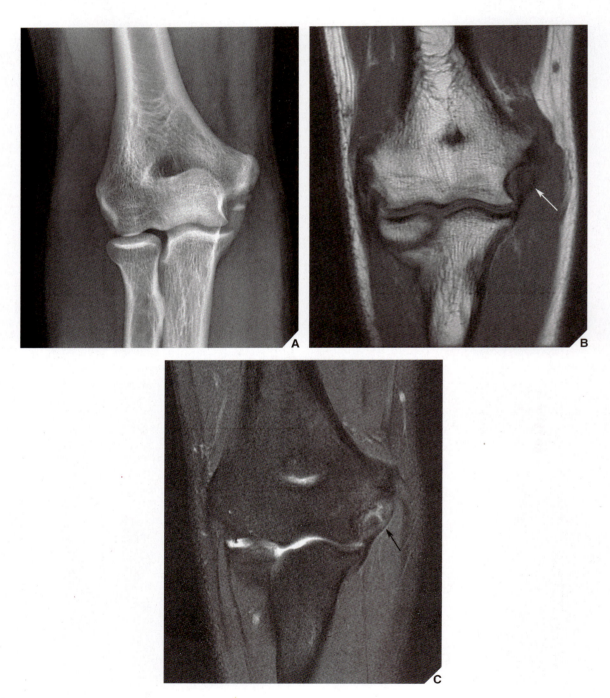

Figura 6.63 Imagem de RM de ruptura parcial do LCU. Esse rapaz de 15 anos queixava-se de dor na parte medial do cotovelo. **A.** Essa radiografia do cotovelo direito na incidência anteroposterior demonstrou fratura com avulsão do epicôndilo umeral medial. As imagens coronais de RM ponderadas em densidade de prótons (**B**) e T2 com saturação de gordura (**C**) mostraram fratura com avulsão do epicôndilo medial associada a uma ruptura parcial do LCU (*setas*).

Capítulo 6 Membro Superior II: Cotovelo **247**

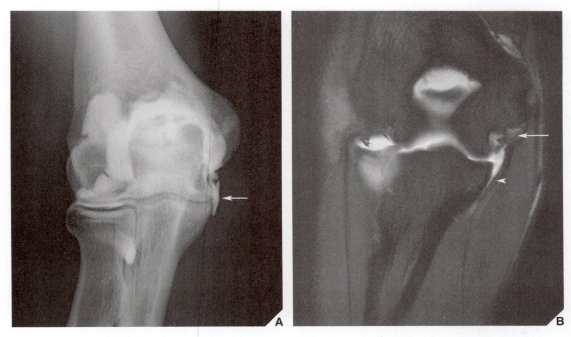

Figura 6.64 Imagens de artro-RM de ruptura completa do LCU. Esse jogador de beisebol profissional de 22 anos referiu dor de início súbito depois de um arremesso da bola. **A.** A imagem de artrografia demonstrou extravasamento de contraste na região do ligamento colateral medial (*seta*). **B.** A imagem de artro-RM ponderada em T1 com saturação de gordura mostrou ruptura do LCU proximal (*seta*). Observe também ruptura parcial do LCU distal, que estava parcialmente desprendido de sua inserção no tubérculo sublime – o chamado *sinal T* (*ponta de seta*).

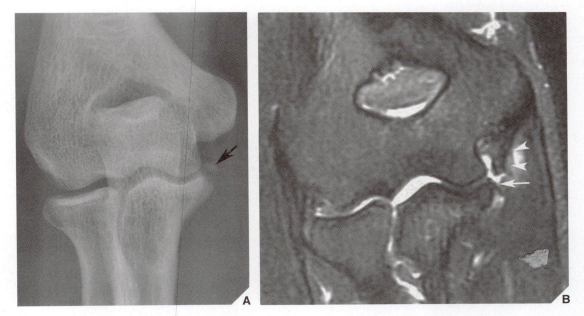

Figura 6.65 Imagem de RM de fratura com avulsão do tubérculo sublime. A. Essa radiografia do cotovelo na incidência anteroposterior demonstrou fratura com avulsão do tubérculo sublime da ulna (*seta*). **B.** Essa imagem coronal de RM ponderada em T2 mostrou fratura com avulsão do tubérculo sublime (*seta*) e ruptura parcial do LCU, que estava espessado, edemaciado e parcialmente rompido (*pontas de seta*).

Bursite

Existem duas bolsas na região do cotovelo: a olecraniana e a bicipitorradial. A primeira está localizada entre a pele da superfície posterior do cotovelo e o olécrano. Normalmente, a bolsa olecraniana não contém líquido suficiente para aparecer na RM ou na ultrassonografia. Entretanto, essa bolsa pode ficar distendida por líquido nos pacientes com artrite inflamatória, inclusive artrite reumatoide ou psoriática, gota, artrite pós-traumática e infecção (Figura 6.68).

A bolsa bicipitorradial está localizada entre o tendão bicipital distal em sua inserção no tubérculo bicipitorradial e o rádio. Essa bolsa também pode ser distendida por líquidos nos casos de artrite inflamatória, gota, infecção e traumatismo. Quando a bolsa bicipitorradial está distendida por líquido, ela pode ser evidenciada na RM ou US como coleção líquida em forma de pera nas proximidades do tendão bicipital distal (Figura 6.69).

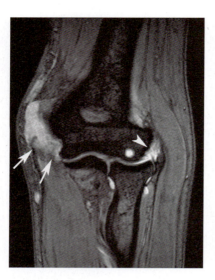

Figura 6.66 Imagem de RM de ruptura completa do LCU e tendão flexor comum. Esse homem de 26 anos teve luxação do cotovelo. Essa imagem coronal de RM na sequência GRE (*gradient recalled echo*) foi obtida após redução e demonstrou ruptura completa do LCU e do tendão extensor comum (*setas*) com edema e hematoma. Observe que também havia ruptura do LCR e ruptura parcial do tendão extensor comum (*ponta de seta*).

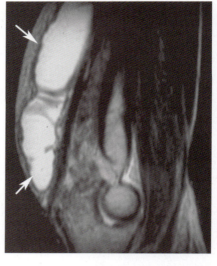

Figura 6.68 Imagem de RM de bursite olecraniana. Essa imagem sagital de RM ponderada em T2 demonstrou distensão acentuada da bolsa olecraniana na parte dorsal do cotovelo desse paciente com história de gota (*setas*). Alterações muito semelhantes podem ser demonstradas nos pacientes com bursite olecraniana pós-traumática.

Neuropatias por compressão e encarceramento no cotovelo

Síndrome do músculo pronador redondo

A síndrome do músculo pronador redondo está relacionada com a compressão ou o encarceramento estático ou dinâmico do nervo mediano entre o músculo pronador redondo e as duas cabeças do músculo flexor superficial dos dedos. Compressão estática do nervo mediano pode ser causada por miosite, faixas fibrosas, traumatismo com formação de hematoma ou outras massas de tecidos moles. Compressão dinâmica pode ser causada por pronação e supinação alternadas repetitivas do antebraço. Outras causas menos comuns são compressões pelo prolongamento aponeurótico do músculo bíceps braquial, contratura de Volkman e compressão externa prolongada ("paralisia da lua de mel"). Pacientes com síndrome do músculo pronador redondo têm déficit motor dos primeiros três dedos da mão e distúrbios sensoriais na palma da mão.

Nas imagens de RM, o nervo mediano normal pode ser evidenciado como estrutura com sinal hipointenso localizado entre artéria braquial e músculo pronador redondo. Além disso, tal modalidade de exame pode mostrar edema ou atrofia de desenervação do músculo pronador (Figura 6.70). Imagens de RM obtidas com cotovelo em pronação podem acentuar a compressão do nervo pelo músculo pronador redondo hipertrofiado.

Síndrome do músculo supinador

Síndrome do músculo supinador, também conhecida como *síndrome do túnel radial* ou *síndrome do nervo interósseo posterior*, é causada por compressão do ramo profundo do nervo radial (nervo interósseo

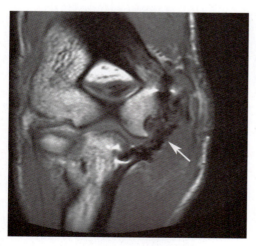

Figura 6.67 RM obtida depois de operação de Tommy John. Essa imagem coronal de RM ponderada em T1 demonstrou integridade do tendão enxertado para reconstruir laceração do LCU (*seta*).

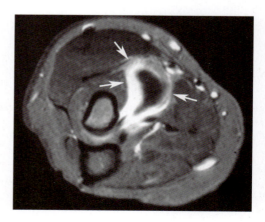

Figura 6.69 Imagem de RM de bursite bicipitorradial. Essa imagem axial de RM ponderada em T1 com saturação de gordura obtida depois da injeção intravenosa de gadolínio demonstrou distensão da bolsa bicipitorradial na parte anterior do cotovelo (*setas*) desse paciente com tuberculose (TB). Observe que houve realce intenso da sinóvia.

Capítulo 6 Membro Superior II: Cotovelo   249

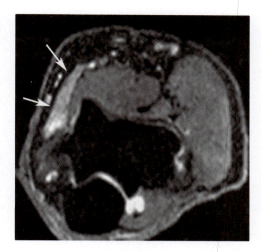

▲
Figura 6.70 Imagem de RM da síndrome do pronador redondo. Essa imagem axial na sequência de pulsos STIR (*short time inversion recovery*) demonstrou edema do músculo pronador redondo (*setas*) indicativo de desenervação em estágio inicial.

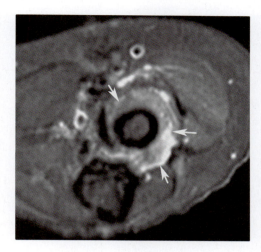

▲
Figura 6.71 Imagem de RM da síndrome do túnel radial (síndrome do nervo interósseo posterior). Essa imagem axial de RM ponderada em T2 demonstrou edema do músculo supinador (*setas*) – um dos primeiros sinais da síndrome do nervo interósseo posterior.

posterior) no ponto em que passa sob o arco tendinoso do músculo supinador (arcada de Frohse). Traumatismo, tumores, bursite e cistos são as causas comumente implicadas nessa síndrome. Compressão dinâmica do nervo interósseo posterior ocorre nos indivíduos que executam atividade excessiva com o braço em pronação, antebraço em extensão e punho em flexão (p. ex., como ocorre nos jogadores de tênis, violinistas e maestros). Frequentemente, essa síndrome é confundida com epicondilite lateral (ou cotovelo de tenista), e, em alguns casos, as duas síndromes ocorrem simultaneamente.

Nas imagens axiais de RM ponderada em T1, os ramos superficial e profundo do nervo radial normalmente aparecem dentro do sulco do nervo radial do úmero, que é um espaço entre os músculos braquial e braquiorradial. Nas imagens de RM, foram descritas evidências de massas de tecidos moles comprimindo o nervo interósseo posterior, assim como sinais de desenervação do músculo supinador, inclusive edema na fase inicial e atrofia na fase tardia do processo (Figura 6.71).

Síndrome do túnel ulnar

A compressão do nervo ulnar no nível do segmento distal do úmero é conhecida como *síndrome do túnel ulnar* e provavelmente é a neuropatia compressiva por encarceramento (NCE) mais comum no cotovelo. À medida que o nervo ulnar aproxima-se da articulação do cotovelo, ele passa por trás do epicôndilo medial do úmero. Nesse ponto, forma-se um túnel osteofibroso entre as fibras posteriores do ligamento colateral medial e o sulco do nervo ulnar na parte distal do úmero. Cerca de 1 cm depois, o nervo ulnar atravessa outro túnel osteofibroso formado entre úmero e cabeças ulnar e umeral do músculo flexor ulnar do carpo, que estão conectadas por uma faixa fibrosa conhecida como *ligamento arqueado*. Compressão do nervo ulnar pode ocorrer no túnel proximal ou distal. Entretanto, como as manifestações clínicas e causas são semelhantes nas duas posições, as duas estão descritas conjuntamente a seguir.

Causas frequentes de síndrome do túnel ulnar são traumatismo, cistos ganglionares, ulna valga pós-traumática, compressão externa prolongada do braço em flexão ("paralisia do sono"), microtraumatismos repetitivos (p. ex., trabalhar com britadeira) e artrites inflamatórias. Espessamento do ligamento arqueado pode causar compressão dinâmica do nervo ulnar. Entre as massas de tecido mole que causam essa síndrome, as mais comuns são cistos ganglionares e lipomas. Subluxação do nervo ulnar em consequência de ruptura ou frouxidão do ligamento arqueado, sulco epicondilar superficial ou ulna valga podem causar sinais e sintomas semelhantes em consequência de neurite por atrito. Subluxação assintomática do nervo ulnar foi detectada em 16% dos indivíduos normais. Em alguns casos, um músculo ancôneo epitroclear acessório pode causar síndrome do túnel ulnar (Figuras 6.72 e 6.73).

Nas imagens de RM, o nervo ulnar normal aparece mais claramente no plano axial ponderado em T1. Esse nervo é uma estrutura redonda com sinal hipointenso dentro do túnel ulnar, onde está circundado por gordura e é acompanhado da artéria e veia ulnares recorrentes. Imagens sagitais obtidas da região do epicôndilo medial também podem demonstrar o nervo ulnar. Compressão dinâmica e inflamação aparecem nas imagens de RM como espessamento e sinal hiperintenso no nervo ulnar. Massas de tecido mole que comprimem o nervo também podem ser bem demonstradas nas imagens de RM. Subluxação dos nervos dessa região é mais bem demonstrada nas imagens de RM com flexão do cotovelo.

Tratamento cirúrgico da síndrome do túnel cubital por transposição desse nervo pode estar indicado aos pacientes que não melhorarem com medidas conservadoras. A RM pode demonstrar o nervo ulnar transposto e a formação de tecido fibrótico excessivo em torno dos nervos dos pacientes com síndrome do túnel ulnar recidivante depois de transposição desse nervo (Figura 6.74).

ASPECTOS PRÁTICOS A SEREM LEMBRADOS

1. Na incidência anteroposterior do cotovelo:
   - Observar a angulação normal de 15° em valgo (ângulo de carregar) formado entre braço e antebraço
   - Na criança, identificar os seis centros de ossificação secundários em torno da articulação do cotovelo e saber com que idades eles aparecem: capítulo com 1 ano, cabeça do rádio com 3 anos, epicôndilo medial (interno) com 5 anos, tróclea com 7 anos, olécrano com 9 anos e epicôndilo lateral (externo) com 11 anos. A regra mnemônica CRITOE ajuda a lembrar dessa sequência.

250 Parte 2 Lesões Traumáticas

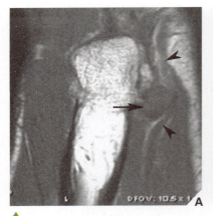
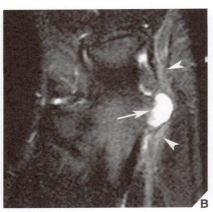
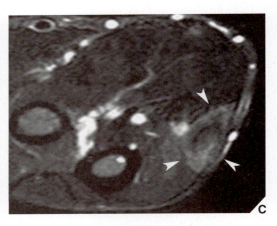

Figura 6.72 Imagens de RM de síndrome do túnel ulnar causada por um cisto ganglionar. A. Essa imagem coronal de RM ponderada em T1 do cotovelo demonstrou coleção líquida na superfície medial posterior da articulação (*seta*), que provocava compressão e desvio do nervo ulnar na sua entrada no túnel ulnar (*pontas de seta*). **B.** Essa imagem coronal de RM na sequência STIR mostrou a composição líquida do cisto (*seta*) e o nervo ulnar edemaciado e desviado (*pontas de seta*). **C.** Essa imagem axial de RM ponderada em T2 evidenciou sinais iniciais de desenervação do músculo flexor radial do carpo com edema (*pontas de seta*).

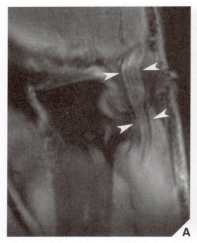
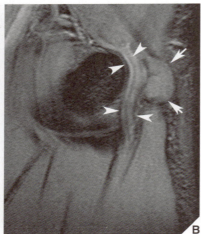

Figura 6.73 Imagens de RM de síndrome do túnel ulnar causada por músculo epitroclear ancôneo acessório. A. Essa imagem coronal de RM na sequência STIR demostrou espessamento e sinal hiperintenso no nervo ulnar proximal ao ponto de sua entrada no túnel ulnar (*pontas de seta*), que representavam neurite ulnar. **B.** Essa imagem sagital em sequência STIR no nível da parte medial do cotovelo mostrou espessamento e sinal hiperintenso no nervo ulnar (*pontas de seta*). Em posição posterior ao nervo ulnar, havia uma massa de tecidos moles, que era um músculo epitroclear ancôneo acessório (*setas*).

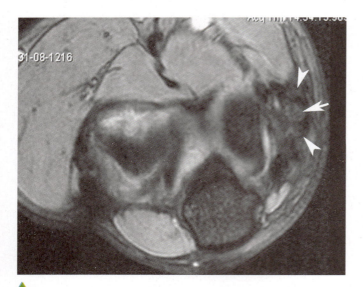

Figura 6.74 Imagem de RM de transposição malsucedida do nervo ulnar. Nesse paciente com sinais recorrentes de síndrome do túnel ulnar após transposição cirúrgica do nervo, a imagem axial na sequência GRE (*gradient recalled echo*) demonstrou que o nervo ulnar espessado transposto para a frente (*seta*) estava circundado por tecido fibrótico (*pontas de seta*).

2. Na incidência de perfil do cotovelo:
   - Observar o aspecto angulado normal (taco de hóquei) do úmero distal; o ângulo mede cerca de 140°; perda dessa angulação ocorre nos casos de fratura supraepicondilar
   - Avaliar a posição do capítulo em relação com o eixo longitudinal do rádio proximal e a linha umeral anterior
   - Prestar atenção à presença ou ausência do sinal da bolsa adiposa; quando este sinal é positivo em um paciente com lesão do cotovelo, sempre se deve considerar a possibilidade de fratura
3. A incidência cabeça radiocapítulo é muito útil para avaliar traumatismo do cotovelo e sempre deve ser obtida como parte da investigação de rotina.
4. No passado, a artrotomografia era uma técnica diagnóstica eficaz em casos selecionados de lesão do cotovelo. Hoje em dia, esse procedimento foi substituído pela artrotomografia computadorizada (artro-TC). Tal modalidade ajuda a demonstrar:
   - Fraturas condrais e osteocondrais sutis
   - Osteocondrite dissecante
   - Anormalidades sinoviais e capsulares
   - Fragmentos osteocondrais intra-articulares.
5. A artrorressonância magnética (artro-RM) da articulação do cotovelo ajuda a avaliar anormalidades sinoviais e integridade da cápsula e ligamentos articulares, além de demonstrar fragmentos intra-articulares livres.

6. Fratura supraepicondilar do úmero distal (em geral, do tipo em extensão) é muito comum nas crianças. Radiografia em perfil demonstrando perda da angulação em taco de hóquei do úmero distal confirma esse diagnóstico. Quando a incidência de perfil é inconclusiva, deve-se então obter radiografia do cotovelo contralateral (normal) para comparação.

7. Fratura de cabeça do rádio é comum nos adultos. É importante demonstrar:
   • Tipo de fratura
   • Extensão da linha de fratura
   • Grau de desvio articular.
   Essas informações determinam se há necessidade de tratamento conservador ou cirúrgico.

8. Fratura do processo coronoide geralmente é oculta e está associada mais comumente à luxação posterior da articulação do cotovelo. Quando não é diagnosticada, essa fratura pode não consolidar e resultar em subluxação ou luxação recidivante do cotovelo. A incidência cabeça do radiocapítulo é muito apropriada para demonstrar essa lesão.

9. Fraturas de olécrano são demonstradas mais claramente na incidência de perfil. Essas fraturas são classificadas em três tipos, de acordo com a origem da linha de fratura na superfície articular da fossa olecraniana.

10. O tratamento ortopédico de osteoartrite dissecante depende da demonstração das condições da cartilagem articular do capítulo e determinação da estabilidade do fragmento osteocondral. A RM ou artro-RM é o exame radiológico preferido.

11. Em todos os casos de fratura de ulna, verificar se há luxação concomitante da cabeça do rádio; por outro lado, em todos os casos de luxação, observar se há fratura da ulna (fratura-luxação de Monteggia). A técnica radiológica mais apropriada para examinar essas lesões, que frequentemente passam despercebidas nos adultos, consiste em obter duas radiografias separadas, que incluam articulação do cotovelo e antebraço: uma centrada na articulação e outra sobre o terço médio do antebraço. Nas crianças, uma única radiografia que inclua a articulação do cotovelo e todo o antebraço é suficiente.

12. Fratura-luxação de Essex-Lopresti é uma lesão complexa e instável, que consiste em fratura cominutiva de cabeça e colo do rádio, ruptura da membrana interóssea do antebraço e luxação da articulação radiulnar distal.

13. Epicondilite lateral (ou cotovelo de tenista) é mais bem avaliada por RM. Essa técnica pode demonstrar avulsão do tendão do músculo extensor radial curto do carpo em sua inserção ao epicôndilo lateral e edema associado de medula óssea.

14. IRPL do cotovelo resulta de lesão do complexo ligamentar colateral lateral.

15. SSEV é o mecanismo mais comum de lesão do cotovelo dos atletas arremessadores e pode ser demonstrada claramente por RM.

16. Epicondilite medial (ou cotovelo de golfista), uma lesão que afeta a origem do tendão flexor comum em sua inserção ao epicôndilo medial do úmero, causa espessamento e sinal hiperintenso nas imagens de RM nos tendões afetados e perda de continuidade das fibras quando há ruptura completa.

17. Ruptura do tendão bicipital distal em sua inserção ao tubérculo radial não é comum e pode ser demonstrada mais claramente por RM nos planos sagital e axial. Imagem de RM no plano coronal modificado com ombro em abdução, cotovelo em flexão e antebraço em supinação (posição FABS) também é uma técnica muito eficaz para demonstrar esse tipo de lesão.

18. NCEs do cotovelo incluem: síndrome do músculo pronador redondo, síndrome do músculo supinador e síndrome do túnel ulnar. Todas essas lesões têm aspectos característicos na RM.

LEITURAS SUGERIDAS

Awaya H, Schweitzer ME, Feng SA, et al. Elbow synovial fold syndrome: MR imaging findings. *AJR Am J Roentgenol* 2001; 177:1377-1381.

Bado JL. *The Monteggia lesion.* Springfield, IL: CC Thomas; 1962.

Beltran J, Rosenberg ZS. MR imaging of pediatric elbow fractures. *Magn Reson Imaging Clin N Am* 1997; 5:567-578.

Bledsoe RC, Izenstark JL. Displacement of fat pads in diseases and injury of the elbow: a new radiographic sign. *Radiology* 1959; 73:717-724.

Carrino JA, Morrison WB, Zou KH, et al. Noncontrast MR imaging and MR arthrography of the ulnar collateral ligament of the elbow: prospective evaluation of two-dimensional pulse sequences for detection of complete tears. *Skeletal Radiol* 2001; 30:625-632.

Colton CL. Fractures of the olecranon in adults: classification and management. *Injury* 1973; 5:121-129.

De Smet AA, Winter TC, Best TM, et al. Dynamic sonography with valgus stress to assess elbow ulnar collateral ligament injury in baseball pitchers. *Skeletal Radiol* 2002; 31:671-676.

DeLee JC, Green DP, Wilkins KE. Fractures and dislocations of the elbow. In: Rockwood CA, Green DP, eds. *Fractures in adults,* 2nd ed. Philadelphia: Lippincott; 1984:559.

Deutsch AL, Mink JH, eds. *MRI of the musculoskeletal system: a teaching file,* 2nd ed. Philadelphia: Lippincott-Raven; 1997.

Dugas JR. Valgus extension overload: diagnosis and treatment. *Clin Sports Med* 2010; 29:645-654.

Franklin PD, Dunlop RW, Whitelaw G, et al. Computed tomography of the normal and traumatized elbow. *J Comput Assist Tomogr* 1988; 12:817-823.

Greenspan A, Norman A. Radial head-capitellum view in elbow trauma. Letter to the editor. *Am J Roentgenol* 1983; 140:1273-1275.

Greenspan A, Norman A. The radial head-capitellum view: useful technique in elbow trauma. *Am J Roentgenol* 1982; 138:1186-1188.

Greenspan A, Norman A, Rosen H. Radial head-capitellum view in elbow trauma: clinical application and radiographic-anatomic correlation. *Am J Roentgenol* 1984; 143:355-359.

Horne JG, Tanzer TL. Olecranon fractures: a review of 100 cases. *J Trauma* 1981; 21:469-472.

Hurd WJ, Eby E, Kaufman KR, et al. Magnetic resonance imaging of the throwing elbow in the uninjured, high school-aged baseball pitcher. *Am J Sports Med* 2011; 39:722-728.

Jobe FW, Stark H, Lombardo SJ. Reconstruction of the ulnar collateral ligament in athletes. *J Bone Joint Surg Am* 1986; 68:1158-1163.

Kijowski R, Tuite M, Sanford M. Magnetic resonance imaging of the elbow. Part I: normal anatomy, imaging technique, and osseous abnormalities. *Skeletal Radiol* 2004; 33:685-697.

Kijowski R, Tuite M, Sanford M. Magnetic resonance imaging of the elbow. Part II: abnormalities of the ligaments, tendons, and nerves. *Skeletal Radiol* 2005; 34:1-18.

Mak S, Beltran LS, Bencardino J, et al. MRI of the annular ligament of the elbow: review of anatomic considerations and pathologic findings in patients with posterolateral elbow instability. *AJR Am J Roentgenol* 2014; 203:1272-1279.

Mason ML. Some observations on fractures of the head of the radius with a review of one hundred cases. *Br J Surg* 1959; 42:123-132.

Müller ME, Allgower M, Schneider R, et al. *Manual of internal fixation, techniques recommended by the AO Group,* 2nd ed. Berlin, Germany: Springer-Verlag; 1979.

Ouellette H, Bredella M, Labis J, et al. MR imaging of the elbow in baseball pitchers. *Skeletal Radiol* 2008; 37:115-121.

Poltawski L, Ali S, Jayaram V, et al. Reliability of sonographic assessment of tendinopathy in tennis elbow. *Skeletal Radiol* 2012; 41:83-89.

Potter HGH, Weiland AJA, Schatz JAJ, et al. Posterolateral rotatory instability of the elbow: usefulness of MR imaging in diagnosis. *Radiology* 1997; 204:185-189.

Reckling FW, Peltier LF. Riccardo Galeazzi and Galeazzi's fracture. *Surgery* 1965; 58:453-459.

Rogers LF. Fractures and dislocations of the elbow. *Semin Roentgenol* 1978; 13:97-107.

Rogers LF, Malave S Jr, White H, et al. Plastic bowing, torus and greenstick supracondylar fractures of the humerus: radiographic clues to obscure fractures of the elbow in children. *Radiology* 1978; 128:145-150.

Sanchez-Sotelo J, Morrey BF, O'Driscoll SW. Ligamentous repair and reconstruction for posterolateral rotatory instability of the elbow. *J Bone Joint Surg Br* 2005; 87:54-61.

Schueller-Weidekamm C, Kainberger F. The elbow joint – a diagnostic challenge: anatomy, biomechanics, and pathology. *Radiologe* 2008; 48 (12):1173-1185.

Sharma SC, Singh R, Goel T, et al. Missed diagnosis of triceps tendon rupture: a case report and review of literature. *J Orthop Surg (Hong Kong)* 2005; 13:307-309.

Steinbach LS, Palmer WE, Schweitzer ME. Special focus session. MR arthrography. *Radiographics* 2002; 22:1223-1246.

Takahara M, Ogino T, Takagi M, et al. Natural progression of osteochondritis dissecans of the humeral capitellum: initial observations. *Radiology* 2000; 216:207-212.

7

Membro Superior III: Antebraço Distal, Punho, Mãos e Dedos

Antebraço distal

Lesões traumáticas do antebraço distal, causadas principalmente (90% dos casos) por queda sobre a mão estendida, são comuns em todas as faixas etárias, embora sejam mais frequentes na população idosa. Em geral, o tipo de lesão subsequente é fratura de rádio ou ulna distal, cuja incidência é expressivamente maior que a de luxação das articulações radioulnar e radiocarpal distais. Embora a história e o exame físico geralmente ofereçam informações importantes quanto ao tipo de lesão, as radiografias são indispensáveis para determinar a localização e a extensão exatas; com diversos tipos de fraturas, apenas um exame radiográfico adequado pode estabelecer o diagnóstico correto.

Considerações anatomorradiológicas

As radiografias obtidas nas incidências posteroanterior e perfil geralmente são suficientes para avaliar a maioria das lesões traumáticas do antebraço distal (Figuras 7.1 e 7.2). Em cada uma dessas incidências, é importante avaliar as relações anatômicas normais entre o rádio e a ulna para a avaliação completa das lesões traumáticas.

A incidência posteroanterior do antebraço distal demonstra variações anatômicas de comprimento do rádio e da ulna, também conhecidas como *variância ulnar* ou *variância de Hulten*. Como regra geral, o processo estiloide do rádio excede o comprimento da extremidade articular da ulna em 9 a 12 mm. Contudo, na região da articulação com o osso semilunar, as superfícies articulares do rádio e da ulna estão no mesmo nível, resultando em *variância ulnar neutra* (Figura 7.3). Em alguns casos, a ulna se projeta a uma distância maior em seu segmento proximal – *variância ulnar negativa* (ou variante *ulna minus*) – ou em seu segmento distal – *variância ulnar positiva* (ou variante *ulna plus*) (Figura 7.4). A posição do punho é um determinante importante da variância ulnar. A posição clássica geralmente aceita é incidência posteroanterior obtida com punho plano apoiado na mesa de radiografia, antebraço em rotação neutra e cotovelo flexionado a 90° com ombro abduzido a 90°. Radiografia posteroanterior também demonstra um aspecto anatômico importante do rádio, que é conhecido como *ângulo radial* (ou *inclinação ulnar* da superfície articular do rádio) e normalmente varia de 15 a 25° (Figura 7.5).

A incidência de perfil do antebraço distal demonstra outro elemento significativo, que é a *inclinação palmar* da superfície articular do rádio (também conhecida como *ângulo dorsal*, *faceamento palmar* ou *inclinação palmar*). Normalmente, essa inclinação varia de 15 a 25° (Figura 7.6).

Essas duas medidas têm importância prática para o cirurgião ortopédico avaliar desvio e posição dos fragmentos após fratura do rádio distal. Além disso, essas medidas podem ajudar o cirurgião a decidir entre redução fechada ou aberta e também facilitar exames de seguimento.

Técnicas radiológicas complementares são necessárias frequentemente para avaliar lesões traumáticas do antebraço distal e do punho. A artrografia (Figura 7.7) pode ser necessária nos casos suspeitos de lesão do complexo fibrocartilaginoso triangular (CFCT), que consiste em fibrocartilagem articular (disco articular), menisco homólogo, ligamentos radioulnares dorsal e palmar e ligamento colateral ulnar (Figura 7.8). Como a cavidade radiocarpal na qual o contraste é injetado normalmente não se comunica com a articulação radioulnar distal, opacificação desse compartimento indica ruptura da fibrocartilagem triangular (ver Figura 7.29 B). Em uma porcentagem pequena dos casos, exame com resultado falso-positivo pode ser causado por uma variante anatômica normal que permite comunicação entre compartimento radiocarpal e articulação radioulnar distal. Hoje em dia, a tomografia computadorizada (TC) e a ressonância magnética (RM) desempenham papel importante na avaliação das lesões traumáticas de antebraço distal, punho e mão (ver a seguir).

As Tabelas 7.1 e 7.2 apresentam um resumo das incidências radiográficas padronizadas e técnicas radiológicas complementares usadas para avaliar lesões traumáticas do antebraço distal.

Lesões traumáticas do antebraço distal

Fraturas de rádio distal

Fratura de Colles

Fratura de Colles é a lesão traumática encontrada mais comumente no antebraço distal e, em geral, é causada por queda sobre a mão estendida com antebraço em pronação e dorsiflexão. Esse tipo de fratura é encontrado mais comumente nos adultos com mais de 50 anos e é mais frequente nas mulheres que nos homens. De acordo com a descrição clássica dessa lesão, conhecida na literatura europeia como *fratura de Pouteau*, a linha de fratura é extra-articular, geralmente começando cerca de 2 a 3 cm da superfície articular do rádio distal. Em alguns casos, o fragmento distal encontra-se desviado em

Capítulo 7   Membro Superior III: Antebraço Distal, Punho, Mãos e Dedos   **253**

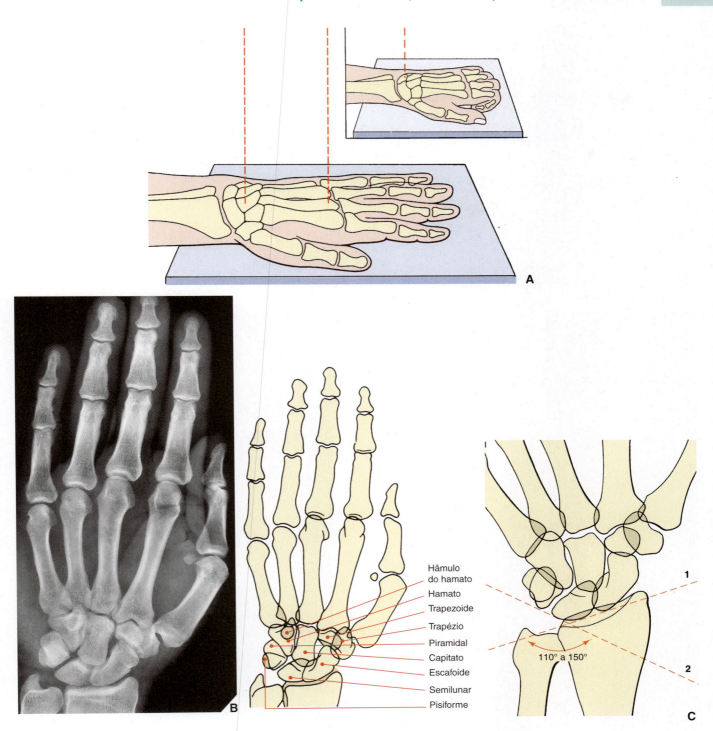

▲
Figura 7.1 Incidência dorsopalmar (posteroanterior) do antebraço distal, punho e mão. De forma a classificar essas lesões, devem-se diferenciar as lesões traumáticas que afetam antebraço distal, punho e mão. Entretanto, sob o ponto de vista radiológico, o posicionamento do membro para obter radiografias da região do punho e da mão (*i. e.*, antebraço distal e carpo) nas incidências posteroanterior e perfil é praticamente o mesmo. **A.** Para obter a incidência posteroanterior (dorsopalmar) do punho e da mão, os pacientes ficam sentados com o braço totalmente estendido sobre a mesa de radiografia. A parte do membro localizada entre o terço distal do antebraço e as pontas dos dedos repousa em pronação sobre o cassete do filme. Quando a área a ser focada é o punho ou a mão, a mão geralmente é apoiada na mesa (palma para baixo) com os dedos ligeiramente afastados. Entretanto, o ponto para o qual o feixe central é direcionado varia. No caso da avaliação do punho, o feixe é dirigido para o centro do carpo; no caso da mão, o feixe é direcionado para a cabeça do terceiro metacarpo. De forma a assegurar a imagem mais clara da região do punho, os dedos do paciente podem ser flexionados para permitir que o carpo fique apoiado sobre o cassete do filme (*ilustração superior*). **B.** A radiografia obtida nessa incidência demonstra claramente o rádio e a ulna distais, assim como os ossos do carpo, metacarpos e falanges. Entretanto, o dedo polegar aparece em projeção oblíqua; as bases do segundo ao quinto metacarpos ficam parcialmente superpostas. No punho, também há superposição dos ossos pisiforme e piramidal, assim como trapézio e trapezoide. **C.** Nessa incidência, é possível determinar o ângulo carpal, que é formado por duas linhas tangenciais, a primeira traçada sobre as bordas proximais dos ossos escafoide e semilunar (*1*) e a outra sobre as bordas proximais dos ossos piramidal e semilunar (*2*). Normalmente, esse ângulo tem entre 110° e 150°, embora exista variação significativa com a idade, o sexo e a raça.

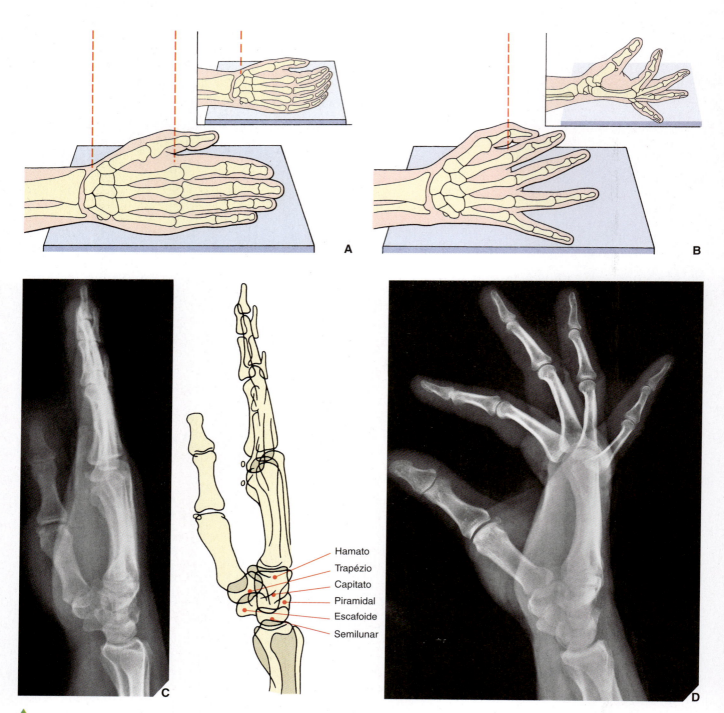

▲
Figura 7.2 Incidência de perfil do punho e da mão. A. Para obter a incidência de perfil da região do punho e da mão, o braço do paciente é totalmente estendido e apoiado em sua superfície ulnar. Os dedos podem ficar totalmente estendidos ou, de preferência, ligeiramente flexionados (*detalhe*) com o polegar um pouco à frente dos demais dedos. Para avaliar a região do punho, o feixe central é dirigido para o centro do carpo, ao passo que, para examinar a mão, o feixe é direcionado para a cabeça do segundo metacarpo (**B**). Na radiografia obtida nessa incidência (**C**), o rádio e a ulna distais ficam superpostos, mas é possível avaliar satisfatoriamente as relações entre os eixos longitudinais do capitato, semilunar e rádio (ver Figura 7.92). Embora os metacarpos e as falanges também fiquem sobrepostos, desvios dorsais ou palmares causados por fratura destes ossos podem ser detectados facilmente (ver Figura 4.1). O dedo polegar é examinado na projeção dorsopalmar verdadeira. Um método mais eficaz de radiografar dedos na incidência de perfil é pedir ao paciente para afastar os dedos como se formassem um leque, com a face ulnar da quinta falange apoiada no cassete do filme. O feixe central é direcionado para as cabeças dos metacarpos. **D.** Na radiografia obtida nessa projeção, consegue-se eliminar superposição das falanges, que ocorre comumente na incidência tradicional de perfil. Articulações interfalangianas também podem ser avaliadas facilmente.

Capítulo 7 Membro Superior III: Antebraço Distal, Punho, Mãos e Dedos 255

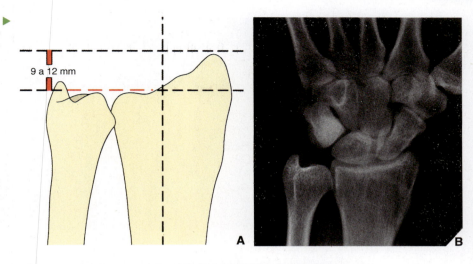

Figura 7.3 Variância ulnar neutra. A. Como regra geral, o processo estiloide do rádio estende-se por 9 a 12 mm além da superfície articular da ulna distal. Essa distância também é conhecida como *comprimento radial*. **B.** Na região da articulação com o osso semilunar, as superfícies articulares do rádio e da ulna estão no mesmo nível.

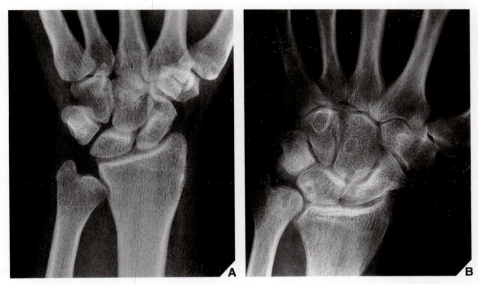

Figura 7.4 Variâncias ulnares negativa e positiva. A. Variância ulnar negativa. A superfície articular da ulna projeta-se por 5 mm além do ponto da articulação radiossemilunar. **B.** Variância ulnar positiva. A superfície articular da ulna projeta-se por 8 mm além do local da articulação radiossemilunar. Observe os cistos subcondrais localizados na cabeça da ulna e superfície ulnar do osso semilunar; essas alterações eram compatíveis com síndrome do impacto ulnocarpal, comumente associada à variância ulnar positiva (ver descrição adiante).

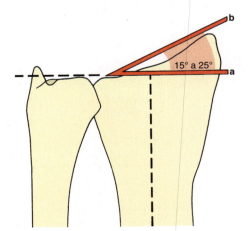

Figura 7.5 Inclinação ulnar. Com punho em posição neutra, a inclinação ulnar da superfície articular do rádio é determinada pelo ângulo formado por duas linhas: uma perpendicular ao eixo longitudinal do rádio no nível da superfície articular radioulnar (*a*) e outra linha tangencial interligando processo estiloide radial e face ulnar do rádio (*b*).

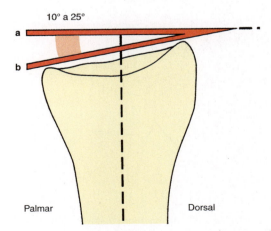

Figura 7.6 Inclinação palmar. Inclinação palmar da superfície articular do rádio é determinada medindo-se o ângulo formado por uma linha perpendicular ao eixo longitudinal do rádio no nível do processo estiloide (*a*) e outra linha tangencial interligando as partes dorsal e palmar da superfície articular radial (*b*).

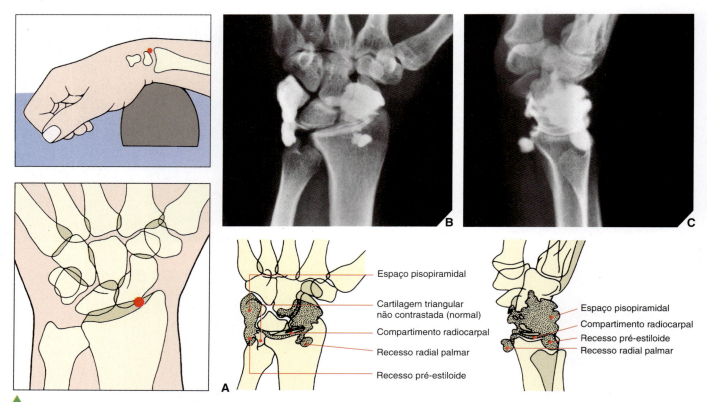

Figura 7.7 Artrografia do punho. A. Para realizar artrografia da articulação radiocarpal, o punho é colocado em pronação sobre uma esponja radiotransparente para abrir a articulação e facilitar a introdução da agulha. Com controle radioscópico, a agulha n° 22 é introduzida em um ponto localizado em posição lateral ao ligamento escafossemilunar. (O *ponto vermelho* assinala o local da punção.) São injetados 2 ou 3 mℓ de contraste (diatrizoato de meglumina a 60%), e, em seguida, são obtidas radiografias nas incidências posteroanterior (dorsopalmar), perfil e oblíqua. As projeções posteroanterior (**B**) e perfil (**C**) demonstram contraste preenchendo o compartimento radiocarpal, recessos pré-estiloide e radial palmar e o espaço pisopiramidal. O complexo fibrocartilaginoso triangular intacto não permite que o contraste entre na articulação radioulnar distal, enquanto os ligamentos intercarpais evitam extravasamento do contraste para dentro das articulações intercarpais.

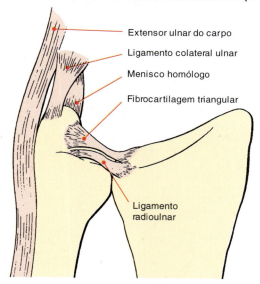

Figura 7.8 Complexo fibrocartilaginoso triangular (CFCT). O CFCT inclui fibrocartilagem triangular, ligamento radioulnar, ligamento ulnocarpal, tendão e bainha tendínea do extensor ulnar do carpo e menisco homólogo. Essa estrutura está localizada entre ulna distal e fileira dos carpos proximais, estabiliza a articulação radioulnar distal e funciona como amortecedor das forças axiais compressivas. A fibrocartilagem triangular tem sua inserção em posição medial à fóvea da ulna e em posição lateral à fossa semilunar do rádio.

Tabela 7.1 Incidências radiográficas padronizadas para avaliar lesões traumáticas do antebraço distal.

Incidência	Demonstração
Posteroanterior	Variância ulnar
	Ângulo carpal
	Ângulo radial
	Articulação radioulnar distal
	Fratura de Colles
	Fratura de Hutchinson
	Fratura-luxação de Galeazzi
Perfil	Faceamento palmar do rádio
	Faixa de gordura do pronador quadrado
	Fratura de Colles
	Fratura de Smith
	Fratura de Barton
	Fratura-luxação de Galeazzi

direção radial e dorsal e apresenta angulação dorsal, embora também possam ser observadas outras variações de alinhamento dos fragmentos (Figura 7.9). Em geral, também há fratura de processo estiloide da ulna. É importante salientar que alguns autores (p. ex., Frykman) incluíram nesse epônimo (fratura de Colles) a extensão intra-articular da linha de fratura, assim como fratura coexistente da extremidade distal da ulna (Figura 7.10, Tabela 7.3).

Capítulo 7 Membro Superior III: Antebraço Distal, Punho, Mãos e Dedos

Tabela 7.2 Técnicas radiológicas complementares para avaliar lesões traumáticas do antebraço distal.

Técnica	Demonstração
Artrografia	Articulação radiocarpal
	Ruptura do complexo fibrocartilaginoso triangular (CFCT)
Arteriografia	Lesão concomitante de artérias do antebraço
Cintilografia óssea (cintilografia radionuclídica)	Fraturas sutis de rádio e ulna
Tomografia computadorizada (TC) (inclusive TC 3D [tridimensional])	Depressão, desvio e orientação espacial dos fragmentos de fratura de rádio e ulna
	Consolidação de fraturas e suas complicações
	Lesões de tecidos moles (músculos)
Ressonância magnética (RM) e artrorressonância magnética (artro-RM)	Lesões de tecidos moles (músculos, tendões e ligamentos)
	Fraturas sutis e contusão óssea de rádio e ulna
	Ruptura do CFCT
	Lesões da membrana interóssea
	Anormalidades de diversos tendões, ligamentos, músculos e nervos

Radiografias nas incidências posteroanterior e perfil geralmente são suficientes para demonstrar fratura de Colles. A avaliação detalhada dessas duas incidências deve levar em consideração grau de ângulo radial e inclinação palmar, bem como grau de encurtamento do rádio em consequência da impacção ou desvio "tipo baioneta" (Figuras 7.11 e 7.12). A TC pode fornecer informações adicionais quanto à posição exata dos fragmentos desviados (Figuras 7.13 a 7.16). Em alguns casos, radiografias do punho podem não demonstrar fratura recente sem desvio do rádio distal (fratura oculta). Nesses casos, a RM é uma técnica mais eficaz para demonstrar a linha de fratura e indicar tratamento apropriado (Figura 7.17).

Complicações. No momento da fratura, pode haver lesões simultâneas dos nervos mediano e ulnar. Instabilidade dos fragmentos durante o processo de consolidação pode causar falha de redução, mas união tardia e não união são muito raras. Como sequela, artrite pós-traumática pode afetar a articulação radiocarpal.

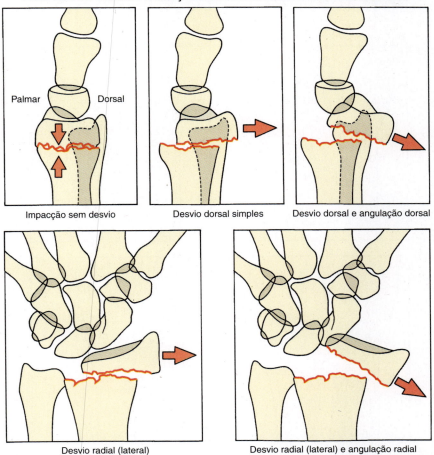

Figura 7.9 Fratura de Colles. Cinco variações de desvio e angulação do fragmento distal na fratura de Colles. Alguns desses padrões podem ocorrer simultaneamente, resultando em deformidades complexas.

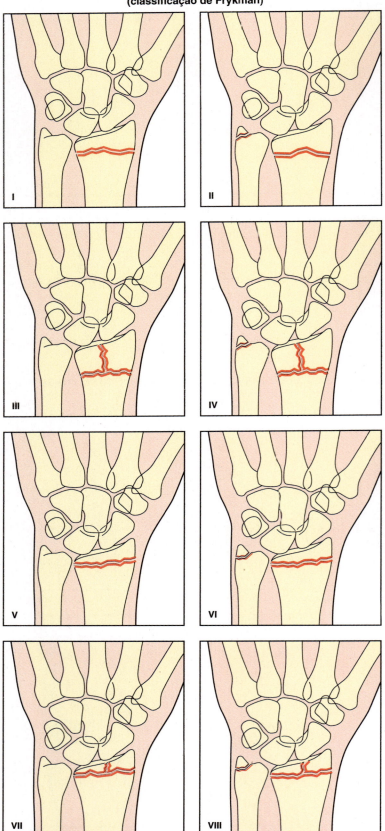

Figura 7.10 Fraturas de rádio distal. Classificação de Frykman das fraturas do rádio distal de acordo com a localização da linha de fratura (intra-articular versus extra-articular) e coexistência de fratura da ulna distal.

Tabela 7.3 Classificação de Frykman para fraturas do rádio distal.		
Fratura do rádio	**Fratura de ulna distal**	
Localização	Ausente	Presente
Extra-articular	I	II
Intra-articular (articulação radiocarpal)	III	IV
Intra-articular (articulação radioulnar)	V	VI
Intra-articular (articulações radiocarpal e radioulnar)	VII	VIII

Fraturas de Barton e Hutchinson

Essas duas lesões são fraturas intra-articulares de rádio distal. *Fratura de Barton* clássica envolve a borda dorsal do rádio distal e estende-se à articulação radiocarpal (Figura 7.18); em alguns casos, também pode haver luxação coexistente dessa articulação. Quando a fratura envolve a borda palmar do rádio distal com extensão intra-articular, a lesão é conhecida como *fratura de Barton invertida* (ou *palmar*) (Figura 7.19). Como nas duas variantes a linha de fratura está orientada no plano coronal, ela aparece mais claramente na incidência de perfil ou oblíqua.

Fratura de Hutchinson (também conhecida como *fratura de chofer* – termo derivado da época dos automóveis acionados a manivela, quando era comum o traumatismo direto da superfície radial do punho em consequência do retrocesso da peça) envolve a borda radial (lateral) do rádio distal e estende-se ao longo do processo estiloide radial até a articulação radiocarpal. Em razão da orientação sagital da linha de fratura, incidência posteroanterior é mais apropriada para diagnosticar esse tipo de lesão (Figura 7.20).

Fratura de Smith

Geralmente causada por queda sobre o dorso da mão ou golpe direto aplicado na região dorsal da mão em flexão palmar, a fratura de Smith consiste em fratura de rádio distal que, em alguns casos, estende-se à articulação radiocarpal com desvio palmar e angulação do fragmento distal (Figura 7.21). Como a deformidade dessa lesão é o oposto do que se observa com fratura de Colles, a fratura de Smith também é descrita frequentemente como *fratura de Colles invertida*, embora seja muito menos comum que a primeira. Existem três tipos de fratura de Smith, que são definidos com base na obliquidade da linha de fratura (Figura 7.22), avaliada com mais clareza na incidência de perfil. Os tipos II e III geralmente são instáveis e podem necessitar de tratamento cirúrgico.

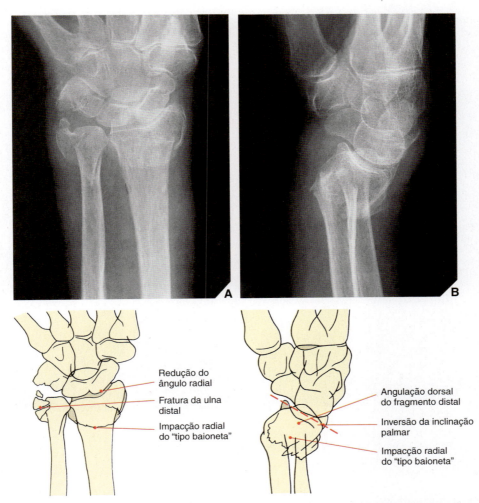

Figura 7.11 Fratura de Colles. Radiografias nas incidências posteroanterior (**A**) e perfil (**B**) do antebraço distal demonstraram sinais de fratura de Colles. Na incidência posteroanterior, as alterações evidenciadas eram redução do ângulo radial e fratura associada de ulna distal. Incidência em perfil demonstrou angulação dorsal do rádio distal e inversão da inclinação palmar. Nas duas incidências, o rádio estava encurtado em consequência de desvio do "tipo baioneta". A linha de fratura não se estendia até a articulação (tipo III de Frykman).

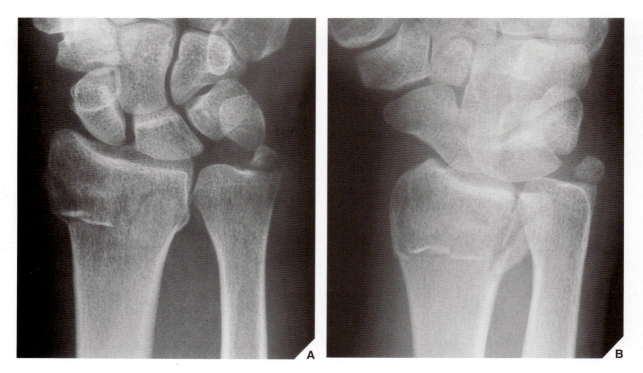

▲
Figura 7.12 Fratura intra-articular do rádio distal. Radiografias nas incidências posteroanterior (**A**) e perfil (**B**) do antebraço distal demonstraram fratura tipo VI de Frykman. A linha de fratura estendia-se adentro da articulação radioulnar distal e, além disso, havia fratura do estiloide ulnar.

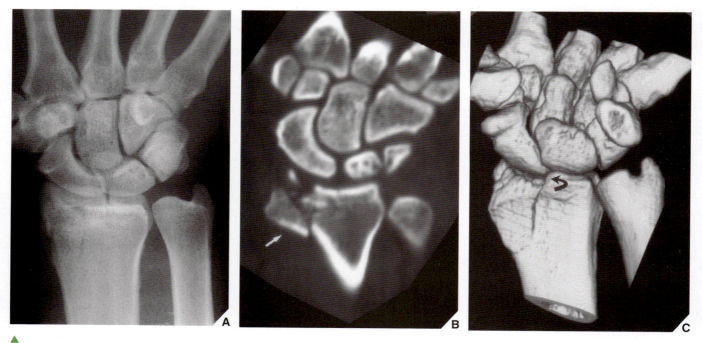

▲
Figura 7.13 Imagens de TC e TC 3D de fratura intra-articular do rádio distal. A. Radiografia posteroanterior do punho demonstrou fratura do rádio distal, que parecia não estar desviada. Imagens coronais de TC reformatada (**B**) e reconstruída em 3D (**C**) não apenas confirmaram extensão intra-articular da fratura, como também demonstraram desvio (*seta*) e depressão (*seta curva*) dos fragmentos fraturados. Como a articulação radioulnar distal estava normal, essa lesão era fratura tipo III de Frykman.

Capítulo 7 Membro Superior III: Antebraço Distal, Punho, Mãos e Dedos   261

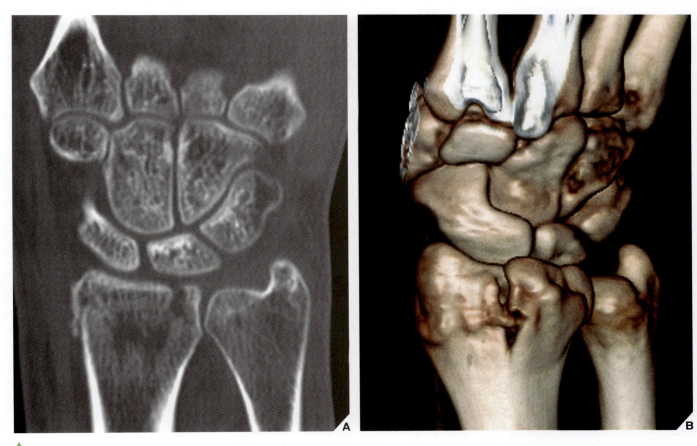

▲
Figura 7.14 Imagens de TC e TC 3D de fratura intra-articular do rádio distal. Imagens coronais de TC reformatada (**A**) e reconstruída em 3D (**B**) do punho esquerdo dessa mulher de 36 anos demonstraram fratura cominutiva intra-articular do rádio distal, que se estendia à articulação radiocarpal. A fratura não afetou a articulação radioulnar distal e era compatível com fratura de Frykman tipo III.

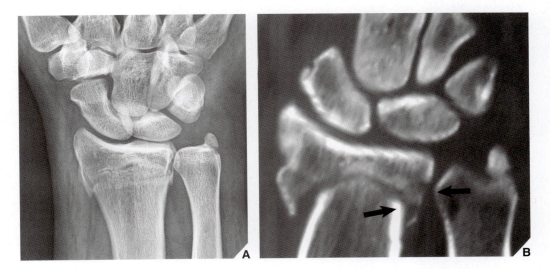

▲
Figura 7.15 Imagem de TC de fratura intra-articular do rádio distal. A. Essa radiografia dorsopalmar do punho demonstrou fratura do rádio distal, mas não ficou claro se a fratura era extra-articular ou intra-articular. Além disso, havia fratura do processo estiloide da ulna. **B.** Essa imagem de TC reformatada no plano coronal confirmou que a linha de fratura estendia-se até a articulação radioulnar distal (setas), mas a articulação radiocarpal estava preservada e, por essa razão, estabeleceu o diagnóstico de fratura de Frykman tipo VI.

262 Parte 2 Lesões Traumáticas

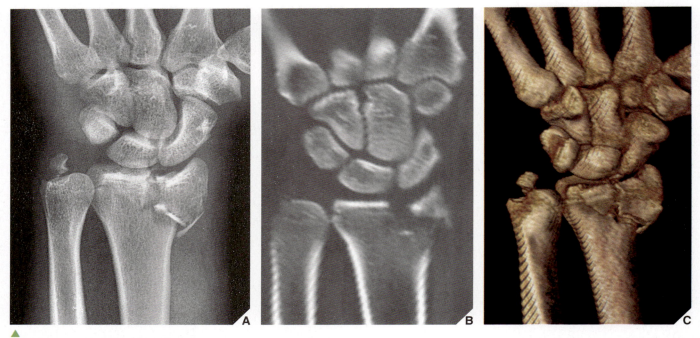

Figura 7.16 Imagens de TC de fratura intra-articular do rádio distal. A. Essa radiografia dorsopalmar do punho demonstrou fratura intra-articular do rádio distal e fratura de estiloide ulnar. Imagens de TC reformatada (**B**) e reconstruída em 3D (**C**) no plano coronal mostraram extensão da linha de fratura aos compartimentos radiocarpal e radioulnar distal, confirmando fratura de Frykman tipo VIII.

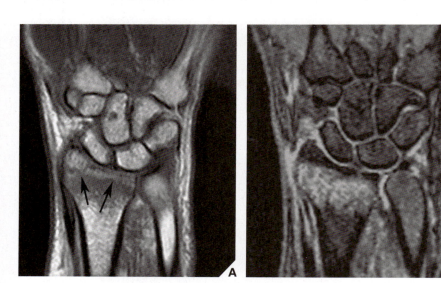

Figura 7.17 Imagens de RM de fratura de Colles. A. Imagens coronais de RM ponderada em T1 (**A**) e ponderada em T2 (**B**) do punho demonstraram fratura aguda sem desvio do rádio distal (*setas* em **A**) com acentuado edema da medula óssea adjacente. As radiografias (não mostradas aqui) obtidas antes desse exame de RM mostraram normalidade.

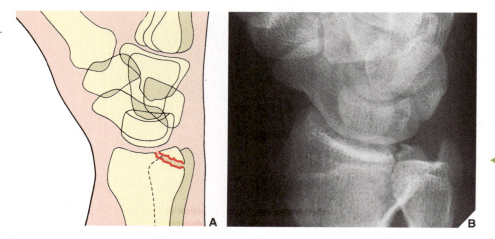

Figura 7.18 Fratura de Barton. Ilustração esquemática (**A**) e radiografia oblíqua (**B**) demonstrando aspecto típico da fratura de Barton. A linha de fratura no plano coronal estendia-se da borda dorsal do rádio distal até a articulação radiocarpal.

Capítulo 7   Membro Superior III: Antebraço Distal, Punho, Mãos e Dedos   **263**

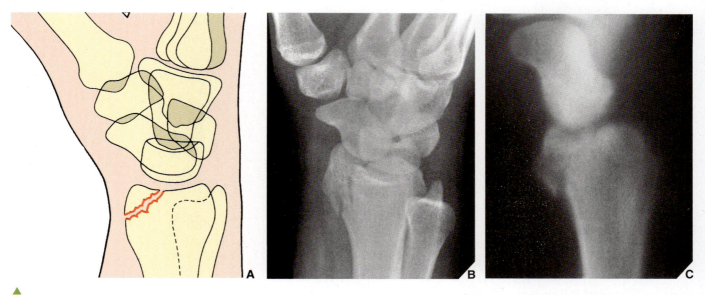

▲
Figura 7.19 Fratura de Barton invertida. Ilustração esquemática (**A**), radiografia oblíqua (**B**) e tomografia triespiral (**C**) demonstrando fratura de Barton invertida (ou palmar); a linha de fratura também estava orientada no plano coronal, mas estendia-se da borda palmar do processo estiloide radial até a articulação radiocarpal.

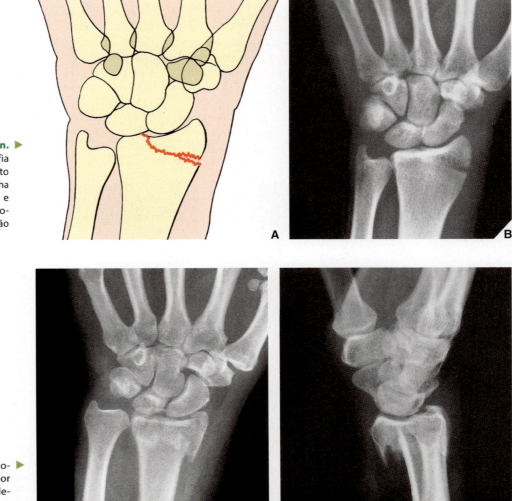

Figura 7.20 Fratura de Hutchinson. ▶
Ilustração esquemática (**A**) e radiografia dorsopalmar (**B**) demonstrando aspecto clássico da fratura de Hutchinson. A linha de fratura estava no plano sagital e estendia-se pela borda radial do processo estiloide do rádio até a articulação radiocarpal.

Figura 7.21 Fratura de Smith. Radio- ▶
grafias nas incidências posteroanterior (**A**) e perfil (**B**) do antebraço distal demonstraram aspecto típico de fratura de Smith. A incidência de perfil demonstrou claramente desvio palmar do fragmento distal.

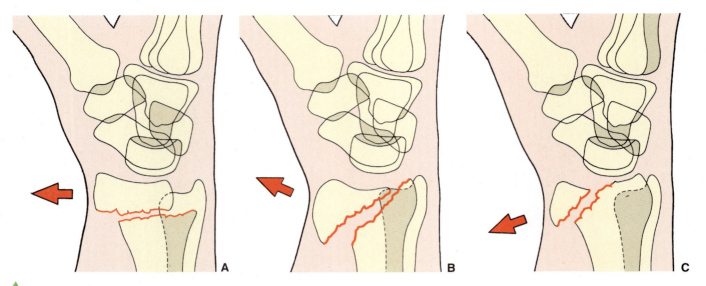

▲
Figura 7.22 Fratura de Smith. O grau de obliquidade da linha de fratura define três tipos de fratura de Smith. Em todos os três tipos, desvio palmar do fragmento distal é característico. **A.** Com fratura de Smith tipo I, a linha de fratura é transversal e estende-se do córtex dorsal ao córtex palmar do rádio. **B.** Com fratura de Smith tipo II, a linha de fratura é oblíqua e estende-se da extremidade dorsal do rádio distal até a cortical palmar. **C.** Com tipo III, praticamente idêntica à fratura de Barton invertida (ver Figura 7.19), a fratura é intra-articular e estende-se até até a cortical palmar do rádio distal.

Fratura-luxação de Galeazzi

Resultado indireto de queda sobre a mão estendida combinada com pronação acentuada do antebraço, ou consequência direta de golpe aplicado na superfície dorsolateral do punho, essa lesão consiste em fratura do terço distal do rádio, que algumas vezes se estende à articulação radiocarpal com luxação coexistente da articulação radioulnar distal. Nos casos típicos, a extremidade proximal do fragmento distal está desviada em direção dorsal, geralmente com angulação dorsal no local da fratura; a ulna está desviada em direção dorsomedial (na direção da ulna) (Figura 7.23). Em casos raros, o fragmento distal do rádio está desviado em direção palmar (anterior) com relação ao fragmento proximal e apresenta angulação medial (Figura 7.24). Existem dois tipos de fratura-luxação de Galeazzi. No tipo I, a fratura do rádio é extra-articular e afeta o terço distal do osso (ver Figuras 7.23 e 7.24). No tipo II, a fratura do rádio geralmente é cominutiva e estende-se à articulação radiocarpal (Figura 7.25).

Radiografias nas incidências posteroanterior e perfil são obtidas rotineiramente quando se suspeita dessa lesão, mas a incidência lateral demonstra sua morfologia e extensão (ver Figuras 7.23 B, 7.24 C e 7.25 B).

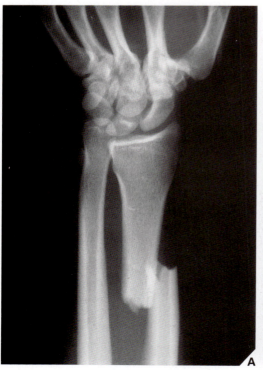 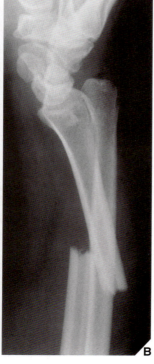

◀ **Figura 7.23 Fratura-luxação tipo I de Galeazzi.** As radiografias nas incidências posteroanterior (**A**) e perfil (**B**) do antebraço distal demonstraram fratura-luxação tipo I de Galeazzi. A fatura simples de rádio envolvia o terço distal do osso, enquanto a extremidade proximal do fragmento distal estava angulada e desviada em direção dorsal. Além disso, havia luxação da articulação radioulnar distal.

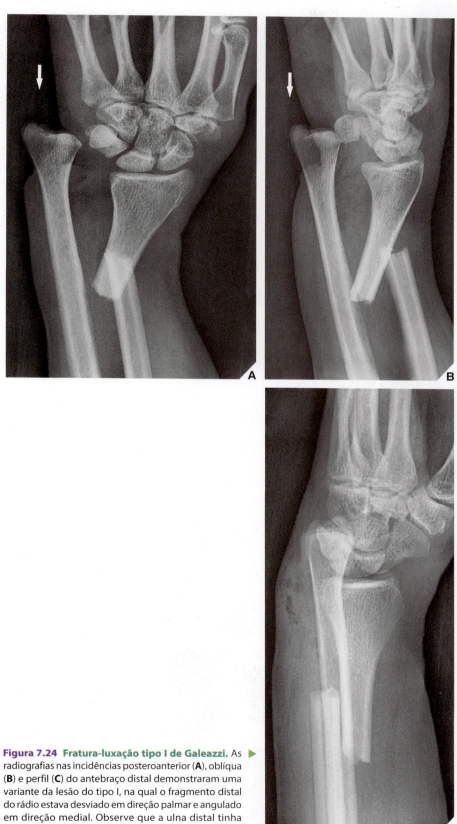

Figura 7.24 **Fratura-luxação tipo I de Galeazzi.** As radiografias nas incidências posteroanterior (**A**), oblíqua (**B**) e perfil (**C**) do antebraço distal demonstraram uma variante da lesão do tipo I, na qual o fragmento distal do rádio estava desviado em direção palmar e angulado em direção medial. Observe que a ulna distal tinha perfurado a pele (*setas*).

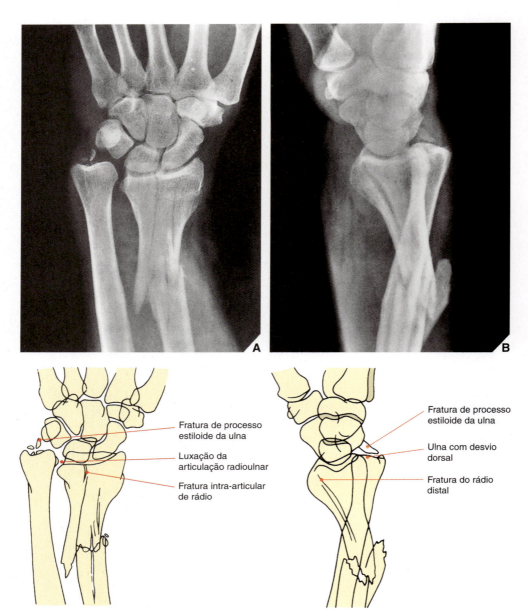

▲ **Figura 7.25 Fratura-luxação tipo II de Galeazzi.** As radiografias nas incidências posteroanterior (**A**) e perfil (**B**) do antebraço distal demonstraram os dois componentes da fratura-luxação de Galeazzi tipo II. A radiografia posteroanterior mostrou claramente fratura de rádio distal que, nesse caso, era cominutiva e estendia-se à articulação radiocarpal. O fragmento distal tinha angulação lateral discreta. Observe também fratura cominutiva associada do processo estiloide ulnar e luxação da articulação radioulnar. Essas fraturas também apareceram na incidência de perfil, que também demonstrou a luxação dorsal da ulna distal.

Fratura de Piedmont

Fratura de Piedmont consiste em fratura isolada de rádio na junção dos terços médio e distal, sem lesão associada da articulação radioulnar distal (Figura 7.26 A). Essa lesão também é conhecida como *fratura de necessidade*, porque redução aberta e fixação interna são necessárias para conseguir um resultado funcional aceitável (Figura 7.26 B). Quando essa fratura é tratada com medidas conservadoras (redução fechada e aparelho gessado), o espaço interósseo pode ser comprometido em razão da ação muscular, resultando em perdas de pronação e supinação depois da consolidação óssea.

Fratura-luxação de Essex-Lopresti

Como descrito no Capítulo 6, essa fratura afeta a cabeça do rádio e está associada à ruptura da membrana interóssea do antebraço com luxação da articulação radioulnar distal.

Síndrome do impacto ulnar

A síndrome do impacto ulnar ocorre quando o segmento distal da ulna é curto e comprime o rádio distal proximal à incisura sigmoide. Ulna curta pode ser uma anomalia congênita (p. ex., variância ulnar negativa) ou resultante de fusão prematura da placa de crescimento ulnar distal em consequência de traumatismo prévio. Contudo, na maioria dos casos, essa síndrome é causada por procedimentos cirúrgicos que incluem ressecção da ulna distal em consequência de traumatismo, artrite reumatoide ou correção da deformidade de Madelung. Sinais e sintomas clínicos da síndrome do impacto ulnar são dor na face ulnar do punho e limitação dos movimentos da articulação radiocarpal. Além disso, pacientes sentem desconforto durante a pronação e supinação do antebraço. Nas radiografias, alterações características dessa lesão incluem ulna curta e desnivelamento da face medial do rádio distal nos casos de variância ulnar

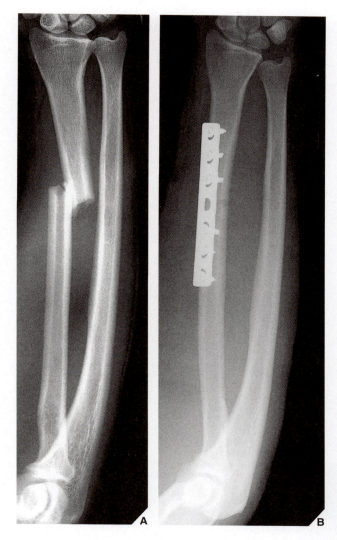

▲
Figura 7.26 Fratura de Piedmont. A. Essa radiografia do antebraço na incidência anteroposterior demonstrou aspecto típico de fratura de Piedmont – ou seja, fratura isolada na junção dos terços médio e distal do rádio –, que requer redução aberta com fixação interna (**B**).

negativa (Figura 7.27), fusão prematura da placa de crescimento da ulna distal ou desnivelamento radial e convergência radioulnar nos casos de ressecção da ulna distal. Antes que essas anormalidades fiquem evidentes nas radiografias convencionais, a RM pode facilitar o diagnóstico precoce dessa síndrome.

Síndrome de impacção ulnar

Também conhecida como *síndrome de impacto ulnossemilunar* ou *sobrecarga ulnocarpal*, a síndrome de impacção ulnar é uma condição clínica bem conhecida, que se caracteriza por dor na superfície ulnar do punho e limitação de movimentos da articulação radiocarpal. Essa síndrome está frequentemente associada à variância ulnar positiva. O mecanismo patológico dessa síndrome está relacionado com forças alteradas e intensificadas transmitidas através da superfície ulnar do punho, acarretando compressão da ulna distal na superfície medial do osso semilunar. Isso resulta no desenvolvimento de alterações degenerativas da cartilagem que recobre os dois ossos. Ademais, alguns autores ressaltaram a combinação frequente de ruptura da fibrocartilagem triangular. Nos casos em que o comprimento da ulna é excessivo, há subluxação dorsal desse osso e limitação da supinação do antebraço. A radiografia convencional demonstra variância ulnar positiva associada à redução expressiva do intervalo ulnossemilunar e, em alguns casos, focos de alterações escleróticas ou císticas no osso semilunar (Figura 7.28). A RM e a artro-RM são as técnicas mais eficazes para diagnosticar essa síndrome e demonstrar alterações patológicas dos ossos envolvidos e dos tecidos moles circundantes. Ambas demonstram edema de medula óssea da ulna distal e do semilunar, esclerose subcondral e formação de cistos e destruição da cartilagem. Anormalidades coexistentes como ruptura do complexo fibrocartilaginoso triangular e do ligamento semilunar-piramidal também são demonstradas claramente nesses exames (Figuras 7.29 a 7.31). O tratamento dessa síndrome consiste em desbridamento do CFCT e encurtamento da ulna.

Lesões de partes moles da articulação radioulnar distal

A ruptura do CFCT é uma das sequelas mais comuns das lesões da articulação radioulnar distal. Essa ruptura pode ser causada por fraturas como as que foram descritas nas seções precedentes ou ocorrer isoladamente após lesões traumáticas do antebraço distal e do punho.

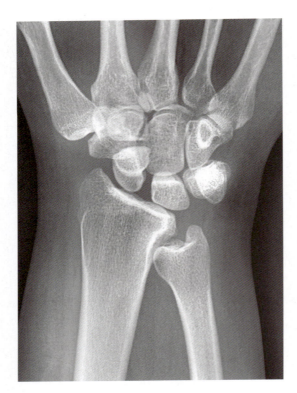

▲
Figura 7.27 Síndrome do impacto ulnar. Essa radiografia dorsopalmar do punho demonstrou variância ulnar negativa. O segmento distal da ulna chocava-se contra o córtex medial do rádio distal.

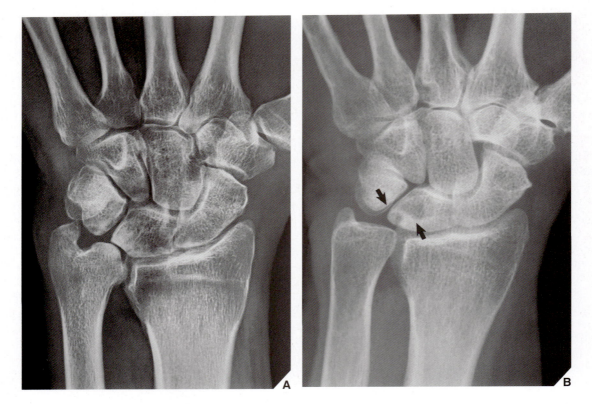

▲
Figura 7.28 Síndrome de impacção ulnar. A. Essa radiografia dorsopalmar do punho demonstrou variância ulnar positiva. O intervalo ulnossemilunar estava significativamente reduzido e havia esclerose da ulna distal e da face medial do osso semilunar. **B.** Em outro paciente, observe que havia alterações císticas no osso semilunar (*setas*).

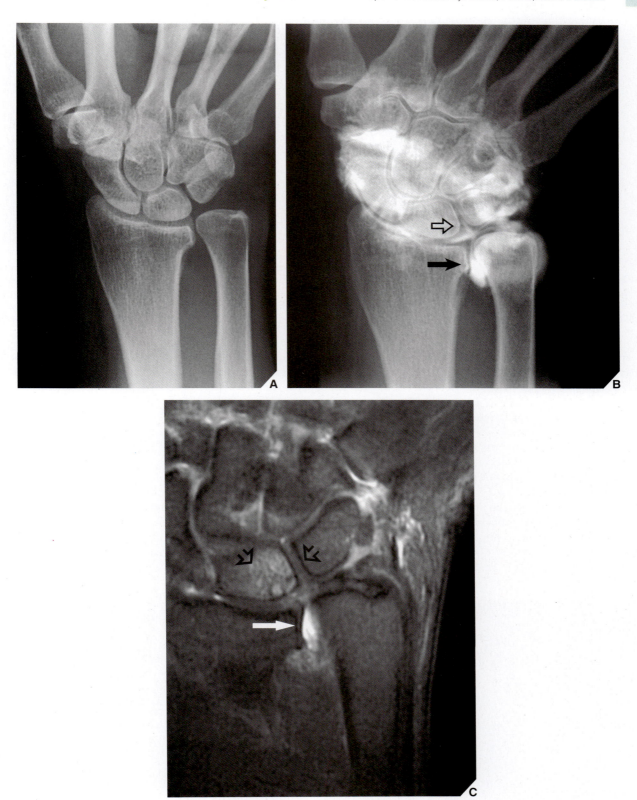

Figura 7.29 Imagens de artrografia e artrorressonância magnética (artro-RM) da síndrome de impacção ulnar. A. Essa radiografia convencional do punho demonstrou variância ulnar positiva, mas não havia outras anormalidades detectáveis. **B.** Essa imagem de artrografia do punho mostrou laceração do CFCT (*seta preta*) e ruptura do ligamento semilunar-piramidal (*seta aberta*). **C.** Essa imagem coronal de artro-RM ponderada em T2 com supressão de gordura demonstrou contraste na articulação radioulnar distal (*seta*) e confirmou diagnóstico de ruptura do CFCT com alterações císticas e edema do osso semilunar (*setas abertas*) – aspectos típicos do diagnóstico de síndrome de impacção ulnar.

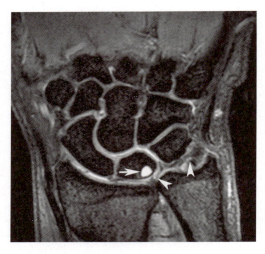

▲
Figura 7.30 Imagem de RM da síndrome de impacção ulnar. Essa imagem coronal de RM na sequência GRE (*gradient recalled echo*) demonstrou variância ulnar positiva. Havia ruptura completa do CFCT (*pontas de seta*) e cisto subcondral na superfície ulnar do osso semilunar (*seta*).

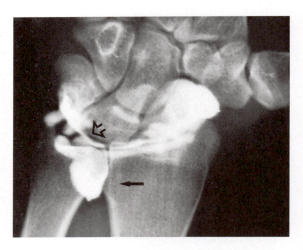

▲
Figura 7.32 Imagem de artrografia com ruptura do CFCT. Essa imagem de artrografia do punho com contraste simples demonstrou extravasamento de contraste para o espaço ocupado pela cartilagem triangular (*seta aberta*) com preenchimento típico do compartimento radioulnar distal (*seta preta*), confirmando o diagnóstico de ruptura do CFCT (comparar com Figura 7.7 B).

As radiografias obtidas nas incidências convencionais sempre são normais no que diz respeito às condições da cartilagem triangular, principalmente quando não há indícios de fratura ou luxação nos quais se baseia a suspeita de lesão de partes moles. Contudo, no caso de suspeita, a artrografia do punho com contraste simples pode confirmar ou excluir esse diagnóstico. Normalmente, o contraste preenche o compartimento radiocarpal, recessos pré-estiloide e radial e espaço pisopiramidal (ver Figura 7.7). Contraste no compartimento radioulnar distal ou na área da cartilagem triangular indica ruptura (Figura 7.32; ver também Figura 7.29 B).

No passado, a artrografia era o procedimento preferencial para avaliar CFCT. Hoje em dia (principalmente quando se utiliza uma bobina de extremidades com configuração em fase de 8 canais), a RM equipara-se e frequentemente suplanta a precisão da artrografia na investigação de anormalidades dessa estrutura. Entre as vantagens da RM, estão a sua abordagem não invasiva e a possibilidade de demonstrar a estrutura da fibrocartilagem triangular, enquanto artrografia limita-se apenas à avaliação da superfície dessa estrutura. Nas imagens coronais de RM ponderadas em T1, o CFCT normal aparece como faixa bicôncava de sinal hipointenso homogêneo, que se estende através do espaço entre ulna distal, face medial do rádio distal e ossos piramidal e semilunar (Figura 7.33; ver também Figura 7.8). Rupturas do CFCT evidenciam-se por perda de continuidade e fragmentação dessa estrutura. A fibrocartilagem rota adquire contorno irregular e é interrompida por áreas com sinal hiperintenso nas imagens ponderadas em T2 (Figura 7.34). Entretanto, um dos estudos publicados por Haims *et al.* questionou a sensibilidade da RM no diagnóstico de rupturas periféricas da fibrocartilagem triangular. De acordo com esses autores, a sensibilidade foi de apenas 17% com especificidade de 79% e precisão de 64%.

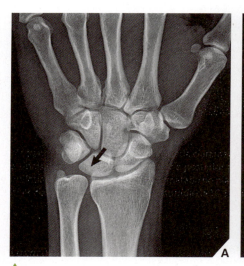
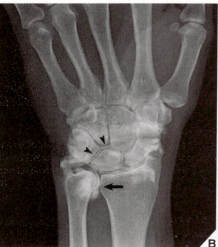
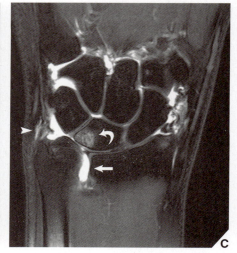

▲
Figura 7.31 Imagem de artro-RM da síndrome de impacção ulnar. A. Essa radiografia dorsopalmar do punho direito de um homem de 56 anos demonstrou variância ulnar positiva e alterações císticas no osso semilunar (*seta*). **B.** Depois da injeção de contraste na articulação radiocarpal, houve extravasamento para a articulação radioulnar distal (*seta*), indicando ruptura do CFCT. Além disso, houve extravasamento para o compartimento mediocarpal (*pontas de seta*) devido à ruptura do ligamento semilunar-piramidal. **C.** Essa imagem de artro-RM confirmou edema do osso semilunar (*seta curva*) e contraste na articulação radioulnar (*seta*) em consequência da ruptura do CFCT (*ponta de seta*).

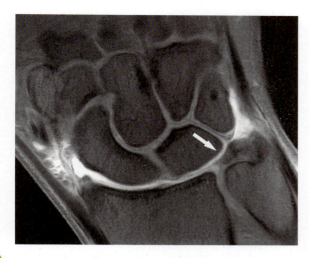

Figura 7.33 Imagem de artro-RM do punho. Essa imagem coronal de artro-RM do punho ponderada em T1 com supressão de gordura demonstrou CFCT de aspecto normal (*seta*).

Punho e mão

Considerados como unidade funcional, o punho e a mão são os locais mais comuns de lesões ósseas do sistema esquelético. Entretanto, a incidência de fraturas dos metacarpos e das falanges certamente é maior que a das fraturas e luxações de ossos e articulações do carpo, que representam cerca de 6% de todas essas lesões. Na maioria dos casos, a história e o exame físico oferecem informações valiosas nas quais se possa basear um suposto diagnóstico, mas alterações radiográficas evidenciadas nas imagens obtidas no mínimo em duas incidências a 90° entre si são essenciais para determinar o diagnóstico específico das lesões dessas áreas.

Considerações anatomorradiológicas

Em geral, o traumatismo do punho e da mão pode ser avaliado adequadamente por radiografias convencionais nas incidências posteroanterior (dorsopalmar) e perfil (ver Figuras 7.1 e 7.2). Contudo, a definição da extensão exata das lesões dos diferentes ossos carpais que constituem a estrutura complexa do punho pode requerer exames complementares específicos para cada área anatômica. Essas incidências especiais são as seguintes:

1. Dorsopalmar obtida com desvio ulnar do punho para avaliar o osso escafoide, que parece encurtado na incidência dorsopalmar tradicional em consequência de sua inclinação palmar normal (Figura 7.35).
2. Oblíqua em supinação para demonstrar osso pisiforme e articulação pisopiramidal (Figura 7.36).
3. Oblíqua em pronação para mostrar osso piramidal, superfície radiopalmar do escafoide e processo estiloide do rádio (Figura 7.37).
4. Túnel do carpo para demonstrar hâmulo do hamato, pisiforme e superfície palmar do trapézio (Figura 7.38).

Avaliação completa das lesões traumáticas e suas sequelas também podem exigir exames de imagem complementares. Entre as modalidades utilizadas mais comumente no passado estava a tomografia convencional, na maioria das vezes na forma de cortes triespirais finos para detectar fraturas ocultas; hoje em dia, essa modalidade de exame foi praticamente substituída por TC. A radioscopia combinada com gravação de vídeo é usada ocasionalmente para avaliar cinemática do punho e instabilidade articular. A artrografia, a RM e a artrorressonância magnética (artro-RM) são técnicas eficazes para detectar lesões de partes moles, inclusive rupturas ligamentares e também capsulares e de tendões; a cintilografia com radionuclídeos é muito sensível para detectar fraturas sutis e complicações iniciais da consolidação de fraturas. A TC tornou-se um recurso versátil usado como exame complementar para estudar várias anormalidades traumáticas do punho. Em algumas instituições, essa técnica praticamente substituiu tomografia convencional porque é mais fácil de realizar, mais rápida e usa doses menores de radiação. Depois de obter cortes axiais convencionais, podem ser adquiridas imagens reformatadas em outros planos e pode ser realizada reconstrução tridimensional (3D) (ver Figura 2.8 A e B). A TC pode ser combinada com artrografia (ver Figura 2.18) e também pode ser avaliada com contraste intravenoso. Essa modalidade é eficaz para demonstrar subluxação da articulação radioulnar distal e avaliar a chamada *deformidade do escafoide em corcova de camelo*, osteonecrose do osso semilunar (doença de Kienböck) e fraturas do hâmulo do hamato, entre outras anormalidades. Cortes axiais são obtidos depois do posicionamento do paciente em pronação com braço estendido acima da cabeça. Também são obtidos cortes adjacentes de 1 ou 2 mm, de preferência utilizando técnica helicoidal. Cortes coronais diretos também podem ser obtidos com punho em flexão palmar ou extensão dorsal máxima.

Figura 7.34 Imagens de RM de ruptura do CFCT. A. Essa imagem coronal de RM ponderada em T2* na sequência *gradient recalled* com aquisição em estado de equilíbrio (GRASS) do punho esquerdo demonstrou ruptura completa do CFCT. A fibrocartilagem triangular estava rota e afastada do processo estiloide da ulna (*seta*). Também havia quantidade moderada de líquido na articulação radioulnar distal (*seta curva*). **B.** Em outro paciente, essa imagem de artro-RM ponderada em densidade de prótons com supressão de gordura mostrou ruptura do CFCT (*setas*). (**A**, Reproduzida, com autorização, de Deutsch AL, Mink JH, eds. *MRI of the musculoskeletal system: a teaching file*, 2nd ed. Philadelphia: Lippincott-Raven; 1997.)

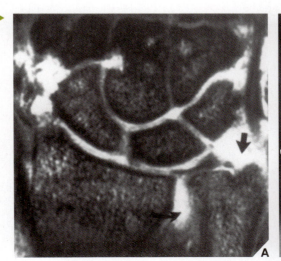
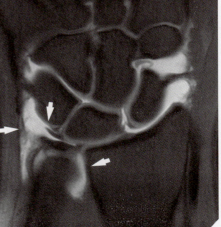

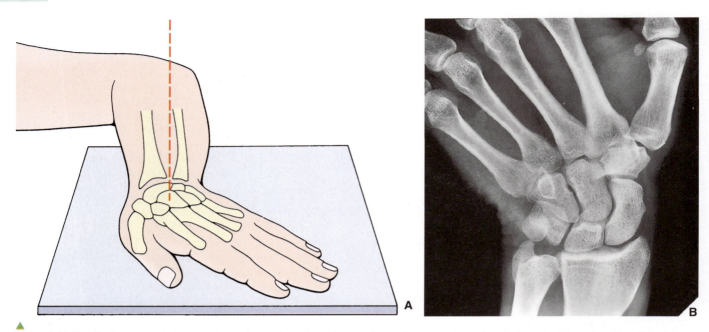

▲ **Figura 7.35 Desvio ulnar. A.** Para obter incidência dorsopalmar do punho com desvio ulnar, o antebraço é apoiado por inteiro na mesa de radiografia com sua superfície anterior para baixo e cotovelo flexionado a 90°. A mão apoiada espalmada no cassete do filme é mantida em desvio ulnar. O feixe central (*linha vermelha tracejada*) é direcionado para o carpo. **B.** Radiografia obtida nessa incidência demonstra o escafoide livre de distorções em razão de sua inclinação palmar normal quando o punho está em posição neutra.

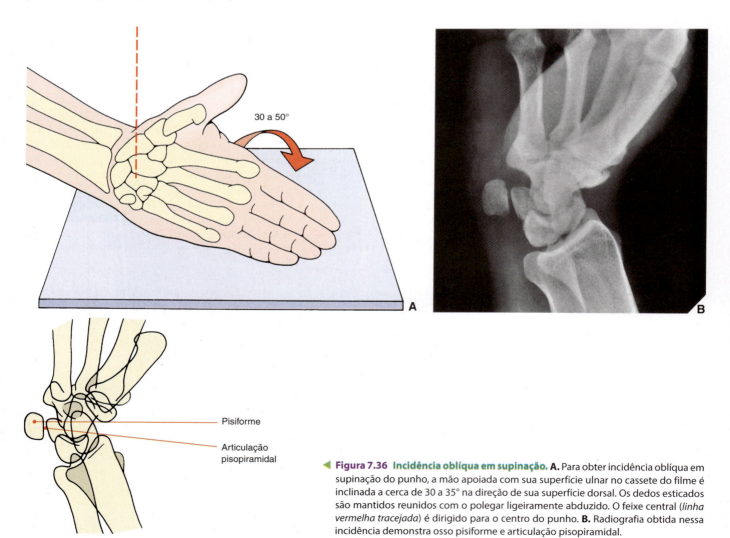

◀ **Figura 7.36 Incidência oblíqua em supinação. A.** Para obter incidência oblíqua em supinação do punho, a mão apoiada com sua superfície ulnar no cassete do filme é inclinada a cerca de 30 a 35° na direção de sua superfície dorsal. Os dedos esticados são mantidos reunidos com o polegar ligeiramente abduzido. O feixe central (*linha vermelha tracejada*) é dirigido para o centro do punho. **B.** Radiografia obtida nessa incidência demonstra osso pisiforme e articulação pisopiramidal.

Capítulo 7   Membro Superior III: Antebraço Distal, Punho, Mãos e Dedos   273

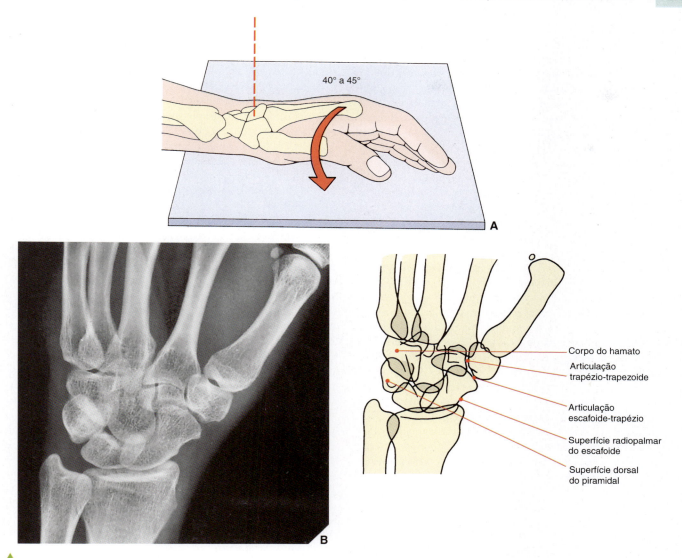

▲
Figura 7.37 Incidência oblíqua em pronação. A. Para obter incidência oblíqua em pronação do punho, a mão fica apoiada com sua superfície ulnar no cassete do filme e é inclinada a cerca de 40 a 45° na direção da superfície palmar. Os dedos ligeiramente flexionados são mantidos unidos com o polegar à frente dos demais. O feixe central (*linha vermelha tracejada*) é dirigido para o centro do carpo. **B.** Radiografia obtida nessa incidência demonstra superfície dorsal do piramidal, corpo do hamato, face radiopalmar do escafoide e articulações dos ossos escafoide-trapézio e trapézio-trapezoide.

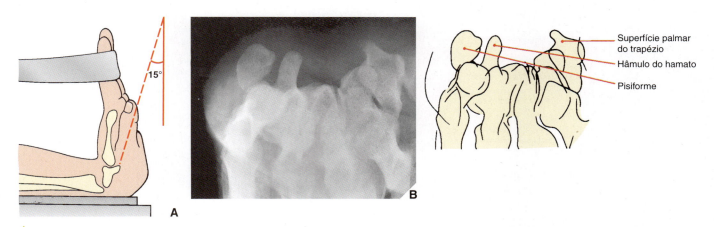

▲
Figura 7.38 Incidência do túnel do carpo. A. Para obter incidência do túnel do carpo do punho, a mão é dorsiflexionada ao máximo usando a mão do próprio paciente ou uma faixa, com superfície palmar do punho apoiada no cassete do filme. O feixe central (*linha vermelha tracejada*) é dirigido para a concavidade da palma a um ângulo aproximado de 15°. **B.** A radiografia obtida nessa incidência demonstra a vista axial do hâmulo do hamato e também osso pisiforme e borda palmar do trapézio.

A artrografia ainda é uma técnica útil para avaliar anormalidades do CFCT (ver Figuras 7.29 B e 7.32) e rupturas de ligamentos intercarpais. Em geral, a artrografia é realizada com contraste simples (contraste positivo). Entretanto, quando se pretende realizar a TC depois da artrografia, é preferível usar contraste duplo (contraste positivo e ar ambiente) para realizar a artrografia inicial. A introdução da técnica de injeção tricompartimentar e combinação de artrografia do punho com técnica digital e TC pós-artrografia tornou essa modalidade muito eficaz para avaliar dor no punho. Um exame de artrografia completa do punho requer opacificação do compartimento mediocarpal, compartimento radiocarpal e articulação radioulnar distal. Normalmente, esses três compartimentos estão separados um do outro por vários ligamentos interósseos e, no caso da articulação radioulnar distal, pelo CFCT (Figura 7.39). Circulação de contraste de um compartimento para outro indica falha em um desses ligamentos. Alguns autores relataram fluxo unidirecional de contraste através de falhas ligamentares combinadas com pequeno retalho funcionando como válvula; essa lesão pode passar despercebida quando o contraste é injetado em apenas um dos lados da falha. Por tal razão, injeção separada de todos os três compartimentos é preferível. Contudo, é importante enfatizar que falhas de ligamentos podem ocasionalmente ser encontradas em indivíduos normais assintomáticos; por esse motivo, o significado dessas falhas ainda não está definido.

Mais recentemente, a artrografia de subtração digital foi recomendada por Resnick e Manaster como técnica eficaz para demonstrar extravasamentos sutis de contraste. As vantagens da artrografia de subtração digital incluem não apenas abreviar o tempo de exame, mas também reduzir concentração de contraste e permitir localização mais precisa de falhas dos ligamentos intercarpais, principalmente quando existem diversas dessas falhas (ver Figura 2.2).

Hoje em dia, a RM é a modalidade preferencial para avaliar punho e mão (Figura 7.40). De forma a assegurar exame de máxima qualidade, recomenda-se uso de bobina de superfície dedicada e limitação do campo de visão. Essa técnica pode demonstrar não apenas anormalidades de tecidos moles (inclusive vários músculos, tendões, ligamentos interósseos e fibrocartilagem triangular), mas também lesões ósseas como fraturas ocultas e osteonecrose em fase inicial, principalmente dos ossos semilunar e escafoide. A RM também é muito útil para demonstrar túnel do carpo e detectar anormalidades sutis associadas à síndrome do túnel do carpo (Figura 7.41; ver também Figura 7.114) e síndrome do canal de Guyon (ver Figura 7.116). A artro-RM é realizada após a injeção intra-articular de contraste (gadolínio diluído) no compartimento radiocarpal (ver Figuras 2.20 e 7.33).

O plano coronal é o mais apropriado para demonstrar ligamentos interósseos da fileira de ossos proximais do carpo (ligamentos escafossemilunar e semilunar-piramidal) e CFCT. Essas estruturas apresentam sinal hipointenso nas sequências ponderadas em T1 e T2 (ver Figura 7.40). Nesse plano, vários ligamentos dorsais e palmares intrínsecos e extrínsecos do punho (Figura 7.42) também são demonstrados. No plano sagital, todos os tendões flexores e extensores com suas respectivas inserções aparecem claramente, assim como alguns ligamentos, inclusive radioescafocapitato, radiossemilunar-piramidal e radiossemilunar dorsal (Figura 7.43). No plano axial, diversos ligamentos e tendões são demonstrados em corte transversal; suas relações anatômicas com estruturas ósseas, artérias e nervos podem ser demonstradas claramente (Figura 7.44). Esse plano também é ideal para examinar o canal de Guyon. Essa estrutura anatômica está localizada na superfície palmar do punho em posição medial ao túnel do carpo, entre osso pisiforme e hâmulo do hamato. O canal de Guyon está limitado pelo retináculo flexor em sua superfície dorsal, musculatura hipotenar em sua superfície medial e fáscia na superfície palmar. Esse canal contém veia, artéria e nervo ulnares.

Durante a avaliação das imagens de RM do punho, é recomendável usar uma lista de verificação (*checklist*) como a que está reproduzida na Tabela 7.4.

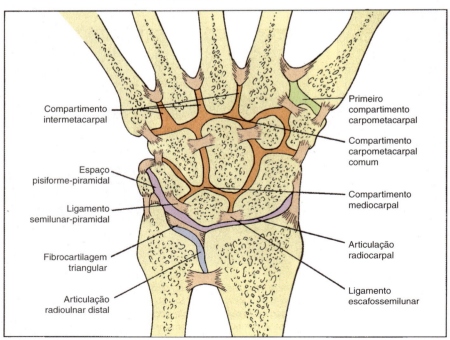

Figura 7.39 Compartimentos do carpo. Os compartimentos articulares do carpo estão separados entre si por ligamentos interósseos.

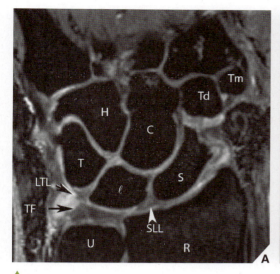 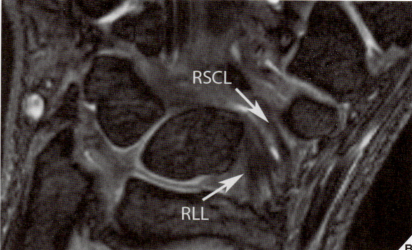

▲
Figura 7.40 Imagens de RM do punho. A. Essa imagem coronal de RM do punho na sequência *gradient-echo* demonstrou rádio distal, ulna e ossos do carpo. Ligamento escafossemilunar interósseo (SLL) proximal, ligamento semilunar-piramidal (LTL) e fibrocartilagem triangular (TF) foram demonstrados claramente. **B.** Essa imagem coronal de RM na sequência *gradient-echo* obtida da superfície palmar do punho mostrou ligamento radiossemilunar extrínseco (RLL) e ligamento radioescafocapitato (RSCL). R = rádio; U = ulna; S = escafoide; L = semilunar; T = piramidal; H = hamato; C = capitato; Td = trapezoide; Tm = trapézio.

Técnicas complementares como radiografias de estresse e artrografia também podem ser necessárias para avaliar ruptura ou desvio de ligamentos da mão, principalmente nos casos de "polegar de goleiro" (ver Figura 7.124). As Tabelas 7.5 e 7.6 apresentam um resumo das incidências radiográficas convencionais e especiais, além de técnicas complementares usadas para avaliar lesões traumáticas do punho e da mão.

Lesões traumáticas do punho

Fraturas de ossos do carpo

Fraturas de osso escafoide

Fraturas de escafoide (termo grego *skaphos*, que significa *barco*), também conhecido como *osso navicular do carpo*, representam 2% de todas as fraturas e são a segunda lesão traumática mais comum do membro superior, superadas em frequência apenas pelas fraturas de rádio distal. Dentre todas as fraturas e luxações do carpo, essas são as mais comuns e representam 50 a 60% dessas lesões. Fraturas do escafoide são frequentes nos adultos jovens (idades de 15 a 30 anos) associadas a queda sobre a palma da mão estendida. Essas fraturas podem ser classificadas com base na direção da linha de fratura (Figura 7.45), grau de estabilidade dos fragmentos e localização da linha de fratura. Sob o ponto de vista diagnóstico, esta última opção é a abordagem mais prática para classificar fraturas de escafoide (5 a 10% das quais ocorrem no tubérculo e no polo distal; 15-20% no polo proximal; e 70 a 80% no colo) porque tem valor prognóstico (Figura 7.46). Fraturas do tubérculo (extra-articulares) e polo distal geralmente resultam de traumatismo direto e raramente causam quaisquer problemas clínicos significativos. Quando não há desvio ou instabilidade do carpo, fraturas do colo têm padrão de consolidação favorável em mais de 90% dos casos. Fraturas do polo proximal estão associadas a incidência alta de não união e osteonecrose.

Quando há suspeita de fratura de escafoide, radiografias convencionais devem ser obtidas rotineiramente nas incidências dorsopalmar, dorsopalmar com desvio ulnar, oblíqua e perfil e, em geral, essas radiografias convencionais são suficientes para demonstrar a anormalidade. A tomografia triespiral em cortes finos era muito útil no passado (Figura 7.47). Essa técnica era igualmente útil para monitorar progressão da consolidação de fraturas do escafoide e detectar complicações pós-traumáticas, especialmente quando radiografias rotineiras de seguimento não eram convincentes. Hoje em dia, a TC é a técnica preferencial (Figuras 7.48 a 7.50). Em especial, a chamada *deformidade do escafoide em corcova de camelo*, que se forma depois de fratura (na qual o fragmento proximal faz dorsiflexão e o fragmento distal sofre flexão palmar, resultando em angulação apical dorsal do escafoide), pode ser bem avaliada por essa modalidade de exame (Figura 7.51). Na última década, a RM passou a ser a técnica preferencial para diagnosticar fraturas sutis de ossos do carpo e detectar várias complicações, inclusive osteonecrose. A RM é especialmente útil para demonstrar linhas de fratura que não apareceram nas radiografias convencionais (Figura 7.52).

Complicações. Diagnóstico tardio e, consequentemente, demora do tratamento das fraturas do escafoide podem causar complicações

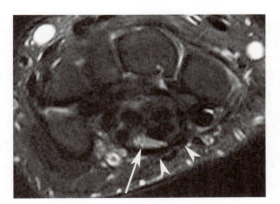

▲
Figura 7.41 Imagem de RM de síndrome do túnel do carpo. Essa imagem axial de RM na sequência STIR (*short time inversion recovery*) de um paciente com síndrome do túnel do carpo demonstrou sinal hiperintenso no nervo mediano (*seta*) e abaulamento do retináculo flexor (*pontas de seta*).

como não união, osteonecrose e artrite pós-traumática, dentre as quais as duas primeiras são mais comuns. Embora ocasionalmente os dois fragmentos do escafoide possam sofrer necrose, osteonecrose geralmente afeta o fragmento proximal (ver Figura 7.53) e apenas raramente o polo distal porque esse segmento do osso tem irrigação sanguínea abundante. Na maioria dos casos, osteonecrose torna-se evidente dentro de 3 a 6 meses após a lesão traumática, quando o fragmento afetado mostra evidência de hiperdensidade. Em alguns casos, como as radiografias convencionais não demonstram essa alteração de densidade, a TC (que praticamente substituiu tomografia convencional) é recomendada como exame complementar valioso. Pacientes com união tardia ou não união estão mais sujeitos à osteonecrose, mas pode haver consolidação em alguns casos apesar disso (Figura 7.53). Em geral, união tardia e não união são tratadas cirurgicamente por enxertia óssea (Figura 7.54). Quando essa abordagem é ineficaz, o osso escafoide pode ser retirado e substituído por prótese (Figura 7.55). Uma das complicações mais graves da fratura crônica do escafoide é colapso escafossemilunar avançado (CESA) do punho. Essa complicação inclui ruptura do ligamento escafossemilunar e instabilidade da articulação semilunar-capitato associada à migração proximal do osso capitato e, por fim, leva ao desenvolvimento de osteoartrose da articulação radiocarpal (Figuras 7.56 e 7.57). *Colapso avançado por não união do escafoide* (CANUE) do punho é uma lesão semelhante, na qual a fratura de escafoide é complicada por não união (Figura 7.58).

O tratamento dessas complicações inclui carpectomia da fileira proximal e/ou fusão carpal limitada (conhecida como *fusão de quatro ângulos*), que consiste em artrodeses dos ossos semilunar, capitato, hamato e piramidal (Figura 7.59). Nos casos de osteoartrite avançada, geralmente é necessário artrodese total do punho utilizando estabilização rígida com placa dorsal e enxertia óssea.

Fratura de osso piramidal

Embora fraturas de osso piramidal não sejam comuns, elas podem facilmente passar despercebidas quando não é realizado um exame radiográfico adequado. Na maioria dos casos, fratura de osso piramidal é demonstrada mais claramente nas incidências de perfil e oblíqua em pronação do punho. Entretanto, como a sobreposição de ossos nessas incidências poderia, em alguns casos, obscurecer a linha de fratura, no passado era necessário realizar tomografia na projeção de perfil para confirmar o diagnóstico. Cintilografia óssea também era um recurso valioso para localizar a área de traumatismo nos casos suspeitos, que tinham radiografias normais (Figura 7.60). Hoje em dia, quando há claros indícios clínicos de fratura de piramidal e radiografias convencionais não são conclusivas, a TC é a técnica preferencial (Figuras 7.61 a 7.63).

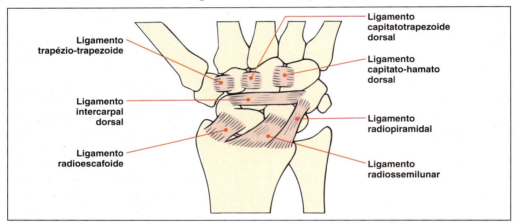

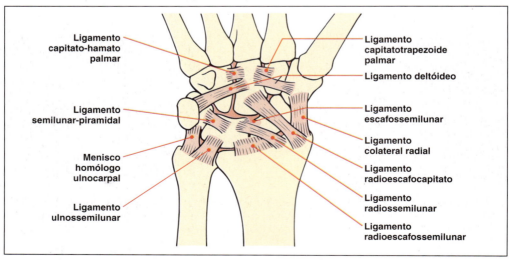

▲ **Figura 7.42 Ligamentos do punho.** Ilustração esquemática dos ligamentos dorsais (**A**) e palmares (**B**) do punho.

Capítulo 7   Membro Superior III: Antebraço Distal, Punho, Mãos e Dedos   **277**

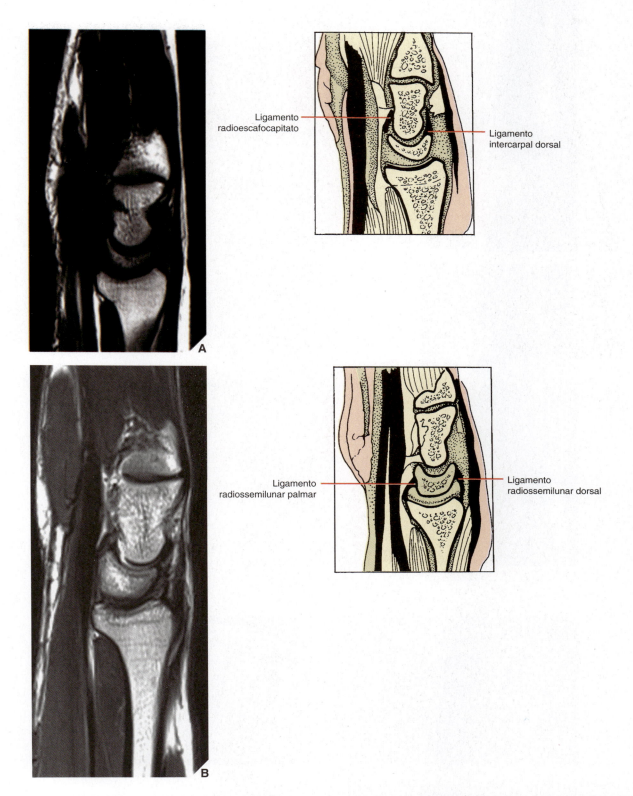

▲ **Figura 7.43 Imagens de RM do punho.** RM sagital do punho entre o nível médio (**A** e **B**) e a superfície ulnar (**C** e **D**). Os componentes radiossemilunar palmar e dorsal dos ligamentos radioescafossemilunar foram bem demonstrados. O ligamento radiossemilunar-piramidal apareceu em posição palmar à articulação capitatossemilunar. O ligamento radioescafocapitato foi demonstrado em sua inserção nos terços palmar e proximal do osso capitato (*Continua*).

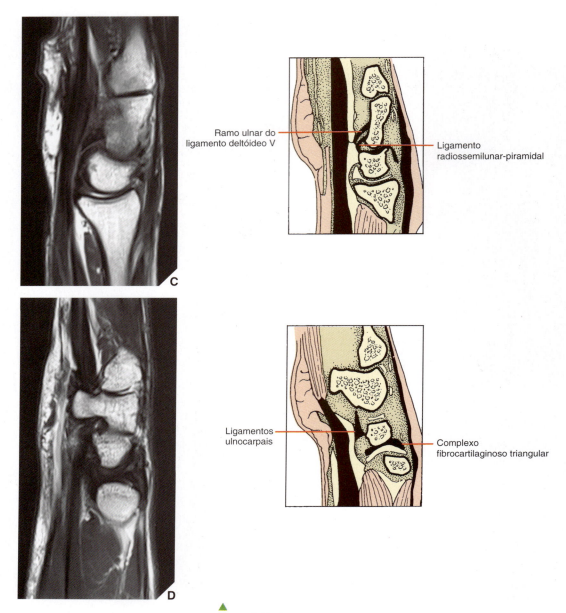

Figura 7.43 *Continuação.*

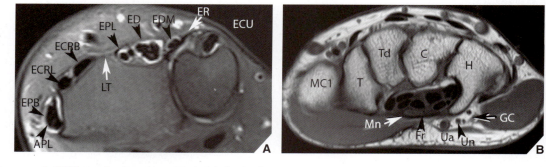

Figura 7.44 Imagens de RM do punho. Imagens axiais de RM obtidas dos segmentos proximal (**A**) e distal (**B**) do carpo demonstraram claramente várias estruturas anatômicas do punho, inclusive compartimentos extensores no nível do rádio e ulna distais (**A**) e parte mais distal no nível do túnel do carpo e canal de Guyon (**B**). Observe que os tendões extensores (**A**) são separados em seis compartimentos diferentes por retináculos independentes. Veja também os tendões flexores profundos e superficiais dentro do túnel do carpo (**B**). APL = tendão do abdutor longo do polegar; EPB = tendão do extensor curto do polegar; ECRL = tendão do extensor radial longo do carpo; ECRB = tendão do extensor radial curto do carpo; EPL = tendão do extensor longo do polegar; LT, tubérculo dorsal do rádio (tubérculo de Lister); ED = tendões extensores dos dedos; EDM = tendão do extensor do dedo mínimo; ER = retináculo extensor; ECU = tendão do extensor ulnar do carpo; MC1 = primeiro metacarpo proximal; T = trapézio; Td = trapezoide; C = capitato; H = hamato; Mn = nervo mediano; Fr = retináculo flexor; Ua = artéria ulnar; Un = nervo ulnar; GC = canal de Guyon.

Capítulo 7 Membro Superior III: Antebraço Distal, Punho, Mãos e Dedos · **279**

Tabela 7.4 Lista de verificação (*checklist*) para avaliação das imagens de ressonância magnética (RM) e artrorressonância magnética (artro-RM) do punho.

Estruturas ósseas
Rádio distal, tubérculo dorsal do rádio (Lister) (c, s, a)
Ulna distal, processo estiloide (c, s, a)
Escafoide (c, s)
Semilunar (c, s)
Piramidal (c, s)
Pisiforme (c)
Hamato – corpo e hâmulo (c, s, a)
Capitato (c, s)
Trapézio (c)
Trapezoide (c)

Complexo fibrocartilaginoso triangular
Fibrocartilagem triangular própria (c, a)
Ligamentos radioulnares dorsal e palmar (c, a)
Menisco homólogo (c)
Tendão do músculo extensor ulnar do carpo (c, a)
Ligamento colateral ulnar (c)

Ligamentos
Intrínsecos
Escafossemilunares
Palmar (formato trapezoide) (c)
Médio (formato triangular) (c)
Dorsal (formato de faixa) (c)
Semilunar-piramidal (c)

Ligamentos
Extrínsecos
Palmares
Radiocapitato (c, s)
Radiossemilunar-piramidal (c, s)
Ulnocapitato (c, a)
Ulnopiramidal (c, a)
Ulnossemilunar (c, a)
Dorsais
Radioescafoide (c)
Radiossemilunar (c)
Radiopiramidal (c)
Escafopiramidal (c)
Intercarpal (c)

Tendões
Flexores (a)
Extensores (a)

Nervos
Mediano, ulnar (a)

Outras estruturas
Túnel do carpo (c)
Canal de Guyon (c)
(Nervo, artéria e veia ulnares)

Os melhores planos para demonstrar as estruturas citadas estão entre parênteses; c = coronal; s = sagital; a = axial.

Tabela 7.5 Incidências radiográficas convencionais e especiais para avaliar lesões traumáticas do punho e da mão.

Incidência	Demonstração	Incidência	Demonstração
	Ossos do carpo	*Oblíqua (mão)*	Fraturas de:
	Três arcos do carpo		Metacarpos
	Olho do hamato		Falanges
	Faixa de gordura escafoide	*Oblíqua em supinação*	Fratura do boxeador
	Articulação radiocarpal	*(punho)*	Articulação pisopiramidal
	Metacarpos	*Oblíqua em pronação*	Fraturas do pisiforme
	Falanges	*(punho)*	Superfície dorsal e fraturas do piramidal
	Articulações carpometacarpais, metacarpofalangianas e interfalangianas		Superfície radiopalmar do escafoide
	Dissociação escafossemilunar:		Articulações entre:
	Sinal de Terry-Thomas		Escafoide e trapézio
	Sinal do anel de sinete do escafoide	*Túnel do carpo*	Trapézio e trapezoide
	Fraturas de:		Superfície palmar do trapézio
	Escafoide		Fraturas de:
	Capitato		Hâmulo do hamato
	Semilunar		Pisiforme
	Hamato (corpo)	*Estresse de abdução*	Polegar de goleiro
	Metacarpos	*(polegar)*	
	Falanges		
Dorsopalmar	Fraturas de Bennett e Rolando		
Com desvio ulnar lateral:	Fraturas de escafoide		
	Alinhamento axial longitudinal do terceiro metacarpo, capitato, semilunar e rádio		
	Fraturas:		
	Piramidal		
	Metacarpos		
	Falanges		
	Luxações do carpo:		
	Semilunar		
	Perissemilunar		
	Mediocarpal		
	Instabilidade do segmento intercalado palmar		
	Instabilidade do segmento intercalado dorsal		
	Luxações de metacarpos e falanges		
	Fraturas das placas dorsal e palmar das falanges		

Tabela 7.6 Técnicas radiológicas complementares para avaliar lesões traumáticas do punho e da mão.

Técnica	Demonstração

Radioscopia/gravação em vídeo	Cinemática do punho e da mão
	    Instabilidade do carpo
	    Subluxações transitórias do carpo

Cintilografia óssea (radionuclídica)	Fraturas condrais e osteocondrais sutis Consolidação de fraturas e suas complicações (p. ex., infecção, osteonecrose)

Artrografia (contraste simples)	Rupturas:
	    CFCT
	    Ligamentos intercarpais
	    Ligamento colateral ulnar (polegar de goleiro)

RM e artro-RM	As mesmas da artrografia Canal de Guyon e suas anormalidades Síndrome do túnel do carpo Síndrome do NIA Lesões de partes moles Síndrome de Quervain. Lacerações dos tendões e ligamentos dos dedos da mão Fraturas sutis Osteonecrose
Tomografia, geralmente triespiral (hoje substituída por TC)	Síndrome do impacto (impacção) ulnar Fraturas de ossos do carpo, especialmente escafoide, hamato e semilunar Fratura de Rolando Fratura de Bennett Doença de Kienböck Consolidação de fraturas e suas complicações (p. ex., não união, osteonecrose) Fraturas de hâmulo do hamato Estabilidade de fraturas do escafoide
TC e RM	Deformidade do escafoide em corcova de camelo Fraturas sutis, especialmente hâmulo do hamato Consolidação de fraturas e suas complicações

CFCT = complexo fibrocartilaginoso triangular; RM = ressonância magnética; artro-RM = artrorressonância magnética; NIA = nervo interósseo anterior; TC = tomografia computadorizada.

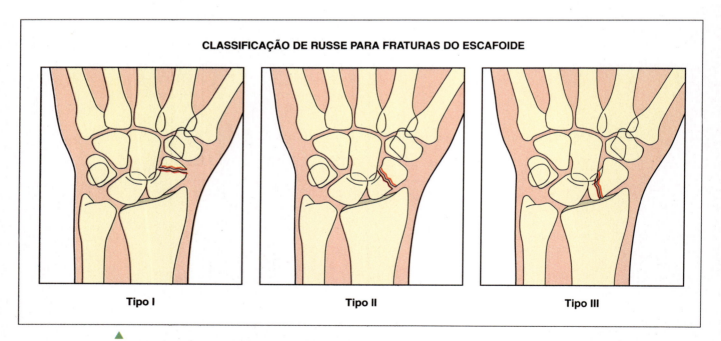

▲ **Figura 7.45 Fraturas de escafoide.** Russe classificou fraturas do escafoide com base na direção da linha de fratura.

Capítulo 7   Membro Superior III: Antebraço Distal, Punho, Mãos e Dedos   **281**

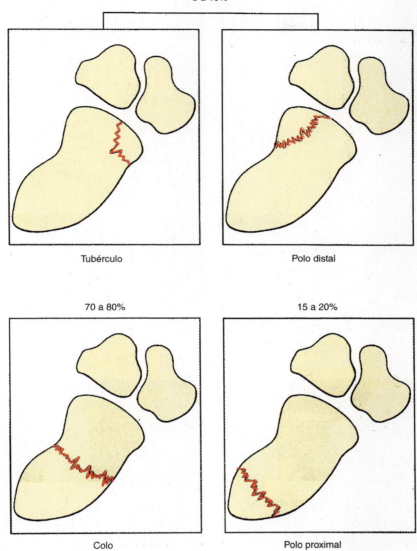

Figura 7.46 **Fraturas de escafoide.** Classificação das fraturas do escafoide com base na localização da linha de fratura.

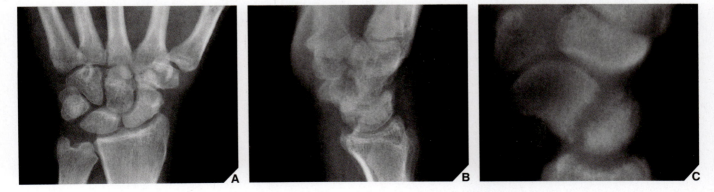

Figura 7.47 **Fratura do escafoide.** Esse homem de 28 anos teve lesão do punho esquerdo e referia dor persistente fazia 3 semanas. Radiografias nas incidências dorsopalmar (**A**) e perfil (**B**) demonstraram osteoporose periarticular, mas não havia linha de fratura evidente. **C.** Nessa imagem de tomografia triespiral de cortes finos em projeção lateral, a fratura de escafoide ficou evidente.

282 Parte 2 Lesões Traumáticas

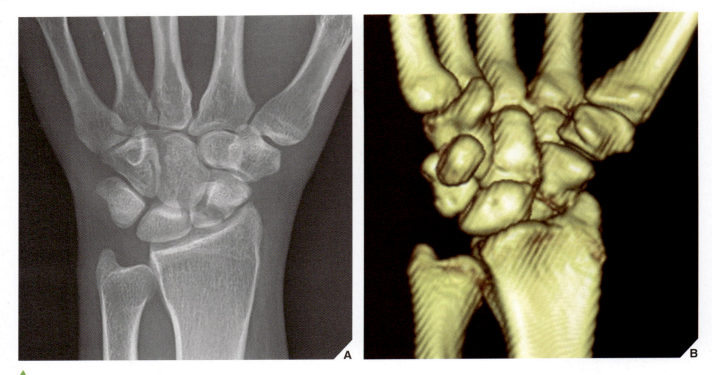

▲
Figura 7.48 Imagem de TC 3D de fratura do escafoide. A. Radiografia dorsopalmar do punho e (**B**) imagem de TC reconstruída em 3D demonstraram fratura de escafoide aguda do tipo III.

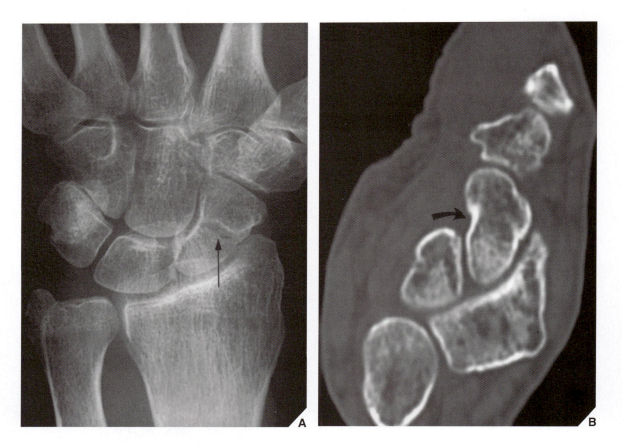

▲
Figura 7.49 Imagem de TC de fratura do escafoide consolidada. Esse homem de 56 anos teve uma fratura do escafoide tratada por abordagem conservadora com redução fechada e aparelho gessado. **A.** Essa radiografia dorsopalmar do punho demonstrou uma linha radiotransparente (*seta*) sugestiva de não união. **B.** Contudo, essa imagem coronal oblíqua de TC confirmou que houve união completa (*seta curva*).

Capítulo 7 Membro Superior III: Antebraço Distal, Punho, Mãos e Dedos   **283**

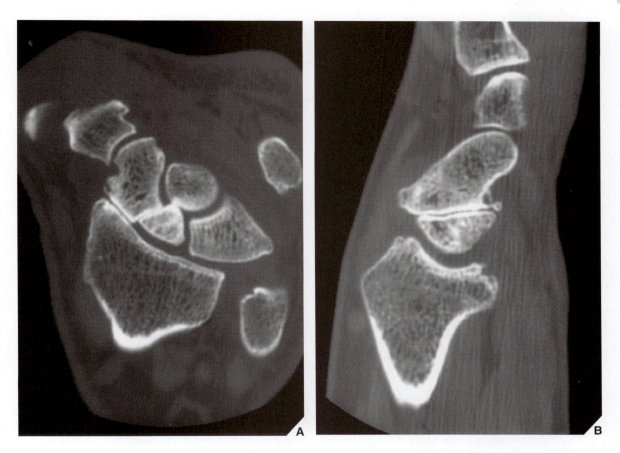

▲ **Figura 7.50 Imagem de TC de fratura do escafoide não unida.** Imagens de TC reformatadas nos planos coronal (**A**) e sagital (**B**) demonstraram não união de uma fratura do escafoide. Observe as bordas escleróticas e o intervalo entre os fragmentos fraturados.

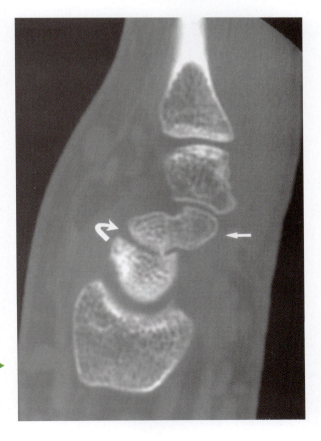

Figura 7.51 Deformidade em corcova de camelo. Essa imagem de TC reformatada no plano sagital demonstrou deformidade em corcova de camelo após fratura do escafoide. Observe que houve flexão palmar do fragmento distal (*seta*) e angulação apical e dorsal (*seta curva*).

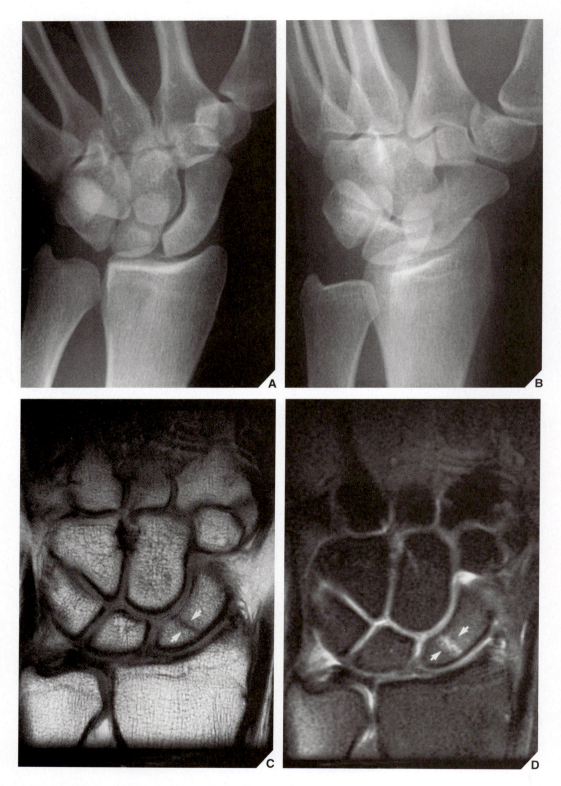

Figura 7.52 Imagem de RM de fratura de escafoide. Esse homem de 27 anos caiu no gelo e referia hipersensibilidade na tabaqueira anatômica. Radiografias nas incidências dorsopalmar com desvio ulnar (**A**) e oblíqua (**B**) (também radiografias nas incidências dorsopalmar e perfil convencionais) mostraram normalidade. Imagens coronais de RM ponderada em T1 (**C**) e ponderada em T2 com supressão de gordura (**D**) mostraram fratura do polo proximal do escafoide (*setas*).

Capítulo 7   Membro Superior III: Antebraço Distal, Punho, Mãos e Dedos   **285**

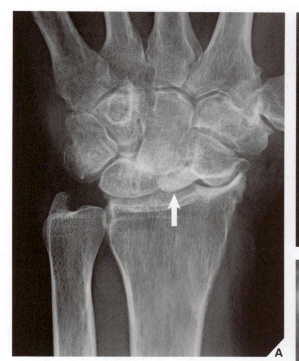
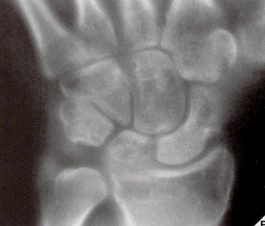
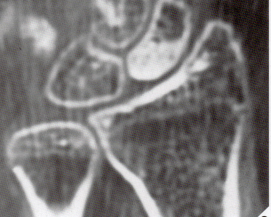

Figura 7.53 Fratura do escafoide complicada com osteonecrose. A. Essa radiografia dorsopalmar do punho demonstrou não união de fratura do escafoide e osteonecrose do fragmento proximal (*seta*). **B.** Em outro paciente, que teve fratura de escafoide tratada conservadoramente por 4 meses, essa imagem de tomografia triespiral mostrou hiperdensidade do segmento proximal do escafoide, sugerindo osteonecrose, mas a fratura estava totalmente unida. **C.** Ainda em outro caso, essa imagem de TC reformatada no plano coronal evidenciou fratura consolidada de escafoide com osteonecrose do fragmento proximal.

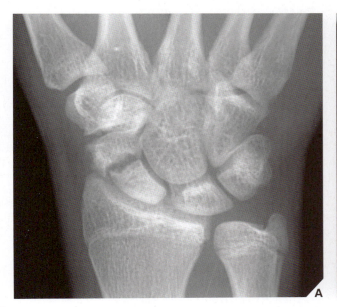
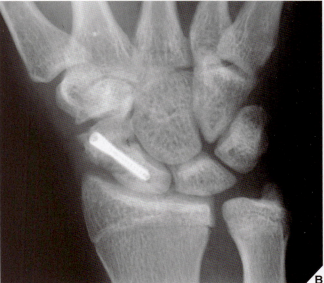

Figura 7.54 Tratamento cirúrgico de fratura do escafoide. A. Essa radiografia dorsopalmar do punho demonstrou fratura de escafoide, que foi tratada por redução cirúrgica e fixação interna com aplicação de enxerto ósseo e parafuso Acutrak® (**B**).

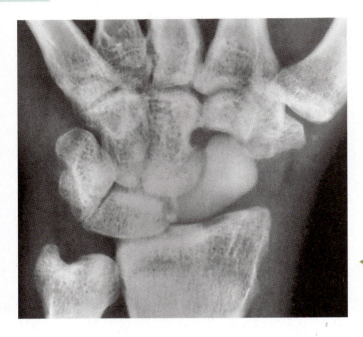

◀ **Figura 7.55 Prótese de escafoide.** Esse homem de 35 anos teve fratura de escafoide. A fratura não unida foi complicada com osteonecrose. O osso foi retirado e substituído por uma prótese de Silastic®. Observe o relevo liso das bordas da prótese, sua densidade homogênea marmórea e inexistência de padrão trabecular.

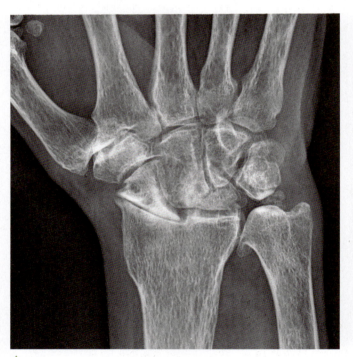

▲ **Figura 7.56 Punho com CESA.** Essa mulher de 70 anos referia dor crônica no punho havia 15 anos. A radiografia dorsopalmar demonstrou deformidade do escafoide em consequência de fratura antiga complicada com osteonecrose. O intervalo escafossemilunar estava ampliado e houve migração proximal do capitato. Há osteoartrose radiocarpal.

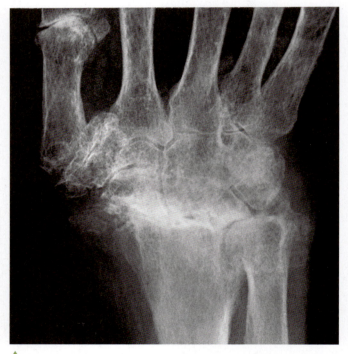

▲ **Figura 7.57 Punho com CESA.** Mulher de 72 anos com fratura crônica de escafoide não foi tratada e complicada com osteonecrose do fragmento proximal. Observe que houve migração proximal do capitato e artrose avançada da articulação radiocarpal – aspecto típico de deformidade do punho com CESA.

Fratura de osso hamato

Tipo raro de lesão traumática do punho – cerca de 2% de todas as fraturas do carpo –, fratura de osso hamato resulta mais comumente de golpe direto aplicado na superfície palmar do punho. Isso é especialmente válido para fraturas de hâmulo do hamato que, junto com fraturas de corpo do hamato, constituem os dois grupos de lesão traumática desse osso. A maioria das fraturas de hâmulo ocorre durante atividades esportivas que exigem uso de raquete, bastão, batedor ou equipamento semelhante, que pode causar lesão direta da superfície palmar do punho.

Fraturas do corpo do hamato, que podem estender-se em direção ulnar ou radial até o hâmulo, geralmente são demonstradas claramente nas incidências convencionais do punho. Radiografias nas incidências de perfil e oblíqua em pronação são preferíveis, principalmente para detectar fraturas que possam estar orientadas no plano coronal (Figura 7.64).

Capítulo 7   Membro Superior III: Antebraço Distal, Punho, Mãos e Dedos   287

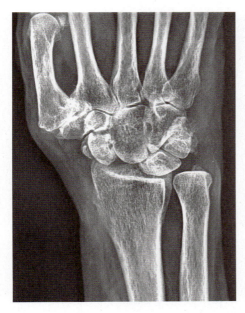

▲
Figura 7.58 Punho com CANUE. Essa mulher de 63 anos teve fratura de escafoide, que não uniu por completo. O osso semilunar estava desviado em direção medial e houve migração proximal do capitato.

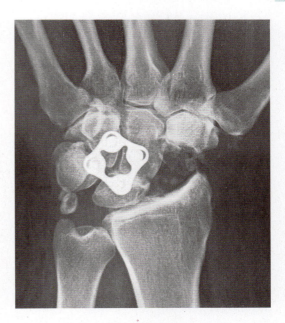

▲
Figura 7.59 Fusão carpal limitada. Homem de 58 anos que teve fratura de escafoide complicada com não união e osteonecrose foi tratado cirurgicamente com ressecção do escafoide e fusão carpal de quatro ângulos.

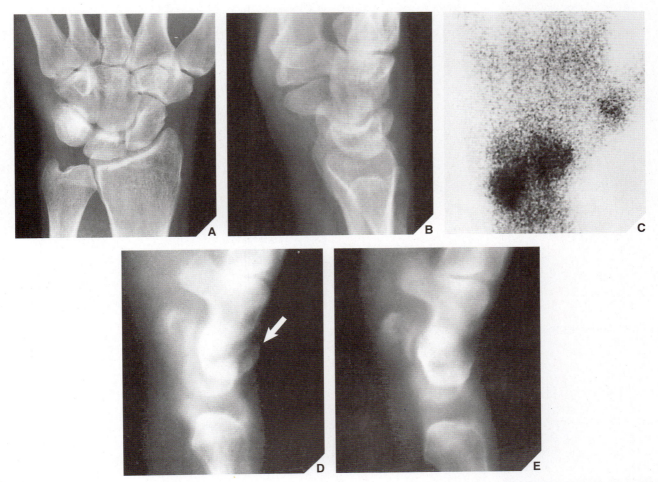

▲
Figura 7.60 Fratura de osso piramidal. Após queda com a mão estendida, esse homem de 45 anos queixou-se de hipersensibilidade localizada na parte dorsal do punho. Radiografias do punho nas incidências dorsopalmar (**A**) e perfil (**B**) mostraram normalidade. Em seguida, foi realizada cintilografia óssea (**C**) para localizar possível foco de traumatismo; o exame mostrou captação aumentada do radiomarcador no lado ulnar do carpo sugestiva de fratura. **D.** Essa imagem de tomografia convencional em projeção lateral demonstrou claramente fratura de piramidal (*seta*). **E.** Imagem tomográfica do osso piramidal normal para comparação.

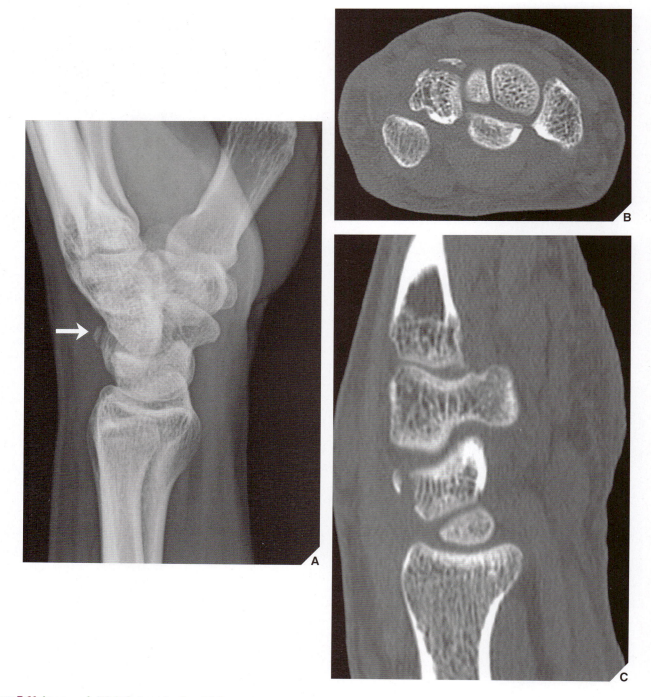

Figura 7.61 Imagem de TC de fratura do piramidal. A. Essa radiografia do punho em perfil demonstrou um fragmento ósseo desviado no nível do osso piramidal (*seta*). Imagens de TC reformatadas nos planos axial (**B**) e sagital (**C**) confirmaram o diagnóstico de fratura de piramidal.

Entretanto, fraturas do hâmulo não são evidenciadas nas radiografias rotineiras e, por essa razão, podem passar despercebidas. Como recurso auxiliar para detectar fraturas do hâmulo na incidência dorsopalmar convencional do punho, Norman e colaboradores identificaram o *sinal do olho*. Esse sinal deriva seu nome de uma sombra anular cortical oval densa, que normalmente é encontrada sobre o hamato em projeção dorsopalmar. Na verdade, esse "olho" é o hâmulo do hamato demonstrado em sua extremidade (ver Figura 7.1). Na maioria dos casos, embora ausência ou contorno impreciso da sombra cortical ou existência de esclerose indique o diagnóstico de fratura do hâmulo, deve-se obter radiografia do punho contralateral para comparação (Figura 7.65 A e B). Confirmação do diagnóstico e avaliação do tipo, localização e extensão da fratura podem ser realizadas na incidência do túnel do carpo (Figura 7.65 C). Essa incidência também pode ser eficaz quando a fratura suspeita é distal à base do hâmulo e, consequentemente, o olho do hamato ainda pode estar visível (Figura 7.66). Contudo, incidência do túnel do carpo nem sempre estabelece o diagnóstico definitivo, porque o grau de dorsiflexão do punho necessário a essa incidência (ver Figura 7.38) frequentemente é limitado em razão da dor, principalmente nos pacientes com

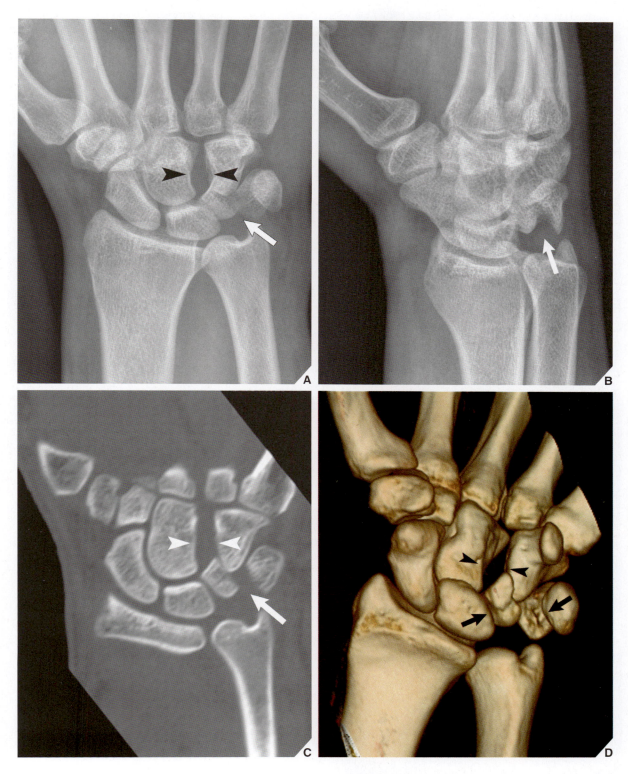

▲
Figura 7.62 Imagens de TC e TC 3D de fratura do piramidal. Radiografias nas incidências dorsopalmar (**A**) e oblíqua (**B**) do punho esquerdo desse homem de 21 anos demonstraram fratura cominutiva do piramidal (*seta*). Observe que havia alargamento do intervalo capitato-hamato (*pontas de seta*) secundária à ruptura de ligamentos. Imagens coronais de TC reformatada (**C**) e reconstruída em 3D (**D**) confirmaram as anormalidades detectadas nas radiografias, ou seja, fratura cominutiva de piramidal (*setas*) e alargamento do intervalo capitato-hamato (*pontas de seta*) em consequência da ruptura do ligamento capitato-hamato.

290 Parte 2 Lesões Traumáticas

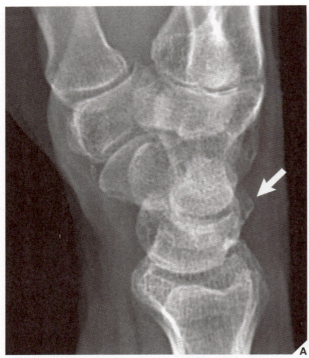
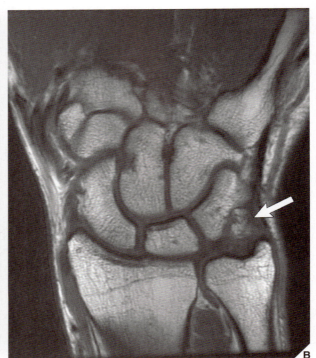
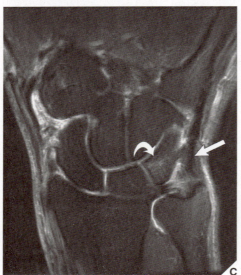

◄ **Figura 7.63 Imagem de RM de fratura de piramidal. A.** Essa radiografia de perfil do punho esquerdo desse paciente de 78 anos demonstrou fratura com desvio suave da parte dorsal do osso piramidal (*seta*). Imagens coronais de RM ponderada em densidade de prótons (**B**) e densidade de prótons com supressão de gordura (**C**) mostraram que a fratura era cominutiva (*seta*). A *seta curva* assinala sinal hiperintenso de edema na medula óssea.

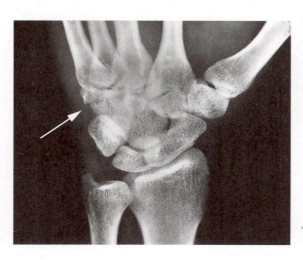

◄ **Figura 7.64 Fratura do hamato.** Essa radiografia oblíqua em pronação do punho demonstrou claramente fratura de corpo do hamato (*seta*).

fraturas agudas ou subagudas. Limitação da dorsiflexão pode fazer com que as bordas anteriores dos ossos capitato e pisiforme fiquem sobrepostas e obscureçam a linha de fratura (Figura 7.66 B). No passado se utilizava tomografia triespiral nas incidências de perfil e túnel do carpo (Figura 7.66 C e D) para confirmar o diagnóstico. Hoje em dia, cortes de TC axial do punho com reformatação sagital são realizados rotineiramente (Figura 7.67). Embora a RM não esteja indicada para avaliação preliminar de pacientes com fratura suspeita do hâmulo do hamato, esse exame pode ser útil quando radiografias convencionais não conseguem demonstrar esse tipo de lesão (Figuras 7.68 e 7.69).

Fratura de osso pisiforme

A fratura de osso pisiforme é rara. Em geral, resulta de traumatismo direto do punho; por exemplo, depois de queda sobre a mão estendida ou uso da mão como martelo para bater em um objeto. Esse tipo de fratura pode ser uma lesão isolada ou coexistir com fraturas de outros ossos. Embora essa lesão possa ser demonstrada nas radiografias do punho na incidência posteroanterior (Figura 7.70), as incidências oblíqua em supinação e do túnel do carpo são mais apropriadas para demonstrar essas fraturas (Figura 7.71).

Fratura de osso capitato

Tipo raro de lesão do carpo (apenas 1 a 3% das fraturas do carpo), fratura do capitato geralmente está associada a outras lesões carpais, principalmente fratura do escafoide e luxação perissemilunar. Em geral, esse tipo de lesão é causado por queda sobre a mão estirada com dorsiflexão exagerada da mão, causando compressão desse osso contra o rádio distal; também pode resultar de golpe direto aplicado no punho. O colo do osso capitato é o local mais comum da fratura. Radiografia dorsopalmar do punho geralmente demonstra a lesão (Figura 7.72 A), embora a incidência de perfil possa ajudar a detectar rotação ou desvio do fragmento fraturado. Tomografia triespiral era útil para demonstrar detalhes da fratura e determinar o estágio de consolidação (Figura 7.72 B), mas agora foi substituída por TC e RM (Figura 7.73).

Fratura do semilunar

Geralmente causada por queda sobre o punho em dorsiflexão ou movimento extremo de empurrar com a palma da mão, fratura de osso semilunar é um tipo raro de lesão do carpo (menos de 3% de todas as fraturas carpais). Essa lesão está associada frequentemente à luxação perissemilunar, mas é mais comum como fratura patológica de osso necrótico em consequência da doença de Kienböck (ver parágrafos a seguir). Radiografias convencionais do punho, principalmente nas incidências dorsopalmar e perfil, geralmente são suficientes para demonstrar a lesão, embora TC também possa ser necessária para realizar uma avaliação completa.

Doença de Kienböck

Traumatismo único ou repetitivo do osso semilunar ou luxação desse osso pode reduzir sua irrigação sanguínea e causar necrose óssea. Contudo, o desenvolvimento da doença de Kienböck, como é conhecida essa forma de osteonecrose do osso semilunar, pode não ser atribuído unicamente a traumatismo extrínseco. Há controvérsia se a história natural começa com uma única fratura transversal simples, ou várias fraturas compressivas causadas por trauma de repetição; ainda que seja controvertida, uma hipótese interessante relaciona essa doença com variância ulnar negativa dos indivíduos cujas ulnas projetam-se mais em direção proximal. Esses indivíduos podem estar predispostos à doença de Kienböck, em razão de compressão do osso semilunar contra a superfície articular irregular formada pela discrepância de comprimento entre rádio e ulna.

Quando há necrose do osso semilunar, tem início uma sequência de eventos progressivos bem descritos. Essa progressão é evidenciada por achatamento e alongamento do osso semilunar, migração proximal do capitato, dissociação escafossemilunar e, por fim, osteoartrose da articulação radiocarpal. Essa série de alterações também constitui a base da classificação da doença de Kienböck. Clinicamente, estágio I é indistinguível de um estiramento do punho. Radiografias do punho podem ser absolutamente normais e apenas TC pode demonstrar fratura linear sutil. Cintilografia óssea pode evidenciar aumento da captação do radiofármaco no osso semilunar. A RM sempre demonstra alguma anormalidade, caracterizada por sinal hipointenso no osso semilunar nas imagens ponderadas em T1 (Figura 7.74) e sinal hiperintenso nas sequências sensíveis à água (Figuras 7.75 a 7.77). À medida que a doença avança (estágio II), radiografias convencionais e tomografia triespiral nas incidências dorsopalmar e perfil demonstram hiperdensidade do semilunar acompanhada de algum grau de achatamento da superfície radial desse osso (Figura 7.78). A cintilografia óssea sempre é positiva nesse estágio. No estágio III, radiografias mostram redução acentuada da altura do osso semilunar e migração proximal do capitato (Figura 7.79). Degeneração

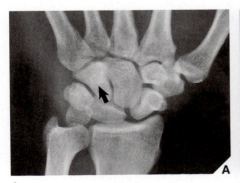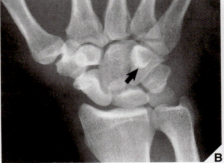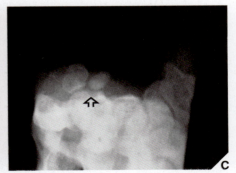

Figura 7.65 Fratura de hâmulo do hamato. Depois de machucar o punho direito enquanto jogava golfe, esse homem de 36 anos queixou-se de dor na palma da mão ao ser pressionada, fraqueza de preensão palmar e parestesia ocasional do dedo mínimo. A hipersensibilidade estava limitada à área sobre o hâmulo do hamato. Na radiografia em incidência dorsopalmar do punho (**A**), a sombra cortical oval observada normalmente se projetando sobre o hamato não estava visível (*seta*), sugerindo fratura. No exame comparativo do punho esquerdo (**B**), o olho do hamato estava claramente visível (*seta*). **C.** Essa fratura de hâmulo do hamato (*seta aberta*), sugerida pelo desaparecimento da sombra cortical do hamato, foi confirmada na incidência do túnel do carpo.

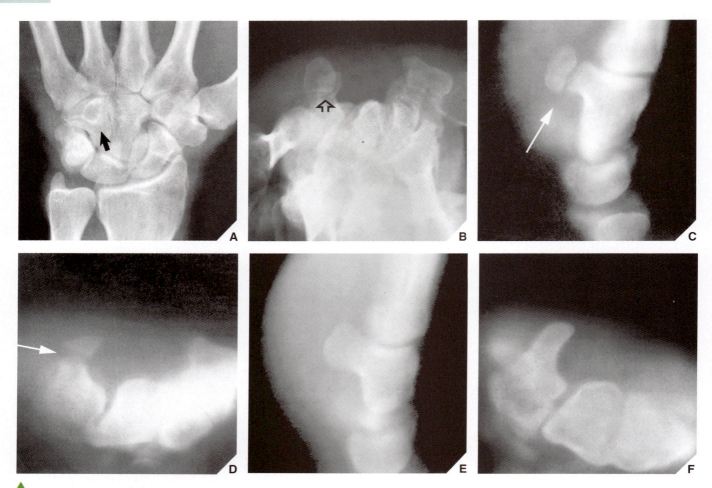

Figura 7.66 Fratura de hâmulo do hamato. Depois de cair sobre a palma da mão direita, esse homem de 66 anos referiu dor na palma da mão com parestesia e fraqueza dos dedos inervados pelo nervo ulnar. A radiografia na incidência dorsopalmar do punho (**A**) não mostrou anormalidades evidentes; o olho do hamato estava claramente perceptível (*seta*). Na incidência convencional do túnel do carpo (**B**), obtida sem grau máximo de dorsiflexão em razão da dor, o osso pisiforme estava parcialmente sobreposto ao hâmulo. Entretanto, havia uma linha transparente curta evidente na base do hâmulo (*seta aberta*), mas o diagnóstico de fratura não pôde ser estabelecido com certeza. Tomografia triespiral nas incidências de perfil (**C**) e túnel do carpo (**D**) demonstrou claramente fratura do hâmulo do hamato distal à base (*setas*). O aspecto normal do hâmulo, respectivamente, nas mesmas incidências (**E** e **F**) está demonstrado para comparação. (**A B** e **D**, reproduzidas com autorização da NYU Grossman School of Medicine, segundo Greenspan A, Posner MA, Tucker M. The value of carpal tunnel trispiral tomography in the diagnosis of fracture of the hook of the hamate. *Bull Hosp Joint Dis Orthop Inst* 1985;45:74-79.)

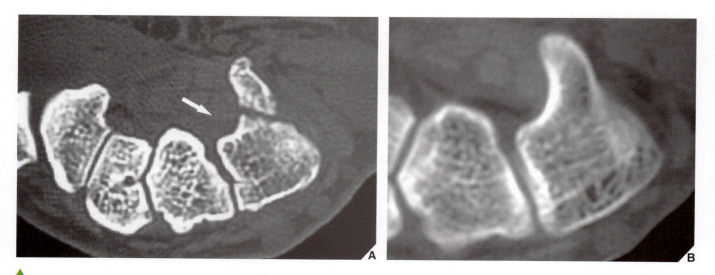

Figura 7.67 Imagem de TC de fratura do hâmulo do hamato. A. Essa imagem axial de TC do punho demonstrou fratura do hâmulo do hamato (*seta*). **B.** Essa imagem axial de TC de um osso hamato normal é demonstrada para comparação.

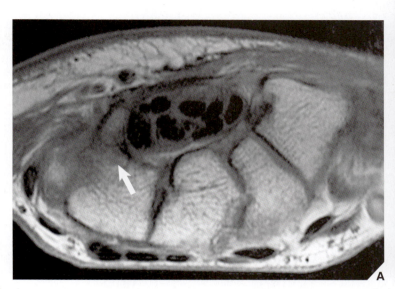
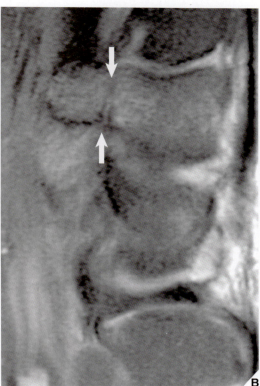

▲
Figura 7.68 Imagem de RM de fratura do hâmulo do hamato. Imagens axial (**A**) e sagital (**B**) de RM do punho ponderadas em densidade de prótons com supressão de gordura demonstraram fratura do hâmulo do hamato (*setas*).

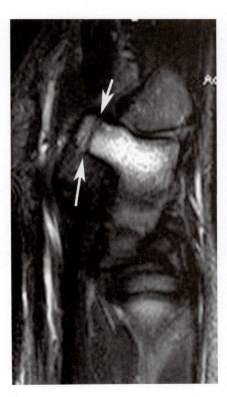
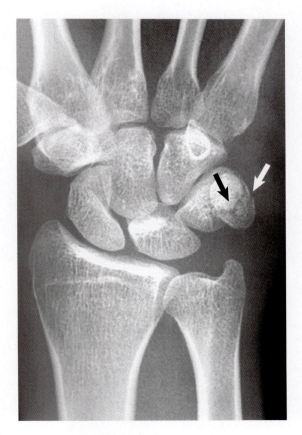

▲
Figura 7.69 Imagem de RM de fratura do hâmulo do hamato. Essa imagem sagital de RM ponderada em T2 demonstrou fratura aguda sem desvio da ponta do hâmulo do hamato. A linha de fratura (*setas*) estava circundada por edema de medula óssea. Radiografias obtidas antes da RM (não ilustradas aqui) mostraram normalidade.

▲
Figura 7.70 Fratura de osso pisiforme. Essa radiografia dorsovolar do punho demonstrou fratura cominutiva do osso pisiforme (*setas*).

294 Parte 2 Lesões Traumáticas

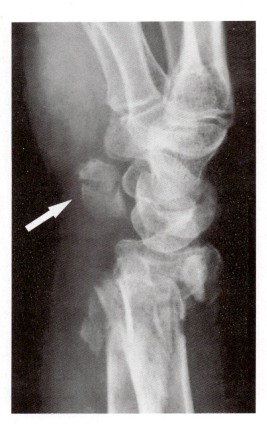

◀ **Figura 7.71 Fratura de osso pisiforme.** Essa mulher de 66 anos teve lesão por esmagamento do punho esquerdo em um acidente automobilístico. Radiografias convencionais nas incidências dorsopalmar, perfil e oblíqua (não demonstradas aqui) revelaram fraturas cominutivas de rádio e ulna distais. Com o objetivo de excluir a possibilidade de fraturas carpais coexistentes, principalmente considerando a gravidade das lesões demonstradas nas radiografias convencionais, foi obtida outra radiografia na incidência oblíqua em supinação. Além das lesões previamente diagnosticadas, essa incidência mostrou claramente fratura de osso pisiforme (seta).

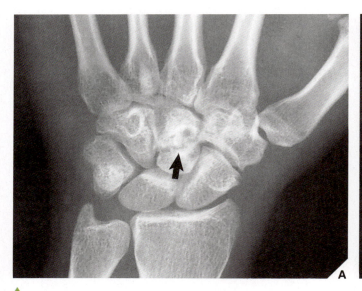
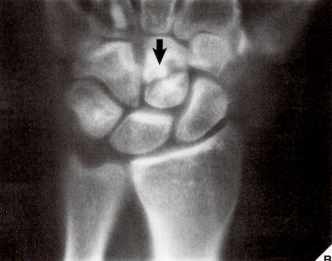

▲ **Figura 7.72 Fratura do osso capitato.** Esse homem de 23 anos caiu sobre a mão estendida. **A.** Essa radiografia dorsopalmar do punho demonstrou fratura através do colo do capitato (seta). **B.** Depois do tratamento conservador (3 meses de imobilização com aparelho gessado), foi realizada tomografia triespiral. Nessa imagem, havia evidência de falha de união. Observe o fragmento ósseo necrótico pequeno (seta), que não estava bem demonstrado na incidência convencional.

cística e necrótica pode causar fragmentação adicional e colapso (Figura 7.80). Dissociação escafossemilunar é um aspecto proeminente desse estágio. O estágio IV é marcado por desintegração quase completa do osso semilunar (Figura 7.81) e desenvolvimento de osteoartrose radiocarpal com alterações típicas de estreitamento do espaço articular, formação de osteófitos, esclerose subcondral e cistos degenerativos (Figura 7.82).

Simplesmente diagnosticar doença de Kienböck não é suficiente sob o ponto de vista ortopédico; pelo contrário, é essencial que o radiologista demonstre integridade do osso semilunar. A razão disso é que, no estágio inicial da doença, quando ainda não há fratura ou fragmentação, procedimento de revascularização com o objetivo de recuperar a circulação do osso semilunar pode evitar progressão adicional do processo necrótico e, por fim, colapso do osso (Figura 7.83).

Capítulo 7 Membro Superior III: Antebraço Distal, Punho, Mãos e Dedos **295**

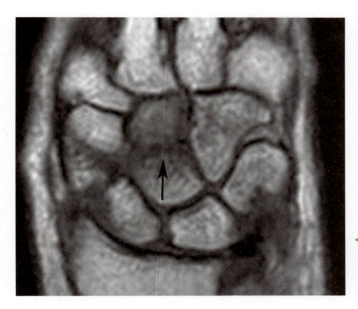

◀ **Figura 7.73 Imagem de RM de fratura oculta do capitato sem desvio.** Essa imagem coronal de RM do punho ponderada em T1 demonstrou fratura do capitato (*seta*), que não foi detectada nas radiografias obtidas inicialmente. Observe sinal hipointenso de edema de medula óssea ao redor da linha de fratura.

Quando há fratura (Figura 7.84) ou fragmentação (Figura 7.85) do osso semilunar, que é demonstrada mais claramente por TC, alternativas à revascularização – inclusive artroplastia com Silastic® ou, quando não há deformidade por colapso, alongamento ulnar ou encurtamento radial – podem então ser consideradas. Em alguns casos, estes últimos procedimentos que recuperam a variância ulnar neutra podem permitir consolidação espontânea da fratura de osso semilunar.

Síndrome de impacção hamatossemilunar

Síndrome de impacção hamatossemilunar é causada por uma variação anatômica do osso semilunar, que tem uma faceta "extra" que se articula com o osso hamato (também conhecido como *osso semilunar tipo II*). Contato repetitivo desses dois ossos quando o punho está em desvio ulnar causa edema de medula óssea, condromalácia e, em alguns casos, alterações do polo proximal do hamato, que são demonstradas mais claramente por RM (Figuras 7.86 e 7.87).

Luxações de ossos do carpo

Os tipos mais comuns de luxação do punho são escafossemilunar, perissemilunar, mediocarpal e semilunar. De forma a entender mais claramente o padrão das luxações dos ossos do carpo, Johnson ressaltou a existência da chamada *zona vulnerável* – área em que se localiza a maioria das lesões do punho (Figura 7.88). Foram descritos dois padrões principais: lesões do arco menor e lesões do arco maior. Lesão do arco menor envolve sequencialmente subluxação rotatória de escafoide, luxação perissemilunar, luxação mediocarpal e luxação semilunar, enquanto lesão do arco maior consiste em fratura de qualquer um dos ossos adjacentes ao semilunar com luxações coexistentes. Ligamentos do punho estabilizam o carpo a ulna e rádio distais. Ligamentos radiocapitato e capitatopiramidal são estabilizadores principais da fileira de ossos do carpo distal. A fileira proximal do carpo é estabilizada pelos ligamentos radiopiramidal palmar, radiocarpal dorsal,

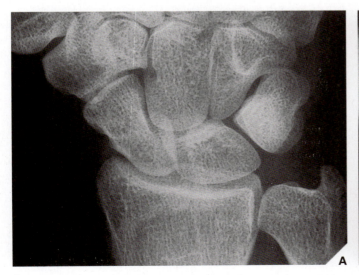
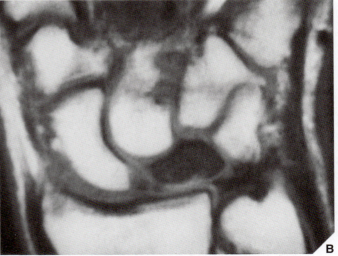

▲ **Figura 7.74 Imagem de RM da doença de Kienböck.** Esse homem de 35 anos referia dor no punho e fez exames radiológicos para investigar a possibilidade de doença de Kienböck. **A.** Essa radiografia convencional na incidência dorsopalmar do punho esquerdo mostrou normalidade. **B.** Essa imagem coronal de RM ponderada em T1 demonstrou sinal hipointenso no osso semilunar compatível com osteonecrose. (Cortesia do Dr. L. Steinbach, San Francisco, Califórnia.)

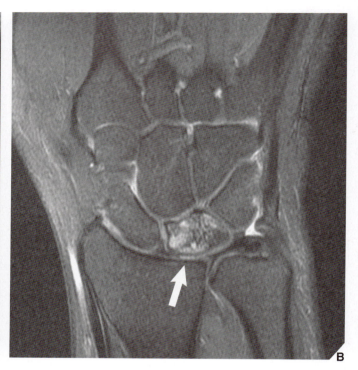

▲
Figura 7.75 Imagens de RM da doença de Kienböck. A. Essa imagem coronal de RM do punho esquerdo ponderada em T1 dessa mulher de 18 anos com doença em estágio I demonstrou sinal hipointenso no osso semilunar (*seta*), sem alteração do formato do osso. **B.** Essa imagem coronal de RM ponderada em densidade de prótons com supressão de gordura mostrou heterogeneidade de sinal, predominantemente hiperintenso no osso semilunar (*seta*).

ulnossemilunar, ulnopiramidal e colateral ulnar. O osso escafoide é estabilizado distalmente pelos ligamentos radiocapitato e colateral radial e proximalmente pelos ligamentos radioescafoide e escafossemilunar (ver Figuras 7.42 e 7.43). Mayfield e depois Yeager, Dalinka e Gilula ressaltaram o padrão de quatro estágios sequenciais de lesão do arco menor (Figura 7.89). O estágio I consiste em dissociação escafossemilunar e subluxação rotatória do escafoide. O estágio II inclui luxação do capitato, que também é conhecida como *luxação perissemilunar*. O estágio III é representado por luxação mediocarpal resultante de ruptura da articulação entre os ossos semilunar e piramidal. O estágio IV consiste em luxação completa do osso semilunar. Esse padrão mostra progressão da lesão menos grave de *dissociação escafossemilunar*, também conhecida como subluxação rotatória do escafoide, na qual há laceração dos ligamentos radioescafoide, radiocapitato palmar e escafossemilunar até *luxação perissemilunar* mais grave, na qual também há ruptura dos ligamentos radiocapitatos; esse estágio pode avançar ainda mais até lesão mais grave – *luxação mediocarpal* (luxação do capitato em direção dorsal ao semilunar e subluxação do semilunar, embora sem luxação completa deste último osso) – com uma ruptura dos ligamentos radiopiramidais palmar e dorsal e ligamento ulnopiramidal; por fim, a lesão pode chegar à forma mais grave – *luxação semilunar* –, na qual há ruptura do fascículo semilunar do ligamento radiocarpal dorsal e ligamentos palmares, deixando o osso semilunar inteiramente sem inserções ligamentares.

A análise de duas importantes relações anatômicas normais entre os ossos do carpo – a primeira em incidência de perfil e a outra na incidência dorsopalmar do punho – deve ajudar a detectar essa doença. A incidência de perfil obtida com punho em posição neutra demonstra alinhamento do rádio, ossos semilunar e capitato e terceiro metacarpo em seus eixos longitudinais (Figura 7.90). Na incidência dorsopalmar do punho em posição neutral, Gilula detectou três arcos suaves contornando as fileiras carpais proximal e distal. O arco I interliga as superfícies articulares proximais dos ossos escafoide, semilunar e piramidal; o arco II delineia as concavidades

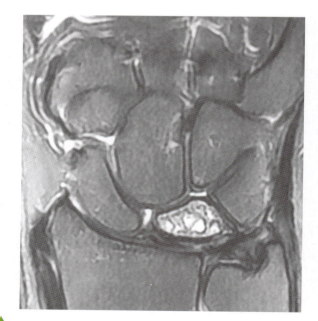

▲
Figura 7.76 Imagem de RM da doença de Kienböck. Essa imagem coronal de RM ponderada em T2 do punho esquerdo desse paciente com dor de início recente demonstrou sinal hiperintenso no osso semilunar com padrão serpiginoso – compatível com necrose avascular. Não havia colapso desse osso.

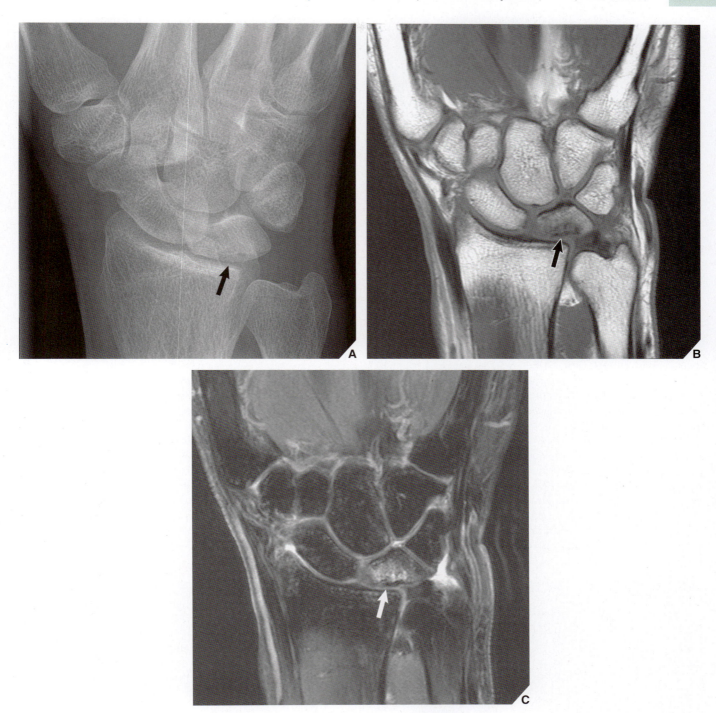

▲
Figura 7.77 Imagem de RM da doença de Kienböck. A. Essa radiografia oblíqua do punho esquerdo desse homem de 65 anos demonstrou redução de altura do osso semilunar e irregularidade cortical na superfície radial (*seta*). **B.** Essa imagem coronal de RM ponderada em T1 mostrou sinal hipointenso no osso semilunar e fratura em sua parte proximal (*seta*), que foi demonstrada mais claramente (*seta*) em outra imagem coronal de RM ponderada em densidade de prótons com supressão de gordura (**C**).

distais desses mesmos ossos; e o arco III é formado pelas convexidades proximais dos ossos capitato e hamato (Figura 7.91). O significado diagnóstico das distorções dessas duas relações está descrito nas seções subsequentes.

Dissociação escafossemilunar

Lesões do ligamento escafossemilunar podem causar instabilidade dos ligamentos intercarpais, que acarreta subluxação rotatória do escafoide (um tipo de dissociação escafossemilunar). Na radiografia dorsopalmar do punho, que é suficiente para diagnosticar esse problema, podem ser detectados dois sinais indicativos dessa lesão.

O primeiro – conhecido na literatura como *sinal de Terry-Thomas* – caracteriza-se por alargamento do espaço entre os ossos escafoide e semilunar, que normalmente mede no máximo 2 a 3 mm (Figura 7.92). O nome desse sinal refere-se a um famoso comediante inglês, personalidade do cinema e da TV, Terry Thomas,

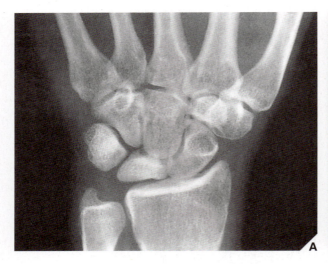
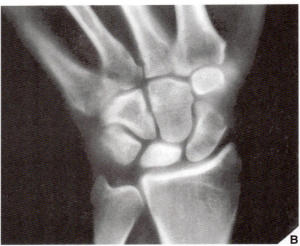

▲ **Figura 7.78 Imagens de tomografia da doença de Kienböck. A.** Radiografia na incidência dorsopalmar e **B.** tomografia do punho demonstraram osso semilunar hiperdenso e achatado típico da doença de Kienböck. Observe que esse paciente tinha variância ulnar negativa – um possível fator predisponente para essa doença.

que tinha um espaço amplo entre os dois dentes frontais (diastema dentário frontal). Pela mesma razão, essa alteração também é conhecida como *sinal de David Letterman*. Ocasionalmente, essa alteração não é evidenciada na incidência dorsopalmar do punho em posição neutra, mas fica evidente quando o punho está em desvio ulnar (Figura 7.93).

O outro sinal – *sinal do anel de sinete* – tem seu nome originado de uma sombra anular cortical que, em condições normais, não é observada no osso escafoide em incidência dorsopalmar com punho em posição neutra (ver Figuras 7.1 B e 7.91). Contudo, quando há subluxação rotatória do escafoide, a inclinação e a rotação palmares desse osso fazem com que ele pareça encurtado e seu tubérculo apareça na ponta do osso, produzindo uma sombra anular característica (Figura 7.94 A). De forma a confiar nesse sinal como indício

diagnóstico, radiografias dorsopalmares devem ser obtidas com punho em posição neutra ou desvio ulnar porque, com desvio radial do punho, o osso escafoide normalmente inclina em direção palmar, formando uma imagem radiográfica semelhante (Figura 7.94 B).

Quando radiografias são normais nos casos suspeitos de lesão do complexo de ligamentos intercarpais, radioscopia combinada com gravação de vídeo pode, em alguns casos, contribuir para a avaliação da cinemática do punho e diagnosticar instabilidade do carpo ou subluxação transitória. A artrografia do punho (ver Figura 7.7) é eficaz quando radiografias convencionais ou videorradioscopia é inconclusiva. A artrografia do punho pode demonstrar comunicação anormal entre os compartimentos radiocarpal e mediocarpal, que é indicativo de ruptura do complexo de ligamentos interósseos escafossemilunar ou semilunar-piramidal (Figuras 7.95 e 7.96).

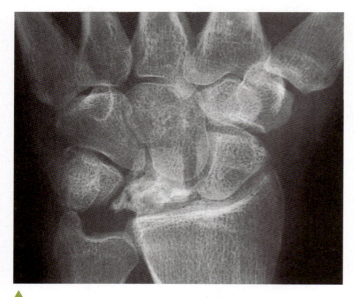

▲ **Figura 7.79 Doença de Kienböck.** Esse homem de 21 anos referia dor crônica no punho. Essa radiografia na incidência dorsopalmar demonstrou doença de Kienböck no estágio III. Observe o colapso do osso semilunar osteonecrótico e a migração proximal do osso capitato.

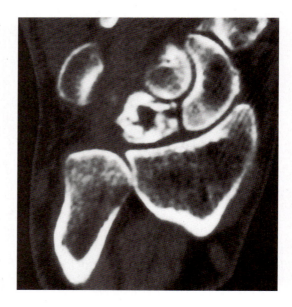

▲ **Figura 7.80 Imagem de TC da doença de Kienböck.** Essa imagem de TC do punho reformatada no plano coronal demonstrou alterações císticas no osso semilunar osteonecrótico com fratura patológica. (Cortesia do Dr. L. Friedman, Hamilton, Canadá.)

Capítulo 7   Membro Superior III: Antebraço Distal, Punho, Mãos e Dedos   **299**

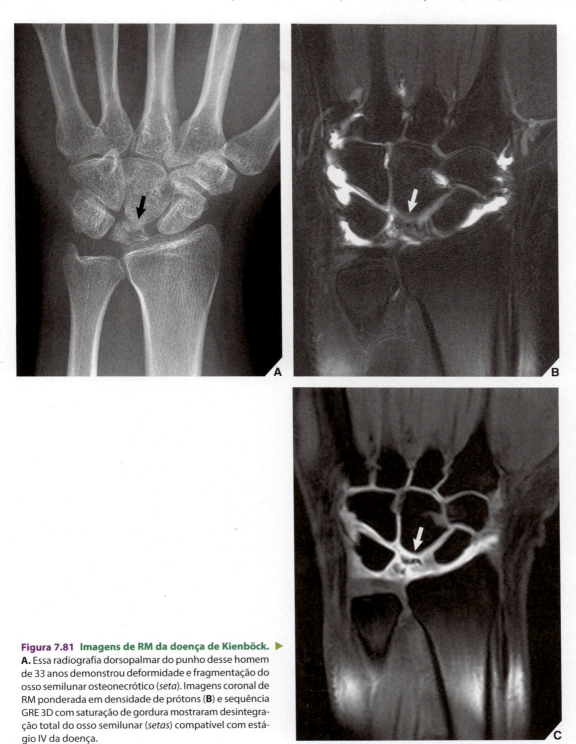

Figura 7.81 Imagens de RM da doença de Kienböck.
A. Essa radiografia dorsopalmar do punho desse homem de 33 anos demonstrou deformidade e fragmentação do osso semilunar osteonecrótico (*seta*). Imagens coronal de RM ponderada em densidade de prótons (**B**) e sequência GRE 3D com saturação de gordura mostraram desintegração total do osso semilunar (*setas*) compatível com estágio IV da doença.

A RM também pode demonstrar anormalidades dos ligamentos escafossemilunar e semilunar-piramidal. O ligamento escafossemilunar conecta as bordas palmar, proximal e dorsal do osso escafoide ao osso semilunar. Nas imagens de RM, esse ligamento aparece como estrutura com sinal hipointenso. O ligamento semilunar-piramidal conecta as bordas palmar, proximal e dorsal do osso semilunar ao osso piramidal, que também tem sinal hipointenso. Esses dois ligamentos misturam-se quase imperceptivelmente com as cartilagens articulares. Rupturas desses ligamentos são diagnosticadas por RM quando uma ou mais áreas dispersas de sinal hiperintenso são identificadas dentro das estruturas, ou quando há perda de continuidade do ligamento com sinal hipointenso cruzado por líquido com sinal hiperintenso (Figura 7.97). Estudos recentes de RM usando magnetos de alto campo e bobinas de superfície dedicados demonstraram eficácia alta na detecção de rupturas parciais e totais do ligamento escafossemilunar e precisão ligeiramente menor no diagnóstico de rupturas do ligamento semilunar-piramidal. Hoje em dia, a artro-RM é tida como a técnica preferencial para diagnosticar rupturas dos ligamentos interósseos.

300 Parte 2 Lesões Traumáticas

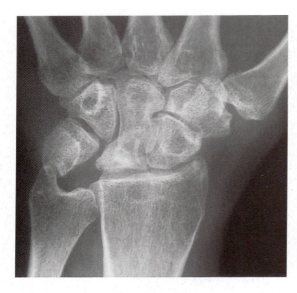

◀ **Figura 7.82 Doença de Kienböck.** O estágio IV da doença de Kienböck é marcado por fragmentação e colapso do osso semilunar, migração proximal do osso capitato, subluxação rotatória do osso escafoide e osteoartrose radiocarpal.

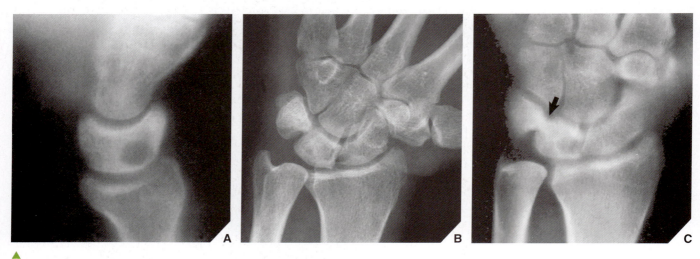

▲ **Figura 7.83 Doença de Kienböck. A.** Essa imagem de tomografia do punho em perfil demonstrou hiperdensidade do osso semilunar típica de osteonecrose; também havia evidência de degeneração cística. Como não havia linha de fratura evidente, o cirurgião teve opção de realizar um procedimento de revascularização. Depois de artrodese piramidal-semilunar, essa incidência dorsopalmar do punho em desvio radial (**B**) e outra imagem de tomografia triespiral (**C**) demonstraram retalho osteovascular (*seta*) interligando os ossos piramidal e semilunar.

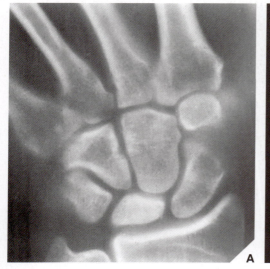
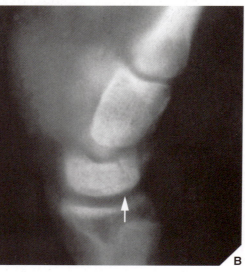

▲ **Figura 7.84 Doença de Kienböck. A.** Nessa imagem de tomografia triespiral na incidência dorsopalmar com punho em desvio ulnar, não havia evidência de fratura do osso semilunar. **B.** Entretanto, essa incidência tomográfica de perfil mostrou indício claro de uma linha de fratura (*seta*).

Capítulo 7 Membro Superior III: Antebraço Distal, Punho, Mãos e Dedos   **301**

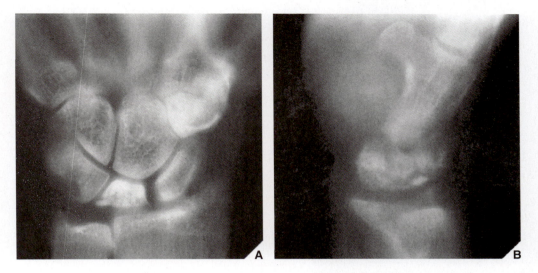

▲
Figura 7.85 Doença de Kienböck. Imagens de tomografia triespiral nas incidências dorsopalmar (**A**) e perfil (**B**) do punho demonstraram fragmentação do osso semilunar associada a um estágio avançado da doença.

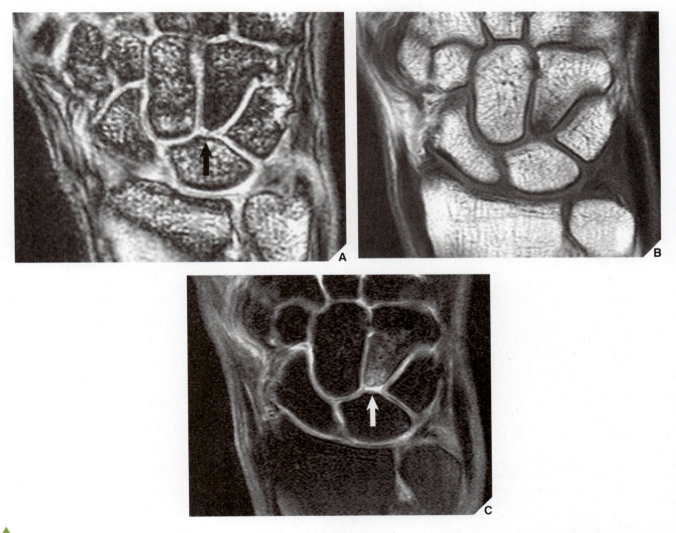

▲
Figura 7.86 Imagens de RM da síndrome de impacção hamatossemilunar. A. Essa imagem coronal de RM na sequência *gradient-echo* em 3D demonstrou osso semilunar tipo II, que se articulava com hamato (*seta*). Observe que havia sinal hipointenso na parte mais proximal do osso hamato. Imagens coronais de RM ponderada em T1 (**B**) e ponderada em T2 com supressão de gordura (**C**) mostraram erosão da cartilagem (*seta*) e alterações edematosas do osso hamato – anormalidades diagnósticas da síndrome de impacção hamatossemilunar.

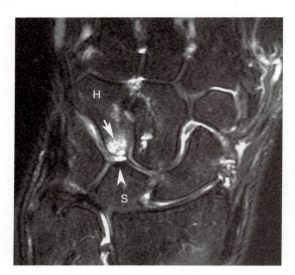

▲
Figura 7.87 Imagem de RM da síndrome de impacção hamatossemilunar. Essa imagem coronal de RM ponderada em T2 demonstrou alterações edematosas focais e formação de cistos subcondrais no polo proximal do osso hamato (*H*) (*seta*). Observe que havia uma faceta "adicional" no osso semilunar (*S*) (*ponta de seta*).

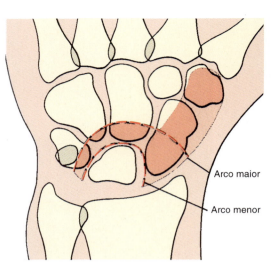

▲
Figura 7.88 Zona vulnerável do punho. A "zona vulnerável" do carpo está representada pelas áreas sombreadas. A maioria das fraturas, fraturas-luxações e luxações dos ossos carpais ocorre nessa zona. O arco menor demarca a "zona de luxação", enquanto o arco maior delineia a zona de "fratura-luxação". (Modificada com autorização de Johnson RP. The acutely injured wrist and its residuals. *Clin Orthop* 1980;149:33-44.)

Rupturas dos ligamentos extrínsecos são mais difíceis de diagnosticar. Com utilização de magnetos de alto campo, bobinas de superfície dedicadas e sequências de pulso otimizadas com cortes finos contíguos, os ligamentos extrínsecos – especialmente radiossemilunar palmar e radioescafoide – podem ser demonstrados eficazmente (ver Figura 7.97 E e F). O ligamento radioescafoide pode ter uma extensão, que insere no osso capitato, razão pela qual alguns autores chamam esse ligamento de radioescafocapitato.

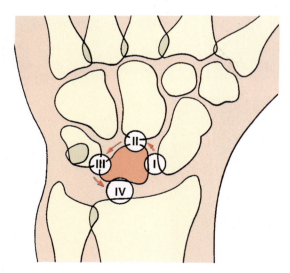

▲
Figura 7.89 Lesões do arco menor. Estágios sequenciais de lesão do arco menor. O estágio I representa falência escafossemilunar, que causa dissociação escafossemilunar ou subluxação rotatória do osso escafoide. O estágio II consiste em falência capitatossemilunar, que causa luxação do osso capitato (luxação perissemilunar). O estágio III é causado por falência piramidal-semilunar porque a articulação entre os ossos semilunar e piramidal é perdida, resultando em luxação mediocarpal. O estágio IV representa destruição total do osso semilunar causada por ruptura do ligamento radiocarpal dorsal. (Modificada com autorização de Mayfield JK. Mechanism of carpal injuries. *Clin Orthop* 1980;149:45-54.)

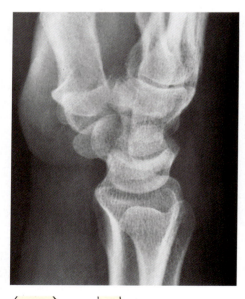

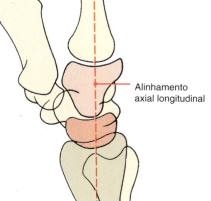

▲
Figura 7.90 Alinhamento do eixo longitudinal. Na radiografia de perfil do punho, os eixos centrais do rádio, semilunar, capitato e terceiro metacarpo normalmente formam uma linha reta.

Capítulo 7 Membro Superior III: Antebraço Distal, Punho, Mãos e Dedos **303**

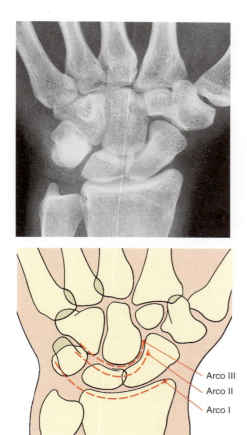

▲
Figura 7.91 Arcos do carpo. Radiografia dorsopalmar do punho normal demonstra três arcos suaves, que demarcam as fileiras proximal e distal dos ossos carpais.

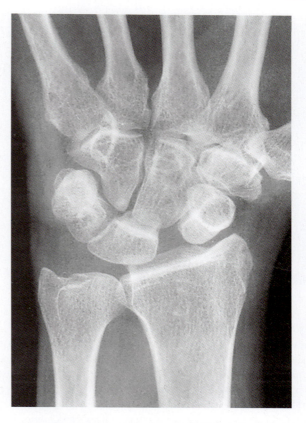

▲
Figura 7.92 Sinal de Terry-Thomas. Essa radiografia dorsopalmar do punho demonstrou espaço anormalmente amplo entre os ossos escafoide e semilunar – sinal de Terry-Thomas – sugestivo de dissociação escafossemilunar causada por laceração do ligamento escafossemilunar.

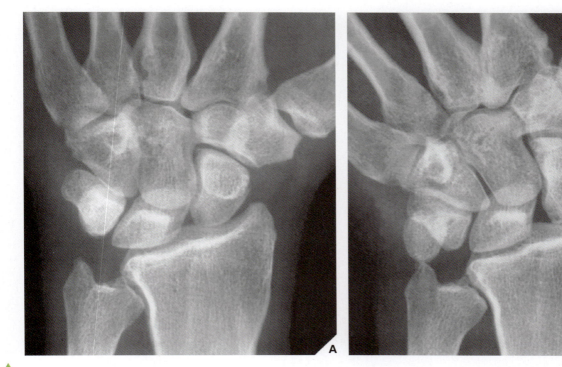

▲
Figura 7.93 Dissociação escafossemilunar. A. Nessa radiografia dorsopalmar do punho em posição neutra, o espaço entre os ossos escafoide e semilunar não foi bem demonstrado. **B.** Entretanto, com desvio ulnar, esse espaço ficou evidente, sugerindo dissociação escafossemilunar.

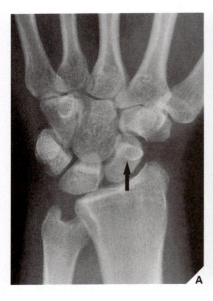
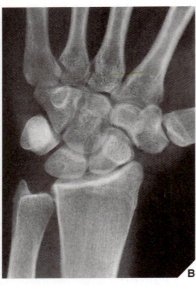

◀ **Figura 7.94 Sinal do anel de sinete. A.** Na radiografia dorsopalmar do punho em posição neutra, subluxação rotatória do escafoide pode ser reconhecida pela sombra anular cortical (*seta*), que parece se projetar sobre esse osso (comparar com o aspecto normal do osso escafoide demonstrado na Figura 7.1B). Esse fenômeno é causado pela inclinação e rotação palmar do osso, que faz com que pareça encurtado com seu tubérculo posicionado na ponta. **B.** Um quadro semelhante pode ser observado na incidência dorsopalmar do punho em desvio radial, mas essa sombra anular aparente é causada pela inclinação palmar normal do escafoide, que é exagerada pelo desvio radial.

Luxações semilunar e perissemilunar

Radiografias nas incidências dorsopalmar e perfil do punho em posição neutra geralmente são suficientes para diagnosticar luxações semilunar e perissemilunar. Como a incidência de perfil demonstra claramente o alinhamento normal dos eixos longitudinais dos ossos semilunar, capitado e terceiro metacarpo na superfície radial distal, uma distorção em qualquer ponto dessa linha é patognomônica de subluxação ou luxação. Desse modo, *luxação semilunar* pode ser reconhecida quando seu eixo está angulado e afasta-se da superfície radial distal, enquanto o osso capitato mantém seu alinhamento normal (Figura 7.98 A). Do mesmo modo, a luxação semilunar

também pode ser identificada na incidência dorsopalmar por distorção do arco II formado pelas superfícies côncavas distais dos ossos escafoide, semilunar e piramidal, bem como pelo aspecto triangular associado do osso semilunar (Figura 7.98 B). A luxação semilunar também pode ser demonstrada claramente por TC, principalmente imagens de TC com reconstruções 3D (Figura 7.99).

Luxação perissemilunar pode ser detectada na incidência de perfil do punho por angulação dorsal ou palmar do eixo longitudinal do capitato afastando-se do seu alinhamento central normal com semilunar e superfície radial distal. Nesse caso, o osso semilunar mantém sua articulação com o rádio, embora possa haver algum grau de inclinação

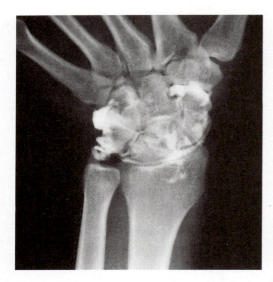

▲ **Figura 7.95 Ruptura do ligamento escafossemilunar.** Esse homem de 21 anos machucou seu punho direito durante uma competição de luta livre. Incidências convencionais, inclusive com desvio ulnar do punho, tiveram resultados normais. Da mesma forma, o exame de videorradioscopia não demonstrou anormalidades significativas. Contudo, a artrografia do punho demonstrou extravasamento de contraste nas articulações mediocarpais, indicando ruptura do complexo de ligamentos interósseos escafossemilunares. Observe também que o CFTC estava normal, porque o contraste não entrou na articulação radioulnar distal.

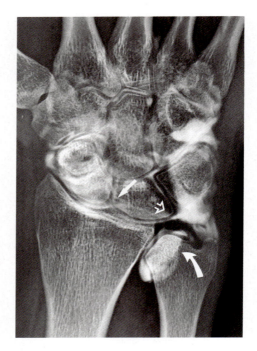

▲ **Figura 7.96 Rotura dos ligamentos escafossemilunar e semilunar-piramidal.** A artrografia do punho demonstrou ruptura dos ligamentos escafossemilunar (*seta*) e semilunar-piramidal (*seta aberta*). Também havia ruptura do CFCT (*seta curva*).

Capítulo 7 Membro Superior III: Antebraço Distal, Punho, Mãos e Dedos 305

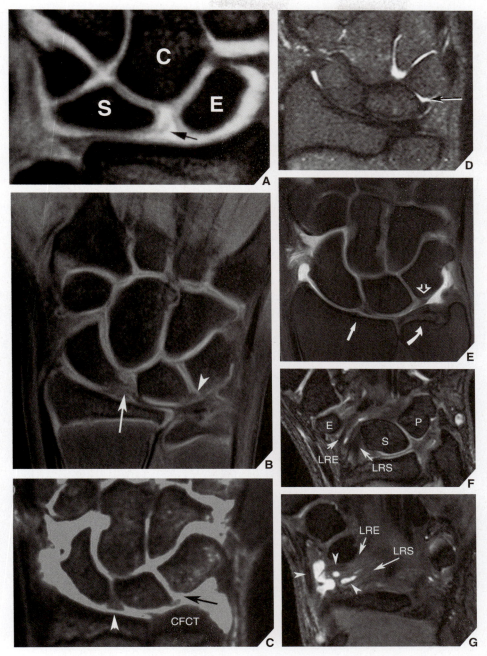

▲
Figura 7.97 Imagens de RM e artro-RM de rupturas dos ligamentos escafossemilunar e semilunar-piramidal e rupturas parciais dos ligamentos radioescafoide e radiossemilunar. A. Essa imagem coronal de RM ponderada em T1 com supressão de gordura foi obtida após a injeção de gadolínio na articulação radiocarpal e demonstrou ruptura do ligamento escafossemilunar (*seta*). **B.** Outra imagem coronal de RM ponderada em densidade de prótons com supressão de gordura do punho desse menino de 12 anos, obtida após um episódio traumático, mostrou ampliação do espaço escafossemilunar e ruptura completa do ligamento escafossemilunar (*seta*). Observe que o ligamento semilunar-piramidal (*ponta de seta*) estava normal. **C.** Essa imagem coronal de artro-RM na sequência *gradient-echo* demonstrou ruptura do ligamento semilunar-piramidal (*seta*). Observe que o contraste saiu da articulação radiocarpal onde foi injetado e entrou na articulação mediocarpal através do ligamento semilunar-piramidal roto. O complexo fibrocartilaginoso triangular (CFCT) e ligamento escafossemilunar estavam normais (*ponta de seta*). **D.** Essa imagem coronal de RM ponderada em T2 com saturação de gordura sem contraste mostrou ruptura do ligamento semilunar-piramidal, que tinha sido arrancado de sua inserção piramidal (*seta*). **E.** Essa imagem coronal de artro-RM ponderada em T1 com supressão de gordura do punho normal é ilustrada para comparação. *Seta* assinala ligamento escafossemilunar, *seta aberta* indica ligamento semilunar-piramidal e *seta curva* aponta para CFCT. **F.** Uma imagem coronal em sequência *gradient-echo* da superfície palmar do punho demonstrou os ligamentos radioescafoide (*LRE*) e radiossemilunar (*LRS*) normais. **G.** Essa imagem coronal de RM em sequência *gradient-echo* de outro paciente evidenciou rupturas parciais dos ligamentos radioescafoide e radiossemilunar com líquido sinovial entrando na parte lateral do punho por meio de pequenas rupturas e formando um cisto ganglionar multiloculado (*pontas de seta*). S = semilunar; C = capitato; E = escafoide; P = piramidal.

do semilunar em razão da subluxação associada à luxação perissemilunar. Na incidência dorsopalmar, sobreposição das fileiras proximal e distal dos ossos do carpo e interrupções dos arcos II e III na área do osso capitato indicam luxação perissemilunar (Figuras 7.100 e 7.101).

Luxação mediocarpal
Essa lesão é resultado da destruição da articulação entre os ossos semilunar e piramidal secundária a ruptura dos ligamentos radiopiramidais palmar e dorsal e ligamento ulnopiramidal, associados a lesão dos ligamentos radiossemilunar-piramidal e semilunar-piramidal. Embora essa anormalidade possa ser diagnosticada com base em radiografias convencionais (Figura 7.102 A), a TC geralmente é mais apropriada para demonstrar as posições dos ossos semilunar (em subluxação palmar) e capitato (em subluxação dorsal) (Figura 7.102 B).

Luxação perissemilunar transescafóidea
Quando uma luxação dos ossos do carpo está associada à fratura, o prefixo *trans* indica qual osso está fraturado. Luxação perissemilunar transescafóidea é a lesão associada mais comumente à luxação do carpo.

Como também ocorre com os tipos descritos antes, as radiografias nas incidências dorsopalmar convencional, dorsopalmar em desvio ulnar e perfil geralmente são suficientes para estabelecer o diagnóstico seguro. Relações normais dos ossos do carpo demonstradas nessas incidências devem ajudar a identificar o tipo de anormalidade. Embora raramente seja eficaz para avaliar luxações do carpo, a tomografia convencional era realizada quando radiografias do punho não conseguiam definir quais ossos do carpo estavam luxados (Figuras 7.103 e 7.104). Outros tipos de fraturas associadas são menos comuns (Figura 7.105).

Luxação de escafoide
Luxação do osso escafoide é rara, mas existem dois tipos descritos: luxação isolada e luxação combinada com luxação do carpo axial. No primeiro caso, a fileira distal de ossos do carpo está normal (Figura 7.106), enquanto com o último tipo há desalinhamento da fileira de ossos carpais distais e migração proximal da metade radial do carpo (Figura 7.107). Um fator comum a essas lesões é dorsiflexão e desvio ulnar do punho quando uma força repentina causa efeito distrativo na superfície radial do punho com ejeção subsequente do

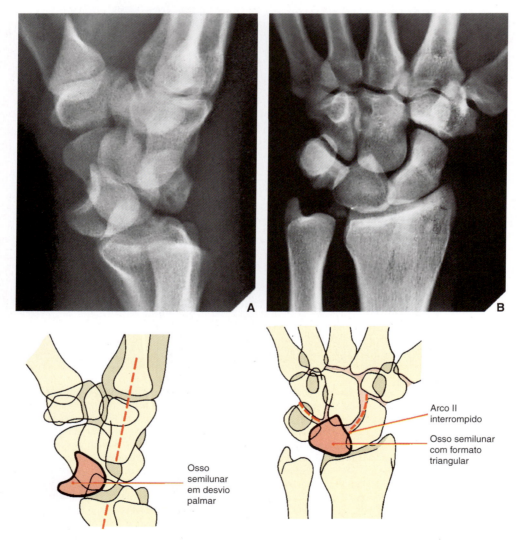

▲
Figura 7.98 Luxação semilunar. A. Nessa radiografia de perfil do punho, a luxação semilunar foi evidenciada por perda de alinhamento longitudinal do terceiro metatarso e osso capitato na superfície radial distal na região do osso semilunar, que estava rodado e desviado em direção palmar. **B.** A incidência dorsopalmar demonstrou distorção do arco II na região do osso semilunar, indicando desalinhamento. Observe também o aspecto triangular do osso semilunar – uma alteração praticamente patognomônica de luxação desse osso.

Capítulo 7   Membro Superior III: Antebraço Distal, Punho, Mãos e Dedos   **307**

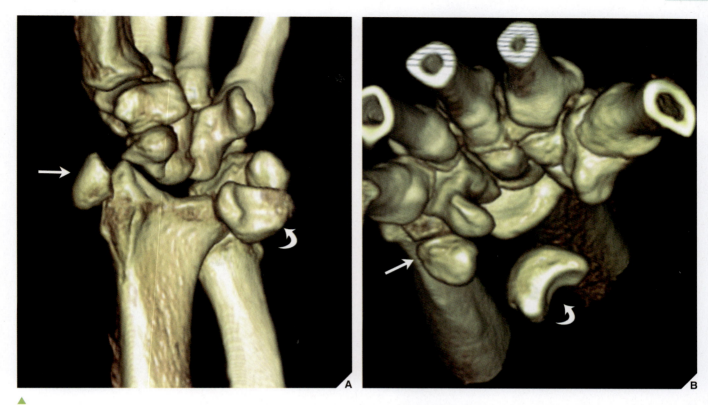

Figura 7.99   Imagens de TC 3D de luxação semilunar transescafóidea. Essas imagens de TC 3D do punho reconstruídas nas projeções frontal (**A**) e axial (**B**) demonstraram fratura de escafoide (*setas*) e desvio palmar do osso semilunar (*setas curvas*).

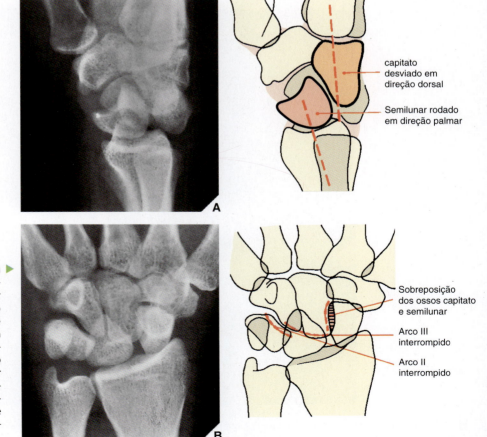

Figura 7.100   Luxação perissemilunar. A. Essa radiografia de perfil do punho demonstrou luxação perissemilunar, que se caracterizava por desvio do osso capitato em posição dorsal ao semilunar, que, embora estivesse ligeiramente rodado em direção palmar, ainda mantinha sua articulação com o rádio distal. Observe que havia perda de alinhamento longitudinal do terceiro metacarpo e osso capitato com o osso semilunar e superfície radial distal. **B.** Na incidência dorsopalmar, essa luxação perissemilunar evidenciou-se por sobreposição das fileiras proximal e distal de ossos do carpo com interrupção consequente dos arcos II e III.

308 **Parte 2** Lesões Traumáticas

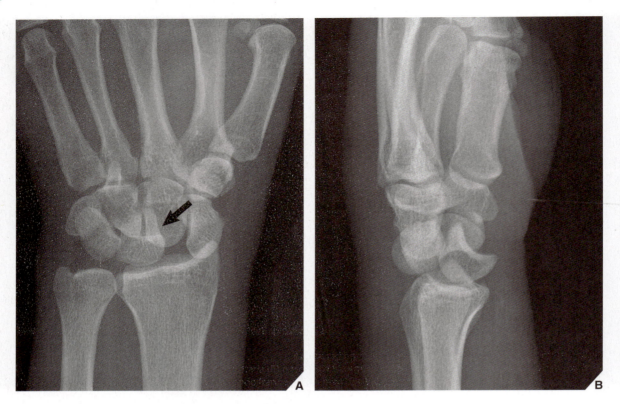

▲
Figura 7.101 Luxação perissemilunar. A. Essa radiografia dorsopalmar da mão direita desse homem de 33 anos demonstrou interrupções dos arcos II e III, sobreposição dos ossos semilunar, hamato e capitato (*seta*) e ampliação do espaço escafossemilunar. **B.** Outra radiografia de perfil demonstrou desvio dorsal do osso capitato em sua relação com o rádio. O osso semilunar estava ligeiramente inclinado em direção palmar, mas mantinha sua articulação com o rádio.

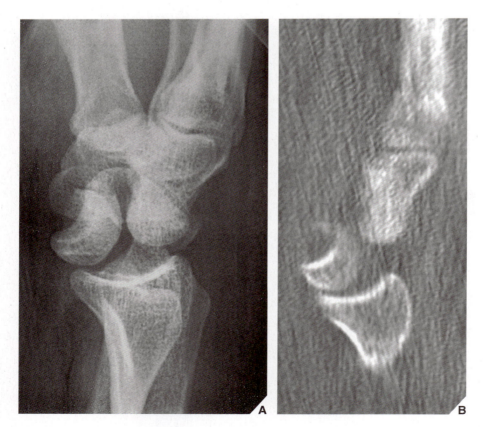

▲
Figura 7.102 Luxação mediocarpal. A. Essa radiografia de perfil do punho demonstrou subluxação palmar do osso semilunar e subluxação dorsal do osso capitato – anormalidades típicas de luxação mediocarpal. **B.** Essa lesão foi confirmada na imagem de TC reformatada no plano sagital.

escafoide. Luxações isoladas do escafoide geralmente são tratadas por redução fechada. Luxações associadas ao desalinhamento do carpo axial exigem redução aberta e fixação interna para estabilizar o carpo.

Instabilidade do carpo

Várias instabilidades do carpo foram descritas. As mais comuns são instabilidade do segmento intercalado dorsal (ISID) e instabilidade do segmento intercalado palmar (ISIP).

De forma a explicar instabilidade do carpo, Lichtman e colaboradores desenvolveram a teoria do anel do carpo. A fileira de ossos proximais do carpo, que representa o segmento intercalado, movimenta-se como unidade firmemente estabilizada pelos ligamentos interósseos. Há mobilidade controlada nas articulações escafoide-trapézio (*link* radial) e piramidal-hamato (*link* ulnar). Quando há distorção desse anel, seja em suas estruturas ósseas ou ligamentares, a fileira de ossos proximais do carpo não se movimenta mais como unidade. Nesse caso, o osso semilunar inclina em direção dorsal ou palmar em resposta a essa mobilidade descontrolada evidenciada por ISID ou ISIP. ISID é a deformidade mais comum e é demonstrada na incidência de perfil clássica do punho por inclinação dorsal do semilunar, frequentemente associada à inclinação palmar do escafoide (o ângulo capitatossemilunar mede no máximo 30°, enquanto o ângulo escafossemilunar mede no máximo 60°). Isso pode ser causado por lesões ósseas ou ligamentares do anel no lado radial do punho. Na maioria dos casos, essa deformidade pode ser causada por fratura de escafoide, com ou sem não união e dissociação do ligamento escafossemilunar. ISIP é diagnosticada quando a inclinação palmar do osso semilunar é detectada na incidência de perfil clássica, frequentemente acompanhada de inclinação dorsal do osso capitato (o ângulo capitatossemilunar mede no máximo 30°, enquanto o ângulo escafossemilunar mede no máximo 30°). Essa instabilidade é causada por falha do anel no lado ulnar do punho. Na maioria dos casos, a deformidade é causada por dissociação ligamentar e desarticulação hamato-piramidal. Quando falhas do anel ocorrem simultaneamente nos lados radial e ulnar (p. ex., dissociações ligamentares escafossemilunar e semilunar-piramidal simultâneas), o padrão predominante é de ISIP (Figura 7.108).

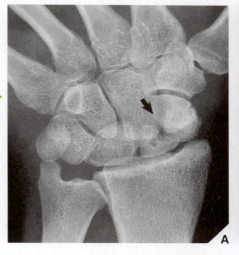
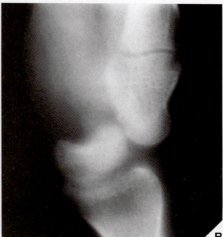

Figura 7.103 Luxação perissemilunar transescafóidea. A. Essa radiografia dorsovolar do punho em desvio ulnar demonstrou claramente uma fratura de escafoide (*seta*), mas as distorções dos arcos do carpo distal não deixaram claro o tipo de luxação. A incidência de perfil também não foi conclusiva. **B.** Essa imagem de tomografia em perfil demonstrou que o osso capitato estava desviado em posição dorsal ao semilunar, que mantinha sua articulação com o rádio distal – aspecto clássico de luxação perissemilunar.

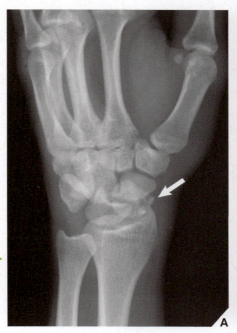
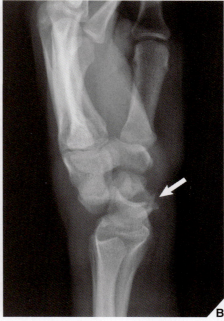

Figura 7.104 Luxação perissemilunar transescafóidea. Radiografias da mão direita nas incidências oblíqua (**A**) e perfil (**B**) desse homem de 24 anos demonstraram luxação perissemilunar típica associada a uma fratura do osso escafoide (*setas*).

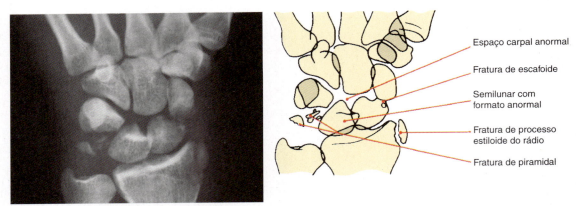

▲ **Figura 7.105 Luxação semilunar transradial, transescafóidea e transpiramidal.** Essa radiografia dorsopalmar do punho demonstrou claramente fraturas de processo estiloide do rádio, escafoide e piramidal. Ampliação do espaço que separa as fileiras proximal e distal de ossos do carpo e o formato triangular do osso semilunar sugeriam a possibilidade de luxação semilunar. Observe que os arcos I e II estavam interrompidos. A incidência de perfil (não ilustrada aqui) confirmou desvio palmar do osso semilunar e posição normal do osso capitato. Essa anormalidade pode ser descrita como luxação semilunar transradial, transescafóidea e transpiramidal.

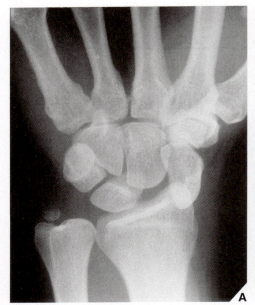
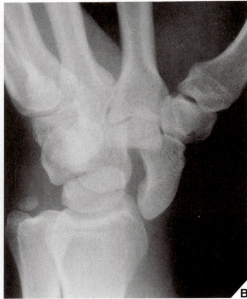

◀ **Figura 7.106 Luxação de escafoide isolada.** Radiografias nas incidências dorsopalmar (**A**) e perfil (**B**) demonstraram luxação palmar do osso escafoide. A fileira distal de ossos do carpo não havia sido afetada, e o osso capitato estava em posição anatômica.

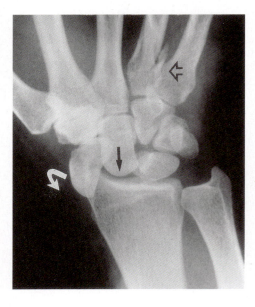

◀ **Figura 7.107 Luxação de escafoide com distorção do carpo axial.** Essa radiografia dorsopalmar do punho demonstrou luxação palmar radial do osso escafoide (*seta curva*) associada à migração proximal do osso capitato (*seta*). Observe que havia interrupção do terceiro arco do carpo (compare com a Figura 7.93). *Seta aberta* indica fratura associada do quarto metacarpo. (Cortesia do Dr. Robert M. Szabo, Sacramento, Califórnia.)

Lesões de ossos da mão
Fraturas de Bennett e Rolando

Fraturas de Bennett e Rolando são *intra-articulares* e ocorrem na base do primeiro metacarpo. Sob a perspectiva do tratamento ortopédico, é importante diferenciar essas fraturas dos tipos *extra-articulares*, que são fraturas transversais ou oblíquas do primeiro metacarpo e localizam-se pouco além da articulação carpometacarpal (Figura 7.109). A falha em diagnosticar e tratar adequadamente fraturas intra-articulares dos metacarpos pode causar dor persistente, rigidez e artrose pós-traumática provocada por incongruência das superfícies articulares.

Fratura de Bennett é uma fratura da extremidade proximal do primeiro metacarpo, que se estende à primeira articulação carpometacarpal. Em geral, um fragmento pequeno da superfície palmar da base do primeiro metacarpo continua articulado com o osso trapézio, enquanto o restante do primeiro metacarpo está luxado em direção dorsal e radial em consequência da tração exercida pelo abdutor longo do polegar (Figura 7.110). Por tal razão, essa lesão deveria ser descrita

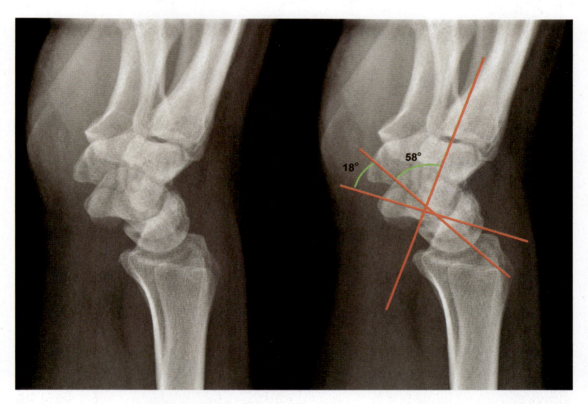

▲
Figura 7.108 Deformidade ISIP. Esse homem de 42 anos referia dor no punho há 2 anos. O exame de RM demonstrou ruptura dos ligamentos escafossemilunar e semilunar-piramidal. A radiografia de perfil mostrou ângulo escafossemilunar reduzido e ângulo capitatossemilunar ampliado, confirmando o diagnóstico de ISIP.

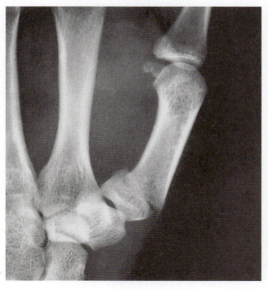

◀ **Figura 7.109 Fratura extra-articular.** Fratura extra-articular da base do primeiro metacarpo não deve ser confundida com fraturas de Bennett e Rolando, que são intra-articulares.

mais acertadamente como *fratura-luxação*. Diagnóstico e avaliação da fratura de Bennett são realizados facilmente por radiografias convencionais da mão nas incidências dorsopalmar, oblíqua e perfil.

Fratura de Rolando é uma fratura de Bennett cominutiva; a linha da fratura pode ter configuração de Y, V ou T (Figuras 7.111 e 7.112). Como pode haver vários fragmentos, as incidências radiográficas rotineiras usadas para diagnosticar fratura de Bennett precisam ser, em alguns casos, suplementadas por TC para localizar os fragmentos cominutivos e excluir a possibilidade de encarceramento de um pequeno fragmento ósseo na primeira articulação carpometacarpal.

Fratura do boxeador

Fratura do boxeador é uma fratura do colo de um metacarpo com angulação palmar do fragmento distal. Isso pode ocorrer com qualquer metacarpo, mas é encontrado mais comumente no quinto metacarpo. Fratura e deformidade são demonstradas adequadamente nas radiografias convencionais da mão nas incidências dorsopalmar e oblíqua (Figura 7.113). Como esse tipo de fratura frequentemente também é cominutiva, é importante determinar sua extensão. Cominuição pode predispor a fratura reduzida a consolidar com deformidade angulada. Em geral, incidência oblíqua é suficiente para determinar a extensão da fratura cominutiva (ver Figura 7.113 B).

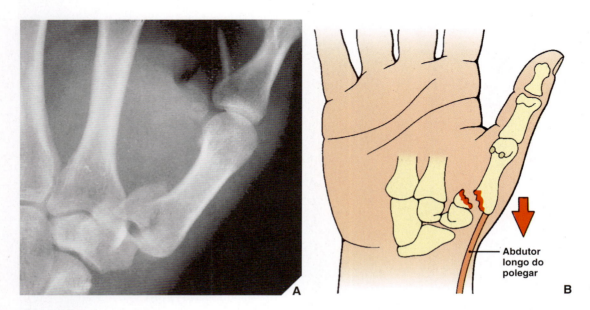

Figura 7.110 Fratura de Bennett. Esse homem de 27 anos envolveu-se em uma briga e queixava-se de dor localizada na base do polegar direito. A radiografia dorsopalmar da mão (**A**) mostrou aspecto típico de fratura de Bennett. Um fragmento pequeno na base do primeiro metacarpo continuava articulado com o trapézio, enquanto o restante do osso estava luxado em direção dorsal e radial. A ilustração esquemática correspondente (**B**) demonstra o mecanismo patogênico dessa lesão.

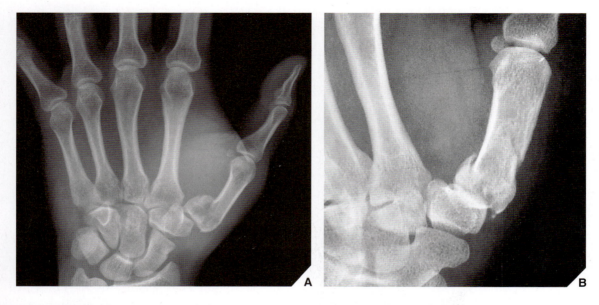

Figura 7.111 Fratura de Rolando. A. Essa radiografia dorsopalmar da mão direita demonstrou fratura intra-articular cominutiva do primeiro metacarpo. **B.** Uma imagem ampliada na incidência oblíqua do polegar direito de outro paciente mostrou aspecto típico dessa lesão.

Lesões de tecidos moles da mão

Síndrome do túnel do carpo

Síndrome do túnel do carpo é uma neuropatia compressiva do nervo mediano dentro do túnel do carpo. Frequentemente, essa síndrome está relacionada com tenossinovite dos tendões flexores, mas lesões expansivas (p. ex., cistos ganglionares, depósitos amiloides e anomalias vasculares, entre outras) foram descritas como causas potenciais. Na maioria dos casos, alterações eletromiográficas são suficientes para estabelecer o diagnóstico dessa síndrome.

Alterações mais comuns evidenciadas nas imagens de RM dos pacientes com síndrome do túnel do carpo são espessamento do nervo mediano proximal ao túnel do carpo, achatamento do nervo mediano na parte distal do túnel, arqueamento anterior do retináculo flexor e sinal hiperintenso no nervo mediano nas imagens ponderadas em T2 (Figura 7.114). Outras anormalidades demonstradas são líquido ao redor dos tendões flexores nos casos de tenossinovite, ou massas císticas ou sólidas. A RM também é usada para avaliar pacientes com sintomas recidivantes depois da liberação do túnel do carpo (Figura 7.115).

Síndrome do canal de Guyon

Síndrome do canal de Guyon é uma neuropatia compressiva do nervo ulnar dentro do canal de Guyon. Quando a compressão ocorre no segmento proximal à divisão do nervo ulnar, clinicamente o paciente tem neuropatia sensorimotora nos territórios

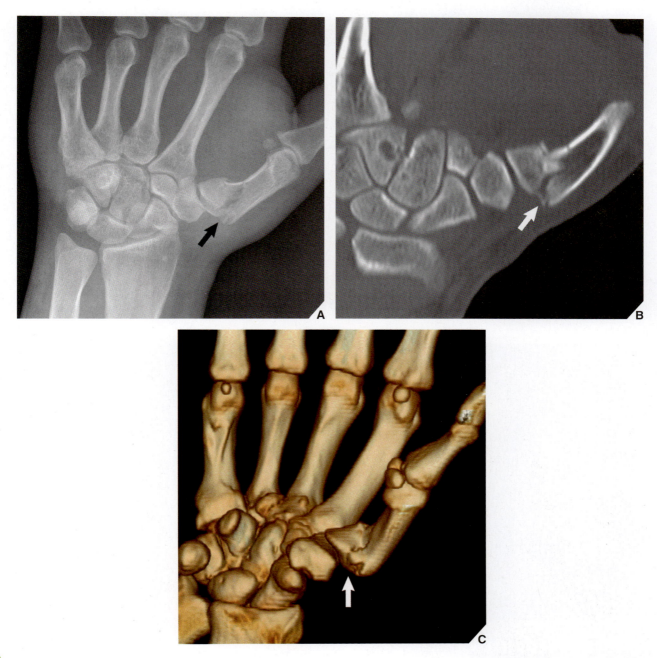

▲
Figura 7.112 Imagens de TC e TC 3D de fratura de Rolando. A. Essa radiografia dorsopalmar da mão direita desse homem de 33 anos demonstrou fratura intra-articular cominutiva na base do primeiro metacarpo (*seta*), que foi confirmada nas imagens de TC reformatada no plano coronal (**B**) e reconstruída em 3D (**C**) (*setas*).

correspondentes inervados. Quando a compressão está localizada no segmento mais distal, o paciente tem déficits sensoriais ou motores, dependendo do local da compressão.

Causas mais comuns de síndrome do canal de Guyon são traumatismos (fratura do hâmulo do hamato), compressão externa (andar de bicicleta) e variações anatômicas, inclusive passagem do quarto tendão flexor pelo canal e músculos anômalos. Causas menos comuns são cistos ganglionares (Figura 7.116), tumores de células gigantes das bainhas tendíneas, massas de tecidos moles, artrites inflamatórias e edema das partes moles.

Síndrome do nervo interósseo anterior

Síndrome do nervo interósseo anterior (NIA), também conhecida como *síndrome de Kiloh-Nevin*, é um complexo clínico raro que inclui fraqueza de pinçamento com os dedos polegar e indicador e incapacidade de cerrar o punho em consequência da incapacidade de flexionar as articulações interfalangianas distais dos dedos polegar e indicador. Em geral, pacientes referem dor e parestesias e também têm história de lesão traumática. O NIA ramifica-se do nervo mediano pouco além do colo do rádio e proximal ao mergulho do nervo mediano sob o músculo pronador redondo. É nesse local que

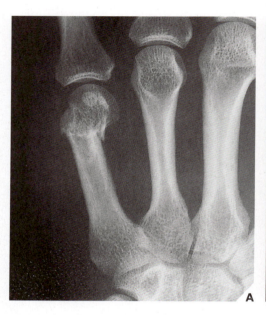 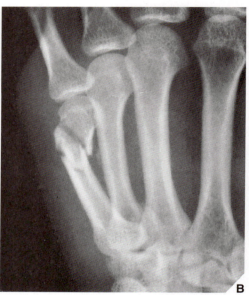

▲ **Figura 7.113 Fratura do boxeador. A.** Essa radiografia dorsopalmar da mão direita demonstrou fratura do quinto metacarpo com angulação palmar do fragmento distal – fratura do boxeador simples. Quando também há cominuição, é essencial determinar a extensão de suas linhas de fratura para determinar o prognóstico, porque essas fraturas comumente são instáveis. Incidência oblíqua (**B**) geralmente é suficiente para determinar a extensão da cominuição.

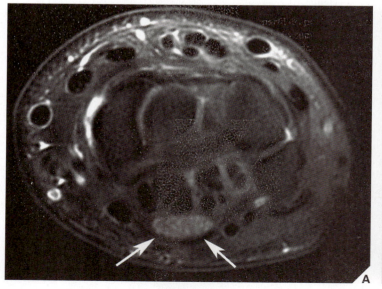 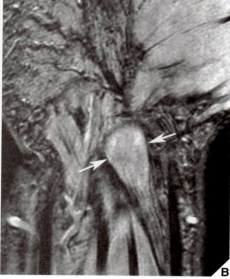

▲ **Figura 7.114 Imagens de RM de síndrome do túnel do carpo.** Esse homem jovem tinha sinais de inflamação do nervo mediano. **A.** Essa imagem axial de RM em sequência STIR demonstrou sinal hiperintenso no nervo mediano um pouco antes do túnel do carpo, com padrão "granular" e espessura aumentada – anormalidades compatíveis com neurite mediana grave e síndrome do túnel do carpo (*setas*). **B.** Essa imagem coronal em sequência GRE mostrou espessamento do nervo mediano (*setas*) proximal ao túnel do carpo.

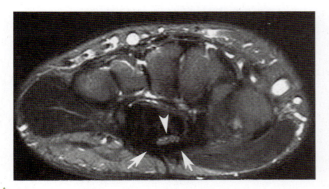

Figura 7.115 Imagem de RM de síndrome do túnel do carpo recidivante. Essa mulher de meia-idade apresentou recidiva dos sinais de síndrome do túnel do carpo 6 meses depois de fazer procedimento de liberação do túnel carpal. Essa imagem axial de RM ponderada em T2 demonstrou tecido fibrótico (*setas*) ao redor do nervo mediano, que tinha sinal hiperintenso, estava espessado e apresentava aspecto "granular" típico (*ponta de seta*).

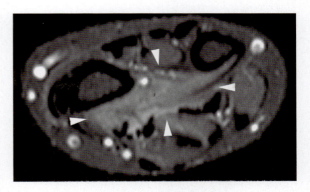

Figura 7.117 Imagem de RM de síndrome do NIA. Essa mulher jovem queixava-se de incapacidade de pegar pequenos objetos com os dedos polegar e indicador. A imagem axial de RM na sequência STIR demonstrou sinal hiperintenso no músculo pronador quadrado (*pontas de seta*), uma alteração compatível com sinais iniciais de desnervação secundária à compressão do NIA. Essa paciente fez descompressão cirúrgica e houve melhora dos sintomas.

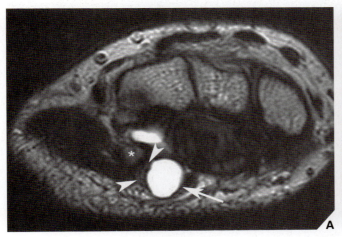

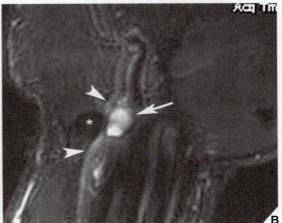

Figura 7.116 Imagens de RM da síndrome do canal de Guyon. Esse homem de 48 anos tinha déficit sensorial no território do ramo sensorial do nervo ulnar. **A.** Essa imagem axial de RM ponderada em T2 demonstrou um cisto ganglionar no canal de Guyon (*seta*), que comprimia o nervo ulnar (*pontas de seta*) contra o osso pisiforme (*asterisco*). **B.** Essa imagem coronal em sequência STIR mostrou o cisto ganglionar (*seta*) comprimindo o nervo ulnar (*pontas de seta*) contra o osso pisiforme (*asterisco*).

a compressão do NIA parece ocorrer. Em seguida, o NIA acompanha os vasos sanguíneos interósseos até a membrana interóssea e estende-se entre os músculos flexor longo do polegar e flexor profundo dos dedos; então, o nervo estende-se ao músculo pronador quadrado, inervando todos os três músculos.

Alterações no exame de RM dos pacientes com síndrome do NIA são edema ou atrofia do músculo pronador quadrado (Figura 7.117), edema da metade radial do flexor profundo dos dedos, ou edema do flexor radial do carpo. Edema no músculo pronador quadrado é o sinal mais confiável da síndrome do NIA.

Dedos da mão

Anatomia normal dos dedos da mão

Embora os dedos façam parte da mão, em razão da sua estrutura anatômica singular, decidimos descrever separadamente algumas das lesões traumáticas dessa parte do membro superior.

O conhecimento da anatomia normal dos tecidos moles dos dedos é fundamental à interpretação correta de algumas patologias que podem afetá-los. Embora as radiografias ainda sejam a modalidade preferencial para avaliar fraturas e luxações dos dedos, a RM fornece informações quanto à anatomia normal das partes moles (Figuras 7.118) e, consequentemente, lesões traumáticas (ver parágrafos seguintes). A ultrassonografia (US) também é muito útil, tem custo baixo e está amplamente disponível para avaliar doenças dos tendões e confirmar posição da agulha e realizar aspiração e injeção de corticoide (Figura 7.119).

Circundados pelos retináculos correspondentes, os tendões dos músculos extrínsecos da mão e dos dedos (inclusive tendões flexores e extensores e tendão do abdutor longo do polegar) cruzam o punho e têm suas inserções em posição distal nas falanges correspondentes. Tendões flexores e extensores dos dedos são mantidos em posição nas superfícies palmar e dorsal das falanges por um sistema de polias (palmares) e faixas agitais (dorsais) (Figura 7.120). Músculos intrínsecos das eminências tênares e hipotênares são os músculos flexor, abdutor e adutor, músculos oponentes e músculo palmar curto. Esses músculos têm sua origem nos ossos do carpo e

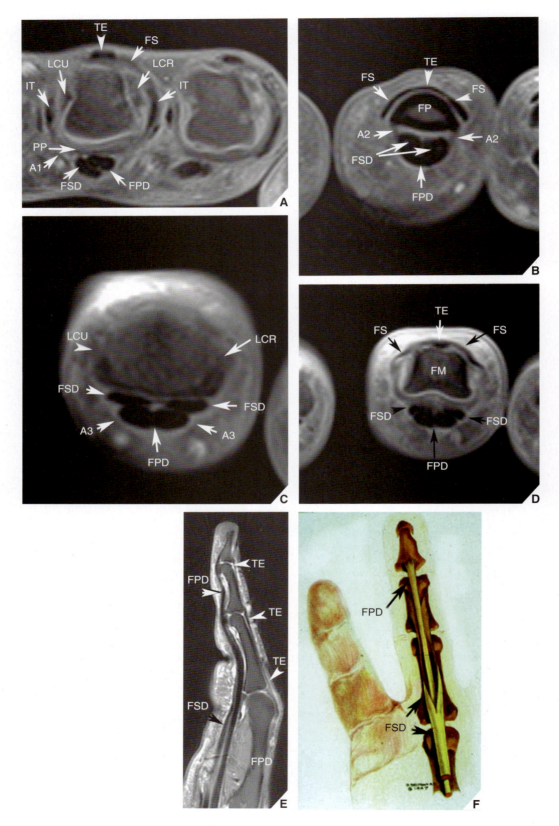

▲
Figura 7.118 Anatomia normal dos dedos da mão à RM. A. Essas imagens axiais de RM dos dedos da mão ponderada em T1 com saturação de gordura foram obtidas no nível da articulação metacarpofalangianas (MCF), falange proximal (**B**), articulação interfalangianas (AIF) proximal (**C**) e base da falange média (**D**). **E.** Imagem sagital de RM ponderada em T2 de um dedo da mão. **F.** Ilustração esquemática da anatomia normal dos músculos flexores superficial e profundo dos dedos. Observe que há separação normal do flexor superficial dos dedos (FSD) no plano da falange proximal (**D** e **F**), onde passa a ser conhecido como flexor profundo dos dedos (FPD). Observe que havia adelgaçamento do TE no nível da falange média (**D**). FSD = flexor superficial dos dedos; FPD = flexor profundo dos dedos; A1 = polia A1; A2 = polia A2; A3 = polia A3; PP = placa palmar; IT = interósseo; LCU = ligamento colateral ulnar; LCR = ligamento colateral radial; TE = tendão extensor; FS = faixa sagital; FP = falange proximal; FM = falange média.

Capítulo 7 Membro Superior III: Antebraço Distal, Punho, Mãos e Dedos 317

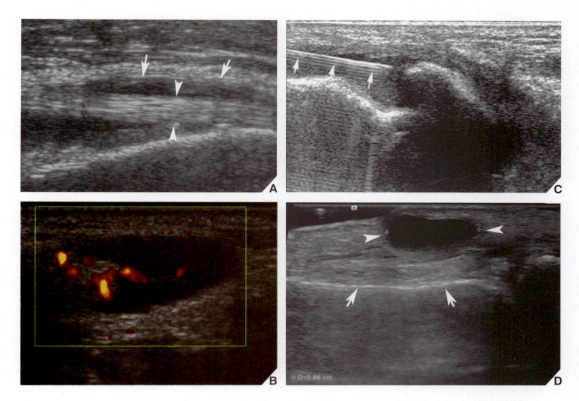

Figura 7.119 Imagens de US de tenossinovite do flexor longo do polegar. A. Imagem de US no eixo longitudinal do músculo flexor longo do polegar demonstrou que a bainha do tendão estava distendida por líquido hipoecoico (*setas*). Observe a estrutura fibrilar normal do tendão (*pontas de seta*). **B.** O ecodoppler colorido mostrou hipervascularização da sinóvia sugestiva de processo inflamatório em atividade. **C.** Imagem de US obtida durante a introdução de uma agulha na bainha do tendão (*setas*) para aspirar líquido e injetar corticoide. (Cortesia do Dr. Luis Cerezal, Santander, Espanha.) **D.** Exame ultrassonográfico de um cisto ganglionar (*pontas de seta*) adjacente ao tendão do músculo extensor longo do polegar aparentemente normal (*setas*) de outro paciente. (Cortesia do Dr. Christopher Burke, Nova York, NY.)

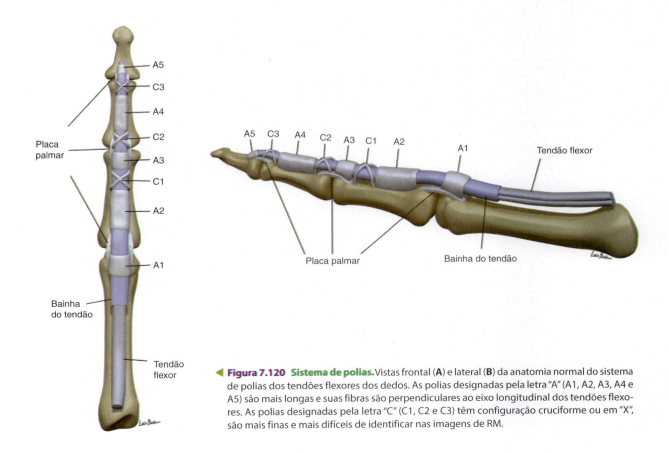

◀ **Figura 7.120 Sistema de polias.** Vistas frontal (**A**) e lateral (**B**) da anatomia normal do sistema de polias dos tendões flexores dos dedos. As polias designadas pela letra "A" (A1, A2, A3, A4 e A5) são mais longas e suas fibras são perpendiculares ao eixo longitudinal dos tendões flexores. As polias designadas pela letra "C" (C1, C2 e C3) têm configuração cruciforme ou em "X", são mais finas e mais difíceis de identificar nas imagens de RM.

metatarsos e têm suas inserções no primeiro ao quinto metacarpos e falanges proximais correspondentes. Em posição mais distal, os músculos interósseos e lumbricoides da mão originam-se dos tendões flexores (lumbricais) e metacarpos (interósseos) e têm suas inserções nas falanges proximais (Figura 7.121).

As articulações metacarpofalangianas e interfalangianas são estabilizadas por cápsulas articulares, ligamentos colaterais e placas palmares fibrocartilaginosas.

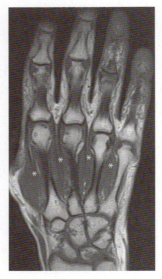

▲ **Figura 7.121 Anatomia normal da mão e dos dedos.** Essa imagem coronal de RM ponderada em T1 demonstrou anatomia normal dos ossos e tecidos moles da mão. Observe os músculos e tendões interósseos (*asteriscos*).

Lesões de ossos e tecidos moles dos dedos

Polegar de guarda-caça

Polegar de guarda-caça resulta de ruptura do ligamento colateral ulnar da primeira articulação metacarpofalangiana, geralmente acompanhada de fratura da base da falange proximal. Essa anormalidade é conhecida como *polegar de guarda-caça* porque foi detectada originalmente nos guarda-caças escoceses, que tinham lesões dos ligamentos colaterais ulnares em razão do método que usavam para matar coelhos. Hoje em dia, como essa lesão é encontrada mais comumente depois de acidentes de esqui, o termo usado é *polegar de esquiador*. Esse tipo de lesão também pode ocorrer nos dançarinos de *break* (polegar do dançarino de *break*). Quando se rompe, a extremidade rompida do ligamento colateral ulnar pode desviar-se em direção superficial à aponeurose do adutor do polegar. Isso é conhecido como *lesão de Stener* (ver Figuras 7.126 e 7.127). Radiografias convencionais do polegar nas incidências dorsopalmar e oblíqua geralmente são suficientes para demonstrar fratura coexistente (Figura 7.122 A e B), mas uma avaliação completa requer radiografia de estresse em abdução do polegar quando há suspeita desse problema. Aumento maior que 30° no ângulo entre primeiro metacarpo e falange proximal é uma alteração típica do polegar de esquiador, indicando subluxação (Figura 7.123 A e B). A artrografia do polegar também pode ser realizada para avaliar ruptura, desvio ou encarceramento do ligamento colateral ulnar (Figura 7.124).

Hoje em dia, a RM é o exame preferencial para avaliar essa lesão (Figura 7.125), principalmente para detectar uma laceração com desvio do ligamento colateral ulnar (Figuras 7.126 e 7.127). Do mesmo modo, a ultrassonografia é uma modalidade confiável e simples com boa relação custo-benefício para diagnosticar lesão de Stener.

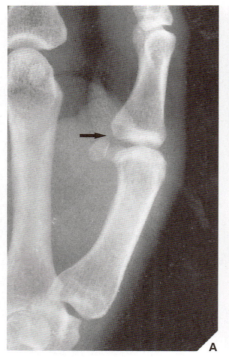 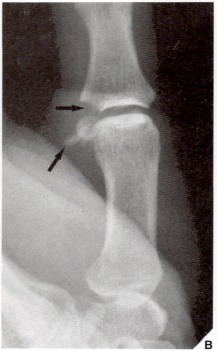

▲ **Figura 7.122 Polegar de guarda-caça (esquiador).** Após cair sobre sua mão durante descida de esqui, esse homem de 38 anos referiu dor na base do polegar direito. O exame físico detectou instabilidade da primeira articulação metacarpofalangiana. Radiografias nas incidências oblíqua (**A**) e dorsopalmar (**B**) do polegar direito demonstraram fratura da base da falange proximal (*setas*) e edema de partes moles localizado – anormalidades associadas ao polegar de guarda-caça (esquiador).

Capítulo 7   Membro Superior III: Antebraço Distal, Punho, Mãos e Dedos   **319**

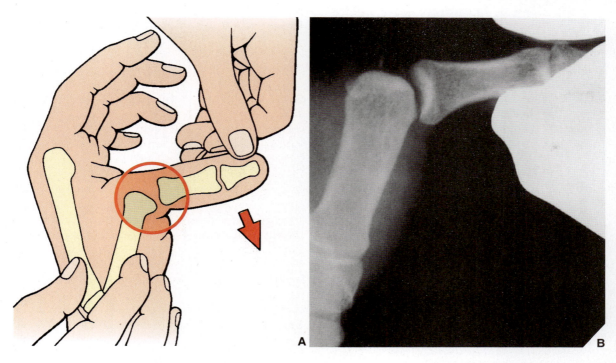

Figura 7.123 Polegar de guarda-caça. Em outro paciente, radiografias nas incidências dorsopalmar e perfil da primeira falange (não ilustradas aqui) não detectaram fratura, mas, como havia instabilidade da primeira articulação metacarpofalangiana sugerida pelo exame físico (**A**), foi obtida uma radiografia do polegar de estresse em abdução. A radiografia de estresse (**B**) mostrou subluxação da articulação com aumento de mais de 30° no ângulo entre primeiro metacarpo e falange proximal do polegar – isso confirmou o diagnóstico de polegar de guarda-caça (esquiador).

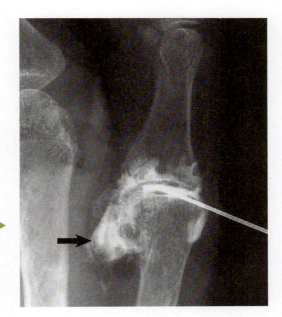

Figura 7.124 Imagem de artrografia do polegar de guarda-caça (esquiador). Outra imagem de artrografia da primeira articulação metacarpofalangiana demonstrou anormalidades típicas do polegar de guarda-caça. Extravasamento de contraste ao longo da superfície ulnar da cabeça do primeiro metacarpo (*seta*) sugeria laceração do ligamento colateral ulnar. (Cortesia do Dr. Donald Resnick, San Diego, Califórnia.)

Fraturas dos dedos da mão com avulsão

Fraturas dos dedos da mão com avulsão são lesões incomuns, que ocorrem durante atividades esportivas. Nos casos típicos, esse tipo de fratura ocorre no ponto de inserção do tendão extensor do dedo na superfície dorsal da falange distal, quando uma bola bate na ponta do dedo e causa lesão por hiperflexão da articulação interfalangianas distal. Ao exame clínico, fica evidente uma deformidade em flexão da articulação interfalangiana distal, com incapacidade de esticar o dedo (dedo em marreta, dedo de beisebol). O fragmento ósseo que sofreu avulsão é demonstrado facilmente nas radiografias de perfil do dedo (Figura 7.128). Em alguns casos, há ruptura do tendão extensor sem fratura óssea com avulsão associada. O leito ungueal também pode sofrer avulsão durante o episódio traumático. Tratamento conservador com colocação de tala e fisioterapia são as abordagens preferenciais para fraturas pequenas ou lesões isoladas do tendão; contudo, o tratamento cirúrgico com aplicação de pinos e reconstrução do tendão podem ser necessários nos casos de fraturas maiores com deformidade da superfície articular.

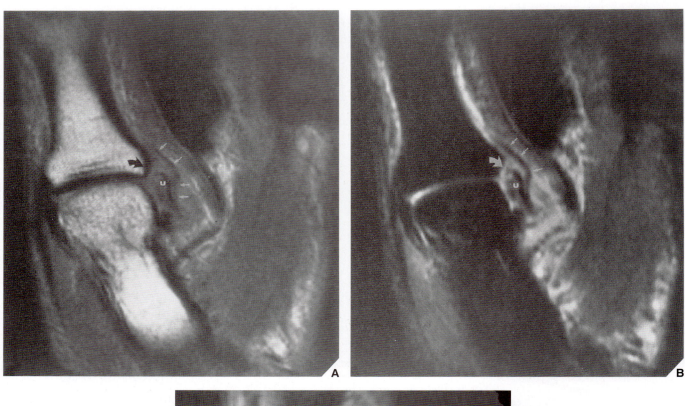
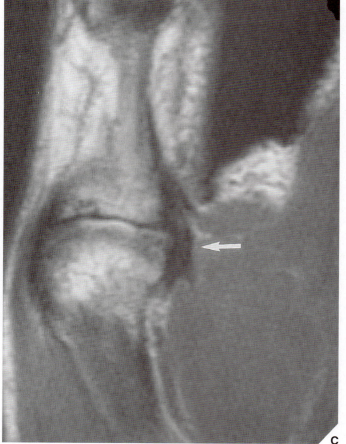

▲
Figura 7.125 Imagem de RM de polegar de guarda-caça. Imagens coronais de RM ponderada em T1 (**A**) e em sequência STIR (**B**) demonstraram laceração do ligamento colateral ulnar (*u*) da primeira articulação metacarpofalangiana (*setas curvas*). O ligamento rompido não estava desviado e mantinha sua orientação longitudinal (*setas pequenas*). **C.** Essa imagem coronal de RM ponderada em T2 com supressão de gordura mostrou aspecto normal do ligamento colateral ulnar intacto (*seta*). (Reproduzida, com autorização, de Stoller DW. *MRI orthopaedics and sports medicine*. Philadelphia: JB Lippincott; 1993.)

Capítulo 7   Membro Superior III: Antebraço Distal, Punho, Mãos e Dedos

Lesões da placa palmar são causadas por hiperextensão do dedo com fratura e avulsão subsequentes da parte palmar da base da falange média (placa palmar) e são demonstradas claramente nas radiografias de perfil do dedo (Figura 7.129). Lesões do ligamento colateral lateral também podem estar associadas à fratura com avulsão. Nesses casos, clinicamente não se observa instabilidade lateral. Essas lesões respondem bem ao tratamento conservador com aplicação de tela no dedo traumatizado junto com o outro dedo adjacente normal (*buddy taping*, ou imobilização dupla).

Ruptura do sistema de polias flexoras (dedo de alpinista)

O alpinismo causa estresse significativo dos tendões flexores e sistema de polias flexoras dos dedos, especialmente dedos médio e anular quando o alpinista tenta sustentar todo o peso do corpo com as mãos. Essa lesão é provocada por uso excessivo e causa ruptura do sistema de polias dos tendões flexores, mais comumente das polias A2 e A3. A RM dos dedos demonstra essas lesões com

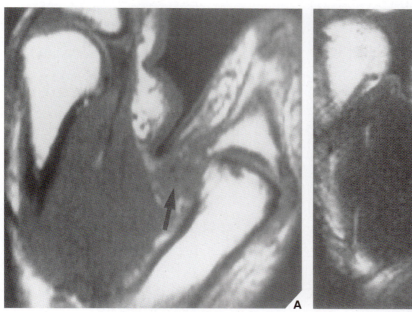
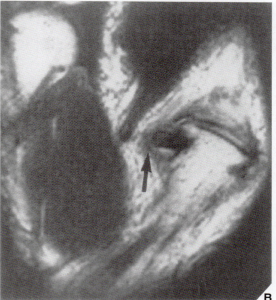

▲
Figura 7.126 Imagens de RM da lesão de Stener. A. Essa imagem coronal de RM ponderada em T1 demonstrou ruptura do ligamento colateral ulnar (*seta*), que não apresentava sinal hipointenso observado normalmente. **B.** Essa imagem coronal de RM ponderada em T2 mostrou desvio do fragmento proximal desse ligamento afastando-se da articulação e orientação perpendicular em vez de longitudinal (*seta*) – alterações típicas da lesão de Stener. (**A**, reproduzida, com autorização, de Deutsch AL, Mink JH, eds. *MRI of the musculoskeletal system: a teaching file*, 2ª ed. Philadelphia: Lippincott-Raven; 1997.)

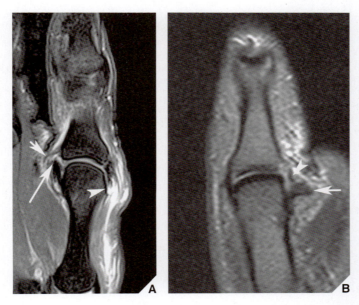

▲
Figura 7.127 Imagens de RM da lesão de Stener e lesão não Stener. A. *Lesão não Stener*. Essa imagem coronal de RM em sequência STIR demonstrou ruptura da inserção falangiana do ligamento colateral ulnar (*seta longa*), que se mantinha abaixo da aponeurose do adutor longo do polegar (*seta curta*). Além disso, havia ruptura da inserção metacarpal do ligamento colateral ulnar (*ponta de seta*). **B. Lesão de Stener.** Observe que o ligamento colateral ulnar estava desviado em orientação perpendicular à primeira articulação metacarpal (*seta*) e estava localizado abaixo da aponeurose do adutor longo do polegar (*ponta de seta*).

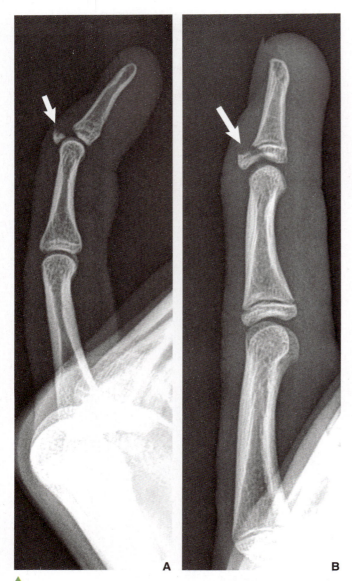

▲
Figura 7.128 Dedo em marreta. A. Essa radiografia de perfil do dedo mínimo direito de uma jovem de 17 anos, que se machucou durante uma partida de basquete, mostrou fratura com avulsão e desvio da parte dorsal da base da falange distal. **B.** Outro paciente, um rapaz de 14 anos que se machucou durante uma partida de futebol americano, tinha lesão semelhante, mas sem deformidade em flexão. A radiografia de perfil do dedo médio da mão esquerda mostrou fratura, que se estendia da parte dorsal da metáfise, atravessava a placa de crescimento e chegava à epífise da falange distal (*seta*). No esqueleto imaturo das crianças, essa lesão é classificada como fratura tipo IV de Salter.

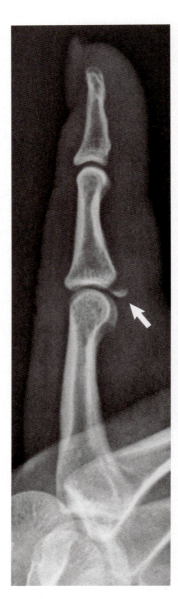

▲
Figura 7.129 Lesão da placa palmar. Essa mulher de 54 anos caiu no chão com a mão estendida. A radiografia de perfil do dedo indicador direito mostrou fratura com desvio e avulsão da placa palmar na base da falange média (*seta*).

detalhes singulares. De forma a avaliar adequadamente lesões das polias flexoras, as imagens devem ser obtidas em extensão e flexão das articulações interfalangianas. Imagens em extensão demonstram ruptura das polias correspondentes, enquanto imagens em flexão mostram "arqueamento" dos tendões flexores com ampliação da distância entre falanges e tendões (Figura 7.130).

Síndrome de Quervain

Também conhecida como *tenossinovite de Quervain*, essa lesão consiste em tenossinovite dos tendões do abdutor longo do polegar e extensor curto do polegar no primeiro compartimento extensor dorsal do punho. Essa síndrome é causada por uso excessivo crônico e os sintomas têm início gradativo com dor e edema na base do primeiro quirodáctilo. Esses sintomas podem ser atenuados com anti-inflamatórios, imobilização com tala, fisioterapia e/ou injeção de corticoide na bainha do tendão. Em casos raros, a lesão precisa ser tratada cirurgicamente. A RM ou a US demonstram tenossinovite, comumente acompanhada de tendinose e ruptura dos tendões do primeiro compartimento extensor do punho (Figura 7.131).

Rupturas tendíneas e ligamentares

Rupturas dos tendões flexores e extensores são lesões traumáticas frequentes nos dedos. A utilidade do exame de US ou RM não é diagnosticar ruptura do tendão, que geralmente pode ser demonstrada ao exame clínico, mas determinar a localização exata da ruptura e a largura do espaço entre as extremidades proximal e distal do tendão rompido (Figura 7.132).

Capítulo 7 Membro Superior III: Antebraço Distal, Punho, Mãos e Dedos **323**

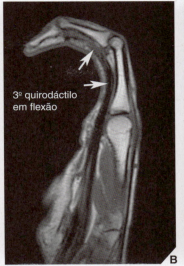
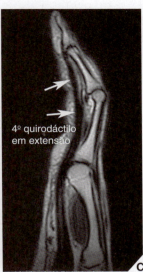
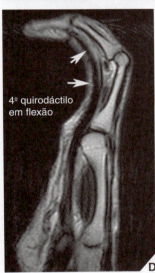
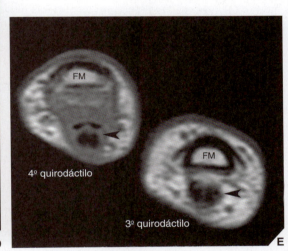

Figura 7.130 Ruptura de polias dos tendões flexores (dedo de alpinista). A. Imagem sagital de RM ponderada em T2 do terceiro quirodáctilo (dedo médio) normal em extensão. Observe a distância diminuta normal entre os tendões flexores (*seta*) e as falanges proximal e média (FM). **B.** Essa imagem sagital de RM ponderada em T2 do mesmo dedo normal em flexão demonstrou distância normal entre tendões flexores (*setas*) e falanges proximal e média (FM). **C.** Imagem sagital de RM ponderada em T2 do quarto quirodáctilo (dedo anular) do mesmo paciente em extensão ativa. Observe que havia flexão discreta no nível da articulação interfalangiana (AIF) proximal e distância encurtada entre tendões flexores (*setas*) e falanges proximal e média (FM). **D.** Imagem sagital de RM ponderada em T2 do quarto quirodáctilo em flexão do mesmo paciente. Observe que houve ampliação adicional da distância entre tendões flexores (*setas*) e falanges proximal e média (FM) ("arqueamento") em consequência de rupturas das polias A2, A3, A4, C1 e C2. **E.** Essa imagem axial de RM ponderada em T1 obtida no nível das falanges médias do terceiro e quarto quirodáctilos demonstrou ampliação da distância entre tendões flexores (*pontas de seta*) e FM do quarto quirodáctilo, em comparação com o terceiro.

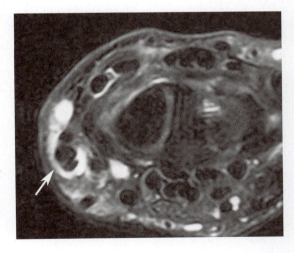

Figura 7.131 Síndrome de Quervain. Essa imagem axial de RM ponderada em T2 do punho demonstrou tendinose e tenossinovite dos tendões do abdutor longo do polegar e extensor curto do polegar no primeiro compartimento extensor do punho (*seta*).

Ruptura das bandas sagitais, especialmente no nível da articulação interfalangiana do terceiro quirodáctilo, são detectadas em pacientes com história de bater com o punho em uma superfície dura. A banda sagital no nível da terceira articulação metacarpofalangiana rompe mais comumente no lado radial e, por essa razão, o tendão extensor torna-se instável e é desviado na direção da superfície ulnar (Figura 1.133).

Luxações e subluxações das articulações interfalangianas podem causar fraturas, mas frequentemente se observam apenas lesões de partes moles, especialmente ligamentos colaterais (Figura 7.134).

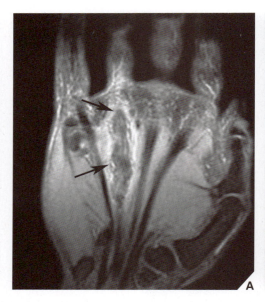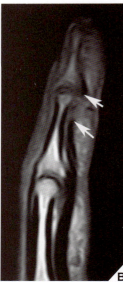

Figura 7.132 Imagens de RM de ruptura dos tendões flexores do quarto quirodáctilo (dedo anular). A. Essa imagem coronal de RM ponderada em T2 com supressão de gordura demonstrou ruptura e retração proximal do tendão do flexor profundo do dedo anular (*setas*) com edema ao redor. **B.** Essa imagem sagital de RM ponderada em T2 de outro paciente mostrou ruptura do segmento distal do tendão flexor profundo do dedo. Observe que havia espaço entre as extremidades proximal e distal do tendão (*setas*).

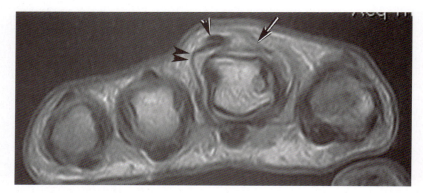

Figura 7.133 Imagem de RM da banda sagital do terceiro quirodáctilo (dedo médio). Essa imagem axial de RM ponderada em T2 demonstrou ruptura da parte radial da banda sagital do dedo médio no nível da cabeça do terceiro metatarso (*seta*) com luxação ulnar do tendão extensor (*pontas de seta*). Nos casos típicos, essa lesão ocorre nos pacientes que batem em uma superfície dura com o punho.

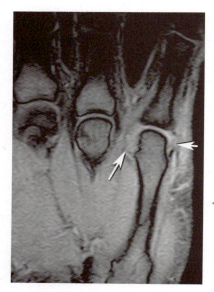

Figura 7.134 Imagem de RM de ruptura dos ligamentos colaterais ulnar e radial do quinto quirodáctilo (dedo mínimo). Essa imagem coronal de RM ponderada em densidade de prótons com supressão de gordura foi obtida no nível da articulação metacarpofalangiana (MCF) e demonstrou ruptura dos ligamentos colaterais ulnar e radial (*setas*). Compare com os ligamentos colaterais normais do quarto quirodáctilo (dedo anular).

ASPECTOS PRÁTICOS A SEREM LEMBRADOS

Antebraço distal

1. Na avaliação completa de radiografia posteroanterior do antebraço distal, é importante reconhecer:
   - Variância ulnar: neutra, negativa ou positiva
   - Ângulo radial, que normalmente varia de 15 a 25°
   - Comprimento do rádio.
2. Na avaliação completa de lesões traumáticas nas radiografias de perfil do antebraço distal, é importante reconhecer a inclinação palmar da superfície articular do rádio, que normalmente varia de 10 a 25°.
3. Avaliação completa de fratura de Colles deve levar em consideração:
   - Grau de encurtamento do rádio
   - Direção do desvio do fragmento distal
   - Extensão intra-articular da linha de fratura
   - Fratura da ulna coexistente.
4. Aprender a diferenciar fratura de Colles de:
   - Fratura de Barton (tipos dorsal e palmar), que é demonstrada mais claramente na incidência de perfil
   - Fratura de Hutchinson (ou fratura de chofer), que é demonstrada mais claramente na incidência posteroanterior
   - Fratura de Smith, que pode ser avaliada mais eficazmente na incidência de perfil.
5. A classificação de Frykman das fraturas de rádio com base na localização da linha de fratura (intra-articular *versus* extra-articular) e coexistência de fratura da ulna distal tem valor prognóstico prático e serve como guia para o tratamento ortopédico.
6. Com demonstração de luxação da articulação radioulnar distal, verificar se há fratura coexistente do rádio – fratura-luxação de Galeazzi.
7. Aprender a diferenciar síndrome do impacto ulnar de síndrome da impacção ulnar (contraforte ulnossemilunar). A primeira é causada por ulna curta, que comprime o rádio distal. A segunda, geralmente associada à variância ulnar positiva, causa compressão da ulna distal sobre a superfície medial do osso semilunar.
8. Sequela comum de traumatismo da articulação radioulnar distal, ruptura do CFCT pode ser confirmada ou excluída por artrografia com contraste simples do punho, ou por exame de RM.

Punho

1. Quando história clínica e exame físico são compatíveis com fratura de escafoide e radiografias convencionais parecem estar normais, a TC, ou a RM, é o próximo exame.
2. A TC é eficaz para demonstrar e avaliar a chamada *deformidade de corcova de camelo* do escafoide.
3. Diagnóstico e tratamento tardios de uma fratura de escafoide podem resultar em não união, osteonecrose e artrose pós-traumática (deformidades SLAC e SNAC do punho).
4. Fratura de osso piramidal é diagnosticada mais facilmente nas incidências oblíqua em pronação e perfil do punho. Quando radiografias convencionais parecem ser normais, a TC pode confirmar ou excluir esse diagnóstico.
5. Fraturas de corpo do hamato são demonstradas mais claramente nas incidências de perfil e oblíqua em pronação.
6. Nos casos suspeitos de fratura de hâmulo do hamato, procurar uma imagem anular cortical oval, que se projeta sobre o hamato na incidência dorsopalmar do punho. Quando esse "olho do hamato" está ausente, não é delineado claramente ou está esclerótico, é muito provável que exista fratura do hâmulo.

7. Fratura de osso pisiforme é mais bem demonstrada nas incidências oblíqua em supinação e túnel do carpo.
8. Nos pacientes com doença de Kienböck, a escolha dos procedimentos cirúrgicos baseia-se na demonstração de integridade do osso semilunar. A RM pode demonstrar osteonecrose nos estágios iniciais.
9. Síndrome de impacção hamatossemilunar resulta de variação anatômica do osso semilunar, que tem uma faceta "extra" articulando com o hamato. Contato repetido desses ossos causa edema de medula óssea e condromalácia, que são demonstradas mais claramente nas imagens de RM.
10. Luxações semilunar, perissemilunar e mediocarpal são facilmente demonstradas nas radiografias de perfil por distorção do alinhamento central normal dos eixos longitudinais dos ossos capitato e semilunar na superfície do rádio distal:
    - Com luxação semilunar, há perda de alinhamento do osso semilunar
    - Com luxação perissemilunar, há desalinhamento do osso capitato
    - Com luxação mediocarpal, esses dois ossos estão desalinhados.
11. Com qualquer tipo de luxação do carpo, verificar se há fratura coexistente.
12. Quando há suspeita de instabilidade intercarpal e radiografias convencionais estão normais, a radioscopia combinada com gravação de vídeo deve ser o exame subsequente. Quando há suspeita de laceração de ligamento, deve-se realizar artrografia ou RM.
13. Existem dois tipos principais de instabilidade do carpo: ISID e ISIP.
14. Síndrome do túnel do carpo é uma neuropatia compressiva do nervo mediano dentro do túnel do carpo. A RM demonstra espessamento do nervo mediano proximal ao túnel do carpo, achatamento do nervo mediano na parte distal do túnel, arqueamento anterior do retináculo flexor e sinal hiperintenso no nervo mediano nas imagens ponderadas em T2.
15. Síndrome do canal de Guyon é uma neuropatia compressiva do nervo ulnar dentro desse canal.
16. O sinal mais confiável da síndrome do NIA – um complexo clínico evidenciado por incapacidade de pinçar com os dedos polegar e indicador e incapacidade de cerrar o punho – é edema ou atrofia dentro do músculo pronador quadrado nas imagens de RM.

Mão

1. Aprender a diferenciar fraturas de Bennett e Rolando – fraturas intra-articulares que ocorrem na base do primeiro osso metacarpo – de fraturas extra-articulares.
2. Fratura de Bennett consiste em luxação da maior parte do primeiro metacarpo e, por essa razão, na verdade é uma fratura-luxação.
3. Na avaliação de fratura de Rolando – na verdade, é uma fratura de Bennett cominutiva –, excluir a possibilidade de encarceramento de um fragmento ósseo na primeira articulação carpometacarpal.
4. Com fratura do boxeador, geralmente há cominuição do córtex palmar. É essencial demonstrar radiograficamente a presença dessa lesão.
5. Quando há suspeita de polegar de esquiador (polegar de guarda-caça), obter radiografia de estresse do polegar em abdução.
6. Ruptura, desvio ou encarceramento do ligamento colateral ulnar dos pacientes com polegar de esquiador podem ser avaliados por artrografia da primeira articulação metacarpofalangiana.
7. A RM é uma técnica eficaz para diferenciar ruptura com e sem desvio (lesão de Stener) do ligamento colateral ulnar da primeira articulação metacarpofalangiana.

Dedos

1. Fraturas dos dedos da mão com avulsão são lesões comuns durante atividades esportivas. Isso inclui fraturas da placa dorsal da falange distal associada à flexão da articulação interfalangiana distal (dedo em marreta) e fraturas da placa palmar causadas por lesão de hiperextensão.
2. Os alpinistas frequentemente têm rupturas do sistema de polias (o chamado *dedo de alpinista*). A RM permite demonstração clara dessas lesões.
3. Síndrome de Quervain consiste em tenossinovite dos tendões do abdutor longo do polegar e extensor curto do polegar, causada por uso excessivo crônico. A RM e a US são modalidades de exame preferíveis para diagnosticar essa síndrome.

LEITURAS SUGERIDAS

Ali M, Ali M, Mohamed A, et al. The role of ultrasonography in the diagnosis of occult scaphoid fractures. *J Ultrason* 2018; 18: 325-331.

Andreisek G, Crook DW, Burg D, et al. Peripheral neuropathies of the median, radial, and ulnar nerves: MR imaging features. *Radiographics* 2006; 26: 1267-1287.

Bado JL. The Monteggia lesion. *Clin Orthop Relat Res* 1967; 50: 71-86.

Bateni CP, Bartolotta RJ, Richardson ML, et al. Imaging key wrist ligaments: what the surgeon needs the radiologist to know. *AJR Am J Roentgenol* 2013; 200: 1089-1095.

Bencardino JT, Rosenberg ZS. Entrapment neuropathies of the upper extremity. In: Stoller DW, ed. *Magnetic resonance imaging in orthopaedics and sports medicine,* 3rd ed. Baltimore: Lippincott Williams & Wilkins; 2007: 1933-1976.

Bordalo-Rodrigues M, Amin P, Rosenberg ZS. MR imaging of common entrapment neuropathies at the wrist. *Magn Reson Imaging Clin N Am* 2004; 12: 265-279.

Buck FM, Gheno R, Nico MAC, et al. Ulnomeniscal homologue of the wrist: correlation of anatomic and MR imaging findings. *Radiology* 2009; 253: 771-779.

Cerezal L, del Piñal F, Abascal F, et al. Imaging findings in ulnar-sided wrist impaction syndromes. *Radiographics* 2002; 22: 105-121.

Crema MD, Zentner J, Guermazi A, et al. Scapholunate advanced collapse and scaphoid nonunion advanced collapse: MDCT arthrography features. *AJR Am J Roentgenol* 2012; 199: W202-W207.

Draghi F, Bortolotto C. Intersection syndrome: ultrasound imaging. *Skeletal Radiol* 2014; 43: 283-287.

Faccioli N, Foti G, Barillari M, et al. Finger fractures imaging: accuracy of cone-beam computed tomography and multislice computed tomography. *Skeletal Radiol* 2010; 39: 1087-1095.

Gilula LA. Roentgenographic evaluation of the hand and wrist. In: Weeks PM, ed. *Acute bone and joint injuries of the hand and wrist.* St. Louis: Mosby; 1981:3.

Gilula LA, Weeks PM. Post-traumatic ligamentous instabilities of the wrist. *Radiology* 1978; 129: 641-651.

Goldfarb CA, Yin Y, Gilula LA, et al. Wrist fractures: what the clinician wants to know. *Radiology* 2001; 219: 11-28.

Goyal A, Srivastava DN, Ansari T. MRI in de Quervain tenosynovitis: is making the diagnosis sufficient? *AJR Am J Roentgenol* 2018; 210: W133-W134.

Gupta P, Lenchik L, Wuertzer SD, et al. High-resolution 3-T MRI of the fingers: review of anatomy and common tendon and ligament injuries. *AJR Am J Roentgenol* 2015; 204: W314-W323.

Haims AH, Schweitzer ME, Morrison WB, et al. Limitations of MR imaging in the diagnosis of peripheral tears of the triangular fibrocartilage of the wrist. *AJR Am J Roentgenol* 2002; 178: 419-422.

Henrichon SS, Foster BH, Shaw C, et al. Dynamic MRI of the wrist in less than 20 seconds: normal midcarpal motion and reader reliability. *Skeletal Radiol* 2020; 49: 241-248.

Hunter TB, Peltier LF, Lund PJ. Radiologic history exhibit. Musculoskeletal eponyms: who are those guys? *Radiographics* 2000; 20: 819-836.

Johnson PG, Szabo RM. Angle measurements of the distal radius: a cadaver study. *Skeletal Radiol* 1993;22: 243-246.

Johnson RP. The acutely injured wrist and its residuals. *Clin Orthop Relat Res* 1980;(149): 33-44.

Kienböck R. Über traumatische Malazie des Mondbeins, und ihre Folgezustande: Entartungsformen und Kompressionsfrakturen. *Fortschr Roentgenstr* 1910; 16: 77-103.

Lamaris GA, Matthew MK. The diagnosis and management of mallet finger injuries. *Hand (N Y)* 2017; 12: 223-228.

Lee RKL, Griffith JF, Ng AWH, et al. Imaging of radial wrist pain. I. Imaging modalities and anatomy. *Skeletal Radiol* 2014; 43: 713-724.

Lee RKL, Ng AWH, Tong CSL, et al. Intrinsic ligament and triangular fibrocartilage complex tears of the wrist: comparison of MDCT arthrography, conventional 3-T MRI, and MRI arthrography. *Skeletal Radiol* 2013; 42: 1277-1285. 0258-0334_Greenspan7e_CH07_final.indd 334 6/5/20 3:33 AM

Lichtman DM, Schneider JR, Swafford AF, et al. Ulnar midcarpal instability – clinical and laboratory analysis. *J Hand Surg Am* 1991;6A: 515-523.

Lok RLK, Griffith JF, Ng AWH, et al. Imaging of radial wrist pain. Part II: pathology. *Skeletal Radiol* 2014; 43: 725-743.

Magee T. Comparison of 3-T MRI and arthroscopy of intrinsic wrist ligament and TFCC tears. *AJR Am J Roentgenol* 2009; 192: 80-85.

Maizlin ZV, Brown JA, Clement JJ, et al. MR arthrography of the wrist: controversies and concepts. *Hand (N Y)* 2009; 4: 66-73.

Mak WH, Szabo RM, Myo GK. Assessment of volar radiocarpal ligaments: MR arthrographic and arthroscopic correlation. *AJR Am J Roentgenol* 2012; 198: 423-427.

Manaster BJ. Digital wrist arthrography: precision in determining the size of radiocarpalmidcarpal communication. *AJR Am J Roentgenol* 1986;147: 563-566.

Manaster BJ. The clinical efficacy of triple-injection wrist arthrography. *Radiology* 1991;178: 267-270.

Martinoli C, Bianchi S, Cotten A. Imaging of rock climbing injuries. *Semin Musculoskelet Radiol* 2005; 9: 334-345.

Mayfield JK. Mechanism of carpal injuries. *Clin Orthop Relat Res* 1980;(149): 45-54.

Milner CS, Manon-Matos Y, Thirkannad SM. Gamekeeper's thumb—a treatment-oriented magnetic resonance imaging classification. *J Hand Surg Am* 2015; 40: 90-95.

Mitsuyasu H, Patterson RM, Shah MA, et al. The role of the dorsal intercarpal ligament in dynamic and static scapholunate instability. *J Hand Surg Am* 2004; 29: 279-288.

Norman A, Nelson JM, Green SM. Fractures of the hook of the hamate: radiographic signs. *Radiology* 1985;154: 49-53.

Ragheb D, Stanley A, Gentili A, et al. MR imaging of the finger tendons: normal anatomy and commonly encountered pathology. *Eur J Radiol* 2005; 56: 296-306.

Resnick D. Arthrography and tenography of the hand and wrist. In: Dalinka MK, ed. *Arthrography.* New York: Springer-Verlag; 1980.

Resnick D, Danzig LA. Arthrographic evaluation of injuries of the first metacarpophalangeal joint: gamekeeper's thumb. *AJR Am J Roentgenol* 1976;126: 1046-1052.

Scalcione LR, Pathria MN, Chung CB. The athlete's hand: ligament and tendon injury. *Semin Musculoskelet Radiol* 2010; 16: 338-349.

Shahabpour M, Staelens B, Van Overstraeten L, et al. Advanced imaging of the scapholunate ligamentous complex. *Skeletal Radiol* 2015; 44: 1709-1725.

Theumann NH, Pessis E, Lecompte M, et al. MR imaging of the metacarpophalangeal joints of the fingers: evaluation of 38 patients with chronic joint disability. *Skeletal Radiol* 2005; 34: 210-216.

Theumann NH, Pfirrmann CWA, Antonio GE, et al. Extrinsic carpal ligaments: normal MR arthrographic appearance in cadavers. *Radiology* 2003; 226: 171-179.

Tresley J, Singer AD, Ouellette EA, et al. Multimodality approach to a Stener lesion: radiographic, ultrasound, magnetic resonance imaging, and surgical correlation. *Am J Orthop (Belle Mead NJ)* 2017; 46: E195-E199.

Yeager BA, Dalinka MK. Radiology of trauma to the wrist: dislocations, fracture dislocations, and instability patterns. *Skeletal Radiol* 1985;13: 120-130.

Yoshioka H, Tanaka T, Ueno T, et al. High-resolution MR imaging of the proximal zone of the lunotriquetral ligament. *Skeletal Radiol* 2006; 35: 288-294.

Zanetti M, Hodler J, Gilula LA. Assessment of dorsal or ventral intercalated segmental instability configurations of the wrist: reliability of sagittal MR images. *Radiology* 1998; 206: 339-345.

Zanetti M, Linkous MD, Gilula LA. Characteristics of triangular fibrocartilage defects in symptomatic and contralateral asymptomatic wrists. *Radiology* 2000; 216: 840-845.

Membro Inferior I: Cintura Pélvica, Sacro e Fêmur Proximal

Lesões traumáticas da cintura pélvica

Fraturas das estruturas da cintura pélvica, que geralmente ocorrem em acidentes automobilísticos ou quedas, representam apenas uma porcentagem pequena de todas as lesões esqueléticas. Entretanto, sua importância está na morbidade e mortalidade significativas associadas, que geralmente são atribuídas às lesões simultâneas de vasos sanguíneos principais, nervos e vias urinárias inferiores. Como os sinais clínicos de traumatismo pélvico nem sempre são evidentes, exames radiológicos são essenciais para o diagnóstico correto. Fraturas do acetábulo representam cerca de 20% de todas as fraturas pélvicas e podem ou não estar associadas à luxação da articulação do quadril. Fraturas do fêmur proximal (segmento superior), ocasionalmente referidas como *fraturas do quadril*, são comuns na população idosa, geralmente em consequência de episódios traumáticos mínimos. Essas fraturas são mais frequentes nas mulheres do que nos homens (2:1), e as fraturas intracapsulares do fêmur proximal têm uma proporção ainda mais alta entre os sexos feminino e masculino (5:1).

Considerações anatomorradiológicas

As principais modalidades de exame radiológico usadas para avaliar lesões traumáticas da cintura pélvica, acetábulo e fêmur proximal são a radiografia e a tomografia computadorizada (TC). Outras técnicas complementares também são essenciais à avaliação completa de lesões coexistentes dos órgãos e tecidos moles da pelve: angiografia para examinar vasos sanguíneos pélvicos e cistouretrografia para estudar as vias urinárias inferiores. A cintilografia óssea com radionuclídeos e a ressonância magnética (RM) também podem ser necessárias para demonstrar fraturas sutis do colo femoral e estágios iniciais de osteonecrose pós-traumática de cabeça do fêmur.

Incidências radiográficas convencionais e especiais usadas para avaliar lesões traumáticas da cintura pélvica e do fêmur proximal são as seguintes: incidência anteroposterior da pelve, incidências oblíquas anterior e posterior da pelve, incidência anteroposterior do quadril e incidência lateral do quadril em posição de rã. Em alguns casos, também podem ser necessárias incidências da virilha em perfil e outras especiais.

A maioria das lesões traumáticas que afetam asas do sacro, ossos ilíacos, ísquio, púbis e cabeça e colo do fêmur pode ser avaliada adequadamente na incidência *anteroposterior* da pelve e do quadril (Figura 8.1). Essa incidência também demonstra uma relação anatômica importante dos eixos longitudinais do colo e da diáfise do fêmur. Normalmente, o ângulo formado por esses eixos varia de 125 a 135°. Essa medida é valiosa para detectar desvio com fraturas de colo do fêmur. Configuração em varo caracteriza-se por redução desse ângulo, enquanto deformidade em valgo evidencia-se por seu aumento (Figura 8.2). Entretanto, incidência anteroposterior geralmente não é suficiente para avaliação adequada de todo o sacro, articulações sacroilíacas e acetábulo. Para demonstrar as articulações sacroilíacas, é necessário incidência posteroanterior obtida preferencialmente com angulação caudal do tubo de raios X entre 25 e 30°, ou incidência anteroposterior com angulação cefálica do tubo entre 30 e 35°. Esta última, conhecida como *incidência de Ferguson*, também é útil para avaliar mais adequadamente lesões do sacro e ramos púbico e isquiático (Figura 8.3). Incidências oblíquas, conhecidas como *incidências de Judet*, são necessárias para avaliar acetábulo. Incidência *oblíqua anterior (interna)* ajuda a delinear coluna iliopúbica (anterior) e *labrum* (borda) posterior do acetábulo (Figura 8.4). Incidência *oblíqua posterior (externa)* demonstra coluna ilioisquiática (posterior) e borda anterior do acetábulo (Figura 8.5). Muito útil para demonstrar estruturas do fêmur proximal e quadril, a incidência *lateral em posição de rã* permite avaliar adequadamente fraturas de cabeça do fêmur e dos trocanteres menor e maior (Figura 8.6). A demonstração das superfícies anterior e posterior da cabeça do fêmur e também da borda anterior do acetábulo pode requerer incidência *de virilha em perfil*, que é especialmente útil para avaliar desvio anterior ou posterior dos fragmentos de fraturas do fêmur proximal e grau de rotação da cabeça do fêmur. Como essa incidência demonstra imagem de perfil quase verdadeira do fêmur proximal, ela também mostra uma relação anatômica importante, ou seja, ângulo de anteroversão do colo femoral, que normalmente varia entre 25 e 30° (Figura 8.7). Em alguns casos, a incidência de *Dunn do quadril em perfil* (Figura 8.8) e a incidência de *perfil falso* (Figura 8.9) são obtidas para analisar a morfologia da junção entre colo/cabeça do fêmur nos casos de impacto femoroacetabular (IFA) e para avaliar a cobertura acetabular da cabeça do fêmur.

Técnicas radiológicas complementares desempenham papel crucial na avaliação de lesões traumáticas da pelve e acetábulo, fornecendo informações essenciais e geralmente indisponíveis por outros meios, que ajudam o cirurgião ortopédico a escolher sua abordagem terapêutica e avaliar o prognóstico de fraturas pélvicas e acetabulares. Como o tratamento cirúrgico dessas fraturas depende da estabilidade dos fragmentos e da existência

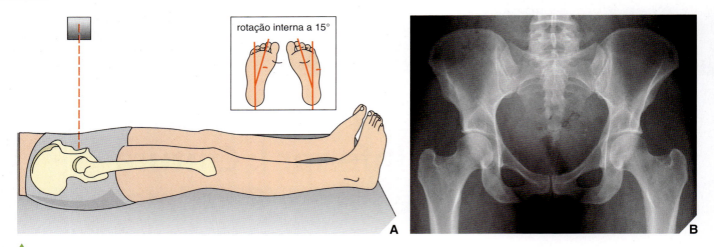

▲
Figura 8.1 Incidência anteroposterior. A. Para obter incidência anteroposterior da pelve e do quadril, o paciente deita-se em posição supina com pés em suave rotação interna (15°) (detalhe), que compensa a anteroversão normal do colo do fêmur (ver Figura 8.7 B), alongando sua imagem. De forma a conseguir uma visão de toda a pelve, o feixe central é direcionado verticalmente para a parte intermediária da pelve; para realizar exame seletivo de uma ou outra articulação do quadril, o feixe é dirigido para a cabeça do fêmur afetado. **B.** Radiografia obtida nessa incidência demonstra ossos ilíacos, sacro, púbis e ísquio, além das cabeças e dos colos femorais e trocanteres maior e menor. Os acetábulos ficam parcialmente obscurecidos pela sobreposição das cabeças femorais, enquanto as articulações sacroilíacas aparecem voltadas para a frente (*en face*).

ou inexistência de extensão intra-articular da linha de fratura e fragmentos intra-articulares, a TC é necessária para obter informações que não estão disponíveis nas incidências radiográficas convencionais e especiais (Figura 8.10; ver também Figuras 8.23 a 8.25). Além de definir tamanho, número e posição dos fragmentos principais e assegurar dados sobre a condição das partes articulares que sustentam o peso e a configuração dos fragmentos fraturados, a TC pode delinear tecidos moles e lesões coexistentes dessas estruturas. Contudo, nos casos de traumatismo grave, quando é necessário intervenção cirúrgica imediata, a realização do exame de TC pode ser demorada e impraticável. Nesses casos, radiografias convencionais podem ser obtidas mais rapidamente,

permitindo o diagnóstico mais rápido do tipo de lesão. A TC é especialmente eficaz na avaliação pós-operatória do alinhamento dos fragmentos e consolidação das fraturas.

RM e a artro-RM (artrorressonância magnética) são as modalidades preferenciais para avaliar lesões intra e extracapsulares do quadril. O conhecimento da anatomia normal é importante para entender adequadamente os processos patológicos que podem afetar o quadril (Figura 8.11).

A RM oferece recursos mais eficazes para avaliar lesões traumáticas do quadril. Em especial, alguns estudos demonstraram que essa técnica possibilita diagnóstico rápido, preciso e com relação custo-benefício favorável de fraturas de quadril ocultas nas

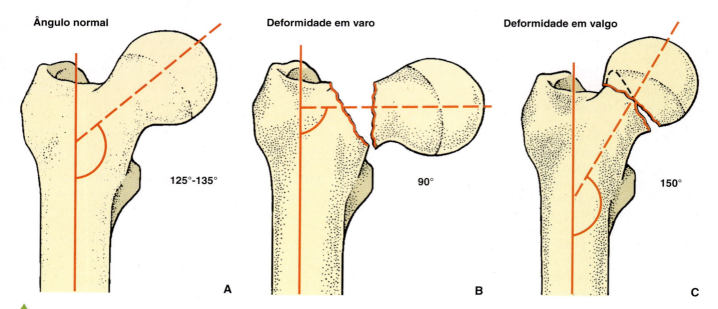

▲
Figura 8.2 Ângulos da diáfise e colo do fêmur. A. Normalmente, o ângulo formado pelos eixos longitudinais da diáfise e colo do fêmur varia de 125 a 135°. Na investigação de desvio com fraturas de colo do fêmur, redução desse ângulo (**B**) é referida como *deformidade em varo*, enquanto ampliação do ângulo (**C**) caracteriza *deformidade em valgo*.

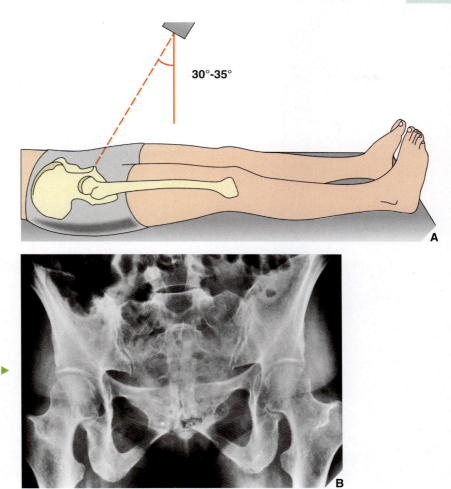

Figura 8.3 Incidência de Ferguson. A. Para obter incidência anteroposterior angulada (Ferguson) da pelve, o paciente deita-se na mesma posição usada para conseguir a incidência anteroposterior convencional. Entretanto, o tubo de raios X é angulado em cerca de 30 a 35° em direção cefálica, e o feixe central é dirigido para a parte intermediária da pelve. **B.** Radiografia obtida nessa incidência oferece visão tangencial das articulações sacroilíacas e do osso sacro. Ramos púbico e isquiático também são bem demonstrados.

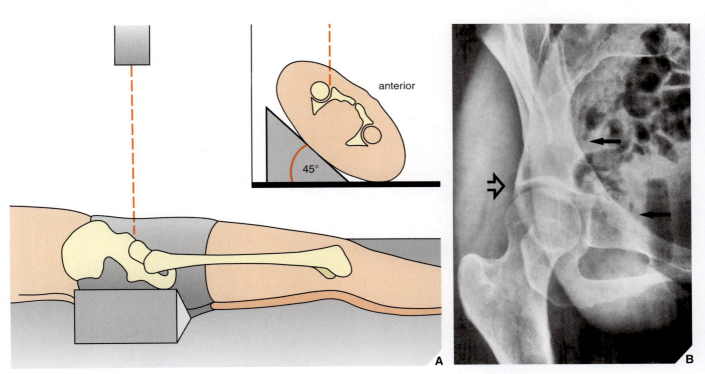

Figura 8.4 Incidência oblíqua anterior. A. Para obter incidência oblíqua anterior (Judet) da pelve, o paciente deita-se em posição supina e seu corpo é rodado para a frente com quadril afetado elevado a 45° (*detalhe*). O feixe central é direcionado verticalmente para o quadril afetado. **B.** Na radiografia obtida nessa incidência, a coluna iliopúbica (anterior; *setas*) (ver Figura 8.20 B) e o *labrum* (borda) posterior do acetábulo (*seta aberta*) ficam bem delineados.

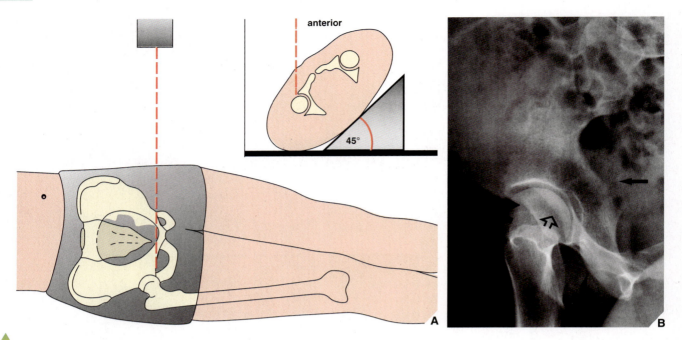

▲ **Figura 8.5 Incidência oblíqua posterior. A.** Para obter incidência oblíqua posterior (Judet) da pelve, o paciente deita-se em posição supina e seu corpo é rodado para a frente com quadril normal elevado a 45° (*detalhe*). O feixe central é direcionado verticalmente para o quadril afetado. **B.** Na radiografia obtida nessa incidência, a coluna iliosquiática (posterior; *setas*), o *labrum* acetabular posterior (*seta aberta*) e a borda acetabular anterior (*seta curva*) são bem demonstrados.

radiografias e que pode ajudar a demonstrar lesões traumáticas, como contusões ósseas (microfraturas trabeculares), como causa de dor no quadril quando não há história de traumatismo conhecido. A RM também é eficaz na investigação diagnóstica de osteonecrose pós-traumática de cabeça do fêmur e pode identificar e quantificar lesões musculares e derrame articular/hemartrose, que invariavelmente acompanham luxações traumáticas anteriores e posteriores da articulação do quadril (ver Figuras 4.133 e 4.134).

O sistema urinário frequentemente se encontra em risco nos pacientes com fraturas da pelve. Lesões de bexiga foram descritas em 6% e lesões uretrais em 10% dos pacientes com fraturas pélvicas. A avaliação dessas lesões exige exame contrastado do sistema urinário por meio de TC, urografia intravenosa (pielografia intravenosa, PIV) e cistouretrografia. Arteriografia e flebografia pélvicas também podem ser necessárias para avaliar lesões do sistema vascular. Além do seu valor diagnóstico, a arteriografia pode ser combinada com procedimentos intervencionistas, inclusive embolização para controlar hemorragias.

Ver resumo da discussão precedente na forma tabulada nas Tabelas 8.1 e 8.2.

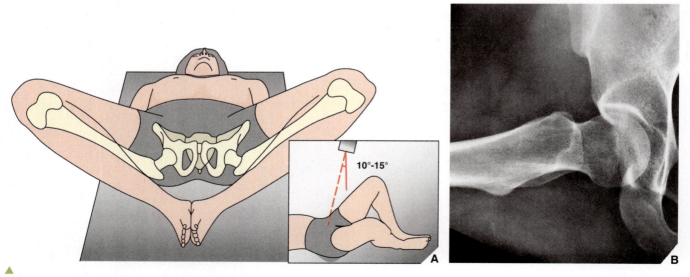

▲ **Figura 8.6 Incidência lateral em posição de rã. A.** Para obter incidência lateral em posição de rã do fêmur proximal e quadril, o paciente deita-se em posição supina com joelhos flexionados, plantas dos pés unidas e coxas em abdução máxima. De forma a realizar o exame simultâneo dos dois quadris, o feixe central é direcionado verticalmente ou com angulação entre 10 e 15° em direção cefálica para um ponto situado ligeiramente acima da sínfise púbica (*detalhe*); para o exame seletivo de uma das articulações do quadril, o feixe é direcionado para o quadril afetado. **B.** Radiografia obtida nessa incidência demonstra a superfície lateral da cabeça do fêmur e os dois trocanteres.

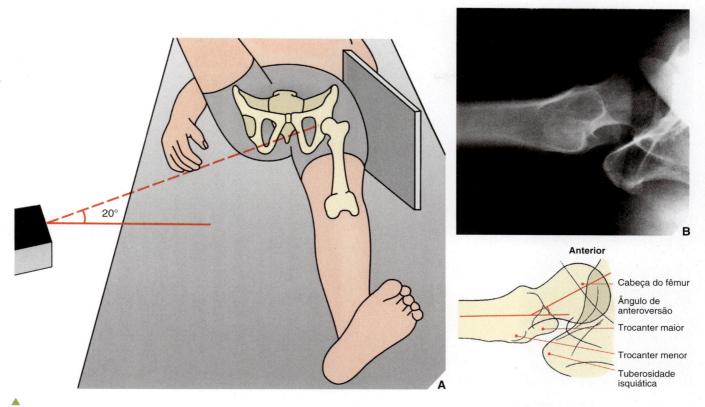

▲
Figura 8.7 Incidência de perfil da virilha. A. Para obter incidência em perfil da virilha, o paciente deita-se em posição supina com membro afetado estendido e perna oposta elevada e abduzida. O cassete é colocado ao lado do quadril afetado em sua superfície lateral, enquanto o feixe central é direcionado horizontalmente para a virilha com angulação cefálica do tubo em cerca de 20°. **B.** Radiografia obtida nessa incidência fornece imagem de perfil praticamente real da cabeça do fêmur e, desse modo, permite avaliar suas superfícies anterior e posterior. Além disso, tal incidência demonstra anteroversão do colo femoral, que normalmente varia entre 25 e 30°.

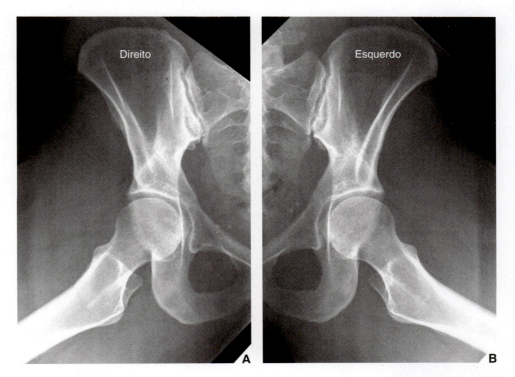

▲
Figura 8.8 Incidência lateral de Dunn. Para obter essa incidência do quadril, o paciente deita-se em posição supina com quadril a ser radiografado flexionado a 90° e abduzido a 20°. O feixe central é direcionado a um ponto situado à meia distância entre a espinha ilíaca anterossuperior e a sínfise púbica. Uma imagem radiográfica semelhante pode ser obtida com o quadril flexionado apenas a 45°. **A** e **B.** Radiografias obtidas nessa incidência demonstram claramente a junção de colo/cabeça do fêmur e o formato da cabeça femoral (esférica ou anesférica).

332 Parte 2 Lesões Traumáticas

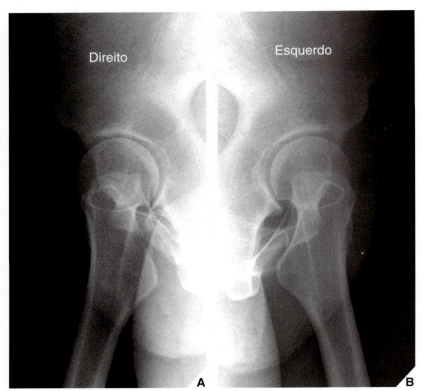

◀ **Figura 8.9 Incidência de perfil falso.** Essa incidência é obtida com o paciente de pé com seu quadril afetado apoiado no cassete, pelve rodada para trás a 25° (de forma que o dorso do paciente fique angulado a 65° com a mesa de radiografia) e pé do lado afetado em paralelo com o cassete radiográfico. O feixe central é direcionado para a cabeça do fêmur. **A** e **B.** Radiografias obtidas nessa incidência mostram claramente o grau de cobertura da cabeça do fêmur pelo acetábulo ósseo. Além disso, pode-se calcular o ângulo centro-borda anterior (ou ângulo de Lequesne), que quantifica o grau de cobertura acetabular anterior da cabeça do fêmur.

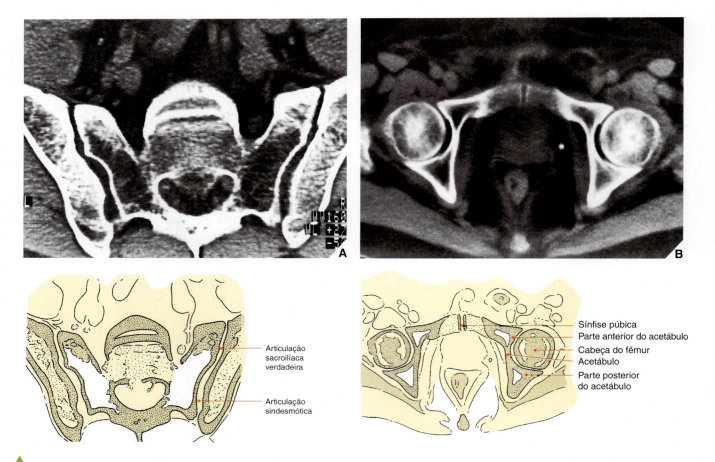

▲
Figura 8.10 TC das articulações sacroilíaca e do quadril. A. Imagem de TC obtida no nível de S2 demonstra as articulações sacroilíacas verdadeiras (sinoviais). **B.** Nesse corte atravessando as articulações do quadril, pode-se avaliar adequadamente a relação entre cabeças femorais e acetábulos. O osso púbico e a sínfise púbica também são bem demonstrados.

Capítulo 8 Membro Inferior I: Cintura Pélvica, Sacro e Fêmur Proximal 333

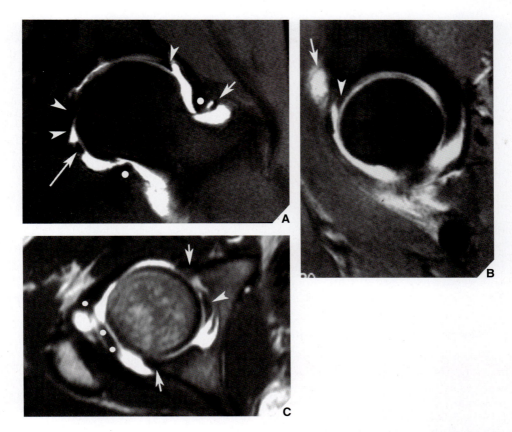

▲
Figura 8.11 Imagens de artro-RM do quadril normal. A. Essa imagem coronal de RM ponderada em T1 com saturação de gordura demonstrou *labrum* superior (*ponta de seta única*), ligamento redondo (*pontas de seta duplas*), zona orbicular (*pontos brancos*), ligamento transverso (*seta longa*) e retináculo superior (*seta curta*) normais. **B.** Essa imagem sagital de artro-RM ponderada em T1 com saturação de gordura mostrou *labrum* superior (*ponta de seta*) e quantidade pequena de contraste na bolsa do iliopsoas (*seta*) – uma alteração detectada em cerca de 15% da população normal. **C.** Essa imagem axial de artro-RM ponderada em T1 demonstrou ligamento redondo (*ponta de seta*), zona orbicular (*pontos brancos*) e *labrum* anterior e posterior (*setas*).

Tabela 8.1 Incidências radiográficas convencionais e especiais para avaliar lesões traumáticas da pelve, acetábulo, sacro e fêmur proximal.

Incidência	Demonstração	Incidência	Demonstração

Anteroposterior	Ângulo da cabeça do fêmur
	Marcos radiográficos (linhas) associados ao acetábulo:
	  Iliopúbica (iliopectínea)
	  Iliosquiática
	"Lágrima"
	Teto do acetábulo
	Borda acetabular anterior
	Borda acetabular posterior
	Deformidades em varo e valgo
	Fraturas com avulsão
	Fraturas de Malgaigne
	Fraturas de:
	  Ílio (Duverney)
	  Ísquio
	  Púbis
	  Sacro (em alguns casos)
	  Cabeça e colo do fêmur
	  Luxações da articulação do quadril
		Oblíqua (incidências de Judet)
		  Anterior (interna)
		
		  Posterior (externa)
		
		Lateral em posição de rã
		
		Perfil da virilha
			Linha iliopúbica
			Fraturas de:
			  Coluna anterior (iliopúbica)
			  Borda acetabular posterior
			Placa quadrilátera
			Fraturas de:
			  Coluna posterior (iliosquiática)
			  Borda acetabular anterior
			Fraturas de:
			  Cabeça e colo do fêmur
			  Trocanteres maior e menor
			Ângulo de anteroversão da cabeça do fêmur
			Córtices anterior e posterior do colo do fêmur
			Tuberosidade isquiática
			Rotação e desvio de cabeça do fêmur nas fraturas subcapitais

Com angulação cefálica de 30 a 35° (Ferguson) (ou posteroanterior com ou sem angulação caudal de 25 a 30°)	Fraturas de:
	  Sacro
	  Ramo púbico
	  Ísquio
	Lesão das articulações sacroilíacas		

Parte 2 Lesões Traumáticas

Tabela 8.2 Técnicas radiológicas complementares para avaliar lesões traumáticas da pelve, acetábulo e fêmur proximal.

Técnica	Demonstração	Técnica	Demonstração
Tomografia computadorizada (TC) (inclusive TC 3D)	Posição dos fragmentos e extensão da linha de fratura nas lesões complexas, principalmente de pelve, acetábulo e sacro Partes articulares que sustentam peso Articulações sacroilíacas Fragmentos intra-articulares Lesões de partes moles Lesões coexistentes de ureter, bexiga e uretra	Angiotomografia computadorizada (ATC) (cintilografia óssea radionuclídica) Pielografia intravenosa (urografia intravenosa) Angiografia (arteriografia e flebografia)	Lesões do sistema vascular Fraturas ocultas Fraturas de estresse Osteonecrose pós-traumática Lesões coexistentes dos ureteres, da bexiga e da uretra Lesões do sistema vascular
Ressonância magnética (RM)	Lesões dos tecidos moles, inclusive várias anormalidades de tendões, neuropatias por compressão ou encarceramento (síndrome do piriforme), síndrome do ilíaco, neuropatia do obturador, neuropatia do nervo cutâneo femoral lateral (ou meralgia parestésica) e lesão de Morel-Lavallée Osteonecrose pós-traumática Fraturas ocultas Contusões ósseas (microfraturas trabeculares)		

Lesões traumáticas da pelve e do acetábulo

A pelve forma um anel praticamente rígido, basicamente com três componentes: sacro e duas estruturas laterais pareadas, cada qual formada de ílio, ísquio e púbis. Em razão dessa configuração e das inter-relações de seus componentes, a demonstração de uma fratura aparentemente isolada não deve concluir o processo de investigação radiográfica. A pelve deve ser examinada detalhadamente para detectar outras fraturas do anel ósseo ou diástase das articulações sacroilíacas ou sínfise púbica (ver Figura 4.7).

Classificação das fraturas da pelve

Vários sistemas de classificação foram propostos, não apenas para reconhecer os aspectos distintivos das lesões pélvicas e facilitar a detecção e o diagnóstico radiográfico, mas também para classificar estas lesões e facilitar o tratamento ortopédico e a avaliação do prognóstico. Este último ponto é especialmente importante com fraturas pélvicas porque, em razão da instabilidade intrínseca das estruturas que compõem a cintura pélvica, sua integridade depende inteiramente do suporte ligamentar e da influência estabilizadora das articulações sacroilíacas. Desse modo, as fraturas da pelve podem ser agrupadas de acordo com o grau de redução da estabilidade do anel pélvico, tendo em vista que o tratamento ortopédico e o prognóstico das fraturas classificadas como estáveis (Figura 8.12) diferem expressivamente dos que se aplicam às fraturas instáveis (Figura 8.13).

Alguns autores também recomendaram sistemas que classificam lesões traumáticas de pelve com finalidade de estabelecer o diagnóstico radiográfico e o tratamento ortopédico utilizando outras categorias, além de fraturas estáveis e instáveis. Pennal *et al.* elaboraram um sistema baseado na direção da força que produz as lesões pélvicas. Esses autores reconheceram quatro padrões de força como mecanismos responsáveis pelas lesões que causam alterações radiográficas típicas:

1. *Compressão anteroposterior*, na qual o vetor de força na direção anteroposterior ou posteroanterior causa fraturas orientadas verticalmente dos ramos púbicos e lesões da sínfise púbica e das articulações sacroilíacas, que comumente resultam em "luxações" pélvicas bilaterais (pelve alargada, ou lesão em "livro aberto").
2. *Compressão lateral*, na qual o vetor de força lateral geralmente causa fraturas dos ramos púbicos orientadas no plano horizontal ou coronal, fraturas compressivas do sacro, fraturas de asas do ilíaco e luxação central da articulação do quadril, além de graus variáveis de instabilidade pélvica causada por desvio ou rotação de uma ou das metades pélvicas (hemipelves), dependendo se a força compressiva é aplicada mais anterior ou posteriormente.
3. *Cisalhamento vertical*, no qual a força dilaceradora no plano inferossuperior, aplicada em um ou dois lados da pelve em posição lateral à linha média, geralmente em consequência de queda de altura considerável, comumente produz fraturas orientadas verticalmente dos ramos púbicos, sacro e asas do ilíaco. Em razão das lesões ligamentares significativas, esse tipo de força está associado às lesões que causam instabilidade pélvica grave.
4. *Padrões complexos*, nos quais no mínimo dois vetores de força diferentes são aplicados na pelve, ainda que os padrões causados por compressão anteroposterior e lateral sejam encontrados mais comumente.

Esse sistema corresponde à classificação mais tradicional das fraturas pélvicas em estáveis e instáveis e tem valor prático, porque permite avaliar adequadamente lesões pélvicas traumáticas na incidência anteroposterior dos pacientes que requerem intervenção cirúrgica imediata, quando a realização da TC seria impraticável. Além disso, esse sistema estabelece correlação entre tipo de força aplicada na pelve e lesões coexistentes de ligamentos e órgãos pélvicos que se podem esperar. Por exemplo, com lesões do tipo compressivo, os ligamentos sacroilíacos anteriores, o complexo de ligamentos sacrotuberais-sacroilíacos e os ligamentos da sínfise púbica são lesados. Esse tipo de lesão também pode estar associado às rupturas da uretra e da bexiga e à lesão de vasos sanguíneos da pelve. Com lesões por compressão lateral, podem ocorrer rupturas de ligamento sacroilíaco posterior e/ou do complexo de ligamentos sacroespinal-sacrotuberal. Lesões do trato urinário podem ou não ocorrer. Com lesões por cisalhamento vertical, geralmente há rupturas de ligamentos sacroilíacos anterior e posterior, do complexo sacroespinal-sacrotuberal e de ligamentos anteriores da sínfise púbica. Lesões por cisalhamento vertical frequentemente se acompanham de lesões do nervo ciático e vasos sanguíneos pélvicos, que comumente causam hemorragias profusas. Entretanto, a descrição subsequente enfatiza as categorias pedagógicas mais tradicionais de traumatismo pélvico.

Fraturas da pelve

Fraturas com avulsão

Geralmente com envolvimento da espinha ilíaca anterossuperior ou anteroinferior, ou da tuberosidade isquiática, fraturas com avulsão são classificadas como fraturas estáveis (Figura 8.14; ver também Figura 8.12) e ocorrem mais comumente em atletas como consequência de contrações musculares violentas: *músculos sartório* e *tensor da fáscia lata* com avulsão da espinha ilíaca anterossuperior; *músculo reto femoral* com avulsão da espinha ilíaca anteroinferior; *rotadores do quadril* com avulsão do trocanter maior; iliopsoas com avulsão do trocanter menor; *músculos adutores* e *grácil* com avulsão do osso púbico; e *músculos isquiotibiais (tendão do músculo iliotibial)* com avulsão da tuberosidade isquiática. A maioria das fraturas dessas estruturas é evidente na radiografia simples de pelve na incidência anteroposterior simples (Figura 8.15). Contudo, pode haver confusão diagnóstica quando ocorre consolidação por formação

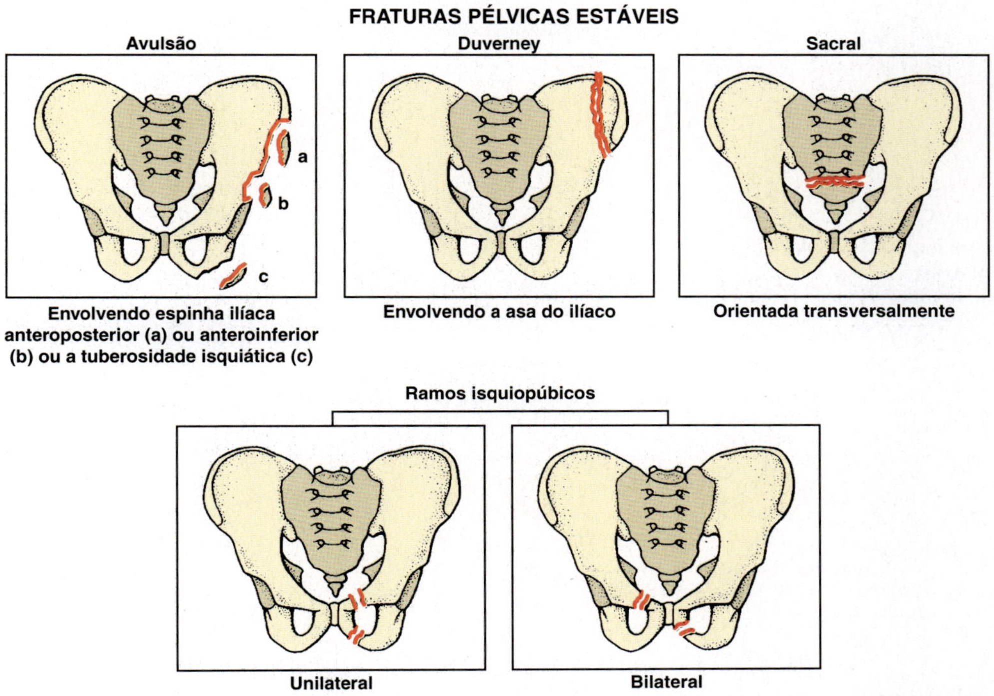

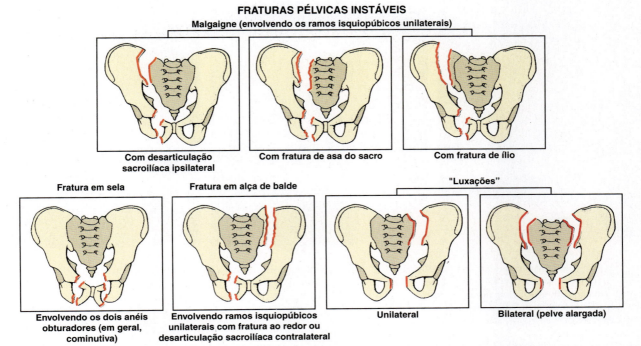

▲ **Figura 8.12 Fraturas pélvicas estáveis.** (Modificada com autorização de Dunn AW, Morris HD. Fractures and dislocations of the pelvis. *J Bone Joint Surg* [Am] 1968;50A: 1639-1648.)

▲ **Figura 8.13 Fraturas pélvicas instáveis.** (Modificada com autorização de Dunn AW, Morris HD. Fractures and dislocations of the pelvis. *J Bone Joint Surg* [Am] 1968;50A:1639-1648.)

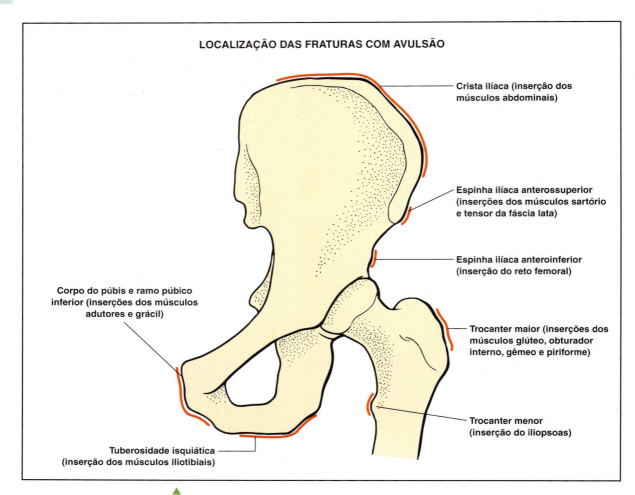

▲ Figura 8.14 Localização das fraturas com avulsão.

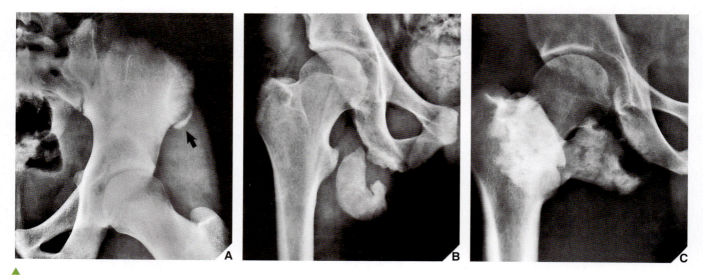

▲ Figura 8.15 **Fraturas com avulsão.** Esse rapaz de 16 anos machucou-se durante atividade esportiva. **A.** Essa radiografia anteroposterior da pelve demonstrou um fragmento com formato de crescente nas proximidades da superfície lateral da asa do ilíaco (*seta*), que representava a apófise arrancada da espinha ilíaca anterossuperior. **B.** Essa radiografia anteroposterior do quadril desse corredor de 26 anos mostrou claramente avulsão da tuberosidade isquiática. **C.** Como sequela da avulsão da tuberosidade isquiática e lesão dos tecidos moles da região, esse atleta de 28 anos desenvolveu ossificação do músculo obturador externo.

de calos exuberantes porque, nessa fase ou depois, a ossificação completa dessas fraturas pode ser confundida com neoplasias. Outra condição que pode simular fratura com avulsão de pelve é o chamado *dígito pélvico* – anomalia congênita que se caracteriza por formação óssea nos tecidos moles ao redor dos ossos pélvicos.

Fratura de Malgaigne

Na maioria dos casos, essa lesão instável de uma hemipelve consiste em fraturas unilaterais de ramos púbicos superior e inferior e desarticulação sacroilíaca ipsilateral (ver Figura 8.13). Com as variantes desse tipo de fratura, fraturas unilaterais de ramos púbicos podem estar acompanhadas de fratura da asa sacral nas proximidades da articulação sacroilíaca ou através do ílio (ver Figura 8.13). Separação da sínfise púbica pode coexistir com essas lesões, assim como luxação cefálica ou posterior de toda a hemipelve. Fratura de Malgaigne é diagnosticada clinicamente por encurtamento do membro inferior e pode ser demonstrada facilmente na radiografia anteroposterior da pelve (Figura 8.16).

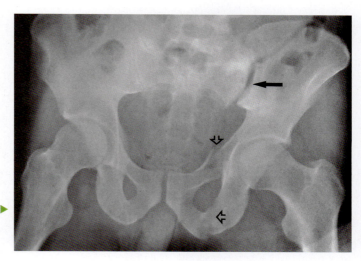

Figura 8.16 Fratura de Malgaigne. Esse homem de 35 anos sofreu um acidente automobilístico e teve fratura vertical do anel obturador esquerdo (*setas abertas*) e fratura do osso ilíaco ipsilateral (*seta*) – uma fratura de Malgaigne típica.

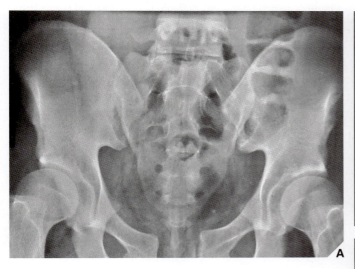

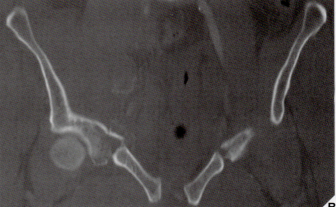

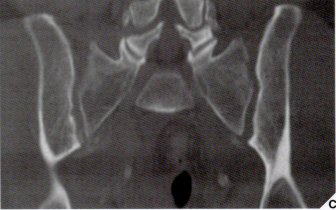

Figura 8.17 Pelve alargada (luxação bilateral). A. A radiografia anteroposterior da pelve desse homem de 25 anos que se machucou em acidente de motocicleta demonstrou aspecto típico de luxação pélvica. A sínfise púbica estava aberta e amplamente alargada, e também havia alargamento das duas articulações sacroilíacas. **B** e **C.** Em outro paciente, duas imagens de TC reformatadas no plano coronal mostraram lesão semelhante. Observe que havia alargamento da sínfise púbica e duas articulações sacroilíacas.

Fraturas pélvicas diversas

Além da fratura de Malgaigne, outras lesões também podem ser avaliadas facilmente nas radiografias de pelve nas incidências convencionais e especiais, ou imagens de TC. *Fratura de Duverney* é uma fratura estável da asa do ílio, sem distorção do anel pélvico (ver Figura 8.12). *Fratura em sela* (ver Figura 8.13) consiste em fraturas cominutivas dos dois anéis obturadores (*i. e.*, todos os quatro ramos púbicos). Em um terço dos pacientes com essa fratura instável, também há ruptura de bexiga ou lesões de uretra. *Fratura em alça de balde* (ou *fratura vertical dupla contralateral*) envolve ramos isquiopúbicos superior e inferior de um lado e fratura ao redor ou desarticulação sacroilíaca do lado oposto (ver Figura 8.13). *Fraturas de sacro* (ver parágrafo seguinte), que podem ter orientação transversal ou vertical (ver Figuras 8.12 e 8.26 a 8.29), podem ocorrer isoladamente ou, mais comumente, em combinação com outras lesões pélvicas como as chamadas *luxações pélvicas*. Estas últimas lesões caracterizam-se por ruptura de uma ou duas articulações sacroilíacas (luxação unilateral ou bilateral) associada à separação da sínfise púbica (Figura 8.17; ver também Figura 8.13). Incidência anteroposterior obtida com angulação cefálica do tubo de radiografia a 30° ou TC ajuda a demonstrar fraturas de sacro, que comumente passam despercebidas nas incidências convencionais.

Fraturas do acetábulo

Avaliação do acetábulo por meio de radiografias convencionais pode ser difícil em razão das estruturas sobrejacentes que dificultam o exame. Quando há suspeita de fratura do acetábulo, devem ser obtidas radiografias no mínimo em quatro incidências: incidência anteroposterior da pelve, incidência anteroposterior do quadril e incidências oblíquas anterior e posterior (Judet). Como já mencionado, também pode ser necessário complementar essas radiografias com TC.

Como recurso para facilitar a detecção de lesões na incidência anteroposterior da pelve e quadril, Judet, Judet e Letournel descreveram seis linhas relacionadas com o acetábulo e suas estruturas imediatamente adjacentes (Figura 8.18). Em geral, fratura do acetábulo distorce esses marcos radiográficos, permitindo estabelecer o diagnóstico com base na incidência anteroposterior; contudo, a avaliação completa e precisa da fratura requer radiografias nas incidências oblíquas (Figura 8.19). Como descrito anteriormente, a incidência oblíqua anterior (interna) demonstra coluna iliopúbica e borda posterior do acetábulo (ver Figura 8.4), enquanto a incidência oblíqua posterior (externa) mostra coluna ilioisquiática e borda anterior do acetábulo (ver Figura 8.5). Em combinação com a divisão dos ossos pélvicos em colunas anterior e posterior (Figura 8.20), essas incidências constituem a base da classificação tradicional das fraturas acetabulares. Tal classificação foi modificada por Letournel de forma a incluir os seguintes tipos de fratura (Figura 8.21):

1. Fratura da coluna iliopúbica (anterior) (tipo raro de fratura)
2. Fratura da coluna ilioisquiática (posterior) (tipo comum)
3. Fratura transversal atravessando acetábulo e envolvendo duas colunas pélvicas (fratura comum)
4. Fraturas complexas, inclusive fraturas em formato de "T" e estreladas, nas quais o acetábulo é quebrado em três ou mais fragmentos (tipo mais comum de fratura).

A TC desempenha um papel primordial na avaliação das fraturas de pelve e acetábulo em razão de sua capacidade de demonstrar a posição exata dos fragmentos desviados e possivelmente retidos dentro da articulação do quadril, bem como permitir avaliação adequada das lesões coexistentes de tecidos moles (Figuras 8.22 a 8.24). Além disso, a TC requer menos manipulação do paciente do que radiografias nas incidências convencionais – um aspecto especialmente importante nos pacientes politraumatizados.

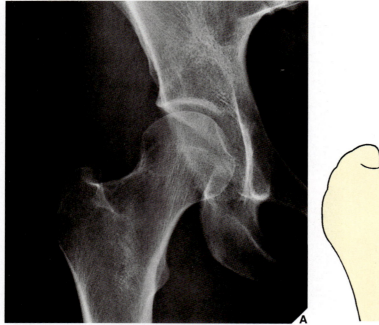 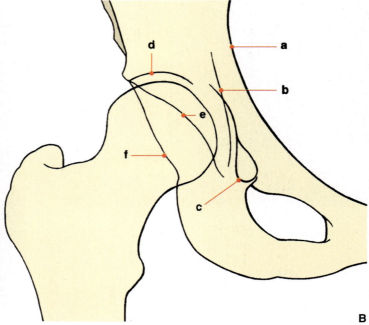

▲ **Figura 8.18 Marcos radiográficos do quadril. A e B.** Nessa radiografia anteroposterior do quadril, podem ser identificadas seis linhas relacionadas com o acetábulo e suas estruturas adjacentes: (*a*) linha iliopúbica ou iliopectínea (arqueada); (*b*) linha ilioisquiática formada pela parte posterior da placa quadrilátera (superfície) do osso ilíaco; (*c*) "lágrima" formada pela parede acetabular medial, incisura acetabular e parte anterior da placa quadrilátera; (*d*) teto do acetábulo; (*e*) borda anterior do acetábulo; e (*f*) borda posterior do acetábulo. Distorção de qualquer um desses marcos radiográficos normais indica alguma anormalidade potencial.

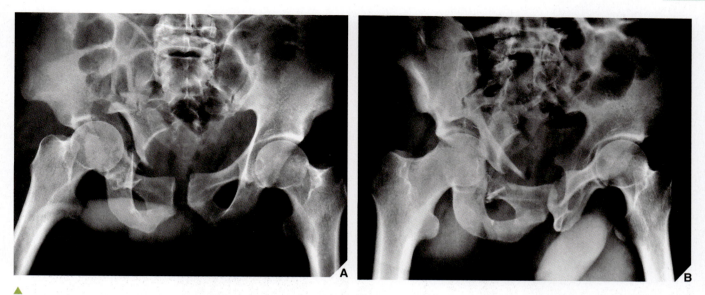

▲
Figura 8.19 Fratura do acetábulo. Esse homem de 32 anos, dependente químico, foi atropelado por um automóvel. **A.** A radiografia anteroposterior da pelve demonstrou fratura cominutiva do acetábulo direito, fratura de ílio direito e diástase da sínfise púbica. Também havia fratura de sacro com diástase da articulação sacroilíaca esquerda. **B.** Na incidência oblíqua anterior, a fratura do acetábulo parecia envolver principalmente a coluna pélvica anterior.

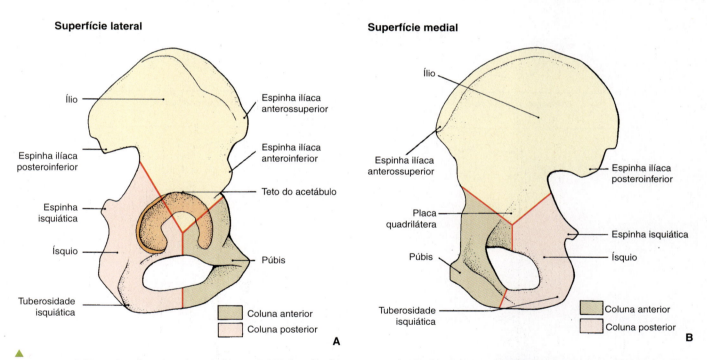

▲
Figura 8.20 Colunas da pelve. Vistas lateral (**A**) e medial (**B**) da pelve demonstram a divisão dos ossos em colunas anterior e posterior, que constituem a base da classificação tradicional das fraturas do acetábulo. (Modificada com autorização de Judet R, Judet J, Letournel E. Fractures of the acetabulum: classification and surgical approaches for open reduction – preliminary report. *J Bone Joint Surg [Am]* 1964;46A:1615-1646.)

Lesões do *labrum* acetabular

O *labrum* fibrocartilaginoso está ligado diretamente ao rebordo ósseo do acetábulo e reúne-se ao ligamento transverso nas bordas da incisura acetabular. Como o *labrum* é mais espesso na região posterossuperior e mais fino na área anteroinferior, ao corte transversal ele aparece como estrutura triangular semelhante ao *labrum* da fossa glenoidal da escápula. O *labrum* acetabular pode ser lesado quando há fratura do acetábulo, luxação de quadril ou mesmo traumatismo menos grave da articulação do quadril. Neste último caso, sintomas clínicos incluem dor na região inguinal anterior, limitação dos movimentos da articulação do quadril, estalido doloroso, travamento transitório e "instabilidade" do quadril. O início da dor pode estar relacionado com atividades esportivas ou lesões sofridas ao escorregar ou torcer o corpo. A menos que haja fratura ou luxação evidente, as radiografias convencionais sempre mostram normalidade. A artrorressonância magnética (artro-RM) é a técnica preferencial para diagnosticar lesão do *labrum* acetabular. Recentemente, Czerny e colaboradores relataram que a artro-RM teve sensibilidade de 90%

FRATURAS DO ACETÁBULO

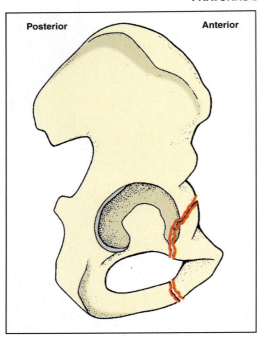

Envolvendo a coluna anterior (iliopúbica)

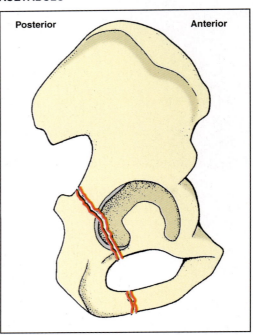

Envolvendo a coluna posterior (iliosquiática)

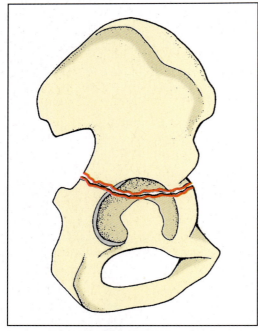

Envolvendo as duas colunas (transversal)

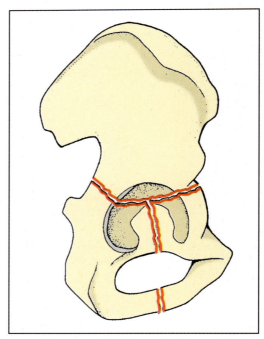

Fraturas complexas (formato de "T" ou estrelado)

▲
Figura 8.21 Classificação das fraturas do acetábulo. De acordo com a classificação tradicional das fraturas do acetábulo, a linha de fratura pode envolver a coluna anterior, a coluna posterior ou ambas. Com fraturas acetabulares complexas, as duas colunas são afetadas e a linha de fratura pode ter formato de "T" ou estrelado. (Modificada de Letournel E. Acetabulum fractures: clasification and management. *Clin Orthop Relat Res* 1980;151:81-106.)

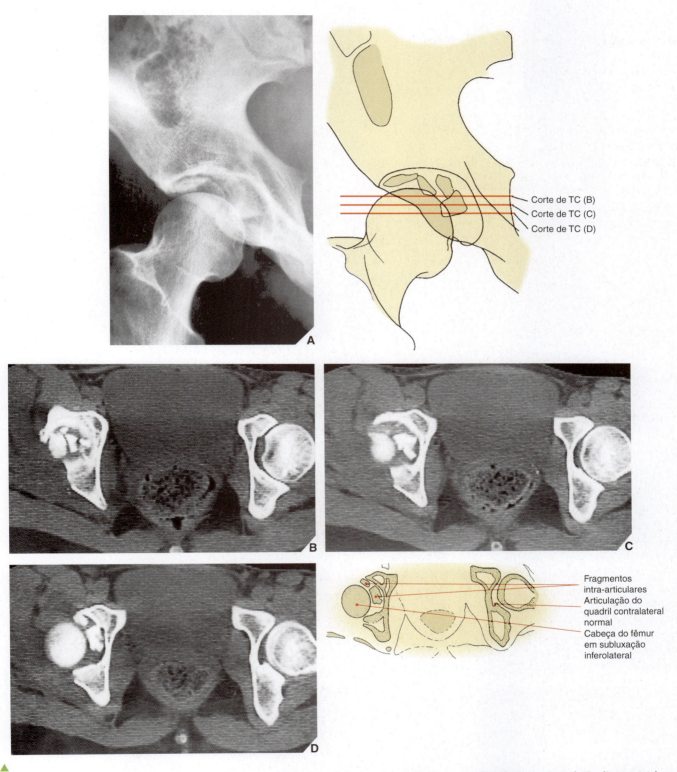

▲ **Figura 8.22 Imagens de TC de fratura acetabular.** Em consequência de acidente automobilístico, essa mulher de 30 anos teve lesão diagnosticada nas incidências radiográficas convencionais como fratura do teto acetabular. **A.** Na incidência oblíqua posterior, a fratura era cominutiva. A TC foi realizada em seguida, e os cortes (**B**), (**C**) e (**D**) demonstraram a orientação topográfica dos vários fragmentos intra-articulares e indícios de subluxação inferolateral de cabeça do fêmur – informação importante, que não havia sido demonstrada nas incidências convencionais.

342 Parte 2 Lesões Traumáticas

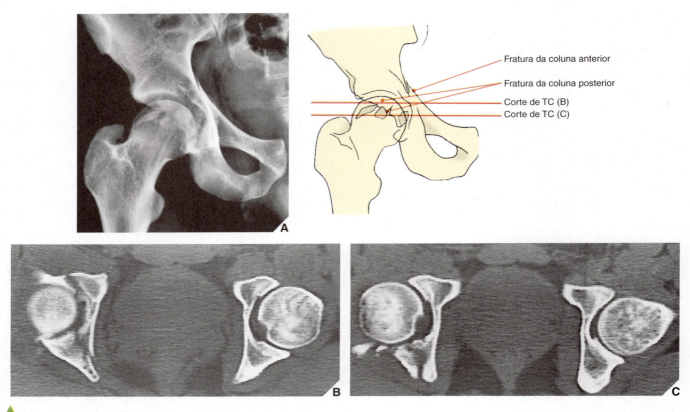

▲ **Figura 8.23 Imagens de TC de fratura acetabular.** Esse homem de 22 anos sofreu lesão causada pelo painel do carro durante acidente automobilístico. **A.** Essa radiografia anteroposterior convencional de quadril demonstrou fraturas das colunas anterior e posterior. **B** e **C.** No exame de TC, a demonstração da extensão exata das linhas de fratura e relações espaciais entre os fragmentos forneceu informações cruciais ao cirurgião ortopédico para planejar redução aberta com fixação interna.

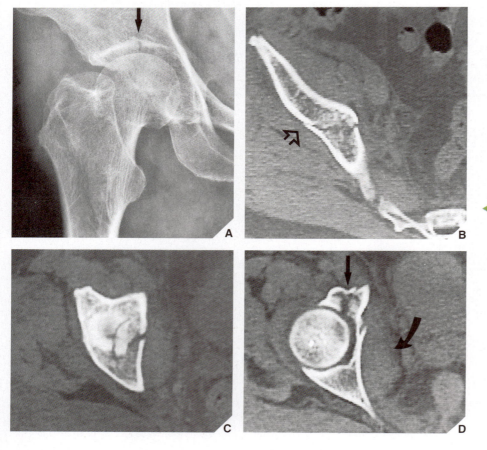

◄ **Figura 8.24 Imagens de TC de fratura acetabular.** Após queda na rua, esse homem de 63 anos referiu desconforto ao caminhar. **A.** Radiografia anteroposterior convencional do quadril direito demonstrou uma linha radiotransparente no teto acetabular (*seta*), mas nenhuma outra alteração sugestiva de anormalidade. Outras incidências da pelve não foram obtidas porque o paciente recusou. No dia seguinte, com seu consentimento, foram obtidos vários cortes de TC (**B** a **D**), confirmando fratura do teto acetabular. Além disso, essas imagens revelaram fraturas absolutamente insuspeitas da coluna anterior (*seta*) e osso ilíaco (*seta aberta*) com espessamento acentuado do músculo obturador interno (*seta curva*) em consequência de hemorragia e edema.

e especificidade de 91% no diagnóstico de rupturas e descolamentos do *labrum* acetabular. Nas imagens axiais e coronais, o *labrum* normal aparece como estrutura triangular com sinal hipointenso em todas as sequências de RM. Ruptura do *labrum* é diagnosticada quando há deformidade em seu contorno, ou quando aparece sinal linear hiperintenso difuso. Nos casos mais graves, o *labrum* desprende-se do acetábulo (Figura 8.25). Com base nas alterações demonstradas na artro-RM – inclusive morfologia labral, sinal intra *labrum*, ruptura ou descolamento *labral* e presença ou ausência de recesso perilabral adjacente, Czerny classificou as rupturas labrais em três grupos (seis subgrupos). Em geral, esses agrupamentos levam em consideração apenas existência de ruptura da substância *labrum* ou descolamento periférico. Outra classificação proposta por Lage *et al.* baseia-se nas anormalidades detectadas à artroscopia, que refletem morfologia do *labrum* e estabilidade funcional da ruptura. Como alguns pesquisadores não demonstraram qualquer correlação entre esses dois sistemas de graduação, Blankenbaker *et al.* sugeriram usar em vez destes uma descrição das anormalidades labrais detectadas na artro-RM, que podem ser descritas da seguinte forma: (1) *labrum esfiapado* – *labrum* com bordas irregulares, mas sem ruptura bem definida; (2) *ruptura em flap* – contraste estendendo-se na ou através da substância labral; (3) *ruptura longitudinal periférica* – contraste estendendo-se parcial ou totalmente entre a base do *labrum* e o acetábulo; e (4) *labrum espessado e distorcido* – provavelmente representa a lesão mais instável.

O tratamento das rupturas labrais consiste em ressecção por artroscopia do *labrum* danificado ou reparação da ruptura.

Síndrome de impacto femoroacetabular

Essa condição é causada por incongruência entre cabeça do fêmur e acetábulo e causa lesão do *labrum* fibrocartilaginoso, seguida de osteoartrite precoce da articulação do quadril. A síndrome de impacto femoroacetabular (CIF) está descrita com detalhes no Capítulo 13.

Durante avaliação das imagens de RM ou artro-RM do quadril e da pelve, é útil seguir uma lista de verificação (*checklist*) como a que está ilustrada na Tabela 8.3.

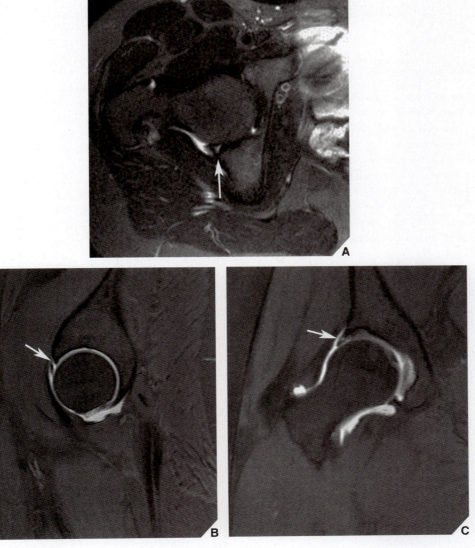

Figura 8.25 Imagens de RM e artro-RM de ruptura do *labrum* acetabular. **A.** Essa imagem axial ponderada em T2 demonstrou ruptura do *labrum* posterior (*seta*). **B.** Essa imagem sagital de artro-RM ponderada em T1 com saturação de gordura mostrou ruptura do *labrum* anterossuperior (*seta*). **C.** Em outro paciente, essa imagem coronal de artro-RM ponderada em T1 com saturação de gordura demonstrou ruptura do *labrum* superior (*seta*).

Tabela 8.3 Lista de verificação (*checklist*) dos exames de ressonância magnética (RM) e artrorressonância magnética (artro-RM) de quadril e pelve.

Estruturas ósseas	Músculos e seus tendões (*continuação*)
Cabeça do fêmur (c, s, a)	Piriforme (a)
Colo do fêmur (c, a)	Obturadores – interno e externo (a)
Trocanteres maior e menor (c, a)	Gêmeos – superior e inferior (a)
Acetábulo (c, a)	Quadrado femoral – vastos lateral, medial e intermédio (a)
Estruturas cartilaginosas	Bíceps femoral (c, a)
Cartilagem articular (c, a)	Semimembranoso (c, a)
Labrum fibrocartilaginoso (c, s, a)	Semitendinoso (c, a)
Articulações	**Ligamentos**
Quadril (c, s, a)	Iliofemoral (c, a)
Sacroilíacas (c, a)	Pubofemoral (c, a)
Músculos e seus tendões	Isquiofemoral (c, a)
Glúteo – máximo, médio e mínimo (c, a)	Redondo (a)
Adutores – magno, longo e curto (c, a)	**Bolsas**
Iliopsoas (c, a)	Do iliopsoas (c, a)
Sartório (a)	Do trocanter maior (c, a)
Reto femoral (a)	**Outras estruturas**
Grácil (a)	Pulvinar (a)
Pectíneo (a)	Nervo ciático (c, a)
Tensor da fáscia lata (a)	Artérias e veias (a)

Os melhores planos para o exame das estruturas citadas estão entre parênteses; c = coronal; s = sagital; a = axial.

Lesões traumáticas do sacro

Na maioria dos casos, as fraturas do sacro estão associadas às lesões do anel pélvico, mas também podem ocorrer isoladamente. Essas fraturas ocorrem em cerca de 45% dos pacientes com fraturas pélvicas e, nos casos típicos, resultam de lesões de alto impacto sofrido em acidentes automobilísticos ou queda de alturas significativas. De acordo com a classificação de Denis, essas fraturas são classificadas em três tipos: zona I – fratura atravessando a asa do sacro em posição lateral aos forames neurais; zona II – fratura atravessando os forames neurais; e zona III – fratura atravessando o corpo do sacro em posição medial aos forames neurais e envolvendo canal medular.

Fraturas sacrais transversais são classificadas como lesões da zona III de Denis, porque se estendem ao canal medular, embora geralmente atravessem todas as três zonas. Essas fraturas não são comuns (menos de 5% de todas as fraturas de sacro) e, com base em seu padrão morfológico da linha de fratura, são descritas como fraturas com formato de "H", "U", lambda e "T".

É difícil detectar fraturas de sacro nas radiografias convencionais e a modalidade preferencial é a TC. Cortes finos de 2 mm com reformatação coronal e sagital suplementada por imagens de TC tridimensional (3D) reconstruídas oferecem melhor solução para detectar e avaliar essas fraturas (Figuras 8.26 a 8.29). Em alguns casos, a RM pode ser necessária para avaliar complicações neurológicas associadas.

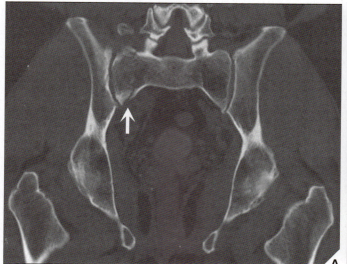
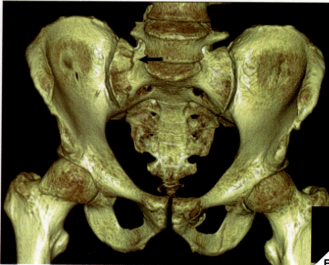

▲ **Figura 8.26 Fratura de sacro sem envolvimento dos forames neurais (zona I).** Esse homem de 62 anos machucou-se em um acidente de motocicleta. Imagens de TC reformatada no plano coronal (**A**) e reconstruída em 3D (**B**) demonstraram fratura do sacro direito, que não envolvia os forames neurais (*seta*).

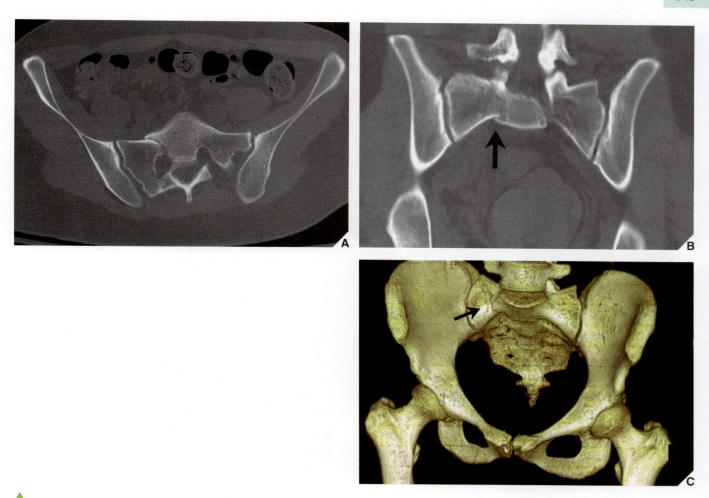

▲
Figura 8.27 Fratura do sacro com envolvimento dos forames neurais (zona II). Imagens de TC axial (**A**), reformatada no plano axial (**B**) e reconstruída em 3D (**C**) demonstraram fratura do lado direito do osso sacro (*setas*), que se estendia aos forames neurais.

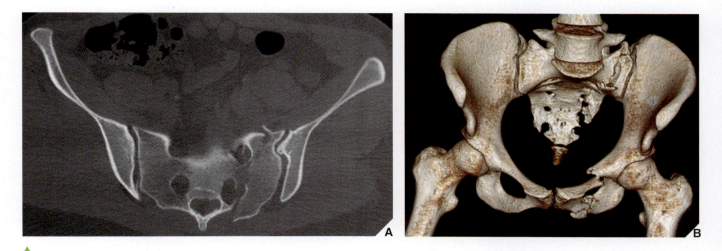

▲
Figura 8.28 Fratura de sacro atravessando os forames neurais (zona III), associada a uma fratura do forame obturador. Esse homem de 26 anos caiu de um andaime. Imagens de TC axial (**A**) e reconstruída em 3D (**B**) demonstraram fratura do sacro, que se estendia aos forames neurais do lado esquerdo. Além disso, havia fratura cominutiva com desvio dos ramos púbicos superior e inferior.

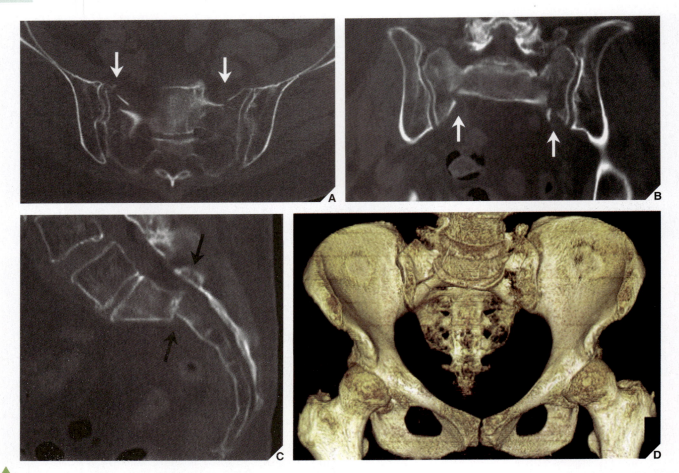

▲ **Figura 8.29 Fratura transversal de sacro (zona III).** Essa mulher de 65 anos foi atropelada por automóvel ao atravessar a rua. Imagens de TC axial (**A**), reformatada no plano coronal (**B**), reformatada no plano sagital (**C**) e reconstruída em 3D (**D**) demonstraram fratura de sacro com formato de "H" (*setas brancas*). Observe que havia extensão da linha de fratura através do canal raquidiano (*setas pretas*).

Lesões traumáticas do fêmur proximal

Fraturas do fêmur proximal

Quando há suspeita de fratura do fêmur proximal, o padrão de exame radiográfico deve incluir no mínimo duas incidências do quadril: anteroposterior e lateral em posição de rã (ver Figuras 8.1 e 8.6); radiografia do quadril em perfil da virilha também é solicitada frequentemente (ver Figura 8.7). Entretanto, em muitos casos de fraturas com e sem desvio, uma única radiografia anteroposterior do quadril pode ser suficiente (Figuras 8.30 e 8.31). Em alguns casos, a TC, ou a RM, pode ser necessária, especialmente para determinar o tipo de fratura e grau de desvio (Figuras 8.32 a 8.35). A cintilografia óssea radionuclídica também pode ser realizada nos casos duvidosos (ver Figura 4.11B).

Tradicionalmente, fraturas de fêmur proximal (também conhecidas como *fraturas de quadril*) são divididas em dois grupos: (a) *fraturas intracapsulares* que envolvem cabeça ou colo do fêmur e podem ser capitais, subcapitais, transcervicais ou basocervicais; e (b) *fraturas extracapsulares* que envolvem os trocanteres e podem ser intertrocantéricas ou subtrocantéricas (Figura 8.36). A importância dessa diferenciação reside na incidência mais alta de complicações pós-traumáticas nas fraturas intracapsulares do fêmur proximal. A complicação mais comum – osteonecrose (necrose isquêmica ou avascular) – ocorre em 15 a 35% dos pacientes que têm fraturas intracapsulares, mas a porcentagem varia de acordo com o estudo publicado.

A razão da alta incidência de osteonecrose nas fraturas do colo femoral é o tipo de irrigação sanguínea do fêmur proximal. A cápsula da articulação do quadril origina-se do acetábulo e está inserida na superfície anterior do fêmur ao longo da linha intertrocantérica na base do colo do fêmur. Posteriormente, a cápsula envolve a cabeça do fêmur e dois terços proximais do colo. A maior parte da irrigação sanguínea da cabeça do fêmur provém das artérias femorais circunflexas, que formam um anel na base do colo e emitem ramos que ascendem sob a cápsula ao longo do colo femoral até a cabeça do fêmur. Apenas uma parte muito pequena da cabeça do fêmur é irrigada pelas artérias do ligamento redondo (ligamento da cabeça do fêmur) (Figura 8.37). Em razão dessa configuração vascular, fraturas intracapsulares tendem a lacerar artérias, interromper a irrigação sanguínea e, por fim, causar osteonecrose. Entretanto, a região trocantérica é extracapsular e recebe irrigação sanguínea abundante de ramos das artérias femorais circunflexas e dos músculos que se inserem em torno dos dois trocanteres. Por essa razão, como regra geral, fraturas intertrocantéricas não causam osteonecrose de cabeça do fêmur.

Outra complicação comum depois de fraturas de colo do fêmur é a não união, que ocorre em 10 a 44% dos pacientes com esse tipo de lesão. De acordo com Pauwels, a obliquidade da linha de fratura determina o prognóstico. Quanto mais oblíqua é a linha de fratura, maiores as chances de que não haja união (Figura 8.38).

Capítulo 8 Membro Inferior I: Cintura Pélvica, Sacro e Fêmur Proximal 347

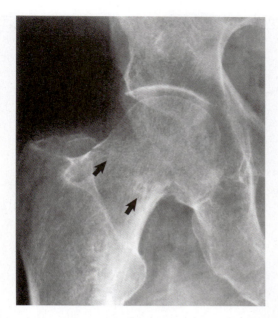

▲
Figura 8.30 Fratura mediocervical (terço médio do colo femoral). Após queda no banheiro, essa mulher de 83 anos teve fratura mediocervical típica sem desvio do colo do fêmur (*setas*), que foi demonstrada nessa radiografia anteroposterior do quadril direito.

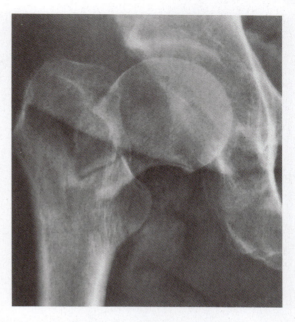

▲
Figura 8.31 Fratura basocervical (base do colo do fêmur). Esse homem de 37 anos caiu de uma escada. Na radiografia anteroposterior do quadril direito, havia fratura basocervical com desvio de colo do fêmur.

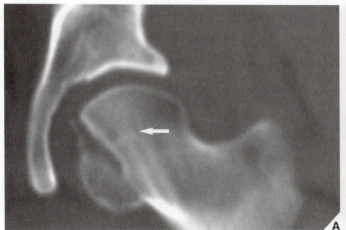

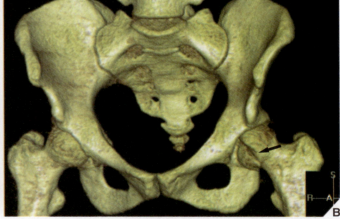

▲
Figura 8.32 Imagens de TC e TC 3D de fratura de cabeça do fêmur. Essa mulher de 20 anos teve luxação posterior do quadril esquerdo. A luxação foi reduzida com sucesso. **A.** Essa imagem de TC reformatada no plano coronal do quadril esquerdo e (**B**) outra imagem de TC da pelve reconstruída em 3D demonstraram uma das complicações da luxação posterior do quadril – fratura da cabeça do fêmur (*setas*).

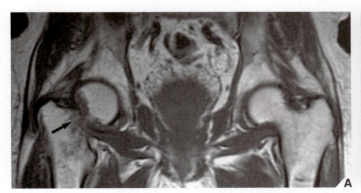

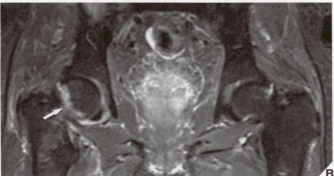

▲
Figura 8.33 Imagens de RM de fratura subcapital. Essa mulher de 77 anos referia dor no quadril direito depois de cair na rua. **A.** Imagens coronais de RM em densidade de prótons e (**B**) na sequência IR (*inversion recovery*) da pelve demonstraram fratura subcapital do fêmur direito (*setas*).

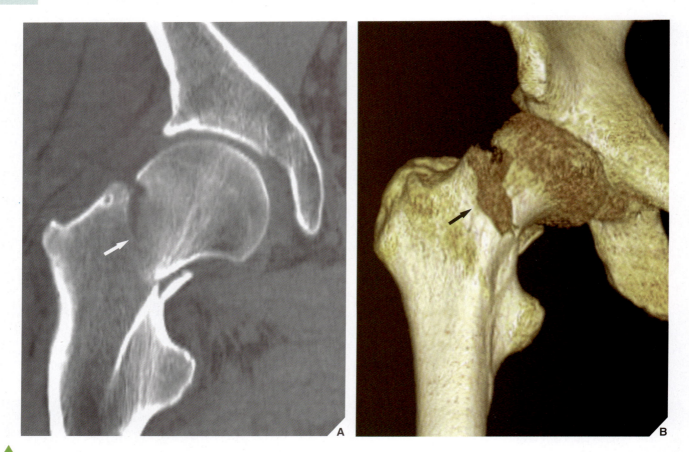

▲
Figura 8.34 Imagens de TC e TC 3D de fratura mediocervical. A. Imagens de TC reformatada no plano coronal e (**B**) reconstruída em TC do quadril direito demonstraram fratura mediocervical do fêmur (*setas*).

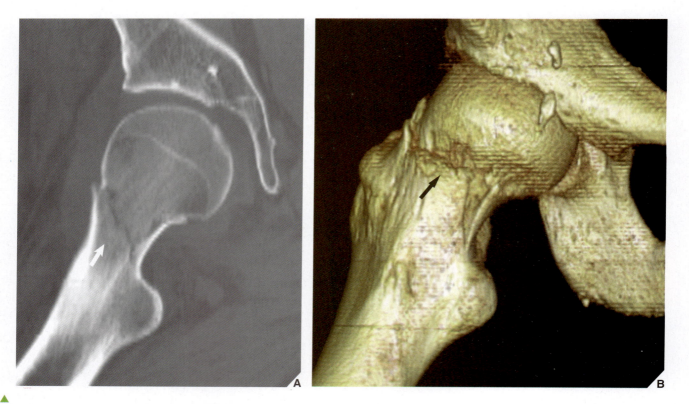

▲
Figura 8.35 Imagens de TC e TC 3D de fratura basocervical. A. Imagens coronais de TC reformatada e (**B**) reconstruída em 3D demonstraram fratura basocervical (*setas*) nessa mulher de 60 anos com história de queda de escada.

FRATURAS DO FÊMUR PROXIMAL

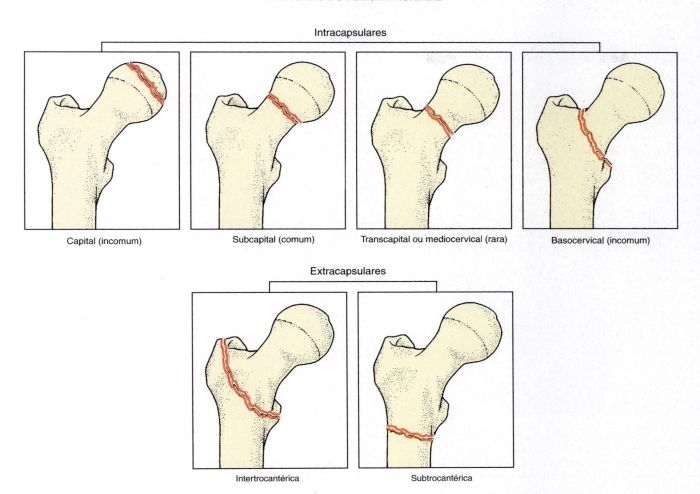

Figura 8.36 **Fraturas do fêmur proximal.** Tradicionalmente, as fraturas do fêmur proximal são classificadas como intra e extracapsulares.

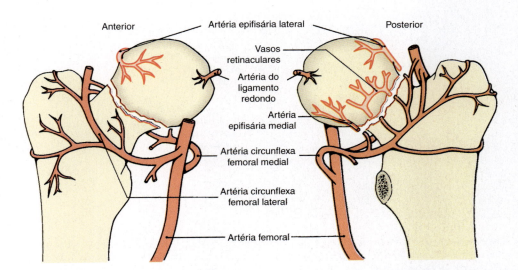

Figura 8.37 **Irrigação sanguínea do fêmur proximal.** O fêmur proximal é irrigado principalmente pelas artérias femorais circunflexas, cujos ramos ascendem no plano subcapsular ao longo do colo do fêmur até a cabeça femoral. A fratura intracapsular do fêmur proximal é capaz de interromper tão gravemente a irrigação sanguínea que pode resultar em osteonecrose.

Fraturas intracapsulares

Dentre as diversas classificações de fraturas do colo femoral que foram propostas, as classificações de Pauwels e Garden são úteis sob o ponto de vista prático porque levam em consideração a estabilidade da fratura – um fator importante ao tratamento ortopédico e prognóstico.

Pauwels classificou as fraturas do colo do fêmur de acordo com o grau de angulação da linha de fratura com relação ao plano horizontal na radiografia anteroposterior obtida depois da redução, ressaltando que quanto mais perto a linha de fratura estiver do plano horizontal, mais estável será a fratura e melhor o prognóstico (ver Figura 8.38). No entanto, Garden propôs um sistema de estadiamento das fraturas de colo femoral com base no desvio da cabeça do fêmur antes da redução. No sistema de Garden, o desvio é graduado de acordo com a posição das trabéculas compressivas principais (mediais) (Figura 8.39). A classificação de Garden dessas fraturas é dividida em quatro estágios:

Estágio I: fratura subcapital incompleta. Nos pacientes com a chamada *fratura impactada* ou *abduzida*, a diáfise do fêmur fica rodada externamente e a cabeça do fêmur fica em valgo. As trabéculas mediais da cabeça e colo do fêmur formam ângulo maior que 180° (Figura 8.40). Essa fratura é estável e tem prognóstico favorável.

Estágio II: fratura subcapital completa sem desvio. Com essa fratura completa que atravessa o colo do fêmur, a diáfise femoral mantém seu alinhamento normal com a cabeça do fêmur, que não está desviada, mas sim inclinada por deformidade em varo, de forma que suas trabéculas mediais não se alinham com as trabéculas da pelve. Trabéculas mediais da cabeça do fêmur formam ângulo de cerca de 160° com trabéculas do colo femoral. Essa fratura também é estável e tem prognóstico favorável.

Estágio III: fratura subcapital completa com desvio parcial. Nessa categoria, a diáfise do fêmur está desviada externamente. A cabeça do fêmur está rodada medialmente, abduzida e inclinada por deformidade em varo. Trabéculas mediais da cabeça do fêmur estão desalinhadas com trabéculas pélvicas. Em geral, essa fratura é instável, mas pode ser convertida em fratura estável por redução adequada. O prognóstico não é tão bom quanto o das fraturas dos estágios I e II.

Estágio IV: fratura subcapital completa com desvio pleno. Com esse tipo de fratura, a diáfise do fêmur, além de estar rodada externamente, está desviada para cima e situa-se à frente da cabeça do fêmur. Embora a cabeça esteja totalmente desprendida da diáfise, ela ainda mantém sua posição normal no acetábulo. As trabéculas mediais estão alinhadas com as trabéculas pélvicas (Figura 8.41). Essa fratura é instável e tem prognóstico desfavorável.

Esse sistema de estadiamento das fraturas de colo do fêmur tem valor prognóstico considerável. Ao longo do seguimento de 80 pacientes por mais de 1 ano, Garden detectou união completa em todas as

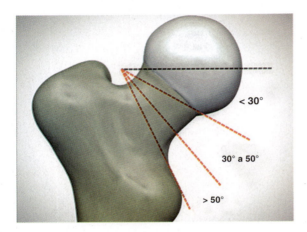

Figura 8.38 Classificação de Pauwels das fraturas intracapsulares. Essa classificação está baseada na obliquidade da linha de fratura: quanto mais a linha de fratura se aproxima da linha vertical, menos estável ela é e, consequentemente, maiores são as chances de que não ocorra união.

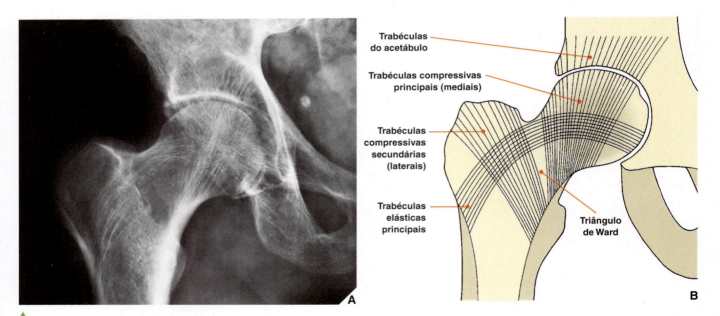

Figura 8.39 Trabéculas do quadril. O sistema de estadiamento de Garden das fraturas do colo femoral baseia-se em três grupos de trabéculas, que são demonstráveis dentro da cabeça e do colo do fêmur. Trabéculas elásticas principais formam um arco que se estende da borda lateral do trocanter maior, passa pelo córtex superior do colo e cruza a cabeça do fêmur, terminando em sua superfície inferior abaixo da fóvea. Trabéculas compressivas principais (mediais) estão orientadas verticalmente e estendem-se do córtex medial do colo até a cabeça do fêmur com configuração triangular. Normalmente, essas trabéculas estão alinhadas com as trabéculas encontradas no acetábulo. Trabéculas compressivas secundárias (laterais) estendem-se do *calcar* e trocanter menor até o trocanter maior com padrão em forma de leque. A área central delimitada por esse sistema trabecular é conhecida como *triângulo de Ward*.

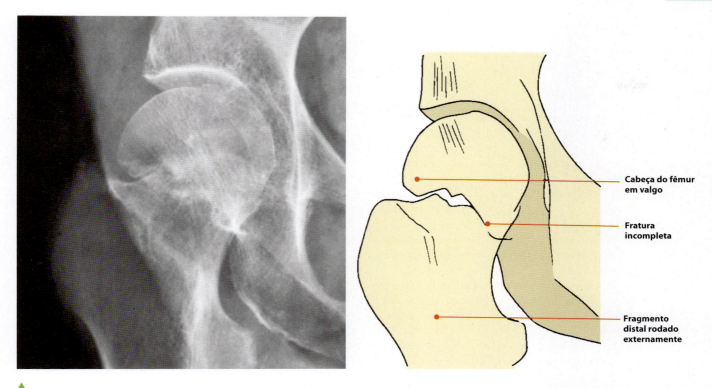

▲
Figura 8.40 Fratura subcapital. Depois de cair ao chão, essa mulher de 72 anos teve fratura de colo do fêmur direito. Essa radiografia anteroposterior demonstrou fratura subcapital, que parecia estar impactada. A cabeça do fêmur estava em valgo, o fragmento distal estava rodado externamente e as trabéculas mediais da cabeça e do colo do fêmur formavam ângulo maior que 180°. Essas alterações caracterizavam fratura de Garden do estágio I.

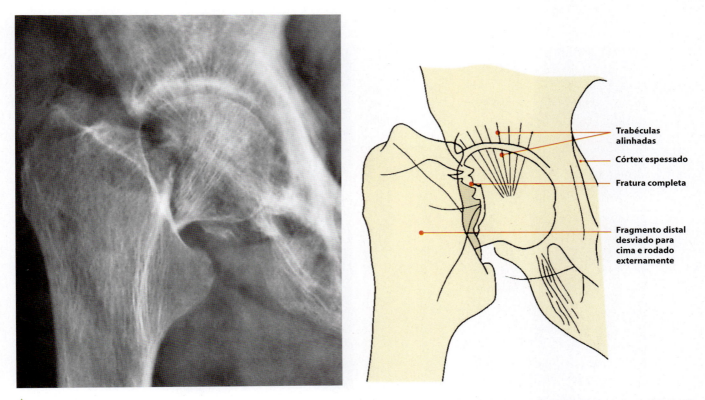

▲
Figura 8.41 Fratura subcapital. Depois de cair em uma plataforma de metrô, essa mulher de 77 anos teve fratura de colo do fêmur direito. A radiografia anteroposterior do quadril demonstrou fratura subcapital completa com desvio pleno. A cabeça do fêmur, que estava desprendida do colo, estava em sua posição normal do acetábulo. Observe o alinhamento das trabéculas da cabeça e do acetábulo. A diáfise do fêmur estava desviada para cima e rodada externamente. As alterações encontradas nessa lesão eram compatíveis com fratura de Garden do estágio IV.

fraturas graduadas nos estágios I e II, 93% das fraturas do estágio III e apenas 57% das fraturas do estágio IV. Houve osteonecrose em apenas 8% das fraturas dos estágios I e II sem desvio, mas em 30% das fraturas do estágio III ou IV com desvio.

Fraturas extracapsulares

Fraturas extracapsulares geralmente resultam de lesão direta depois de queda e ocorrem em faixa etária ainda mais avançada que as fraturas intracapsulares. A maioria dessas fraturas é intertrocantérica – a linha de fratura principal estende-se do trocanter maior ao trocanter menor – e, em geral, é cominutiva. O diagnóstico radiográfico geralmente é firmado com base na incidência anteroposterior simples do quadril (Figura 8.42). Em casos raros, a linha de fratura pode estar obscura, exigindo incidências oblíquas para que seja demonstrada. Com o objetivo de planejar o tratamento cirúrgico, TC e TC 3D são exames solicitados comumente por ortopedistas (Figuras 8.43 e 8.44).

Como mencionado antes, fraturas extracapsulares de fêmur proximal – para as quais foram elaborados vários sistemas de classificação – geralmente podem ser divididas em dois subgrupos principais: intertrocantéricas e subtrocantéricas. As fraturas intertrocantéricas também podem ser subdivididas de acordo com o número de fragmentos ou extensão da linha de fratura. Existe uma classificação simples dessas fraturas, que leva em consideração o número de fragmentos (Figura 8.45). Nesse sistema, a fratura em duas partes é estável, enquanto as fraturas em quatro ou mais partes são instáveis. Boyd e Griffin sugeriram classificação das fraturas intertrocantéricas de acordo com a presença ou ausência de cominuição e envolvimento da região subtrocantérica (Figura 8.46). A cominuição dos córtices posterior e medial tem valor prognóstico significativo. Quando é cominutiva, a fratura é instável e pode exigir osteotomia de desvio, que é um procedimento especialmente importante para o tratamento das fraturas em quatro partes, quando os dois trocanteres estão envolvidos. Quando não há cominuição, a fratura é estável e seu tratamento consiste em fixação com parafuso de compressão.

A classificação proposta por Kyle é muito adequada sob o ponto de vista prático, porque está baseada na estabilidade dos diversos fragmentos fraturados. Os tipos I e II são fraturas estáveis, enquanto os tipos III, IV e V são instáveis (Figuras 8.43 e 8.44). Estabilidade da fratura é uma informação crucial ao cirurgião ortopédico e essencial ao sucesso do tratamento. Além disso, isso permite oferecer prognósticos mais exatos.

Fraturas subtrocantéricas foram classificadas por Fielding de acordo com o nível da linha de fratura e por Zickel com base em seu nível, obliquidade e cominuição (Figura 8.47). Um fato importante relativo às fraturas subtrocantéricas é sua evolução relativamente benigna em razão da irrigação sanguínea adequada e da circulação colateral abundante nessa região do fêmur. Progressão para osteonecrose de cabeça do fêmur e incidência de não união em consequência das fraturas intertrocantéricas e subtrocantéricas são muito raras. A única complicação grave a ser monitorada é infecção pós-operatória.

Luxações da articulação do quadril

Luxação traumática de cabeça do fêmur não é uma lesão comum e resulta da aplicação de forças de grande impacto, geralmente acompanhada de outras lesões significativas. A luxação é causada por uma força axial significativa; por exemplo, choque do joelho contra o painel do carro durante acidente automobilístico.

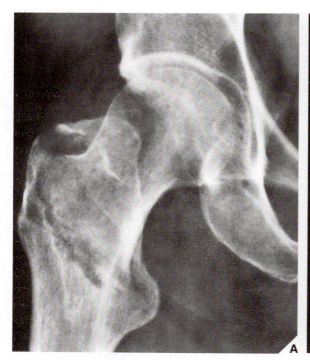 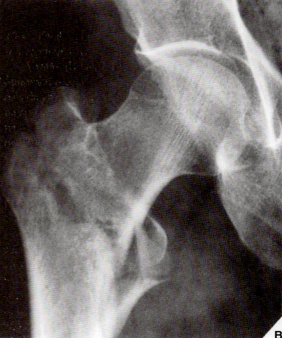

▲
Figura 8.42 Fratura intertrocantérica. A. Essa radiografia anteroposterior do quadril direito demonstrou fratura intertrocantérica cominutiva em três partes, que poderia ser classificada como fratura tipo II de Boyd-Griffin. **B.** Outra radiografia anteroposterior do quadril direito mostrou fratura intertrocantérica cominutiva com vários fragmentos associada a um componente subtrocantérico. Essa lesão poderia ser classificada como fratura tipo III de Boyd-Griffin. (Ver classificação das fraturas intertrocantéricas de Boyd-Griffin na Figura 8.46.)

Capítulo 8   Membro Inferior I: Cintura Pélvica, Sacro e Fêmur Proximal

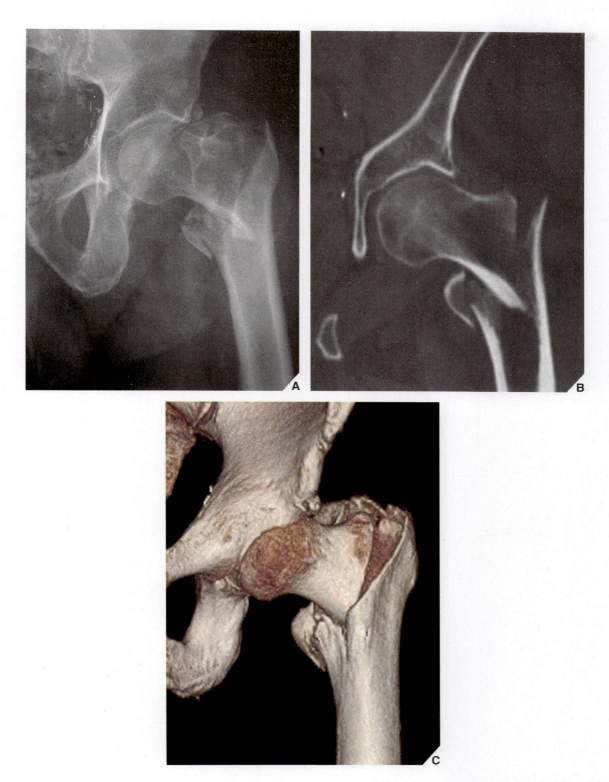

▲
Figura 8.43 Imagens de TC e TC 3D de fratura intertrocantérica. Essa mulher de 86 anos machucou-se ao cair da escada. Radiografia anteroposterior do quadril esquerdo (**A**), imagem de TC reformatada no plano coronal (**B**) e imagem de TC reconstruída em 3D (**C**) mostraram fratura intertrocantérica cominutiva com deformidade em varo, que poderia ser classificada como fratura tipo III de Kyle.

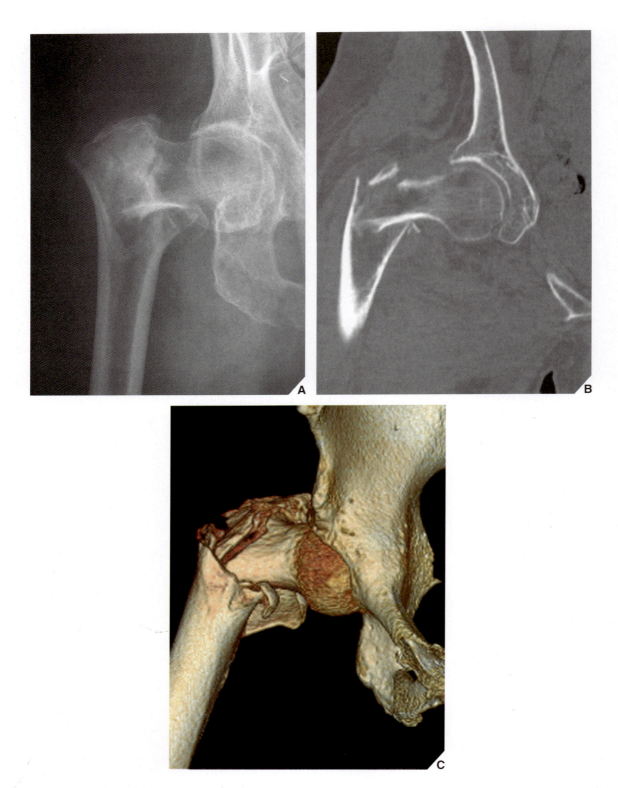

▲
Figura 8.44 Imagens de TC e TC 3D de fratura intertrocantérica. Essa mulher de 89 anos caiu quando andava na rua. Radiografia anteroposterior do quadril direito (**A**), imagem coronal de TC reformada (**B**) e imagem de TC reconstruída em 3D (**C**) demonstraram fratura intertrocantérica cominutiva com deformidade em varo, que se estendia adentro do colo femoral e poderia ser classificada como fratura tipo V de Kyle.

Em geral, luxações de articulação do quadril podem ser classificadas como anteriores, posteriores ou centrais (mediais). Posição do quadril no momento do impacto determina a direção da luxação: flexão, abdução e rotação interna do quadril causam luxação posterior, enquanto abdução e rotação externa do quadril provocam luxação anterior. Luxação posterior de cabeça do fêmur é muito mais comum que luxação anterior, que representa apenas 5 a 18% de todas as luxações do quadril. Além disso, esse tipo de luxação está associado mais comumente às fraturas, principalmente com envolvimento do rebordo acetabular posterior; por outro lado, luxação anterior tende a ser simples, ou seja, sem fratura associada. Alguns autores sugeriram predisposição à luxação traumática posterior do quadril nos indivíduos com retroversão ou anteroversão reduzida de colo femoral. Do mesmo modo, acentuação da anteroversão do colo femoral pode predispor à luxação traumática anterior do quadril. Luxações são facilmente detectadas nas radiografias de quadril na

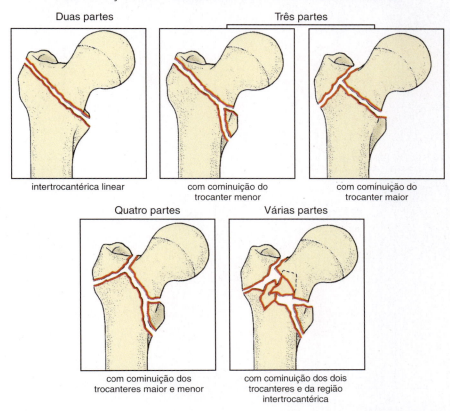

▲
Figura 8.45 Classificação das fraturas intertrocantéricas. Essa classificação simples das fraturas intertrocantéricas está baseada na quantidade de fragmentos ósseos.

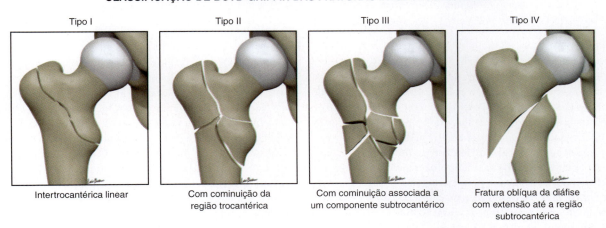

▲
Figura 8.46 Classificação de Boyd-Griffin das fraturas intertrocantéricas. Essa classificação está baseada na existência ou não de cominuição e no envolvimento da região subtrocantérica.

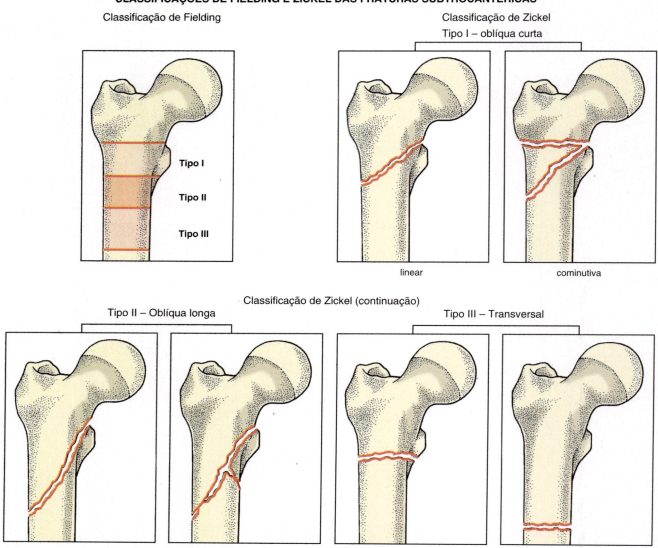

Figura 8.47 Classificação das fraturas subtrocantéricas. A classificação de Fielding das fraturas subtrocantéricas (**superior à esquerda**) está baseada no nível da região subtrocantérica na qual houve fratura. Fraturas do tipo I – mais comuns – ocorrem no nível do trocanter menor; o tipo II está localizado na região situada 2,5 cm abaixo do trocanter menor; e tipo III – menos comum – ocorre na região situada entre 2,5 e 5,0 cm abaixo do trocanter menor. A classificação de Zickel das fraturas subtrocantéricas leva em consideração nível e obliquidade da linha de fratura, assim como existência ou inexistência de cominuição. (Modificada de Fielding JW. Subtrochanteric fractures. *Clin Orthop*, 1973;92:86-99; e Zickel RE. An intramedullary fixation device for the proximal part of the femur. Nine years' experience. *J Bone Joint Surg Am* 1976;58A:866-872.)

incidência anteroposterior. Quando há *luxação anterior*, que representa apenas 13% de todas as luxações de quadril, a cabeça do fêmur está desviada para dentro da região púbica, ilíaca ou do músculo obturador. Na radiografia anteroposterior, o fêmur está abduzido e rodado externamente, enquanto a cabeça do fêmur está em posição medial e inferior ao acetábulo (Figura 8.48). Quando há *luxação posterior*, tipo mais comum, incidência anteroposterior demonstra que o fêmur está rodado internamente e aduzido, enquanto a cabeça do fêmur está em posição lateral e superior ao acetábulo (Figura 8.49). Em alguns casos, luxações posteriores são complicadas com fraturas do acetábulo ou cabeça do fêmur (Figuras 8.50 e 8.51). *Luxação central* (ou *protrusão central*) sempre está associada a uma fratura do acetábulo, e a cabeça do fêmur entra claramente na cavidade pélvica (Figuras 8.52 e 8.53).

Luxação de cabeça do fêmur comumente é acompanhada de lesões significativas de ossos, cartilagens, músculos e ligamentos que circundam a articulação. A TC é um recurso indispensável para diagnosticar fraturas associadas às luxações de quadril e ainda é a melhor técnica para detectar perda de continuidade do córtex (ver Figuras 8.50 e 8.51). A RM conquistou função altamente significativa entre as modalidades de exame radiológico, especialmente em razão de seus recursos superiores em comparação com a TC para avaliar ossos esponjosos, cartilagem, músculos, ligamentos e líquido intra-articular. A RM pode demonstrar e quantificar claramente lesão muscular e derrame articular/hemartrose, que sempre acompanham luxações traumáticas anteriores e posteriores de quadril (ver Figuras 4.133 e 4.134). Essa técnica também é útil para demonstrar contusões ósseas, que ocorrem mais

Capítulo 8 Membro Inferior I: Cintura Pélvica, Sacro e Fêmur Proximal   **357**

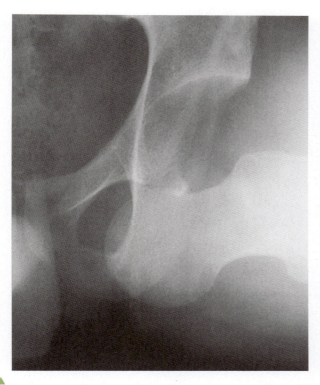

▲ **Figura 8.48 Luxação anterior do quadril.** Esse homem de 19 anos teve luxação anterior do quadril. Nessa radiografia anteroposterior, observe a posição típica da cabeça do fêmur, que estava localizado em posição inferior e medial ao acetábulo.

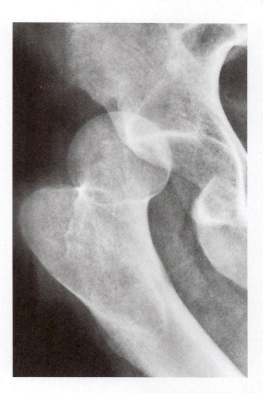

▲ **Figura 8.49 Luxação posterior do quadril.** Essa mulher de 30 anos teve típica luxação posterior de quadril em um acidente automobilístico. Nessa radiografia anteroposterior, observe que o membro estava aduzido e que a cabeça do fêmur estava sobreposta ao rebordo acetabular posterior.

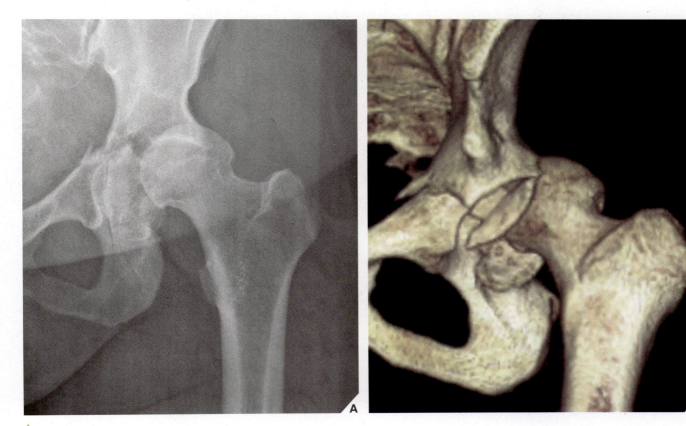

▲ **Figura 8.50 Imagens de TC 3D de luxação posterior do quadril complicada com fratura do acetábulo.** Essa mulher de 39 anos sofreu acidente automobilístico. Radiografia anteroposterior do quadril esquerdo (**A**) e imagem de TC reconstruída em 3D (**B**) demonstraram luxação posterior do quadril complicada com fratura do acetábulo.

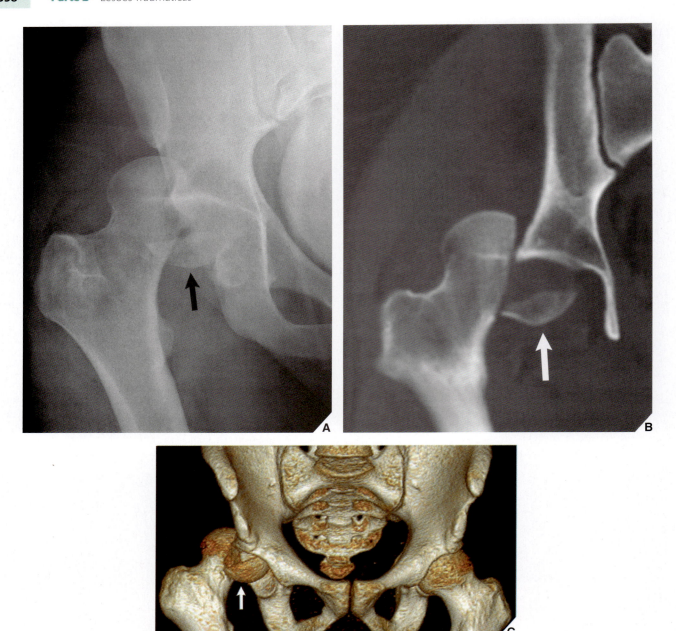

Figura 8.51 Imagens de TC e TC 3D de luxação posterior do quadril complicada com fratura de cabeça do fêmur. Radiografia anteroposterior do quadril direito (**A**), imagem de TC reformatada no plano coronal do quadril direito (**B**) e imagem de TC reconstruída em 3D da pelve desse homem de 37 anos, vítima de acidente de motocicleta, demonstraram luxação posterior do quadril complicada com fratura de cabeça do fêmur (*setas*). (Ver também Figura 8.34.)

comumente com esses dois tipos de luxação, assim como sequelas menos comuns de luxação aguda do quadril, inclusive lesão cortical, fratura osteocondral e ruptura do *labrum* acetabular. A RM também pode ajudar a identificar interposição de tecidos moles no espaço articular. A real importância de realizar RM depois de luxação do quadril é detectar complicações possíveis, inclusive osteonecrose de cabeça do fêmur.

Luxações traumáticas de quadril são tratadas por redução fechada imediata, preferencialmente nas primeiras 6 h depois do acidente. Essa intervenção rápida é necessária para reduzir o risco de osteonecrose, uma das duas complicações principais relacionadas com luxação de quadril; outra complicação é osteoartrite pós-traumática.

Um estudo recente demonstrou que apenas 4,8% dos pacientes que tiveram sua luxação de quadril reduzida nas primeiras horas desenvolveram osteonecrose, em comparação com 58,8% dos pacientes que tiveram redução mais de 6 h depois do acidente. O diagnóstico precoce de osteonecrose é fundamental, porque o período inicial aumenta as chances de preservar a função articular por procedimentos cirúrgicos como perfuração, osteotomia rotacional ou descompressão central com ou sem aplicação de enxerto vascularizado. Osteoartrite pós-traumática, cuja incidência variou de 17 a 48,8% nos diferentes estudos, foi relacionada com a gravidade da lesão inicial, presença de fragmentos intra-articulares livres e continuação de trabalho pesado depois do acidente. Luxações simples têm prognóstico mais favorável que luxações com fraturas associadas.

Capítulo 8 Membro Inferior I: Cintura Pélvica, Sacro e Fêmur Proximal   359

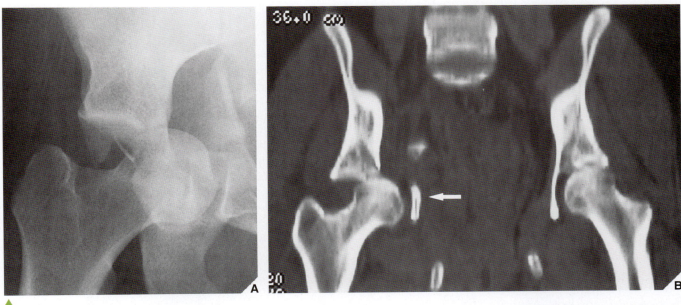

▲ **Figura 8.52 Luxação central do quadril.** Essa mulher de 22 anos sofreu acidente automobilístico. **A.** A radiografia anteroposterior do quadril direito demonstrou fratura acetabular complexa associada à luxação central de cabeça do fêmur. **B.** Essa imagem de TC reformatada no plano coronal mostrou desvio medial da parede acetabular medial (*seta*) e luxação central do quadril.

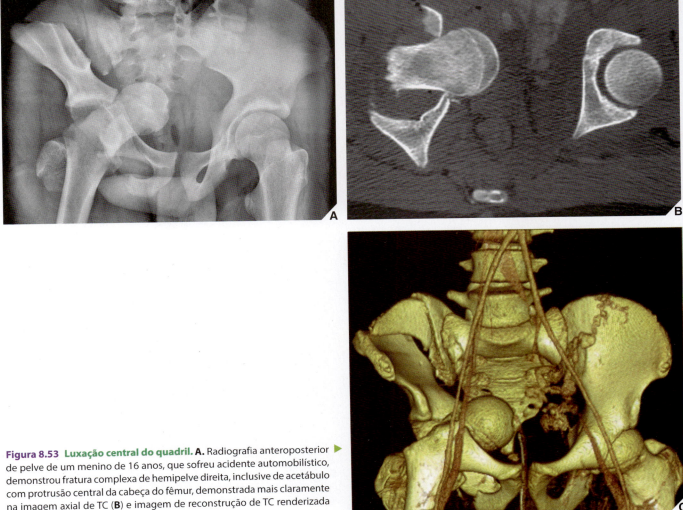

Figura 8.53 Luxação central do quadril. A. Radiografia anteroposterior ▶ de pelve de um menino de 16 anos, que sofreu acidente automobilístico, demonstrou fratura complexa de hemipelve direita, inclusive de acetábulo com protrusão central da cabeça do fêmur, demonstrada mais claramente na imagem axial de TC (**B**) e imagem de reconstrução de TC renderizada por volume em 3D (**C**).

Lesões de tendões e músculos

Lesões dos tendões localizados em torno do quadril são comuns nos pacientes idosos quando há envolvimento de tendões dos músculos glúteos médio e mínimo, que causa síndrome de dor localizada no trocanter maior e está relacionada com peritendinite, tendinose, lacerações e bursite (Figuras 8.54 e 8.55) – situação semelhante à que ocorre no ombro, a tal ponto que esses tendões também são conhecidos como *manguito rotador do quadril*. Lacerações de tendão do iliopsoas podem ser diagnosticadas nos indivíduos idosos e também na população jovem atlética (Figura 8.56). Outras lesões de tendão encontradas comumente nos atletas jovens afetam tendões dos músculos reto femoral, sartório e iliotibial (Figuras 8.57 e 8.58).

Outras causas de síndrome de dor na região lateral do quadril/trocanter maior são peritendinite calcificada (Figura 8.59), impacto isquiofemoral e síndrome de ressalto quadril. A síndrome de impacto isquiofemoral ocorre quando a distância entre tuberosidade isquiática e trocanter menor está reduzida, resultando em compressão do músculo quadrado femoral. A RM demonstra edema do músculo quadrado femoral com espaço reduzido entre tuberosidade isquiática e trocanter menor (Figura 8.60). Síndrome de ressalto do quadril, também conhecida como *coxa saltans* ou *quadril de dançarino*, é uma condição clínica evidenciada por dor e sensação de estalo e/ou estalido e dor no quadril ao realizar determinados movimentos como flexão, extensão, abdução e rotação externa. Essa síndrome é mais comum nos dançarinos e atletas. Na maioria dos casos, a síndrome de ressalto do quadril está relacionada com fatores extrínsecos, inclusive tendinite do iliopsoas e espessamento da faixa iliotibial na região do trocanter maior (Figura 8.61). Causas intrínsecas dessa síndrome são ruptura do *labrum* acetabular (Figura 8.62), anormalidades do ligamento redondo (Figura 8.63), fragmentos livres e (osteo)condromatose sinovial (Figura 8.64). A ultrassonografia dinâmica do quadril possibilita avaliação adequada dos movimentos anormais do tendão do músculo iliopsoas quando o paciente é examinado enquanto realiza movimentos com quadril que provocam sensação de estalido. A RM permite avaliação morfológica de outras causas potenciais de dor no quadril.

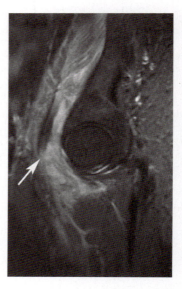

Figura 8.56 Laceração de tendão do músculo iliopsoas. Essa imagem sagital de RM na sequência STIR demonstrou laceração de tendão do músculo iliopsoas no nível de sua inserção ao trocanter menor com retração proximal (*seta*). Também havia edema e hematoma ao redor.

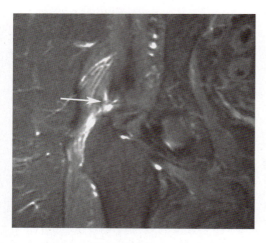

Figura 8.54 Laceração de tendão do músculo glúteo médio. Essa imagem coronal de RM na sequência STIR (*short time inversion recovery*) demonstrou laceração completa de tendão do glúteo médio direito (*seta*) no nível do trocanter maior com edema localizado.

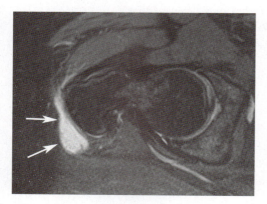

Figura 8.55 Bursite do trocanter maior. Essa imagem axial de RM na sequência STIR do quadril direito de uma mulher de meia-idade com dor crônica na região lateral do quadril demonstrou distensão líquida da bolsa do trocanter maior (*setas*) compatível com bursite.

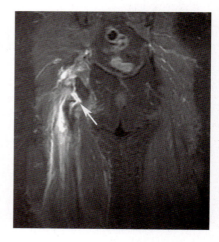

Figura 8.57 Laceração de tendão do músculo iliotibial. Essa imagem coronal de RM na sequência STIR demonstrou laceração completa dos tendões do músculo iliotibial com retração mínima (*seta*). Também havia edema acentuado de partes moles e hematoma que se estendia até a parte posterior da coxa.

Capítulo 8   Membro Inferior I: Cintura Pélvica, Sacro e Fêmur Proximal   **361**

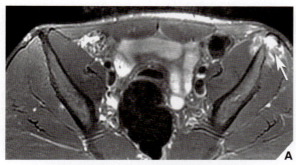

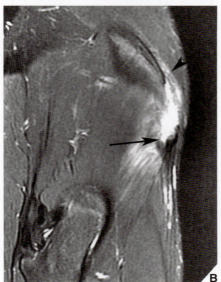

▲
Figura 8.58 Avulsão do tendão do músculo sartório esquerdo. Imagens axial (**A**) e sagital (**B**) de RM ponderada em T2 desse atleta jovem demonstraram avulsão do tendão do músculo sartório (*setas*) em sua origem na espinha ilíaca anterossuperior (*ponta de seta*) com edema e hematoma localizados.

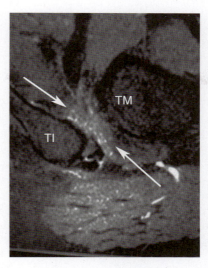

▲
Figura 8.60 Síndrome de impacto isquiofemoral. Essa imagem axial de RM na sequência STIR desse adulto com dor crônica no quadril demonstrou redução do espaço entre trocanter menor (*TM*) e tuberosidade isquiática (*TI*) com edema do músculo quadrado femoral (*setas*), que estava impactado entre essas duas estruturas ósseas.

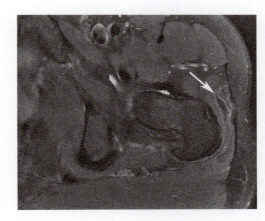

▲
Figura 8.61 Síndrome de ressalto do quadril (*coxa saltans*) de etiologia extrínseca. Essa imagem axial de RM na sequência STIR dessa mulher jovem com queixas de dor no quadril esquerdo demonstrou espessamento fibrótico e edema brando medial à faixa iliotibial adjacente ao trocanter maior (*seta*).

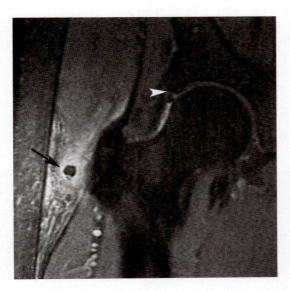

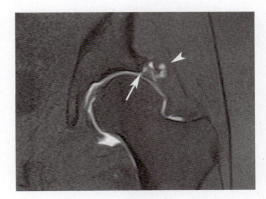

▲
Figura 8.59 Peritendinite calcificada como causa da síndrome de dor no trocanter maior. Essa imagem coronal de RM na sequência STIR do quadril direito desse adulto jovem com dor na região do trocanter maior demonstrou área localizada de deposição de cálcio adjacente ao trocanter maior (*seta*) com alterações inflamatórias exuberantes e edema circundante. Observe que também havia ruptura do *labrum* superior demonstrada por acaso (*ponta de seta*).

▲
Figura 8.62 Síndrome de ressalto do quadril causada por ruptura do *labrum* acetabular. Essa imagem coronal de artro-RM ponderada em T1 com saturação de gordura foi obtida de uma mulher jovem com dor crônica no quadril esquerdo e sensação intermitente de estalido e demonstrou ruptura do *labrum* superior na junção condrolabial (*seta*) associada a um pequeno cisto paralabial adjacente (*ponta de seta*).

Neuropatias de compressão e encarceramento

Neuropatias de compressão e encarceramento da pelve e quadris são relativamente raras e incluem síndrome do piriforme, síndrome do ilíaco, neuropatia do obturador, déficits motores da parte superior da coxa associados à compressão ou encarceramento do nervo obturador no nível do forame obturador (causado por traumatismo, procedimento cirúrgico, miosite ossificante ou massas de tecidos moles) e neuropatia do nervo cutâneo femoral lateral, também conhecida como *meralgia parestésica* (encarceramento ou compressão do nervo cutâneo femoral lateral causando déficit sensorial na região anterior da coxa em consequência de traumatismo, massas e anomalias congênitas ou do desenvolvimento, inclusive discrepância de comprimento das pernas ou escoliose, entre outras). Como também ocorre em outras neuropatias, a utilidade da RM é detectar a causa da compressão e identificar alterações de morfologia e intensidade de sinal no nervo afetado.

Síndrome do piriforme

Nervo ciático desce em posição anterior ao músculo piriforme na pelve e estende-se em direção inferior ao longo da coxa. No terço medial da coxa, os ramos tibial e fibular separam-se para formar os nervos tibial e fibular comum. O nervo ciático inerva os músculos posteriores da coxa (iliotibiais) e confere todas as funções sensoriais e motoras abaixo do joelho, com exceção da inervação sensorial da parte medial da perna. À medida que o nervo ciático emerge da pelve, ele fica em contato com o músculo piriforme. Nesse nível, o nervo ciático pode ser comprimido por hipertrofia desse músculo, causando sintomas semelhantes aos de uma hérnia de disco lombar. Entre as causas associadas à síndrome do piriforme estão as seguintes: inflamação do músculo piriforme secundária a processos infecciosos ou inflamatórios da coluna lombar inferior, articulação sacroilíaca ou músculo iliopsoas adjacente; espasticidade dos músculos piriformes causada por paralisia cerebral, hematoma pós-traumático ou aderências fibrosas desse músculo; e trajeto intramuscular do nervo ciático ou da divisão fibular desse nervo (Figura 8.65).

Síndrome do ilíaco

A síndrome do ilíaco é causada por encarceramento do nervo femoral no nível da pelve e da virilha. Esse nervo emerge do plexo sacral por baixo dos músculos psoas e estende-se na pelve entre os músculos ilíaco e psoas e sai da pelve abaixo do ligamento inguinal. Encarceramento do nervo femoral no nível da pelve ocorre no ponto em que ele passa por baixo do ligamento inguinal, onde há um túnel rígido conhecido como *lacuna musculosa* (Figura 8.66). A cobertura desse túnel é formada pelo arco iliopectíneo e pelo ligamento inguinal. A base do túnel é formada pelo osso ilíaco e pelo músculo iliopsoas. O nervo femoral inerva todos os músculos da parte anterior da coxa, com exceção do *tensor da fáscia lata*. Esse nervo confere inervação às partes anterior e medial distal da coxa, parte anteromedial do joelho e partes mediais da perna e do pé. Manifestações clínicas dessa síndrome incluem fraqueza do joelho com quedas frequentes, atrofia dos músculos anteriores da coxa, dormência e parestesias na coxa anterior, panturrilha medial, parte medial do pé e primeiro pododáctilo. Causas de síndrome do ilíaco são lesões iatrogênicas depois de cirurgia pélvica, cirurgia de quadril, histerectomia, cateterização da

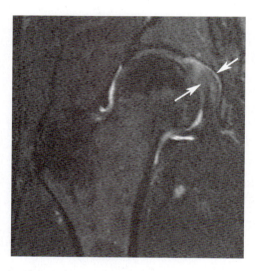

▲ **Figura 8.63 Síndrome de ressalto do quadril de causa intrínseca (degeneração do ligamento redondo).** Essa imagem coronal de RM ponderada em T2 com saturação de gordura desse adulto jovem com dor e sensação de estalido no quadril direito demonstrou espessamento e degeneração do ligamento redondo (*setas*).

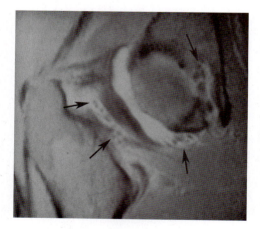

▲ **Figura 8.64 Síndrome de ressalto do quadril de causa intrínseca (condromatose sinovial).** Nesse homem de meia-idade com dor crônica no quadril direito e sensação de atrito e estalidos ocasionais, essa imagem coronal de RM ponderada em T2 demonstrou vários fragmentos cartilaginosos pequenos alojados nos recessos da cápsula articular (*setas*).

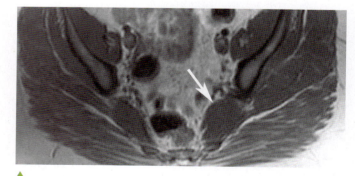

▲ **Figura 8.65 Síndrome do piriforme.** Essa imagem axial de RM ponderada em T1 demonstrou hipertrofia do músculo piriforme esquerdo (*seta*) nesse paciente com queixas crônicas de dor ciática.

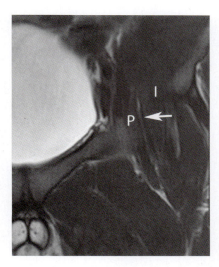

▲
Figura 8.66 Nervo femoral normal. Essa imagem coronal de RM ponderada em T2 com saturação de gordura demonstrou nervo femoral normal (*seta*) no nível da lacuna musculosa entre os músculos psoas (*P*) e ilíaco (*I*).

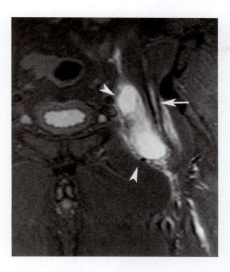

▲
Figura 8.67 Síndrome do ilíaco. Essa imagem coronal de RM ponderada em T2 com saturação de gordura demonstrou bursite do iliopsoas (*pontas de seta*) causando espessamento e sinal hiperintenso no nervo femoral adjacente (*seta*).

artéria femoral e procedimentos de *by-pass* arterial; lesões traumáticas causadas por fraturas de quadril/pelve, feridas causadas por projéteis de arma de fogo e lacerações; aumento de volume dos músculos iliopsoas secundário a laceração, hematoma ou massa; distensão da bolsa do iliopsoas (Figura 8.67); e pseudoaneurisma dos vasos ilíacos. Anormalidades demonstradas à ressonância magnética (RM) incluem edema e/ou efeito de massa causado pelo músculo ilíaco ou iliopsoas, hematomas e pseudoaneurisma pós-traumático dos vasos ilíacos. Esse exame também pode demonstrar edema de desenervação do músculo quadríceps femoral.

Neuropatia do obturador

Neuropatia do obturador pode ocorrer dentro do forame obturador, onde o nervo obturador emerge da pelve e pode ser lesado ou comprimido. Esse nervo é formado dentro do parênquima do músculo psoas maior pelas divisões ventrais das raízes neurais de L2, L3 e L4. O trajeto do nervo obturador na pelve é mais medial que o do nervo femoral. O nervo obturador desce através do músculo psoas até emergir de sua borda medial no rebordo pélvico (Figura 8.68).

Em seguida, esse nervo desce anteroinferior ao longo da linha iliopectínea até entrar na pelve menor. Ele emerge da pelve pelo forame obturador, no qual se divide em ramos anterior e posterior; o ramo anterior entra na coxa sobre o músculo obturador externo, enquanto o ramo posterior atravessa as fibras desse músculo. A divisão anterior confere inervação motora aos músculos grácil, adutor longo, adutor curto e pectíneo, assim como inervação sensorial à articulação do joelho. As causas de neuropatia do obturador são: (a) traumatismo iatrogênico ou perfurante; (b) fraturas do acetábulo ou pelve; (c) hematomas pós-traumáticos; (d) miosite ossificante, tumores pélvicos ou hérnias do obturador; e (e) neuropatia do obturador em atletas com formação de faixas fibrosas secundárias à tendinopatia crônica do músculo adutor/osteíte púbica. Manifestações clínicas dessa neuropatia são dor na virilha ou região medial da coxa associada à fraqueza da musculatura adutora, que pode causar abertura exagerada das coxas. Anormalidades demonstradas à RM são alterações de tamanho e intensidade de sinal do nervo obturador, efeito de massa atribuído a tumores pélvicos de partes moles ou ossos e lesão por desenervação dos músculos mediais da coxa (Figura 8.69).

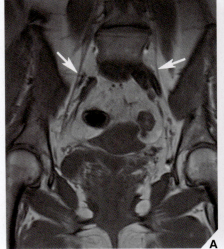
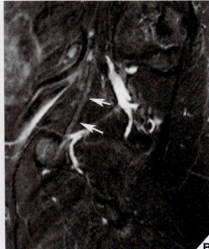

Figura 8.68 Nervo obturador normal. Imagens de ▶ RM coronal ponderada em T1 (**A**) e sagital ponderada em T2 com saturação de gordura (**B**) demonstraram nervos obturadores normais (*setas*).

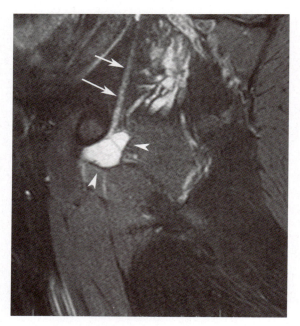

▲
Figura 8.69 Bursite do obturador causando neuropatia do obturador. Essa imagem sagital de RM ponderada em T2 demonstrou bursite do obturador (*pontas de seta*) em contato com o nervo obturador (*setas*), que estava espessado e tinha sinal hiperintenso.

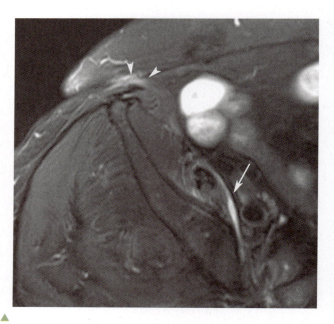

▲
Figura 8.71 Peritendinite do tendão do músculo sartório como causa de meralgia parestésica. Essa imagem axial de RM ponderada em T2 com saturação de gordura demonstrou edema peritendíneo na origem do tendão do músculo sartório (*pontas de seta*) e espessamento e sinal hiperintenso no segmento intrapélvico do nervo cutâneo femoral lateral (*seta*) indicando neurite.

Neuropatia do cutâneo femoral lateral (meralgia parestésica)

Neuropatia do nervo cutâneo femoral lateral (também conhecida como *meralgia parestésica*) é causada por encarceramento desse nervo em seu trajeto por baixo do ligamento inguinal ou no ponto em que ele perfura a fáscia lata (Figura 8.70). O nervo cutâneo femoral lateral é formado por contribuições das raízes neurais de L2 e L3. Seu trajeto é lateral, abaixo do músculo psoas e por dentro do músculo ilíaco. Esse nervo emerge da pelve abaixo do ligamento inguinal em posição ligeiramente medial à espinha ilíaca anterossuperior e, em seguida, perfura a fáscia lata. As causas de meralgia parestésica são: (a) peritendinite e fratura com avulsão da espinha ilíaca anterossuperior na origem do músculo sartório (Figura 8.71); (b) tumores pélvicos e retroperitoneais; (c) estiramento do nervo em consequência da hiperextensão prolongada do tronco e da perna; (d) discrepância de comprimento das pernas; (e) causas iatrogênicas; (f) tempo prolongado na posição de pé; e (g) compressão externa por cintos de segurança, obesidade ou roupas apertadas. Manifestações clínicas dessa neuropatia são dor ardente, dormência e formigamento localizados na parte lateral da coxa. Esses sintomas são agravados por compressão local da espinha ilíaca anterossuperior. Flexão do quadril atenua os sintomas. Anormalidades demonstradas à RM são alterações de volume e sinal do nervo encarcerado, lesões com avulsão da espinha ilíaca anterossuperior e efeito de massa causado por lesões expansivas. Doença dos discos lombares deve ser incluída no diagnóstico diferencial dessa neuropatia.

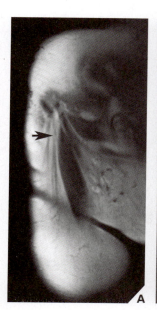
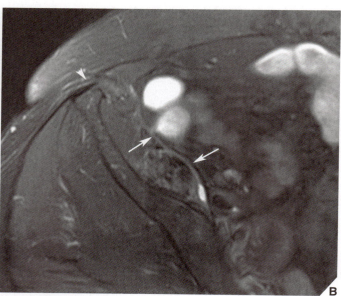

◀
Figura 8.70 Nervo cutâneo femoral lateral normal. A. Essa imagem coronal de RM ponderada em T1 demonstrou o ramo subcutâneo superficial do nervo cutâneo femoral lateral (*seta*) à medida que emergia em posição medial à espinha ilíaca anterossuperior. **B.** Essa imagem axial de RM ponderada em T2 com saturação de gordura mostrou o segmento intrapélvico do nervo cutâneo femoral lateral (*setas*). Observe a origem normal do tendão do músculo sartório na espinha ilíaca anterossuperior (*ponta de seta*) adjacente ao ponto de saída pélvica do nervo cutâneo femoral lateral.

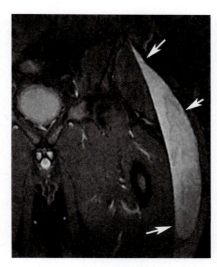

▲ **Figura 8.72 Lesão de Morel-Lavallée.** Essa imagem coronal de RM na sequência STIR demonstrou volumoso hematoma fusiforme encapsulado entre gordura subcutânea e fáscia crural (*setas*). Esse paciente referia história de queda alguns meses antes. Observe que não havia edema de partes moles em torno do hematoma.

Lesão de Morel-Lavallée (lesão de "desenluvamento" fechado)

Forças de estresse de cisalhamento aplicadas na interface entre gordura subcutânea e fáscia crural causam essa lesão relativamente comum em torno do quadril e do joelho. Nos casos típicos, essa lesão ocorre depois de queda sobre o quadril, inclusive em acidentes de motocicleta, resultando na formação de hematoma entre gordura e fáscia adjacente ao trocanter maior; tais alterações são demonstradas claramente nas imagens de RM e ultrassonografia (Figura 8.72; ver também Figura 4.132). Essa coleção de líquidos pode regredir espontaneamente, mas na maioria dos casos torna-se encapsulada e persistente. A coleção pode estender-se à gordura subcutânea com encarceramento do tecido gorduroso lacerado. O tratamento é conservador e consiste em curativo compressivo, mas em alguns casos pode ser necessário intervenção cirúrgica ou drenagem percutânea.

Hérnia de esporte

Essa lesão é causada por movimentos de torção anormal em torno do abdome inferior e pelve, causando sinais e sintomas típicos na virilha e alterações bem conhecidas nas imagens de RM. Hérnia de esporte está descrita com mais detalhes do Capítulo 4.

Fraturas de estresse e insuficiência

Fraturas de estresse e insuficiência são comuns na pelve e nos segmentos proximais do fêmur. Essas lesões ocorrem nas asas ou no corpo do sacro, acetábulos, região subcondral da cabeça do fêmur, colo femoral e áreas parassinfisiais. Elas estão descritas com mais detalhes nos Capítulos 4 e 9.

ASPECTOS PRÁTICOS A SEREM LEMBRADOS

Pelve e acetábulo

1. As fraturas de pelve são importantes em razão da incidência alta de lesões coexistentes das seguintes estruturas:
    - Vasos sanguíneos principais
    - Nervos
    - Vias urinárias inferiores.
2. As fraturas de pelve podem ser classificadas com as finalidades de diagnóstico radiográfico e tratamento ortopédico em:
    - Fraturas estáveis e instáveis com base na estabilidade dos fragmentos
    - Lesões resultantes de compressão anteroposterior, compressão lateral, cisalhamento vertical ou um padrão complexo, de acordo com a direção da força aplicada na pelve.
3. As fraturas do acetábulo são demonstradas mais claramente nas incidências oblíquas anterior e posterior (incidências de Judet).
4. Nas fraturas do acetábulo, é importante diferenciar entre:
    - Fraturas da coluna pélvica anterior
    - Fraturas da coluna pélvica posterior.
5. A TC desempenha papel importante na avaliação das fraturas de pelve e acetábulo, em razão de sua capacidade de demonstrar:
    - Posição exata e configuração dos fragmentos cominutivos
    - Existência ou inexistência de fragmentos intra-articulares
    - Lesões de tecidos moles.
6. A RM oferece recursos mais precisos para avaliar lesões traumáticas de quadril, principalmente:
    - Diagnosticar fraturas e contusões ósseas ocultas (microfraturas trabeculares)
    - Detectar e quantificar adequadamente lesões musculares e derrames articulares associados às luxações traumáticas de quadril
    - Detectar a ocorrência de complicações como osteonecrose de cabeça do fêmur
    - Diagnosticar várias neuropatias de compressão e encarceramento
    - Diagnosticar lesão de Morel-Lavallée – lesão de "desenluvamento" fechado dos tecidos moles.
7. A artro-RM é adequada para avaliar lesões de *labrum* acetabular, inclusive lacerações e descolamentos.
8. PIV e cistouretrografia são essenciais para a avaliação de lesões coexistentes do sistema urinário inferior.

Sacro

1. Fraturas de sacro foram classificadas por Denis em três grupos: as que atravessam a asa do sacro em posição lateral aos forames neurais (zona I); fraturas que atravessam os forames ovais (zona II); e fraturas que passam pelo corpo do sacro e envolvem o canal medular (zona III).
2. A TC e a TC 3D são as melhores modalidades de exame radiológico para detectar e avaliar essas lesões.

Fêmur proximal

1. A importância de diferenciar entre fraturas intracapsulares e extracapsulares de fêmur proximal (fraturas de quadril) está em suas complicações potenciais. As fraturas intracapsulares de colo femoral estão associadas a incidências mais altas de não união e osteonecrose de cabeça do fêmur.
2. O sistema de estadiamento de Garden das fraturas intracapsulares de colo do fêmur tem valor prático para determinar estabilidade e prognóstico.
3. A classificação de Boyd-Griffin das fraturas intertrocantéricas de acordo com a existência ou a inexistência de cominuição e envolvimento da região subtrocantérica tem valor prognóstico importante e serve como guia para selecionar a abordagem cirúrgica.
4. A classificação de Kyle é muito adequada sob o ponto de vista prático, porque está baseada na estabilidade dos vários fragmentos fraturados e permite avaliação mais precisa do prognóstico dessa lesão.

5. Fraturas subtrocantéricas podem ser classificadas com base na:
- Classificação de Fielding, de acordo com nível da linha de fratura
- Classificação de Zickel, de acordo com nível, obliquidade e cominuição da fratura.

6. A RM é a modalidade ideal para detectar e avaliar alterações precoces de osteonecrose pós-traumática de cabeça do fêmur.

Luxações da articulação do quadril

1. Luxações da articulação do quadril são classificadas em anteriores, posteriores e centrais (mediais).

2. Luxações posteriores são mais comuns e frequentemente estão associadas às fraturas da borda acetabular posterior.

3. Luxações anteriores são raras. Na radiografia anteroposterior, o fêmur está abduzido em rotação externa, enquanto a cabeça do fêmur está em posição medial e inferior ao acetábulo.

Lesões de músculos e tendões

1. Lesões de tendões em torno da articulação do quadril são comuns em pacientes idosos e estão associadas a peritendinite, tendinose, lacerações e bursite. Isso inclui, entre outras, síndrome de ressalto do quadril (*coxa saltans* ou quadril de dançarino), impacto isquiofemoral e peritendinite calcificada.

2. A RM é a modalidade de exame preferencial para diagnosticar essas lesões.

Neuropatias de compressão e encarceramento

1. Incluem síndrome do piriforme, síndrome do ilíaco, neuropatia do obturador e neuropatia do cutâneo femoral lateral (neuralgia parestésica).

2. Todas essas neuropatias podem ser diagnosticadas adequadamente com base nas alterações detectadas na RM.

LEITURAS SUGERIDAS

Allen WC, Cope R. Coxa saltans: the snapping hip revisited. *J Am Acad Orthop Surg* 1995; 3:303-308.

Aly AR, Rajasekaran S, Obaid H. MRI morphometric hip comparison analysis of anterior acetabular labral tears. *Skeletal Radiol* 2013; 42:1245-1252.

Banks KP, Grayson DE. Retroversion of the acetabulum as a rare cause of chronic hip pain: recognition of the "figure-eight" sign. *Skeletal Radiol* 2007; 36 (suppl 1):108-111.

Bencardino JT, Mellado JM. Hamstring injuries of the hip. *Magn Reson Imaging Clin N Am* 2005; 13:677-690.

Blankenbaker DG, De Smet AA, Keene JS, et al. Classification and localization of acetabular labral tears. *Skeletal Radiol* 2007; 36:391-397.

Blundell CM, Parker MJ, Pryor GA, et al. Assessment of the AO classification of intracapsular fractures of the proximal femur. *J Bone Joint Surg Br* 1998; 80:679-683.

Boyd HB, Griffin LL. Classification and treatment of trochanteric fractures. *Arch Surg* 1949; 58:853-866.

Brandser E, Marsh JL. Acetabular fractures: easier classification with a systematic approach. *AJR Am J Roentgenol* 1998; 171:1217-1228.

Bray TJ. Acetabular fractures: classification and diagnosis. In: Chapman MW, ed. *Operative orthopaedics,* vol. 11, 2nd ed. Philadelphia: JB Lippincott; 1993:539-553.

Bray TJ, Templeman DC. Fractures of the femoral neck. In: Chapman MW, ed. *Operative orthopaedics,* vol. 1, 2nd ed. Philadelphia: JB Lippincott; 1993:583-594.

Burgess AR, Tile M. Fractures of the pelvis. In: Rockwood CA Jr, Green DP, Bucholz RW, eds. *Rockwood and Green's fractures in adults,* vol. 2, 3rd ed. Philadelphia: JB Lippincott; 1991:1399-1479.

Clohisy JC, Carlisle JC, Beaulé PE, et al. A systematic approach to the plain radiographic evaluation of the young adult hip. *J Bone Joint Surg Am* 2008; 90 (suppl 4):47-66.

Cvitanic O, Henzie G, Skezas N, et al. MRI diagnosis of tears of the hip abductor tendons (gluteus medius and gluteus minimus). *Am J Roentgenol* 2004; 182:137-143.

Czerny C, Hofmann S, Urban M, et al. MR arthrography of the adult acetabular capsularlabral complex: correlation with surgery and anatomy. *AJR Am J Roentgenol* 1999; 173:345-349.

Davies AG, Clarke AW, Gilmore J, et al. Review: imaging of groin pain in the athlete. *Skeletal Radiol* 2010; 39:629-644.

DeLee JC. Fractures and dislocations of the hip. In: Rockwood CA Jr, Green DP, Bucholz RW, eds. *Rockwood and Green's fractures in adults,* vol. 2, 3rd ed. Philadelphia: JB Lippincott; 1991:1481-1651. Denis F, Davis S, Comfort T. Sacral fractures: an important problem. Retrospective analysis of 236 cases. *Clin Orthop Relat Res* 1988; 227:67-81.

Dunn AW, Morris HD. Fractures and dislocations of the pelvis. *J Bone Joint Surg Am* 1968; 50:1639-1648.

Erbay H. Meralgia paresthetica in differential diagnosis of low-back pain. *Clin J Pain* 2002; 18:132-135.

Fielding JW. Subtrochanteric fractures. *Clin Orthop Relat Res* 1973; 92:86-99.

Garden RS. Reduction and fixation of subcapital fractures of the femur. *Orthop Clin North Am* 1974; 5:683-712.

Garden RS. The structure and function of the proximal end of the femur. *J Bone Joint Surg Br* 1961; 43B:576-589.

Greenspan A, Norman A. The "pelvic digit"— an unusual developmental anomaly. *Skeletal Radiol* 1982; 9:118-122.

Grothaus MC, Holt M, Mekhail AO, et al. Lateral femoral cutaneous nerve: an anatomic study. *Clin Orthop Relat Res* 2005;(437):164-168.

Hashemi SA, Dehghani J, Vasoughi AR. Can the crossover sign be a reliable marker of global retroversion of the acetabulum? *Skeletal Radiol* 2017; 46:17-21.

Hochman MG, Zilberfarb JL. Nerves in a pinch: imaging of nerve compression syndromes. *Radiol Clin North Am* 2004; 42:221-245.

Judet R, Judet J, Letournel E. Fractures of the acetabulum: classification and surgical approaches for open reduction. Preliminary report. *J Bone Joint Surg Am* 1964; 46:1615–1646.

Khoury AN, Brooke K, Helal A, et al. Proximal iliotibial band thickness as a cause for recalcitrant greater trochanteric pain syndrome. *J Hip Preserv Surg* 2018; 5:296-300.

Kim S, Choi JY, Huh YM, et al. Role of magnetic resonance imaging in entrapment and compressive neuropathy—what, where, and how to see the peripheral nerves on the musculoskeletal magnetic resonance image: part 1. Overview and lower extremity. *Eur Radiol* 2007; 17:139-149.

Kricun ME. Fractures of the pelvis. *Orthop Clin North Am* 1990; 21:573-590.

Kyle RF, Campbell SJ. Intertrochanteric fractures. In: Chapman MW, ed. *Operative orthopaedics,* vol. 1, 2nd ed. Philadelphia: JB Lippincott; 1993:595-604.

Kyle RF. Intertrochanteric fractures. In: Chapman MW, ed. *Operative orthopaedics.* Philadelphia: JB Lippincott; 1988:353-359.

Lacour-Petic MC, Lozeron P, Ducreux D. MRI of peripheral nerve lesions of the lower limbs. *Neuroradiology* 2003; 45:166-170.

Lage LA, Patel JV, Villar RN. The acetabular labral tear: an arthroscopic classification. *Arthroscopy* 1996; 12:269-272.

Letournel E. Acetabulum fractures: classification and management. *Clin Orthop Relat Res* 1980; 151:81-106.

Lewis CL. Extra-articular snapping hip: a literature review. *Sports Health* 2010; 2:186-190.

Mellado JM, Pérez del Palomar L, Díaz L, et al. Long-standing Morel-Lavallée lesions of the trochanteric region and proximal thigh: MRI features in five patients. *AJR Am J Roentgenol* 2004; 182:1289-1294.

Moehring HD, Greenspan A, eds. *Fractures: diagnosis and treatment.* New York: McGraw-Hill; 2000:99-105.

Oka M, Monu JUV. Prevalence and patterns of occult hip fractures and mimics revealed by MRI. *AJR Am J Roentgenol* 2004; 182:283-288.

Pauwels F. *Biomechanics of the normal and diseased hip.* New York: Springer; 1976.

Pennal GF, Tile M, Waddell JP, et al. Pelvic disruption: assessment and classification. *Clin Orthop Relat Res* 1980; 151:12-21.

Rosenberg ZS, Cavalcanti C. Entrapment neuropathies of the lower extremity. In: Stoller DW, ed. *Magnetic resonance imaging in orthopaedics and sports medicine.* Philadelphia: Lippincott Williams & Wilkins; 2007:1051-1098.

Samim M, Eftekhary N, Vigdorchick JM, et al. 3D-MRI versus 3D-CT in the evaluation of osseous anatomy in femoroacetabular impingement using Dixon 3D FLASH sequence. *Skeletal Radiol* 2019; 48:429-436.

Sapkas GS, Mavrogenis AF, Papagelopoulos PJ. Transverse sacral fractures with anterior displacement. *Eur Spine J* 2008; 17:342-347.

Schmid MR, Nötzli HP, Zanetti M, et al. Cartilage lesions in the hip: diagnostic effectiveness of MR arthrography. *Radiology* 2003; 226: 382-386.

Schultz E, Miller TT, Boruchov SD, et al. Incomplete intertrochanteric fractures: imaging features and clinical management. *Radiology* 1999; 211: 237-240.

Steinbach LS, Palmer WE, Schweitzer ME. Special focus session. MR arthrography. *Radiographics* 2002; 22: 1223-1246.

Sutter R, Zanetti M, Pfirrmann CWA. New developments in hip imaging. *Radiology* 2012; 264: 651-667.

Windisch G, Braun E, Anderhuber F. Piriformis muscle: clinical anatomy and consideration of the piriformis syndrome. *Surg Radiol Anat* 2007; 29: 37-45.

Yen Y-M, Lewis CL, Kim Y-J. Understanding and treating the snapping hip. *Sports Med Arthrosc Rev* 2015; 23: 194-199.

Zickel RE. An intramedullary fixation device for the proximal part of the femur. Nine years' experience. *J Bone Joint Surg Am* 1976; 58: 866-872.

Zingg PO, Werner VM, Sukthankar A, et al. The anterior center edge angle in Lequesne's false profile view: interrater correlation, dependence on pelvic tilt and correlation to anterior acetabular coverage in the sagital plane. A cadaver study. *Arch Orthop Trauma Surg* 2009; 129: 787-791.

Membro Inferior II: Joelho

Lesões traumáticas do joelho

A vulnerabilidade do joelho – maior articulação do corpo – a traumatismo direto explica por que as lesões dessa estrutura são muito comuns em todas as faixas etárias. A maioria das lesões agudas do joelho ocorre na adolescência e na vida adulta, e as causas principais são acidentes automobilísticos e atividades esportivas. Fraturas são muito mais frequentes que luxações, mas lesões de estruturas cartilaginosas e tecidos moles (inclusive ruptura de meniscos e ligamentos) são os tipos mais comuns, principalmente entre adolescentes maiores e adultos jovens. Os sinais e sintomas associados a traumatismo de joelho dependem da localização específica da lesão e, por essa razão, oferecem indícios importantes quanto ao tipo de lesão. Entretanto, a história clínica e o exame físico raramente são suficientes para estabelecer o diagnóstico definitivo. Exames radiológicos desempenham papel determinante no diagnóstico de várias lesões traumáticas que envolvem a articulação do joelho.

Considerações anatomorradiológicas

Radiografias convencionais são a primeira modalidade de exame usada para avaliar traumatismo de joelho e, em geral, são suficientes para examinar as lesões traumáticas dessa articulação. Entretanto, a incidência alta de lesões de cartilagens e tecidos moles, que ocorrem isoladamente ou em combinação com fraturas de joelho, impõe a utilização de técnicas radiológicas complementares para concluir a avaliação adequada da cápsula e da cartilagem articulares, meniscos e ligamentos.

O padrão de exame geralmente consiste em obter radiografias do joelho em quatro incidências: anteroposterior, perfil e incidência do túnel, além da incidência axial da patela. A radiografia *anteroposterior* do joelho permite avaliar adequadamente alguns dos componentes mais importantes do fêmur distal e tíbia proximal: côndilos femorais e tibiais mediais e laterais, platôs tibiais medial e lateral, espinhas tibiais, compartimentos articulares lateral e medial e a cabeça da fíbula (Figura 9.1). Contudo, a patela não é bem demonstrada nessa incidência porque fica sobreposta ao fêmur distal. A avaliação mais detalhada dessa estrutura requer incidência de *perfil* (Figura 9.2), na qual a relação entre patela e fêmur também pode ser avaliada. Desvio proximal (superior, cefálico) da patela é conhecido como *patela alta*; desvio distal (inferior, caudal) é descrito como *patela baixa*. O comprimento da patela é medido desde seu polo superior (base) até o polo inferior (ápice). O comprimento do ligamento patelar é medido desde sua inserção proximal pouco acima do ápice até a incisura na borda proximal da tuberosidade tibial. Essas duas medidas são praticamente iguais, e a variação normalmente não é maior que 20% (Figura 9.3). Além do exame da patela em perfil, a radiografia de perfil do joelho permite avaliar o compartimento femoropatelar, a bolsa suprapatelar e o tendão do quadríceps. Côndilos femorais ficam superpostos nessa incidência e os platôs tibiais são demonstrados em perfil. Ocasionalmente, a incidência de perfil do joelho com raios transversais à mesa – obtida com paciente em posição supina, perna afetada estendida e feixe central dirigido horizontalmente – pode ser necessária para demonstrar interface líquido-gordurosa intracapsular (sinal da interface gordura-sangue [FBI, ou *fat-blood interface*, em inglês], que indica lipo-hemartrose; ver Figura 4.59 B). Incidência posteroanterior angulada do joelho, também conhecida como *incidência em túnel* (ou *incidência da incisura*), também faz parte do exame radiográfico padronizado dessa articulação (Figura 9.4). Tal incidência ajuda a demonstrar a superfície posterior dos côndilos femorais, a incisura intercondilar e a eminência intercondilar da tíbia.

De forma a obter incidência *axial* da patela, existem várias técnicas disponíveis. A técnica utilizada mais comumente fornece o que se conhece como *incidência do sol nascente* (Figura 9.5). Entretanto, o grau de flexão necessário para conseguir essa incidência acarreta rebaixamento da patela mais profundamente dentro da fossa intercondilar; consequentemente, superfícies articulares da articulação femoropatelar não são bem demonstradas e subluxações sutis da patela podem passar despercebidas. De forma a superar essa limitação, Merchant *et al.* descreveram uma técnica para obter incidência axial da patela, que demonstra a articulação femoropatelar com mais clareza (Figura 9.6). Essa incidência é especialmente útil para detectar subluxações de patela, porque permite tirar medidas específicas das relações normais entre patela e côndilos femorais. Anormalidades sutis dessas relações podem não ser percebidas na incidência axial padronizada, em razão do grau de flexão do joelho necessário à obtenção dessa incidência, impedindo que haja subluxação da patela.

Medidas das relações femoropatelares obtidas na incidência axial de Merchant referem-se ao ângulo do sulco e ao ângulo de congruência (Figura 9.7). Normalmente, *ângulo do sulco*, que é descrito pelos pontos mais altos dos côndilos femorais e ponto mais profundo do sulco intercondilar, mede cerca de 138°. Dividindo

368 Parte 2 Lesões Traumáticas

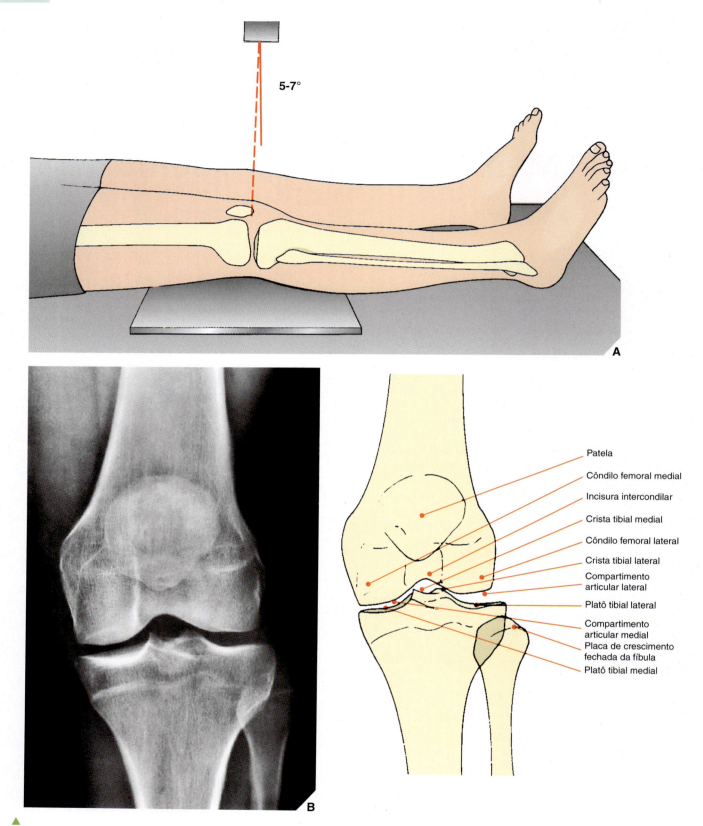

▲
Figura 9.1 Incidência anteroposterior. A. Para obter incidência anteroposterior do joelho, o paciente coloca-se em posição supina com joelho totalmente estendido e perna em posição neutra. O feixe central é dirigido verticalmente para o joelho com angulação cefálica entre 5 e 7° **B.** A radiografia nessa incidência demonstra adequadamente os côndilos femorais e tibiais mediais e laterais, platôs e cristas tibiais e compartimentos articulares medial e lateral. A patela aparece de frente como estrutura oval entre os côndilos femorais.

Capítulo 9 Membro Inferior II: Joelho   **369**

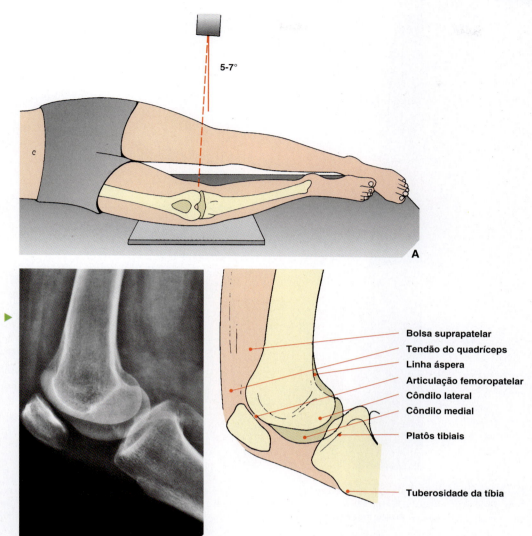

Figura 9.2 Incidência de perfil.
A. Para obter incidência de perfil do joelho, o paciente deita-se sobre o mesmo lado do joelho afetado, que é flexionado em cerca de 25-30°. O feixe central é dirigido verticalmente para a superfície medial da articulação do joelho com angulação cefálica de cerca de 5-7°. **B.** Radiografia nessa incidência demonstra patela em perfil, assim como compartimento articular femoropatelar e discreta definição do tendão do quadríceps. Côndilos femorais aparecem sobrepostos e platôs tibiais são representados em perfil. Observe que há ligeira inclinação posterior dos platôs tibiais, que normalmente mede cerca de 10°.

Bolsa suprapatelar
Tendão do quadríceps
Linha áspera
Articulação femoropatelar
Côndilo lateral
Côndilo medial
Platôs tibiais
Tuberosidade da tíbia

RELAÇÃO FEMOROPATELAR

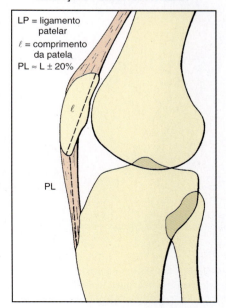

LP = ligamento patelar
ℓ = comprimento da patela
PL ≈ L ± 20%

Figura 9.3 Relação femoropatelar.
Os comprimentos da patela e ligamento patelar são praticamente iguais; a variação normalmente não é maior que 20%.

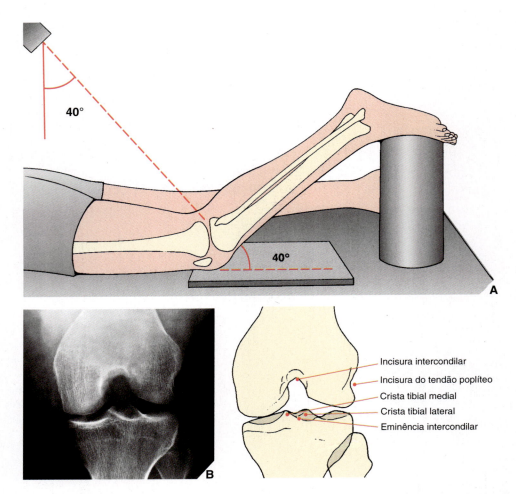

▲
Figura 9.4 Incidência do túnel. A. Para conseguir incidência do túnel (ou da incisura) do joelho, o paciente fica em pronação com o joelho flexionado em cerca de 40° e o pé apoiado em um cilindro de esponja. O feixe central é dirigido distalmente na direção da articulação do joelho em ângulo de 40° com o plano vertical. **B.** Radiografia nessa incidência demonstra superfície posterior dos côndilos femorais, incisura intercondilar e eminência intercondilar da tíbia.

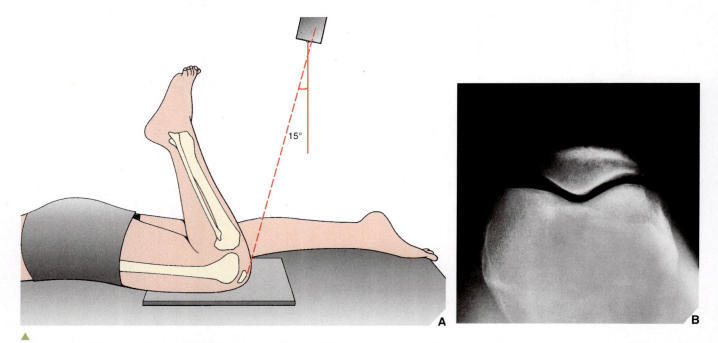

▲
Figura 9.5 Incidência de sol nascente. A. Para obter incidência axial (sol nascente) da patela, o paciente deita-se em pronação com joelho flexionado a 115° O feixe central é dirigido para a patela com angulação cefálica em cerca de 15° **B.** A radiografia nessa incidência demonstra a vista tangencial (axial) da patela. Observe a posição profunda dessa estrutura na fossa intercondilar. O compartimento da articulação femoropatelar é bem demonstrado.

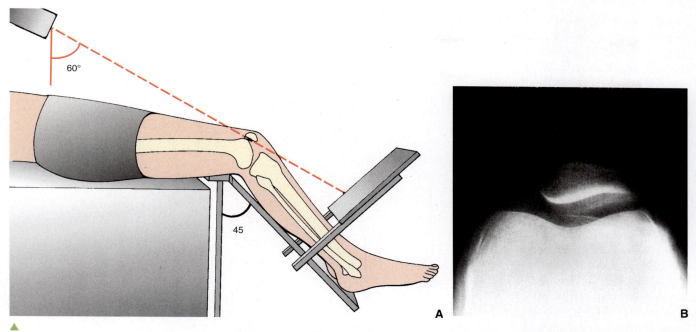

Figura 9.6 Incidência de Merchant. A. Para obter incidência axial de Merchant da patela, o paciente deita-se na mesa em supinação com joelho flexionado em cerca de 45° na borda da mesa. O mesmo dispositivo que mantém o joelho nesse ângulo também sustenta o cassete do filme. O feixe central é dirigido distalmente de forma a atravessar a patela em ângulo de 60° com a linha vertical. **B.** Radiografia obtida nessa incidência demonstra bem as facetas articulares da patela e do fêmur.

esse ângulo com duas linhas – uma linha de referência traçada do ápice da patela até o ponto mais profundo do sulco e outra linha entre o ponto mais baixo da crista articular da patela até o ponto mais profundo do sulco – Merchant *et al.* conseguiram determinar o grau de congruência (ou *ângulo de congruência*) da articulação femoropatelar. Quando o ponto mais profundo da crista articular da patela estava em posição medial à linha de referência, atribuía-se um valor negativo ao ângulo formado; quando ficava em posição lateral à linha de referência, o ângulo recebia valor positivo. Em 100 indivíduos normais incluídos nesse estudo, o ângulo de congruência médio era de – 6°. Esses autores demonstraram que ângulos iguais ou maiores que + 16° estavam associados a vários distúrbios patelares, principalmente subluxação patelar lateral (ver Figura 9.45). Em alguns casos, distúrbios patelofemorais mais difíceis de diagnosticar podem exigir, conforme foi recomendado por Ficat e Hungerford, outras incidências tangenciais obtidas com flexão do joelho a 30, 60 e 90°.

Entre as técnicas complementares disponíveis para avaliar lesões traumáticas do joelho, a tomografia computadorizada (TC) e a ressonância magnética (RM) fornecem informações cruciais. A TC é especialmente útil para avaliar fraturas complexas de fêmur distal, platô tibial e patela. Nos pacientes com fraturas dos platôs tibiais, é recomendável determinar o grau de depressão da superfície articular e detectar pequenos fragmentos cominutivos que possam estar

Figura 9.7 Ângulo do sulco e ângulo de congruência. Duas medidas específicas podem ser obtidas na incidência axial de Merchant: ângulo do sulco e ângulo de congruência. Ângulo do sulco – formado por linhas que se estendem do ponto mais profundo do sulco intercondilar (*a*) medial e lateralmente até os pontos mais altos dos côndilos femorais – normalmente mede cerca de 138°. De forma a determinar o ângulo de congruência, o ângulo do sulco é dividido em dois para obter uma linha de referência (*ba*), que é traçada de forma a conectar o ápice da crista patelar (*c*) ao ponto mais profundo do sulco (*a*). O ângulo formado por essa linha e a linha de referência é o ângulo de congruência. Quando o ponto mais baixo da crista articular patelar encontra-se em posição lateral à linha de referência, o ângulo de congruência tem valor positivo; quando está em posição medial à linha de referência – como no exemplo ilustrado aqui –, o ângulo tem valor negativo. No estudo realizado por Merchant, o ângulo de congruência médio dos indivíduos normais era de – 6° (erro padrão [EP] ± 11°). (Modificada de Merchant AC, Mercer RL, Jacobsen RH, Cool CR. Roentgenographic analysis of patello-femoral congruence. *J Bone Joint Surg [Am]* 1974;56A:1391-1396.)

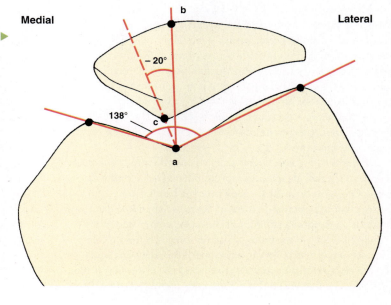

desviados para dentro da articulação, além de demonstrar cominuição das cristas tibiais, que pode indicar avulsão dos ligamentos cruzados.

A RM tornou-se a modalidade preferencial para avaliar várias estruturas do joelho, inclusive elementos extracapsulares (tendões, ligamentos colaterais, músculos, tecidos subcutâneos e ossos), bem como estruturas intracapsulares (meniscos, ligamentos cruzados, cartilagem e sinóvia). A artrotomografia computadorizada (artro-TC) é uma técnica útil em substituição à RM para pacientes que tenham contraindicações. Fazem parte do exame rotineiro de RM imagens ponderadas em T1, densidade de prótons (com e/ou sem saturação de gordura) e ponderadas em T2 (com e/ou sem saturação de gordura) obtidas nos planos sagital, coronal e axial. Sequências de pulso ponderadas em densidade de prótons com saturação de gordura são ideais para avaliar meniscos e medula óssea. Ligamentos, especialmente ligamento cruzado anterior (LCA), são mais bem avaliados nas sequências de pulso ponderadas em T2, porque imagens em densidade de prótons obtidas com TE (*echo time*) baixo podem gerar artefato de ângulo mágico. Também é útil obter imagens sagitais orientadas no eixo longitudinal do LCA. Como alternativa, podem ser acrescentadas ao protocolo de exame imagens coronais oblíquas no eixo longitudinal do LCA para facilitar a avaliação dessa estrutura. Em geral, o plano sagital é o mais útil para avaliar ligamentos cruzados, meniscos, ligamento patelar e tendão do quadríceps. Cortes coronais são necessários para avaliar ligamentos colaterais medial e lateral e também meniscos. O plano axial é mais apropriado para examinar compartimento articular patelofemoral. Esse plano também é útil para avaliar cistos poplíteos e suas relações com estruturas adjacentes da fossa poplítea.

A artrorressonância magnética (artro-RM) é eficaz para avaliar lacerações residuais ou recidivantes de meniscos depois de procedimentos cirúrgicos dessas estruturas. Também é uma técnica valiosa para demonstrar fragmentos condrais ou osteocondrais intra-articulares, evidenciar pregas sinoviais e avaliar estabilidade de lesões osteocondrais, inclusive osteocondrite dissecante e fratura osteocondral. Exame de artro-RM do joelho é realizado injetando-se até 40 mℓ de solução diluída de gadolínio dentro da articulação com a mesma técnica descrita para artrografia convencional do joelho (Figura 9.8). Imagens são obtidas nos planos coronal, sagital e axial, na maioria dos casos nas sequências ponderadas em T1 (ou densidade de prótons) e T2 com supressão de gordura.

Meniscos (ou *cartilagens semilunares*) laterais e mediais do joelho são estruturas fibrocartilaginosas em forma de crescente, que estão inseridas nos aspectos medial e lateral da superfície articular superior da tíbia (Figura 9.9). Nas imagens de RM, os meniscos aparecem como estruturas cuneiformes ou com formato de gravata-borboleta com sinal hipointenso homogêneo em praticamente todas as sequências de pulso (Figura 9.10). Assim como os meniscos, os ligamentos cruzados anterior e posterior (LCA e LCP) são demonstrados como estruturas com sinal hipointenso em todas as sequências *spin echo*.

Embora o menisco lateral seja estruturalmente muito semelhante ao medial, ele tem um aspecto diferenciador muito importante. O tendão do músculo poplíteo e sua bainha atravessam uma parte do corno posterior do menisco lateral, separando-o da cápsula articular. Essa região anatômica é conhecida como *hiato poplíteo* (ver Figura 9.10 C). Os meniscos são compostos de fibras de colágeno dispostas em camadas. As camadas superficiais estão orientadas em direção radial, enquanto as mais profundas estão orientadas em configuração circunferencial. Na periferia dos meniscos, há um grupo compacto de fibras de colágeno orientadas horizontalmente. Esse grupo de fibras aparece frequentemente nas imagens de RM como uma faixa intraparenquimatosa de sinal hipointenso ou de intensidade intermediária na periferia do menisco, mais comumente no corno posterior do menisco medial e com aspecto mais proeminente nos indivíduos mais jovens. Nas proximidades da junção meniscocapsular, a periferia dos meniscos tem uma faixa de vasos capilares, enquanto a parte mais central do menisco não dispõe de vasos sanguíneos. A parte periférica irrigada do menisco tem aspecto rosado ao exame de artroscopia e é conhecida como *zona vermelha*. A parte central avascular é descrita como *zona branca*. Essa distribuição zonal da irrigação sanguínea é importante porque rupturas da zona vermelha podem ser reparadas cirurgicamente com cicatrização subsequente, enquanto as da zona branca não, sendo a meniscectomia o procedimento cirúrgico preferencial. Algumas vezes, a borda livre do menisco medial tem aspecto ondulado conhecido como ondulação meniscal (*meniscal flounce*, em inglês). Essa variação normal não está associada à ruptura (ver Figura 9.10 E).

Ligamentos cruzados do joelho também são lesados frequentemente. A Figura 9.11 ilustra os ligamentos cruzados. Nas imagens

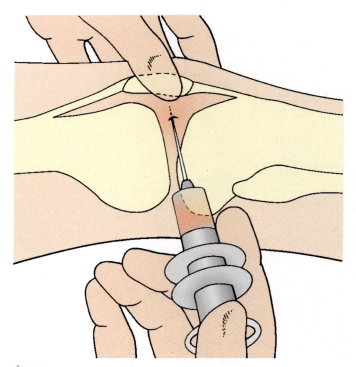

Figura 9.8 Artrotomografia (artro-TC) e artrorressonância magnética (artro-RM) do joelho. De forma a realizar artrotomografia computadorizada (artro-TC) do joelho, o paciente coloca-se em posição supina na mesa de radiografia com as duas pernas totalmente estendidas em posição neutra. A patela é empurrada lateralmente e rodada anteriormente, enquanto a articulação é penetrada a partir da superfície lateral no ponto médio da patela. Antes de injetar contraste, a articulação deve ser aspirada para evitar diluição do contraste pelo líquido articular. Para realizar a artro-TC, o contraste iodado diluído é misturado com 0,3 mℓ de epinefrina a 1:1000 e depois injetado na articulação. Quando a técnica preferencial é a artro-TC com contraste duplo, também é necessário injetar 50 a 60 mℓ de ar ambiente. De forma a facilitar a distribuição homogênea do contraste em torno dos recessos do joelho, imagens de TC são obtidas com o paciente nas posições de supinação e pronação. Para realizar a artro-RM, injetam-se 40 mℓ de contraste à base de gadolínio diluído (0,2 mℓ de gadolínio diluído com 40 mℓ de soro fisiológico) com 0,3 mℓ de epinefrina a 1.1000.

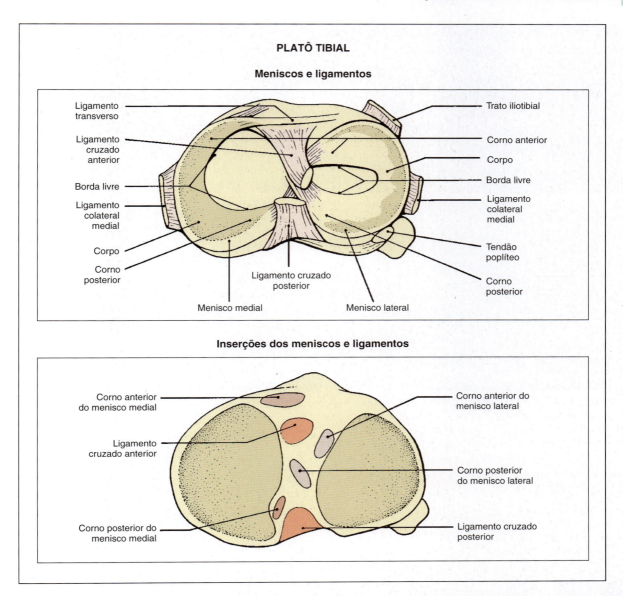

▲ **Figura 9.9 Platô tibial.** No platô tibial, o menisco medial é uma estrutura fibrocartilaginosa com formato de "C" com seu corno anterior inserido anteriormente à eminência intercondilar da tíbia e o corno posterior na região intercondilar à frente da inserção do ligamento cruzado posterior. O corno anterior do menisco lateral, que é uma estrutura com formato de "O", está inserido à frente do tubérculo intercondilar lateral, enquanto seu corno posterior tem sua inserção medialmente no tubérculo intercondilar lateral, à frente da inserção do corno posterior do menisco medial.

de RM, o LCA é reto com formato de leque (ligeiramente mais largo em sua inserção femoral) e tem sinal hipointenso ou de intensidade intermediária (Figura 9.12 A). O LCA é composto de feixe medial anterior e feixe lateral posterior, além de ter formato arqueado quando o joelho está estendido ou em flexão suave, mas se torna progressivamente retesado à medida que a articulação é flexionada. Esse ligamento é composto de feixe lateral anterior e feixe medial posterior. Esses dois feixes do LCP podem aparecer como estruturas independentes. Normalmente, eles têm sinal muito hipointenso (Figura 9.12 B). Em posição anterior ao LCP, pode-se observar um pequeno abaulamento produzido pelo ligamento meniscofemoral anterior, também conhecido como *ligamento de Humphrey* (Figura 9.12 B e C). Em posição posterior, o ligamento meniscofemoral posterior, também conhecido como *ligamento de Wrisberg*, forma outro pequeno abaulamento (Figura 9.12 D e E).

O ligamento colateral medial (LCM) apresenta dois componentes: superficial e profundo. O componente superficial, ou estabilizador medial principal do joelho, origina-se do epicôndilo femoral medial pouco abaixo do tubérculo adutor e tem sua inserção na superfície medial da tíbia, cerca de 5 cm abaixo da linha articular. A camada profunda do LCM, que é considerada parte da cápsula fibrosa, tem sua inserção frouxa na margem periférica do corpo do menisco medial. O LCM continua em direção posterior para formar o ligamento oblíquo posterior. Esse ligamento está firmemente emaranhado com fibras distais do tendão do músculo semimembranoso, conferindo estabilização firme ao ângulo posteromedial do joelho (Figura 9.13 A a D). O ligamento colateral lateral (LCL) tem sua inserção no epicôndilo lateral do fêmur superiormente, pouco acima do sulco poplíteo, onde se mistura com a superfície externa da cápsula. Desse ponto em diante, esse ligamento estende-se inferior e posteriormente

374 Parte 2 Lesões Traumáticas

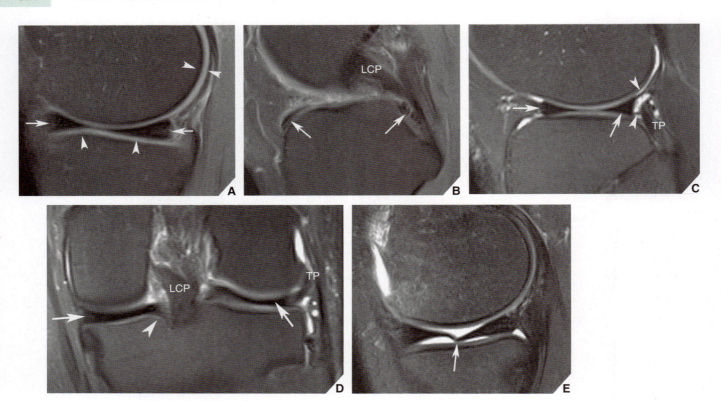

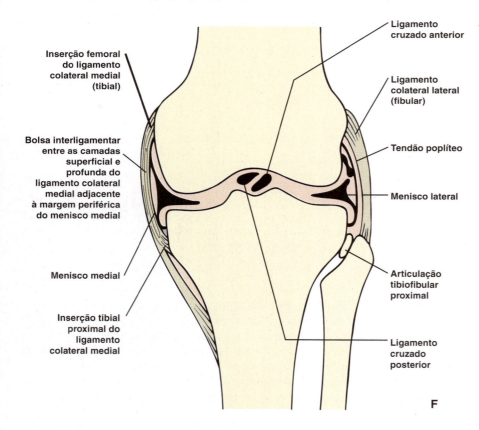

◀ **Figura 9.10 Aspecto dos meniscos normais à RM. A.** Cornos anterior e posterior do menisco medial (*setas*) demonstrados em imagem sagital de RM ponderada em densidade de prótons com saturação de gordura. Observe a superfície lisa da cartilagem hialina articular hiperintensa (*pontas de seta*), que cobre o côndilo femoral e o platô tibial mediais. **B.** Raízes anterior e posterior do menisco medial (*setas*) demonstradas em imagem sagital de RM ponderada em densidade de prótons com saturação de gordura. Observe a relação entre a raiz posterior do menisco medial e o ligamento cruzado posterior (LCP) distal na inserção tibial. **C.** Cornos anterior e posterior do menisco lateral demonstrados em imagem sagital de RM ponderada em densidade de prótons com saturação de gordura (*setas*). Observe os fascículos posteriores superior e inferior (*pontas de seta*) delimitando o hiato poplíteo, que permitem a passagem do tendão poplíteo (*TP*). **D.** Cornos posteriores dos meniscos medial e lateral (*setas*) demonstrados em imagem coronal de RM ponderada em densidade de prótons com saturação de gordura obtida através da parte posterior dos côndilos femorais. Observe a raiz posterior do menisco medial (*ponta de seta*) adjacente à inserção tibial do LCP. Observe a origem do TP no côndilo femoral lateral. **E.** Essa imagem sagital de RM ponderada em T2 demonstrou aspecto ondulado do menisco medial (também conhecido como ondulação meniscal [ou *flounce*], *seta*), que é uma variação normal. **F.** Ilustração esquemática da topografia dos meniscos medial e lateral e estruturas circundantes evidenciadas em imagem de RM no plano coronal médio. (**F**, Modificada com autorização de Firooznia H, Golimbu C, Rafii M. MR imaging of the menisci: fundamentals of anatomy and pathology. *Magn Reson Imaging Clin N Am* 1994;2(3):325-347. Copyright © 1994 Elsevier.)

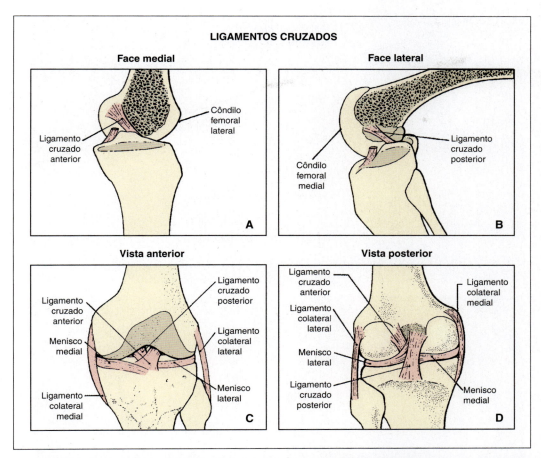

Figura 9.11 Ligamentos cruzados. O LCA origina-se da superfície medial do côndilo femoral lateral na incisura intercondilar (**A**) e tem sua inserção na parte anterior da eminência intercondilar da tíbia (**C**) (ver também Figura 9.9). O LCP origina-se da superfície lateral do côndilo femoral medial dentro da incisura intercondilar (**B**) e tem sua inserção na superfície posterior da eminência intercondilar (**D**) (ver também Figura 9.9). Nenhum ligamento cruzado está inserido nas tuberosidades tibiais.

até sua inserção anterior na cabeça da fíbula (Figura 9.13 E e F). Os dois ligamentos colaterais são mais bem demonstrados nas imagens obtidas no plano sagital. Como acontece com meniscos e ligamentos cruzados, os ligamentos colaterais também têm sinal hipointenso.

Durante a avaliação do exame de RM do joelho, é útil utilizar uma lista de verificação (*checklist*) como a que está ilustrada na Tabela 9.1.

Para avaliar instabilidade do joelho causada por lesões ligamentares, pode ser necessário obter incidências com estresse. Essas técnicas são usadas mais comumente nos casos suspeitos de lesão de LCM (Figura 9.14), mas são utilizadas com menos frequência para avaliar insuficiência dos ligamentos cruzados anterior e posterior (Figura 9.15). Esses exames devem ser realizados preferencialmente com anestesia local.

Arteriografia e flebografia podem ser necessárias para avaliar lesões coexistentes do sistema vascular, embora recentemente a angiorressonância magnética (ARM) seja utilizada mais comumente com essa finalidade. A TC é útil para avaliar fraturas de platô tibial e, ocasionalmente, é realizada para examinar lesões traumáticas de cartilagens e tecidos moles, principalmente meniscos e ligamentos cruzados. Quando é combinada com artrografia, a artrotomografia computadorizada, ou artro-TC, é útil para avaliar osteocondrite dissecante (ver Figura 9.61 C e D) e detectar fragmentos osteocondrais radiotransparentes intra-articulares.

As Tabelas 9.2 e 9.3 apresentam um resumo dessa discussão.

Lesões traumáticas do joelho

Fraturas em torno do joelho

Fraturas do fêmur distal

Na maioria dos casos, as fraturas de fêmur distal ocorrem em acidentes automobilísticos ou quedas de alturas significativas e são classificadas de acordo com a localização e a extensão da linha de fratura: supracondilares, condilares e intercondilares. As fraturas supracondilares podem ser subdivididas em fraturas sem desvio, impactadas, com desvio e cominutivas (Figura 9.16). Em geral, essas lesões são bem demonstradas nas radiografias convencionais de joelho nas incidências anteroposterior e perfil (Figura 9.17); contudo, em casos raros, pode ser necessária incidência oblíqua para avaliar uma linha de fratura com orientação oblíqua. No passado, a tomografia convencional era usada nos casos de fratura cominutiva para avaliar detalhadamente linhas da fratura e localização dos fragmentos (Figura 9.18), mas, atualmente, foi substituída pela TC helicoidal com reformatação tridimensional (TC 3D) (Figura 9.19).

Fraturas de tíbia proximal

Platôs tibiais medial e lateral são as áreas mais comuns de fraturas de tíbia proximal. Como geralmente ocorrem quando o joelho é atingido por um veículo em movimento, também são conhecidas como *fraturas de para-choque ou para-lama*; contudo, algumas dessas fraturas podem ser causadas por quedas com torção. A classificação

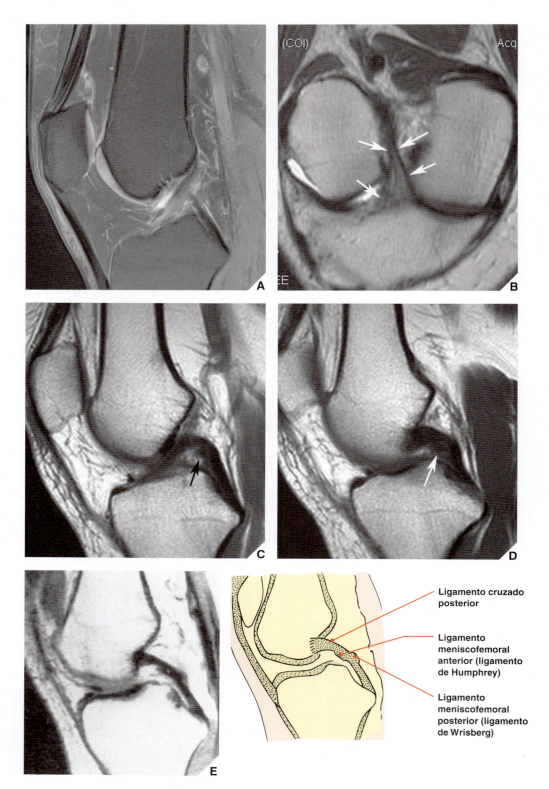

Figura 9.12 Imagens de RM em sequência *spin echo* dos ligamentos cruzados normais. A. Essa imagem sagital de RM ponderada em densidade de prótons mostra a margem anterior do LCA (reta e bem definida) representando o feixe anteromedial; a margem posterior estava mal definida em razão da orientação oblíqua do ligamento e representa o feixe posterolateral. **B.** Essa imagem coronal oblíqua de RM ponderada em T2 mostra o LCA desde sua origem no côndilo femoral lateral até sua inserção na tíbia (*setas*). **C.** Em outra imagem sagital, o LCP foi demonstrado por inteiro, desde sua origem femoral até sua inserção tibial. Observe um pequeno abaulamento anterior, produzido pelo ligamento meniscofemoral anterior (*seta*). **D.** Nessa imagem sagital, o ligamento meniscofemoral anterior (ligamento de Humphrey) é muito proeminente e assemelha-se a um fragmento de menisco (*seta*). **E.** Essa imagem sagital de RM ponderada em T1 mostrou os ligamentos meniscofemorais anterior (Humphrey) e posterior (Wrisberg) proeminentes.

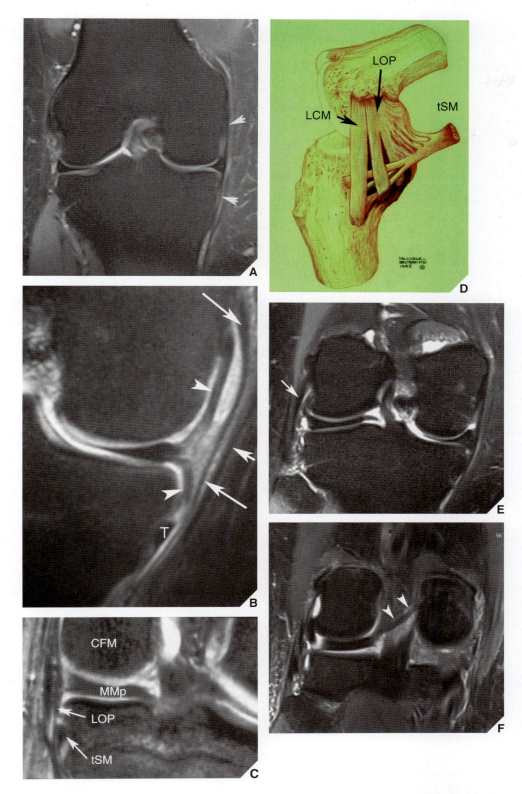

Figura 9.13 Imagens de RM dos ligamentos colaterais. A. Imagem coronal de RM ponderada em T2 com saturação de gordura do LCM normal. As fibras superficiais do LCM foram bem definidas nesse corte obtido no nível da incisura intercondilar (*setas*). A inserção do LCP na superfície interna do côndilo femoral medial (CFM) também foi bem demonstrada. Os meniscos apareceram como pequenos triângulos com sinal hipointenso. **B.** Essa imagem coronal de RM ponderada em T2 com saturação de gordura demonstrou as fibras superficiais (*setas longas*) e profundas (*pontas de seta*) do LCM. Observe a fáscia crural profunda (*seta curta*) e a porção tibial (T) do tendão do semimembranoso (*tSM*). **C.** Essa imagem coronal de RM em sequência *gradient echo* obtida da parte posterior do CFM e corno posterior do menisco medial (*MMp*) demonstrou a relação entre ligamento oblíquo posterior (*LOP*) e a porção anterior do tSM. **D.** Ilustração esquemática do ângulo posteromedial do joelho demonstrando a relação entre LCM, LOP e porções do tSM distal. **E** e **F.** Imagens coronais de RM ponderadas em T2 com saturação de gordura do ligamento colateral lateral (fibular) (*seta*). Nesse corte posterior, observe o ligamento meniscofemoral, que se estendia do corno posterior do menisco lateral até a superfície interna do CFM (*pontas de seta*). Meniscos lateral e medial e LCP foram bem demonstrados nessas imagens.

Tabela 9.1 Lista de verificação (*checklist*) do exame de ressonância magnética do joelho.

Estruturas ósseas
  Côndilos femorais (c, s, a)
  Platô tibial (c, s)
  Tubérculo de Gerdy (s, a)
  Patela (c, s, a)
  Fíbula proximal (c, s, a)

Estruturas cartilaginosas
  Cartilagem articular (c, s, a)

Articulações
  Femorotibial (c, s)
  Femoropatelar (s, a)

Meniscos
  Medial (c, s)
  Lateral (c, s)

Ligamentos
  Colateral medial – fibras superficiais e profundas (c)
  Complexo colateral lateral – tendão do bíceps femoral, ligamento colateral lateral próprio, banda iliotibial (c)
  Cruzado anterior – feixes anteromedial e posterolateral (c, s)
  Cruzado posterior (c, s)
  Meniscofemorais – de Humphrey (anterior) e de Wrisberg (posterior) (c, s)
  Transverso (s)
  Patelar ("tendão") (s)
  Retináculos patelares – medial e lateral (a)
  Arqueado (c, a)
  Popliteofibular (c, s)
  Fabelofibular (c)

Músculos e seus tendões
  Quadríceps (s, a)
  Poplíteo (c, s)
  Plantar (a)
  Bíceps femoral (c)
  Semimembranoso (s, a)
  Semitendíneo (s, a)
  Grácil (s, a)
  Sartório (s, a)
  Gastrocnêmico (s, a)
  Sóleo (s, a)

Bolsas
  Poplítea (Baker) – entre os tendões da cabeça medial do gastrocnêmico e o semimembranoso (s, a)
  Pré-patelar (s, a)
  Infrapatelar profunda (s, a)
  Pata de ganso (*pes anserinus*) (c)
  Semimembranosa – ligamento colateral tibial (c)

Outras estruturas
  Recesso suprapatelar (s)
  Pregas sinoviais (c, a)
  Prega infrapatelar (s)
  Gordura de Hoffa (infrapatelar) (s, a)
  Hiato poplíteo (c)
  Artéria e veia poplíteas (a)
  Artéria geniculada medial (c)
  Nervos tibial e fibular (a)

Os melhores planos para demonstrar as estruturas citadas estão entre parênteses; c = coronal; s = sagital; a = axial.

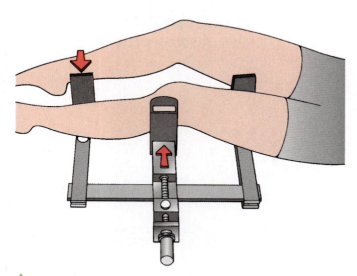

▲
Figura 9.14 Estresse em valgo. Para obter radiografia de estresse do joelho e avaliar ligamento colateral medial, o paciente deita-se em posição supina com joelho flexionado em cerca de 15-20°. A perna é colocada no dispositivo, e a placa de pressão é aplicada contra a superfície lateral do joelho. (As *setas* demonstram a direção dos estresses aplicados.) Em seguida, radiografias são obtidas na incidência anteroposterior.

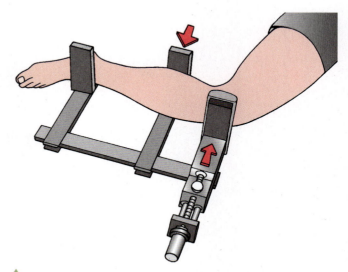

▲
Figura 9.15 Estresse da gaveta anterior. Para obter radiografia de estresse do joelho e avaliar LCA, o paciente deita-se de lado e coloca sua perna com joelho flexionado a 90° no dispositivo. A placa de pressão é aplicada contra a superfície anterior do joelho. (As *setas* demonstram a direção dos estresses aplicados.) Em seguida, radiografias são obtidas na incidência de perfil.

Tabela 9.2 Incidências radiográficas convencionais e especiais para avaliar lesões traumáticas do joelho.

Incidência	Demonstração	Incidência	Demonstração
Anteroposterior	Compartimentos articulares medial e lateral	*Perfil* (continuação)	Doença de Sinding-Larsen-Johansson[a]
	Deformidades em varo e valgo		Doença de Osgood-Schlatter[a]
	Fraturas de:		Fratura osteocondral
	Côndilos femorais medial e lateral		Osteocondrite dissecante (fase avançada)
	Platôs tibiais medial e lateral		Osteonecrose espontânea
	Cristas tibiais		Derrame articular
	Fíbula proximal		Bursite de:
	Fratura osteocondral		Bolsa pré-patelar
	Osteocondrite dissecante (estágio avançado)		Bolsas infrapatelares superficial e profunda
	Osteonecrose espontânea		Rupturas:
	Lesão de Pellegrini-Stieda		Tendão do quadríceps
			Ligamento patelar
Hiperpenetrada	Patela bipartida ou multipartida	Estresse	Ligamentos cruzados
	Fraturas da patela		
Estresse	Ruptura dos ligamentos colaterais	Feixes transversais	Sinal da FBI (lipo-hemartrose)
Perfil	Compartimento articular femoropatelar	*Em túnel* (posteroanterior)	Superfícies posteriores dos côndilos femorais
	Patela em perfil		Incisura intercondilar
	Recesso suprapatelar		Eminência intercondilar da tíbia
	Fraturas de:	*Axial* (Merchant e sol nascente)	Facetas articulares da patela[b]
	Fêmur distal		Ângulo do sulco[b]
	Tíbia proximal		Ângulo de congruência[b]
	Patela		Fraturas da patela
	Luxações		Subluxação e luxação da patela[b]

[a]Essas condições são mais bem demonstradas com técnica para tecidos moles (quilovoltagem baixa).
Essas alterações são mais bem demonstradas na incidência axial de Merchant.
FBI = interface gordura-sangue (*fat-blood interface*, em inglês).

Tabela 9.3 Técnicas radiológicas complementares para avaliar lesões traumáticas do joelho.

Técnica	Demonstração	Técnica	Demonstração
Artrografia (em geral, com contraste duplo; em alguns casos, com contraste simples usando apenas ar); atualmente, foi substituída por RM e artro-RM (ver texto seguinte)	Rupturas meniscais	*Cintilografia óssea* (cintilografia radionuclídica)	Fraturas sutis não evidenciadas nos exames convencionais
	Lesões de:		Estágios inicial e tardio de:
	Ligamentos cruzados		Osteocondrite dissecante
	Ligamento colateral medial		Osteonecrose espontânea
	Tendão do quadríceps	*Angiografia* (arteriografia, flebografia)	Lesões coexistentes de artérias e veias
	Ligamento patelar	*RM*	As mesmas da artrografia, TC e cintilografia óssea
	Cápsula articular	*Artro-RM*	Rupturas residuais ou recidivantes de meniscos
	Fraturas condrais e osteocondrais		
	Osteocondrite dissecante (estágios inicial e avançado)		Complicações pós-cirurgia de menisco
	Fragmentos osteocondrais na articulação		Fragmentos intra-articulares livres
	Anormalidades sutis da cartilagem articular		
TC e artrotomografia computadorizada (artro-TC)	Osteonecrose espontânea		Pregas sinoviais
	Lesões de:		Estabilidade de lesões osteocondrais
	Cartilagem articular		Rupturas dos ligamentos colaterais
	Ligamentos cruzados		Rupturas dos ligamentos cruzados
	Meniscos	*ARM*	As mesmas da angiografia
	Fragmentos osteocondrais na articulação		
	Osteocondrite dissecante		

RM = ressonância magnética; artro-RM = artrorressonância magnética; TC = tomografia computadorizada; ARM = angiorressonância magnética.

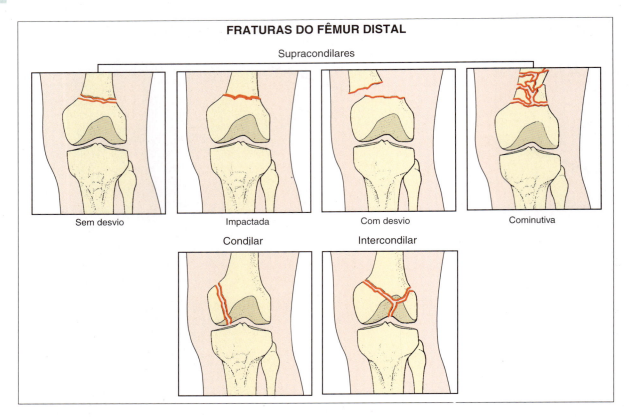

▲ **Figura 9.16 Classificação das fraturas de fêmur distal.** Com base na localização e extensão da lesão, as fraturas de fêmur distal podem ser classificadas como fraturas supracondilares, condilares e intercondilares.

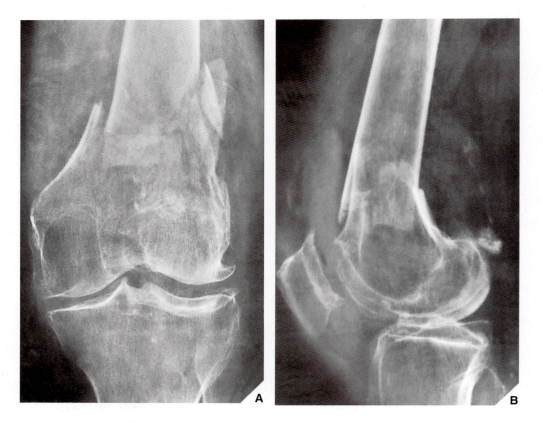

▲ **Figura 9.17 Fratura supracondilar.** Esse homem de 58 anos feriu-se em acidente de motocicleta. Radiografias anteroposterior (**A**) e perfil (**B**) do joelho demonstraram fratura supracondilar cominutiva de fêmur distal. Nessas incidências convencionais, foi possível avaliar adequadamente a extensão das linhas de fratura e posição dos fragmentos.

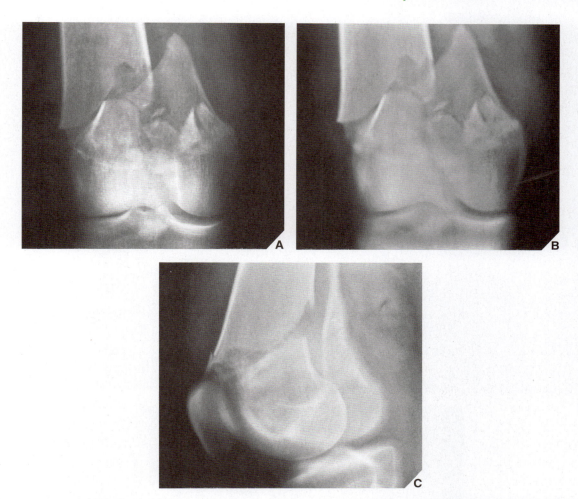

Figura 9.18 Fratura supracondilar. Esse piloto de carros de corrida de 22 anos sofreu acidente na pista. **A.** A incidência anteroposterior do joelho direito demonstrou fratura cominutiva de fêmur distal. A tomografia foi realizada, e os cortes nas incidências anteroposterior (**B**) e perfil (**C**) mostraram extensão intra-articular das linhas de fratura com separação dos côndilos e desvio posterior dos fragmentos distais. Com isso, foi possível localizar os vários fragmentos cominutivos.

de Hohl oferece uma visão geral dos seis tipos diferentes de fratura dos platôs tibiais e é útil para correlacionar os diversos tipos de lesão com as forças aplicadas que as causam (Figura 9.20). De acordo com a classificação de Hohl, a lesão por abdução simples causa fratura em fenda no platô tibial lateral sem desvio (tipo I) (Figura 9.21). Quando compressão axial é combinada com força de abdução, ocorrem fraturas com depressão central localizada (tipo II) e depressão em fenda localizada (tipo III) (Figura 9.22). Fraturas com depressão total (tipo IV), que são encontradas mais comumente no platô tibial medial em razão de sua configuração anatômica (ausência da fíbula), caracterizam-se pela inexistência de cominuição da superfície articular. Fraturas do tipo V de Hohl, que são encontradas raramente, são fraturas em fenda localizada sem depressão central, que envolvem as superfícies anteriores ou posteriores do platô tibial. Fraturas cominutivas que afetam os platôs tibiais e têm configuração em "Y" ou "T" (tipo VI) geralmente resultam de compressão vertical, inclusive queda sobre a perna estendida (Figura 9.23). Os tipos III e VI estão frequentemente associados à fratura de fíbula proximal. Em nossa instituição, utilizamos a classificação de Schatzker das fraturas de platô tibial que, da mesma forma que a classificação de Hohl, classifica essas fraturas em seis tipos, embora de acordo com o envolvimento do platô medial ou lateral (Figura 9.24).

Fraturas de platô tibial podem não ser evidenciadas no exame radiográfico rotineiro de joelho, principalmente quando não há depressão (Figura 9.25 A e B). Entretanto, nesses casos, incidência de perfil com raios perpendiculares à mesa frequentemente demonstra sinal da FBI, que indica existência de fratura intra-articular (Figura 9.25 C). Demonstração de uma linha de fratura obscura pode exigir radiografias nas incidências oblíquas.

A utilidade da TC na investigação das fraturas de platô tibial está bem demonstrada. Essa modalidade de exame radiológico permite demonstração ideal de depressões, falhas e fragmentos fusiformes no platô. Além disso, a TC mostrou-se uma técnica precisa para avaliar fraturas com depressão e fendas que envolvem bordas anterior e posterior do platô, assim como para demonstrar extensão de fratura cominutiva. Imagens reformatadas em vários planos e reconstrução 3D são especialmente úteis (Figuras 9.26 a 9.28). Recentemente, Kode e colaboradores sugeriram que RM fosse equivalente ou mais eficaz que a TC bidimensional (2D) reformatada para demonstrar configuração das fraturas de platô tibial (Figuras 9.29 e 9.30). Os recursos multiplanares da RM podem facilitar a visualização em 3D e, além disso, essa técnica permite avaliar lesões coexistentes de ligamentos e meniscos, que não aparecem nas imagens de TC (Figura 9.31).

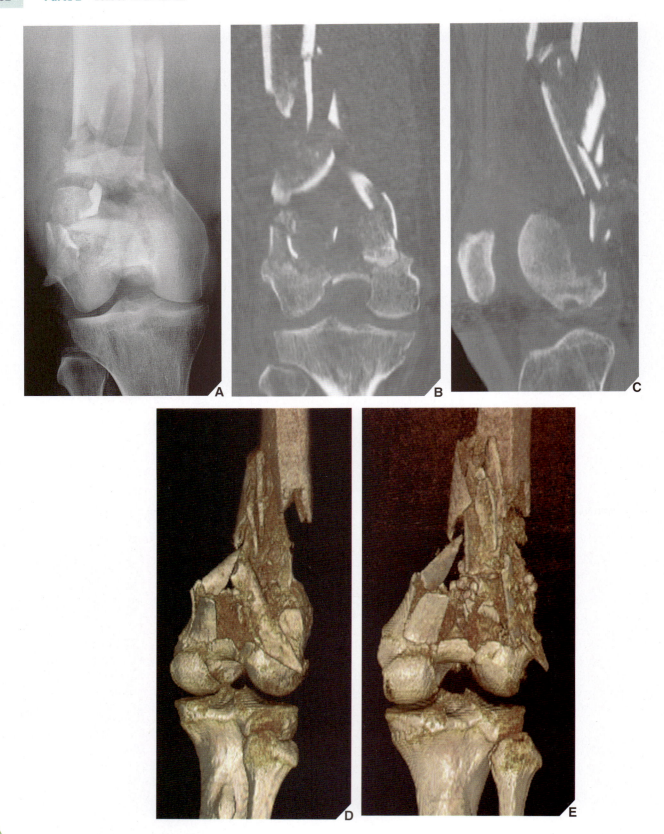

Figura 9.19 Imagens de TC e TC 3D de fratura supracondilar. Essa mulher de 54 anos sofreu acidente de motocicleta. **A.** Radiografia anteroposterior do joelho direito demonstrou fratura supracondilar gravemente cominutiva do fêmur. **B** e **C.** Imagens de TC reformatadas nos planos coronal e sagital mostraram desvios de vários fragmentos fraturados. Imagens de TC 3D reconstruídas nas incidências oblíqua (**D**) e posterior (**E**) demonstraram as posições e orientações dos fragmentos fraturados desviados de forma mais abrangente.

Capítulo 9 Membro Inferior II: Joelho 383

CLASSIFICAÇÃO DE HOHL DAS FRATURAS DO PLATÔ TIBIAL

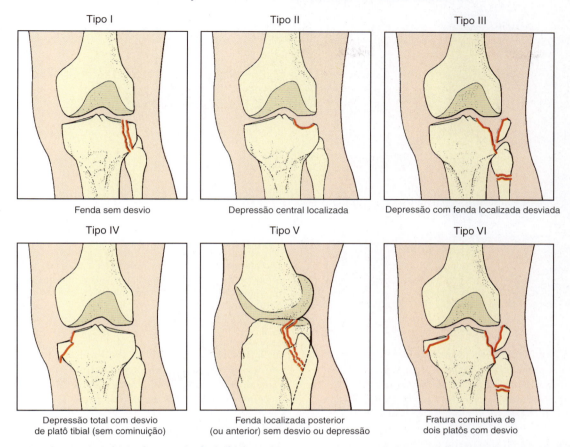

▲ **Figura 9.20 Classificação de Hohl das fraturas de platô tibial.** (Modificada com autorização de Hohl M. Tibial condylar fractures. *J Bone Joint Surg [Am]* 1967;49A:1455-1467.)

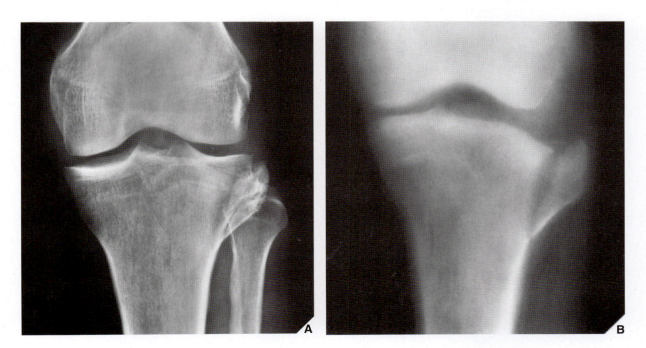

▲
Figura 9.21 Fratura do platô tibial. Esse homem de 30 anos foi atropelado por automóvel quando atravessava a rua. Radiografia anteroposterior (**A**) e tomografia (**B**) demonstraram fratura em fenda no platô tibial lateral (tipo I de Hohl).

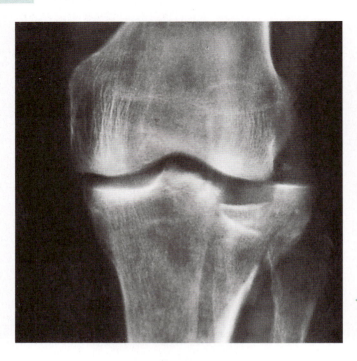

Figura 9.22 **Fratura do platô tibial.** Radiografia anteroposterior do joelho demonstrou fratura do platô tibial, que era uma combinação de fraturas em cunha e depressão central envolvendo côndilo tibial lateral (tipo III de Hohl).

Um aspecto importante das fraturas de platô tibial é sua associação às lesões traumáticas de ligamentos e meniscos. As estruturas mais suscetíveis são o ligamento colateral medial, o LCA (ver Figura 9.11) e o menisco lateral (ver Figura 9.9), porque fraturas de platô tibial lateral geralmente são causadas por estrese em valgo (Figura 9.32). Além disso, a lesão do LCA pode estar associada à avulsão da crista tibial lateral ou eminência intercondilar anterior. Incidências em estresse e RM geralmente demonstram essas anormalidades associadas. Quando exame clínico e exames radiológicos, inclusive incidências em estresse, demonstram que os ligamentos estão intactos, fraturas sem desvio do platô tibial podem ser tratadas com medidas conservadoras. Entretanto, quando há fratura com depressão, alguns cirurgiões ortopédicos recomendam redução aberta para pacientes cujas fraturas apresentam depressão articular de 8 mm. Em geral, o tratamento cirúrgico está indicado para fraturas de platô tibial com depressão articular de 10 mm ou mais.

Complicações. Complicações mais frequentes das fraturas de fêmur distal e tíbia proximal são falha de união e artrite pós-traumática.

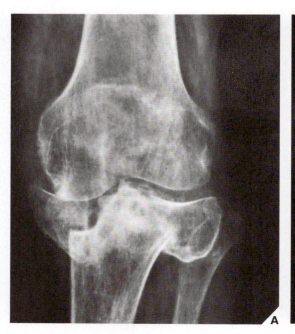
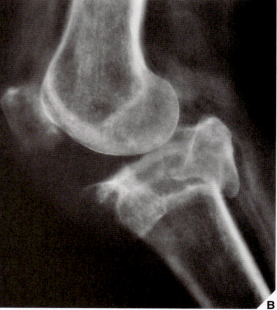

Figura 9.23 **Fratura do platô tibial.** Radiografia na incidência anteroposterior (**A**) e tomografia (**B**) demonstraram aspecto típico de fratura tibial bicondilar em "Y" (tipo VI de Hohl).

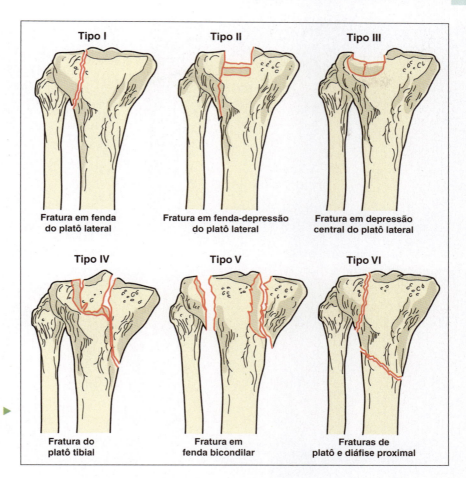

Figura 9.24 Classificação de Schatzker das fraturas de platô tibial. (Modificada com autorização de Koval JK, Helfet DI. Tibial plateau fractures: evaluation and treatment. *J Am Acad Orthop Surg* 1995;3:86-93.)

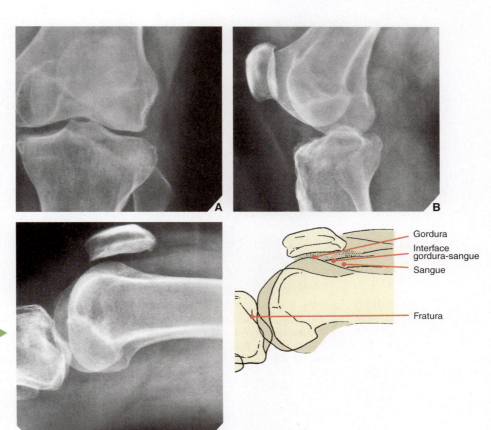

Figura 9.25 Fratura do platô tibial. Ao atravessar a rua, essa mulher de 38 anos foi atropelada por um automóvel. Radiografias anteroposterior (**A**) e perfil (**B**) demonstraram derrame articular significativo, mas a linha de fratura não estava evidente. **C.** Incidência de perfil com raios perpendiculares à mesa demonstraram sinal da FBI, que indica extensão intra-articular da fratura.

386 Parte 2 Lesões Traumáticas

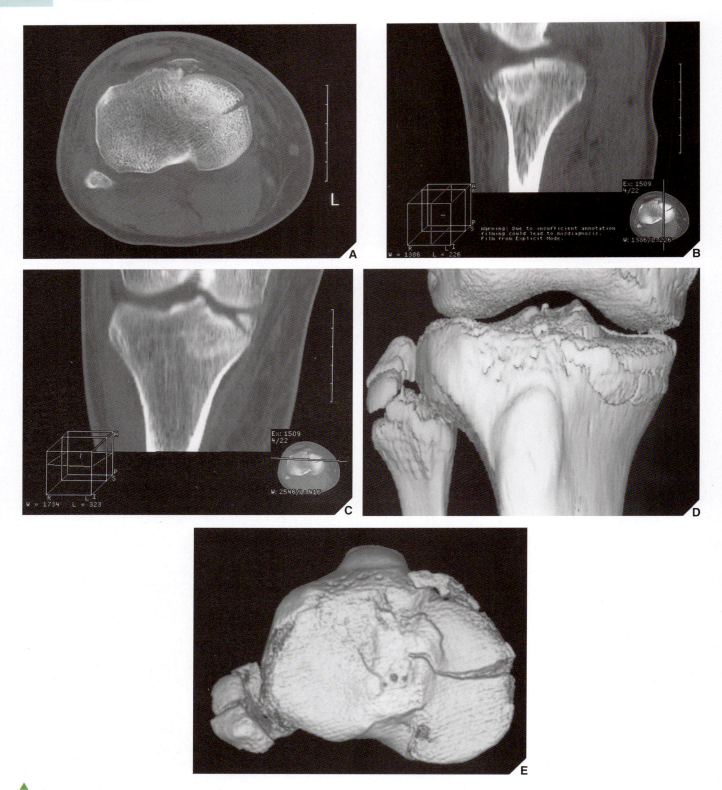

▲
Figura 9.26 Imagens de TC e TC 3D de fratura do platô tibial. Esse homem de 23 anos sofreu acidente de motocicleta. Radiografias convencionais do joelho (não reproduzidas aqui) demonstraram fratura de platô tibial. **A.** Imagem axial de TC no nível da tíbia proximal evidenciou fratura cominutiva de platô tibial medial. **B.** Essa imagem sagital reformatada mostrou que a parte anterior do platô havia sido predominantemente afetada. **C.** A imagem reformatada no plano coronal evidenciou cominuição e depressão. **D.** Vista anterior da imagem 3D reconstruída, além de depressão do platô tibial anterior medial, demonstrou fratura associada da fíbula proximal. **E.** Vista em "olho de pássaro" da imagem 3D reconstruída definiu a orientação espacial das linhas de fratura.

Capítulo 9   Membro Inferior II: Joelho   387

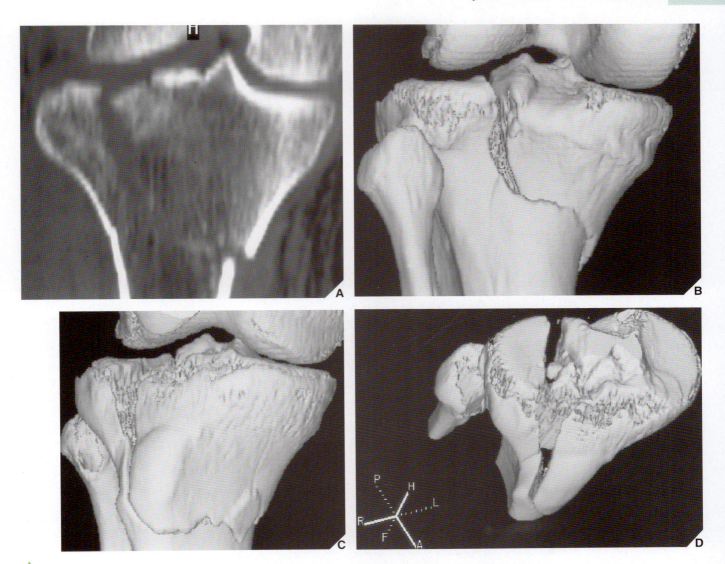

Figura 9.27 Imagens de TC e TC 3D de fratura de platô tibial. Esse homem de 22 anos caiu de uma escada alta e machucou seu joelho direito. Radiografias convencionais mostraram fratura de platô tibial. **A.** Essa imagem de TC reformatada no plano coronal demonstrou extensão da fratura do platô tibial lateral até a diáfise tibial. **B.** Vista posterior da reconstrução 3D evidenciou a linha de fratura, mas a fenda interfragmentar não estava bem evidente. **C.** Vista anterior da reconstrução 3D demonstrou a fenda com mais nitidez. **D.** Vista em "olho de pássaro" da TC 3D mostrou claramente detalhes da fenda e cominuição do platô tibial.

Fratura de Segond

Fratura de Segond consiste em fratura com avulsão de um fragmento pequeno da superfície lateral da tíbia proximal, pouco abaixo do nível do platô tibial, que é mais evidente na radiografia anteroposterior do joelho (Figura 9.33). O mecanismo dessa lesão é rotação interna da perna com estresse em varo com joelho flexionado, produzindo tensão na cápsula lateral e ligamento capsular lateral. Por sua vez, isso causa fratura com avulsão da inserção desse ligamento no platô tibial lateral. Essa lesão pode estar associada à ruptura capsular, do LCA e do menisco lateral, resultando em instabilidade anterolateral crônica do joelho (Figura 9.34).

Hall e Hochman descreveram uma fratura tipo Segond invertida, que afeta o platô tibial medial e está associada à ruptura do ligamento cruzado posterior, do ligamento colateral medial e do menisco medial (Figura 9.35). O mecanismo dessa lesão e as diversas anormalidades radiográficas são contrários aos que se observam com fratura de Segond clássica. A fratura com avulsão do platô tibial medial é causada por estresse em valgo e rotação externa do joelho flexionado.

Fraturas da patela

Fraturas de patela, que podem ser causadas por choque direto contra a superfície anterior do joelho ou forças de tensão indiretas geradas pelo tendão do quadríceps, representam cerca de 1% de todas as lesões esqueléticas. Em geral, as fraturas da patela podem ser longitudinais (verticais), transversais ou cominutivas (Figura 9.36). Nas fraturas patelares encontradas mais comumente (60% dos casos), a linha de fratura é transversal ou ligeiramente oblíqua e envolve a parte intermediária da patela. Durante a avaliação desse tipo de lesão, é importante reconhecer a variação descrita como *patela bipartida* ou *multipartida*. Essa anomalia é uma variante do desenvolvimento do(s) centro(s) de ossificação secundária da borda superolateral da patela e não deve ser confundida com fratura (Figura 9.37). A TC pode ajudar a diferenciar essa anomalia do desenvolvimento de fratura patelar. Como recurso para ajudar a não confundir patela bipartida ou multipartida com fratura, é importante ter em mente que os centros de ossificação acessórios sempre estão no quadrante lateral superior da patela, e, quando seus fragmentos aparentes são

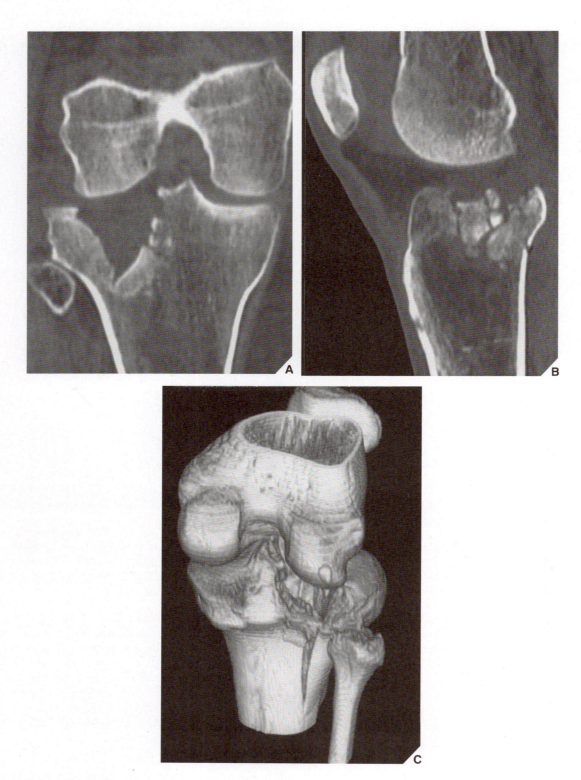

Figura 9.28 Imagens de TC e TC 3D de fratura de platô tibial. Imagens de TC reformatadas nos planos coronal (**A**) e sagital (**B**) demonstraram fratura tipo III de Hohl (depressão com fenda localizada e desvio) no platô tibial lateral. **C.** Imagem de TC reconstruída em 3D (vista posterior) mostra mais elementos desse tipo de fratura.

Capítulo 9 Membro Inferior II: Joelho **389**

Figura 9.29 Imagens de RM de fratura de platô tibial. A. Essa imagem coronal de RM ponderada em T2 (*spin echo*, TR 2000/TE 80 ms) demonstrou uma faixa de base larga com sinal hipointenso atravessando o platô tibial lateral (*setas longas*). Também havia edema acentuado dos tecidos moles superficiais à banda iliotibial (*setas pequenas*). **B.** Essa imagem sagital de RM ponderada em densidade de prótons (*spin echo*, TR 2000/TE 20 ms) mostrou depressão central localizada no platô tibial (*seta*). O grau de cominuição e depressão foi bem demonstrado (Reproduzida, com autorização, de Bloem JL, Sartoris DJ, eds. *MRI and CT of the musculoskeletal system. A text-atlas*. Baltimore: Williams Wilkins; 1992.)

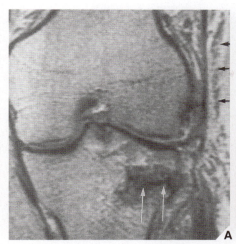
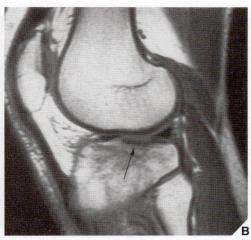

Figura 9.30 Imagens de RM de fratura do platô tibial. A. Essa imagem coronal em sequência *gradient echo* (MGPR) demonstrou fratura de platô tibial (*pontas de seta*). **B.** Essa imagem sagital na mesma sequência (MGPR) mostrou extensão anterior da fratura e avulsão das cristas tibiais (*pontas de seta*). (Reproduzida, com autorização, Berquist TH, ed. *MRI of the musculoskeletal system*, 3nd. Philadelphia: Lippincott-Raven Publishers; 1997.)

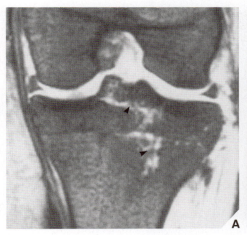
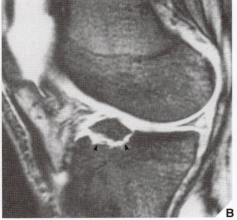

Figura 9.31 Imagem de RM de fratura de platô tibial. Essa imagem coronal de RM ponderada em T2 com saturação de gordura demonstrou fratura ligeiramente deprimida do platô tibial lateral (*seta preta*) com extensa contusão óssea. Observe que havia desvio do menisco lateral para cima (*seta branca curta*) em consequência da ruptura do fascículo meniscal inferior ("menisco flutuante").

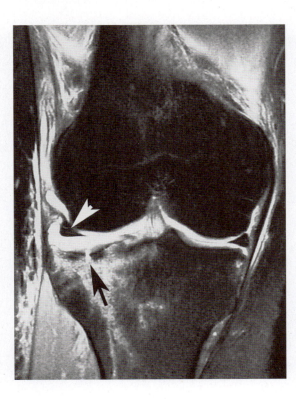

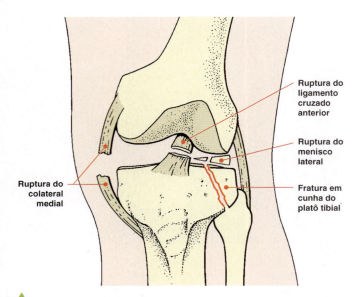

Figura 9.32 **Lesões associadas à fratura de platô tibial.** Fraturas do platô tibial lateral são causadas por estresse em valgo e estão associadas comumente a ruptura do menisco lateral, LCM e LCA.

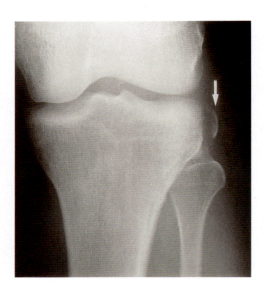

Figura 9.33 **Fratura de Segond.** Essa mulher de 27 anos feriu o joelho esquerdo em um acidente de esqui. A radiografia anteroposterior demonstrou um fragmento pequeno de osso arrancado da superfície lateral da tíbia (*seta*), alteração típica da fratura de Segond.

reunidos, eles não formam uma patela normal. Contudo, fragmentos fraturados formam uma patela normal quando são recolocados em sua posição. Em geral, lesões traumáticas de patela são demonstradas adequadamente nas radiografias hiperpenetradas de joelho nas incidências anteroposterior e perfil (Figuras 9.38 a 9.41), embora a RM também possa ser uma técnica útil.

Luxações da patela

Luxações da patela, que geralmente são laterais, resultam de traumatismo agudo e são diagnosticadas facilmente nas incidências convencionais do joelho (Figura 9.42). A chamada *luxação transitória*, também classificada como lesão traumática quando a patela luxada tem redução espontânea, é muito mais difícil de diagnosticar. Luxação transitória pode estar associada à hipoplasia da incisura troclear do fêmur e à ampliação da distância entre tuberosidade tibial e sulco troclear. Isso é conhecido como *distância* TT-GT (TT – tuberosidade tibial; TG – garganta ou fundo troclear), que pode ser medida nas imagens de RM (Figura 9.43). Embora sintomas clínicos ajudem a estabelecer o diagnóstico, a RM é o recurso diagnóstico mais preciso nesse sentido. Essa modalidade demonstra padrão típico de "contusão óssea" ou lesão trabecular da superfície medial da patela e côndilo femoral anterolateral (Figura 9.44). O retináculo medial (na maioria dos casos,

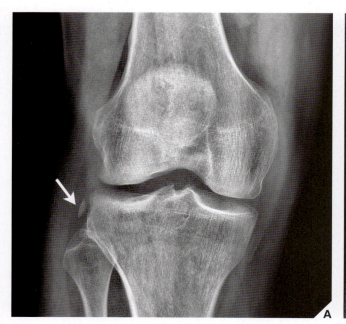
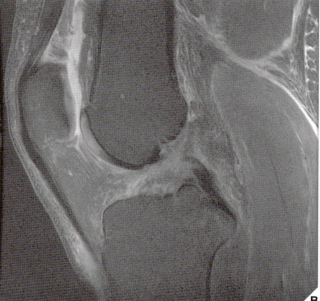

Figura 9.34 **Imagem de RM de fratura de Segond.** **A.** Essa radiografia anteroposterior do joelho direito demonstrou um fragmento ósseo arrancado da superfície lateral da tíbia (*seta*). **B.** Essa imagem sagital de RM ponderada em densidade de prótons com supressão de gordura mostrou ruptura do LCA.

Capítulo 9   Membro Inferior II: Joelho   **391**

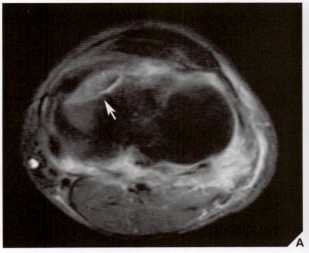
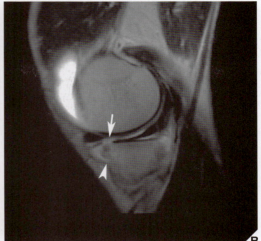
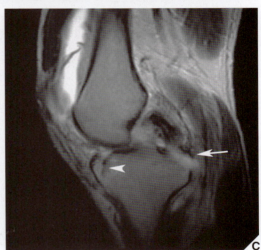

Figura 9.35 Imagem de RM de fratura de Segond invertida.
A. Essa imagem axial de RM em sequência STIR (*short time inversion recovery*) demonstrou fratura do platô tibial anteromedial (*seta*). **B.** Essa imagem sagital ponderada em T2 mostrou ruptura do menisco medial (*seta*) e fratura do platô tibial medial (*ponta de seta*). **C.** Essa imagem sagital ponderada em T2 evidenciou avulsão da inserção tibial do ligamento cruzado posterior (*seta*) e fratura do platô tibial medial (*ponta de seta*).

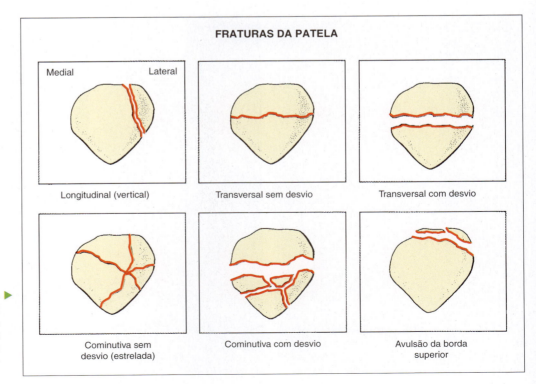

Figura 9.36 Classificação das fraturas da patela. (Modificada com autorização de Hohl M, Larson RL. Fractures and dislocations of the knee. In: Rockwood CA Jr, Green DP, eds. *Fractures*. Philadelphia: Lippincott; 1975.)

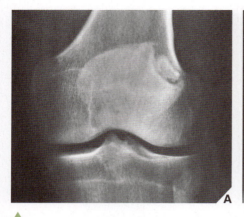
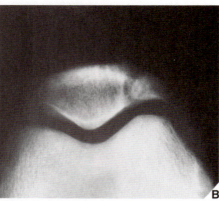
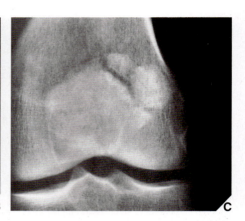

Figura 9.37 Patelas bipartida e multipartida. Radiografias nas incidências anteroposterior (**A**) e axial (**B**) demonstraram aspecto típico de patela bipartida. Observe a posição do centro de ossificação acessório na borda superolateral da patela. **C.** Patela tripartida foi um achado acidental nessa radiografia anteroposterior hiperpenetrada obtida para excluir a possibilidade de artrite gotosa

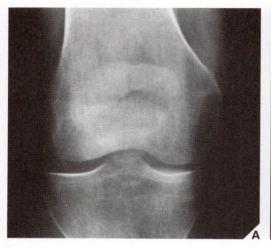
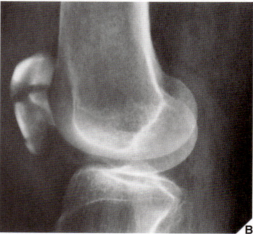

◀ **Figura 9.38 Fratura da patela.** Depois de queda na escada, esse homem de 63 anos referiu dor na superfície anterior do joelho direito. Radiografias nas incidências anteroposterior (**A**) e perfil (**B**) demonstraram aspecto típico de fratura cominutiva de patela.

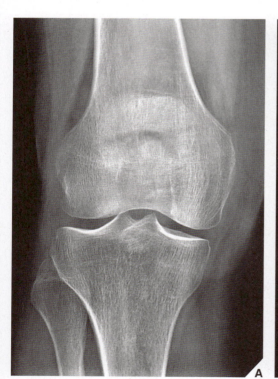
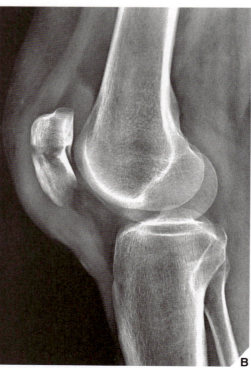

◀ **Figura 9.39 Fratura transversal da patela.** Radiografias nas incidências anteroposterior (**A**) e perfil (**B**) do joelho demonstraram fratura transversal da patela. Observe que havia edema de tecidos moles pré-patelares e derrame articular.

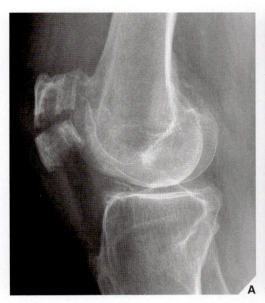 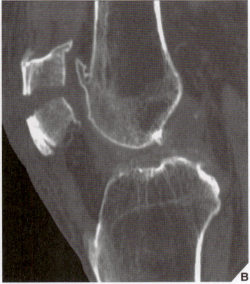

▲ **Figura 9.40 Imagem de TC de fratura transversal de patela.** Radiografia de perfil (**A**) e imagem de TC reformatada no plano sagital (**B**) do joelho desse homem de 80 anos, que havia caído na rua, demonstraram fratura transversal da patela com desvio.

componente do ligamento patelofemoral medial do retináculo) sempre é lesado, mas cartilagem patelar medial pode ou não ter anormalidades. Subluxações de patela são muito mais comuns que luxações reais e, em geral, resultam de lesões crônicas. O melhor exame radiográfico para demonstrar subluxação patelar, principalmente nos casos sutis, é incidência axial de Merchant (Figura 9.45).

Luxações de joelho

Luxações de articulação do joelho são raras. Em geral, essas luxações resultam de lesões traumáticas de alto impacto, inclusive acidentes automobilísticos, quedas graves e esportes de contato. Essas lesões são classificadas em anteriores, posteriores, mediais, laterais e rotatórias. Mais de 50% de todas as luxações são anteriores ou posteriores e sempre estão associadas à ruptura dos ligamentos cruzados anterior e posterior e também ao ligamento colateral medial ou lateral. Complicações comuns incluem coexistência de lesões vasculares (principalmente artéria poplítea), lesão do nervo fibular e síndrome compartimentar. A radiografia convencional é suficiente para firmar o diagnóstico (Figura 9.46 A), mas a RM é necessária para demonstrar anormalidades dos ligamentos e meniscos (Figura 9.46 B a D). A angiotomografia computadorizada (ATC) é a modalidade preferencial para diagnosticar complicações vasculares (Figura 9.47).

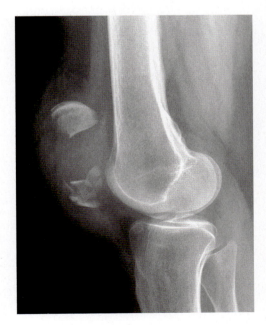 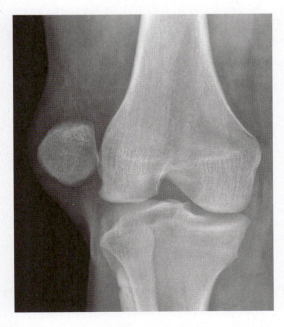

▲ **Figura 9.41 Fratura cominutiva da patela.** Essa radiografia de perfil do joelho demonstrou fratura de patela com cominuição e desvio acentuados.

▲ **Figura 9.42 Luxação lateral da patela.** Essa radiografia anteroposterior do joelho direito desse rapaz de 18 anos, que sofreu acidente de esqui, demonstrou luxação lateral da patela.

394 Parte 2 Lesões Traumáticas

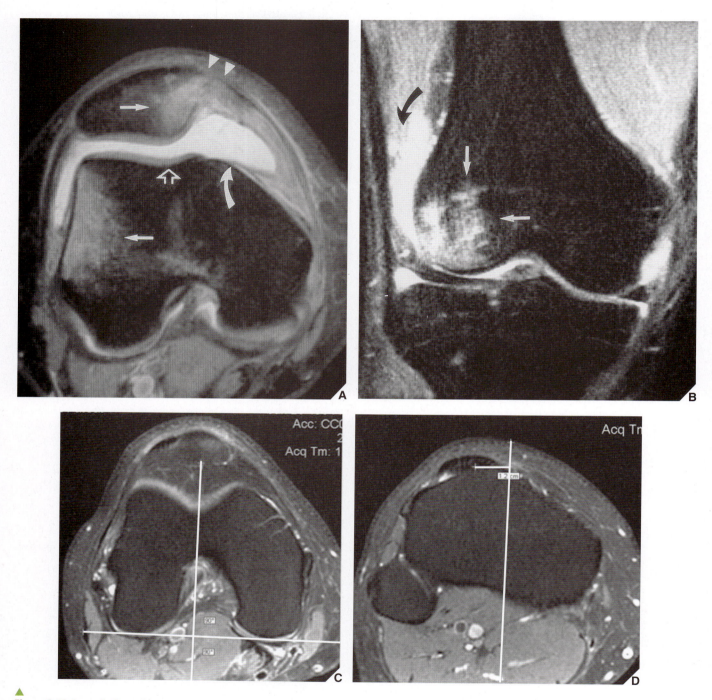

▲
Figura 9.43 Luxação lateral transitória de patela. Nessa mulher de 38 anos, imagens axial (**A**) e coronal (**B**) de RM ponderadas em T2 com supressão de gordura demonstraram anormalidades características dessa lesão: "contusão óssea" na superfície medial da patela e no côndilo femoral lateral (*setas*) associada à hipoplasia da incisura troclear (*seta aberta*) e derrame articular (*setas curvas*). As *pontas de seta* indicaram a ruptura do retináculo medial. A distância TT-TG pode ser medida da seguinte forma: deve-se escolher um corte axial dos côndilos femorais, demonstrando a tróclea femoral mais profunda, (**C**) e uma linha bicondilar é traçada através das superfícies posteriores dos côndilos. Em seguida, deve-se traçar outra linha perpendicular no nível do ponto mais profundo da tróclea. A seguir, a linha é transferida para o corte axial através da tíbia demonstrando a tuberosidade tibial (**D**). A distância entre o ponto central mais proeminente da tuberosidade tibial e a linha troclear corresponde à distância TT-TG. Valores normais são de 10 mm +/- 1 mm para os homens e mulheres, embora medidas de até 15 a 20 mm tenham sido incluídas como limites superiores normais.

Capítulo 9 Membro Inferior II: Joelho   395

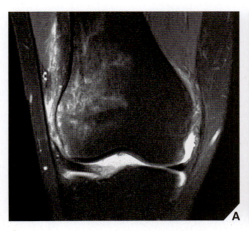
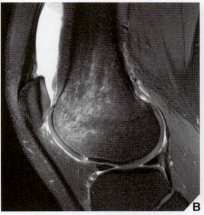
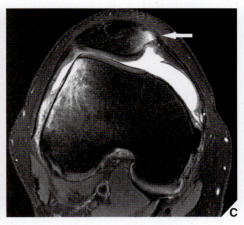

Figura 9.44 Luxação lateral transitória da patela. Imagens coronal (**A**) e sagital (**B**) de RM ponderada em densidade de prótons com supressão de gordura do joelho direito dessa mulher de 22 anos demonstrou áreas extensas de sinal hiperintenso na face anterior do côndilo femoral lateral. Também havia derrame articular volumoso. **C.** Essa imagem axial de RM ponderada em densidade de prótons com supressão de gordura, além do edema de medula óssea no côndilo femoral lateral, mostrou foco com sinal hiperintenso na superfície medial da patela (*seta*), que eram alterações típicas de luxação transitória.

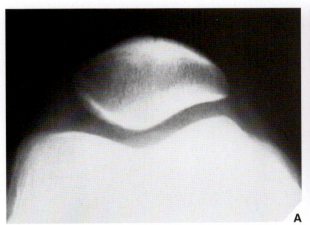
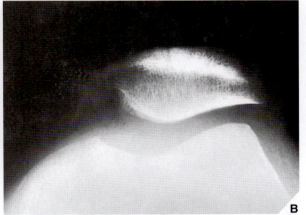

Figura 9.45 Subluxação de patela. Essa mulher de 23 anos apresentava dor e torção do joelho ocasionais, principalmente enquanto corria. **A.** Essa radiografia convencional na incidência axial (sol nascente) da patela não demonstrou anormalidades evidentes. **B.** A incidência de Merchant, contudo, mostrou subluxação lateral da patela. Observe que o ângulo de congruência era positivo (ver Figura 9.7).

Doença de Sinding-Larsen-Johansson

Doença de Sinding-Larsen-Johansson é uma condição encontrada principalmente em adolescentes e, hoje em dia, aceita-se que tenha relação com trauma. A doença é causada por avulsão repetitiva da inserção do ligamento patelar no polo inferior (ápice) da patela e tem as mesmas manifestações clínicas, histopatológicas e radiológicas da doença de Osgood-Schlatter. A doença de Sinding-Larsen-Johansson caracteriza-se clinicamente por dor e hipersensibilidade localizada à palpação e, ao exame radiográfico, por separação e fragmentação do polo inferior da patela associadas a edema de tecidos moles e, ocasionalmente, calcificações na área do ligamento patelar. Aparentemente, essa doença é causada por tração persistente na junção cartilaginosa da patela e ligamento patelar. A radiografia de perfil obtida preferencialmente pela técnica para tecidos moles (quilovoltagem baixa) é o exame mais importante isoladamente (Figura 9.48); quando o exame clínico é positivo, essa radiografia geralmente confirma o diagnóstico.

Doença de Osgood-Schlatter

Doença de Osgood-Schlatter, descrita inicialmente em 1903 por Robert Osgood, de Boston, e Carl Schlatter, de Zurique, é três vezes mais comum nos adolescentes do sexo masculino e caracteriza-se por fragmentação da tuberosidade tibial, edema de tecidos moles e espessamento na inserção do ligamento patelar e inflamação da bolsa infrapatelar profunda. Em 25 a 33% de todos os casos publicados, essa doença é bilateral. Como também ocorre na doença de Sinding-Larsen-Johansson, a radiografia de perfil obtida utilizando técnica de tecidos moles é mais eficaz para demonstrar as lesões (Figura 9.49). Entretanto, o diagnóstico definitivo baseia-se nas manifestações clínicas e radiológicas. Edema de partes moles e bursite e/ou fibrose infrapatelar profunda são indícios diagnósticos fundamentais. A ultrassonografia (US) do complexo da tuberosidade tibial é uma técnica eficaz para demonstrar todas as alterações da doença de Osgood-Schlatter, porque permite demonstração excelente

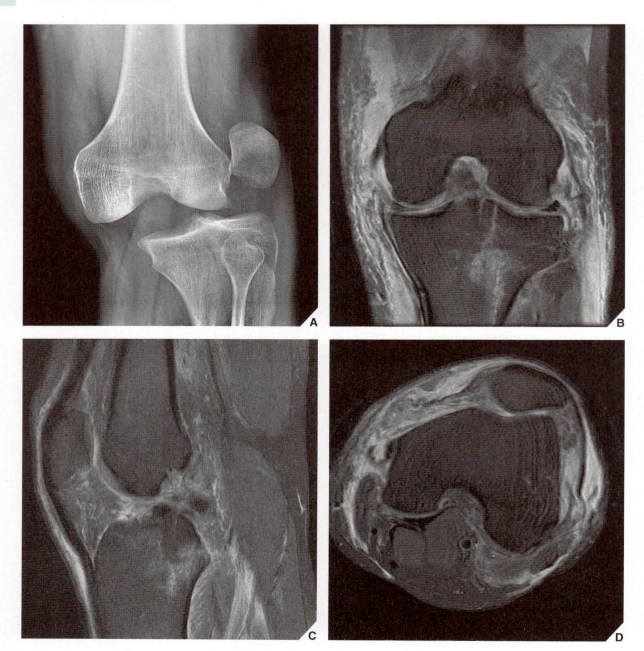

Figura 9.46 Luxação de joelho. Esse homem de 46 anos sofreu acidente de motocicleta. Radiografia do joelho esquerdo na incidência anteroposterior (**A**) demonstrou luxação lateral com componente rotatório e luxação da patela. Depois da redução da luxação do joelho, a RM foi realizada. **B.** Essa imagem coronal de RM ponderada em densidade de prótons com supressão de gordura mostrou ruptura dos ligamentos colaterais medial e lateral e do menisco medial. Além disso, também havia lesão trabecular da tíbia lateral. **C.** Essa imagem sagital de RM evidenciou ruptura do LCA, fratura do polo inferior da patela e lesão trabecular da tíbia posterior. **D.** Essa imagem axial de RM demonstrou ruptura do retináculo patelar medial e subluxação lateral da patela.

das estruturas delicadas do ligamento patelar, bolsas infrapatelares superficial e profunda e condições da cartilagem do centro de ossificação da tuberosidade tibial (Figura 9.50). No exame de RM, a imagem ponderada em T1 demonstrou substituição da gordura infrapatelar hiperintensa normal por espessamento tecidual com sinal hipointenso adjacente à inserção do ligamento patelar. O ligamento propriamente dito pode ter áreas focais de sinal hiperintenso, dependendo do grau de tendinite associada (Figuras 9.51 e 9.52).

Ocasionalmente, doenças de Sinding-Larsen-Johansson e Osgood-Schlatter podem coexistir. É importante lembrar que a existência de vários centros de ossificação na tuberosidade tibial e polo inferior da patela pode, em alguns casos, ser confundida com essas doenças. Entretanto, a inexistência de edema de partes moles nesses casos permite diferenciar essas condições (ver Figura 4.49 C).

Lesões da cartilagem do joelho

Lesões condrais, subcondrais e osteocondrais

Várias condições patológicas podem causar lesão osteocondral do joelho, inclusive anormalidades localizadas do osso subcondral, cartilagem articular ou ambos. Frequentemente, essas lesões são confundidas umas com as outras e, em alguns casos, esses termos descritivos

Capítulo 9 | Membro Inferior II: Joelho | 397

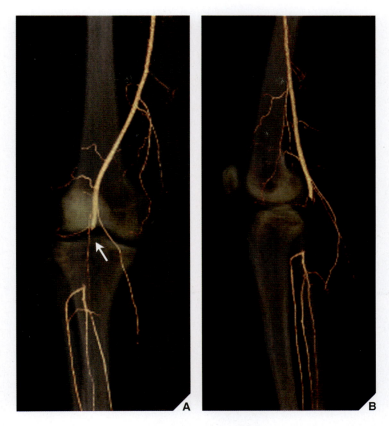

Figura 9.47 **Complicação de luxação do joelho.** Imagens de angiotomografia computadorizada (ATC) 3D reconstruídas nos planos frontal (**A**) e perfil (**B**) demonstraram oclusão da artéria poplítea (*seta*) desse homem de 32 anos, que teve luxação posterior do joelho (reduzida espontaneamente) depois de acidente de esqui.

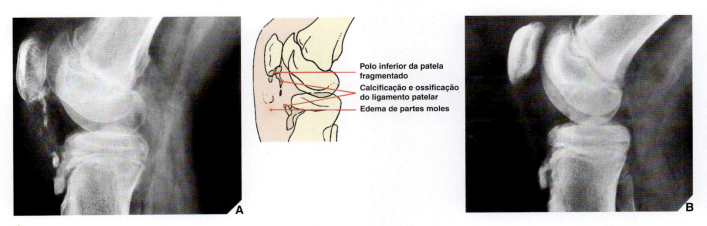

Figura 9.48 **Doença de Sinding-Larsen-Johansson.** Esse menino de 13 anos sentia dor e referia edema na região do ligamento patelar. Ele não tinha história de traumatismo agudo. **A.** Essa radiografia de perfil do joelho direito mostrou fragmentação do polo inferior da patela e edema significativo de tecidos moles com calcificações e ossificações associadas do ligamento patelar – alterações típicas da doença de Sinding-Larsen-Johansson. **B.** Joelho esquerdo normal demonstrado para comparação.

são usados como sinônimos. Contudo, as três representam problemas ortopédicos diferentes, cada qual com causa específica e tratamento recomendado diferente. Em geral, história clínica, exame físico e anormalidades radiológicas – especialmente alterações demonstradas à RM – podem ajudar a diferenciar esses três tipos de lesão.

Lesões condrais. Forças de cisalhamento, rotação ou impacto em alinhamento tangencial aplicadas na articulação do joelho podem causar lesões agudas da extremidade articular do fêmur ou tíbia.

A lesão resultante pode afetar apenas cartilagem (lesão condral), apenas osso subcondral (lesão subcondral) ou ambos (lesão osteocondral).

Lesões condrais pós-traumáticas isoladas podem afetar apenas uma parte da cartilagem articular resultando em "ruptura em *flap*" (Figura 9.53 A e B); podem estender-se aos planos profundos da cartilagem articular, alcançar a placa óssea subcondral e avançar ao longo da camada condral profunda com delaminação (Figura 9.53 C e D); ou afetar apenas a camada de cartilagem profunda adjacente à placa

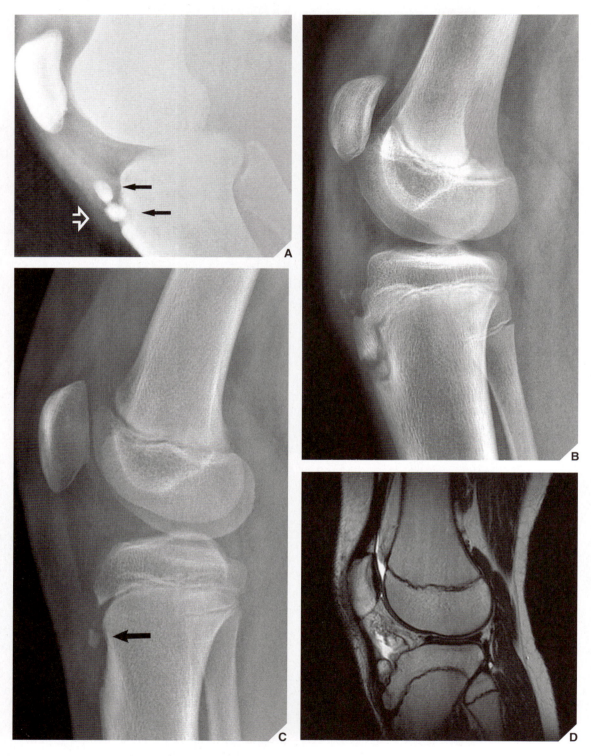

Figura 9.49 Doença de Osgood-Schlatter. A. Esse menino de 12 anos referia hipersensibilidade grave na tuberosidade tibial esquerda. Essa radiografia de perfil obtida com técnica de partes moles (quilovoltagem baixa) demonstrou fragmentação da tuberosidade tibial (*setas*) com edema dos tecidos moles (*seta aberta*) – anormalidades típicas da doença de Osgood-Schlatter. **B.** Em outro paciente, uma jovem adolescente de 15 anos, essa radiografia de perfil mostrou fragmentação da tuberosidade tibial e edema de tecidos moles na região do ligamento patelar. **C.** É importante salientar que, em alguns casos, um centro de ossificação fragmentado normal da tuberosidade tibial (*seta*) pode ser semelhante à doença de Osgood-Schlatter. **D.** Em outro paciente com doença de Osgood-Schlatter, essa imagem sagital de RM ponderada em T2 demonstrou tendinose do ligamento patelar distal com fragmentação da tuberosidade tibial e bursite infrapatelar profunda associada.

Capítulo 9 Membro Inferior II: Joelho   399

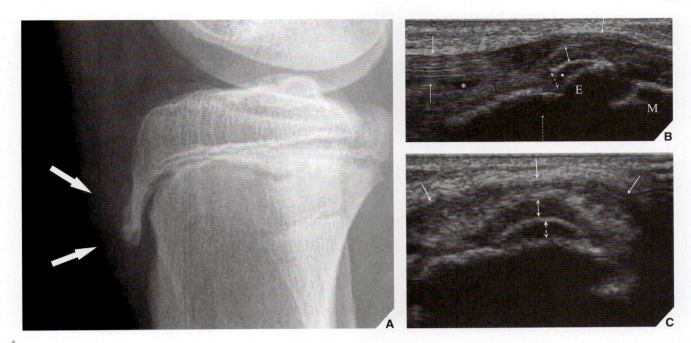

Figura 9.50 Exame de US de um paciente com doença de Osgood-Schlatter. Menino de 11 anos referia dor e edema há várias semanas na região da tuberosidade tibial. **A.** Essa radiografia de perfil demonstrou edema de partes moles e pequenas calcificações na área do centro de ossificação da tuberosidade tibial (*setas*). Imagens de US longitudinal (**B**) e transversal (**C**) demonstraram fratura e delaminação da parte cartilaginosa do centro de ossificação da tuberosidade tibial, alterações típicas da doença de Osgood-Schlatter. As *setas* apontam para as bordas do ligamento patelar; *seta sólida dupla* indica a espessura da cartilagem entre centro de ossificação e inserção do ligamento patelar; *seta tracejada dupla* assinala espessura da delaminação dentro do centro de ossificação; *seta preta dupla* mostra fibrose na bolsa infrapatelar; *asterisco* indica derrame na bolsa infrapatelar profunda; *ponto*, centro de ossificação; E = epífise; M = metáfise. (Cortesia do Dr. Zbigniew Czyrny, Varsóvia, Polônia.)

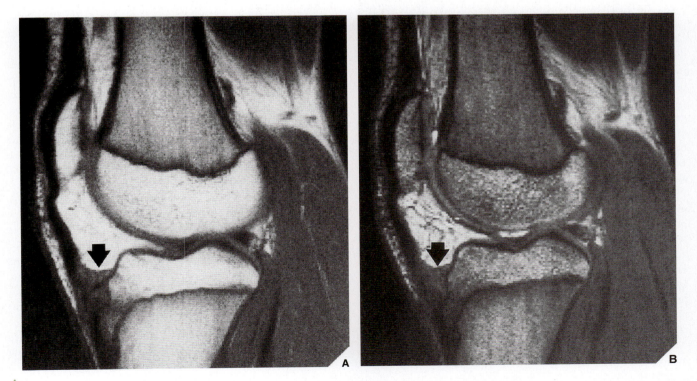

Figura 9.51 Imagens de RM de um paciente com doença de Osgood-Schlatter. Imagem sagital ponderada em T1 (*spin echo*, TR 700/TE 20 ms) (**A**) e imagem sagital ponderada em T2* (**B**) demonstraram foco com sinal hipointenso dentro da área normal em forma de "V" formada pelo ligamento patelar e tíbia anterior (*setas*). (Reproduzida, com autorização, de Bloem JL, Sartoris DJ, eds. *MRI and CT of the musculoskeletal system. A text-atlas*. Baltimore: Williams Wilkins; 1992.)

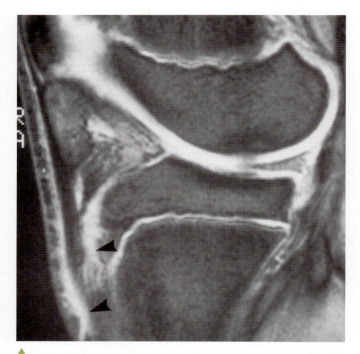

Figura 9.52 Imagem de RM da doença de Osgood-Schlatter. Essa imagem sagital de RM ponderada em T2 do joelho desse menino de 14 anos demonstrou alterações inflamatórias ao longo do ligamento patelar distal (*pontas de seta*). (Reproduzida, com autorização, de Berquist TH, ed. *MRI of the musculoskeletal system*, 3nd ed. Philadelphia: Lippincott-Raven Publishers; 1997.)

óssea subcondral (Figura 9.53 E e F). Neste último caso, a lesão é referida como *oculta* porque não pode ser detectada ao exame artroscópico superficial. Além disso, podem ser detectadas lesões condrais envolvendo parte ou toda a espessura da cartilagem com desprendimento total de um fragmento de cartilagem, resultando em uma falha condral. No estágio agudo, falhas condrais envolvendo toda a espessura têm bordas agudas bem definidas orientadas perpendicularmente à placa óssea subcondral, aspecto conhecido como *shouldering* (configuração de ângulo reto, em tradução livre) (Figura 9.54 A). Com o tempo, as bordas da falha condral tornam-se mais rombas e ficam orientadas obliquamente à placa óssea subcondral (Figura 9.54 B). Lesões condrais isoladas não são detectadas radiograficamente, mas são demonstradas nas imagens de RM de alta qualidade.

Lesões subcondrais. Cartilagem articular hialina é mais flexível que o osso subcondral e o osso trabecular mais rígidos em razão de suas propriedades elásticas, que permitem compressão vertical sem alterar significativamente sua integridade. Por essa razão, estresses compressivos aplicados na superfície articular frequentemente não causam lesão, enquanto o osso subcondral pode mostrar contusão e fratura microtrabecular (Figura 9.55), que podem evoluir para fratura subcondral bem definida. Quando há fratura subcondral, ela pode enfraquecer a placa óssea subcondral que, por fim, sofre colapso e acarreta incongruência da superfície articular e osteoartrite secundária. Essa condição é detectada frequentemente nos indivíduos idosos (ver seção subsequente sobre osteonecrose espontânea de joelho [SONK]). Ainda que, na população idosa, fraturas subcondrais estejam associadas à osteoporose e ao adelgaçamento das trabéculas (fratura de insuficiência) e não a um impacto direto, anormalidades radiológicas e evolução das lesões frequentemente são semelhantes. Lesão subcondral não é detectada no exame radiográfico, a menos que haja fratura subcondral bem definida e/ou colapso do osso subcondral.

Lesões osteocondrais. Fraturas de cartilagem articular e osso subcondral podem estar relacionadas com estresse repetitivo e traumatismo. *Osteocondrite dissecante* é o termo usado comumente para descrever um tipo específico de fratura osteocondral. Essa condição é relativamente comum, afeta predominantemente adolescentes e adultos jovens (mais frequente no sexo masculino do que no feminino) e é detectada com mais constância nas articulações do joelho e do tornozelo. Como também ocorre nas fraturas osteocondrais agudas, forças de cisalhamento ou rotação aplicadas na superfície articular do fêmur provocam desprendimento de um fragmento de cartilagem articular, comumente com um segmento de osso subcondral.

Aichroth enfatizou que o segmento desprendido não é vascularizado e que esse aspecto diferencia entre osteocondrite dissecante e fratura osteocondral aguda. Em um estudo clínico sobre osteocondrite dissecante de 200 pacientes, esse autor também avaliou a distribuição da lesão. A localização mais comum era a superfície lateral do côndilo femoral medial, um segmento que não sustenta peso; outros locais foram afetados menos comumente. Como também ocorre com fraturas osteocondrais, a gravidade da lesão da cartilagem articular varia de um fragmento osteocondral *in situ*, *flap* osteocartilaginoso ou desprendimento completo de um segmento osteocondral (Figura 9.56). Nos estágios iniciais da doença, as radiografias convencionais nas incidências padronizadas geralmente não mostram anormalidade. O único sinal positivo pode ser derrame articular. Nos estágios mais avançados da doença, observa-se uma linha radiotransparente separando o fragmento osteocondral do côndilo femoral (Figura 9.57). No passado, artrografia era realizada rotineiramente para avaliar lesões osteocondrais (Figuras 9.58 e 9.59), mas hoje foi substituída por TC e RM. A TC, a artrotomografia computadorizada (artro-TC) ou a RM também podem demonstrar existência e distribuição dos fragmentos osteocondrais (Figuras 9.60 e 9.61). Imagens ponderadas em T1 e T2 nos planos coronal e sagital são mais esclarecedoras (Figura 9.62). Em geral, a lesão mostra sinal de intensidade intermediária em todas as sequências e está separada do osso viável por uma zona estreita com sinal hipointenso. A ruptura da cartilagem articular é mais bem demonstrada nas imagens ponderadas em T2 ou T2* (*gradient echo*) (Figura 9.63). Quando o fragmento osteocondral está separado do osso original por um halo de sinal hiperintenso nas imagens ponderadas em T2 (fenômeno atribuído à existência de líquido ou ao tecido de granulação), isso geralmente significa afrouxamento ou desprendimento completo do fragmento necrótico (Figura 9.64).

Ocasionalmente, um diminuto centro de ossificação secundário discoide aparece na parte posterior do côndilo femoral; essa variação normal não deve ser confundida com osteocondrite dissecante. Do mesmo modo, durante a ossificação normal da epífise femoral distal, distúrbios do desenvolvimento podem aparecer como irregularidades de contorno do côndilo. O aspecto dessas irregularidades, que geralmente têm localização posterior e aparecem mais claramente na incidência em túnel, pode simular osteocondrite dissecante (ver Figura 9.57). Em geral, essa variante normal é detectada entre as idades de 2 e 12 anos.

Além de osteocondrite dissecante, existem várias lesões que afetam a cartilagem e o osso subcondral, que podem ter etiologia traumática ou degenerativa. Para definir o estágio e esclarecer a etiologia dessas lesões, foram propostos vários tipos de classificação baseados na gravidade e no tamanho da lesão cartilaginosa e no acometimento do osso subcondral. Algumas dessas classificações estão baseadas em estudos de artroscopia. Com base na correlação entre RM e artroscopia, a International Cartilage Repair Society (ICRS) desenvolveu uma classificação útil, que enfatiza a profundidade da lesão cartilaginosa (Figura 9.65).

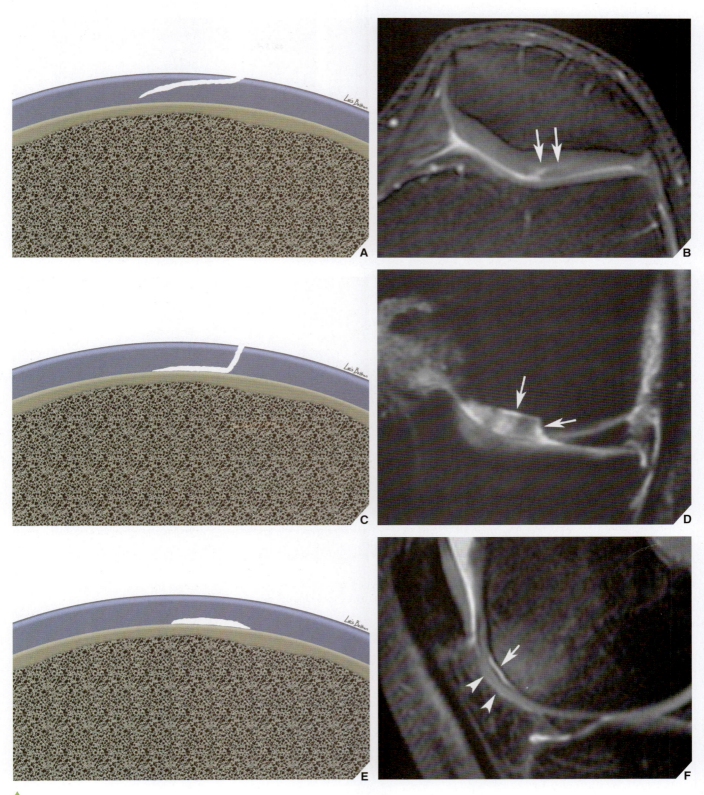

▲
Figura 9.53 Lesões condrais. A. Ilustração esquemática de uma ruptura condral oblíqua parcial em *flap*. **B.** Imagem de RM da mesma lesão localizada na faceta lateral da patela (*setas*). **C.** Ilustração esquemática de uma ruptura condral vertical profunda com delaminação ao longo da placa óssea subcondral. **D.** Imagem de RM da mesma lesão localizada no côndilo femoral medial (*setas*). **E.** Ilustração esquemática de uma lesão condral oculta. **F.** Imagem de RM da mesma lesão localizada na tróclea femoral (*seta*). Observe que a superfície da cartilagem articular estava intacta (*pontas de seta*).

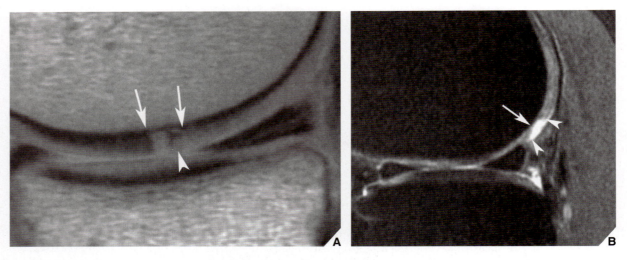

▲ **Figura 9.54 Lesões condrais aguda versus crônica. A.** Essa imagem sagital de RM ponderada em densidade de prótons do côndilo femoral medial demonstrou lesão condral aguda com bordas agudas orientadas perpendicularmente à placa óssea subcondral (*setas*). Esse aspecto de *shouldering* indicava lesão aguda. Observe que o fragmento condral *in situ* estava totalmente desprendido (*ponta de seta*). **B.** Essa imagem sagital de RM ponderada em T2 com saturação de gordura mostrou lesão condral envolvendo toda a espessura da cartilagem na parte posterior do côndilo femoral medial (*seta*) com bordas orientadas obliquamente (*pontas de seta*) indicando lesão crônica.

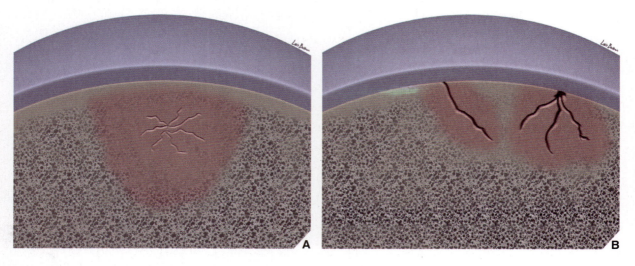

▲ **Figura 9.55 Lesões subcondrais.** Ilustrações de contusão óssea subcondral (**A**), também conhecida como *contusão óssea*, definida mais corretamente como fratura microtrabecular subcondral (**B**). Observe que a cobertura do osso subcondral por cartilagem articular está intacta.

ESPECTRO DA OSTEOCONDRITE DISSECANTE

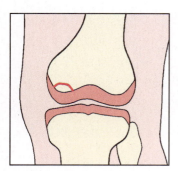 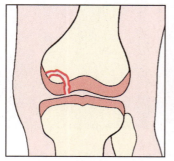 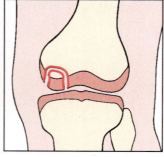 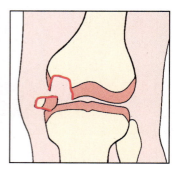

Fragmento osteocondral *in situ* (cartilagem articular intacta) | *Flap* osteocartilaginoso | Fragmento osteocondral desprendido | Fragmento osteocondral deslocado

▲ **Figura 9.56 Estágios da osteocondrite dissecante.** O espectro de lesão crônica da extremidade articular do fêmur distal (osteocondrite dissecante) varia de lesão *in situ* até uma falha no osso subcondral associada a um fragmento osteocondral desprendido.

Capítulo 9   Membro Inferior II: Joelho   **403**

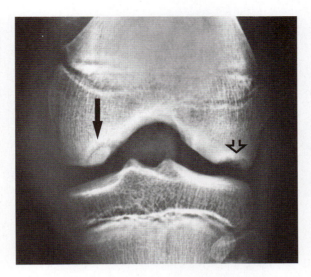

▲
Figura 9.57 Osteocondrite dissecante. Esse menino de 11 anos referia dor no joelho esquerdo havia 3 meses. Esta radiografia posteroanterior (incidência em túnel) do joelho demonstrou osteocondrite dissecante típica no côndilo femoral medial (*seta*). Uma linha radiotransparente separava o fragmento *in situ* oval do côndilo femoral. Coincidentemente, o côndilo femoral lateral apresentava contorno irregular no segmento de carga (*seta aberta*). Tal alteração era uma variante de ossificação associada ao desenvolvimento e não tinha maiores consequências.

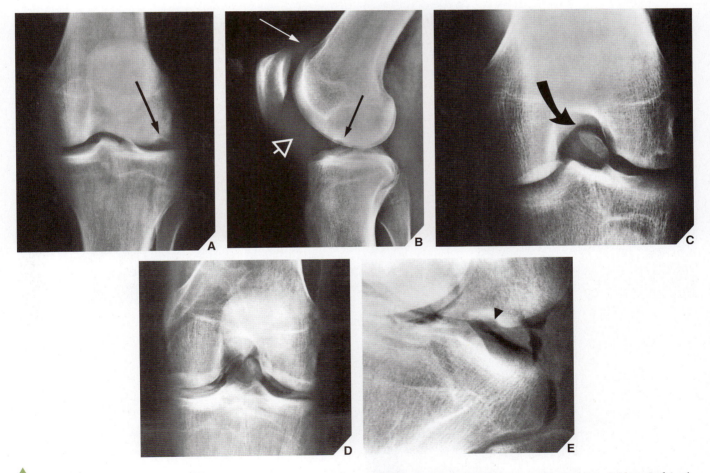

▲
Figura 9.58 Artrografia da fratura osteocondral. Esse homem de 22 anos teve luxação da patela esquerda em um acidente de esqui. A luxação foi reduzida espontaneamente, e ele não procurou atendimento médico. Oito meses depois, ele foi atendido por um cirurgião ortopédico porque se queixava de derrame articular crônico e "travamento" do joelho. Radiografias convencionais nas incidências anteroposterior (**A**), perfil (**B**) e em túnel (**C**) demonstraram derrame articular (*seta branca*), edema de partes moles infrapatelares (*seta aberta*), falha no côndilo femoral lateral (*setas pretas*) e um fragmento osteocondral grande (*seta curva*), que representava fratura osteocondral na região da incisura intercondilar. Artrografia com contraste duplo (**D**) confirmou um fragmento osteocondral intra-articular e também demonstrou falha da cartilagem articular que cobria a parte posterolateral do côndilo femoral lateral (*ponta de seta*) (**E**). Observe a semelhança entre essa lesão e a osteocondrite dissecante (ver Figura 9.57).

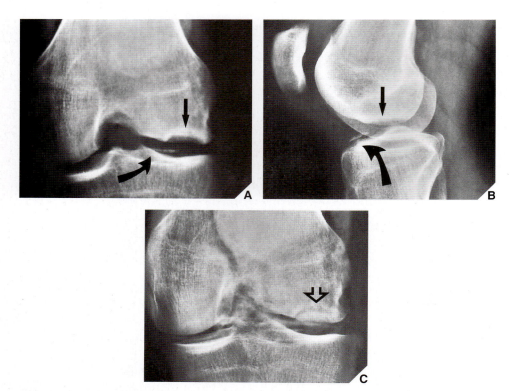

Figura 9.59 Artrografia da osteocondrite dissecante. Esse homem de 23 anos referia dor crônica no joelho havia 4 meses. Ele não relatava história de traumatismo agudo nos últimos anos. Radiografias nas incidências em túnel (**A**) e perfil (**B**) demonstraram falha do osso subcondral na superfície inferocentral do côndilo femoral lateral (*setas*) e um fragmento osteocondral, que havia desprendido para dentro da articulação (*setas curvas*). Artrografia foi realizada para avaliar cartilagem articular. Essa imagem de artrografia (**C**) mostrou contraste preenchendo a falha subcondral (*seta aberta*) e indicando lesão da cartilagem articular.

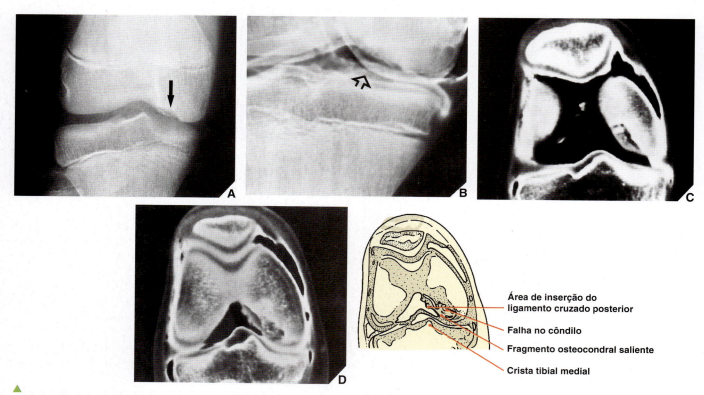

Figura 9.60 Artrotomografia computadorizada (artro-TC) de osteocondrite dissecante. Esse menino de 13 anos referia dor no joelho direito fazia 8 meses. **A.** Essa radiografia na incidência anteroposterior demonstrou osteocondrite dissecante em sua localização clássica – superfície lateral do côndilo femoral medial (*seta*). Essa lesão ainda parecia estar *in situ*. **B.** Na imagem de artrografia contrastada, a lesão parecia estar coberta por cartilagem articular normal na superfície inferior do côndilo femoral (*seta aberta*), mas os cortes de artro-TC (**C** e **D**) mostraram que a lesão – localizada na superfície anterolateral do côndilo femoral (uma parte não protegida por cartilagem tarticular) – estava parcialmente desprendida para dentro da articulação na área de inserção do LCP.

Capítulo 9 Membro Inferior II: Joelho 405

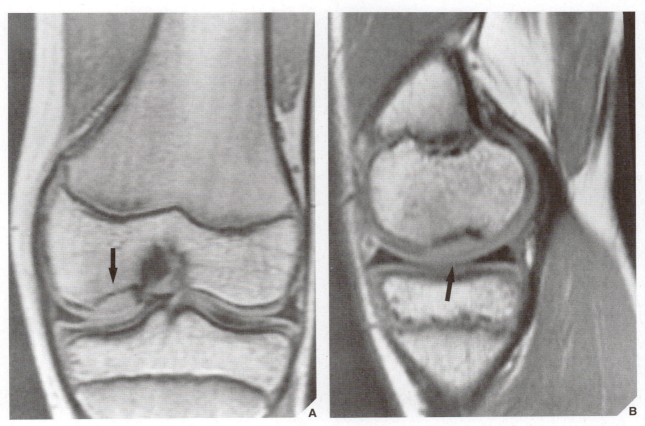

▲ **Figura 9.61 Imagens de RM de osteocondrite dissecante.** Esse menino de 11 anos referia dor no joelho havia 3 meses. **A.** A imagem coronal de RM ponderada em densidade de prótons (*spin echo*, TR 1800/TE 20 ms) demonstrou fragmento ósseo bem separado do côndilo femoral medial por uma linha com sinal hipointenso (*seta*). **B.** Essa imagem sagital (*spin echo* TR 800/TE 20 ms) mostrou cartilagem articular normal recobrindo o fragmento separado (*seta*), indicando lesão *in situ*.

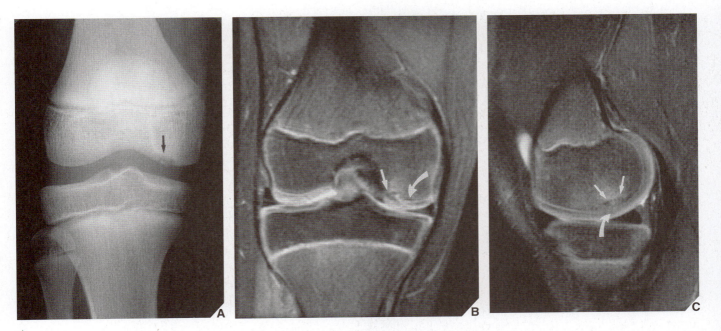

▲ **Figura 9.62 Imagens de RM osteocondrite dissecante. A.** Essa radiografia anteroposterior do joelho direito demonstrou osteocondrite dissecante no côndilo femoral medial (*seta*). Imagens coronal (**B**) e sagital (**C**) de RM ponderada em T2 com supressão de gordura mostrou o fragmento osteocondral, que ainda estava *in situ* (*setas*), embora a cartilagem articular já estivesse danificada (*setas curvas*).

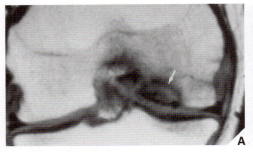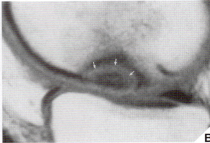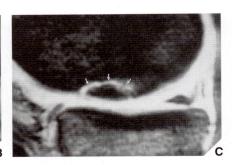

Figura 9.63 Imagens RM de osteocondrite dissecante. Imagens coronal (**A**) e sagital (**B**) de RM ponderada em T1 demonstraram um fragmento osteocondral livre (*setas brancas*) no côndilo femoral medial. **C.** Na imagem sagital ponderada em sequência T2*, uma camada de líquido com sinal hiperintenso (*setas pequenas*) separava o fragmento solto do osso viável. (Reproduzida, com autorização, de Stoller DW. *MRI in orthopaedics and sports medicine.* Philadelphia: JB Lippincott; 1993.)

Osteonecrose espontânea de joelho/fratura de insuficiência subcondral

A osteonecrose espontânea do joelho (*spontaneus osteonecrosis of the knee* – SONK) caracteriza-se por dor de início agudo e é uma condição clínico-patológica especial com predileção pelos segmentos do côndilo femoral medial que sustentam peso. Ela ocorre em adultos idosos, geralmente entre a 6ª e a 7ª década de vida, mas não deve ser confundida com osteocondrite dissecante com início na vida adulta. Embora a causa seja desconhecida, alguns fatores como traumatismo, injeção intra-articular de corticoides e, possivelmente, laceração ruptura meniscal, como enfatizado por Norman e Baker, podem desempenhar papel importante na patogenia dessa condição. Esses autores sugeriram que concentração de estresse do menisco lacerado roto na cartilagem articular possa causar isquemia localizada e, desse modo, predispor ao desenvolvimento de osteonecrose. Teorias atuais sugerem que essa condição seja uma fratura de insuficiência subcondral.

O primeiro sinal radiológico dessa condição é aumento de captação do isótopo na cintilografia óssea; radiograficamente, o primeiro indício é grau mínimo de achatamento do côndilo femoral (Figura 9.66). Mais tarde, geralmente 1 a 3 meses depois do início repentino dos sintomas, as radiografias podem demonstrar um foco subcondral de radiotransparência. À medida que a doença avança, a lesão pode ser evidenciada radiograficamente como foco osteolítico (necrótico) subcondral circundado por borda esclerótica, que representa uma zona de reparação (Figura 9.67). Frequentemente, essas lesões estão acompanhadas de rupturas meniscais (Figura 9.68). Nos estágios iniciais, antes que haja colapso da placa óssea subcondral, a RM demonstra fratura de insuficiência subcondral com edema circundante (Figura 9.69). A menos que o joelho seja protegido de forma a evitar que sustente peso, a lesão evolui e a placa óssea subcondral sofre colapso.

Lesões traumáticas de tecidos moles em torno do joelho

Derrame articular do joelho

Normalmente, o recesso suprapatelar é evidenciado nas radiografias de joelho na incidência de perfil como faixa radiotransparente fina situada pouco atrás do tendão do quadríceps (Figura 9.70). Quando há derrame articular do joelho, que é comum após lesões articulares, o recesso suprapatelar fica preenchido por líquido. A distensão desse recesso é demonstrada radiograficamente por uma densidade oval, que preenche o espaço de gordura situado à frente do córtex femoral (Figura 9.71). Quando há fratura intra-articular associada do fêmur distal ou tíbia proximal, a incidência de perfil com raios perpendiculares à mesa pode demonstrar sinal da FBI.

Bolsas articulares do joelho

A parte anterior do joelho contém algumas bolsas revestidas de sinóvia (Figura 9.72), que podem ser distendidas por líquido em diversas condições clínicas, inclusive uso excessivo, traumatismo, infecção, artropatias inflamatórias, tratamento prolongado com corticoides ou gota (ver Figura 15.39 A e B) e, menos comumente, em consequência de outras doenças sinoviais como sinovite vilonodular pigmentada ou condromatose sinovial (ver Figura 23.4). Em alguns casos, a causa é desconhecida. A bolsa pré-patelar, que está localizada entre a patela e os tecidos subcutâneos situados à frente, é uma das bolsas afetadas mais comumente. Nos casos típicos, a bursite pré-patelar afeta pacientes que passam muitas horas ajoelhados (condição conhecida como *joelho de monge*, *joelho de ladrilheiro*, *joelho de aplicador de carpete* ou *joelho de empregada doméstica*). Clinicamente, esses pacientes têm dor e edema sobre a patela, eritema da pele sobrejacente e limitação da amplitude de movimentos da articulação do joelho. Quando está distendida por líquidos, a bolsa pré-patelar aparece nas imagens de RM (Figura 9.73) ou US. As radiografias convencionais de perfil do joelho podem demonstrar área focal com densidade líquida no espaço pré-patelar. Forças de cisalhamento aplicadas repetidamente na parte anterior do joelho podem causar fibrose e espessamento da parede da bolsa pré-patelar. Essa condição foi descrita em surfistas de longo tempo, que remam quando estão ajoelhados na prancha ("joelhos de surfista"), ciclistas de elite, atacantes de futebol americano e lutadores de luta livre (Figura 9.74). Nos casos típicos, a bursite infectada aparece nas imagens de RM como bolsa distendida com edema extensivo de tecidos moles circundantes (celulite) com realce depois da administração intravenosa de gadolínio (Figura 9.75).

A segunda bursite mais comum das articulações em torno do joelho afeta a bolsa infrapatelar profunda – uma estrutura cuneiforme revestida de sinóvia localizada entre a tuberosidade tibial e a inserção tibial do ligamento patelar e delimitada em seu limite superior pela gordura de Hoffa (infrapatelar). Quantidades pequenas de líquido distendendo a bolsa infrapatelar profunda são frequentes em pacientes assintomáticos, mas podem causar distensão mais significativa quando há traumatismo repetitivo e uso excessivo da articulação (também conhecida como *joelho de monge*) (Figura 9.76). A bursite infrapatelar profunda também pode acometer pacientes com doença de Osgood-Schlatter (ver Figura 9.49 D).

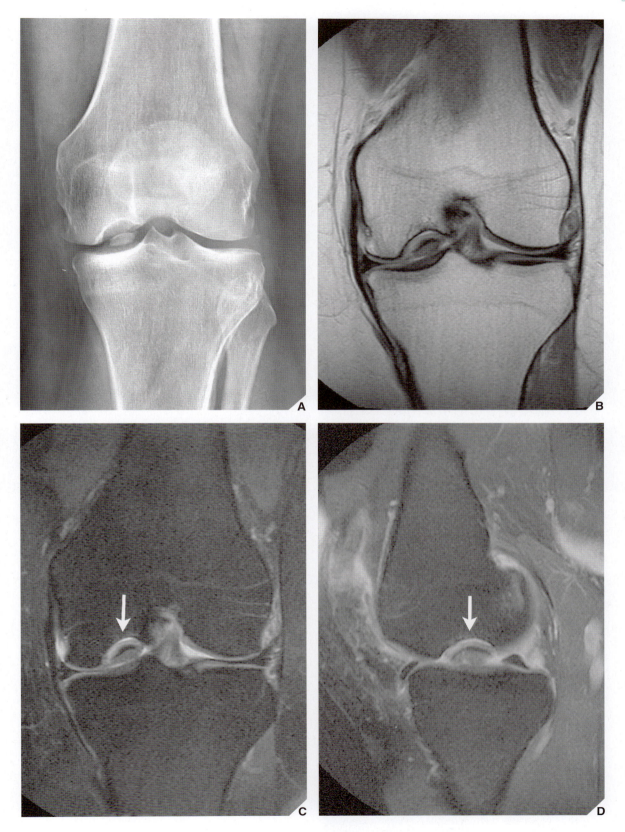

▲
Figura 9.64 Imagens de RM de osteocondrite dissecante. A. Essa radiografia anteroposterior do joelho esquerdo desse homem de 23 anos demonstrou fragmento osteocondral dentro de uma falha subcondral do côndilo femoral medial. Imagens coronal ponderada em densidade de prótons (**B**), coronal ponderada em densidade de prótons com supressão de gordura (**C**) e sagital ponderada em densidade de prótons com supressão de gordura (**D**) demonstraram que o fragmento osteocondral estava separado do osso original por camada de líquido (*setas*), um sinal diagnóstico de instabilidade. Além disso, o fragmento osteocondral estava deslocado verticalmente com a cartilagem articular e placa óssea subcondral na parte superior do fragmento, confirmando instabilidade.

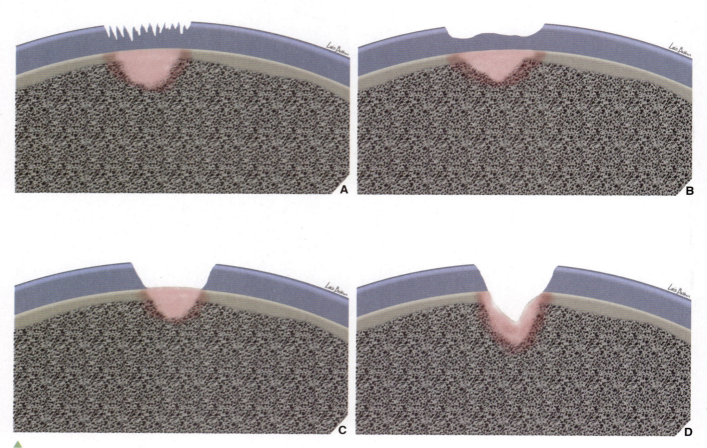

Figura 9.65 Classificação da ICRS das lesões osteocondrais. A. Estágio I: fibrilação e fissura da superfície da cartilagem articular com contusão subcondral sem depressão. **B.** Estágio II: falha condral de espessura parcial com contusão óssea subjacente, mas sem depressão. **C.** Estágio III: falha condral de espessura total com contusão subcondral. **D.** Estágio IV: falha condral de espessura total com falha óssea subjacente.

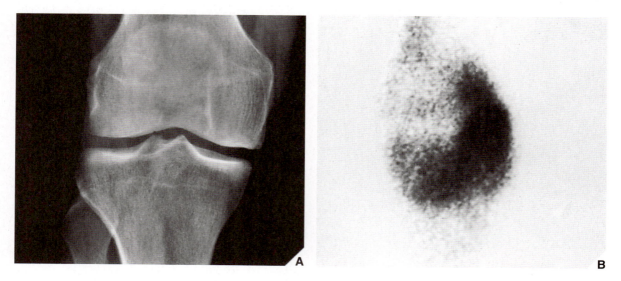

Figura 9.66 Osteonecrose espontânea do joelho (SONK), também conhecida como *fratura de insuficiência*. Quatro semanas antes desse exame radiográfico, esse homem de 58 anos sentiu dor aguda no joelho direito quando tropeçou no meio-fio. A dor desapareceu por 1 semana, mas reapareceu logo depois. **A.** Essa radiografia do joelho na incidência anteroposterior demonstrou achatamento da superfície medial do côndilo femoral medial (*seta*). **B.** Cintilografia óssea foi realizada e mostrou aumento marcante de captação do marcador na área do côndilo femoral medial. As anormalidades demonstradas nesses dois exames caracterizaram estágio inicial de SONK, ou fratura de insuficiência.

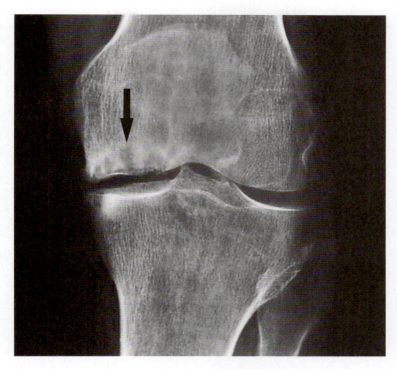

Figura 9.67 Osteonecrose espontânea do joelho (SONK)/fratura de insuficiência do joelho. Esse homem de 74 anos tropeçou no meio-fio e sentiu dor aguda no joelho esquerdo. As radiografias realizadas no dia seguinte mostraram normalidade. A dor no joelho desapareceu depois de 10 dias, mas o paciente desenvolveu derrame articular 2 meses depois, que foi aspirado. O paciente foi tratado com uma série de três injeções intra-articulares de corticoide (hidrocortisona) e, em seguida, a maioria dos sintomas regrediu. Quatro meses depois do acidente inicial, os sintomas reapareceram e, nessa ocasião, radiografias convencionais foram repetidas. Radiografia na incidência anteroposterior demonstrou falha radiotransparente grande circundada por zona de esclerose no segmento do côndilo femoral medial que sustentava peso (*seta*). Tratava-se de fratura por insuficiência.

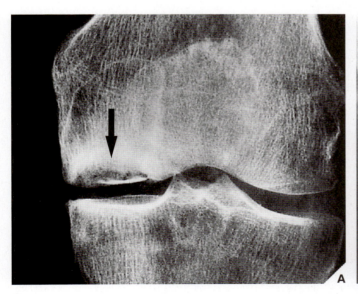
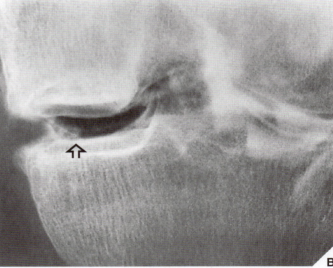

Figura 9.68 SONK/fratura de insuficiência. Essa mulher de 63 anos escorregou quando descia a escada e sentiu dor aguda no joelho esquerdo. O exame radiográfico realizado 3 dias depois demonstrou apenas osteoporose moderada, que não estava relacionada com o traumatismo. Três meses depois, a paciente foi reexaminada porque tinha dor persistente e acúmulo de líquido na articulação. **A.** Essa radiografia anteroposterior do joelho demonstrou fratura por insuficiência na parte do côndilo femoral medial que sustenta peso (*seta*). Artrografia com contraste duplo foi realizada para avaliar qualquer lesão possível de menisco. **B.** Essa imagem de artrografia mostrou ruptura vertical do menisco medial no local da fratura de insuficiência (*seta aberta*).

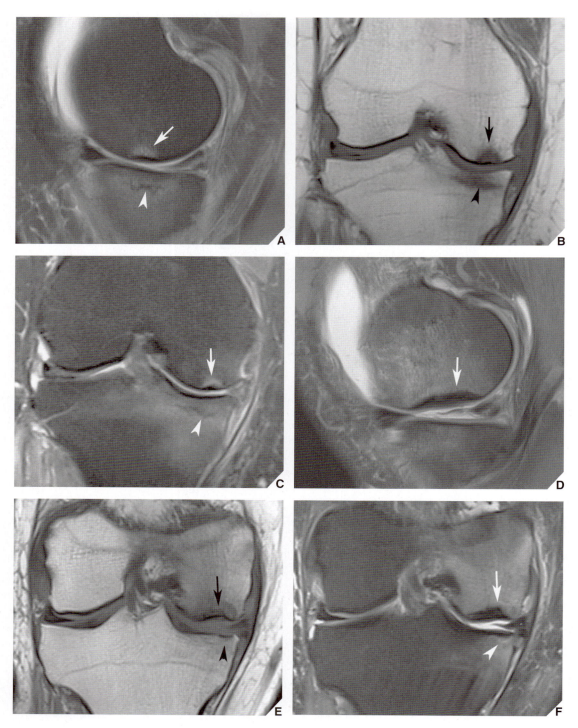

▲
Figura 9.69 Imagens de RM SONK/fratura de insuficiência. A a **C.** Fraturas de insuficiência subcondral sem depressão. Imagens sagital de RM ponderada em densidade de prótons com saturação de gordura (**A**), coronal ponderada em T1 (**B**) e coronal ponderada em densidade de prótons com saturação de gordura (**C**) do joelho desse homem de 85 anos com dor aguda demonstrou fratura de insuficiência subcondral sem depressão no côndilo femoral medial com halo circundante de edema de medula óssea (*setas*). Também havia outra fratura de insuficiência na tíbia medial proximal com edema de medula óssea circundante (*pontas de seta*). Observe ainda que havia ruptura horizontal no corno posterior do menisco medial. **D** a **F.** Fratura de insuficiência subcondral com depressão. Imagens sagital ponderada em densidade de prótons com saturação de gordura (**D**), coronal ponderada em T1 (**C**) e coronal ponderada em densidade de prótons com saturação de gordura do joelho desse homem de 63 anos com dor aguda no joelho mostraram fratura de insuficiência subcondral com depressão do côndilo femoral medial (*setas*) e edema extensivo de medula óssea circundante. Também havia outra fratura de insuficiência subcondral menor no platô tibial medial com depressão mínima (*pontas de seta*). Além disso, observe que havia ruptura do corno posterior do menisco medial.

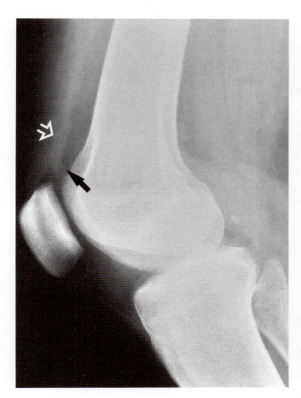

▲ **Figura 9.70 Aspecto normal do recesso suprapatelar.** Normalmente, o recesso suprapatelar aparece na radiografia de perfil do joelho como uma tira radiodensa (*seta*) localizada pouco atrás do tendão do músculo quadríceps (*seta aberta*).

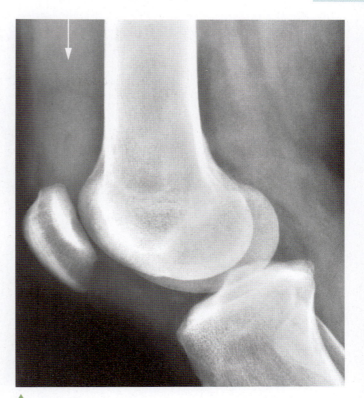

▲ **Figura 9.71 Derrame articular do joelho.** Quando há derrame na articulação do joelho, o recesso suprapatelar é distendido por líquidos e, desse modo, preenche o espaço de gordura situado atrás do tendão do músculo quadríceps (*seta*).

A bolsa pré-patelar pode ou não se comunicar com outra bolsa revestida de sinóvia localizada abaixo da bolsa pré-patelar, também conhecida como *bolsa infrapatelar superficial*. As mesmas condições que causam bursite pré-patelar também podem afetar essa bolsa (Figuras 9.77 e 9.78). Em alguns casos, pode haver envolvimento simultâneo das bolsas pré-patelar e infrapatelar superficial (Figura 9.79).

Existem duas outras bolsas relacionadas com tendões: bolsa do tendão semimembranoso e bolsa da pata de ganso. Essas duas bolsas estão localizadas na parte medial do joelho no nível do platô tibial medial (bolsa do semimembranoso), ou em posição mais distal no nível da diáfise tibial proximal e abaixo da inserção óssea dos tendões da pata de ganso, que consiste nos tendões distais dos músculos sartório, grácil e semitendíneo (bolsa da pata de ganso). Bursite da pata de ganso frequentemente é causada por uso excessivo, principalmente em corredores. Em condições normais, assim como todas as outras bolsas articulares do corpo, essas duas bolsas não são distendidas por líquido e, por isso, não aparecem nas diversas modalidades de exame radiológico; contudo, quando estão distendidas por líquidos em consequência de algumas das condições mencionadas antes, elas podem ser demonstradas facilmente nas imagens de RM ou US.

Lesão de menisco

Como também ocorre com outras estruturas fibrocartilaginosas, os meniscos do joelho (ver Figura 9.9) não são visíveis nas radiografias convencionais. A RM tornou-se a técnica radiológica padronizada para avaliar essas estruturas. Os meniscos normais aparecem como estruturas triangulares ou com formato de gravata-borboleta localizadas nos compartimentos medial e lateral do joelho, que se mostram predominantemente hipointensas em todas as sequências de pulso (ver Figura 9.11).

Áreas hiperintensas dentro da estrutura do menisco, sem extensão à superfície, quase certamente representam degeneração mixoide intrassubstancial quando são globulares, longitudinais ou lineares e estão localizadas na periferia do menisco (ver anatomia normal dos meniscos na RM). Classicamente, as "lesões" de menisco são classificadas em quatro tipos (Figura 9.80), dependendo de sua morfologia e extensão superficial. Algumas dessas lesões – conhecidas como *lesões de menisco tipo I* (foco arredondado) e *tipo II* (área linear) (Figura 9.80 A e B) – não são detectáveis ao exame artroscópico do joelho. Rupturas verdadeiras são descritas como lesões dos tipos III e IV (Figura 9.80 C; ver também Figura 9.82). Em alguns casos, quando as rupturas se estendem até a periferia do menisco, elas podem estar associadas a cistos meniscais ou parameniscais (Figura 9.81). Rupturas oblíquas horizontais do corno posterior do menisco medial, que se estendem até a superfície articular inferior, são as mais comuns (ver Figura 9.89).

Sob o ponto de vista prático, é útil usar descrições mais específicas da morfologia e extensão da ruptura. A Figura 9.82 ilustra uma classificação baseada na orientação e distribuição das rupturas de menisco e, talvez mais importante, descreve a existência de fragmentos meniscais desviados, que indica instabilidade e requer tratamento cirúrgico.

A sensibilidade e a especificidade da RM no diagnóstico das rupturas de meniscos são altas e, de acordo com a maioria dos estudos, variam de 90 a 95%. Pesquisadores descreveram alguns dos sinais relacionados com tipos específicos rupturas meniscais. Entre os sinais secundários mais confiáveis de rupturas em alça de balde do menisco medial estão: inexistência de duas "gravatas-borboleta" nesse menisco na sequência sagital e o chamado *sinal do ligamento cruzado posterior duplo*. O corpo normal do menisco medial, que geralmente tem 9 a 12 mm de largura, deve aparecer no mínimo em dois cortes nas

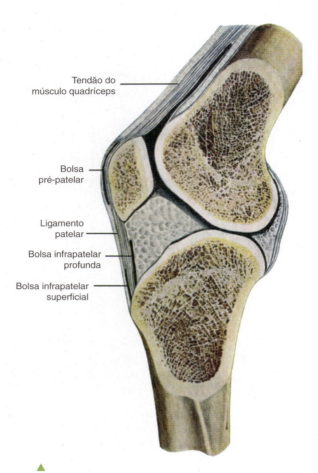

▲ **Figura 9.72 Bolsas pré-patelar e infrapatelar do joelho.**

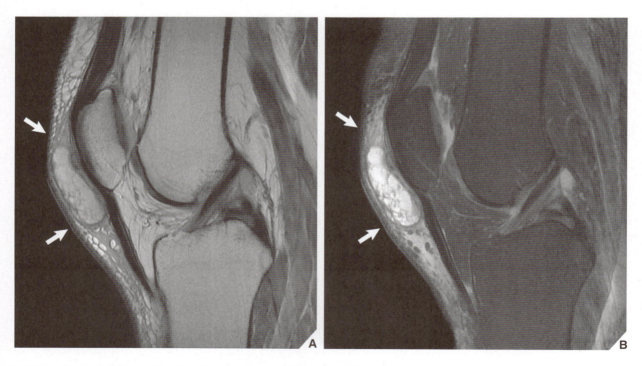

▲ **Figura 9.73 Imagens de RM de bursite pré-patelar.** Esse homem de 58 anos trabalhava como aplicador de carpete e referia edema doloroso na patela. Imagens de RM sagital ponderada em densidade de prótons (**A**) e sagital ponderada em densidade de prótons com saturação de gordura (**B**) do joelho demonstraram distensão da bolsa pré-patelar por líquido (*setas*) e inflamação e edema circundantes.

Capítulo 9 Membro Inferior II: Joelho **413**

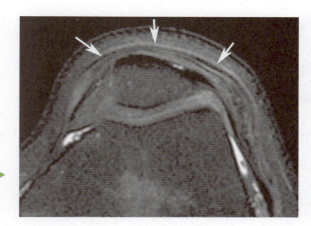

Figura 9.74 Imagem de RM de "joelho de lutador". Essa imagem axial de RM ponderada em T2 obtida de um jovem lutador de luta livre demonstrou espessamento e fibrose da bolsa pré-patelar, sem distensão por líquidos (*setas*).

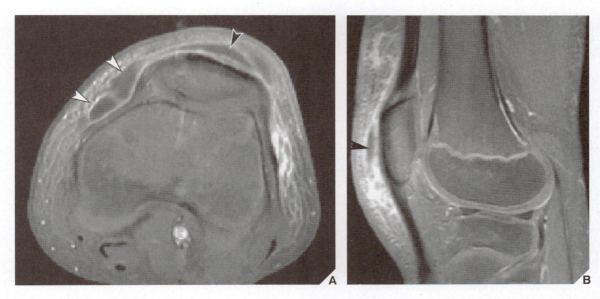

▲
Figura 9.75 Imagens de RM de bursite infectada. Essa criança pequena apresentou inflamação e eritema cutâneo na região anterior do joelho. Essas imagens axial (**A**) e sagital (**B**) de RM ponderada em T1 com saturação de gordura do joelho foram obtidas depois da administração intravenosa de gadolínio e demonstraram bursite pré-patelar com realce periférico (*pontas de seta*) associado a edema/celulite dos tecidos moles circundantes.

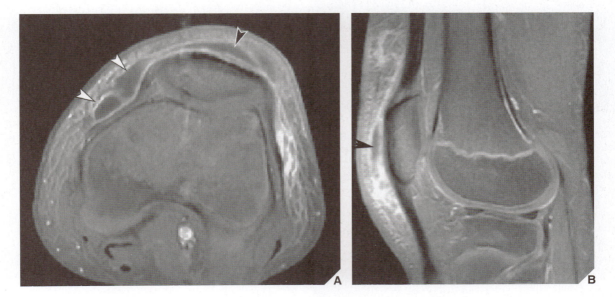

▲
Figura 9.76 Imagens de RM de bursite infrapatelar. Imagens sagitais ponderadas em T1 (**A**) e T2 (**B**) do joelho desse paciente de 51 anos com queixa de dor infrapatelar de longa duração demonstraram bolsa infrapatelar profunda com líquido (*setas*).

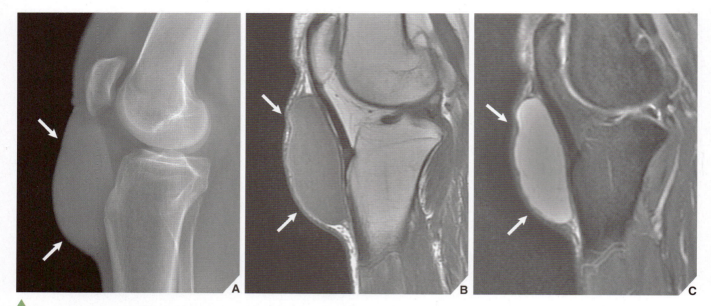

▲
Figura 9.77 Imagens de RM de bursite infrapatelar superficial. Esse homem de 51 anos apresentou uma massa volumosa de tecidos moles abaixo da patela. **A.** Essa radiografia de perfil do joelho mostrou uma massa de tecidos moles com densidade de líquido, que se estendia do polo inferior da patela até a área localizada abaixo da tuberosidade tibial (*setas*). Imagens sagitais ponderadas em T1 (**A**) e T2 (**B**) do joelho mostraram distensão da bolsa infrapatelar superficial por líquido (*setas*).

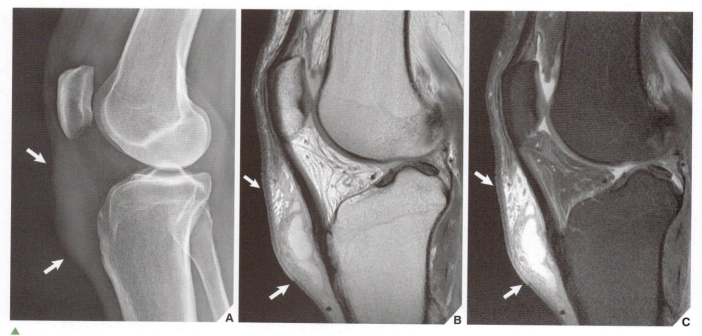

▲
Figura 9.78 Imagens de RM de bursite infrapatelar superficial. A. Essa radiografia de perfil do joelho dessa mulher de 70 anos demonstrou massa de tecidos moles com densidade de líquido, que se estendia do polo inferior da patela até a tuberosidade tibial (*setas*). Imagens sagitais de RM ponderadas em densidade de prótons (**B**) e densidade de prótons com saturação de gordura do joelho demonstraram líquido com aspecto heterogêneo dentro da bolsa infrapatelar superficial distendida (*setas*).

imagens sagitais periféricas como gravata-borboleta. A existência de apenas uma gravata-borboleta indica rupturas em alça de balde com desvio para dentro da área média da articulação do joelho. Nos cortes sagitais mais centrais, o segmento desviado do menisco assume configuração semelhante à do ligamento cruzado posterior (LCP), projetando-se mais à frente até esse ligamento (Figura 9.83).

Ruptura em *flap* é outro tipo de lesão de menisco com desvio. Nesses casos, um fragmento do menisco encontra-se desviado em direção superior, inferior ou para dentro da incisura intercondilar, e preserva sua continuidade central com o restante do menisco (Figuras 9.84 e 9.85).

Rupturas radiais são lesões verticais orientadas perpendicularmente ao menisco no plano radial. Essas lesões podem ser completas quando chegam à periferia do menisco, ou parciais quando preservam a maioria das fibras circunferenciais periféricas do menisco (Figura 9.86). Uma variação de ruptura radial parcial é uma lesão radial oblíqua conhecida

Capítulo 9 Membro Inferior II: Joelho 415

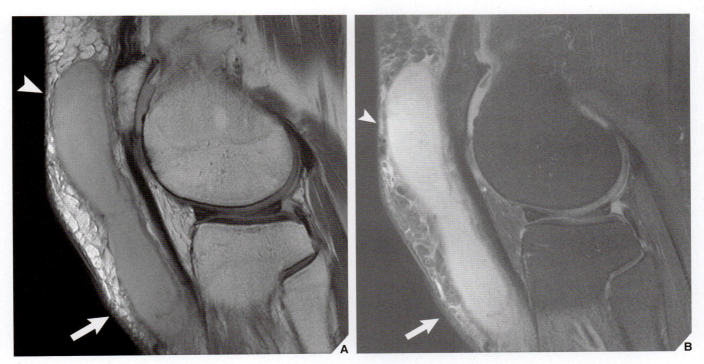

Figura 9.79 Imagens de RM de bursite pré-patelar e infrapatelar superficial. Imagens sagitais de RM ponderadas em densidade de prótons (**A**) e densidade de prótons com supressão de gordura do joelho dessa mulher de 78 anos demonstraram comunicação entre as bolsas pré-patelar (*pontas de seta*) e infrapatelar superficial (*setas*) distendidas por líquido.

como *bico de papagaio* em razão de sua semelhança com um bico de papagaio ao exame artroscópico (Figura 9.87). Outra variação de ruptura radial é a que ocorre no nível da raiz posterior do menisco medial. (Figura 9.88). Esse tipo de ruptura é encontrado frequentemente na população idosa sem história de traumatismo e pode estar associado às fraturas de insuficiência do côndilo femoral medial e degeneração intrassubstancial do menisco com extrusão meniscal.

Embora as rupturas meniscais possam ser diagnosticadas mais facilmente nas imagens coronais e sagitais de RM (Figura 9.89), Lee *et al*. enfatizaram a eficácia das imagens axiais com saturação de gordura em sequência *spin echo* na demonstração de algumas lesões (Figura 9.90). Em especial, rupturas verticais e em alça de balde e fragmentos meniscais desviados podem ser mais bem demonstrados (ver Figura 9.90; ver também Figuras 9.86 e 9.87).

Rupturas do menisco lateral são menos comuns (Figura 9.91). Isso foi atribuído ao grau mais acentuado de mobilidade do menisco lateral, em razão de sua inserção periférica muito frouxa à sinóvia e inexistência de inserção no ligamento colateral fibular (lateral). Entretanto, rupturas do menisco lateral acompanham frequentemente uma anomalia do desenvolvimento (o chamado *menisco discoide*) que, de acordo com Kaplan, provavelmente está relacionada com inserção anormal do seu corno posterior ao platô tibial e movimentos anormais repetitivos com crescimento subsequente e espessamento dos tecidos meniscais. Menisco discoide é detectado clinicamente por um som forte de estalido com flexão e extensão da articulação do joelho e, ao exame radiográfico na incidência anteroposterior, por compartimento articular lateral anormalmente amplo (Figura 9.92). Nas imagens de RM, o menisco discoide tem aspecto semelhante ao observado na imagem de artrografia, com perda do formato triangular normal e extensão profunda dentro da articulação. Nas imagens sagitais, a configuração normal em gravata-borboleta do corpo do menisco

lateral aparece em mais de dois cortes quando a variante discoide está presente (Figuras 9.93 e 9.94). Em razão de seu formato e espessura anormais, o menisco lateral discoide está mais sujeito a rupturas (Figuras 9.95 e 9.96).

Rupturas dos meniscos também podem estar associadas às fraturas de platô tibial resultantes de traumatismo direto. Nesses casos, os dois meniscos são igualmente suscetíveis à lesão.

Lesões de ligamentos e tendões

Ruptura dos ligamentos colaterais medial e lateral. A lesão mais comum dos ligamentos do joelho é a ruptura do LCM (ligamento colateral tibial). Clinicamente, essa condição é diagnosticada por instabilidade do compartimento articular medial e radiograficamente na incidência de estresse do joelho por alargamento do compartimento da articulação tibiofemoral medial (Figura 9.97). É importante lembrar que a ruptura parcial ou completa do ligamento colateral medial quase sempre está associada à ruptura da cápsula articular, porque essas duas estruturas estão conectadas uma à outra.

À medida que o ligamento cicatriza, tecidos fibrosos podem calcificar e depois ossificar, resultando em um aspecto característico na radiografia anteroposterior do joelho – condição conhecida como *lesão/doença de Pellegrini-Stieda*. A presença dessas anormalidades é praticamente diagnóstica de laceração pregressa do LCM (Figura 9.98; ver também Figura 4.128 B). Mendes e *et al*. conduziram um estudo para determinar a composição da ossificação/calcificação da doença de Pellegrini-Stieda com base nos resultados das radiografias e RM. Esses autores descreveram quatro padrões bem definidos: (a) aspecto de bico com orientação inferior paralela ao fêmur; (b) aspecto semelhante a uma gota de lágrima com orientação inferior paralela ao fêmur; (c) aspecto alongado com orientação superior paralela ao fêmur; e (d) aspecto em forma de bico com orientação inferior e superior conectada ao fêmur. A ossificação estava presente no LCM, no tendão do

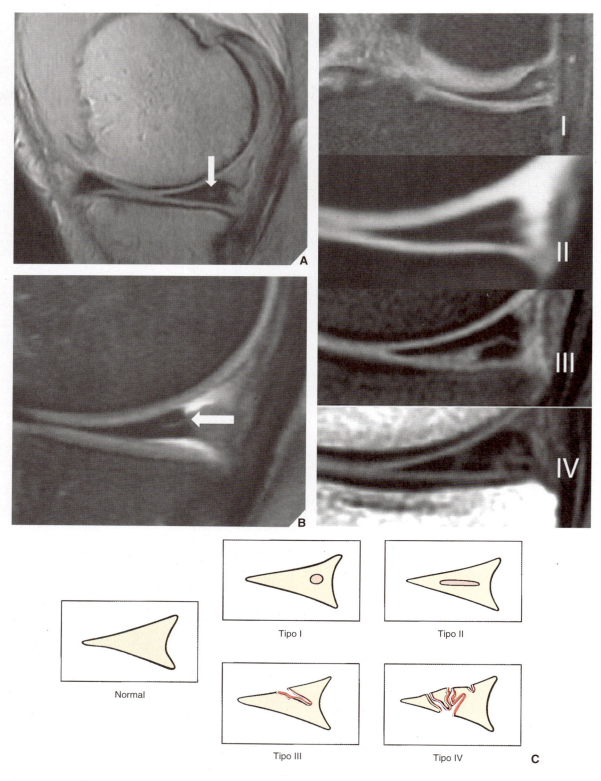

▲
Figura 9.80 Classificação das lesões de menisco. A. Essa imagem sagital de RM em sequência *spin echo* (SE; tempo de repetição [TR] de 2.000/TE de 20 ms) demonstrou uma lesão do tipo I no corno posterior do menisco medial (*seta*), quase certamente em consequência de degeneração intrassubstancial. A lesão intrameniscal arredondada não se estende até a superfície articular. **B.** Nessa lesão tipo II do corno posterior do menisco medial (*seta*), a configuração é linear e quase certamente representa um feixe longitudinal de fibras de colágeno, que não se estende à superfície articular. **C.** Ilustração esquemática dos diversos tipos de lesão de menisco. Os tipos I e II não se correlacionam com comprovação artroscópica, enquanto os tipos III e IV têm correlação direta com rupturas de menisco evidenciadas na cirurgia artroscópica. **D.** Imagens de RM demonstrando quatro tipos de lesões de menisco.

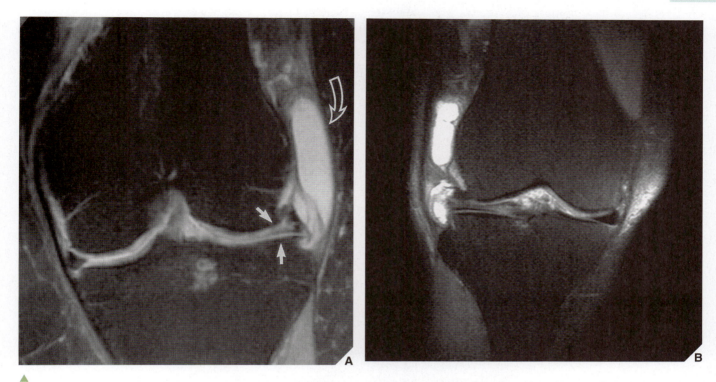

Figura 9.81 **Cisto parameniscal. A.** Essa imagem coronal de RM ponderada em T2 com supressão de gordura demonstrou ruptura do menisco medial (*setas*) e um cisto parameniscal volumoso (*seta curva*). **B.** Em outro paciente, essa imagem coronal de RM ponderada em densidade de prótons com supressão de gordura mostrou ruptura do menisco lateral e um cisto parameniscal volumoso.

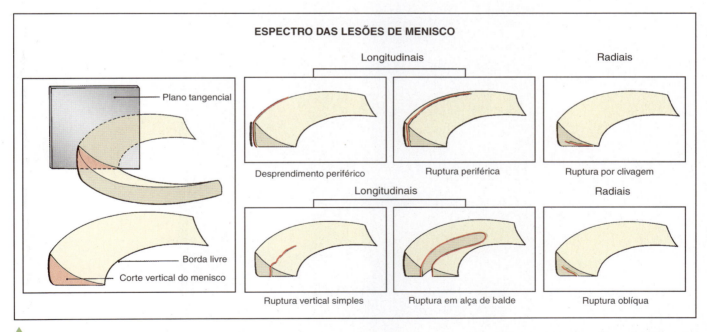

Figura 9.82 **Espectro das lesões do menisco.** Lesões do menisco podem ser classificadas, *grosso modo*, em longitudinais, horizontais e radiais, dependendo do plano no qual ocorrem. A ilustração à esquerda mostra esquematicamente o plano de exploração radiológica do menisco, enquanto a ilustração à direita ilustra vários tipos de ruptura.

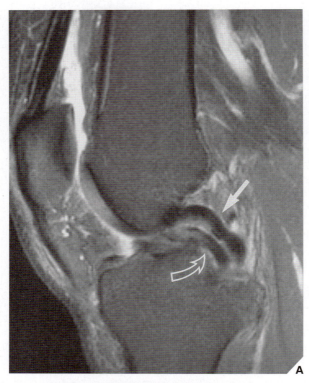

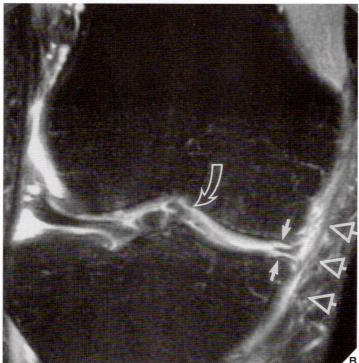

▲
Figura 9.83 Ruptura em alça de balde do menisco medial. A. Essa imagem sagital de RM ponderada em T2 com supressão de gordura demonstrou sinal do LCP duplo. A *seta* aponta para o LCP normal, enquanto a *seta curva* assinala o fragmento desviado do menisco medial, que tinha adquirido a mesma configuração do LCP. **B.** Essa imagem coronal de RM ponderada em T2 com saturação de gordura confirmou a existência de ruptura em alça de balde do menisco medial (*setas*). A *seta curva* indica o fragmento de menisco desviado em direção medial. Observe também que havia ruptura do LCM (*pontas de seta abertas*).

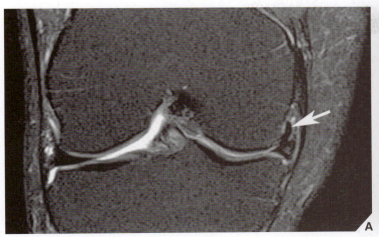
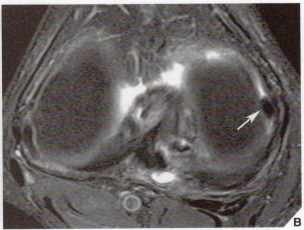

Figura 9.84 Ruptura em *flap* do menisco medial. Imagens coronal (**A**) e axial (**B**) de RM ponderada em T2 com saturação de gordura demonstraram um *flap* de tecido meniscal desviado para cima (*setas*). Esses tipos de rupturas com desvio podem não ser demonstrados facilmente na artroscopia; por tal razão, é importante descrever a localização do *flap* meniscal no relatório do exame de RM.

músculo adutor magno ou nessas duas estruturas. McAnally *et al.* afirmaram que, além das áreas de ossificação citadas, essa anormalidade também poderia ser secundária ao desprendimento coexistente do periósteo do epicôndilo femoral medial e proximal à inserção femoral do LCM. Além disso, tal condição parece estar associada à ruptura completa do LCP.

Anormalidades dos ligamentos colaterais medial e lateral podem ser bem demonstradas no exame de RM, especialmente nas imagens coronais ponderadas em T2. Essas lesões ligamentares frequentemente são subclassificadas em três graus. Grau 1 é diagnosticado quando apenas algumas fibras estão rompidas. Grau 2 caracteriza-se por ruptura de até 50% das fibras do ligamento. Grau 3 consiste em ruptura completa do ligamento. Estiramento do ligamento colateral medial aparece nas imagens de RM como espessamento dessa estrutura com aumento discreto da intensidade do sinal causado por edema e hemorragia intraligamentar. Pode haver líquido nos dois lados do ligamento. Ruptura parcial é diagnosticada quando se demonstra sinal hiperintenso anormal dentro da estrutura do ligamento, que se estende até a superfície superficial ou profunda. A ruptura completa causa perda de continuidade da estrutura do ligamento com sinal hipointenso normal. Em geral, essa lesão está associada a espessamento acentuado e contorno irregular do ligamento afetado (Figuras 9.99 e 9.100). A lesão do ligamento colateral lateral é mais bem demonstrada nas imagens coronais posteriores. Edema e hemorragia causam espessamento do ligamento associado a sinal hiperintenso nas imagens ponderadas em T2 ou T2*. Ruptura completa resulta em contorno ondulado e perda de continuidade do ligamento (Figura 9.101).

Ruptura dos ligamentos cruzados. Lesões isoladas dos ligamentos cruzados, que geralmente resultam de rotação interna da perna combinada com hiperextensão, não são comuns. Na maioria dos casos, essas lesões estão associadas a alguma outra lesão ligamentar (em geral, ligamento colateral medial) e rupturas meniscais (em geral, menisco medial). Essa combinação de lesões é conhecida

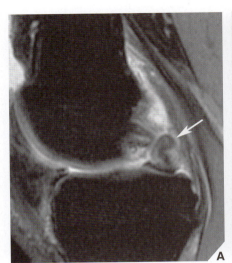
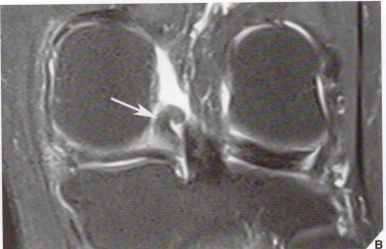

Figura 9.85 Ruptura em *flap* do menisco medial. Imagens sagital (**A**) e coronal (**B**) de RM ponderada em T2 com saturação de gordura demonstraram um fragmento de menisco desviado para dentro da incisura intercondilar (*setas*). O fragmento desviado mantinha sua continuidade com o corno posterior do menisco medial. Na verdade, esse tipo de ruptura em *flap* desviado para dentro da incisura intercondilar representa uma variante da ruptura em alça de balde, na qual a junção anterior com o menisco está desprendida, permitindo que o fragmento medial movimente-se livremente, mas ainda fique "pendurado" ao corno posterior.

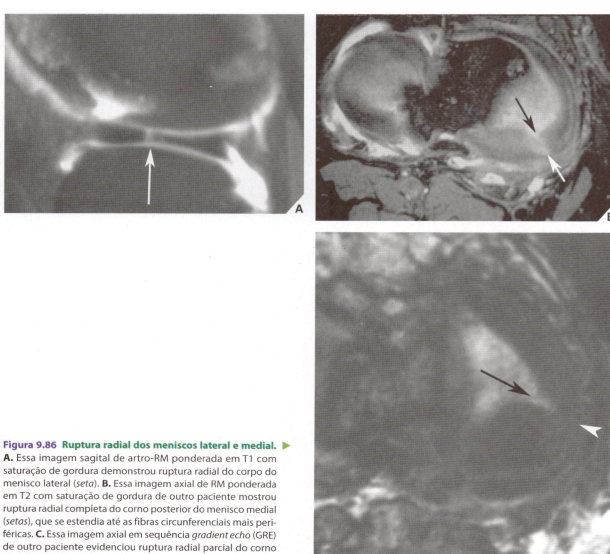

Figura 9.86 Ruptura radial dos meniscos lateral e medial.
A. Essa imagem sagital de artro-RM ponderada em T1 com saturação de gordura demonstrou ruptura radial do corpo do menisco lateral (*seta*). **B.** Essa imagem axial de RM ponderada em T2 com saturação de gordura de outro paciente mostrou ruptura radial completa do corno posterior do menisco medial (*setas*), que se estendia até as fibras circunferenciais mais periféricas. **C.** Essa imagem axial em sequência *gradient echo* (GRE) de outro paciente evidenciou ruptura radial parcial do corno posterior do menisco medial (*seta*) com preservação das fibras circunferenciais periféricas (*ponta de seta*).

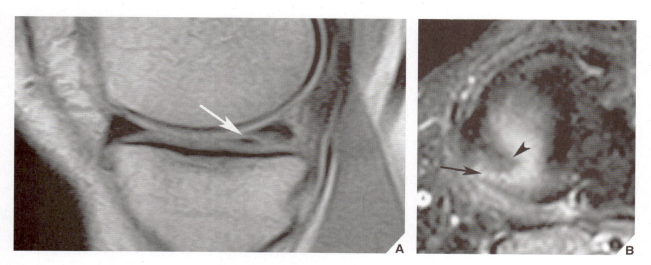

Figura 9.87 Laceração em bico de papagaio. Imagens sagital de RM ponderada em densidade de prótons (**A**) e axial ponderada em T2 com saturação de gordura do joelho demonstraram ruptura oblíqua do corno posterior do menisco medial (*setas*). Observe o formato de "bico de papagaio" na imagem axial (*ponta de seta*).

Figura 9.88 Ruptura da raiz posterior do menisco medial. Essa imagem coronal de RM ponderada em densidade de prótons com saturação de gordura através dos cornos posteriores dos meniscos demonstrou ruptura da raiz posterior do menisco medial (*seta*) com degeneração intrassubstancial do corno posterior (*ponta de seta*).

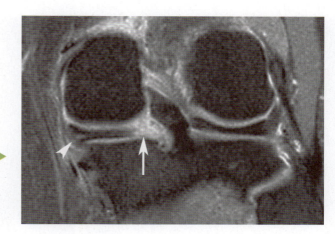

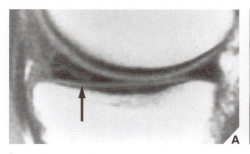 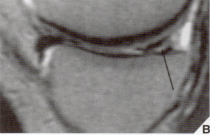 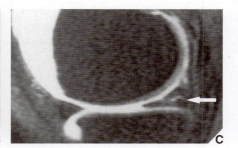

Figura 9.89 Rupturas do menisco medial. A. Essa imagem sagital de RM ponderada em T1 na sequência *spin echo* (SE; tempo de repetição [TR] de 700/TE de 20 ms) demonstrou ruptura do menisco medial. Observe sinal hiperintenso que se estendia para a superfície inferior do menisco (*seta*). **B.** Essa imagem sagital de RM ponderada em T2 (SE; TR de 2300/TE de 80 ms) mostrou ruptura do corno posterior do menisco medial (*seta*), que se estendia para a superfície articular tibial. **C.** Essa imagem sagital de RM com supressão de gordura foi obtida após a administração intra-articular de solução diluída de gadopentetato de dimeglumina e demonstrou laceração do corno posterior do menisco medial (*seta*). (Reproduzida, com autorização, de Deutsch AL, Mink JH, eds. *MRI of the musculoskeletal system: a teaching file*, 2nd ed. Philadelphia: Lippincott-Raven; 1997.)

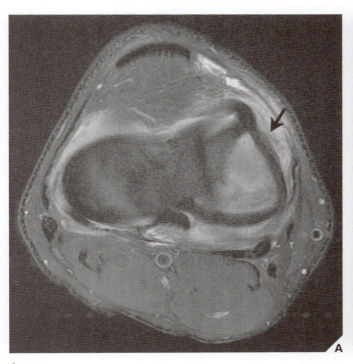 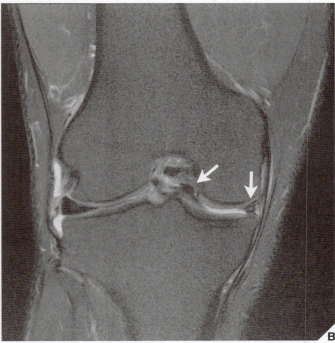

Figura 9.90 Ruptura do menisco medial. A. Essa imagem axial de RM ponderada em densidade de prótons com supressão de gordura mostrou ruptura em alça de balde no menisco medial (*seta*), também confirmada na imagem coronal (**B**) ponderada em densidade de prótons com supressão de gordura (*setas*).

422 Parte 2 Lesões Traumáticas

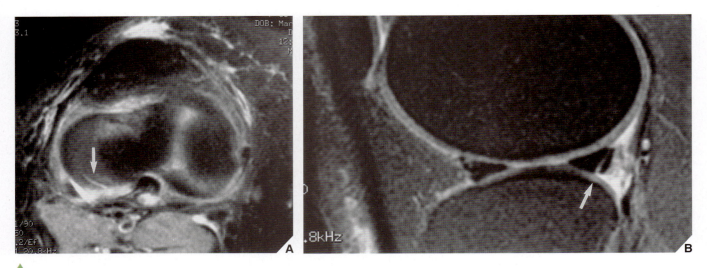

▲
Figura 9.91 Ruptura do menisco lateral. A. Essa imagem axial de RM em sequência FSE (*fast spin echo*) demonstrou ruptura do corno posterior do menisco lateral (*seta*) nessa mulher de 38 anos. **B.** Outra imagem sagital de RM confirmou a existência de ruptura (*seta*).

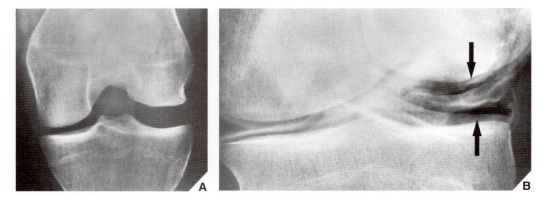

▲
Figura 9.92 Menisco discoide. Esse patinador de gelo de 20 anos machucou o joelho esquerdo durante uma competição. Ao exame físico, havia estalido forte durante a mobilização da articulação do joelho. **A.** Essa radiografia na incidência anteroposterior do joelho demonstrou compartimento lateral do joelho anormalmente amplo. **B.** Essa imagem de artrografia com contraste duplo mostrou menisco discoide (*setas*). Observe que essa estrutura não tinha formato triangular normal e que se estendia profundamente para a articulação. Contudo, não havia ruptura aparente.

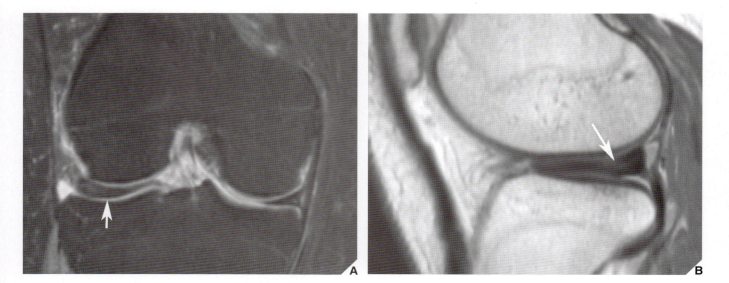

▲
Figura 9.93 Imagens de RM de menisco discoide. Imagens coronal de RM ponderada em T2 com saturação de gordura (**A**) e sagital de RM ponderada em densidade de prótons (**B**) demonstraram espessamento do corpo do menisco lateral (*setas*). Observe que o menisco não tinha formato triangular normal.

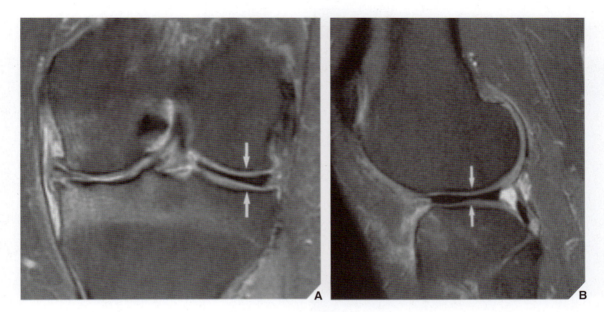

▲
Figura 9.94 Imagens de RM de menisco discoide. Imagens coronal (**A**) e sagital (**B**) de RM ponderadas em T2 com supressão de gordura demonstraram menisco discoide (*setas*) nessa jovem de 18 anos.

como *tríade de O'Donoghue*. Estresse em valgo da articulação do joelho abre o compartimento articular medial e pode causar ruptura da cápsula articular posterior e também do LCP ou LCA. Esse estresse também é responsável pela ruptura do menisco medial e ligamento colateral medial.

A precisão dos exames radiográficos nos casos de lesão dos ligamentos cruzados ainda não foi completamente determinada. As radiografias convencionais nas incidências anteroposterior e em perfil podem demonstrar um fragmento ósseo, que representa a eminência intercondilar arrancada da tíbia no local de inserção do ligamento cruzado (Figura 9.102).

No exame de RM do LCA, o joelho deve ser colocado em 10 a 15° de rotação externa para orientar o ligamento no plano sagital. Rotineiramente, são realizados cortes finos (3 a 5 mm) contíguos nos planos axial, sagital e coronal. Uma alternativa é obter imagens coronais oblíquas ponderadas em T2 ao longo do eixo longitudinal do LCA (ver Figura 9.12 B). Nas imagens de RM, o trajeto do LCA rompido é anormal ou está interrompido (Figura 9.103), o sinal intrassubstancial ligamentar tem intensidade anormal (Figura 9.104) ou não há um foco de edema (Figura 9.105). Abaulamento do ligamento cruzado posterior é um sinal indireto de ruptura do LCA. O melhor plano para demonstrar essas anormalidades é o sagital, enquanto a melhor sequência de pulso é a *spin echo* ponderada em T2 com saturação de gordura.

Rupturas do LCP são demonstradas nas imagens sagitais ponderadas em T1 como perda de integridade ou formato anormal do ligamento. Nas imagens ponderadas em T2, a ruptura é evidenciada por sinal hiperintenso intraligamentar, que representa líquido (Figura 9.106).

Conforme foi enfatizado por Bassett *et al.*, a avulsão do ligamento de sua inserção tibial é demonstrada nas imagens de RM por fratura do platô tibial posterior e redundância do ligamento.

Lesões do ângulo posterolateral. O ângulo posterolateral (APL) do joelho é uma unidade complexa que consiste em várias estruturas anatômicas responsáveis pela estabilização dessa articulação. Ele inclui o tendão poplíteo, o ligamento colateral lateral, o ligamento

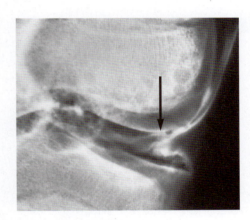

▲
Figura 9.95 Ruptura do menisco discoide. Esse menino de 10 anos torceu o joelho direito enquanto brincava e sentiu dor intensa. Ao exame físico, havia estalido à flexão-extensão da articulação do joelho. Essa imagem de artrografia com contraste duplo mostrou ruptura do corpo do menisco discoide lateral (*seta*).

popliteofibular e a cápsula posterolateral, que é reforçada pelos ligamentos arqueado e fabelofibular. Mecanismos mais comuns de lesão do APL são hiperextensão (com ou sem contato), traumatismo direto da superfície anteromedial do joelho em rotação externa e aplicação de força em varo sem contato com o joelho. Além de lesões das estruturas citadas anteriormente, o traumatismo do APL geralmente está associado às lesões de ligamentos cruzados, dos dois meniscos e do ligamento colateral medial. A RM é a técnica preferencial quando há suspeita clínica de lesões do APL (Figura 9.107). O ligamento popliteofibular é importante para a estabilidade da superfície posterolateral do joelho, e sua integridade deve ser avaliada por RM quando os pacientes têm sinais de lesão do APL. O ligamento popliteofibular normal aparece nas imagens de RM como estrutura linear ou curvilínea hipointensa, que se estende do tendão poplíteo até a cabeça da fíbula. Essa estrutura é bem demonstrada nas imagens sagitais ou coronais (ver Figura 9.107).

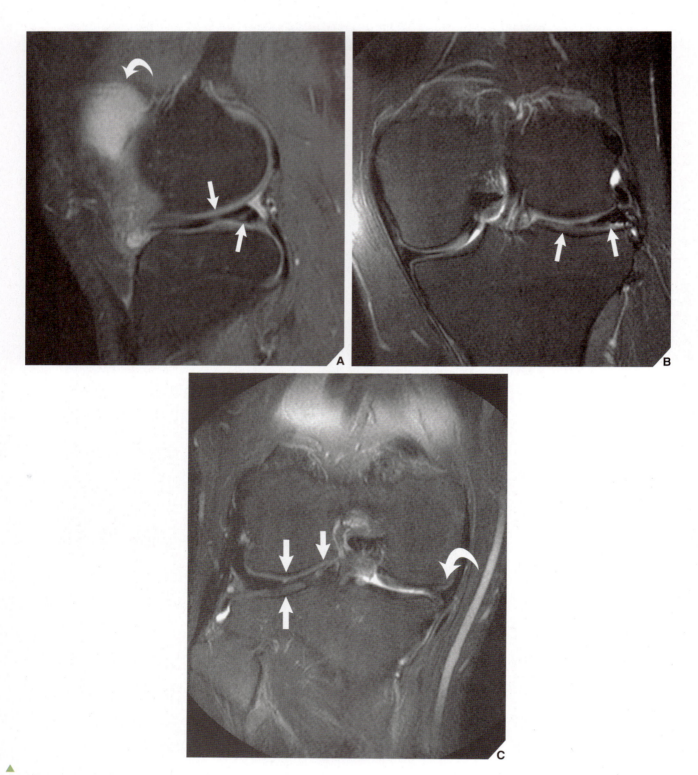

Figura 9.96 Imagem de RM de ruptura do menisco discoide. Essa mulher de 28 anos torceu o joelho esquerdo enquanto participava de uma competição de dança. Imagens sagital (**A**) e coronal (**B**) de RM ponderada em densidade de prótons com saturação de gordura demonstraram ruptura complexa do menisco discoide lateral (*setas*). A *seta curva* assinala derrame articular. **C.** Em outro paciente, um homem de 24 anos com dor de início súbito no joelho direito, essa imagem coronal de RM ponderada em densidade de prótons com saturação de gordura evidenciou ruptura de menisco discoide lateral (*setas*). Observe que também havia ruptura do corpo do menisco medial (*seta curva*).

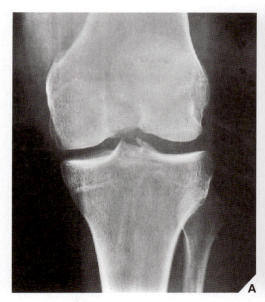
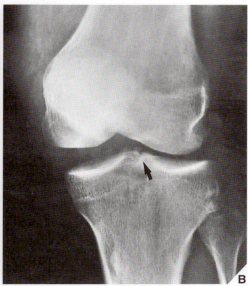

Figura 9.97 Ruptura do LCM. Esse atleta de 24 anos torceu o joelho enquanto lançava disco em uma competição. O exame físico detectou hipersensibilidade na parte medial da articulação do joelho e instabilidade medial. **A.** Essa radiografia do joelho na incidência anteroposterior demonstrou que as larguras dos compartimentos medial e lateral estavam normais. **B.** Essa imagem na mesma incidência foi obtida depois da aplicação de estresse em valgo e mostrou alargamento do compartimento medial da articulação – um sinal compatível com diagnóstico clínico de ruptura do LCM. Observe que também foi observada avulsão da tuberosidade tibial lateral (*seta*), que ocasionalmente está associada a ruptura do LCA.

Rupturas de tendão do quadríceps e ligamento patelar. Em condições normais, o equilíbrio de forças aplicadas nas inserções tendineoligamentares patelares mantém a patela em sua posição certa. As rupturas do tendão do quadríceps (que é um tendão conjunto formado pelas contribuições tendíneas dos músculos reto femoral, vasto lateral, vasto medial e vasto intermédio) ou ligamento patelar alteram esse equilíbrio (Figura 9.108). Rupturas completas do quadríceps são mais comuns em homens do que em mulheres. Embora essas rupturas geralmente ocorram em pacientes idosos, também podem ser encontradas ocasionalmente em atletas. A radiografia

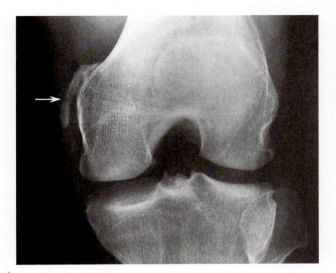

Figura 9.98 Lesão de Pellegrini-Stieda. Esse homem de 50 anos referia história de lesão (inclusive ruptura do LCM) 3 anos antes. A incidência em túnel da articulação do joelho esquerdo mostrou aspecto típico da lesão de Pellegrini-Stieda – calcificação e ossificação no ponto de inserção femoral do LCM (*seta*) (ver também Figura 4.128 B).

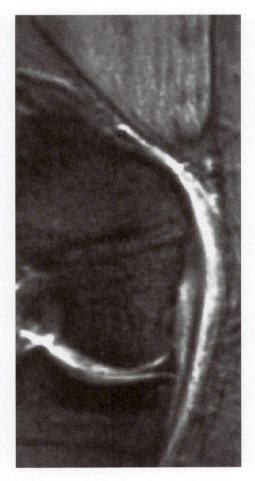

Figura 9.99 Lesão grau 1 do LCM. Essa imagem coronal de RM em sequência GRE (*gradient recalled echo*) do joelho direito demonstrou líquido ao redor das fibras superficiais do LCM, com o ligamento intacto.

426 Parte 2 Lesões Traumáticas

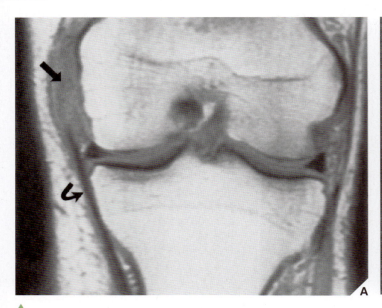
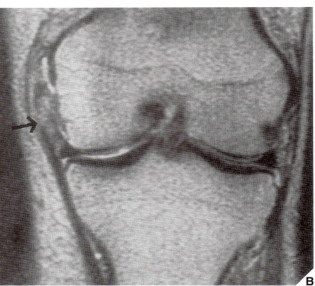

▲
Figura 9.100 Lesão grau 3 de LCM. A. Essa imagem coronal de RM ponderada em densidade de prótons (*spin echo* [SE]; TR de 2.000/TE de 20 ms) do joelho esquerdo demonstrou estrutura amorfa com sinal de intensidade intermediária substituindo a inserção proximal do LCM (*seta*). A parte distal do ligamento estava intacta (*seta curva*). **B.** Essa imagem coronal de RM ponderada em T2 (SE; TR de 2.000/TE de 80 ms) mostrou sinal ligeiramente hiperintenso na região do segmento proximal do LCM, que foi atribuída a uma combinação de edema e hemorragia (*seta*). Não foi possível definir o ligamento subjacente. (Reproduzida, com autorização, de Bloem JL, Sartoris DJ, eds. *MRI and CT of musculoskeletal system. A text-atlas*. Baltimore: Williams Wilkins; 1992.)

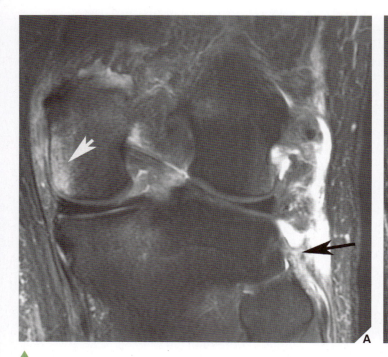
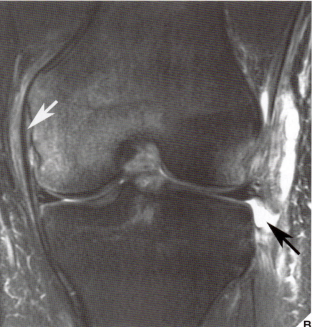

▲
Figura 9.101 Ruptura do ligamento colateral lateral. Esse homem de 23 anos referia história de lesão aguda grave relacionada com esporte. **A.** Essa imagem coronal de RM ponderada em densidade de prótons com saturação de gordura do joelho esquerdo demonstrou ruptura completa do ligamento colateral lateral (*seta preta*) com hematoma focal na parte posterolateral do joelho. Não havia ruptura do menisco associada. Observe a contusão óssea no côndilo femoral medial (*seta branca curta*) e a ausência dos ligamentos cruzados na incisura intercondilar, sugerindo ruptura de ambos. **B.** Outra imagem coronal de RM obtida em posição mais anterior mostrou ruptura da banda iliotibial (*seta preta*) e distensão leve do LCM (*seta branca*). Observe também que o LCA e o LCP estavam ausentes da incisura intercondilar.

Figura 9.102 Ruptura do LCA. Radiografias nas incidências anteroposterior (**A**) e perfil (**B**) do joelho esquerdo desse jogador de futebol de 38 anos mostraram avulsão da eminência tibial (*setas*) sugerindo ruptura do LCA. Esse diagnóstico foi confirmado por artroscopia.

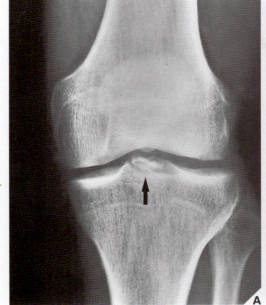
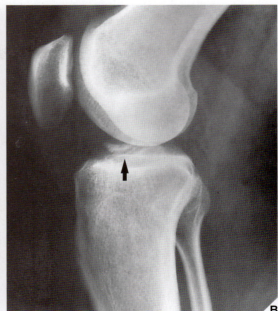

Figura 9.103 Imagem de RM de ruptura de LCA. Essa mulher de 56 anos torceu seu joelho direito ao cair de uma pedra. Essa imagem sagital ponderada em densidade de prótons com supressão de gordura demonstrou ruptura com desvio do LCA (*seta*).

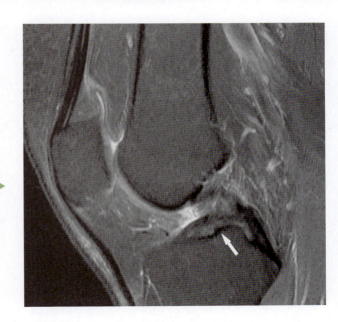

Figura 9.104 Imagens de RM de ruptura parcial do LCA.
A. A imagem sagital de RM *spin-echo* ponderada em T2 do joelho desse rapaz de 15 anos, que se contundiu durante partida de futebol, demonstrou edema do LCA (*setas*) sem perda de continuidade de suas fibras. Essa lesão correspondia a uma ruptura intersticial. **B.** Essa imagem sagital de RM ponderada em T2 do joelho de outro paciente mostrou ruptura parcial do feixe posterolateral do LCA, que estava desviado em cima da espinha tibial (*seta*). Observe que o feixe anteromedial estava intacto (*ponta de seta*).

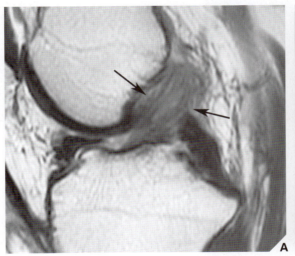
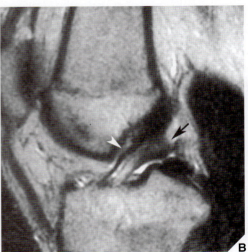

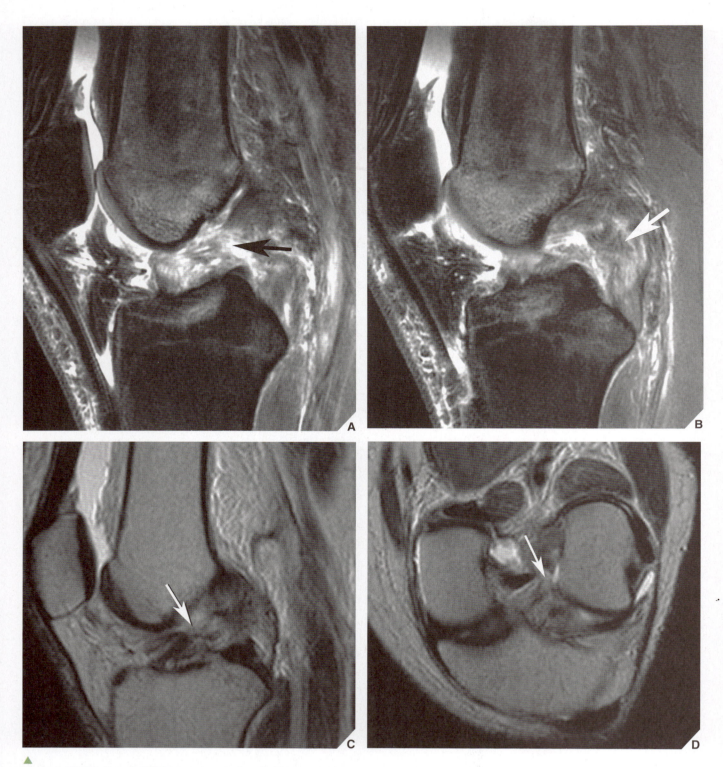

Figura 9.105 Imagens de RM de ruptura completa de LCA. A. Essa imagem sagital de RM ponderada em T2 com saturação de gordura do joelho demonstrou ruptura aguda completa do LCA (*seta*) com edema e hematoma na incisura intercondilar. Observe que havia contusão óssea do côndilo femoral e platô tibial. **B.** Essa imagem sagital de RM ponderada em T2 com saturação de gordura mostrou ruptura completa associada do LCP (*seta*). **C.** Essa imagem sagital de RM ponderada em T2 de outro paciente evidenciou ruptura completa das fibras do LCA (*seta*) com edema localizado. **D.** Essa imagem coronal oblíqua de RM ponderada em T2 do mesmo paciente mostrou ausência do LCA na incisura intercondilar (*seta*).

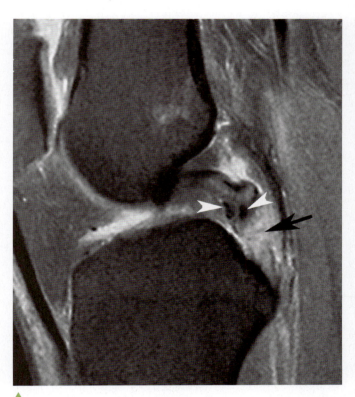

Figura 9.106 Imagem de RM de ruptura do LCP. Essa imagem sagital de RM ponderada em T2 do joelho demonstrou ruptura completa das fibras distais do LCP (*seta*) com edema e hematoma localizados. Observe que os ligamentos meniscofemorais anterior e posterior estavam encarcerados dentro das fibras do LCP rompido (*pontas de seta*).

de perfil do joelho pode demonstrar falta de definição desse tendão e ampliação do seu diâmetro anteroposterior em consequência de hemorragia e edema (Figura 9.109). Em alguns casos, a radiografia de perfil também pode mostrar a patela em posição abaixo do normal em consequência do desequilíbrio de forças nas inserções ligamentares da patela (Figura 9.110); quando há ruptura do ligamento patelar (também referido ocasionalmente como *tendão*, porque parte de suas fibras é derivada e está em continuidade com as fibras do reto femoral), que pode ocorrer em sua inserção à patela ou à tuberosidade tibial, o mecanismo de lesão é inverso (Figuras 9.111 e 9.112). A RM é o exame preferencial para demonstrar e avaliar esses dois tipos de lesão (Figuras 9.113 a 9.119).

Joelho pós-operatório

Entre os procedimentos mais comuns realizados no joelho, estão as cirurgias de meniscos e ligamentos (principalmente LCA) e os reparos de cartilagens. Hoje em dia, esses procedimentos são realizados por abordagem artroscópica. A RM é o exame radiológico preferencial para avaliar casos suspeitos de recidiva de ruptura de menisco ou ligamento, ou complicações potenciais relacionadas aos procedimentos cirúrgicos.

Tratamento cirúrgico das rupturas meniscais

Três procedimentos podem ser realizados para reparação meniscal: (a) **meniscectomia parcial** – nessa cirurgia, parte do menisco roto é retirada, e o menisco é reconstruído (Figura 9.120). (b) **Reparo do menisco** – essa operação é realizada quando a ruptura está localizada na região periférica do menisco, na junção meniscocapsular, também chamada de *zona vermelha*, onde há irrigação sanguínea por alguns capilares. Suturas são aplicadas por via artroscópica entre a cápsula e o menisco, de forma a assegurar estabilidade do menisco e facilitar sua cicatrização, sem necessidade de removê-lo (Figura 9.121). (c) **Transplante de menisco** – nessa cirurgia, o menisco roto é totalmente retirado e substituído por aloenxerto de menisco de doador morto (Figura 9.122). O enxerto de menisco usado nesse transplante é formado de menisco e suas inserções ósseas tibiais. Inserções ósseas tibiais podem ser obtidas de joelhos de cadáveres na forma de pequenos "tampões" nas inserções dos ligamentos da raiz do menisco anterior e posterior, ou na forma de uma ponte ou barra de osso do doador conectado ao menisco. Tampões ou barras ósseas são fixadas no local junto com o menisco cadavérico na tíbia do receptor por meio de suturas ou perfuração de uma ranhura no platô tibial.

Complicações desses procedimentos são recidiva de ruptura do menisco e desenvolvimento de osteoartrite precoce.

Reconstrução de ligamento cruzado anterior

Nos casos típicos, rupturas do LCA são tratadas com autoenxertos de tendão, utilizando mais comumente enxerto de tendão patelar (reparo osso-tendão-osso) ou de tendão iliotibial distal (Figura 9.123). Complicações são recidiva de ruptura, compressão do enxerto em razão de técnica cirúrgica inadequada, migração do parafuso de interferência, artrofibrose anterior (lesão ou sinal de ciclope) e formação de cistos dentro do túnel tibial ou, menos comumente, no túnel femoral (Figura 9.124).

Reparo de cartilagens

Vários procedimentos artroscópicos foram desenvolvidos para reparar lesões condrais focais, inclusive desbridamento de cartilagens danificadas, microfratura (Figura 9.125), transplante osteocondral autólogo (também conhecido como *procedimento de sistema de transplante osteoarticular* [PSTO] ou *mosaicoplastia*; Figura 9.126) e transplante de condrócitos autólogos. Microfratura é um procedimento artroscópico realizado para produzir fraturas minúsculas na área de uma falha condral, de forma a provocar sangramento localizado e formação de trombo com células mesenquimais pluripotenciais capazes de regenerar a cartilagem fibrosa e preencher a falha. O procedimento de mosaicoplastia consiste em buscar tampões osteocondrais cilíndricos em áreas do joelho que não sustentam peso (geralmente nas bordas externas da tróclea femoral), de forma que sejam transplantados para a falha condral. O transplante de condrócitos autólogos também é uma técnica artroscópica que consiste em buscar células cartilaginosas normais retiradas de áreas de cartilagem do joelho do paciente que não sustentam peso, seguida de cultura e implantação dentro da falha condral. O material cultivado contém grandes quantidades de condrócitos autólogos capazes de regenerar a cartilagem hialina. Esse material é injetado na falha condral dentro de uma matriz (implantação de condrócitos autólogos facilitada por matriz, ou ICAM) e coberto com remendo de periósteo autólogo (Figura 9.127). A RM é a modalidade mais eficaz para avaliar resultados pós-operatórios desses procedimentos (Figura 9.128).

Procedimentos de reconstrução cirúrgica realizados menos frequentemente no joelho são reparo de ligamento cruzado anterior, reparo de ligamento colateral medial e realinhamento patelar.

430 Parte 2 Lesões Traumáticas

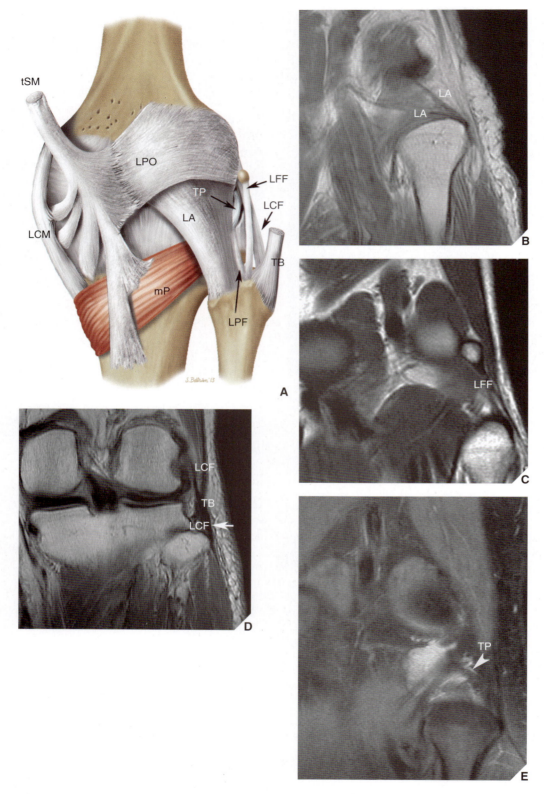

▲
Figura 9.107 Imagens de RM do ângulo posterolateral. A a **F.** *Anatomia normal.* **A.** Ilustração artística da parte posterior do joelho demonstrando tendão semimembranoso (*tSM*) e seus ramos distais, inclusive ligamento poplíteo oblíquo (*LPO*) cruzando sobre a parte posterolateral do joelho e combinando suas fibras com o ligamento arqueado (*LA*). Observe os feixes medial e lateral do LA, ligamento fabelofibular (*LFF*), ligamento colateral fibular (*LCF*), tendão do bíceps femoral (*TB*), ligamento popliteofibular (*LPF*), músculo poplíteo (*mP*) e ligamento colateral medial (*LCM*). **B.** Essa imagem coronal de RM ponderada em densidade de prótons demonstrou o LA com seus feixes lateral e medial. **C.** Essa imagem coronal de RM ponderada em densidade de prótons mostrou o LFF. **D.** Essa imagem coronal de RM ponderada em densidade de prótons evidenciou o tendão reunido do LCF e TB na inserção à parte lateral da cabeça da fíbula (*seta*). **E.** Essa imagem coronal de RM ponderada em T2 demonstrou o LFP orientado perpendicularmente ao tendão poplíteo (*TP*) (*ponta de seta*). (*Continua.*)

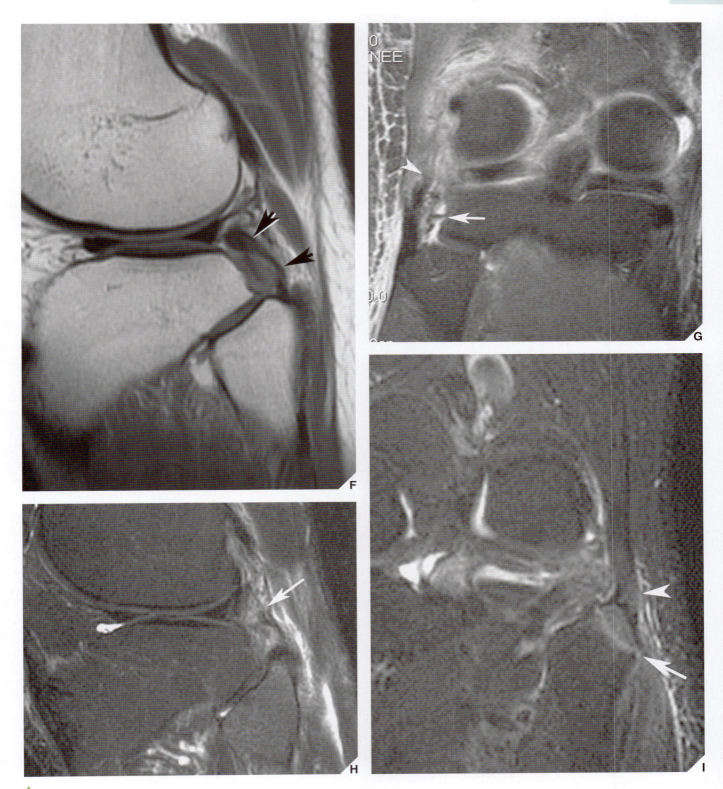

▲
Figura 9.107 Imagens de RM do ângulo posterolateral. (*Continuação.*) **F.** Essa imagem sagital de RM ponderada em T1 demonstrou uma estrutura com formato de vírgula (*setas*), que correspondia ao tendão poplíteo e LPF. **G** a **I**. *Lesões de APL*. **G.** Essa imagem coronal de RM em sequência STIR (*short time inversion recovery*) demonstrou lacerações do LPF (*seta*) e LCF (*ponta de seta*). **H.** Essa imagem sagital de RM ponderada em T2 com saturação de gordura de outro paciente mostrou laceração do LPF (*seta*). **I.** O "sinal arqueado" foi demonstrado nessa imagem coronal de RM em sequência STIR, que evidenciou fratura com avulsão (*seta*) da parte lateral da cabeça da fíbula na inserção do tendão reunido do LCF e TB (*ponta de seta*).

432 Parte 2 Lesões Traumáticas

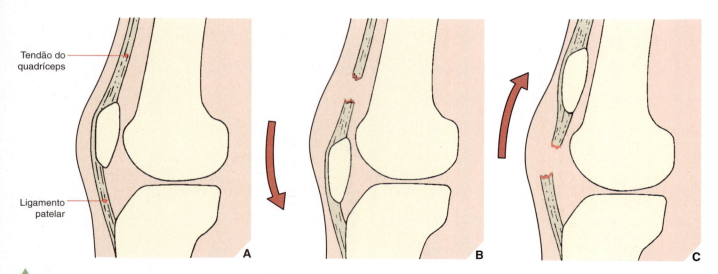

▲
Figura 9.108 Inserções tendineoligamentares da patela. Em condições normais, o equilíbrio de forças aplicadas nas inserções tendineoligamentares patelares mantém a patela em sua posição. **A.** Ruptura do tendão do quadríceps causa desvio da patela para baixo (*seta curva vermelha*). **B.** Ruptura do ligamento patelar causa um mecanismo de lesão inverso (*seta curva vermelha*) (**C**) (Ver também Figura 9.3.)

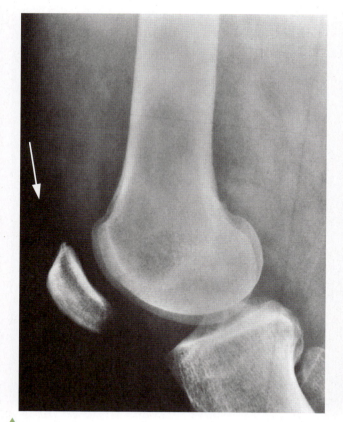

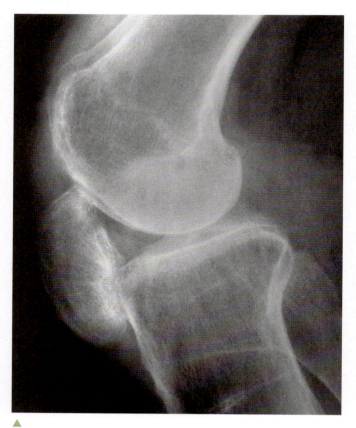

▲
Figura 9.109 Ruptura do tendão do quadríceps. Esse homem de 30 anos sofreu contusão durante uma partida de futebol americano. A radiografia de perfil do joelho demonstrou falta de definição do tendão do quadríceps (*seta*) e uma massa de tecidos moles na região suprapatelar – um sinal típico de ruptura de tendão do quadríceps.

▲
Figura 9.110 Ruptura do tendão do quadríceps. Essa radiografia de perfil do joelho mostrou patela em posição baixa (patela baixa) secundária à ruptura crônica de tendão do quadríceps.

Capítulo 9   Membro Inferior I: Joelho   **433**

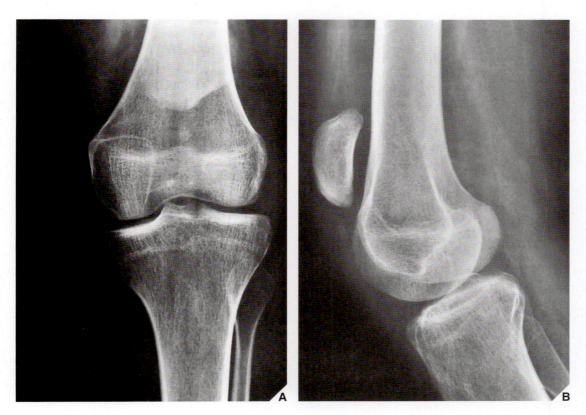

▲ **Figura 9.111 Ruptura do ligamento patelar.** Essa mulher atleta de 38 anos sofreu lesão durante uma competição de corrida. Radiografias nas incidências anteroposterior (**A**) e perfil (**B**) do joelho demonstraram patela em posição anormalmente alta (*patela alta*) – um sinal sugestivo de ruptura do ligamento patelar. Esse diagnóstico foi confirmado durante a exploração cirúrgica.

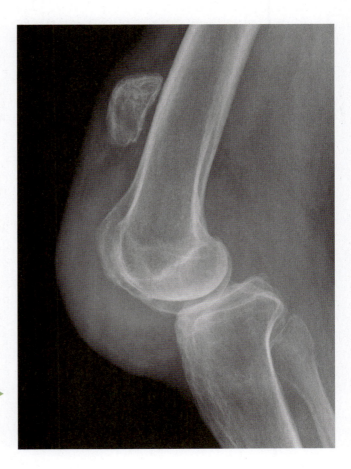

Figura 9.112 Ruptura do ligamento patelar. Esse homem de 60 anos feriu-se em um acidente automobilístico. Essa radiografia de perfil do joelho demonstrou patela em posição alta em consequência de ruptura completa do ligamento patelar. Observe que havia hematoma volumoso nas partes moles situadas à frente do fêmur distal e da tíbia proximal.

434 Parte 2 Lesões Traumáticas

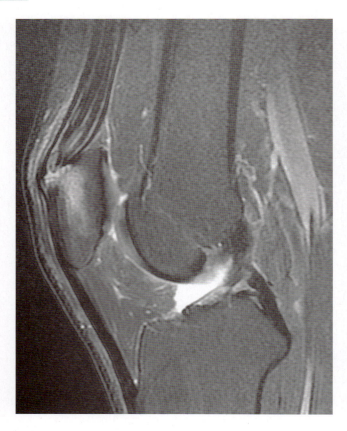

◀ **Figura 9.113 Imagem de RM de ruptura do tendão do quadríceps.** Esse homem de 38 anos teve lesão do joelho esquerdo em um acidente de esqui. Essa imagem sagital de RM ponderada em T2 com supressão de gordura demonstrou ruptura parcial subtotal de tendão do quadríceps em sua inserção na patela.

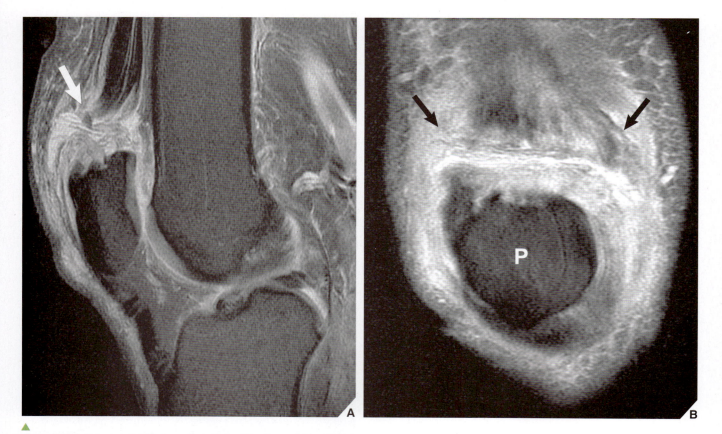

▲ **Figura 9.114 Imagens de RM de ruptura do tendão do quadríceps.** Imagens de RM sagital ponderada em T2 com saturação de gordura (**A**) e coronal em densidade de prótons com saturação de gordura (**B**) do joelho desse homem de 78 anos depois de uma queda nas escadas demonstrou ruptura completa de tendão do quadríceps em sua Inserção no polo superior da patela (*P*) (*setas*).

Capítulo 9 Membro Inferior II: Joelho 435

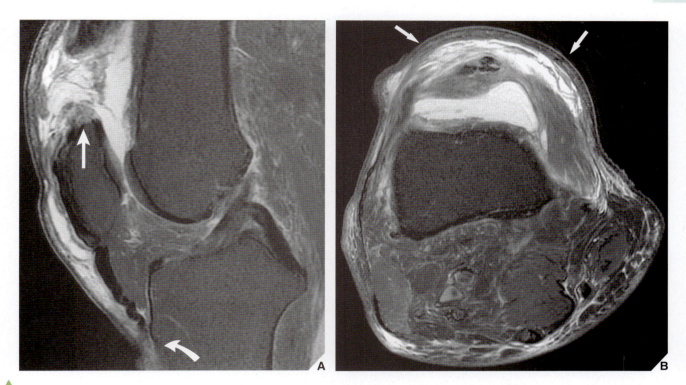

▲ **Figura 9.115 Imagens de RM de ruptura do tendão do quadríceps. A.** Imagens de RM sagital ponderada em T2 (**B**) e axial ponderada em densidade de prótons com supressão de gordura do joelho demonstraram laceração completa de todas as camadas do tendão do quadríceps (*setas*). A *seta curva* assinala pontos de laceração associada do ligamento patelar.

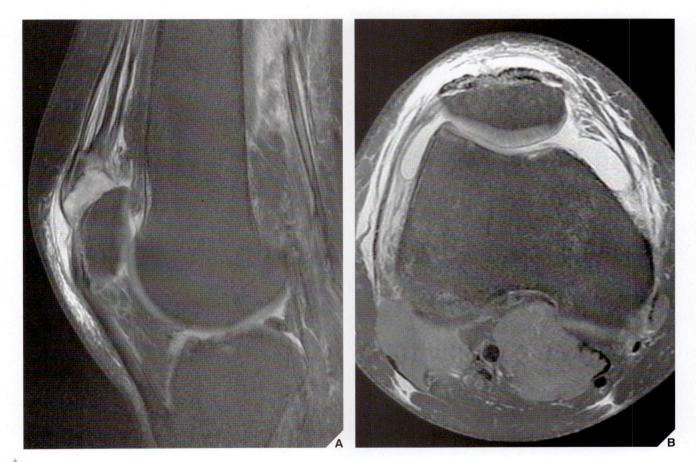

▲ **Figura 9.116 Imagens de RM de ruptura do tendão do quadríceps.** Imagens de RM coronal (**A**) e axial (**B**) ponderadas em densidade de prótons com supressão de gordura do joelho demonstraram ruptura completa do tendão do quadríceps desse homem de 27 anos, que sofreu um acidente de trabalho na indústria.

436 Parte 2 Lesões Traumáticas

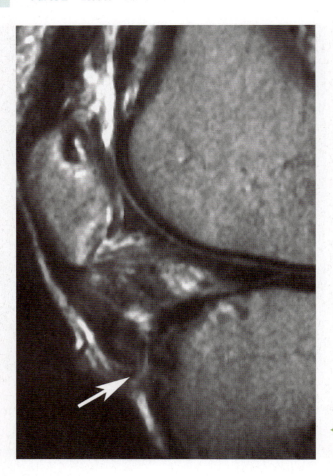

◀ **Figura 9.117 Imagem de RM de ruptura do ligamento patelar.** Essa imagem sagital de RM ponderada em T2 demonstrou avulsão do ligamento patelar de sua inserção na tuberosidade tibial (*seta*).

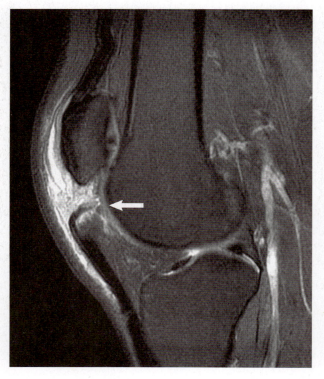

◀ **Figura 9.118 Imagem de RM de ruptura do ligamento patelar.** Esse homem de 45 anos sofreu acidente de motocicleta. A imagem sagital de RM ponderada em T2 com saturação de gordura do joelho demonstrou ruptura completa do ligamento patelar no local no polo inferior da patela (*seta*).

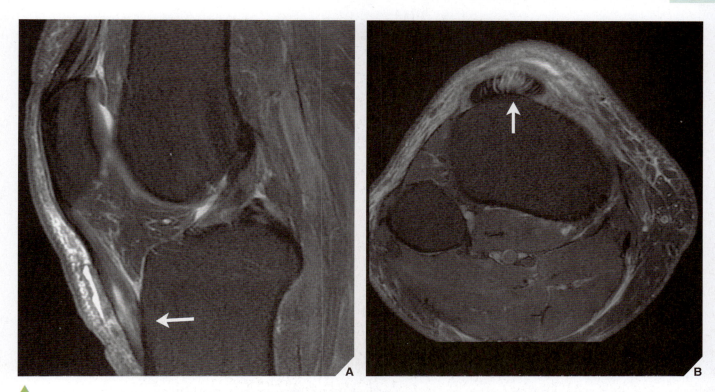

▲
Figura 9.119 Imagem de RM de ruptura parcial do ligamento patelar. Imagens de RM sagital (**A**) e axial (**B**) ponderadas em densidade de prótons com supressão de gordura demonstraram ruptura parcial do ligamento patelar (*setas*).

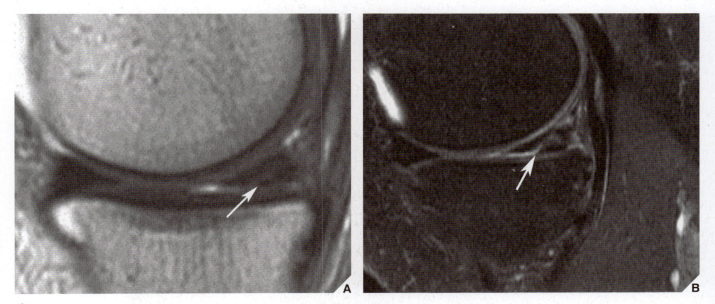

▲
Figura 9.120 Imagens de RM de meniscectomia parcial. A. Essa imagem sagital de RM ponderada em T2 do joelho demonstrou irregularidade e alteração de sinal linear no corno posterior do menisco (*seta*). Observe que a intensidade de sinal intrameniscal é intermediária, em comparação com o sinal normal de líquido articular. Essas anormalidades são compatíveis com alterações pós-meniscectomia sem recidiva da ruptura. **B.** Essa imagem sagital de RM ponderada em T2 de outro paciente com história de meniscectomia medial mostrou sinal de líquido linear no corno posterior do menisco medial (*seta*) compatível com recidiva da ruptura.

438 Parte 2 Lesões Traumáticas

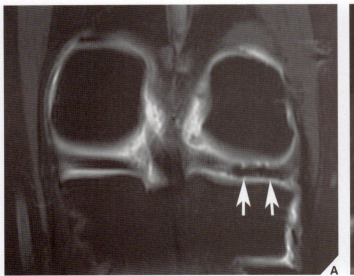
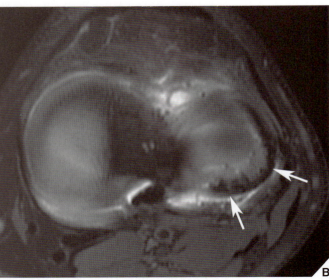

▲ **Figura 9.121 Imagens de RM de reparo meniscal.** Imagens coronal (**A**) e axial (**B**) de RM ponderada em T2 com saturação de gordura demonstraram artefato relacionado com suturas periféricas aplicadas no corno posterior e corpo do menisco medial (*setas*).

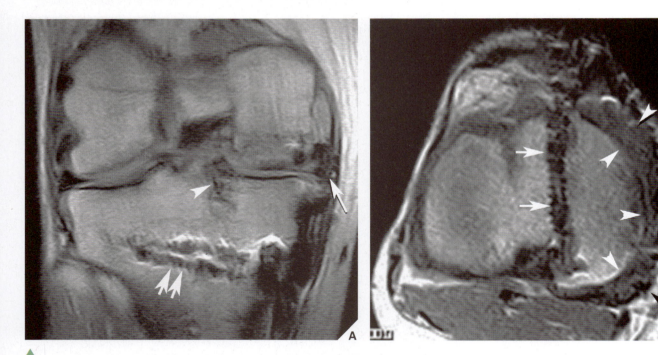

▲ **Figura 9.122 Imagens de RM de transplante de menisco. A.** Essa imagem coronal de RM ponderada em densidade de prótons do joelho demonstrou menisco medial transplantado (*seta*). O enxerto estava degenerado e extruso, e havia alterações degenerativas no compartimento medial. Observe uma ranhura adjacente à espinha tibial, na qual a ponte óssea fora colocada (*ponta de seta*). Essa técnica é conhecida como *ponte sobre ranhura*. Esse paciente talvez tenha feito osteotomia da tíbia proximal (*setas duplas*) para corrigir deformidade em varo. **B.** Essa imagem axial de RM ponderada em T2 mostrou a ponte sobre ranhura na tíbia (*setas*). Observe o menisco extruso (*pontas de seta*).

Capítulo 9   Membro Inferior II: Joelho   **439**

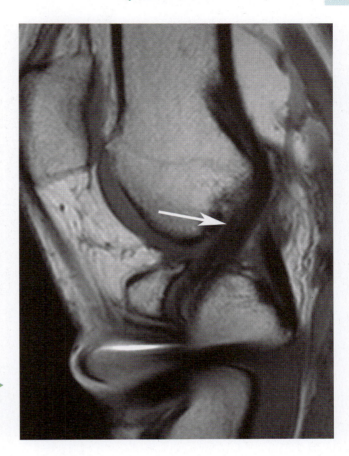

Figura 9.123 Imagem de RM de reconstrução do LCA. Essa imagem sagital de RM ponderada em T2 do joelho demonstrou que o enxerto de LCA estava intacto (*seta*). O artefato metálico localizado na tíbia foi gerado pelo *hardware* usado para fixar o enxerto no local.

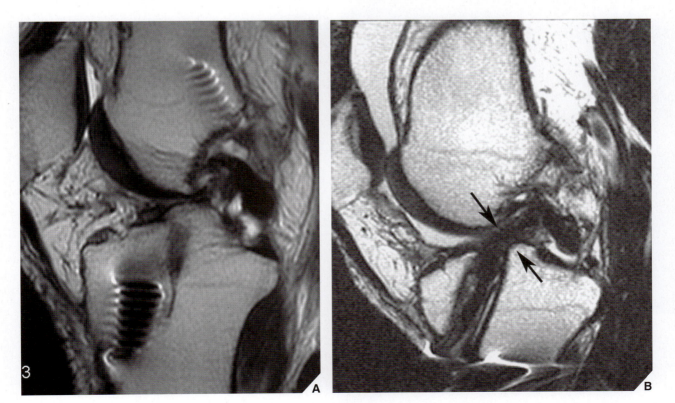

Figura 9.124 Imagens de RM de reconstrução do LCA. A. Essa imagem sagital de RM ponderada em T2 de outro paciente demonstrou ruptura recente do enxerto. Observe os parafusos de interferência na tíbia proximal e no fêmur distal. **B.** Essa imagem sagital de RM ponderada em T2 de outro paciente mostrou impacção do enxerto entre a incisura intercondilar e a espinha tibial (*setas*). O enxerto ainda estava intacto. (*Continua.*)

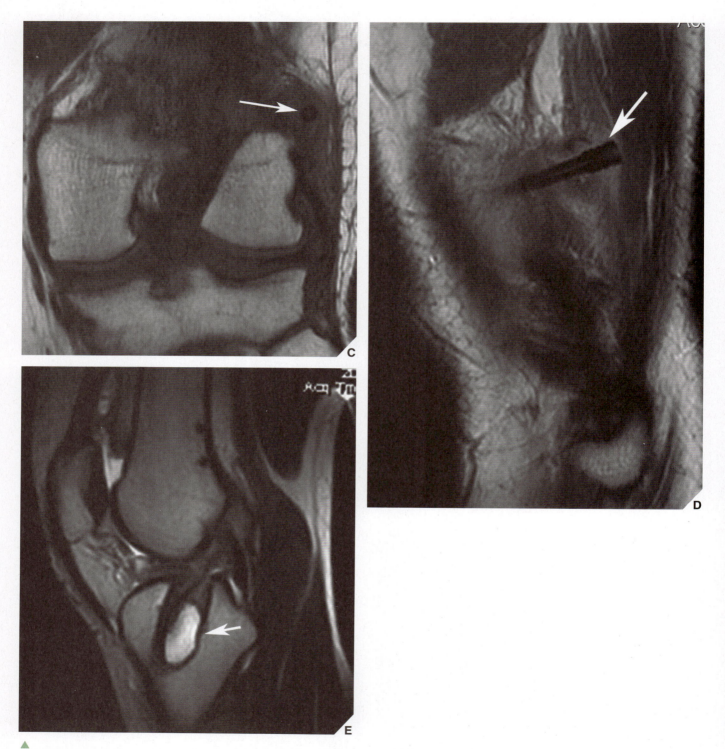

Figura 9.124 Imagens de RM de reconstrução do LCA. (*Continuação.*) C e D. Imagens de RM coronal ponderada em T1 e sagital ponderada em T2 do joelho de outro paciente demonstraram migração do parafuso para os tecidos moles adjacentes à parte lateral do joelho (*setas*). E. Essa imagem sagital de RM ponderada em T2 do joelho de outro paciente mostrou um cisto dentro do túnel tibial ampliado (*seta*). (*Continua.*)

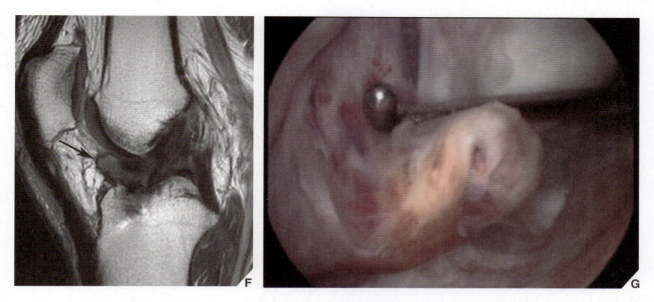

▲
Figura 9.124 Imagens de RM de reconstrução do LCA. (*Continuação.*) **F.** Essa imagem sagital de RM ponderada em densidade de prótons mostrou lesão nodular hipointensa na parte anterior da articulação do joelho no nível da linha articular (*seta*), que correspondia a uma área focal de fibrose, também conhecida como sinal do ciclope. **G.** Imagem de artroscopia por acesso anterior demonstrando sinal do ciclope. Essa lesão pode causar dor durante a extensão do joelho, e pode ser necessário retirá-la cirurgicamente.

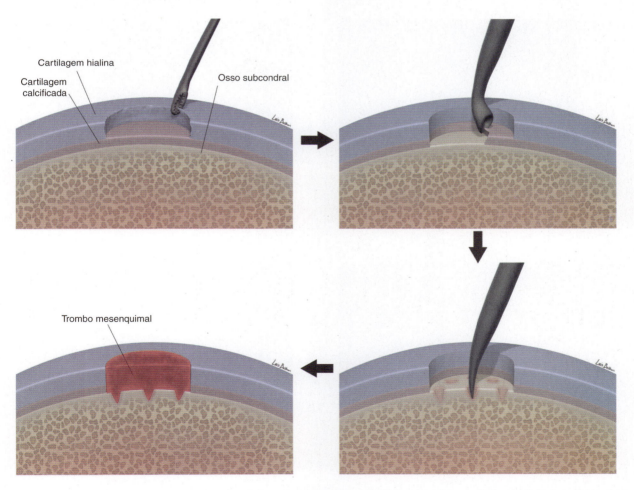

▲
Figura 9.125 Técnica de microfratura para tratar lesão condral. A primeira etapa é o desbridamento e a limpeza das bordas da lesão, seguidos de remoção de fibrocartilagem calcificada de toda a superfície da placa subcondral. Em seguida, são realizadas microfraturas usando instrumentos de artroscopia. As microfraturas provocam sangramento, que leva à formação de um trombo de células mesenquimais, que preenchem a falha com células pluripotenciais, que, por fim, formam fibrocartilagem. A vantagem dessa técnica é a possibilidade de reproduzir uma superfície articular lisa e congruente. A desvantagem é que a fibrocartilagem não tem as mesmas propriedades elásticas que a cartilagem hialina. Essa técnica é bem-sucedida como tratamento para lesões condrais pequenas.

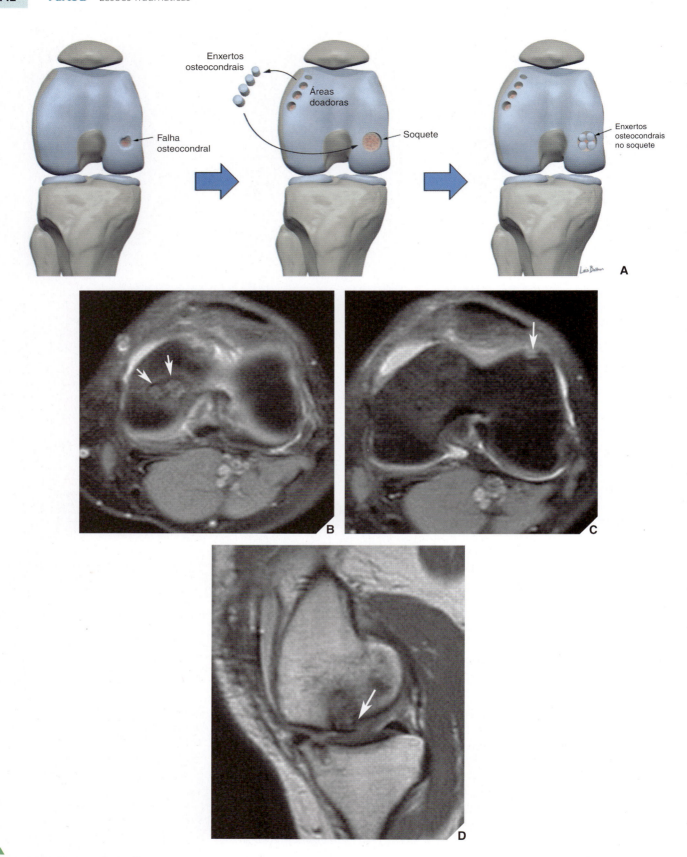

▲
Figura 9.126 Imagens de RM de reparo de cartilagem obtidas depois de PSTO. A. Ilustração esquemática demonstrando as etapas do PSTO artroscópico. **B.** Essa imagem axial de RM ponderada em T2 demonstrou dois tampões osteocondrais na parte que sustentava peso do côndilo femoral medial (*setas*). A distribuição dos tampões era semelhante a um mosaico, daí o nome *mosaicoplastia*. **C.** Essa imagem axial de RM ponderada em T2 mostrou a área doadora dos tampões osteocondrais na parte anterior do côndilo femoral lateral, ou seja, uma área que não sustentava peso (*seta*). **D.** Essa imagem sagital ponderada em densidade de prótons do mesmo paciente demonstrou extrusão parcial dos tampões osteocondrais (*seta*).

Capítulo 9 Membro Inferior II: Joelho   443

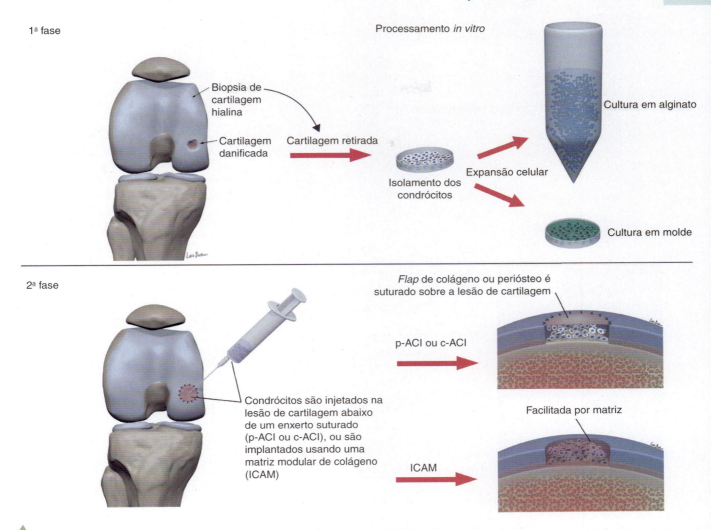

▲
Figura 9.127 Transplante de condrócitos autólogos. Esse procedimento está indicado para tratar lesões condrais focais e inclui duas etapas. Durante a *primeira fase*, o cirurgião faz biopsia de uma parte saudável da cartilagem. A cartilagem retirada é processada para isolar condrócitos, que depois são semeados em cultura e cultivados em suspensão de alginato e células, ou cultivados em um molde de colágeno. Na *segunda fase*, os condrócitos cultivados são injetados na lesão de cartilagem abaixo de um enxerto de periósteo suturado (p-ACI) ou *flap* de colágeno (c-ACI). A injeção de células cartilaginosas em uma matriz modular de colágeno (implantação de condrócitos autólogos facilitada por matriz, ou ICAM) tem conquistado mais interesse, porque prescinde da etapa de colocação do *flap* de colágeno ou periósteo. Os condrócitos injetados conseguem formar cartilagem hialina, e esta é a vantagem principal desse procedimento, em contraste com a técnica de microfratura, com a qual a cartilagem regenerada é fibrocartilaginosa e tem propriedades elásticas reduzidas.

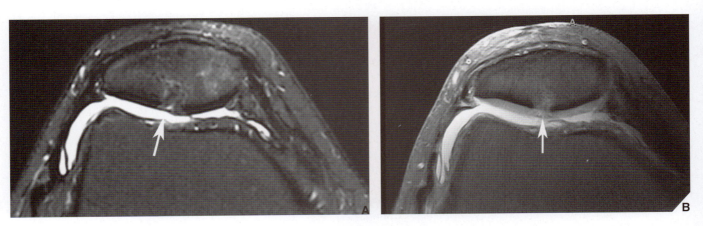

▲
Figura 9.128 Imagens de RM de transplante de condrócitos autólogos. A. Essa imagem axial pré-operatória de RM ponderada em T2 demonstrou uma lesão osteocondral no ápice da patela (*seta*). **B.** Essa imagem pós-operatória axial de RM ponderada em T2 obtida 1 ano depois demonstrou preenchimento da falha com cartilagem hialina (*seta*). Essa imagem foi obtida com um magneto experimental de 7 Tesla. (Cortesia do Dr. Greg Chang e Dra. Jenny Bencardino, New York University Hospital for Joint Diseases, Nova York.)

ASPECTOS PRÁTICOS A SEREM LEMBRADOS

1. Partes posteriores dos côndilos femorais e sulco intercondilar são mais bem demonstrados na incidência em túnel do joelho.

2. Incidência axial de Merchant da patela, em vez da incidência tradicional em sol nascente, é mais apropriada para avaliar:
   - Facetas articulares da articulação patelofemoral
   - Subluxações patelares sutis.

3. A TC é muito eficaz para avaliar fraturas deprimidas e fraturas em fenda do platô tibial e para demonstrar extensão da fratura cominutiva.

4. A RM é a modalidade preferida para avaliar lesões de tecidos moles localizados em torno do joelho, principalmente meniscos, ligamentos cruzados e colaterais. Essa também é a melhor modalidade para avaliar derrame articular pós-traumático, hematomas agudos e crônicos e outras lesões traumáticas das estruturas musculares, ligamentares e tendíneas.

5. Fraturas de platô tibial frequentemente se acompanham de ruptura de menisco e lesão de ligamento, que são mais bem demonstradas por RM.

6. Fratura de Segond é fratura com avulsão de um fragmento pequeno da superfície lateral da tíbia proximal, que comumente está associada à ruptura capsular, LCA e do menisco lateral.

7. Fratura de Segond invertida é fratura com avulsão de um fragmento pequeno da superfície medial da tíbia proximal, que frequentemente está associada à ruptura do ligamento cruzado posterior.

8. Patela bipartida ou multipartida pode assemelhar-se a uma fratura patelar. De forma a evitar que essas anomalias do desenvolvimento sejam confundidas com fratura, lembre-se que:
   - Patela bipartida ou multipartida é detectada na borda superolateral da patela
   - Fragmentos cominutivos aparentes não formam uma patela inteira, como seria esperado com fratura patelar.

9. Luxações do joelho são complicadas comumente por ruptura de ligamentos e de meniscos e podem coexistir com lesões vasculares, principalmente da artéria poplítea.

10. Doença de Sinding-Larsen-Johansson caracteriza-se clinicamente por dor e hipersensibilidade localizadas à palpação da região inferior da patela e, radiograficamente, por fragmentação e calcificação da inserção proximal do ligamento patelar.

11. Doença de Osgood-Schlatter é uma lesão pós-traumática. Dor e edema dos tecidos moles demonstrados ao exame clínico, fragmentação do centro de ossificação da tuberosidade tibial e presença de fibrose e líquido na bolsa infrapatelar profunda nos exames de imagem (radiografia convencional, US e RM) são aspectos diagnósticos fundamentais.

12. Aprenda a diferenciar três condições que são muito semelhantes nos exames radiológicos:
    - Fratura osteocondral, que é uma lesão aguda da cartilagem articular e do osso subcondral
    - Osteocondrite dissecante, que é o resultado de uma lesão crônica
    - Osteonecrose espontânea do joelho (SONK) – hoje classificada como fratura de insuficiência subcondral –, que se caracteriza por dor de início súbito e foi associada a traumatismos, injeções de corticoides e rupturas meniscais.

    Artrografia contrastada, artrotomografia computadorizada e RM são técnicas essenciais para avaliar as condições da cartilagem articular em todas essas doenças.

13. A parte anterior do joelho têm três bolsas sinoviais – pré-patelar, infrapatelar superficial e infrapatelar profunda – que podem ser distendidas por líquidos (bursite).

14. Rupturas meniscal e ligamentar do joelho são mais bem demonstradas por RM. As rupturas do menisco medial são mais comuns do que as do lateral. Menisco lateral discoide predispõe essa estrutura à lesão.

15. Ruptura em alça de balde do menisco medial tem aspecto típico nas imagens de RM:
    - Nos cortes sagitais do corpo do menisco medial, há apenas uma imagem com sinal de gravata-borboleta
    - Nos cortes sagitais mais laterais obtidos na porção interna da articulação do joelho, pode-se detectar sinal do LCP duplo.

16. Menisco discoide tem aspecto característico nas imagens de RM:
    - Nos cortes coronais, o aspecto triangular normal não é detectado, e há extensão profunda do menisco para dentro da articulação
    - Nos cortes sagitais através do corpo do menisco lateral, existem mais de duas imagens com configuração de gravata-borboleta dessa estrutura.

17. Tríade de O'Donoghue – resultante da aplicação de forças de estresse em valgo na articulação do joelho – consiste em lesões nas seguintes estruturas:
    - Menisco medial
    - Ligamento colateral medial
    - LCA.

18. Lesões do compartimento posterolateral são consideradas emergências cirúrgicas que requerem reparo operatório sem demora. Estruturas anatômicas lesadas incluem tendão poplíteo, ligamento colateral lateral, cápsula posterolateral, ligamento arqueado, ligamento fabelofibular e ligamento popliteofibular.

19. Luxação lateral transitória da patela apresenta aspecto característico nas imagens de RM: foco com sinal hiperintenso nas sequências ponderadas em densidade de prótons com saturação de gordura ou nas sequências T2/IR na parte medial da patela demonstrada nas imagens axiais e sinal hiperintenso semelhante na parte anterior do côndilo femoral lateral demonstrado nas imagens sagitais e coronais do joelho. Essa condição sempre está associada à ruptura do retináculo patelar medial.

20. Patela em posição alta (patela alta) pode indicar ruptura do ligamento patelar; patela em posição baixa (patela inferior ou baixa) pode sugerir ruptura do tendão do quadríceps. A RM é a técnica preferencial no diagnóstico dessas lesões.

21. Os resultados e as complicações potenciais de procedimentos cirúrgicos realizados mais comumente no joelho – cirurgia de menisco (meniscectomia parcial, reparo do menisco, transplante de menisco), cirurgias de ligamento (principalmente LCA) e reparos de cartilagem (desbridamento da cartilagem danificada, transplante osteocondral autólogo, transplante de condrócitos autólogos), entre outros – são bem demonstrados nas imagens de RM.

LEITURAS SUGERIDAS

Aichroth P. Osteochondral fractures and their relationship to osteochondritis dissecans of the knee. An experimental study in animals. *J Bone Joint Surg Br* 1971; 53B:448-454.

Aichroth P. Osteochondritis dissecans of the knee: a clinical survey. *J Bone Joint Surg Br* 1971; 53B:440-447.

10

Membro Inferior III: Tornozelo e Pé

Lesões traumáticas do tornozelo e do pé

De todas as articulações do corpo que sustentam peso, o tornozelo é a mais comumente lesada. A maioria dos pacientes é de adultos jovens, que se machucam durante atividades esportivas como correr, esquiar e jogar futebol. As estruturas do tornozelo suscetíveis à lesão são os ossos, os ligamentos, os tendões e as sindesmoses; os ligamentos podem ser lesados, mesmo que não haja fratura. Quando isso ocorre, a lesão dos ligamentos pode passar despercebida nas radiografias convencionais, e, consequentemente, o paciente não é tratado der maneira adequada.

Como enfatizado por Kleiger, o tipo de fratura geralmente indica o mecanismo da lesão determinado pela posição do pé, pela direção e intensidade da força aplicada e pela resistência das estruturas que constituem a articulação. Por sua vez, o mecanismo da lesão pode ser usado como indicador de quais estruturas ligamentares foram lesadas.

Em alguns casos, embora a história e o exame clínico meticulosos possam ajudar a determinar o mecanismo do traumatismo e prever lesões das diversas estruturas, a avaliação radiológica é essencial para a determinação confiável da localização e da extensão da lesão. Existem dois tipos básicos de traumatismo do tornozelo: lesões por inversão e por eversão. Entretanto, essas lesões podem ser complicadas por rotação interna ou externa, hiperflexão ou hiperextensão e forças compressivas verticais.

Lesões dos pés também são comuns e, em geral, resultam de traumatismo direto, como golpes ou quedas de grandes alturas; apenas em casos raros essas lesões são causadas por forças indiretas, como estresse anormal ou estiramento de músculos e tendões. As fraturas dos pés representam 10% de todas as fraturas e são mais comuns do que as luxações, que geralmente estão associadas às fraturas e afetam as articulações mediotarsal, tarsometatarsal e metatarsofalangiana.

Considerações anatomorradiológicas

A articulação do tornozelo propriamente dita consiste nas articulações tibiotalar e tibiofibular distal, embora a última na verdade seja uma articulação sindesmótica, e não uma articulação sinartrodial verdadeira. Entretanto, no que se refere às lesões traumáticas, deve-se lembrar de que a articulação do tornozelo funciona como unidade interligada às outras articulações do pé, principalmente articulação talocalcânea (subtalar), na qual a aplicação de estresse pode ter grande impacto nas lesões traumáticas do tornozelo.

A articulação do tornozelo é formada por três ossos – tíbia e fíbula distais e tálus – e três conjuntos principais de ligamentos – ligamento colateral medial (deltóideo); ligamento colateral lateral, que consiste nos ligamentos talofibular anterior, talofibular posterior e calcaneofibular; e complexo sindesmótico, ou seja, articulação entre tíbia e fíbula distais (Figura 10.1). O complexo sindesmótico tibiofibular distal – uma das estruturas anatômicas mais importantes para a manutenção da integridade e estabilidade do tornozelo – consiste em três elementos: ligamento tibiofibular anterior distal, ligamento tibiofibular posterior distal e membrana interóssea.

Sob os pontos de vista anatômico e cinemático, o pé é dividido em três regiões diferentes: antepé, mediopé e retropé. O retropé está separado do mediopé pela articulação mediotarsal (ou de Chopart) e inclui tálus e calcâneo; o mediopé está separado da região posterior pela articulação tarsometatarsal (ou de Lisfranc) e inclui ossos navicular, cuboide e três cuneiformes; por fim, o antepé consiste nos metatarsos e falanges (Figura 10.2). Os músculos ligados à tíbia e à fíbula terminam nos tendões proximais ou localizados no nível da articulação do tornozelo. Esses tendões têm suas inserções no pé (Figura 10.3).

Nesse ponto, é importante ressaltar um aspecto interessante: a terminologia usada na literatura para descrever os movimentos do tornozelo e do pé não é consensual, por isso há confusão em torno dos diversos mecanismos das lesões traumáticas dessas duas estruturas. Ainda que não esteja certo, termos como *adução, inversão, varo* e *supinação* são utilizados comumente como sinônimos, como também acontece com seus correspondentes contrários *adução, eversão, valgo* e *pronação*. Entretanto, supinação e pronação são termos aplicados mais apropriadamente a um movimento composto. *Supinação* consiste em adução e inversão do antepé (movimento das articulações tarsometatarsal e mediotarsal) e inversão do calcâneo, que pressupõe configuração em varo (movimento da articulação subtalar), bem como flexão plantar discreta da articulação do tornozelo (tibiotalar). Na *pronação*, o movimento composto consiste em abdução e eversão do antepé (movimento das articulações tarsometatarsal e mediotarsal) e eversão do calcâneo, que assume configuração em valgo (movimento da articulação subtalar), com dorsiflexão (ou extensão dorsal) suave do tornozelo (Figura10.4).

Adução refere-se ao desvio medial do antepé, enquanto *abdução* consiste no desvio lateral desta parte, ambos os movimentos ocorridos na articulação tarsometatarsal (Lisfranc). *Adução do calcâneo* refere-se à inversão do calcâneo, e *abdução do calcâneo* consiste em eversão do calcâneo, ambos movimentos que ocorrem na articulação

Alizai H, Virayavanich W, Joseph GB, et al. Cartilage lesion score: comparison of a quantitative assessment score with established semiquantitative MR scoring systems. *Radiology* 2014; 271:479-487.

Bassett LW, Grover JS, Seeger LL. Magnetic resonance imaging of knee trauma. *Skeletal Radiol* 1990; 19:401-405.

Blankenbaker DG, De Smet AA, Smith JD. Usefulness of two indirect MR imaging signs to diagnose lateral meniscal tears. *AJR Am J Roentgenol* 2002; 178:579-582.

Bolog N, Hodler J. MR imaging of the posterolateral corner of the knee. *Skeletal Radiol* 2007; 36:715-728.

Brown WE, Potter HG, Marx RG, et al. Magnetic resonance imaging appearance of cartilage repair in the knee. *Clin Orthop Relat Research* 2004;(422):214-223.

Campos JC, Chung CB, Lektrakul N, et al. Pathogenesis of the Segond fracture: anatomic and MR imaging evidence of an iliotibial tract or anterior band avulsion. *Radiology* 2001; 219:381-386.

Chapin R. Imaging of the postoperative meniscus. *Radiol Clin North Am* 2018; 56:953-964.

Chatra PS. Bursae around the knee joint. *Indian J Radiol Imaging* 2012; 22:27-30.

de Abreu MR, Chung CB, Trudell D, et al. Meniscofemoral ligaments: patterns of tears and pseudotears of the menisci using cadaveric and clinical material. *Skeletal Radiol* 2007; 36:729-735.

De Smet AA. MR imaging and MR arthrography for diagnosis of recurrent tears in the postoperative meniscus. *Semin Musculoskelet Radiol* 2005; 9:116-124.

Dhanda S, Sanghvi D, Pardivala D. Case series: cyclops lesion – extension loss after ACL reconstruction. *Indian J Radiol Imaging* 2010; 20:206-210.

Escobedo EM, Mills WJ, Hunter JC. The "reverse Segond" fracture: association with a tear of the posterior cruciate ligament and medial meniscus. *AJR Am J Roentgenol* 2002; 178:979-983.

Ficat RP, Hungerford DS. *Disorders of the patellofemoral joint.* Baltimore: Williams & Wilkins; 1977.

Flores DV, Mejía Gómez CM, Pathria MN. Layered approach to the anterior knee: normal anatomy and disorders associated with anterior knee pain. *Radiographics* 2018; 38:2069-2101.

Fox AJS, Bedi A, Rodeo SA. The basic science of human knee menisci: structure, composition, and function. *Sports Health* 2012; 4:340-351.

Gorbachova T, Melenevsky Y, Cohen M, et al. Osteochondral lesions of the knee: differentiating the most common entities at MRI. *Radiographics* 2018; 38:1478-1495.

Grelsamer RP, Meadows S. The modified Insall-Salvati ratio for assessment of patellar height. *Clin Orthop Relat Res* 1992; 282:170-176.

Haims AH, Medvecky MJ, Pavlovich R Jr, et al. MR imaging of the anatomy of and injuries to the lateral and posterolateral aspects of the knee. *AJR Am J Roentgenol* 2003; 180:647-653.

Hall FM, Hochman MG. Medial Segond-type fracture: cortical avulsion of the medial tibial plateau associated with tears of the posterior cruciate ligament and medial meniscus. *Skeletal Radiol* 1997; 26:553-555.

Hangody L, Füles P. Autologous osteochondral mosaicplasty for the treatment of fullthickness defects of weight-bearing joints: ten years of experimental and clinical experience. *J Bone Joint Surg Am* 2003; 85A (suppl 2):25-32.

Helms CA. The meniscus: recent advances in MR imaging of the knee. *AJR Am J Roentgenol* 2002; 179:1115-1122.

Henrichs A. Review of knee dislocations. *J Athl Train* 2004; 39:365-369.

Hohl M. Tibial condylar fractures. *J Bone Joint Surg Am* 1967; 49A:1455-1467.

Inaba K, Potzman J, Munera F, et al. Multi-slice CT angiography for arterial evaluation in the injured lower extremity. *J Trauma* 2006; 60:502-506.

Insall J, Salvati E. Patella position in the normal knee joint. *Radiology* 1971; 101:101-104.

Jee W-H, McCauley TR, Kim J-M, et al. Meniscal tear configurations: categorization with MR imaging. *AJR Am J Roentgenol* 2003; 180:93-97.

Kaplan PA, Nelson NL, Garvin KL, et al. MR of the knee: the significance of high signal in the meniscus that does not clearly extend to the surface. *AJR Am J Roentgenol* 1991; 156:333-336.

Kijowski R, Rosas H, Williams A, et al. MRI characteristics of torn and untorn postoperative menisci. *Skeletal Radiol* 2018; 46:1353-1360.

Klineberg EO, Crites BM, Flinn WR. The role of arteriography in assessing popliteal artery injury in knee dislocations. *J Trauma* 2004; 56:786-790.

Kode L, Lieberman JM, Motta AO, et al. Evaluation of tibial plateau fractures: efficacy of MR imaging compared with CT. *AJR Am J Roentgenol* 1994; 163:141-147.

Lee J, Papakonstantinou O, Brookenthal KR, et al. Arcuate sign of posterolateral knee injuries: anatomic, radiographic, and MR imaging data related to patterns of injury. *Skeletal Radiol* 2003; 32:619-627.

Lee JH, Singh TT, Bolton G. Axial fat-saturated FSE imaging of the knee: appearance of meniscal tears. *Skeletal Radiol* 2002; 31:384-395.

Liu YW, Skalski MR, Patel DB, et al. The anterior knee: normal variants, common pathologies, and diagnostic pitfalls on MRI. *Skeletal Radiol* 2018; 47:1069-1086.

Lu W, Yang J, Chen S, et al. Abnormal patella height based on Insall-Salvati ratio and its correlation with patellar cartilage lesions: an extremity-dedicated low-field magnetic resonance imaging analysis of 1703 Chinese cases. *Scand J Surg* 2016; 105:197-203.

McAnally JL, Southam SL, Mlady GW. New thoughts on the origin of Pellegrini-Stieda: the association of PCL injury and medial femoral epicondylar periosteal stripping. *Skeletal Radiol* 2009; 38:193-198.

McKnight A, Southgate J, Price A, et al. Meniscal tears with displaced fragments: common patterns on magnetic resonance imaging. *Skeletal Radiol* 2010; 39:279-283.

Mendes LF, Pretterklieber ML, Cho JH, et al. Pellegrini-Stieda disease: a heterogeneous disorder not synonymous with ossification/calcification of the tibial collateral ligament – anatomic and imaging investigation. *Skeletal Radiol* 2006; 35:916-922.

Merchant AC, Mercer RL, Jacobsen RH, et al. Roentgenographic analysis of patellofemoral congruence. *J Bone Joint Surg Am* 1974; 56 (7):1391-1396.

Norman A, Baker ND. Spontaneous osteonecrosis of the knee and medial meniscal tears. *Radiology* 1978; 129:653-660.

O'Donoghue DH. Chondral and osteochondral fractures. *J Trauma* 1966; 6:469-481.

Osgood RB. Lesions of the tibial tubercle occurring during adolescence. *Boston Med Surg J* 1903; 148:114-117.

Pandit S, Frampton C, Stoddart J, et al. Magnetic resonance imaging assessment of tibial tuberosity-trochlear groove distance: normal values for males and females. *Int Orthop* 2011; 35:1799-1803.

Rao N, Patel Y, Opsha O, et al. Use of the V-sign in the diagnosis of bucket-handle meniscal tear of the knee. *Skeletal Radiol* 2012; 41:293-297.

Recht MP, Goodwin DW, Winalski CS, et al. MRI of articular cartilage: revisiting current status and future directions. *AJR Am J Roentgenol* 2005; 185:899-914.

Recht MP, Kramer J. MRI Imaging of the postoperative knee: a pictorial essay. *Radiographics* 2002; 22:765-774.

Recondo JA, Salvador E, Villanúa JA, et al. Lateral stabilizing structures of the knee: functional anatomy and injuries assessed with MR imaging. *Radiographics* 2000; 20:91-102.

Redmond JM, Levy BA, Dajani KA, et al. Detecting vascular injury in lower-extremity orthopedic trauma: the role of CT angiography. *Orthopedics* 2008; 31:761-767.

Robertson A, Nutton RW, Keating JF. Dislocation of the knee. *J Bone Joint Surg Br* 2006; 88:706-711.

Rogers LF. *Radiology of skeletal trauma,* 2nd ed. New York: Churchill Livingstone; 1992:1199-1317.

Schatzker J, McBroom R, Bruce D. The tibial plateau fracture. The Toronto experience 1968-1975. *Clin Orthop Relat Res* 1979; 138:94-104.

Schwaiger BJ, Gersing AS, Wamba JM, et al. Can signal abnormalities detected with MR imaging in knee articular cartilage be used to predict development of morphologic cartilage defects? 48-month data from the Osteoarthritis Initiative. *Radiology* 2016; 281:58– 116.

Shybut T, Strauss EJ. Surgical management of meniscal tears. *Bull NYU Hosp Jt Dis* 2011; 69:56-62.

Sinding-Larsen MF. A hitherto unknown affection of the patella in children. *Acta Radiol* 1921; 1:171-173.

Steadman JR, Briggs KK, Rodrigo J, et al. Outcomes of microfracture for traumatic chondral defects of the knee: average 11-year follow-up. *Arthroscopy* 2003; 19:477-484.

Stoller DW. *Magnetic resonance imaging in orthopaedics and sports medicine.* Philadelphia: JB Lippincott; 1993.

Tokarsky G, Drescher M. Bilateral popliteal artery thrombosis from traumatic knee dislocation. *Israeli J Emer Med* 2006; 6:37-39.

Venkatanarasimha N, Kamath A, Mukherjee K, et al. Potential pitfalls of a double PCL sign. *Skeletal Radiol* 2009; 38:735-739.

Vinson EN, Major NM, Helms CA. The posterolateral corner of the knee. *AJR Am J Roentgenol* 2008; 190:449-458.

Wilcox JJ, Snow BJ, Aoki SK, et al. Does landmark selection affect the reliability of tibial tubercle-trochlear groove measurements using MRI? *Clin Orthop Relat Res* 2012; 470:2253-2260.

Yao L, Gai N, Boutin RD. Axial scan orientation and the tibial tubercle-trochlear groove distance: error analysis and correction. *AJR Am J Roentgenol* 2014; 202:1291-1296.

Yilmaz B, Ozdemir G, Sirin E, et al. Evaluation of patella alta using MRI measurements in adolescents. *Indian J Radiol Imaging* 2017; 27:181-186.

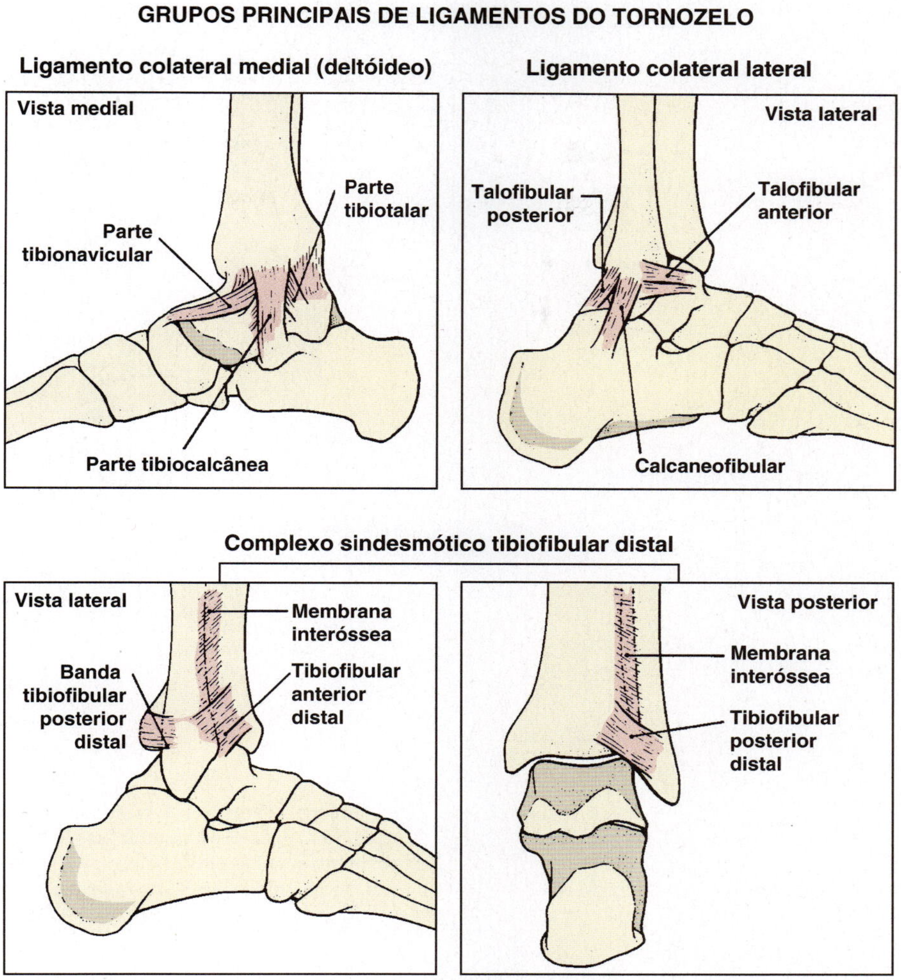

Capítulo 10 Membro Inferior III: Tornozelo e Pé **447**

GRUPOS PRINCIPAIS DE LIGAMENTOS DO TORNOZELO

Ligamento colateral medial (deltóideo) — Vista medial: Parte tibionavicular, Parte tibiotalar, Parte tibiocalcânea.

Ligamento colateral lateral — Vista lateral: Talofibular posterior, Talofibular anterior, Calcaneofibular.

Complexo sindesmótico tibiofibular distal

Vista lateral: Banda tibiofibular posterior distal, Membrana interóssea, Tibiofibular anterior distal.

Vista posterior: Membrana interóssea, Tibiofibular posterior distal.

Figura 10.1 Ligamentos do tornozelo. Três grupos principais de ligamentos formam a articulação do tornozelo: ligamento colateral medial (deltóideo), ligamento colateral lateral e complexo sindesmótico tibiofibular distal, que é importante para a manutenção da integridade e estabilidade do tornozelo.

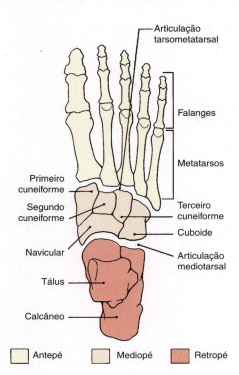

Figura 10.2 Divisões anatômicas do pé. O pé pode ser entendido como estrutura formada por três partes anatômicas: retropé, mediopé e antepé separadas, respectivamente, pelas articulações mediotarsal (Chopart) e tarsometatarsal (Lisfranc).

TENDÕES DO PÉ E DO TORNOZELO

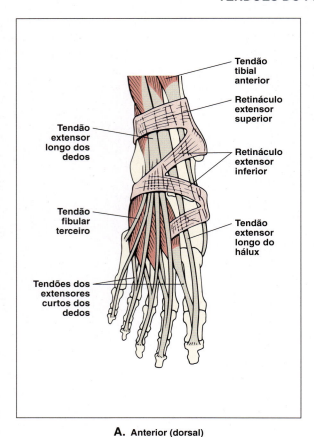

A. Anterior (dorsal)

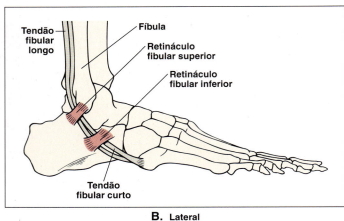

B. Lateral

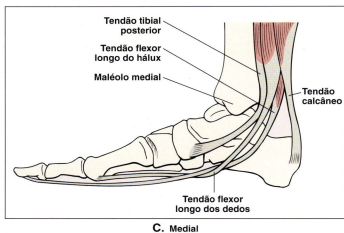

C. Medial

Figura 10.3 Tendões do tornozelo e do pé. Essa figura ilustra as inserções dos vários tendões do tornozelo e do pé, conforme são observadas das superfícies dorsal (**A**), lateral (**B**) e medial (**C**).

subtalar. *Flexão plantar* refere-se ao movimento caudal do pé (para baixo), enquanto *dorsiflexão* é um movimento cefálico do pé (para cima), movimentos que ocorrem na articulação do tornozelo (tibiotalar). Os termos *varo* e *valgo* não devem ser usados para descrever movimentos, mas devem ser reservados para a descrição da posição do tornozelo ou do pé nos casos de deformidade. Em alguns casos, os termos *varo* e *valgo* são usados como sinônimos de inversão e eversão quando se quer descrever o estresse aplicado.

Exames radiológicos do tornozelo e do pé

Tornozelo

O padrão de exame radiográfico do tornozelo inclui as incidências anteroposterior (inclusive a de encaixe), perfil e oblíqua. Incidências de estresse também são obtidas frequentemente para avaliar lesões do tornozelo. Também podem ser necessárias incidências *especiais*.

Na incidência anteroposterior, tíbia e fíbula distais, bem como maléolos medial e lateral, são bem demonstradas (Figura 10.5). Nessa incidência, é importante observar que o maléolo fibular (lateral) é mais longo que o maléolo tibial (medial). Esse aspecto anatômico importante para a manutenção da estabilidade do tornozelo é crucial à reconstrução das fraturas de articulação do tornozelo. Mesmo um desvio ou encurtamento mínimo do maléolo lateral pode permitir um desvio talar lateral e causar incongruência na articulação do tornozelo, possivelmente resultando em artrite pós-traumática. Uma variação da incidência anteroposterior, na qual o tornozelo é rodado internamente em 10°, é conhecida como *incidência de encaixe* porque o encaixe do tornozelo é bem demonstrado nessa incidência (Figura 10.6).

A incidência de *perfil* é usada para avaliar a superfície anterior da tíbia distal e o aspecto posterior desse osso (também conhecido como *terceiro maléolo*) (Figura 10.7). Algumas fraturas orientadas no plano coronal podem ser mais bem demonstradas nessa incidência. Derrames do tornozelo também podem ser avaliados nessa incidência (ver Figura 10.66).

A incidência *oblíqua* do tornozelo, que é obtida mais facilmente com pé em rotação interna de cerca de 30 a 35°, é útil para demonstrar sindesmose tibiofibular e articulação talofibular (Figura 10.8). Incidência *oblíqua externa* também pode ser necessária para avaliar maléolo lateral e tuberosidade tibial anterior (Figura 10.9).

A maioria das lesões de ligamentos do tornozelo requer radiografias de estresse, artrografia do tornozelo, tomografia computadorizada (TC) ou ressonância magnética (RM) (ver adiante) para exame e avaliação adequados. Entretanto, algumas dessas lesões podem ser deduzidas com base na localização e extensão das fraturas mostradas nas radiografias convencionais. O conhecimento detalhado da anatomia topográfica dos ossos e tecidos moles do tornozelo, combinado com o entendimento da cinemática e do mecanismo das

Capítulo 10 Membro Inferior III: Tornozelo e Pé   449

MOVIMENTOS COMPOSTOS DO TORNOZELO E DO PÉ

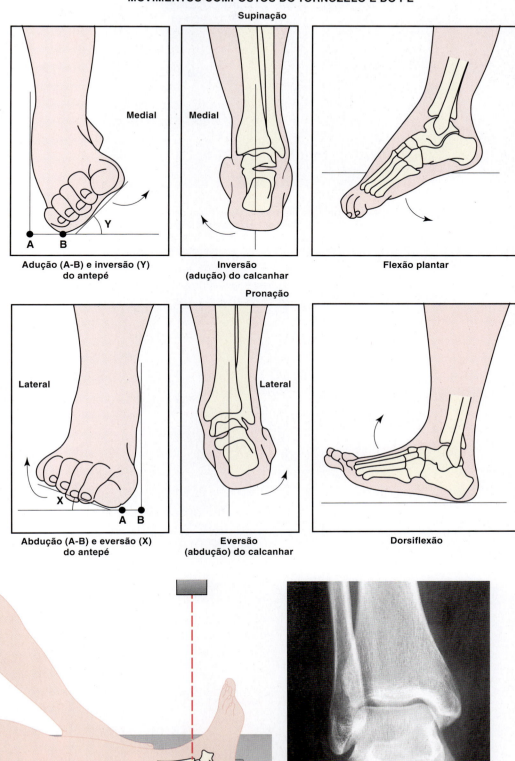

Figura 10.4 Movimentos do tornozelo e do pé. Supinação é um movimento composto de adução e inversão do antepé, combinadas com inversão do calcanhar e flexão plantar suave na articulação do tornozelo. Na pronação, o movimento composto consiste em abdução e eversão do antepé com eversão do calcanhar e dorsiflexão suave da articulação do tornozelo.

Figura 10.5 Incidência anteroposterior. A. Para obter incidência anteroposterior do tornozelo, o paciente deita-se em supinação na mesa de radiografia com calcanhar apoiado no cassete do filme. O pé deve ficar em posição neutra com a planta perpendicular à perna e ao cassete. O feixe central (*linha tracejada vermelha*) é dirigido verticalmente para a articulação do tornozelo no ponto médio entre os dois maléolos. **B.** A radiografia nessa incidência demonstra tíbia distal (principalmente maléolo medial), corpo do tálus e articulação tibiotalar. Entretanto, observe que há sobreposição da fíbula distal e superfície lateral da tíbia. A sindesmose tibiofibular não é bem demonstrada.

450 Parte 2 Lesões Traumáticas

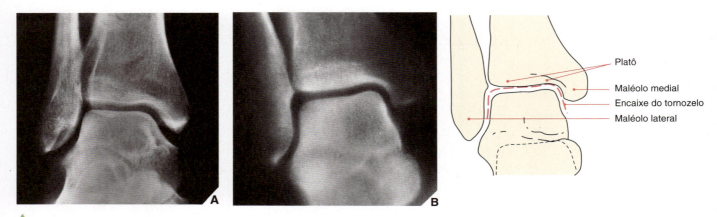

▲
Figura 10.6 Incidência de encaixe. A. Incidência de encaixe, que é uma variação da incidência anteroposterior obtida com rotação interna do tornozelo em 10°, elimina a sobreposição da parte medial da fíbula distal com a parte lateral do tálus, de forma que o espaço entre esses ossos possa ser bem demonstrado. **B.** O encaixe do tornozelo, aqui demonstrado em corte tomográfico no nível da articulação do tornozelo, é formado por maléolo medial, superfície articular da tíbia distal (cobertura ou platô) e maléolo lateral; ele tem formato semelhante ao de "U" invertido.

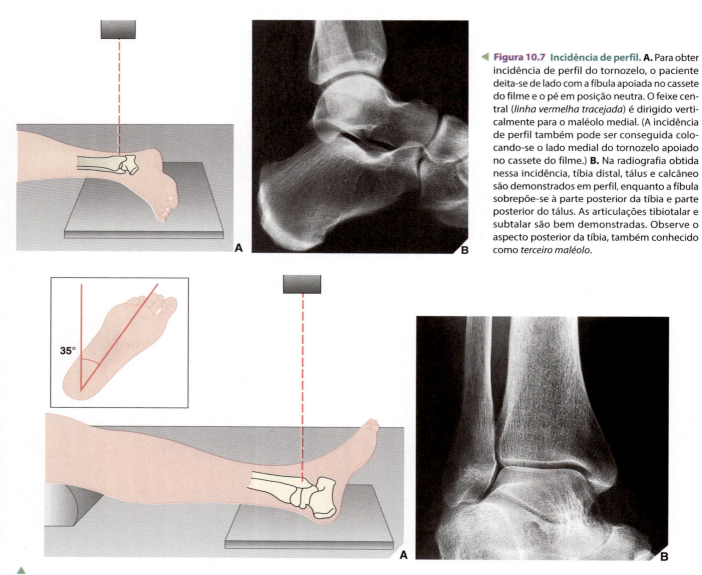

◄ **Figura 10.7 Incidência de perfil. A.** Para obter incidência de perfil do tornozelo, o paciente deita-se de lado com a fíbula apoiada no cassete do filme e o pé em posição neutra. O feixe central (*linha vermelha tracejada*) é dirigido verticalmente para o maléolo medial. (A incidência de perfil também pode ser conseguida colocando-se o lado medial do tornozelo apoiado no cassete do filme.) **B.** Na radiografia obtida nessa incidência, tíbia distal, tálus e calcâneo são demonstrados em perfil, enquanto a fíbula sobrepõe-se à parte posterior da tíbia e parte posterior do tálus. As articulações tibiotalar e subtalar são bem demonstradas. Observe o aspecto posterior da tíbia, também conhecido como *terceiro maléolo*.

▲
Figura 10.8 Incidência oblíqua interna. A. Para obter incidência oblíqua interna do tornozelo, o paciente deita-se em posição supina e a perna e o pé são rodados em direção medial em cerca de 35° (*detalhe*). O pé é mantido em posição neutra, formando ângulo de 90° com a perna distal. O feixe central (*linha vermelha tracejada*) é dirigido perpendicularmente ao maléolo lateral. **B.** Na radiografia nessa incidência, maléolos medial e lateral, teto tibial, cúpula talar, articulação tibiotalar e sindesmose tibiofibular são bem demonstrados.

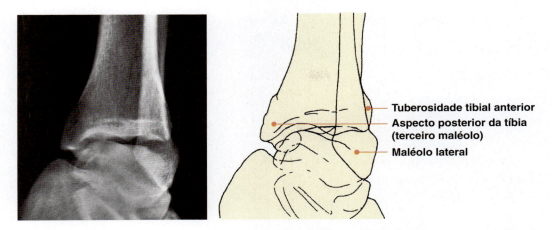

▲ **Figura 10.9 Incidência oblíqua externa.** Na incidência oblíqua externa, para a qual o paciente deve ficar na mesma posição da incidência oblíqua interna, mas com membro rodado lateralmente em cerca de 40 a 45°, o maléolo lateral e a tuberosidade tibial anterior são bem demonstrados.

lesões desta articulação, ajuda o radiologista a diagnosticar corretamente lesões traumáticas e prever lesões ligamentares. Com esses conhecimentos, o radiologista pode até determinar a sequência de lesão das diversas estruturas.

Algumas lesões ligamentares podem ser diagnosticadas com base no desalinhamento do encaixe do tornozelo e no desvio do tálus; outras podem ser deduzidas a partir do aspecto dos ossos fraturados. Por exemplo, fratura de fíbula acima do nível da articulação do tornozelo indica ruptura do ligamento tibiofibular anterior distal. Fratura de fíbula acima de sua tuberosidade anterior sugere claramente que a sindesmose tibiofibular esteja totalmente rompida. Fraturas de fíbula acima do nível da articulação do tornozelo, sem fratura coexistente do maléolo medial, sugerem ruptura de ligamento deltóideo. Fratura transversal do maléolo medial indica que o ligamento deltóideo esteja normal. Fratura alta de fíbula associada à fratura de maléolo medial ou ruptura do ligamento tibiofibular – também conhecida como *fratura de Maisonneuve* (ver adiante) – sugere ruptura da membrana interóssea até o nível da fratura fibular.

Entretanto, quando as radiografias do tornozelo são normais, incidências de estresse são extremamente importantes para avaliar lesões de ligamentos (ver Figura 4.5). Radiografias de estresse em inversão (adução) e tração anterior (gaveta anterior) são obtidas mais comumente; apenas em casos raros é necessário obter radiografia de estresse em eversão (abdução).

Na radiografia de *estresse em inversão*, que é obtida na incidência anteroposterior, o grau de inclinação do tálus pode ser medido pelo ângulo formado por linhas traçadas ao longo do platô tibial e da cúpula do tálus (Figura 10.10). Esse ângulo ajuda a diagnosticar rupturas do ligamento colateral lateral. Contudo, a faixa ampla de valores normais dessas medidas pode dificultar a interpretação e, desse modo, devem ser obtidas radiografias do tornozelo contralateral para comparação. Mesmo essa abordagem não é precisa em todos os casos porque, segundo alguns autores, até 25° de inclinação talar foram demonstrados em indivíduos sem história de lesão traumática, e, ocasionalmente, existem indivíduos cujos tornozelos apresentam variação considerável dessas medidas. Alguns especialistas sugeriram que, com inversão forçada, inclinações menores que 5° são normais, de 5 a 15° podem ser normais ou anormais, de 15 a 25° são muito sugestivas de lesão ligamentar e mais de 25° sempre são anormais. Com eversão forçada, inclinações talares de mais de 10° provavelmente são patológicas.

Radiografia de *estresse por tração anterior*, que é obtida na incidência de perfil, possibilita uma medida útil para determinar se há lesão do ligamento talofibular anterior (Figura 10.11). Valores de até 5 mm de separação entre tálus e tíbia distal são considerados normais; valores entre 5 e 10 mm podem ser normais ou anormais, e o tornozelo contralateral deve ser submetido ao mesmo estresse para comparação. Valores maiores que 10 mm sempre indicam alguma anormalidade.

Técnicas radiológicas complementares são essenciais ao diagnóstico e à avaliação de algumas lesões do tornozelo. A TC pode ser necessária para determinar posição de fragmentos cominutivos de fraturas complexas; por exemplo, tíbia distal, tálus e calcâneo. Além disso, a TC pode demonstrar vários ligamentos e tendões porque a resolução de contraste das partes moles dessa modalidade de exame permite diferenciar facilmente essas estruturas da gordura circundante. Contudo, a ultrassonografia (US) e a RM tornaram-se técnicas mais aceitas para avaliar tecidos moles. Especificamente, lesões de tendão como tendinite, tenossinovite, ruptura e luxação de tendões podem ser diagnosticadas eficazmente por essas modalidades de exame.

De forma a realizar exame adequado de TC do tornozelo e do pé, o posicionamento correto da perna dentro do *gantry* é essencial. Além disso, como a nomenclatura dos planos de varredura dos pés ocasionalmente acarreta dificuldades, é importante reconhecer que os planos coronal, sagital e axial do tornozelo e pé são determinados da mesma forma que o restante do corpo (Figura 10.12 A). Para obter imagens coronais, os joelhos são flexionados e os pés são posicionados em posição plana contra a mesa do *gantry*. Cortes coronais são obtidos com feixe dirigido para o dorso do pé. Imagens coronais modificadas mais comumente são conseguidas por angulação do *gantry* ou utilização de uma cunha para o pé (Figura 10.12 B). Uma escanometria lateral ajuda a determinar o grau de inclinação necessária do *gantry*. Imagens axiais são obtidas com os pés perpendiculares à mesa de exame, primeiros pododáctilos unidos e joelhos totalmente estendidos. O feixe é dirigido paralelamente às plantas dos pés. Em geral, imagens sagitais são obtidas utilizando-se técnica de reformatação, embora cortes sagitais diretos também possam ser obtidos colocando-se o paciente em posição de decúbito lateral. Em geral, imagens em todos os planos são adquiridas utilizando-se cortes contíguos finos (3 a 5 mm). Para reconstrução tridimensional (3D), cortes contíguos de 1,5 a 2 mm são necessários, embora também possam ser usados cortes de 5 mm com sobreposição de 3 mm.

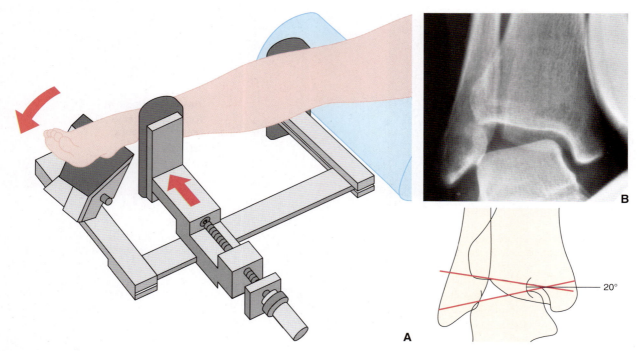

▲
Figura 10.10 Incidência de estresse em inversão. A. Para obter radiografia de estresse em inversão (adução) do tornozelo, o pé é fixado no dispositivo com paciente em posição supina. A placa de pressão posicionada cerca de 2 cm acima da articulação do tornozelo aplica estresse em varo (*setas vermelhas*), causando adução do calcanhar. (Se o exame for doloroso, podem ser injetados 5 a 10 mℓ de lidocaína a 1% ou um anestésico local semelhante na área de dor mais intensa.) **B.** Na radiografia anteroposterior, o grau de inclinação talar é medido pelo ângulo formado pelas linhas traçadas ao longo do teto tibial e da cúpula do tálus. O tornozelo contralateral é submetido ao mesmo procedimento para comparação.

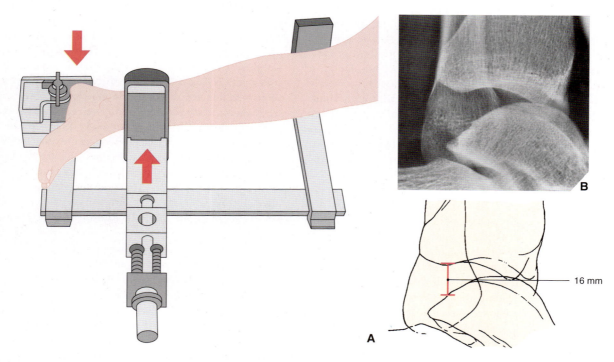

▲
Figura 10.11 Incidência de estresse por tração anterior. A. Para obter radiografia de estresse por tração anterior, o paciente deita-se de lado com o pé no dispositivo. A placa de pressão posicionada anteriormente cerca de 2 cm acima do tornozelo aplica estresse posterior (*setas vermelhas*) no calcanhar. Durante o exame, o grau de pressão é monitorado por leitor digital de diodo emissor de luz. **B.** Na radiografia de estresse lateral, é possível determinar o grau de transposição do tálus com relação à tíbia distal.

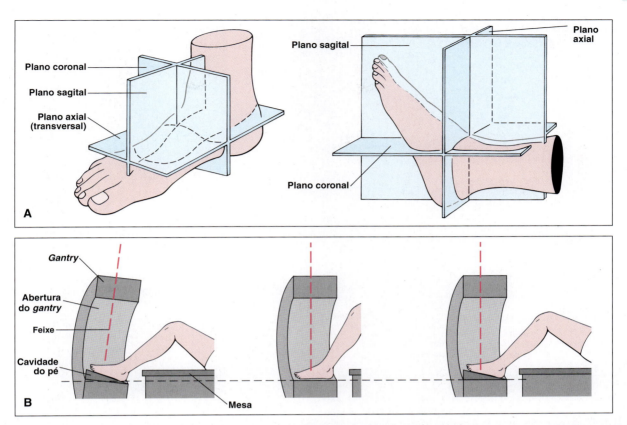

Figura 10.12 Planos anatômicos e planos de varredura. Planos anatômicos do tornozelo e do pé (**A**) e planos de varredura de TC (**B**). (**B**, Adaptada com autorização de Berquist TH, ed. *Radiology of the foot and ankle*. Nova York: Raven Press; 1989.)

Com seus recursos multiplanares diretos e sua excelente resolução de contraste de tecidos moles, RM mostrou-se superior à TC na avaliação de tendões e ligamentos do tornozelo. Tendões sempre têm sinal hipointenso em todas as sequências de pulso *spin echo*, com exceção do tendão calcâneo e do tendão tibial posterior. Nas sequências com tempo de repetição (TR) longo, esses dois tendões mostram ocasionalmente pequenos focos de sinal de intensidade intermediária em seu parênquima, principalmente nas proximidades de suas inserções à tuberosidade do calcâneo e do osso navicular, respectivamente. Sob o ponto de vista prático, é útil memorizar a localização e a relação dos diversos tendões demonstrados nas imagens axiais de RM do tornozelo usando a regra mnemônica em inglês "Tom, Dick e Harry" para a região posteromedial e "TED" para a parte anterolateral do tornozelo (Figura 10.13). Do mesmo modo, ligamentos do tornozelo têm sinal hipointenso nas imagens de RM, com exceção dos ligamentos talofibulares posteriores, que frequentemente se mostram heterogêneos, como também ocorre com o ligamento cruzado anterior do joelho. Ligamentos talofibulares anterior e posterior podem ser demonstrados por inteiro nas imagens axiais com pé em posição neutral (Figura 10.14), porque eles estão praticamente no mesmo plano de varredura. Do mesmo modo, o ligamento calcaneofibular pode ser demonstrado quando o pé é mantido em flexão plantar a 40°. Ligamentos tibiofibulares anterior e posterior podem ser demonstrados nas imagens axiais em cortes mais proximais (Figura 10.15). Algumas estruturas ligamentares e tendíneas localizadas ao redor do tornozelo estão orientadas em ângulo com relação ao campo magnético principal, gerando artefato de ângulo mágico nas sequências de pulso *echo time* (TE). Isso pode ser evitado por reorientação da posição do pé ou utilização de sequências de pulso com TE mais longo que 20 ms.

Nas imagens obtidas no plano sagital, os tendões dos músculos tibial posterior, flexor longo dos dedos e flexor longo do hálux podem ser identificados nos cortes mediais. Os tendões fibulares longo e curto aparecem nos cortes laterais (Figura 10.16). O tendão calcâneo é demonstrado mais claramente no corte sagital na linha média (Figura 10.17). O plano coronal também é útil para demonstrar vários ligamentos e tendões (Figura 10.18).

Condições patológicas dos tendões e ligamentos são demonstradas por perda de continuidade da estrutura anatômica, sinal hiperintenso dentro da estrutura do tendão nas imagens ponderadas em T2 e alterações inflamatórias dentro ou ao redor dos tendões, que também podem ser demonstradas por alteração da intensidade do sinal normal.

Pé

A maioria das lesões traumáticas do pé pode ser avaliada adequadamente nas radiografias convencionais do membro, que incluem incidências anteroposterior, perfil e oblíqua. Apenas em alguns casos são necessárias projeções tangenciais especiais.

Radiografia do pé na incidência *anteroposterior* demonstra adequadamente metatarsos e falanges (Figura 10.19). Essa incidência revela um aspecto anatômico importante conhecido como *primeiro ângulo intermetatarsal*, que normalmente varia de 5 a 10° (Figura 10.19 C). Esse ângulo é um elemento importante da avaliação de deformidades do antepé, porque permite quantificar o grau de deformidade em varo do primeiro metatarso (*metatarsus primus varus*), que está associada ao hálux valgo. Na radiografia de *perfil* (Figura 10.20 A e B), pode-se determinar o *ângulo de Boehler* (também conhecido como

454 Parte 2 Lesões Traumáticas

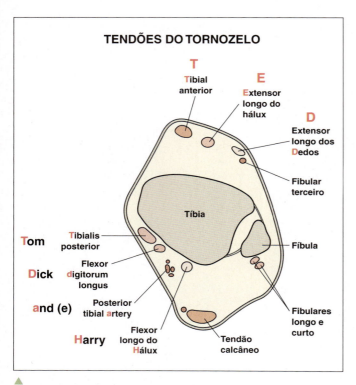

▲
Figura 10.13 Ilustração esquemática dos tendões do tornozelo no plano axial de RM. (Adaptada com autorização de Helms CA, Major NM, Anderson MW et al. *Musculoskeletal MRI*, 2ª ed. Philadelphia: Saunders/Elsevier; 2009: 384-429. Direitos autorais© 2009 da Elsevier.)

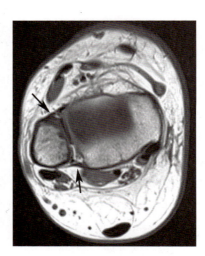

▲
Figura 10.15 Imagem de RM dos ligamentos sindesmóticos tibiofibulares anterior e posterior. Essa imagem axial de RM ponderada em T1 demonstrou que os ligamentos tibiofibulares anterior e posterior estavam normais (*setas*).

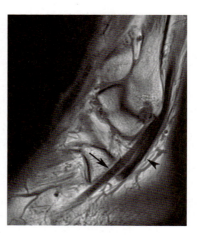

▲
Figura 10.16 Imagem de RM dos tendões fibulares curto e longo. Essa imagem sagital de RM ponderada em T2 obtida no maléolo lateral demonstrou aspecto normal dos tendões fibulares curto (*seta*) e longo (*ponta de seta*) à medida que descreviam uma curva em torno do maléolo lateral.

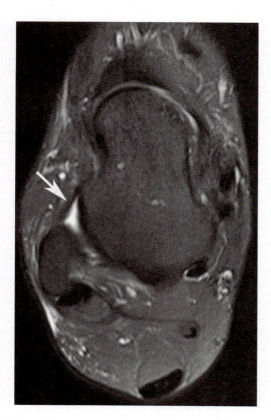

▲
Figura 10.14 Imagem de RM do ligamento talofibular anterior. Essa imagem axial de RM ponderada em T2 no nível do maléolo lateral e tálus demonstrou que o ligamento talofibular anterior estava normal (*seta*).

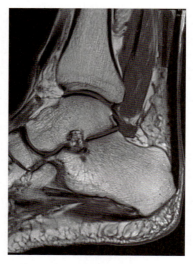

▲
Figura 10.17 Imagem de RM do tendão calcâneo. Essa imagem sagital de RM ponderada em T1 na linha média demonstrou que o tendão calcâneo estava normal. Observe que o tendão tinha sinal hipointenso homogêneo contrastando com sinal hiperintenso na bolsa adiposa anterior.

Capítulo 10 Membro Inferior III: Tornozelo e Pé **455**

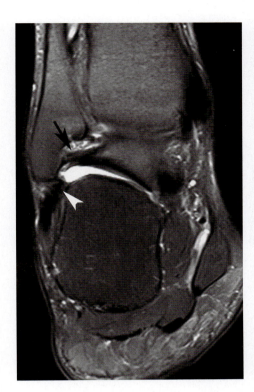

▲ **Figura 10.18 Imagem de RM dos ligamentos talofibular posterior e calcaneofibular.** Essa imagem coronal de RM ponderada em T2 do tornozelo demonstrou que os ligamentos talofibular posterior (*seta*) e calcaneofibular (*ponta de seta*) estavam normais.

ângulo do túber), que representa uma relação anatômica importante entre tálus e calcâneo. Com fraturas do calcâneo, esse ângulo, que normalmente mede entre 20 e 40°, é reduzido em razão da compressão da superfície superior do osso. Essa medida também ajuda a avaliar depressão da faceta posterior da articulação subtalar. Na incidência de perfil, também é possível avaliar a inclinação do calcâneo. Essa medida é uma indicação da altura do pé e, normalmente, varia de 20 a 30° (Figura 10.20 D). Valores mais altos indicam deformidade de pé cavo (*pes cavus*), enquanto valores menores sugerem deformidade de pé chato (*pes planus*). Outra medida importante obtida na radiografia de perfil do pé é o *ângulo de Gissane* (também conhecido como *ângulo crítico*), que é formado pelas inclinações inferior e superior da superfície dorsal do calcâneo (Figura 10.21). Valores normais desse ângulo variam na faixa de 125 a 140°. Valores maiores sugerem fratura de faceta posterior da articulação subtalar. Radiografia *oblíqua* do pé também é obtida como parte do exame radiográfico padronizado (Figura 10.22). Ocasionalmente, lesões da articulação subtalar requerem incidências tangenciais especiais, inclusive projeção tangencial posterior (*Harris-Beath*) (Figura 10.23) ou tangencial oblíqua (*Broden*) (Figura 10.24). Também pode ser necessário obter incidência tangencial dos ossos sesamoides do primeiro pododáctilo (Figura 10.25).

A avaliação radiográfica das lesões do pé é complicada pela existência de vários ossículos acessórios (considerados centros de ossificação secundária) e ossos sesamoides, que podem se assemelhar aos fragmentos de uma fratura (Figura 10.26 A e B); por outro lado, uma fratura em lasca pode ser confundida com um ossículo simples (Figura 10.26 C e D). Desse modo, é importante reconhecer essas estruturas nas radiografias convencionais.

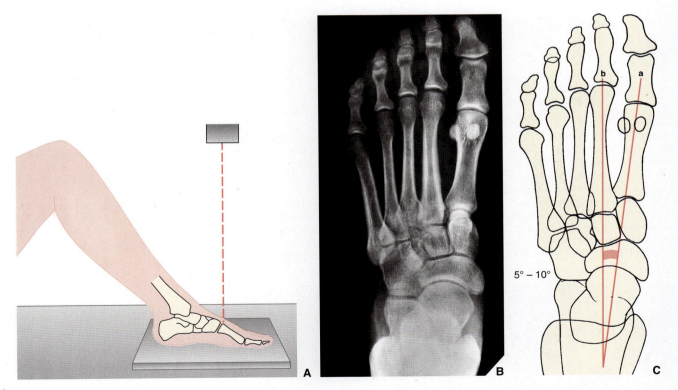

▲ **Figura 10.19 Incidência anteroposterior. A.** Para obter incidência anteroposterior (dorsoplantar) do pé, o paciente coloca-se em posição supina com joelho flexionado e planta apoiada firmemente sobre o cassete do filme. O feixe central (*linha vermelha tracejada*) é dirigido verticalmente para a base do primeiro metatarso. **B.** Na radiografia obtida nessa incidência, lesões de metatarsos e falanges podem ser avaliadas adequadamente. Observe que 75% da cabeça do tálus articulam-se com o osso navicular. (Para identificar os ossos do pé, ver Figura 10.2.) **C.** O primeiro ângulo intermetatarsal é formado pela intercessão das linhas que dividem as diáfises do primeiro (*a*) e segundo (*b*) metatarsos.

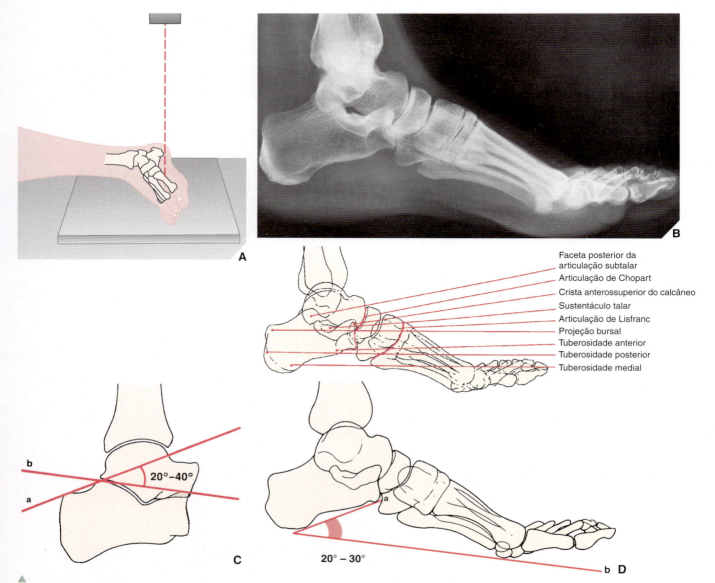

▲ **Figura 10.20 Incidência de perfil. A.** Para obter incidência de perfil do pé, o paciente deita-se de lado com o joelho ligeiramente flexionado e a superfície lateral do pé apoiada sobre o cassete do filme. O feixe central (*linha vermelha tracejada*) é dirigido verticalmente para a região mediotarsal. **B.** Radiografia de perfil demonstra a projeção bursal, que é o elemento mais proeminente da superfície posterior do calcâneo; tuberosidade posterior no qual o tendão calcâneo tem sua inserção; tuberosidade medial na superfície plantar onde a fáscia plantar tem sua inserção; tuberosidade anterior; crista anterossuperior do calcâneo; face posterior da articulação subtalar; sustentáculo talar; e articulações talonavicular e calcaneocuboide. As articulações de Chopart e Lisfranc também são demonstradas claramente. **C.** Incidência de perfil também permite avaliar a relação angular entre tálus e calcâneo – ângulo de Boehler. Esse ângulo é determinado pela interseção de uma linha (*a*) traçada entre a borda posterossuperior da tuberosidade do calcâneo (projeção bursal) passando pela ponta da face posterior da articulação subtalar e uma segunda linha (*b*) traçada desde a ponta da faceta posterior, passando pela borda superior do processo anterior do calcâneo. Normalmente, esse ângulo mede entre 20 e 40°. **D.** Inclinação do calcâneo é descrita pela interseção de uma linha traçada tangencialmente até a superfície inferior do calcâneo e outra traçada ao longo da superfície plantar do pé.

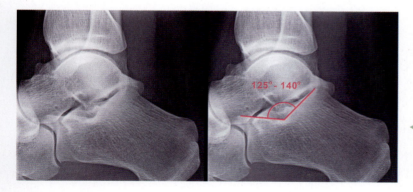

◀ **Figura 10.21 Ângulo de Gissane.** Essa medida é obtida na radiografia de perfil do retropé. O ângulo é formado pela intercessão de linhas traçadas ao longo das inclinações inferior e superior das superfícies dorsais do calcâneo, com valores normais entre 125 e 140°.

Capítulo 10 Membro Inferior III: Tornozelo e Pé **457**

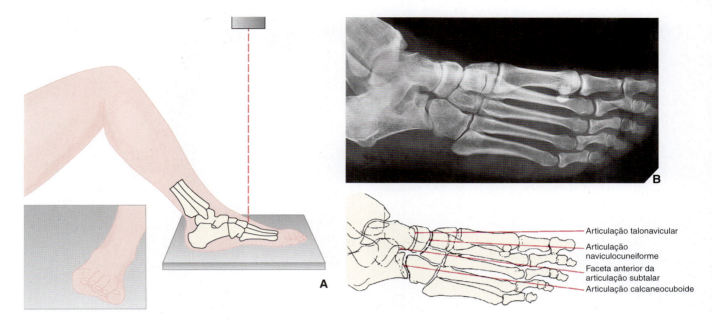

Figura 10.22 Incidência oblíqua. A. Para obter incidência oblíqua do pé, o paciente deita-se em posição supina na mesa com joelho flexionado. A borda lateral do pé é levantada em cerca de 40 a 45° (*quadrícula*), de forma que a borda medial do pé seja forçada contra o cassete do filme. O feixe central (*linha vermelha tracejada*) é dirigido verticalmente para a base do terceiro metatarso. **B.** Na radiografia oblíqua do pé, falanges e metatarsos são bem demonstrados e também a parte anterior da articulação subtalar e articulações talonavicular, naviculocuneiforme e calcaneocuboide.

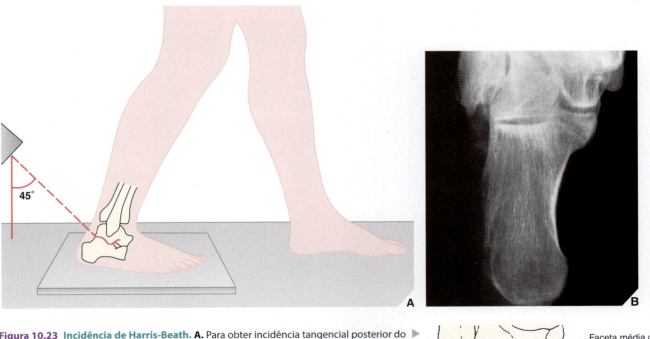

Figura 10.23 Incidência de Harris-Beath. A. Para obter incidência tangencial posterior do pé (Harris-Beath), o paciente fica em posição ereta com a planta do pé totalmente apoiada no casse do filme. Em geral, o feixe central (*linha vermelha tracejada*) é angulado a 45° na direção da linha média do calcanhar, mas também podem ser usados graus de angulação entre 35 e 55°. **B.** Na radiografia obtida nessa incidência, a faceta média da articulação subtalar é demonstrada em orientação horizontal; o sustentáculo talar projeta-se em direção medial. A faceta posterior projeta-se lateralmente e fica paralela à faceta da linha média. O corpo do calcâneo também é bem demonstrado.

458 Parte 2 Lesões Traumáticas

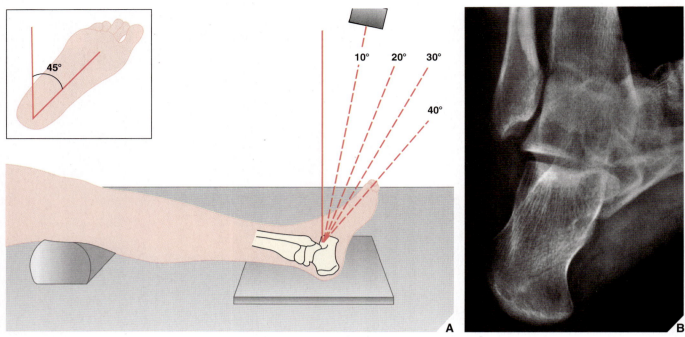

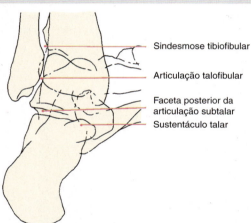

◀ **Figura 10.24 Incidência de Broden. A.** Para obter incidência de Broden do pé, o paciente deita-se em posição supina com joelho ligeiramente flexionado e apoiado por um pequeno saco de areia. O pé fica apoiado no cassete do filme em dorsiflexão a 90° e, junto com a perna, é rodado medialmente em cerca de 45° (*quadrícula*). O raio central (*linha vermelha tracejada*) é dirigido para o maléolo lateral. As radiografias podem ser obtidas com angulação do tubo radiográfico em 10, 20, 30 e 40°. **B** Radiografia obtida com angulação cefálica a 30° demonstra a faceta posterior da articulação subtalar. Observe também a demonstração clara do sustentáculo talar e a visão excelente da articulação talofibular e sindesmose tibiofibular.

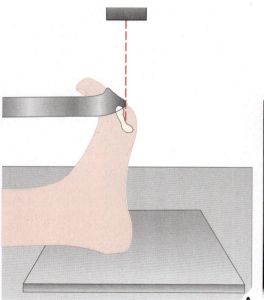

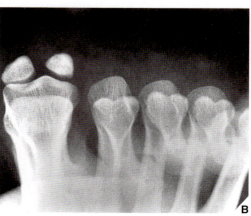

◀ **Figura 10.25 Incidência tangencial. A.** Para obter incidência tangencial dos ossos sesamoides, o paciente fica sentado na mesa com o pé em dorsiflexão sobre o cassete, sustentando os dedos do pé em dorsiflexão com uma tira de gaze. O feixe central (*linha vermelha tracejada*) é dirigido verticalmente para a cabeça do primeiro metatarso. **B.** Essa radiografia na incidência dos sesamoides demonstrou cabeças dos metatarsos e ossos sesamoides do primeiro metatarso.

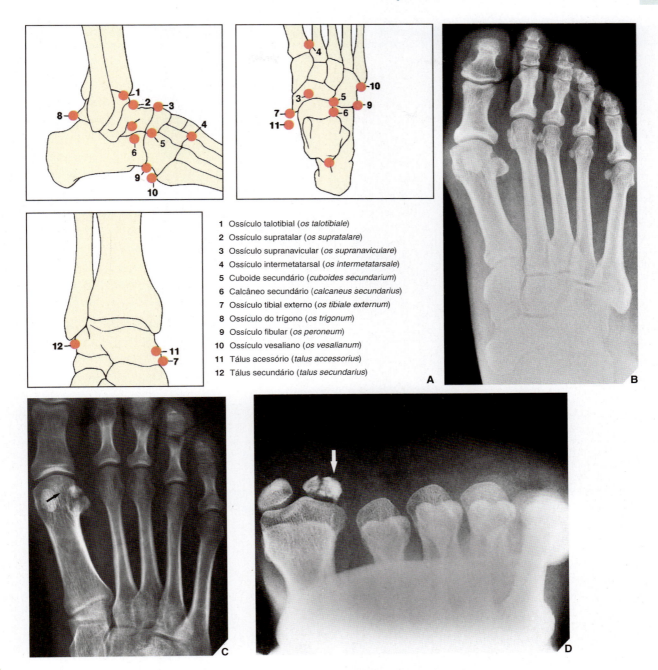

Figura 10.26 Ossículos acessórios. A e **B.** Numerosos ossículos acessórios do pé e tornozelo podem complicar a avaliação de lesões traumáticas do pé quando se assemelham a uma fratura. Contudo, fraturas podem passar despercebidas quando são confundidas com ossículos, como se observa aqui nas incidências anteroposterior (**C**) e sesamoide (**D**) do pé, que demonstraram fratura de sesamoide lateral (fibular) (*setas*).

Além de radiografias, outros métodos complementares podem ser necessários para avaliar lesões traumáticas do pé. A cintilografia óssea (cintilografia radionuclídica) é uma técnica valiosa para detectar fraturas de estresse, que são lesões comuns do pé, embora nem sempre sejam evidentes no exame radiográfico padronizado. A TC é especialmente eficaz para avaliar fraturas complexas, principalmente do calcâneo. Hoje em dia, a RM é usada para avaliar lesões traumáticas do pé. Durante avaliação do exame de RM do tornozelo e pé, é útil usar uma lista de verificação (*checklist*) como a que é apresentada na Tabela 10.1.

As Tabelas 10.2 e 10.3 apresentam um resumo do que foi explicado até aqui.

Lesões traumáticas do tornozelo

Em geral, todas as lesões do tornozelo podem ser classificadas, *grosso modo*, com base no mecanismo do acidente, ou seja, lesões causadas por forças de estresse em inversão ou eversão. As lesões por inversão são muito mais comuns e representam 85% de todos os problemas de traumatismo do tornozelo. Essa classificação aplica-se tanto às fraturas quanto às lesões dos complexos ligamentares do tornozelo. Entretanto, neste último grupo, tal classificação é especialmente útil para determinar e avaliar o tipo específico de lesão ligamentar, principalmente quando há determinadas fraturas em torno do tornozelo.

460   **Parte 2**   Lesões Traumáticas

Tabela 10.1 Lista de verificação (*checklist*) para avaliação do exame de ressonância magnética do pé e do tornozelo.

Estruturas ósseas
- Tíbia distal (c, s)
- Fíbula distal (c, s)
- Tálus (c, s, a)
- Calcâneo (c, s, a)
- Cuboide (s, a)
- Navicular (s, a)
- Cuneiformes – medial, médio e lateral (c, a)
- Ossos sesamoides (c, a)
- Osso navicular (ossículo tibial externo) (a)
- Ossículo fibular (c, s)

Articulações e cartilagem articular
- Tibiotalar (c, s)
- Chopart (s)
- Lisfranc (s)
- Subtalar (c, s)

Músculos e seus tendões
- Tendão calcâneo (s, a)
- Tibial anterior (a)
- Tibial posterior (a)
- Fibulares – longo, curto e terceiro (a)
- Flexor longo do hálux (s, a)
- Flexor curto do hálux (s, a)
- Extensor longo do hálux (s, a)
- Extensor curto do hálux (s, a)
- Flexores dos dedos – longo e curto (s, a)
- Extensores dos dedos – longo e curto (s, a)
- Plantar (a)
- Abdutor do hálux (a)
- Adutor do hálux (a)

Ligamentos
- Deltóideo
  - Parte calcaneotibial (c)
  - Parte tibiotalar – anterior e posterior (c, a)
  - Parte tibionavicular (s, a)
  - *Spring* (complexo calcaneonavicular plantar) (c, a)
- Colaterais laterais
  - Talofibular posterior (a)
  - Talofibular anterior (a)
  - Calcaneofibular (c)
- Sindesmose tibiofibular distal
  - Membrana interóssea (c, a)
  - Tibiofibular posterior (c, a)
  - Tibiofibular anterior (c, a)
  - Transversal inferior (a)
  - Lisfranc (a)

Bolsas
- Retrocalcânea (s)
- Posterior do tendão calcâneo (s, a)

Outras estruturas
- Fáscia plantar (s)
- Placa plantar (s)
- Seio do tarso (c, s, a)
- Túnel do tarso (c, s, a)
- Canaleta anterolateral (a)
- Bolsa adiposa de Kager (s)
- Artéria, veia e nervo tibiais (a)
- Veia safena magna (a)

Os melhores planos para demonstrar estruturas citadas estão entre parênteses; c = coronal (coronal do tornozelo, eixo axial-transversal do pé); s = sagital; a = axial (axial do tornozelo, eixo axial-longitudinal do pé).

Tabela 10.2 Incidências radiográficas convencionais e especiais para avaliar lesões traumáticas do tornozelo e do pé.

Incidência	Demonstração	Incidência	Demonstração
Anteroposterior (tornozelo)	Fraturas de: Tíbia distal, Fíbula distal, Maléolo medial, Maléolo lateral. Fraturas do pilão (extensão até a articulação tibiotalar)	Perfil (continuação) (tornozelo e pé)	Tálus (principalmente colo). Calcâneo (principalmente no plano coronal). Faceta posterior da articulação subtalar. Sustentáculo talar. Ossículos acessórios. Osso cuboide. Luxações de: Articulação do tornozelo, Articulação subtalar, Peritalar (tipos anterior e posterior). Derrame na articulação do tornozelo
Anteroposterior (pé)	Fraturas de: Tálus (principalmente cúpula), Ossos navicular, cuboide e cuneiformes, Metatarsos e falanges (inclusive fraturas de estresse e ossículos acessórios). Luxações de: Articulação subtalar, Peritalar (tipos anterior e posterior), Talar total, Articulação tarsometatarsal	Estresse (tração anterior)	Ruptura do ligamento talofibular anterior. Instabilidade do tornozelo
		Oblíqua, Interna, Externa	Fraturas de: Maléolo medial, Tálus, Tubérculo do calcâneo, Metatarsos, Falanges
Com 10° de rotação interna do tornozelo (incidência de encaixe)	Mesmas estruturas e anormalidades da incidência anteroposterior, mas demonstra mais claramente o platô tibial. Ruptura do ligamento colateral lateral. Ruptura do ligamento deltóideo. Instabilidade do tornozelo	Tangencial posterior (Harris-Beath)	Fraturas envolvendo: Facetas média e posterior da articulação subtalar. Calcâneo (no plano axial)
Estresse (inversão e eversão)	Ângulo de Boehler. Ângulo de Gissane	Tangencial oblíqua (Broden)	Fraturas envolvendo: Faceta posterior da articulação subtalar, Calcâneo, Sustentáculo talar
Perfil (tornozelo e pé)	Fraturas de: Tíbia distal: Superfície anterior, Aspecto posterior (terceiro maléolo). Articulação tibiotalar	Axial (incidência sesamoide)	Fraturas de ossos sesamoides

Tabela 10.3 Técnicas radiológicas complementares para avaliar lesões traumáticas de tornozelo e pé.

Técnica	Demonstração	Técnica	Demonstração
Cintilografia óssea (cintilografia radionuclídica)	Fraturas de estresse Processo de consolidação	RM e aRM	As mesmas da artrografia e TC Síndrome do túnel do tarso
Artrografia (contraste simples ou duplo, geralmente combinada com TC) – hoje substituída por artro-RM	Ruptura de estruturas ligamentares da articulação do tornozelo Fraturas osteocondrais OCD do tálus Fragmentos osteocondrais intra-articulares		Síndrome do seio do tarso (sinus tarsi) Síndrome de Mueller-Weis Lesão de Wolin Síndrome de impacto anteromedial
TC e TC 3D	Fraturas complexas (especialmente do calcâneo) Extensão intra-articular da linha de fratura Lesões de tendões (especialmente fibular, tibial e do calcâneo) e ligamentos	US	Síndrome de impacto do osso do trígono Encarceramento calcaneofibular Lesões traumáticas de tendões e ligamentos Hematomas e acumulação de líquidos pós-traumáticos nos tecidos moles Síndrome do túnel do tarso Síndrome do seio do tarso

TC = tomografia computadorizada; artro-RM = artrorressonância magnética; OCD = osteocondrite dissecante; 3D = tridimensional; RM, ressonância magnética; US, ultrassonografia.

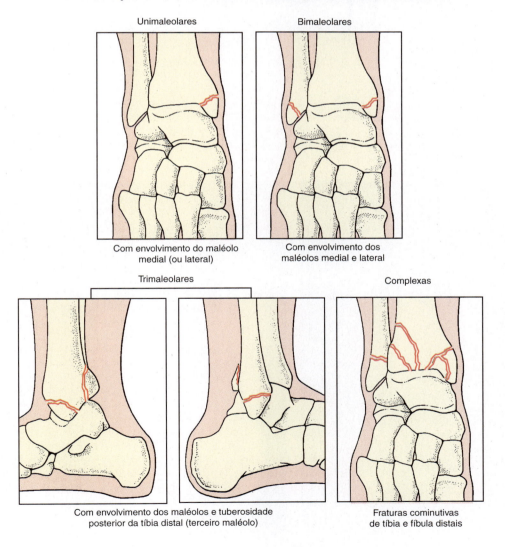

Figura 10.27 Classificação das fraturas de tornozelo. As fraturas do tornozelo podem ser classificadas com base na estrutura anatômica em unimaleolares, bimaleolares, trimaleolares ou complexas.

Fraturas em torno da articulação do tornozelo

Além de sua classificação com base no mecanismo da lesão, fraturas em torno da articulação do tornozelo também podem ser classificadas de acordo com a estrutura anatômica afetada (Figura 10.27) e descritas da seguinte forma:

1. *Unimaleolares* quando a fratura envolve maléolo medial (tibial) ou lateral (fibular) (Figuras 10.28 a 10.30).
2. *Bimaleolares* quando dois maléolos estão fraturados (Figuras 10.31 e 10.32).
3. *Trimaleolares* quando as fraturas envolvem maléolos medial e lateral e também lábio (ou tuberosidade) posterior da tíbia distal (terceiro maléolo) (Figuras 10.33 e 10.34).
4. *Fraturas complexas*, também conhecidas como *fraturas do pilão*, quando ocorrem fraturas cominutivas de tíbia e fíbula distais (Figuras 10.35 a 10.38).
5. Fraturas/luxações (Figuras 10.39 e 10.40).

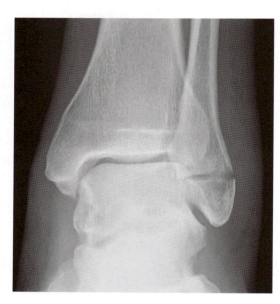

▲ **Figura 10.28 Fratura unimaleolar.** Essa radiografia anteroposterior do tornozelo esquerdo demonstrou fratura transversal de maléolo lateral.

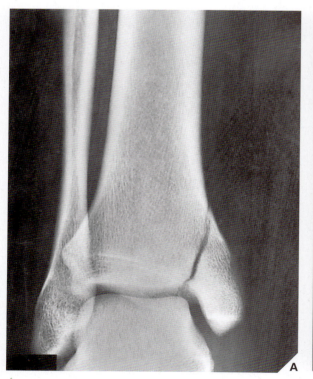
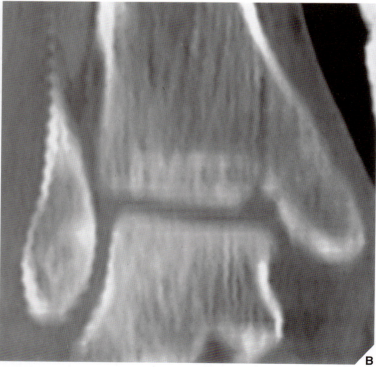

▲ **Figura 10.29 Imagem de TC de fratura unimaleolar.** Essa radiografia anteroposterior do tornozelo. (**A**) e uma imagem de TC reformatada no plano coronal (**B**) demonstraram aspecto típico de fratura unimaleolar do maléolo medial.

Capítulo 10   Membro Inferior III: Tornozelo e Pé   **463**

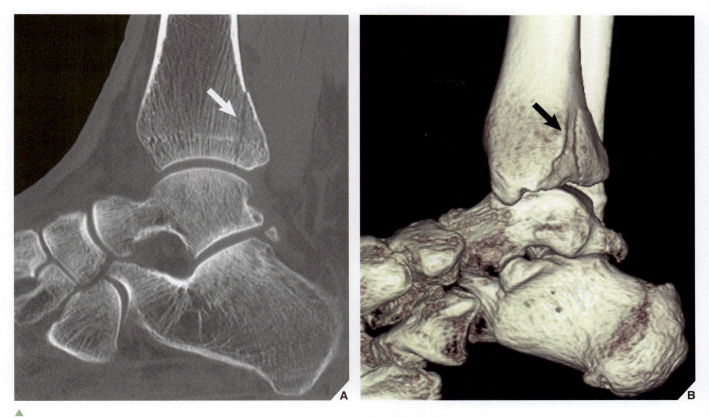

▲
Figura 10.30 Imagens de TC e TC 3D de fratura unimaleolar. Essa mulher de 68 anos torceu o tornozelo quando atravessava a rua. Imagens de TC reformatada no plano sagital (**A**) e reconstruída em 3D (**B**) demonstraram fratura do maléolo posterior (tibial) (*setas*).

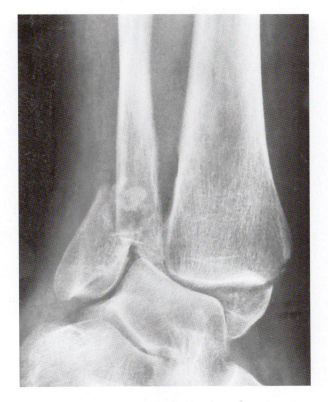

▲
Figura 10.31 Fratura bimaleolar. Essa radiografia oblíqua do tornozelo demonstrou fratura bimaleolar envolvendo maléolos tibial e fibular.

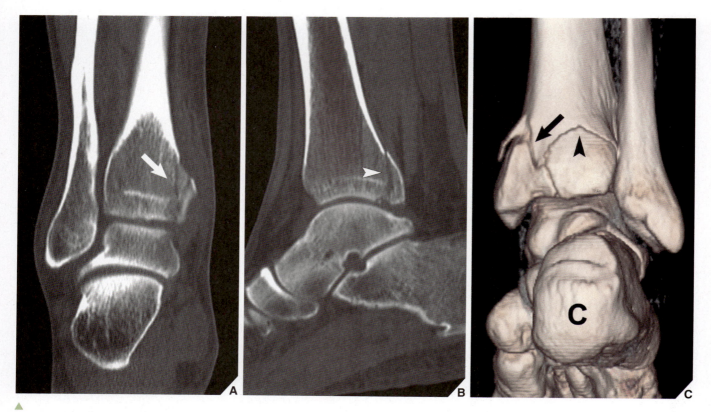

▲ **Figura 10.32 Imagens de TC e TC 3D de fratura bimaleolar.** Imagens de TC reformatada nos planos coronal (**A**) e sagital (**B**) e reconstruída em 3D do tornozelo direito (examinado por trás) desse homem de 47 anos demonstrou fraturas de maléolos medial (*setas*) e posterior (*pontas de seta*). C = calcâneo.

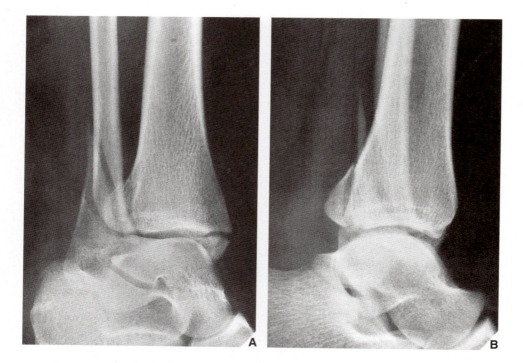

▲ **Figura 10.33 Fratura trimaleolar.** Radiografias nas incidências oblíqua (**A**) e perfil (**B**) do tornozelo demonstraram fratura trimaleolar envolvendo dois maléolos e o aspecto posterior da tíbia distal. Esta última fratura foi mais bem demonstrada na incidência de perfil.

Capítulo 10 Membro Inferior III: Tornozelo e Pé 465

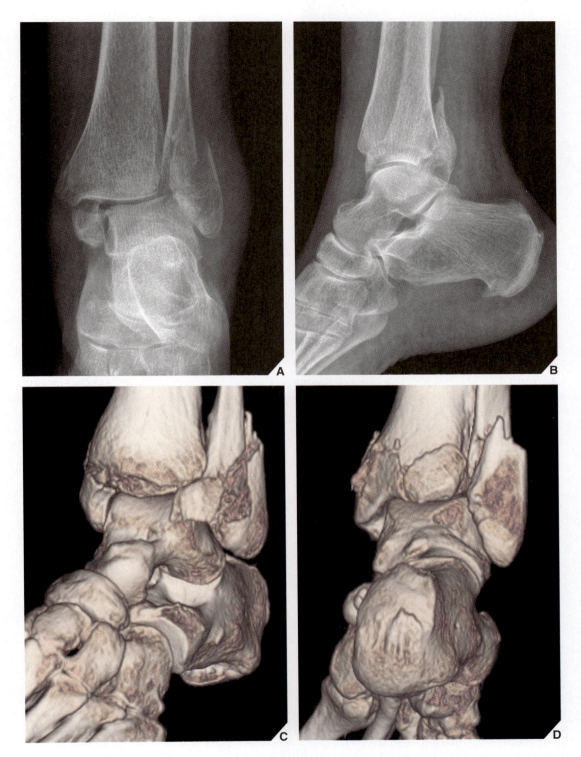

▲
Figura 10.34 Imagem de TC 3D de fratura trimaleolar. Radiografias do tornozelo esquerdo dessa mulher de 69 anos nas incidências anteroposterior (**A**) e perfil (**B**) demonstraram fraturas de maléolos medial, lateral e posterior. As fraturas também foram demonstradas nas imagens de TC reconstruídas em 3D examinadas nos planos lateral (**C**) e posterior (**D**).

Quando são avaliadas sob o ponto de vista patomecânico, essas fraturas podem ser lesões por inversão ou eversão, ou uma combinação de ambas. Os diversos tipos de fratura de eversão são mais conhecidas por seus epônimos, inclusive fraturas de Pott, Maisonneuve, Dupuytren e Tillaux (ver adiante).

Todas as seguintes fraturas de tornozelo que envolvem tíbia e fíbula distais podem ser diagnosticadas nas incidências radiográficas convencionais. Contudo, a TC pode ajudar a definir a extensão da linha de fratura e essa modalidade de exame é especialmente útil para demonstrar desvio lateral nos casos da fratura de Tillaux juvenil. A RM é a técnica preferencial para avaliar lesões ligamentares associadas.

Fraturas da tíbia distal

Fratura do pilão. Fratura de tíbia distal é conhecida como *fratura do pilão* quando as linhas da fratura cominutiva estendem-se para dentro da articulação tibiotalar (ver Figuras 10.35 a 10.38). Essas lesões representam cerca de 5% de todas as fraturas de membro inferior. A maioria das fraturas do pilão ocorre nas quedas de grandes alturas, acidentes automobilísticos, acidentes de esqui aquático ou na neve, ou são causadas por queda para a frente sobre superfície plana com o pé preso. Embora a patomecânica dessa lesão possa ser complexa, a força predominante é de compressão vertical. Em muitos casos, ocorrem fraturas simultâneas da fíbula distal e do tálus e subluxação da articulação do tornozelo (ver Figura 10.38), além de lesão grave do envoltório de tecidos moles do segmento distal da perna. Fraturas do pilão causam quadro clínico e radiológico específico e não devem ser confundidas com fraturas trimaleolares. As seguintes características diferenciam fraturas do pilão das fraturas trimaleolares: existência de cominuição grave da tíbia distal, extensão intra-articular da fratura tibial através da cúpula do teto, coexistência comum de fraturas de tálus e preservação habitual da sindesmose tibiofibular. A importância dessa fratura deve-se à extensão intra-articular da linha de fratura e à possibilidade concomitante de causar complicações tardias como artrite pós-traumática, não união e falha de união.

Existem várias classificações amplamente aceitas para fraturas do pilão. A classificação de Rüedi e Allgöwer divide essas lesões em três grupos com base no grau de cominuição, desvio dos fragmentos e incongruência articular (Figura 10.41).

Fratura de Tillaux. Em 1872, Tillaux descreveu uma fratura de tornozelo resultante da lesão por abdução e rotação externa, que consiste em avulsão da borda lateral da tíbia distal. A linha de fratura é vertical e estende-se da superfície articular distal da tíbia subindo até o córtex lateral (Figuras 10.42 a 10.46). Nas crianças, um tipo semelhante de fratura – conhecida como *fratura de Tillaux juvenil* – na verdade é uma fratura de Salter-Harris tipo III estendendo-se até a placa de crescimento da tíbia distal (Figuras 10.47 a 10.49). Essa lesão provavelmente ocorre porque a placa de crescimento funde-se da superfície medial para a lateral, tornando o lado medial mais forte que o lateral.

Avaliação radiológica da fratura de Tillaux é essencial para determinar a necessidade de tratamento cirúrgico. Quando o fragmento fraturado está desviado lateralmente em mais de 2 mm, ou quando há irregularidade na superfície articular da tíbia distal (um ressalto), recomenda-se o tratamento cirúrgico. A TC é o melhor método para obter essa informação (ver Figuras 10.43 a 10.46 e 10.48).

Em vez de avulsão da borda lateral da tíbia, se a parte medial da fíbula estiver desprendida e o ligamento tibiofibular anterior estiver normal, a fratura será descrita como *fratura de Wagstaffe-LeFort* (Figuras 10.50 e 10.51).

Fratura triplanar (Marmor-Lynn). Fraturas que envolvem a superfície lateral da epífise tibial distal podem ser complicadas por extensão da linha de fratura em dois planos, daí o termo *fratura triplanar*. O mecanismo desse tipo de lesão geralmente é flexão plantar com rotação externa. Os três planos envolvidos são o *plano sagital*,

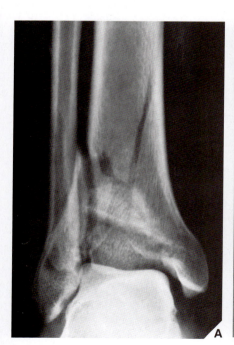
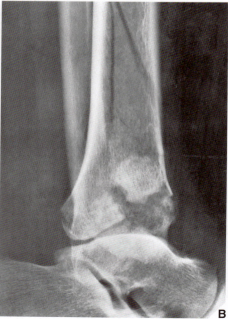
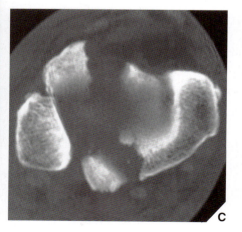

▲ **Figura 10.35 Fratura do pilão.** Radiografias nas incidências anteroposterior (**A**) e perfil (**B**) de tornozelo demonstraram fratura cominutiva complexa da tíbia e fíbula distais nesse homem de 30 anos, que caiu de uma janela do terceiro andar. **C.** Imagem axial de TC atravessando o platô tibial mostrou aspecto típico de fratura do pilão.

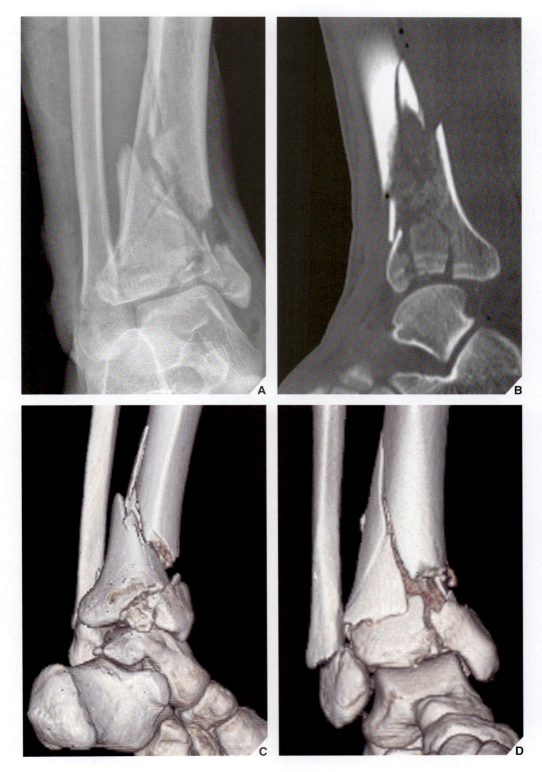

▲ **Figura 10.36 Imagens de TC e TC 3D de fratura do pilão.** Radiografia na incidência oblíqua (**A**), imagem de TC reformatada no plano sagital (**B**) e duas imagens de TC reconstruídas em 3D (**C** e **D**) do tornozelo direito desse homem de 29 anos demonstraram fratura do pilão. Observe que também havia fratura do maléolo lateral.

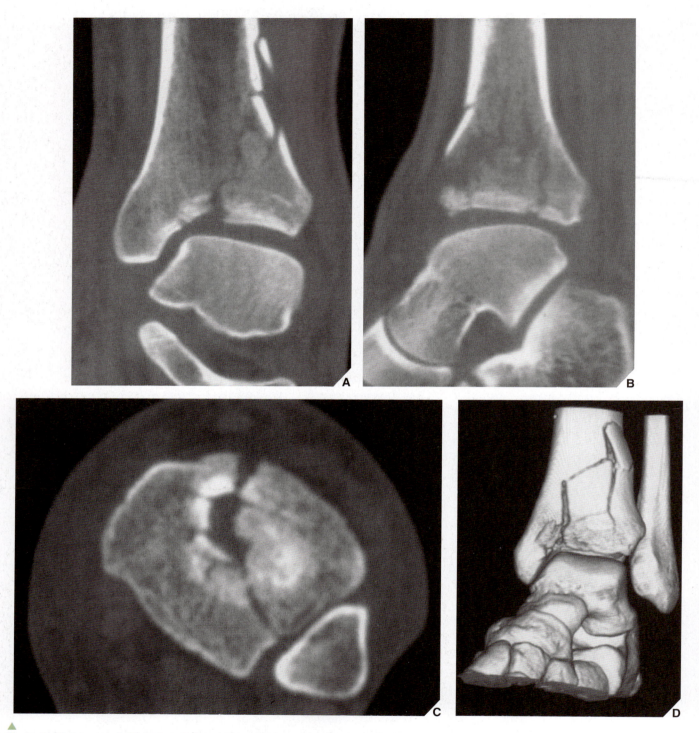

Figura 10.37 Imagens de TC e TC 3D de fratura do pilão. Imagens de TC nos planos coronal (**A**), sagital (**B**) e axial (**C**) e outra imagem de TC 3D demonstraram aspectos típicos de fratura do pilão nesse homem de 30 anos, que se feriu em acidente de motocicleta.

Capítulo 10   Membro Inferior III: Tornozelo e Pé   **469**

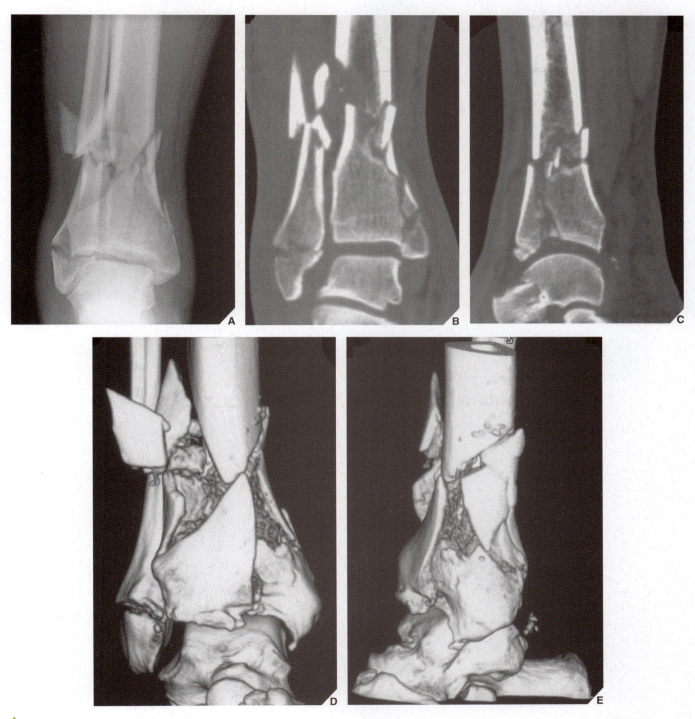

▲
Figura 10.38 Imagens de TC e TC 3D de fratura do pilão. Esse homem de 36 anos sofreu acidente de motocicleta e teve fraturas complexas da tíbia e fíbula distais. **A.** Essa radiografia convencional demonstrou fratura intra-articular cominutiva grave de tíbia distal e fratura segmentar da fíbula distal. Imagens de TC reformatadas nos planos coronal (**B**) e sagital (**C**) mostraram a quantidade e direção dos fragmentos desviados. Imagens de TC reconstruídas em 3D (**D** e **E**) examinadas nas direções anterior e medial demonstraram a orientação espacial dos fragmentos fraturados e, desse modo, forneceram ao cirurgião ortopédico um "mapa" para redução aberta e fixação interna bem-sucedidas dessa fratura complexa.

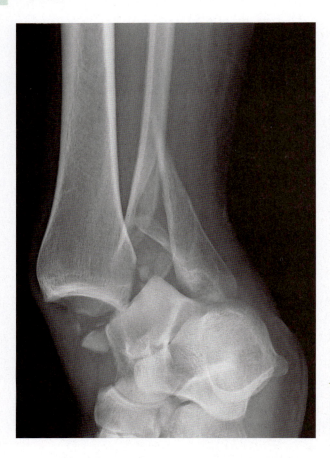

◀ **Figura 10.39 Fratura/luxação do tornozelo.** Essa mulher de 28 anos machucou o tornozelo direito em um acidente de esqui. Observe que havia fraturas cominutivas de fíbula distal e maléolo medial associadas à luxação posterior da articulação do tornozelo.

no qual há fratura vertical passando pela epífise; o *plano axial*, no qual a fratura com orientação horizontal estende-se pela superfície lateral da placa de crescimento; e o *plano coronal*, no qual há fratura oblíqua através da metáfise até a diáfise, que se estende em direção superior desde a superfície anterior da placa de crescimento até o córtex posterior da tíbia (Figura 10.52).

O componente epifisário dessa fratura é mais bem examinado na incidência anteroposterior; o componente axial, nas incidências anteroposterior e perfil; e a extensão diafisária, no perfil. Desse modo, a fratura triplanar típica consiste na combinação de fratura de Tillaux juvenil com fratura de Salter-Harris tipo II (Figuras 10.53 e 10.54) e não deve ser confundida com fratura de Salter-Harris tipo IV (Figura 10.55). Ocasionalmente, o componente metadiafisário da fratura triplanar pode atravessar a placa de crescimento e estender-se até a epífise e, consequentemente, tornar mais difícil a diferenciação com fratura de Salter-Harris tipo IV (Figura 10.56). A TC é uma técnica radiológica útil para demonstrar detalhes dessa lesão (Figuras 10.57 e 10.58).

Fraturas de fíbula

Fratura de Pott. Depois de ter fraturado a própria perna, Sir Percivall Pott descreveu em 1769 o que ele acreditava ser o tipo mais comum de fratura de tornozelo, ou seja, fratura de terço distal da fíbula (Figura 10.59). Atualmente, sabe-se que esse tipo de fratura geralmente ocorre em consequência de ruptura da sindesmose tibiofibular. Na verdade, alguns especialistas acreditam que o tipo de fratura descrita por Pott não existe como lesão primária.

Fratura de Dupuytren. Fratura de Dupuytren é o nome atribuído a uma fratura de fíbula, que ocorre 2 a 7 cm acima da sindesmose tibiofibular distal e inclui ruptura do ligamento colateral medial (Figura 10.60). A ruptura coexistente da sindesmose causa instabilidade do tornozelo.

Fratura de Maisonneuve. Como a fratura de Dupuytren, a fratura de Maisonneuve é uma lesão da fíbula causada por eversão. Entretanto, a fratura envolve a metade proximal do osso, geralmente na junção dos terços proximal e médio da diáfise (Figura 10.61). Quando a fratura da fíbula está localizada na metade distal do osso, o termo usado é *fratura de Maisonneuve baixa* (Figura 10.62). A sindesmose tibiofibular sempre está rompida e há ruptura do ligamento tibiofibular ou fratura do maléolo medial (Figura 10.63). Quanto mais proximal é a posição da fratura de fíbula, mais grave é a lesão da membrana interóssea entre tíbia e fíbula, que sempre está rompida a ponto de causar fratura fibular.

Lesão de tecidos moles em torno da articulação do tornozelo e do pé

Como mencionado antes, todas as lesões de tornozelo podem ser classificadas, *grosso modo*, em lesões resultantes de forças de estresse por inversão ou eversão. Contudo, as forças aplicadas no tornozelo raramente incluem apenas inversão ou eversão simples. Em geral, há combinação de forças que produzem lesões de ligamentos e tendões, que podem ser secundárias às fraturas ou lesões primárias. Várias classificações foram elaboradas para refletir a complexidade dessas forças. Lauge-Hansen classificou as lesões de tornozelo com base no mecanismo da lesão combinando posição do pé (supinação ou pronação) com direção do vetor de força deformadora (rotação externa, adução ou abdução). Esse autor enfatizou a relação direta entre lesões ósseas e ligamentares, mas a complexidade de sua classificação reduz sua utilidade na escolha do tratamento indicado.

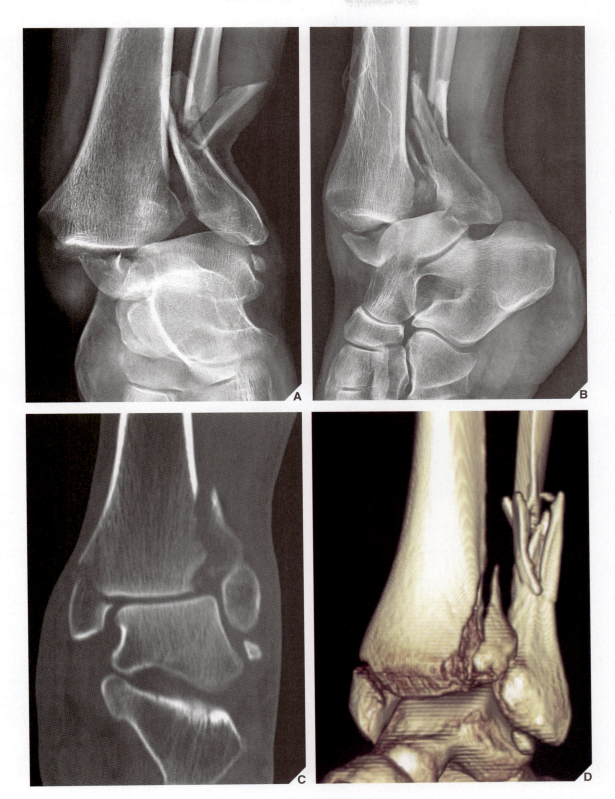

▲ **Figura 10.40 Imagens de TC e TC 3D de fratura-luxação do tornozelo.** Radiografias do tornozelo esquerdo nas incidências anteroposterior (**A**) e perfil com raios transversais à mesa (**B**) demonstraram fratura trimaleolar e luxação posterior da articulação do tornozelo. Imagens de TC reformatada no plano coronal (**C**) e reconstruída em 3D (**D**) foram obtidas depois da redução da luxação.

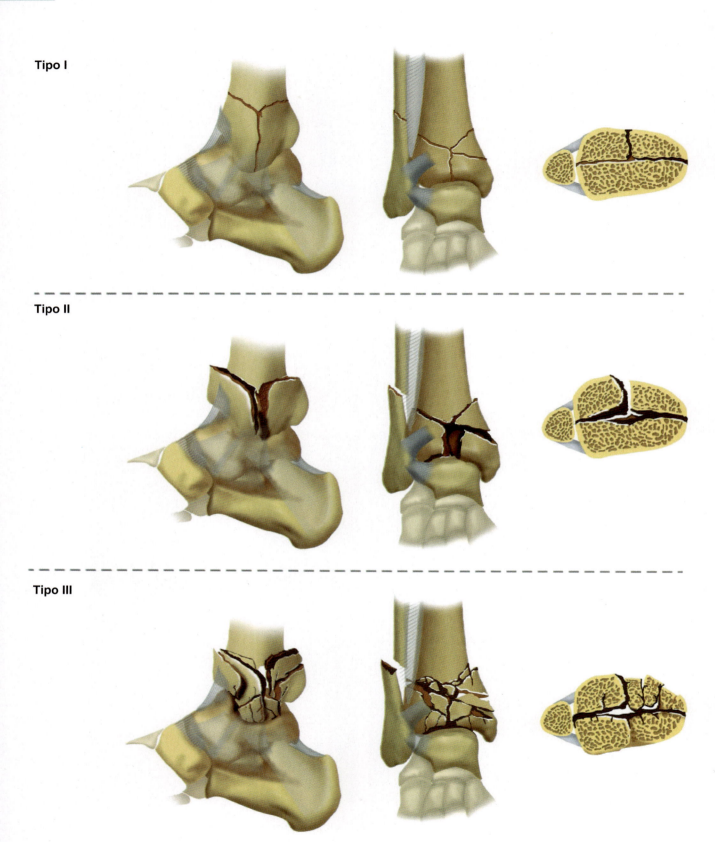

▲
Figura 10.41 Classificação das fraturas do pilão. A classificação de Rüedi e Allgöwer das fraturas intra-articulares de tíbia distal (fraturas do pilão) baseia-se no grau de desvio dos fragmentos e amplitude consequente de incongruência articular. (Reproduzida, com autorização, de Brinker MR. *Review of orthopaedic trauma*, 2nd ed. Philadelphia, PA: Wolters Kluwer Health; 2013, Figura 12.2.)

Capítulo 10   Membro Inferior III: Tornozelo e Pé   **473**

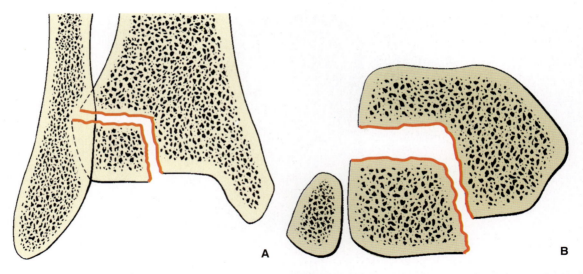

▲
Figura 10.42 Fratura de Tillaux. Com essa fratura de Tillaux clássica, aqui ilustrada esquematicamente nos cortes coronal (**A**) e transversal (**B**) da tíbia distal, a linha de fratura estende-se da superfície articular distal da tíbia e sobe até o córtex lateral.

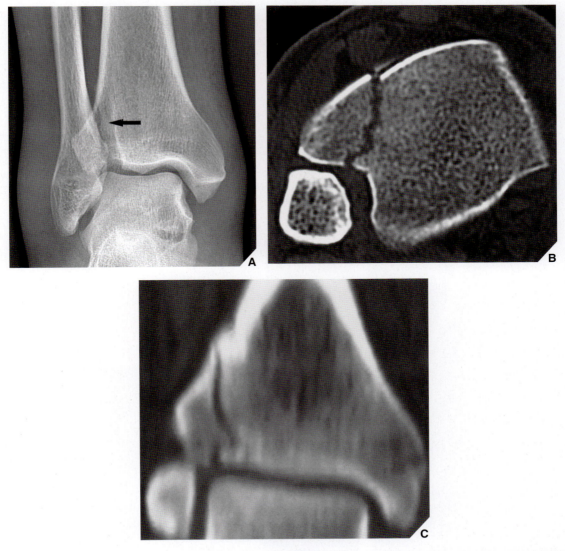

▲
Figura 10.43 Imagens de TC de fratura de Tillaux. Esse homem de 39 anos teve fratura de Tillaux sem desvio, que foi demonstrada na radiografia anteroposterior (**A**) do tornozelo (*seta*) e nas imagens de TC axial (**B**) e reformatada no plano coronal (**C**).

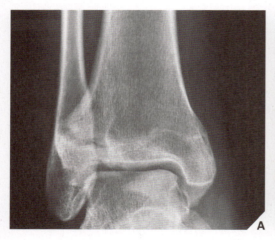
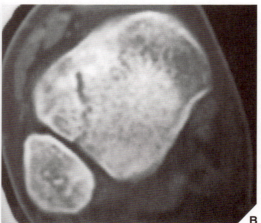

Figura 10.44 **Imagem de TC de fratura de Tillaux.** Essa mulher de 24 anos torceu o tornozelo durante patinação no gelo. Radiografia na incidência anteroposterior (**A**) e imagem axial de TC (**B**) demonstraram fratura marginal da superfície lateral da tíbia, ou seja, fratura de Tillaux típica. O grau mínimo de desvio evidenciado nessas imagens indica tratamento conservador.

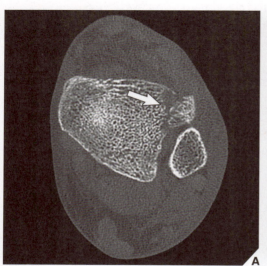
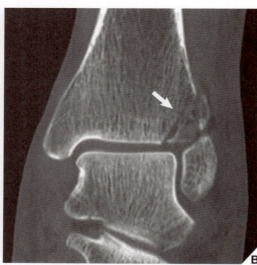

Figura 10.45 **Imagem de TC de fratura de Tillaux.** Imagens de TC reformatadas nos planos axial (**A**) e coronal (**B**) do tornozelo esquerdo demonstraram fratura de Tillaux com desvio mínimo (*setas*).

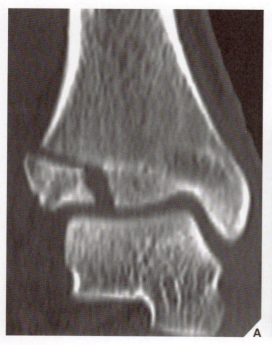
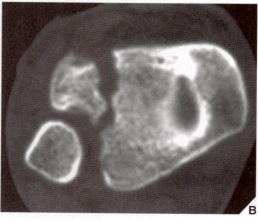

Figura 10.46 **Imagem de TC de fratura de Tillaux.** Essa mulher de 28 anos machucou o tornozelo direito em competição de esqui. Imagens de TC reformatadas nos planos coronal (**A**) e axial (**B**) demonstraram fratura de Tillaux, que foi tratada por redução aberta com fixação interna.

Capítulo 10   Membro Inferior III: Tornozelo e Pé   **475**

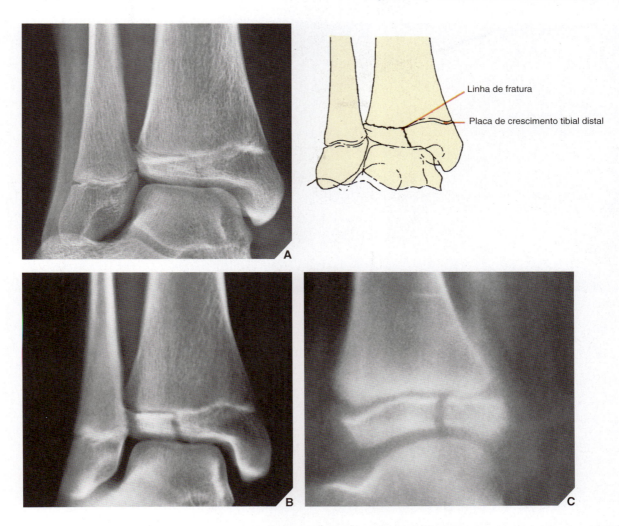

▲ **Figura 10.47 Fratura de Tillaux juvenil.** Essa menina de 13 anos machucou o tornozelo direito durante partida de basquete. **A.** Radiografia oblíqua do tornozelo e cortes tomográficos nas incidências oblíqua (**B**) e lateral (**C**) demonstraram lesão típica de Salter-Harris tipo III envolvendo a placa de crescimento, também conhecida como *fratura de Tillaux juvenil*.

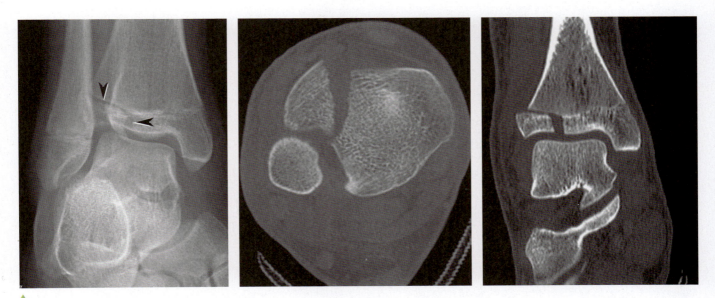

▲ **Figura 10.48 Imagens de TC de fratura de Tillaux juvenil.** Radiografia do tornozelo direito na incidência anteroposterior (**A**) e imagens de TC reformatadas nos planos axial (**B**) e coronal (**C**) demonstraram fratura com desvio mínimo da metáfise e epífise da tíbia lateral distal (*pontas de seta*).

476 Parte 2 Lesões Traumáticas

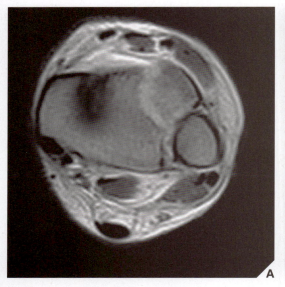
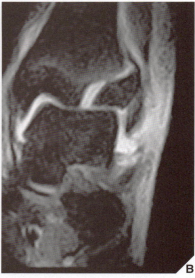

◀ **Figura 10.49 Imagens de RM de fratura de Tillaux juvenil.** Imagens de RM axial ponderada em T2 (**A**) e coronal em sequência STIR (*short time inversion recovery*) do tornozelo esquerdo desse menino de 12 anos demonstraram fratura da parte anterolateral da epífise da tíbia distal – um aspecto típico desse tipo de lesão.

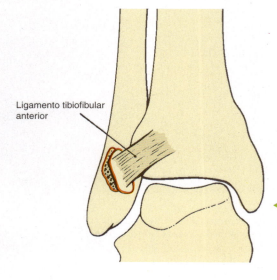

◀ **Figura 10.50 Fratura de Wagstaffe-LeFort.** Com fratura de Wagstaffe-LeFort, aqui ilustrada esquematicamente na vista anteroposterior, a parte medial da fíbula é arrancada no local de inserção do ligamento tibiofibular anterior. Entretanto, o ligamento continua intacto.

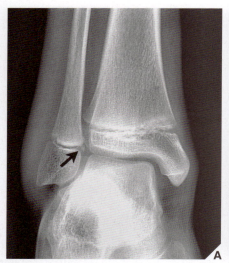
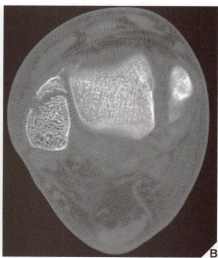
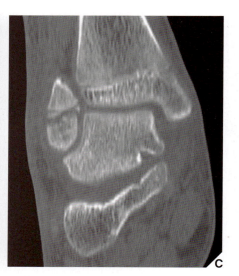

▲ **Figura 10.51 Imagens de TC de Fratura de Wagstaffe-LeFort. A.** Essa radiografia anteroposterior do tornozelo direito demonstrou avulsão de fragmento ósseo da fíbula (*seta*) no local da inserção do ligamento tibiofibular anterior, evidenciada mais claramente nas imagens de TC reformatadas nos planos axial (**B**) e coronal (**C**).

Capítulo 10 Membro Inferior III: Tornozelo e Pé 477

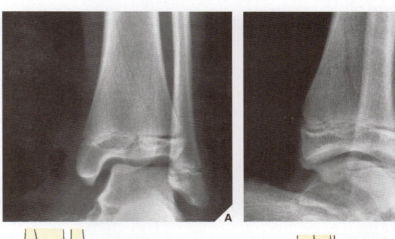

Figura 10.52 Fratura triplanar. Lesão de Marmor-Lynn (ou triplanar) consiste em: fratura vertical da epífise no plano sagital; fratura com orientação horizontal no plano axial que atravessa a superfície lateral da placa de crescimento; e fratura oblíqua que passa pela metáfise até a diáfise no plano coronal, estendendo-se para acima da superfície anterior da placa de crescimento até o córtex posterior da tíbia.

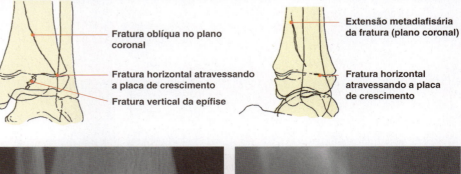

Figura 10.53 Uma menina de 12 anos caiu no gelo e teve fratura triplanar típica. A. A radiografia anteroposterior do tornozelo esquerdo demonstrou fratura vertical de epífise e extensão horizontal passando pela superfície lateral da placa de crescimento. Os componentes metafisário e diafisário da fratura eram praticamente imperceptíveis. B. A radiografia de perfil mostrou claramente a linha de fratura orientada posteriormente no plano coronal, que era o terceiro componente da fratura triplanar.

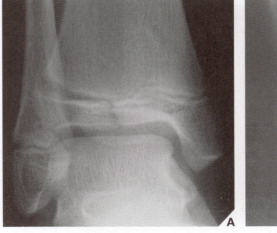
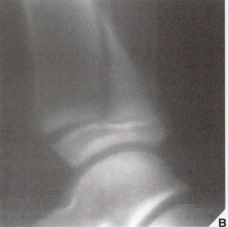

Figura 10.54 Fratura triplanar. Esse menino de 13 anos teve fratura triplanar. A. A radiografia anteroposterior demonstrou apenas os componentes horizontal e vertical. B. Imagem de tomografia triespiral de perfil mostrou os componentes horizontal e oblíquo.

478 Parte 2 Lesões Traumáticas

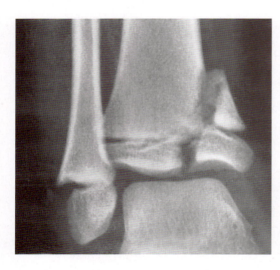

◀ **Figura 10.55 Fratura de Salter-Harris tipo IV.** A radiografia anteroposterior do tornozelo de um menino de 8 anos demonstrou que a linha de fratura atravessava epífise e metáfise da tíbia distal, mas não havia extensão horizontal passando pela placa de crescimento. Observe a fratura de Salter-Harris tipo I coexistente na fíbula distal (ver também Figura 4.45).

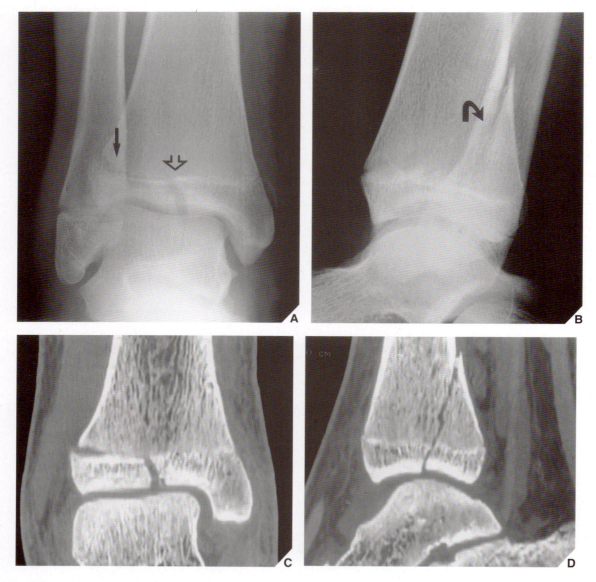

▲ **Figura 10.56 Imagens de TC de fratura triplanar. A.** Essa radiografia anteroposterior demonstrou os componentes horizontal (*seta*) e vertical (*seta aberta*) dessa lesão. **B.** Radiografia de perfil mostrou o componente oblíquo (*seta curva*), mas a extensão distal da linha de fratura não estava bem demonstrada. Imagens de TC reformatadas nos planos coronal (**C**) e sagital (**D**) confirmaram o diagnóstico de fratura triplanar. Observe que a linha de fratura com orientação oblíqua estendia-se até a epífise.

Capítulo 10 Membro Inferior III: Tornozelo e Pé 479

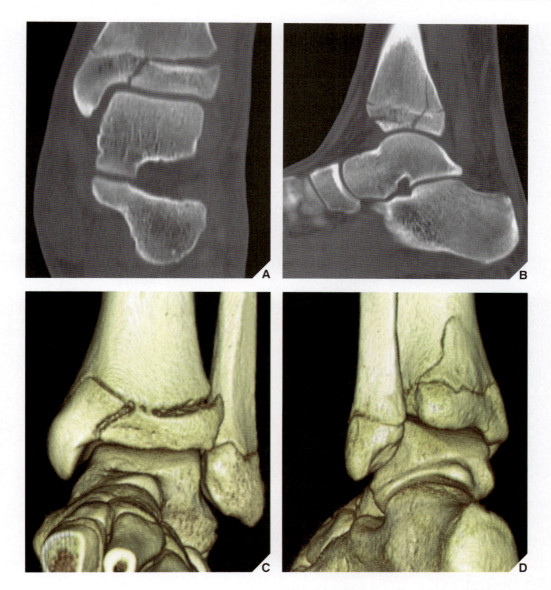

Figura 10.57 Imagens de TC e TC 3D de fratura triplanar. Imagens de TC reformatadas nos planos coronal (**A**) e sagital (**B**) demonstraram os três componentes dessa lesão. Imagens de TC reconstruídas em 3D (**C** e **D**) mostraram a orientação espacial das linhas de fratura.

Sob o ponto de vista ortopédico prático, a classificação de Weber, que se baseia no nível da fratura da fíbula e, desse modo, no tipo de lesão do ligamento sindesmótico, é muito mais útil:

Tipo A: a fratura de fíbula pode ser uma fratura transversal com avulsão no nível da articulação do tornozelo ou ligeiramente distal a ela. Também pode haver fratura coexistente de maléolo medial. Alternativamente, a fíbula pode estar intacta, mas o ligamento colateral lateral está rompido. Nos dois casos, a sindesmose tibiofibular, a membrana interóssea e o ligamento deltóideo estão intactos.

Tipo B: há fratura helicoidal de fíbula distal, que começa no nível da sindesmose tibiofibular, com ruptura parcial principalmente do ligamento tibiofibular posterior. Essa lesão também pode estar associada a fratura com avulsão de maléolo medial abaixo do nível da articulação do tornozelo (Figura 10.64). Alternativamente, o maléolo medial pode estar normal e o ligamento deltóideo pode estar rompido.

Tipo C: a fratura de fíbula ocorre em nível mais alto que o da articulação do tornozelo, com ruptura associada do ligamento tibiofibular posterior e instabilidade talar lateral resultante. Quando a fratura de fíbula é alta (tipo Maisonneuve), a membrana interóssea está rota no nível da fratura. Também há fratura com avulsão de maléolo medial e, nestes casos, o ligamento deltóideo está normal. Alternativamente, o maléolo medial está intacto, mas o ligamento deltóideo está rompido (Figura 10.65).

A probabilidade de ocorrer lesão da sindesmose tibiofibular distal pode ser inferida com base no tipo e no nível de fratura fibular. Quanto mais alta é a fratura de fíbula, mais extensiva é a lesão dos ligamentos tibiofibulares e, consequentemente, maior é o risco de instabilidade do tornozelo. A principal utilidade dessa classificação advém do fato de que ela enfatiza o complexo sindesmótico-maleolar lateral como fator importante para a congruência e a estabilidade da articulação do tornozelo.

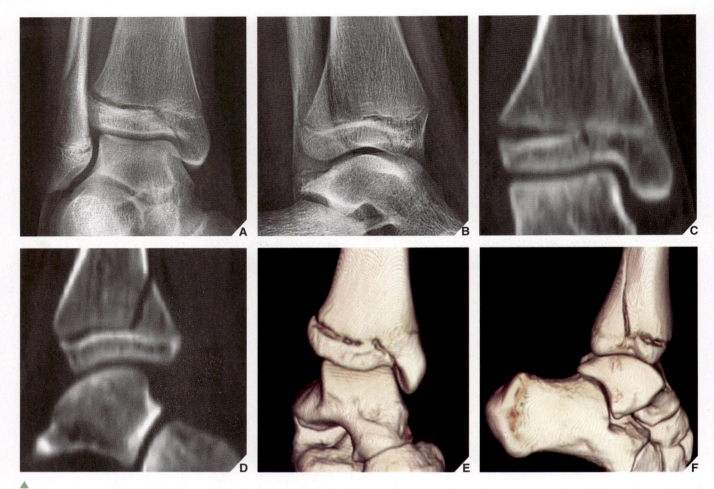

Figura 10.58 Imagens de TC e TC 3D de fratura triplanar. Radiografias do tornozelo direito nas incidências anteroposterior (**A**) e perfil (**B**) demonstraram todos os três componentes dessa fratura triplanar, que foram mais bem demonstrados nas imagens de TC reformatadas nos planos coronal (**C**) e sagital (**D**) e na imagem de TC reconstruída em 3D (**E** e **F**).

Derrame articular pós-traumático

Essa condição pode ser avaliada nas radiografias de perfil do tornozelo pelo aparecimento de área de densidade de tecidos moles à frente da articulação e invasão do triângulo de Kager, também conhecido como *bolsa adiposa pré-calcânea* – um triângulo radiotransparente limitado anteriormente pelo músculo flexor longo do hálux e seu tendão, posteriormente pelo tendão calcâneo e inferiormente pelo calcâneo (Figura 10.66).

Ruptura do ligamento colateral medial

Dependendo da gravidade da força de eversão, a lesão do ligamento colateral medial varia de estiramento até ruptura completa. A ruptura pode envolver o corpo do ligamento ou sua inserção no maléolo medial. Nos casos típicos, a ruptura do ligamento colateral medial está associada à ruptura do ligamento tibiofibular e subluxação lateral do tálus. Ao exame clínico, o edema de tecidos moles é marcante nos segmentos distais à ponta do maléolo medial. Quando o exame radiográfico padronizado do tornozelo demonstra desvio lateral do tálus sem fratura helicoidal de fíbula, deve-se supor que os ligamentos tibiofibular e colateral medial estejam rompidos.

Embora a ruptura de ligamentos do tornozelo possa ser demonstrada nas imagens de TC, essas lesões são avaliadas mais comumente por RM. A ruptura aguda de ligamento colateral medial evidencia-se por perda de continuidade ou ausência de fibras ligamentares com sinal hipointenso circundadas por edema ou hemorragia (Figura 10.67). Rupturas ligamentares crônicas ou cicatrizadas demonstram espessamento generalizado do ligamento.

Ruptura do ligamento colateral lateral

Forças de estresse em inversão aplicadas nas estruturas laterais do tornozelo podem causar diversas lesões do ligamento colateral lateral, que variam de estiramento até ruptura completa. A lesão pode localizar-se no corpo do ligamento ou sua inserção no maléolo fibular. Quando não há fratura de maléolo fibular nas incidências radiográficas convencionais, a ruptura do complexo ligamentar pode ser detectada na radiografia de estresse com inversão do tornozelo na forma de ampliação da inclinação talar a 15° ou mais (ver Figura 10.10 B). Os componentes desse complexo de ligamentos também podem ser lesados separadamente. *Ligamento talofibular anterior* é o ligamento do tornozelo lesado mais comumente. Essa lesão pode ser diagnosticada nas radiografias de tornozelo em estresse de inversão (ver Figura 10.10), mas a RM pode ser necessária para confirmar o diagnóstico (Figura 10.68).

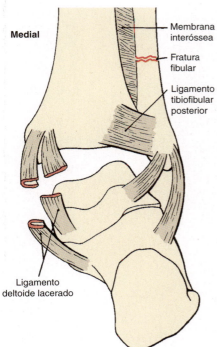

▲
Figura 10.59 Fratura de Pott. Com essa lesão, a fíbula está fraturada acima da sindesmose tibiofibular distal intacta, o ligamento deltoide está rompido e o tálus está lateralmente subluxado.

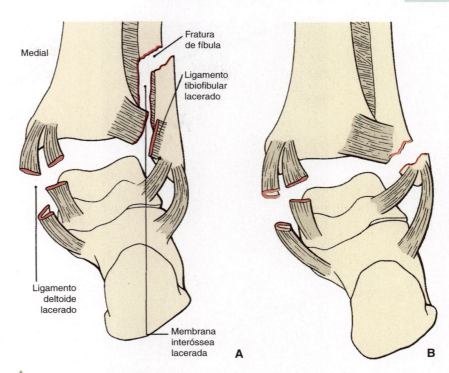

▲
Figura 10.60 Fratura de Dupuytren. A. Em geral, essa fratura ocorre 2 a 7 cm acima da sindesmose tibiofibular distal, com ruptura do ligamento colateral medial e, nos casos típicos, também da sindesmose, acarretando instabilidade do tornozelo. **B.** Na variante baixa, a fratura ocorre nos segmentos mais distais e o ligamento tibiofibular permanece intacto.

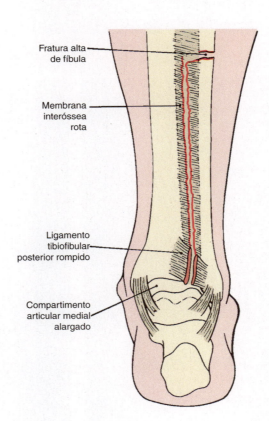

Figura 10.61 Fratura de Maisonneuve. Fratura de ▶ Maisonneuve clássica geralmente ocorre na junção dos terços médio e distal da fíbula. A sindesmose tibiofibular está rompida e a membrana interóssea está rota até o nível da fratura. O compartimento da articulação tibiotalar (medial) está alargado em razão da subluxação lateral do tálus.

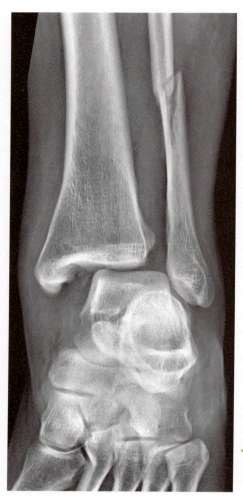

◀ **Figura 10.62 Fratura de Maisonneuve (variante baixa).** Essa radiografia anteroposterior demonstrou subluxação da articulação do tornozelo em consequência de ruptura do ligamento deltoide e fratura do terço inferior da fíbula.

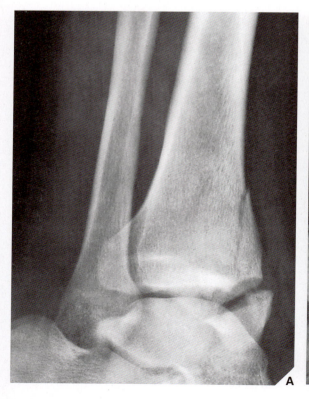
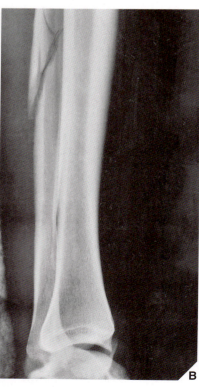

◀ **Figura 10.63 Fratura de Maisonneuve.** Esse homem de 22 anos machucou o tornozelo direito em um acidente de esqui. Essa radiografia oblíqua (**A**) do tornozelo demonstrou fratura cominutiva de maléolo medial com extensão até o aspecto anterior da tíbia. **B.** Na incidência de perfil, foi evidenciada fratura cominutiva fibular.

Capítulo 10 Membro Inferior III: Tornozelo e Pé   **483**

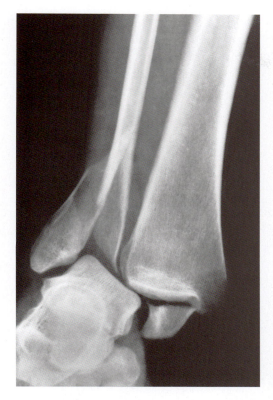

▲
Figura 10.64 Fratura de Weber tipo B. Essa mulher de 24 anos machucou o tornozelo direito em um acidente de esqui. Essa radiografia anteroposterior do tornozelo demonstrou fratura helicoidal de fíbula, que começava no nível da sindesmose tibiofibular com ruptura consequente da parte inferoposterior do complexo sindesmótico; membrana interóssea estava normal. O local da fratura do maléolo medial sugeria que o ligamento deltoide estava intacto. De acordo com a classificação de Weber, essa era uma fratura do tipo B.

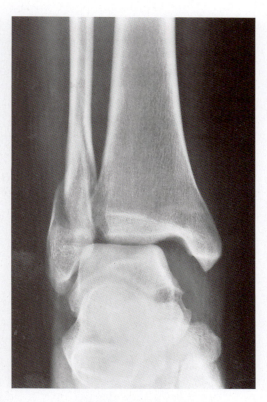

▲
Figura 10.65 Fratura de Weber tipo C. Essa mulher de 32 anos tropeçou em um buraco e machucou o tornozelo direito. A incidência anteroposterior do tornozelo demonstrou fratura de fíbula acima do nível da articulação do tornozelo, indicando ruptura da membrana interóssea. O maléolo medial intacto indicava ruptura do ligamento deltóideo. Esse tipo de lesão foi classificado como fratura tipo C de Weber. O risco de instabilidade do encaixe do tornozelo em consequência de ruptura dos complexos ligamentares medial e lateral atribui a esse tipo de lesão prognóstico mais desfavorável que o do tipo A ou B.

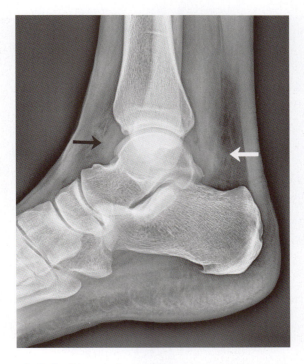

▲
Figura 10.66 Derrame pós-traumático na articulação do tornozelo. Na radiografia de perfil do tornozelo, esse derrame articular evidenciou-se por aumento focal de densidade na região anterior (*seta*) e invasão do triângulo de Kager localizado em posição posterior (*seta branca*).

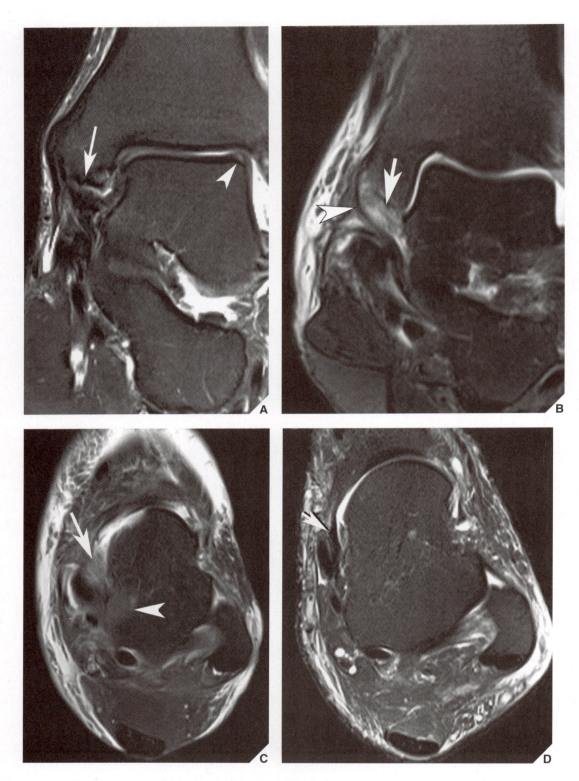

Figura 10.67 Imagens de RM de ruptura do ligamento deltóideo. A. Imagem coronal de RM ponderada em T2 demonstrou ruptura da inserção tibial do ligamento deltóideo (*seta branca*). Observe que havia lesão condral da cúpula talar lateral (*ponta de seta branca*). **B.** Imagem de RM ponderada em T2 de outro paciente mostrou ruptura parcial das fibras profundas do ligamento deltóideo (*seta*) com sinal hiperintenso de hemorragia no ligamento tibiotalar. O ligamento calcaneotibial estava intacto (*ponta de seta*). **C.** Imagem axial de RM ponderada em T2 demonstrou ruptura das fibras profundas do ligamento deltóideo (*seta*). Também havia contusão da parte medial do tálus (*ponta de seta*). **D.** Essa imagem axial de RM ponderada em T2 de um ligamento deltóideo normal com sinal hipointenso em suas fibras intactas (*seta*) foi incluída aqui para comparação.

Essa modalidade de exame radiológico é igualmente eficaz para avaliar lesão do ligamento colateral lateral. O diagnóstico de ruptura baseia-se na impossibilidade de demonstrar um ou mais componentes desse complexo ligamentar. Rupturas do ligamento calcaneofibular são mais bem demonstradas nos planos coronal e axial (Figura 10.69), enquanto as dos ligamentos talofibulares anterior e posterior o são nos cortes axiais (ver Figura 10.68 B). Torções repetidas de tornozelo com lesões do ligamento talofibular anterior podem causar espessamento sinovial da parte anterolateral do tornozelo – condição conhecida como *lesão de Wolin ou meniscoide*. Pacientes referem dor na parte anterolateral do tornozelo ao realizarem dorsiflexão. Essa condição também é conhecida como *síndrome de impacto anterolateral* ou *síndrome do sulco anterolateral* (ver Figura 10.68 C; ver também Figura 10.120).

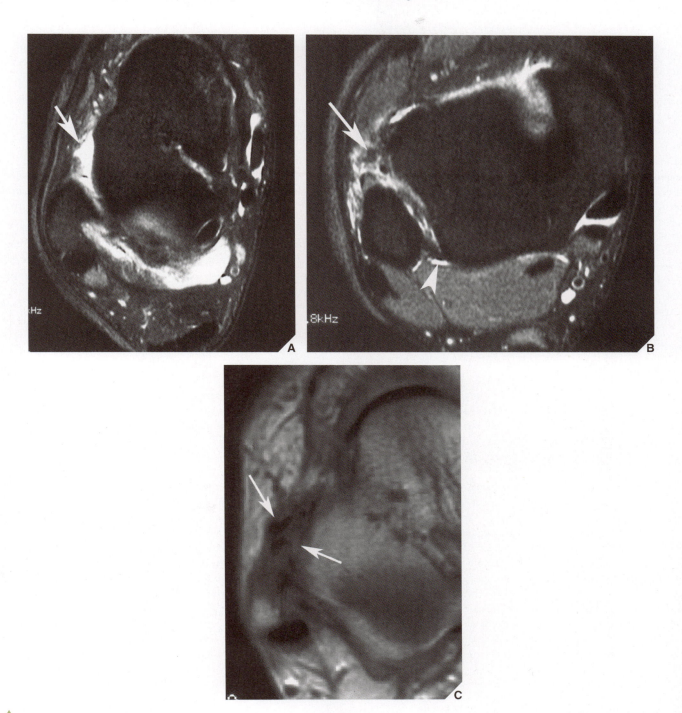

Figura 10.68 Imagem de RM de ruptura do ligamento talofibular anterior. A. Imagem axial de RM ponderada em T2 demonstrou ruptura do ligamento talofibular anterior, resultando em seu preenchimento por sinal hiperintenso de líquido (*seta*). **B.** Imagem axial de RM ponderada em T2 do mesmo paciente no nível da sindesmose tibiofibular distal mostrou ruptura do ligamento tibiofibular anterior (*seta*). O ligamento tibiofibular posterior estava normal (*ponta de seta*). **C.** Imagem axial de RM ponderada em T2 evidenciou espessamento acentuado do ligamento talofibular anterior (*setas*), que ocupava o espaço entre maléolo lateral e tálus (sulco lateral). Esse espessamento foi atribuído em parte à fibrose do ligamento e em parte à proliferação sinovial (lesão de Wolin) secundária às lesões repetitivas do ligamento talofibular anterior. Essa condição é conhecida como *síndrome de impacto anterolateral* (ver Figura 10.123).

Parte 2 Lesões Traumáticas

Ruptura do ligamento tibiofibular anterior distal

Geralmente associada às lesões de outros ligamentos, a ruptura do ligamento tibiofibular anterior também pode ser uma lesão isolada (ver Figura 10.68).

Tendinose e rupturas de tendão

A maioria das rupturas de tendões pode ser diagnosticada com base na história e no exame clínico. Por exemplo, a ruptura do tendão calcâneo – lesão mais comum de partes moles do pé – frequentemente é sugerida por hipersensibilidade grave na inserção do tendão, além de limitação da flexão plantar. A avulsão desse tendão em sua inserção ao calcâneo (Figura 10.70) pode ser detectada na radiografia de perfil do pé obtida com a técnica para tecidos moles (quilovoltagem baixa) (Figura 10.71). Contudo, a RM é a modalidade preferencial para diagnosticar ruptura aguda (Figuras 10.72 e 10.73 A e B). A tendinose é uma lesão precursora da ruptura tendínea. As alterações associadas à tendinose nos exames radiológicos são espessamento do tendão e áreas focais ou lineares de degeneração dentro da estrutura tendínea, que podem ser demonstradas por ultrassonografia (US) ou RM (Figura 10.73 C). Na maioria dos casos, a tendinose do calcâneo é evidenciada por espessamento fusiforme do tendão na zona limítrofe proximal à inserção ao calcâneo. Entretanto, em alguns casos, a tendinose ou a ruptura completa ocorrem na inserção do tendão (tendinose de inserção) (Figura 10.73 D). Tendinose insercional está associada a deformidade de Haglund (processo posterossuperior do calcâneo proeminente), bursite retrocalcânea, peritendinite e bursite.

Lesões traumáticas do pé

Fraturas do pé

Fraturas do calcâneo

Fraturas do calcâneo (também conhecidas como *fraturas do amante em fuga*) geralmente ocorrem nas quedas de grandes alturas e são bilaterais em 10% dos casos. De acordo com Cave, as fraturas do calcâneo representam cerca de 60% de todas as lesões significativas do tarso.

Durante a avaliação dessas lesões, é essencial determinar se a linha de fratura afeta a articulação subtalar e, em caso afirmativo, avaliar o grau de depressão da faceta posterior. A determinação dos ângulos de Boehler (ver Figura 10.20 C) e Gissane (ver Figura 10.21) ajuda a detectar depressão, mas a TC geralmente é essencial (Figura 10.74). O exame de TC deve incluir cortes coronais e axiais. Imagens sagitais reformatadas e reconstrução em 3D podem facilitar a demonstração e caracterização das fraturas do calcâneo (Figuras 10.75 a 10.78) e podem ser úteis à avaliação pós-operatória da eficácia da redução. Nos casos de fraturas do calcâneo relacionadas a quedas de grandes alturas, as radiografias da coluna toracolombar são essenciais porque frequentemente também há fratura compressiva de corpos vertebrais (Figura 10.79).

Existem várias classificações das fraturas intra-articulares do calcâneo.

Essex-Lopresti classificou fraturas do calcâneo em dois grupos principais: as que preservam a articulação subtalar (25%) e as que afetam essa articulação (75%); este último grupo é subdividido em fraturas com depressão articular e fraturas "tipo língua". Rowe *et al.* classificaram fraturas do calcâneo em cinco tipos (Figura 10.80):

Tipo I: fraturas da tuberosidade do calcâneo, sustentáculo talar ou processo anterior (21%).

Tipo II: fraturas de bico e fraturas com avulsão da inserção do tendão calcâneo (3,8%).

Tipo III: fraturas oblíquas, que não se estendem à articulação subtalar (19,5%).

Tipo IV: fraturas que afetam a articulação subtalar (24,7%).

Tipo V: fraturas com depressão central e graus variados de cominuição (31%).

Sanders classificou fraturas intra-articulares do calcâneo em quatro tipos, de acordo com a extensão da linha de fratura para dentro da face posterior da articulação subtalar:

Tipo 1: fraturas sem desvio, independentemente da quantidade de fragmentos fraturados.

Tipo 2: fraturas em duas partes
  A. Afetando o terço lateral do osso
  B. Afetando o terço central do osso
  C. Afetando o terço medial do osso

Tipo 3: fraturas em três partes, afetando duas das três partes citadas anteriormente

Tipo 4: fratura cominutiva grave

Fraturas de estresse do calcâneo ocorrem nos praticantes de corridas de longas distâncias e corredores, mas também são encontradas em indivíduos idosos com ossos enfraquecidos pela osteoporose (Figura 10.81). Como ocorre com fraturas de estresse de ossos longos, essas fraturas não são detectadas imediatamente, mas geralmente se tornam evidentes cerca de 10 a 14 dias depois do evento desencadeante. Nas radiografias convencionais, as fraturas de estresse podem ser evidenciadas por uma faixa de esclerose, que representa formação de calo endosteal. Em geral, a linha de fratura está orientada verticalmente ou em paralelo ao contorno posterior do osso. Quando há suspeita de fraturas de estresse, mas as radiografias mostram normalidade, a cintilografia óssea pode confirmar o diagnóstico, mas a RM é a modalidade preferencial (Figura 10.82).

Fraturas do tálus

As fraturas do tálus representam a segunda fratura mais comum de ossos do tarso, superadas apenas pelas fraturas do calcâneo. Esse tipo de fratura afeta a cabeça, o colo, o corpo ou o processo posterior. O colo do tálus é a área mais vulnerável e fraturas verticais são encontradas mais comumente. Hawkins sugeriu três tipos de fraturas verticais de colo do tálus (Figura 10.83). Com base na lesão da vascularização do tálus, essa classificação serve como guia para avaliar o prognóstico de consolidação da fratura, incidência de osteonecrose e indicação para redução aberta. Recentemente, Canale e Kelly modificaram a classificação de Hawkins para incluir um quarto tipo raro de fratura com desvio, luxação subtalar ou tibiotalar e subluxação ou luxação da articulação talonavicular.

Independentemente de serem verticais ou cominutivas, as fraturas do tálus são causadas mais comumente por dorsiflexão forçada do pé, como ocorre nos acidentes automobilísticos. Luxações simultâneas das articulações subtalar e talonavicular são comuns. Em geral, as fraturas do tálus são evidentes nas incidências radiográficas convencionais, embora a TC geralmente seja necessária para demonstrar e determinar o grau de desvio (Figuras 10.84 e 10.85). A RM pode ser útil para detectar diversas complicações como necrose avascular nos casos de fratura de colo talar (Figura 10.86).

Capítulo 10   Membro Inferior III: Tornozelo e Pé   487

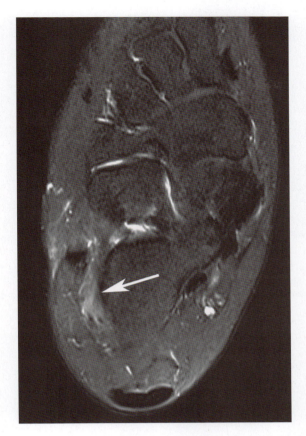

▲
Figura 10.69 Ruptura do ligamento calcaneofibular. Essa imagem axial de RM ponderada em T2 demonstrou ruptura aguda do ligamento calcaneofibular (*seta*).

TIPOS DE RUPTURA DO TENDÃO CALCÂNEO

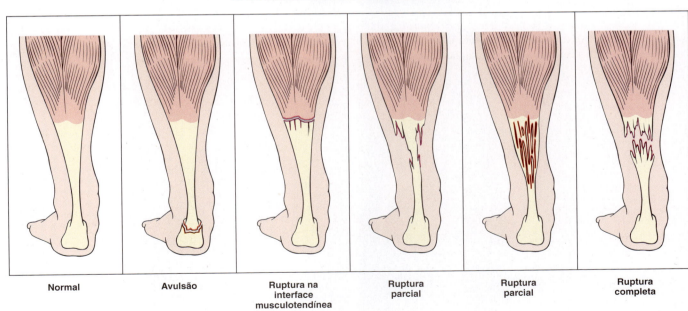

▲
Figura 10.70 Lesões do tendão calcâneo. Ilustração esquemática dos diversos tipos de lesão de tendão calcâneo.

488 Parte 2 Lesões Traumáticas

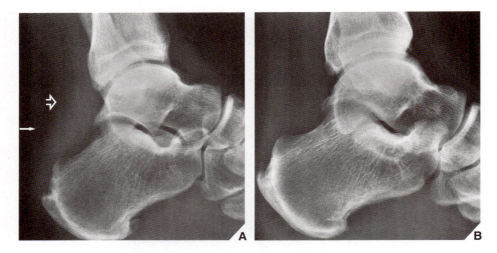

Figura 10.71 Ruptura do tendão calcâneo. Esse homem de 54 anos tropeçou em um buraco. O exame físico detectou hipersensibilidade extrema na inserção do tendão calcâneo e limitação acentuada da flexão plantar. **A.** Essa radiografia de perfil demonstrou falta de definição do tendão e uma massa de tecidos moles (*seta*), assim como calcificações mal definidas dentro do tendão lesado (*seta aberta*). **B.** Outro tornozelo normal ilustrado para comparação.

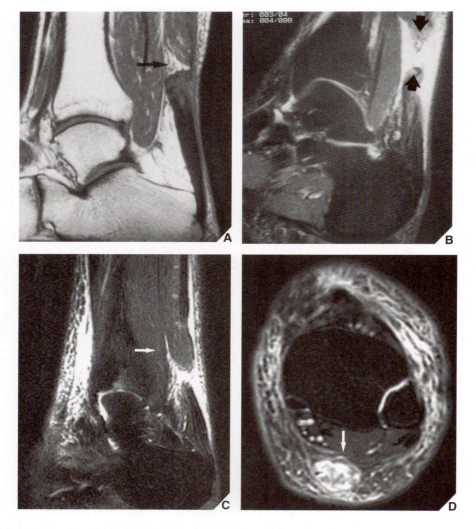

Figura 10.72 Imagens de RM de ruptura do tendão calcâneo. A. Imagem sagital de RM ponderada em T1 demonstrou ruptura completa do tendão calcâneo na junção musculotendínea (*seta*). **B.** Na imagem sagital de RM em sequência STIR de outro paciente, havia ruptura completa de tendão calcâneo com espaço de 3 cm (*setas*). Também havia edema acentuado e hemorragia nos planos subcutâneos e abaixo do tendão. Em outro paciente, imagens de RM sagital em sequência de recuperação de inversão (**C**) e axial ponderada em T2 com supressão de gordura (**D**) demonstraram ruptura completa do tendão calcâneo (*setas*). (**A**, Reimpressão com autorização de Deutsch AL, Mink JR, Herr R, Eds. *MRI of the foot and ankle*. New York: Raven Press; 1992.)

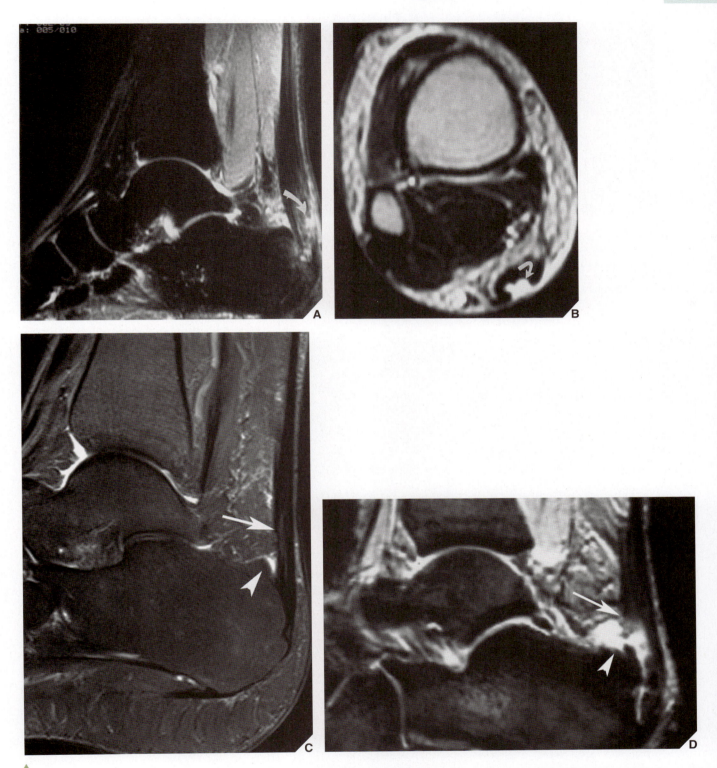

Figura 10.73 Imagens de RM demonstrando ruptura do tendão calcâneo. Imagens de RM sagital em sequência STIR (**A**) e axial ponderada em T2 (**B**) demonstraram um foco de sinal hiperintenso na parte posterior do tendão calcâneo (*setas curvas*), indicativo de ruptura parcial aguda. Havia edema no coxim adiposo e nos tecidos subcutâneos. Observe espessamento do tendão calcâneo perto da ruptura, indicando tendinose crônica. **C.** Imagem sagital de RM ponderada em T2 de outro paciente mostrou espessamento do segmento distal do tendão calcâneo com áreas lineares com sinal hiperintenso (*seta*) compatíveis com tendinose insercional. Observe que havia bursite retrocalcânea discreta (*ponta de seta*). **D.** Imagem sagital de RM ponderada em T2 de outro paciente demonstrou tendinose insercional de tendão calcâneo com ruptura parcial (*seta*) e bursite retrocalcânea (*ponta de seta*). (**A** e **B**, Reimpressão com autorização de Deutsch AL, Mink JH, Herr R, Eds. *MRI of the foot and ankle*. New York: Raven Press; 1992.)

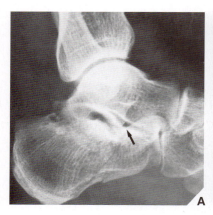
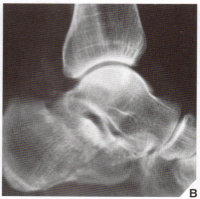
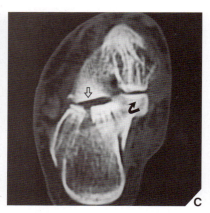

▲ **Figura 10.74 Fratura do calcâneo.** Esse homem de 54 anos caiu do andaime e machucou o pé esquerdo. **A.** Essa radiografia de perfil demonstrou fratura cominutiva do calcâneo. Havia indício de extensão da linha de fratura até a articulação subtalar (*seta*). **B.** Imagem de tomografia na projeção lateral confirmou extensão intra-articular da linha de fratura. Entretanto, não era possível determinar com exatidão o grau de depressão da superfície articular. **C.** Imagem de TC demonstrou bem a posição dos fragmentos cominutivos e depressão da faceta posterior da articulação subtalar (*seta aberta*). Além disso, essa imagem mostrou que a faceta média estava normal (*seta curva*) – uma informação importante que radiografias e a tomografia convencional poderiam não demonstrar.

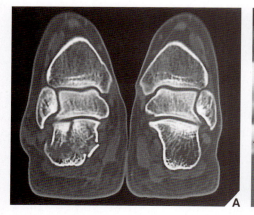
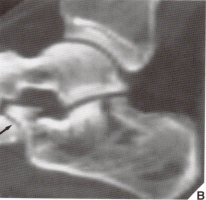

◀ **Figura 10.75 Imagens de TC de fratura do calcâneo.** Esse homem de 34 anos teve fratura cominutiva do calcâneo direito. **A.** Imagem coronal de TC demonstrou extensão da linha de fratura à articulação subtalar. **B.** Imagem de TC reformatada no plano sagital mostrou também fratura de processo anterior do calcâneo com extensão à faceta anterior da articulação subtalar (*seta*).

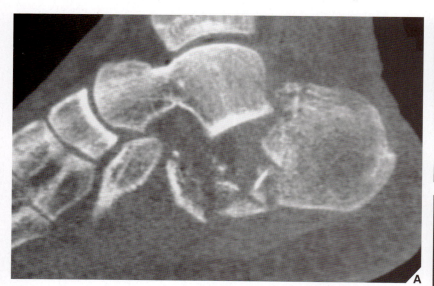
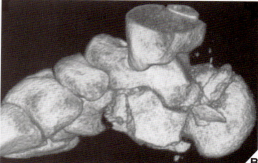
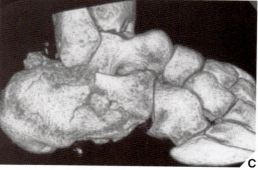

Figura 10.76 Imagens de TC e TC 3D de fratura do calcâneo. Essas imagens de TC reformatada no plano sagital (**A**), e reconstruídas em 3D nas projeções medial (**B**) e lateral (**C**) do pé demonstraram fratura intra-articular complexa do calcâneo. A posição dos vários fragmentos fraturados foi bem demonstrada.

Capítulo 10 Membro Inferior III: Tornozelo e Pé 491

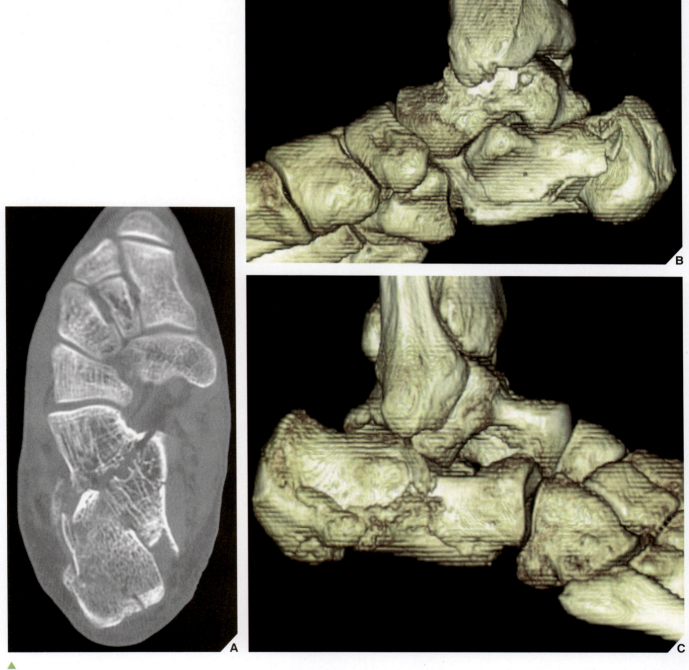

▲ **Figura 10.77 Imagens de TC e TC 3D de fratura do calcâneo. A.** Imagem axial de TC demonstrou fratura cominutiva do calcâneo. Imagens de TC reconstruídas em 3D do pé examinado nos planos coronal (**B**) e lateral (**C**) mostraram várias linhas de fratura e extensão intra-articular com mais detalhes.

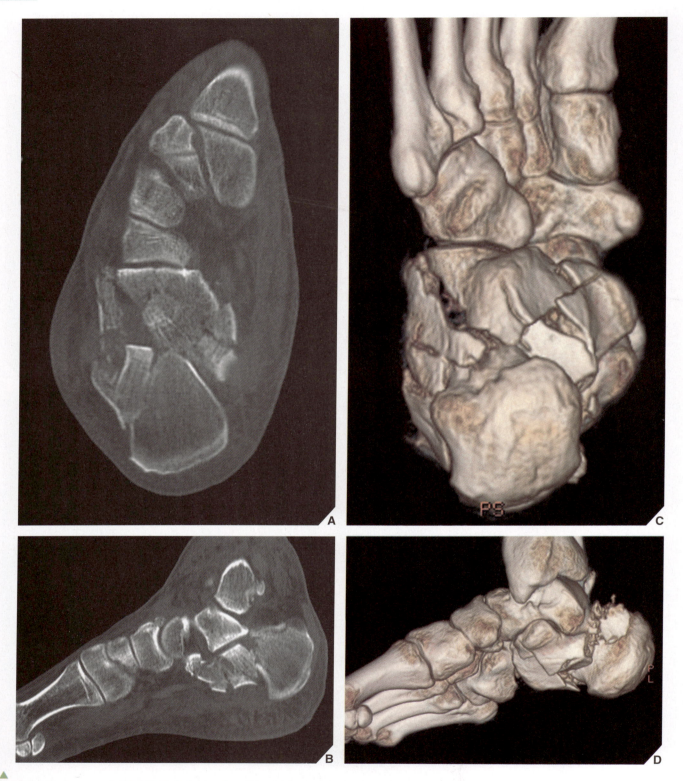

Figura 10.78 Imagens de TC e TC 3D de fratura do calcâneo. Imagens de TC reformatadas nos planos axial (**A**) (eixo transversal) e sagital (**B**) e imagens de TC reconstruídas em 3D (**C** e **D**) do pé demonstraram fratura intra-articular cominutiva grave do calcâneo.

Capítulo 10 Membro Inferior III: Tornozelo e Pé   493

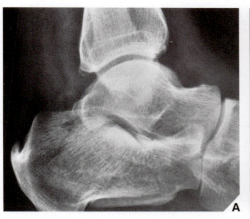
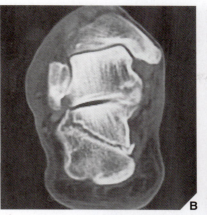
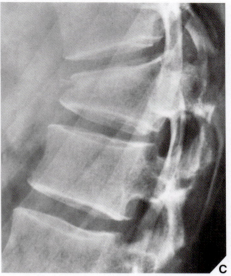

▲ **Figura 10.79 Fraturas do calcâneo e de vértebra torácica.** Esse homem de 48 anos pulou de uma janela no segundo andar. **A.** A radiografia de perfil do tornozelo demonstrou fratura cominutiva do calcâneo. **B.** A imagem coronal de TC mostrou a posição dos vários fragmentos cominutivos pequenos e envolvimento do sustentáculo do tálus. **C.** A radiografia de perfil da coluna toracolombar evidenciou fratura com compressão do corpo vertebral de T12.

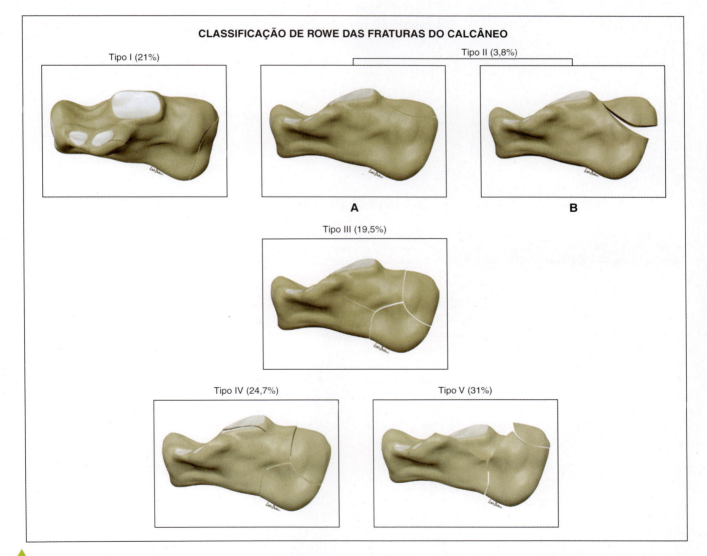

▲ **Figura 10.80 Classificação de Rowe das fraturas do calcâneo.** Tipo I (21%) – fraturas de tuberosidade, sustentáculo talar ou processo anterior; tipo II (3,8%) – fraturas de bico (**A**) e fraturas com avulsão da inserção do tendão calcâneo (**B**); tipo III (19,5%) – fraturas oblíquas que não se estendem à articulação subtalar; tipo IV (24,7%) – fraturas envolvendo a articulação subtalar; e tipo V (31%) – fraturas com depressão central e graus variados de cominuição.

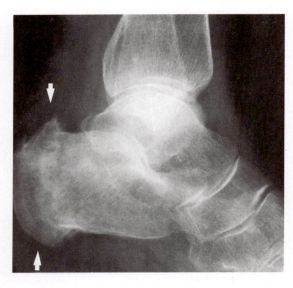

◀ **Figura 10.81 Fratura de estresse do calcâneo.** Essa mulher de 75 anos referia dor no calcanhar esquerdo, mas não tinha história de traumatismo. Diariamente, ela caminhava cerca de 1.500 m até o supermercado. Essa radiografia de perfil do tornozelo direito demonstrou fratura de estresse típica no calcâneo (setas).

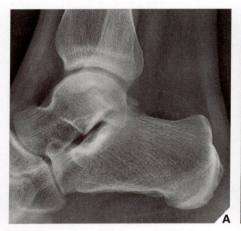
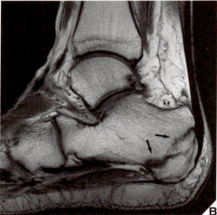
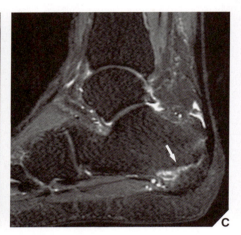

▲ **Figura 10.82 Imagens de RM de fratura de estresse do calcâneo.** Essa mulher de 30 anos, corredora maratonista, referiu dor no calcanhar. **A.** A radiografia de perfil do tornozelo foi sugestiva, mas não suficiente para confirmar o diagnóstico de fratura de estresse do calcâneo, que só foi possível nas imagens sagitais de RM ponderada em densidade de prótons (**B**) e ponderada em T2 (**C**) (setas).

Conhecimentos da anatomia óssea do tálus posterior (Figura 10.87) são fundamentais ao diagnóstico de várias lesões traumáticas dessa parte do osso. Existem fraturas específicas da parte posterior do tálus, que afetam o processo posterolateral (conhecida como *fratura de Shepherd*) (Figura 10.88) e o processo posteromedial (a chamada *fratura de Cedell*) (Figura 10.89). Fratura isolada do processo lateral do tálus pode ser detectada nos casos de sobrecarga de forças verticais aplicadas subitamente no tornozelo e no retropé. Esse tipo de lesão é conhecido como *fratura de snowboarder* (Figura 10.90; ver também Figura 4.149).

Osteocondrite dissecante de tálus

Osteocondrite dissecante (OCD) de tálus é uma lesão relativamente comum, que afeta a cúpula talar. Inicialmente, acreditava-se que as anormalidades da OCD fossem resultantes de necrose isquêmica do osso subcondral levando à separação/dissecção de um fragmento de osso e cartilagem. A hipótese atual é de que a grande maioria dessas lesões esteja relacionada com algum evento traumático, porque 80% dos pacientes referem história de acidentes. A possibilidade de um evento isquêmico primário não foi completamente descartada, porque alguns pacientes não têm história de traumatismo. Além disso, a OCD pode ter um padrão familiar. Várias lesões podem acometer o mesmo paciente, e lesões talares idênticas em posição medial foram descritas em gêmeos univitelinos, sugerindo predisposição congênita à lesão de cartilagens e osso subjacente.

As lesões de OCD podem estar localizadas na superfície anterolateral ou posteromedial da cúpula talar. As lesões anterolaterais são causadas por movimentos exagerados de inversão e dorsiflexão. As lesões posteromediais estão relacionadas com inversão exagerada em flexão plantar e rotação externa (Figura 10.91). Em vista do mecanismo comum da lesão de inversão, as lesões de OCD geralmente estão associadas às lesões do complexo de ligamentos colaterais laterais, principalmente ligamento talofibular anterior.

Embora a TC seja útil para demonstrar OCD de tálus (Figuras 10.92 e 10.93 A), a RM é amplamente utilizada para diagnosticar e estagiar lesões de OCD desse osso (Figura 10.93 B e C). Essa modalidade de exame pode ser usada para avaliar não apenas a existência de lesão, mas também seu tamanho, localização, estabilidade e viabilidade. Com lesões do estágio III, a presença de líquido na interface entre o fragmento osteocondral e a área de origem é

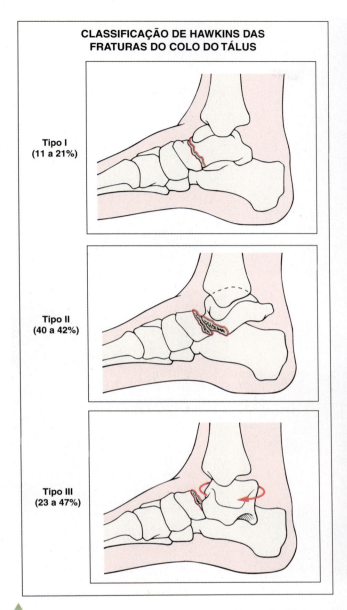

▲ **Figura 10.83 Classificação de Hawkins das fraturas verticais do colo talar.** Fratura tipo I não causa desvio do tálus com relação à articulação subtalar. Fratura tipo II causa subluxação ou luxação do tálus na articulação subtalar. Fratura tipo III caracteriza-se por desvio do corpo do tálus, que fica travado atrás do sustentáculo talar, de forma que a superfície da fratura aponta em direção lateral.

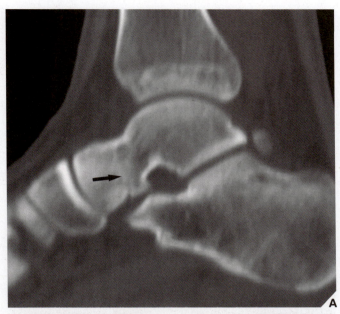

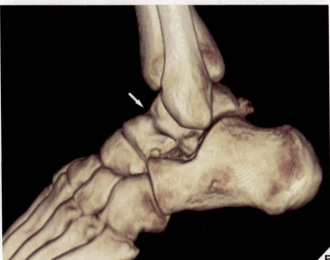

▲ **Figura 10.84 Imagens de TC e TC 3D de fratura do tálus. A.** Essa imagem de TC reformatada no plano sagital do tornozelo e outra imagem de TC 3D reconstruída no modo de sombreamento de superfície (*shaded surface display*, ou SSD, em inglês) (**B**) demonstraram fratura do tálus sem desvio (*setas*).

considerada um sinal de instabilidade, que pode precisar de estabilização cirúrgica. Cistos indicam cronicidade da lesão. Sinal hipointenso em todas as sequências de pulso sugere inviabilidade óssea.

Lesões de OCD do tálus podem ser estagiadas de acordo com a classificação de Berndt e Harty (Figura 10.94):

Estágio I: lesão subcondral sem envolvimento da placa óssea subcondral ou da cartilagem articular
Estágio II: lesão osteocondral parcial, com um lado da lesão ainda ligada ao osso adjacente
Estágio III: lesão osteocondral totalmente desprendida com fragmento *in situ*
Estágio IV: lesão osteocondral totalmente desprendida com fragmento desviado

Anderson *et al*. desenvolveram uma classificação das lesões de OCD semelhante ao sistema proposto por Berndt e Harty, mas esta primeira baseada nas alterações detectadas à RM (Figura 10.95).

Fraturas de osso navicular

Fraturas de osso navicular são raras e, em geral, ocorrem com fraturas de outros ossos do pé. Em alguns casos, esse tipo de fratura pode ser causado por queda de grande altura. Sangeorzan *et al* classificaram as fraturas de osso navicular em três tipos com base na orientação da linha de fratura e no grau de cominuição. Fraturas tipo I atravessam o osso navicular no plano coronal, sem angulação associada do antepé. Fraturas tipo II estão associadas à angulação do antepé, e a linha de fratura estende-se da

496 Parte 2 Lesões Traumáticas

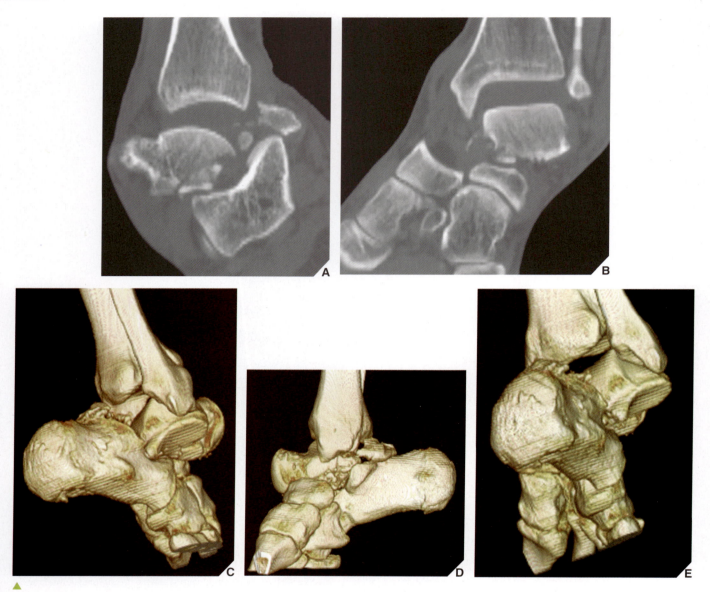

Figura 10.85 Imagens de TC e TC 3D de fratura do tálus. Imagens de TC reformatadas nos planos coronal (**A**) e sagital (**B**) do tornozelo demonstraram fratura cominutiva com desvio do tálus. **C** a **E**. Imagens de TC reconstruídas em 3D examinadas em vários ângulos mostraram detalhes dessa lesão.

superfície dorsolateral até a superfície plantar medial do osso. Fraturas tipo III são cominutivas e causam desvio lateral do antepé. Eichenholtz e Levine classificaram essas fraturas da seguinte forma: avulsão cortical (47%), avulsão da tuberosidade (24%) e fratura de corpo (29%).

Como as fraturas de osso navicular podem passar despercebidas nas radiografias convencionais, a TC (inclusive imagens reformatadas) é indicada quando há suspeita desse tipo de fratura (Figura 10.96).

Síndrome de Mueller-Weis é uma fratura específica com compressão do osso navicular, que afeta pacientes idosos (especialmente mulheres) e frequentemente é bilateral. O osso navicular colapsado adquire formato triangular e fica parcialmente desviado em direção superior (dorsal) com alterações degenerativas coexistentes da articulação talonavicular (Figura 10.97). Os pacientes não referem ou não se lembram de nenhum episódio de traumatismo no passado, e, aparentemente, essa lesão está relacionada com estresse crônico ou osteonecrose do osso navicular.

Fratura com avulsão e fratura de Jones do quinto metatarso
Fratura com avulsão da base do quinto metatarso é causada por estresse em inversão exagerada aplicado no tendão fibular curto, que está inserido no quinto metatarso (Figuras 10.98 e 10.99). Sob o ponto de vista histórico, contudo, o termo *fratura de Jones* aplicado ocasionalmente a esse tipo de lesão é usado incorretamente, porque a fratura original descrita por Robert Jones em 1902 era extra-articular e ocorria cerca de 1 a 3 cm da base do quinto metatarso (Figura 10.100). A diferenciação entre fratura de Jones "verdadeira" e fratura com avulsão da base do quinto metatarso também tem valor prognóstico: fraturas com avulsão geralmente consolidam rapidamente, enquanto fraturas que atravessam a diáfise proximal do metatarso – em razão da irrigação sanguínea precária – têm incidência significativa de união tardia e união fibrosa. Nas crianças, é importante não confundir essa fratura com um centro de ossificação secundária (presente comumente) na base do quinto metatarso (ver Figura 4.54 B). A linha de fratura tem orientação transversal, enquanto o espaço que separa o centro de ossificação do quinto metatarso é oblíquo.

Capítulo 10　Membro Inferior III: Tornozelo e Pé　**497**

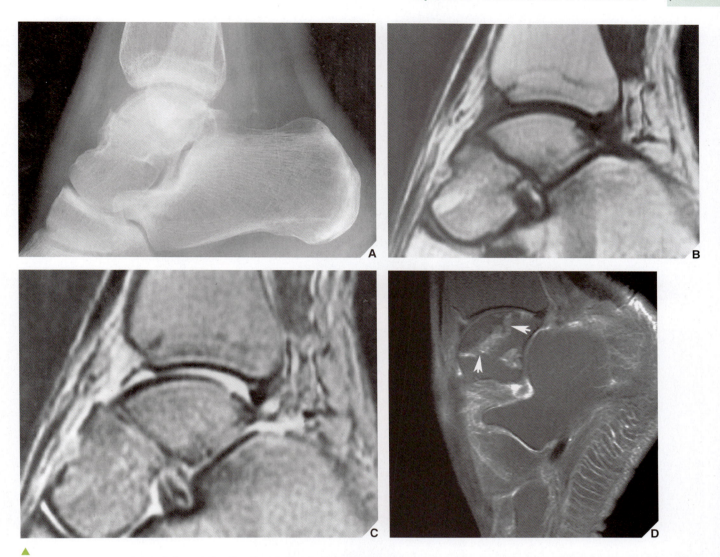

Figura 10.86 Imagens de RM de fratura de tálus. Essa mulher de 41 anos machucou o pé direito em um acidente automobilístico. **A.** Essa radiografia de perfil do tornozelo demonstrou fratura vertical do tálus. Imagens de RM *spin echo* sagitais em T1 (**B**) e T2 (**C**) demonstraram a falta de união e derrame articular persistente. Em outro paciente que teve fratura de colo talar, essa imagem sagital de RM ponderada em T1 com saturação de gordura foi obtida após a injeção intravenosa de gadolínio e mostrou (**D**) osteonecrose do corpo do tálus (*setas*). Observe que havia sinal hipointenso na área necrótica e realce periférico em razão dos tecidos de granulação da interface reativa.

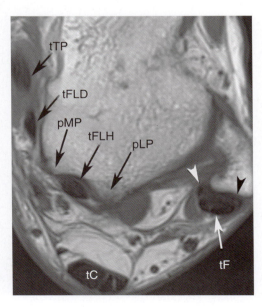

Figura 10.87 Anatomia óssea do tálus posterior. Essa imagem axial de RM ponderada em T1 demonstrou a anatomia óssea do tálus posterior e suas relações com estruturas tendíneas adjacentes. Observe que havia espessamento do tendão tibial posterior (*tTP*) compatível com tendinopatia. Veja também que havia ruptura parcial do tendão fibular curto na parte posterior do maléolo lateral (*pontas de seta*) e aspecto anormal do tendão fibular longo situado em posição posterior – alterações compatíveis com tendinose. tFLD = tendão flexor longo dos dedos; pMP = processo medial posterior; tFLH = tendão flexor longo do hálux, localizado no sulco entre os dois processos talares posteriores; pLP = processo lateral posterior (processo de Stieda); tC = tendão calcâneo; tF = tendões fibulares.

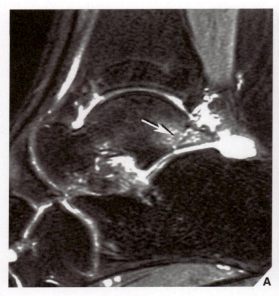
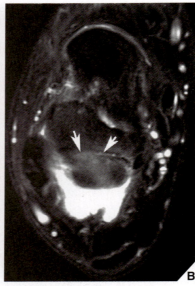

◀ **Figura 10.88 Fratura de Shepherd do processo posterolateral do tálus.** Imagens de RM sagital (**A**) e axial (**B**) em sequência STIR demonstraram fratura aguda do processo posterolateral do tálus (*setas*). Essa fratura não pode ser confundida com o trígono, que está localizado nessa mesma posição.

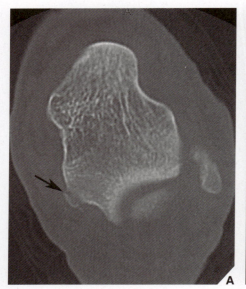
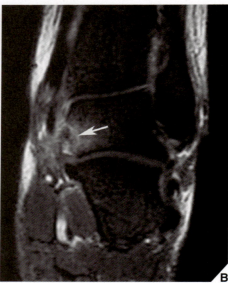

◀ **Figura 10.89 Fratura de Cedell do processo posteromedial do tálus. A.** A imagem axial de TC demonstrou fratura do processo posteromedial do tálus (*seta*). **B.** A imagem coronal de RM em sequência STIR também mostrou fratura do processo posteromedial do tálus (*seta*) com edema de medula óssea circundante.

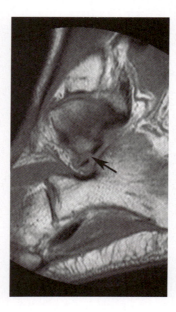

◀ **Figura 10.90 Fratura de *snowboarder*.** Essa imagem sagital de RM ponderada em T1 demonstrou fratura de processo lateral do tálus com desvio mínimo (*seta*).

Capítulo 10   Membro Inferior III: Tornozelo e Pé   **499**

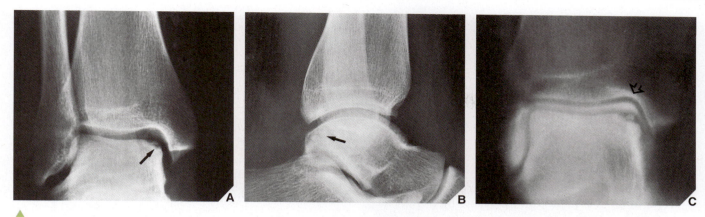

▲
Figura 10.91 Osteocondrite dissecante de tálus. Esse homem de 29 anos, dançarino de balé profissional, referia dor no tornozelo nos últimos 8 meses. Radiografias nas incidências anteroposterior (**A**) e perfil (**B**) demonstraram falha radiotransparente na superfície medial da cúpula do tálus e um pequeno fragmento osteocondral dentro da falha (*setas*) – alterações típicas de osteocondrite dissecante. **C.** Imagem de artrotomografia mostrou que a cartilagem articular localizada sobre a lesão estava preservada (*seta aberta*), o que a diferenciava de lesão *in situ*.

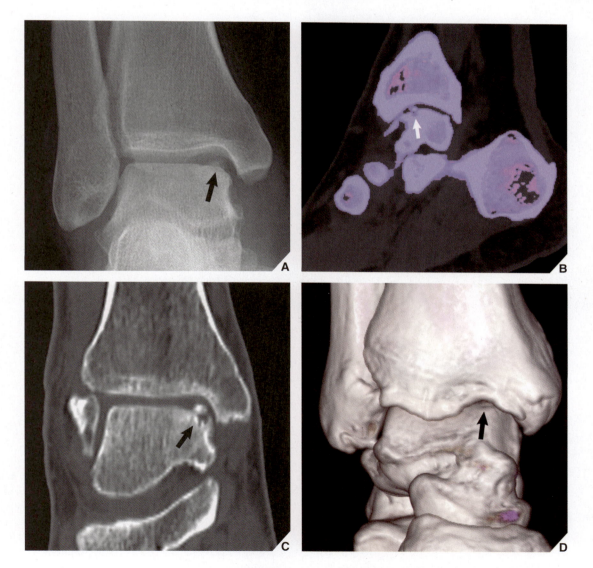

▲
Figura 10.92 Imagens de TC e TC 3D de OCD do tálus. Esse patinador de gelo profissional de 36 anos referia dor crônica no tornozelo direito. **A.** A radiografia de tornozelo na incidência anteroposterior demonstrou lesão típica de OCD na cúpula medial do tálus (*seta*). **B.** TC de dupla energia reformatada no plano sagital foi realizada para excluir artrite gotosa e confirmou a existência de lesão osteocondral associada a um fragmento osteocondral desviado (*seta*), também evidenciado na imagem de TC reformatada no plano coronal (**C**) (*seta*) e em outra imagem de TC reconstruída em 3D (**D**) (*seta*). O exame de artroscopia demonstrou que o fragmento osteocondral estava solto dentro da articulação do tornozelo.

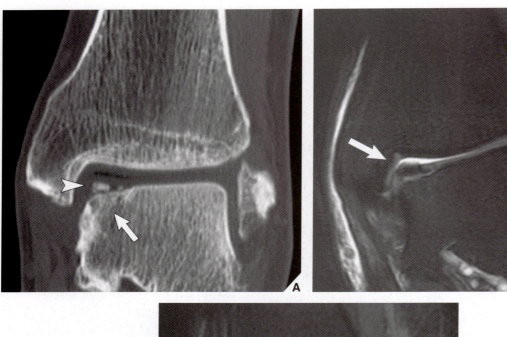
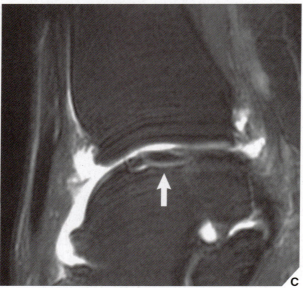

▲
Figura 10.93 Imagens de TC e artro-RM de OCD de tálus. A imagem de TC reformatada no plano coronal do tornozelo esquerdo desse homem de 27 anos demonstrou falha osteocondral na cúpula medial do tálus (*seta*) e um fragmento osteocondral desviado (*ponta de seta*). Imagens coronal (**B**) e sagital (**C**) de RM ponderada em densidade de prótons com supressão de gordura, obtidas depois da injeção intra-articular de 5 mℓ de gadolínio diluído, mostraram líquido/contraste por baixo do fragmento osteocondral (*setas*) indicando lesão instável.

Complicações

As complicações mais comuns das fraturas de tornozelo e pé são não união e artrite pós-traumática. Embora radiografias convencionais geralmente possam demonstrar indícios dessas complicações, a TC é a melhor técnica para evidenciar seus detalhes.

Luxações do pé

A luxação mais comum no pé ocorre na articulação tarsometatarsal (Lisfranc). Entretanto, luxações geralmente são menos comuns que fraturas de tornozelo e pé. Em alguns casos, essas luxações são causadas por acidentes automobilísticos ou aéreos, inclusive luxação de tálus – também conhecida como *astrágalo de aviador*. De acordo com Shelton e Pedowitz, acidentes aéreos são responsáveis por 43% de todas as lesões talares.

Luxações da articulação subtalar

Os dois tipos principais de luxação da articulação subtalar são luxação peritalar do pé e luxação completa do tálus.

Luxação peritalar. Esse tipo de lesão inclui luxações simultâneas das articulações talocalcânea e talonavicular com manutenção da relação tibiotalar normal. Como enfatizado por Pennal, a luxação peritalar (frequentemente descrita como *luxação subtalar* ou *subastragular*) representa cerca de 15% de todas as lesões do tálus e cerca de 1% de todas as luxações. A idade do paciente varia de 10 a 60 anos, mas essas luxações são 3 a 10 vezes mais comuns nos homens do que nas mulheres.

Existem descritos quatro tipo de luxação peritalar: medial, lateral, posterior e anterior. *Luxação medial* é o subtipo mais comum e resulta de forças de inversão violentas atuando como fulcro para que o sustentáculo talar cause luxação inicial da articulação talonavicular

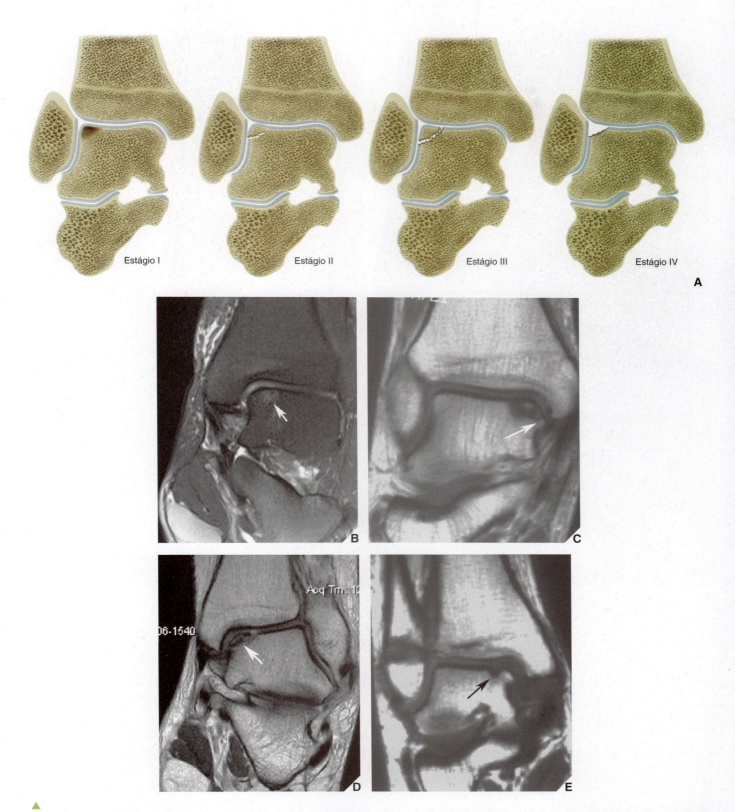

Figura 10.94 Imagens de RM de OCD do tálus. A. Classificação de Berndt e Harty das lesões de OCD de tálus. **B.** Imagem coronal de RM ponderada em T2 demonstrou lesão subcondral do estágio I na cúpula talar medial (*seta*). **C.** Imagem coronal de RM ponderada em T1 mostrou lesão osteocondral do estágio II na superfície medial do tálus. Observe que o fragmento ósseo estava parcialmente ligado à superfície medial do tálus (*seta*). **D.** Imagem coronal ponderada em T2 evidenciou lesão de OCD talar do estágio III, com fragmento osteocondral *in situ*. **E.** Essa imagem coronal de RM ponderada em T1 demonstrou lesão de OCD do estágio IV na cúpula talar medial. O fragmento não estava mais *in situ,* e havia uma falha osteocondral na cúpula talar (*seta*).

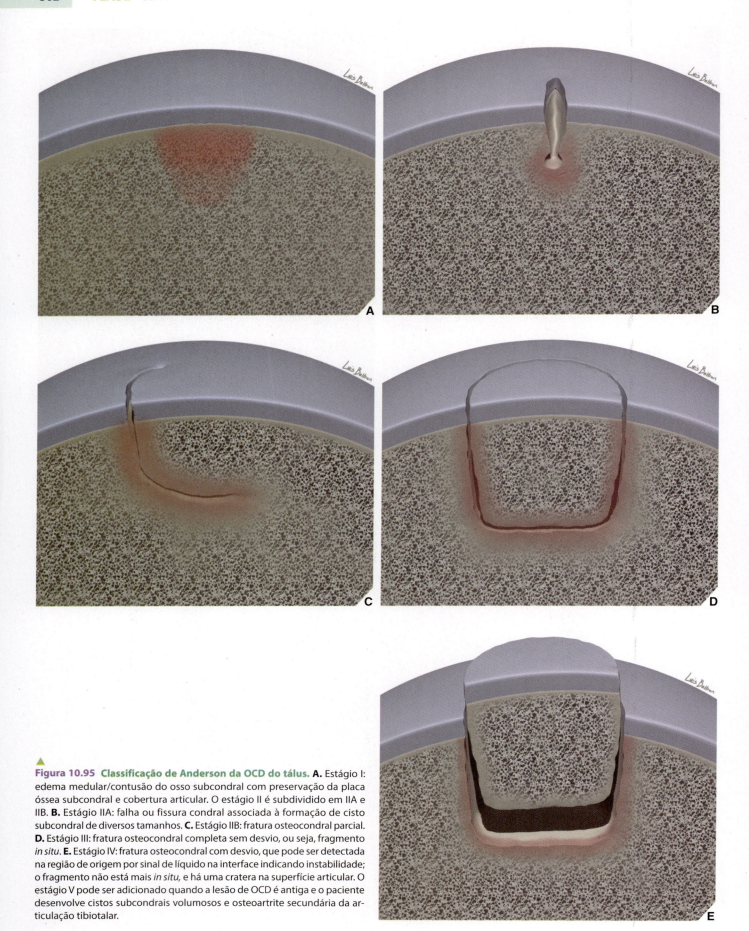

▲ **Figura 10.95 Classificação de Anderson da OCD do tálus. A.** Estágio I: edema medular/contusão do osso subcondral com preservação da placa óssea subcondral e cobertura articular. O estágio II é subdividido em IIA e IIB. **B.** Estágio IIA: falha ou fissura condral associada à formação de cisto subcondral de diversos tamanhos. **C.** Estágio IIB: fratura osteocondral parcial. **D.** Estágio III: fratura osteocondral completa sem desvio, ou seja, fragmento *in situ*. **E.** Estágio IV: fratura osteocondral com desvio, que pode ser detectada na região de origem por sinal de líquido na interface indicando instabilidade; o fragmento não está mais *in situ*, e há uma cratera na superfície articular. O estágio V pode ser adicionado quando a lesão de OCD é antiga e o paciente desenvolve cistos subcondrais volumosos e osteoartrite secundária da articulação tibiotalar.

Capítulo 10 Membro Inferior III: Tornozelo e Pé 503

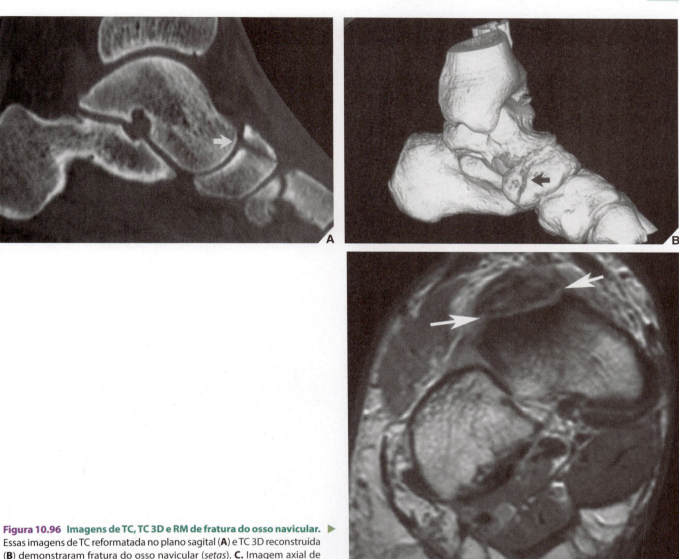

Figura 10.96 Imagens de TC, TC 3D e RM de fratura do osso navicular. Essas imagens de TC reformatada no plano sagital (**A**) e TC 3D reconstruída (**B**) demonstraram fratura do osso navicular (*setas*). **C.** Imagem axial de RM ponderada em densidade de prótons de outro paciente mostrou fratura da superfície superior do osso navicular (*setas*).

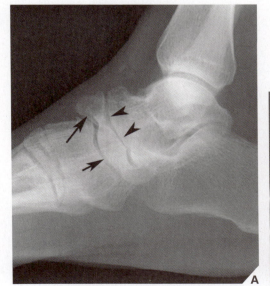
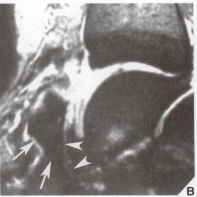

Figura 10.97 Síndrome de Mueller-Weis.
A. A radiografia de perfil do pé e uma imagem sagital de RM em sequência GRE (*gradient recalled echo*) (**B**) de dois pacientes diferentes com dor crônica no mediopé demonstraram colapso do osso navicular (*setas*) e desvio dorsal desse osso. Também havia osteoartrite secundária da articulação talonavicular (*pontas de seta*).

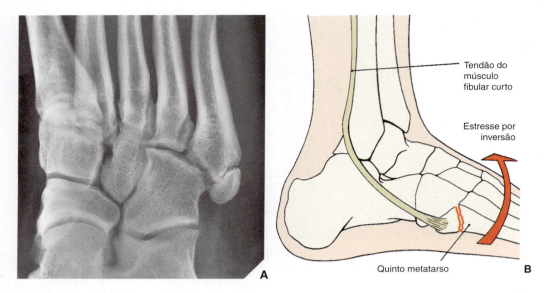

▲ **Figura 10.98 Fratura com avulsão.** Esse homem de 28 anos tropeçou em piso irregular e teve lesão por inversão exagerada do pé direito. **A.** Essa radiografia oblíqua demonstrou fratura de base do quinto metatarso, que comumente é confundida com fratura de Jones. **B.** O mecanismo dessa lesão estava relacionado com forças de estresse por inversão aplicadas no tendão fibular curto, causando fratura com avulsão da base do quinto metatarso.

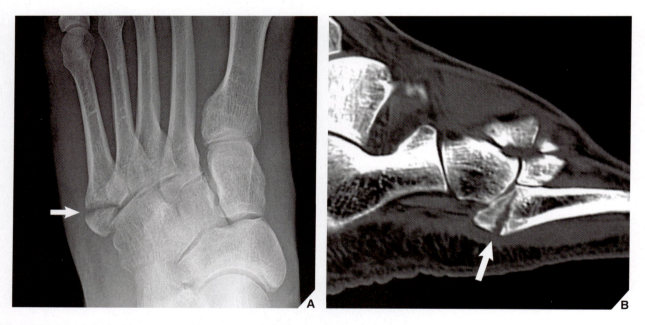

▲ **Figura 10.99 TC de fratura com avulsão. A.** A radiografia dorsoplantar do pé direito e uma imagem de TC reformatada no plano sagital (**B**) demonstraram fratura intra-articular com avulsão da base do quinto metatarso (*seta*).

combinada com subluxação rotatória da articulação talocalcânea. Uma força mais intensa pode causar luxação completa. A radiografia na incidência dorsoplantar (anteroposterior) do pé é indicada para demonstrar essa lesão. As radiografias devem ser examinadas cuidadosamente para detectar fraturas coexistentes, principalmente dos dois maléolos, borda articular do tálus e ossos navicular e quinto metatarso.

Luxação lateral é o próximo subtipo mais comum e representa cerca de 20% de todas as luxações peritalares. No momento da lesão, o pé está evertido e, com o processo calcâneo anterior funcionando como fulcro, a cabeça do tálus é forçada para fora da articulação talonavicular, enquanto o calcâneo sofre luxação lateral.

Como ocorre na luxação medial, a radiografia dorsoplantar do pé confirma o diagnóstico.

Luxações posterior e *anterior* são os subtipos mais raros e ocorrem em consequência de queda de altura considerável sobre o pé em flexão plantar (luxação posterior) ou dorsiflexão (luxação anterior). Nos dois casos, radiografias de perfil do pé e tornozelo demonstram bem essa lesão (Figura 10.101).

Luxação talar completa. Luxação talar completa caracteriza-se por ruptura total da articulação do tornozelo (tibiotalar) e articulações subtalares e é o tipo mais grave dentre todas as lesões do tálus (Figura 10.102). Em muitos casos, essa luxação é complicada com osteonecrose de astrágalo.

Capítulo 10 Membro Inferior III: Tornozelo e Pé **505**

FRATURA DE JONES

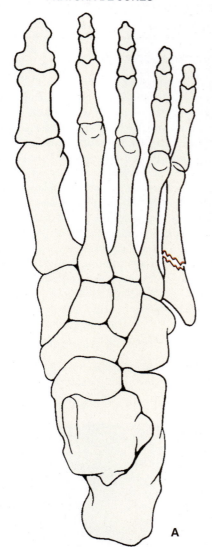

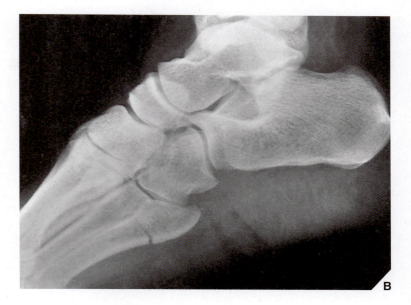

◀ **Figura 10.100 Fratura de Jones. A.** Fratura de Jones "verdadeira" localiza-se cerca de 3 cm além da base do quinto metatarso. **B.** Enquanto dançava, essa mulher de 43 anos torceu o pé esquerdo e teve fratura de Jones verdadeira no quinto metatarso.

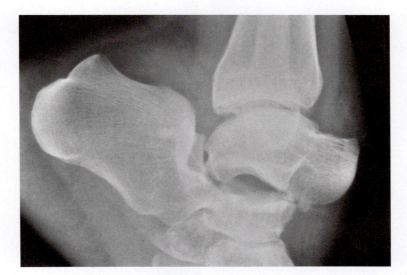

▲
Figura 10.101 Luxação peritalar. Esse homem de 25 anos caiu de uma escada e aterrou com o pé esquerdo em flexão plantar. Radiografia de perfil demonstrou luxação peritalar posterior. Observe que o tálus articulava-se normalmente com a tíbia, mas havia luxações simultâneas das articulações talocalcânea e talonavicular. O pé por inteiro (com exceção do tálus) estava desviado posteriormente. Também havia fraturas coexistentes dos ossos navicular e cuboide.

Luxação tarsometatarsal

Também conhecida como *fratura-luxação de Lisfranc* (nome atribuído em homenagem ao cirurgião do exército napoleônico Jacques Lisfranc de St. Martin), esta é a luxação mais comum do pé. Também ocorre frequentemente com vários tipos de fratura. Basicamente, a luxação é dorsal e geralmente é causada por queda de altura significativa ou de um lance de escadas, ou até mesmo ao tropeçar no meio-fio. Existem dois tipos básicos de lesão: *homolateral* – luxação do primeiro ao quinto metatarsos – e *divergente* – luxação lateral do segundo ao quinto metatarsos com desvio medial ou dorsal do primeiro metatarso (Figura 10.103). Fraturas associadas mais comumente ocorrem na base do segundo metatarso, mas também podem envolver o terceiro metatarso, primeiro ou segundo cuneiforme, ou osso navicular. A forma divergente de luxação tarsometatarsal está associada mais comumente a essas fraturas. Embora tais lesões sejam bem demonstradas nas radiografias convencionais do pé (Figuras 10.104 e 10.105 A), técnicas radiológicas complementares são frequentemente necessárias. A TC demonstra detalhes dessa lesão (Figuras 10.105 A e 10.106) e outras fraturas até então desconsideradas (ver Figura 10.106 B e C); A RM pode evidenciar ruptura do ligamento de Lisfranc, não demonstrada pelas outras modalidades de exame (Figura 10.107).

Complicações mais comuns de fraturas do tornozelo e pé são não união e artrite pós-traumática. Embora radiografias convencionais geralmente possam demonstrar indícios dessas complicações, a TC é a técnica mais apropriada para delinear seus aspectos característicos.

Lesões dolorosas variadas de tecidos moles do tornozelo e no pé

Síndrome do túnel do tarso

O túnel do tarso é uma estrutura osteofibrosa localizada na superfície medial do tornozelo e do retropé, que se estende do maléolo medial até o osso navicular. A cobertura do túnel é formada pelo retináculo flexor; a sua parede lateral, pela superfície medial do tálus e sustentáculo talar; e a sua parede medial é demarcada pelo retináculo flexor, músculo abdutor do hálux e parede lateral do calcâneo. O túnel do tarso contém nervo tibial posterior, artéria e veia tibiais posteriores, tendão tibial posterior, tendão flexor longo dos dedos e tendão flexor longo do hálux. O termo *síndrome do túnel do tarso* foi cunhado original e independentemente por Keck e Lam em 1962. Essa síndrome é causada por compressão do nervo tibial posterior ou de seus ramos na área em que passam sob o retináculo flexor, seja por massas extrínsecas ou por fibrose pós-traumática. Sinais e sintomas clínicos incluem dor, sensação de ardência e parestesias na planta e nos dedos do pé. A RM é a modalidade mais eficaz para demonstrar a causa da compressão neural (Figura 10.108).

Síndrome do seio do tarso (*sinus tarsis*)

Seio do tarso (ou *sinus tarsis*) é um espaço cônico localizado na superfície lateral do pé, entre o colo do tálus e a superfície anteroposterior

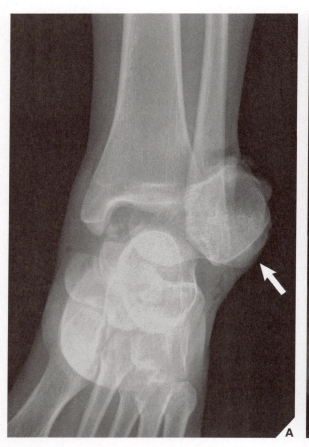
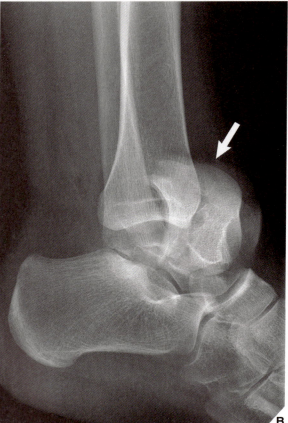

▲ **Figura 10.102 Luxação do tálus.** Essa menina de 14 anos feriu-se em acidente de bicicleta. Radiografias nas incidências anteroposterior (**A**) e perfil (**B**) do tornozelo esquerdo demonstraram luxação anterolateral do tálus (*setas*).

do calcâneo, o qual contém gordura, ligamentos talocalcâneos, ligamentos interósseos, partes da cápsula articular da articulação subtalar posterior e estruturas neurovasculares. A síndrome do seio do tarso é causada por anormalidades de uma ou mais estruturas contidas nesse espaço e caracteriza-se por dor na parte lateral do pé e sensação de instabilidade do retropé. A dor pode ser aliviada por injeções de anestésicos dentro do seio do tarso. Em 70% dos casos publicados, o fator responsável pela síndrome do seio do tarso era traumatismo, geralmente envolvendo inversão exagerada do pé. A RM pode demonstrar apagamento da gordura do seio do tarso, ruptura dos ligamentos calcaneofibular e talofibular anterior e ruptura do tendão tibial posterior (Figura 10.109).

Disfunção do tendão tibial posterior

Tendinose crônica do tendão tibial posterior

Essa condição pode causar ruptura e desestruturação subsequente do arco do pé, resultando em pé chato e deformidade em valgo do retropé com início na vida adulta. Isso é observado mais comumente em mulheres de meia-idade. Obesidade, diabetes e hipertensão são considerados fatores que contribuem para tal.

Ruptura do tendão tibial posterior

Essa anormalidade também pode ser causada por lesões agudas ou traumatismos repetitivos em atletas. Pacientes queixam-se de dor na superfície medial do pé, no nível da inserção do tendão ao polo

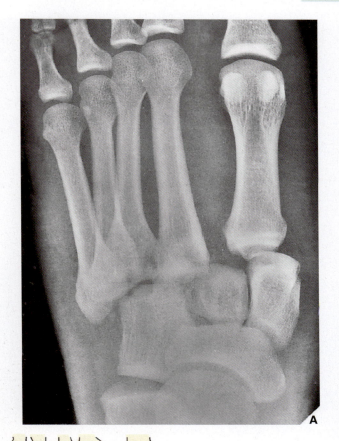

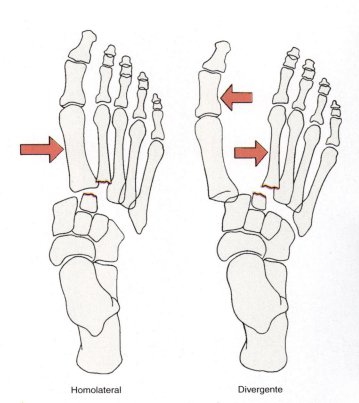

Figura 10.103 Tipos de fratura-luxação de Lisfranc. Luxação tarsometatarsal (fratura-luxação de Lisfranc) pode ser encontrada em duas variações. Com a forma homolateral, o primeiro ao quinto metatarso está desviado lateralmente. Com a forma divergente, o primeiro metatarso está desviado medialmente. Em geral, os dois tipos estão associados à fratura da base do segundo metatarso.

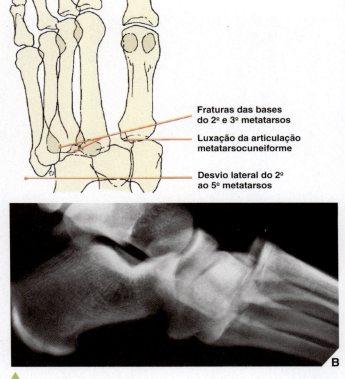

Figura 10.104 Fratura-luxação de Lisfranc divergente. Esse homem de 39 anos caiu de um lance de escadas. Radiografias nas incidências anteroposterior (**A**) e perfil (**B**) do pé direito demonstraram fratura-luxação de Lisfranc divergente. Havia desvio lateral do segundo ao quinto metatarsos e também luxação com desvio dorsal da primeira articulação metatarsocuneiforme) que foi mais bem demonstrada na radiografia de perfil. Observe que também havia fraturas das bases do segundo e terceiro metatarsos.

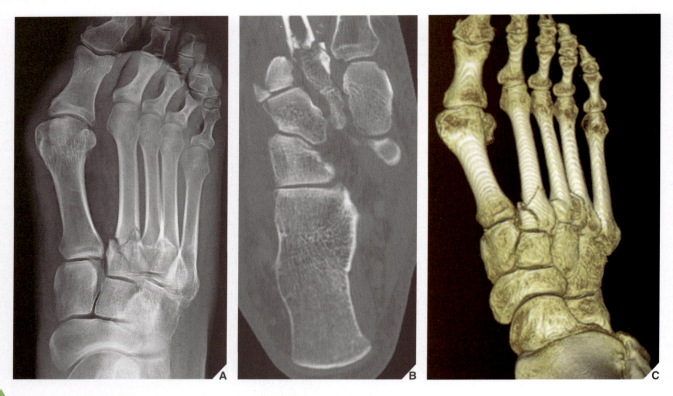

▲
Figura 10.105 Imagens de TC e TC 3D de fratura-luxação de Lisfranc. A. Essa radiografia anteroposterior do pé esquerdo demonstrou lesão de Lisfranc típica, evidenciada com mais detalhes nas imagens de TC axial (**B**) e TC reconstruída em 3D (**C**). Observe que havia afastamento entre o primeiro e o segundo metatarso e fratura na base do segundo metatarso.

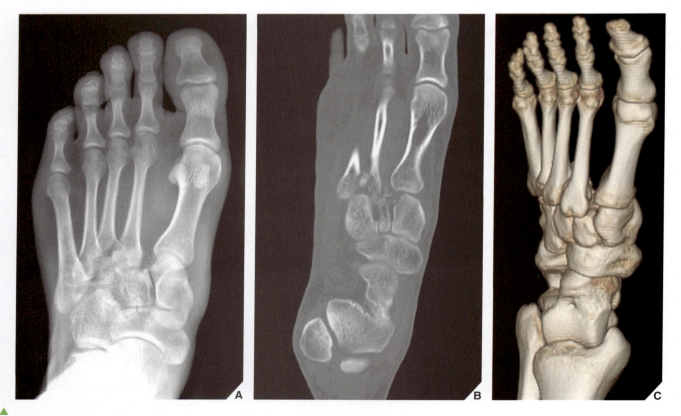

▲
Figura 10.106 Imagens de TC e TC 3D de fratura-luxação de Lisfranc. Essa mulher de 24 anos machucou-se em um acidente de esqui. **A.** A radiografia dorsoplantar do pé direito com sustentação de peso demonstrou ampliação do espaço entre o primeiro e segundo ossos metatarsos e vários pequenos fragmentos ósseos encravados entre as bases destes ossos. Não ficou claro quais ossos estavam fraturados. Imagens de TC reformatada no plano coronal (**B**) e reconstruída em 3D (**C**) demonstraram claramente fraturas das bases do segundo e terceiro metatarsos e do osso cuneiforme médio.

Capítulo 10 Membro Inferior III: Tornozelo e Pé   509

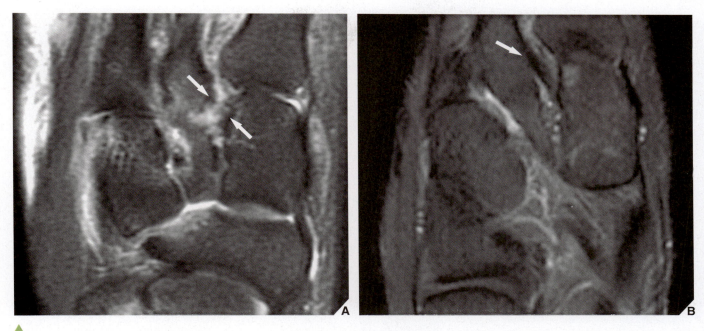

Figura 10.107 Imagens de RM de ruptura do ligamento de Lisfranc. A. Imagem axial de RM ponderada em densidade de prótons com supressão de gordura demonstrou ruptura do ligamento de Lisfranc (*setas*). **B.** Aspecto normal do ligamento de Lisfranc (*seta*) para comparação.

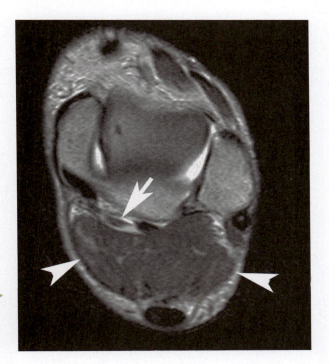

Figura 10.108 Imagem de RM da síndrome do túnel do tarso. Essa imagem axial de RM ponderada em T2 do tornozelo demonstrou músculo sóleo acessório (*pontas de seta*), que comprimia o nervo tibial (*seta*) no túnel do tarso.

medial do osso navicular. A RM demonstra espessamento difuso e ruptura parcial do tendão tibial posterior nos estágios iniciais de disfunção tendínea e ruptura no estágio avançado da doença (Figura 10.110).

Síndrome dolorosa do osso navicular acessório

Osso navicular acessório volumoso com formato triangular (também conhecido como *os navicular* ou *os tibiale externum*) está presente em cerca de 10% da população. Esse osso acessório está unido à superfície medial do osso navicular por uma sincondrose. O tendão tibial posterior tem sua inserção no osso navicular acessório (quando presente). Atividades esportivas podem causar inflamação desse ossículo acessório e tendinose associada do tendão tibial posterior. A RM é a melhor modalidade para demonstrar alterações de sinal do osso e as anormalidades morfológicas do tendão tibial posterior (Figura 10.111).

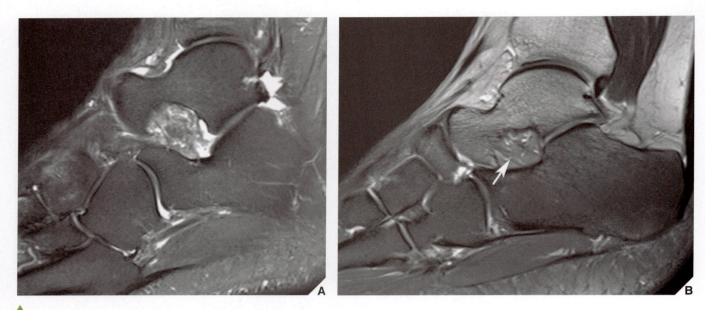

▲ **Figura 10.109 Imagens de M da síndrome do seio do tarso. A.** Imagem sagital de RM ponderada em T2 demonstrou alterações edematosas na região do seio do tarso, dificultando a visualização normal dos ligamentos interósseos, ambas alterações típicas dessa síndrome. **B.** Imagem sagital de RM ponderada em T2 demonstrando que o seio do tarso estava normal e tinha sinal de intensidade de gordura, para fins de comparação. Observe o ligamento cervical entre talo e calcâneo (seta).

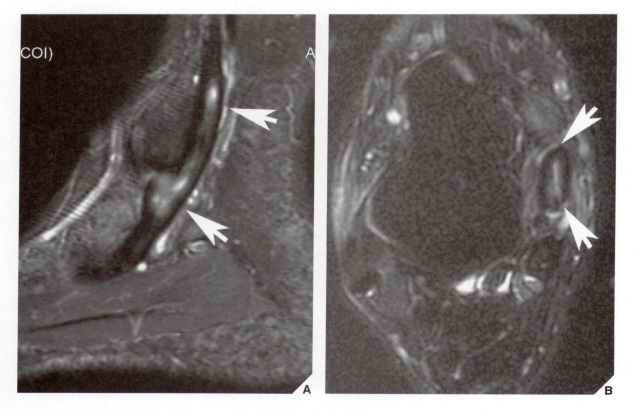

▲ **Figura 10.110 Imagens de RM de disfunção do tendão tibial posterior.** Imagens sagital (**A**) e axial (**B**) de RM ponderadas em T2 demonstraram espessamento do tendão tibial posterior com sinal anormal na substância tendínea (setas) compatível com tendinose grave e ruptura intratendínea.

Capítulo 10 Membro Inferior III: Tornozelo e Pé

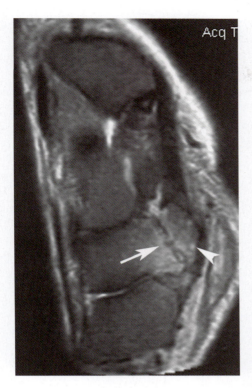

▲
Figura 10.111 Imagem de RM da síndrome dolorosa do osso navicular acessório. Essa imagem sagital de RM ponderada em T2 demonstrou osso navicular acessório com formato triangular do tipo II (*ponta de seta*) com edema de medula óssea do ossículo e polo medial do osso navicular (*seta*). Observe que a parte distal do tendão tibial posterior estava inserida no ossículo acessório.

Tendinopatias fibulares

Lesões dos tendões fibulares longo e curto são causas frequentes de dor localizada nas regiões posterolateral e lateral do tornozelo e do pé. Entre as alterações patológicas comumente demonstradas na RM e na US, estão as que se seguem.

Ruptura longitudinal do fibular curto

Essa anormalidade geralmente está acompanhada de instabilidade dos ligamentos laterais do tornozelo em consequência de inversão traumática exagerada. Entretanto, a lesão frequentemente é assintomática e não há história de traumatismo, embora possa haver ruptura completa (Figura 10.112).

Tendinose e ruptura do fibular longo

Pacientes com essa lesão queixam-se de dor aguda na parte lateral do pé, mas os sintomas podem estar relacionados com tendinose crônica coexistente, resultando em rupturas parciais ou completas. Nos casos típicos, as rupturas do tendão fibular longo ocorrem na entrada do tendão no túnel cuboide, e a RM ou a US podem mostrar a extensão da ruptura (Figura 10.113).

Luxação do tendão fibular

Luxação do tendão fibular é causada mais comumente por lesões ocorridas durante atividades esportivas. Dorsiflexão rápida com pé invertido e contração rápida dos músculos fibulares são mecanismos típicos dessa luxação. Em geral, essas lesões estão associadas a

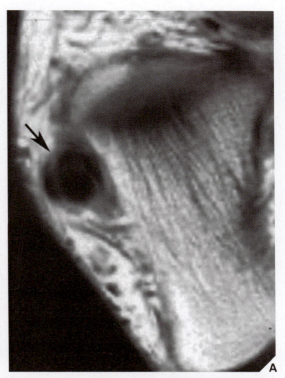
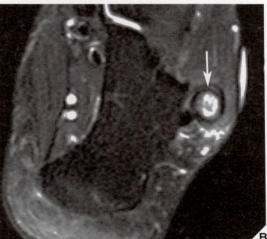

▲
Figura 10.112 Imagens de RM de ruptura do fibular curto. A. Imagem axial de RM ponderada em T1 demonstrou ruptura longitudinal do tendão fibular curto (*seta*). **B.** Imagem axial de RM ponderada em T2 de outro paciente mostrou ruptura completa do tendão fibular curto. Observe que a bainha do tendão estava vazia e totalmente distendida por líquido (*seta*).

tendinose e rupturas longitudinais do tendão fibular e do retináculo fibular superior. RM ou US podem demonstrar luxação dos tendões e lesão tendínea coexistente (Figura 10.114).

Síndrome dolorosa do ossículo fibular acessório (*os peroneum*)

O os peroneum é um osso sesamoide localizado dentro do tendão fibular longo, pouco antes da entrada do tendão no túnel cuboide, bem evidenciado nas radiografias convencionais. Dor na superfície lateral do pé pode estar relacionada com fratura aguda ou crônica ou diástase de um ossículo fibular acessório bipartido ou

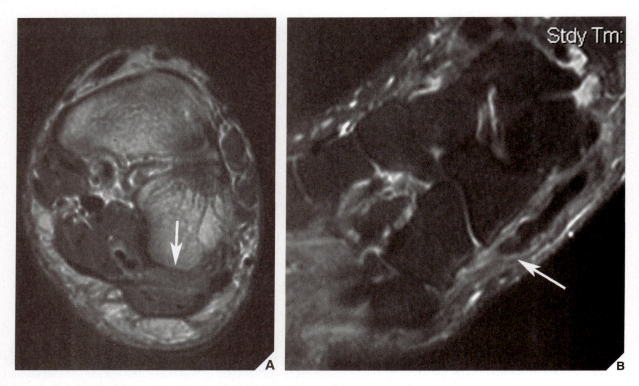

Figura 10.113 Imagens de RM de ruptura do tendão fibular longo. Imagens axial (**A**) e sagital (**B**) de RM ponderadas em T2 demonstraram ruptura completa do tendão fibular longo no nível do túnel cuboide com retração proximal do tendão (*setas*).

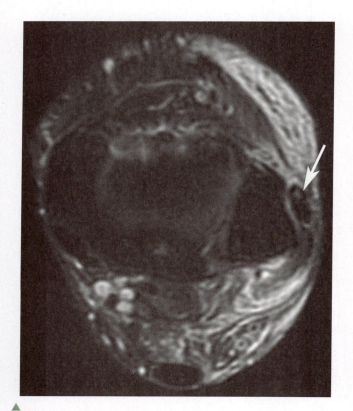

Figura 10.114 Imagem de RM de luxação dos tendões fibulares. Essa imagem axial de RM ponderada em T2 de um paciente com dor aguda na face lateral do tornozelo demonstrou ruptura do retináculo fibular e luxação dos tendões fibulares (*seta*) com edema dos tecidos moles circundantes.

multipartido; tendinose ou ruptura do tendão fibular longo (descritas na seção anterior); e existência de um tubérculo volumoso na superfície lateral do calcâneo, que pode encarcerar tendão fibular longo e ossículo fibular acessório durante movimentos do tendão. A RM pode mostrar fragmentação e edema do ossículo fibular acessório e alterações patológicas associadas ao tendão fibular longo (Figura 10.115).

Neuropatia de Baxter

Neuropatia de Baxter é causada por compressão do nervo calcâneo inferior (também conhecido como *nervo de Baxter*). As causas mais comuns de compressão desse nervo são encarceramento por um músculo abdutor do hálux hipertrofiado (principalmente em corredores), compressão por entesófito plantar no calcâneo/fáscia plantar espessada e estiramento secundário à hipermobilidade do pé em pronação. A RM demonstra edema por desenervação ou atrofia adiposa do músculo abdutor do dedo mínimo (Figura 10.116).

Neuroma de Morton

Neuroma de Morton é causado por encarceramento prolongado do nervo interdigital plantar e é encontrado mais comumente no segundo e no terceiro espaço intermetatarsais. Pacientes queixam-se de dor e dormência intermetatarsal agravadas por andar/ficar de pé e aliviada por repouso e remoção do calçado. A RM demonstra espessamento tecidual com formato de lágrima na superfície plantar do espaço intermetatarsal. Nos casos típicos, o espessamento tem sinal hipointenso nas imagens ponderadas em T1 e T2 com realce depois da injeção intravenosa de gadolínio (Figura 10.117).

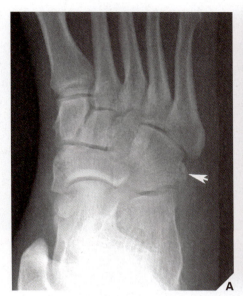
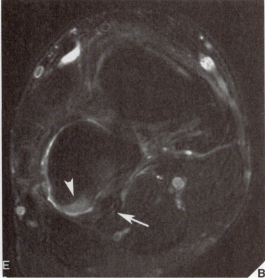

Figura 10.115 Imagem de RM da síndrome dolorosa do ossículo fibular acessório (*os peroneum*). A. A radiografia do pé desse homem jovem que se queixava de dor na região lateral do pé demonstrou fragmentação de um ossículo fibular acessório (*seta*). **B.** Imagem axial de RM ponderada em T2 com saturação de gordura mostrou tendinose do tendão fibular longo dentro do túnel cuboide (*seta*) e edema reativo associado do osso cuboide (*ponta de seta*).

Fascite plantar

A fáscia plantar origina-se da superfície plantar do calcâneo e estende-se sobre os músculos intrínsecos do pé – abdutor do dedo mínimo (cordão lateral), flexor curto dos dedos (cordão central) e abdutor do hálux (cordão medial). Fascite plantar é a patologia que afeta mais comumente essa fáscia. Outros distúrbios menos comuns são infecções (especialmente no pé diabético) e fibromas plantares. A fascite plantar pode ser aguda ou crônica. Pacientes queixam-se de dor na superfície plantar do calcanhar quando apoiam peso. Fatores predisponentes são obesidade, entesopatia, pé cavo, doença sistêmica (artrite inflamatória), uso excessivo, anormalidades da marcha e traumatismo. A RM demonstra espessamento e edema perifascial, algumas vezes associados à formação de esporões plantares e edema do calcâneo. Em alguns casos, o paciente pode apresentar ruptura da fáscia plantar (Figura 10.118).

Síndromes de impacto

Síndromes de impacto podem causar dor localizada em diversas áreas do tornozelo e estar relacionadas com traumatismo repetitivo crônico. Existem seis síndromes de impacto descritas na região do tornozelo:

1. Síndrome de impacto anterior, também conhecida como *tornozelo de jogador de futebol americano*, que já foi descrita no Capítulo 4 (ver Figura 4.148).
2. Síndrome de impacto anterolateral, causada por entorses laterais repetitivos do tornozelo e proliferação de sinóvia no sulco lateral anterior, também conhecida como *lesão de Wolin* (Figura 10.119; ver também Figura 10.71).
3. Síndrome de impacto anteromedial, causada por lesões repetitivas por inversão anteromedial, causando espessamento das fibras profundas do ligamento deltóideo, lesões condrais e formação de osteófitos mediais (Figura 10.120).

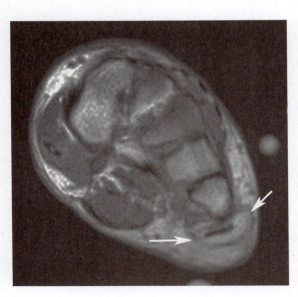

Figura 10.116 Imagem de RM da neuropatia de Baxter. Essa imagem axial de RM ponderada em T1 demonstrou substituição completa do abdutor do dedo mínimo por gordura (*setas*).

514 Parte 2 Lesões Traumáticas

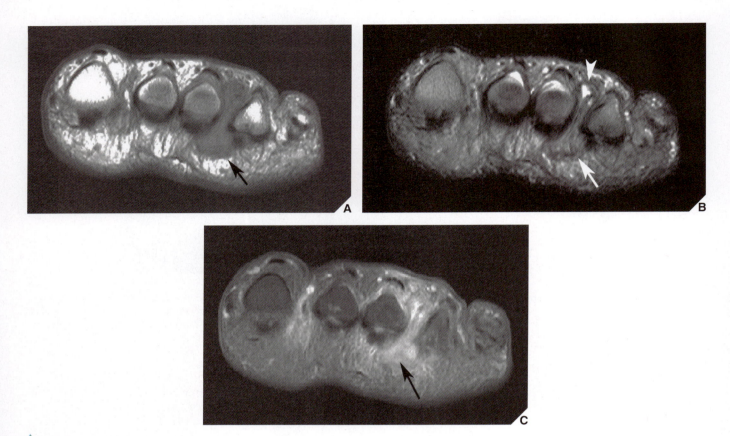

Figura 10.117 **Imagens de RM de neuroma de Morton. A.** Imagem axial de RM ponderada em T1 do antepé demonstrou espessamento tecidual hipointenso na superfície plantar do terceiro espaço intermetatarsal (*seta*). **B.** A imagem axial de RM ponderada em T2 mostrou o neuroma com sinal hipointenso semelhante ao da gordura circundante e mais difícil de perceber que na imagem em T1 (*seta*). Observe uma pequena coleção líquida no aspecto superior do terceiro espaço intermetatarsal, que refletia bursite (*ponta de seta*). **C.** Imagem axial de RM ponderada em T1 com saturação de gordura, obtida no mesmo nível depois da administração intravenosa de gadolínio, mostrou realce intenso do neuroma (*seta*).

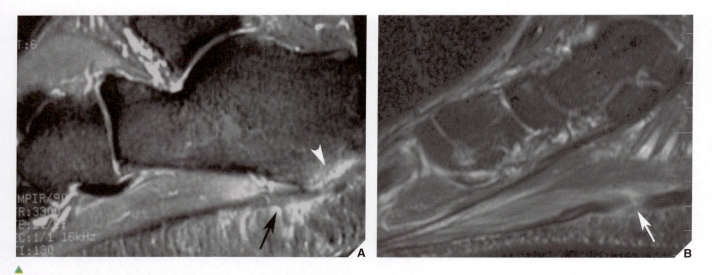

Figura 10.118 **Imagens de RM de fascite plantar. A.** Imagem sagital de RM ponderada em T2 do retropé demonstrou espessamento e edema perifascial envolvendo o cordão central da fáscia plantar (*seta*). Observe que havia edema reativo da medula óssea do calcâneo (*ponta de seta*). **B.** Imagem sagital de RM ponderada em T2 de outro paciente que se queixava de dor aguda no calcanhar mostrou ruptura do cordão central da fáscia plantar (*seta*) com edema dos tecidos moles circundantes.

4. Síndrome de impacto posterior, também conhecida como *síndrome do osso trígono* (*os trigonum*), detectada em pacientes com osso trígono proeminente, que provoca flexão plantar forçada frequente do pé. O osso trígono fica impactado entre a tíbia posterior e o calcâneo com mecanismo de "quebra-nozes", resultando em alterações inflamatórias focais comumente associadas à tenossinovite do tendão flexor longo do hálux (Figura 10.121).
5. Síndrome de impacto posteromedial. Essa síndrome está relacionada com lesões por inversão do tornozelo, que acarretam hipertrofia e fibrose do ligamento deltóideo e cápsula medial posterior. A RM demonstra anormalidades semelhantes às que ocorrem na síndrome de impacto anteromedial, embora haja extensão em direção posterior.
6. Encarceramento calcaneofibular. Pacientes com desvio grave em valgo do retropé em consequência de anormalidades como pé plano congênito, disfunção do tendão tibial posterior ou coalisão tarsal podem ter impacto ósseo entre calcâneo e tálus, ou entre calcâneo e fíbula; nesses casos, o ligamento calcaneofibular e/ou os tendões fibulares podem ficar encarcerados entre essas estruturas ósseas (Figura 10.122).

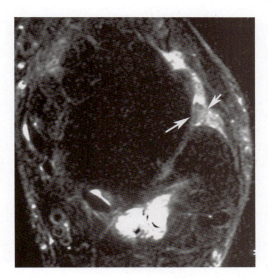

▲ **Figura 10.119 Síndrome de impacto anterolateral (lesão de Wolin).** Imagem axial de RM ponderada em T2 com saturação de gordura do tornozelo desse paciente com história de torções repetidas de tornozelo. O paciente queixava-se de dor seletiva na parte anterolateral do tornozelo, especialmente durante eversão e dorsiflexão do pé (impacto anterolateral). Observe lesão triangular com sinal hiperintenso no sulco anterolateral (*setas*), que correspondia à proliferação sinovial (ver também Figura 10.71 C).

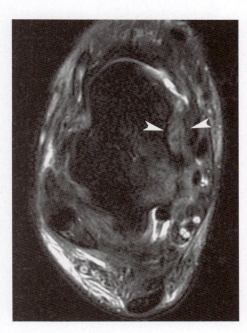

▲ **Figura 10.120 Síndrome de impacto anteromedial.** Essa imagem axial de RM ponderada em T2 com saturação de gordura demonstrou espessamento das fibras profundas do ligamento deltóideo (*pontas de seta*).

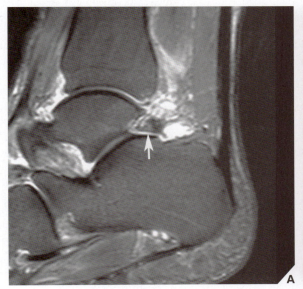

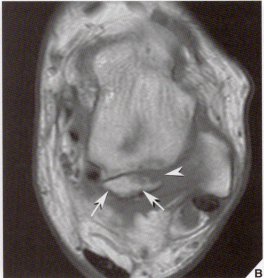

▲ **Figura 10.121 Síndrome de impacto posterior/osso trígono. A.** Imagem sagital de RM ponderada em T2 com saturação de gordura do tornozelo demonstrou osso trígono proeminente (*seta*) com alterações inflamatórias ao redor. **B.** Imagem axial de RM ponderada em T1 mostrou osso trígono proeminente (*setas*) com irregularidade no nível da sincondrose (*ponta de seta*).

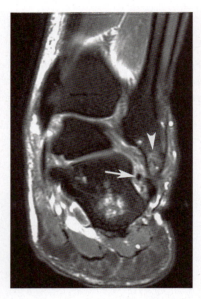

Figura 10.122 Encarceramento calcaneofibular. Essa imagem coronal de RM ponderada em T2 com saturação de gordura foi obtida de um paciente com coalisão subtalar e demonstrou desvio em valgo do retropé com alterações edematosas do maléolo lateral (*ponta de seta*) e encarceramento do ligamento calcaneofibular entre o maléolo lateral e o calcâneo (*seta*).

ASPECTOS PRÁTICOS A SEREM LEMBRADOS

Tornozelo

1. Existem três complexos principais de ligamentos em torno da articulação do tornozelo:
   - Ligamento colateral medial (deltóideo)
   - Ligamento colateral lateral
   - Complexo sindesmótico tibiofibular distal.
2. Lesões traumáticas do tornozelo devem ser avaliadas de acordo com o mecanismo que as provocou, inclusive:
   - Forças de estresse por inversão
   - Forças de estresse por eversão
   - Estresses complexos simultâneos de supinação ou pronação com rotação, abdução ou adução.
3. Forças de estresse em inversão podem causar diversas lesões dos ligamentos colaterais laterais, assim como fraturas associadas da ponta distal da fíbula e, ocasionalmente, maléolo medial.
4. Forças de estresse em eversão podem causar várias lesões do ligamento colateral medial (deltóideo), bem como fratura de maléolo medial. Fraturas de Pott, Maisonneuve e Dupuytren são lesões associadas à eversão.
5. Fratura do pilão é uma fratura cominutiva de tíbia distal com extensão à articulação tibiotalar.
6. Fratura de Tillaux consiste em avulsão da borda lateral da tíbia distal em consequência de lesão por abdução e rotação externa.
7. Fratura de Tillaux juvenil é uma lesão de Salter-Harris do tipo III da placa de crescimento tibial distal.
8. Fratura triplanar de Marmor-Lynn consiste em fratura vertical atravessando a epífise tibial distal (no plano sagital), fratura horizontal passando pela superfície lateral da placa de crescimento da tíbia distal (no plano axial) e fratura oblíqua cruzando a metáfise distal e estendendo-se à diáfise (no plano coronal).
9. Lesões traumáticas das estruturas em torno da articulação do tornozelo podem não ser evidenciadas no exame radiográfico convencional quando há apenas lesões de estruturas de tecidos moles. O tratamento adequado dessas lesões pode ser muito mais importante para obter um resultado ortopédico eficaz do que o tratamento correto de uma fratura simples. Por essa razão, radiografias nas incidências de estresse e a RM têm importância fundamental na investigação detalhada da extensão da lesão de estruturas complexas localizadas em torno da articulação do tornozelo.
10. A estrutura ligamentar mais importante para a congruência da articulação e estabilidade do tornozelo é o complexo sindesmótico tibiofibular distal.
11. A classificação de Lauge-Hansen das lesões traumáticas do tornozelo está baseada no mecanismo da lesão e combina posição do pé com direção do vetor de força deformadora.
12. A classificação de Weber das fraturas do tornozelo – baseada no nível da fratura fibular – é prática para avaliar o risco de instabilidade subsequente do tornozelo, porque enfatiza o complexo sindesmótico-maleolar lateral como fator importante para a estabilidade dessa articulação.
13. A RM é uma modalidade radiológica não invasiva capaz de demonstrar condições patológicas de tendões e ligamentos quando mostra perda de continuidade de estruturas anatômicas, sinal anormal em seu interior e alterações inflamatórias.

Pé

1. É importante reconhecer os diversos ossículos acessórios do pé:
   - O aspecto normal desses centros de ossificação secundária pode assemelhar-se ao de fraturas
   - Por outro lado, a fratura com avulsão pode ser confundida com ossículo normal.
2. Incidências de Harris-Beath e Broden (projeções tangenciais) são técnicas importantes para avaliar lesões da articulação subtalar.
3. O ângulo de Boehler demonstra uma relação anatômica importante do calcâneo e articulação subtalar. Esse ângulo é muito útil para avaliar fratura com compressão do calcâneo, principalmente quando há extensão à articulação subtalar.
4. O ângulo de Gissane ajuda a diagnosticar fraturas da superfície dorsal do calcâneo, que se estendem à face posterior da articulação subtalar.
5. Nos pacientes com fraturas do calcâneo (também conhecidas como *fraturas do amante em fuga*), deve-se verificar se há fratura compressiva associada de algum corpo vertebral da coluna torácica ou lombar.
6. A classificação de Hawkins das fraturas de colo talar baseia-se na interrupção da vascularização do tálus e serve como guia para determinar o prognóstico da consolidação da fratura, incidência de osteonecrose e indicação para redução aberta.
7. A RM é uma modalidade radiológica útil para demonstrar fratura de Shepherd do processo medial posterior do tálus, fratura de Cedell do processo lateral posterior do tálus e fratura de *snowboarder* (fratura de processo lateral do tálus).
8. O radiologista deve aprender a diagnosticar OCD do tálus com base nas classificações de Berndt-Harty e Anderson.
9. Quando há fratura-luxação de Lisfranc na articulação tarsometatarsal, sempre é necessário verificar se há outras fraturas associadas, inclusive:
   - Nas bases dos metatarsos
   - Ou nos ossos cuneiformes.
10. Várias lesões dolorosas do pé podem ser diagnosticadas eficazmente por RM ou US. Entre elas, estão as seguintes: tendinose

crônica do tendão tibial posterior; síndrome dolorosa do osso navicular acessório; tendinose e ruptura do tendão fibular longo; luxação dos tendões fibulares; síndrome dolorosa do ossículo fibular acessório (*os peroneum*); neuropatia de Baxter; neuroma de Morton; fascite plantar; síndrome de impacto anterolateral (lesão de Wolin); síndrome de impacto anteromedial; síndrome do osso trígono; e encarceramento calcâneo.

LEITURAS SUGERIDAS

Ala-Ketola L, Puranen J, Koivisto E, et al. Arthrography in the diagnosis of ligament injuries and classification of ankle injuries. *Radiology* 1977; 125:63-68.

Anderson IF, Crichton KJ, Grattan-Smith T, et al. Osteochondral fractures of the dome of the talus. *J Bone Joint Surg Am* 1989; 71:1143-1152.

Arimoto HK, Forrester DM. Classification of ankle fractures: an algorithm. *AJR Am J Roentgenol* 1980; 135:1057-1063.

Beltran J. Magnetic resonance imaging of the ankle and foot. *Orthopedics* 1994; 17:1075-1082.

Beltran J, Munchow AM, Khabiri H, et al. Ligaments of the lateral aspect of the ankle and sinus tarsi: an MR imaging study. *Radiology* 1990; 177:455-458.

Bencardino J, Rosenberg ZS. MR imaging and CT in the assessment of osseous abnormalities of the ankle and foot. *Magn Reson Imaging Clin N Am* 2001; 9:567-577.

Berndt AL, Harty M. Transchondral fractures (osteochondritis dissecans) of the talus. *J Bone Joint Surg Am* 1959; 41A:988-1020.

Berquist TM. Foot, ankle, and calf. In: Berquist TM, ed. *MRI of the musculoskeletal system.* New York: Raven Press; 1990:253-311.

Boruta PM, Bishop JO, Braly WG, et al. Acute lateral ankle ligament injuries: a literature review. *Foot Ankle* 1990; 11:107-113.

Brown KW, Morrison WB, Schweitzer ME, et al. MRI findings associated with distal tibiofibular syndesmosis injury. *AJR Am J Roentgenol* 2004; 182:131-136.

Canale ST, Kelly FB Jr. Fractures of the neck of the talus. Long-term evaluation of seventyone cases. *J Bone Joint Surg Am* 1978; 60 (2):143-156.

Cave EF. Fracture of the calcis – the problem in general. *Clin Orthop Relat Res* 1963; 30:64-66.

Cheung Y, Rosenberg ZS, Magee T, et al. Normal anatomy and pathologic conditions of ankle tendons: current imaging techniques. *Radiographics* 1992; 12:429-444.

Chundru U, Liebeskind A, Seidelmann F, et al. Plantar fasciitis and calcaneal spur formation are associated with abductor digiti minimi atrophy on MRI of the foot. *Skeletal Radiol* 2008; 37:505-510.

Cone RO III, Nguyen V, Flournoy JG, et al. Triplane fracture of the distal tibial epiphysis: radiographic and CT studies. *Radiology* 1984; 153:763-767.

Corbett M, Levy A, Abramowitz AJ, et al. A computer tomographic classification system for the displaced intraarticular fracture of the os calcis. *Orthopedics* 1995; 18:705-710.

Daffner RH. Ankle trauma. *Radiol Clin North Am* 1990; 28:395-421.

De Smet AA, Fisher DR, Burnstein MI, et al. Value of MR imaging in staging osteochondral lesions of the talus (osteochondritis dissecans): results in 14 patients. *AJR Am J Roentgenol* 1990; 154:555-558.

Donnelly EF. The Hawkins sign. *Radiology* 1999; 210:195-196.

Donovan A, Rosenberg ZS. MRI of ankle and lateral hindfoot impingement syndromes. *AJR Am J Roentgenol* 2010; 195:595-604.

Doyle T, Napier RJ, Wong-Chung J. Recognition and management of Müller-Weiss disease. *Foot Ankle Int* 2012; 33:275-281.

Eichenholtz S, Levine DB. Fractures of the tarsal navicular bone. *Clin Orthop Relat Res* 1964; 34:142.

Erickson SJ, Quinn SF, Kneeland JB, et al. MR imaging of the tarsal tunnel and related spaces: normal and abnormal findings with anatomic correlation. *AJR Am J Roentgenol* 1990; 155:323-328.

Essex-Lopresti P. The mechanism, reduction technique, and results in fracture of the os calcis. *Br J Surg* 1952; 39:395-419.

Farooki S, Yao L, Seeger LL. Anterolateral impingement of the ankle: effectiveness of MR imaging. *Radiology* 1998; 207:357-360.

Finkel JE. Tarsal tunnel syndrome. *Magn Reson Imaging Clin N Am* 1994; 2:67-78.

Gallo RA, Kolman BH, Daffner RH, et al. MRI of tibialis anterior tendon rupture. *Skeletal Radiol* 2004; 33:102-106.

Geissler WB, Tsao AK, Hughes JL. Fractures and injuries of the ankle. In: Rockwood CA, Green DP, Bucholz RW, et al, eds. *Rockwood and Green's fractures in adults,* 4th ed. Philadelphia: Lippincott-Raven Publishers; 1996:2236-2242.

Goss CM, Gray H, eds. *Anatomy of the human body,* 29th ed. Philadelphia: Lea & Febiger; 1973:355-359.

Greenspan A. Imaging of the foot and ankle. *Curr Opin Orthop* 1996; 7:61-68.

Greenspan A, Anderson MW. Imaging of the foot and ankle. *Curr Opin Orthop* 1993; 4:68-75.

Hawkins LG. Fractures of the lateral process of the talus. *J Bone Joint Surg Am* 1965; 47:1170-1175.

Hawkins LG. Fractures of the neck of the talus. *J Bone Joint Surg Am* 1970; 52(5):991-1002.

Heckman JD. Fractures and dislocations of the foot. In: Rockwood CA Jr, Green DP, Bucholz RW, et al, eds. *Rockwood and Green's fractures in adults,* 4th ed. Philadelphia: Lippincott-Raven; 1996:2295-2308.

Higashiyama I, Kumai T, Takakura Y, et al. Follow-up study of MRI for osteochondral lesion of the talus. *Foot Ankle Int* 2000; 21:127-133.

Jeong MS, Choi YS, Kim YJ, et al. Deltoid ligament in acute ankle injury: MR imaging analysis. *Skeletal Radiol* 2014; 43:655-663.

Jones R. I. Fracture of the base of the fifth metatarsal by direct violence. *Ann Surg* 1902; 35:697.

Kalia V, Fishman EK, Carrino JA, et al. Epidemiology, imaging, and treatment of Lisfranc fracture-dislocation revisited. *Skeletal Radiol* 2012; 41:129-136.

Keck C. The tarsal-tunnel syndrome. *J Bone Joint Surg Am* 1962; 44:180-182.

Kleiger B. Mechanisms of ankle injury. *Orthop Clin North Am* 1974; 5:127-146.

Kleiger B. Review of ankle fractures due to lateral strains. *Bull Hosp Joint Dis* 1968; 29:138-186.

Klein MA, Spreitzer AM. MR imaging of the tarsal sinus and canal: normal anatomy, pathologic findings, and features of the sinus tarsi syndrome. *Radiology* 1993; 186:233-240.

Lam SJ. A tarsal-tunnel syndrome. *Lancet* 1962; 2:1354-1355.

Lau JTC, Daniels TR. Tarsal tunnel syndrome: a review of the literature. *Foot Ankle Int* 1999; 20:201-209.

Lauge-Hansen N. Fractures of the ankle: analytical survey as the basis of new experimental, roentgenologic and clinical investigations. *Arch Surg* 1948; 56:259-317.

Lauge-Hansen N. Fractures of the ankle. II. Combined experimental-surgical and experimental-roentgenologic investigations. *Arch Surg* 1950; 60:957-985.

Lauge-Hansen N. Ligamentous ankle fractures: diagnosis and treatment. *Acta Chir Scand* 1949; 97:544-550.

Lee SH, Jacobson J, Trudell D, et al. Ligaments of the ankle: normal anatomy with MR arthrography. *J Comput Assist Tomogr* 1998; 22:807-813.

Lee SJ, Jacobson JA, Kim S-M, et al. Ultrasound and MRI of the peroneal tendons and associated pathology. *Skeletal Radiol* 2013; 42: 1191-1200.

Leitch JM, Cundy PJ, Paterson DC. Three-dimensional imaging of a juvenile Tillaux fracture. *J Pediatr Orthop* 1989; 9: 602-603.

Lynn MD. The triplane distal tibial epiphyseal fracture. *Clin Orthop Relat Res* 1972; 86: 187-190.

Magid D, Michelson JD, Ney DR, et al. Adult ankle fractures: comparison of plain films and interactive two- and three-dimensional CT scans. *AJR Am J Roentgenol* 1990; 154: 1017-1023.

Mainwaring BL, Daffner RH, Riemer BL. Pylon fractures of the ankle: a distinct clinical and radiologic entity. *Radiology* 1988; 168: 215-218.

Marmor L. An unusual fracture of the tibial epiphysis. *Clin Orthop Relat Res* 1970; 73: 132-135.

Mast J. Pilon fractures of the tibia. In: Chapman MW, ed. *Operative orthopaedics,* 2nd ed. Philadelphia: JB Lippincott; 1993: 711-729.

Mehlhorn AT, Zwingmann J, Hirschmüller A, et al. Radiographic classification for fractures of the fifth metatarsal base. *Skeletal Radiol* 2014; 43: 467-474.

Müller ME, Allgower M, Schneider R, et al. *Manual of internal fixation techniques recommended by AO Group,* 2nd ed. New York: Springer; 1979.

Müller ME, Nazarian S, Koch P. *The AO classification of fractures.* New York: Springer; 1979.

Norman A, Kleiger B, Greenspan A, et al. Roentgenographic examination of the normal foot and ankle. In: Jahss MM, ed. *Disorders of the foot and ankle: Medical and surgical management,* vol. 1, 2nd ed. Philadelphia: WB Saunders; 1991: 64-90.

Oae K, Takao M, Naito K, et al. Injury of the tibiofibular syndesmosis: value of MR imaging for diagnosis. *Radiology* 2003; 227: 155-161.

Peltier LF. Eponymic fractures: Robert Jones and Jones's fracture. *Surgery* 1972; 71: 522-526.

Peltier LF. Guillaume Dupuytren and Dupuytren's fracture. *Surgery* 1958; 43: 868-874.

Peltier LF. Percival Pott and Pott's fracture. *Surgery* 1962; 51: 280-286.

Pennal GF. Fractures of the talus. *Clin Orthop Relat Res* 1963; 30: 53-63.

Protas JM, Kornblatt BA. Fractures of the lateral margin of the distal tibia. The Tillaux fracture. *Radiology* 1981; 138: 55-57.

Rademaker J, Rosenber Z, Delfaut EM, et al. Tear of the peroneus longus tendon: MR imaging features in nine patients. *Radiology* 2000; 214: 700-704.

Robinson P, White LM. Soft-tissue and osseous impingement syndromes of the ankle: role of imaging in diagnosis and management. *Radiographics* 2002; 22: 1457-1471.

Rosenberg ZS, Beltran J, Bencardino JT. MR imaging of the ankle and foot. *Radiographics* 2000; 20: S153-S179.

Rosenberg ZS, Bencardino J, Astion D, et al. MRI features of chronic injuries of the superior peroneal retinaculum. *AJR Am J Roentgenol* 2003; 181: 1551-1557.

Rowe CR, Sakellarides HT, Freeman PA, et al. Fracture of the os calcis: a long-term follow-up study of 146 patients. *JAMA* 1963; 184: 920.

Sanders R, Fortin P, DiPasquale T, et al. Operative treatment in 120 displaced intraarticular calcaneal fractures. Results using a prognostic computed tomography scan classification. *Clin Orthop Relat Res* 1993; 290: 87-95.

Sangeorzan BJ, Benirschke SK, Mosca V, et al. Displaced intra-articular fractures of the tarsal navicular. *J Bone Joint Surg Am* 1989; 71: 1504-1510.

Serbest S, Tiftikçi U, Tosun HB, et al. Isolated posterior malleolus fracture: a rare injury mechanism. *Pan Afr Med J* 2015; 20: 123.

Sharif B, Welck M, Saifuddin A. MRI of the distal tibiofibular joint. *Skeletal Radiol* 2020; 49: 1-17.

Shelton ML, Pedowitz WJ. Injuries to the talus and midfoot. In: Jahs MH, ed. *Disorders of the foot & ankle,* vol. 2. Philadelphia: WB Saunders; 1982: 1463.

Smeeing DPJ, Houwert RM, Kruyt MC, et al. The isolated posterior malleolar fracture and syndesmotic instability: a case report and review of the literature. *Int J Surg Case Rep* 2017; 41: 360-365.

Sripanich Y, Weinberg MW, Krähenbühl N, et al. Imaging in Lisfranc injury: a systematic literature review. *Skeletal Radiol* 2020; 49: 31-53.

Stewart I. Jones' fracture: fracture of the base of the fifth metatarsal. *Clin Orthop* 1960; 16: 190-198.

Swanson TV. Fractures and dislocations of the talus. In: Chapman MW, ed. *Operative orthopaedics,* 2nd ed. Philadelphia: JB Lippincott; 1993: 2143-2145.

Tehranzadeh J, Stuffman E, Ross SDK. Partial Hawkins sign in fractures of the talus: a report of three cases. *AJR Am J Roentgenol* 2003; 181: 1559-1563.

Theodorou DJ, Theodorou SJ, Kakitsubata Y, et al. Fractures of proximal portion of fifth metatarsal bone: anatomic and imaging evidence of a pathogenesis of avulsion of the plantar aponeurosis and the short peroneal muscle tendon. *Radiology* 2003; 226: 857-865.

Theodorou DJ, Theodorou SJ, Resnick D. Proximal fifth metatarsal bone: not everything is a Jones' fracture [abstract]. *Radiology* 2001; 221 (P): 667.

Weber BG. *Die Verletzungen des Oberen Sprunggelenkes.* Stuttgart: Verlag Hans Huber; 1972.

Weber MJ. Ankle fractures and dislocations. In: Chapman MW, ed. *Operative orthopaedics,* 2nd ed. Philadelphia: JB Lippincott; 1993: 731-745.

Wright PR, Fox MG, Alford B, et al. An alternative injection technique for performing MR ankle arthrography: the lateral mortise approach. *Skeletal Radiol* 2014; 43: 27-33.

Yablon CM. Ultrasound-guided interventions of the foot and ankle. *Semin Musculoskeletal Radiol* 2013; 17: 60-68.

Zanetti M, Weishaupt D. MR imaging of the forefoot: Morton neuroma and differential diagnoses. *Semin Musculoskelet Radiol* 2005; 3: 175-186.

Coluna Vertebral

Introdução

As fraturas da coluna vertebral são importantes não apenas em razão das estruturas envolvidas, mas também em virtude das complicações que podem ocorrer e afetar a medula espinal. Essas fraturas representam cerca de 3 a 6% de todas as lesões esqueléticas e ocorrem mais comumente em pessoas de 20 a 50 anos, com a maioria dos casos (80%) diagnosticados no sexo masculino. A maior parte das fraturas de coluna vertebral afeta os segmentos torácico e lombar, mas lesões traumáticas do segmento cervical acarretam mais risco de lesão da medula espinal. Acidentes automobilísticos, atividades esportivas (p. ex., mergulho e esqui) e quedas de alturas consideráveis geralmente são as circunstâncias nas quais ocorrem lesões da coluna vertebral.

A coluna vertebral é formada por 33 vértebras: 7 cervicais; 12 torácicas; 5 lombares; o sacro, com 5 segmentos fundidos; e o cóccix, com 4 segmentos igualmente fundidos. Com exceção da primeira e segunda vértebras cervicais (C1 e C2), os corpos vertebrais estão separados uns dos outros por discos intervertebrais.

Coluna cervical

Considerações anatomorradiológicas

Estruturalmente, a primeira e a segunda vértebras cervicais têm componentes anatômicos que as diferenciam das outras cinco vértebras da coluna cervical (Figura 11.1). A primeira vértebra cervical – C1 ou atlas – é um anel ósseo formado de arcos anterior e posterior interligados por duas massas laterais. O atlas não tem corpo, e suas estruturas principais são as massas laterais, também conhecidas como *pilares articulares*. A segunda vértebra – C2 ou áxis – é uma estrutura mais complexa, na qual o elemento diferenciador é o processo odontoide, também conhecido como *dente*, que se projeta em direção proximal a partir da superfície anterior do corpo. O espaço entre o processo odontoide e o arco anterior do atlas – conhecido como *intervalo atlanto-odontoide* – não deve ser maior que 3 mm nos adultos, independentemente de a cabeça estar flexionada ou estendida. Nas crianças com menos de 8 anos de idade, essa distância foi calculada em até 4 mm de acordo com alguns autores, principalmente em flexão, em razão da frouxidão mais acentuada dos ligamentos.

As vértebras de C3 a C7 contêm componentes anatômicos idênticos e têm conformação mais semelhante evidenciada por corpo vertebral e arco neural posterior, que inclui pedículos e lâminas direitos e esquerdos que, em combinação com a parte posterior do corpo vertebral, circundam o canal medular (Figura 11.2). A cada lado e estendendo-se para cima e para baixo da junção do pedículo e da lâmina, estão os processos articulares superiores e inferiores, que formam as articulações apofisárias entre vértebras sucessivas. Também de cada lado e estendendo-se lateralmente a partir do pedículo, há um processo transverso e, na parte posterior, um processo espinhoso que se estende da junção das lâminas na linha média. Além disso, a vértebra C7 é diferenciada por seu processo espinhoso longo e por processos transversos grandes.

O exame radiográfico de um paciente com traumatismo da coluna cervical pode ser difícil e, em geral, deve ser limitado a uma ou duas incidências; como normalmente esses pacientes estão inconscientes, a integridade da sua medula espinal cervical está em risco em virtude das lesões associadas e dos movimentos desnecessários. Nesses casos, a incidência mais valiosa é a lateral, que pode ser obtida pela técnica convencional ou com paciente deitado em supinação, dependendo de suas condições (Figura 11.3). Tal incidência é suficiente para demonstrar a maioria das lesões traumáticas da coluna cervical, inclusive lesões dos arcos anterior e posterior de C1; processo odontoide, que é visualizado em perfil; e intervalo atlanto-odontóideo anterior. Corpos e processos espinais de C2 a C7 são demonstrados por inteiro e os espaços dos discos intervertebrais e tecidos moles pré-vertebrais podem ser evidenciados adequadamente. A radiografia lateral também pode ser obtida com a flexão do pescoço, que é especialmente eficaz para demonstrar suposta instabilidade de C1-2 ao permitir a medida da distância atlanto-odontoide; o aumento dessa distância em mais de 3 mm indica subluxação atlantoaxial. Na incidência lateral da coluna cervical, é extremamente importante que a vértebra C7 seja demonstrada, porque esta é a localização mais comum das lesões que podem passar despercebidas.

A incidência lateral da coluna cervical, inclusive parte inferior do crânio, é extremamente importante para avaliar subluxação vertical envolvendo a articulação atlantoaxial e migração do processo odontoide para dentro do forame magno. Várias medidas ajudam a determinar se há impacção atlantoaxial ou compressão craniana resultante da migração cefálica do processo odontoide (Figuras 11.4 a 11.7).

Na radiografia anteroposterior da coluna cervical (Figura 11.8), os corpos das vértebras C3 a C7 (e, em alguns casos, nos indivíduos

ANATOMIA TOPOGRÁFICA DAS VÉRTEBRAS C1 E C2

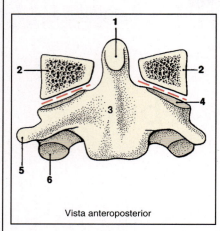
Vista anteroposterior

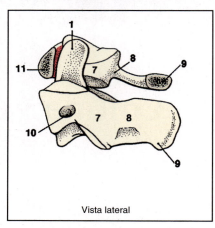
Vista lateral

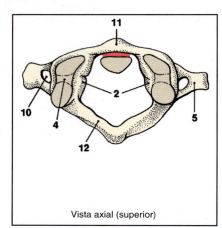
Vista axial (superior)

- — — Articulação atlantoaxial
- ■ Intervalo atlanto-odontoide

1. Processo odontoide do áxis (dente)
2. Massas laterais do atlas
3. Corpo do áxis
4. Faceta articular superior
5. Processo transverso
6. Faceta articular inferior
7. Pedículo
8. Lâmina
9. Processo espinhoso
10. Forame transverso
11. Arco anterior do atlas
12. Arco posterior do atlas

Figura 11.1 Anatomia topográfica das vértebras C1 e C2.

ANATOMIA TOPOGRÁFICA DAS VÉRTEBRAS C4 E C5

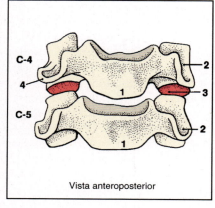
Vista anteroposterior

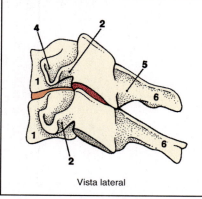
Vista lateral

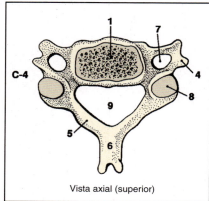
Vista axial (superior)

- ■ Disco intervertebral
- ■ Articulação apofisária

1. Corpo vertebral
2. Pedículo
3. Processo articular inferior
4. Processo transverso
5. Lâmina
6. Processo espinhoso
7. Forame transverso
8. Processo articular superior
9. Canal espinal (medular)

Figura 11.2 Anatomia topográfica das vértebras C4 e C5, que representam as vértebras cervicais intermediárias e inferiores.

Capítulo 11 Coluna Vertebral **521**

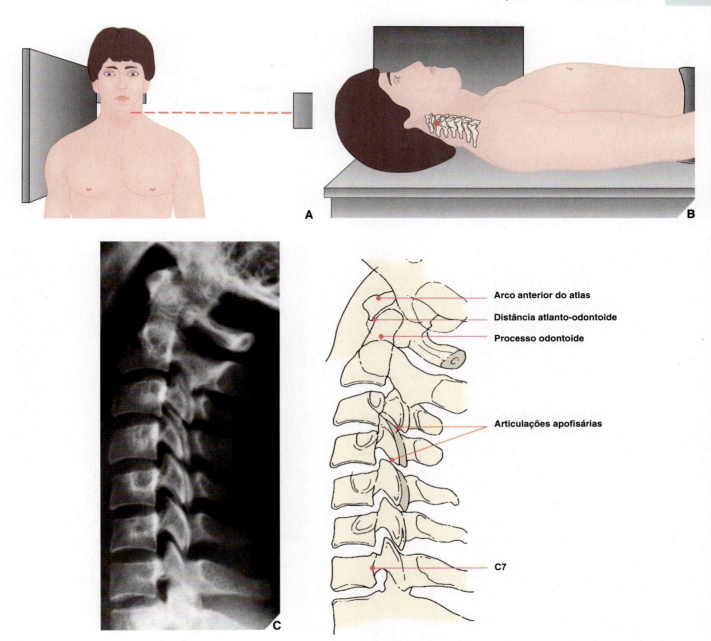

▲
Figura 11.3 Incidência lateral. A. Para obter essa incidência da coluna cervical em posição ereta, o paciente fica de pé ou sentado com cabeça reta em posição neutra. O feixe central (*linha vermelha tracejada*) é dirigido horizontalmente para o centro da vértebra C4 (no nível do queixo). **B.** Para conseguir incidência lateral com raios perpendiculares à mesa, o paciente deita-se na mesa de radiografia em supinação. O cassete radiográfico (cassete quadriculado para obter imagem mais clara) é ajustado ao lado do pescoço, e o feixe central é dirigido horizontalmente para um ponto (*ponto vermelho*) situado cerca de 2,5 a 3 cm abaixo da ponta do mastoide. **C.** A radiografia nessa incidência demonstra claramente corpos vertebrais, articulações apofisárias (facetas articulares), processos espinhosos e espaços dos discos intervertebrais. É essencial que a vértebra C7 esteja bem demonstrada. (*Continua*)

jovens, inclusive das vértebras C1 e C2) aparecem claramente, assim como articulações uncovertebrais (de Luschka) e espaços dos discos intervertebrais. Processos espinhosos são detectados quase na extremidade, formando sombras ovais semelhantes a lágrimas. Uma variação da incidência anteroposterior conhecida como *incidência trans oral* (Figura 11.9) também pode fazer parte do exame padronizado. Essa incidência possibilita demonstrar claramente as estruturas das primeiras duas vértebras cervicais. O corpo de C2 é demonstrado com nitidez, assim como articulações atlantoaxiais, processo odontoide e espaços laterais entre processo odontoide e pilares articulares

de C1. Se for difícil conseguir a incidência de boca aberta ou o processo odontoide não estiver claramente demonstrado, principalmente em sua metade superior, a incidência de Fuchs pode ser útil (Figura 11.10). Incidências oblíquas da coluna cervical (Figura 11.11) não são realizadas rotineiramente, embora ajudem em alguns casos a detectar fraturas ocultas de arco neural e anormalidades dos forames neurais e das articulações apofisárias. Ocasionalmente, incidências especiais podem ser necessárias à avaliação adequada das estruturas da coluna cervical. A vista do pilar (Figura 11.12), que pode ser obtida na incidência anteroposterior ou oblíqua, ajuda a demonstrar

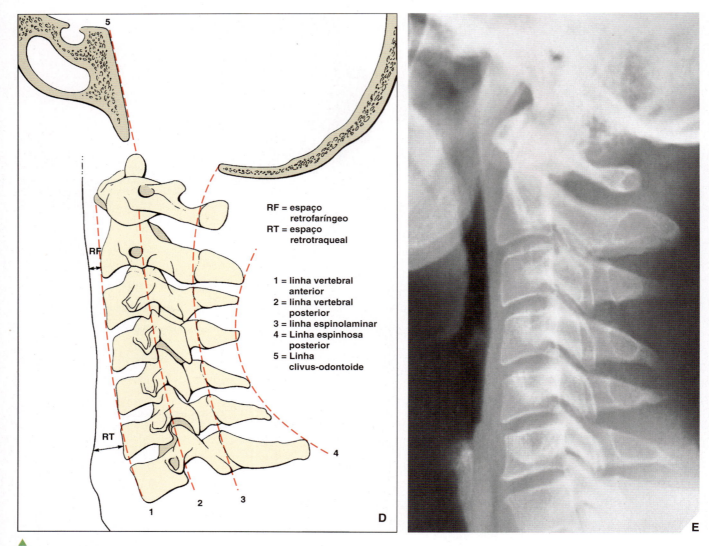

Figura 11.3 Incidência lateral. (*Continuação*) (**D**) Com essa incidência, podem ser demonstradas cinco linhas de contorno da coluna cervical normal: linha vertebral anterior traçada ao longo das bordas anteriores dos corpos vertebrais; linha vertebral posterior (delineia a borda anterior do canal medular) traçada ao longo das bordas posteriores dos corpos vertebrais; linha espinolaminar (demarca a borda posterior do canal medular) traçada ao longo das bordas anteriores das bases dos processos espinhosos em sua junção com as lâminas; linha espinhosa posterior traçada ao longo das pontas dos processos espinhosos de C2 a C7, que deve descrever um arco suave, sem angulação ou interrupção; e linha *clivus*-odontoide traçada do dorso selar ao longo do *clivus* até a borda anterior do forame magno, que deve apontar para a ponta do processo odontoide na junção dos terços anterior e médio. O espaço retrofaríngeo (distância entre parede faríngea posterior e superfície anteroinferior de C2) deve medir 7 mm ou menos; o espaço retrotraqueal (distância da parede posterior da traqueia até a superfície anteroinferior de C6) não deve medir mais que 22 mm nos adultos e 14 mm nas crianças. **E.** Radiografia obtida pela técnica de quilovoltagem baixa demonstra tecidos moles pré-vertebrais com mais detalhes.

as massas laterais das vértebras cervicais, enquanto a incidência de nadador (Figura 11.13) pode ser usada para demonstrar mais claramente as vértebras C7, T1 e T2 que, nas incidências convencionais anteroposterior e perfil, ficam obscurecidas pela superposição da clavícula e dos tecidos moles da cintura escapular. Em geral, a radioscopia e a gravação de vídeo têm pouca utilidade para avaliar lesões agudas, porque a dor pode impedir os movimentos necessários ao posicionamento do paciente.

De forma a não deixar passar despercebida alguma anormalidade durante a avaliação das radiografias convencionais da coluna cervical, a abordagem sistemática ao exame das imagens tem importância fundamental. Uma "lista de tarefas" (*JOB LIST*, em inglês), como a que está ilustrada na Figura 11.14, pode ajudar a analisar metodicamente diversas estruturas anatômicas.

Técnicas radiológicas complementares desempenham papel importante na investigação dos casos suspeitos de traumatismo da coluna vertebral. A tomografia computadorizada (TC) é a modalidade de exame utilizada comumente (Figura 11.15). Por exemplo, durante a avaliação de fraturas do processo odontoide, a TC é especialmente útil. De forma a determinar a extensão das lesões da coluna cervical em geral, inclusive traumatismo de tecidos moles, essa técnica fornece informações valiosas quanto à integridade do canal medular e à localização dos fragmentos fraturados dentro do canal. Com a disponibilidade da tecnologia de TC de multidetectores, imagens de toda a coluna vertebral podem ser obtidas rapidamente. Embora haja exposição significativa à radiação, essa técnica é muito útil no setor de emergência para avaliar pacientes politraumatizados.

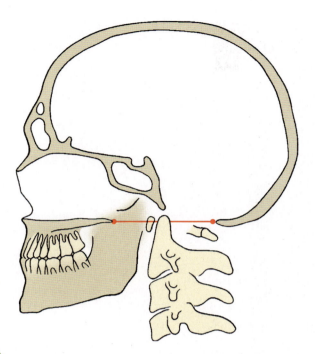

Figura 11.4 Linha de Chamberlain. Essa linha é traçada da borda posterior do forame magno (opístio) até a borda dorsal (posterior) do palato duro. O processo odontoide não deve projetar-se acima dessa linha em mais de 3 mm; projeção de 6,6 mm (± 2 erros-padrão [EP]) acima dessa linha sugere claramente compressão craniana.

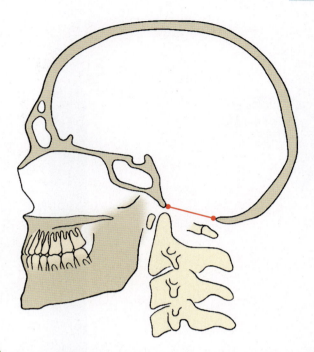

Figura 11.5 Linha de McRae. Essa linha define a abertura do forame magno e interconecta borda anterior (básio) com borda posterior (opístio) do forame magno. O processo odontoide deve estar um pouco abaixo dessa linha, ou a linha pode cruzar apenas a ponta desse processo. Além disso, uma linha perpendicular traçada do ápice do processo odontoide até essa linha deve cruzá-la em seu quarto ventral.

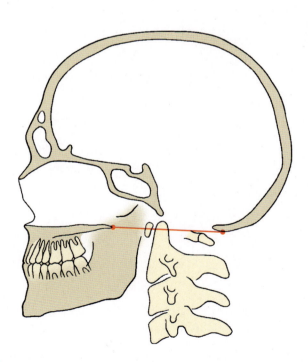

Figura 11.6 Linha de McGregor. Essa linha interliga a borda posterossuperior do palato duro com a parte mais distal da curva occipital do crânio. Normalmente, a ponta do processo odontoide não se estende por mais de 4,5 mm acima da linha.

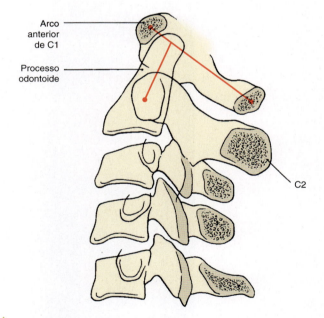

Figura 11.7 Método de Ranawat. Ranawat e colaboradores desenvolveram um método para determinar a extensão da borda superior do processo odontoide, considerando que o palato duro geralmente não é demonstrado nas radiografias de coluna cervical. O eixo coronal de C1 é determinado interligando o centro do arco anterior da primeira vértebra cervical com seu anel posterior. O centro do anel esclerótico de C2, que representa os pedículos, também é marcado. A linha é traçada ao longo do eixo do processo odontoide até a primeira linha. A distância normal entre C1 e C2 é, em média, de 17 mm (EP ± 2 mm) nos homens e 15 mm (EP ± 2 mm) nas mulheres. Redução dessa distância indica migração cefálica de C2.

524 Parte 2 Lesões Traumáticas

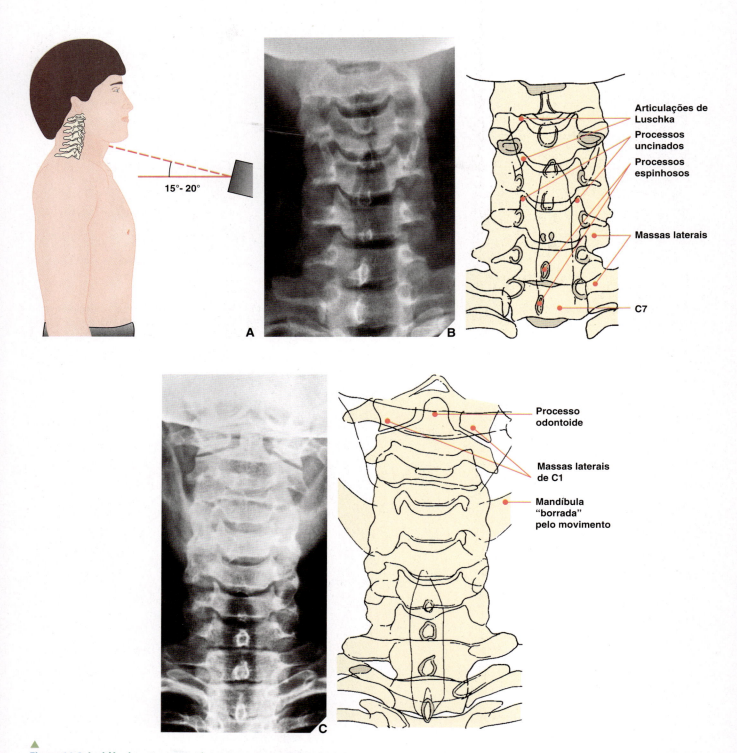

▲
Figura 11.8 Incidência anteroposterior. A. Para obter incidência anteroposterior da coluna cervical, o paciente fica de pé ou deitado em posição supina. O raio central é dirigido para a vértebra C4 (na área do pomo de Adão) com angulação cefálica de 15 a 20°. **B.** Radiografia obtida nessa incidência demonstra corpos vertebrais de C3 a C7 e espaços dos discos intervertebrais. Os processos espinhosos aparecem sobrepostos aos corpos, semelhantes a gotas de lágrima. As vértebras C1 e C2 não são demonstradas adequadamente. Para que sejam examinadas, o paciente deve ser instruído a abrir e fechar a boca rapidamente. O movimento da mandíbula torna sua estrutura "borrada" e mostra C1 e C2 com mais clareza (**C**).

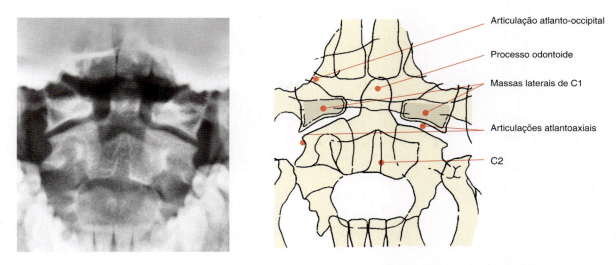

▲
Figura 11.9 Incidência de boca aberta. Para obter incidência de boca aberta, o paciente coloca-se na mesma posição de supinação usada na incidência anteroposterior; a cabeça é retificada e mantida em posição neutra. Com o paciente abrindo a boca ao máximo que conseguir, o raio central é dirigido perpendicularmente ao ponto médio da boca aberta. Durante a exposição, o paciente deve dizer suavemente "ah" para firmar a língua na base da boca, de forma que sua sombra não seja projetada sobre C1 e C2. A radiografia obtida nessa incidência demonstra bem o processo odontoide, corpo de C2 e massas laterais do atlas; as articulações atlantoaxiais também são evidenciadas com mais detalhes.

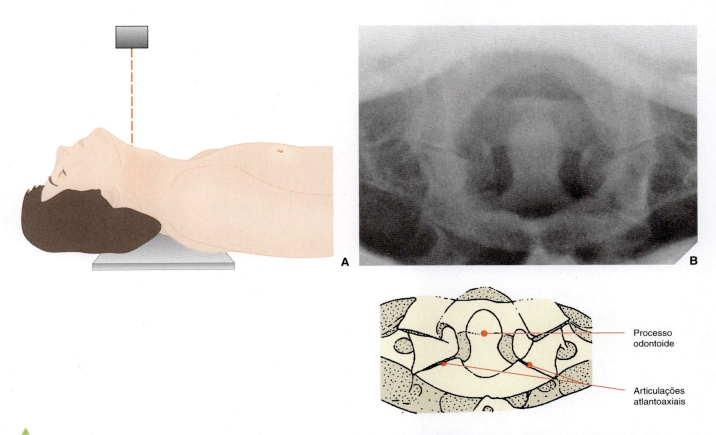

▲
Figura 11.10 Incidência de Fuchs. A. Para obter incidência de Fuchs do processo odontoide, o paciente deita-se na mesa em supinação com pescoço hiperestendido. O feixe central é dirigido verticalmente para o pescoço, um pouco abaixo da ponta do queixo. **B.** Radiografia obtida nessa incidência mostra detalhadamente o processo odontoide – especialmente sua metade superior.

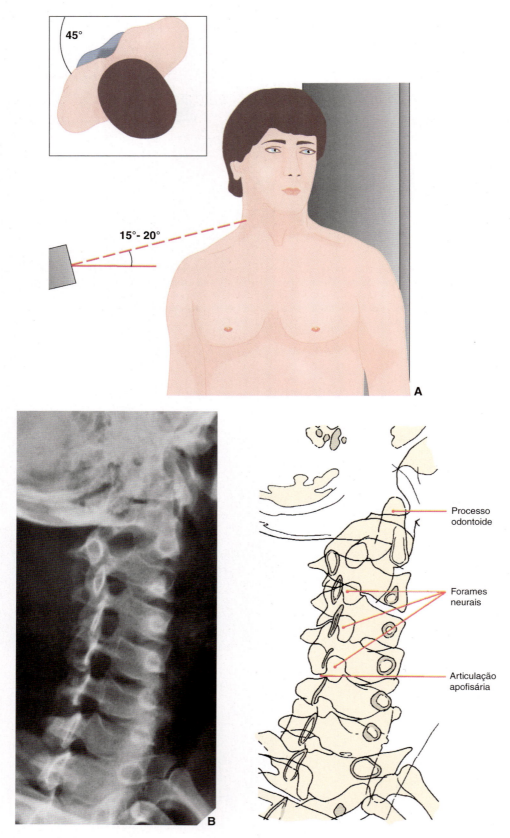

Figura 11.11 Incidência oblíqua. A. Incidência oblíqua da coluna cervical pode ser obtida na projeção anteroposterior (ilustrada aqui) ou posteroanterior. O paciente pode estar ereto ou deitado, mas a posição ereta (sentado ou de pé) é mais confortável. O corpo do paciente é rodado em 45° para um dos lados – para a esquerda, conforme ilustrado na figura, a fim de demonstrar forames neurais do lado direito; para a direita quando se deseja demonstrar forames neurais do lado esquerdo. O feixe central é dirigido para a vértebra C4 com angulação cefálica de 15 a 20°. **B.** Radiografia obtida nessa projeção é especialmente eficaz para demonstrar forames neurais intervertebrais.

Capítulo 11 Coluna Vertebral 527

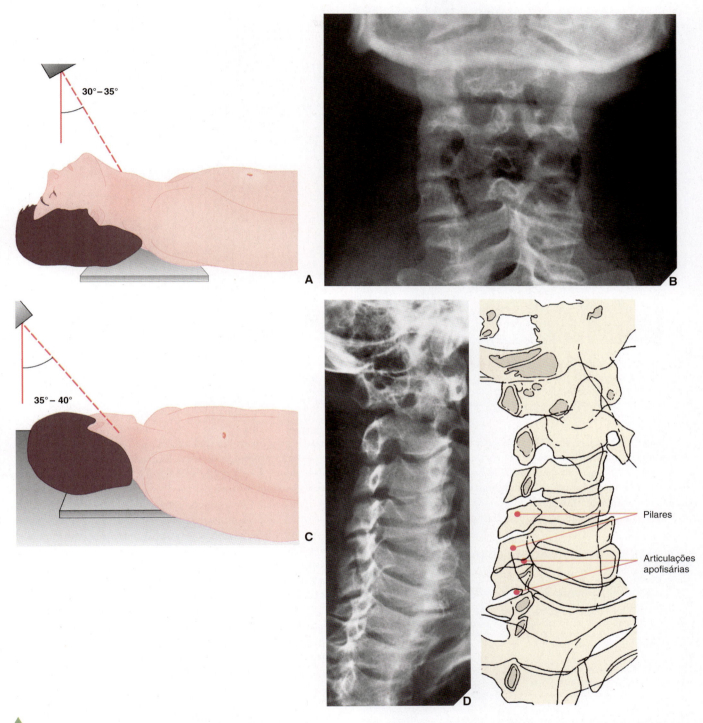

▲
Figura 11.12 Incidência do pilar. A. Para obter incidência do pilar da coluna cervical, o paciente deita-se em supinação na mesa com pescoço hiperestendido. O feixe central é dirigido para o centro do pescoço na região da cartilagem tireoide com angulação caudal de 30 a 35°. **B.** Radiografia obtida nessa projeção demonstra claramente massas laterais (pilares) das vértebras cervicais. **C.** A incidência do pilar também pode ser obtida na projeção oblíqua. Nesse caso, o paciente deita-se na mesa em posição supina com pescoço hiperestendido e a cabeça rodada em 45° na direção do lado normal. O feixe central é dirigido para a superfície lateral do pescoço, cerca de 3 cm abaixo do lobo da orelha, com angulação caudal de 35 a 40°. **D.** Na radiografia obtida com rotação da cabeça para a esquerda, consegue-se uma vista oblíqua dos pilares direitos.

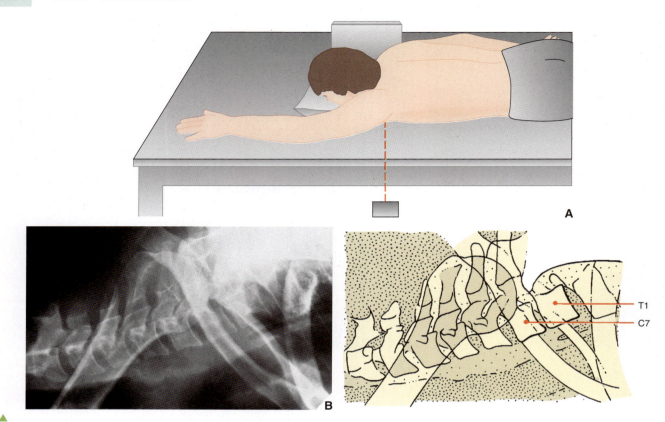

▲ **Figura 11.13 Incidência do nadador. A.** Para obter radiografia da coluna cervical na incidência do nadador, o paciente deita-se na mesa em pronação com braço esquerdo abduzido a 180° e braço direito ao lado do corpo, como se estivesse nadando *crawl*. O feixe central é dirigido horizontalmente para a axila esquerda. O cassete radiográfico é colocado no lado direito do pescoço, da mesma forma que para obter incidência lateral com raios perpendiculares à mesa. **B.** A radiografia obtida nessa incidência permite demonstrar claramente as vértebras C7, T1 e T2 que, de outro modo, poderiam ser obscurecidas pelos ombros.

A ressonância magnética (RM) tornou-se a modalidade mais útil para avaliar traumatismo de coluna vertebral, em razão da qualidade impressionante de suas imagens e seus recursos multiplanares, que permitem examinar vítimas de traumatismo agudo sem fazer qualquer movimento. Na avaliação das fraturas, a RM é útil não apenas para determinar a relação dos fragmentos ósseos que possam estar desviados para dentro do canal vertebral, como também para mostrar a extensão completa da lesão, especialmente de tecidos moles e medula espinal. Os efeitos do traumatismo da medula espinal podem ser demonstrados diretamente e também é possível diagnosticar compressão medular. A resolução de contraste superior da RM no exame de partes moles pode apresentar até mesmo edema mínimo e pequenos volumes de sangramento dentro da medula espinal. Lesões de estruturas ligamentares e anormalidades extradurais também podem ser prontamente demonstradas. Na coluna cervical, cortes sagitais de 3 mm de espessura e cortes axiais de 5 mm de espessura são obtidos rotineiramente. Sequências mais esclarecedoras são *spin echo* ponderadas em T1 e T2 (ou T2*) com imagens obtidas no plano sagital. Imagens sagitais de RM permitem avaliar alinhamento e integridade dos corpos vertebrais, além do diâmetro do canal medular (Figura 11.16 A). Nos cortes parassagitais, as facetas articulares são bem demonstradas. (Figura 11.16 B). Mais recentemente, sequências rápidas (FSE, ou *fast spin echo*) foram recomendadas para apresentar lesões nos planos sagital e axial. Essas sequências de pulso *fast gradient-echo* tornaram-se acréscimos comuns às sequências *spin echo* ponderadas em T2, ou as substituíram por completo. Sequências *gradient-echo* têm tempos de aquisição curtos e resolução adequada e demonstram "efeito mielográfico" satisfatório entre o líquido cerebrospinal e as estruturas adjacentes (Figura 11.16 C e D).

Nas imagens sagitais ponderadas em T1 da coluna cervical, corpos vertebrais que contêm medula amarela (ou gordurosa) aparecem como estruturas com sinal hiperintenso (ver Figura 11.16 A). Os discos intervertebrais e a medula espinal têm sinais de intensidade intermediária, enquanto o líquido cerebrospinal tem sinal hipointenso.

LISTA DE TAREFAS (*JOB LIST*)

JO - **AR**TICULAÇÕES (*joints*, em inglês)
   occipitocervical, atlantoaxiais, apofisárias (facetas articulares), uncovertebral (Luschka), discos intervertebrais (não são articulações "verdadeiras")

B - **O**SSOS (*bones*, em inglês)
   côndilos occipitais, atlas, processo odontoide e dente, vértebras C3 a T1, osso hioide } Forma, Densidade, Textura

LI - **LI**GAMENTOS (alinhamento)
   longitudinal ant., longitudinal post., interespinhoso, supraespinhoso, nucal } Linha vertebral ant., Linha vertebral post., Linha espinolaminar, Linha espinhosa post.

ST - **T**ECIDOS MOLES (*soft tissues*, em inglês)
   retrofaríngeos e retrotraqueais

▲ **Figura 11.14 Lista de tarefas (*JOB LIST*, em inglês) para avaliar a coluna cervical.**

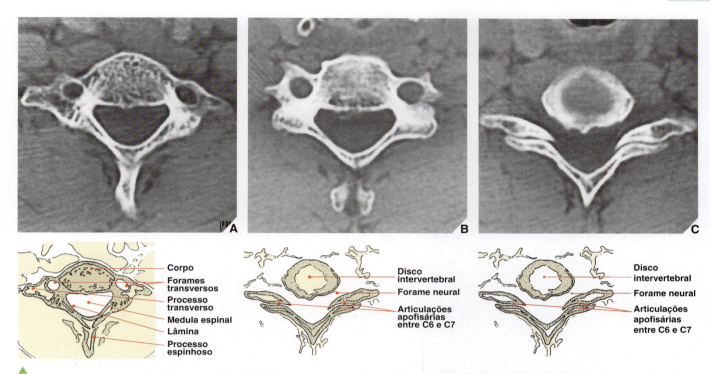

Figura 11.15 TC de coluna cervical. Cortes de TC do corpo de C6 (**A**), C7 (**B**) e espaço intervertebral de C6-7 (**C**) demonstraram que essas estruturas estavam normais.

Nas imagens sagitais ponderadas em T2, os corpos vertebrais aparecem com sinal hipointenso, os discos intervertebrais e o líquido cerebrospinal têm sinal hiperintenso e a medula espinal tem sinal de intensidade intermediária a baixa.

Nas imagens axiais ponderadas em T1, os discos apresentam sinal de intensidade intermediária, o líquido cerebrospinal tem sinal hipointenso e a medula espinal tem sinais de intensidade intermediária a alta.

Nas imagens axiais ponderadas em T2* – MPGR, ou *multiplanar gradient recalled* – os discos têm sinal hiperintenso e o líquido cerebrospinal também, em contraste com a medula espinal, que aparece como estrutura com sinal de intensidade intermediária. Os ossos têm sinal hipointenso (ver Figura 11.16 C e D).

De acordo com alguns pesquisadores, além dos seus recursos de imagem, a RM também tem valor prognóstico na avaliação da recuperação neurológica após trauma.

Entretanto, alguns autores enfatizaram que a TC, isoladamente ou em combinação com a mielografia, ainda é a melhor opção para avaliar fraturas de vértebras, principalmente quando não tem desvio nem afeta os elementos posteriores (massas laterais, facetas articulares, lâminas e processos espinhosos), sobretudo em razão das limitações de resolução espacial da RM. Além disso, o exame de pacientes com traumatismo agudo é difícil. O paciente pode estar em condições instáveis ou imobilizado com um dispositivo halo ou em tração, que não se acomoda ao ambiente magnético. Por essa razão, radiografias, TC e mielografia ainda desempenham funções importantes na investigação de traumatismos agudos da medula espinal. Entretanto, conforme foi enfatizado por Hyman e Gorey, lesões crônicas da medula espinal são mais bem avaliadas com a RM.

Desde o advento da TC e da RM, a mielografia como procedimento único raramente é indicada hoje em dia para avaliar lesões cervicais; quando é necessária, essa modalidade de exame geralmente é combinada com TC (Figura 11.17 D).

As Tabelas 11.1 a 11.3 apresentam um resumo dessa discussão.

Lesões traumáticas da coluna cervical

Lesões traumáticas da coluna cervical quase sempre são resultado da aplicação de forças de estresse indiretas na cabeça e no pescoço, cujas posições no momento do impacto determinam a localização e o tipo de lesão. Conforme foi ressaltado por Daffner, fraturas vertebrais seguem padrões previsíveis e reprodutíveis, que estão relacionados com o tipo de força aplicada na coluna vertebral. A mesma força aplicada no segmento cervical, torácico ou lombar da coluna vertebral causa lesões muito semelhantes, produzindo um padrão de sinais reconhecíveis que variam de lesões brandas de partes moles, até rupturas de ligamentos e fraturas graves. Daffner descreveu esses padrões como *impressões digitais* da lesão vertebral; eles dependem do mecanismo traumático, que pode ser movimento excessivo em qualquer direção: flexão, extensão, rotação, compressão vertical, cisalhamento e distração – ou uma combinação destes.

Entretanto, um aspecto da maior importância para a avaliação dos casos suspeitos de lesão da coluna cervical é a questão da estabilidade da fratura ou luxação (Tabela 11.4). Estabilidade da coluna vertebral depende da integridade dos principais componentes ósseos, discos intervertebrais, articulações apofisárias e estruturas ligamentares. Um dos fatores mais importantes é a integridade dos ligamentos vertebrais: ligamentos supraespinhoso e interespinhoso, ligamento longitudinal posterior e ligamentos amarelos que, em conjunto com a cápsula das articulações apofisárias, constituem o chamado *complexo ligamentar posterior de Holdsworth* (Figura 11.18). As lesões são estáveis porque essas estruturas ligamentares estão preservadas; quanto mais grave é a lesão dessas estruturas, mais sujeitas elas estão a desvio adicional e maior é o risco de sequelas envolvendo a medula espinal. De acordo com Daffner, entre as alterações radiográficas que indicam instabilidade estão: desvios de vértebras; alargamento dos espaços interespinhosos ou interlaminares; alargamento das articulações apofisárias; ampliação e alongamento do canal vertebral

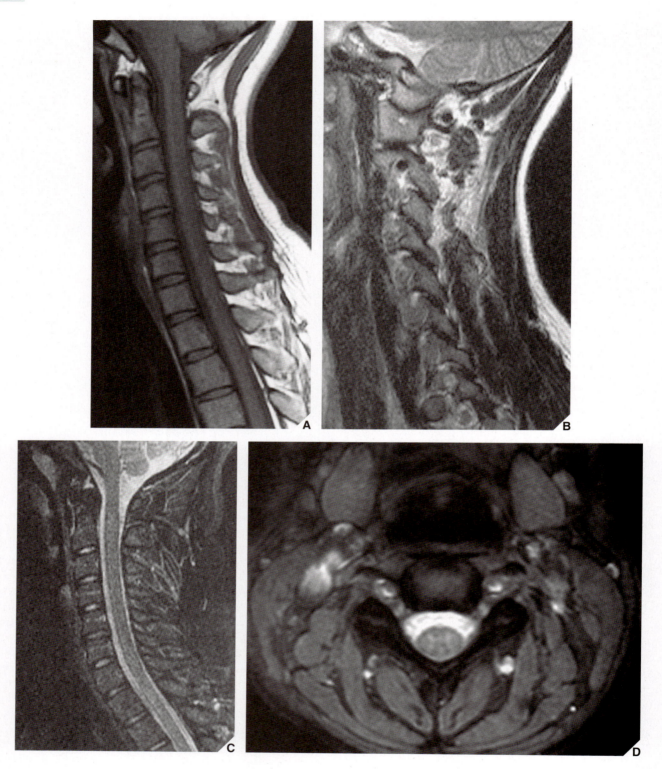

▲ **Figura 11.16 RM da coluna cervical normal. A.** Esse corte sagital na linha média em sequência *spin echo* ponderada em T1 demonstrou detalhes dos ossos e tecidos moles. A junção craniocervical foi bem demonstrada. O forame magno foi definido pela gordura dentro do osso occipital e *clivus*. Arcos anterior e posterior de C1 apareceram como pequenas estruturas ovais contendo medula óssea na região alta da coluna cervical. A medula espinal tinha sinal de intensidade intermediária e foi delineada pelo sinal hipointenso do líquido cerebrospinal. Discos intervertebrais apareceram com sinal hipointenso. **B.** Esse corte parassagital ponderado em T2 demonstrou as articulações apofisárias. **C.** Essa imagem sagital em sequência STIR (*short time inversion recovery*) demonstrou corpos vertebrais e processos espinhosos como estruturas com sinal hipointenso. O teor elevado de água dos discos intervertebrais gerou sinal hiperintenso semelhante ao do líquido cerebrospinal. A medula apareceu como estrutura com sinal de intensidade intermediária. **D.** Essa imagem axial em sequência GRE (*gradient recalled echo*, em inglês) demonstrou forames neurais e raízes neurais. A medula cervical também foi demonstrada com clareza.

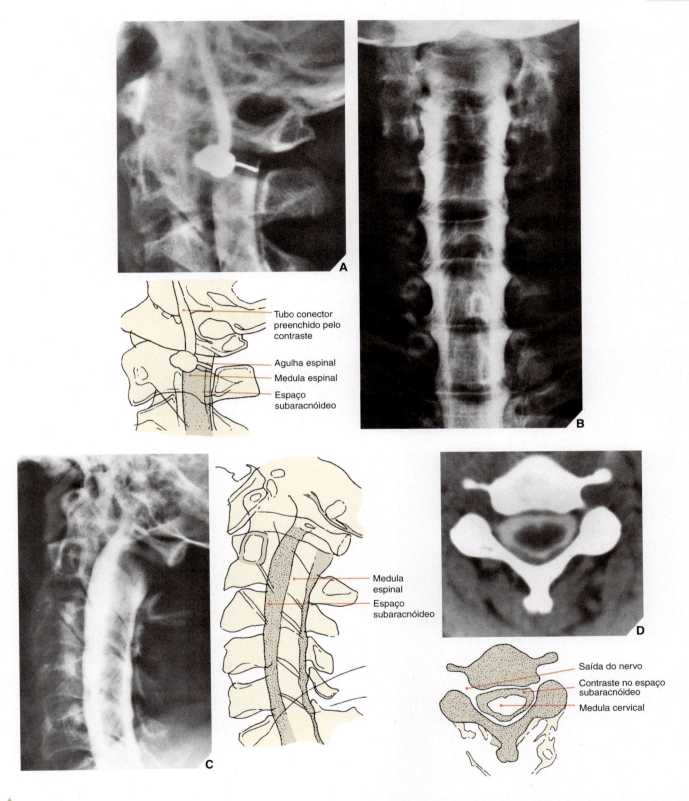

▲ **Figura 11.17 Mielografia de coluna cervical.** Para realizar mielografia da coluna cervical, o paciente deita-se de lado na mesa de radiografia. Com o uso de radioscopia, o ponto de entrada da agulha é marcado entre C1 e C2 e a agulha calibre 22 é introduzida verticalmente com sua ponta dirigida para a superfície dorsal do espaço subaracnóideo, acima das lâminas de C2. Fluxo livre de líquido cerebrospinal indica que a agulha está na posição certa. **A.** Em seguida, o radiologista injeta lentamente cerca de 10 mℓ de ioexol ou iopamidol (contrastes iodados hidrossolúveis não iônicos) a uma concentração de 240 mg de iodo por mℓ. Radiografias são obtidas nas incidências posteroanterior (**B**), de perfil com raios perpendiculares à mesa (**C**) e oblíqua. (Entretanto, incidências oblíquas não são obtidas por rotação do corpo do paciente, mas por angulação de 45° do tubo de raios X.) Quando o segmento inferior da coluna cervical não é demonstrado satisfatoriamente ou quando o segmento torácico superior precisa ser demonstrado, a radiografia também pode ser obtida na posição de nadador. A mielografia demonstra o saco dural preenchido pelo contraste e contorno das raízes nervosas e suas coberturas normais. **D.** Essa imagem de TC obtida no nível de C3-4 após mielografia demonstrou aspecto normal do contraste no espaço subaracnóideo.

Parte 2 Lesões Traumáticas

Tabela 11.1 Características dos sinais de ressonância magnética dos tecidos.

Intensidade de sinal	Ponderada em T1	Ponderada em T2	*Gradient echo* (T2*)
Sinal hipointenso	Osso cortical Platôs vertebrais Discos degenerados Osteófitos Vasos espinais Líquido cerebrospinal	Osso cortical Platôs vertebrais Ligamentos Discos degenerados Osteófitos Vasos espinais Raízes neurais	Medula óssea Corpos vertebrais Platôs vertebrais Ligamentos Osteófitos
Sinal intermediário	Medula espinal Tecidos moles paraespinais Discos intervertebrais Raízes neurais Osteófitos	Tecidos moles paraespinais Osteófitos Medula espinal Cartilagem das facetas articulares Medula óssea	Anel fibroso Medula espinal Raízes neurais
Sinal hiperintenso	Plexo venoso epidural Cartilagem hialina Gorduras epidural e paraespinal Medula óssea Corpos vertebrais	Discos intervertebrais Líquido cefalorraquidiano	Disco intervertebral Líquido cerebrospinal Cartilagem da faceta articular Plexo venoso epidural Artérias

Republicada com autorização da British Editorial Society of Bone and Joint Surgery, de Kaiser MC, Ramos L. *MRI of the spine. A guide to clinical applications*. Stuttgart: Thieme Verlag, 1990; com autorização concedida pelo Centro de Cessão de Direitos Autorais.

Tabela 11.2 Incidências radiográficas convencionais e especiais para avaliar lesões traumáticas da coluna cervical.

Incidência	Demonstração

Anteroposterior	Fraturas de corpos vertebrais de C3 a C7
	Anormalidades de:
	    Espaços dos discos intervertebrais
	    Articulações uncovertebrais (de Luschka)

Boca aberta	Fraturas de:
	    Massas laterais de C1
	    Processo odontoide
	    Corpo de C2
	Fratura de Jefferson
	Anormalidades das articulações atlantoaxiais

Lateral	Luxação occipitocervical
	Fraturas de:
	    Arcos anterior e posterior de C1
	    Processo odontoide
	    Corpos de C2 a C7
	    Processos espinhosos
	Fratura do "enforcado"
	Fratura explosiva
	Fratura em gota de lágrima
	Fratura com avulsão do processo espinhoso (*clay shoveller's fracture*)
	Fratura cuneiforme simples (compressiva)
	Facetas presas unilateral e bilateralmente
	Anormalidades de:
	    Espaços dos discos intervertebrais
	    Tecidos moles pré-vertebrais
	    Espaço atlanto-odontoide

Em flexão	Subluxação atlantoaxial

Oblíqua	Anormalidades de:
	    Forames intervertebrais (neurais)
	    Articulações apofisárias (facetas)

Pilar (anteroposterior ou oblíqua)	Fraturas de massas laterais (pilares)
Nadador	Fraturas de C7, T1 e T2

Tabela 11.3 Técnicas radiológicas complementares para avaliar lesões traumáticas de coluna cervical, torácica e lombar.

Técnica	Demonstração

Tomografia (praticamente substituída por completo pela tomografia computadorizada [TC])	Fraturas, principalmente do processo odontoide
	Localização de fragmentos ósseos fraturados
	Evolução do tratamento de:
	    Fratura em consolidação
	    Condição da fusão vertebral

Mielografia	Obstrução ou compressão do saco dural (tecal)
	Desvio ou compressão da medula espinal
	Anormalidades de:
	    Bainhas dos nervos espinais
	    Espaço subaracnóideo
	Hérnia de disco

Discografia	Vértebra limbo Nodo de Schmorl Hérnia de disco

Tomografia computadorizada (TC) (isolada ou em combinação com mielografia e/ou discografia)	Fraturas de côndilos occipitais
	Anormalidades de:
	    Recessos laterais e forames neurais
	    Medula espinal
	Fraturas complexas de vértebras
	Localização de fragmentos fraturados com desvio para dentro do canal medular
	Espondilólise
	Hérnia de disco
	Lesões dos tecidos moles paraespinais (p. ex., hematoma)
	Evolução do tratamento de:
	    Fratura em consolidação
	    Condição da fusão vertebral

Cintilografia óssea (cintilografia radionuclídica)	Fraturas sutis ou ocultas Fraturas recentes *versus* antigas Consolidação de fraturas
Ressonância magnética (RM)	As mesmas da mielografia e TC combinadas Rupturas anulares

Tabela 11.4 Classificação das lesões traumáticas de coluna cervical com base no mecanismo traumático e na estabilidade.	
Lesão traumática	**Estabilidade**
Lesões por flexão	
Luxação occipitocervical	Instável
Subluxação	Estável
Luxação das articulações facetárias (facetas travadas)	
Unilateral	Estável
Bilateral	Instável
Fraturas de odontoide	
Tipo I	Estável
Tipo II	Instável
Tipo III	Estável
Fratura em cunha (compressão)	Estável
Fratura do escavador de argila	Estável
Fratura em gota	Instável
Fratura explosiva	Estável ou instável
Lesões por extensão	
Luxação occipitocervical	Instável
Fratura do arco posterior de C1	Estável
Fratura do enforcado	Instável
Fratura em gota de lágrima por extensão	Estável
Fratura por hiperextensão-luxação –	Instável
lesões por compressão	
Fratura do côndilo occipital (tipos I e II)	Estável
Fratura de Jefferson	Instável
Fratura explosiva	Estável ou instável
Fratura laminar	Estável
Fraturas de compressão	Estável
lesões por cisalhamento	
Compressão vertebral lateral	Estável
Luxação lateral	Instável
Fratura do processo transverso	Estável
Fratura da massa lateral	Estável
lesões por rotação	
Fratura do côndilo occipital (tipo III)	Instável
Subluxação rotatória de C1-C2	Estável
Fratura-luxação	Instável
Fraturas de faceta e pilar	Estável ou instável
Fratura do processo transverso	Estável
lesões por distração	
Luxação occipitocervical	Instável
Fratura do enforcado	Instável
Subluxação atlantoaxial	Estável ou instável

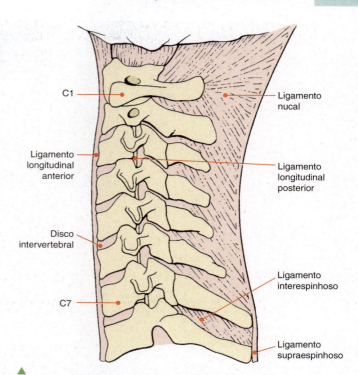

Figura 11.18 Anatomia dos ligamentos principais da coluna cervical.

evidenciado por aumento da distância interpedicular nos planos transversal e vertical; e perda de alinhamento posterior dos corpos vertebrais. Apenas uma dessas anormalidades precisa estar presente para que o radiologista possa supor lesão instável com base nas radiografias. Esses indícios de instabilidade também se aplicam às lesões dos segmentos torácico e lombar.

Daffner e colaboradores modificaram a classificação das lesões traumáticas de vértebras cervicais com base nas imagens de TC, introduzindo definições de lesões "significativas" e "brandas". As primeiras são definidas por apresentar indícios de instabilidade nas radiografias ou TC, com ou sem déficits neurológicos localizados ou centrais. Lesões brandas não apresentam indícios de instabilidade nas radiografias ou imagens de TC e não causam (ou não podem causar) déficits neurológicos. De acordo com esses autores, a lesão da coluna cervical deve ser classificada como "significativa" quando os seguintes critérios radiográficos e de TC estão presentes: desvio maior que 2 mm em qualquer plano; alargamento do corpo vertebral em qualquer plano; ampliação do espaço interespinhoso ou interlaminar; alargamento das facetas articulares; interrupção da linha posterior dos corpos vertebrais; ampliação do espaço discal; explosão da vértebra"; facetas presas ou empilhadas unilateral ou bilateralmente; fratura do "enforcado" em C2; fratura de processo odontoide; e fratura de côndilo occipital tipo III. Todos os outros tipos de fraturas são classificados como brandos.

Fraturas de côndilos occipitais

Fraturas de côndilos occipitais são raras. Em muitos casos, essa lesão não é diagnosticada e não é aparente nas radiografias convencionais. Em vez disso, o diagnóstico baseia-se em grau elevado de suspeita, que pode ser confirmada facilmente por TC com reformatação coronal. Em 1988, Anderson e Montesano desenvolveram um sistema de classificação das fraturas de côndilos occipitais baseada na morfologia da fratura, anatomia pertinente e biomecânica (Figura 11.19).

Tipo I é fratura impactada de côndilo occipital, que ocorre em consequência da aplicação de carga axial no crânio, semelhante ao mecanismo da fratura de Jefferson. TC demonstra fratura cominutiva do côndilo occipital com pouco ou nenhum desvio dos fragmentos para dentro do forame magno (Figura 11.20). Embora o ligamento alar ipsilateral possa estar funcionalmente danificado, a estabilidade da coluna cervical é assegurada pela membrana tectal e pelo ligamento alar contralateral normais.

Fratura do côndilo occipital tipo II ocorre como parte da fratura de base do crânio. Nas imagens axiais de TC da base do crânio, a linha de fratura pode parecer emergir do côndilo occipital e entrar no forame magno. O mecanismo da lesão é golpe direto contra o crânio. A estabilidade é mantida pelos ligamentos alares e pela membrana tectal normais.

Tipo III é fratura com avulsão da superfície medial do côndilo occipital pelo ligamento alar: um fragmento pequeno do côndilo

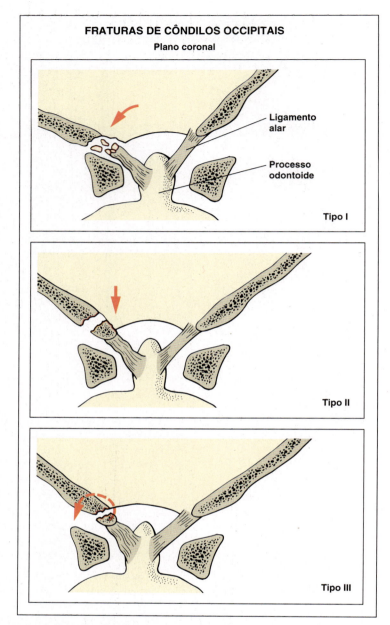

Figura 11.19 Classificação de Anderson e Montesano das fraturas de côndilos occipitais. (Adaptada com autorização de Anderson PA, Montesano PX. Morphology and treatment of occipital condyle fractures. *Spine [Phila Pa 1976]* 1988;13:731-736.)

está desviado na direção da ponta do processo odontoide (Figuras 11.21 e 11.22). Os ligamentos alares são os principais responsáveis por limitar rotação occipitocervical e inclinação lateral. Por essa razão, o mecanismo desse tipo de lesão é rotação, inclinação lateral ou uma combinação das duas. Depois de avulsão do côndilo occipital, o ligamento alar contralateral e a membrana tectal ficam sobrecarregados. Por tal razão, esse tipo de fratura de côndilo occipital é uma lesão potencialmente instável.

Luxações occipitocervicais

As luxações occipitocervicais traumáticas geralmente são fatais e, por essa razão, raramente constituem um problema clínico. Com o aperfeiçoamento dos cuidados para pacientes traumatizados, que hoje incluem intubação no local e reanimação imediata, além de transporte hospitalar rápido, cresce o número de vítimas dessas lesões que conseguem receber tratamento definitivo. Entretanto, o diagnóstico radiográfico ainda é um pouco difícil em razão da sobreposição de imagens da base do crânio e processos mastoides. Traynellis *et al.* classificaram as luxações occipitocervicais de acordo com a direção do desvio occipital: anterior, vertical ou posterior. Anderson e Montesano modificaram essa classificação, que está descrita a seguir.

Lesões do tipo I caracterizam-se por translação anterior dos dois côndilos occipitais sobre suas facetas articulares do atlas correspondentes. Estudos biomecânicos demonstraram que, para que ocorra esse tipo de lesão, todas as estruturas principais (ligamentos alares, membrana tectal e cápsulas das articulações occipitoatlantais) que cruzam a junção occipitocervical devem ser rompidas. Esse tipo de lesão é encontrado mais comumente em pacientes que sobrevivem até que sejam transportados ao hospital.

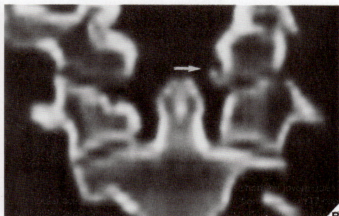

◀ **Figura 11.20 Fratura do côndilo occipital.** Essa mulher de 23 anos sofreu acidente de motocicleta. **A.** Essa imagem de TC reformatada no plano coronal demonstrou fratura cominutiva do côndilo occipital direito (*setas*) e fratura da massa lateral direita do atlas (*seta curva*). **B.** Essa imagem de TC reconstruída em 3D (incidência em olho de pássaro) não mostrou desvio dos fragmentos fraturados (*setas*) para dentro do forame magno, classificando a fratura como tipo I.

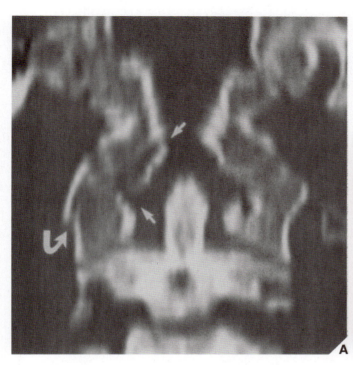

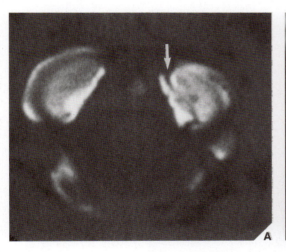

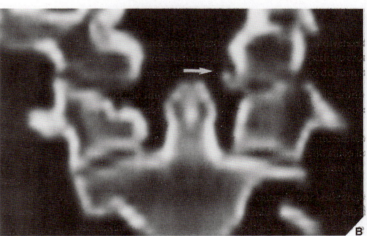

▲ **Figura 11.21 Fratura de côndilo occipital.** Essa jovem de 16 anos foi agredida e recebeu um golpe na cabeça. Radiografias convencionais de crânio e coluna cervical alta foram consideradas normais. **A.** Imagem axial de TC da base do crânio demonstrou fratura de côndilo occipital esquerdo (*seta*) tipo III. **B.** Imagem de TC reformatada no plano coronal confirmou a existência de fratura com avulsão (*seta*).

Lesões do tipo II estão associadas à translação vertical do occipício sobre a coluna cervical em consequência de ruptura de todos os ligamentos occipitocervicais. Com lesão tipo IIA, ocorre distração entre occipício e C1, e a translação vertical desta primeira estrutura sobre a vértebra geralmente é menor que 2 mm. Desvios verticais maiores refletem rupturas da membrana tectal, ligamentos alares e cápsulas das articulações occipitoatlantais (Figura 11.23). Por outro lado, quando as cápsulas das articulações occipitoatlantais estão normais e a ruptura ocorre em um nível mais distal da membrana tectal (*i. e.*, no nível dos ligamentos das articulações atlantoaxiais), a lesão é classificada como tipo IIB. Nesses casos, também há desvio vertical da coluna cervical que, no entanto, ocorre entre C1 e C2 em vez de no nível atlantoccipital.

Lesões do tipo III consistem em desvio posterior do occipício, que é transladado em direção posterior ao atlas.

Com todos os tipos de instabilidade occipitocervical, deve-se suspeitar de lesões coexistentes do ligamento transverso e instabilidade de C1-2. A avaliação radiológica deve incluir radiografias convencionais laterais da coluna cervical, que demonstrem a região situada entre occipício e junção cervicotorácica. A articulação entre côndilos occipitais e massas atlantolaterais sempre deve ser incluída, e o *clivus* deve estar demonstrado com clareza. Com lesões do tipo III, a linha *clivus*-odontoide, que normalmente aponta para dentro da extremidade do processo odontoide (ver Figura 11.3 D), aponta em direção posterior ao odontoide. Outras alterações sugestivas na radiografia lateral da coluna cervical são ausência de projeção dos processos mastoides sobre processo odontoide e edema de tecidos moles retrofaríngeos. A TC é mais indicada para avaliar junção occipitocervical. Com o uso de cortes contíguos finos de 1 mm e reformatação multiplanar, pode-se avaliar facilmente o alinhamento das articulações entre occipício e C1 e entre C1-2.

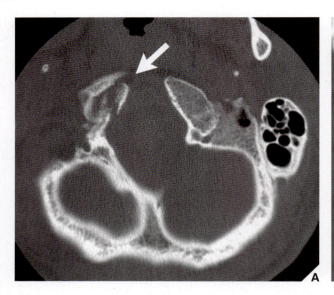 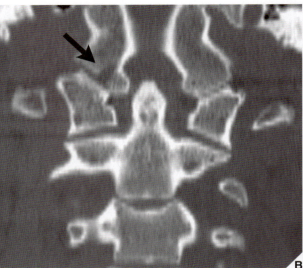

Figura 11.22 Fratura de côndilo occipital. Esse rapaz de 18 anos foi ejetado do automóvel conversível durante um acidente. **A.** Imagem de TC axial da base do crânio e outra imagem de TC reformatada no plano coronal (**B**) demonstraram fratura de côndilo occipital direito (*setas*) tipo III. Observe o fragmento do côndilo occipital desviado na direção do processo odontoide.

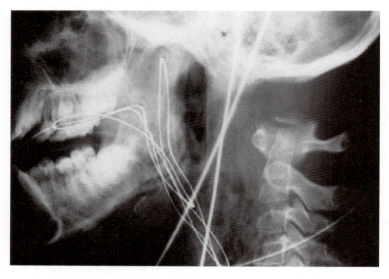

Figura 11.23 Luxação occipitocervical. Em outro paciente, essa radiografia lateral mostrou luxação occipitocervical vertical do tipo IIA. (Reproduzida de Anderson PA, Montesano PX. Injuries to the occipitocervical articulation. In: Chapman MW, ed. *Operative orthopaedics*, v. 4, 2nd ed. Philadelphia: JB Lippincott; 1993:2631-2640.)

Fraturas de vértebras C1 e C2

Fratura de Jefferson

Essa fratura resulta de golpe aplicado no vértice da cabeça. Forças axiais transmitidas simetricamente pelo crânio e côndilos occipitais às superfícies superiores das massas laterais do atlas empurram-nas para fora, resultando em fraturas simétricas bilaterais dos arcos anterior e posterior de C1, que sempre estão associadas às rupturas de ligamentos transversos (Figura 11.24). Dor no pescoço e cefaleia occipital unilateral são as manifestações clínicas típicas da fratura de Jefferson.

As melhores incidências radiográficas para demonstrar esse tipo de lesão são anteroposterior trans oral e perfil (Figura 11.25 A e B).

A TC também pode ser necessária para avaliar fraturas complexas (Figura 11.25 C e D). A RM é realizada apenas em alguns casos (Figura 11.26).

Fraturas do processo odontoide

Fraturas do processo odontoide (dente) fazem parte do grupo de lesões causadas por flexão, embora ocasionalmente forças que provocam hiperextensão da coluna cervical também possam causar lesão dessa estrutura. Com lesões por hiperflexão, o processo odontoide geralmente é desviado para a frente e pode haver subluxação anterior associada de C1 ou C2. Contudo, lesões por hiperextensão geralmente provocam desvio do processo odontoide para trás com luxação posterior de C1 ou C2.

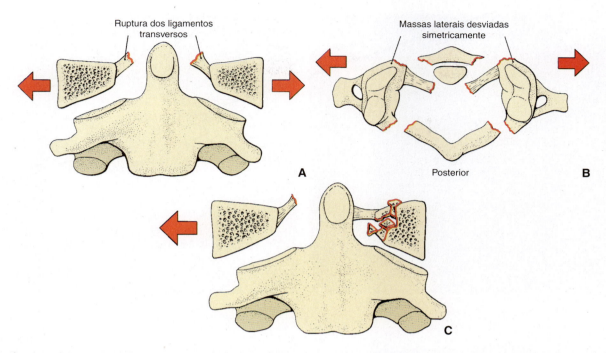

▲ **Figura 11.24 Fratura de Jefferson.** A fratura de Jefferson clássica, aqui ilustrada esquematicamente nas incidências anteroposterior (**A**) e axial (**B**), demonstra ressalto simétrico típico das massas laterais de C1 sobre as massas laterais de C2. O desvio lateral dos pilares articulares causa ruptura dos ligamentos transversos. **C.** Em alguns casos, pode haver apenas desvio lateral unilateral de um pilar articular.

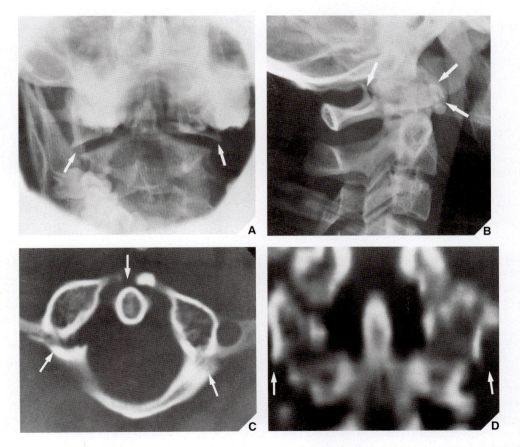

▲ **Figura 11.25 Fratura de Jefferson.** Esse homem de 19 anos machucou o pescoço durante um assalto. **A.** A radiografia anteroposterior de boca aberta da coluna cervical demonstrou desvio lateral das massas laterais do atlas (*setas*), sugerindo fratura anular de C1. **B.** A radiografia lateral mostrou as linhas de fratura dos arcos anterior e posterior de C1 (*setas*). **C.** Imagem de TC evidenciou duas linhas de fratura no arco posterior e fratura do arco anterior (*setas*). **D.** Imagem de TC reformatada no plano coronal confirmou desvio lateral das massas laterais (*setas*).

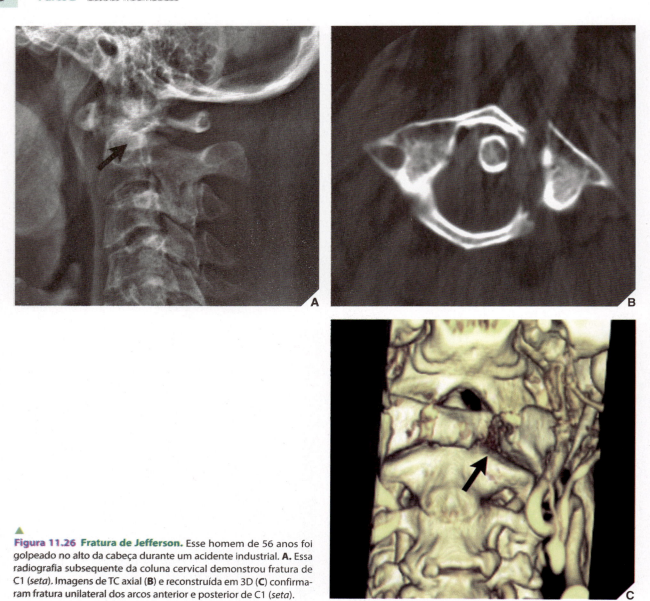

Figura 11.26 Fratura de Jefferson. Esse homem de 56 anos foi golpeado no alto da cabeça durante um acidente industrial. **A.** Essa radiografia subsequente da coluna cervical demonstrou fratura de C1 (*seta*). Imagens de TC axial (**B**) e reconstruída em 3D (**C**) confirmaram fratura unilateral dos arcos anterior e posterior de C1 (*seta*).

Vários sistemas de classificação das fraturas do processo odontoide foram propostos com base na localização e no grau de desvio da fratura. Entretanto, o sistema sugerido por Anderson e D'Alonzo é prático e conquistou aceitação ampla porque enfatiza o aspecto mais importante dessas fraturas – sua estabilidade (Figura 11.27):

Tipo I: fraturas de corpo do odontoide distal (cefálico) até sua base. Em geral, essas fraturas têm orientação oblíqua e são consideradas lesões estáveis. O tratamento conservador geralmente é suficiente para conseguir consolidação. Alguns especialistas não reconhecem a existência de fraturas do tipo I, sugerindo que essas "lesões" representem, na verdade, um centro de ossificação secundária não unido (ossículo terminal de Bergman, ou *os odontoideum*).

Tipo II: fraturas transversais da base do processo odontoide são lesões instáveis (Figura 11.28). O tratamento conservador é complicado por não união em cerca de 35% dos casos; por essa razão, a fusão cirúrgica é a abordagem terapêutica habitual.

Tipo III: fraturas da base do processo odontoide que se estendem até o corpo do áxis são lesões estáveis (Figuras 11.29 e 11.30). Em geral, o tratamento conservador é suficiente.

As melhores técnicas para demonstrar fraturas do processo odontoide são incidência anteroposterior (inclusive a variante de boca aberta, ou projeção de Fuchs) e perfil; tomografia triespiral em cortes finos (raramente utilizada hoje em dia) também pode ser útil para delinear fraturas ambíguas ou sutis (ver Figuras 11.28 C e D e 11.29 C).

O diagnóstico das fraturas do odontoide com base em TC, principalmente fraturas tipo II, pode ser difícil quando cortes axiais são obtidos em paralelo à linha de fratura, que geralmente tem orientação horizontal. Por essa razão, é essencial obter imagens reformatadas rotineiramente nos planos coronal e sagital (ver Figura 11.30).

CLASSIFICAÇÃO DAS FRATURAS DO PROCESSO ODONTOIDE

Tipo I

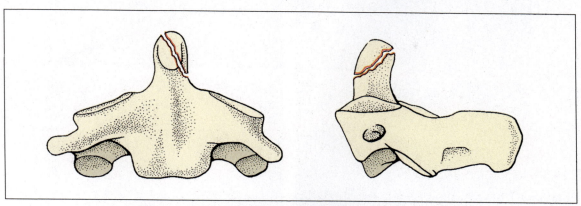

Fratura (geralmente oblíqua) da parte superior do odontoide – estável

Tipo II

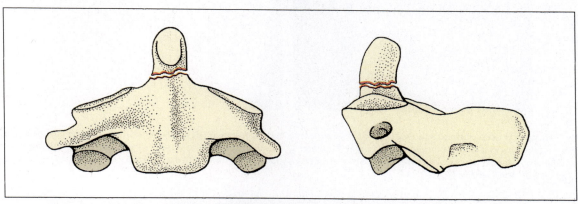

Fratura transversal de base do odontoide – instável

Tipo III

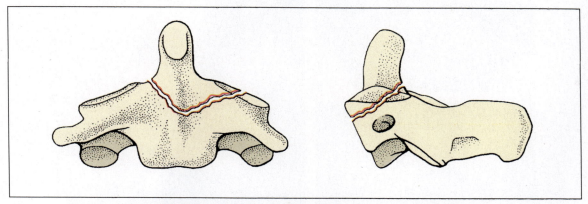

Fratura de base do odontoide estendendo-se até o corpo do áxis – estável

▲ **Figura 11.27 Classificação das fraturas de odontoide.** (Adaptada com autorização de Anderson LD, D'Alonzo RT. Fractures of the odontoide process of the axis. *J Bone Joint Surg [Am]* 1974;56A:1663-1674.)

540 Parte 2 Lesões Traumáticas

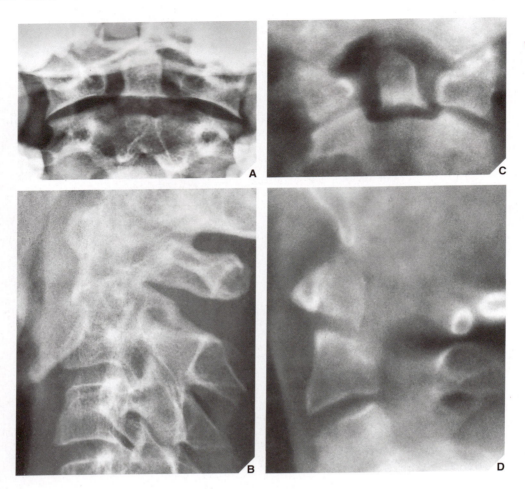

▲ **Figura 11.28 Fratura do processo odontoide.** Esse homem de 62 anos teve lesão por extensão da coluna cervical em acidente automobilístico. Radiografias nas incidências anteroposterior de boca aberta (**A**) e perfil (**B**) demonstraram linha de fratura na base do processo odontoide, mas não foi possível avaliar perfeitamente os detalhes dessa lesão. Cortes finos de tomografia triespiral anteroposterior (**C**) e em perfil (**D**) confirmaram fratura de base do odontoide. Essa fratura era do tipo II (instável).

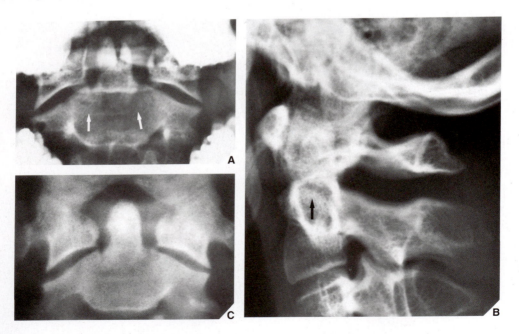

▲ **Figura 11.29 Fratura do processo odontoide.** Esse homem de 24 anos caiu de cabeça durante um acidente de esqui. Radiografias nas incidências anteroposterior de boca aberta (**A**) e perfil (**B**) da coluna cervical demonstraram fratura do processo odontoide com extensão até o corpo de C2 (*setas*) – fratura tipo II estável. O diagnóstico foi confirmado por tomografia triespiral anteroposterior (**C**).

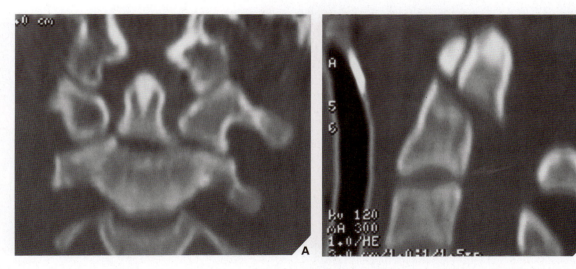

Figura 11.30 Imagem de TC demonstrando fratura do processo odontoide. Esse homem de 50 anos sofreu lesão cervical por flexão exagerada durante acidente de motocicleta. Radiografias convencionais da coluna cervical sugeriram fratura do processo odontoide, mas não eram conclusivas. Imagens de TC reformatadas nos planos coronal (**A**) e sagital (**B**) demonstraram bem a fratura de processo odontoide tipo II.

Fratura do enforcado

Em 1912, Wood-Jones descreveu o mecanismo patomecânico associado à execução por enforcamento. O autor observou que hiperextensão e distração causavam fraturas bilaterais dos pedículos do áxis, com luxação anterior do corpo e lesão subsequente da medula espinal. Uma fratura semelhante, que na verdade representa espondilolistese traumática de C2, é comum nos acidentes automobilísticos, quando a face se choca com o para-brisas antes do vértice da cabeça, forçando o pescoço a realizar hiperextensão. Essa lesão representa 4 a 7% de todas as fraturas e luxações de coluna cervical e pode ser evidenciada por fraturas simples sem desvio dos pedículos do áxis, ou fraturas dos arcos com subluxação anterior e angulação de C2 sobre C3 (Figura 11.31). Em geral, com essas duas variantes, a linha de fratura está localizada à frente da faceta articular inferior de C2, mas fraturas com desvio estão associadas mais comumente à ruptura de ligamentos e lesões do disco intervertebral. A melhor incidência para demonstrar essa lesão é radiografia lateral (Figura 11.32).

As fraturas do enforcado (termo que provavelmente deve ser substituído corretamente por *fraturas do homem enforcado*) foram classificadas em três tipos (Figura 11.33). Tipo I caracteriza-se por fratura do pedículo de C2, estendendo-se entre facetas articulares superior e inferior. Lesão tipo II consiste em fratura do tipo I, com ruptura simultânea do disco intervertebral de C2-3. Fratura tipo III consiste em fratura tipo II combinada com luxação das facetas articulares de C2-3.

Fratura do corpo de C2

Fratura do corpo de C2 (Figura 11.34) é rara e, em geral, pode ser evidenciada por lesão estável em "gota de lágrima por extensão" (ver adiante). Em alguns casos, esse tipo de fratura pode ser complicado por traumatismos vasculares.

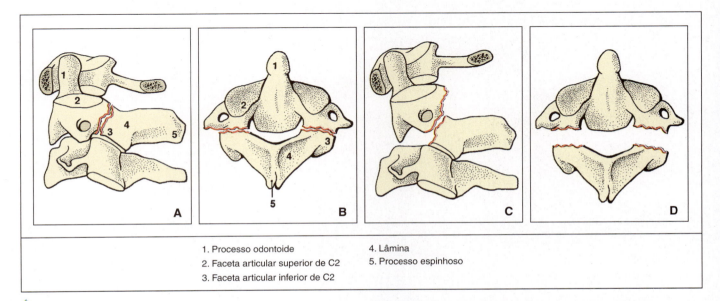

1. Processo odontoide
2. Faceta articular superior de C2
3. Faceta articular inferior de C2
4. Lâmina
5. Processo espinhoso

Figura 11.31 Fratura do enforcado. Essa lesão pode ser evidenciada por fraturas dos arcos de C2 sem desvio, conforme ilustrado aqui esquematicamente nas incidências lateral (**A**) e axial (**B**), ou por fraturas com desvio e angulação anterior (**C**) e (**D**) associadas às rupturas de ligamentos, disco intervertebral ou facetas articulares.

Fraturas de vértebras intermediárias e inferiores da coluna cervical

Fratura explosiva

O mecanismo dessa fratura é o mesmo que causa fraturas de Jefferson envolvendo a vértebra C1, mas fraturas explosivas são observadas nas vértebras cervicais inferiores (C3-7). Quando o núcleo pulposo, que normalmente fica contido dentro do disco intervertebral, é expulso através da placa terminal da vértebra fraturada e entra no corpo vertebral, essa estrutura "explode" de dentro para fora, resultando em fratura cominutiva. Nos casos típicos, o fragmento posterior é desviado para trás e pode causar danos à medula espinal. Quando o complexo de ligamentos posteriores não é rompido, a fratura explosiva é estável. Em alguns casos em que há ruptura de ligamentos, esse tipo de fratura pode configurar lesão instável. Radiograficamente, a lesão caracteriza-se por fenda vertical no corpo vertebral evidenciada na incidência anteroposterior, mas a incidência lateral demonstra mais claramente o grau de cominuição e desvio posterior (Figura 11.35 A). A TC é a modalidade preferencial nos casos de fratura explosiva, porque demonstra detalhes da fratura na parte posterior do corpo vertebral no plano axial (Figura 11.35B).

Fratura em gota de lágrima

Fratura em gota de lágrima – lesão mais grave e instável dentre todas as que afetam a coluna cervical – caracteriza-se por desvio posterior da vértebra afetada para dentro do canal medular, fratura dos seus elementos posteriores e lesões dos tecidos moles, inclusive do ligamento amarelo e da medula espinal no nível do trauma. Além disso, o estresse aplicado ao ligamento longitudinal anterior provoca sua ruptura ou avulsão do corpo vertebral, levando junto um pedaço da superfície anterior do corpo. Esse pequeno fragmento triangular ou com formato de lágrima geralmente está desviado em direção anterior e inferior (Figura 11.36). Lesão simultânea da medula espinal causa síndrome medular anterior aguda, que consiste em tetraplegia aguda e perda de sensibilidade a dor e temperatura; contudo, as modalidades sensoriais transmitidas pela coluna posterior – posição, vibração e movimento – geralmente estão preservadas.

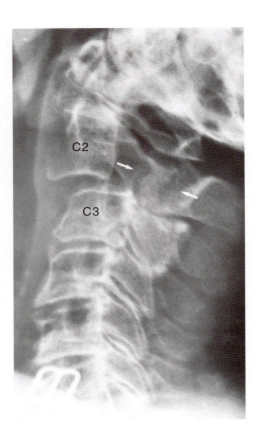

Figura 11.32 Fratura do enforcado. Esse homem de 62 anos teve lesão grave por hiperextensão da coluna cervical em acidente automobilístico. A radiografia lateral demonstrou fratura através dos pedículos de C2 (*setas*) e também subluxação de C2-3, que é uma lesão associada comumente à fratura do enforcado.

A incidência radiográfica lateral é a que mais bem demonstra essa lesão, mas a TC é o método preferencial para a avaliação das mesmas (Figuras 11.37 e 11.38). A avaliação da compressão da medula espinal deve ser realizada por RM (Figura 11.39).

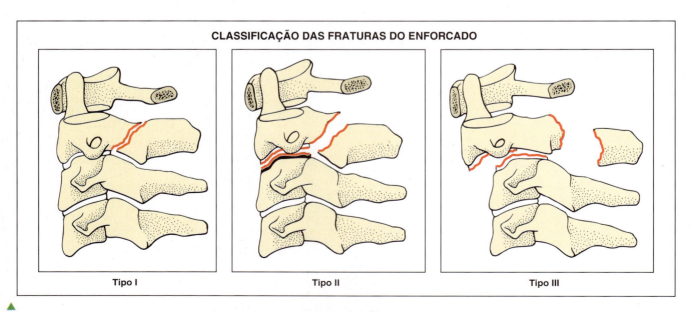

Figura 11.33 Classificação das fraturas do enforcado. (Adaptada de Levine AM, Edwards CC. The management of traumatic spondylolisthesis of the axis. *J Bone Joint Surg [Am]* 1985;67A:217-226.)

Capítulo 11 Coluna Vertebral 543

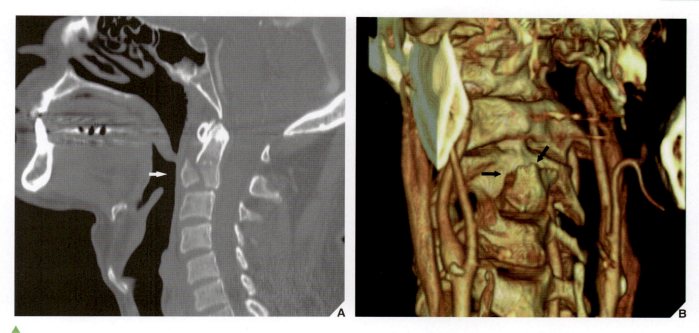

▲
Figura 11.34 Imagem de TC de fratura do corpo de C2. A. Imagem de TC reformatada no plano sagital demonstrou fratura do corpo da vértebra C2 (*seta*). Como havia suspeita clínica de lesão dos vasos cervicais, foi realizada angiotomografia 3D (ATC 3D). **B.** Imagem de TC reconstruída em 3D confirmou fratura (*setas*) mas as artérias do pescoço estavam normais.

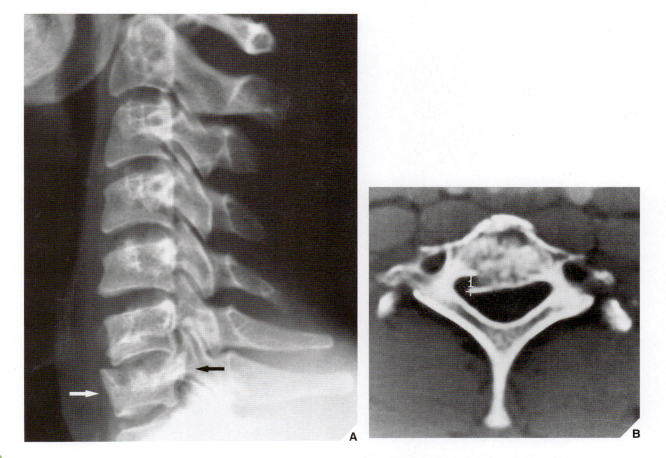

▲
Figura 11.35 Fratura explosiva. Esse homem de 40 anos foi ejetado da motocicleta e chocou-se contra a calçada com o vértice da cabeça. **A.** Essa radiografia lateral da coluna cervical demonstrou fratura cominutiva do corpo de C7, que envolvia as colunas anterior e média (*setas*). **B.** Essa imagem de TC confirmou fratura explosiva. A parte posterior do corpo vertebral estava desviada para dentro do canal medular.

544 Parte 2 Lesões Traumáticas

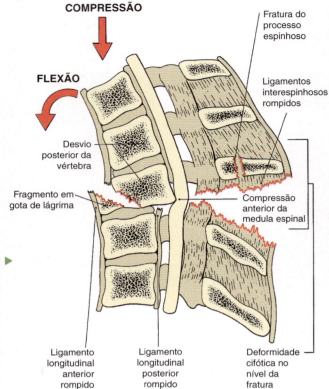

Figura 11.36 Fratura em gota de lágrima. Fratura em gota de lágrima, aqui ilustrada esquematicamente em corte sagital do segmento inferior da coluna cervical, é a lesão mais grave e instável dentre todas as que afetam esse segmento da coluna vertebral. Ruptura do ligamento longitudinal anterior pode causar avulsão de um fragmento da superfície anterior do corpo de C5 com formato de gota de lágrima. Essa fratura também é marcada por desvio posterior da vértebra afetada e fratura dos seus elementos posteriores. Dependendo da gravidade da fratura, pode haver graus variados de lesão da medula espinal.

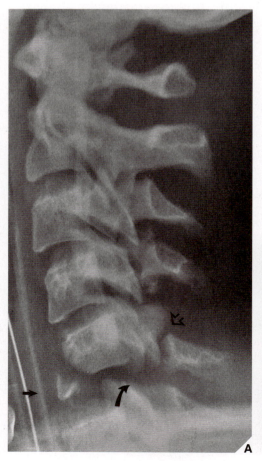

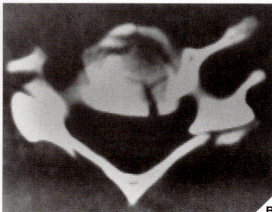

Figura 11.37 Fratura em gota de lágrima. Esse homem de 38 anos machucou o pescoço em acidente de motocicleta. **A.** Essa radiografia lateral da coluna cervical demonstrou fratura com avulsão da superfície anteroinferior do corpo de C5 (*seta*) e fratura do seu processo espinhoso (*seta aberta*). A lâmina de C4 também estava fraturada. Havia rupturas das facetas articulares no nível de C5-6 com alargamento acentuado (*seta curva*) e desvio posterior de todas as vértebras, inclusive cefálico de C5. **B.** Além disso, essa imagem axial de TC mostrou fratura cominutiva grave do corpo de C5.

Capítulo 11 Coluna Vertebral **545**

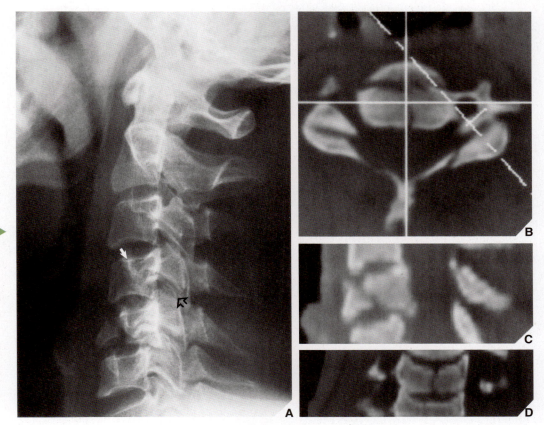

Figura 11.38 Fratura em gota de lágrima. Esse homem de 36 anos machucou o pescoço em acidente de motocicleta. **A.** A radiografia lateral da coluna cervical demonstrou fratura em gota de lágrima típica em C5 (*seta*) e também subluxação de C5-6 (*seta aberta*). Imagens de TC reformatadas nos planos axial (**B**) e sagital (**C**) mostraram detalhes dessa lesão. **D.** Essa imagem de TC reformatada no plano coronal evidenciou fratura vertical do corpo de C5 orientada no plano sagital.

Durante a avaliação dessa fratura, é importante ter em mente que, ocasionalmente, um fragmento triangular de osso com formato e localização semelhantes aos da fratura clássica em gota de lágrima pode ser evidenciado com o tipo de fratura por extensão. Entretanto, a fratura em "gota de lágrima por extensão" é totalmente diferente, porque é estável, não causa complicações potencialmente perigosas da lesão por flexão e, em geral, ocorre no nível de C2 ou C3 (Figura 11.40; ver também Figura 11.34).

Fratura com avulsão de processo espinhoso

Essa fratura oblíqua ou vertical do processo espinhoso de C6 ou C7 é causada por flexão violenta e súbita, como a que é provocada pelo movimento de arremessar o conteúdo de uma pá. Tendo seu nome derivado da ocorrência frequente dessa lesão em mineradores de argila da Austrália na década de 1930, *fratura do minerador de argila* (ou *clay shoveler's fracture*, em inglês) foi assim denominada simultaneamente na Alemanha, onde ocorria entre trabalhadores que construíam o Autobahn (sistema de autoestradas federais da Alemanha). Choque direto sobre a coluna cervical ou traumatismo indireto do pescoço em acidentes automobilísticos podem causar lesão semelhante.

A fratura com avulsão do processo espinhoso é estável porque o complexo de ligamentos posteriores mantém-se intacto; por tal razão, não está associada a déficits neurológicos. A melhor incidência radiográfica para demonstrar esse tipo de lesão da coluna cervical é a lateral (Figura 11.41 A). Quando não é possível demonstrar claramente a vértebra C7, apesar do posicionamento e da técnica adequados (p. ex., porque o pescoço do paciente é curto ou seus ombros são largos), deve-se utilizar a incidência do nadador. Essa fratura também pode ser demonstrada na incidência anteroposterior com base no chamado *sinal fantasma* (Figura 11.41 B) causado pelo desvio do processo espinhoso fraturado. A TC ou a RM raramente são indicadas (Figuras 11.42 e 11.43).

Fratura cuneiforme (compressiva) simples

Resultante da hiperflexão da coluna cervical, a fratura cuneiforme simples geralmente envolve o segmento intermediário ou inferior da coluna cervical. Há compressão anterior (formação de uma cunha) do corpo vertebral e, embora o complexo de ligamentos posteriores seja estirado, ele ainda está preservado e isso torna a fratura uma lesão estável. Incidência lateral da coluna cervical demonstra adequadamente essa lesão (Figura 11.44), mas a TC geralmente é necessária (Figura 11.45).

Facetas presas

Faceta presa unilateral

Esse tipo de lesão é causado por força de flexão-rotação seguida de ruptura da cápsula articular de uma faceta articular e complexo ligamentar posterior. Quando não há alargamento do espaço interdiscal ou subluxação, o travamento unilateral da faceta articular é uma lesão relativamente estável. Contudo, frequentemente há subluxação anterior em cerca de 25% dos casos. Esses pacientes estão sujeitos a sofrer lesão radicular ou, raramente, lesão medular do tipo Brown-Sequard.

Facetas empilhadas bilateralmente

Esse tipo de subluxação vertebral ocorre em consequência de lesão por flexão. Há ruptura do complexo ligamentar posterior, e os processos articulares superior e inferior das vértebras afetadas ficam em aposição. O aspecto laminado das facetas articulares é alterado para uma configuração na qual os córtices laminares interceptam-se em algum ponto (Figuras 11.46 e 11.47 A). Essa lesão é diagnosticada mais facilmente nas incidências oblíqua e perfil da coluna cervical, ou por TC com reformatação nos planos sagital e oblíquo.

546 Parte 2 Lesões Traumáticas

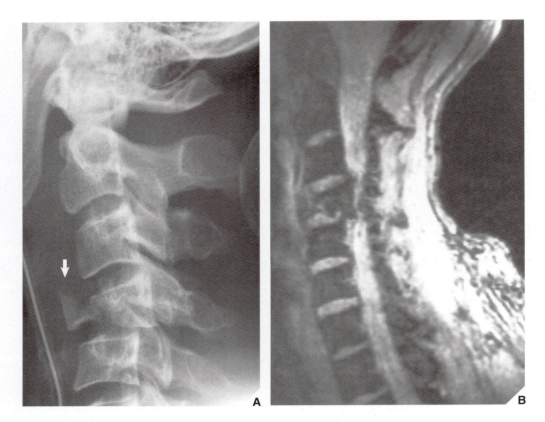

▲
Figura 11.39 Imagem de RM de fratura em gota de lágrima. Esse homem de 38 anos viajava sem cinto de segurança como passageiro e envolveu-se em acidente automobilístico. **A.** Essa radiografia lateral da coluna cervical demonstrou fratura em gota de lágrima de C4 (*seta*). **B.** Imagem sagital de RM em sequência MPGR (*gradient-echo*) mostrou desvio posterior do corpo da vértebra C4 com invasão do canal medular e transecção praticamente completa da medula cervical. Também havia edema de partes moles e hemorragia com sinal hiperintenso.

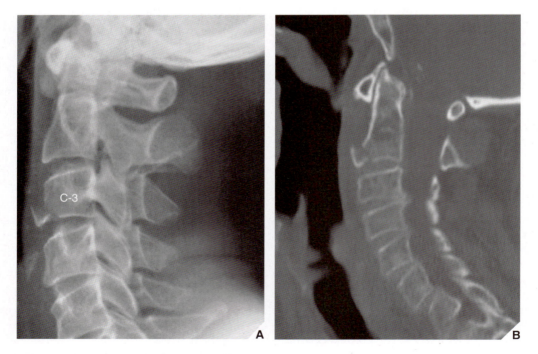

▲
Figura 11.40 Fratura em gota de lágrima por extensão. A. Esse homem de 37 anos sofreu lesão da coluna cervical por extensão exagerada em uma queda. Radiografia lateral da coluna cervical demonstrou fratura em gota de lágrima por extensão do corpo vertebral de C3. Observe que, ao contrário da lesão causada por flexão exagerada, não havia subluxação e as linhas vertebral posterior e espinolaminar estavam preservadas. **B.** Em outro paciente, um homem de 63 anos que referia dor cervical depois de acidente automobilístico ocorrido 3 semanas antes, essa imagem sagital de TC mostrou fratura em gota de lágrima do corpo vertebral de C2. (*Continua*)

Capítulo 11 Coluna Vertebral **547**

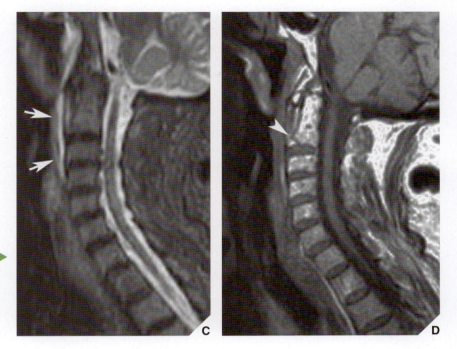

Figura 11.40 Fratura em gota de lágrima por extensão. (*Continuação*) **C.** Imagem sagital de RM ponderada em T2 demonstrou edema de partes moles pré-vertebrais (*setas*). A fratura de C2 não foi demonstrada com clareza. **D.** Imagem sagital de RM ponderada em T1 mostrou bem a fratura (*ponta de seta*). (**B, C** e **D**, Cortesia do Dr. Evan Stein, Brooklyn, New York.)

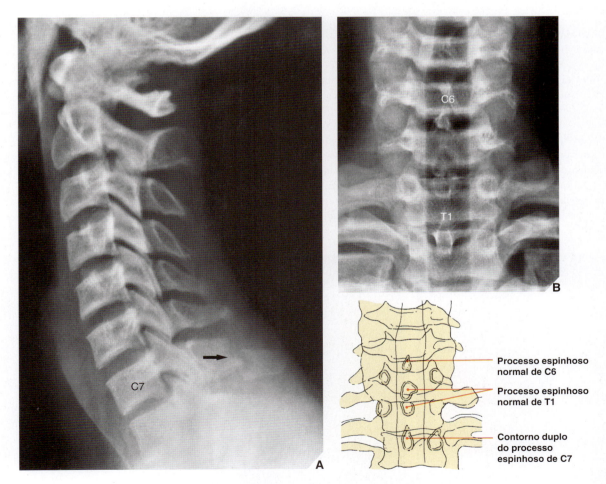

Figura 11.41 Fratura com avulsão de processo espinhoso (fratura do minerador de argila). Esse homem de 22 anos machucou o pescoço em um acidente automobilístico. **A.** A radiografia lateral da coluna cervical demonstrou fratura do processo espinhoso de C7 (*seta*), caracterizada como a fratura do minerador de argila (*clay shoveler's fracture*, em inglês). **B.** Na incidência anteroposterior, essa fratura pode ser demonstrada pelo aspecto de "processo espinhoso duplicado" em C7. Esse sinal fantasma é secundário ao desvio caudal discreto da ponta fraturada do processo espinhoso.

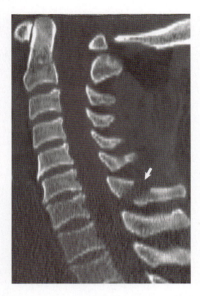

▲
Figura 11.42 Imagem de TC de fratura com avulsão de processo espinhoso (fratura do minerador de argila). Esse homem de 33 anos machucou o pescoço em uma competição de luta. Radiografias convencionais não foram conclusivas porque o paciente tinha musculatura cervical exagerada. Essa imagem de TC reformatada no plano sagital da coluna cervical demonstrou fratura com desvio do processo espinhoso de C7 (*seta*).

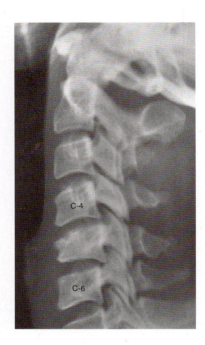

▲
Figura 11.44 Fratura cuneiforme (compressiva). Essa mulher de 30 anos machucou o pescoço em um acidente automobilístico. Radiografia lateral da coluna cervical demonstrou fratura cuneiforme simples de C5.

Faceta presa bilateral

Luxação facetária bilateral da coluna cervical é causada por flexão extrema da cabeça e do pescoço e é uma lesão instável causada por ruptura extensiva do complexo ligamentar posterior. O travamento das facetas articulares é iniciado pelo movimento anterior da faceta articular inferior da vértebra superior sobre a faceta articular superior da vértebra subjacente (Figura 11.47). Isso provoca afastamento das lâminas e processos espinhosos das duas vértebras adjacentes e subluxação dos corpos vertebrais. No estágio seguinte da luxação, a faceta articular inferior da vértebra superior trava à frente da faceta articular superior da vértebra subjacente, resultando em luxação anterior completa. A configuração dessa lesão acarreta ruptura completa do complexo de ligamentos posteriores, ligamento longitudinal posterior, anel fibroso e (comumente) ligamento longitudinal anterior. Esse tipo de lesão também está associado à incidência alta de traumatismo raquimedular.

Radiografia lateral da coluna cervical, de preferência com raios perpendiculares à mesa, é suficiente para demonstrar faceta presa bilateral O elemento essencial ao diagnóstico seguro é desalinhamento das vértebras envolvidas com alteração de todas as marcas anatômicas da coluna cervical em perfil (ver Figura 11.3 D) e posição das facetas articulares luxadas situadas atrás e em posição proximal às facetas articulares da vértebra superior (Figura 11.47 C).

A RM é o método preferencial para demonstrar lesões dos elementos não ósseos da coluna vertebral após traumatismo, inclusive rupturas de ligamentos e hematomas epidurais (Figura 11.48).

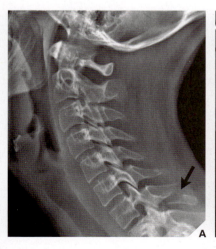 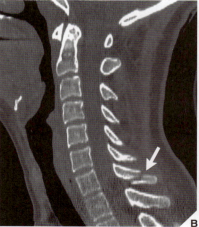 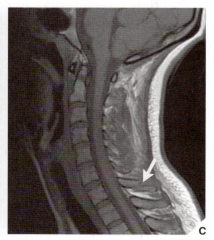

▲
Figura 11.43 Imagens de TC e RM de fratura com avulsão de processo espinhoso (fratura de minerador de argila). Esse homem de 22 anos machucou o pescoço ao mergulhar. Radiografia lateral (**A**), imagem de TC reformatada no plano sagital (**B**) e imagem sagital de RM ponderada em densidade de prótons mostraram fratura de processo espinhoso de C7 com pequeno desvio caudal (*setas*) (**C**).

Capítulo 11 Coluna Vertebral 549

Coluna toracolombar

Considerações anatomorradiológicas

As incidências radiográficas tradicionais para avaliar lesões traumáticas da *coluna torácica* são anteroposterior (Figura 11.49) e lateral (Figura 11.50). A incidência lateral é obtida por uma técnica conhecida como *autotomografia*, que exige que o paciente respire superficialmente para obscurecer as estruturas envolvidas nos movimentos respiratórios e obter visão mais clara da coluna vertebral torácica.

Como em pacientes com lesões traumáticas da coluna cervical, a TC e a RM desempenham papel fundamental na avaliação de fraturas da coluna torácica, principalmente para definir a extensão da lesão. Imagens axiais de TC são excelentes para avaliar não apenas anormalidades ósseas, mas também lesões de tecidos moles; além disso, imagens de TC reformatadas nos planos sagital e coronal e TC 3D reconstruídas permitem demonstrar linhas de fratura orientadas no plano axial, que poderiam passar despercebidas nos cortes axiais. Imagens de RM são ideais para avaliar lesões coexistentes de tecidos moles, principalmente da medula espinal e do saco dural. Nesse exame, são obtidas imagens sagitais ponderadas em T1 e T2 e imagens axiais ponderadas em T2 complementadas com imagens em sequência GRE (*gradient recalled echo*).

O padrão de exame radiográfico para avaliar lesões traumáticas da *coluna lombar* inclui incidências anteroposterior, lateral e oblíqua suplementadas por radiografias laterais focalizadas da junção lombossacra (L5-S1). Em geral, a incidência anteroposterior é suficiente para avaliar lesões traumáticas dos corpos vertebrais e processos transversos; os espaços dos discos intervertebrais também são demonstrados claramente, exceto nos segmentos mais baixos (L5-S1) (Figura 11.51). Os processos espinhosos (evidenciados como

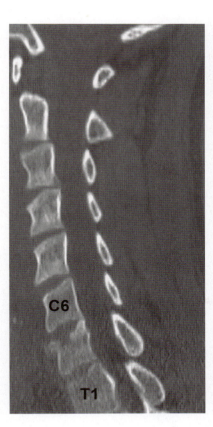

Figura 11.45 Imagem de TC de fratura compressiva. Esse homem de 18 anos feriu-se ao mergulhar. Essa imagem de TC reformatada no plano sagital demonstrou fratura compressiva de C7. Observe o alinhamento anatômico dos elementos posteriores dos corpos vertebrais e linha vertebral posterior preservada.

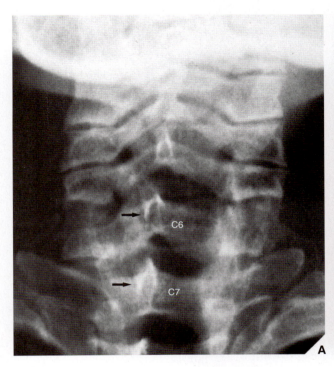
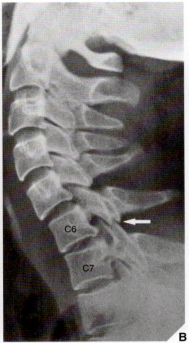

Figura 11.46 Facetas articulares empilhadas. Essa mulher de 34 anos machucou o pescoço em um acidente de esqui. **A.** A incidência do pilar da coluna cervical demonstrou borramento bilateral das facetas articulares no nível de C6-7. As articulações localizadas acima pareciam normais. O desvio dos processos espinhosos à direita (*setas*) era causado por rotação. **B.** Essa radiografia lateral mostrou facetas articulares empilhadas das vértebras C6 e C7 (*seta*).

550 Parte 2 Lesões Traumáticas

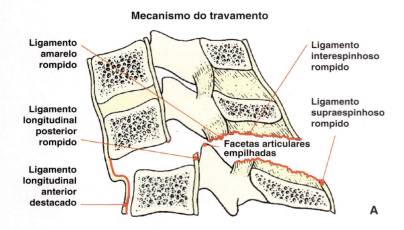
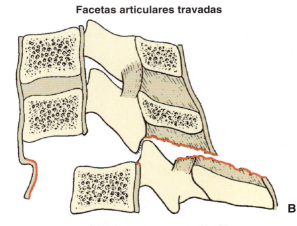
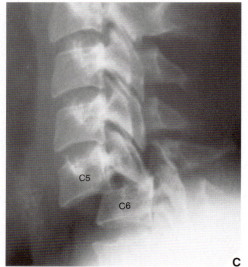

Figura 11.47 Facetas presas. A e **B.** Faceta presa bilateral é uma lesão causada por hiperflexão e evidenciada por luxação anterior completa da vértebra afetada. Essa condição sempre está associada a ruptura ligamentar grave e acarreta grande risco de lesão da medula cervical. **C.** Esse homem de 36 anos machucou o pescoço em um acidente automobilístico, que lhe causou tetraplegia. Radiografia lateral da coluna cervical demonstrou facetas presas bilateralmente no nível de C5-6.

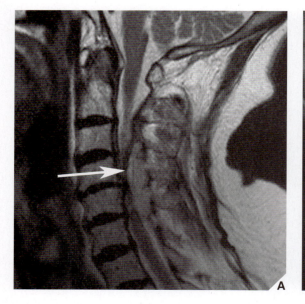
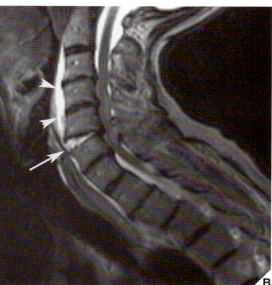

Figura 11.48 Imagens de RM de lesões de partes moles da coluna cervical. A. A imagem sagital de RM ponderada em T2 desse homem de 53 anos que se apresentou com paraplegia aguda depois de acidente demonstrou hematoma epidural hiperintenso no nível de C4 e C5 em localização posterior determinando compressão de medula (*seta*). **B.** A imagem sagital de RM ponderada em T2 desse homem de 70 anos que referia dor cervical grave após lesão por hiperextensão, embora sem déficits neurológicos focais, mostrou ruptura do ligamento longitudinal anterior com alargamento da superfície anterior do espaço interdiscal de C5-6 (*seta*) e hematoma pré-vertebral anterior (*pontas de seta*). (Cortesia do Dr. Evan Stein, Brooklyn, New York.)

Capítulo 11 Coluna Vertebral 551

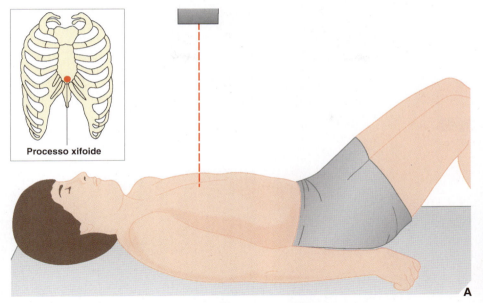

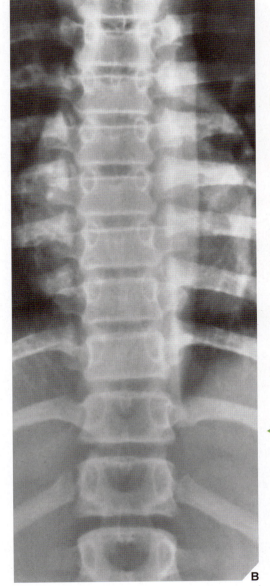

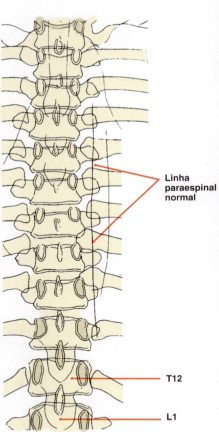

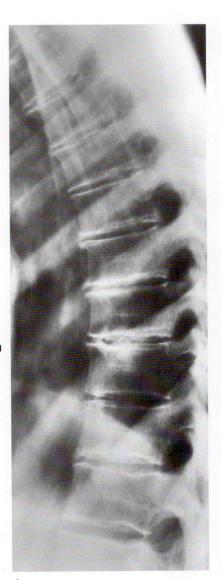

◀ **Figura 11.49 Incidência anteroposterior da coluna torácica. A.** Para obter incidência anteroposterior da coluna torácica, o paciente deita-se em posição supina na mesa com joelhos flexionados para corrigir a cifose torácica normal. O feixe central é dirigido verticalmente a cerca de 3 cm acima do processo xifoide. **B.** Radiografia obtida nessa incidência mostra os platôs vertebrais, pedículos vertebrais e espaços dos discos intervertebrais. A altura das vértebras pode ser medida, e alterações da linha paraespinal podem ser detectadas.

▲ **Figura 11.50 Incidência lateral da coluna torácica.** Para obter incidência lateral da coluna torácica, o paciente fica ereto com os braços levantados. De forma a eliminar estruturas que poderiam obscurecer os elementos ósseos da coluna torácica, o paciente deve ser instruído a respirar suavemente durante a exposição. O feixe central é dirigido horizontalmente para o nível da vértebra T6 com angulação cefálica de 10°. Radiografia nessa incidência demonstra imagem lateral dos corpos vertebrais e espaços dos discos intervertebrais.

552 **Parte 2** Lesões Traumáticas

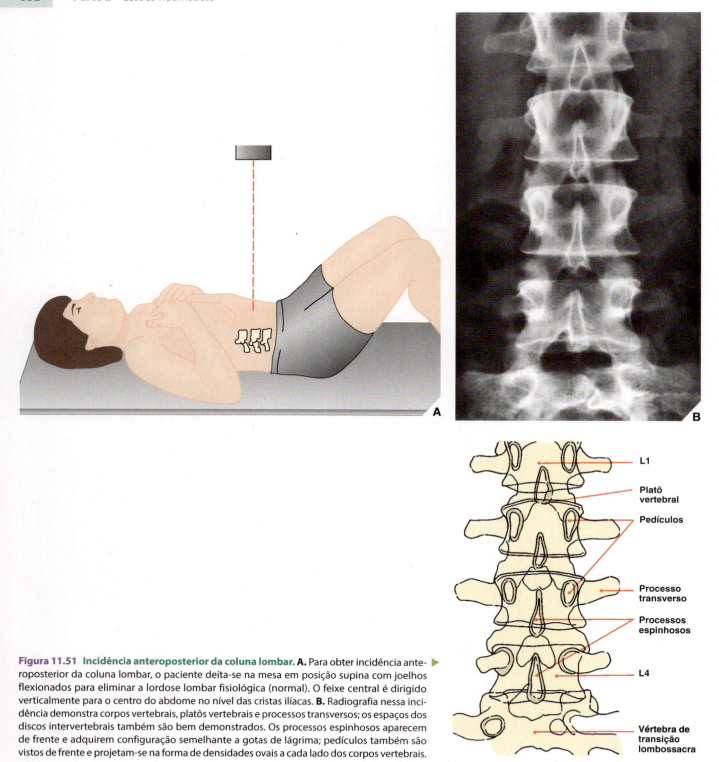

Figura 11.51 Incidência anteroposterior da coluna lombar. A. Para obter incidência anteroposterior da coluna lombar, o paciente deita-se na mesa em posição supina com joelhos flexionados para eliminar a lordose lombar fisiológica (normal). O feixe central é dirigido verticalmente para o centro do abdome no nível das cristas ilíacas. **B.** Radiografia nessa incidência demonstra corpos vertebrais, platôs vertebrais e processos transversos; os espaços dos discos intervertebrais também são bem demonstrados. Os processos espinhosos aparecem de frente e adquirem configuração semelhante a gotas de lágrima; pedículos também são vistos de frente e projetam-se na forma de densidades ovais a cada lado dos corpos vertebrais.

estruturas em forma de gotas) e as facetas articulares não são bem demonstrados nessa incidência. A configuração típica dos platôs dos corpos vertebrais de L3 a L5 pode ser observada na incidência anteroposterior. Normalmente, as superfícies inferiores dessas vértebras formam o que se conhece como *contorno de arco de cupido* (Figura 11.52), que desaparece nos casos de fraturas compressivas envolvendo essa parte da coluna vertebral.

Na incidência lateral da coluna lombar, os corpos vertebrais aparecem em perfil e os platôs vertebrais superior e inferior são demonstrados claramente (Figura 11.53). Fraturas dos processos espinhosos podem ser avaliadas adequadamente nessa incidência, bem como anormalidades que envolvem os espaços dos discos intervertebrais, inclusive L5-S1. Como também ocorre na coluna cervical, a incidência oblíqua da coluna lombar pode ser obtida da parte anterior ou posterior do corpo do paciente, embora a oblíqua posteroanterior seja preferível (Figura 11.54). Essa incidência é especialmente útil para demonstrar as facetas articulares e avaliar a configuração dos elementos das vértebras adjacentes, conhecidos

Capítulo 11 Coluna Vertebral   553

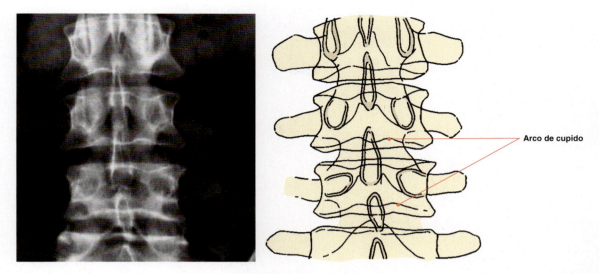

Figura 11.52 Sinal do arco de cupido. A incidência anteroposterior focalizada da coluna lombar demonstra a configuração típica das superfícies inferiores das vértebras L3 e L4. O contorno desse "arco de cupido" desaparece quando há fratura por compressão.

como *formação de cão escocês* (Figura 11.54 C e D), que foi identificada inicialmente por Lachapele.

Técnicas radiológicas complementares são utilizadas frequentemente para avaliar lesões traumáticas da coluna lombar. Como também ocorre em pacientes com lesões dos segmentos cervical e torácico, a TC fornece informações úteis para avaliar extensão das fraturas dos corpos vertebrais e anormalidades dos discos intervertebrais (Figura 11.55). Além disso, mielografia (Figura 11.56) e discografia (Figura 11.57) comumente são necessárias e, em geral, são combinadas com TC (Figura 11.58).

Hoje em dia, a RM é usada comumente para avaliar lesões traumáticas da coluna toracolombar. Em geral, imagens são obtidas utilizando espiral planar de superfície com seu eixo longitudinal orientado em paralelo com a coluna vertebral. A espessura de corte usada para examinar coluna toracolombar nos planos sagital e axial geralmente é de 5 mm, com intervalo de 1 mm entre os cortes para reduzir

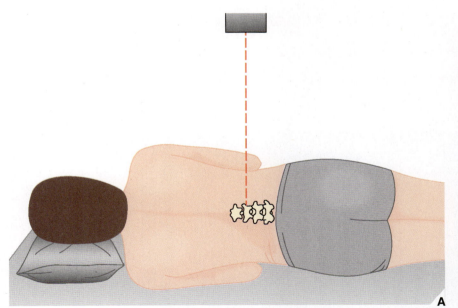
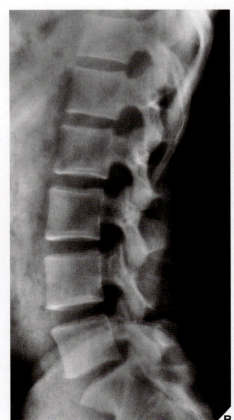

Figura 11.53 Incidência lateral da coluna lombar. A. Para obter incidência lateral da coluna lombar, o paciente deita-se na mesa sobre o lado esquerdo ou direito; joelhos e quadris são flexionados para eliminar a curva lordótica. O feixe central é dirigido verticalmente para o centro do corpo da vértebra L3 no nível da cintura do paciente. **B.** Radiografia na incidência lateral coluna lombar possibilita avaliação adequada dos corpos, pedículos e processos espinhosos vertebrais, assim como dos forames intervertebrais e espaços discais.

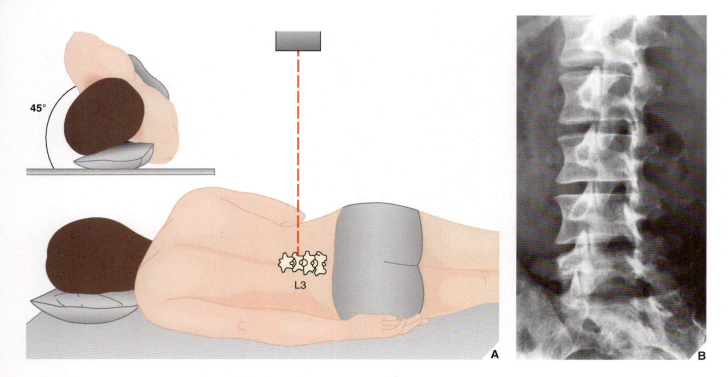
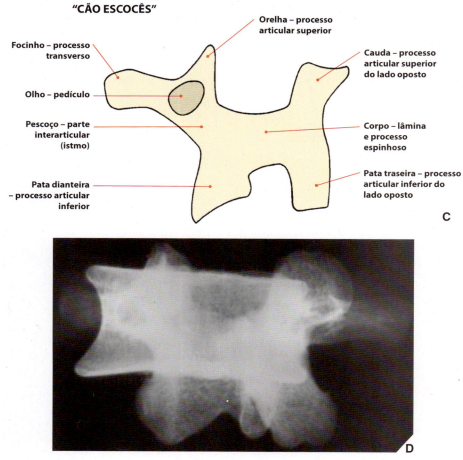

▲ **Figura 11.54 Incidência oblíqua da coluna lombar. A.** Para obter incidência oblíqua posteroanterior da coluna lombar, o paciente deita-se na mesa com o lado direito rodado 45° para demonstrar as facetas articulares do lado direito. (Elevação do lado esquerdo permite demonstrar as facetas articulares do lado esquerdo.) O feixe central é dirigido verticalmente para o centro de L3. **B.** Radiografia oblíqua posteroanterior demonstra facetas articulares, processos articulares superiores e inferiores, pedículos e parte interarticular. **C** e **D.** Radiografia na incidência oblíqua também mostra configuração típica dos elementos das vértebras lombares adjacentes, conhecida como *cão escocês*.

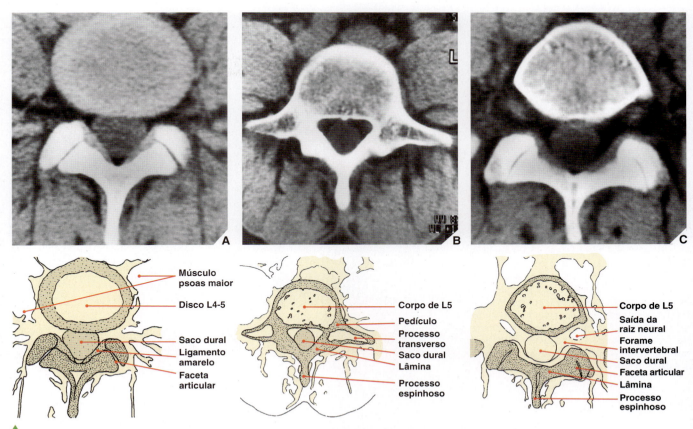

Figura 11.55 Imagens de TC da coluna lombar. A. Essa imagem de TC no espaço intervertebral de L4-5 demonstra as facetas articulares, assim como os processos espinhosos e as lâminas de L4. Observe o aspecto do ligamento amarelo. **B.** Outra imagem de TC obtida no plano do terço superior do corpo de L5 mostra incidência axial dos pedículos, processos transversos e lâminas, assim como corte transversal do saco dural e parte superior do processo espinhoso. **C.** Essa imagem obtida no plano do terço inferior do corpo de L5 demonstrou forames intervertebrais, parte distal do corpo vertebral e o processo espinhoso. Observe as facetas articulares de L5-S1.

artefatos de sinal emitido dos cortes adjacentes. Imagens sagitais da coluna toracolombar são obtidas nas sequências ponderadas em T1 e T2, enquanto imagens no plano axial são obtidas rotineiramente em T2. Semelhante ao exame de RM da coluna cervical, o líquido cerebrospinal tem sinal hipointenso nas imagens sagitais ponderadas em T1, em contraste com sinal de intensidade intermediária da medula espinal. A medula óssea dentro dos corpos vertebrais aparece com sinal hiperintenso, em contraste com sinal de intensidade intermediária dos discos intervertebrais (Figura 11.59 A).

Nas imagens ponderadas em T2, a medula torácica aparece com sinal de intensidade baixa a intermediária, em contraste com sinal hiperintenso do líquido cerebrospinal. Discos intervertebrais têm sinal de intensidade variável nas imagens ponderadas em T2, dependendo da idade do paciente. Nos indivíduos jovens, o núcleo pulposo é muito bem hidratado e, por essa razão, tem sinal hiperintenso nas imagens ponderadas em T2. À medida que os indivíduos envelhecem, a hidratação diminui e a intensidade do sinal torna-se intermediária a baixa. A medula óssea do corpo vertebral tem sinal de intensidade intermediária nas imagens ponderadas em T1 e T2, mas a intensidade do sinal da medula óssea é altamente dependente das quantidades de medulas vermelha e amarela, que também se alteram com a idade (Figura 11.59 B).

Imagens axiais demonstram claramente a relação entre espaços dos discos intervertebrais e saco dural. Nas imagens axiais ponderadas em T1, corpo, pedículos, lâminas e processos transversos das vértebras apresentam sinal hiperintenso, enquanto núcleo pulposo tem sinal de intensidade intermediária, em contraste com sinal hipointenso na periferia do anel fibroso. As raízes neurais têm sinal de intensidade baixa a intermediária e contrastam com sinal hiperintenso da gordura circundante (Figura 11.59 C). Nas imagens ponderadas em T2, o núcleo pulposo tem sinal hiperintenso, em contraste com o sinal hipointenso do anel fibroso. Raízes neurais aparecem como estruturas com sinal hipointenso (Figura 11.59 D).

As Tabelas 11.1, 11.3 e 11.5 apresentam um resumo dessa discussão.

Lesões traumáticas da coluna toracolombar

Fraturas da coluna toracolombar

Classificação

As fraturas do segmento toracolombar da coluna vertebral podem envolver o corpo e o arco vertebrais e processos transversos, espinhosos e articulares. Em geral, essas fraturas podem ser classificadas, com base no mecanismo da lesão, em fraturas compressivas, explosivas e distrativas (fratura de Chance e outras lesões causadas por cinto de segurança) e fraturas-luxações.

Como muitos autores utilizavam diferentes classificações de fraturas da coluna toracolombar, as publicações acerca da estabilidade ou instabilidade de determinado padrão de fratura também discordavam. Em 1983, Denis introduziu o conceito de classificação das lesões agudas dos segmentos toracolombares em três colunas ou

Figura 11.56 Mielografia da coluna lombar. Para realizar mielografia da coluna lombar, o paciente deita-se na mesa em posição de pronação. O local da punção – geralmente no nível de L3-4 ou L2-3 – é marcado com controle radioscópico. Uma agulha calibre 22 é introduzida no espaço subaracnóideo e fluxo livre de líquido cerebrospinal indica que está na posição certa. Em seguida, o radiologista injeta lentamente 15 mℓ de ioexol ou iopamidol na concentração de 180 mg de iodo por mililitro, e radiografias são obtidas nas incidências posteroanterior (**A**), oblíquas direita e esquerda (**B**) e lateral com raios perpendiculares à mesa (**C**). Nos exames normais demonstrados ao lado, o contraste apareceu delineando o espaço subaracnóideo do saco dural e o fundo de saco dural, ou parte mais distal do saco dural. As raízes neurais são simétricas nos dois lados da coluna de contraste. A falha de enchimento linear representava uma raiz neural em seu envoltório preenchido por contraste. A extensão do manguito radicular pode variar de um paciente para outro, mas em cada indivíduo todas as raízes são praticamente iguais em comprimento. Durante o exame de mielografia do segmento lombar, é fundamental obter radiografia focalizada do segmento torácico no nível de T10-12 (**D**) porque tumores localizados no cone medular podem simular sintomas clínicos de hérnia de disco lombar.

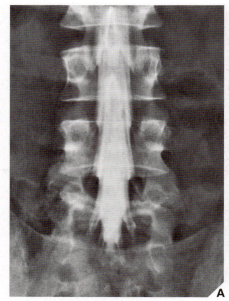
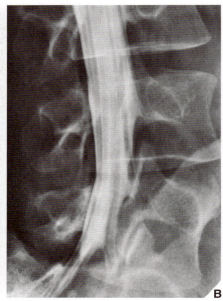
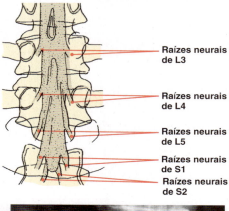
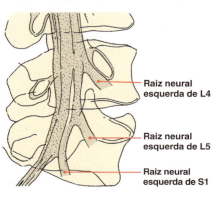
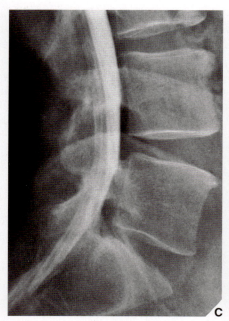
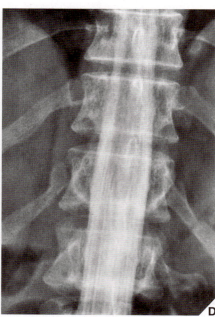
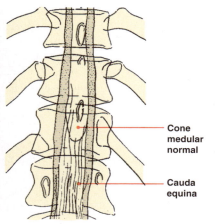

Capítulo 11 Coluna Vertebral 557

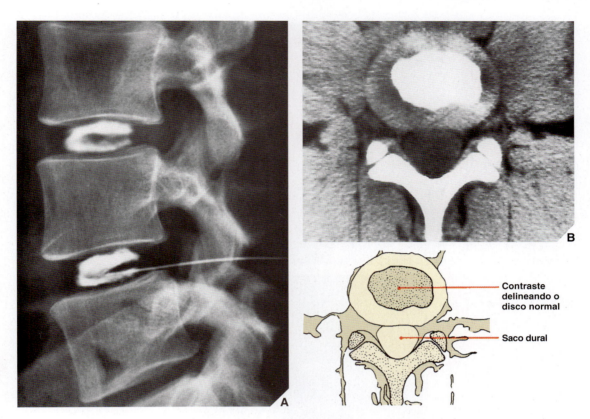

▲
Figura 11.57 Discografia lombar. Para realizar discografia da coluna lombar, o paciente deita-se na mesa em pronação, e o radiologista marca o nível da injeção, dependendo da indicação do exame. A agulha é então introduzida no centro do núcleo pulposo para injetar cerca de 2 a 3 mℓ de metrizamida. **A.** Essa radiografia lateral de discografia normal demonstrou concentração do contraste no núcleo pulposo delineando o disco; nesta imagem, não houve extravasamento de contraste enquanto a agulha estava no local. **B.** Essa imagem de TC do espaço discal de L3-4, obtida após a discografia, demonstrou que esta estrutura tinha aspecto normal.

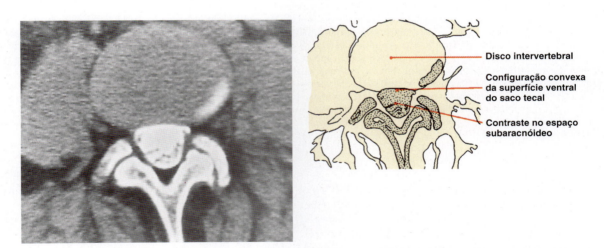

▲
Figura 11.58 Mielotomografia computadorizada (MTC) da coluna lombar. Essa imagem de TC obtida depois de mielografia demonstrou aspecto normal do contraste no espaço subaracnóideo. Observe que o disco não comprimia a superfície ventral do saco tecal.

elementos (Figura 11.60). A importância desse sistema é sua utilidade para determinar estabilidade de várias fraturas com base na localização da lesão em uma ou mais colunas ou elementos espinais:

Coluna anterior compreende os dois terços anteriores do anel fibroso e corpo vertebral e o ligamento longitudinal anterior. *Coluna média* inclui ligamento longitudinal posterior e terços posteriores do corpo vertebral e anel fibroso. *Coluna posterior* consiste no complexo de ligamentos posteriores, que foi definido por Holdsworth com as seguintes estruturas: ligamentos supraespinhoso e infraespinhoso, cápsulas das articulações intervertebrais e ligamento amarelo (ou ligamento interlaminar), além da parte posterior do arco neural. Em geral, fraturas de uma coluna são estáveis, enquanto fraturas de três colunas são instáveis; fraturas de duas colunas podem ser estáveis ou instáveis, dependendo da gravidade da lesão (Tabela 11.6).

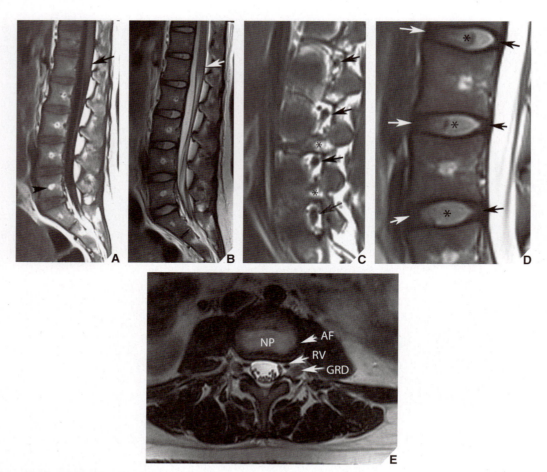

▲ **Figura 11.59 Aspecto normal da coluna lombar à RM de um adulto jovem. A.** Imagem sagital de RM ponderada em T1. Observe sinal de intensidade baixa a intermediária na medula óssea dos corpos vertebrais, que reflete predominantemente medula vermelha óssea dos corpos vertebrais, que refletia predomínio de medula vermelha, com exceção do sinal hiperintenso correspondente aos tecidos gordurosos ao redor das veias basivertebrais ao centro dos corpos vertebrais (*ponta de seta*). Cone medular (*seta*) e cauda equina também foram demonstrados claramente circundados por líquido cerebrospinal (LCS) com sinal hipointenso. **B.** Essa imagem sagital de RM ponderada em T2 também demonstrou sinal hipointenso na medula vermelha apropriado à idade desse paciente jovem. Observe o cone medular (*seta*) e a cauda equina circundados por LCS com sinal hiperintenso. **C.** Essa imagem parassagital direita de RM ponderada em T1 mostrou raízes neurais emergentes normais circundadas por gordura (*setas*) dentro dos forames neurais correspondentes. Observe que os pedículos direitos (*asteriscos*) estavam normais com pequena quantidade de medula amarela. **D.** Essa imagem sagital ampliada de RM ponderada em T2 demonstrou núcleo pulposo bem hidratado (normal) com sinal hiperintenso (*asteriscos*) e anéis fibrosos anterior e posterior periféricos hipointensos (*setas*). **E.** Essa imagem axial de RM ponderada em T2 no nível do disco intervertebral normal mostrou núcleo pulposo (NP) hiperintenso e anel fibroso (AF) hipointenso. O disco intervertebral normal é ligeiramente côncavo na parte posterior. Raízes neurais da cauda equipa com sinal hipointenso também foram demonstradas dentro do saco dural, que tinha aspecto arredondado normal na parte central e nos recessos laterais. Observe a raiz neural ventral (RV) e o gânglio da raiz dorsal (GRD). (Cortesia do Dr. Oleg Opsha, Brooklyn, Nova York.)

Fraturas de compressão

Fratura de compressão, geralmente resultante de flexão anterior ou lateral, consiste na desestruturação da coluna anterior por ação de forças compressivas; a coluna média é preservada e funciona como "dobradiça", mesmo nos casos graves em que também pode haver lesão parcial da coluna posterior. O padrão de exame radiográfico dos segmentos torácico e lombar geralmente é suficiente para demonstrar esse tipo de lesão (Figura 11.61), embora a TC ou a RM possa ser necessária para definir a extensão da fratura ou demonstrar aspectos obscuros (Figuras 11.62 a 11.64). Radiografia na incidência anteroposterior demonstra "empenamento" dos córtices laterais do corpo vertebral nas proximidades do platô vertebral afetado, além de redução da altura do corpo vertebral. Quando há lesões por flexão lateral, as forças compressivas podem resultar em deformidade cuneiforme do corpo vertebral. Nos casos sutis, um indício desse diagnóstico pode ser abaulamento localizado da linha paraespinal em consequência de hemorragia e edema. Contudo, deve-se ter em mente que essa alteração também pode ser encontrada com fraturas patológicas secundárias às metástases ósseas de coluna vertebral (ver Figura 22.74). Na incidência lateral, a fratura de compressão simples pode ser evidenciada por redução da altura da parte anterior do corpo vertebral, enquanto a altura da parte posterior e o córtex posterior são mantidos.

Fraturas explosivas

Fratura explosiva resulta da desestruturação das colunas anterior e média em consequência da aplicação de forças de compressão axial ou uma combinação de compressão axial com rotação ou flexão anterior ou lateral. Incidências anteroposterior e perfil da coluna toracolombar geralmente são suficientes para demonstrar essas fraturas. Nos casos típicos, a radiografia na incidência anteroposterior demonstra fratura vertical da lâmina, além de aumento da distância interpedicular e afastamento das facetas articulares posteriores (Figura 11.65 A). Na radiografia lateral, a fratura da parte posterior do corpo vertebral diminui a altura dessa parte óssea (Figura 11.65 B). Geralmente

Tabela 11.5 Incidências radiográficas convencionais e especiais para avaliar lesões traumáticas da coluna toracolombar.[a]	
Incidência	Demonstração

Anteroposterior	Fraturas de:
	    Corpos vertebrais
	    Platôs vertebrais
	    Pedículos
	    Processos transversos
	Fraturas-luxações
	Anormalidades dos discos intervertebrais
	Abaulamento paraespinal
	Sinal do chapéu de Napoleão invertido

Perfil	Fraturas de:
	    Corpos vertebrais
	    Platôs vertebrais
	    Pedículos
	    Processos espinhosos
	Fratura de Chance (fraturas de cinto de segurança)
	Anormalidades de:
	    Forames intervertebrais
	    Espaços dos discos intervertebrais
	Vértebra límbica
	Nódulo de Schmorl
	Espondilolistese
	Sinal do processo espinhoso

Oblíqua	Anormalidades de:
	    Facetas articulares
	    Parte interarticular
	Espondilólise
	Configuração de "cão escocês"

[a] Ver técnicas radiológicas complementares na Tabela 11.3.

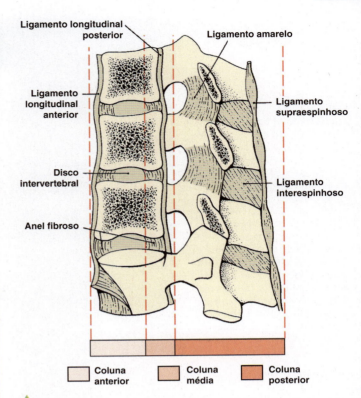

Figura 11.60 Divisão da coluna vertebral em três colunas. O conceito de três colunas para o exame da coluna toracolombar ajuda a determinar a estabilidade das várias lesões. Fraturas que envolvem todas as três colunas são instáveis, enquanto as que que afetam apenas uma coluna são estáveis. (Adaptada de Denis F. Three column spine and its significance in the classification of acute thoracolumbar spinal injuries. Spine [Phila Pa 1976] 1983;8:817-831.)

há cominuição, e os fragmentos são empurrados para trás e entram no canal medular, acarretando compressão do saco dural. Por essa razão, a TC é uma técnica essencial à avaliação de fraturas explosivas (Figuras 11.65 C e 11.66 A a C), enquanto a RM (Figuras 11.67 e 11.68) ou mielografia (Figura 11.69) podem ser necessárias para localizar e demonstrar o grau de compressão do saco tecal.

Fraturas de Chance

Originalmente descrito por G. Q. Chance, esse tipo de lesão por distração da coluna lombar também passou a ser conhecido como *fratura de cinto de segurança* porque ocorre frequentemente em acidentes automobilísticos nos quais indivíduos usam apenas cintos de segurança abdominais. A flexão violenta da coluna vertebral para a frente, embora contida pelo cinto de segurança abdominal durante a desaceleração súbita, faz com que as vértebras situadas acima do cinto sejam empurradas para a frente e desprendidas da parte inferior fixa da coluna vertebral. A fratura de Chance clássica consiste em separação horizontal das vértebras a partir do processo espinhoso ou lâmina, estendendo-se pelos pedículos e pelo corpo vertebral sem lesar estruturas ligamentares. Um aspecto invariável desse tipo de lesão é a fratura transversal sem luxação ou subluxação (Figuras 11.70 e 11.71). O processo transverso pode estar fraturado horizontalmente e, em alguns casos, também há compressão da superfície anterior do corpo vertebral. A fratura de Chance tende a ser estável porque a metade superior do arco neural continua firmemente ligada à vértebra localizada acima, enquanto a metade inferior mantém-se ligada à vértebra de baixo. Desde a descrição original dessa fratura, foram sugeridos três tipos adicionais de fraturas causadas por cinto de segurança, que envolvem graus variados de rupturas de ligamentos e discos intervertebrais (Figuras 11.72 e 11.73). De acordo com o conceito de três

Tabela 11.6 Tipos básicos de fraturas vertebrais e colunas envolvidas em cada tipo.

	Coluna afetada		
Tipo de fratura	**Anterior**	**Média**	**Posterior**
Compressão	Compressão	Nenhuma	Nenhuma ou distração (fraturas graves)
Explosiva	Compressão	Compressão	Nenhuma ou distração
Cinto de segurança	Nenhuma ou compressão	Distração	Distração
Fratura-luxação	Compressão e/ou rotação, cisalhamento	Distração e/ou rotação, cisalhamento	Distração e/ou rotação, cisalhamento

Reproduzida, com autorização, de Montesano PX, Benson DR. The thoracolumbar spine. In: Rockwood CA, Green DP, Bucholz RW, eds. *Rockwood and Green's fractures in adults*, 3rd. ed. Philadelphia: JB Lippincott; 1991:1359-1397.

Figura 11.61 Fratura por compressão. Essa mulher de 48 anos caiu de uma escadaria e machucou a região lombar. **A.** Essa radiografia anteroposterior da coluna torácica demonstrou redução da altura do corpo vertebral de T8 em consequência de fratura por compressão. Observe que havia alargamento localizado da linha paraespinal em consequência de hemorragia e edema (*setas*). **B.** Essa radiografia lateral mostrou encunhamento anterior de T8 (*seta*). Observe que a linha do corpo vertebral posterior estava normal. Essas alterações eram típicas de fratura por compressão simples envolvendo apenas a coluna anterior.

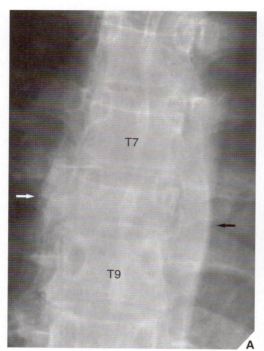
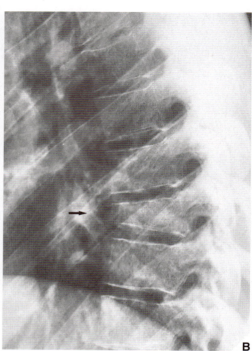

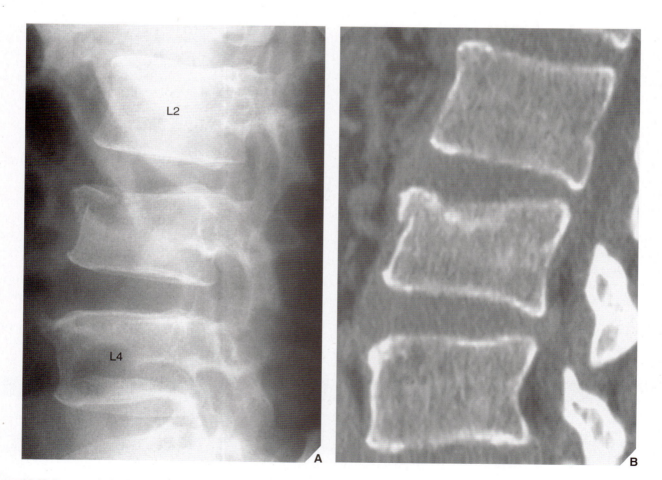

Figura 11.62 Imagem de TC de fratura por compressão. A. Essa radiografia lateral da coluna lombar demonstrou compressão da parte anterior do corpo vertebral de L3, embora a parte posterior não estivesse bem demonstrada. **B.** Essa imagem de TC reformatada no plano sagital mostrou claramente que a coluna média estava preservada, confirmando a existência de compressão, mas não de fratura explosiva.

Capítulo 11 Coluna Vertebral 561

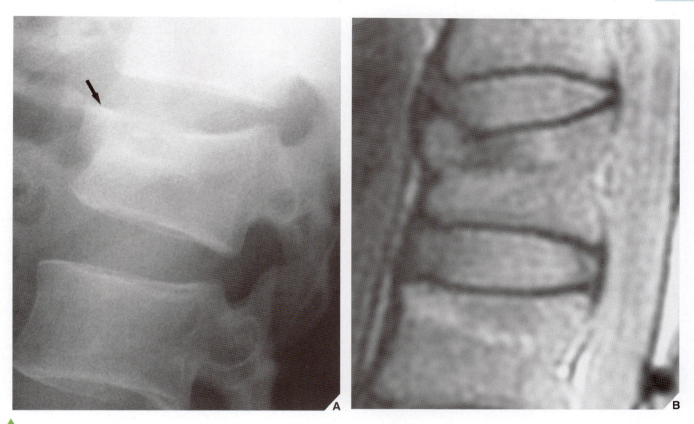

▲
Figura 11.63 Imagem de RM de fratura por compressão. A. Essa radiografia lateral da coluna lombar demonstrou compressão da parte anterossuperior do corpo vertebral de L1 (*seta*). **B.** Essa imagem sagital de RM ponderada em densidade de prótons mostrou fratura envolvendo apenas a coluna anterior e, desse modo, confirmou o diagnóstico de fratura por compressão.

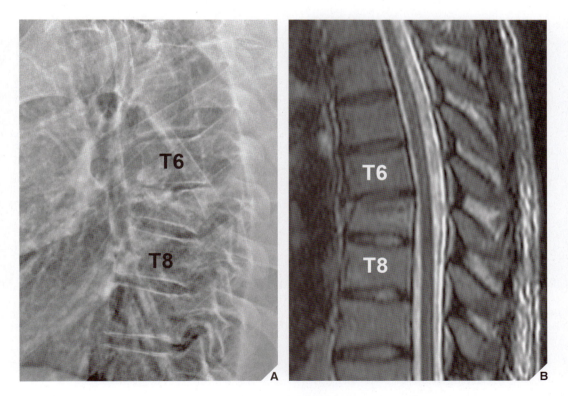

▲
Figura 11.64 Imagem de RM de fratura por compressão. Esse homem de 44 anos machucou-se em acidente automobilístico. **A.** Essa radiografia lateral da coluna torácica demonstrou fratura por compressão de T7. **B.** Essa imagem sagital de RM ponderada em T2 mostrou envolvimento da coluna média, ligamento longitudinal posterior normal e espaço subaracnóideo preservado no nível da vértebra fraturada.

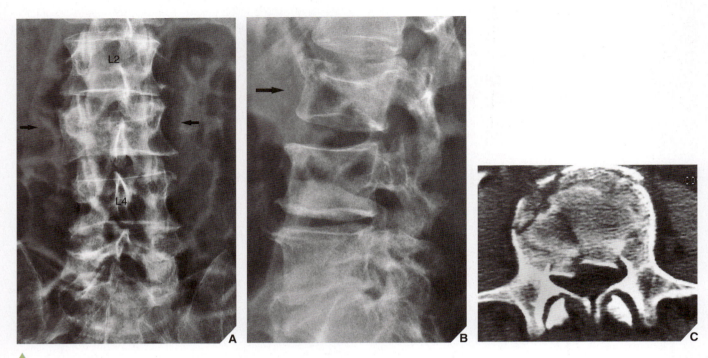

▲
Figura 11.65 Fratura explosiva. Esse homem de 56 anos da marinha mercante caiu de uma escada de 20 m no navio. Radiografias nas incidências anteroposterior (**A**) e perfil (**B**) da coluna lombar demonstraram fratura explosiva do corpo de L3 (*setas*). Observe que havia alargamento da distância interpedicular na radiografia anteroposterior, que é uma alteração típica desse tipo de fratura. Contudo, a gravidade da lesão pôde ser mais bem avaliada na imagem de TC (**C**) no nível do corpo de L3. Havia fratura cominutiva da vértebra e desvio de dois fragmentos ósseos para dentro do canal medular, determinando compressão do saco dural e indicando envolvimento das colunas anterior e média.

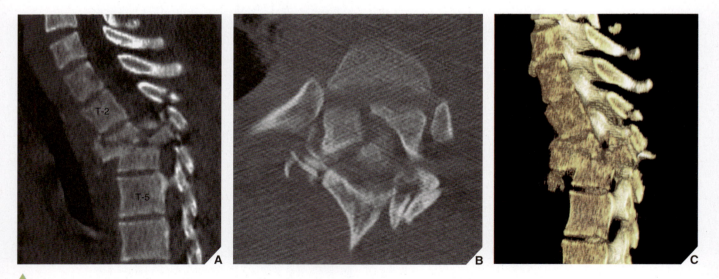

▲
Figura 11.66 Imagens de TC e TC 3D de fratura explosiva. A. Essa imagem de TC reformatada no plano sagital demonstrou fraturas explosivas de T3 e T4. **B.** Essa imagem axial de TC da vértebra T3 mostrou cominuição e desvio dos fragmentos ósseos para dentro do canal medular. **C.** Essa imagem de TC 3D reconstruída mostrou um quadro mais abrangente dessa lesão.

Capítulo 11 Coluna Vertebral 563

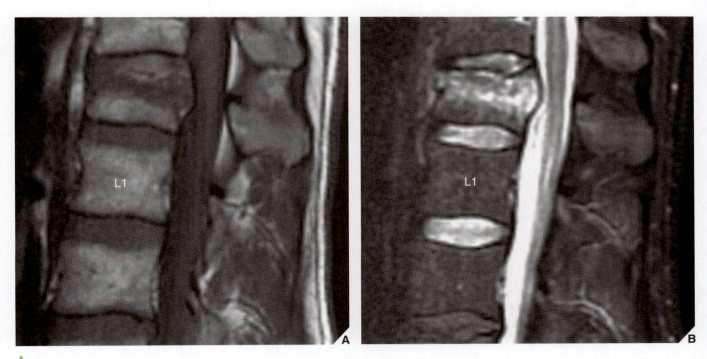

▲
Figura 11.67 Imagens de RM de fratura explosiva. Essas imagens sagitais de RM ponderadas em T1 (**A**) e T2 (**B**) demonstraram fratura explosiva da vértebra T12. Observe que havia compressão da superfície ventral do saco dural, mas o ligamento longitudinal posterior estava preservado.

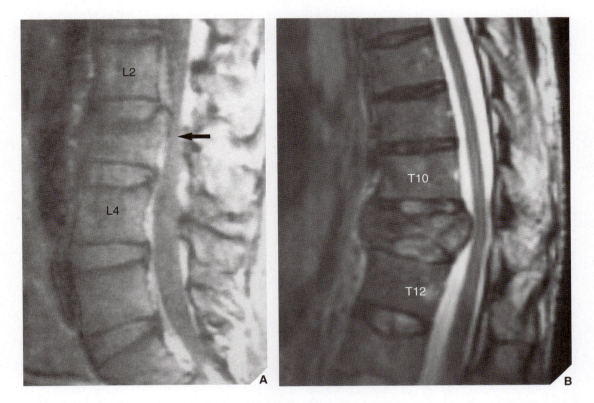

▲
Figura 11.68 Imagens de RM de fratura explosiva. A. Nesse homem de 26 anos com fratura explosiva de L3, uma imagem sagital de RM ponderada em T1 (*spin echo* [SE]; tempo de repetição [TR] de 800 ms/tempo de eco [TE] de 20 ms.) demonstrou desvio posterior da coluna média com compressão do saco dural (*seta*). **B.** A imagem sagital de RM ponderada em T2 desse homem de 58 anos, que havia caído do telhado de um prédio de três andares, mostrou aspecto típico de fratura explosiva de T11. Observe a compressão do saco dural.

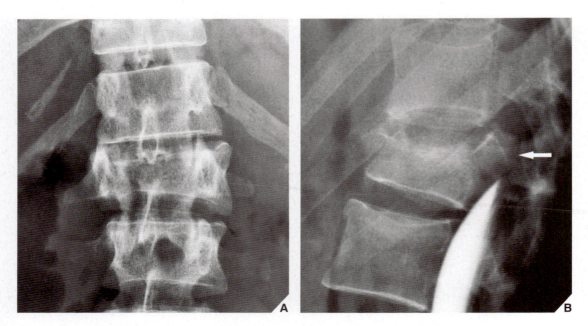

▲ **Figura 11.69 Mielografia de fratura explosiva.** Essa mulher de 28 anos fez um salto de paraquedas e caiu de costas no chão. Após o acidente, apresentou hemiplegia e incontinência. **A.** A radiografia anteroposterior da coluna lombar demonstrou fratura explosiva de L1. **B.** A radiografia lateral como parte de uma mielografia mostrou obstrução total do fluxo do contraste no nível da fratura, em consequência de um pequeno fragmento ósseo que comprimia o saco dural (seta).

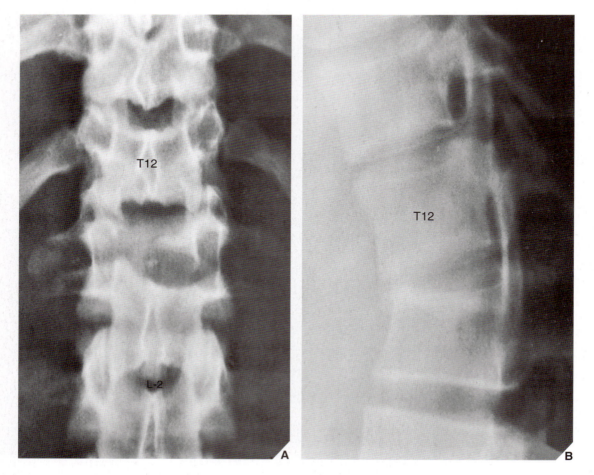

▲ **Figura 11.70 Fratura de Chance.** Essa mulher de 30 anos machucou a região lombar baixa em colisão de automóveis; a paciente usava cinto de segurança abdominal. Imagens de tomografia nas incidências anteroposterior (**A**) e lateral (**B**) da coluna lombar demonstraram fratura do corpo vertebral de L1, que se estendia até a lâmina e o processo espinhoso. (Cortesia do Dr. D. Faegenburg, Mineola, Nova York.)

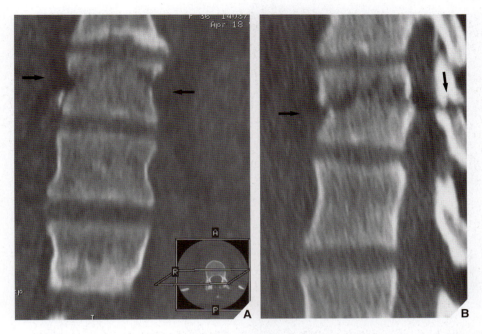

▲ **Figura 11.71 Imagens de TC de fratura de Chance.** Essa mulher de 36 anos sofreu acidente automobilístico. A paciente usava cinto de segurança abdominal, em vez do cinto torácico. As imagens de TC reformatadas nos planos coronal (**A**) e sagital (**B**) demonstraram fratura de Chance típica da vértebra L2 (*setas*).

colunas sugerido por Denis com referência às lesões da coluna toracolombar, esses tipos acrescentados são essencialmente resultantes de desestruturação das colunas média e posterior, quando o elemento anterior intacto funciona como "dobradiça". Tais lesões podem ser estáveis ou instáveis, dependendo de sua extensão e de sua gravidade.

Fraturas-luxações

Fraturas-luxações resultantes de várias forças – flexão, rotação, distração ou cisalhamento anteroposterior ou posteroanterior – atuando no segmento toracolombar, isoladamente ou em combinações diversas, acarretam desestruturação de todas as três colunas da coluna vertebral (Figura 11.74); por tal razão, essas lesões são instáveis e geralmente estão associadas a complicações neurológicas graves.

Com o tipo de *lesão por flexão-rotação*, as colunas posterior e média são completamente desestabilizadas, enquanto a coluna anterior pode mostrar encunhamento do corpo vertebral na radiografia de perfil. Além disso, a radiografia lateral demonstra subluxação ou luxação, além de aumento da distância entre os processos espinhosos (Figura 11.75). A parede posterior do corpo vertebral pode estar normal quando a luxação ocorre no nível do disco intervertebral. A radiografia na incidência anteroposterior pode não confirmar o diagnóstico, mas demonstra, em alguns casos, fratura desviada do

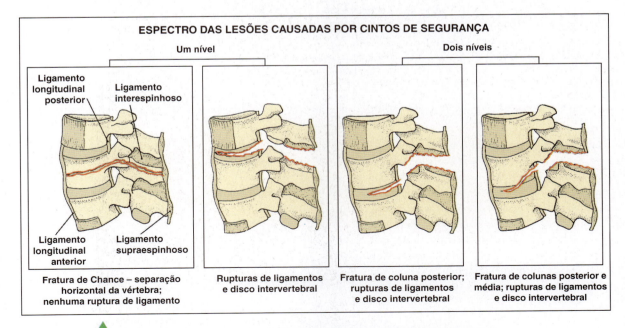

▲ **Figura 11.72** Espectro das lesões de coluna lombar causadas por cintos de segurança.

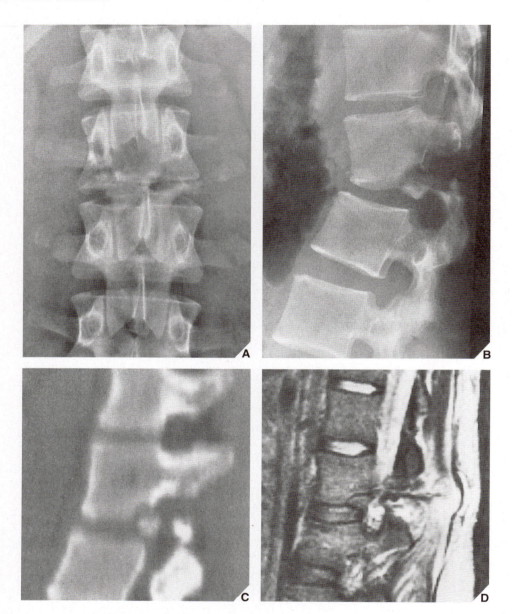

Figura 11.73 Lesão em dois níveis causada por cinto de segurança. Essa mulher de 21 anos machucou a região lombar baixa em um acidente automobilístico. **A.** A radiografia na incidência anteroposterior da coluna lombar demonstrou fenda horizontal no corpo vertebral de L2. Observe que havia aumento da distância entre os pedículos de L2 e L3 e fraturas de vários processos transversos. **B.** A incidência lateral mostrou angulação posterior no nível de L2-3 e fratura oblíqua, que se estendia da parte inferoposterior do corpo vertebral de L2 até a lâmina e elementos posteriores. **C.** Imagem de TC reformatada no plano sagital evidenciou fratura dos elementos posteriores com mais detalhes. **D.** Imagem de RM parassagital demonstrou rupturas de ligamentos posteriores e hematoma volumoso de partes moles. Essas anormalidades eram típicas de lesão em dois níveis causada por cinto de segurança.

processo articular superior de um lado, que representa desestruturação da coluna posterior em consequência de forças rotacionais.

Com as fraturas-luxações por *cisalhamento*, todas as três colunas são desestabilizadas, inclusive o ligamento longitudinal anterior. A *variante de cisalhamento posteroanterior* caracteriza-se por desvio anterógrado do segmento vertebral para dentro da vértebra abaixo do ponto de cisalhamento; os corpos vertebrais ficam intactos, sem qualquer redução de sua altura anterior ou posterior. Contudo, os elementos posteriores do segmento vertebral desviado, inclusive lâminas, facetas articulares e processos espinhosos, geralmente são fraturados em vários níveis (Figura 11.76). Com o *cisalhamento anteroposterior*, o segmento vertebral localizado acima do ponto de cisalhamento é desviado em direção posterior ao segmento inferior

(Figura 11.77). Isso pode estar acompanhado de fratura de processo espinhoso.

A fratura-luxação do tipo *flexão-distração* é semelhante às lesões causadas por cintos de segurança e envolve desestruturação das colunas posterior e média (Figura 11.78; ver também Figura 11.71). Contudo, ao contrário destas últimas lesões, o anel fibroso rompe por completo e permite que a vértebra de cima sofra luxação ou subluxação sobre a vértebra de baixo.

Espondilólise e espondilolistese

Espondilólise – uma anormalidade da parte interarticular (junção do pedículo, facetas articulares e lâmina) de uma vértebra (pescoço do "cão escocês") – pode ser uma lesão adquirida em consequência

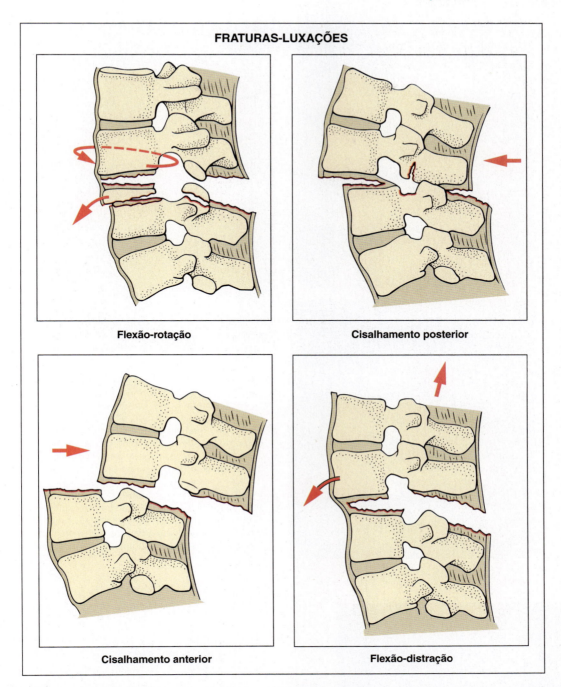

▲ **Figura 11.74 Tipos de fraturas-luxações.** Ilustração esquemática dos diversos tipos de fratura-luxação da coluna toracolombar (as *setas vermelhas* ilustram a direção das forças atuantes).

de fratura aguda ou, como ocorre na maioria dos casos, pode ser causada por estresse crônico (fratura de estresse). Em casos raros, essa doença é atribuída a uma malformação congênita do istmo. O termo *espondilólise* origina-se das palavras gregas *spondylos* (vértebra) e *lysis* (falha). Esse tipo de lesão é encontrado mais comumente no segmento inferior da coluna lombar e é muito frequente em atletas.

A *espondilolistese* – termo introduzido por Killian em 1854 – é definida por deslizamento de toda ou parte de uma vértebra sobre outra vértebra imóvel situada abaixo. Essas anormalidades são evidenciadas principalmente na coluna lombar (90% dos casos) e mais comumente nos níveis de L4-5 e L5-S1. É importante diferenciar a espondilolistese associada à espondilólise de espondilolistese que

ocorre sem falha associada da parte interarticular (Figura 11.79). Como regra geral, esta última condição – designada como "pseudoespondilolistese" por Junghanns em 1931 – está associada à doença discal degenerativa e degeneração e subluxação das articulações apofisárias e, em geral, é descrita como *espondilolistese degenerativa* (ver Capítulo 13). Embora nem sempre seja possível demonstrar a falha da parte interarticular nas radiografias convencionais, a espondilolistese verdadeira pode ser diferenciada da pseudoespondilolistese pelo sinal do processo espinhoso introduzido por Bryk e Rosenkranz (Figura 11.80). Esse sinal consiste em proliferação excessiva esperada dos diferentes processos envolvidos nessas duas lesões. Nos casos de espondilolistese verdadeira, uma falha bilateral da parte interarticular

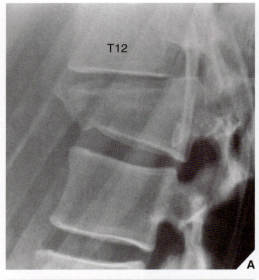
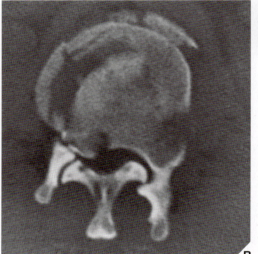
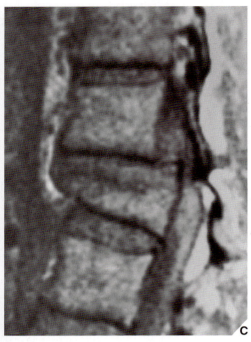

◀ **Figura 11.75 Imagens de TC e RM de fratura-luxação.** Esse homem de 27 anos sofreu um acidente de motocicleta e teve fratura-luxação do tipo flexão-rotação no nível de T12-L1. **A.** A radiografia lateral demonstrou encunhamento anterior do corpo de L1 e desestabilização da coluna média. Também havia desvio anterior discreto da vértebra T12. **B.** Imagem TC da vértebra L1 mostrou fratura da coluna média associada à retropulsão do fragmento fraturado para dentro do canal medular, semelhante ao que ocorre com fratura explosiva. **C.** Imagem sagital de RM ponderada em T2 mostrou também desestruturação da coluna posterior, ruptura do ligamento longitudinal posterior e compressão do saco dural.

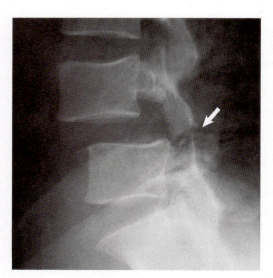

▲ **Figura 11.76 Fratura-luxação.** Essa radiografia lateral da coluna lombar demonstrou fratura do tipo cisalhamento posteroanterior no nível de L4-5. Os corpos vertebrais estavam intactos, mas havia fraturas dos elementos posteriores das vértebras envolvidas (*seta*).

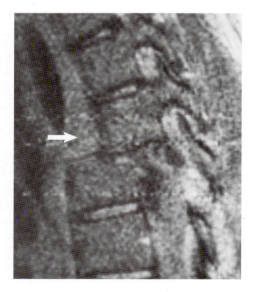

▲ **Figura 11.77 Imagem de RM de fratura-luxação.** Essa imagem sagital de RM ponderada em T2 demonstrou fratura-luxação do tipo cisalhamento anteroposterior no nível torácico inferior (*seta*).

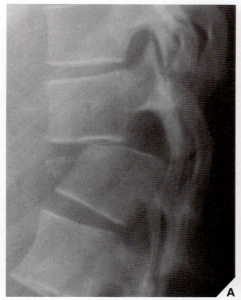
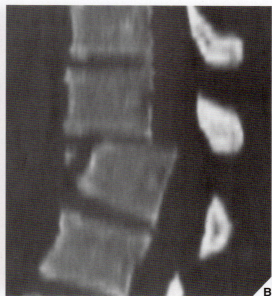

Figura 11.78 Fratura-luxação. Essa radiografia lateral da coluna toracolombar (**A**) e uma imagem de TC reformatada no plano sagital (**B**) demonstraram alterações típicas de fratura-luxação do tipo flexão-distração.

causa deslizamento anterior (ventral) do corpo, pedículos e processo articular superior da vértebra afetada, enquanto o processo espinhoso, as lâminas e o processo articular inferior são mantidos em posição normal. Por essa razão, o exame dos componentes mais dorsais dos processos espinhosos revela um ressalto no espaço intervertebral localizado *acima do nível* do deslizamento (Figura 11.81 A). Contudo, nos casos de pseudoespondilolistese, toda a vértebra (inclusive o processo espinhoso) movimenta-se para a frente; nesses casos, os elementos mais dorsais dos processos espinhosos apresentam um ressalto no espaço intervertebral situado *abaixo do nível* da vértebra deslizada (Figura 11.81 B). A observação desse sinal permite estabelecer o diagnóstico certo nas radiografias lateral, e incidências oblíquas não são necessárias. Entretanto, durante a obtenção de radiografias, é importante evitar exposição excessiva, que poderia obscurecer as bordas posteriores dos processos espinhosos.

A falha da parte interarticular que desencadeia espondilolistese pode ser demonstrada na incidência oblíqua convencional da coluna lombar que, no passado, comumente era suplementada por tomografia convencional e, hoje em dia, pela TC (Figuras 11.82, 11.83 e 11.84 A a C); a mielografia na projeção lateral pode demonstrar uma

Espondilolistese

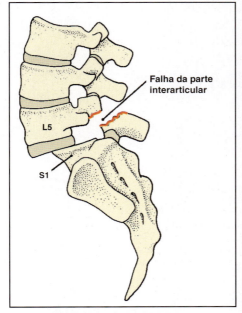
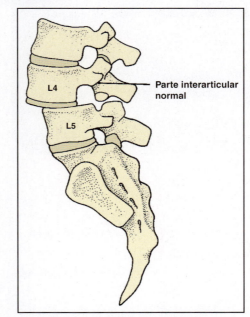

Associada à espondilólise
(espondilolistese verdadeira)

Sem espondilólise (pseudoespondilolistese ou espondilólise degenerativa)

Figura 11.79 Tipos de espondilolistese. Espondilolistese pode estar associada à espondilólise resultante de uma falha da parte interarticular, ou pode ser secundária à doença discal degenerativa e subluxação das articulações apofisárias (pseudoespondilolistese).

Sinal do processo espinhoso

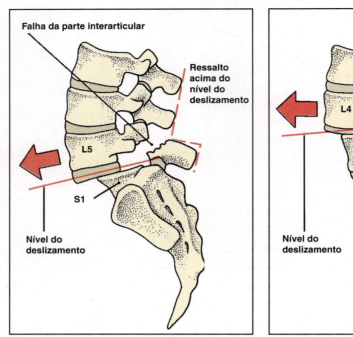
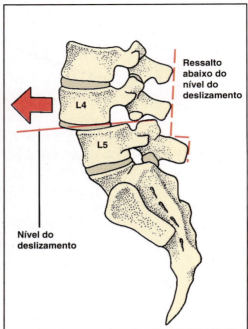

▲
Figura 11.80 Sinal do processo espinhoso. Sinal do processo espinhoso pode ajudar a diferenciar a espondilolistese verdadeira da pseudoespondilolistese com base na demonstração de um ressalto dos processos espinhosos acima do nível da vértebra deslizada no primeiro caso e abaixo desse nível no último caso (*setas vermelhas* indicam a direção do deslizamento).

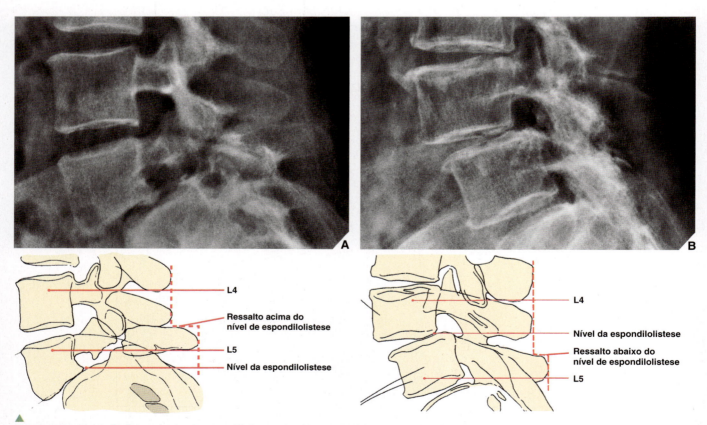

▲
Figura 11.81 Espondilolistese e pseudoespondilolistese. A. Essa radiografia lateral da coluna lombar perfil demonstrou aspecto típico de espondilolistese secundária a uma falha da parte interarticular. Observe que a superfície mais dorsal do processo espinhoso de L5 formava um ressalto com o processo de L4 situado *acima do nível* de deslizamento de L5. **B.** Nos casos de espondilolistese sem espondilólise (espondilolistese degenerativa), o ressalto dos processos espinhosos localiza-se *abaixo do nível* da vértebra deslizada e é um aspecto diferenciador dessa lesão.

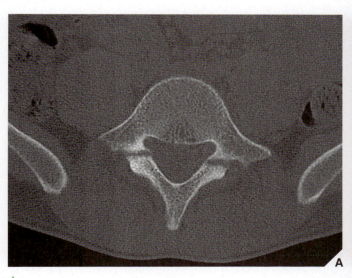 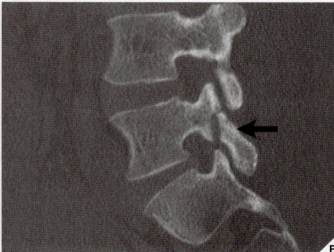

▲ **Figura 11.82 Imagem de TC de espondilólise.** Imagens de TC reformatadas nos planos axial (**A**) e sagital (**B**) demonstraram falhas bilaterais nas partes interarticulares da vértebra L5 (*seta*).

falha extradural na superfície ventral do saco tecal, semelhante à que é produzida por hérnia de disco (Figura 11.84 D). Espondilolistese grave no nível de L5-S1 pode ser demonstrada na radiografia anteroposterior por desvio ventrocaudal de L5 sobre o sacro. Essa configuração produz densidades curvilíneas, que formam o que se descreve como *sinal do chapéu de Napoleão invertido* (Figuras 11.85 e 11.86). O sistema de classificação simples de espondilolistese, conforme proposto por Meyerding, baseia-se no grau de deslizamento anterior (Figura 11.87).

Vértebra lombossacra de transição

Vértebras lombossacras de transição são variantes congênitas muito comuns, que podem ser evidenciadas por uma sexta vértebra lombar (lombarização de S1) ou quarta vértebra lombar (sacralização de L5). Pode ser difícil avaliar essas variantes, a menos que as vértebras sejam contadas de cima para baixo a partir de C1. Com finalidade prática e de forma a facilitar a avaliação pré-operatória, é suficiente indicar que há uma vértebra lombossacra de transição e definir qual vértebra é descrita como L5 ou S1 com base em seus aspectos morfológicos (p. ex., existência de um disco inferior rudimentar). Outra complicação encontrada durante a avaliação precisa das vértebras lombossacras de transição é a existência de processos transversos alargados unilateral ou bilateralmente, formando pseudoartrose (pseudoarticulação) ou fusão das asas do sacro (Figura 11.88). Nesses casos, pacientes podem referir dor lombar baixa e devem ser indicados para tratamento com injeções percutâneas de anestésico local e corticoide. Ressecção cirúrgica pode ser necessária quando medidas conservadoras são ineficazes. Essa condição é conhecida como *síndrome de Bertolotti* e é uma causa importante de dor lombar baixa em indivíduos jovens. Em geral, o diagnóstico baseia-se em radiografias ou TC da pelve e coluna lombossacra.

Lesão da junção discovertebral

Um dos distúrbios que mais comumente acometem a junção discovertebral é herniação de disco intervertebral. O disco intervertebral – unidade estrutural fundamental entre dois corpos vertebrais – consiste em uma parte central macia (núcleo pulposo) formada de fibras de colágeno e gel mucoproteico, que se localiza excentricamente em posição ligeiramente posterior; e um anel fibrocartilaginoso firme (anel fibroso) que circunda o núcleo pulposo e é reforçado pelos ligamentos longitudinais anterior e posterior. Lesões do disco intervertebral e junção discovertebral podem ser causadas por traumatismo agudo ou lesão subclínica sutil (em geral, endógena). Dependendo da direção da herniação do material discal, podem ser encontradas diversas lesões do disco intervertebral e vértebras adjacentes (Figura 11.89).

Herniação anterior de disco

Quando as inserções normais do anel fibroso ao rebordo vertebral por meio das fibras de Sharpey e ao ligamento longitudinal anterior enfraquecem, o material discal (núcleo pulposo) sofre herniação anterior.

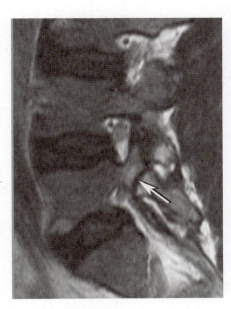

▲ **Figura 11.83 Imagem de RM de espondilólise.** Essa imagem parassagital direita de RM ponderada em T2 demonstrou uma falha da parte interarticular (*seta*) com edema brando circundante. (Cortesia do Dr. Steve Shankman, Brooklyn, Nova York.)

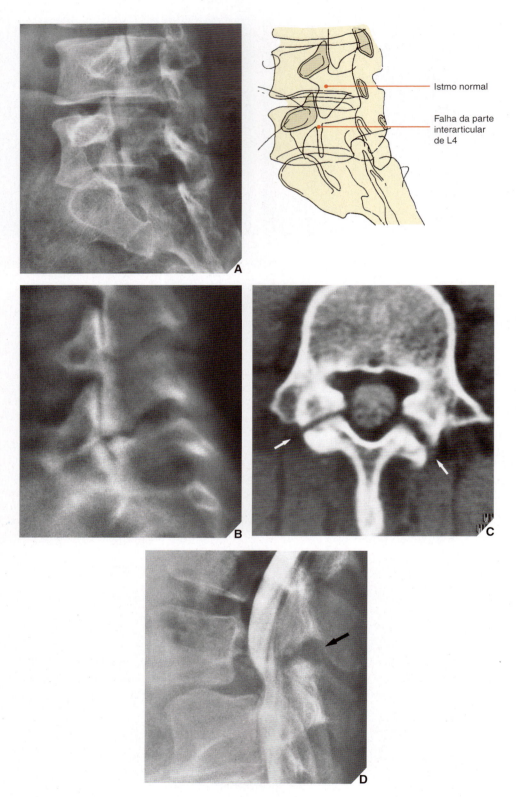

Figura 11.84 Espondilólise com espondilolistese. Essa radiografia oblíqua (**A**) e uma imagem de tomografia triespiral (**B**) da coluna lombar desse homem de 28 anos demonstraram falha na parte interarticular (pescoço do "cão escocês") de L4, uma alteração típica de espondilólise. **C.** Essa imagem de TC do corpo vertebral mostrou claramente falhas das partes interarticulares direita e esquerda (*setas*). **D.** Essa radiografia lateral focalizada, obtida durante mielografia, evidenciou falha extradural na superfície ventral do saco tecal, semelhante à que seria causada por hérnia de disco, em consequência de espondilolistese grau 2 no nível de L4-5. A falha da parte interarticular também foi bem demonstrada (*seta*).

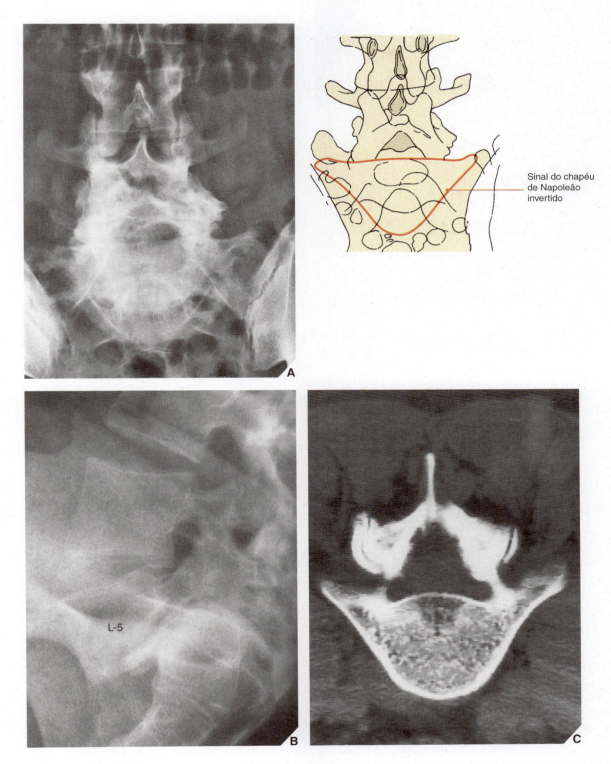

▲ **Figura 11.85 Sinal do chapéu de Napoleão invertido. A.** Essa radiografia anteroposterior da coluna lombossacra desse homem de 21 anos com espondilolistese grave (grau 4) demonstrou densidades curvilíneas na área sacral, formando um chapéu de Napoleão invertido. Essa configuração era causada por deslizamento grave no nível de L5-S1, conforme demonstrado na incidência lateral (**B**). **C.** Esse sinal é causado pela varredura do corpo vertebral no plano axial, semelhante ao que se observa na TC de uma vértebra normal.

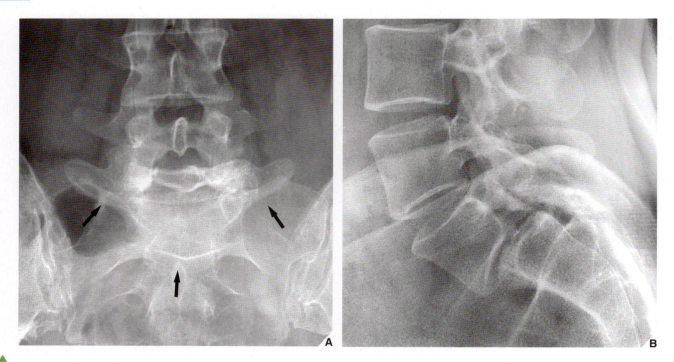

Figura 11.86 Sinal do chapéu de Napoleão invertido. A. Essa radiografia anteroposterior demonstrou sinal do chapéu de Napoleão invertido (*setas*). **B.** Essa radiografia lateral mostrou espondilolistese no nível de L5-S1.

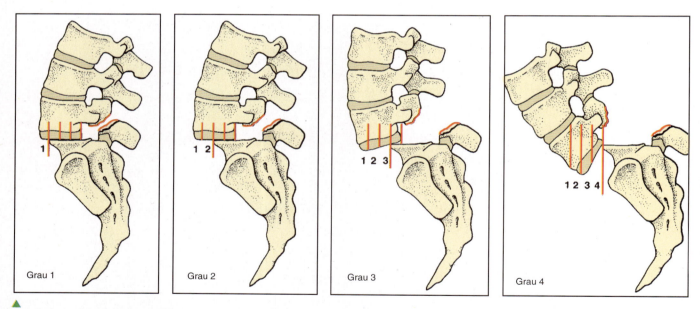

Figura 11.87 Graus de espondilolistese. Conforme proposto por Meyerding, a classificação da gravidade da espondilolistese baseia-se no grau de desvio anterior de L5 sobre S1.

Elevação do ligamento longitudinal anterior pelo material herniado estimula a formação de osteófitos periféricos, resultando em uma condição degenerativa conhecida como *espondilose deformante* (ver Capítulo 13), que pode ser evidenciada nas radiografias laterais da coluna lombar (Figura 11.90 A). Herniação anterior também pode ser demonstrada por discografia (Figura 11.90 B) e RM.

Herniação de disco intravertebral

Como ocorre com a herniação ventrocefálica, a herniação discal ventrocaudal (muito menos frequente) causa uma anormalidade conhecida como *vértebra límbica*. A herniação do material discal para dentro do corpo vertebral na área de inserção do anel fibroso ao rebordo do corpo separa um pequeno fragmento ósseo triangular, que frequentemente é confundido com fratura aguda ou espondilite infecciosa. Contudo, esclerose óssea reativa nas proximidades da falha indica processo crônico. O espaço discal adjacente sempre está estreitado, e uma fenda radiotransparente (conhecida como *fenômeno do vácuo*) pode ser demonstrada no espaço discal, representando degeneração de disco (Figura 11.91). Essa anormalidade, que sempre é assintomática, é resultante de traumatismo endógeno crônico.

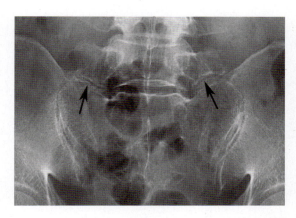

Figura 11.88 Síndrome de Bertolotti. Essa radiografia anteroposterior do sacro desse adulto jovem com queixa de dor lombar baixa demonstrou uma vértebra lombossacra de transição, com alargamento bilateral dos processos transversos que formavam bilateralmente pseudoarticulação com as asas do sacro (setas).

Alterações radiográficas típicas são demonstradas mais claramente na incidência lateral da coluna lombar (ver Figura 11.91); apenas em casos raros a tomografia convencional ou a TC está indicada para excluir a possibilidade de fratura vertebral verdadeira (Figura 11.92). A RM pode ser realizada para confirmar ou excluir herniação posterior do disco coexistente (Figura 11.93; ver também Figuras 11.105 e 11.106). Ocasionalmente, há acometimento de mais de uma vértebra e, embora a vértebra límbica geralmente seja encontrada na coluna lombar, também pode ocorrer na coluna vertebral torácica.

Vértebra límbica não deve ser confundida com centros de ossificação secundária da apófise do anel vertebral, que são observados comumente no esqueleto em crescimento (Figura 11.94); com a maturidade óssea, esses centros tornam-se completamente unidos ao corpo vertebral.

Herniação de disco intravertebral também pode ocorrer quando o núcleo pulposo rompe através do platô vertebral, com extrusão do material discal para seu interior. Essa anormalidade pode ser causada por traumatismos agudos (p. ex., fratura explosiva), mas é encontrada muito mais comumente em consequência de enfraquecimento do corpo vertebral (p. ex., osteoporose). Nesta última condição, a lesão é conhecida como *nódulo de Schmorl*. O nódulo pode ser pequeno e localizado, ou grande e difuso; neste último caso, a lesão é conhecida comumente como *disco abaulado* (Figura 11.95).

Doença de Scheuermann

Também conhecida como *cifose torácica juvenil*, a doença de Scheuermann foi descrita inicialmente por este autor em 1921. A anormalidade subjacente caracteriza-se por herniação intravertebral do material discal (nodos de Schmorl) associada ao encunhamento anterior (de 5° ou mais) de no mínimo três corpos vertebrais contíguos. As placas terminais das vértebras adquirem aspecto ondulado, e os espaços dos discos intervertebrais são estreitados. Em geral, pacientes têm cifose torácica (Figura 11.96). Essa condição geralmente acomete adolescentes e adultos jovens do sexo masculino. As manifestações clínicas são variadas. Alguns pacientes são absolutamente assintomáticos, enquanto outros podem referir fadiga e dor torácica agravada por esforços físicos. Raramente há déficits neurológicos. Embora a coluna torácica seja afetada predominantemente (Figura 11.97), também há relatos de acometimento da coluna lombar. Esta última condição é conhecida como *doença de Scheuermann tipo II* (em contraste com tipo I, que afeta o segmento superior da coluna torácica), embora alguns pesquisadores prefiram o termo *osteocondrose lombar juvenil*. Exames radiológicos demonstram alterações praticamente idênticas às que são encontradas na doença de Scheuermann tipo I, inclusive nódulos de Schmorl proeminentes, irregularidade dos platôs e estreitamento dos espaços discais (Figura 11.98). Contudo, encunhamento anterior das vértebras não é uma alteração constante dessa variante.

Herniação posterior e posterolateral do disco

Herniação intraespinal (ou simplesmente "hérnia de disco") é a forma mais grave dentre as três variantes de lesão da junção discovertebral. Na maioria dos casos, esse tipo de herniação afeta a coluna lombar, principalmente L4-5 e L5-S1, embora possa acometer coluna cervical. Em muitos casos, essa condição está associada a queixas clínicas como dor ciática e enfraquecimento dos membros inferiores, especialmente quando a herniação no segmento lombar causa compressão de uma raiz neural emergente ou do saco dural. Em alguns casos, um fator predisponente pode ser perda de elasticidade do anel fibroso em consequência de alterações degenerativas, com ruptura subsequente do anel ou até mesmo do ligamento longitudinal posterior e retropulsão do núcleo pulposo para dentro do canal medular. Nos casos típicos, o paciente (em geral, um homem adulto jovem) refere história de ter forçado a região lombar ao levantar algum objeto pesado. A dor subsequente na região lombar irradia para a superfície posterior da coxa e nádegas e para a superfície lateral da perna e é agravada ao tossir e espirrar; em alguns casos, há parestesia ou dormência coexistente nos pés. O exame físico demonstra espasmo muscular, limitação da flexão anterior do corpo e restrição da elevação da perna esticada do lado afetado. Vários outros sinais físicos e sintomas podem ocorrer, dependendo do nível e da gravidade da lesão.

O padrão de exame radiográfico para hérnias de disco geralmente é normal, e técnicas radiológicas complementares como mielografia e TC (isoladas ou combinadas), discografia e RM são necessárias para estabelecer o diagnóstico. Entretanto, é importante salientar que a discografia não é apenas uma modalidade de exame radiológico. Talvez uma aplicação ainda mais importante dessa técnica seja a chamada *discografia provocativa*, na qual, durante o exame, pergunta-se ao paciente se o aumento da pressão dentro do disco enquanto o contraste é injetado causa mais desconforto e se este desconforto reproduz exatamente o tipo e a localização de sua dor lombar típica. Esse dado funcional é um indício diagnóstico importante para o cirurgião ortopédico quanto à seleção dos níveis discais que precisam ser operados. Alterações mielográficas associadas à hérnia de disco podem ser muito sutis, inclusive falha de opacificação da bainha de um nervo (Figura 11.99), ou mais evidentes, como falha extradural no saco dural preenchido pelo contraste (Figura 11.100). Herniação de disco também pode ser diagnosticada por meio de TC convencional (Figura 11.101), ou cortes de TC obtidos depois da mielografia (Figuras 11.102 e 11.103) ou da discografia (Figura 11.104). Entretanto, a RM é a técnica preferencial (Figura 11.105).

Esta última modalidade de exame tem sido usada com frequência crescente para diagnosticar doenças que causam dor lombar aguda e ciática. A sensibilidade da RM no diagnóstico das hérnias de disco e estenose de canal raquidiano é equivalente ou maior que da TC, mesmo em combinação com mielografia e discografia.

ESPECTRO DAS HÉRNIAS DE DISCO INTERVERTEBRAL

Normal

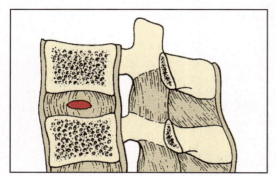

Herniação anterior

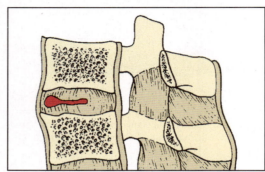

Extrusão ventral causando elevação do ligamento longitudinal anterior e formação de osteófito – espondilose deformante

Herniação intravertebral

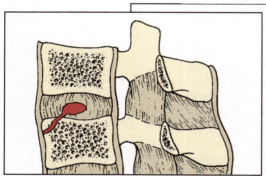

Extrusão anterocaudal separando um fragmento triangular da vértebra adjacente (vértebra limbo)

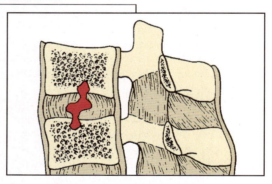

Extrusão cefálica ou caudal através do platô vertebral até a vértebra adjacente – nódulo de Schmorl

Herniação intraespinal

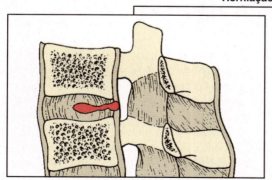

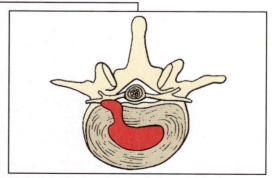

Extrusão posterior ou posterolateral para dentro do canal medular – disco herniado

▲
Figura 11.89 Espectro das hérnias de disco intervertebral.

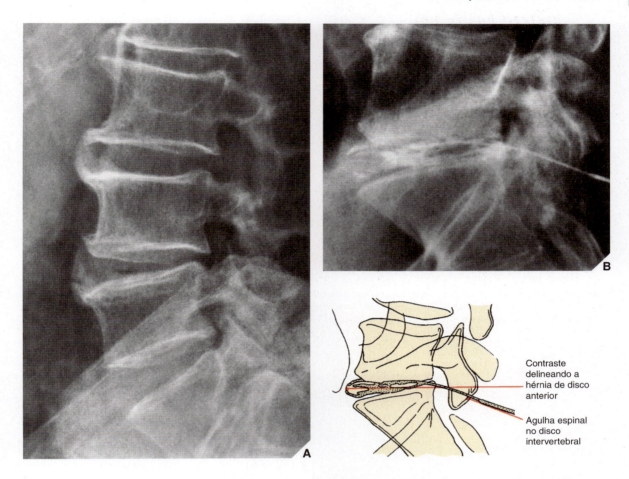

▲ **Figura 11.90 Espondilose deformante e herniação de disco anterior. A.** Essa radiografia lateral da coluna lombar demonstrou estágio avançado de espondilose deformante nos níveis de L2-3, L3-4 e L4-5, que se caracterizava por osteófitos volumosos nas superfícies anteriores dos corpos vertebrais adjacentes em consequência de herniação anterior do disco. **B.** A herniação anterior do disco também pode ser demonstrada por discografia com contraste delineando o material expulso, conforme se observa aqui no nível de L5-S1.

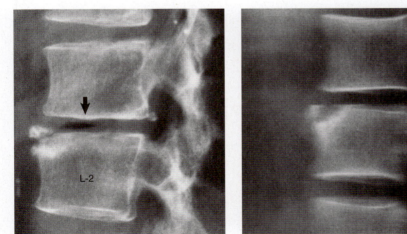

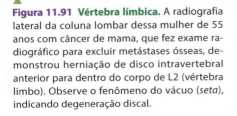

▲ **Figura 11.91 Vértebra límbica.** A radiografia lateral da coluna lombar dessa mulher de 55 anos com câncer de mama, que fez exame radiográfico para excluir metástases ósseas, demonstrou herniação de disco intravertebral anterior para dentro do corpo de L2 (vértebra limbo). Observe o fenômeno do vácuo (*seta*), indicando degeneração discal.

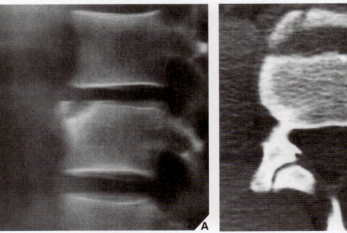

▲ **Figura 11.92 Vértebra límbica.** Esse homem de 18 anos machucou a coluna lombar em um acidente automobilístico. O exame radiográfico convencional foi inconclusivo quanto à existência de fraturas. **A.** Imagem de tomografia em perfil demonstrou aspecto típico de vértebra límbica, em consequência da herniação anterior do núcleo pulposo. O pequeno segmento triangular estava separado do corpo de L4 por um halo de esclerose reativa, indicando processo crônico. Observe que havia estreitamento típico do espaço discal. **B.** TC foi realizada para avaliar a possibilidade de que também houvesse herniação de disco posterior para dentro do canal medular. O exame de TC não demonstrou herniação posterior, mas confirmou herniação anterior para dentro do corpo vertebral, como se pode observar nesse corte mais alto no nível da vértebra L4.

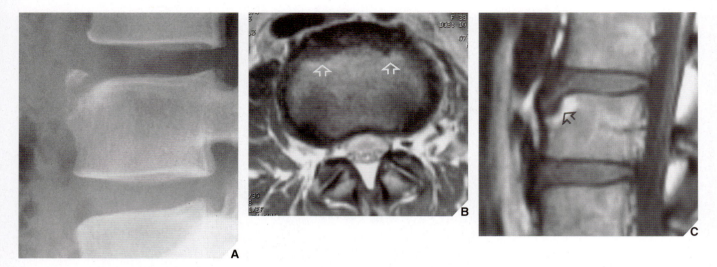

Figura 11.93 Imagens de RM de herniação de disco intravertebral anterior (vértebra límbica). Essa mulher de 39 anos referiu dor radicular depois de levantar um objeto pesado. **A.** A radiografia lateral da coluna lombar demonstrou aspecto típico de uma vértebra límbica. Imagens de RM axial (**B**) e sagital (**C**) mostraram herniação discal intravertebral anterior (*setas abertas*), mas não havia evidência de herniação posterior do disco.

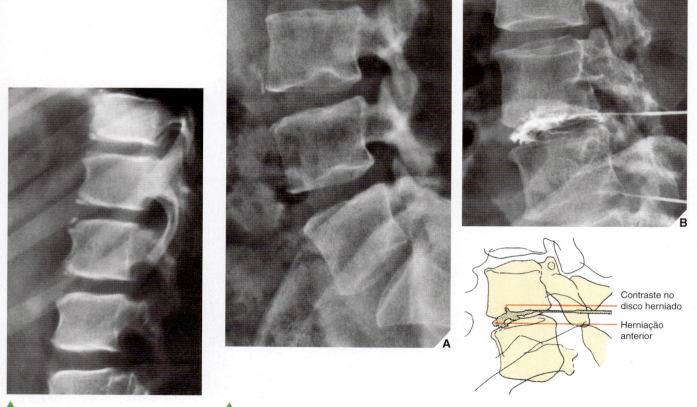

Figura 11.94 Centros de ossificação secundária. Centros de ossificação secundária da apófise do anel vertebral do esqueleto em crescimento, aqui evidenciados nessa menina de 5 anos, não devem ser confundidos com vértebra límbica.

Figura 11.95 Nódulos de Schmorl. A. Essa radiografia lateral da coluna lombar de uma mulher de 77 anos com osteoporose assintomática da coluna vertebral demonstrou várias indentações, principalmente nos platôs inferiores (representativas dos nódulos de Schmorl), que eram secundárias à herniação intravertebral dos discos em consequência do enfraquecimento dos platôs vertebrais. **B.** Em outro paciente, a discografia demonstrou um pequeno nódulo de Schmorl com opacificação do material discal extruso do corpo de L4. Também havia alguma herniação anterior.

Capítulo 11   Coluna Vertebral   579

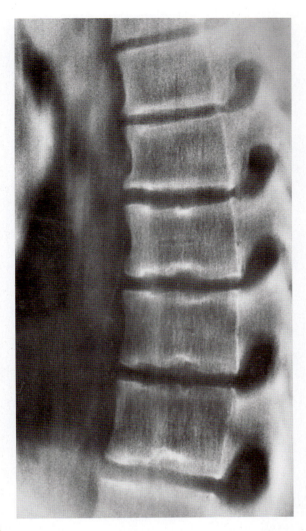

▲ **Figura 11.96 Doença de Scheuermann.** Essa imagem de tomografia em perfil da coluna torácica desse homem de 23 anos demonstrou vários nódulos de Schmorl em T5-8 e discreto encunhamento anterior dos corpos vertebrais. Observe que esse paciente tinha contorno ondulado dos platôs superiores e inferiores com curvatura cifótica suave da coluna torácica; esta anormalidade também é conhecida como *cifose torácica juvenil*.

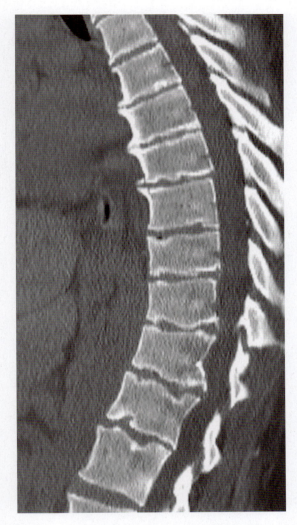

▲ **Figura 11.97 Imagem de TC da doença de Scheuermann.** Nesse homem de 24 anos, essa imagem de TC reformatada no plano sagital da coluna torácica demonstrou cifose torácica baixa e aspecto clássico da doença de Scheuermann.

Os sintomas radiculares são uma das razões mais comuns que levam ao encaminhamento de pacientes para fazer RM da coluna vertebral. Essa modalidade radiológica é especialmente sensível e é usada para detectar e caracterizar hérnias de disco, porque permite avaliação direta da morfologia interna do disco. O plano de imagem sagital é mais sensível para definir compressão do saco tecal pelo disco intervertebral, ou demonstrar fragmentos extrusos e definir a relação entre corpos vertebrais e espaços discais intervertebrais (Figura 11.105 A). O plano de imagem axial pode demonstrar o efeito do disco herniado nas raízes neurais emergentes e no saco tecal (Figura 11.105 B). Além disso, imagens axiais são importantes para avaliar forames neurais e obliteração das raízes neurais nos casos de herniação discal lateral e posterolateral. Fragmentos discais livres podem ser detectados facilmente (Figura 11.106).

Imagens axiais de RM ponderada em T1 oferecem contraste excelente entre gordura com sinal hiperintenso e saco dural, raízes neurais e fragmentos discais com sinal hipointenso. Técnicas de varredura rápida aumentam a intensidade do sinal do líquido cerebrospinal e permitem contraste mais nítido com os fragmentos herniados. Em comparação com a mielografia e a TC, a RM tem algumas vantagens evidentes no diagnóstico de doença dos discos lombares. A RM é sensível ao teor de água do núcleo pulposo. À medida que o teor de água dessa estrutura diminui com o envelhecimento ou a degeneração, observa-se redução da intensidade do sinal, principalmente nas imagens em T2. Além disso, o efeito mielográfico fornecido pelas imagens intensamente ponderadas em T2 e técnicas de varredura rápida permite demonstrar raízes neurais dentro do saco dural. Anomalias como raízes nervosas conjuntas, que podem simular hérnia discal nas imagens de TC, podem ser demonstradas diretamente na RM. Entretanto, é preciso ressaltar que a avaliação dos pacientes com radiculopatia e hérnia de disco é uma área na qual a RM e a TC podem ser modalidades complementares. Quando a RM demonstra falha extradural, pode ser difícil definir se a lesão representa núcleo pulposo herniado ou osteófito;

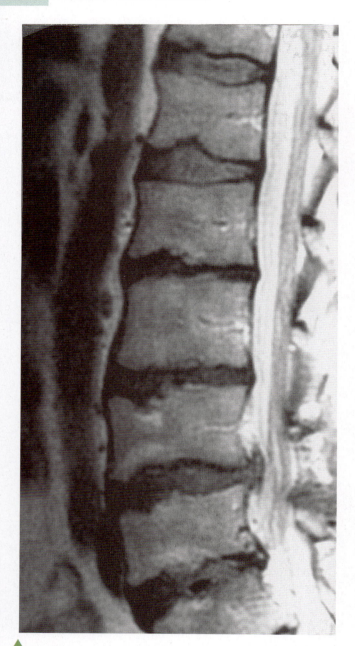

▲
Figura 11.98 Imagem de RM da doença de Scheuermann. Esse homem de 28 anos referia dor lombar baixa há vários meses. Essa imagem sagital de RM da coluna lombar demonstrou alterações típicas da doença de Scheuermann tipo II. Observe os nodos de Schmorl proeminentes em todos os cinco corpos vertebrais, redução das alturas dos corpos vertebrais e estreitamento dos espaços dos discos intervertebrais.

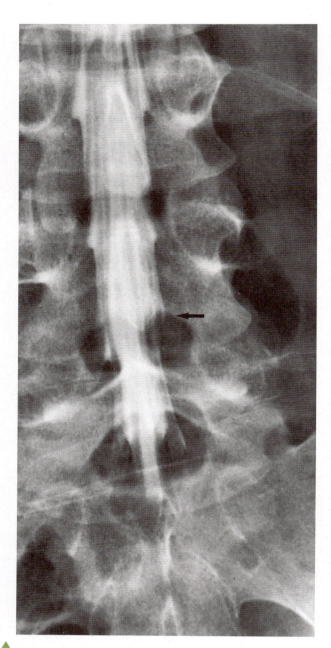

▲
Figura 11.99 Herniação lateral do disco. Ao levantar um objeto pesado, esse homem de 27 anos sentiu dor aguda e intensa na região lombar baixa com irradiação para o membro inferior esquerdo. As radiografias convencionais da coluna lombossacra mostraram normalidade. A incidência anteroposterior de mielografia demonstrou falha sutil de preenchimento da bainha do nervo L5 esquerdo (*seta*), que, no procedimento cirúrgico realizado, mostrou ser compressão causada pela hérnia de disco lateral em L4-5.

nesses casos, a TC pode demonstrar facilmente a diferença quando evidencia mineralização exagerada dentro do osteófito. Quando o fragmento herniado está claramente em continuidade com o disco intervertebral e tem sinal de mesma intensidade, o diagnóstico é sugerido com base apenas na RM.

Características raras associadas à herniação de discos são posições incomuns como epidural, intradural e lateral extrema. Em alguns casos, as hérnias de disco podem mostrar sinais radiológicos atípicos, como cisto discal (Figura 11.107) ou disco calcificado demonstrado mais claramente nas imagens de TC.

Lacerações anulares

Lacerações ou fissuras do anel fibroso dos discos intervertebrais lombares podem ser causadas por traumatismo e também por alterações degenerativas do disco associadas ao envelhecimento normal. De acordo com Munter *et al.*, essas lacerações representam separações entre as fibras do anel fibroso, separações das fibras anulares de suas inserções vertebrais ou rompimentos dessas fibras em qualquer direção envolvendo uma ou mais camadas das lamelas anulares. Lacerações anulares são encontradas em indivíduos assintomáticos ou sintomáticos. Em um estudo de necropsia,

Capítulo 11 Coluna Vertebral **581**

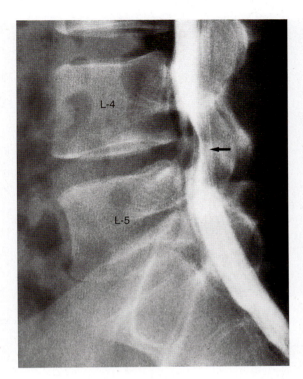

▲
Figura 11.100 Imagem de mielografia de hérnia de disco. A radiografia focalizada lateral, obtida durante a mielografia desse homem de 38 anos, demonstrou hérnia posterior volumosa no disco intervertebral de L4-5 (*seta*). Observe que também havia estreitamento do espaço discal intervertebral.

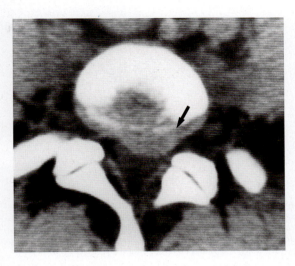

▲
Figura 11.101 TC de hérnia de disco. Essa imagem axial de TC da coluna lombar no nível de L5-S1 demonstrou hérnia de disco centrolateral volumosa invadindo o forame intervertebral esquerdo (*seta*).

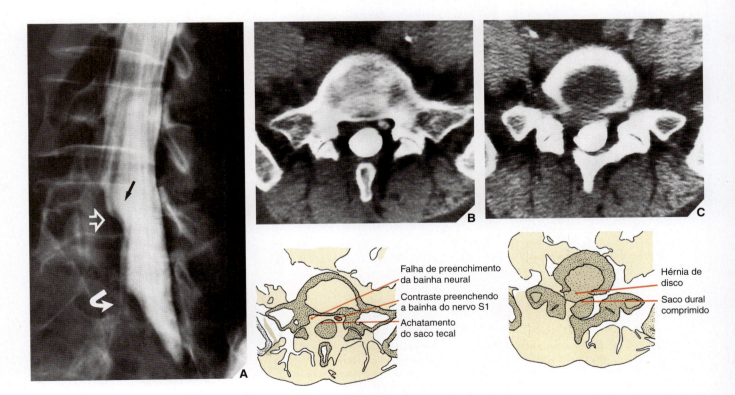

▲
Figura 11.102 Mielotomografia computadorizada (MTC) de hérnia de disco. Esse homem de 47 anos referia dor lombar grave com irradiação para nádega e perna direitas. **A.** A radiografia focalizada em projeção oblíqua obtida durante mielografia demonstrou falha extradural no lado direito do saco tecal no nível do espaço discal de L5-S1 (*seta*) envolvendo a raiz do nervo S1 direito, que estava "cortado" (*seta aberta*). A raiz do nervo S2 estava delineada normalmente (*seta curva*). **B** e **C.** Essas imagens de TC, também obtidas durante mielografia, mostrou falha de opacificação da raiz do nervo S1 do lado direito e hérnia volumosa do disco de L5-S1, que comprimia o saco dural no lado direito.

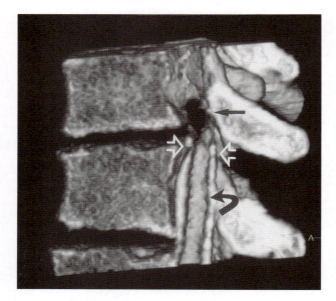

▲
Figura 11.103 Mielotomografia 3D de hérnia de disco. Essa imagem de TC reconstruída em 3D na projeção de intensidade máxima (PIM) do segmento inferior da coluna torácica foi obtida depois da injeção de contraste no saco dural (mielotomografia computadorizada, MTC). Havia hérnia de disco no nível de T7-8 (*seta*), que estava associada à obstrução total do fluxo do contraste (*setas abertas*). A *seta curva* assinala medula espinal.

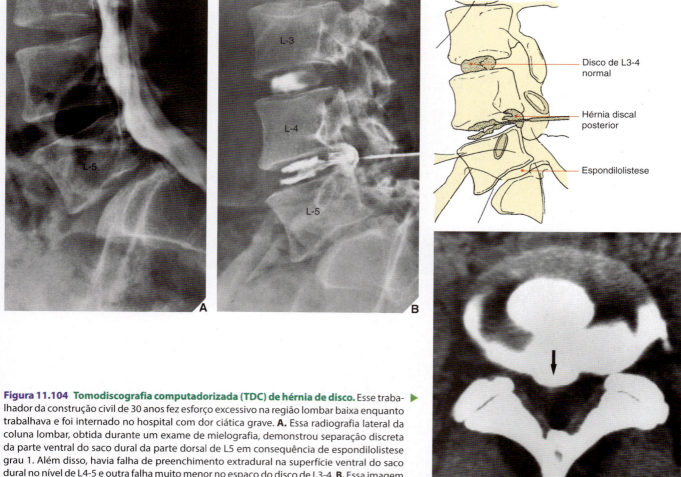

Figura 11.104 Tomodiscografia computadorizada (TDC) de hérnia de disco. Esse trabalhador da construção civil de 30 anos fez esforço excessivo na região lombar baixa enquanto trabalhava e foi internado no hospital com dor ciática grave. **A.** Essa radiografia lateral da coluna lombar, obtida durante um exame de mielografia, demonstrou separação discreta da parte ventral do saco dural da parte dorsal de L5 em consequência de espondilolistese grau 1. Além disso, havia falha de preenchimento extradural na superfície ventral do saco dural no nível de L4-5 e outra falha muito menor no espaço do disco de L3-4. **B.** Essa imagem de discografia com metrizamida foi obtida dos níveis de L3-4 e L4-5 e, neste último segmento, demonstrou hérnia posterior. **C.** Essa imagem de TC obtida no nível de L4-5 depois da discografia mostrou protrusão posterior do material discal contrastado (*seta*).

Capítulo 11 Coluna Vertebral **583**

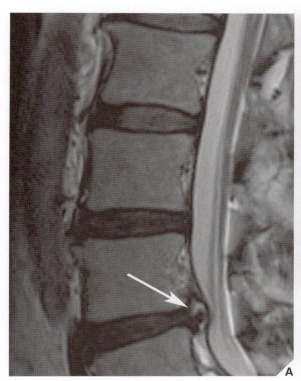

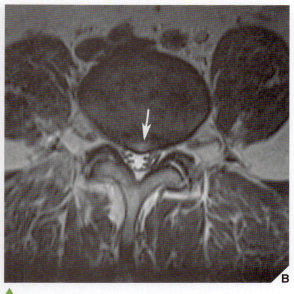

▲
Figura 11.105 Imagens de RM de protrusão discal. Esse homem de 59 anos referia dor lombar baixa. **A.** Essa imagem sagital de RM ponderada em T2 demonstrou herniação posterior em L4-5 (*seta*). Observe a posição infraligamentar do disco herniado. **B.** Essa imagem axial de RM ponderada em T2 mostrou protrusão discal posterior com compressão acentuada do saco tecal (*seta*).

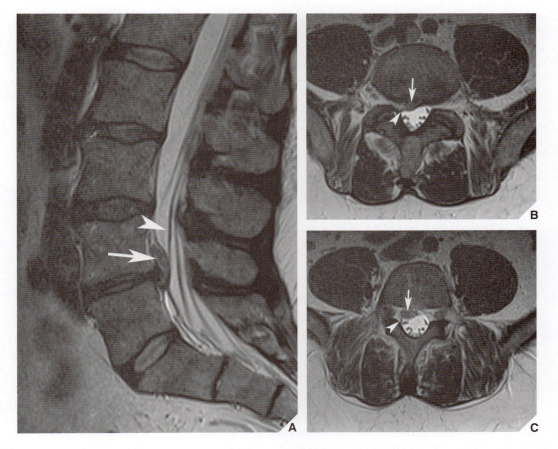

▲
Figura 11.106 Imagens de rm de extrusão discal. Esse homem de 46 anos apresentou radiculopatia à direita. **A.** Essa imagem sagital de RM ponderada em T2 demonstrou herniação de disco central e paracentral direita do tipo extrusão no nível de L4-5, que se estendia em direção proximal (*seta*) e comprimia a raiz L5 direita (*ponta de seta*). **B.** Essa imagem axial de RM ponderada em T2 no nível do disco de L4-5 mostrou o material discal extruso (*seta*) e desvio posterior da raiz L4 (*ponta de seta*). **C.** Essa imagem axial de RM ponderada em T2, obtida acima do espaço discal de L4-5 no nível da vértebra L4, evidenciou material discal desviado para cima (*seta*) com compressão do saco tecal no recesso lateral direito em contato com a raiz L4 (*ponta de seta*).

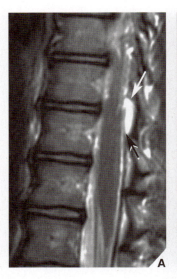
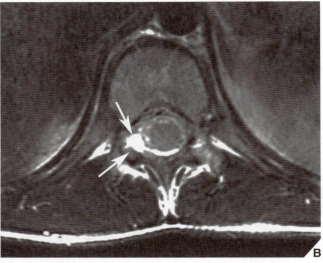

Figura 11.107 Imagem de RM de herniação de disco de aspecto cístico sequestrado. A. A imagem parassagital direita de RM ponderada em T2 e outra imagem axial de RM ponderada em T2 da coluna lombar (**B**) dessa mulher jovem, que referia dor radicular aguda à direita, mostraram uma estrutura cística no espaço epidural posterior direito (setas), que consistia em uma hérnia de disco cística aguda sequestrada. (Cortesia do Dr. Evan Stein, Brooklyn, Nova York.)

Yu *et al.* reconheceram três tipos de lacerações anulares. Tipo I é uma laceração concêntrica, que se caracteriza por ruptura das fibras transversais que conectam as lamelas adjacentes do anel fibroso, sem rompimento das fibras longitudinais. Tipo II é uma laceração radial, que representa fissuras que se estendem da periferia do anel até o núcleo pulposo e estão associadas à ruptura das fibras longitudinais. Tipo III é uma laceração transversal causada pela ruptura das fibras de Sharpey na periferia do anel fibroso. Lacerações tipos II e III podem ser demonstradas nas imagens de RM ponderadas em T2 como focos hiperintensos dentro do anel. Ocasionalmente, essas lacerações também podem ser evidenciadas por tomodiscografia computadorizada (TDC).

Tratamento ortopédico

A cirurgia da coluna lombar com instrumentação é realizada por diversas razões, inclusive estabilização de escoliose e fraturas, descompressão do canal medular de pacientes com estenose vertebral e tratamento de hérnias de disco. Entre as operações realizadas mais comumente na coluna lombar estão a laminectomia parcial e a discectomia para hérnia de disco (Figuras 11.108 e 11.109) e a laminectomia seguida de fusão posterior usando parafusos e hastes transpediculares para corrigir estenose do canal medular e estabilizar espondilolistese (Figuras 11.110 e 11.111).

Descrever as incontáveis técnicas e instrumentos desenvolvidos ao longo dos anos estaria fora dos propósitos deste livro.

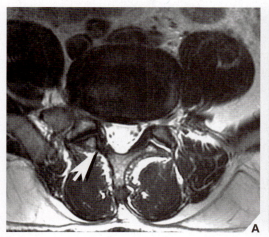
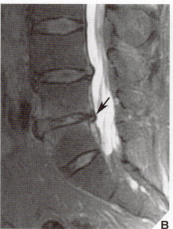
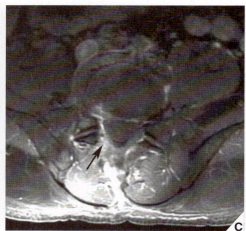

Figura 11.108 Imagens de RM pós-laminectomia com discectomia para tratar herniação de disco recidivante. Esse paciente jovem tinha radiculopatia recidivante à direita, que se desenvolveu depois de hemilaminectomia com discectomia de L4 à direita realizada no passado. **A.** Imagem axial de RM ponderada em T2 obtida no nível de L4-5 não demonstrou evidência de recidiva da hérnia de disco. Observe o local em que foi realizada hemilaminectomia à direita no passado (seta). **B.** Imagem parassagital direita de RM ponderada em T2 mostrou possível recidiva de pequena herniação de disco em L4-5 (seta). **C.** Imagem axial de RM ponderada em T1 com saturação de gordura foi obtida depois da injeção intravenosa de gadolínio e confirmou que não havia herniação recidivante. A imagem mostrou realce nos tecidos fibróticos do espaço epidural direito e na área da hemilaminectomia direita (seta).

Capítulo 11 Coluna Vertebral 585

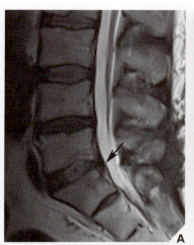
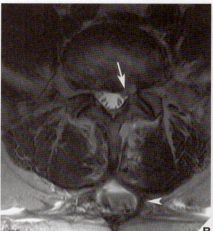
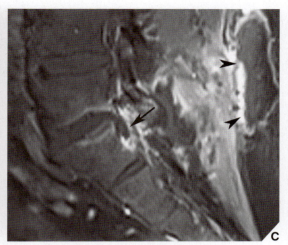
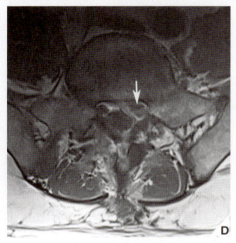

◀ **Figura 11.109 Imagens de RM de herniação de disco recidivante depois de discectomia.** Esse adulto jovem apresentou radiculopatia recidivante à esquerda depois de hemilaminectomia e discectomia de L5-S1. Imagens parassagital esquerda de RM ponderada em T2 (**A**) e axial ponderada em T2 (**B**) demonstraram lesão com sinal hipointenso localizada no recesso lateral esquerdo com extensão em direção caudal (*setas*). Essa lesão poderia ser uma hérnia de disco recidivante ou tecido cicatricial. Observe que havia hematoma subcutâneo posterior na área de hemilaminectomia (*ponta de seta*). Imagens parassagital esquerda (**C**) e axial (**D**) de RM ponderada em T1 com saturação de gordura foram obtidas depois da injeção intravenosa de gadolínio e demonstraram lesão hipointensa sem realce (*setas*) circundada por tecido de granulação realçado no recesso lateral esquerdo. Observe que houve realce periférico ao redor do hematoma pós-operatório localizado nos tecidos subcutâneos posteriores (*pontas de seta* em (**C**)). (Cortesia do Dr. Oleg Opsha, MS, Brooklyn, Nova York.)

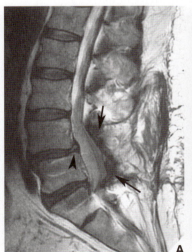
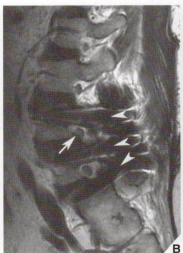
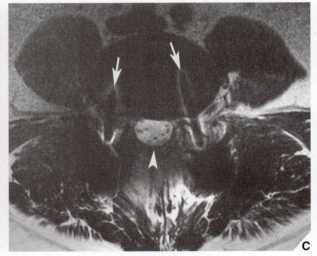

▲ **Figura 11.110 Imagens de RM pós-laminectomia descompressiva e fixação de parafusos transpediculares posteriores. A.** Imagem sagital na linha média de RM ponderada em T2 demonstrou laminectomia em L4 e L5 (*setas*) com descompressão bem-sucedida do canal medular. Observe que havia anterolistese residual de L4 sobre L5 (*ponta de seta*). **B.** Imagem parassagital direita de RM ponderada em T2 mostrou posição transpedicular adequada dos parafusos (*pontas de seta*). Observe que ainda havia compressão residual na emergência da raiz neural direita de L4 (*seta*). **C.** Essa imagem axial de RM ponderada em T2 também demonstrou descompressão bem-sucedida do canal medular (*ponta de seta*) e posição adequada dos parafusos transpediculares (*setas*).

586 Parte 2 Lesões Traumáticas

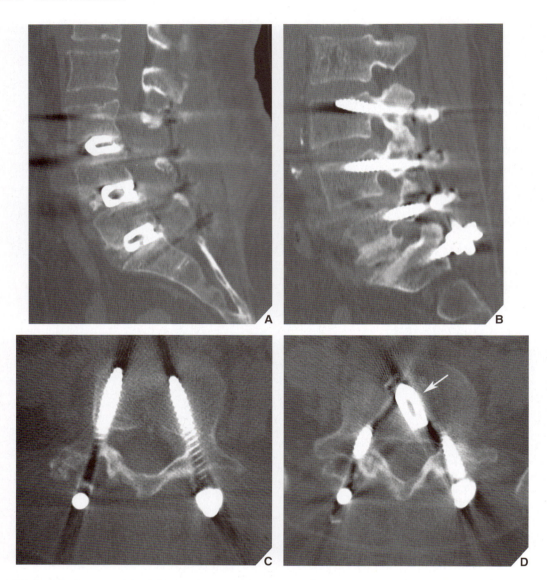

Figura 11.111 Imagens de TC pós-fusão anterior e posterior da coluna lombar. A. Imagem de TC reformatada na linha média do plano sagital demonstrou que os espaçadores metálicos estavam adequadamente posicionados entre os corpos vertebrais de L3-L4, L4-5 e L5-S1. **B.** Imagem de TC reformatada no plano parassagital direito mostrou posição adequada dos parafusos dentro dos pedículos de L3, L4, L5 e S1. **C.** Essa imagem axial de TC no nível dos pedículos de L4 confirmou posição intrapedicular adequada dos parafusos. **D.** Imagem axial de TC obtida no espaço discal de L4-5 confirmou posição certa do espaçador metálico entre os corpos vertebrais (seta).

ASPECTOS PRÁTICOS A SEREM LEMBRADOS

Coluna cervical

1. Isoladamente, a incidência radiográfica mais importante para avaliar a coluna cervical é a lateral – seja com o paciente na posição ereta ou deitada com raios perpendiculares à mesa de exame.
2. Durante a avaliação de lesão traumática da coluna cervical, é obrigatório demonstrar a vértebra C7, onde frequentemente se localizam fraturas que passam despercebidas. Se não for possível demonstrar essa vértebra na incidência lateral, o radiologista deve tentar a incidência de nadador.
3. A TC e a RM são técnicas úteis para avaliar traumatismo da coluna vertebral e lesões associadas da medula espinal e tecidos moles relacionados.
4. Estabilidade de uma fratura da coluna cervical é o fator prático mais importante da avaliação das lesões dessa região.
5. Fraturas de côndilos occipitais são demonstradas mais claramente na TC com reformatação coronal.
6. Anderson e Montesano desenvolveram um sistema de classificação dos três tipos de fraturas de côndilos occipitais, que se baseia na morfologia da fratura, na anatomia pertinente e na biomecânica.
7. Luxação occipitocervical é demonstrada adequadamente nas radiografias laterais suplementadas por imagens de TC reformatadas.
8. Fratura de Jefferson – fratura simétrica dos arcos anterior e posterior de C1 – pode ser diagnosticada na incidência radiográfica anteroposterior de boca aberta por desvio lateral das massas laterais.
9. Durante a avaliação das fraturas de processo odontoide (dente), observe que:
   - Tipos I (fratura oblíqua em posição cefálica à base) e III (fratura através da base estendendo-se até o corpo) são estáveis
   - Tipo II (fratura transversal da base) é instável.

10. Fratura em gota de lágrima – lesão causada por flexão exagerada – é uma variante de fratura explosiva e é a lesão mais grave e instável dentre as fraturas da coluna cervical; esse tipo de fratura está comumente associado à lesão de medula espinal.

11. Fratura em gota de lágrima por extensão exagerada, que geralmente ocorre no nível de C2 ou C3, é uma lesão estável sem complicações potencialmente perigosas associadas à fratura em gota de lágrima por flexão.

12. Fratura com avulsão de processo espinhoso (fratura do minerador de argila, ou *clay shoveler's fracture*, em inglês) envolvendo os processos espinhosos de C6 ou C7 pode ser diagnosticada na incidência anteroposterior da coluna cervical pelo sinal fantasma produzido pelo desvio caudal do processo espinhoso fraturado.

13. Na avaliação radiográfica das facetas presas, a alteração típica é um aspecto de "gravata-borboleta" ou "asa de morcego" nos pilares articulares luxados em projeção lateral.

14. A RM é a modalidade preferencial para demonstrar anormalidades extraósseas pós-traumáticas, inclusive rupturas ligamentares, hematomas epidurais, lesões da medula espinal e lesões semelhantes.

Coluna toracolombar

1. A classificação das lesões traumáticas agudas da coluna vertebral toracolombar e segmentos lombares em três colunas é uma abordagem prática para definir estabilidade das diversas fraturas.

2. Fraturas sutis das vértebras torácicas podem ser evidenciadas por abaulamento localizado da linha paraespinal em consequência de edema e hemorragia.

3. Fratura de Chance, também conhecida como fratura do cinto de segurança, é uma fratura horizontal que atravessa um corpo vertebral lombar e estende-se até a lâmina e o processo espinhoso.

4. Fraturas-luxações da coluna toracolombar, que são lesões instáveis, são classificadas em quatro tipos:
- Lesão por flexão-rotação
- Lesão por cisalhamento posteroanterior
- Lesão por cisalhamento anteroposterior
- Lesão por flexão-distração.

5. Espondilólise é uma falha das partes interarticulares (pescoço do "cão escocês"), que causa deslizamento ventral de uma vértebra sobre a que se encontra abaixo – espondilolistese.

6. Espondilolistese:
- Pode estar associada a uma falha da parte interarticular, também conhecida como *espondilolistese verdadeira*
- Ou pode ocorrer sem falha do istmo, também conhecida como *pseudoespondilolistese* ou *espondilolistese degenerativa* (associada às alterações degenerativas do disco intervertebral e articulações apofisárias).

7. Nas radiografias, um teste simples para diferenciar esses dois tipos de espondilolistese é o sinal do processo espinhoso.

8. Graus avançados de espondilolistese no nível de L5-S1 podem ser diagnosticados na radiografia anteroposterior pelo fenômeno conhecido como *sinal do chapéu de Napoleão invertido*.

9. Um disco intervertebral pode ter herniação anterior ou anterolateral e também posterior ou posterolateral. A herniação intraóssea para dentro de um corpo vertebral pode ser caudal ou ventrocaudal, cefálica ou ventrocefálica.

10. Herniação intravertebral ventrocaudal ou ventrocefálica provoca separação de pequeno fragmento triangular de uma vértebra. Essa vértebra límbica não deve ser confundida com fratura.

11. Herniação de disco posterior pode ser demonstrada por:
- TC
- Mielografia
- Discografia
- RM
- Ou uma combinação dessas modalidades.

12. Como regra geral, a discografia é realizada quando os resultados da TC, mielografia e RM são inconclusivos.

13. Discografia provocativa é um recurso diagnóstico importante para o cirurgião ortopédico, de forma a determinar o nível do disco intervertebral que precisa ser operado.

LEITURAS SUGERIDAS

Anderson LD, D'Alonzo RT. Fractures of the odontoid process of the axis. *J Bone Joint Surg Am* 1974; 56 (8):1668-1674.

Anderson PA, Montesano PX. Morphology and treatment of occipital condyle fractures. *Spine (Phila Pa 1976)* 1988; 13:731-736.

Anderson PA, Montesano PX. Treatment of sacral fractures and lumbosacral injuries. In: Chapman MW, ed. *Operative orthopaedics*, vol. 4, 2nd ed. Philadelphia: JB Lippincott; 1993:2699-2710.

Bertolotti M. Contributo alla conoscenza dei vizi differenziazione regionale del rachide con speciale riguardo all assimilazione sacrale della V. lombare. *Radiol Med* 1917; 4:113-144.

Bierry G, Venkatasamy A, Kremer S, et al. Dual-energy CT in vertebral compression fractures: performance of visual and quantitative analysis for bone marrow edema demonstration with comparison to MRI. *Skeletal Radiol* 2014; 43:485-492.

Brown RC, Evans ET. What causes the "eye in the Scotty dog" in the oblique projection of the lumbar spine? *Am J Roentgenol Radium Ther Nucl Med* 1973; 118:435-437.

Bryk D, Rosenkranz W. True spondylolisthesis and pseudospondylolisthesis – the spinous process sign. *J Can Assoc Radiol* 1969; 20:53-56.

Cancelmo JJ Jr. Clay shoveler's fracture. A helpful diagnostic sign. *Am J Roentgenol Radium Ther Nucl Med* 1972; 115:540-543.

Chance GQ. Note on a type of fl exion fracture of the spine. *Br J Radiol* 1948; 21:452.

Daffner RH. Helical CT of the cervical spine for trauma patients: a time study. *AJR Am J Roentgenol* 2001; 177:677-679.

Daffner RH. *Imaging of vertebral trauma*, 2nd ed. Philadelphia: Lippincott-Raven; 1996.

Daffner RH. Injuries of the thoracolumbar vertebral column. In: Dalinka MK, Kaye JJ, eds. *Radiology in emergency room medicine*. New York: Churchill Livingstone; 1984:317-341.

Daffner RH, Brown RR, Goldberg AL. A new classification for cervical vertebral injuries: infl uence of CT. *Skeletal Radiol* 2000; 29:125-132.

Daffner RH, Deeb ZL, Rothfus WE. "Fingerprints" of vertebral trauma – a unifying concept based on mechanisms. *Skeletal Radiol* 1986; 15:518-525.

Denis F. Spinal instability as defined by the three-column spine concept in acute spinal trauma. *Clin Orthop Relat Res* 1984; 189:65-76.

Denis F. The three column spine and its significance in the classification of acute thoracolumbar spinal injuries. *Spine (Phila Pa 1976)* 1983; 8:817-831.

Dietz GW, Christensen EE. Normal "Cupid's bow" contour of the lower lumbar vertebrae. *Radiology* 1976; 121:577-579.

Dullerud R, Johansen JG. CT-diskography in patients with sciatica. Comparison with plain CT and MR imaging. *Acta Radiol* 1995; 36:497-504.

Firooznia H, Benjamin V, Kricheff II, et al. CT of lumbar spine disk herniation: correlation with surgical findings. *AJR Am J Roentgenol* 1984; 142:587-592.

Freyschmidt J, Brossmann J, Wiens J, et al. *Freyschmidt's "Koehler/Zimmer" borderlands of normal and early pathological findings in skeletal radiography*, 5th ed. Stuttgart, Germany: Thieme; 2003:671-730.

Fuchs AW. Cervical vertebrae (part I). *Radiogr Clin Photogr* 1940; 16:2-17.

Gerlock AJ Jr, Mirfakhraee M. Computed tomography and hangman's fractures. *South Med J* 1983; 76:727-728.

Greenspan A. CT-discography vs. MRI in intervertebral disk herniation. *Appl Radiol* 1993; 22:34-40.

Greenspan A, Amparo EG, Gorczyca D, et al. Is there a role for diskography in the era of magnetic resonance imaging? Prospective correlation and quantitative analysis of computed tomography-diskography, magnetic resonance imaging, and surgical findings. *J Spinal Disord* 1992; 5:26-31.

Greenspan A, Beltran J, Ledermann E. Radiologic imaging of the spine. In: Chapman MW, James MA, eds. *Chapman's comprehensive orthopaedic surgery*, 4th ed. New Delhi, India: Jaypee Brothers Medical; 2019.

Hayes CW, Conway WF, Walsh JW, et al. Seat belt injuries: radiologic findings and clinical correlation. *Radiographics* 1991; 11:23-36.

Holdsworth F. Fractures, dislocations and fracture-dislocations of the spine. *J Bone Joint Surg Am* 1970; 52 (8):1534-1551.

Hyman RA, Gorey MT. Imaging strategies for MR of the spine. *Radiol Clin North Am* 1988; 26:505-533.

Jancucska JB, Spivak JM, Bendo JA. A review of symptomatic lumbosacral transitional vertebrae: Bertolotti's syndrome. *Int J Spine Surg* 2015; 9:42.

Jefferson G. Fractures of the atlas vertebra. Report of four cases, and a review of those previously recorded. *Br J Surg* 1920; 7:407-422.

Kathol MH. Cervical spine trauma. What is new? *Radiol Clin North Am* 1997; 35:507-532.

Leone A, Cianfoni A, Cerase A, et al. Lumbar spondylolysis: a review. *Skeletal Radiol* 2011; 40:683-700.

Montesano PX, Benson DR. The thoracocolumbar spine. In: Rockwood CA, Green DP, Bucholz RW, eds. *Rockwood and Green's fractures in adults,* 3rd ed. Philadelphia: JB Lippincott; 1991:1359-1397.

Montesano PX, Benson DR. Thoracolumbar spine fractures. In: Chapman MW, ed. *Operative orthopaedics,* vol. 4, 2nd ed. Philadelphia: JB Lippincott; 1993:2665-2697.

Munter FM, Wasserman BA, Wu H-M, et al. Serial MR imaging of annular tears in lumbar intervertebral disks. *AJNR Am J Neuroradiol* 2002; 23:1105-1109.

Myerding HW. Spondylolisthesis. *Surg Gynecol Obstet* 1932; 34:371-377.

Ranawat CS, O'Leary P, Pellicci P, et al. Cervical spine fusion in rheumatoid arthritis. *J Bone Joint Surg Am* 1979; 61:1003-1010.

Slone RM, MacMillan M, Montgomery WJ. Spinal fixation. Part 1. Principles, basic hardware, and fixation techniques for the cervical spine. *Radiographics* 1993; 13:341-356.

Slone RM, MacMillan M, Montgomery WJ, et al. Spinal fixation. Part 2. Fixation techniques and hardware for the thoracic and lumbosacral spine. *Radiographics* 1993; 13:521-543.

Traynelis VC, Marano GD, Dunker RO, et al. Traumatic atlanto-occipital dislocation. Case report. *J Neurosurg* 1986; 65:863-870.

Wiltse LL. Spondylolisthesis: classification and etiology. In: *AAOS Symposium on the Spine. American Academy of Orthopedic Surgeons.* St. Louis, MO: Mosby; 1969:143-167.

Wood-Jones F. The ideal lesion produced by judicial hanging. *Lancet* 1913; 1:53-55.

Yu S, Sether JA, Ho PS, et al. Tears of the annulus fibrosus: correlation between MR and pathologic findings in cadavers. *AJNR Am J Neuroradiol* 1988; 9:367-370.

Zanca P, Lodmell EA. Fracture of spinous processes; a new sign for the recognition of fractures of cervical and upper dorsal spinous processes. *Radiology* 1951; 56: 427-429.

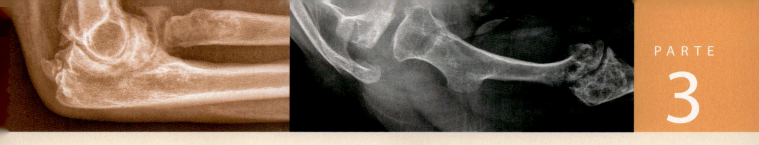

ARTRITES

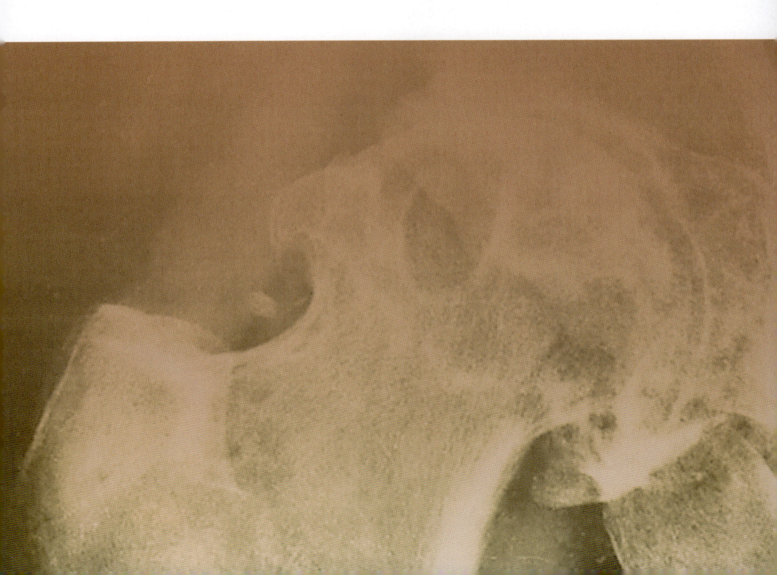

Avaliação Clínica, Radiológica e Patologia das Artrites e Artropatias

Em geral, o termo *artrite* significa anormalidade articular resultante de processo degenerativo, inflamatório, infeccioso ou metabólico. Artrite é diferente de *artralgia*, que significa desconforto e dor articulares. Além dos termos *artrite* e *artralgia*, também há uma condição conhecida como *artropatia* – termo genérico aplicável a mais de 100 doenças genéticas, autoimunes, metabólicas e do tecido conjuntivo e outras doenças adquiridas, que causam processos patológicos em uma ou mais articulações (Figura 12.1). A diferenciação desses diversos processos é fundamental à avaliação radiológica, e o tratamento e desempenha um papel importante na etapa crítica de cuidado prestado aos pacientes.

Modalidades de exame radiológico

Radiografia convencional

As modalidades radiológicas usadas para avaliar artrites são muito semelhantes às utilizadas para investigar lesões traumáticas de ossos e articulações (ver Capítulo 4), embora haja algumas adaptações. A radiografia convencional é a modalidade mais importante para avaliar artrites. Assim como o exame radiográfico de pacientes com lesões traumáticas, as radiografias padronizadas da articulação afetada devem ser obtidas no mínimo em duas incidências com ângulo de 90° entre elas (Figura 12.2; ver também Figura 4.1). A incidência com carga pode ser útil, principalmente durante a avaliação dinâmica de redução do espaço articular (Figura 12.3). Em alguns casos, podem ser necessárias incidências especiais para mostrar alterações destrutivas da articulação com mais detalhes. Como na incidência cabeça do radiocapítulo (ver Capítulo 6) ocorre eliminação da sobreposição da cabeça do rádio sobre o processo coronoide e se pode visualizar melhor as articulações radioumeral e umeroulnar, essa incidência evidencia com mais detalhes as alterações inflamatórias da articulação do cotovelo (Figura 12.4). Introduzida por Norgaard em 1965, a incidência oblíqua com semissupinação de mão e punho (também conhecida como *incidência de Allstate* ou *catador de bola*) demonstra adequadamente elementos radiais das cabeças dos metacarpos e bases das falanges proximais da mão e ossos piramidal e pisiforme do punho (Figura 12.5). Como as primeiras alterações erosivas de algumas artrites inflamatórias começam nessas áreas, a incidência de Norgaard pode fornecer informações importantes nos estágios iniciais da doença (Figura 12.6). Além disso, essa incidência pode demonstrar subluxações sutis das articulações metacarpofalangianas, que são encontradas comumente em pacientes com lúpus eritematoso sistêmico (LES).

Radiografia com ampliação

No passado, essa técnica era usada para diagnosticar alterações articulares que ocorrem nos estágios muito precoces das artrites, mas que não são bem evidenciadas nas incidências padronizadas. O método consistia em usar um sistema de filme-tela especial e ampliação geométrica, que fornecia imagens ampliadas dos ossos e articulações com mais nitidez e detalhes ósseos. Hoje em dia, radiografia com ampliação foi completamente substituída pela radiografia digital com tecnologia de ampliação em um sistema de armazenamento e transmissão de imagens (*picture archive and communication system*, ou PACS, em inglês), que permite o formato de exibição de imagens de alta resolução sem filme nas estações de interpretação radiográfica avançada.

Tomografia convencional e tomografia computadorizada

Entre as técnicas radiológicas complementares, a tomografia convencional era utilizada no passado – sua finalidade principal era demonstrar o grau de destruição das articulações. Hoje em dia, essa modalidade foi substituída pela tomografia computadorizada (TC), que é útil para avaliar alterações degenerativas e inflamatórias de várias articulações (Figura 12.7 A a C) e demonstrar estenose do canal raquidiano (Figura 12.7 D). No processo de investigação de estenose de canal secundária às alterações degenerativas, a TC também pode ser realizada após a mielografia (Figura 12.8), embora esta última técnica seja, em geral, suficiente isoladamente (Figura 12.9). Há pouco tempo, a TC de dupla energia tem sido aceita para detectar ou excluir gota tofácea (Figuras 12.10 e 12.11; ver também Figuras 2.14 e 15.37 e 15.38). Além disso, nos pacientes com gota tofácea já diagnosticada, essa técnica pode ser usada para realizar medições quantitativas volumétricas sequenciais de tofos subclínicos, de forma a avaliar resposta ao tratamento.

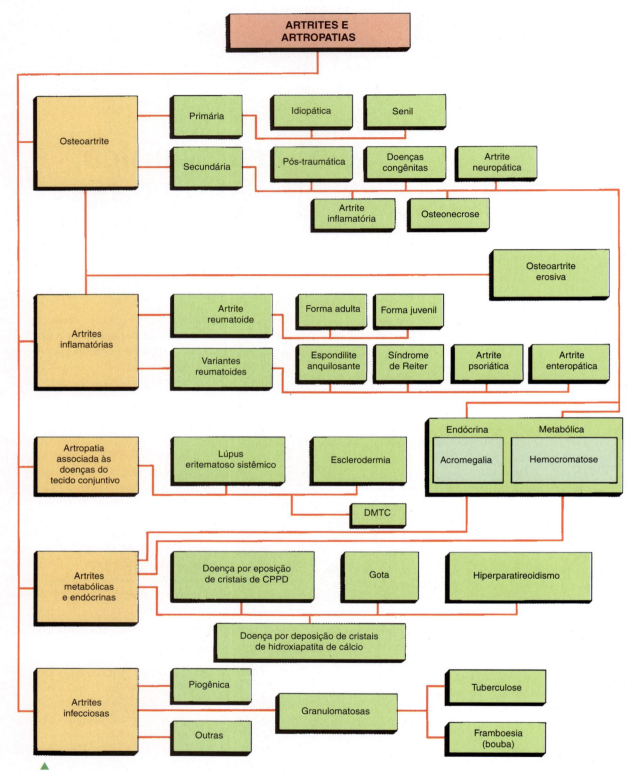

Figura 12.1 Classificação das artrites. DMTC = doença mista do tecido conjuntivo; CPPD = pirofosfato de cálcio di-hidratado.

Figura 12.2 Osteoartrite. Essa mulher de 58 anos referia histórico de dor no joelho esquerdo. **A.** Essa radiografia anteroposterior do joelho demonstrou estreitamento do compartimento articular femorotibial medial e osteófitos marginais, que se originavam dos côndilos femorais medial e lateral – alterações típicas de osteoartrite (doença articular degenerativa). **B.** Além disso, a radiografia em perfil mostrou osteófitos nas superfícies anterior e posterior da extremidade articular da tíbia, que não foram evidenciados na incidência anteroposterior. O envolvimento do compartimento da articulação femoropatelar e a sinovite (evidenciada por derrame articular suprapatelar) também estavam bem evidentes.

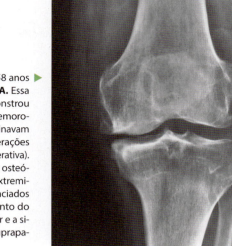
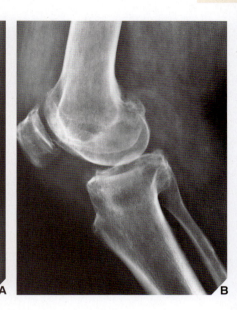

Figura 12.3 Osteoartrite. Radiografia do joelho esquerdo com carga da mesma paciente da Figura 12.2 demonstrou colapso do compartimento femorotibial medial quando o peso do corpo foi apoiado na articulação, resultando na configuração em varo do joelho.

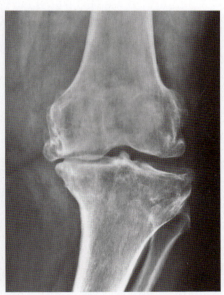

Figura 12.4 Artrite reumatoide. A. Radiografia convencional em perfil do cotovelo dessa mulher de 48 anos com diagnóstico conhecido de artrite reumatoide há vários anos demonstrou alterações destrutivas típicas dessa artrite inflamatória. **B.** A incidência especial, conhecida como incidência de cabeça do radiocapítulo (ver também Figura 6.14), mostrou mais claramente detalhes do processo artrítico, que envolvia as articulações radioumeral e umeroulnar. (De Greenspan A, Norman A. Radial head-capitellum view in elbow trauma [Letter]. *Am J Roentgenol*. 1983;140:1273-1275. Copyright © 1983 da American Roentgen Ray Society.)

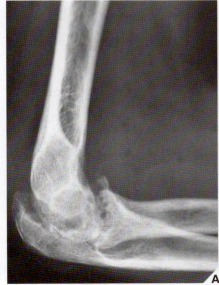
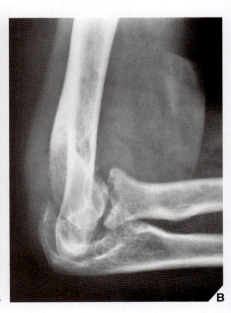

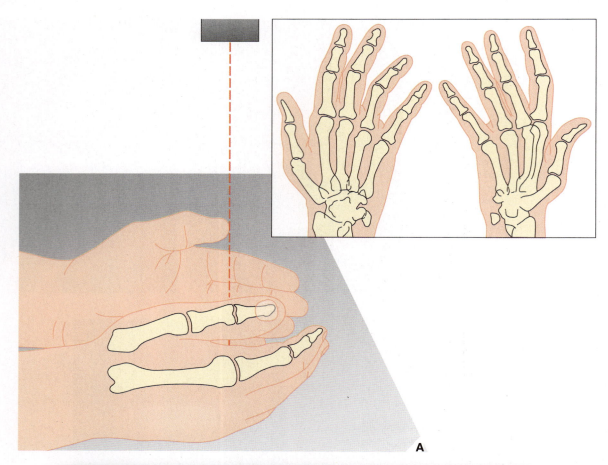
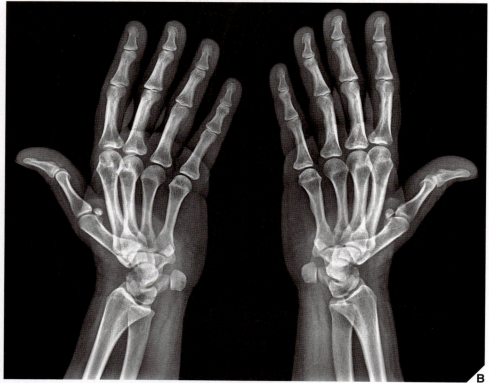

▲
Figura 12.5 Incidência do catador de bola (boleiro). A. Para se obter a incidência de Norgaard das mãos e dos punhos, os braços do paciente são totalmente estendidos e apoiados sobre a superfície ulnar. Os dedos são estendidos. As mãos ficam em pronação suave, como se fossem agarrar uma bola. O feixe central é dirigido para as cabeças dos metatarsos. **B.** Radiografia obtida nessa incidência demonstra claramente superfícies radiais das bases das falanges proximais, ossos piramidal e pisiforme e também a articulação piramidal-pisiforme.

Capítulo 12 Avaliação Clínica, Radiológica e Patologia das Artrites e Artropatias

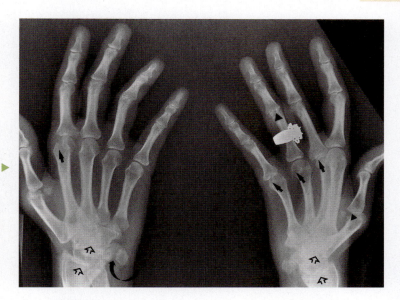

Figura 12.6 Artrite reumatoide. A incidência de Norgaard das mãos e do punho dessa mulher de 62 anos com artrite reumatoide demonstrou erosões das articulações radiocarpais e intercarpais, bem como das articulações carpometacarpais bilateralmente (*setas abertas*). Além disso, havia erosões sutis das cabeças do primeiro, terceiro, quarto e quinto metacarpos da mão esquerda e da cabeça do segundo metacarpo da mão direita (*setas*). Essa radiografia também mostrou erosão diminuta na base da falange média do dedo anular da mão esquerda (*pontas de seta*) e erosão da articulação piramidal-pisiforme direita (*seta curva*).

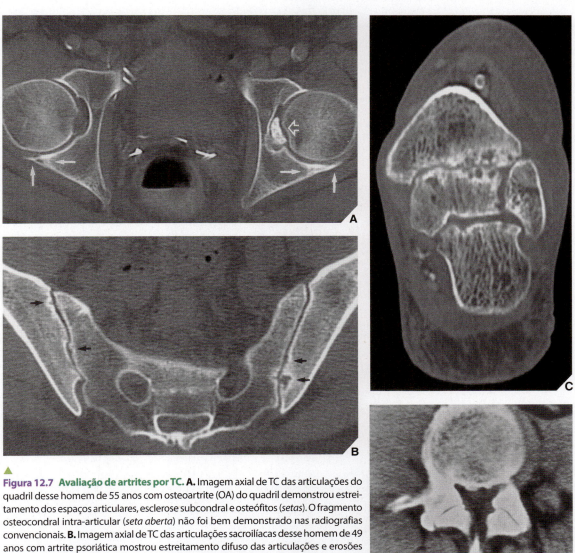

Figura 12.7 Avaliação de artrites por TC. A. Imagem axial de TC das articulações do quadril desse homem de 55 anos com osteoartrite (OA) do quadril demonstrou estreitamento dos espaços articulares, esclerose subcondral e osteófitos (*setas*). O fragmento osteocondral intra-articular (*seta aberta*) não foi bem demonstrado nas radiografias convencionais. **B.** Imagem axial de TC das articulações sacroilíacas desse homem de 49 anos com artrite psoriática mostrou estreitamento difuso das articulações e erosões articulares (*setas*). **C.** Imagem coronal de TC do tornozelo e pé dessa mulher de 52 anos com artrite reumatoide evidenciou erosões das articulações tibiotalar e subtalar. **D.** O exame de TC da coluna lombar desse paciente de 66 anos com osteoartrite avançada demonstrou estreitamento acentuado do canal raquidiano em consequência de alterações degenerativas. O diâmetro transversal (8 mm) estava muito aquém do normal.

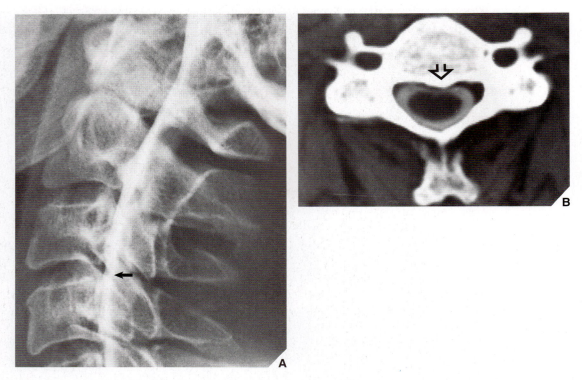

▲
Figura 12.8 Mielotomografia computadorizada (MTC) de compressão do saco dural. Esse homem de 56 anos referia dor no pescoço com irradiação para o braço esquerdo; ele também se queixava de fraqueza e parestesia (dormência) na mão esquerda. **A.** Imagem de mielografia cervical lateral demonstrou pequena falha extradural na superfície ventral do saco dural em C3-4 (*seta*). **B.** Imagem de TC obtida depois da mielografia mostrou compressão do saco dural por osteófito posterior no nível correspondente (*seta aberta*).

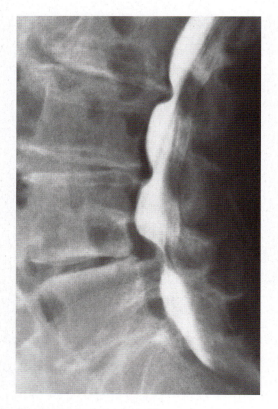

▲
Figura 12.9 Mielografia de estenose do canal raquidiano. Essa radiografia de perfil da coluna lombossacra obtida depois da injeção de metrizamida no espaço subaracnóideo demonstrou a configuração de "ampulheta" na coluna de contraste no saco dural, típica de estenose do canal raquidiano. Esse aspecto resultou do espessamento coexistente das facetas articulares e abaulamento posterior dos discos intervertebrais.

Capítulo 12 Avaliação Clínica, Radiológica e Patologia das Artrites e Artropatias   597

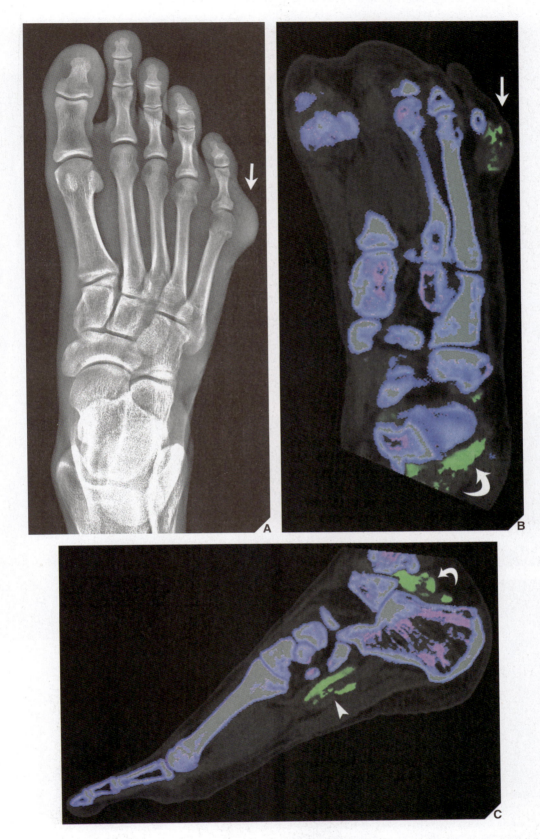

▲
Figura 12.10 TC de dupla energia de um paciente com gota tofácea. Esse homem de 45 anos queixava-se de massa dolorosa no dedo mínimo do pé esquerdo havia 4 meses. **A.** Radiografia na incidência anteroposterior demonstrou massa de tecidos moles na superfície lateral da quinta articulação metatarsofalangiana (*seta*). As estruturas ósseas estavam preservadas, e não havia evidência de erosões. Imagens coronais de TC de dupla energia (**B**) e TC reformatada codificada em cores (**C**), além da massa no quinto pododáctilo (*seta*), mostraram outras massas até então desconhecidas (*áreas verdes*) nas regiões plantar (*ponta de seta*) e posterior (*setas curvas*) do retropé, que eram compatíveis com deposição de cristais de ácido úrico dentro dos tofos gotosos em focos clinicamente despercebidos.

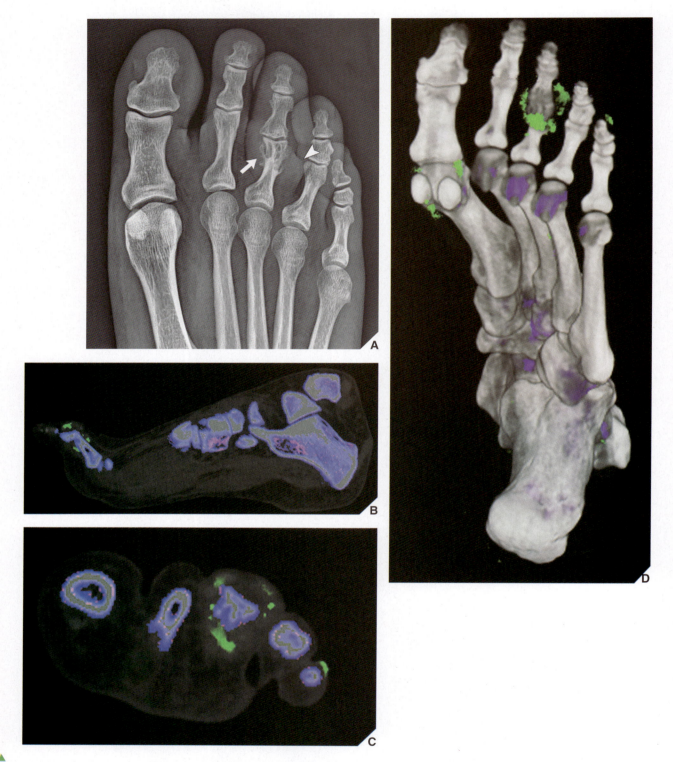

Figura 12.11 TC de dupla energia de um paciente com gota tofácea. Esse homem de 50 anos referia edema doloroso do terceiro pododáctilo do pé esquerdo. **A.** Radiografia na incidência anteroposterior demonstrou erosão para-articular da falange proximal do terceiro dedo (*seta*), associada a uma massa fusiforme (*ponta de seta*). Imagens coloridas de TC de dupla energia reformatadas nos planos sagital (**B**) e axial (**C**) e outra imagem de TC reconstruída em 3D examinada a partir da superfície plantar (**D**) confirmaram o diagnóstico de tofos gotosos em vários locais (*áreas verdes*).

Capítulo 12   Avaliação Clínica, Radiológica e Patologia das Artrites e Artropatias

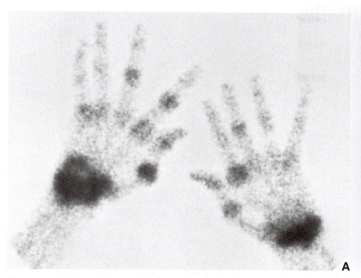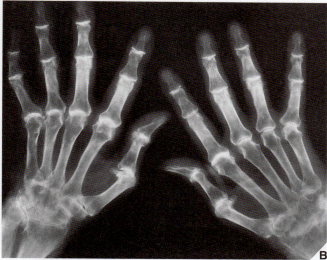

Figura 12.12 Cintilografia de artrite psoriática. Imagem de cintilografia óssea (**A**) obtida 2 h depois da injeção intravenosa de 15 mCi (555 MBq) de MDP marcado com ^{99m}Tc mostrou aumento de captação do agente radiofármaco em várias articulações das mãos e dos punhos. Radiografia convencional (**B**) do mesmo paciente mostrou artrite psoriática avançada.

Cintilografia

A cintilografia óssea é utilizada com muito mais frequência do que outras técnicas de imagem, principalmente para avaliar a distribuição das artrites nas diversas articulações (ver Capítulo 2). Radiofármacos usados atualmente em cintilografia óssea incluem difosfatos orgânicos – difosfato de etileno (EHDP) e difosfato de metileno (MDP) – marcados com ^{99m}TC, um emissor de raios gama com meia-vida de 6 h; este último agente é usado mais comumente, em geral em doses que fornecem 15 mCi (555 MBq) de ^{99m}Tc. Depois da injeção intravenosa do agente radiofármaco, cerca de 50% da dose localizam-se nos ossos, enquanto o restante circula livremente no corpo e finalmente é excretado pelos rins. Em seguida, uma câmera gama pode ser usada para realizar o procedimento conhecido como *cintilografia óssea de três fases*. A cintilografia pode determinar a distribuição das alterações artríticas nas articulações pequenas e grandes (Figura 12.12). Além disso, esse exame consegue diferenciar artrite infecciosa de infecções dos tecidos moles periarticulares (ver Figura 24.9). Com o objetivo de diferenciar artrites infecciosas de outros tipos de artrite, as técnicas usadas incluem leucócitos marcados com ^{111}In e cintilografia com ^{57}Ga (ver seção sobre "Cintilografia", no Capítulo 2). Exames sequenciais de cintilografia óssea também podem ser úteis para avaliar a atividade de determinada artrite em uma área específica ao longo do tempo. Estudos com TC por emissão de pósitrons (SPECT) de alta resolução foram realizados na tentativa de detectar alterações ósseas nos estágios iniciais da artrite reumatoide (AR) e osteoartrite erosiva e tiveram resultados promissores.

Ultrassonografia

A ultrassonografia é usada frequentemente para avaliar anormalidades articulares. Essa técnica ajuda a diferenciar massas da fossa poplítea de pacientes com artrite reumatoide, nos quais complicações de um processo artrítico (p. ex., cisto poplíteo ou hipertrofia da sinóvia) podem ser diferenciadas de outros problemas não relacionados com artrite (p. ex., aneurisma da artéria poplítea) (ver Figuras 2.21 e 2.23). A US também é útil para diagnosticar trombose venosa profunda, que ocorre em alguns pacientes com artrite reumatoide (ver Figura 2.22). Em alguns casos, a US pode demonstrar erosões ósseas e *pannus* inflamatórios. Uma técnica intervencionista utilizada comumente é aspiração com agulha guiada por US de líquido sinovial de articulações e tendões e a injeção de corticoides.

Ressonância magnética

A ressonância magnética (RM) das articulações oferece contraste excelente entre tecidos moles e ossos. Cartilagem articular, fibrocartilagem, córtex e osso esponjoso podem ser diferenciados por suas intensidades de sinal específicas. A RM é uma modalidade excelente para demonstrar nódulos reumatoides e anormalidades sinoviais em pacientes com artrite reumatoide. A possibilidade de contrastar a articulação recoberta por sinóvia de outras estruturas de tecidos moles por meio de RM permite a delineação não invasiva do grau de hipertrofia sinovial associada à sinovite, antes demonstrada apenas por meio da artrografia ou artroscopia. A sinovite, que comumente está acompanhada de derrame articular, também pode ser demonstrada nas imagens de RM (Figura 12.13). Especialmente quando essa técnica é combinada com infusão intravenosa de ácido dietilenotriamina pentacético de gadolínio (Gd-DTPA), o exame é altamente eficaz para a diferenciação entre articulações e bainhas tendíneas repletas de líquidos e sinovite. Líquido e tecidos da sinóvia intra-articular têm sinal de intensidade intermediária nas imagens ponderadas em T1 e sinal hiperintenso nas imagens em T2. Contudo, imagens ponderadas em T1 contrastadas com gadolínio demonstram sinal hiperintenso no *pannus* inflamatório/tecido sinovial, enquanto o líquido não é realçado (Figuras 12.14 e 12.15). A RM também é muito útil para diagnosticar cisto de Baker (Figura 12.16). Embora esse exame seja muito sensível para detectar derrames articulares, a técnica ainda não consegue diferenciar líquido inflamatório de não inflamatório. Em alguns casos, a RM pode fornecer algumas informações adicionais nos casos de osteoartrite (Figuras 12.17 e 12.18) e artropatia hemofílica (Figuras 12.19 e 12.20). Com o desenvolvimento de métodos ortopédicos mais sofisticados para reparar cartilagens afetadas por osteoartrite, inclusive técnicas modernas

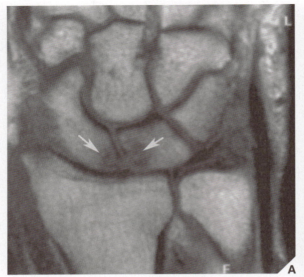
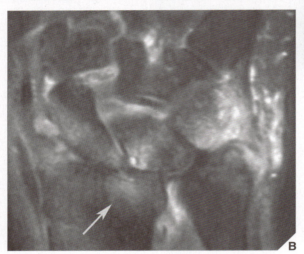
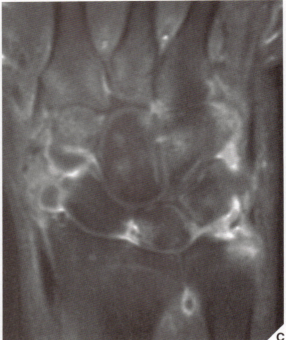

◀ **Figura 12.13 RM de artrite reumatoide.** Radiografias convencionais (não ilustradas aqui) demonstraram erosões questionáveis dos ossos escafoide e semilunar. **A.** Imagem coronal de RM ponderada em T1 confirmou a existência de erosões nesses dois ossos (*setas*). **B.** Além disso, outra imagem coronal de RM coronal na sequência STIR (*short time inversion recovery*) mostrou extenso edema da medula óssea de toda a fileira proximal do carpo, processo estiloide ulnar e rádio distal (*seta*) (edema pré-erosivo). **C.** Imagem coronal de RM ponderada em T1 com saturação de gordura foi obtida depois da injeção intravenosa de gadolínio e demonstrou realce da sinóvia e de várias áreas nos ossos do carpo, metacarpos proximais e estiloide ulnar, indicando gravidade e extensão da inflamação. (Cortesia do Dr. Luiz Cerezal, Santander, Espanha.)

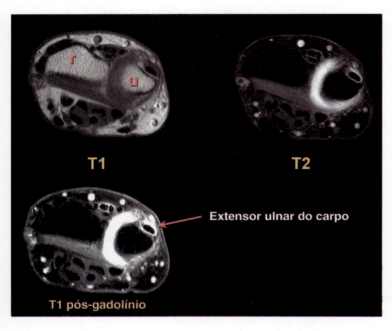

◀ **Figura 12.14 Artrorressonância magnética (artro-RM) de artrite reumatoide.** Duas imagens axiais ponderadas em T1 e T2 e outra imagem contrastada ponderada em T1 do punho dessa mulher de 28 anos com diagnóstico clínico de artrite reumatoide demonstraram a vantagem do exame pós-infusão de contraste para diagnosticar sinovite da articulação radiulnar distal e do tendão extensor ulnar do carpo. Embora o sinal hiperintenso da imagem ponderada em T2 pudesse sugerir líquido ou *pannus* inflamatório, o realce marcante nas sequências obtidas depois da infusão de gadolínio confirmaram a presença de *pannus*, já que o líquido não apresenta realce após contraste. *r* = rádio; *u* = ulna.

Capítulo 12 Avaliação Clínica, Radiológica e Patologia das Artrites e Artropatias   601

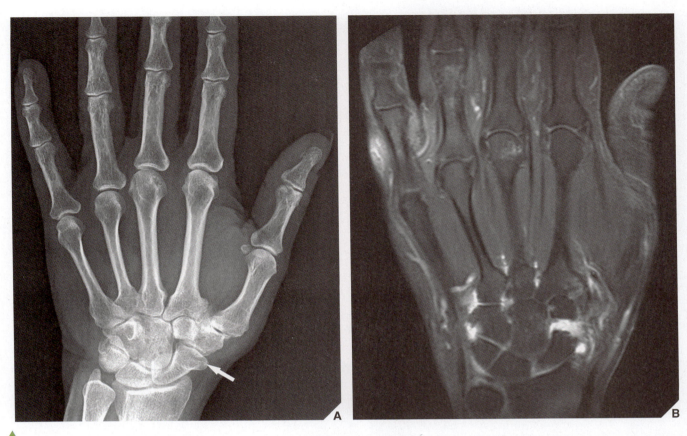

Figura 12.15 Artrorressonância magnética (artro-RM) de artrite psoriática. Esse homem de 42 anos com lesões cutâneas diagnosticadas clinicamente como psoríase referia história de dor no punho direito havia 4 meses. **A.** Radiografia dorsopalmar demonstrou pequena lesão cística no escafoide distal (*seta*), mas nenhuma erosão ou outra anormalidade radiográfica sugestiva de artrite inflamatória. **B.** Imagem coronal de RM ponderada em T1 com supressão de gordura foi obtida depois da injeção intravenosa de gadolínio e mostrou erosões da cabeça do terceiro metatarso; ossos escafoide, piramidal e hamato; e extensa sinovite da articulação intercarpal compatíveis com artrite inflamatória.

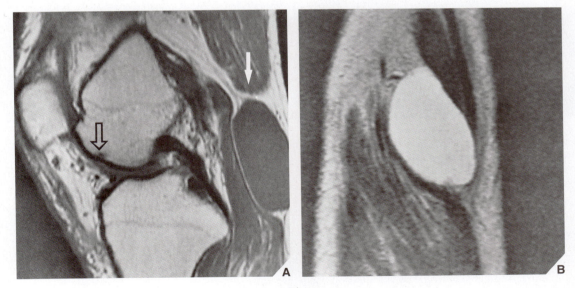

Figura 12.16 RM de cisto de Baker. Essa mulher de 68 anos com artrite reumatoide referia dor na fossa poplítea. O diagnóstico presuntivo era de tromboflebite. **A.** Imagem sagital de RM (*spin echo* [SE]; tempo de recuperação [TR] de 900 ms/tempo de eco [TE] de 20 ms) demonstrou estrutura oval na fossa poplítea com sinal de intensidade intermediária (*seta*). Havia também pequena erosão subcondral na superfície anterior do côndilo femoral medial (*seta aberta*). **B.** Imagem coronal de RM (SE; TR de 1.800 ms/TE de 80 ms) no plano da fossa poplítea mostrou volumoso cisto de Baker com sinal hiperintenso atribuído ao seu conteúdo líquido.

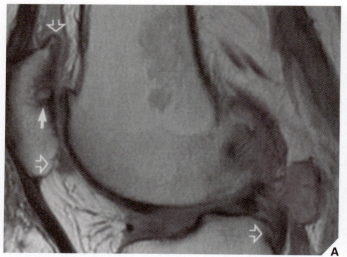
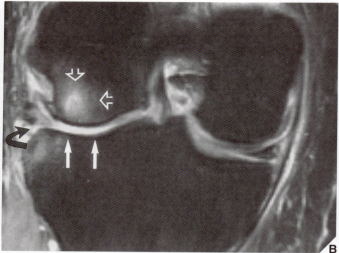

Figura 12.17 RM de osteoartrite. A. Imagem sagital de RM ponderada em densidade de prótons dessa mulher de 62 anos com osteoartrite do joelho direito demonstrou envolvimento do compartimento femoropatelar. Observe que havia estreitamento do espaço articular, cisto subcondral (*seta*) e osteófitos (*setas abertas*). **B.** Imagem coronal de RM ponderada em T2 com supressão de gordura mostrou destruição completa da cartilagem articular do compartimento articular lateral (*setas*), edema subcondral (*setas abertas*) e ruptura degenerativa do menisco lateral (*seta curva*).

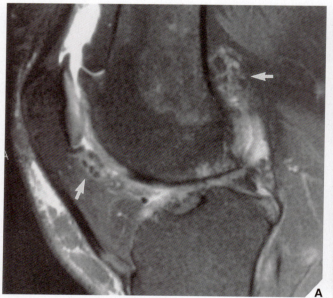
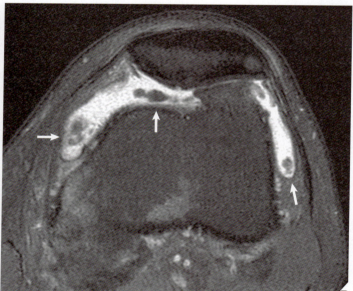

Figura 12.18 RM de osteoartrite. Imagens sagital (**A**) e axial (**B**) de RM ponderada em T2 com supressão de gordura do joelho desse homem de 60 anos mostraram osteoartrite com vários fragmentos osteocondrais (*setas*).

de substituição de cartilagem articular (p. ex., transplante de condrócitos, transplante osteocondral e fatores estimuladores de crescimento das cartilagens), a RM otimizada dessas intervenções com finalidade de diagnosticar e planejar tratamento da osteoartrite é essencial. Estudos recentes sobre a utilidade da RM contrastada com técnica de subtração digital confirmaram sua aplicabilidade no diagnóstico precoce da sacroileíte em atividade.

A RM desempenha um papel importante na avaliação da coluna vertebral. Imagens de RM no plano sagital são úteis para demonstrar espessamento do ligamento amarelo e das facetas articulares vertebrais, quantificar o grau de estenose dos forames neurais e medir os diâmetros sagitais do canal vertebral e da medula espinal. Imagens de RM no plano axial facilitam a análise detalhada das facetas articulares e permitem medições mais precisas da espessura do ligamento amarelo e diâmetro do canal raquidiano. A qualidade da RM na avaliação de anormalidades do segmento cervical dos pacientes com artrite reumatoide e estenose do canal raquidiano dos pacientes com alterações degenerativas avançadas da coluna vertebral suplanta a que é conseguida com outras modalidades. A RM é especialmente útil para examinar pacientes com dor relacionada a doença discal, porque consegue diferenciar por abordagem não invasiva os discos intervertebrais normais, degenerados e herniados (ver Capítulo 11). Na verdade, alterações degenerativas discais podem ser demonstradas nas imagens de RM muito antes de serem detectadas por radiografia convencional ou TC.

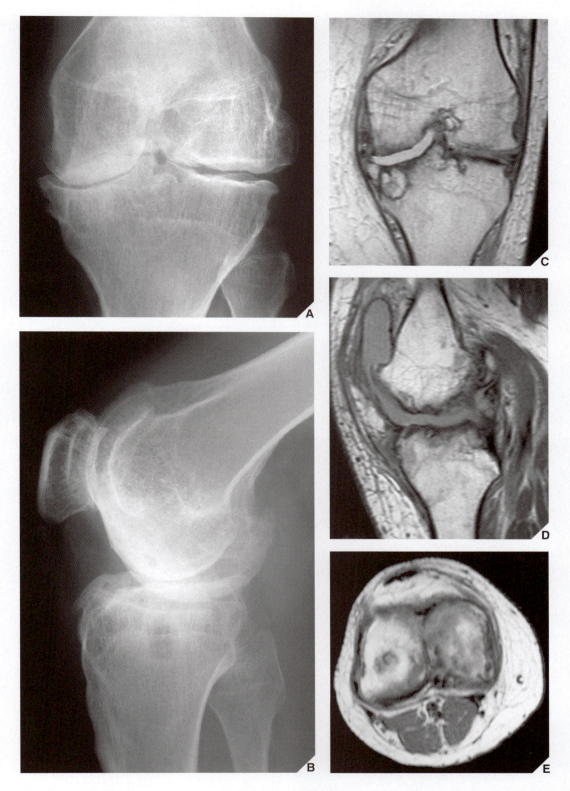

Figura 12.19 RM de artropatia hemofílica. Esse homem hemofílico de 29 anos referia vários episódios de sangramento intra-articular. Radiografias nas incidências anteroposterior (**A**) e perfil (**B**) do joelho esquerdo demonstraram estágio avançado de artropatia hemofílica. As anormalidades incluíam osteoporose periarticular, irregularidade do osso subcondral no platô tibial e côndilos femorais, estreitamento do espaço articular e erosão do osso subcondral. **C.** Imagem coronal de RM (SE; TR de 1.900 ms/TE de 20 ms) mostrou, além disso, destruição completa da cartilagem articular do compartimento medial e cisto subcondral volumoso na tíbia proximal, que não tinha sido bem demonstrado nas imagens radiográficas. **D.** Na imagem sagital de RM (SE; TR de 800 ms/TE de 20 ms), foi mais bem demonstrado o sangue intra-articular nas bursas suprapatelar e infrapatelar com sinal de intensidade intermediária. **E.** Imagem axial de RM (TR de 400 ms/TE de 20 ms) evidenciou alterações erosivas na cartilagem articular dos côndilos femorais.

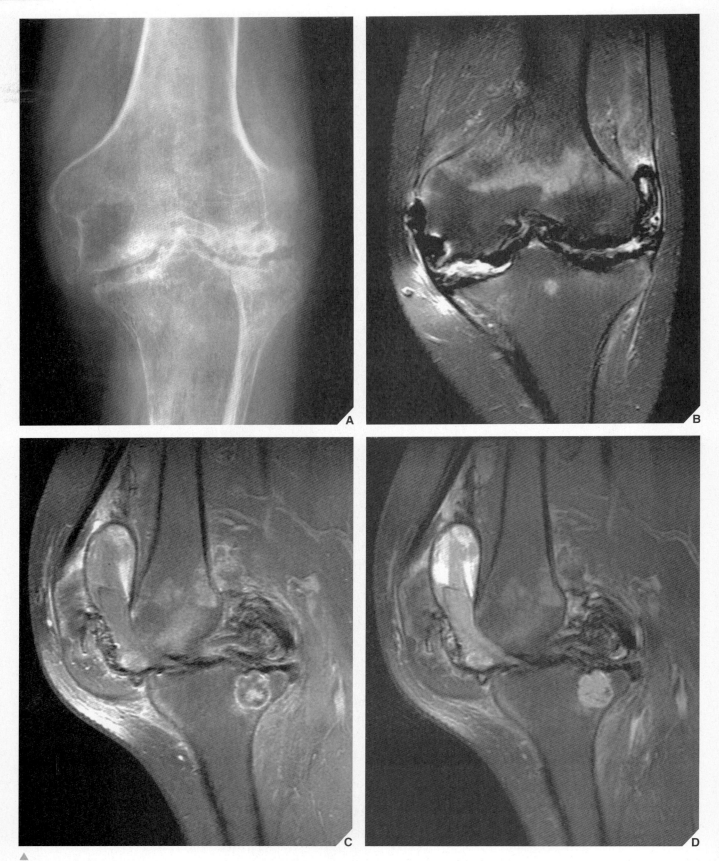

Figura 12.20 RM de artropatia hemofílica. Nesse homem de 34 anos, radiografia anteroposterior do joelho esquerdo (**A**), imagem coronal de RM ponderada em densidade de prótons com supressão de gordura (**B**), imagem sagital contrastada ponderada em T1 com supressão de gordura (**C**) e imagem sagital de RM ponderada em densidade de prótons com supressão de gordura (**D**) demonstraram alterações destrutivas tricompartimentares. Observe o aspecto heterogêneo do derrame hemático na articulação e no recesso suprapatelar.

Artrites

Diagnóstico

Dados clínicos

O diagnóstico preciso das artrites específicas depende de muitos fatores; contudo, o mais importante é conhecer os padrões sintomáticos e os mecanismos patogênicos.

Manifestações clínicas e anormalidades laboratoriais combinadas com resultados dos exames radiológicos podem ajudar muito a estabelecer o diagnóstico de um processo específico de artrite. Na prática clínica, o elemento mais importante dessa investigação diagnóstica é saber se há inflamação articular – isto é, o processo é inflamatório ou não? A coexistência de processos inflamatórios é muito mais grave e, em alguns casos (p. ex., infecção), caracteriza uma emergência reumatológica. É importante ressaltar que as manifestações principais de inflamação são dor (*hipersensibilidade*), edema (*tumor*), eritema (*rubor*) e aumento da temperatura local (*calor*), que, nos casos típicos, podem ser detectados no exame físico, ao menos no que se refere às articulações periféricas. Além disso, aumentos de leucócitos no líquido sinovial (> 2.000 células/μℓ), velocidade de hemossedimentação (VHS) e proteína C reativa (PCR) também são indicadores confiáveis.

Atualmente, o médico dispõe de inúmeros parâmetros objetivos padronizados úteis para detectar inflamação. O mais importante é o exame físico de qualidade, que deve ser realizado para evidenciar os quatro sinais flogísticos fundamentais descritos antes. Além disso, existem testes sanguíneos disponíveis, inclusive VHS e PCR. A VHS é um exame valioso, mas inespecífico, que determina a velocidade com que eritrócitos sedimentam em um tubo de Westergren padronizado no intervalo de uma hora. A PCR é uma proteína produzida pelo fígado, que é induzida em resposta à citocina conhecida como interleucina-6 (IL-6) em presença de infecção ou outro processo inflamatório. Níveis altos de VHS ou PCR são indícios claros de processo inflamatório sistêmico e indicam inevitavelmente a necessidade de realizar exames adicionais, inclusive exame físico cuidadoso e análise do líquido sinovial (p. ex., contagens de células, pesquisa de cristais, coloração por Gram e cultura microbiana). Em combinação com uma avaliação clínica cuidadosa, esses exames são fundamentais no diagnóstico e no tratamento de pacientes com doença articular.

Os elementos básicos do exame físico ainda são importantes em reumatologia, e a técnica de exame é universalmente reconhecida como indicativo sensível de anormalidades cruciais. A sigla MBPCV (marcha, braços, pernas e coluna vertebral) referente ao sistema locomotor foi criada para facilitar a triagem rápida de pacientes com doenças musculoesqueléticas. Entre outros aspectos, o exame físico deve se concentrar nas seguintes considerações: tipo de marcha, inflamação articular, deformidades e contraturas, movimentos articulares (ativos e passivos), anormalidades cutâneas (p. ex., eritema e erupções) e hipotrofia/atrofia muscular. Cada articulação deve ser examinada separada e sistematicamente. Atenção especial deve ser voltada ao aspecto das mãos, porque padrões bem definidos de acometimento da mão e várias anormalidades típicas podem sugerir diagnósticos específicos. Edema das articulações e deformidades dos dedos resultante da perda de alinhamento podem ser causados por artrites destrutivas, inclusive artrite reumatoide (Figura 12.21). Deformidades em pescoço de cisne e abotoadura têm aspectos clínicos característicos, que sugerem artrites inflamatórias (Figura 12.22); nódulos de Heberden ou Bouchard podem sugerir o diagnóstico de AO interfalangiana (Figura 12.23); edema das articulações interfalangianas proximais e distais (Figura 12.24 A) e anormalidades da unha, como onicólise (separação entre lâmina ungueal e leito ungueal) (Figura 12.24 B), depressões ungueais (Figura 12.24 C), leuconiquia (unhas brancas, ou manchas leitosas) (Figura 12.24 D), hemorragias lineares (Figura 12.24 E), hiperqueratose subungueal (Figura 12.24 F) e edema de todo o dedo (dactilite ou "dedo de salsicha") (Figura 12.24 G), são comuns em pacientes com psoríase; contraturas articulares flexíveis e fáceis de reduzir, combinadas com eritema e telangiectasia dos capilares da prega ungueal, podem sugerir LES; afilamento das extremidades dos dedos e esclerodactilia são sinais típicos de esclerodermia. Nos pés, eritema e inflamação do primeiro pododáctilo e formação de massas de tecidos moles sugestivos de tofos crônicos podem indicar gota (Figura 12.25). Sinais e sintomas sistêmicos também devem ser investigados, inclusive uretrite, conjuntivite e lesões mucocutâneas observadas classicamente nos pacientes com artrite reativa.

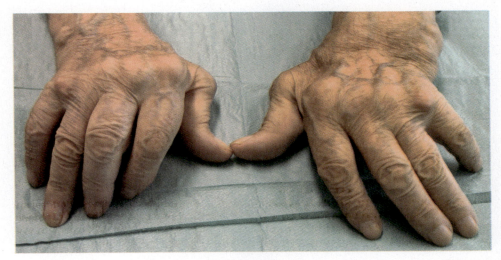

Figura 12.21 Artrite reumatoide. Essa fotografia clínica das mãos de um paciente com AR avançada mostrou desvio ulnar das articulações metacarpofalangianas inflamadas e hiperextensão dos polegares ("polegares de mochileiro"). (Reproduzida, com autorização, de Greenspan A, Gershwin ME. *Imaging in rheumatology: a clinical approach*, 1 st ed. Philadelphia: Wolters Kluwer; 2018:5.)

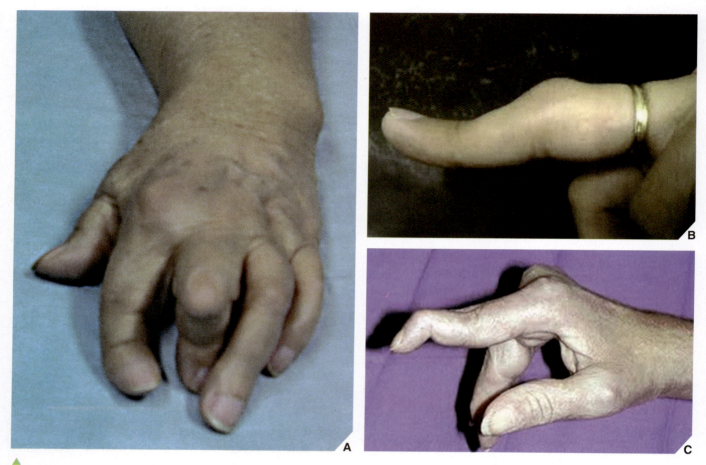

▲ **Figura 12.22 Artrite reumatoide. A.** Fotografia clínica da mão de um paciente com AR avançada demonstrou flexão das articulações interfalangianas proximais e extensão das articulações interfalangianas distais dos dedos indicador e médio, que resultaram na "deformidade em abotoadura". **B.** Em outro paciente, essa fotografia clínica do dedo indicador mostrou deformidade em abotoadura típica. **C.** Extensão da articulação interfalangiana proximal e flexão da articulação interfalangiana distal são conhecidas como *deformidade de pescoço de cisne*. (Reproduzida, com autorização, de Greenspan A, Gershwin ME. *Imaging in rheumatology: a clinical approach,* 1 st ed. Philadelphia: Wolters Kluwer; 2018:5.)

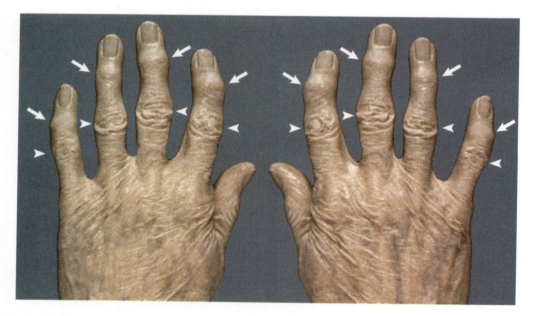

▲ **Figura 12.23 OA das articulações interfalangianas.** Essa fotografia clínica das mãos dessa mulher de 62 anos demonstrou proeminência das articulações interfalangianas proximais – *nódulos de Bouchard* (*pontas de seta*) – e articulações interfalangianas distais – *nódulos de Heberden* (*setas*). (Reproduzida, com autorização, de Greenspan A, Gershwin ME. *Imaging in rheumatology: a clinical approach,* 1 st ed. Philadelphia: Wolters Kluwer; 2018:173.)

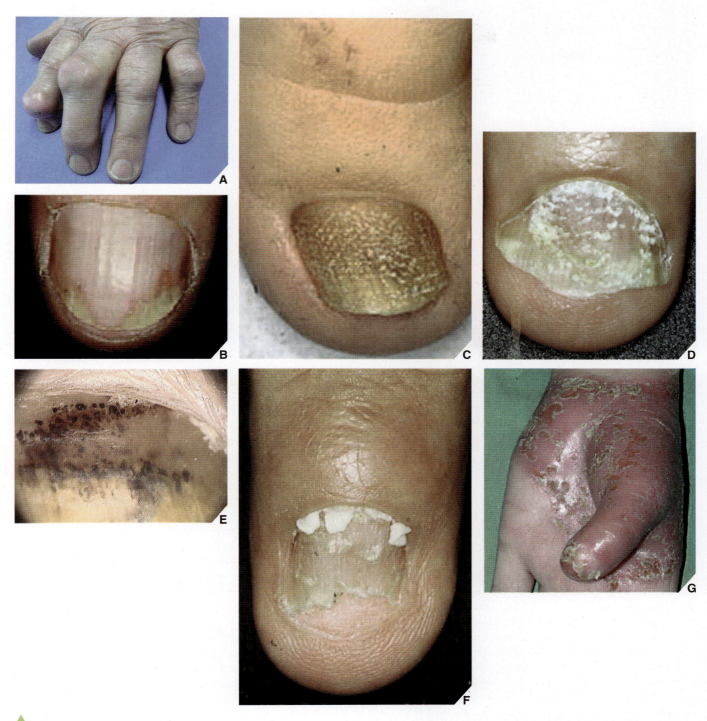

Figura 12.24 Artrite psoriática. A. Observe que havia inflamação das articulações interfalangianas proximais e distais e alterações cutâneas nos dedos indicador, médio e mínimo. **B.** Desprendimento da unha de seu leito ungueal subjacente é conhecido como *onicólise*. **C.** A superfície dessa unha desenvolveu diminutas depressões, que se assemelhavam à superfície de um dedal (depressões ungueais). A quantidade de depressões pode variar de algumas a dezenas. **D.** Manchas brancas na unha são descritas como *leuconíquia*. **E.** Linhas e manchas vermelho-acastanhadas – as chamadas *hemorragias lineares* – representam trombos sanguíneos minúsculos que se formam verticalmente sob a unha em consequência da lesão de capilares diminutos. **F.** Aspecto típico de hiperqueratose – acúmulo de substância farinácea sob a unha. **G.** Inflamação difusa do polegar (dedo de salsicha) define dactilite. Observe que também havia alterações cutâneas típicas de psoríase. (Reproduzida, com autorização, de Greenspan A, Gershwin ME. *Imaging in rheumatology: a clinical approach*, 1 st ed. Philadelphia: Wolters Kluwer; 2018:6.)

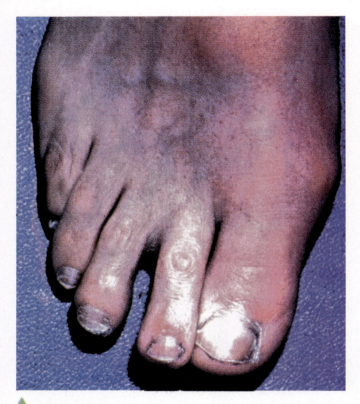

Figura 12.25 Artrite gotosa. Fotografia clínica do pé de um paciente com artrite gotosa. Observe que havia inflamação do primeiro pododáctilo e massa dorsal na região da primeira articulação metatarsofalangiana indicativo de tofo. (Reproduzida, com autorização, do American Registry of Pathology, de Klein MJ, Bonar SF, Freemont T *et al. Atlas of non-tumor pathology. Non-neoplastic diseases of bones and joints.* Washington, DC: American Registry of Pathology and Armed Forces Institute of Pathology; 2011; Figura 8.206.)

Para chegar a um diagnóstico específico, deve-se levar em consideração que diversas artrites têm frequências de ocorrência diferentes nos dois sexos. A RA é muito mais comum em mulheres, enquanto a AO é diagnosticada quase exclusivamente em mulheres de meia-idade. Por outro lado, artrites psoriática, reativa e gotosa são mais frequentes no sexo masculino.

Resultados de exames laboratoriais também são essenciais. Por exemplo, artrite gotosa está associada à elevação das concentrações séricas de ácido úrico e o exame do líquido sinovial detecta cristais de urato monossódico nos leucócitos do líquido. Contudo, líquido sinovial dos pacientes com pseudogota contém cristais de pirofosfato de cálcio. Detecção de autoanticorpos é outro indício importante para a investigação diagnóstica. Fator reumatoide (FR) é um anticorpo típico de artrite reumatoide. Esse anticorpo é dirigido contra a fração Fc da imunoglobulina G (IgG) produzida pelo sistema imune. Ele pode ser detectado no sangue de cerca de 80% dos pacientes adultos com AR. Entretanto, a presença de FR no soro também pode indicar atividade autoimune sem qualquer relação com AR, como se observa em muitas outras doenças autoimunes, infecções crônicas, sarcoidose e algumas neoplasias malignas, embora também possa estar associado à rejeição de tecidos ou órgãos. As técnicas usadas mais comumente para detectar FR são fixação em látex (usando contas de látex recobertas por IgG humana) e nefelometria (que usa IgG como antígeno-alvo). Durante quase 50 anos, acreditou-se que FR fosse um imunoensaio altamente específico para diagnosticar AR. Contudo, esse teste não é tão específico quanto a pesquisa de anticorpos antipeptídeo citrulinado cítrico (PCC, ou CCP em inglês). Apesar disso, pacientes com títulos altos de FR têm mais chances de desenvolver doença mais grave e apresentar manifestações extra-articulares de AR, inclusive síndrome de Felty, doença reumatoide do pulmão e linfoma. Pacientes que não apresentam anticorpos específicos detectados na forma de FR são descritos como portadores de artrite "soronegativa".

Pacientes com artrite lúpica têm teste positivo para anticorpos antinucleares (AANs). AANs formam um grupo heterogêneo de anticorpos dirigidos contra componentes normalmente presentes em todas as células nucleadas. Eles se ligam aos componentes do núcleo celular e são dirigidos contra histonas, DNA de hélice simples ou dupla, complexos de ribonucleoproteína (RNP) e outros componentes do núcleo. Testes usados para detectar e quantificar AANs são imunofluorescência indireta e ensaio imunossorvente ligado a enzima (ELISA). Os AANs estão presentes não apenas em pacientes com LES, mas também em outras doenças, como AR, síndrome de Sjögren, esclerodermia, dermatomiosite, polimiosite e esclerose múltipla. Testes para AANs são úteis ao diagnóstico diferencial de LES e alterações do título de anticorpos dirigidos contra DNA ajudam a monitorar atividade da doença.

Crioglobulinas são proteínas anormais da classe de anticorpos, que consistem em imunoglobulinas que se precipitam reversivelmente sob temperaturas baixas. Em diversas doenças, crioglobulinas ligam-se às proteínas do sistema complemento e outros peptídeos para formar imunocomplexos. De acordo com a classificação de Brouet, existem três classes de crioglobulinas: o tipo I (imunoglobulinas monoclonais, geralmente do isótipo IgM, dirigidas contra a fração Fc da IgG) é mais comum que os tipos II (uma mistura de IgG policlonal com IgM monoclonal) e III (uma combinação de IgG policlonal com IgM policlonal). Os tipos II e III têm atividade de FR e ligam-se às imunoglobulinas policlonais. As crioglobulinas não são específicas de determinada doença; contudo, o tipo I está relacionado com doenças linfoproliferativas e algumas neoplasias malignas; o tipo II pode estar associado à infecção crônica pelo vírus da hepatite C; e o tipo III está associado a vasculites, hepatite C, endocardite bacteriana subaguda e doenças autoimunes (inclusive LES e AR).

Anticorpos antipeptídeo citrulinado cíclico (Ac anti-PCC) são autoanticorpos formados pelo sistema imune do paciente e dirigidos contra três proteínas singulares: α-enolase, fibrinogênio e vimentina. Esses anticorpos são detectados em pacientes com AR soropositiva e, na verdade, estão dirigidos a uma modificação dessas três proteínas. Em condições normais, o aminoácido arginina está presente na α-enolase, no fibrinogênio e na vimentina; contudo, durante processos inflamatórios, outro aminoácido conhecido como *citrulina* (isolado originalmente da melancia) substitui a arginina. A permuta de arginina por citrulina ocorre no organismo de qualquer pessoa e é acelerada por tabagismo, mas nos pacientes com AR essa substituição é suficientemente ampla para desencadear uma perda de tolerância imune e, desse modo, resultar na produção de autoanticorpos. Esses anticorpos são úteis ao diagnóstico de AR e podem ser detectados mesmo alguns anos antes das primeiras manifestações clínicas da doença. Anticorpos anti-PCC são mais específicos que FR e, ao contrário destes, a reação imune a tais proteínas está integralmente relacionada com a patogenia da AR. Anticorpos anti-PCC são detectados por ELISA usando peptídeos citrulinados sintéticos. Frequentemente, esses anticorpos são detectáveis nos estágios iniciais dessa doença, embora não sejam úteis para monitorar atividade da AR.

Por fim, a identificação de antígenos do complexo de histocompatibilidade principal, especialmente antígenos leucocitários humanos das classes HLA-B27 e HLA-DR4, tornou-se um exame crucial ao diagnóstico das artrites. Alguns estudos demonstraram que 95% dos pacientes com espondilite anquilosante, 86% dos indivíduos com artrite reativa e 60% dos pacientes com artropatia psoriática tinham testes positivos para HLA-B27, enquanto a maioria dos indivíduos com artrite reumatoide tinha antígeno HLA-DR4 positivo. Isso ajuda a diferenciar alguns tipos de artrite e também a diferenciar artrite psoriática de artrite reumatoide, porque o quadro radiográfico dessas duas doenças pode ser muito semelhante.

Patologia

Articulação sinovial (diartrodial) consiste em duas extremidades ósseas recobertas por cartilagem articular; cápsula fibrosa densa revestida por sinóvia; e líquido sinovial. A cartilagem articular é formada de cartilagem hialina com espessura variável (cerca de 2 a 4 mm, dependendo da posição anatômica específica) apoiada sobre e integrada à placa subcondral, que é uma camada de osso semelhante ao córtex. Nos indivíduos jovens, a cartilagem hialina é translúcida e branco-azulada, enquanto nos adultos idosos é opaca e ligeiramente amarelada. No exame microscópico, esse tipo de cartilagem é composto de matriz extracelular densa contendo condrócitos esparsos, colágeno tipo II e proteoglicanos sulfatados hidrofílicos como agrecano (que contém cadeias de glicosaminoglicanos de carga negativa alta), decorina, biglicano e fibromodulina. A distribuição dos proteoglicanos na matriz cartilaginosa varia entre as diversas articulações, mas geralmente as camadas superficiais de cartilagem contêm muito menos proteoglicanos que os planos mais profundos. Nos cortes histológicos corados com hematoxilina e eosina, a junção entre cartilagem calcificada e cartilagem não calcificada é marcada por uma linha basofílica conhecida como *marca de maré*. A sinóvia, também conhecida como *membrana sinovial*, reveste a superfície interna da cápsula articular e todas as outras estruturas intra-articulares, com exceção da cartilagem articular. A sinóvia consiste em tecido fibroso e gordura recobertos por uma camada incompleta de dois tipos de células da íntima: sinoviócitos tipo A (derivados dos macrófagos) e sinoviócitos tipo B (originados dos fibroblastos). Ela desempenha três funções principais: secretar hialuronato do líquido sinovial pelas células B; fagocitar restos metabólicos derivados dos diversos componentes das articulações por ação das células A; e regular a transferência de solutos, eletrólitos e proteínas dos capilares para o líquido sinovial.

Em todas as doenças artríticas, há alterações anatômicas e fisiológicas da estrutura e função normais da articulação. Em geral, isso inclui perda da capacidade de movimentação das superfícies articulares umas sobre as outras e instabilidade articular. Independentemente da causa, processos artríticos caracterizam-se por algumas reações histológicas e celulares básicas. Em geral, há indícios macroscópicos e microscópicos de degeneração e reparação. As anormalidades morfológicas da cartilagem articular e membrana sinovial dependem do processo artrítico específico. OA caracteriza-se por lesão e destruição da cartilagem articular, esclerose do osso subcondral, cistos degenerativos e osteófitos (Figura 12.26). Inicialmente, essas alterações da cartilagem articular são localizadas, mas lesão e destruição gradativas da cartilagem finalmente causam perda completa da cartilagem articular com exposição do osso subjacente.

Alterações microscópicas incluem hipertrofia e hiperplasia dos sinoviócitos e hipervascularização sinovial. A primeira anormalidade observada dentro da cartilagem é a perda de proteoglicanos seguida

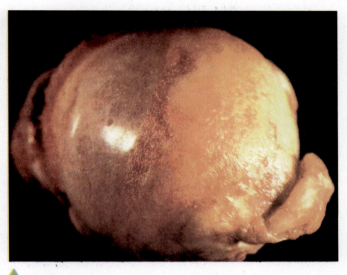

Figura 12.26 Patologia da OA. Essa fotografia de um espécime anatomopatológico de cabeça do fêmur demonstrou que não havia cartilagem articular nas áreas superior e lateral com aspecto "polido" do osso subcondral exposto (eburnação). A cartilagem restante tinha cor amarelada e superfície áspera.

de descamação e rachadura da superfície cartilaginosa com formação de fissuras. Nas áreas em que ainda resta cartilagem, frequentemente se observam irregularidade, duplicação e reduplicação da "linha de maré". No osso subcondral, os elementos medulares são substituídos por material eosinofílico granular, que não contém células. Há redução da quantidade de lacunas osteocíticas que, além disso, podem estar vazias ou conter restos celulares. Nos estágios mais avançados, há destruição completa da cartilagem articular (Figura 12.27); acentuação da ossificação endocondral; penetração mais acentuada dos vasos sanguíneos dentro da cartilagem calcificada; e deposição (se o paciente for esqueleticamente imaturo) de osso trabecular na interface osteoarticular. *Artrites inflamatórias* (p. ex., AR) têm predileção especial pela sinóvia. A membrana sinovial torna-se espessada, edemaciada e avermelhada. O *pannus* inflamatório erode primeiramente partes ósseas não cobertas por cartilagem articular (as chamadas *áreas desnudas*) e depois destrói cartilagem e outras estruturas intra-articulares. *Artropatias induzidas por cristais* constituem um espectro de anormalidades articulares inflamatórias secundárias à reação celular dirigida contra os cristais depositados (inclusive urato monossódico, fosfato cálcico de hidroxiapatita, ou di-hidrato de pirofosfato cálcio [DPFC]) nas articulações e nos tecidos periarticulares. Por exemplo, cristais de urato monossódico acumulam-se no líquido sinovial e em tofos de tecidos moles, enquanto cristais de pirofosfato são encontrados mais comumente nos tecidos fibrocartilaginosos, inclusive meniscos da articulação do joelho. Nos pacientes com *artrite séptica*, o líquido sinovial é opaco e nitidamente purulento. Contagens de células nucleadas são muito altas (20.000 a 100.000 células/mm^3), e há infiltração progressiva da sinóvia associada à congestão vascular e aumento das quantidades de sinoviócitos tipos A e B. A sinóvia fica inflamada, e há infiltrado de células inflamatórias na camada subíntima associada à presença de neutrófilos dentro dessa camada e na lâmina de sinoviócitos, frequentemente com agregados formando microabscessos. Além disso, o tecido de granulação inflamatório é coberto por fibrina e restos necróticos. A cartilagem mostra sinais de necrose associada à destruição dos condrócitos e irregularidade da superfície em consequência da lesão causada por enzimas liberadas pelos neutrófilos. Também há infiltração neutrofílica por células contendo grânulos de ragócitos grosseiros.

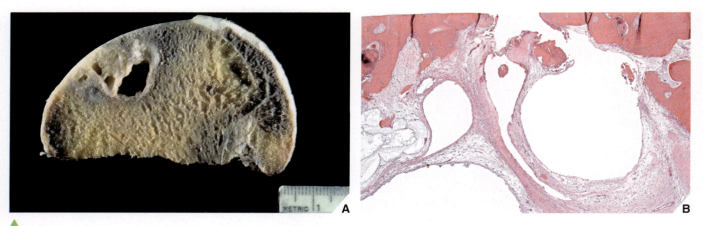

Figura 12.27 Patologia da OA. A. Essa fotografia de um corte coronal da cabeça femoral retirada de um paciente com osteoartrite avançada da articulação do quadril demonstrou destruição completa da cartilagem articular (*à esquerda*) com esclerose subarticular focal e formação de cistos secundários. Observe que havia um osteófito periférico grande contendo medula hematopoética vermelho-escuro (*à direita*). **B.** Essa fotografia de microscopia óptica mostrou erosão completa da cartilagem articular associada à esclerose e interrupção da placa subarticular. Os espaços intertrabeculares estavam ampliados e preenchidos com tecido fibroso demonstrando formação de cistos secundários (H&E, ampliação original de 25X). (Cortesia do Dr. Michael J. Klein, Nova York.)

Exames radiológicos

Como mencionado antes, articulação diartrodial ou verdadeira consiste em cartilagem cobrindo as extremidades articulares dos ossos que constituem a articulação; cápsula articular, que é reforçada por estruturas ligamentares; e espaço articular, que é revestido por membrana sinovial e preenchido por líquido sinovial (Figura 12.28). Em razão de sua constituição fisicoquímica, a cartilagem articular absorve apenas quantidades mínimas de raios X e, por essa razão, aparece como estrutura radiotransparente nas radiografias. A cartilagem articular radiotransparente, junto com a cavidade articular preenchida de líquido sinovial, formam o chamado *espaço articular radiográfico*.

Em geral, a anormalidade articular associada à artrite consiste em destruição da cartilagem da articulação, que se evidencia radiograficamente por estreitamento do espaço articular radiográfico, geralmente acompanhado de erosão subcondral; estreitamento do espaço articular é um sinal essencial das artrites (Figura 12.29). Contudo, é importante lembrar que, em alguns processos artríticos, o espaço articular pode não estar estreitado e, em vez disso, parece estar ligeiramente ampliado. Por exemplo, isso acontece nos estágios iniciais de algumas artrites, quando derrame articular e frouxidão ligamentar provocam distensão da articulação por líquidos, mas a cartilagem articular ainda não foi destruída. Isso também pode ocorrer em casos raros, quando tecidos de granulação do *pannus* provocam erosão do osso subcondral sem destruir a cartilagem articular (Figura 12.30).

Outros sinais radiográficos específicos dos diferentes tipos de artrite são edema de tecidos moles periarticulares, osteoporose periarticular e, nos estágios mais avançados de algumas artrites, destruição completa da articulação com subluxação ou luxação e anquilose (fusão articular) (Figura 12.31).

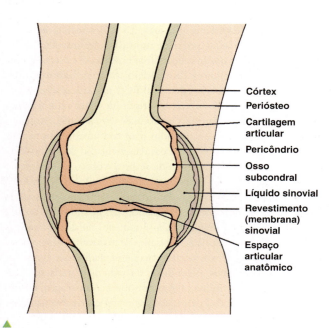

Figura 12.28 Estruturas que compõem uma articulação diartrodial ou verdadeira.

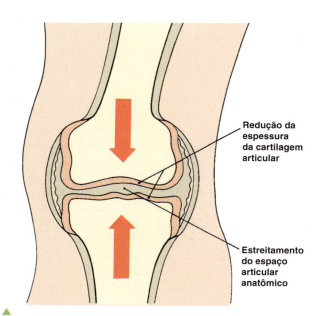

Figura 12.29 Estreitamento do espaço articular. Estreitamento do espaço articular radiográfico é um sinal fundamental de processo artrítico. Redução da espessura da cartilagem articular reduz esse espaço mecanicamente.

Capítulo 12 Avaliação Clínica, Radiológica e Patologia das Artrites e Artropatias

As alterações radiográficas evidenciadas nas artrites dependem do tipo e do estágio da doença, bem como da localização da lesão inicial típica das diversas formas de artrite (Figura 12.32) – seja cartilagem articular, como nos casos de OA (ver Figuras 12.2 e 12.40); membrana sinovial, como ocorre nas artrites inflamatórias (Figura 12.33 A); membrana sinovial, osso subcondral e tecidos moles periarticulares, como se observa com artrites infecciosas (ver Figura 25.23); ou membrana sinovial, cartilagem articular, osso subcondral e tecidos moles periarticulares, como acontece em algumas artrites metabólicas (Figura 12.34 B e C).

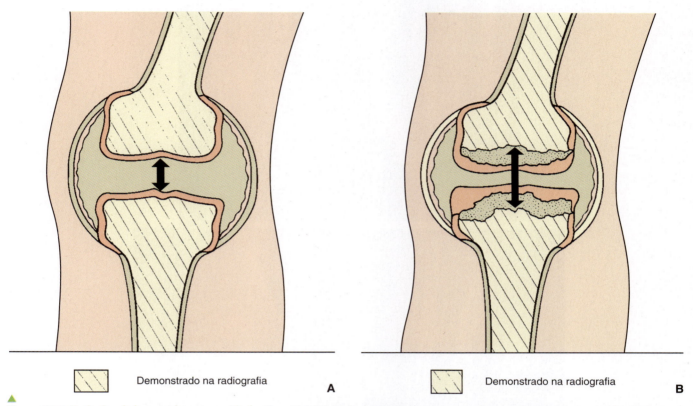

Figura 12.30 Variações de largura do espaço articular. No estágio inicial de algumas artrites, pode-se observar alargamento em vez de estreitamento do espaço articular nas radiografias convencionais. Isso pode ser causado por distensão da articulação por líquido (**A**) ou erosão do osso subcondral por *pannus* de tecido de granulação com preservação parcial da cartilagem articular (**B**).

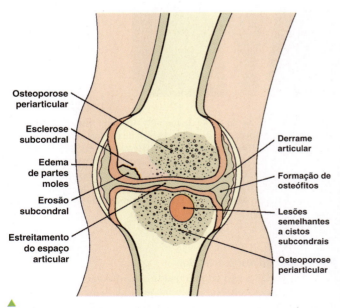

Figura 12.31 Sinais radiográficos de artrite. Ilustração resumida das alterações radiográficas detectáveis em pacientes com artrites. Vale lembrar que nem todos esses sinais ocorrem com todos os tipos de artrite.

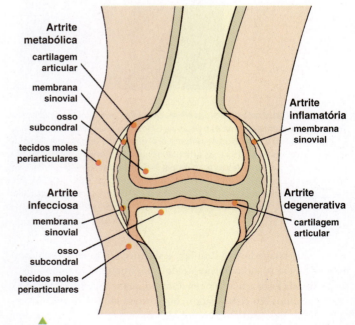

Figura 12.32 Estruturas afetadas por diversos tipos de artrite.

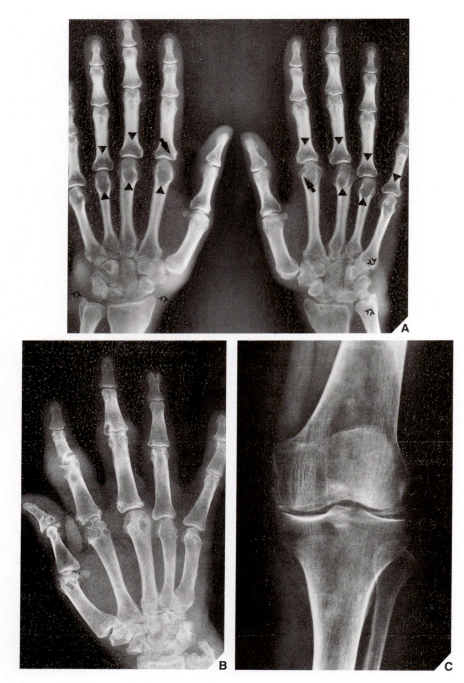

▲
Figura 12.33 Alterações radiográficas causadas por diversas artrites. A. Anormalidades iniciais de artrite reumatoide nas mãos dessa mulher de 40 anos, que apresentava erosões marginais (*setas*) nas chamadas *áreas desnudas* no local de inserção do revestimento sinovial da cápsula articular. Observe que também havia osteoporose periarticular (*pontas de seta*) e edema dos tecidos moles, principalmente nos dois punhos (*setas abertas*). **B.** Essas erosões marginais assimétricas de várias articulações da mão desse homem de 38 anos com gota tofácea eram típicas de processo metabólico envolvendo osso subcondral. Observe a preservação de parte da articulação e que várias erosões estavam localizadas a alguma distância do espaço articular. **C.** Nesse caso de artropatia por deposição de cristais de pirofosfato de cálcio (DPFC), aqui evidenciada nessa mulher de 45 anos, havia calcificação da fibrocartilagem (cartilagem semilunar ou meniscos) e cartilagem hialina (cartilagem articular) em combinação com estreitamento do compartimento da articulação femorotibial medial. O líquido aspirado da articulação do joelho mostrou cristais de DPFC.

Como ressaltado por Resnick, o diagnóstico radiográfico das artrites baseia-se na avaliação de dois parâmetros fundamentais: *morfologia* da lesão articular e sua *distribuição* no esqueleto. Quando esses elementos são combinados com história clínica, exame físico e resultados dos exames laboratoriais pertinentes em determinado caso, a precisão diagnóstica aumenta significativamente.

Morfologia da lesão articular

As diversas artrites apresentam quadros morfologicamente diferentes, como se pode observar nas radiografias das articulações grandes (Figura 12.34) e pequenas (Figura 12.35). Com a forma degenerativa da doença, conhecida como *osteoartrite* (osteoartrose), adelgaçamento da cartilagem articular causa estreitamento localizado do

MORFOLOGIA RADIOGRÁFICA DAS ARTRITES DE ARTICULAÇÃO GRANDE

Osteoartrite

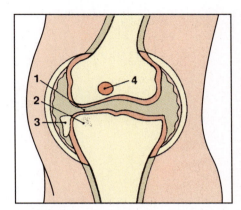

1. Estreitamento localizado do espaço articular
2. Esclerose subcondral
3. Osteófitos
4. Cisto ou pseudocisto

Artrite inflamatória (artrite reumatoide)

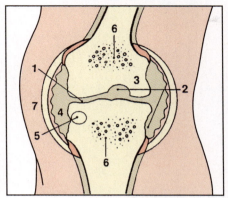

1. Estreitamento difuso do espaço articular
2. Erosões marginais ou centrais
3. Esclerose subcondral ausente ou mínima
4. Ausência de osteófitos
5. Lesões císticas
6. Osteoporose
7. Edema de tecidos moles periarticulares (simétrico, geralmente fusiforme)

Artrite metabólica (gota)

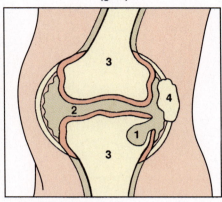

1. Erosão marginal com borda pendente
2. Preservação parcial do espaço articular
3. Ausência de osteoporose
4. Massa lobulada assimétrica de tecidos moles

Artrite infecciosa

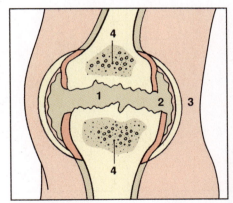

1. Destruição do espaço articular
2. Derrame articular
3. Edema de tecidos moles
4. Osteoporose

Artrite neuropática

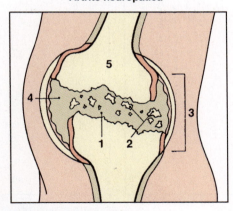

1. Destruição articular com desorganização grosseira
2. Restos ósseos
3. Instabilidade articular
4. Derrame articular
5. Ausência de osteoporose (em geral)

▲ **Figura 12.34** Aspectos morfológicos diferenciadores das diversas artrites que acometem articulações grandes.

MORFOLOGIA RADIOGRÁFICA DAS ARTRITES DA MÃO

Osteoartrite

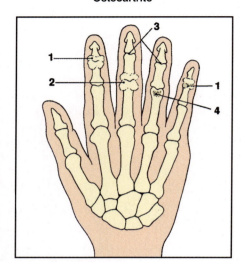

1. Nódulos de Heberden
2. Nódulos de Bouchard
3. Estreitamento do espaço articular
4. Esclerose subcondral

Osteoartrite erosiva

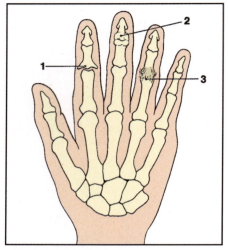

1. Erosão em asa-de-gaivota
2. Nódulos de Heberden (alguns casos)
3. Anquilose interfalangiana

Artrite reumatoide

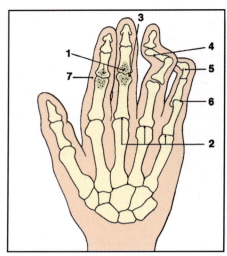

1. Osteoporose periarticular
2. Estreitamento do espaço articular
3. Erosões marginais
4. Deformidade em abotoadura
5. Deformidade em pescoço de cisne
6. Subluxações e luxações
7. Edema de tecidos moles (simétrico, fusiforme)

Artrite gotosa

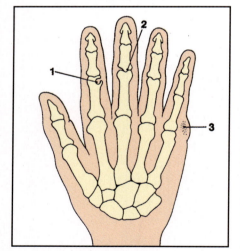

1. Erosão assimétrica com borda pendente
2. Preservação parcial do espaço articular
3. Edema assimétrico de tecidos moles com ou sem calcificações (tofos) (em geral, na parte dorsal)

Artrite psoriática

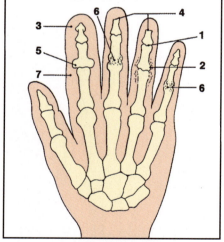

1. Estreitamento do espaço particular
2. Periostite felpuda
3. "Dedo de salsicha" (edema de tecidos moles de um único dedo)
4. Erosão dos tufos terminais
5. Erosão articular tipo "orelha de rato"
6. Anquilose interfalangiana
7. Edema de tecidos moles

Artrite lúpica

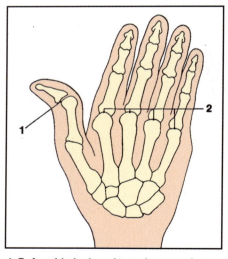

1. Deformidade do polegar de caroneiro
2. Deformidades flexíveis (subluxações)

▲ **Figura 12.35** Aspectos morfológicos diferenciadores das diversas artrites que acometem articulações pequenas da mão.

espaço articular; também há esclerose subcondral e formação de cistos e osteófitos, mas geralmente não há osteoporose (Figura 12.36). *Osteoartrite erosiva* (OAE) caracteriza-se por erosões articulares centrais e proliferação óssea marginal, causando a chamada *deformidade em asa de gaivota* (Figura 12.37). *Artrites inflamatórias* (p. ex., artrite reumatoide) caracterizam-se por estreitamento difuso e geralmente multicompartimentar dos espaços articulares com erosões marginais ou centrais, osteoporose periarticular e edema dos tecidos moles periarticulares simétricos; esclerose subcondral é mínima ou inexistente, e não há formação de osteófitos (Figura 12.38). Nos casos de *artrite metabólica* (p. ex., gota), erosões ósseas bem definidas com a chamada *borda pendente* geralmente estão associadas à preservação de parte do espaço articular e nódulos de tecidos moles assimétricos localizados; também não há formação de osteófitos e osteoporose (Figura 12.39). *Artrites infecciosas* caracterizam-se por destruição completa das duas extremidades articulares dos ossos que constituem a articulação; todos os compartimentos articulares comunicantes sempre estão afetados, e também há osteoporose difusa, derrame articular e edema de tecidos moles periarticulares (Figura 12.40; ver também Figura 25.23 A). *Artrites neuropáticas* são marcadas por destruição das superfícies articulares com restos ósseos remanescentes e derrame articular expressivo; em geral, não há osteoporose. Dependendo do grau de destruição, os pacientes têm graus variáveis de instabilidade articular (Figura 12.41).

A análise dos aspectos morfológicos de uma lesão artrítica localizada em alguns outros locais que não têm articulações diartrodiais

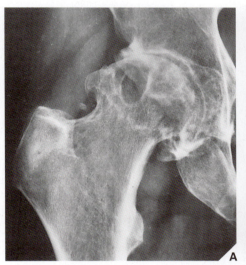
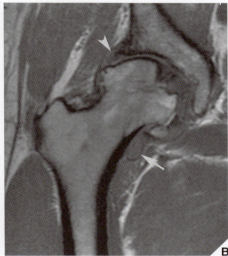

▲ **Figura 12.36 Osteoartrite. A.** Essa radiografia convencional do quadril demonstrou alterações morfológicas típicas de doença articular degenerativa (osteoartrite): estreitamento focal do espaço articular (nesse caso, em uma área de carga), esclerose subcondral, lesões císticas e osteófitos marginais. Observe que não havia osteoporose. **B.** Imagem de RM coronal ponderada em T1 mostrou estreitamento do espaço articular superior em consequência da perda de cartilagem articular, osteófitos marginais na junção entre cabeça-colo femorais e ao redor da fóvea da cabeça do fêmur, derrame articular (*seta*) e degeneração e ruptura labral acetabular superior (*ponta de seta*).

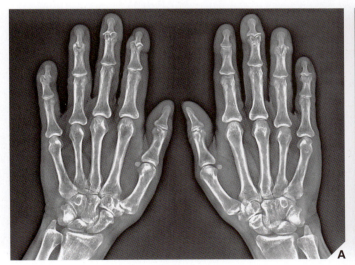
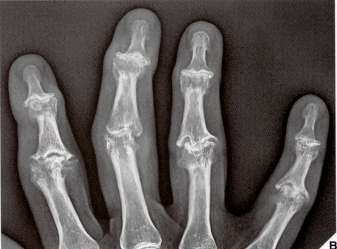

▲ **Figura 12.37 OA erosiva. A.** Essa radiografia dorsopalmar das duas mãos dessa mulher de 59 anos, que referia história longa de dores articulares, demonstrou erosões das articulações interfalangianas distais com configuração típica em "asa de gaivota", devido às erosões centrais e proliferação óssea periférica. **B.** Em outra paciente, uma mulher de 63 anos, erosões típicas em "asa de gaivota" estavam localizadas nas articulações interfalangianas proximais e distais.

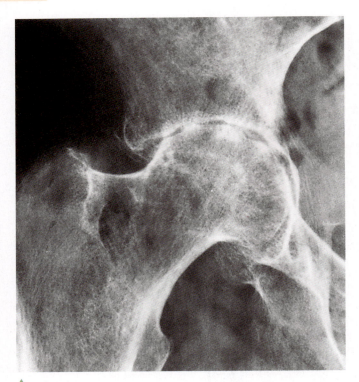

▲
Figura 12.38 Artrite reumatoide. Artrite inflamatória – neste caso evidenciada no quadril – é marcada por estreitamento difuso e homogêneo do espaço articular, migração axial da cabeça do fêmur, erosões subcondrais centrais e periféricas e osteoporose periarticular grave. Observe que praticamente não há esclerose subcondral e formação de osteófitos.

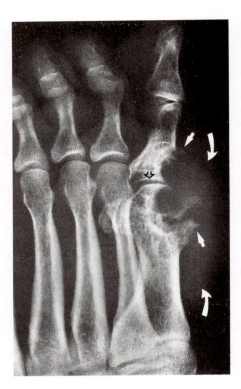

▲
Figura 12.39 Artrite gotosa. Erosões periarticulares assimétricas preservando parte da articulação são típicas da artrite gotosa, neste caso envolvendo a primeira articulação metatarsofalangiana do pé direito. Observe a borda pendente típica na região da erosão (*setas*) e uma massa de tecidos moles, que representava tofo (*setas curvas*); não havia osteófitos e osteoporose, e a articulação estava parcialmente preservada (*seta aberta*).

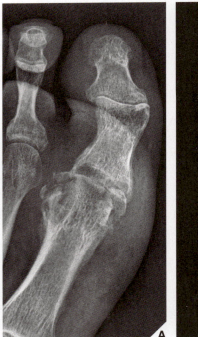 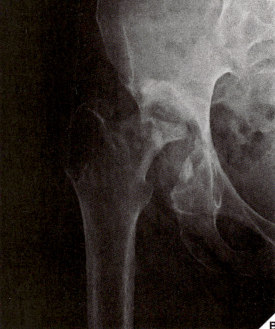

▲
Figura 12.40 Artrite infecciosa. A. Esse homem diabético de 48 anos referia dor e edema nas partes moles do primeiro pododáctilo direito nos últimos 3 meses. A radiografia na incidência anteroposterior mostrou destruição da primeira articulação metatarsofalangiana associada à inflamação e edema de partes moles – alterações típicas de artrite séptica. **B.** Em outro paciente, homem HIV-positivo de 45 anos com história de dor na articulação do quadril direito há vários meses, a radiografia na incidência anteroposterior demonstrou destruição da cabeça, do colo femoral e do acetábulo direitos, compatível com artrite séptica. A aspiração da articulação do quadril e a cultura revelaram infecção por *Staphylococcus aureus* resistente à meticilina (SARM).

Capítulo 12   Avaliação Clínica, Radiológica e Patologia das Artrites e Artropatias   **617**

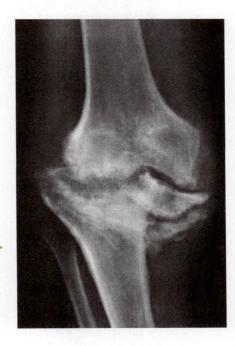

Figura 12.41 Articulação neuropática. Articulação neuropática caracteriza-se morfologicamente por desorganização articular grosseira, vários restos ósseos e derrame articular, como se observou nesse joelho. Observe que não havia osteoporose. O grau de destruição evidenciada nesse caso causou instabilidade articular grave.

também pode ajudar a diferenciar as distintas artrites e chegar ao diagnóstico certo. Duas estruturas afetadas comumente são calcanhar e coluna vertebral. No calcanhar (Figura 12.42), alterações degenerativas geralmente se evidenciam por osteófito de tração nas superfícies posterior e plantar do calcâneo (Figura 12.43 A). Artrite reumatoide causa alterações erosivas na área da bursa retrocalcânea, secundárias à bursite reumatoide inflamatória (Figura 12.43 B). Artrite psoriática (Figura 12.43 C), artrite reativa (Figura 12.43 D) e espondilite anquilosante causam periostite "felpuda" típica, que resulta na formação de osteófito de base larga no local de inserção da fáscia plantar na superfície plantar do calcâneo, associado às erosões da superfície plantar e parte posterior desse osso.

Do mesmo modo, a morfologia das lesões artríticas da coluna vertebral oferece indícios importantes quanto ao processo patológico em atividade (Figura 12.44). Por exemplo, entre as artrites inflamatórias, artrite reumatoide causa erosão típica do processo odontoide (Figura 12.45). Além disso, em consequência do *pannus* inflamatório e erosão do ligamento transversal entre arco anterior do atlas e C2, pode haver subluxação da articulação atlantoaxial. Em geral, isso é evidenciado por aumento de mais de 3 mm na distância entre arco anterior do atlas e processo odontoide, conforme demonstrado na incidência de perfil da coluna cervical flexionada (Figura 12.46). Erosão das articulações apofisárias da coluna cervical que, em alguns casos, causa fusão vertebral, é comum nos pacientes com artrite reumatoide juvenil (AIJ) (Figura 12.47).

Lesões artríticas de outros segmentos da coluna vertebral também têm características que podem ajudar a diferenciar o processo patológico básico. Alterações degenerativas podem afetar coluna cervical, torácica ou lombar (Figura 12.48) com desenvolvimento de osteófitos marginais, estreitamento e esclerose das articulações apofisárias e

MORFOLOGIA RADIOGRÁFICA DAS ARTRITES DO CALCANHAR

Artrite degenerativa

Osteófitos de tração em:
1. Superfície posterior do calcâneo (inserção do tendão do calcâneo) e
2. Superfície plantar do calcâneo (origem da fáscia plantar)
3. Osteófitos na superfície posterior da articulação subtalar

Artrite reumatoide

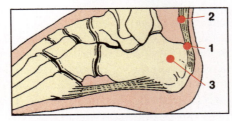

1. Erosão da superfície posterossuperior do calcâneo (secundária à bursite retrocalcânea)
2. Espessamento do tendão do calcâneo
3. Osteoporose focal

Artrite psoriática, espondilite anquilosante e síndrome de Reiter

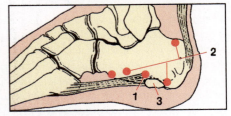

1. Periostite "felpuda"
2. Erosões da superfície posterior do calcâneo, acima da inserção do tendão calcâneo, na origem da fáscia plantar e na superfície plantar do calcâneo e à frente da inserção aponeurótica
3. Osteófito com base larga

Figura 12.42 Alterações artríticas do calcanhar. Aspectos morfológicos diferenciadores dos diversos tipos de artrite evidenciada por lesões artríticas do calcanhar.

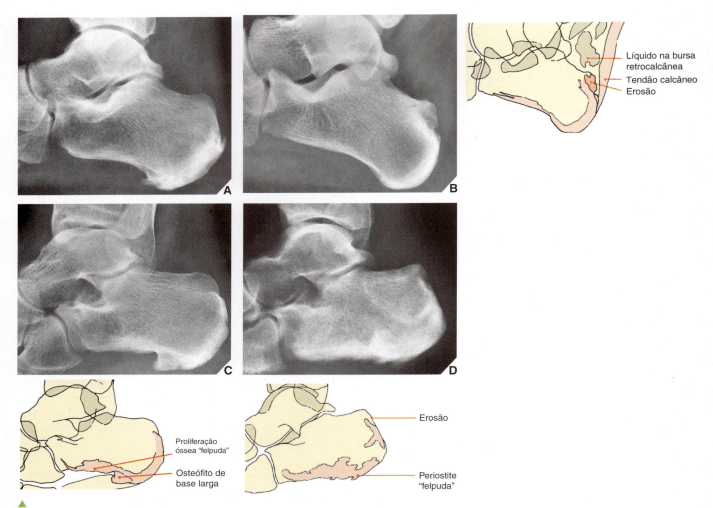

Figura 12.43 Alterações artríticas do calcanhar. A morfologia das lesões artríticas do calcanhar pode ajudar a diferenciar diversas artrites. **A.** Com a variante degenerativa, osteófitos de tração (entesófitos) formam-se na inserção do tendão calcâneo e na origem da fáscia plantar nas superfícies posterior e plantar deste osso. **B.** Nos casos típicos, a AR causa bursite retrocalcânea e erosão da superfície posterossuperior do calcâneo na região da bursa. Observe que a bursa retrocalcânea estava repleta de líquido, projetando-se para a bursa adiposa triangular situada à frente do tendão calcâneo. **C.** Na artrite psoriática, o calcâneo geralmente apresenta osteófito grande de base larga, que se origina da superfície plantar do osso no local da origem da fáscia plantar. Observe contorno "felpudo" e proliferação óssea ao longo da superfície plantar do calcâneo. **D.** Nesse paciente com síndrome de Reiter, havia erosão da superfície posterior do calcâneo, esclerose óssea e periostite "felpuda" ao longo de sua superfície plantar.

estreitamento dos espaços discais. Nos estágios iniciais da espondilite anquilosante, há "achatamento" típico dos corpos vertebrais associado às alterações escleróticas da superfície anterior na área do ligamento longitudinal anterior, em consequência de osteíte (espondilite anterior) e formação óssea reativa secundária, bem como erosões pequenas nos ângulos dos corpos vertebrais nos locais de inserção do anel fibroso às placas terminais das vértebras, que são circundadas por esclerose reativa e proliferação óssea (também conhecidas como *lesão de Romanus* ou *ângulos brilhantes*) (Figura 12.49). Isso ocorre depois da formação de sindesmófitos delicados, que se originam das superfícies anteriores dos corpos vertebrais (Figura 12.50) e diferem morfologicamente dos osteófitos degenerativos. Nos estágios mais avançados da doença, inflamação e fusão das articulações apofisárias levam à formação do que se conhece como *coluna de bambu*; articulações sacroilíacas também são invariavelmente afetadas (Figura 12.51). Com artrites reativa e psoriática, pode-se ocasionalmente encontrar um único osteófito/sindesmófito grosseiro na coluna lombar, geralmente interligando corpos vertebrais adjacentes e também ossificações paravertebrais; articulações sacroilíacas também apresentam alterações inflamatórias (Figura 12.52).

Distribuição da lesão articular

Osteoartrite tende a mostrar distribuição típica no sistema esquelético. Nos casos típicos, articulações grandes como quadril e joelho e articulações pequenas das mãos e punhos são afetadas, enquanto ombro, cotovelo e tornozelo são preservados (Figura 12.53). Contudo, artrites inflamatórias têm locais de acometimento preferencial diferentes no esqueleto, dependendo da variante específica da doença. Por exemplo, artrite reumatoide acomete a maioria das articulações grandes como quadril, joelho, cotovelos e ombros. Na coluna cervical, geralmente há acometimento da articulação de C1-2 e articulações apofisárias. A artrite inflamatória juvenil (AIJ) tem padrão semelhante de distribuição, com exceção de que as articulações interfalangianas distais das mãos também podem ser acometidas. Em contraste com artrite reumatoide, artrite psoriática tem predileção pelas articulações interfalangianas distais e também articulações sacroilíacas e, nesse aspecto, assemelha-se à artrite reativa (ver Figura 12.52). OAE, que alguns pesquisadores consideram ser uma variante de OA, outros uma variante de artrite reumatoide ou forma diferente de artrite, tende a acometer articulações interfalangianas proximais e distais das mãos (ver Figura 12.37).

MORFOLOGIA RADIOGRÁFICA DAS ARTRITES DA COLUNA VERTEBRAL

Artrite reumatoide

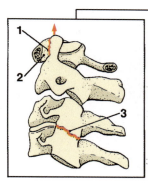

1. Erosão da superfície anterior do processo odontoide
2. Subluxação atlantoaxial com migração cefálica de C2
3. Erosão e fusão das articulações apofisárias

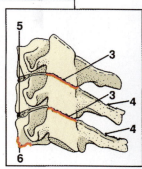

4. Erosão e entalhamento dos processos espinhosos
5. Destruição dos discos intervertebrais
6. Erosão dos corpos vertebrais

Doença vertebral degenerativa

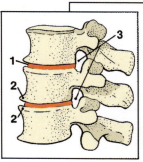

1. Estreitamento do espaço discal
2. Osteófitos
3. Estenose dos forames neurais

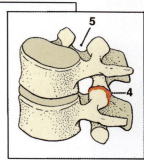

4. Estreitamento e ossificação (eburnação) das facetas articulares
5. Estenose do canal vertebral

Espondilite anquilosante

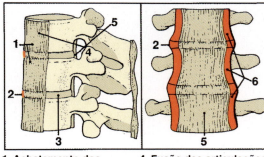

1. Achatamento dos corpos vertebrais
2. Sindesmófitos finos
3. Preservação do espaço discal
4. Fusão das articulações apofisárias
5. Ossificações dos ligamentos paravertebrais
6. Coluna de bambu

Artrite psoriática e síndrome de Reiter

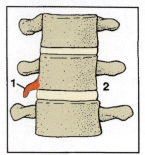

1. Sindesmófito único de base larga
2. Ossificações paraespinais

◀ **Figura 12.44 Artrites da coluna vertebral.** Aspectos morfológicos diferenciadores dos diversos tipos de artrite evidenciada na coluna vertebral.

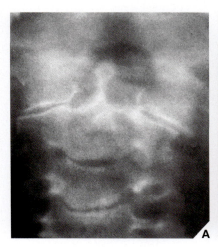
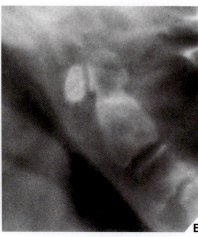

◀ **Figura 12.45 Artrite reumatoide.** Imagens de tomografia triespiral nas projeções anteroposterior (**A**) e perfil (**B**) da coluna cervical dessa mulher de 55 anos com histórico de artrite reumatoide há 15 anos demonstraram erosão do processo odontoide – anormalidade típica desta doença.

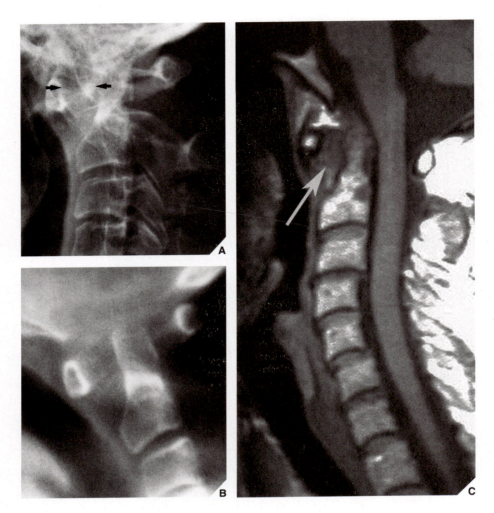

Figura 12.46 Artrite reumatoide. A. Radiografia de perfil da coluna cervical flexionada dessa mulher de 68 anos com histórico longo de artrite reumatoide demonstrou aumento acentuado da distância entre arco anterior do atlas e processo odontoide (*setas*), que media 12 mm; normalmente, essa distância não deve ser maior que 3 mm. **B.** Imagem de tomografia triespiral mostrou subluxação atlantoaxial com mais clareza. **C.** Imagem sagital de RM ponderada em T1 da coluna cervical de outro paciente com artrite reumatoide evidenciou ampliação do espaço entre arco anterior de C1 e processo odontoide, que estava erodido. Observe que havia *pannus* inflamatório com sinal hipointenso (*seta*).

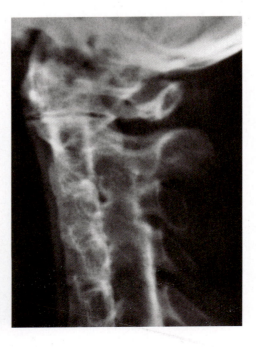

Figura 12.47 Artrite reumatoide juvenil. Essa radiografia de perfil da coluna cervical dessa mulher de 34 anos com artrite reumatoide juvenil desde a idade de 20 anos demonstrou acometimento típico das articulações apofisárias. Nesse caso, havia fusão completa dessas articulações.

Capítulo 12 Avaliação Clínica, Radiológica e Patologia das Artrites e Artropatias 621

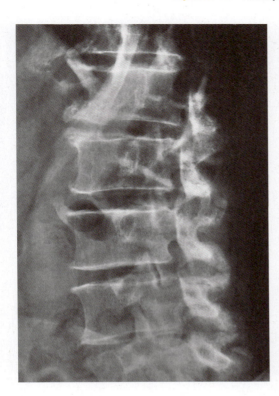

◀ **Figura 12.48 Doença degenerativa da coluna vertebral.** Essa radiografia oblíqua da coluna lombar dessa mulher de 72 anos demonstrou estreitamento e ossificação das bordas articulares das facetas articulares, osteófitos e estreitamento dos espaços discais intervertebrais – uma combinação dos efeitos de artrite verdadeira das facetas articulares, espondilose deformante e doença discal degenerativa.

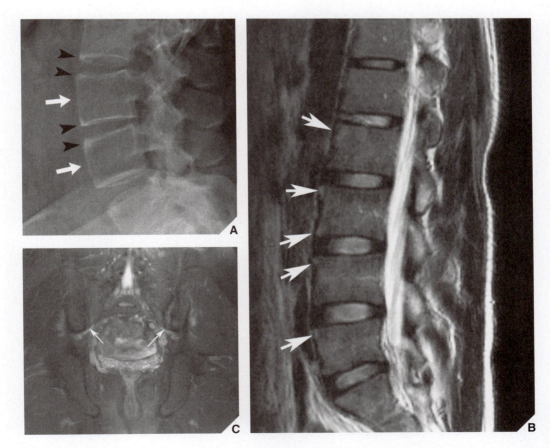

▲
Figura 12.49 Espondilite anquilosante – alterações iniciais. A. Radiografia de perfil da coluna lombar desse homem de 33 anos demonstrou alterações inflamatórias iniciais evidenciadas pelos chamados *ângulos brilhantes* (lesão de Romanus) (*pontas de seta*) e achatamento dos corpos vertebrais (*setas*). **B.** Imagem de RM ponderada em T2 desse homem de 26 anos mostrou sinais iniciais de espondilite anquilosante da coluna vertebral – ângulos brilhantes (*setas*). **C.** Imagem de RM ponderada em T2 das articulações sacroilíacas do mesmo paciente evidenciou edema de medula óssea adjacente às articulações referidas e alterações erosivas bilaterais, mais acentuadas no lado esquerdo (*setas*). (Cortesia do Dr. Luis Beltran, Nova York.)

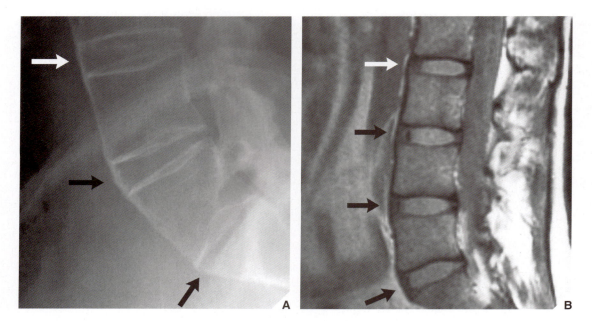

▲
Figura 12.50 Espondilite anquilosante – sindesmófitos. Radiografia de perfil (**A**) e imagem sagital de RM ponderada em T1 (**B**) da coluna lombar demonstraram típicos sindesmófitos delicados orientados verticalmente (*setas*). Compare essa alteração inflamatória com os osteófitos degenerativos grosseiros da Figura 12.52.

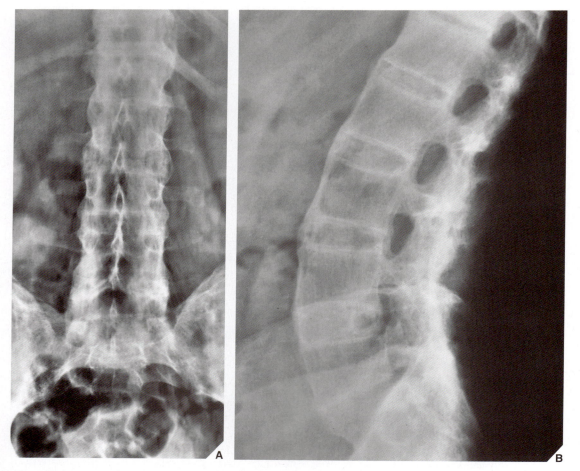

▲
Figura 12.51 Espondilite anquilosante – alterações avançadas. Radiografias nas incidências anteroposterior (**A**) e perfil (**B**) da coluna lombar desse homem de 31 anos com espondilite anquilosante avançada demonstraram aspecto típico da "coluna de bambu" secundária à inflamação, ossificação e fusão das articulações apofisárias em consequência da calcificação dos ligamentos longitudinais anterior e posterior, assim como dos ligamentos supraespinhosos e interespinhosos. Observe que também havia fusão das articulações sacroilíacas.

Capítulo 12   Avaliação Clínica, Radiológica e Patologia das Artrites e Artropatias   **623**

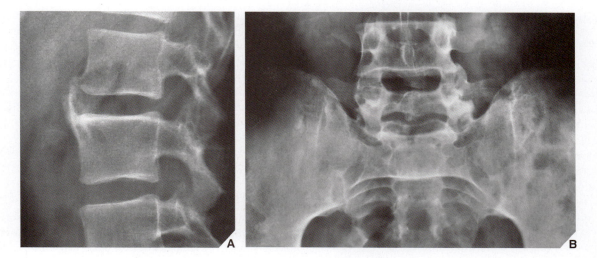

▲ **Figura 12.52 Síndrome de Reiter (artrite reativa). A.** Radiografia de perfil (**A**) da coluna lombar desse homem de 27 anos demonstrou um único osteófito/sindesmófito grosseiro interligando os corpos vertebrais de L1 e L2. **B.** A radiografia anteroposterior do segmento lombossacral mostrou efeitos do processo inflamatório nas articulações sacroilíacas (sacroileíte).

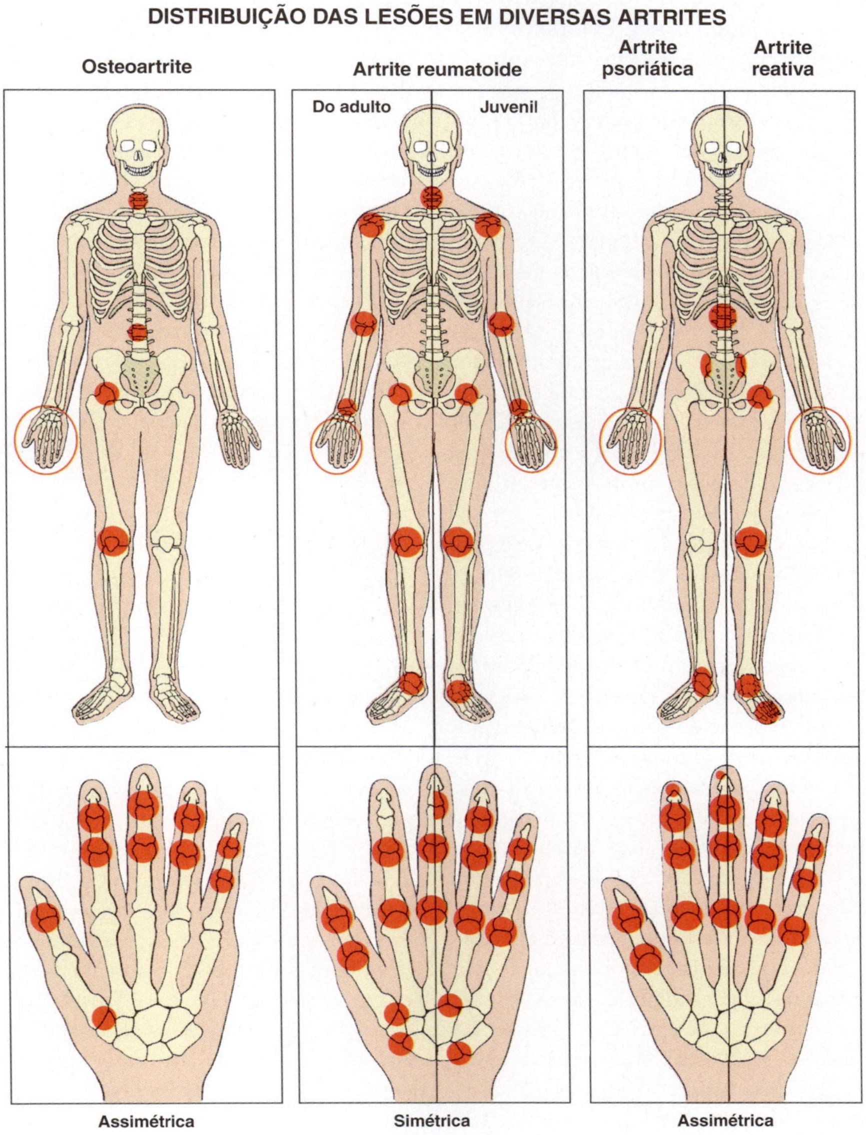

◀ **Figura 12.53** Distribuição das lesões artríticas no esqueleto em diversas artrites.

Tratamento

Tratamento clínico

O tratamento das doenças reumatológicas passou por uma revolução na última década. No passado, a abordagem terapêutica padronizada às artrites inflamatórias como AR, artrite psoriática e EA consistia em usar anti-inflamatórios não hormonais (AINHs) seguidos de acréscimo escalonado de fármacos mais potentes; essa abordagem era descrita frequentemente como *esquema de pirâmide*. Hoje em dia, a abordagem recomendada é tratar pacientes inicialmente com esquemas intensivos de fármacos modificadores da doença e, especialmente, incluir compostos biológicos como os fármacos que inibem fator de necrose tumoral (TNF), IL-6 ou células B portadoras de CD20. Uma descrição desses tratamentos estaria além dos objetivos deste livro, mas é importante ressaltar que compostos biológicos têm chances expressivas de modificar a evolução da doença, reduzir suas manifestações sistêmicas e retardar a progressão das alterações articulares destrutivas. Entretanto, esses fármacos causam efeitos colaterais significativos, e seu uso deve ser monitorado periodicamente. Curiosamente, isso é semelhante ao que acontecia com pacientes portadores de gota. No passado, o tratamento consistia em anti-inflamatórios, frequentemente combinados com alopurinol. Contudo, depois foram introduzidos diversos fármacos modernos que modulam diversas etapas do metabolismo do ácido úrico. O tratamento da doença causada por deposição de cristais de DPFC (síndrome de pseudogota) é praticamente igual ao recomendado para gota, inclusive uso oral de colchicina. Infelizmente, essa abordagem terapêutica moderna não alterou significativamente a evolução do LES, porque não houve avanços significativos dos fármacos ou protocolos terapêuticos na última década. Embora existam fármacos que bloqueiam a ativação dos linfócitos B e tenham sido para tratar LES, seus efeitos são desapontadores na maioria dos casos. A primeira opção de tratamento para artrite reativa consiste em AINHs como ibuprofeno. Corticoides sistêmicos ou injeções intra-articulares de corticoides também podem ter efeitos favoráveis. Como a artrite reativa está associada à infecção por *Shigella*, *Salmonella*, *Campylobacter*, *Yersinia* ou *Chlamydia trachomatis*, devem-se administrar antibióticos apropriados quando a infecção está em atividade.

Por fim, apesar dos esforços intensivos para entender os mecanismos de reparação de cartilagem e neoformação óssea, é importante ressaltar que o tratamento da OA ainda continua o mesmo. A desvantagem principal é o diagnóstico tardio da doença, porque a maioria dos pacientes busca atendimento médico quando a OA já está avançada e não foi diagnosticada por muitos anos. Pacientes atendidos tardiamente já têm alterações patológicas do teor de água das cartilagens e alterações dos processos normais de reparação tecidual associadas ao envelhecimento. Esses fatores combinam-se com outras influências deletérias como obesidade, lesões traumáticas pregressas e mau condicionamento físico. A maioria dos pacientes com OA pode ser tratada com medidas não farmacológicas e fármacos. A abordagem não farmacológica inclui educação, controle de peso, uso de talas de imobilização e exercícios apropriados com objetivo de postergar a progressão da doença, atenuar sintomas e melhorar a função. Suplementos nutricionais como sulfatos de glicosamina e condroitina podem ser eficazes em alguns pacientes. Ocasionalmente, a ultrassonografia terapêutica e a terapia com campos eletromagnéticos pulsados são úteis. O tratamento farmacológico inclui analgésicos não narcóticos como paracetamol e AINHs. Opioides estão absolutamente contraindicados. Alguns pacientes melhoram com injeções intra-articulares de corticoides ou hialuronato, especialmente nos casos de OA do joelho. O hialuronato traz alívio sintomático por um ou mais mecanismos. Ele reduz a sensibilidade das fibras que transmitem dor, estimula a síntese de proteoglicanos pelos condrócitos, reduz as quantidades e atividades dos mediadores pró-inflamatórios e metaloproteinases da matriz e altera o comportamento das células imunes.

Estudos mais recentes usaram injeções intra-articulares de plasma rico em plaquetas e mostraram resultados muito promissores como tratamento para OA das articulações do quadril e do joelho.

Radioterapia

No passado, a radioterapia era usada para tratar várias doenças reumatológicas como tentativa de atenuar sintomas inflamatórios. Na década de 1950, a radioterapia era amplamente utilizada para tratar espondilite anquilosante. Com o reconhecimento de complicações significativas causadas a longo prazo por doses altas de radiação – inclusive fibrose pulmonar, leucemias, linfomas, osteossarcomas e outros tumores malignos –, esta abordagem terapêutica foi praticamente abandonada. Mais recentemente, a radiossinovectomia (injeção intra-articular de diminutas partículas radioativas) passou a ser uma abordagem terapêutica bem aceita para doenças artríticas com o objetivo de tratar sinovite. A radioterapia intra-articular usando ítrio-90 (^{90}Y) foi experimentada nos pacientes com AR. Alguns pesquisadores relataram resultados promissores depois de radiossinovectomia das pequenas articulações inflamadas das mãos com injeção do coloide de citrato de érbio-169 (^{169}Er) sob controle radioscópico ou ultrassonográfico. Outros radiofármacos usados com essa finalidade são: sulfeto coloidal de rênio-186 (^{186}Re), partículas de hidroxiapatita marcadas com lutécio-177 (^{177}Lu), fosfato de crômio coloidal (^{32}P) e ouro coloidal radioativo (^{198}Au). Em pacientes selecionados com LES e AR, pesquisadores estudaram o uso de irradiação linfoide total (ILT) como abordagem imunossupressora localizada. Na Europa, a telerradioterapia das articulações inflamadas de pacientes com AR foi experimentada usando acelerador linear de 20 mMeV, com aplicação de dose total de 20 Gy, mas esses estudos não conseguiram resultados significativos.

Tratamento ortopédico

As mesmas modalidades diagnósticas são usadas para monitorar resultados do tratamento ortopédico das artrites. Como a maioria dos tratamentos eficazes inclui procedimentos corretivos e reconstrutivos (p. ex., osteotomia femoral ou tibial, ou artroplastia total de quadril, joelho ou ombro), principalmente quando há envolvimento das articulações grandes, o cirurgião precisa acompanhar a evolução pós-operatória dos pacientes com exames radiográficos sequenciais. Nos casos de OA de quadril, procedimentos corretivos realizados mais comumente são osteotomia em varo ou valgo do fêmur proximal para melhorar a congruência das superfícies articulares e redistribuir as forças de estresse para áreas diferentes da articulação. Do mesmo modo, a osteotomia tibial alta é realizada para corrigir deformidades graves em varo ou valgo causadas por OA do joelho, principalmente nos casos de acometimento unicompartimentar (Figura 12.54). As técnicas radiográficas usadas para monitorar resultados desses procedimentos que, na verdade, constituem fraturas cirúrgicas iatrogênicas, são semelhantes às empregadas para avaliar fraturas traumáticas. Como ocorre com fraturas traumáticas, o radiologista também deve atentar às alterações correspondentes como união, não união ou união tardia do osso (ver Capítulo 4). Nos pacientes submetidos à *artroplastia total de quadril*, a avaliação radiográfica detalhada também é essencial. Hoje em dia, existem dois tipos básicos de artroplastia de quadril realizados na prática ortopédica: hemiartroplastia bipolar de quadril e artroplastia total de quadril. O primeiro tipo é realizado principalmente em pacientes com fratura de cabeça e colo femorais e nos indivíduos com osteonecrose avançada de cabeça do fêmur. Próteses bipolares têm uma concavidade metálica do tamanho da cabeça femoral retirada, que é preenchida com polietileno de forma a formar uma cavidade articular para acomodar a cabeça femoral metálica fixada à haste (Figura 12.55). O princípio desse tipo de reconstrução é que o movimento entre cabeça femoral metálica e inserto de polietileno interno reduz o desgaste do acetábulo original. A artroplastia total do quadril é realizada comumente em pacientes com artrite avançada da articulação do quadril. Os sistemas modernos são modulares, ou seja, haste femoral, cabeça do fêmur, concha acetabular e revestimento são elementos separados. Os componentes das próteses, geralmente produzidas com ligas de cobalto-cromo ou titânio (haste femoral) e metal ou cerâmica (cabeça do fêmur), geralmente são cimentados ao osso com polimetilmetacrilato (PMMA) (Figura 12.56), embora a fixação sem cimento tenha conquistado popularidade recentemente. Depois da artroplastia total de quadril usando componentes cimentados, é importante avaliar a posição da prótese com referência especial ao grau de inclinação do componente acetabular, posição da haste da prótese (se está em valgo, varo ou posição neutra) e condição do trocanter maior separado e rearticulado, entre outros fatores. Igualmente importante é avaliar a interface cimento-osso para detectar a área radiotransparente sugestiva de afrouxamento da prótese (ver Figuras 12.56 e 12.78).

A técnica de artroplastia com prótese de quadril não cimentada consiste em usar uma superfície áspera ou porosa nas partes da prótese que acomodam proliferação natural de osso. Um revestimento bioativo (*i. e.*, hidroxiapatita) também pode ser usado com a mesma finalidade. Os componentes acetabulares, que contêm revestimento de polietileno, geralmente têm cobertura porosa sobre toda a superfície da concha, enquanto os componentes femorais podem ser parcial ou totalmente revestidos (Figura 12.57 A). Em alguns casos, os componentes acetabulares fixados sem cimento são reforçados por parafusos ou hastes nas bordas (Figuras 12.57 B e 12.58). Ocasionalmente, as chamadas *artroplastias híbridas* são realizadas com componente acetabular fixado sem cimento e componente femoral cimentado (Figura 12.59). Para avaliar quantitativamente a extensão do afrouxamento mecânico de uma prótese de quadril, as áreas de interface entre prótese e osso adjacente podem ser divididas nas chamadas *zonas de Gruen* (Figura 12.59 B). Como alternativa à artroplastia total de quadril convencional, especialmente para pacientes mais jovens, alguns autores recomendaram artroplastia de quadril com *resurfacing* (ARQ) metal sobre metal (Figura 12.60). Existem diversas variedades de prótese desse tipo, mas a maioria é construída com ligas de cobalto-cromo e carbono e consiste em um componente femoral (que pode ser cimentado ou não) e um componente acetabular não cimentado, que assegura fixação primária por estabilizadores circunferenciais de pressão-encaixe. Os componentes acetabulares são recobertos por vários métodos e materiais, que fornecem uma superfície para proliferação óssea na interface implante-osso para alcançar estabilidade máxima. As vantagens desse tipo de artroplastia são durabilidade dos componentes da prótese,

baixo índice de desgaste volumétrico, nível mais alto de estabilidade intrínseca usando cabeças grandes com taxa reduzida de deslocamento, preservação do estoque de osso metafisário e diafisário, otimização da transferência de estresse ao fêmur proximal, amplitude de movimentos máxima e melhora da biomecânica da articulação do quadril. As desvantagens desse tipo de artroplastia de quadril são desprendimento de partículas metálicas resultando em osteólise ao redor da prótese e metalose com formação de pseudotumores (ver parágrafos seguintes).

Depois da artroplastia total do quadril usando componentes não cimentados, os exames radiológicos devem se concentrar na interface entre prótese e osso para detectar áreas de reabsorção óssea (osteólise focal), que podem indicar afrouxamento da prótese. Outras anormalidades que devem ser buscadas são subsidência progressiva, migração ou inclinação dos componentes. Nos casos de ARQ, há risco bem demonstrado de fratura de colo do fêmur. Dor na virilha pode ser secundária ao impacto do colo femoral sobre o componente acetabular, resultando em desnivelamento do colo do fêmur. Como esse tipo de implante consiste em articulação metal sobre metal produzida com ligas de cobalto-cromo moldadas, há incidência mais alta de formação de partículas desprendidas por desgaste e, consequentemente, metalose, pseudotumores e reação inflamatória conhecida como *lesão associada à vasculite asséptica com predomínio de linfócitos* (*LAVAP*) (ver parágrafos seguintes).

Embora ocasionalmente sejam realizadas artroplastias de joelho unicompartimentares e bicompartimentares, a *artroplastia total do joelho* é a operação mais comum. Esse procedimento cirúrgico combina *resurfacing* das superfícies articulares femorais, tibiais e patelares com utilização de superfícies de sustentação com metal e polietileno. Os tipos principais de prótese são retentor de ligamento cruzado posterior, substituição ou estabilização do ligamento cruzado posterior, contenção em varo-valgo ou contenção sem fixação e implantes de joelho com dobradiça rotatória. Os componentes femorais e tibiais podem ser cimentados, não cimentados ou ancorados com parafusos. Um componente patelar sempre é fabricado com polietileno de alta densidade, que pode ser reforçado com metal. Hoje em dia, a artroplastia cimentada condilar não cimentada tricompartimentar (três componentes) é realizada usando um componente femoral metálico, que faz *resurfacing* dos côndilos e incisura troclear, e um componente tibial, que consiste em suporte de polietileno reforçado com metal que se articula com o componente femoral (Figura 12.61). Alguns componentes tibiais podem conter um mecanismo de trava, que bloqueia o suporte de polietileno tibial dentro da placa básica da tíbia. Em alguns casos, os componentes femorais e tibiais podem incluir hastes com comprimentos variados, que complementam a fixação da prótese, enquanto o componente tibial pode ser reforçado com cavilhas proeminentes para aumentar a estabilidade. Em geral, a artroplastia total de joelho com dobradiça rotatória contida é realizada como procedimento de revisão após o insucesso da artroplastia de joelho sem contenção e em pacientes com deficiência ligamentar, perda óssea grave ou instabilidade ampla da articulação do joelho (Figura 12.62). Esse tipo de implante permite movimentos de flexão-extensão combinados com rotação do fêmur sobre o componente tibial, ou com rotação do calço de polietileno tibial sobre o suporte tibial metálico, permitindo, desse modo, uma amplitude de movimento mais fisiológica e reduzindo a transferência de estresse à interface osso-prótese, em comparação com os modelos de dobradiça fixa.

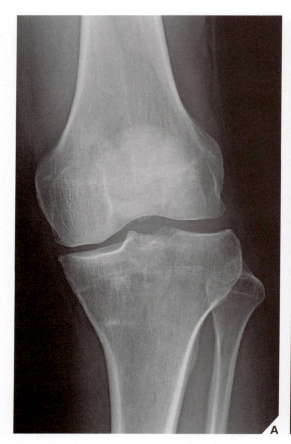 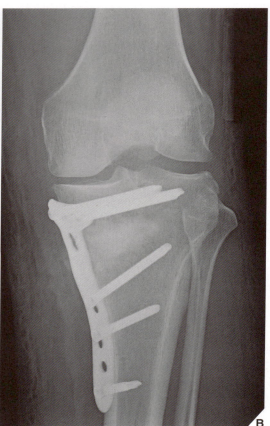

▲ **Figura 12.54 Osteotomia corretiva de valgo tibial alto. A.** Esse homem de 37 anos tinha OA do compartimento articular medial do joelho esquerdo, que acarretou deformidade em varo. **B.** De forma a atenuar seus sintomas e corrigir a deformidade, foi realizada osteotomia cuneiforme em valgo na tíbia proximal combinada com colocação de autoenxerto intramedular desbastado. Observe que a deformidade em varo foi corrigida.

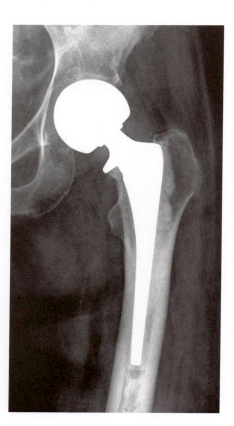

Figura 12.55 Hemiartroplastia do quadril. ▶ Essa radiografia anteroposterior do quadril esquerdo dessa mulher de 61 anos com diagnóstico de osteonecrose avançada de cabeça do fêmur demonstrou o resultado da hemiartroplastia usando prótese bipolar. A haste cimentada da prótese estava em posição neutra dentro da diáfise femoral.

Capítulo 12 Avaliação Clínica, Radiológica e Patologia das Artrites e Artropatias

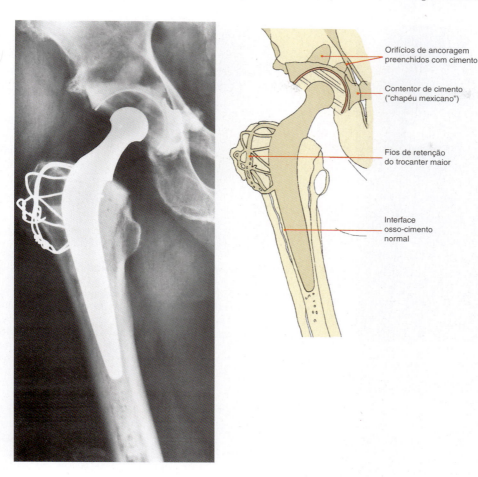

◀ **Figura 12.56 Artroplastia total de quadril cimentada.** Esse homem de 69 anos fez artroplastia total de quadril porque tinha doença articular degenerativa avançada; nesse caso, foi realizada artroplastia de Charnley de baixo atrito. Na radiografia anteroposterior do quadril direito, foi possível avaliar todas as partes da prótese. Observe que o componente acetabular estava orientado em cerca de 45° com o plano horizontal e foi cimentado ao osso com metilmetacrilato impregnado previamente com sulfato de bário para torná-lo visível radiograficamente. Um contentor cimentado de trama metálica ("chapéu mexicano") impediu que houvesse extravasamento significativo de metilmetacrilato para dentro da pelve. A haste da prótese estava em posição neutra no canal medular do fêmur. Observe que houve extensão do cimento abaixo da extremidade distal da prótese de forma a assegurar fixação firme. O trocanter maior, que foi osteotomizado para facilitar a exposição da articulação, foi refixado por fios metálicos em posição ligeiramente distal e lateral para aumentar a estabilidade. Observe que a interface osso-cimento tinha aspecto normal.

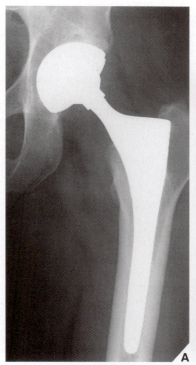
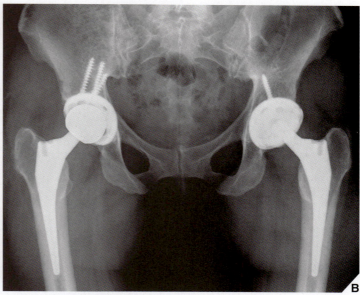

▲ **Figura 12.57 Artroplastia total de quadril não cimentada. A.** Essa mulher de 48 anos fez artroplastia total de quadril porque tinha OA avançada. Observe o componente acetabular recoberto com material poroso e haste femoral parcialmente cimentada. Os componentes da prótese estavam em alinhamento anatômico, a haste femoral estava em posição neutra, o endocórtex estava intacto e não havia sinais de afrouxamento. **B.** A radiografia anteroposterior da pelve dessa mulher de 64 anos mostrou o resultado das artroplastias bilaterais totais de quadril não cimentadas. O componente acetabular direito foi reforçado com parafusos de rebordo, enquanto o componente do lado esquerdo tinha apenas um parafuso de rebordo.

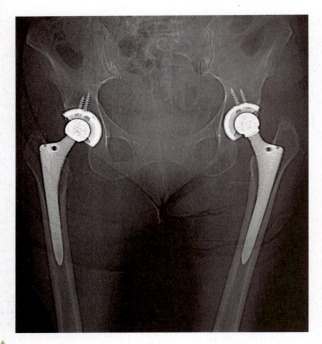

▲ **Figura 12.58 TC de artroplastia total de quadril não cimentada.** Imagem panorâmica de TC da pelve mostrou o resultado das artroplastias bilaterais totais dos quadris usando próteses não cimentadas. Os componentes acetabulares foram reforçados com parafusos de rebordo.

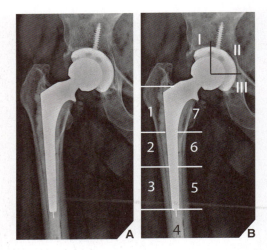

▲ **Figura 12.59 Artroplastia total de quadril híbrida e zonas de Gruen. A.** Essa radiografia anteroposterior do quadril direito dessa mulher de 66 anos mostrou prótese total de quadril do tipo híbrido. Observe que a haste femoral da prótese estava cimentada em posição neutra dentro da diáfise do fêmur, enquanto o componente acetabular não cimentado foi reforçado com um único parafuso de rebordo. **B.** As zonas de Gruen são numeradas de 1 a 7 no componente femoral da prótese e de I a III (em algarismos romanos) no componente acetabular da prótese. Essas regiões são usadas como referências para quantificar o grau de afrouxamento mecânico.

Depois da artroplastia total de joelho com prótese do tipo condilar, é importante avaliar a posição do componente tibial em relação à haste tibial, bem como o alinhamento axial e a condição da fixação dos componentes por metilmetacrilato (ver Figura 12.61). O componente tibial deve estar alinhado perpendicularmente ao eixo longitudinal da tíbia na incidência anteroposterior do joelho e perpendicular ou em suave flexão (até 6°) na incidência de perfil. O suporte anterior (flange) do componente femoral deve estar realçado pelo córtex femoral anterior.

A artroplastia unicompartimentar é realizada para tratar OA unicompartimentar isolada, geralmente do compartimento medial ou lateral (Figura 12.63), embora a artroplastia unicompartimentar femoropatelar também seja realizada em alguns casos (Figura 12.64).

Os dispositivos de *artroplastia total de tornozelo* têm dois desenhos básicos: tricompartimentar (rolamento móvel) e bicompartimentar (rolamento fixo). Os dispositivos tricompartimentares caracterizam-se por componentes tibial e talar independentes e separados por um espaçador de polietileno móvel plenamente conformável. Os dispositivos bicompartimentares têm apenas uma articulação parcialmente conformável entre os componentes tibial e talar, com

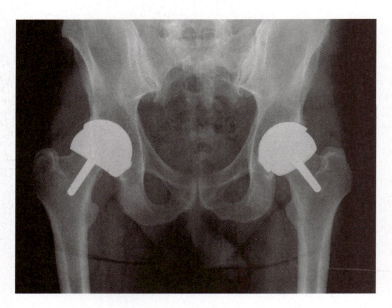

▲ **Figura 12.60 Artroplastia total de quadril com *resurfacing* metal sobre metal.** Esse homem de 42 anos com OA bilateral dos quadris fez artroplastia total dos quadris com *resurfacing* metal sobre metal.

Capítulo 12 Avaliação Clínica, Radiológica e Patologia das Artrites e Artropatias **629**

espaçador de polietileno fixado ao componente tibial. Recentemente, os implantes de tornozelo de terceira geração tornaram-se progressivamente preferíveis às próteses de primeira e segunda geração, que eram cimentadas e contidas e, por essa razão, acarretavam índices de falência mais altos. Entre os implantes de terceira geração, o mais popular é conhecido como prótese INBONE – um desenho de rolamento fixo com sistema modular para os componentes tibial e talar (Figura 12.65 A e B). Outro implante popular é a prótese metálica trabecular de Zimmer de terceira geração (Figura 12.65 C e D). Depois da artroplastia total de tornozelo, além de avaliar a posição e o alinhamento dos componentes da prótese, o radiologista deve atentar à possibilidade de subsidência do componente talar, que não deve ser maior que 5 mm e pode ser mais bem avaliada na incidência de perfil do tornozelo. Além disso, também é importante avaliar a fusão sindesmótica (se foi realizada) e a condição das estruturas ósseas adjacentes.

Depois da *artroplastia total de ombro*, seja pela técnica convencional (Figura 12.66) ou utilizando prótese de ombro invertida (Delta ou Aequalis) (Figura 12.67), o radiologista deve avaliar o alinhamento da prótese e as interfaces metal-cimento e cimento-osso. A artroplastia

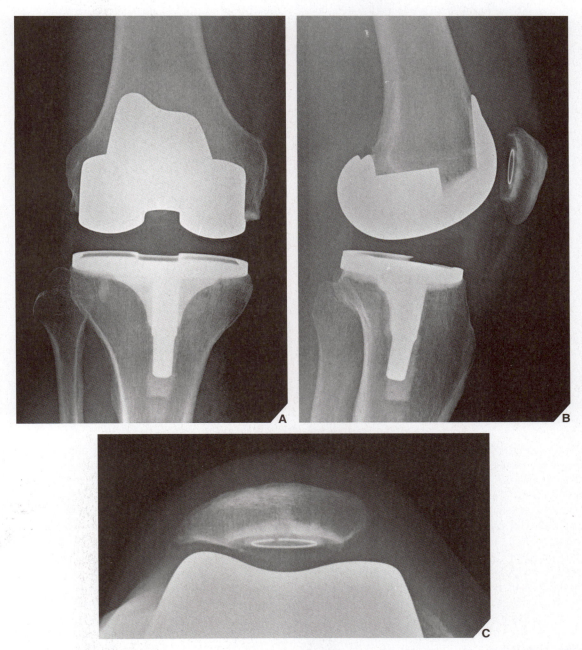

▲
Figura 12.61 Artroplastia total cimentada de joelho. Essa mulher de 62 anos fez artroplastia total do joelho usando uma prótese condilar cimentada de três partes com substituição do ligamento cruzado posterior. **A.** Essa radiografia na incidência anteroposterior demonstrou que o componente tibial estava alinhado com a superfície óssea, formando ângulo de 90° com o eixo longitudinal da tíbia. Também não havia evidência de linha radiotransparente na interface entre cimento-osso. A configuração em valgo suave do joelho (cerca de 7°) era aceitável. **B.** Na radiografia de perfil do joelho, observe que havia aderência firme dos suportes anterior e posterior do componente femoral da prótese ao osso. **C.** A incidência de Merchant mostrou alinhamento anatômico da patela dentro do suporte femoral anterior da prótese.

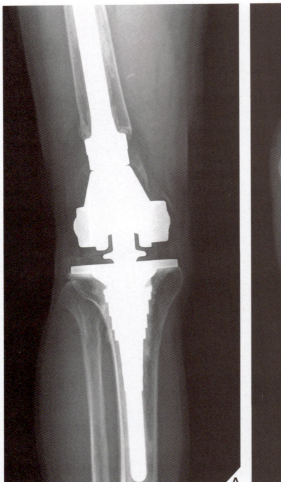
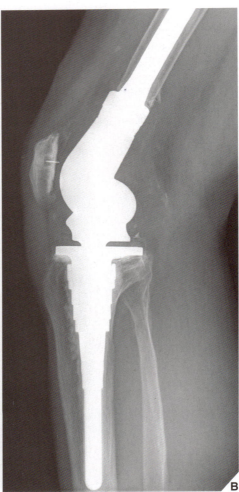

▲
Figura 12.62 Artroplastia total de joelho articulada. No caso desse homem de 74 anos, houve falência das duas artroplastias totais de joelho sem contenção realizadas no passado para tratar OA avançada. Na terceira tentativa, foi implantada uma prótese articulada contida de três componentes, como se pode observar nas radiografias anteroposterior (**A**) e perfil (**B**) do joelho direito.

de ombro invertida usa uma prótese semicontida, que consiste em componente umeral, inserto de polietileno lateralizado, glenosfera e metagleno formado por uma placa de base fixada por parafusos com e sem travamento aplicados na glenoide original. O componente umeral consiste em uma haste metálica, que é monobloco ou modular, além de um segmento proximal em formato de xícara. Todos os componentes umerais são cimentados. Com esta última modalidade de artroplastia, os exames radiológicos devem incluir – além da posição dos parafusos de fixação dentro da escápula – a relação do componente umeral com a escápula e as condições do osso de sustentação. O radiologista deve atentar especialmente à borda inferior da glenoide, de forma a detectar erosões e ossificações heterotópicas, e deve buscar uma complicação singular desse tipo de prótese, ou seja, incisura da escápula inferior pelo componente umeral e fraturas de estresse de acrômio.

Existem três tipos básicos de *artroplastia total de cotovelo*: artroplastia de cotovelo não contida ou com *resurfacing*, artroplastia de cotovelo semicontida e artroplastia de cotovelo contida (Figura 12.68). No primeiro tipo, a prótese consiste em dois componentes metálicos separados – umeral e ulnar – que se articulam com um componente de polietileno de alta densidade. Complicações principais desse tipo de implante são subluxação e luxação. A prótese semicontida é composta de hastes ulnar e umeral de titânio ou cobalto-cromo interligadas por um pino e casquilho, que consiste em um anel de polietileno entre os componentes metálicos para reduzir o atrito. A prótese de cotovelo contida consiste em dobradiças rígidas construídas com componentes de metal sobre metal ou metal e polietileno de alta densidade, que são interligados por um casquilho ou um pedaço de polietileno que interliga os componentes umeral e ulnar. Frequentemente, a cabeça do rádio é retirada em posição proximal ao ligamento anular. Os exames radiológicos devem se concentrar nas complicações potenciais, inclusive ossificações heterotópicas, transparência ao redor dos elementos metálicos indicativa de afrouxamento (o componente umeral é mais suscetível a essa complicação), fratura em torno da prótese, subluxação ou luxação da prótese, desgaste e decomposição do casquilho e fratura dos elementos metálicos.

Nas *mãos* e nos *pés*, ocasionalmente são realizadas *hemiartroplastias ou artroplastias totais* das articulações para tratar OA e AR usando próteses metálicas (Figuras 12.69 e 12.70) ou de Silastic (elastômero de borracha ou polímero de silicone) (Figuras 12.71 e 12.72). Esses implantes conferem estabilidade imediata com alívio excelente da dor e possibilitam ampliação da mobilidade e melhora funcional. As complicações das próteses de Silastic® estão descritas nos parágrafos seguintes.

Capítulo 12 Avaliação Clínica, Radiológica e Patologia das Artrites e Artropatias

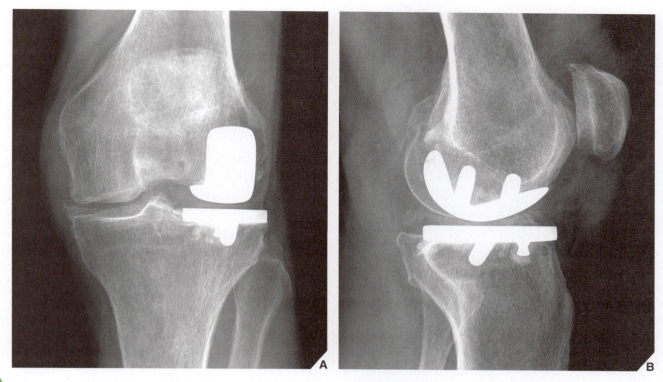

▲
Figura 12.63 Artroplastia unicompartimentar lateral de joelho. As radiografias nas incidências anteroposterior (**A**) e perfil (**B**) do joelho esquerdo desse homem de 73 anos que tinha OA avançada do compartimento articular lateral, mas preservação relativamente satisfatória dos compartimentos medial e femoropatelar, e foi submetido à artroplastia unicompartimentar do joelho, demonstraram alinhamento anatômico dos componentes da prótese.

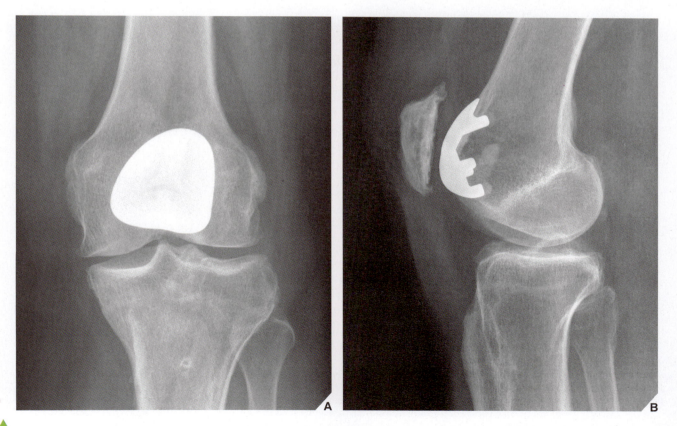

▲
Figura 12.64 Artroplastia unicompartimentar de joelho. As radiografias nas incidências anteroposterior (**A**) e perfil (**B**) do joelho esquerdo dessa mulher de 68 anos demonstraram artroplastia unicompartimentar femoropatelar.

632 Parte 3 Artrites

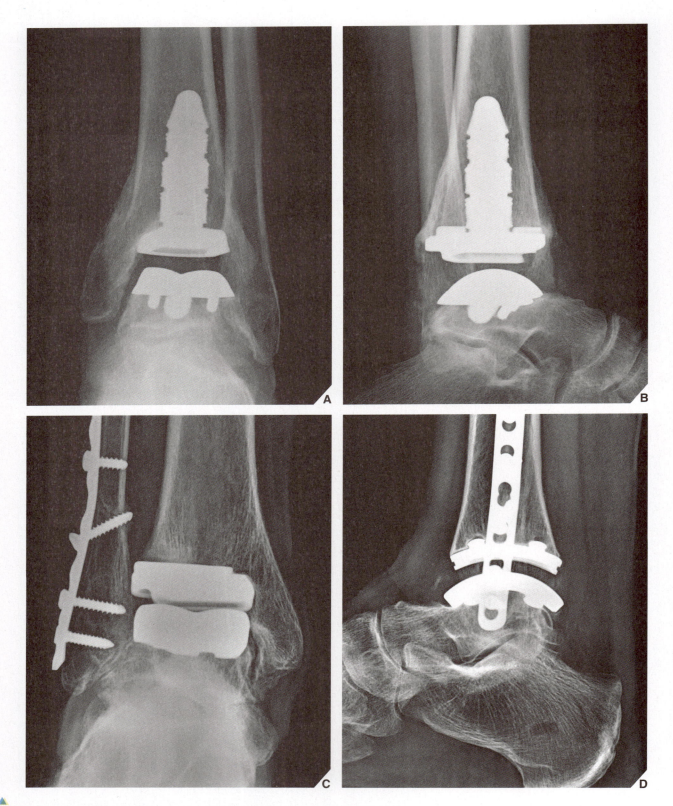

▲ **Figura 12.65 Artroplastia total de tornozelo.** Essas radiografias nas incidências anteroposterior (**A**) e perfil (**B**) do tornozelo esquerdo demonstraram fixação intramedular da prótese total de tornozelo INBONE. Os componentes não cimentados da prótese são fabricados com liga de titânio e incorporam uma articulação de polietileno e liga de cobalto-cobre com superfície porosa para acomodar a proliferação óssea. Outras radiografias nas incidências anteroposterior (**C**) e perfil (**D**) do tornozelo direito de outro paciente mostraram uma prótese de artroplastia total de tornozelo do tipo metálico trabecular de Zimmer de terceira geração. Observe o resultado da osteotomia fibular com placa lateral cortical fixada por parafusos.

Capítulo 12 Avaliação Clínica, Radiológica e Patologia das Artrites e Artropatias 633

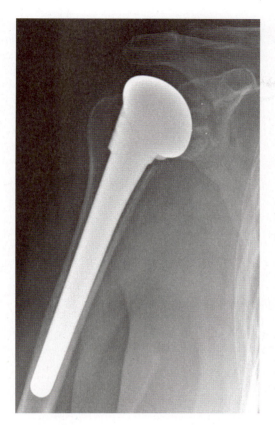

Figura 12.66 Prótese de artroplastia total de ombro. Essa radiografia anteroposterior do ombro direito demonstrou a condição pós-operatória de artroplastia total de ombro com prótese convencional em posição anatômica.

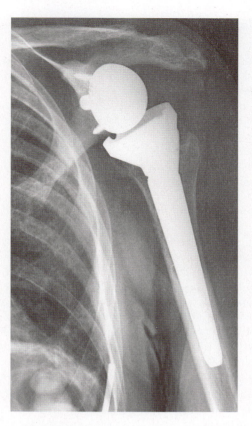

Figura 12.67 Prótese de artroplastia invertida de ombro. Essa radiografia anteroposterior do ombro esquerdo demonstrou a condição pós-operatória de artroplastia total de ombro com sistema Delta invertido em alinhamento anatômico no ombro.

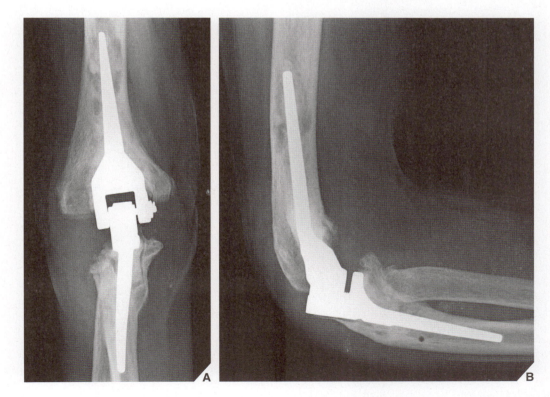

Figura 12.68 Artroplastia total de cotovelo. As radiografias nas incidências anteroposterior (**A**) e perfil (**B**) do cotovelo direito dessa mulher de 72 anos com AR demonstrou uma prótese de cotovelo articulada total. Observe que a cabeça do rádio havia sido retirada.

Complicações do tratamento cirúrgico

Monitorar as complicações que podem ser causadas pelo tratamento cirúrgico, especialmente as que se desenvolvem depois de procedimentos de osteotomia e artroplastia, é tão importante quanto avaliar os resultados do tratamento das lesões artríticas. Essas complicações incluem tromboflebite, hematomas, ossificação heterotópica, vazamento intrapélvico de cimento acrílico, infecção, afrouxamento, subluxação ou luxação da prótese, fratura de prótese, desgaste dos componentes da prótese, doença causada por liberação de partículas (granulomatose de células gigantes), reação inflamatória e formação de pseudotumores e fratura ao redor da prótese.

Trombose venosa e tromboflebite

Complicação muito comum no período pós-operatório imediato, principalmente em pacientes com distúrbios circulatórios preexistentes, a tromboflebite está relacionada com estase venosa e imobilidade do membro tratado cirurgicamente; dor súbita e edema do membro inferior são alterações comuns ao exame físico. O plexo venoso solear da panturrilha é a localização mais comum de trombose. Radiologicamente, essa complicação pode ser detectada por flebografia (Figura 12.73), cintilografia ou US. Com a cintilografia, aumento da contagem de radiação gama em uma área do membro inferior depois da administração intravenosa de fibrinogênio marcado com ^{125}I sugere fixação do marcador a um trombo em formação. A US pode demonstrar trombose venosa quando se utiliza técnica de compressão. Isoladamente, incompressibilidade de uma veia parece ser o sinal mais confiável para diferenciar veias normais de trombosadas. Outros critérios úteis ao diagnóstico de trombose venosa são dilatações venosas e presença de material intraluminar ecogênico.

Hematoma

Formação de hematomas é uma complicação comum dos procedimentos cirúrgicos para tratar artrites. Entretanto, os hematomas geralmente regridem em pouco tempo, a menos que também haja infecção coexistente. Essa complicação pode ser demonstrada facilmente por RM.

Extravasamento de cimento acrílico

Extravasamento intrapélvico de metilmetacrilato pode causar lesões vasculares e neurológicas, necrose visceral e distúrbios do trato urinário em consequência do calor gerado pela polimerização do cimento acrílico (Figura 12.74). Para evitar extravasamento acidental, um contentor de trama e fio ("chapéu mexicano") é colocado em torno dos orifícios de fixação acetabular da prótese (ver Figura 12.56).

Ossificação heterotópica

Essa é uma complicação relativamente comum de procedimentos cirúrgicos realizados para tratar artrites do quadril. A quantidade de osso novo que se forma nas proximidades dos tecidos moles varia: quando é grande, o osso pode interferir na função dessa articulação. A radiografia convencional (Figura 12.75) e, em alguns casos, a TC são suficientes para avaliar essa complicação.

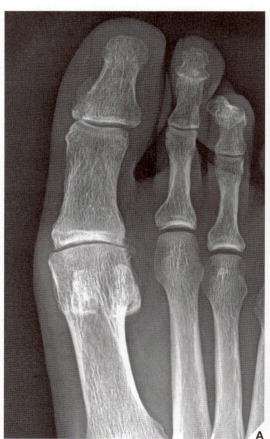 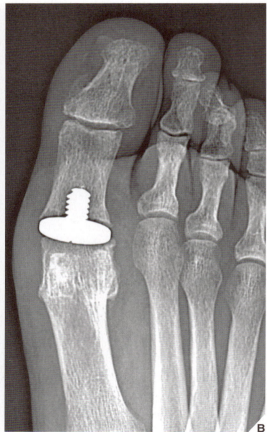

Figura 12.69 Hemiartroplastia metálica de pequena articulação. Essa mulher de 62 anos tinha dor crônica no primeiro pododáctilo esquerdo. **A.** Radiografia em incidência dorsoplantar demonstrou estreitamento da primeira articulação metatarsofalangiana associado à formação de osteófitos marginais compatíveis com OA. **B.** Essa paciente fez hemiartroplastia usando prótese metálica implantada dentro da falange proximal.

Capítulo 12 Avaliação Clínica, Radiológica e Patologia das Artrites e Artropatias **635**

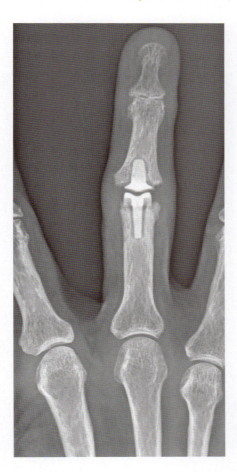

◀ **Figura 12.70 Artroplastia metálica de pequena articulação.** Esse homem de 48 anos fez artroplastia metálica não cimentada da articulação interfalangiana proximal do dedo médio para tratar artrite pós-traumática.

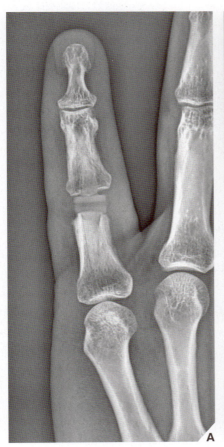
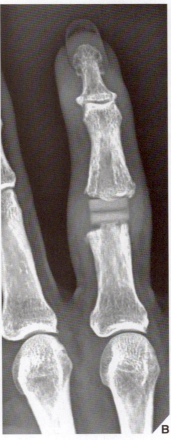

◀ **Figura 12.71 Artroplastia de Silastic de pequena articulação. A.** A prótese de Silastic de Swanson foi implantada na articulação interfalangiana proximal do dedo mínimo dessa mulher de 39 anos com artrite pós-traumática. **B.** Radiografia em incidência dorsopalmar do dedo indicador de outro paciente mostrou a condição pós-artroplastia de Silastic da articulação interfalangiana proximal.

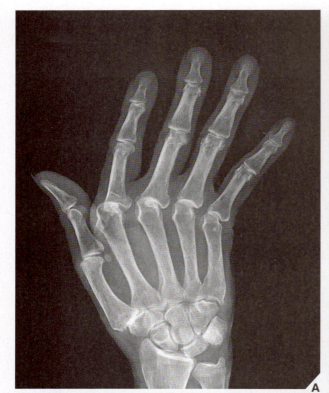
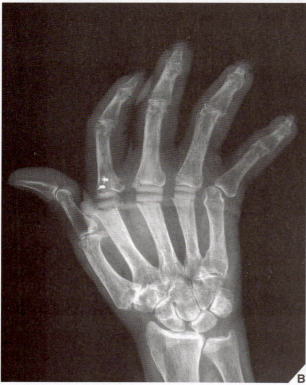
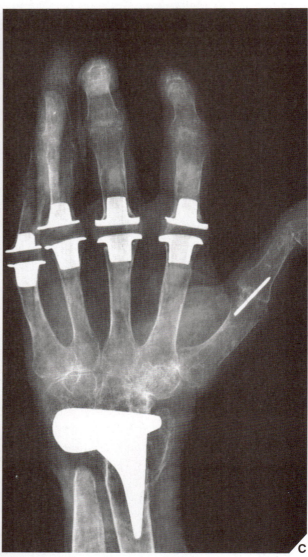

◀ **Figura 12.72 Artroplastias de Silastic de pequenas articulações.**
A. Esse homem de 68 anos tinha diagnóstico de doença por deposição de DPFC, que havia afetado a segunda, a terceira e a quarta articulações metacarpofalangianas da mão esquerda. **B.** Implantes de silicone de Swanson foram usados para substituir as articulações acometidas. **C.** Em outro paciente, uma mulher com AIJ avançada, próteses articuladas flexíveis de Silastic (duas hastes) com ilhoses circunferenciais de titânio foram implantadas entre a segunda e a quinta articulações metacarpofalangianas. Além disso, observe que havia uma prótese metálica radiocarpal e fusão da primeira articulação metacarpofalangiana.

Capítulo 12 Avaliação Clínica, Radiológica e Patologia das Artrites e Artropatias   637

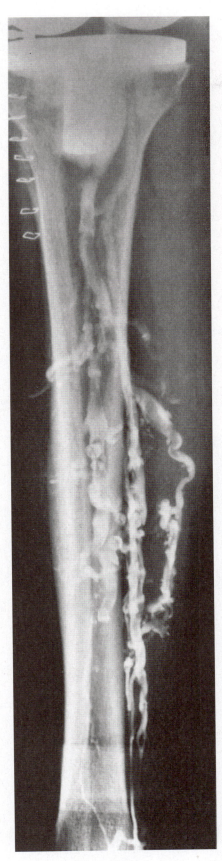

▲ **Figura 12.73 Flebografia de trombose.** Essa mulher de 67 anos com AR foi submetida recentemente à artroplastia total de joelho e apresentou dor e edema da perna esquerda. Essa imagem de flebografia demonstrou trombos no plexo venoso solear do membro inferior.

Infecção

Embora infecções possam ocorrer a qualquer momento após o procedimento cirúrgico, elas geralmente são detectadas pouco depois da operação de artroplastia. Clinicamente, a infecção evidencia-se por dor, elevação da temperatura e secreção na ferida. Nos casos de infecção, alterações radiológicas incluem edema de tecidos moles, rarefação óssea e, ocasionalmente, reação periosteal. Alguns autores sugeriram que a cintilografia com MDP marcado por ^{99m}Tc (Figura 12.76) ou leucócitos marcados por ^{111}In-oxina (Figura 12.77) seja muito útil nesses casos. Mais recentemente, exames de SPECT/TC também demonstram claramente esse tipo de complicação (ver Figura 2.32).

Afrouxamento da prótese

Infecção que se desenvolve depois de um procedimento de artroplastia pode causar afrouxamento da prótese, mas isso também pode ocorrer como complicação tardia resultante de fatores mecânicos. Incidências radiográficas convencionais geralmente são suficientes para demonstrar essa complicação (Figuras 12.78 a 12.81). Com próteses cimentadas, espaço radiotransparente circunferencial na interface cimento-osso igual ou maior que 2 mm sugere afrouxamento do implante. No passado, a artrografia com técnica de subtração era usada frequentemente para demonstrar o sinal principal de afrouxamento – dispersão do contraste para dentro do espaço que se forma na interface entre osso e cimento acrílico (Figura 12.82).

Cintilografia óssea radionuclídica pode, em alguns casos, ajudar a diferenciar entre afrouxamento mecânico e infeccioso (Figura 12.83; ver também Figura 12.80). Focos de hiperatividade, que representam acumulação do radioisótopo, são compatíveis com afrouxamento mecânico, enquanto aumentos difusos de atividade indicam infecção. O exame de SPECT/TC também é útil para demonstrar falência de artroplastia (ver Figura 2.31).

Subluxação e luxação de prótese

Essa complicação é facilmente diagnosticada por radiografias convencionais: incidência anteroposterior do quadril (Figura 12.84 A e B), incidência de perfil do joelho (Figura 12.88 C e D), ou incidência anteroposterior do ombro (Figura 12.88 E). A TC é igualmente útil com essa finalidade (Figura 12.85).

Fratura de prótese

Semelhante às subluxações e luxações, essa complicação rara também pode ser bem demonstrada por radiografias convencionais (Figura 12.86).

Desgaste dos componentes da prótese

Na maioria dos casos, essa complicação está relacionada com desgaste do revestimento de polietileno da cúpula acetabular da prótese do quadril em sua superfície laterossuperior. O desgaste é demonstrado nas radiografias pela posição assimétrica da cabeça da prótese dentro do componente acetabular (Figura 12.87).

Complicação semelhante pode ocorrer depois de artroplastia total de joelho. As partículas menores de polietileno desgastado provocam reação inflamatória intra-articular mediada por citocinas – a chamada *doença de partículas* (ver parágrafo seguinte), que pode causar sinovite induzida por desgaste do polietileno. Nas imagens de RM, essa complicação causa espessamento sinovial associado à proliferação sinovial densa, material com sinal de intensidade baixa a intermediária (semelhante à intensidade do músculo esquelético), quantidades variadas de líquido e distensão da articulação.

638 Parte 3 Artrites

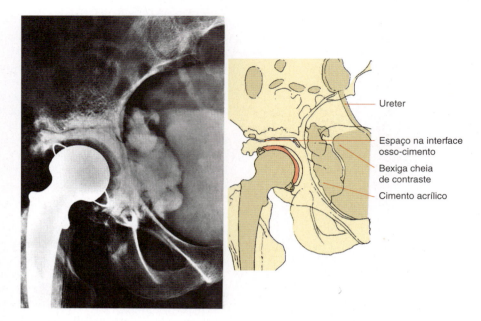

Figura 12.74 Extravasamento intrapélvico de cimento. Essa mulher de 46 anos fez artroplastia total de quadril direito cimentada e referia dor no quadril direito e sintomas intermitentes relacionados com sistema urinário. A urografia intravenosa demonstrou uma massa volumosa de cimento acrílico extravasada para a pelve, que comprimia a parede direita da bexiga. (Reproduzida, com autorização, de Greenspan A, Gershwin ME. *Imaging in rheumatology: a clinical approach*. 1 st ed. Philadelphia: Wolters Kluwer; 2018:126.)

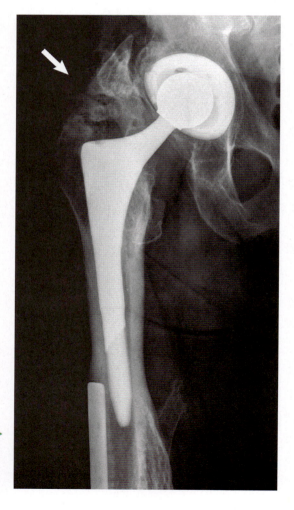

Figura 12.75 Ossificação heterotópica. Essa radiografia anteroposterior do quadril direito desse homem de 58 anos submetido à artroplastia total de quadril para tratar OA mostrou uma das complicações comuns desse procedimento cirúrgico – ossificação heterotópica (*seta*).

Capítulo 12 Avaliação Clínica, Radiológica e Patologia das Artrites e Artropatias   639

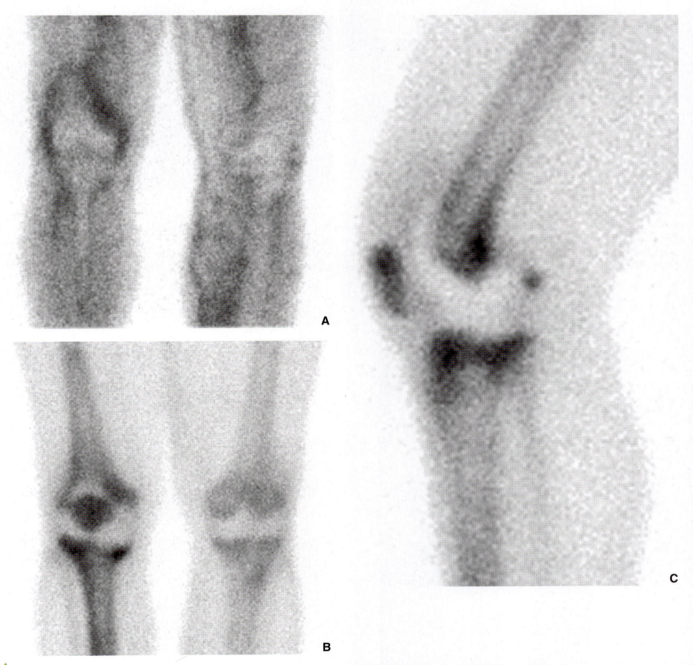

▲ **Figura 12.76 Cintilografia (tecnécio) de prótese infectada.** Essa mulher de 63 anos fez artroplastia total dos joelhos. A cintilografia óssea com 25 mCi de MDP marcado por ^{99m}Tc foi realizada para avaliar a possibilidade de infecção. **A.** Imagem de *pool* sanguíneo em projeção anterior dos dois joelhos demonstrou hiperatividade em torno da prótese do joelho direito. O nível de atividade ao redor do joelho esquerdo estava normal. **B.** Imagem tardia no plano anterior dos dois joelhos e outra imagem de perfil do joelho direito (**C**) demonstraram hipercaptação do radiofármaco em todos os três componentes da prótese deste joelho. A prótese do joelho esquerdo não tinha sinais de anormalidade. A infecção foi confirmada por aspiração da articulação do joelho seguida de análise e cultura do líquido articular.

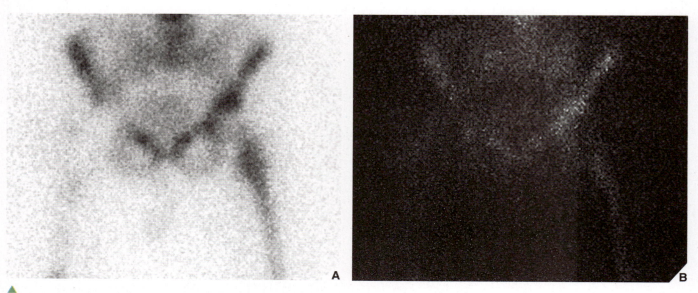

Figura 12.77 Cintilografia (tecnécio e índio) de prótese infectada. Esse homem de 59 anos fez artroplastia total dos quadris para tratar OA avançada. Ele tinha febre e dor intensa no quadril esquerdo. **A.** Imagem tardia de cintilografia óssea planar com tecnécio demonstrou hipercaptação do radiofármaco na região da prótese do quadril esquerdo. Observe que a captação era normal na região da prótese do quadril direito. **B.** Imagem de cintilografia óssea com leucócitos marcados por oxina-^{111}In mostrou hipercaptação em torno da prótese do quadril esquerdo. O diagnóstico de infecção foi confirmado por aspiração do líquido articular e exame microbiológico, que isolou *Staphylococcus aureus* resistente à meticilina (SARM).

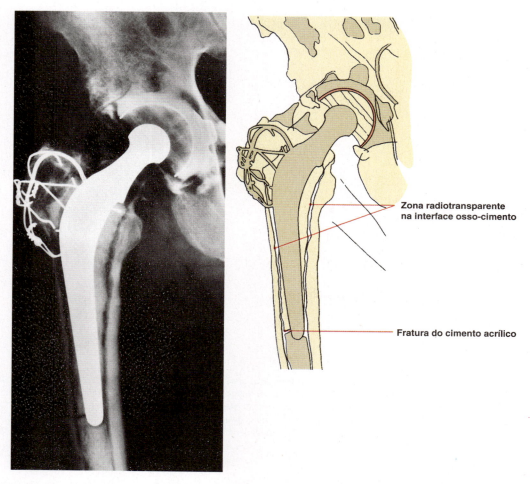

Figura 12.78 Falência de artroplastia total de quadril cimentada. Radiografia anteroposterior do quadril direito dessa mulher de 69 anos demonstrou espaço radiotransparente amplo na interface osso-cimento – um sinal típico de afrouxamento da prótese de Charnley. Observe que havia fratura do cimento acrílico no segmento distal da haste da prótese.

Capítulo 12 Avaliação Clínica, Radiológica e Patologia das Artrites e Artropatias

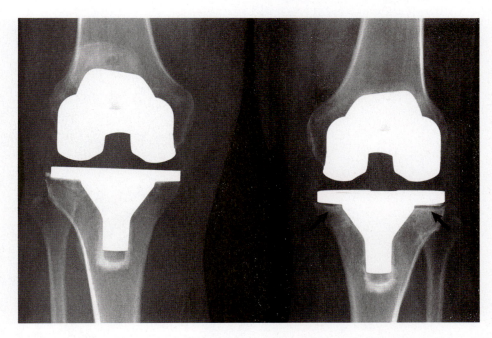

Figura 12.79 Falência de artroplastia total de quadril. Radiografia anteroposterior dos joelhos desse homem de 67 anos, que fizera artroplastia total de joelho bilateralmente para tratar OA, demonstrou afrouxamento do componente tibial da prótese esquerda (*setas*).

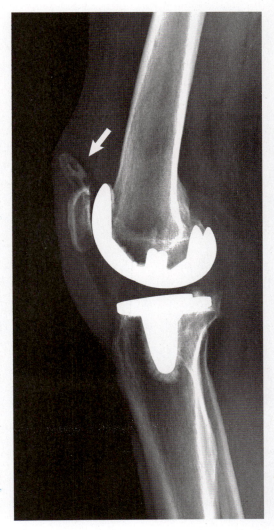

Figura 12.80 Falência de artroplastia total de joelho. Radiografia de perfil do joelho demonstrou desprendimento do componente patelar da prótese (*seta*).

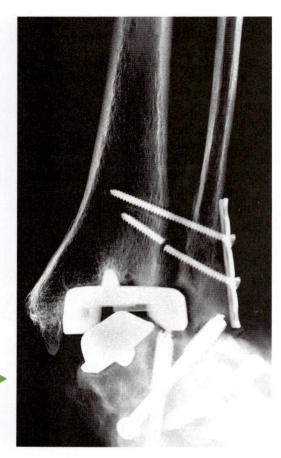

Figura 12.81 Falência de artroplastia total de tornozelo. Radiografia em projeção oblíqua do tornozelo esquerdo demonstrou falência de artroplastia total do tornozelo depois da colocação de prótese Agility®. Observe que havia desalinhamento dos componentes tibial e talar da prótese e fratura do parafuso sindesmótico distal.

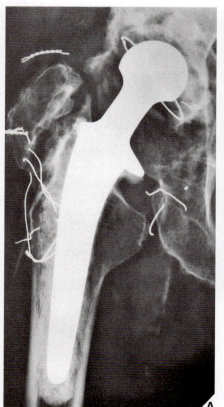
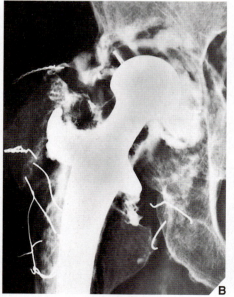
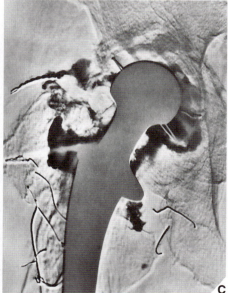

Figura 12.82 Falência de artroplastia total de quadril cimentada – utilidade da artrografia de subtração. Esse homem de 80 anos teve seu quadril direito substituído 8 anos antes desse exame radiográfico. **A.** Radiografia anteroposterior demonstrou não união do trocanter maior, fios de sutura rompidos e indícios de zona radiotransparente na interface entre cimento acrílico e osso do componente acetabular da prótese de Charnley-Müller. Na imagem de artrografia subsequente (**B**) e na imagem intensificada por subtração (**C**), o afrouxamento da prótese estava claramente evidente porque o contraste tinha entrado no espaço entre o cimento e o osso e havia extravasamento medial e lateral ao colo da prótese; o espaço entre o fêmur e o trocanter maior desprendido também foi contrastado.

Capítulo 12 Avaliação Clínica, Radiológica e Patologia das Artrites e Artropatias   643

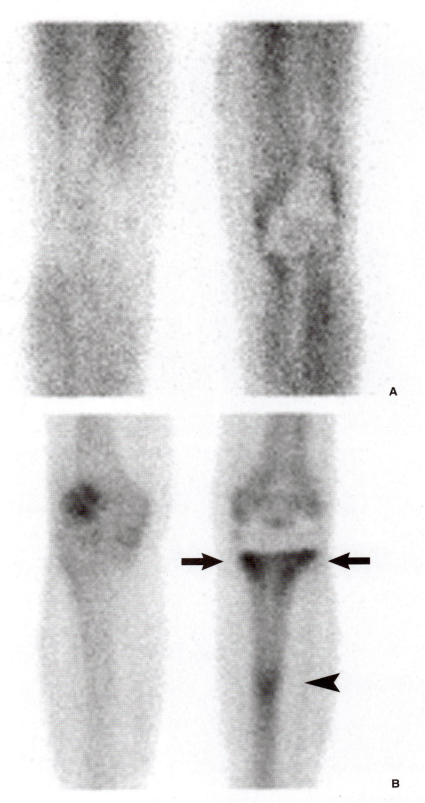

▲ **Figura 12.83 Cintilografia de afrouxamento mecânico de prótese.** Vinte e quatro meses depois de fazer artroplastia total de joelho esquerdo, esse homem de 58 anos relatou desconforto e dor ocasional na área da artroplastia. Radiografias (não ilustradas aqui) não demonstraram anormalidades evidentes. Em seguida, o paciente fez cintilografia. **A.** Imagem de *pool* sanguíneo obtida depois da administração intravenosa de 22,2 mCi de MDP marcado por ^{99m}Tc demonstrou hiperatividade do radiomarcador principalmente no local do componente tibial da prótese. **B.** Imagem tardia planar mostrou hiperatividade do radiomarcador principalmente na área do platô tibial (*setas*) e na extremidade distal da haste tibial (*ponta de seta*). Hipercaptação focal na patela direita foi atribuída a uma fratura pregressa. (Reproduzida, com autorização, de Greenspan A, Gershwin ME. *Imaging in rheumatology: a clinical approach*. 1 st ed. Philadelphia: Wolters Kluwer; 2018:60, Figura 2.59; cortesia de PZWL Wydawnictwo Lekarskie, Varsóvia, Polônia.)

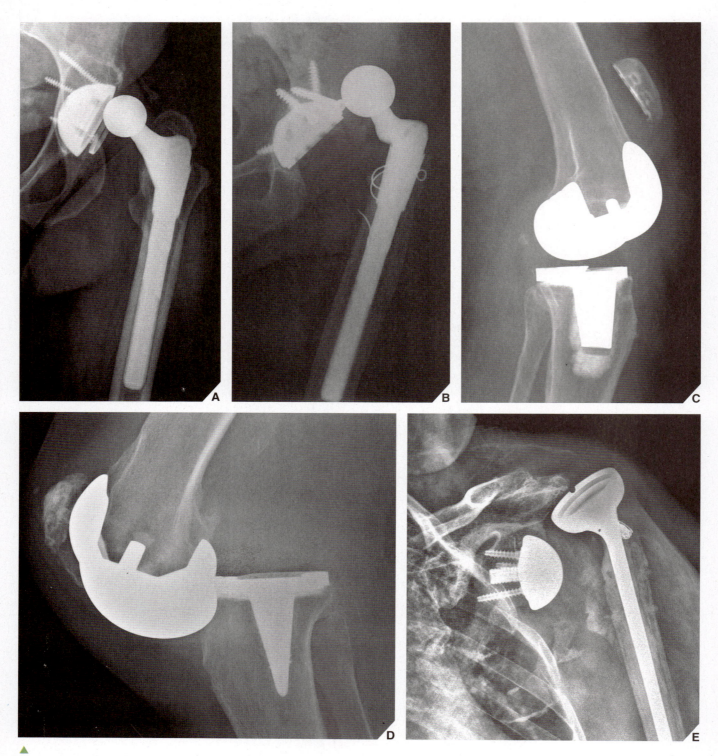

▲ **Figura 12.84 Subluxação e luxação de próteses. A.** Radiografia anteroposterior do quadril esquerdo demonstrou subluxação de uma prótese de quadril do tipo não cimentado. **B.** Em outro paciente, essa radiografia anteroposterior do quadril esquerdo mostrou luxação de uma prótese de quadril do tipo não cimentado. **C.** Radiografia de perfil do joelho direito demonstrou luxação do componente patelar de uma prótese de joelho. **D.** Radiografia de perfil do joelho esquerdo de outro paciente evidenciou luxação de uma prótese cimentada não contida de três partes com preservação do ligamento cruzado. **E.** Radiografia anteroposterior do ombro esquerdo demonstrou luxação de uma prótese de ombro invertida. (Reproduzida, com autorização, de Greenspan A, Gershwin ME. *Imaging in rheumatology*. Philadelphia: Wolters Kluwer; 2018:131, Figura 4.28E.)

alguns casos, partículas metálicas são demonstradas nas proximidades da prótese (Figuras 12.88 e 12.89).

Reação inflamatória e pseudotumores
Cerca de 35% das próteses de quadril metal sobre metal de segunda geração desenvolvem reação inflamatória conhecida como LAVAP, que pode progredir para formação de pseudotumores em torno da prótese de quadril. Essa complicação provavelmente está relacionada com liberação de íons metálicos da prótese, que acarretam reação de hipersensibilidade nos tecidos moles locais (Figura 12.90).

Afrouxamento de próteses de silicone, sinovite causada por silicone e infecção
Afrouxamento mecânico de próteses de silicone é mais bem avaliado por TC (Figura 12.91). Sinovite causada por silicone, que consiste em reação dos tecidos às partículas de silicone desprendidas de implantes danificados por forças de estresse e cisalhamento, é uma complicação mais grave. Entre as anormalidades radiográficas demonstradas estão edema nodular de partes moles, lesões osteolíticas subcondrais e erosões ósseas bem definidas, além de deformidade ou fratura da prótese (Figuras 12.92 e 12.93). A infecção de implante de Silastic® é mais bem avaliada por RM. Além de inúmeras partículas hipointensas diminutas nas proximidades dos implantes, essa modalidade de exame demonstra lesões ósseas com sinal hiperintenso ou de intensidade intermediária nas sequências ponderadas em T2 e densidade de prótons. Essas características de intensidade do sinal são compatíveis com tecidos inflamatórios e fibróticos (Figura 12.94).

Artrofibrose
Essa complicação ocorre depois de artroplastia de joelho e caracteriza-se por dor crônica, contração capsular global e perda progressiva de amplitude dos movimentos e pode causar rigidez articular total. Artrofibrose é causada pela formação de tecidos fibrosos densos ao longo do revestimento sinovial de toda a articulação em consequência de fibroplasia excessiva resultando em aderências e limitação do mecanismo extensor do joelho.

Síndrome de estalo patelar
Essa síndrome é uma complicação de artroplastia total de joelho no local dos componentes patelofemorais da prótese, que se evidencia por sensação de travamento ou limitação dos movimentos durante a flexão e extensão da prótese de joelho. Ao exame físico, pode-se ouvir um ruído de estalo durante a extensão do joelho. Essa síndrome é causada pela formação de tecidos fibrosos locais na junção do polo superior da patela e tendão do quadríceps e, em geral, ocorre cerca de 1 ano depois da artroplastia. Um dos mecanismos dessa complicação é a entrada de tecidos fibrosos na incisura intercondilar durante a flexão do joelho e seu deslocamento durante a extensão da articulação, resultando em um som de estalo audível.

Fratura ao redor de prótese
Fratura ao redor de prótese é causada por lesões traumáticas diretas do membro (traumatismo de baixo impacto) ou porque o osso está enfraquecido por osteoporose, reabsorção óssea em torno da prótese, doença de partículas ou infecção (osteomielite) evoluindo para fratura patológica. O fêmur é o osso afetado mais comumente depois de artroplastias totais de quadril ou joelho (Figuras 12.95 a 12.97), seguido da tíbia e do úmero (Figura 12.98). Em casos raros, a fratura em torno da prótese pode afetar o acetábulo (Figura 12.99).

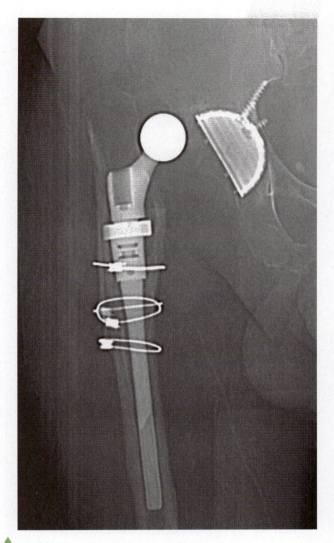

Figura 12.85 Imagem de TC de luxação de prótese. Essa imagem panorâmica de TC demonstrou luxação superolateral do componente femoral da prótese de artroplastia total do quadril direito.

Doença de partículas (metalose)
Também conhecida como *doença de inclusão de partículas, granulomatose de células gigantes* ou *granulomatose agressiva*, essa complicação é resultado da inflamação e osteólise secundárias à disseminação de componentes da prótese com dimensões de micra ou submicra. Isso ocorre comumente dentro de 1 a 5 anos depois da implantação de próteses não cimentadas. Essa complicação foi relatada depois de artroplastias totais de quadril, ombro e joelho e artroplastia unicompartimentar de joelho. Pode ser decorrente de desgaste em artroplastias metal sobre metal ou artroplastias com componente de polietileno em consequência do contato anormal entre superfícies metálicas depois de erosão ou desprendimento do polietileno. A incidência de metalose depende do material usado – componentes de titânio tendem mais a causar essa complicação do que componentes de cobalto-cromo.

O paciente pode ser assintomático até que haja perda óssea significativa e, então, pode ter dor e limitação da mobilidade. Em geral, as radiografias são diagnósticas e demonstram áreas de hiperdensidade "felpudas" nos tecidos moles ao redor da prótese ("sinal da nuvem"), radiotransparência na interface metal-osso, desnivelamento endosteal sem esclerose reativa, ou falhas focais amplas. Em

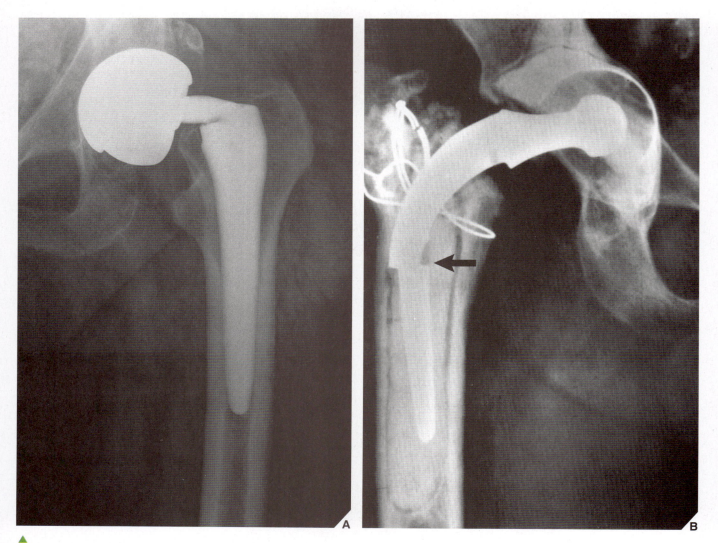

Figura 12.86 Fratura de prótese. A. Radiografia anteroposterior do quadril esquerdo demonstrou fratura do componente femoral de uma prótese de quadril. **B.** Radiografia anteroposterior do quadril direito de outro paciente mostrou fratura da haste do componente femoral de uma prótese cimentada de artroplastia total do quadril (*seta*). Além disso, observe que havia quebra dos fios que estabilizavam o trocanter maior previamente osteotomizado e um espaço radiotransparente na interface cimento-osso dos componentes femoral e acetabular – indícios diagnósticos de afrouxamento da prótese.

Capítulo 12 Avaliação Clínica, Radiológica e Patologia das Artrites e Artropatias **647**

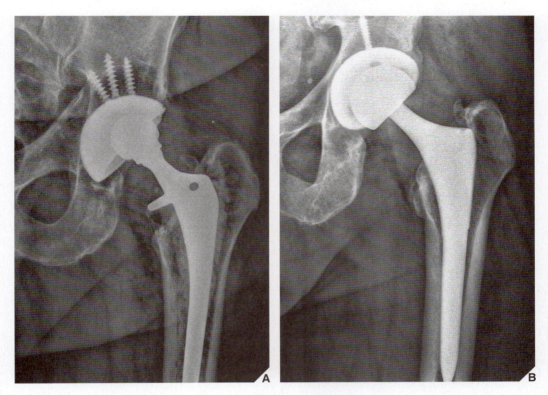

▲
Figura 12.87 Complicação de artroplastia total de quadril – desgaste do polietileno. Esse homem de 72 anos referiu dor no quadril depois de artroplastia total de quadril realizada 4 anos antes da internação atual. **A.** Essa radiografia anteroposterior do quadril demonstrou posição excêntrica da prótese de cabeça femoral dentro da cúpula acetabular em consequência do desgaste do revestimento de polietileno. Observe que também havia reabsorção óssea nas áreas dos parafusos aplicados no rebordo acetabular. **B.** Para facilitar a comparação, veja a posição simétrica normal da prótese de cabeça femoral dentro da cúpula acetabular com alinhamento adequado.

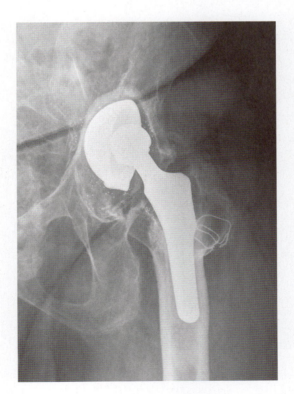

▲
Figura 12.88 Doença de partículas (metalose). Esse homem de 60 anos fez artroplastia total de quadril com prótese cimentada 5 anos antes desse exame. Havia destruição óssea extensiva ao redor do componente acetabular da prótese, que foi atribuída à granulomatose de células gigantes. Observe que também havia numerosas partículas metálicas nas proximidades da prótese.

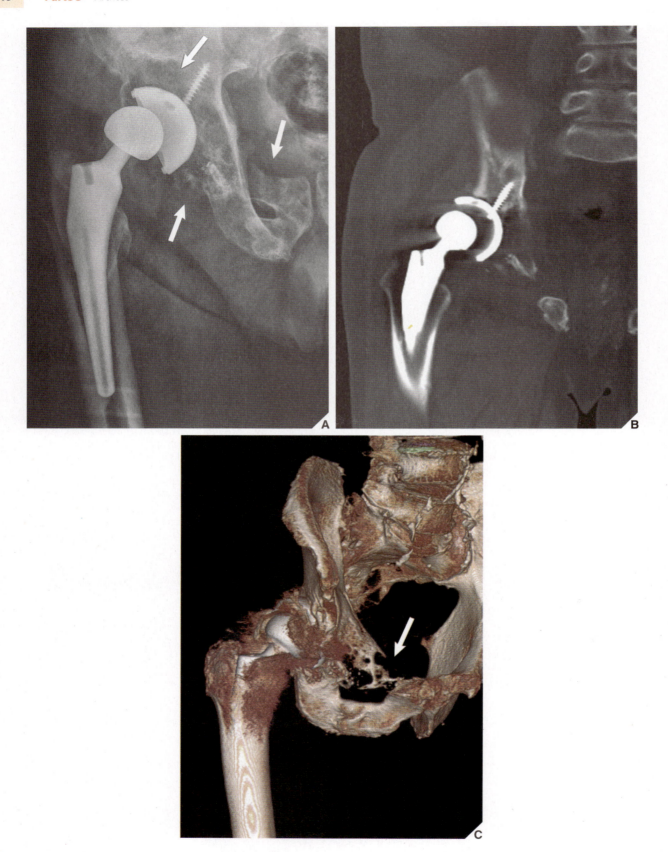

Figura 12.89 Imagens de TC e TC 3D de doença de partículas (metalose). Essa mulher de 61 anos referia dor grave na área da artroplastia total de quadril direito. **A.** Imagem anteroposterior do quadril direito demonstrou subluxação da prótese de quadril não cimentada. Além disso, havia alterações ósseas destrutivas na área do componente acetabular e nos ossos púbis e ísquio (*setas*). Imagens de TC reformatada no plano coronal (**B**) e reconstruída em 3D (**C**) mostraram mais detalhes da destruição óssea. A destruição do osso púbis foi demonstrada com detalhes mais nítidos (*seta*). (Reproduzida, com autorização, de Greenspan A, Gershwin ME. *Imaging in rheumatology: a clinical approach*. 1 st ed. Philadelphia: Wolters Kluwer; 2018:134.)

Capítulo 12 Avaliação Clínica, Radiológica e Patologia das Artrites e Artropatias 649

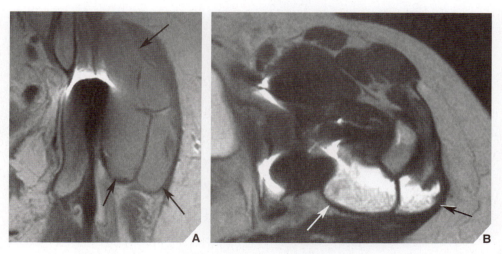

▲
Figura 12.90 Lesão associada à vasculite asséptica com predomínio de linfócitos (LAVAP). A imagem coronal de RM ponderada em densidade de prótons (**A**) e outra imagem axial ponderada em T2 (**B**) do quadril esquerdo dessa paciente com dor depois de fazer artroplastia total de quadril metal sobre metal demonstraram coleção de líquidos adjacente à prótese metálica, que se estendia em direção inferior e posterior (*setas*). O exame patológico do material aspirado demonstrou linfócitos abundantes e vasculite – indícios compatíveis com LAVAP.

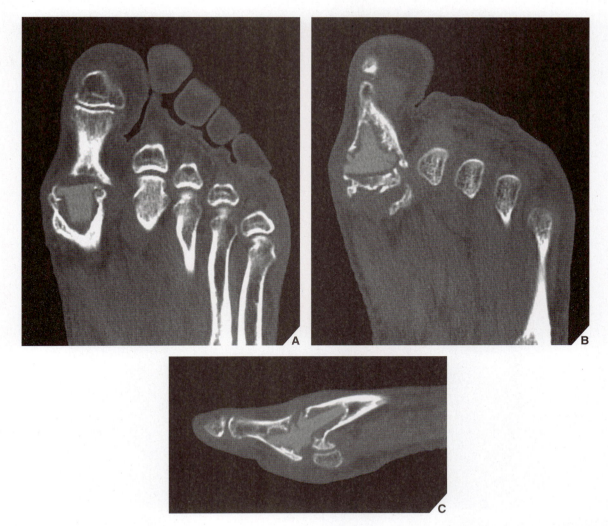

▲
Figura 12.91 Falência de próteses de Silastic®. Duas imagens de TC reformatadas no plano coronal do pé esquerdo desse paciente submetido à artroplastia da primeira articulação metatarsofalangiana com Silastic® demonstraram espaço de separação amplo entre as partes metatarsal (**A**) e falangiana (**B**) de prótese e osso. (**C**) Imagem de TC reformatada no plano sagital do primeiro pododáctilo mostrou afrouxamento da prótese com mais detalhes. (Reproduzida, com autorização, de Greenspan A, Gershwin ME. *Imaging in rheumatology: a clinical approach*. 1 st ed. Philadelphia: Wolters Kluwer; 2018:135.)

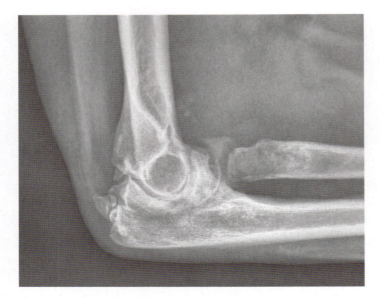

▲ **Figura 12.92 Sinovite causada por silicone.** Essa mulher de 67 anos com OA pós-traumática do cotovelo direito fez ressecção de cabeça do rádio com substituição deste segmento ósseo por prótese de Silastic®. Essa radiografia de perfil do cotovelo demonstrou fratura do implante, alterações erosivas no rádio proximal e capítulo e derrame na articulação do cotovelo com restos de silicone – todas essas alterações eram compatíveis com sinovite causada por silicone. Observe que também havia OA do compartimento da articulação ulnotroclear e ossificações heterotópicas em torno do olécrano. (Reproduzida, com autorização, de Greenspan A, Gershwin ME. *Imaging in rheumatology: a clinical approach*. 1 st ed. Philadelphia: Wolters Kluwer; 2018:135.)

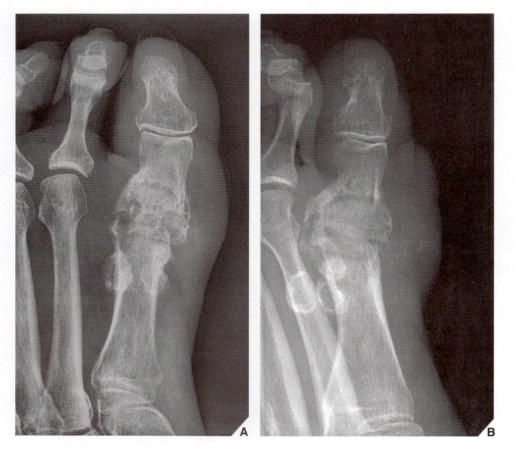

▲ **Figura 12.93 Sinovite causada por silicone.** Essa mulher de 72 anos fez artroplastia da primeira articulação metatarsofalangiana para tratar OA e apresentou dor e edema do primeiro pododáctilo. Radiografias nas incidências anteroposterior (**A**) e perfil (**B**) do primeiro pododáctilo demonstraram fragmentação da prótese, fragmentos de silicone, erosões ósseas e edema acentuado de partes moles – todas essas anormalidades eram compatíveis com sinovite causada por silicone.

Capítulo 12 Avaliação Clínica, Radiológica e Patologia das Artrites e Artropatias 651

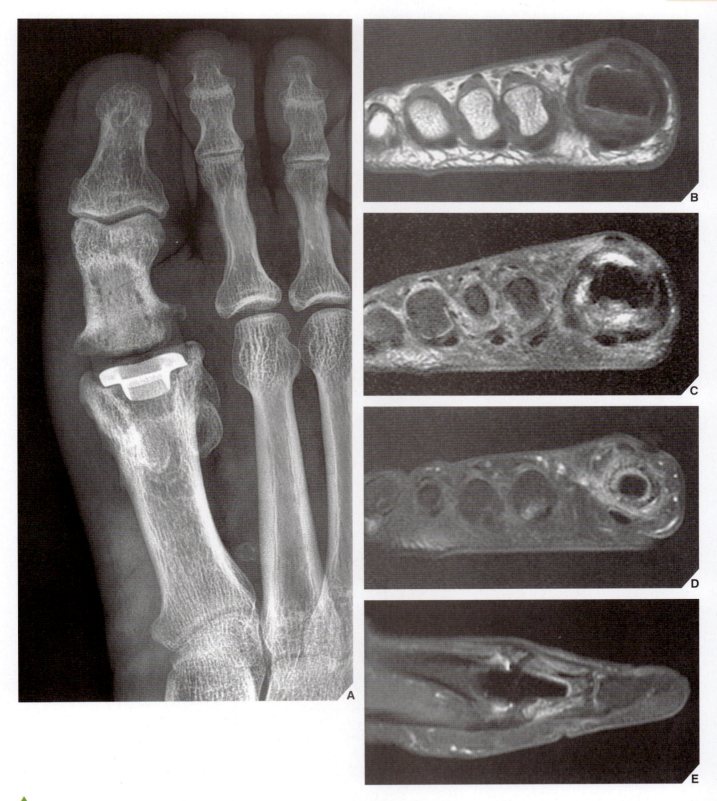

Figura 12.94 Imagens de RM de infecção de prótese de Silastic®. A. Radiografia anteroposterior do primeiro pododáctilo do pé esquerdo foi obtida depois de artroplastia da primeira articulação metatarsofalangiana com prótese de silicone de Swanson com ilhós de titânio. Essa imagem demonstrou edema de partes moles ao redor da prótese. Além disso, havia uma zona radiotransparente em torno das hastes da prótese. B. Imagem axial (transversal) de RM ponderada em T1 no nível das cabeças dos metatarsos mostrou que o implante hipointenso estava bem posicionado. C. Imagem axial de RM em sequência STIR mostrou edema hiperintenso em torno do implante. Imagens axial (D) e sagital (E) de RM ponderadas em T1 com supressão de gordura, obtidas depois da infusão intravenosa de gadolínio, evidenciaram realce do osso e tecidos moles ao redor da parte distal da prótese. (Reproduzida, com autorização, de Greenspan A, Gershwin ME. *Imaging in rheumatology: a clinical approach*. 1 st ed. Philadelphia: Wolters Kluwer; 2018:134.)

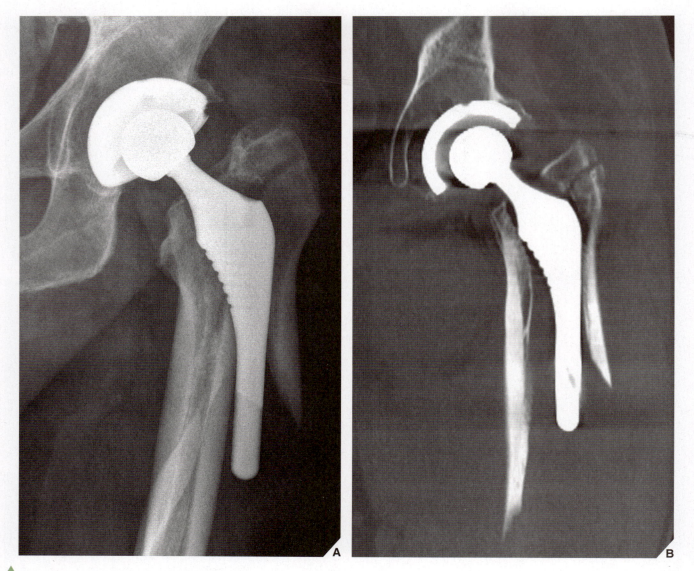

▲ **Figura 12.95 Fratura de fêmur ao redor da prótese.** Esse homem de 71 anos caiu da cama. **A.** Radiografia de quadril na incidência anteroposterior e imagem de TC reformatada no plano coronal (**B**) demonstraram a condição pós-artroplastia total de quadril não cimentada. Observe que havia fratura da diáfise femoral em torno da prótese, ou seja, na área de inserção do componente femoral da prótese.

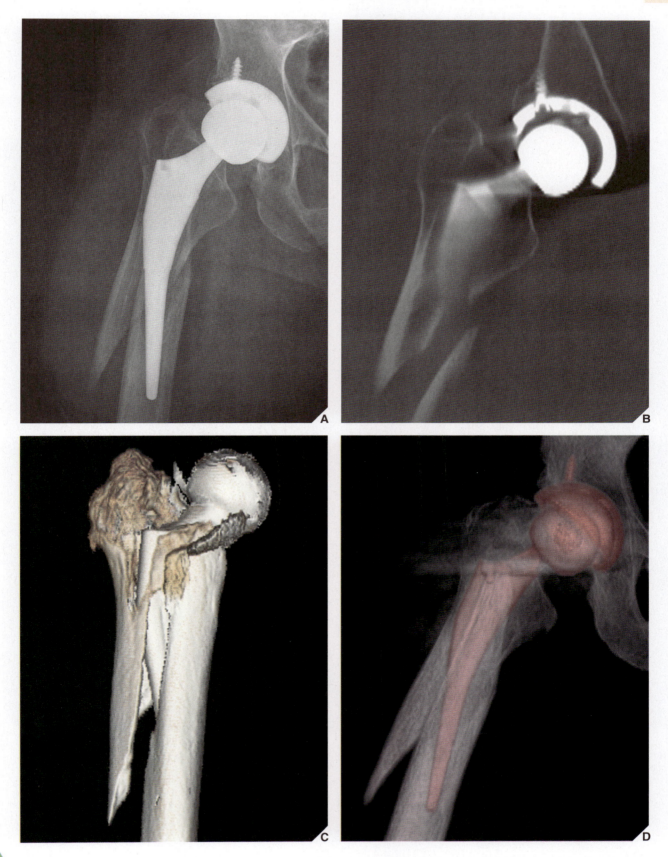

▲ **Figura 12.96 Fratura de fêmur ao redor da prótese.** Esse homem de 77 anos caiu da bicicleta. Radiografia anteroposterior do quadril direito (**A**), imagem de TC reformatada no plano coronal (**B**), imagem de TC reconstruída em 3D (**C**) e imagem de TC renderizada por volume e reconstruída em 3D com algoritmo de realce metálico (**D**) demonstraram a condição pós-artroplastia total de quadril não cimentada complicada por fratura de diáfise femoral em torno da prótese, ou seja, na área de inserção do componente femoral da prótese.

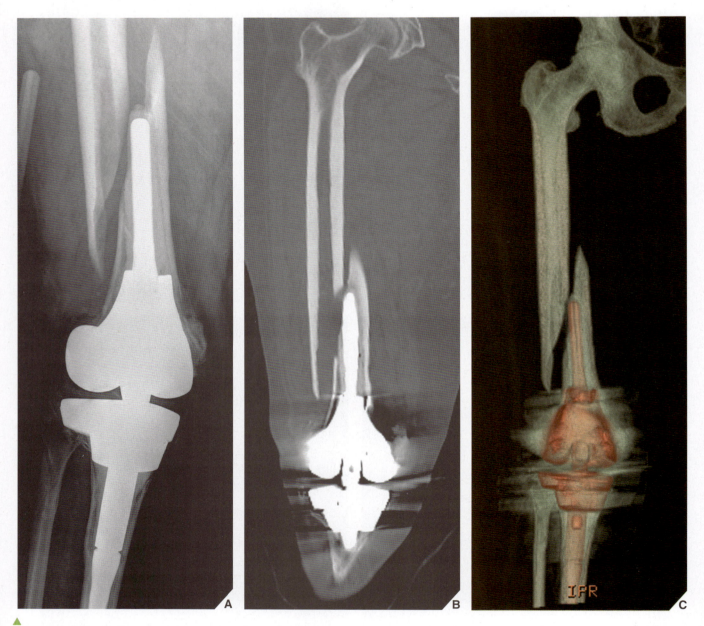

Figura 12.97 Fratura de fêmur ao redor da prótese. Esse homem de 71 anos fizera recentemente artroplastia total de joelho com prótese articulada contida para tratar OA avançada, tropeçou em um degrau e torceu o joelho ao cair. Radiografia anteroposterior do joelho direito (**A**), imagem de TC reformatada no plano coronal do fêmur (**B**) e imagem de TC renderizada por volume e reconstruída em 3D (**C**) com algoritmo de realce metálico demonstraram fratura ao redor da prótese na parte distal da diáfise femoral.

Capítulo 12 Avaliação Clínica, Radiológica e Patologia das Artrites e Artropatias

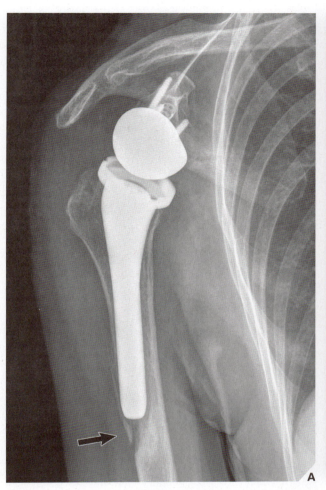
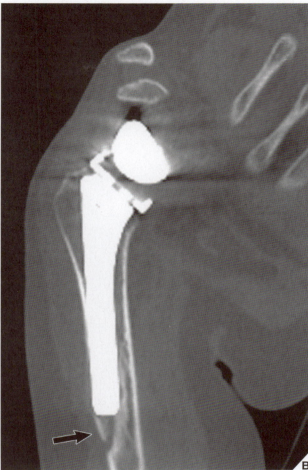

▲
Figura 12.98 Fratura de úmero ao redor de prótese. Essa radiografia anteroposterior do ombro direito (**A**) e uma imagem de TC reformatada no plano coronal demonstraram a condição pós-artroplastia total de ombro invertida. Observe que havia fratura de extremidade distal da diáfise umeral perto do componente umeral da prótese (*setas*).

ASPECTOS PRÁTICOS A SEREM LEMBRADOS

1. O termo *artrite* aplica-se a qualquer anormalidade articular resultante de processos degenerativos, inflamatórios ou infecciosos. *Artralgia* significa dor e desconforto na articulação. O termo *artropatia* é usado para descrever numerosas doenças genéticas, autoimunes, metabólicas e dos tecidos conjuntivos e outros distúrbios adquiridos que causam processos patológicos articulares.
2. Independentemente de sua causa, as marcas radiográficas características de processo artrítico são:
   - Estreitamento do espaço articular
   - Várias formas de erosão óssea, dependendo do tipo específico de artrite.
3. Radiografia convencional é a modalidade de exame radiológico mais eficaz para avaliar artrites. Em ordem decrescente de frequência de uso, as técnicas complementares são:
   - Cintilografia óssea
   - RM
   - TC e TC tridimensional (3D).
4. Cintilografia é uma técnica eficaz para:
   - Determinar a distribuição esquelética das alterações artríticas
   - Diferenciar entre artrite e infecção dos tecidos moles periarticulares
   - Reduzir as possibilidades do diagnóstico diferencial entre artrites infecciosas e outras artrites
   - Monitorar as diversas complicações dos procedimentos cirúrgicos de artroplastia.
5. A TC é útil para demonstrar complicações da doença vertebral degenerativa, inclusive estenose de canal vertebral.
6. A RM é útil para demonstrar anormalidades da cartilagem articular, anormalidades sinoviais, *pannus* inflamatório, derrame articular, nódulos reumatoides, erosões subcondrais iniciais e edema de medula óssea.
7. O diagnóstico radiográfico das artrites baseia-se na:
   - Morfologia da lesão articular
   - Sua distribuição no esqueleto.
8. Alterações morfológicas típicas das diferentes artrites podem ser analisadas adequadamente em várias estruturas anatômicas importantes, inclusive mãos, calcanhares e coluna vertebral. Em conjunto com a distribuição característica das lesões no esqueleto e dados clínicos e laboratoriais do paciente, essas alterações facilitam o diagnóstico específico.

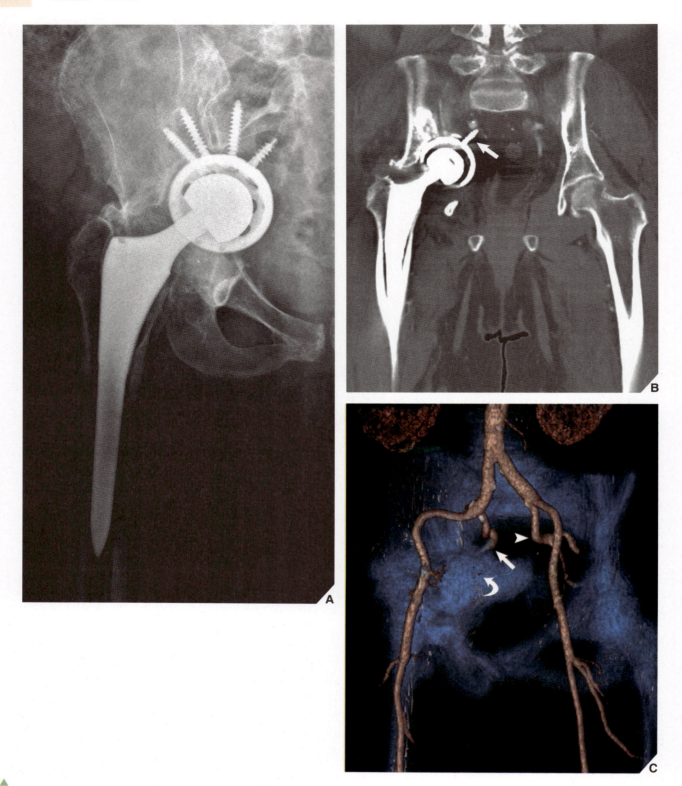

▲
Figura 12.99 Fratura de acetábulo ao redor de prótese. Essa mulher de 65 anos teve acidente automobilístico. **A.** Essa radiografia anteroposterior do quadril direito demonstrou a condição pós-artroplastia total de quadril não cimentada. O componente acetabular foi reforçado com quatro parafusos de rebordo. Observe que havia fratura de acetábulo e migração axial da cúpula acetabular retrovertida para dentro da cavidade pélvica. **B.** Imagem de TC reformatada no plano coronal da pelve mostrou que o parafuso de rebordo mais medial estava nas proximidades da artéria ilíaca direita (*seta*). **C.** Imagem de angio-TC renderizada por volume e reconstruída em 3D foi obtida depois da administração de 125 mℓ de Omnipaque 350® e demonstrou que o parafuso de rebordo acetabular mais medial havia penetrado na artéria ilíaca interna direita (*seta*). Observe que a artéria ilíaca interna esquerda estava normal (*ponta de seta*). A *seta curva* assinala a posição do componente acetabular da prótese.

9. Nas mãos, diversas artrites têm predileções por áreas específicas:
- OA e OAE – articulações interfalangianas proximais e distais
- Artrite psoriática – articulações interfalangianas distais
- AR – articulações metacarpofalangianas e interfalangianas proximais
- Retículo-histiocitose multicêntrica – articulações interfalangianas proximais e distais
- Artrite gotosa – articulações metacarpofalangianas e interfalangianas
- Artropatia associada ao hiperparatireoidismo – articulações interfalangianas proximais e distais e articulações metacarpofalangianas
- Doença por deposição de cristais de DPFC – articulações metacarpofalangianas
- Esclerodermia – articulações interfalangianas distais.

10. Padrões de migração da cabeça do fêmur dentro do acetábulo podem sugerir a causa da artrite do quadril:
- OA – migrações superior, superolateral, superomedial e medial
- Artrites inflamatórias – migração axial.

11. Na coluna vertebral, diversas artrites causam alterações morfológicas típicas:
- Doença degenerativa – osteófitos marginais e estreitamento das articulações apofisárias e dos espaços discais
- AR – subluxação atlantoaxial e erosão do processo odontoide
- AIJ – fusão das articulações apofisárias da coluna cervical
- Artrite psoriática e artrite reativa – ossificações paraespinais assimétricas grosseiras
- EA – sindesmófitos delicados.

12. Algumas artrites não causam osteoporose periarticular – OA, artrite gotosa, doença por deposição de cristais de DPFC e retículo-histiocitose multicêntrica.

13. Sacroileíte é uma lesão encontrada comumente em pacientes com espondilite anquilosante (na qual é bilateral e simétrica) e artrite psoriática e artrite reativa (nas quais é unilateral ou bilateral, mas assimétrica quanto ao grau de acometimento).

14. O monitoramento dos resultados do tratamento das artrites consiste em detectar complicações potenciais dos diversos tipos de osteotomia e artroplastia. Essas complicações são:
- Tromboflebite
- Extravasamento intrapélvico de cimento metilmetacrilato
- Ossificação heterotópica
- Infecção
- Afrouxamento, luxação e fratura de prótese
- Desgaste do revestimento de polietileno do componente acetabular da prótese de quadril
- Doença de partículas (metalose)
- LAVAP
- Síndrome de estalo patelar
- Fratura ao redor de prótese.

15. Cintilografia e SPECT/TC são úteis para demonstrar afrouxamento de prótese.

LEITURAS SUGERIDAS

Alazraki NP, Fierer J, Resnick D. The role of gallium and bone scanning in monitoring response to therapy in chronic osteomyelitis. *J Nucl Med* 1978; 19:696-697.

Aletaha D, Neogi T, Silman AJ, et al. 2010 Rheumatoid arthritis classification criteria: an American College of Rheumatology/European League Against Rheumatism collaborative initiative. *Arthritis Rheum* 2010; 62:2569-2581.

Algin O, Gokalp G, Baran B, et al. Evaluation of sacroiliitis: contrast-enhanced MRI with subtraction technique. *Skeletal Radiol* 2009; 38:983-988.

Allen AM, Ward WG, Pope TL Jr. Imaging of the total knee arthroplasty. *Radiol Clin North Am* 1995; 33:289-303.

Archer CW, Morrison H, Pitsillides AA. Cellular aspects of the development of diarthrodial joints and articular cartilage. *J Anat* 1994; 184:447-456.

Ash Z, Marzo-Ortega H. Ankylosing spondylitis – the changing role of imaging. *Skeletal Radiol* 2012; 41:1031-1034.

Aufdermaur M. Pathogenesis of square bodies in ankylosing spondylitis. *Ann Rheum Dis* 1989; 48:628-631.

Bayliss MT, Dudhia J. Articular cartilage: structure, function and physiology. In: Fitzgerald RH, Kaufer H, Malkani AL, eds. *Orthopaedics.* St. Louis, MO: Mosby; 2002:160-167.

Bianchi S, Martinoli C, Abdelwahab IF. High-frequency ultrasound examination of the wrist and hand. *Skeletal Radiol* 1999; 28:121-129.

Boileau P. Complications and revision of reverse total shoulder arthroplasty. *Orthop Traumatol Surg Res* 2016; 102:S33-S43.

Boutry N, Morel M, Flipo R-M, et al. Early rheumatoid arthritis: a review of MRI and sonographic findings. *AJR Am J Roentgenol* 2007; 189:1502-1509.

Brigden M. The erythrocyte sedimentation rate. Still a helpful test when used judiciously. *Postgrad Med* 1998; 103:257-262.

Brower AC, Flemming DJ. *Arthritis in black and white,* 2nd ed. Philadelphia: WB Saunders; 1997.

Bruhlmann P, Michel BA. History and clinical examination in rheumatology – key to diagnosis and prognosis. *Ther Umsch* 2006; 63:485-490.

Bullough PG. *Atlas of orthopedic pathology: with clinical and radiologic correlation,* 2nd ed. New York: Gower Medical; 1992.

Capone A, Congia S, Civinini R, et al. Periprosthetic fractures: epidemiology and current treatment. *Clin Cases Miner Bone Metabol* 2017; 14:189-196.

Castrejón I, McCollum L, Tanriover MD, et al. Importance of patient history and physical examination in rheumatoid arthritis compared to other chronic diseases: results of a physician survey. *Arthritis Care Res (Hoboken)* 2012; 64:1250-1255.

Chen LX, Clayburne G, Schumacher HR. Update on identification of pathogenic crystals in joint fluid. *Curr Rheumatol Rep* 2004; 6:217-220.

Datz FL, Morton KA. New radiopharmaceuticals for detecting infection. *Invest Radiol* 1993; 28:356-365.

Desai MA, Peterson JJ, Garner HW, et al. Clinical utility of dual-energy CT for evaluation of tophaceous gout. *Radiographics* 2011; 31:1365-1375.

Doherty M, Dacre J, Dieppe P, et al. The 'GALS' locomotor screen. *Ann Rheum Dis* 1992; 51:1165-1169.

Eustace S, DiMasi M, Adams J, et al. In vitro and in vivo spin echo diffusion imaging characteristics of synovial fluid: potential non-invasive differentiation of inflammatory and degenerative arthritis. *Skeletal Radiol* 2000; 29:320-323.

Farrant JM, Grainger AJ, O'Connor PJ. Advanced imaging in rheumatoid arthritis. Part 2: erosions. *Skeletal Radiol* 2007; 36:381-389.

Farrant JM, O'Connor PJ, Grainger AJ. Advanced imaging in rheumatoid arthritis. Part 1: synovitis. *Skeletal Radiol* 2007; 36:269-279.

Fernandes JC, Martel-Pelletier J, Pelletier JP. The role of cytokines in osteoarthritis pathophysiology. *Biorheology* 2002; 39:237-246.

Ferri C, Zignego AL, Pileri SA. Cryoglobulins. *J Clin Pathol* 2002; 55:4-13.

Forrester DM. Imaging of the sacroiliac joints. *Radiol Clin North Am* 1990; 28:1055-1072.

Fremont AJ. The pathophysiology of cartilage and synovium. *Br J Rheumatol* 1996; 35 (suppl 3):10-13.

Fritz J, Lurie B, Potter HG. MR imaging of knee arthroplasty implants. *Radiographics* 2015; 35:1483-1501.

Gallo J, Kaminek P, Ticha V, et al. Particle disease. A comprehensive theory of periprosthetic osteolysis: a review. *Biomed Papers* 2002; 146:21-28.

Gee R, Munk PL, Keogh C, et al. Radiography of the PROSTALAC (prosthesis with antibiotic-loaded acrylic cement) orthopedic implant. *AJR Am J Roentgenol* 2003; 180:1701-1706.

Gonzalez S, Martina-Barra J, Lopez-Larrea C. Immunogenetics. HLA-B27 and spondyloarthropathies. *Curr Opin Rheumatol* 1999; 11:257-264.

Grammont PM, Baulot E. Delta shoulder prosthesis for rotator cuff rupture. *Orthopedics* 1993; 16:65-68.

Greenspan A. Back to the future – conventional radiography in rheumatology. *J Ultrason* 2016; 16:225-228.

Greenspan A, Beltran J. *Orthopedic imaging: a practical approach,* 6th ed. Philadelphia: Wolters Kluwer; 2015:527-535.

Greenspan A, Gershwin ME. *Imaging in rheumatology: a clinical approach.* Philadelphia: Wolters Kluwer; 2018:3-22, 93-113, 114-139.

Greenspan A, Grainger AJ. Articular abnormalities that may mimic arthritis. *J Ultrason* 2018; 18:126-137.

Greenspan A, Norman A. Gross hematuria: a complication of intrapelvic cement intrusion in total hip replacement. *AJR Am J Roentgenol* 1978; 130:327-329.

Greenspan A, Norman A. Radial head-capitellum view: an expanded imaging approach to elbow injury. *Radiology* 1987; 164:272-274.

Gruen TA, McNeice GM, Amstutz HC. "Modes of failure" of cemented stem-type femoral components: a radiographic analysis of loosening. *Clin Orthop Relat Res* 1979; 141:17-27.

Harris WH. Osteolysis and particle disease in hip replacement. A review. *Acta Orthop Scand* 1994; 65:113-123.

Imboden JB. Approach to the patient with arthritis. In: Imboden JB, Hellmann DB, Stone JH, eds. *Current diagnosis & treatment: rheumatology*, 3rd ed. New York:McGraw-Hill; 2013:1-6.

Ingegnoli F, Castelli R, Gualtierotti R. Rheumatoid factors: clinical application. *Dis Markers* 2013; 35:727-734.

Iwanaga T, Shikichi M, Kitamura H, et al. Morphology and functional roles of synoviocytes in the joint. *Arch Histol Cytol* 2000; 63:17-31.

Kamishima T, Tanimura K, Henmi M, et al. Power Doppler ultrasound of rheumatoid synovitis: quantifi cation of vascular signal and analysis of intraobserver variability. *Skeletal Radiol* 2009; 38:467-472.

Kim NR, Choi J-Y, Hong SH, et al. "MR corner sign": value for predicting presence of ankylosing spondylitis. *AJR Am J Roentgenol* 2008; 191:124-128.

Kim S-H, Chung S-K, Bahk Y-W, et al. Whole-body and pinhole bone scintigraphic manifestations of Reiter's syndrome: distribution patterns and early and characteristic signs. *Eur J Nucl Med* 1999; 26:163-170.

Klein MJ. Radiographic correlation in orthopedic pathology. *Adv Anat Pathol* 2005; 12:155-179.

Klein MJ, Bonar SF, Freemont T, et al. *Atlas of nontumor pathology. Non-neoplastic diseases of bones and joints*. Washington, DC: American Registry of Pathology and Armed Forces Institute of Pathology; 2011:1-53, 545-575, 577-767.

Klein-Nulend J, Nijweide PJ, Burger EH. Osteocyte and bone structure. *Curr Osteoporos Rep* 2003; 1:5-10.

Lajeunesse D, Reboul P. Subchondral bone in osteoarthritis: a biologic link with articular cartilage leading to abnormal remodeling. *Curr Opin Rheumatol* 2003; 15:628-633.

Lawrence C, Williams GR, Namdari S. Infl uence of glenosphere design on outcome and complications of reverse arthroplasty: a systemic review. *Clin Orthop Surg* 2016; 8:288-297.

Lumbreras B, Pascual E, Frasquet J, et al. Analysis of the crystals in synovial fl uid: training of the analysts results in high consistency. *Ann Rheum Dis* 2005; 64:612-615.

Lund PJ, Heikal A, Maricic MJ, et al. Ultrasonographic imaging of the hand and wrist in rheumatoid arthritis. *Skeletal Radiol* 1995; 24:591-596.

Lyon R, Narain S, Nichols C, et al. Effective use of autoantibody tests in the diagnosis of systemic autoimmune disease. *Ann N Y Acad Sci* 2005; 1050:217-228.

Manaster BJ. Total hip arthroplasty: radiographic evaluation. *Radiographics* 1996; 16:645-660.

Marsland D, Mears SC. A review of periprosthetic femoral fractures associated with total hip arthroplasty. *Geriatr Orthop Surg Rehabil* 2012; 3:107-120.

Mauri C, Ehrenstein MR. Cells of the synovium in rheumatoid arthritis. B cells. *Arthritis Res Ther* 2007; 9:205.

McFarland EG, Sanguanjit P, Tasaki A, et al. The reverse shoulder prosthesis: a review of imaging features and complications. *Skeletal Radiol* 2006; 35:488-496.

McGonagle D. The history of erosions in rheumatoid arthritis: are erosions history? *Arthritis Rheum* 2010; 62:312-315.

Mills JA. Physical examination of the musculoskeletal system. In: Imboden JB, Hellmann DB, Stone JH, eds. *Current diagnosis & treatment: rheumatology*, 3rd ed. New York: McGraw-Hill; 2013:1-6.

Nakamura MC, Imboden JB. Laboratory diagnosis. In: Imboden JB, Hellmann DB, Stone JH, eds. *Current diagnosis & treatment: rheumatology*, 3rd ed. New York: McGraw-Hill; 2013:15-25.

Nalbant S, Martinez JA, Kitumnuaypong T, et al. Synovial fl uid features and their relations to osteoarthritis severity: new fi ndings from sequential studies. *Osteoarthr Cartil* 2003; 11:50-54.

Niewold TB, Harrison MJ, Paget SA. Anti-CCP antibody testing as a diagnostic and prognostic tool in rheumatoid arthritis. *QJM* 2007; 100:193-201.

Nikac V, Blazar P, Earp B, et al. Radiographic and surgical considerations in arthritis surgery of the hand. *Skeletal Radiol* 2017; 46:591-604.

Norgaard F. Earliest roentgenological changes in polyarthritis of the rheumatoid type: rheumatoid arthritis. *Radiology* 1965; 85:325-329.

Ostendorf B, Mattes-György K, Reichelt DC, et al. Early detection of bony alterations in rheumatoid and erosive arthritis of fi nger joints with high-resolution single photon emission computed tomography, and differentiation between them. *Skeletal Radiol* 2010; 39:55-61.

Østergaard M, Ejbjerg B, Szkudlarek M. Imaging in early rheumatoid arthritis: roles of magnetic resonance imaging, ultrasonography, conventional radiography and computed tomography. *Best Pract Res Clin Rheumatol* 2005; 19:91-116.

Pasqual E, Jovani V. Synovial fl uid analysis. *Best Pract Res Clin Rheumatol* 2005; 19:371-386.

Peterfy CG, Genant HK. Emerging applications of magnetic resonance imaging in the evaluation of articular cartilage. *Radiol Clin North Am* 1996; 34:195-213.

Peterfy CG, Majumdar S, Lang P, et al. MR imaging of the arthritic knee: improved discrimination of cartilage, synovia, and effusion with pulsed saturation transfer and fat-suppressed T1-weighted sequences. *Radiology* 1994; 191:413-419.

Petri M. Review of classifi cation criteria for systemic lupus erythematosus. *Rheum Dis Clin North Am* 2005; 31:245-254.

Punzi L, Oliviero F, Plebani M. New biochemical insight into the pathogenesis of osteoarthritis and the role of laboratory investigations in clinical assessment. *Crit Rev Clin Lab Sci* 2005; 42:279-309.

Puszczewicz M, Iwaszkiewicz C. Role of anti-citrullinated protein antibodies in diagnosis and prognosis of rheumatoid arthritis. *Arch Med Sci* 2011; 7:189-194.

Rastogi AK, Davis KW, Ross A, et al. Fundamentals of joint injection. *AJR Am J Roentgenol* 2016; 207:484-494.

Recht MP, Resnick D. MR imaging of articular cartilage: current status and future directions. *AJR Am J Roentgenol* 1994; 163:283-290.

Resnick D. Common disorders of synovium-lined joints: pathogenesis, imaging abnormalities, and complications. *AJR Am J Roentgenol* 1988; 151: 1079-1088.

Reynolds PPM, Heron C, Pilcher J, et al. Prediction of erosion progression using ultrasound in established rheumatoid arthritis: a 2-year follow-up study. *Skeletal Radiol* 2009; 38:473-478.

Roberts CC, Ekelund AL, Renfree KJ, et al. Radiologic assessment of reverse shoulder arthroplasty. *Radiographics* 2007; 27:223-235.

Robinson DB, El-Gabalawy HS. Evaluation of the patient. A. History and physical examination. In: Klippel JH, Stone JH, Crofford LJ, et al., eds. *Primer of the rheumatic diseases*, 13th ed. New York: Springer; 2008:6-41.

Russo R, Rotonda GD, Ciccarelli M, et al. Analysis of complications of reverse shoulder arthroplasty. *Joints* 2015; 3:62-66.

Samitier G, Alentorn-Geli E, Torrens C, et al. Reverse shoulder arthroplasty. Part 1: systemic review of clinical and functional outcomes. *Int J Shoulder Surg* 2015; 9:24-31.

Sebes JI, Nasrallah NS, Rabinowitz JG, et al. The relationship between HLA-B27 positive peripheral arthritis and sacroiliitis. *Radiology* 1978; 126:299-302.

Sigurdson LA. The structure and function of articular synovial membranes. *J Bone Joint Surg* 1930; 12:603-639.

Singhal O, Kaur V, Kalhan S, et al. Arthroscopic synovial biopsy in defi nitive diagnosis of joint diseases: an evaluation of effi cacy and precision. *Int J Appl Basic Med Res* 2012; 2:102-106.

Swan A, Amer H, Dieppe P. The value of synovial fl uid assays in the diagnosis of joint disease: a literature survey. *Ann Rheum Dis* 2002; 61:493-498.

Talbot BS, Weinberg E. MR imaging with metal-suppression sequences for evaluation of total joint arthroplasty. *Radiographics* 2016; 36:209-225.

Taljanovic MS, Jones MD, Hunter TB, et al. Joint arthroplasties and prostheses. *Radiographics* 2003; 23:1295-1310.

Taylor P, Gartemann J, Hsieh J, et al. A systematic review of serum biomarkers anti-cyclic citrullinated peptide and rheumatoid factor as tests for rheumatoid arthritis. *Autoimmune Dis* 2011; 259:414-420.

Tehranzadeh J, Ashikyan O, Anavim A, et al. Enhanced MR imaging of tenosynovitis of hand and wrist in infl ammatory arthritis. *Skeletal Radiol* 2006; 35:814-822.

Tehranzadeh J, Ashikyan O, Dascalos J. Advanced imaging of early rheumatoid arthritis. *Radiol Clin North Am* 2004; 42:89-107.

Vervoordeldonk MJ, Tak PP. Cytokines in rheumatoid arthritis. *Curr Rheumatol Rep* 2002; 4:208-217.

Watters TS, Cardona DM, Menon KS, et al. Aseptic lymphocyte-dominated vasculitisassociated lesion: a clinicopathologic review of an underrecognized cause of prosthetic failure. *Am J Clin Pathol* 2010; 134:886-893.

Weber U, Østergaard M, Lambert RGW, et al. The impact of MRI on the clinical management of infl ammatory arthritides. *Skeletal Radiol* 2011; 40: 1153-1173.

Weissman BN. Spondyloarthropathies. *Radiol Clin North Am* 1987; 25:1235-1262.

Woolf AD, Akesson K. Primer: history and examination in the assessment of musculoskeletal problems. *Nat Clin Pract Rheumatol* 2008; 4:26-33.

Zendman AJW, van Venroij WJ, Pruijn GJM. Use and signifi cance of anti-CCP autoantibodies in rheumatoid arthritis. *Rheumatology* 2006; 45:20-25.

Doença Articular Degenerativa

13

Osteoartrite

Doença articular degenerativa (osteoartrite [OA], osteoartrose) é o tipo mais comum de artrite e constitui um grupo heterogêneo de anormalidades articulares com manifestações clínicas, patológicas e radiológicas semelhantes. De acordo com a definição adotada pelo American College of Rheumatology, a OA sintomática abrange um grupo de condições que acarretam sinais e sintomas articulares e estão associadas à perda de integridade da cartilagem articular, além de alterações do osso subcondral em correspondência. Em 1994, em um encontro da Organização Mundial da Saúde (OMS) e da American Academy of Orthopedic Surgery, foi proposta a seguinte definição de osteoartrite: "A OA é resultante de processos mecânicos e biológicos, que desestabilizam o equilíbrio normal entre síntese e decomposição da cartilagem articular e osso subcondral. Embora esses processos possam ser iniciados por diversos fatores – inclusive genéticos, relativos ao desenvolvimento, metabólicos e traumáticos – a OA afeta todos os tecidos da articulação diartrodial. Por fim, a OA evidencia-se por alterações morfológicas, bioquímicas, moleculares e biomecânicas das células e da matriz, que resultam em amolecimento, fibrilação, ulceração e perda de cartilagem articular, esclerose e eburnação do osso subcondral, osteófitos e cistos subcondrais. Quando se torna evidente clinicamente, a OA caracteriza-se por dor e hipersensibilidade articulares, limitação de movimentos, crepitação, derrames articulares ocasionais e graus variáveis de inflamação local". Em sua forma primária (idiopática), a OA afeta pacientes de 50 anos ou mais; contudo, em sua forma secundária, a OA pode ser diagnosticada em faixa etária muito mais jovem. Pacientes deste último grupo têm condições coexistentes claramente definidas, que resultam no desenvolvimento de doença articular degenerativa (ver Figura 12.1).

Alguns especialistas defendem que existem dois tipos de doença articular degenerativa primária. O primeiro tipo parece estar diretamente relacionado com o processo de envelhecimento ("uso e desgaste") e, na verdade, não é artrite verdadeira, mas um processo de senescência da articulação. Nos casos típicos, esse tipo de osteoartrite provoca destruição limitada da cartilagem, tem progressão lenta, não causa deformidade articular significativa e não acarreta restrição da função articular. Esse processo não é afetado por sexo ou raça. O segundo tipo – OA verdadeira – não está relacionado com o processo de envelhecimento, embora sua prevalência aumente com a idade. Estudos demonstraram que fatores genéticos determinam diretamente esse tipo de OA. Contudo, a natureza da influência genética

é parcialmente especulativa e pode envolver uma falha estrutural (*i. e.*, colágeno), alterações do metabolismo da cartilagem ou osso ou, alternativamente, uma influência genética sobre fatores de risco ambientais conhecidos, inclusive obesidade, atividades esportivas e traumatismo. Vários estudos sugeriram correlações genéticas entre OA e cromossomos 2q, 9q, 11q e 16q, entre outros. Os genes afetados são responsáveis por codificar VDR; AGC1; IGF-1; ER-alfa; TGF-beta; proteína da matriz cartilaginosa (CRTM); proteína de ligação de cartilagem (CRTL); e colágenos tipos II, IX e XI. Estudos mais recentes também sugeriram que mutações do gene *GDF5*, também conhecido como gene da *proteína 1 morfogênica derivada da cartilagem*, possam estar relacionadas com a etiologia da OA de quadril e joelho. Alguns pesquisadores sugeriram que, em algumas famílias, a OA possa ser causada por mutações do gene do colágeno tipo II (*COL2A1*), que codifica uma proteína expressa quase exclusivamente nas cartilagens. Marcada por destruição progressiva da cartilagem articular e por processos reparadores como formação de osteófitos e esclerose subcondral, a OA verdadeira progride rapidamente e causa deformidade articular significativa. Esse tipo pode estar relacionado com fatores genéticos, bem como sexo, raça e obesidade. Estudos demonstraram que OA tende a afetar mais comumente mulheres que homens, principalmente quando acomete articulações interfalangianas proximais e distais e primeira articulação carpometacarpal. Na faixa etária acima de 65 anos, a OA afeta mais comumente indivíduos brancos do que negros. A obesidade está associada à incidência mais alta de OA de joelho, que pode estar relacionada com sobrecarga nessas articulações.

Em geral, a OA acomete mais comumente articulações diartrodiais grandes, como quadril ou joelho, e articulações pequenas, como interfalangianas das mãos; contudo, a coluna vertebral também é envolvida com a mesma frequência pelo processo degenerativo (Figura 13.1). Ombro, cotovelo, punho e tornozelo não são locais comuns de acometimento da OA primária, e, quando são encontradas alterações degenerativas nessas articulações, deve-se considerar a possibilidade de OA secundária. Entretanto, é importante ter em mente que existem evidências de associação entre artrite degenerativa em locais incomuns e determinadas atividades ocupacionais. Por exemplo, mesmo as alterações de OA primária podem desenvolver-se mais rapidamente na coluna lombar, nos joelhos e nos cotovelos dos mineradores de carvão e nos punhos, cotovelos e ombros dos trabalhadores que usam britadeiras. Alterações degenerativas também são encontradas comumente nos tornozelos e pés de bailarinos e nas articulações femoropatelares dos ciclistas.

MANIFESTAÇÕES PRINCIPAIS DE OSTEOARTRITE PRIMÁRIA
Morfologia

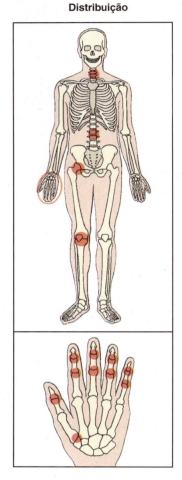

Articulações grandes

1. Estreitamento localizado do espaço articular
2. Esclerose subcondral
3. Osteófitos
4. Cisto ou pseudocisto

Articulações pequenas

1. Nódulos de Heberden
2. Nódulos de Bouchard
3. Estreitamento do espaço articular
4. Esclerose subcondral

Coluna vertebral

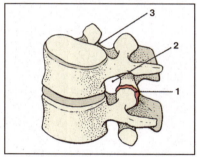

1. Estreitamento e ossificação (eburnação) das facetas articulares
2. Estenose do forame neural
3. Estenose do canal vertebral

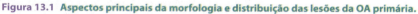

▲ **Figura 13.1** Aspectos principais da morfologia e distribuição das lesões da OA primária.

Habitualmente, a OA evidencia-se clinicamente por dois sintomas principais: dor articular agravada por atividade física e rigidez articular, comumente de curta duração. Alguns outros sinais e sintomas são edema localizado das articulações, crepitações à palpação articular, bloqueios da mobilidade articular e dificuldade de realizar atividades da vida diária.

A Tabela 13.1 apresenta uma visão geral das manifestações clínicas e radiográficas típicas de doença articular degenerativa.

Osteoartrite de articulações grandes

Articulações do quadril e do joelho estão entre as estruturas mais comumente afetadas pela OA. A gravidade das alterações radiográficas nem sempre se correlaciona com os sintomas clínicos, que podem variar de rigidez e dor até deformidade grave e limitação da função articular.

Osteoartrite de quadril

Manifestações clínicas

Em geral, pacientes referem história de início gradativo de dor no quadril de intensidade lentamente progressiva, que se localiza principalmente na virilha e é agravada por movimentos da articulação e com carga. Essa queixa acompanha-se de limitação de amplitude dos movimentos. Eles começam a mancar e têm dificuldade de caminhar normalmente, especialmente subir e descer escadas. Em muitos casos, esses pacientes podem referir dor no joelho. Esse fenômeno ocorre porque ramos do nervo obturador inervam as articulações do quadril e do joelho.

Patologia

Algumas das manifestações patológicas associadas à OA já foram descritas no Capítulo 12. Em geral, essa doença pode ser descrita em dois estágios: perda de cartilagem articular seguida de processo reparador do osso e cartilagem adjacentes na tentativa de remodelar a articulação.

Espécimes macroscópicos de cabeça femoral osteoartrítica retirada cirurgicamente mostram alterações na forma da superfície articular e lesão da cartilagem. Nas áreas de carga, a cartilagem pode estar totalmente ausente e o osso subcondral tem aspecto denso de mármore polido – condição conhecida como *eburnação* (ver Figura 12.26). Também podem ser encontradas falhas císticas conhecidas como *geodos*, que podem estar preenchidas com líquido espesso ou tecido fibromixoide frouxo (ver Figura 12.27). Nas áreas que não sustentam peso e ao redor de suas bordas, formam-se osteófitos (Figura 12.27). À medida que a cartilagem articular é progressivamente destruída, o osso subcondral subjacente fica submetido a sobrecargas localizadas progressivamente crescentes, resultando em necrose por compressão. Contudo, essa necrose superficial é diferente da necrose avascular primária (osteonecrose), que tem etiologia e patogenia diferentes.

Capítulo 13 Doença Articular Degenerativa

Tabela 13.1 Manifestações clínicas e radiográficas típicas de doença articular degenerativa.

Tipo de artrite	Local	Anormalidades cruciais	Técnica[a]/incidência
Osteoartrite primária (F > M; > 50 anos)	Mão	Alterações degenerativas em: Articulações interfalangianas proximais (nódulos de Bouchard) Articulações interfalangianas distais (nódulos de Heberden)	Incidência dorsopalmar
	Quadril	Estreitamento do espaço articular Esclerose subcondral Osteófitos periféricos Cistos e pseudocisto Subluxação superolateral	Incidência anteroposterior
	Joelho	As mesmas do quadril Deformidade em varo ou valgo Alterações degenerativas: Compartimento femoropatelar Patela (sinal do dente)	Incidência anteroposterior Incidência anteroposterior com sustentação de peso Perfil Incidência axial da patela
	Coluna vertebral	Doença discal degenerativa Estreitamento do espaço discal Espondilolistese degenerativa Osteofitose Espondilose deformante Alterações degenerativas das articulações apofisárias Estenose dos forames neurais Estenose do canal vertebral	Incidência de perfil Incidências de flexão/extensão em perfil Incidências anteroposterior e perfil Incidências anteroposterior e perfil Incidências oblíquas (cervical, lombar) TC, mielografia, RM
Osteoartrite secundária Pós-traumática	Quadril Joelho Ombro, cotovelo, punho e tornozelo (locais incomuns)	Alterações semelhantes às da osteoartrite primária Histórico de traumatismo pregresso Faixa etária mais jovem	Incidências padronizadas
Síndrome de IFA	Quadris	Formação óssea na junção entre cabeça/ colo do fêmur Sinal do cruzamento acetabular	RM/artro-RM
Deslizamento de epífise da cabeça do fêmur	Quadris	Corcova de Herndon Estreitamento do espaço articular Osteofitose	Incidências anteroposterior e posição de rã
Luxação congênita de quadril (F > M)	Quadris	Sinais de hipoplasia do acetábulo	Incidências anteroposterior e posição de rã
Doença de Perthes (M > F)	Quadris	Unilateral ou bilateral Osteonecrose de cabeça do fêmur Coxa magna Subluxação lateral	Incidências anteroposterior e posição de rã
Artrites inflamatórias	Quadril Joelho	Migrações medial e axial da cabeça do fêmur Osteoporose periarticular Osteofitose limitada	Incidências padronizadas
Osteonecrose	Quadril Ombro	Aumento de densidade óssea Espaço articular geralmente preservado, ou apenas ligeiramente estreitado Sinal do crescente	Incidências anteroposterior (quadril, ombro) Incidência de Grashey (ombro)
Doença de Paget (> 40 anos)	Quadris, joelhos, ombros	Trabéculas grosseiras Espessamento cortical	Incidências padronizadas das articulações afetadas Cintilografia óssea
Displasia epifisária múltipla	Epífises de ossos longos	Alterações displásicas Estreitamento do espaço articular Osteófitos	Incidências padronizadas das articulações afetadas
Hemocromatose	Mãos	Alterações degenerativas da segunda e da terceira articulações metacarpofalangianas com osteófitos em forma de bico Condrocalcinose	Incidência dorsopalmar
Acromegalia	Articulações grandes Mãos	Espaços articulares alargados ou apenas ligeiramente estreitados Crescimento dos tufos terminais Osteófitos em forma de bico nas cabeças dos metatarsos	Incidências padronizadas das articulações afetadas Incidência dorsoplantar

[a]Cintilografia óssea é usada para definir a distribuição das lesões artríticas no esqueleto.

A histopatologia mostra hipertrofia e hiperplasia dos synoviócitos. Também há áreas de fibrilação e o aumento da razão entre água e proteoglicanos da matriz cartilaginosa causa amolecimento da cartilagem (condromalácia) seguida de formação de fissuras na superfície cartilaginosa. Outra anormalidade comum é a proliferação da sinóvia hiperplásica (*pannus*) para dentro da superfície articular do quadril. Nos cortes mais profundos – na junção entre cartilagem e osso subcondral – frequentemente há irregularidade acentuada e duplicação da "marca de maré". Nos estágios mais avançados, predomina esclerose subcondral secundária ao *turnover* ósseo acelerado e aposição de pequenas faixas de osso recém-formado por meio do processo acelerado de ossificação endocondral e deposição osteoblástica (ver Figura 12.27 B e C).

Manifestações radiológicas

Existem quatro alterações radiológicas principais associadas à doença articular degenerativa do quadril:

1. Estreitamento do espaço articular em consequência do adelgaçamento da cartilagem articular
2. Esclerose subcondral (eburnação) causada pelos processos reparadores (remodelamento)
3. Formação de osteófitos (osteofitose) em consequência dos processos de reparação das áreas não sujeitas a estresse (também conhecidas como *áreas de pouco estresse*), que geralmente têm distribuição periférica (marginal)
4. Formação de cistos ou pseudocisto resultantes de contusões ósseas, que causam microfraturas e entrada forçada de líquido sinovial dentro do osso esponjoso alterado; no acetábulo, essas lesões císticas subcondrais são conhecidas como *cistos de Eggers*

Essas marcas características de doença articular degenerativa podem ser demonstradas facilmente nas incidências padronizadas do quadril (Figuras 13.2 a 13.4). Tomografia computadorizada (TC) (Figuras 13.5 a 13.7 e 13.8 B) e ressonância magnética (RM) (Figuras 13.8 C e 13.9) podem delinear essas anormalidades típicas de OA detalhadamente.

À medida que a cartilagem articular é destruída e ocorrem alterações reparadoras, surgem alterações da relação entre cabeça do fêmur e acetábulo, processo também conhecido como *migração*. Em geral, podem ser observados três padrões de migração da cabeça do fêmur: superior, que pode ser superolateral ou superomedial; medial; e axial (Figura 13.10). O padrão mais comum é migração superolateral; padrão medial é menos comum, enquanto migração axial é encontrada apenas em casos excepcionais. Entretanto, é importante lembrar que, quando há artrite inflamatória do quadril (inclusive artrite reumatoide, na qual a migração axial prévia da cabeça do fêmur comumente está associada à protrusão acetabular), alterações degenerativas podem ocorrer como complicações do processo inflamatório. Desse modo, pode-se observar OA secundária com migração axial (Figura 13.11).

Nos casos típicos, a OA do quadril caracteriza-se pela formação de osteófitos, que frequentemente são os indícios radiológicos mais marcantes dessa doença e representam uma reação reparadora à destruição articular. Existem dois tipos de osteófitos: periféricos, que se originam da junção osteocondral entre cabeça e colo do fêmur nas

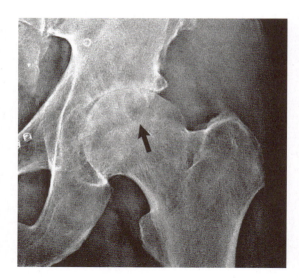

▲
Figura 13.3 OA do quadril. A radiografia anteroposterior do quadril esquerdo desse homem de 76 anos demonstrou estreitamento do espaço articular, especialmente do segmento que sustenta peso, esclerose subcondral e geodos dentro da cabeça do fêmur (*seta*).

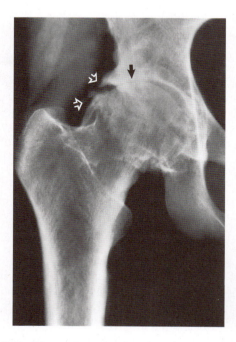

▲
Figura 13.2 OA do quadril. Essa mulher de 51 anos referia dor no quadril direito havia 10 anos, sem história de fatores predisponentes à doença. A radiografia anteroposterior do quadril demonstrou anormalidades radiográficas típicas de OA: estreitamento do espaço articular, principalmente do segmento de carga (*seta*); formação de osteófitos periféricos (*setas abertas*); e esclerose subcondral. Observe que não havia osteoporose.

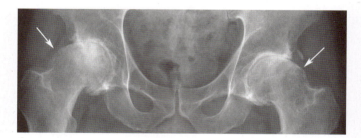

▲
Figura 13.4 OA dos quadris. A radiografia anteroposterior demonstrou OA avançada nos quadris desse homem de 70 anos. Também havia indícios de impacto femoroacetabular (IFA) bilateral tipo *cam* com perda da concavidade normal da superfície superolateral da junção colo-cabeça do fêmur (*setas*). Ver descrição de IFA no texto subsequente.

Capítulo 13 Doença Articular Degenerativa 663

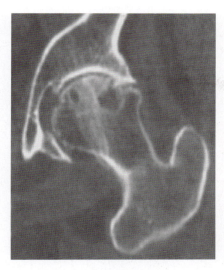

Figura 13.5 **Imagem de TC de OA do quadril.** A imagem coronal de TC reformatada no plano coronal demonstrou redução do espaço articular, osteófitos e cistos subcondrais na cabeça do fêmur.

áreas de inserções capsulares e são formados pelo processo de ossificação intramembranosa; e osteófitos centrais superficiais (algumas vezes referidos como *corcovas superficiais* porque conferem à cabeça do fêmur contorno nodular irregular), que se desenvolvem nas áreas submetidas a pouca pressão na periferia das zonas de pressão e são formados pelo processo de ossificação endocondral. Alterações hipertróficas semelhantes ocorrem na parede inferoposterior do acetábulo. Osteófitos não se formam nas áreas de carga, porque esses segmentos estão submetidos a abrasões mecânicas constantes.

"Cistos degenerativos" são uma das anormalidades radiológicas típicas de OA, embora ao exame histopatológico apenas alguns mostrem aspecto de lesão cística verdadeira. Na maioria dos casos, essas lesões são focos sólidos de metaplasia fibrosa ou cartilaginosa; por essa razão, o termo *pseudocisto* ou *lesões semelhantes a cistos* provavelmente é mais apropriado. Em geral, essas lesões são pequenas, circulares ou piriformes e ficam confinadas à área subarticular de osso esclerótico dentro do segmento submetido a alta pressão. Lesões maiores também podem formar-se nos planos mais profundos da cabeça do fêmur e acetábulo. Em alguns casos, é possível identificar um canal de comunicação entre colo da lesão e cavidade articular.

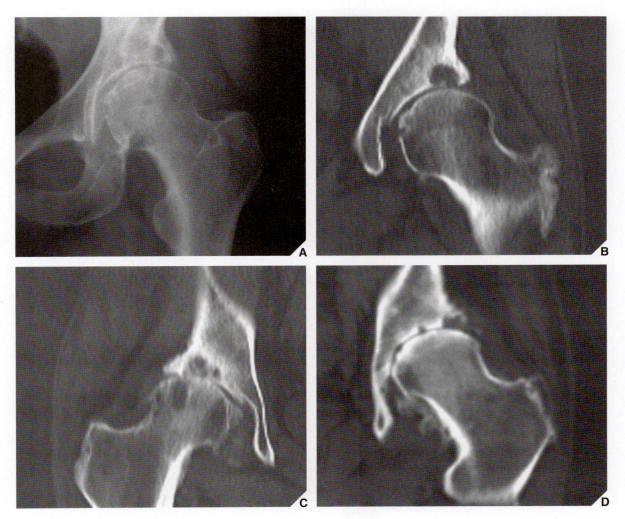

Figura 13.6 **Imagens de TC de OA do quadril. A.** Radiografia anteroposterior do quadril esquerdo dessa mulher de 66 anos mostra estreitamento do espaço articular, esclerose subcondral e lesão cística no acetábulo. Tais anormalidades foram mais bem demonstradas na imagem de TC reformatada no plano coronal (**B**). **C.** Em outro paciente, uma mulher de 71 anos, a imagem de TC reformatada no plano coronal do quadril direito demonstrou geodos na cabeça do fêmur e acetábulo. **D.** Imagem de TC reformatada no plano coronal do quadril esquerdo dessa mulher de 55 anos evidencia estreitamento do espaço articular, esclerose subcondral e osteofitose.

664 Parte 3 Artrites

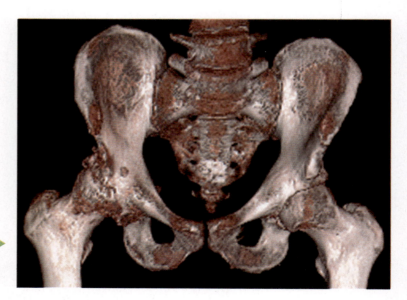

Figura 13.7 Imagem de TC 3D de OA dos quadris. Imagem de TC reconstruída em 3D da pelve demonstrou OA avançada do quadril direito e moderada do quadril esquerdo desse homem de 69 anos.

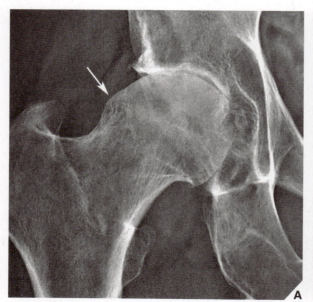

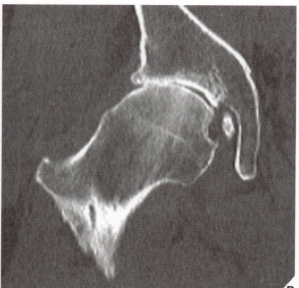

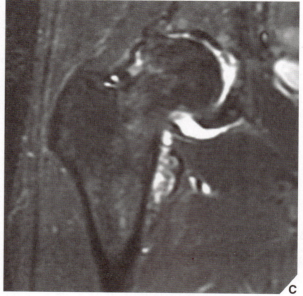

Figura 13.8 Imagens de TC e RM de OA do quadril. Esse homem de 57 anos referia história de dor na virilha direita, "travamento" e "estalido" na articulação do quadril. **A.** A radiografia convencional mostrou OA avançada do quadril. Observe anormalidades típicas de deformidade tipo *cam* (seta) resultante de IFA. Havia indícios de fragmento osteocondral no compartimento articular medial, que foi mais bem demonstrado na imagem de TC reformatada no plano coronal (**B**). **C.** A imagem coronal de RM ponderada em T2 com supressão de gordura mostrou também derrame articular volumoso.

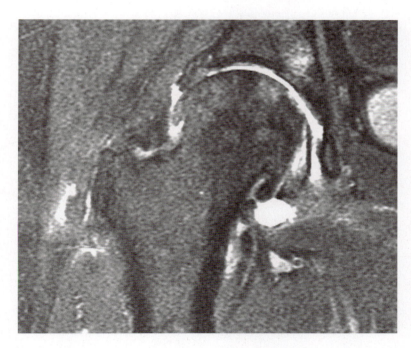

Figura 13.9 Imagem de RM de OA do quadril. A imagem coronal de RM ponderada em densidade de prótons com supressão de gordura do quadril direito dessa mulher de 68 anos demonstrou estreitamento do espaço articular, esclerose subcondral, edema de medula óssea, osteófitos originados da cabeça femoral e no acetábulo, além de derrame articular.

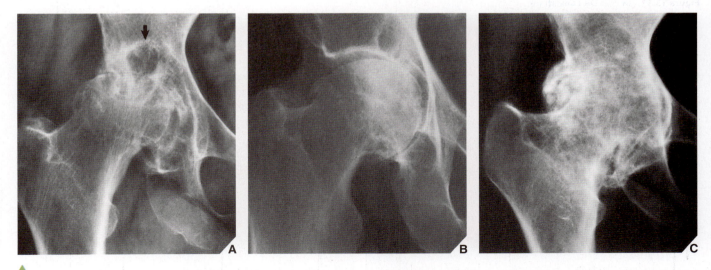

Figura 13.10 Migração de cabeça do fêmur. A. A radiografia anteroposterior do quadril direito dessa mulher de 65 anos com doença articular degenerativa de longa duração nos quadris demonstrou migração superolateral da cabeça do fêmur – padrão associado mais comumente à OA do quadril. Observe os cistos de Eggers típicos no acetábulo (*seta*). **B.** Essa mulher de 48 anos com OA do quadril direito apresentou migração medial da cabeça do fêmur. **C.** Essa mulher de 57 anos com quadro sugestivo de artrite inflamatória tinha migração axial da cabeça do fêmur. Contudo, exames clínicos e laboratoriais indicaram o diagnóstico de OA idiopática, que foi confirmada por exame histopatológico realizado após artroplastia total do quadril.

Em alguns pacientes, o processo degenerativo do quadril pode ter progressão mais rápida. Em questão de meses ou semanas em alguns casos, a OA de quadril que antes tinha progressão lenta transforma-se em doença destrutiva agressiva rapidamente progressiva, que destrói totalmente a articulação. Em alguns pacientes, a parte principal da cabeça do fêmur pode desaparecer por completo. O acetábulo torna-se concentricamente alargado (Figuras 13.12 e 13.13). Nos casos típicos, dor no quadril é uma queixa persistente e incapacitante. Essa artrose destrutiva da articulação do quadril é conhecida como *coxartropatia de Postel*, condição caracterizada por condrólise rápida com potencial de causar destruição rápida e completa da articulação do quadril. Descrita originalmente por Lequesne e também por Postel e Korboull em 1970, essa doença singular do quadril acomete principalmente mulheres com idades entre 60 e 70 anos. Em todos os casos, a queixa é de progressão clínica rápida de dor no quadril. As alterações histológicas são as mesmas da OA clássica, mas acrescidas de alterações degenerativas graves da cartilagem articular. Contudo, a formação de osteófitos é mínima ou não ocorre. Hipervascularização do osso subcondral é uma alteração comum. As trabéculas ósseas estão anormalmente espessadas ou

666 Parte 3 Artrites

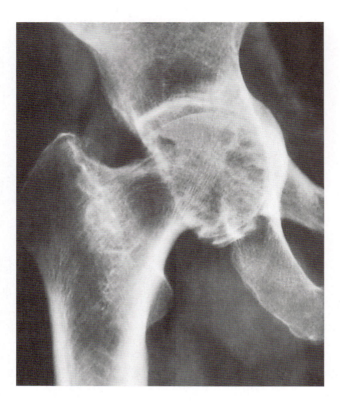

▲
Figura 13.11 AR com OA coexistente. A radiografia anteroposterior do quadril direito dessa mulher de 42 anos com histórico conhecido de AR de longa duração mostrou alterações típicas de artrite inflamatória, inclusive migração axial da cabeça do fêmur e protrusão acetabular (*acetabular protrusio*). A coexistência de OA secundária foi confirmada por esclerose subcondral e osteófitos marginais.

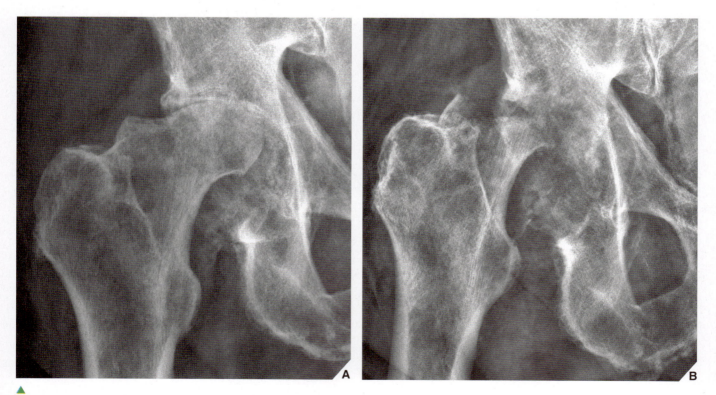

▲
Figura 13.12 Coxartropatia de Postel. A. A OA do quadril direito dessa mulher de 61 anos progrediu acentuadamente em curto tempo, como se pode observar nesta radiografia obtida 5 meses depois (**B**).

Capítulo 13 Doença Articular Degenerativa · **667**

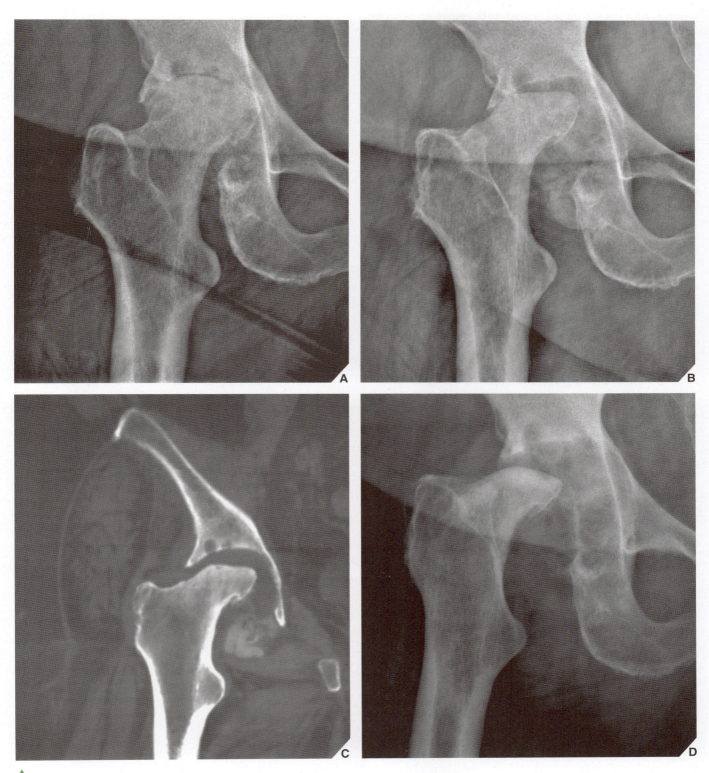

Figura 13.13 Coxartropatia de Postel. A. A radiografia anteroposterior do quadril direito dessa mulher de 53 anos mostrou estreitamento do espaço articular e migração superior da cabeça do fêmur. Radiografia (**B**) e imagem de TC reformatada no plano coronal (**C**) obtidas 8 meses depois mostraram destruição do acetábulo e cabeça do fêmur. Observe que quase não há osteófitos e que a esclerose reativa é mínima. **D.** Radiografia obtida 3 meses depois demonstrou destruição adicional do acetábulo e cabeça do fêmur com progressão da migração superolateral.

adelgaçadas. Em alguns casos, podem-se observar focos de fibrose, edema e hemorragia intersticiais nos espaços medulares, fibrose focal da gordura medular e áreas focais de reabsorção óssea. A patogenia exata dessa doença ainda é desconhecida, embora tenham sido implicados efeitos tóxicos diretos de alguns fármacos e efeitos de analgésicos anti-inflamatórios não hormonais. Alguns pesquisadores sugeriram que deposição intra-articular de cristais de hidroxiapatita pode causar destruição articular. Outros sugeriram fratura de insuficiência subcondral da cabeça do fêmur como causa dessa artrite. Por fim, outros autores detectaram níveis altos de interleucina-6 (IL-6) e interleucina-1β (IL-1β) no líquido articular, assim como secreção aumentada de metaloproteinases de matriz por fibroblastos da sinóvia e cistos subcondrais.

Em razão da progressão rápida do processo, o quadro radiográfico dessa doença é marcado por alterações reparadoras muito sutis (ou inexistentes), que se assemelham à artrite infecciosa ou neuropática (articulação de Charcot) (Figura 13.14). Boutry *et al.* descreveram alterações desse tipo de OA no exame de RM, caracterizadas por derrame articular; padrão semelhante ao edema de medula óssea na cabeça e colo do fêmur e no acetábulo; achatamento da cabeça do fêmur; e cistos subcondrais (Figura 13.15).

Osteoartrite secundária de quadril

Em geral, a osteoartrite secundária acomete articulações dos quadris de pacientes que apresentam condições predisponentes, como traumatismo pregresso (Figuras 13.16 e 13.17), deslizamento de epífise da cabeça do fêmur (Figura 13.18), displasia/luxação congênita do quadril (Figura 13.19), osteonecrose (Figura 13.20), doença de Paget (ver Figura 29.24), artrite infecciosa (Figura 13.21), artrites inflamatórias (Figuras 13.22 e 13.23), doença de Perthes e síndrome de impacto femoroacetabular (IFA) (ver texto e figuras na seção subsequente). As anormalidades radiológicas associadas à OA secundária são as mesmas descritas na OA primária, mas frequentemente também é possível detectar alterações patológicas causadas pelo processo subjacente. Embora incidências radiográficas padronizadas geralmente sejam suficientes para demonstrar

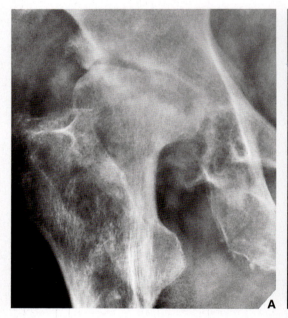

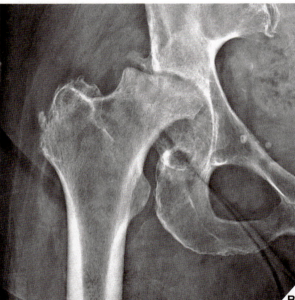

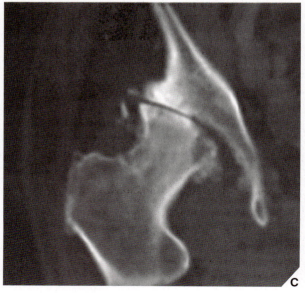

Figura 13.14 Coxartropatia de Postel. A. Radiografia anteroposterior do quadril direito desse homem de 72 anos, que referia dor no quadril havia 4 meses, demonstrou aspecto típico de coxartropatia de Postel, que frequentemente se assemelha à articulação de Charcot ou artrite infecciosa. Observe que havia destruição da parte articular da cabeça do fêmur, que tinha subluxação lateral. O mesmo processo destrutivo causou alargamento do acetábulo. **B.** Alterações semelhantes no quadril direito de uma mulher de 69 anos. **C.** Imagem de TC reformatada no plano coronal do quadril direito de outro paciente mostrou aspectos típicos dessa artrite destrutiva: deformidade acentuada da cabeça do fêmur com achatamento do segmento subcondral, que tinha adquirido aspecto semelhante a uma machadinha; alargamento do acetábulo; e alterações reativas relativamente brandas.

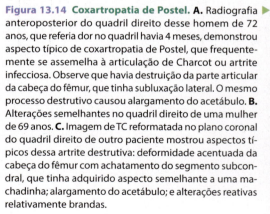

Capítulo 13   Doença Articular Degenerativa   **685**

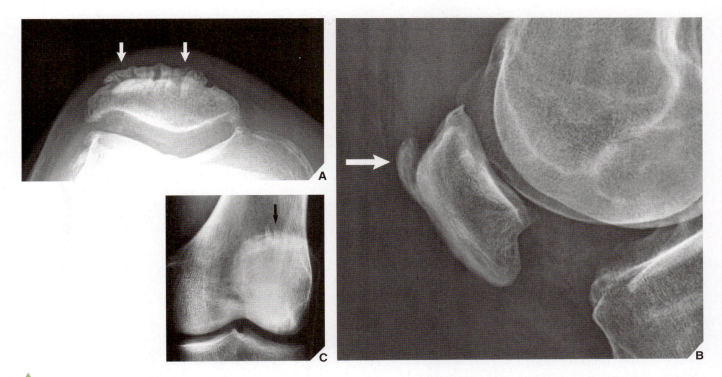

▲ **Figura 13.45 Entesopatia patelar. A.** A imagem axial da patela demonstrou estruturas denteares (*setas*) – sinal do dente – que representavam focos de ossificação degenerativa (entesopatia) na inserção patelar do tendão do quadríceps (*seta*), como se pode observar na incidência de perfil (**B**) desse homem de 55 anos. **C.** Em alguns casos, o sinal do dente também pode ser demonstrado na incidência anteroposterior do joelho (*seta*), como ocorreu nessa mulher de 54 anos.

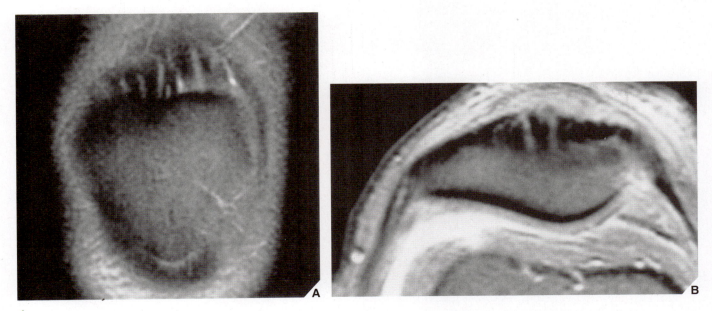

▲ **Figura 13.46 Imagens de RM de entesopatia patelar.** Imagens de RM coronal ponderada em T1 (**A**) e axial ponderada em T2 (**B**) demonstraram sinal do dente patelar.

686 Parte 3 Artrites

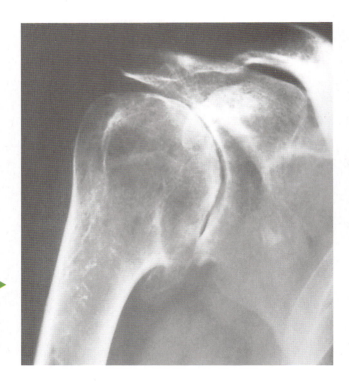

Figura 13.47 OA da articulação do ombro. A radiografia anteroposterior do ombro direito desse homem de 58 anos demonstrou alterações típicas de OA; os dois ombros estavam afetados. O paciente não tinha histórico de traumatismo ou outra condição predisponente que sugerisse a possibilidade de artrite secundária.

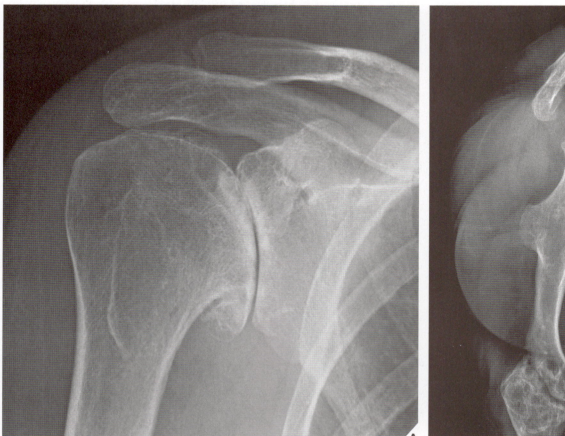
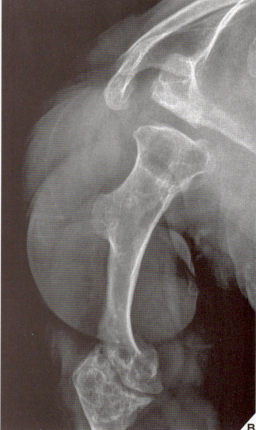

Figura 13.48 OA secundária de articulação do ombro. A. Essa mulher de 70 anos referia histórico de várias luxações do ombro direito. Observe que havia OA avançada da articulação glenoumeral. **B.** A radiografia do braço direito dessa mulher de 30 anos com diagnóstico de doença de Morquio-Brailsford (um tipo de mucopolissacaridose) demonstrou, além de osteoporose, hipoplasia e deformidades ósseas, também AO das articulações do ombro e do cotovelo. (Reproduzida, com autorização, de Greenspan A, Gershwin ME. *Imaging in Rheumatology: a clinical approach*, 1 st ed. Philadelphia: Wolters Kluwer; 2018:171.)

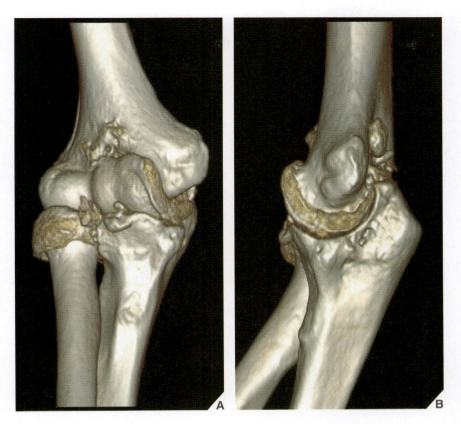

▲ **Figura 13.49 Imagem de TC 3D de OA de cotovelo. A** e **B,** Imagens de TC reconstruídas em 3D do cotovelo no modo de exibição com superfície sombreada dessa mulher de 66 anos – sem história pregressa de qualquer traumatismo significativo dessa articulação – demonstraram OA avançada. (Reproduzida, com autorização, de Greenspan A, Gershwin ME. *Imaging in Rheumatology: a clinical approach*, 1 st ed. Philadelphia: Wolters Kluwer; 2018:39.).

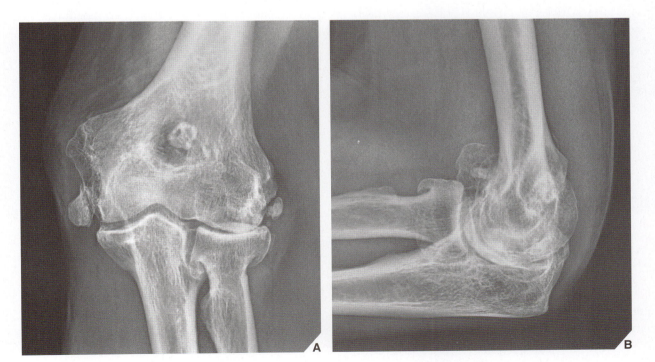

▲ **Figura 13.50 Imagens de TC e TC 3D de OA secundária de articulação do cotovelo.** Nesse homem de 57 anos com histórico de várias luxações da articulação do cotovelo no passado, radiografias nas incidências anteroposterior (**A**) e perfil (**B**) da articulação do cotovelo, complementadas por imagens de TC reformatadas nos planos coronal (**C**) e sagital (**D**) e reconstruída em 3D (**E**), demonstraram OA complicada por vários fragmentos osteocondrais. A seta assinala o maior fragmento osteocondral. (Reprinted with permission from Greenspan A, Gershwin ME. Imaging in rheumatology: a clinical approach, 1st ed. Philadelphia: Wolters Kluwer; 2018:172.) (*continua*).

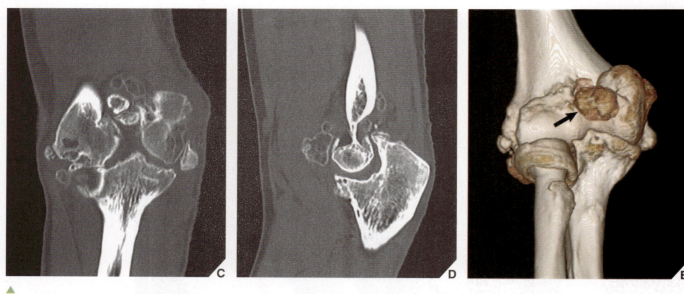

Figura 13.50 Imagens de TC e TC 3D de OA secundária de articulação do cotovelo. (*continuação*).

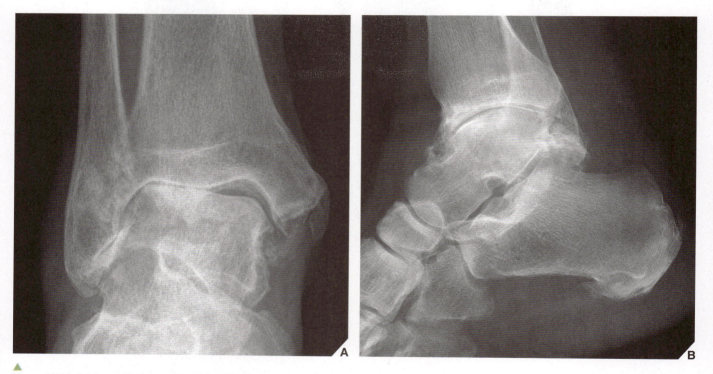

Figura 13.51 OA secundária de tornozelo. Radiografias nas incidências anteroposterior (**A**) e perfil (**B**) da articulação do tornozelo desse homem de 55 anos demonstrou OA pós-traumática da articulação tibiotalar. (Reproduzida, com autorização, de Greenspan A, Gershwin ME. *Imaging in Rheumatology: a clinical approach*, 1 st ed. Philadelphia: Wolters Kluwer; 2018:172.)

Hemocromatose

Comumente associada ao desenvolvimento de OA secundária de articulações pequenas, hemocromatose (doença de armazenamento do ferro) é um distúrbio raro que se caracteriza por deposição de ferro nos órgãos internos, cartilagens articulares e sinóvia. Alguns autores acreditam que a artropatia associada a essa doença seja diferente da artropatia degenerativa típica e que isso justifique sua classificação no grupo das artrites metabólicas (ver Capítulo 15). Nas mãos, a doença acomete a segunda e a terceira articulação metacarpofalangiana (Figura 13.57), embora outras articulações pequenas (p. ex., interfalangianas e articulações do carpo) também possam ser afetadas. Em alguns casos, essas alterações podem ser semelhantes às

Capítulo 13 Doença Articular Degenerativa 689

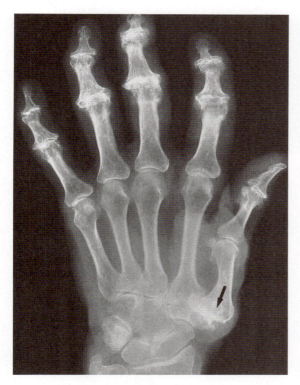

▲ **Figura 13.52 OA das articulações interfalangianas.** A radiografia dorsopalmar da mão direita dessa mulher de 74 anos demonstrou alterações degenerativas nas articulações interfalangianas distais evidenciadas como nódulos de Heberden; nas articulações interfalangianas proximais, havia nódulos de Bouchard. Observe, também, alterações degenerativas na primeira articulação carpometacarpal (*seta*).

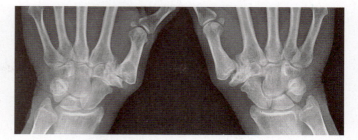

▲ **Figura 13.53 OA das primeiras articulações carpometacarpais.** A radiografia dorsopalmar dos punhos dessa mulher de 55 anos demonstrou estreitamento do espaço articular, esclerose subcondral, cistos subcondrais e osteófitos nas duas primeiras articulações carpometacarpais. (Reproduzida, com autorização, de Greenspan A, Gershwin ME. *Imaging in Rheumatology: a clinical approach*, 1 st ed. Philadelphia: Wolters Kluwer; 2018:173.)

que ocorrem nos pacientes com doença por deposição de di-hidrato de pirofosfato de cálcio (DPFC). Alterações degenerativas também podem ser encontradas nos ombros, nos joelhos, nos quadris e nos tornozelos. Redução do espaço articular, eburnação, formação de cistos subcondrais e osteófitos são as anormalidades radiográficas mais marcantes da hemocromatose.

Osteoartrite do pé

Nos pés, a articulação afetada mais comumente é metatarsofalangiana do primeiro pododáctilo. Essa condição é conhecida como *hálux rígido* ou *dedo duro* (Figuras 13.58 e 13.59). Em alguns pacientes, alterações osteoartríticas podem ser detectadas em outras articulações do pé (Figura 13.60).

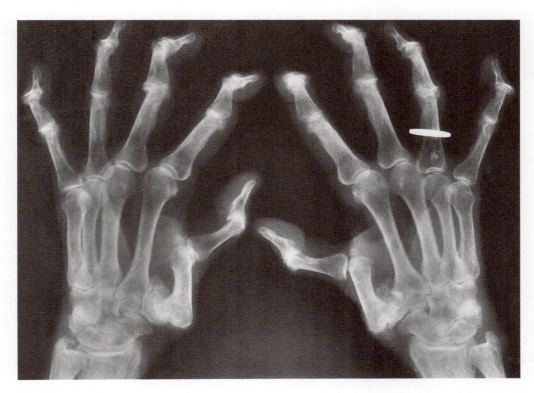

▲ **Figura 13.54 OA das articulações interfalangianas e carpometacarpais.** A radiografia dorsopalmar das mãos dessa mulher de 52 anos, além de nódulos de Heberden e Bouchard típicos, demonstrou deformidades das primeiras articulações carpometacarpais, que causaram configuração oblíqua dos dois polegares.

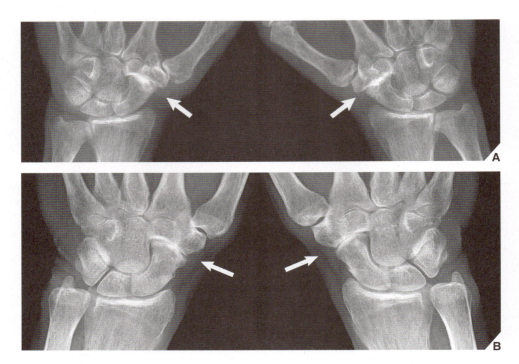

Figura 13.55 OA das articulações ETTs. A. A radiografia dorsopalmar dos punhos dessa mulher de 48 anos demonstrou estreitamento do espaço articular e esclerose subcondral das articulações ETTs (*setas*). **B.** A radiografia dorsopalmar dos punhos de outra paciente de 63 anos mostrou estreitamento do espaço articular e esclerose das articulações ETTs das mãos direita e esquerda (*setas*).

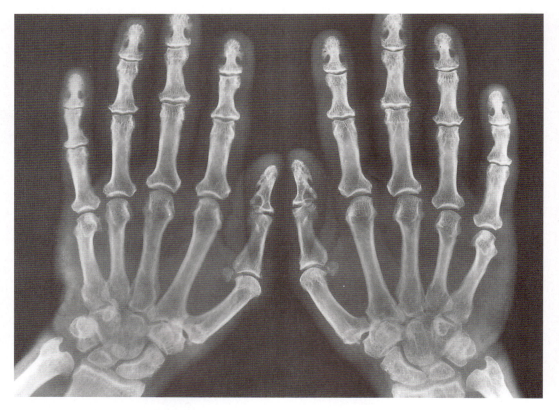

Figura 13.56 OA associada à acromegalia. A radiografia dorsopalmar das mãos desse homem de 42 anos demonstrou ampliação de alguns espaços articulares e estreitamento de outros, crescimento dos tufos distais e das bases das falanges terminais e osteófitos com formato de bico afetando especialmente as cabeças dos metacarpos. Observe que os tecidos moles estavam aumentados e que havia ossos sesamoides grandes nas primeiras articulações metacarpofalangianas. O índice sesamoide (calculado multiplicando-se os diâmetros horizontal e vertical do osso sesamoide) era de 48 neste paciente; normalmente, esse índice não deve ser maior que 20 a 25.

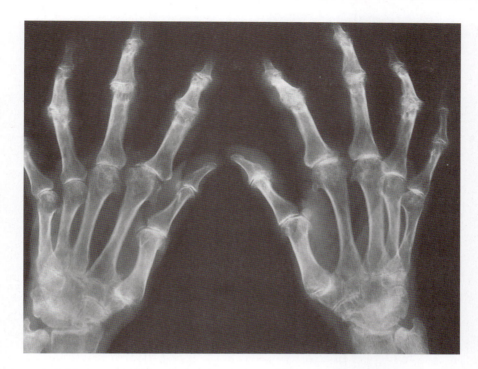

▲
Figura 13.57 Artropatia associada à hemocromatose. A radiografia oblíqua das mãos dessa mulher de 53 anos demonstrou osteófitos com formato de bico, que se originavam das cabeças do segundo e terceiro metacarpos na superfície radial das mãos. As articulações interfalangianas, metacarpofalangianas e carpais também estavam afetadas.

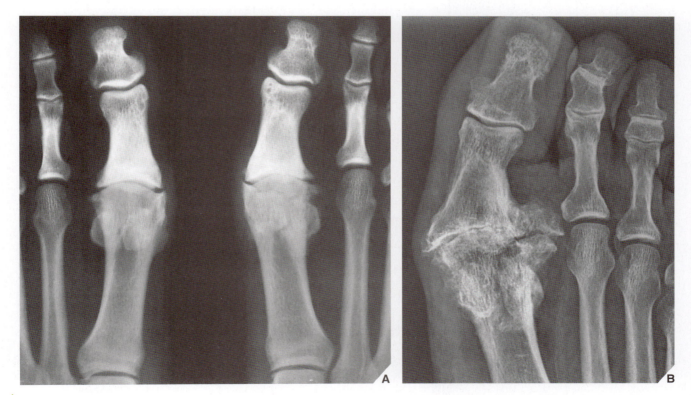

▲
Figura 13.58 Hálux rígido (dedo duro). A. A radiografia dorsopalmar do primeiro e segundo pododáctilos dos pés desse homem de 33 anos demonstrou OA das primeiras articulações metatarsofalangianas, condição conhecida como *hálux rígido* (*dedo duro*). Observe que havia estreitamento dos espaços articulares, esclerose subcondral e osteófitos marginais. **B.** Essa mulher de 72 anos tinha OA mais avançada da primeira articulação metatarsofalangiana.

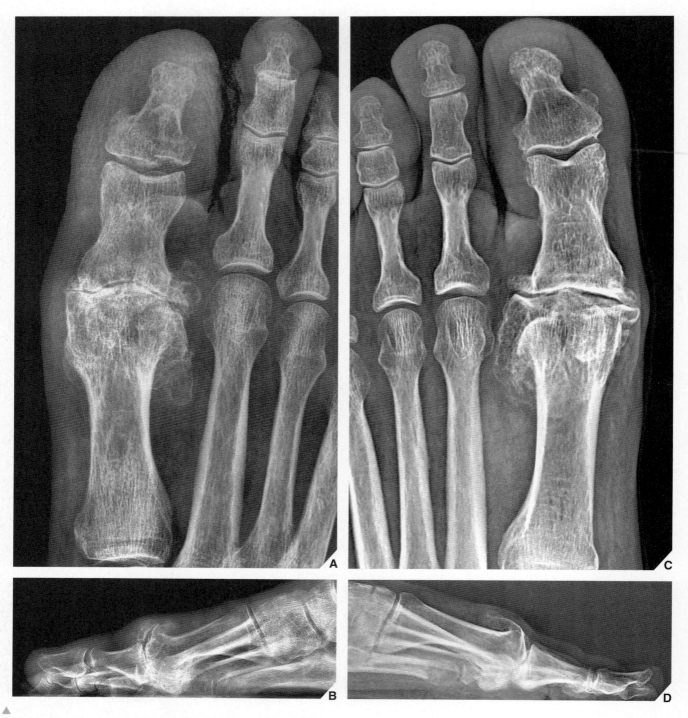

Figura 13.59 Hálux rígido. Radiografias nas incidências anteroposterior (**A**) e perfil (**B**) do primeiro pododáctilo direito desse homem de 80 anos demonstraram estreitamento do espaço da primeira articulação metatarsofalangiana associado a esclerose subcondral e formação de osteófitos proeminentes. Radiografias nas incidências anteroposterior (**C**) e perfil (**D**) do primeiro pododáctilo esquerdo desse homem de 69 anos mostraram OA avançada da primeira articulação metatarsofalangiana. Observe que, na radiografia de perfil, havia um osteófito dorsal muito grande.

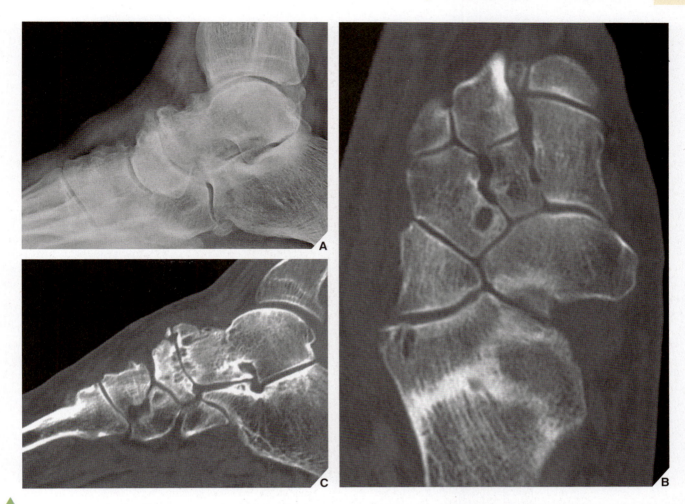

▲
Figura 13.60 Imagens de TC de OA das articulações do pé. A. A radiografia de perfil do pé direito desse homem de 60 anos demonstrou estreitamento da articulação talonavicular e formação de osteófitos dorsais. Imagens de TC reformatadas nos planos coronal (**B**) e sagital (**C**) mostraram também esclerose subcondral e lesões císticas nas articulações talonavicular, calcaneocuboide, naviculocuneiforme e subtalar.

Doenças degenerativas da coluna vertebral

Alterações degenerativas podem afetar as seguintes estruturas da coluna vertebral:

1. Articulações sinoviais – atlantoaxial, apofisárias, costovertebrais e sacroilíacas – resultando em *OA* dessas estruturas.
2. Discos intervertebrais, resultando na *doença discal degenerativa*.
3. Corpos vertebrais e ligamento anular, resultando na *espondilólise deformante*.
4. Articulações fibrosas, ligamentos ou outros locais de inserção dos ligamentos aos ossos (enteses), resultando na *hiperosteose esquelética idiopática difusa (DISH)*.

Em muitos casos, todas as quatro condições coexistem no mesmo paciente.

Manifestações clínicas

Pacientes com *OA das facetas articulares cervicais* podem queixar-se de rigidez e dor no pescoço, geralmente mais intensa durante movimentos com a cabeça e o pescoço. Nos pacientes com *OA das articulações interapofisárias lombares*, a dor pode irradiar para a região posterior da coxa e ser agravada com inclinação do corpo. Pacientes com *doença discal degenerativa* têm dor relacionada com atividade como torcer o tronco, inclinar-se ou levantar objetos pesados. Os sintomas podem melhorar por algum tempo e depois retornar com dor branda. Alguns pacientes podem ter sintomas depois de ficar sentados por muito tempo. Em alguns casos, dor lombar pode estar associada a fraqueza, dormência ou formigamento nas pernas. Posição reclinada pode atenuar os sintomas. As causas de dor lombar não estão completamente esclarecidas, mas incluem as seguintes: proliferação dos nervos nociceptivos dentro dos discos intervertebrais; compressão de raízes neurais por protrusões discais e osteófitos; sensibilização das raízes neurais por fator-α de necrose tumoral produzido pelos tecidos discais intervertebrais protrusos; e isquemia local das raízes neurais. *Herniação de discos intervertebrais* está associada a radiculopatia e dor nas nádegas, pernas e pés. Frequentemente, esses pacientes têm dor ciática. Pacientes com síndrome DISH geralmente são assintomáticos ou referem dor mínima, enquanto rigidez generalizada é uma queixa frequente, e pode haver limitação moderada dos movimentos do eixo vertebral. Em geral, a postura não é alterada, embora alguns pacientes possam ter cifose. Quando há acometimento grave da coluna cervical, o paciente pode queixar-se de disfagia. Complicações da doença degenerativa da coluna vertebral como estenose do canal medular ou espondilolistese causam mais sintomas. Pseudoclaudicação (também conhecida como *claudicação neurogênica*) é a manifestação clínica mais comum de *estenose do canal medular*. Pacientes podem referir dor e desconforto associados a fraqueza e parestesia nas nádegas, coxas e pernas e desenvolver marcha instável. Ficar de pé ou caminhar provoca sintomas, que são atenuados na posição sentada, agachada ou em flexão anterior. *Espondilolistese* mínima pode ser assintomática; contudo, graus mais acentuados de desvio vertebral podem causar dor lombar baixa com ou sem irradiação para a perna e sinais associados de compressão de raízes neurais, ou mesmo síndrome da cauda equina.

Patologia

Artrite das faces articulares resulta de sobrecarga excessiva (combinação de forças de compressão e torção aplicadas) dessas estruturas anatômicas. Alterações morfológicas são iguais às que ocorrem com OA de outras articulações diartrodiais, ou seja, frouxidão capsular, sinovite, fibrilação cartilaginosa seguida de destruição das cartilagens e eburnação do osso exposto e formação de osteófitos marginais.

Nos pacientes com *doença discal degenerativa*, as alterações patológicas são resultantes da destruição dos platôs das vértebras. Indícios de degeneração dessas estruturas são microfraturas da interface osteocartilaginosa, avanço da calcificação da superfície óssea para dentro da cartilagem e invasão da placa terminal cartilaginosa por vasos sanguíneos originados do osso subcondral com ossificação endocondral subsequente. Quando há destruição da placa terminal, os componentes discais mostram progressão degenerativa rápida evidenciada por necrose focal, formação de fissuras, calcificação e ruptura do anel fibroso. Tecidos fibróticos substituem os tecidos normais dos discos, inclusive seu núcleo pulposo. Grandes fendas horizontais desenvolvem-se na parte central do disco e contêm gás nitrogênio, que aparece nas radiografias como áreas radiotransparentes descritas como *fenômeno de vácuo*. À medida que a degeneração discal avança, há estreitamento subsequente do espaço discal seguido de neoformação óssea na junção do anel fibroso ao corpo vertebral. Ossificação da lâmina terminal cartilaginosa também contribui para o estreitamento do espaço discal (Figura 13.61). Anormalidades típicas ao exame histopatológico são diversos graus de alteração do núcleo pulposo, do anel fibroso e do platô da vértebra. No núcleo pulposo, há perda da metacromasia atribuída às quantidades reduzidas de agrecano e à diminuição das cadeias laterais de glicosaminoglicanos altamente sulfatados. Material mucoide é substituído por tecido fibroso. As fendas propagam-se do núcleo pulposo para o anel fibroso. No anel fibroso, vasos sanguíneos proliferam e invadem o sistema vascular da parte externa do anel. Rupturas microscópicas ocorrem e são seguidas de metaplasia fibrocartilaginosa. Nos platôs vertebrais, observam-se microfraturas e processo de reparação das fraturas. Em geral, as alterações dos platôs vertebrais são muito semelhantes às que ocorrem na cartilagem articular das articulações diartrodiais com OA.

Rupturas na periferia do anel fibroso, onde feixes de colágeno fixam-se aos corpos vertebrais por meio das fibras de Sharpey, iniciam o processo patológico da *espondilose deformante*. Em seguida, há protrusão/herniação anterior e anterolateral dos tecidos discais. Depois que há desvio do material discal, a dissecção do ligamento longitudinal anterior pelo disco herniado a partir de sua inserção óssea permite dispersão dos tecidos discais ao longo da parte anterior do corpo vertebral. A continuação da laceração dessas áreas estimula a proliferação óssea localizada (os chamados *osteófitos*) nas superfícies anterior e lateral do corpo vertebral.

DISH, também conhecida como *hiperosteose anquilosante*, é causada por ossificação de ligamentos sem doença discal ou artropatia significativa das facetas articulares, resultando em anquilose da coluna vertebral. Alterações patológicas incluem calcificação e ossificação dos ligamentos com neoformação óssea periosteal na superfície anterior da vértebra, que estão relacionadas com o "sinal da armadura".

Osteoartrite de articulações sinoviais

Alterações degenerativas das facetas articulares das vértebras são muito comuns, especialmente nos segmentos cervicais intermediário e inferior, bem como nos lombares inferiores. Como ocorre com outras articulações sinoviais, anormalidades radiográficas típicas incluem diminuição do espaço articular, eburnação do osso subcondral e formação de osteófitos; todas essas alterações são demonstradas mais facilmente na incidência oblíqua da coluna vertebral (Figura 13.62). Na coluna cervical, osteófitos localizados na superfície posterior do corpo vertebral podem comprimir os forames neurais ou o saco dural, causando vários sintomas neurológicos. Além das incidências oblíquas padronizadas (Figura 13.63), tomografia convencional (no passado) e TC (atualmente) podem demonstrar essas alterações (Figura 13.64).

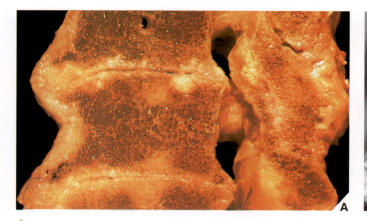
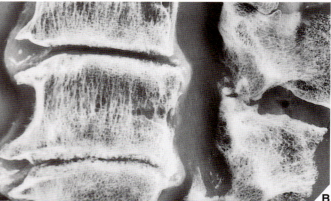

Figura 13.61 Patologia da doença discal degenerativa. A. Fotografia de corte sagital de uma vértebra torácica média e (**B**) radiografia do espécime demonstraram dois discos degenerados. Observe estreitamento discal, esclerose dos platôs vertebrais e formação de osteófitos anteriores e posteriores. (Reproduzida, com autorização, de Vigorita JV, Ghelmsan B, Mintz D. *Orthopaedic pathology*, 3nd ed. Philadelphia: Wolters Kluwer; 2016:727.)

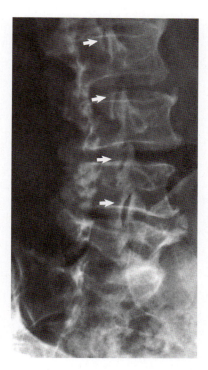

Figura 13.62 OA das facetas articulares. A radiografia oblíqua da coluna lombar desse homem de 68 anos demonstrou OA avançada das interfacetárias. Estreitamento dos espaços articulares, eburnação das bordas articulares e osteófitos pequenos (*setas*) eram semelhantes às alterações detectadas com OA de articulações sinoviais grandes.

Entretanto, osteófitos anteriores geralmente são assintomáticos, a menos que sejam grandes. Acometimento das articulações apofisárias pode causar "fenômeno do vácuo" (Figura 13.65) que, na verdade, significa presença de ar na articulação. Essa alteração é praticamente patognomônica de um processo degenerativo.

Como ocorre com outras articulações diartrodiais, alterações degenerativas das articulações sacroilíacas são evidenciadas por estreitamento do espaço articular, esclerose subcondral e osteófitos (Figura 13.66). Durante a avaliação das articulações sacroilíacas, é importante observar que apenas a metade inferior do espaço radiográfico dessas articulações é revestida por sinóvia; a parte superior é uma articulação sindesmótica (Figura 13.67).

Doença discal degenerativa

Com a doença discal degenerativa, o "fenômeno de vácuo" no espaço discal é comum. Essas coleções radiotransparente de gás, principalmente nitrogênio, estão relacionadas com pressão negativa gerada pela articulação ou espaços discais anormais.

Outras anormalidades radiográficas associadas à doença discal degenerativa são estreitamentos dos espaços discais e osteófitos nas bordas periféricas dos corpos vertebrais adjacentes (Figura 13.68). Quando está associada às alterações degenerativas das articulações apofisárias, a doença discal degenerativa pode causar espondilolistese degenerativa (ver Figura 13.68; ver também Figura 11.79 e 11.81 B).

Alguns autores descreveram doença degenerativa discovertebral destrutiva na coluna lombar, semelhante à coxartropatia rapidamente progressiva (ver seções anteriores), que se caracteriza por desalinhamento vertebral, reabsorção discal grave, fenômeno de vácuo intervertebral e formação de "areia óssea" secundária à fragmentação das vértebras.

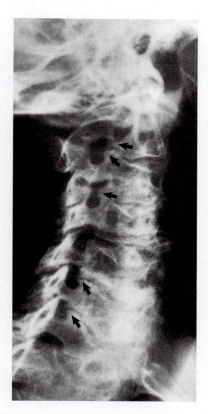

Figura 13.63 Invasão de forames neurais. A radiografia oblíqua da coluna cervical dessa mulher de 72 anos, que referia dor cervical irradiada para os dois ombros, demonstrou vários osteófitos posteriores insinuados em diversos forames neurais (*setas*).

A RM é uma técnica extremamente útil para demonstrar alterações causadas pela degeneração discal. A redução do teor de água diminui a intensidade do sinal do núcleo pulposo nas imagens ponderadas T2 (Figura 13.69). Frequentemente, outras alterações típicas são encontradas nos platôs vertebrais dos corpos vertebrais adjacentes ao disco degenerado. Essas anormalidades consistem em redução focal da intensidade de sinal da medula óssea nas imagens ponderadas em T1 e sinal hiperintenso nas imagens ponderadas em T2 ou T2* (Figura 13.70). Segundo Modic, essas alterações refletem tecidos fibrosos vascularizados subcondrais associados à formação de fissuras e ruptura dos platôs vertebrais (tipo I). Essas alterações podem progredir para conversão dos platôs vertebrais em medula gordurosa (tipo II) (Figura 13.71) e, mais tarde, em medula esclerótica (tipo III).

Espondilose deformante

Espondilose deformante é uma doença degenerativa evidenciada por formação de osteófitos anteriores e laterais em consequência de herniação discal anterior e anterolateral (ver Figura 11.90). Como Schmorl e Junghanns e outros pesquisadores enfatizaram, fatores que levam ao desenvolvimento desse distúrbio são anormalidades das fibras periféricas do anel fibroso, que resultam no enfraquecimento da ancoragem do disco intervertebral ao corpo vertebral na área em que as fibras de Sharpey têm sua inserção no rebordo vertebral. Ao contrário da doença discal degenerativa, os espaços intervertebrais dos pacientes com espondilólise deformante estão relativamente bem preservados, enquanto a anormalidade radiográfica principal é formação de osteófitos exuberantes (Figura 13.72). Esses osteófitos

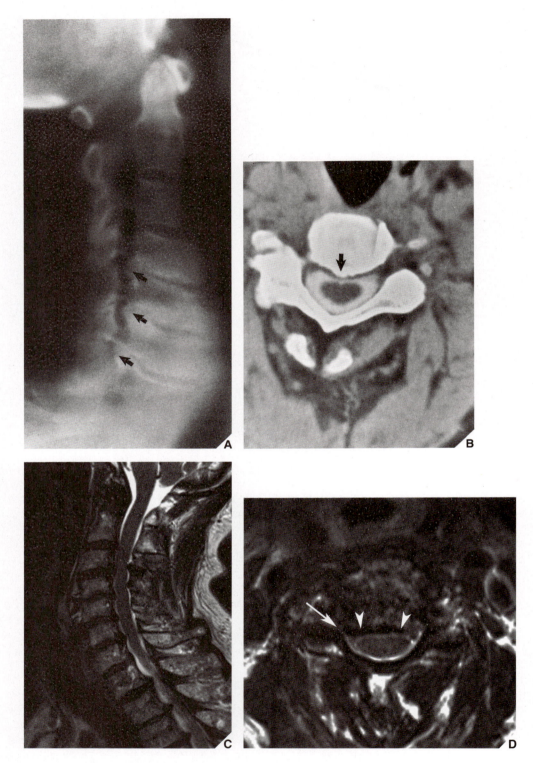

Figura 13.64 Invasão de forames neurais e saco tecal. A. A imagem de tomografia convencional em perfil da coluna cervical desse homem de 56 anos demonstrou forames neurais obliterados por osteófitos posteriores (*setas*). **B.** Imagem de TC no nível de C3 obtida durante mielografia mostrou um osteófito posterior volumoso comprimindo o saco dural opacificado pelo meio de contraste (*seta*). **C.** A imagem sagital de RM ponderada em T2 desse homem de 73 anos demonstrou doença discal degenerativa em vários níveis com osteófitos anteriores e posteriores comprimindo o saco dural. Observe que havia deformidade da parte ventral da medula espinal em C3-4, C4-5 e C6-7. **D.** Imagem axial de RM ponderada em T2 no nível de C4-5 mostrou osteófitos posteriores deformando a parte ventral da medula (*pontas de seta*) e reduzindo a amplitude do forame neural direito (*seta*).

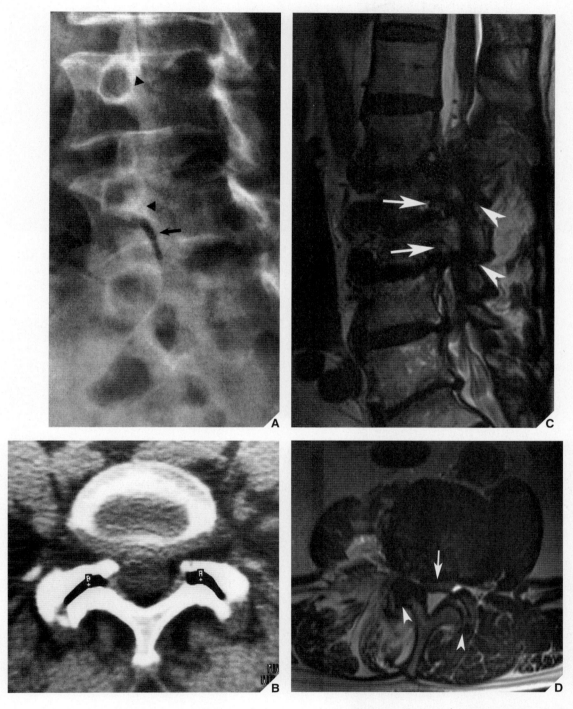

Figura 13.65 OA de articulações apofisárias. A. A radiografia oblíqua da coluna lombossacra desse homem de 56 anos demonstrou "fenômeno de vácuo" na faceta articular de L5-S1 (*seta*) e eburnação do osso subcondral (*pontas de seta*). **B.** Imagem de TC das facetas articulares mostrou claramente a presença de gás, confirmada com base nos valores de Hounsfield. As unidades de Hounsfield estão relacionadas com os coeficientes de atenuação de vários tecidos do corpo e representam valores de absorção diretamente relacionados com a densidade dos tecidos. Observe que também havia esporões hipertróficos originados da faceta articular direita insinuados para o interior do canal raquidiano. **C.** A imagem sagital de RM ponderada em T2 dessa mulher de 84 anos com escoliose demonstrou doença discal degenerativa avançada com artrose importante das interapofisárias (*pontas de seta*) associada à estenose do forame neural e compressão das raízes neurais emergentes (*setas*). **D.** Imagem axial de RM ponderada em T2 mostrou abaulamento anular com artrose bilateral facetária (*pontas de seta*), estenose grave do saco dural, compressão de raízes neurais (*seta*) e estenose bilateral dos forames neurais (mais acentuada à direita).

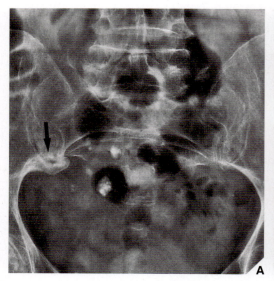
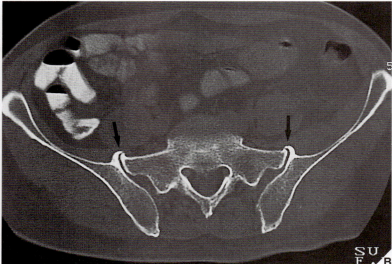

▲ **Figura 13.66 OA das sacroilíacas. A.** Alterações degenerativas das articulações sacroilíacas que, nessa mulher de 82 anos, afetam principalmente a articulação sacroilíaca direita (*seta*) e caracterizam-se por estreitamento do espaço articular e osteofitose. **B.** Em outro paciente, um homem de 68 anos, essa imagem axial de TC demonstrou OA das articulações sacroilíacas (*setas*).

precisam ser diferenciados dos sindesmófitos delicados causados por espondilite anquilosante; excrescências ósseas volumosas característicamente assimétricas associadas à artrite psoriática e artrite reativa com acometimento da superfície lateral dos corpos vertebrais; e hiperosteose flutuante (geralmente anterior) da síndrome HEID (hiperosteose esquelética idiopática difusa).

Hiperosteose esquelética idiopática difusa (DISH)

DISH, uma espondiloartropatia não inflamatória descrita originalmente por Forestier e popularizada por Resnick, caracteriza-se por ossificações flutuantes ao longo da superfície anterior dos corpos vertebrais, que atravessam os espaços discais. Ao exame macroscópico, o aspecto é de cera de vela mergulhando na superfície anterior da

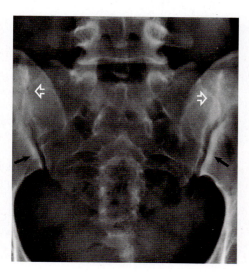

▲ **Figura 13.67 Articulações sacroilíacas.** A parte diartrodial verdadeira da articulação sacroilíaca representa cerca de 50% do espaço articular radiográfico (*setas*). A parte superior é uma articulação sindesmótica (*setas abertas*).

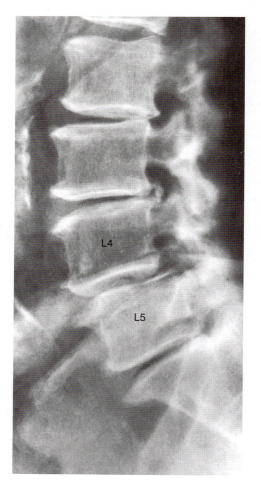

▲ **Figura 13.68 Doença discal degenerativa.** A radiografia de perfil da coluna lombossacra dessa mulher de 66 anos demonstrou doença discal degenerativa avançada em vários níveis. Observe que havia coleções radiotransparentes de gás em vários discos ("fenômeno de vácuo"), assim como estreitamento dos espaços discais e osteófitos marginais. No nível de L4-5, havia espondilolistese degenerativa grau 1.

Capítulo 13 Doença Articular Degenerativa **699**

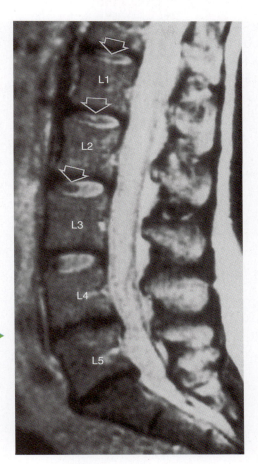

Figura 13.69 Imagem de RM de doença discal degenerativa. Essa imagem sagital de RM ponderada em T2 demonstrou alterações degenerativas iniciais nos discos intervertebrais de T12-L1, L1-2 e L2-3 e doença discal degenerativa importante em L4-5 e L5-S1. Nesses níveis mais baixos, havia estreitamento acentuado dos espaços intervertebrais e sinal hipointenso nos discos degenerados. (Reproduzida, com autorização, de Bloem JL, Sartoris DJ, eds. *MRI and CT of the musculoskeletal system. A text-atlas.* Baltimore: Williams and Wilkins; 1992.)

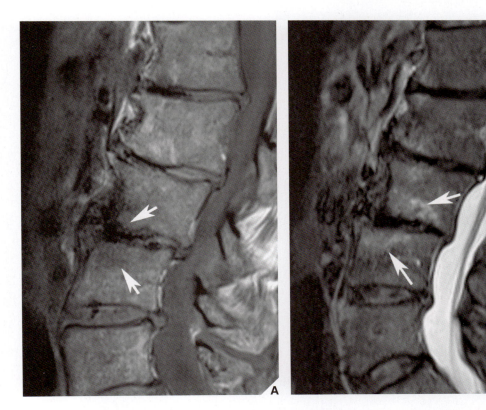

Figura 13.70 Imagens de RM de doença discal degenerativa. A anormalidade de sinal do platô vertebral tipo I de Modic (*setas*) consistia em foco de sinal hipointenso na medula subcondral nessa imagem sagital de RM ponderada em T1 (**A**) e sinal hiperintenso em outra imagem em sequência STIR (*short time inversion recovery*) (**B**).

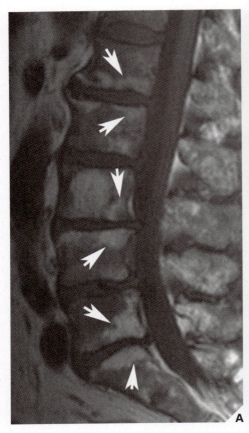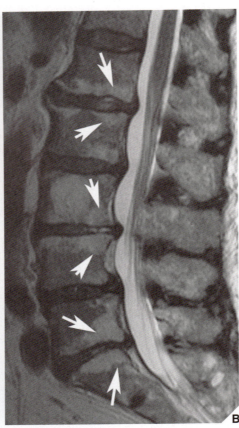

◀ **Figura 13.71 Imagens de RM de doença discal degenerativa.** A anormalidade de sinal do platô vertebral tipo II de Modic associada à doença discal degenerativa consiste em áreas focais de conversão em medula amarela (*setas*) evidenciada nas imagens sagitais ponderadas em T1 (**A**) e T2 (**B**).

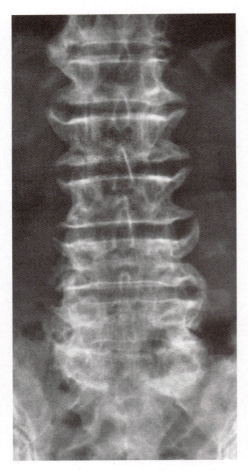

◀ **Figura 13.72 Espondilose deformante.** A radiografia anteroposterior da coluna lombossacral dessa mulher de 68 anos demonstrou alterações típicas de espondilose deformante. Observe que havia osteofitose exuberante e espaços discais intervertebrais relativamente bem preservados.

Capítulo 13 Doença Articular Degenerativa   701

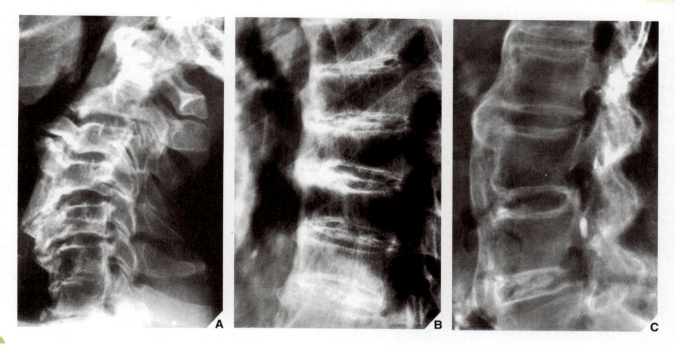

Figura 13.73 **Hiperosteose esquelética idiopática difusa.** Radiografias de perfil dos segmentos cervical (**A**), torácico (**B**) e lombar da coluna desse homem de 72 anos com doença de Forestier (DISH) demonstraram hiperosteose flutuante típica, que se estendia através dos espaços dos discos intervertebrais relativamente preservados.

coluna vertebral, semelhante à melorreostose. Essa condição também está associada à hiperosteose nas áreas de inserção de ligamentos e tendões ao osso, ossificação dos ligamentos e formação de osteófitos envolvendo o esqueleto axial e apendicular. A radiografia de perfil da coluna demonstra mais claramente essas alterações. Como também ocorre na espondilólise deformante, espaços discais e facetas articulares geralmente estão bem preservados (Figura 13.73). É importante diferenciar essa condição da "coluna de bambu", aparentemente semelhante, que é observada nos pacientes com espondilite anquilosante (ver Figura 14.68).

Complicações de doença degenerativa da coluna vertebral

Espondilolistese degenerativa

Uma das complicações mais comuns de doença degenerativa da coluna vertebral, a espondilolistese degenerativa é causada por alterações degenerativas do disco e das articulações apofisárias. Nessa condição, há desvio anterior de uma vértebra sobre a que se localiza baixo, e essa alteração é percebida facilmente na incidência de perfil da coluna vertebral pelo sinal do processo espinhoso (Figura 13.74;

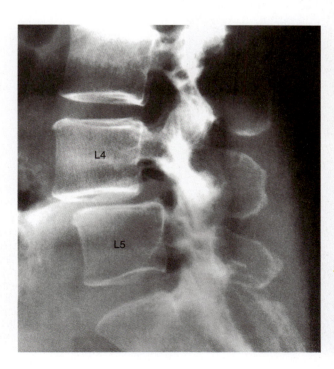

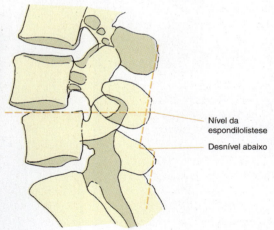

Figura 13.74 **Espondilolistese degenerativa.** Essa mulher de 55 anos com doença discal degenerativa em L4-5 e artrite degenerativa das facetas articulares desenvolveu espondilolistese – uma complicação comum dessa doença. A radiografia de perfil da coluna lombossacra é suficiente para diferenciar essa condição de espondilolistese secundária à espondilólise com base no espaço desnivelado do processo espinhoso da vértebra situada abaixo do espaço intervertebral afetado (ver Figura 11.90).

ver também Figura 11.80). Entretanto, em alguns casos, o desvio pode não ser evidente nas radiografias convencionais de perfil, e é necessário obter radiografias enquanto o paciente estende e flexiona a coluna vertebral ao máximo (Figura 13.75). Conforme enfatizado por Milgram, o estresse aplicado pelo movimento da coluna para a frente e para trás demonstra instabilidade (espondilolistese), que pode passar despercebida nas outras incidências.

Espondilolistese degenerativa afeta cerca de 4% dos pacientes com doença discal degenerativa e é mais comum em mulheres do que em homens. A doença acomete predominantemente o nível vertebral de L4-5. Essa predileção foi atribuída às alterações congênitas ou adquiridas do arco neural, que acarretam instabilidade e estresse anormal. O estresse aplicado nas vértebras pode causar descompensação dos ligamentos, mobilidade exagerada, instabilidade e OA das articulações apofisárias adjacentes.

Sintomas clínicos associados à espondilolistese degenerativa incluem dor lombar baixa com ou sem irradiação para membro inferior, dor ciática com sinais de compressão das raízes neurais e claudicação intermitente da cauda equina. Entretanto, é importante salientar que alguns pacientes com espondilolistese degenerativa são assintomáticos.

Anormalidades radiográficas de espondilolistese degenerativa incluem alterações osteoartríticas das faces articulares (estreitamento das articulações, eburnação marginal e formação de osteófitos), deslizamento anterior da vértebra superior sobre a inferior e, em alguns casos, fenômeno de vácuo intervertebral (ver Figura 13.68). Em todos os casos, o espaço do disco intervertebral afetado está estreitado. A TC também pode demonstrar claramente essa complicação.

O fenômeno de vácuo intervertebral associado à doença discal degenerativa não deve ser confundido com sinal da fenda por vácuo intravertebral. Esse sinal aparece nas radiografias como radiotransparência transversal, linear ou semilunar localizada dentro do corpo vertebral. De acordo com estudos recentes, esse sinal deve-se à presença de gás (principalmente nitrogênio) na linha de fratura do corpo vertebral. Embora a patogenia desse processo não esteja totalmente esclarecida, o sinal é mais sugestivo de necrose óssea isquêmica. Esse fenômeno também foi descrito nos pacientes com doença de Kümmell, que se caracteriza por colapso pós-traumático tardio do corpo vertebral (Figura 13.76).

Estenose do canal vertebral

Estenose do canal vertebral é uma complicação muito mais grave de doença degenerativa da coluna vertebral. Em sua forma adquirida, essa condição é causada por hipertrofia das estruturas que circundam o canal vertebral, inclusive pedículos, lâminas, processos articulares, superfícies posteriores dos corpos vertebrais e ligamento amarelo. Em geral, essas anormalidades são demonstradas nas radiografias convencionais; contudo, a estenose do canal medular pode ser demonstrada mais claramente por técnicas radiológicas complementares. Estenose do canal vertebral pode ser evidenciada na mielografia, que pode mostrar compressão do saco dural por alterações hipertróficas das partes posteriores do corpo vertebral e discos abaulados, mas a TC demonstra mais claramente seus detalhes (Figura 13.77). A RM também é uma modalidade útil nesse aspecto (Figuras 13.78 e 13.79).

Estenose do canal vertebral no segmento lombar pode ser dividida em três grupos com base em sua localização anatômica: estenose de canal vertebral, estenose de recessos subarticulares ou laterais e estenose de forames neurais.

Causas de estenose do canal central estão relacionadas com alterações hipertróficas de OA das articulações apofisárias, espessamento do ligamento amarelo e osteófitos que se formam nos corpos vertebrais. Hipertrofia óssea facetária é uma causa importante de estenose dos recessos subarticulares ou laterais, resultando em compressão dos elementos neurais nessa região. Entre as manifestações clínicas da síndrome do recesso lateral está dor unilateral ou bilateral na perna, que é iniciada ou agravada por períodos longos na posição de pé ou por andar. Em geral, esses sintomas são aliviados completamente

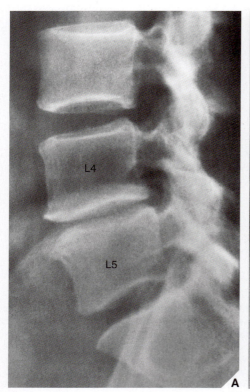
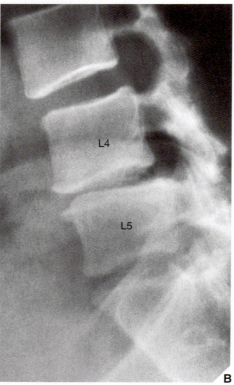

◀ **Figura 13.75 Espondilolistese degenerativa.** Esse homem de 50 anos queixava-se de dor lombar baixa crônica. **A.** Radiografia convencional de perfil da coluna lombossacra em posição neutra demonstrou estreitamento do disco de L4-5, sugerindo doença discal degenerativa. Não havia indícios de deslizamento vertebral. **B.** Entretanto, essa radiografia de perfil em flexão mostrou espondilolistese grau 1 em L4-5.

Capítulo 13 Doença Articular Degenerativa

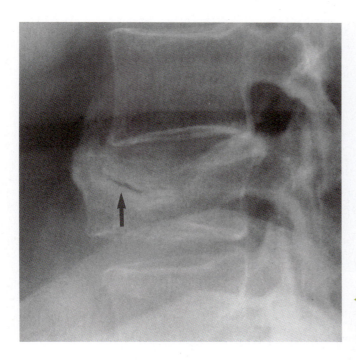

◀ **Figura 13.76 Doença de Kümmell.** Essa radiografia de perfil da coluna lombar demonstrou colapso pós-traumático do corpo vertebral de L4 associada ao sinal de fenda por vácuo intravertebral (*seta*).

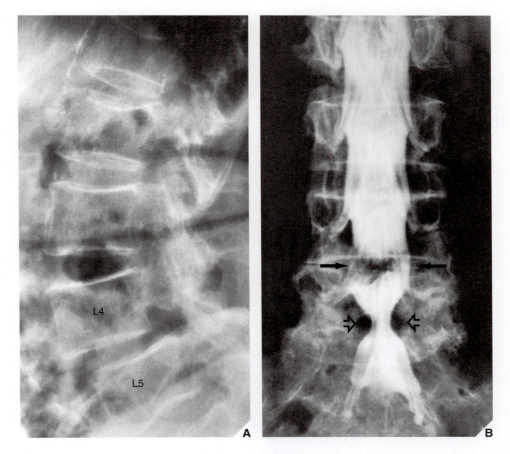

▲
Figura 13.77 Imagens de mielografia e TC de estenose vertebral. Essa mulher de 71 anos foi avaliada porque referia dor lombar baixa grave. **A.** Radiografia convencional de perfil da coluna lombar demonstrou espondilolistese degenerativa em L4-5. Observe que os pedículos tinham aspecto encurtado. **B.** Imagem de mielografia em projeção anteroposterior também mostrou estreitamento segmentar do saco dural; a falha superior estava relacionada com espondilolistese (*setas*), enquanto a inferior foi atribuída à estenose vertebral (*setas abertas*). **C** e **D.** As imagens de TC mostraram mais detalhes dessas anormalidades – estenose vertebral e foraminal grave, espessamento dos ligamentos amarelos e abaulamento posterior do disco intervertebral. Observe a configuração de "folha de trevo" do canal vertebral em consequência da hipertrofia acentuada das faces articulares. Fenômeno de vácuo foi demonstrado claramente nas articulações apofisárias. (*Continua*.)

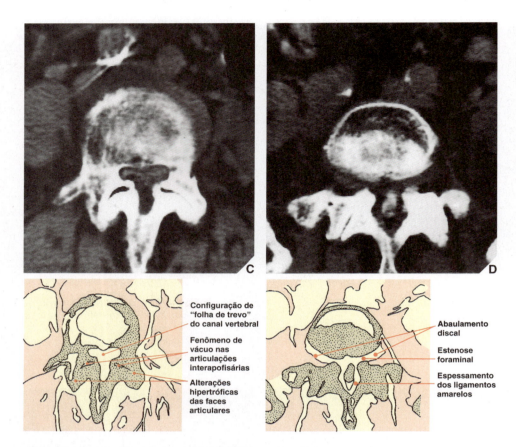

▲ **Figura 13.77 Imagens de mielografia e TC de estenose vertebral.** (*Continuação*). **C** e **D**. As imagens de TC mostraram mais detalhes dessas anormalidades – estenose vertebral e foraminal grave, espessamento dos ligamentos amarelos e abaulamento posterior do disco intervertebral. Observe a configuração de "folha de trevo" do canal vertebral em consequência da hipertrofia acentuada das faces articulares. Fenômeno de vácuo foi demonstrado claramente nas articulações apofisárias.

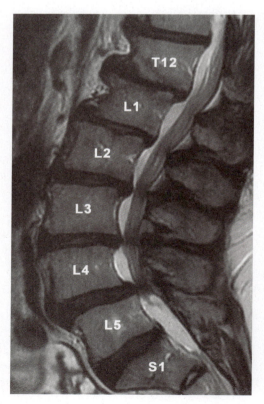

◄ **Figura 13.78 Imagem de RM de estenose vertebral.** Esse homem de 67 anos queixava-se de dor lombar e sintomas de radiculopatia à direita. A imagem sagital de RM ponderada em T2 demonstrou acentuação da lordose lombar, doença discal degenerativa em vários níveis associada ao abaulamento posterior, retrolistese nos níveis de T12-L1, L2-3 e L3-4, anterolistese em L4-5, estreitamento do canal vertebral e compressão das raízes neurais da cauda equina.

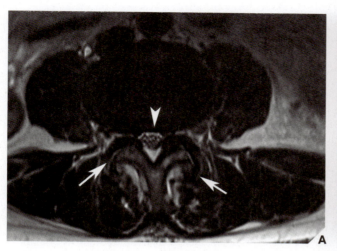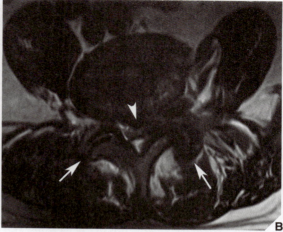

Figura 13.79 Imagens de RM de estenose vertebral. A. Esse homem de 45 anos tinha estenose moderada do canal e compressão do saco dural. A imagem axial de RM ponderada em T2 demonstrou alterações degenerativas facetárias (*setas*) e abaulamento discal (*ponta de seta*), que contribuíam para a estenose do canal central no nível do disco de L4-5. Observe que havia compressão das raízes do saco dural. **B.** Essa mulher de 86 anos tinha estenose grave do canal vertebral. A imagem axial de RM ponderada em T2 mostrou importante compressão do saco dural no nível de L4-5 em consequência da combinação de abaulamento anular com herniação discal central (*ponta de seta*) e artrose facetária acentuada (*setas*).

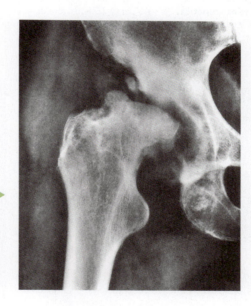

Figura 13.80 Articulação neuropática. A radiografia anteroposterior do quadril direito dessa mulher de 57 anos com neurossífilis (tabes dorsal) demonstrou aspectos típicos de articulação neuropática (Charcot). Havia desorganização completa da articulação, fragmentação e subluxação. A ausência de osteoporose é um sinal típico da articulação neuropática. Essa condição é a manifestação mais grave de doença articular degenerativa.

quando o paciente senta ou agacha. Estenose de forames neurais é causada por alterações hipertróficas e osteófitos que afetam o corpo vertebral e processo articular. Além disso, espondilolistese degenerativa pode estar associada à distorção do forame intervertebral e afetar o nervo emergente.

Artropatia neuropática

Essa artrite destrutiva aguda ou crônica, também conhecida como *articulação de Charcot*, é incluída no grupo das outras doenças articulares degenerativas porque apresenta alterações semelhantes às encontradas com outros tipos de OA (destruição de cartilagem articular, esclerose subcondral e osteófitos marginais), embora mais graves. Artropatia neuropática abrange um espectro de processos destrutivos da articulação com déficits neurossensoriais secundários. Sinais patognomônicos de articulações neuropáticas são fragmentação de osso e cartilagem, que são descartados como restos dentro da articulação; sinovite crônica com acúmulo de volumes variados de líquido intra-articular; e instabilidade articular evidenciada por subluxação e luxação (Figura 13.80). Entre as doenças coexistentes que causam artropatia neuropática estão diabetes melito, sífilis, hanseníase, siringomielia, anestesia congênita à dor e espinha bífida com meningomielocele. Nos pacientes diabéticos, artropatia de Charcot mostra mais predileção pelas articulações do pé e tornozelo (Figura 13.81); nos pacientes com siringomielia, articulações dos membros superiores são acometidas com mais frequência (Figura 13.82). O epônimo *articulação de Charcot* era reservado originalmente para articulação neuropática dos pacientes com sífilis e tabes dorsal (Figura 13.83). Hoje em dia, esse termo aplica-se a qualquer articulação que apresente anormalidades típicas de artropatia neuropática, independentemente da causa. A RM é uma modalidade radiológica útil para demonstrar detalhes dessa artropatia (Figura 13.84).

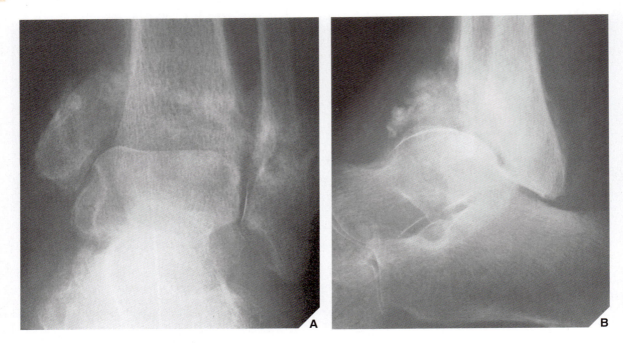

▲ **Figura 13.81 Articulação neuropática.** Essa mulher de 59 anos com diabetes melito de longa duração apresentou alterações neuropáticas no tornozelo esquerdo, demonstradas aqui por radiografias nas incidências anteroposterior (**A**) e perfil (**B**).

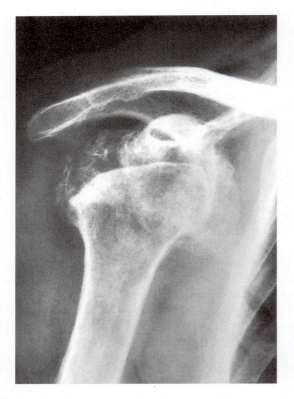

▲ **Figura 13.82 Articulação neuropática.** Essa mulher de 59 anos com siringomielia desenvolveu artropatia neuropática do ombro. A radiografia anteroposterior demonstrou destruição articular, restos ósseos e subluxação da cabeça do úmero.

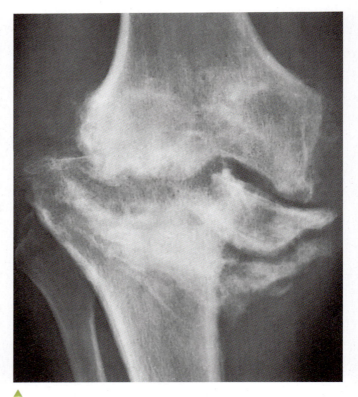

▲ **Figura 13.83 Articulação neuropática.** Esse homem de 62 anos com sífilis tinha artropatia neuropática típica (Charcot) na articulação do joelho.

Capítulo 13 Doença Articular Degenerativa   707

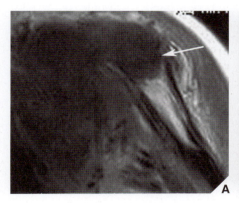
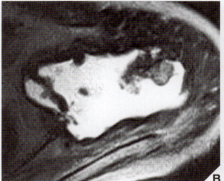
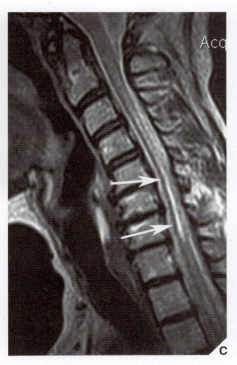

Figura 13.84 Imagens de RM de articulação neuropática. A. A imagem coronal de RM ponderada em T1 do ombro esquerdo demonstrou artropatia neuropática da articulação glenoumeral com destruição completa da cabeça do úmero (*seta*). **B.** A imagem axial de RM ponderada em T2 mostrou derrame articular na articulação glenoumeral destruída. **C.** A imagem sagital ponderada em T2 demonstrou siringomielia na medula cervical (*setas*).

ASPECTOS PRÁTICOS A SEREM LEMBRADOS

Osteoartrite

1. Doença articular degenerativa (OA, osteoartrose ou artrite degenerativa) é classificada como primária (idiopática) ou secundária; neste último grupo, há algum distúrbio predisponente coexistente.
2. Os sinais radiográficos típicos de OA são:
   • Diminuição (estreitamento) do espaço articular
   • Esclerose subcondral
   • Osteófitos
   • Formação de cisto ou pseudocisto
   • Inexistência de osteoporose avançada.

Osteoartrite de articulações grandes

1. Na articulação do quadril, o processo degenerativo acarreta migração da cabeça do fêmur, mais comumente em direção superolateral.
2. Uma das causas mais comuns de OA secundária precoce da articulação do quadril é a síndrome de IFA. São descritos dois tipos: *cam*, no qual a anormalidade está localizada na junção cabeça e colo do fêmur; e *pincer*, geralmente resultante da retroversão acetabular.
3. Coxartropatia de Postel é uma artrose rapidamente destrutiva do quadril que, radiograficamente, pode assemelhar-se à artrite infecciosa ou neuropática.
4. Os compartimentos femorotibial medial e femoropatelar da articulação do joelho são afetados comumente na OA. Radiografias com carga podem demonstrar a configuração em varo do joelho.
5. Sinal do dente patelar, demonstrado na incidência axial por saliências verticais na inserção do tendão do quadríceps na base da patela, representa um tipo de alteração degenerativa (entesopatia) não relacionada com OA femoropatelar. Esse sinal é comumente observado depois da quinta década de vida.

6. Quando articulações do ombro, cotovelo ou tornozelo são afetadas pela doença articular degenerativa, deve-se considerar o diagnóstico de OA secundária.

Osteoartrite de articulações pequenas

1. Nas mãos, sinais típicos de doença articular degenerativa primária são:
   • Nódulos de Heberden nas articulações interfalangianas distais
   • Nódulos de Bouchard nas articulações interfalangianas proximais.
2. A primeira articulação carpometacarpal é acometida frequentemente pela doença articular degenerativa primária.

Doença degenerativa da coluna vertebral

1. Na coluna vertebral, as alterações degenerativas podem ser encontradas em quatro formas principais:
   • OA das articulações sinoviais, inclusive atlantoaxial, apofisárias, costovertebrais e sacroilíacas
   • Espondilose deformante, condição evidenciada pela formação de osteófitos marginais anteriores e laterais com preservação dos espaços discais (ao menos nos estágios iniciais)
   • Doença discal degenerativa, condição que afeta principalmente discos intervertebrais e evidencia-se por destruição dessas estruturas, fenômeno de vácuo e estreitamento dos espaços discais
   • DISH ou doença de Forestier, que se caracteriza por ossificações flutuantes ao longo das superfícies anteriores dos corpos vertebrais cruzando os espaços discais com preservação relativa dos discos intervertebrais e hiperosteose nas áreas de inserção de ligamentos e tendões (entesopatia).
2. Duas complicações comuns podem ocorrer na doença degenerativa da coluna vertebral:
   • Espondilolistese degenerativa
   • Estenose do canal vertebral.

3. Espondilolistese degenerativa evidencia-se por desvio anterior (ventral) de uma vértebra sobre outra situada abaixo e é reconhecida nas radiografias de perfil da coluna pelo sinal do processo espinhoso.

4. Estenose do canal vertebral pode ser diagnosticada facilmente por TC ou RM.

Artropatia neuropática

1. Articulação neuropática (articulação de Charcot) causa as mesmas alterações degenerativas de OA, embora em sua forma mais grave. Essa condição também pode ser evidenciada por:
- Fragmentação de osso e cartilagem com preenchimento da articulação por restos
- Sinovite crônica com derrame articular
- Instabilidade articular com subluxação ou luxação.

2. Entre os distúrbios coexistentes que podem causar artropatia neuropática estão diabetes melito, sífilis, hanseníase, siringomielia e anestesia congênita à dor.

LEITURAS SUGERIDAS

Ahlbäck S. Osteoarthritis of the knee. A radiographic investigation. *Acta Radiol Diagn (Stockh)* 1968;(suppl 277):7-72.

Ali M, Mohamed A, Ahmed HE, et al. The use of ultrasound-guided platelet-rich plasma injections in the treatment of hip osteoarthritis: a systematic review of the literature. *J Ultrason* 2018; 18:332-337.

Audenaert EA, Baelde N, Huysse W, et al. Development of three-dimensional detection method of cam deformities in femoroacetabular impingement. *Skeletal Radiol* 2011; 40:921-927.

Bennett GL, Leeson MC, Michael A. Extensive hemosiderin deposition in the medial meniscus of a knee. Its possible relationship to degenerative joint disease. *Clin Orthop Relat Res* 1988; 230:182-185.

Bhalla S, Reinus WR. The linear intravertebral vacuum: a sign of benign vertebral collapse. *AJR Am J Roentgenol* 1998; 170:1563-1569.

Bittersohl B, Hosalkar HS, Apprich S, et al. Comparison of pre-operative dGEMRIC imaging with intra-operative findings in femoroacetabular impingement: preliminary findings. *Skeletal Radiol* 2011; 40:553-561.

Blackburn WD Jr, Chivers S, Bernreuter W. Cartilage imaging in osteoarthritis. *Semin Arthritis Rheum* 1996; 25:273-281.

Bock GW, Garcia A, Weisman MH, et al. Rapidly destructive hip disease: clinical and imaging abnormalities. *Radiology* 1993; 186:461-466.

Bora FW Jr, Miller G. Joint physiology, cartilage metabolism, and the etiology of osteoarthritis. *Hand Clin* 1987; 3:325-336.

Boutry N, Paul C, Leroy X, et al. Rapidly destructive osteoarthritis of the hip: MR imaging findings. *AJR Am J Roentgenol* 2002; 179:657-663.

Broderick LS, Turner DA, Renfrew DL, et al. Severity of articular cartilage abnormality in patients with osteoarthritis: evaluation with fast spin-echo MR vs arthroscopy. *AJR Am J Roentgenol* 1994; 162:99-103.

Brower AC, Downey EF. Kümmell disease: report of a case with serial radiographs. *Radiology* 1981; 141:363-364.

Buckwalter JA, Mankin HG. Articular cartilage. II. Degeneration and osteoarthritis, repair, regeneration, and transplantation. *J Bone Joint Surg Am* 1997; 79A:612-632.

Buckwalter JA, Mow VC. Cartilage repair in osteoarthritis. In: Moskowitz RW, Howell DS, Goldberg VM, et al, eds. *Osteoarthritis,* 2nd ed. Philadelphia: WB Saunders; 1992:71-107.

Bullough PG. The pathology of osteoarthritis. In: Moskowitz RW, Howell DS, Goldberg VM, et al, eds. *Osteoarthritis,* 2nd ed. Philadelphia: WB Saunders; 1992:39-69.

Bullough PG, Bansal M. The differential diagnosis of geodes. *Radiol Clin North Am* 1988; 26:1165-1184.

Chan WP, Lang P, Stevens MP, et al. Osteoarthritis of the knee: comparison of radiography, CT, and MR imaging to assess extent and severity. *AJR Am J Roentgenol* 1991; 157:799-806.

Charcot JM. Sur quelques arthropathies qui paraissent dépendre d'une lesion du cervean ou da moëlle épindère. *Arch Physiol Norm Pathol* 1868; 1:161-178.

Charran AK, Tony G, Lalam R, et al. Destructive discovertebral degenerative disease of the lumbar spine. *Skeletal Radiol* 2012; 41:1213-1221.

Chen L, Boonthathip M, Cardoso F, et al. Acetabulum protrusio and center edge angle: new MR-imaging measurement criteria – a correlative study with measurement derived from conventional radiography. *Skeletal Radiol* 2009; 38:123-129.

Chou L, Knight R. Idiopathic avascular necrosis of a vertebral body. Case report and literature review. *Spine (Phila Pa 1976)* 1997; 22:1928-1932.

Cicuttini FM, Spector TD. Genetics of osteoarthritis. *Ann Rheum Dis* 1996; 55:665-667.

Cohn EL, Maurer EJ, Keats TE, et al. Plain film evaluation of degenerative disk disease at the lumbosacral junction. *Skeletal Radiol* 1997; 26:161-166.

Dandachli W, NajefiA, Iranpour F, et al. Quantifying the contribution of pincer deformity to femoro-acetabular impingement using 3D computerised tomography. *Skeletal Radiol* 2012; 41:1295-1300.

Dieppe P, Cushnaghan J. The natural course and prognosis of osteoarthritis. In: Moskowitz RW, Howell DS, Goldberg VM, et al, eds. *Osteoarthritis,* 2nd ed. Philadelphia: WB Saunders; 1992:399-412.

Ellermann J, Ziegler C, Nissi MJ, et al. Acetabular cartilage assessment in patients with femoroacetabular impingement by using T2* mapping with arthroscopic verification. *Radiology* 2014; 271:512-523.

Felson DT. The course of osteoarthritis and factors that affect it. *Rheum Dis Clin North Am* 1993; 19:607-615.

Filardo G, Kon E, Buda R, et al. Platelet-rich plasma intra-articular knee injections for treatment of degenerative cartilage lesions and osteoarthritis. *Knee Surg Sports Traumatol Arthrosc* 2011; 19:528-535.

Forestier J, Rotes-Querol J. Senile ankylosing hyperostosis of the spine. *Ann Rheum Dis* 1950; 9:321-330.

Ganz R, Parvizi J, Beck M, et al. Femoroacetabular impingement: a cause for osteoarthritis of the hip. *Clin Orthop Relat Res* 2003; 417:112-120.

Giori NJ, Trousdale RT. Acetabular retroversion is associated with osteoarthritis of the hip. *Clin Orthop Relat Res* 2003; 417:263-269.

Golimbu C, Firooznia H, Rafii M. The intravertebral vacuum sign. *Spine (Phila Pa 1976)* 1986; 11:1040-1043.

Greenspan A, Norman A, Tchang FKM. "Tooth" sign in patellar degenerative disease. *J Bone Joint Surg Am* 1977; 59A:483-485.

Gross A, Ma CB. Approach to the patient with knee pain. In: Imboden JB, Hellmann DB, Stone JH, eds. *Current diagnosis & treatment in rheumatology,* 3rd ed. New York: McGraw-Hill; 2013:110-123.

Hashemi SA, Dehghani J, Vosoughi AR. Can the crossover sign be a reliable marker of global retroversion of the acetabulum? *Skeletal Radiol* 2017; 46:17-21.

Hayward I, Björkengren AG, Pathria MN, et al. Patterns of femoral head migration in osteoarthritis of the hip: a reappraisal with CT and pathologic correlation. *Radiology* 1988; 166:857-860.

Hill CL, Gale DG, Chaisson CE, et al. Knee effusions, popliteal cysts, and synovial thickening: association with knee pain in osteoarthritis. *J Rheumatol* 2001; 28:1330-1337.

Jacobson JA, Girish G, Jiang Y, et al. Radiographic evaluation of arthritis: degenerative joint disease and variations. *Radiology* 2008; 248:737-747.

Jones EA, Manaster BJ, May DA, et al. Neuropathic osteoarthropathy: diagnostic dilemmas and differential diagnosis. *Radiographics* 2000; 20:S279-S293.

Jungmann PM, Liu F, Link TM. What has imaging contributed to the epidemiological understanding of osteoarthritis? *Skeletal Radiol* 2014; 43:271-275.

Kassarjian A, Yoon LS, Belzile E, et al. Triad of MR arthrographic findings in patients with cam-type femoroacetabular impingement. *Radiology* 2005; 236:588-592.

Kellgren JH, Lawrence JS. Radiological assessment of osteo-arthrosis. *Ann Rheum Dis* 1957; 16:494-502.

Kellgren JH, Moore R. Generalized osteoarthritis and Heberden's nodes. *Br Med J* 1952; 1:181-187.

Kim JA, Park JS, Jin W, et al. Herniation pits in the femoral neck: a radiographic indicator of femoroacetabular impingement? *Skeletal Radiol* 2011; 40:167-172.

Kornaat PR, Ceulemans RY, Kroon HM, et al. MRI assessment of knee osteoarthritis: Knee Osteoarthritis Scoring System (KOSS) – inter-observer and intra-observer reproducibility of a compartment-based scoring system. *Skeletal Radiol* 2005; 34:95-102.

Laborie LB, Lehmann TG, Engesæter IØ, et al. Prevalence of radiographic findings thought to be associated with femoroacetabular impingement in a population-based cohort of 2081 healthy young adults. *Radiology* 2011; 260:494-502.

Lawrance JAL, Athanasou NA. Rapidly destructive hip disease. *Skeletal Radiol* 1995; 24:639-641.

Leone A, Cassar-Pullicino VN, Semprini A, et al. Neuropathic osteoarthropathy with and without superimposed osteomyelitis in patients with a diabetic foot. *Skeletal Radiol* 2016; 45:735-754.

Lequesne MG. La coxarthrose destructrice rapide. *Rhumatologie* 1970; 22:51-63.

Lequesne MG, Laredo J-D. The faux profil (oblique view) of the hip in the standing position. Contribution to the evaluation of osteoarthritis of the adult hip. *Ann Rheum Dis*1998; 57:676-681.

Mankin HJ, Brandt KD. Biochemistry and metabolism of articular cartilage in osteoarthritis. In: Moskowitz RW, Howell DS, Goldberg VM, et al, eds. *Osteoarthritis,* 2nd ed. Philadelphia: WB Saunders; 1992:109-154.

Melville DM, Taljanovic MS, Scalcione LR, et al. Imaging and management of thumb carpometacarpal joint osteoarthritis. *Skeletal Radiol* 2015; 44:165-177.

Milgram JE. Recurrent articular spondylolisthesis: common cause of vertebral instabilities, root pain, sciatica, and ultimately spinal stenosis. Early detection and blocking of specific dislocations. *Bull Hosp Jt Dis Orthop Inst* 1986; 46:47-51.

Modic MT, Masaryk TJ, Ross JS, et al. Imaging of degenerative disk disease. *Radiology* 1988; 168:177-186.

Modic MT, Steinberg PM, Ross JS, et al. Degenerative disk disease: assessment of changes in vertebral body marrow with MR imaging. *Radiology* 1988; 166:193-199.

Nötzli HP, Wyss TF, Stoecklin CH, et al. The contour of the femoral head-neck junction as a predictor for the risk of anterior impingement. *J Bone Joint Surg Br* 2002; 84:556-560.

Pfirrmann CWA, Mengiardi B, Dora C, et al. Cam and pincer femoroacetabular impingement: characteristic MR arthrographic findings in 50 patients. *Radiology* 2006; 240:778-785.

Pollard TCB. A perspective on femoroacetabular impingement. *Skeletal Radiol* 2011; 40:815-818.

Postel M, Kerboull M. Total prosthetic replacement in rapidly destructive arthrosis of the hip joint. *Clin Orthop Relat Res* 1970; 72:138-144.

Ranawat AS, Schulz B, Baumbach SF, et al. Radiographic predictors of hip pain in femoroacetabular impingement. *HSS J* 2011; 7:115-119.

Reichenbach S, Jüni P, Werlen S, et al. Prevalence of cam-type deformity on hip magnetic resonance imaging in young males: a cross-sectional study. *Arthritis Care Res (Hoboken)* 2010; 62:1319-1327.

Resnick D. Patterns of migration of the femoral head in osteoarthritis of the hip. Roentgenographic-pathologic correlation and comparison with rheumatoid arthritis. *Am J Roentgenol Radium Ther Nucl Med* 1975; 124:62-74.

Resnick D, Niwayama G. Diffuse idiopathic skeletal hyperostosis (DISH): ankylosing hyperostosis of Forestier and Rotes-Querol. In: Resnick D, ed. *Diagnosis of bone and joint disorders,* 3rd ed. Philadelphia: WB Saunders; 1995:1463-1495.

Resnick D, Shaul SR, Robins JM. Diffuse idiopathic skeletal hyperostosis (DISH). Forestier's disease with extraspinal manifestations. *Radiology* 1975; 115:513-524.

Rosenberg ZS, Shankman S, Steiner GC, et al. Rapid destructive osteoarthritis: clinical, radiographic, and pathologic features. *Radiology* 1992; 182:213-216.

Sánchez M, Guadilla J, Fiz N, et al. Ultrasound-guided platelet-rich plasma injections for the treatment of osteoarthritis of the hip. *Rheumatology (Oxford)* 2012; 51:144-150.

Sandell LJ. Etiology of osteoarthritis: genetics and synovial joint involvement. *Nat Rev Rheumatol* 2012; 8:77-89.

Schiebler ML, Grenier N, Fallon M, et al. Normal and degenerated intervertebral disk: in vivo and in vitro MR imaging with histopathologic correlation. *AJR Am J Roentgenol* 1991; 157:93-97.

Schmorl G, Junghanns H. *The human spine in health and disease,* 2nd ed. New York: Grune & Stratton; 1971.

Schumacher HR. Articular cartilage in the degenerative arthropathy of hemochromatosis. *Arthritis Rheum* 1982; 25:1460-1468.

Sienbenrock KA, Schoeniger R, Ganz R. Anterior femoroacetabular impingement due to acetabular retroversion: treatment with periacetabular osteotomy. *J Bone Joint Surg Am* 2003; 85:278-286.

Watt I. Osteoarthritis revisited – again! *Skeletal Radiol* 2009; 38:419-423.

Watt I, Dieppe P. Osteoarthritis revisited. *Skeletal Radiol* 1990; 19:1-3.

Werner CML, Copeland CE, Stromberg J, et al. Correlation of the cross-over ratio of the cross-over sign on conventional pelvic radiographs with computed tomography retroversion measurements. *Skeletal Radiol* 2010; 39:655-660.

Xu L, Hayashi D, Guermazi A, et al. The diagnostic performance of radiography for detection of osteoarthritis-associated features compared with MRI in hip joints with chronic pain. *Skeletal Radiol* 2013; 42:1421-1428.

14

Artrites Inflamatórias

Artrites inflamatórias formam um grupo diversificado de doenças, em sua maior parte sistêmicas (ver Figura 12.1), que têm um aspecto importante em comum: *pannus* inflamatório causando erosão de cartilagem articular e do osso (Figura 14.1). A Tabela 14.1 apresenta uma visão geral das manifestações clínicas e radiográficas típicas das diversas artrites inflamatórias.

Osteoartrite erosiva

Osteoartrite erosiva (OAE) foi descrita inicialmente por Kellgren e Moore em 1952 e reapresentada por Crain em 1961, que a descreveu como *osteoartrite (OA) interfalangiana*. Crain definiu essa doença como variante localizada de OA com acometimento das articulações dos dedos, que se caracterizava por alterações degenerativas com episódios inflamatórios intermitentes resultando em deformidades e anquilose. Em 1966, Peter e Pearson cunharam o termo *osteoartrite erosiva* e, em 1972, Ehrlich descreveu-a como *osteoartrite inflamatória* com base nos sinais e sintomas clínicos como inflamação, hipersensibilidade, eritema e aumento da temperatura local. OAE pode ser definida como distúrbio progressivo das articulações interfalangianas com sinovite grave sobreposta às alterações de doença articular degenerativa. Embora a causa ainda seja desconhecida, vários pesquisadores sugeriram a contribuição de fatores hormonais, condições metabólicas, autoimunes e hereditárias.

Manifestações clínicas

OAE é uma artrite inflamatória progressiva encontrada predominantemente em mulheres de meia-idade. Homens são acometidos apenas em casos raros, com razão estimada de 12:1 entre os sexos feminino e masculino. A faixa etária dos pacientes varia de 36 a 83 anos, com média de idade de 50,5 anos por ocasião do início dos sintomas. Essa doença combina algumas manifestações clínicas de artrite reumatoide com determinadas anormalidades radiológicas típicas de doença articular degenerativa. As lesões limitam-se às mãos, e as articulações interfalangianas proximais e distais são acometidas com mais frequência. Articulações grandes como quadril ou ombro são envolvidas apenas raramente. Em geral, a artrite começa repentinamente e caracteriza-se por dor, inflamação e hipersensibilidade nas articulações pequenas das mãos. Outras manifestações clínicas descritas são parestesias nas pontas dos dedos e rigidez matutina.

Patologia

Sinovite proliferativa é a anormalidade histopatológica mais comum da OAE e não pode ser diferenciada da que ocorre nos pacientes com AR. Além disso, Peter *et al.* descreveram em alguns pacientes anormalidades como degeneração condral com tecido de granulação subcondral proeminente, agregados de linfócitos, infiltração de plasmócitos e fibrose subsinovial. Também foi demonstrado material frouxo semelhante à fibrina no interstício, além de hipertrofia vilosa, hiperemia e espessamento das paredes dos vasos sanguíneos e exsudatos amorfos em processo de organização sobrepostos à sinóvia. Em termos gerais, a patologia sinovial da OAE mostra anormalidades compatíveis com AR e OA.

Anormalidades radiológicas

No estágio inicial da doença, a característica principal é sinovite simétrica das articulações interfalangianas. Mais tarde, essa alteração é seguida de erosões articulares com aspecto radiográfico típico, que foi descrito por Martel como *deformidade em asa de gaivota*. Essa configuração é evidenciada como consequência de erosão central e proliferação marginal do osso (Figuras 14.2 e 14.3); nódulos de Heberden também podem ser encontrados. Em alguns casos, observa-se reação periosteal que se evidencia por aposição óssea linear ou "felpuda" sobre o córtex das proximidades das articulações afetadas. Edema de tecidos moles, geralmente fusiforme, pode ser demonstrado ao redor das articulações afetadas (Figura 14.2 C); contudo, raramente há osteoporose periarticular. Nos estágios mais avançados da doença, pacientes podem desenvolver anquilose óssea das falanges (ver Figuras 14.3 E e 14.4 B). Cerca de 15% dos pacientes com OAE podem ter indícios clínicos, laboratoriais e radiográficos de artrite reumatoide (Figura 14.4). A relação exata entre essas duas doenças ainda não foi esclarecida. Alguns pesquisadores acreditam que OAE seja, na verdade, artrite reumatoide envolvendo áreas incomuns, mas que depois progride e afeta articulações que são acometidas mais comumente por esta última doença. Outros autores sugeriram que as duas doenças sejam diferentes, citando como evidência o fato de que o líquido sinovial dos pacientes com artrite reumatoide não é semelhante ao dos pacientes com OAE; que as anormalidades imunes comumente associadas à artrite reumatoide não ocorrem nesta última doença; e que o teste sorológico para fator reumatoide é negativo.

Como as manifestações radiológicas de OAE e outras osteoartrites não erosivas podem ser semelhantes em alguns casos, pesquisadores

Capítulo 14 Artrites Inflamatórias

Tabela 14.1 Manifestações clínicas e radiológicas típicas das artrites inflamatórias.

Tipo de artrite	Localização	Anormalidades cruciais	Técnica[a]/Incidência

Osteoartrite erosiva (F; meia idade)	Mãos	Acometimento de:
		    Articulações interfalangianas proximais
		    Articulações interfalangianas distais
		Deformidades em asa de gaivota com erosões
		Nódulos de Heberden
		Anquilose articular
			Incidência dorsopalmar

Artrite reumatoide (F > M; fator reumatoide e DRW4 positivos)	Mãos e punhos	Acometimento de:
		    Articulações metacarpofalangianas
		    Articulações interfalangianas proximais
			Incidência dorsopalmar

		Erosões centrais e periféricas	Incidências dorsopalmar e de Norgaard, RM
		Osteoporose periarticular	Incidência dorsopalmar
		Deformidades articulares: em pescoço de cisne, abotoadura, mão em telescópio, polegar de caroneiro	Incidência dorsopalmar
		Sinovite	RM pós-contraste
		Edema pré-erosivo	RM
	Quadril	Estreitamento do espaço articular	Incidências anteroposterior e perfil
		Erosões	Incidências anteroposterior e perfil
		Protrusão acetabular (*acetabular protrusio*)	RM Incidência anteroposterior
	Joelho	Estreitamento do espaço articular	Incidências anteroposterior e perfil
		Erosões	
		Cistos sinoviais	RM
	Tornozelo e pé	Acometimento da articulação subtalar	Incidência de perfil
		Erosões do calcâneo	Incidências em perfil e de Broden Incidência em perfil (calcanhar)
Artrite idiopática juvenil (AIJ)	Mãos	Anquilose articular Reação periosteal Anormalidades do crescimento	Incidência dorsopalmar (punho e mão)
	Joelhos	Anormalidades do crescimento	Incidências anteroposterior e perfil
	Coluna cervical	Fusão das articulações interapofisárias	Incidências anteroposterior, perfil e oblíqua
		Subluxação de C1-2	Incidência de perfil em flexão
Variantes reumatoides	Coluna vertebral	Aspecto quadrado dos corpos vertebrais	Incidências anteroposterior e perfil
Espondilite anquilosante (M > F; adulto jovem; 95% são positivos para HLA-B27)		Sindesmófitos Coluna de bambu Ossificações paravertebrais Ângulos brilhantes	Incidência de perfil
	Articulações sacroilíacas	Alterações inflamatórias Fusão	Incidências posteroanterior e de Ferguson
	Pelve	Irregularidades das cristas ilíacas tuberosidade isquiática	Incidência anteroposterior
Artrite reativa (M > F)	Pé	Acometimento das articulações do primeiro pododáctilo	Incidência anteroposterior
		Erosões do calcâneo	
	Coluna vertebral	Sindesmófito grosseiro único	Incidências anteroposterior e perfil
	Articulações sacroilíacas	Acometimento unilateral ou bilateral, mas assimétrico	Incidências anteroposterior e perfil Incidências posteroanterior e de Ferguson Tomografia computadorizada RM pós-contraste
Artrite psoriática (M ≥ F; lesões cutâneas; HLA-B27 positivo)	Mãos	Acometimento das articulações interfalangianas distais Erosão dos tufos terminais Erosões em orelha de rato Deformidades de lápis na xícara Dedo de salsicha Anquilose articular Reação periosteal "felpuda"	Incidência dorsopalmar
	Pé	Acometimento das articulações interfalangianas distais Erosões dos tufos terminais e do calcâneo	Incidências anteroposterior e perfil (tornozelo e pé)
	Coluna vertebral	Sindesmófito grosseiro único	Incidências anteroposterior e perfil
	Articulações sacroilíacas	Acometimento unilateral ou bilateral, mas assimétrico	Incidências posteroanterior e de Ferguson RM pós-contraste
Artropatias enteropáticas	Articulações sacroilíacas	Acometimento simétrico	Incidências posteroanterior e de Ferguson TC (imagens reformatadas nos planos coronal e sagital) RM pós-contraste
Síndrome SAPHO	Articulações esternoclavicular, manubriosternal e costosternal	Osteosclerose, hiperosteose, espessamento cortical, estreitamento do canal vertebral	RM pós-contraste TC no plano coronal

[a]Cintilografia óssea é usada para determinar a distribuição das lesões no esqueleto.
F = feminino; M = masculino; TC = tomografia computadorizada; RM = ressonância magnética; SAPHO = sinovite, acne, pustulose, hiperosteose e osteíte.

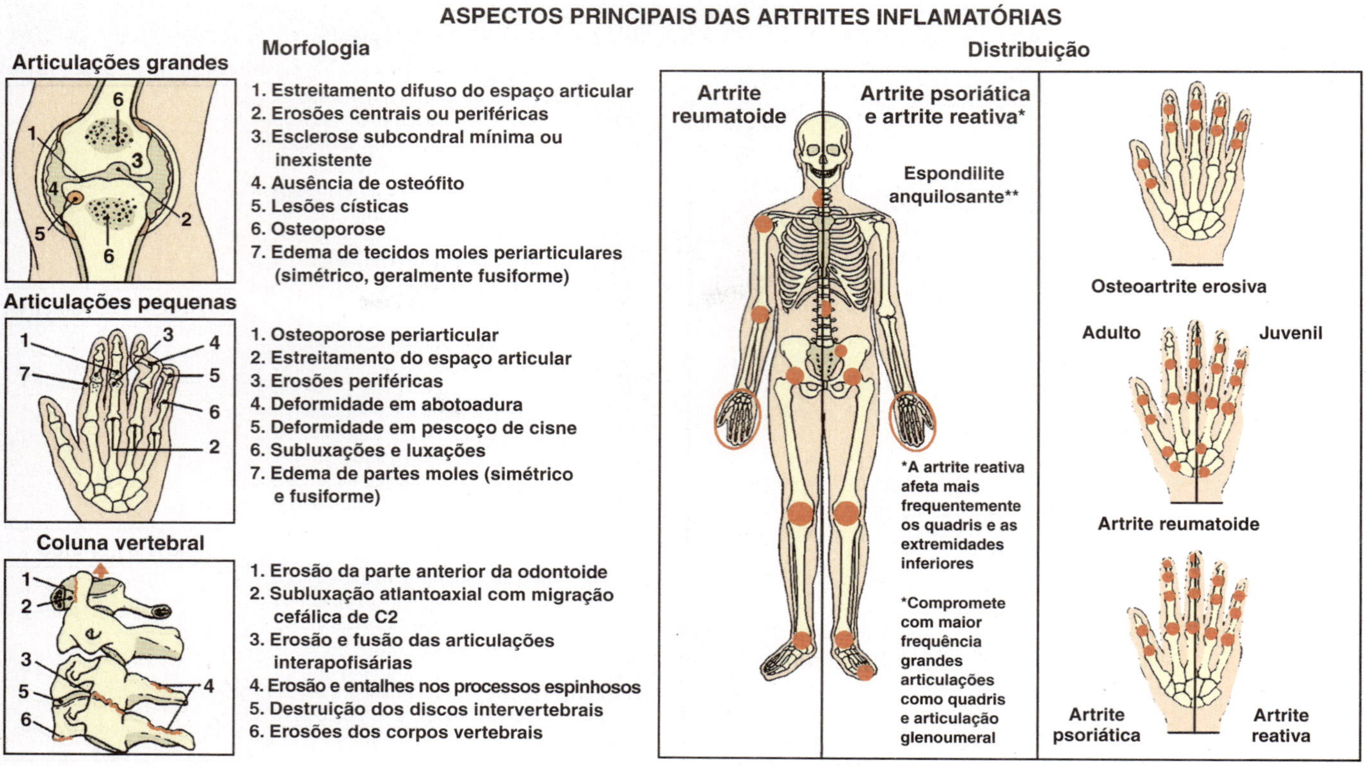

ASPECTOS PRINCIPAIS DAS ARTRITES INFLAMATÓRIAS

Morfologia

Articulações grandes
1. Estreitamento difuso do espaço articular
2. Erosões centrais ou periféricas
3. Esclerose subcondral mínima ou inexistente
4. Ausência de osteófito
5. Lesões císticas
6. Osteoporose
7. Edema de tecidos moles periarticulares (simétrico, geralmente fusiforme)

Articulações pequenas
1. Osteoporose periarticular
2. Estreitamento do espaço articular
3. Erosões periféricas
4. Deformidade em abotoadura
5. Deformidade em pescoço de cisne
6. Subluxações e luxações
7. Edema de partes moles (simétrico e fusiforme)

Coluna vertebral
1. Erosão da parte anterior da odontoide
2. Subluxação atlantoaxial com migração cefálica de C2
3. Erosão e fusão das articulações interapofisárias
4. Erosão e entalhes nos processos espinhosos
5. Destruição dos discos intervertebrais
6. Erosões dos corpos vertebrais

Distribuição

Artrite reumatoide

Artrite psoriática e artrite reativa*

Espondilite anquilosante**

*A artrite reativa afeta mais frequentemente os quadris e as extremidades inferiores

*Compromete com maior frequência grandes articulações como quadris e articulação glenoumeral

Osteoartrite erosiva — Adulto / Juvenil

Artrite reumatoide

Artrite psoriática / Artrite reativa

▲ **Figura 14.1 Artrites inflamatórias.** Aspectos principais da morfologia e da distribuição das lesões observadas nas artrites inflamatórias.

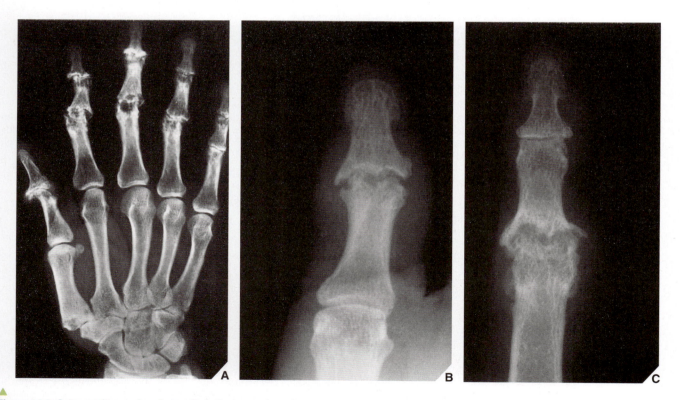

▲ **Figura 14.2 Osteoartrite erosiva. A.** A radiografia dorsopalmar da mão esquerda dessa mulher de 48 anos com OAE demonstrou acometimento típico das articulações interfalangianas proximais e distais. Observe o padrão de erosão articular em "asa de gaivota" – uma configuração resultante de erosão óssea periférica no lado distal da articulação e erosão central no lado proximal da articulação associadas à proliferação óssea periférica. **B.** A radiografia dorsopalmar do polegar esquerdo dessa mulher de 51 anos demonstrou erosão típica em "asa de gaivota" na articulação interfalangiana. Observe que havia edema fusiforme de partes moles, mas que não havia osteoporose periarticular. **C.** Nessa mulher de 50 anos, a erosão em "asa de gaivota" estava acompanhada de reação periosteal e edema fusiforme de partes moles – lesão muito semelhante à APs.

Capítulo 14 Artrites Inflamatórias **713**

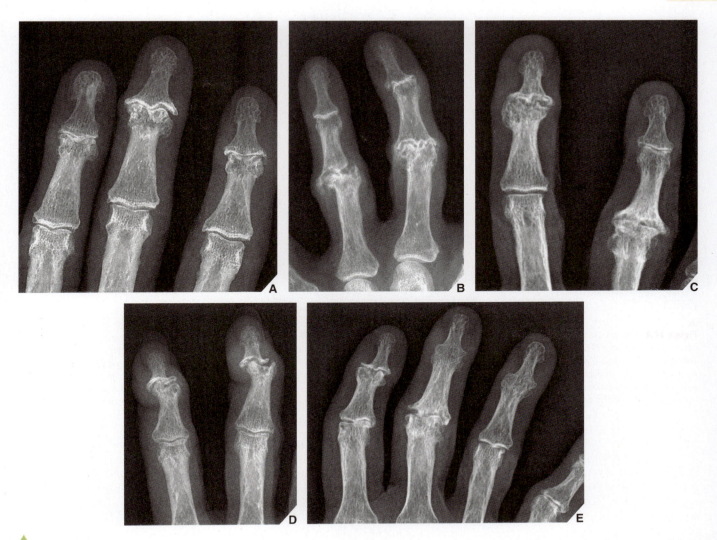

Figura 14.3 Osteoartrite erosiva. A. A imagem ampliada dos dedos indicador, médio e anular desse homem de 70 anos demonstrou erosões em "asa de gaivota" nas articulações interfalangianas distais. **B.** A imagem ampliada dos dedos médio e anular dessa mulher de 66 anos mostrou erosões avançadas das articulações interfalangianas proximais e erosões iniciais das articulações interfalangianas distais. **C.** Nessa mulher de 53 anos, essa imagem ampliada demonstrou erosão típica da articulação interfalangiana proximal do dedo anular e da articulação interfalangiana distal do dedo indicador. **D.** A radiografia dos dedos indicador e médio dessa mulher de 50 anos mostrou erosões em "asa de gaivota" nas articulações interfalangianas distais. **E.** Nessa mulher de 69 anos, além das erosões típicas da articulação interfalangiana proximal do dedo médio e da articulação interfalangiana distal do dedo indicador, observe que também havia fusão das articulações interfalangianas distais dos dedos médio e anular.

procuraram outras técnicas que permitissem diferenciar essas duas condições. Estudos recentes com biomarcadores séricos foram muito promissores nesse aspecto. Esses pesquisadores demonstraram níveis altos de mieloperoxidase, proteína C reativa e concentrações séricas da forma nitratada de um marcador de desnaturação do colágeno tipo II (Coll2-1NO2) nos pacientes com OAE.

Diagnóstico diferencial

Entre as doenças principais que devem ser consideradas no diagnóstico diferencial de OAE estão OA interfalangiana clássica, AR e artrite psoriática (APs). Nos pacientes com OA interfalangiana, alguns aspectos são semelhantes aos que ocorrem nos casos de OAE, inclusive osteofitose, esclerose subcondral, estreitamento dos espaços articulares e nódulos de Heberden e Bouchard. Contudo, erosões articulares e anquilose interfalangiana não ocorrem. Ainda existem controvérsias quanto à relação entre OAE e OA/AR. Alguns autores acreditam que a OAE seja uma doença totalmente diferente, enquanto outros defendem que seja o espectro final da OA ou, talvez, uma interface entre OA e AR (ver Figura 14.4). Ehrlich observou coexistência de manifestações clínicas, laboratoriais e radiológicas de AR em 62 dentre 170 pacientes (15%), cujo diagnóstico inicial era OAE. Esse autor foi o primeiro a sugerir uma relação entre OAE e AR. Por outro lado, Martel e colaboradores sugeriram a hipótese de que as erosões da OAE estejam relacionadas com a intensidade e duração da inflamação, favorecendo o espectro patológico de OA, em vez de doenças diferentes. Nos pacientes com OA e OAE, a distribuição das articulações afetadas das mãos é idêntica, com propensão bem definida ao acometimento das articulações interfalangianas proximais e distais, além de lesões ocasionais das primeiras articulações carpometacarpais e metacarpofalangianas. Contudo, nos casos clássicos de OA das mãos, não ocorrem erosões articulares. Além disso, em seu estudo recente sobre

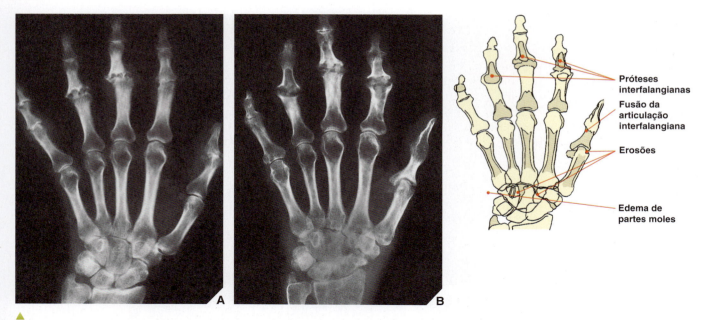

Figura 14.4 Progressão de OAE para AR. A. A radiografia dorsopalmar dessa mulher de 58 anos demonstrou alterações erosivas em configuração de "asa de gaivota" nas articulações interfalangianas proximais e articulação interfalangiana distal do dedo mínimo. Como tinha dor persistente e não houve resposta ao tratamento conservador, a paciente fez ressecção seguida de implante de próteses de silicone-borracha nas articulações interfalangianas proximais dos dedos indicador, médio e anular, assim como fusão da articulação interfalangiana do polegar e da interfalangiana distal do dedo mínimo. Cinco anos depois da cirurgia, a paciente apresentou sinais radiográficos clássicos de AR nos punhos (**B**), cotovelos, ombros, quadris e coluna cervical. Observe que havia fusão cirúrgica das articulações interfalangianas do primeiro e do quinto quirodáctilos e fusão espontânea das articulações interfalangianas distais dos dedos indicador e anular.

OA e OAE, Smith *et al.* observaram que pacientes com esta última doença tinham anormalidades radiológicas mais graves de OA nas articulações com alterações erosivas do que nas articulações sem essas lesões erosivas. É importante ressaltar que, nos casos de AR com início na idade adulta, ao contrário da OAE, articulações interfalangianas distais geralmente estão preservadas e as erosões são periféricas em vez de centrais. Entretanto, nos casos de AR com início juvenil (artrite idiopática juvenil [AIJ]), articulações interfalangianas distais também podem ser afetadas. As duas formas de AR caracterizam-se por osteoporose periarticular significativa, que geralmente não ocorre nos casos de OAE. Também há diferenças quanto aos sinais clínicos e laboratoriais. Nos casos típicos, os testes de aglutinação de látex para fator reumatoide são negativos, a VHS está normal ou tem apenas elevação mínima e o líquido sinovial não mostra alterações inflamatórias significativas. Além disso, esses pacientes não têm rigidez matutina prolongada. Nódulos subcutâneos comuns ao exame clínico de pacientes com AR não ocorrem e não há subluxação ou luxação das articulações interfalangianas.

APs é outra doença que deve ser diferenciada da OAE. Essas duas artrites acometem preferencialmente articulações interfalangianas distais, mas as erosões causadas pela APs geralmente são periféricas, como também ocorrem nos casos de AR. Ao contrário da OAE, que quase sempre tem distribuição simétrica, a maioria dos pacientes com APs tem lesões articulares assimétricas. Além disso, essa doença caracteriza-se por outras anormalidades que não ocorrem nos pacientes com OAE, inclusive lesões cutâneas, anormalidades ungueais, acometimento das articulações sacroilíacas (sacroileíte), ossificações paraespinais e formação de osteófitos com bases largas na superfície plantar do calcâneo associados a periostite felpuda. Esse tipo de periostite também se desenvolve nos ossos tubulares curtos, ao contrário da aposição óssea linear observada nos pacientes com OAE. Erosões articulares das articulações interfalangianas distais também são diferentes porque têm configuração de "orelha de rato", em vez de "asa de gaivota". Por fim, acrosteólise e erosões afiladas com deformidades em forma de lápis – resultando na chamada *artrite mutilante* típica da APs – não ocorrem nos casos de OAE. Embora osteofitose seja uma manifestação muito frequente de OAE, isso quase nunca ocorre nos pacientes com AR ou APs. Quando se desenvolvem osteófitos em pacientes com APs, eles são fenômenos secundários relacionados às alterações degenerativas coexistentes, em vez de uma lesão primária.

Em casos raros, alterações erosivas das articulações interfalangianas de pacientes com artropatia associada ao hiperparatireoidismo podem ser semelhantes às que ocorrem com OAE. Contudo, aspectos diferenciadores são osteopenia (sempre associada ao hiperparatireoidismo) e ocorrência frequente de acrosteólise, um sinal típico dessa doença. Além disso, as erosões observadas nos pacientes com artropatia associada ao hiperparatireoidismo não são tão nitidamente demarcadas como nos casos de OAE e são resultantes de reabsorção periosteal, condral e subcondral. Outros sinais que ajudam a diferenciar entre OAE e artropatia associada ao hiperparatireoidismo são "tunelização" cortical, tumores "marrons", calcificações de tecidos moles e acometimento de ligamentos e tendões resultando em frouxidão e instabilidade articular.

Em alguns casos, uma variante de OAE pode ser encontrada como parte da síndrome de Cronkhite-Canada. Essa doença sistêmica rara também causa polipose generalizada no trato digestivo, hiperpigmentação cutânea e atrofia ungueal.

Tratamento

Objetivos principais do tratamento dos pacientes com OAE inflamatória são aliviar a dor e recuperar a função articular. Abordagens terapêuticas não farmacológicas incluem fisioterapia e terapia ocupacional. Exercícios de mobilização ativa e passiva e aplicação de calor úmido na forma de banhos de parafina são medidas úteis. Abordagens farmacológicas são analgésicos, anti-inflamatórios não hormonais (AINHs) e corticoides. Alguns pacientes selecionados também são tratados com metotrexato e sais de ouro orais. Recentemente, foram obtidos resultados promissores com o uso de hidroxicloroquina por pacientes que não tinham melhorado com AINHs. Resultados satisfatórios também foram relatados depois de injeções subcutâneas de adalimumabe e injeções intra-articulares de infliximabe. Intervenção cirúrgica é necessária comumente para aliviar dor persistente e corrigir deformidades graves. Um dos procedimentos mais eficazes é artroplastia total com substituição por próteses de silicone-borracha (ver Figura 14.4). Indicações desse tipo de procedimento cirúrgico são obliteração do espaço articular, proliferação sinovial com destruição articular, perda do alinhamento normal e dor incontrolável.

Artrite reumatoide

Artrite reumatoide do adulto

Artrite reumatoide (AR) é uma doença inflamatória sistêmica progressiva crônica, que afeta predominantemente as articulações sinoviais; as mulheres são acometidas com frequência três vezes maior que os homens. A evolução da doença varia caso a caso e há tendência marcante às remissões e exacerbações espontâneas. Hoje em dia, a AR é entendida como doença autoimune heterogênea, na qual fatores genéticos desempenham papel importante em sua expressão clínica.

Vários estudos de associação genômica ampla foram realizados, mas seus resultados geralmente foram desapontadores. A genética da doença é complexa, multifatorial e varia de acordo com a população étnica estudada. A relação mais clara refere-se ao complexo de histocompatibilidade principal (MHC, ou *major histocompatibility complex*, em inglês), mas os resultados desses estudos não se traduziram em intervenções práticas que possam ser aplicadas na prática clínica.

Embora a associação com os *loci* de suscetibilidade dos genes *HLA-DRB1* e *PTPN22* esteja mais bem demonstrada, vários *loci* não relacionados com o sistema HLA também foram associados a essa artrite, inclusive a região cromossômica 18q21, na qual se encontra o gene *TNFRSR11A*. Esse gene codifica o ativador de receptor do fator nuclear κB. Além disso, uma variante genética comum do *locus TRAF1-C5* do cromossomo 9 está associada a risco mais alto de AR positiva para anticorpo antiproteína citrulinada (anti-PCC). Variantes alélicas do HLA-DRB1 associadas ao risco de desenvolver AR codificam uma sequência semelhante (aminoácidos 70 a 74) conhecida como *epítopo compartilhado*. A detecção de anticorpos contra PCC, que são autoanticorpos presentes no soro do paciente, é um elemento importante ao diagnóstico.

Em 2010, em colaboração com a European League Against Rheumatism, o American College of Rheumatology elaborou novos critérios de classificação da AR. Esse estudo "buscou especialmente identificar, entre pacientes com diagnóstico recente de sinovite inflamatória indiferenciada, fatores úteis para diferenciar os que estavam ou não em risco alto de desenvolver doença persistente e/ou erosiva, que é um paradigma atual apropriado à definição moderna de 'AR'". A vantagem principal dessa classificação mais recente é enfatizar as manifestações encontradas nos estágios iniciais da AR, em vez de defini-la com base nas manifestações tardias da doença, como

ocorria no passado. De acordo com esses critérios modernos aceitos, a classificação como "AR definida" baseava-se na existência de sinovite ao menos em uma articulação, inexistência de outros diagnósticos que pudessem explicar essa sinovite e obtenção de escores totais iguais ou maiores que seis (total de 10) nos valores obtidos de quatro grupos: número e localização das articulações afetadas (variação de 0 a 5), anormalidade sorológica (variação de 0 a 3), níveis altos de reagentes da fase aguda (variação de 0 a 1) e duração dos sintomas (dois níveis: variação de 0 a 1).

Detecção de fator reumatoide, que consiste em anticorpos específicos no soro do paciente, é um elemento diagnóstico importante. Embora ainda haja controvérsias, alguns pesquisadores também incluem nesse grupo uma condição conhecida como *AR soronegativa* (ver adiante), na qual pacientes não têm fator reumatoide, mas apresentam manifestações clínicas e radiográficas de AR.

Fatores reumatoides

Muito utilizados na prática clínica, os fatores reumatoides são anticorpos antigamaglobulinas produzidos, em parte, pela sinóvia afetada pela doença reumatoide. Em geral, esses anticorpos são da classe das imunoglobulinas M (IgM) e combinam-se com seus antígenos (imunoglobulina G, ou IgG) para formar imunocomplexos. Como fatores reumatoides podem ser encontrados nos líquidos articulares de pacientes com outras doenças não reumatoides, isoladamente sua presença não confirma o diagnóstico de AR. Esses anticorpos são estudados há décadas e, no passado, eram considerados marcadores sorológicos fundamentais da AR; contudo, isso não é verdade, porque fatores reumatoides podem ser detectados no líquido articular de pacientes com outras doenças não reumatoides. Embora fatores reumatoides ainda sejam amplamente utilizados, eles perderam grande parte de sua proeminência do passado. Apesar disso, a detecção de títulos altos desses fatores no líquido de derrame articular é muito sugestiva do diagnóstico de AR. Nos estágios iniciais dessa doença, fatores reumatoides podem ser demonstrados no líquido sinovial antes que se tornem positivos no soro, possibilitando seu diagnóstico precoce.

Os fatores reumatoides contribuem para a patogenia da AR por meio da formação de complexos antígeno-anticorpo locais e circulantes. No líquido sinovial, os fatores reumatoides das classes IgG e IgM podem combinar-se com antígeno (IgG) e formar imunocomplexos. O sistema complemento é ativado, resultando na atração de leucócitos polimorfonucleares para dentro do espaço articular. A liberação de suas enzimas hidrolíticas provoca destruição dos tecidos articulares. O processo que desencadeia esses eventos ainda não foi definido. Pacientes com AR e nódulos subcutâneos quase sempre têm fatores reumatoides positivos, geralmente em títulos altos. Contudo, curiosamente, é verdade que a frequência e gravidade dos nódulos reumatoides diminuíram acentuadamente na população em geral e, em comparação com duas gerações anteriores, a doença é acentuadamente diferente nesse aspecto.

Entretanto, a demonstração de títulos altos desses fatores no líquido do derrame articular é altamente sugestiva do diagnóstico de AR. Nos estágios iniciais da doença, fatores reumatoides podem ser demonstrados no líquido sinovial antes que sejam positivos no soro, possibilitando confirmar precocemente o diagnóstico de AR.

Como foi descrito nos parágrafos anteriores, autoanticorpos dirigidos contra o grupo de *PCCs* são mais patognomônicos de AR que fatores reumatoides. A segunda geração de ensaios imunossorventes ligados a enzima (ELISA) para anticorpos anti-peptídeo citrulinado cítrico tipo 2 (anti-PCC2) tem especificidade de até 97% no diagnóstico de AR. Esses anticorpos são dirigidos contra uma ou todas as seguintes proteínas: alfaenolase, fibrinogênio e vimentina. Em todos os casos, o aminoácido arginina dessas proteínas foi substituído pelo aminoácido vegetal citrulina. Nos indivíduos geneticamente predispostos à perda de tolerância, formam-se autoanticorpos dirigidos contra essas PCCs, que podem ser detectados alguns anos antes das primeiras manifestações clínicas de AR. Vários fatores aceleram comprovadamente essa perda de tolerância, inclusive tabagismo e infecções (especialmente infecções gengivais por *Proteus*).

Manifestações clínicas

Manifestações articulares e periarticulares incluem edema e hipersensibilidade articular à palpação, rigidez matutina e limitação grave dos movimentos das articulações afetadas. A apresentação clínica varia caso a caso, mas o quadro mais comum é de início insidioso de dor com edema simétrico das articulações das mãos. Alguns pacientes podem ter início palindrômico; acometimento monoarticular; sinovite extra-articular (p. ex., tenossinovite e bursite); e sinais e sintomas sistêmicos como mal-estar, fadiga, anorexia, emagrecimento e febre baixa.

Anormalidades radiológicas

AR caracteriza-se por estreitamento simétrico difuso dos espaços articulares, geralmente multicompartimental, associado a erosões centrais ou periféricas, osteoporose periarticular e edema de tecidos moles periarticulares; esclerose subcondral é mínima ou não ocorre, e não há formação de osteófitos.

Lesões de articulações grandes

A AR pode afetar todas as articulações grandes, independentemente de sustentarem peso ou não. Qualquer que seja o tamanho da articulação e da estrutura afetada, é possível detectar algumas anormalidades radiográficas típicas desse processo inflamatório.

Osteoporose. Na AR, ao contrário do que se observa nos pacientes com OA, a osteoporose é uma manifestação radiológica marcante na artrite reumatoide. No estágio inicial da doença, a osteoporose localiza-se nas áreas periarticulares, mas, com a progressão do processo inflamatório, pode-se observar osteoporose generalizada.

Estreitamento dos espaços articulares. Em geral, estreitamento articular é um processo simétrico evidenciado por estreitamento concêntrico da articulação. No joelho, todos os três compartimentos articulares são afetados (Figuras 14.5 e 14.6). Estreitamento concêntrico da articulação do quadril provoca migração axial da cabeça do fêmur que, nos estágios mais avançados, pode causar protrusão acetabular (*acetabular protrusio*) (Figura 14.7). Estreitamento concêntrico semelhante ocorre na articulação do ombro (Figura 14.8). A migração proximal da cabeça do úmero também pode ser secundária às alterações destrutivas e à ruptura do manguito rotador (Figura 14.9); também é possível encontrar reabsorção da extremidade distal da clavícula, que adquire aspecto semelhante a um lápis. Nesses casos, a ruptura do manguito rotador (Figura 14.10) deve ser diferenciada da sua forma traumática crônica de ruptura (ver Figura 5.67). Quando há acometimento da articulação do tornozelo, também se observa estreitamento articular concêntrico (Figura 14.11).

Erosões articulares. A destruição erosiva de uma articulação pode ser central ou periférica. Como regra geral, processos reparadores estão ausentes ou são muito inexpressivos; por essa razão, não há indícios de esclerose subcondral ou osteófitos (Figuras 14.12 e 14.13), que podem estar presentes apenas quando alterações degenerativas secundárias se sobrepõem ao processo inflamatório subjacente (ver Figura 13.11). A RM demonstra claramente erosões articulares (Figuras 14.14 a 14.16).

Erosões ósseas extra-articulares. O desaparecimento do triângulo radiotransparente normal localizado entre a borda posterossuperior do calcâneo e o tendão calcâneo é compatível com presença de líquido inflamatório na bursa retrocalcânea, que está comumente associada à erosão do calcâneo (Figura 14.17). Erosões ósseas também podem ser detectadas em outras partes do pé (Figura 14.18), da mão e do punho (Figuras 14.19 a 14.22).

Cistos e pseudocistos sinoviais. Em geral, essas falhas radiotransparentes são detectadas nas proximidades da articulação (Figura 14.23). As lesões císticas podem ou não se comunicar com o espaço articular.

Cisto poplíteo (cisto de Baker). Cisto de Baker, assim denominado em homenagem ao cirurgião William Morrant Baker, que primeiro o descreveu, forma-se na fossa poplítea entre a cabeça medial do tendão do músculo gastrocnêmico e o tendão semimembranáceo e é uma lesão comum encontrada em cerca de 48% dos pacientes com AR. Essa lesão pode ser detectada por US (Figura 14.24), TC (ver Figura 14.57 A e B) ou RM (Figura 14.25; ver também Figura 14.57 C a E). O cisto localiza-se posteriormente e pode estar orientado para cima ou para baixo nos tecidos moles da parte posterior da articulação do joelho. Ruptura do cisto (Figura 14.26) causa extravasamento do seu conteúdo inflamatório para dentro dos tecidos moles da panturrilha, acarretando dor e edema, que podem ser confundidos com tromboflebite (ver também parágrafos seguintes).

Derrame articular. Líquidos na articulação do joelho podem ser mais bem demonstrados nas radiografias de perfil (ver Figura 14.5 B e D) ou por RM (ver Figura 14.25). Esta última técnica também é útil para detectar líquido em outras articulações grandes como ombro (ver Figura 14.10), cotovelo (ver Figura 14.14) e quadril (ver Figura 14.15 B).

Corpos riziformes. Por sua semelhança macroscópica com grãos de arroz branco polido, esses diminutos corpos intra-articulares ou intrabursais soltos, geralmente com tamanho uniforme, estão frequentemente associados à AR e parecem representar uma complicação do processo inflamatório crônico. Em alguns casos, os corpos diminutos também podem ser detectados em pacientes com artrite inflamatória soronegativa e, até mesmo, na artrite tuberculosa. Essas partículas contêm colágeno, fibrinogênio, fibrina, reticulina, elastina, células mononucleares, hemácias e algum material amorfo. Ao exame radiográfico (Figura 14.27), tal condição pode ser confundida, ocasionalmente, com condromatose sinovial (ver Capítulo 23). Nas imagens de RM ponderadas em T1, os corpos riziformes têm sinal de intensidade intermediária, enquanto nas imagens ponderadas em T1 são apenas ligeiramente hiperintensos em comparação com músculos (Figuras 14.28 e 14.29).

Nódulos reumatoides. Nódulos reumatoides são relativamente comuns, com frequência relatada em torno de 25%. Em geral, esses nódulos desenvolvem-se sobre áreas de pressão como cotovelo (Figura 14.30), calcanhar ou tuberosidades isquiáticas.

Capítulo 14 Artrites Inflamatórias   717

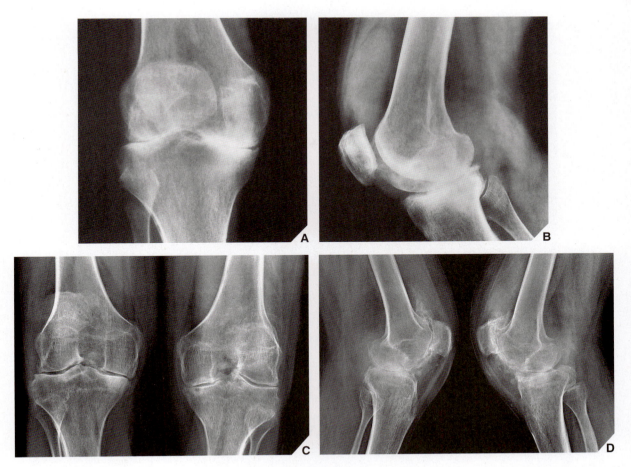

▲
Figura 14.5 AR dos joelhos. Radiografias nas incidências anteroposterior (**A**) e perfil (**B**) do joelho dessa mulher de 52 anos com AR em várias articulações mostraram lesões tricompartimentares. Observe que havia osteoporose periarticular e derrame articular, mas sem osteofitose. Radiografias nas incidências anteroposterior (**C**) e perfil (**D**) dos joelhos desse homem de 50 anos demonstraram estreitamento homogêneo dos compartimentos articulares medial e lateral e femoropatelar com derrames articulares associados.

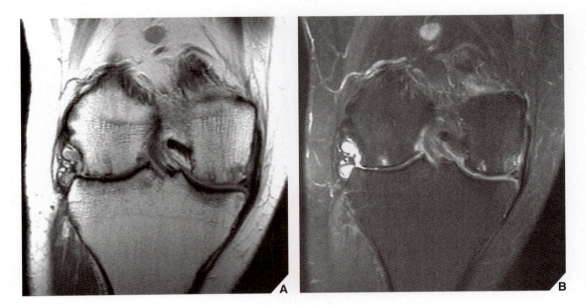

▲
Figura 14.6 Imagens de RM de AR do joelho. Imagens coronais de RM ponderada em T1 (**A**) e ponderada em densidade de prótons com supressão de gordura (**B**) do joelho esquerdo dessa mulher de 50 anos demonstraram estreitamento homogêneo dos espaços articulares dos compartimentos lateral e medial, destruição da cartilagem articular, erosões ósseas subcondrais e rupturas dos meniscos lateral e medial. Observe que também havia proliferação óssea/formação de osteófitos, apesar da perda grave de cartilagem. (Reproduzida, com autorização, de Greenspan A, Gershwin ME. *Imaging in Rheumatology: a clinical approach*, 1 st ed. Philadelphia: Wolters Kluwer; 2018:213.)

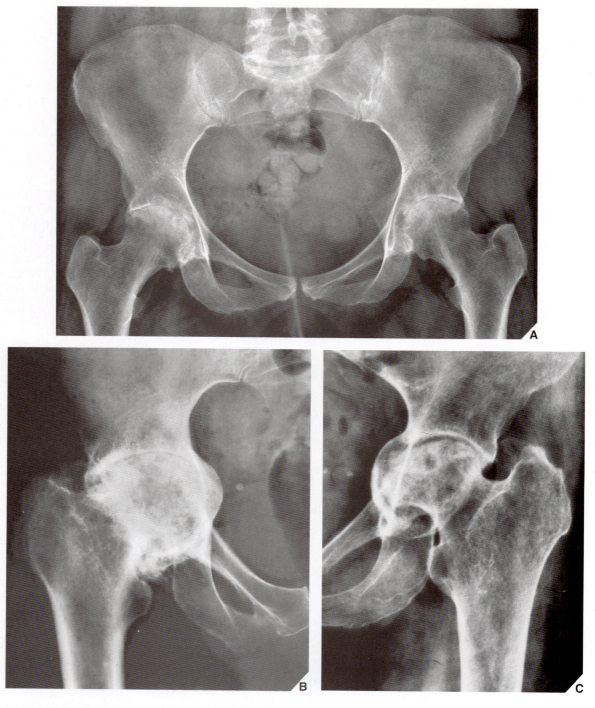

Figura 14.7 AR do quadril. A. A radiografia anteroposterior da pelve dessa mulher de 47 anos demonstrou estreitamento homogêneo das articulações do quadril associado à migração axial das cabeças femorais. **B.** A radiografia anteroposterior do quadril direito dessa mulher de 60 anos com AR avançada mostrou estreitamento concêntrico dos espaços articulares com migração axial da cabeça do fêmur e protrusão acetabular resultante. Também havia algumas alterações osteoartríticas secundárias sobrepostas. **C.** A radiografia anteroposterior do quadril esquerdo dessa mulher de 64 anos evidenciou erosões da cabeça do fêmur e acetábulo, estreitamento concêntrico da articulação do quadril e protrusão acetabular.

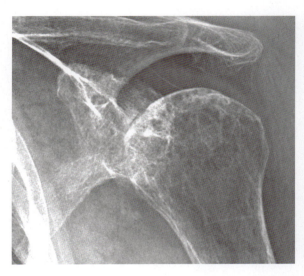

▲
Figura 14.8 AR do ombro. A radiografia anteroposterior do ombro esquerdo dessa mulher de 70 anos demonstrou osteoporose periarticular e estreitamento concêntrico da articulação glenoumeral. Também havia erosões da glenoide e da cabeça do úmero.

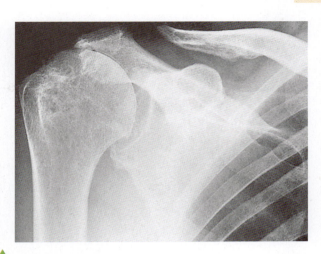

▲
Figura 14.9 AR do ombro. Essa radiografia anteroposterior do ombro direito desse homem de 72 anos com AR avançada demonstrou migração superior da cabeça do úmero secundária à ruptura do manguito rotador, complicação comum da artrite reumatoide do ombro. Observe que havia erosão afilada típica da extremidade distal da clavícula, erosões na cabeça do úmero e grau avançado de osteoporose periarticular.

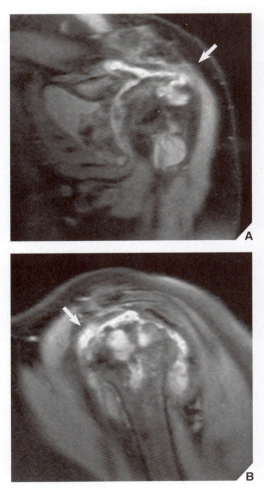

▲
Figura 14.10 Imagem de RM de AR do ombro. Imagens coronal oblíqua (**A**) e sagital de RM ponderada em densidade de prótons com supressão de gordura (**B**) do ombro esquerdo dessa mulher de 64 anos demonstraram erosões articulares e periarticulares amplas, estreitamento do espaço articular, derrame articular e ruptura do tendão supraespinal (*setas*) – indicativo de AR avançada.

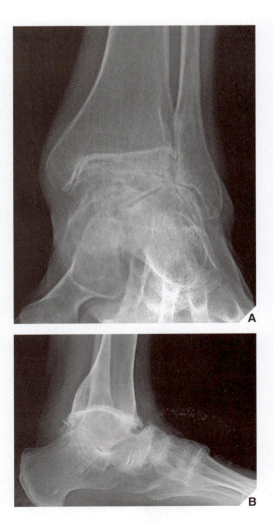

▲
Figura 14.11 AR do tornozelo. Radiografias nas incidências anteroposterior (**A**) e perfil (**B**) do tornozelo esquerdo demonstraram estreitamento homogêneo dos espaços articulares tibiotalar, subtalar, transverso do tarso (Chopart) e tarsometatarsal (Lisfranc).

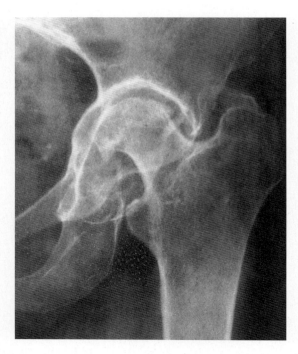

Figura 14.12 AR do quadril. Essa radiografia anteroposterior do quadril esquerdo dessa mulher de 59 anos com poliartrite reumatoide avançada demonstrou erosões típicas na cabeça do fêmur e no acetábulo. Observe que não havia osteofitose, mas apenas esclerose reativa mínima.

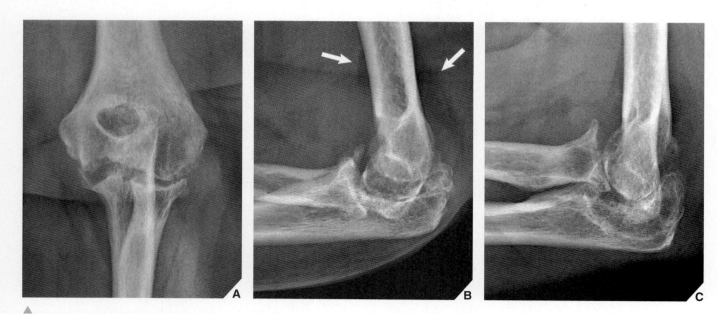

Figura 14.13 AR do cotovelo. Radiografias nas incidências anteroposterior (**A**), perfil (**B**) e cabeça de radiocapítulo (**C**) do cotovelo esquerdo dessa mulher de 61 anos demonstraram estreitamento dos espaços articulares; erosões subcondrais no capítulo, cabeça do rádio e tróclea; e derrame articular evidenciado por sinal positivo dos coxins adiposos anterior e posterior (*setas*).

Lesões de articulações pequenas

Nos casos típicos, a AR acomete articulações pequenas do punho e articulações metacarpofalangianas e interfalangianas proximais das mãos e dos pés (Figuras 14.31 e 14.32). Como regra geral, as articulações interfalangianas distais da mão são preservadas, embora possam ser acometidas nos estágios avançados da doença. Entretanto, a última condição é controversa porque alguns pesquisadores acreditam que, quando as articulações interfalangianas distais são acometidas, a doença seja AIJ ou outro tipo de poliartrite, mas não AR clássica.

Além das alterações típicas demonstradas quando há acometimento de articulações grandes, as articulações pequenas também podem ter indícios radiográficos específicos.

Edema de tecidos moles. Esse primeiro sinal de AR geralmente tem distribuição simétrica fusiforme. Sua localização é periarticular e deve-se a uma combinação de derrame articular, edema e tenossinovite. Embora possa ser demonstrado nas radiografias (ver Figura 14.40 A e B), a RM é melhor para demonstrar sinal crítico de AR pré-erosiva (ver Figura 14.32). Além disso, também

Capítulo 14 Artrites Inflamatórias 721

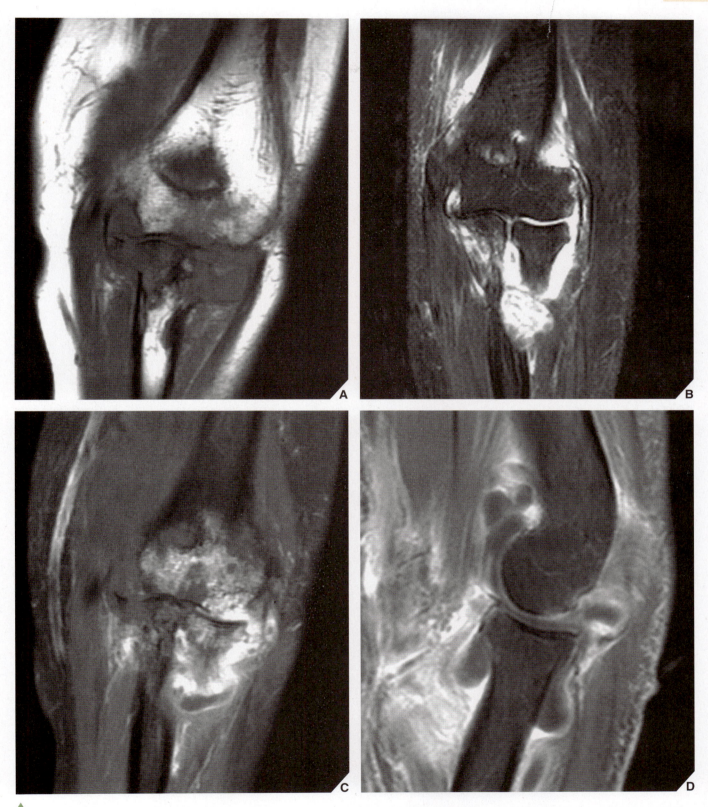

▲
Figura 14.14 Imagens de RM de AR do cotovelo. Nessa mulher de 52 anos, imagens de RM coronal ponderada em T1 (**A**), coronal em sequência IR (*inversion recovery*) (**B**), coronal em T1 com supressão de gordura (**C**) e sagital em T1 com supressão de gordura do cotovelo (**D**), obtidas depois da administração de gadolínio, demonstraram sinovite extensa, derrame articular e erosões articulares. Observe que houve realce do edema pericapsular depois da injeção de gadolínio.

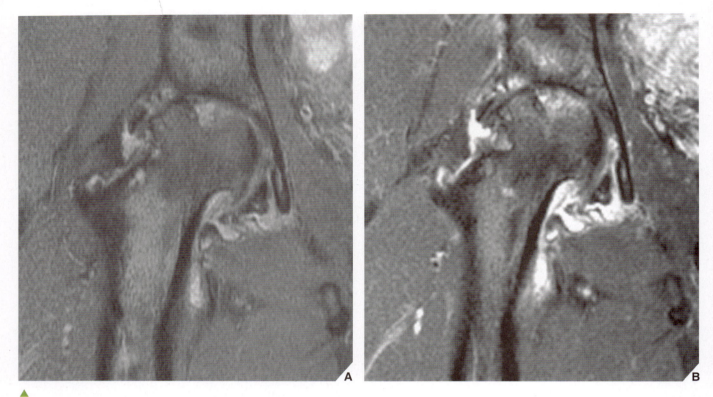

▲ **Figura 14.15 Imagens de RM de AR do quadril.** Imagens de RM coronal em densidade de prótons com supressão de gordura (**A**) e coronal em T1 com supressão de gordura (**B**) obtidas depois da injeção intravenosa de gadolínio demonstraram estreitamento homogêneo do espaço articular, derrame articular, sinovite e erosões na cabeça do fêmur e acetábulo. Notam-se osteófitos marginais atribuídos à osteoartrite secundária associada à AR crônica.

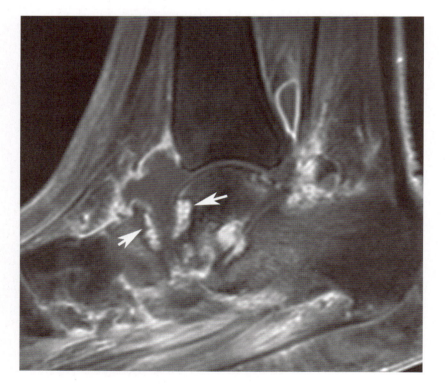

▲ **Figura 14.16 Imagem de RM de AR do pé.** Essa imagem sagital de RM ponderada em T1 com supressão de gordura obtida depois da injeção de contraste do tornozelo demonstrou derrame volumoso tibiotalar com realce de sinóvia/*pannus*. Observe que havia erosões na articulação talonavicular com realce do *pannus* inflamatório (*setas*). (Reproduzida, com autorização, de Greenspan A, Gershwin ME. *Imaging in Rheumatology: a clinical approach*, 1 st ed. Philadelphia: Wolters Kluwer; 2018: 217, Figura 6.16.)

Capítulo 14   Artrites Inflamatórias   **723**

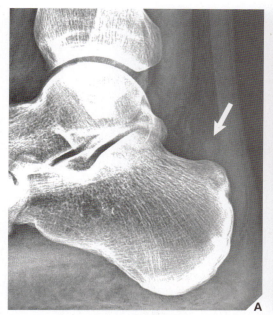
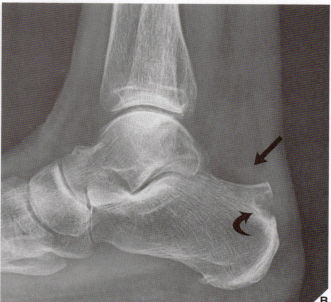
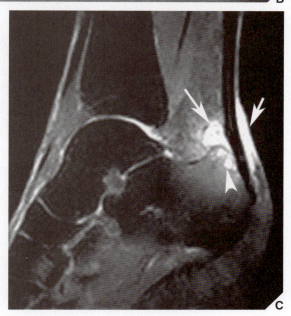

Figura 14.17 AR: erosões ósseas extra-articulares. A. A radiografia de perfil do calcanhar dessa mulher de 49 anos demonstrou bursite retrocalcânea (*seta*) sem erosão óssea. **B.** A radiografia de perfil do tornozelo dessa mulher de 55 anos com queixa de dor no calcanhar demonstrou líquido na bursa retrocalcânea (*seta*) associado à erosão do calcâneo (*seta curva*). **C.** A imagem sagital de RM em sequência STIR (*short time inversion recovery*) de outro paciente demonstrou erosão óssea do processo posterior do calcâneo (*ponta de seta*) associada a edema extenso da medula óssea adjacente e bursite retrocalcânea e posterior ao tendão calcâneo (*setas*).

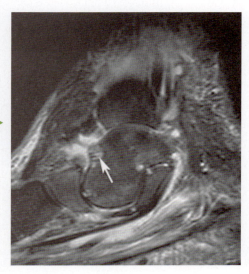

Figura 14.18 AR: erosões extra-articulares. Essa imagem sagital de RM na sequência STIR demonstrou erosão extra-articular na parte superior do colo talar (*seta*) com edema de tecidos moles circundantes. Observe que havia erosões intra-articulares menores nas articulações subtalar e talonavicular.

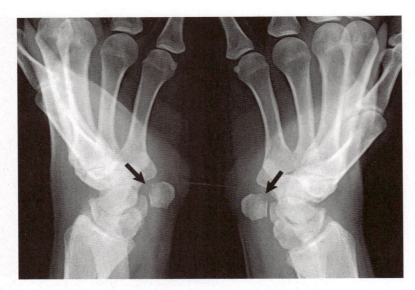

Figura 14.19 AR: erosões ósseas. Radiografia na incidência de Norgaard das mãos dessa mulher de 33 anos demonstrou erosões iniciais dos ossos pisiformes (*setas*).

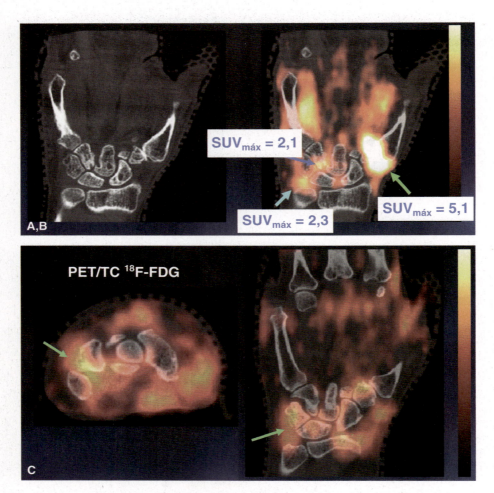

Figura 14.20 Imagens de TC e PET/TC com ^{18}F-FDG de erosões ósseas. A. A imagem de TC reformatada no plano coronal do punho direito dessa mulher de 49 anos com AR confirmada clinicamente demonstrou erosões de ossos do carpo, inclusive hamato, piramidal, capitato e escafoide. Além disso, havia estreitamento, esclerose subcondral e formação de osteófitos na primeira articulação carpometacarpal – sinais típicos de OA. **B.** A imagem coronal sobreposta de PET/TC mostrou acúmulo mais acentuado do radiomarcador ^{18}F-FDG (hiperatividade metabólica) nas áreas de sinovite inflamatória ativa e das erosões (*setas azul-escura e azul-clara*) e no foco de OA (*seta verde*). SUV$_{máx}$ = valor de captação padronizado. **C.** As imagens de PET/TC com ^{18}F-FDG sobrepostas nos planos axial e coronal do punho direito dessa mulher de 59 anos com AR demonstraram hipercaptação de glicose no compartimento pisiforme-piramidal e erosão do osso piramidal (*setas*). (Cortesia do Dr. Abhijit J. Chaudhari, Sacramento, Califórnia.)

Capítulo 14　Artrites Inflamatórias　**725**

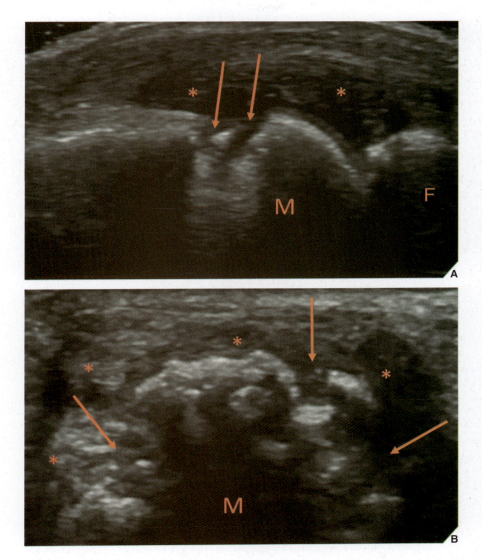

▲
Figura 14.21 US de erosão óssea. A. A imagem de US no plano longitudinal da mão desse paciente com AR demonstrou erosão da parte dorsal da cabeça do segundo metatarso (*setas*). M = cabeça do metatarso; F = falange proximal do dedo indicador; *asteriscos* = sinovite e derrame. **B.** A imagem no plano transversal do punho de outro paciente com AR mostrou erosões amplas na base do terceiro metacarpo (*setas*) associadas à sinovite (*asterisco*). M = terceiro metacarpo. (Cortesia do Prof. Andrew J. Grainger, Cambridge, Reino Unido.)

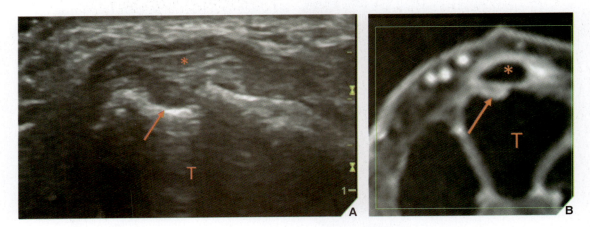

▲
Figura 14.22 Imagens de US e RM de erosões ósseas. A imagem de US (**A**) e a imagem de RM na sequência SPGR (*spoiled gradient-echo recovery*) por excitação de água (**B**) do punho desse paciente com AR demonstraram erosão (*seta*) da parte dorsal do osso piramidal (*P*). O tendão extensor ulnar do carpo (*asterisco*) estava sobreposto à erosão. (Cortesia do Prof. Andrew J. Grainger, Cambridge, Reino Unido.)

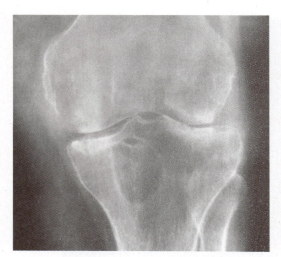

▶ **Figura 14.23 Cisto reumatoide.** A radiografia anteroposterior do joelho esquerdo dessa mulher de 35 anos com AR demonstrou um cisto sinovial volumoso na tíbia proximal. Observe que também havia erosões articulares e osteoporose periarticular.

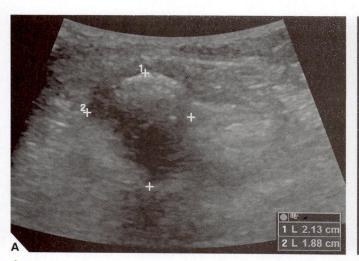
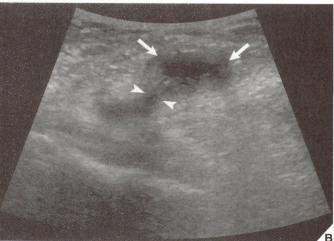

▲ **Figura 14.24 Imagens de US de cisto de Baker. A.** A imagem de US da fossa poplítea dessa mulher de 51 anos com AR demonstrou um cisto de Baker (assinalado pelo símbolo +). **B.** A imagem transversal de US do joelho dessa mulher de 42 anos com AR mostrou uma área hipoecoica ovalada (*setas*), que se comunicava com a articulação do joelho (*pontas de seta*).

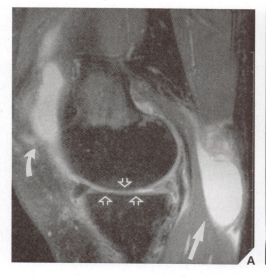
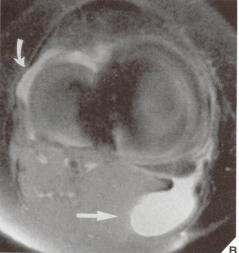

▲ **Figura 14.25 Imagens de RM de cisto de Baker.** Imagens sagital (**A**) e axial (**B**) de RM ponderada em T2 com supressão de gordura dessa mulher de 60 anos com AR demonstraram cisto poplíteo volumoso (*setas*). As *setas abertas* indicam alterações erosivas da cartilagem articular e no osso subcondral; as *setas curvas* assinalam derrame articular.

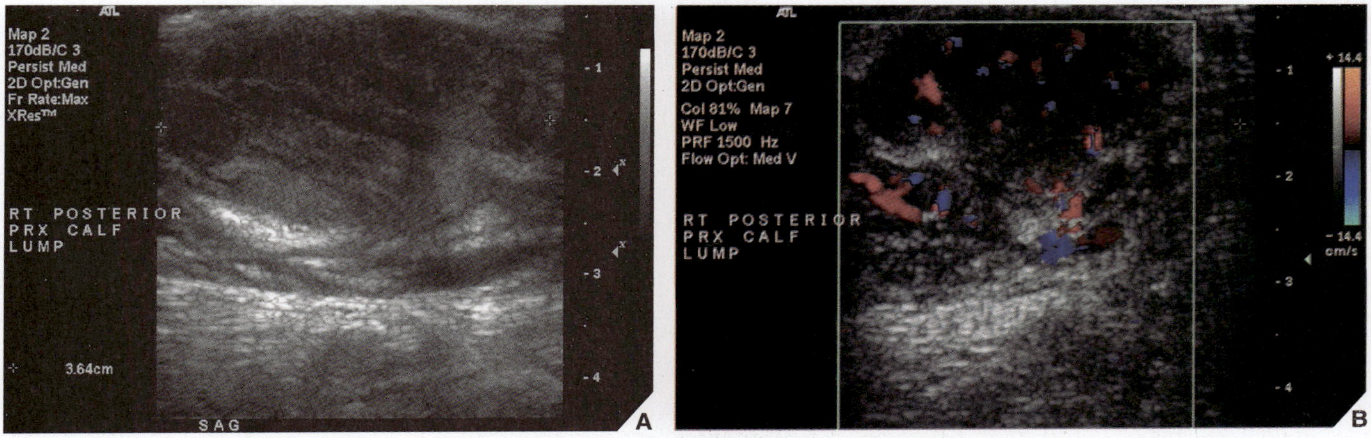

Figura 14.26 Imagens de US de cisto de Baker. Essa mulher de 41 anos apresentava massa dolorosa na região poplítea. **A.** A imagem de US com Doppler colorido demonstrou parte do cisto de Baker intacto com coleção líquida heterogênea hiperecoica. **B.** Essa imagem mostrou o local de ruptura crônica de um cisto associado a restos internos, alterações inflamatórias secundárias e hipervascularização. (Reproduzida, com autorização, de Greenspan A, Gershwin ME. *Imaging in Rheumatology: a clinical approach*, 1 st ed. Philadelphia: Wolters Kluwer; 2018:71, Figura 2.77.)

é a modalidade preferencial para demonstrar alterações iniciais de tenossinovite, embora a US também possa demonstrar claramente anormalidades dos tecidos moles em torno das articulações (Figura 14.33), além de tenossinovite das mãos (Figura 14.34) e dos pés.

Destruição do córtex articular. Esse também é um sinal radiográfico inicial de artrite inflamatória, quando o chamado *córtex articular* (ou *subcondral*) é imperceptível ou está totalmente destruído (Figura 14.35).

Erosões marginais. Outros sinais radiológicos iniciais de anormalidades articulares são erosões periféricas nas chamadas *áreas desnudas*, ou seja, áreas existentes dentro das articulações pequenas

que não são cobertas por cartilagem articular (Figura 14.36). Os locais mais comuns dessas erosões são as superfícies radiais das cabeças do segundo e terceiro metacarpos e as superfícies radial e ulnar das bases das falanges proximais (Figura 14.37). Como salientado por Resnick, a inflamação do recesso pré-estiloide – um divertículo da articulação radiocarpal que está em contato direto com o processo estiloide da ulna – causa erosão marginal da ponta dessa estrutura.

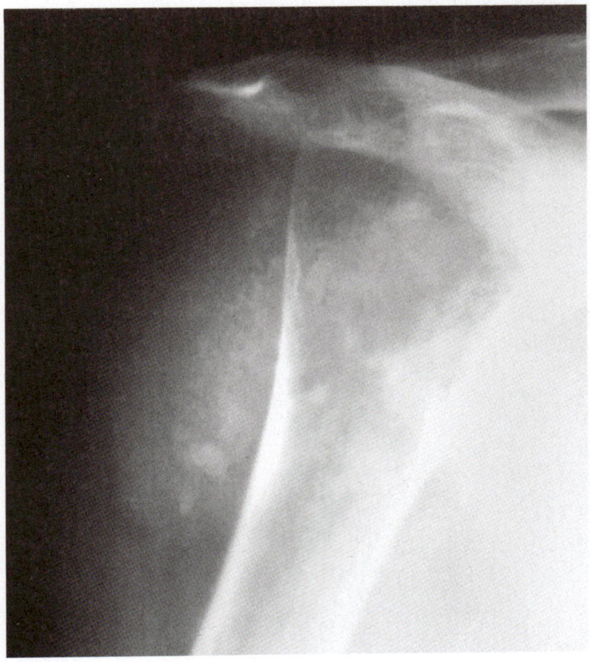

Erosões articulares. É comum encontrar erosões articulares nos estágios mais avançados da AR. Na mão, articulações metacarpofalangianas e interfalangianas proximais geralmente são acometidas (Figura 14.38), enquanto no pé as articulações mais acometidas são metatarsofalangianas e interfalangianas proximais (Figuras 14.39 e 14.40). Articulação subtalar também pode ser acometida (Figura 14.41).

Deformidades articulares. Embora não sejam patognomônicas de AR, algumas lesões como *deformidade em pescoço de cisne* e *deformidade em abotoadura* são encontradas mais comumente nesse tipo de artrite do que em qualquer outra artrite inflamatória. A primeira dessas deformidades consiste em hiperextensão da articulação interfalangiana proximal e flexão da articulação interfalangiana distal, resultando na configuração semelhante a um pescoço de cisne (Figura 14.42). Na deformidade em abotoadura, a configuração é exatamente o oposto, ou seja, flexão da articulação interfalangiana proximal e extensão da interfalangiana distal (Figura 14.43). A palavra *abotoadura* é usada apara descrever essa deformidade em razão da posição dos dedos enquanto fixam uma flor à lapela. Uma deformidade semelhante do primeiro quirodáctilo é conhecida como *polegar de caroneiro*.

Além disso, subluxações e luxações com desalinhamentos dos dedos das mãos são anormalidades comuns nos estágios avançados da AR. Uma alteração especialmente característica é o desvio ulnar dos dedos nas articulações metacarpofalangianas e o desvio radial do punho na articulação radiocarpal (Figura 14.44). Nos estágios muito avançados da AR, pode-se observar encurtamento de várias falanges em consequência de alterações destrutivas das articulações associadas às luxações das articulações metacarpofalangianas. Essa deformidade assemelha-se à telescopagem dos dedos, por isso o seu nome em francês *main-en-lorgnette*, usado para descrever um tipo telescopável de luneta de ópera (Figura 14.45). Ampliação anormal do

Figura 14.27 Corpos riziformes. A radiografia anteroposterior do ombro direito dessa mulher de 60 anos com AR avançada demonstrou vários corpos riziformes no complexo de bolsas subacromial-subdeltóidea.

espaço entre os ossos semilunar e escafoide também pode ser observada nos estágios avançados da doença em consequência de erosão e da ruptura do ligamento escafossemilunar (Figura 14.46); essa lesão é semelhante ao sinal de Terry-Thomas causado por lesões traumáticas (ver Figuras 7.94 e 7.95). Deformidades articulares também são encontradas frequentemente nos pés, e a articulação subtalar é acometida comumente, enquanto a subluxação das articulações metatarsofalangiana geralmente causa deformidades como hálux valgo e dedos em martelo (Figura 14.47).

Anquilose articular. Anquilose articular é uma lesão rara, que pode ser observada nos estágios avançados da AR e afeta mais comumente articulações mediocarpais (ver Figuras 14.44 e 14.45). Alterações anquilóticas do punho são mais comuns nos pacientes com AIJ e a chamada *AR soronegativa*.

Lesões da coluna vertebral

Os segmentos torácico e lombar são afetados na AR apenas em casos raros. Entretanto, a coluna cervical é acometida em cerca de 50% dos pacientes com essa doença (Figura 14.2). As anormalidades radiográficas mais características de AR da coluna cervical podem ser observadas no processo odontoide e nas articulações atlantoaxiais e apofisárias (Figuras 14.48 e 14.49; ver também Figura 12.42). A subluxação é comum na articulação atlantoaxial (ver Figura 12.43), frequentemente acompanhada de translocação vertical do processo odontoide (também conhecida como *assentamento cranial* ou *impacção atlantoaxial*) (Figuras 14.50 e 14.51). A anormalidade mais comum é a frouxidão do ligamento transverso que interliga o processo odontoide ao atlas. Essa frouxidão torna-se evidente nas radiografias obtidas na incidência de perfil com coluna cervical flexionada,

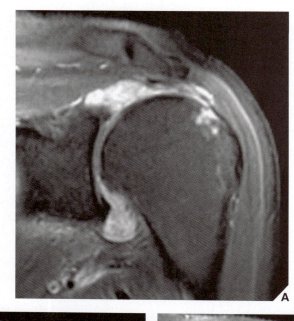

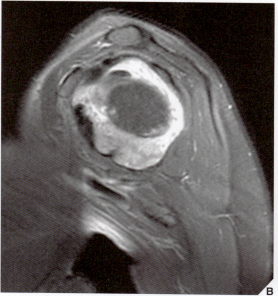

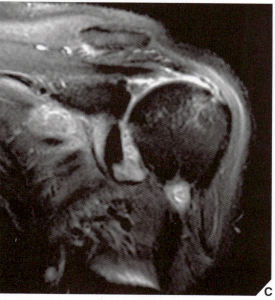

▲
Figura 14.28 Imagens de RM de corpos riziformes. Imagens de RM coronal oblíqua ponderada em densidade de prótons (**A**), sagital ponderada em densidade de prótons (**B**) e coronal oblíqua ponderada em T2 com supressão de gordura (**C**) do ombro esquerdo dessa mulher de 66 anos com AR demonstraram vários corpos riziformes intra-articulares.

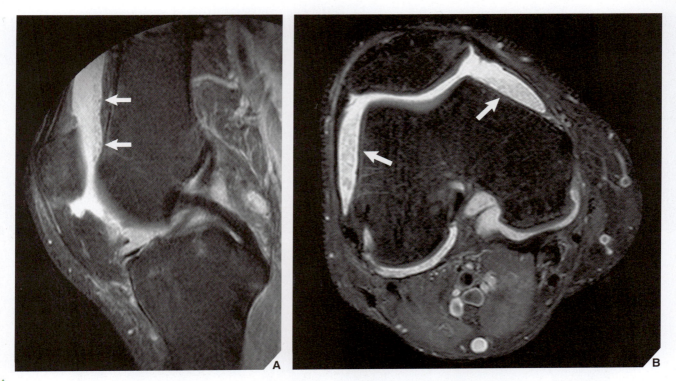

▲ **Figura 14.29 Imagens de RM de corpos riziformes.** Imagens sagital (**A**) e axial (**B**) de RM em sequência FSE (*fast-spin echo*) ponderada em densidade de prótons com supressão de gordura do joelho direito dessa mulher de 68 anos com AR demonstraram vários corpos riziformes intra-articulares (*setas*).

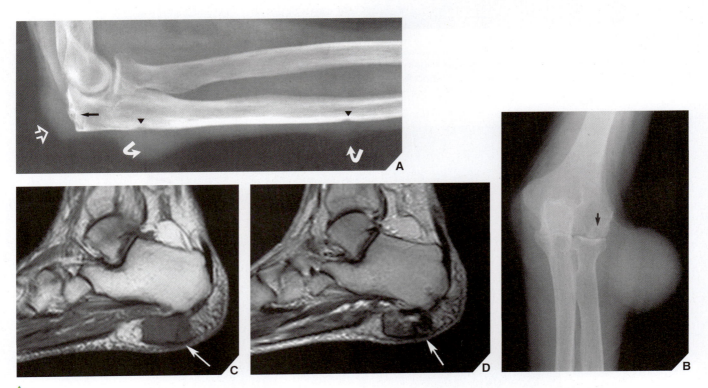

▲ **Figura 14.30 Nódulos reumatoides. A.** A radiografia de perfil do cotovelo direito desse homem de 39 anos com AR demonstrou erosões do processo olecraniano (*seta*), bursite olecraniana (*seta aberta*) e nódulos reumatoides na parte dorsal do antebraço (*setas curvas*). Observe que havia erosões corticais côncavas típicas nas áreas com nódulos reumatoides (*pontas de seta*). Esse sinal de AR não deve ser confundido com nodulose reumatoide. **B.** Essa mulher de 68 anos com AR tinha um nódulo reumatoide grande na parte lateral da articulação do cotovelo. Observe que havia erosões na articulação radiocapitular (*seta*). Imagens sagitais de RM ponderadas em T1 (**C**) e T2 (**D**) do tornozelo de outro paciente com AR mostraram nódulo reumatoide hipointenso na região plantar do calcanhar (*setas*).

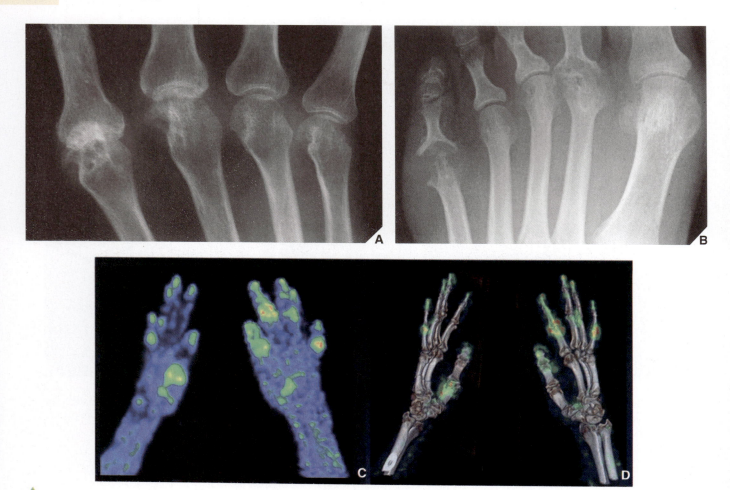

▲ **Figura 14.31 AR de articulações pequenas.** Radiografias da mão (**A**) e do pé (**B**) dessa mulher de 51 anos demonstraram erosões típicas em articulações pequenas. Imagens de tomografia computadorizada por emissão de fóton único (SPECT) com difosfato de metileno marcado com ^{99m}Tc (**C**) e uma imagem de SPECT/TC reconstruída em 3D (tridimensional) (**D**) das mãos de outro paciente com AR mostraram lesões em várias articulações pequenas das mãos.

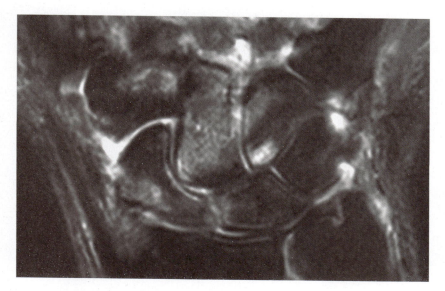

▲ **Figura 14.32 Imagem de RM com alterações precoces de AR.** Essa imagem coronal de RM em sequência STIR (*short time inversion recovery*) demonstrou edema de medula óssea dos ossos do carpo e processo estiloide radial, sem erosões ósseas bem definidas. Também havia derrame articular pequeno e edema pericapsular. Edema de medula óssea pode ser demonstrado por RM antes que surjam erosões ósseas detectáveis radiograficamente (edema pré-erosivo). Esse recurso faz com que a RM seja a técnica preferencial para confirmar o diagnóstico em fase inicial da AR e, desse modo, iniciar o tratamento imediatamente.

Capítulo 14 Artrites Inflamatórias 731

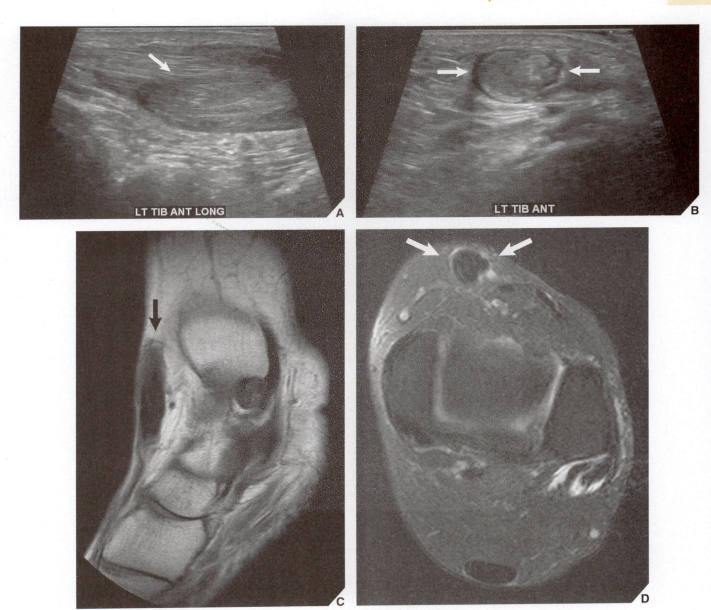

Figura 14.33 Imagens de US e RM de tenossinovite. Imagens longitudinal (**A**) e transversal (**B**) de US da parte anterior do tornozelo esquerdo dessa mulher de 65 anos com AR demonstraram espessamento acentuado do tendão tibial anterior e líquido na bainha do tendão (*setas*). **C.** A imagem sagital de RM ponderada em T1 confirmou espessamento do tendão tibial anterior. **D.** Essa imagem axial de RM ponderada em densidade de prótons também evidenciou líquido dentro da bainha do tendão tibial anterior (*setas*) e tenossinovite dos tendões fibulares longo e curto (*setas brancas*). (Cortesia do Dr. Cyrus Bateni, Sacramento, Califórnia.)

é evidenciada por subluxação da articulação atlantoaxial (Figura 14.52) e frequentemente está acompanhada de migração proximal do processo odontoide. Em muitos casos, essa complicação requer intervenção cirúrgica, e o procedimento realizado mais comumente para corrigi-la é fusão posterior.

Lesões graves das articulações apofisárias causam subluxações. Em casos extremamente raros, como também ocorre com artrite AIJ, as articulações apofisárias podem desenvolver anquilose. Ocasionalmente, outras estruturas afetadas pelo processo reumatoide são discos intervertebrais e corpos vertebrais adjacentes, que são envolvidos em consequência da sinovite que se estende desde as articulações de Luschka. Uma porcentagem pequena dos pacientes com doença cervical pode ter mielopatia cervical. A RM

é a modalidade preferencial para avaliar lesão da coluna vertebral desses pacientes (ver Figura 14.51).

Complicações da artrite reumatoide

As complicações da AR estão relacionadas não apenas com o processo inflamatório primário, mas também com as sequelas do tratamento (ver "Complicações do tratamento cirúrgico", no Capítulo 12). Doses altas de corticoides prescritos frequentemente para tratar esses pacientes comumente causam osteoporose generalizada. Por sua vez, osteoporose grave e erosões ósseas extensas podem causar fratura patológica, que é uma complicação frequente. Ruptura do manguito rotador também pode ocorrer em consequência de erosão causada pelo *pannus* inflamatório na articulação do ombro (ver

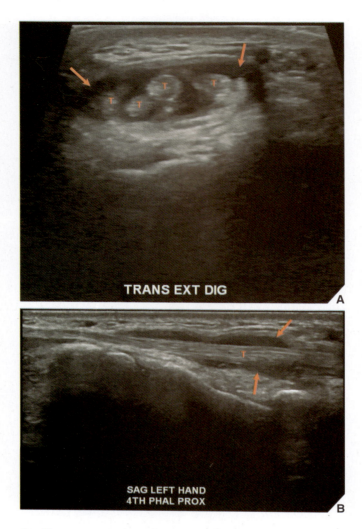

▲ **Figura 14.34 Imagens de US de tenossinovite. A.** A imagem no plano transversal do punho esquerdo demonstrou líquido (*setas*) em torno dos tendões extensores espessados (*T*). **B.** A imagem no plano sagital mostrou coleção líquida lobulada (*setas*), que se estendia ao longo do tendão extensor do dedo anular, que estava espessado (*T*). (Cortesia do Dr. Cyrus Bateni, Sacramento, Califórnia.)

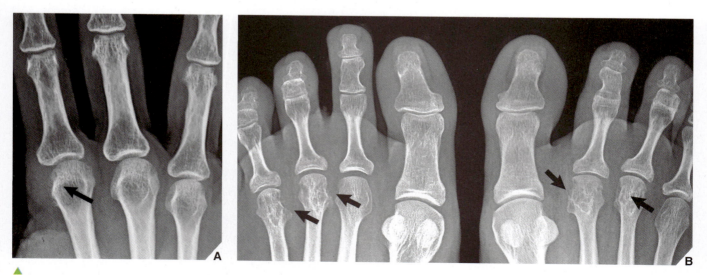

▲ **Figura 14.35 AR – destruição do córtex articular. A.** Um sinal radiográfico muito inicial é a destruição do chamado *córtex articular* da cabeça do segundo metacarpo na parte radial (*seta*). Compare com o contorno preservado das cabeças do terceiro e quarto metacarpos. **B.** Em outro paciente, as cabeças dos metatarsos estavam igualmente afetadas (*setas*).

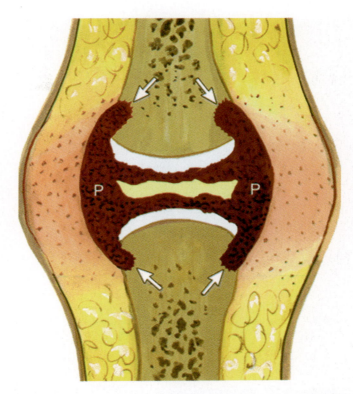

▲ **Figura 14.36 AR – erosões nas áreas desnudas.** A invasão de *pannus* inflamatório (*P*) para dentro de áreas articulares não cobertas por cartilagem articular (também conhecidas como *áreas desnudas*) causa erosões marginais (*setas*).

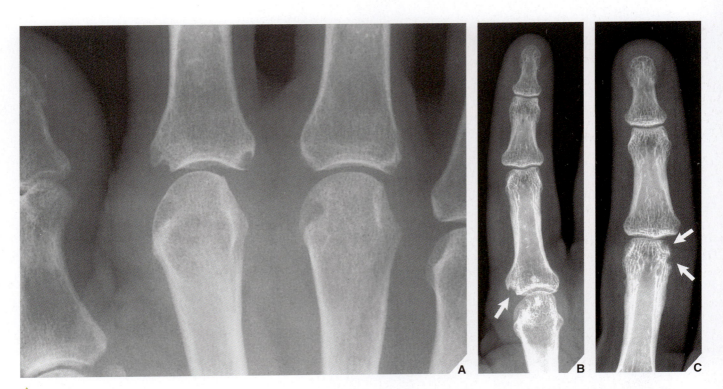

▲ **Figura 14.37 AR – erosões nas áreas desnudas. A.** Essa mulher de 55 anos com AR tinha erosões típicas nas áreas desnudas. Observe que também havia osteoporose periarticular e edema de tecidos moles. **B.** A radiografia do dedo indicador demonstrou erosão da área desnuda na base da falange proximal (*seta*) associada a edema de partes moles. **C.** A radiografia do dedo médio de outro paciente mostrou erosões nas áreas desnudas da extremidade distal da falange proximal (*setas*). (**B** e **C**, Reimpressas com autorização de Greenspan A, Gershwin ME. *Imaging in Rheumatology: a clinical approach*, 1 st ed. Philadelphia: Wolters Kluwer; 2018:225, Figura 6.34 B e C.)

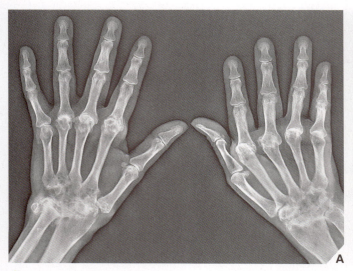 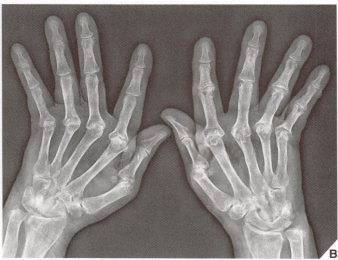

Figura 14.38 AR nas mãos. A. A radiografia dorsopalmar das mãos dessa mulher de 63 anos demonstrou sinais típicos dessa doença, inclusive destruição da cartilagem articular e erosões subcondrais predominantes nas articulações metacarpofalangianas, radiocarpais e intercarpais. Observe que as articulações interfalangianas distais estavam preservadas. **B.** A radiografia dorsopalmar das mãos dessa mulher de 72 anos mostra erosões articulares das articulações metacarpofalangianas das mãos. As articulações interfalangianas proximais da mão esquerda também estavam afetadas, mas as articulações interfalangianas distais estavam normais.

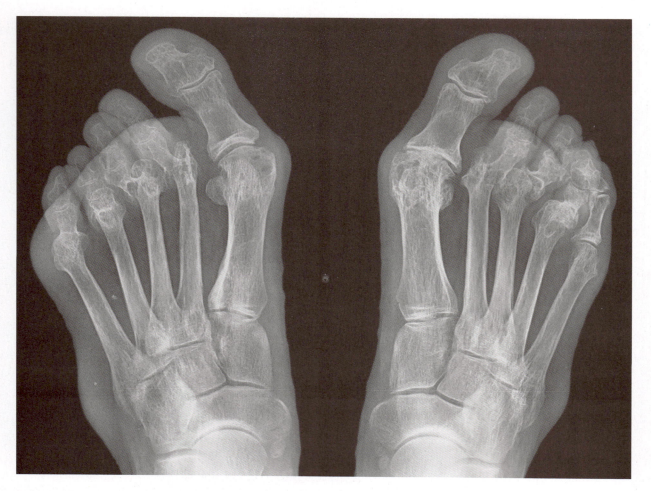

Figura 14.39 AR nos pés. A radiografia dorsoplantar dos pés dessa mulher de 55 anos demonstrou erosões e subluxações das articulações metatarsofalangianas.

Capítulo 14 Artrites Inflamatórias 735

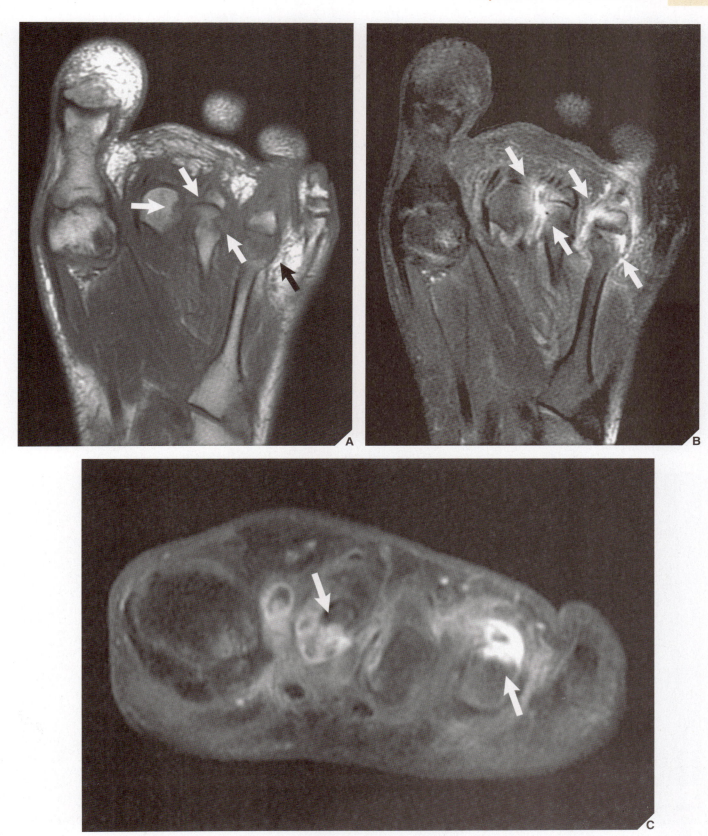

▲
Figura 14.40 Imagens de RM de AR no pé. Imagens de RM longitudinal ponderada em T1 (**A**), longitudinal ponderada em densidade de prótons com supressão de gordura (**B**) e axial ponderada em T1 com supressão de gordura pós-contraste (**C**) do pé esquerdo dessa mulher de 64 anos demonstraram erosões da segunda, terceira e quarta articulações metatarsofalangianas (*setas*) acompanhadas de sinovite. (Reproduzida, com autorização, de Greenspan A, Gershwin ME. *Imaging in Rheumatology: a clinical approach*, 1 st ed. Philadelphia: Wolters Kluwer; 2018:227.)

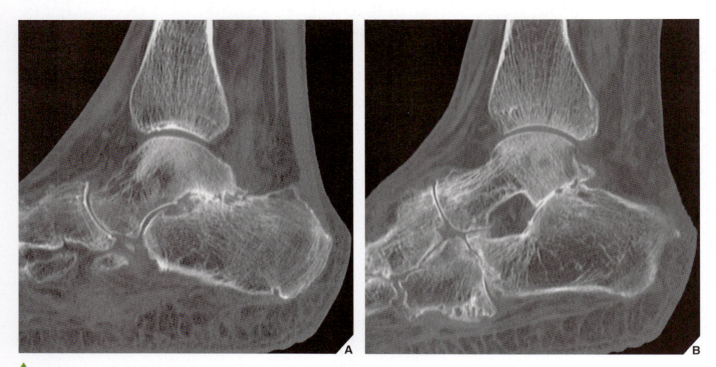

Figura 14.41 Imagens de TC de AR no pé. A e **B.** Duas imagens de TC reformatadas no plano sagital da parte posterior do pé desse homem de 52 anos demonstraram erosões das articulações subtalar e calcaneocuboide.

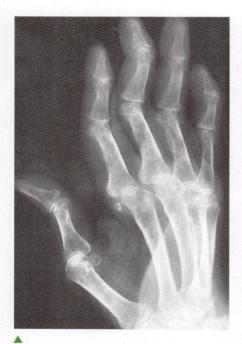

Figura 14.42 Artrite reumatoide. A radiografia oblíqua da mão dessa mulher de 59 anos demonstrou deformidades em pescoço de cisne do segundo ao quinto dedo. Observe que havia flexão das articulações interfalangianas distais e extensão das articulações interfalangianas proximais – alterações típicas dessa deformidade.

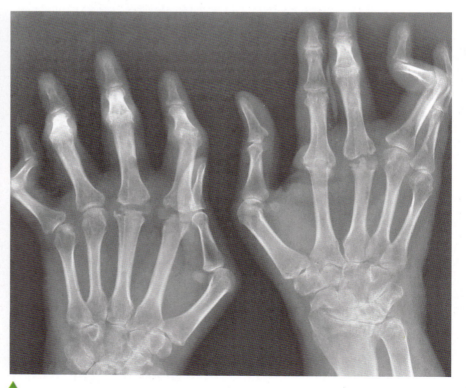

Figura 14.43 Artrite reumatoide. A radiografia dorsopalmar das mãos dessa mulher de 48 anos demonstrou deformidade em abotoadura nos dedos mínimo e anular da mão direita e no dedo anular da mão esquerda.

Capítulo 14 Artrites Inflamatórias 737

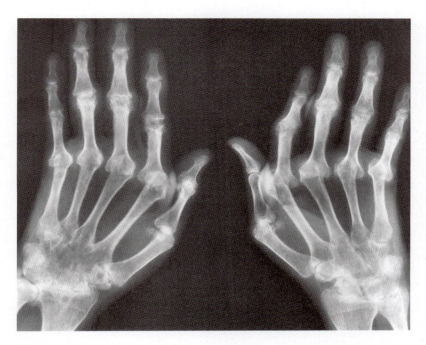

▲
Figura 14.44 Artrite reumatoide. Radiografias dorsopalmares das mãos dessa mulher de 51 anos demonstraram subluxação das articulações metacarpofalangianas acarretando desvio ulnar dos dedos e desvio radial das articulações radiocarpais. Observe que também havia anquilose das articulações mediocarpais da mão direita.

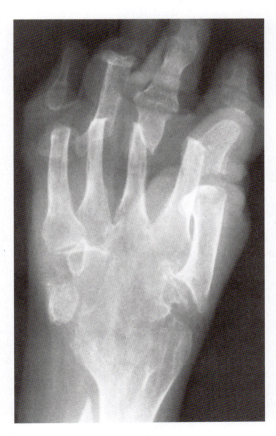

▲
Figura 14.45 Artrite reumatoide. Radiografia dorsopalmar da mão direita dessa mulher de 54 anos com AR avançada de longa duração demonstrou deformidade *main-en-lorgnette* (luneta de ópera). Observe que havia telescopagem dos dedos em consequência de alterações articulares destrutivas e luxações das articulações metacarpofalangianas. Também havia anquilose das articulações radiocarpais e intercarpais e "afilamento" da ulna distal.

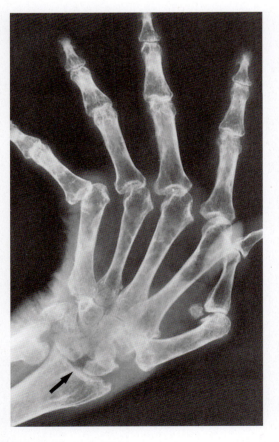

▲
Figura 14.46 Artrite reumatoide. A radiografia dorsopalmar da mão dessa mulher de 60 anos demonstrou aumento do espaço entre os ossos escafoide e semilunar (*seta*), indicando destruição do ligamento escafossemilunar. Observe que também havia subluxações das articulações metacarpofalangianas, que acarretaram desvio ulnar dos dedos.

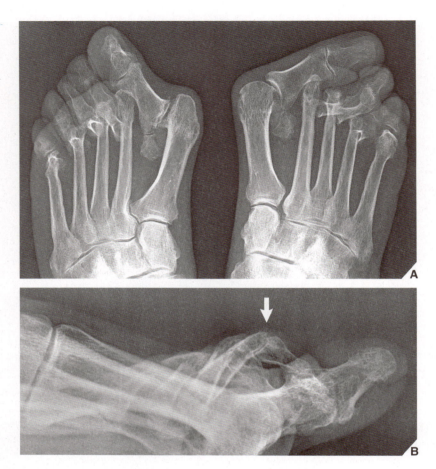

Figura 14.47 Artrite reumatoide. Radiografia dorsoplantar dos pés (**A**) e radiografia de perfil dos dedos do pé esquerdo (**B**) dessa mulher de 71 anos demonstraram erosões das articulações metatarsofalangianas associadas a subluxações e luxações, deformidade grave em hálux valgo e dedos em martelo (*seta*).

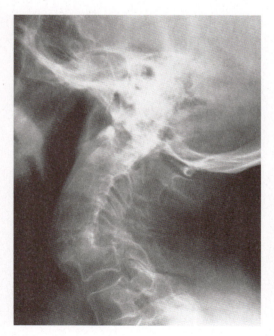

Figura 14.48 Artrite reumatoide na coluna cervical. A radiografia de perfil da coluna cervical dessa mulher de 52 anos com AR avançada demonstrou alterações erosivas das articulações apofisárias. Além disso, havia osteoporose, erosão do processo odontoide, erosões das junções discovertebrais e entalhes nos processos espinhosos.

Figura 14.9). No joelho, o cisto poplíteo volumoso (cisto de Baker) pode complicar as lesões primárias da AR (Figura 14.53; ver também Figuras 14.24 e 14.25); essa condição pode ser confundida com tromboflebite (ver Figura 2.21).

Nodulose reumatoide

Nodulose reumatoide é uma variante de artrite reumatoide que acomete principalmente homens. A doença é localizada e caracteriza-se pela formação de vários nódulos subcutâneos e títulos muito altos de fator reumatoide; como regra geral, não há anormalidades articulares. Em alguns casos, pode haver lesões císticas pequenas em vários ossos. Em geral, os nódulos têm tamanhos e consistência diferentes, e sua distribuição inclui cotovelos, superfícies extensoras das mãos e pés e outros pontos submetidos a pressão. A característica mais marcante é a inexistência de manifestações sistêmicas de AR.

Ao exame histopatológico, os nódulos mostram alterações reumatoides típicas, inclusive necrose central circundada por histiócitos e fibroblastos em paliçada com uma camada mais externa de tecido conjuntivo e células inflamatórias crônicas. O quadro histopatológico é atípico apenas em alguns casos. Nesses pacientes, o nódulo pode conter fendas de colesterol abundantes e macrófagos abarrotados de lipídio, sugerindo xantoma ou até mesmo retículo-histiocitose multicêntrica.

Em geral, o tratamento limita-se ao uso ocasional de AINHs. Nódulos que causam dor em consequência de compressões neurais podem ser removidos cirurgicamente. Alguns pesquisadores

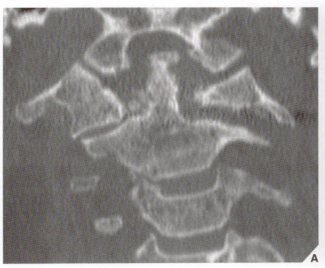 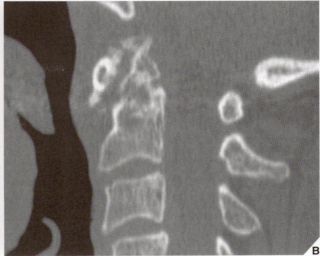

Figura 14.49 Imagens de TC de AR na coluna cervical. Imagens de TC reformatadas nos planos coronal (**A**) e sagital (**B**) do segmento superior da coluna cervical dessa mulher de 47 anos demonstraram erosões do processo odontoide.

descreveram redução do tamanho dos nódulos depois do uso de penicilamina. Contudo, esses relatos são controversos porque a regressão e até mesmo o desaparecimento dos nódulos reumatoides podem ocorrer sem qualquer tratamento.

Nos casos de AR clássica, a vasculite de pequenos vasos é um fator crucial ao desenvolvimento de nódulos e imunocomplexos circulantes incorporados pela sinóvia reumatoide e são responsáveis por essas manifestações extra-articulares, inclusive vasculite, polisserosite e nódulos. Entretanto, pacientes com nodulose reumatoide podem desenvolver nódulos sem doença articular em atividade. Por essa razão, a patogenia da nodulose reumatoide ainda não foi esclarecida.

A história familiar positiva de AR em alguns pacientes com nodulose reumatoide e a ocorrência da forma familiar de nodulose sugerem envolvimento de fatores hereditários. Pesquisas de tipagem tecidual, principalmente em busca de antígenos DW4/DRW4, podem ilustrar a patogenia dessa variante reumatoide. O predomínio nítido no sexo masculino sugere que androgênios possam modificar a expressão da doença nos indivíduos geneticamente predispostos. Em muitos casos, a nodulose reumatoide é confundida com gota ou xantomatose. Além disso, durante a avaliação dessa condição, é importante ter em mente que cerca de 20% dos pacientes com AR clássica têm nódulos reumatoides, que geralmente se localizam nas áreas de pressão ou estresse, inclusive nas superfícies dorsal das mãos e dos antebraços (ver Figura 14.30). Acometimento articular da artrite reumatoide nodular diferencia tal condição da nodulose reumatoide que, por essa razão, tem prognóstico mais favorável.

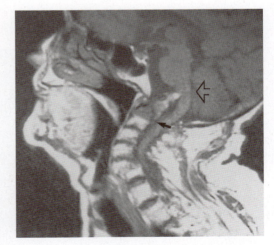

Figura 14.50 AR na coluna cervical. A radiografia de perfil da coluna cervical dessa mulher de 41 anos demonstrou translocação vertical do processo odontoide (assentamento cranial). Observe que também havia alterações erosivas nas junções discovertebrais, erosões das articulações apofisárias e entalhes dos processos espinhosos.

Figura 14.51 Imagem de RM de AR na coluna cervical. Essa mulher de 52 anos com AR avançada tinha dor crônica no pescoço, fraqueza dos membros superiores, parestesia nas mãos e episódios ocasionais de dispneia e arritmia cardíaca. A imagem sagital de RM *spin-echo* ponderada em T1 demonstrou *pannus* inflamatório causando erosão do processo odontoide (*seta*) e assentamento cranial com migração cefálica de C2, que comprimia o bulbo (*seta aberta*).

Artrite idiopática juvenil

Artrite idiopática juvenil (AIJ), antes conhecida como *artrite reumatoide juvenil*, forma um grupo heterogêneo com no mínimo três doenças sinoviais inflamatórias crônicas que acometem crianças; as meninas são afetadas mais comumente do que os meninos. O termo *AIJ* foi introduzido pela International League of Associations for Rheumatology (ILAR) em substituição a dois outros termos descritivos: AR juvenil e artrite juvenil crônica. AIJ é classificada com base na quantidade de articulações afetadas, na variedade de sintomas, na história familiar e nas anormalidades sorológicas.

Os três subtipos definidos são doença de Still, artrite poliarticular e artrite oligoarticular (pauciarticular). Alguns autores também incluem nesse grupo a artrite relacionada com entesite (ARE) e a APs. Todos esses subtipos têm manifestações clínicas e laboratoriais específicas e histórias naturais diferentes. Não existem exames laboratoriais patognomônicos para qualquer um deles, e o diagnóstico baseia-se nas manifestações clínicas apresentadas por cada paciente. A etiologia é desconhecida, e os fatores genéticos são complexos, dificultando a diferenciação clara entre os diversos subtipos em alguns casos. Vários estudos sugeriram a participação da proteína TNF (fator de necrose tumoral) e seus receptores na patogenia da AIJ. Estudos de genes não HLA com genes relacionados ao MHC, citocinas e células T confirmaram associação direta com essa artrite e, mais recentemente, ficou demonstrada uma relação entre o gene *LMP7* codificado pelo MHC e AIJ oligoarticular de início precoce e entre o gene que codifica a proteína tapasina e AIJ com manifestações sistêmicas iniciais.

Doença de Still

A doença de Still, incluída por alguns especialistas no grupo da AIJ poliarticular, é bem conhecida por seu início súbito com picos febris, linfadenopatia e erupção cutânea evanescente cor de salmão. Pacientes podem ter hepatosplenomegalia, pleurite, pericardite, fadiga, anorexia e emagrecimento. A maioria dos pacientes desenvolve artralgia recidivante crônica. Dependendo do estudo em questão, muitos casos também podem desenvolver mais tarde poliartrite crônica. Alguns pacientes adultos podem apresentar uma condição pouco definida semelhante à doença de Still com febre e artralgia; essa doença foi designada recentemente como síndrome de ativação de macrófagos (SAM) (ver descrição nos parágrafos seguintes). Em todos os casos, a etiologia pode estar relacionada com uma "tempestade" de citocinas, ativação descontrolada de macrófagos e secreção de várias citocinas pró-inflamatórias.

Artrite idiopática juvenil poliarticular

A AIJ poliarticular consiste em inflamação de cinco ou mais articulações ao longo de um período de 6 meses desde o início da doença, com queixas associadas de anorexia, emagrecimento, fadiga e linfadenopatia. Retardo do crescimento é comum. Essa doença também pode causar as seguintes anormalidades: subdesenvolvimento da mandíbula; fechamento precoce das placas de crescimento, resultando em encurtamento dos metacarpos e metatarsos; e proliferações excessivas das epífises dos joelhos, quadris e ombros. O prognóstico é mais desfavorável nos pacientes com fatores reumatoides positivos.

Artrite idiopática juvenil com início oligoarticular (pauciarticular)

O terceiro subtipo de artrite idiopática juvenil é inicialmente oligoarticular e acomete quatro ou menos articulações no intervalo de 6 meses desde o início da doença. Cerca de 40% dos pacientes com AIJ têm acometimento de menos de quatro articulações nos primeiros 6 meses. Alguns desses pacientes podem até mesmo ter fator reumatoide negativo, enquanto outros podem ter antígeno HLA-B27 positivo. Reumatologistas pediátricos têm procurado definir outros subgrupos incluídos no grupo oligoarticular, mas, com exceção das crianças HLA-B27 positivas com sacroileíte, essas definições são amplas e dependem clinicamente da presença de manifestações sistêmicas singulares (p. ex., iridociclite). Entretanto, acometimento das articulações sacroilíacas não é uma manifestação de AIJ, como se acreditava no passado; pelo contrário, isso sugere espondilite anquilosante com início juvenil. Do mesmo modo, alguns pesquisadores acreditam que pacientes com artrite oligoarticular, especialmente aqueles com teste positivo para antígeno de histocompatibilidade HLA-B27, possam na verdade ter uma síndrome atípica de espondilite anquilosante ou espondiloartropatia; estas duas últimas condições são diferentes da AR.

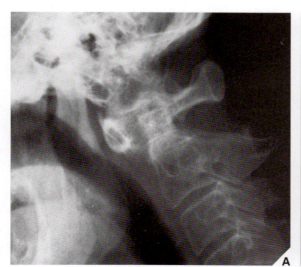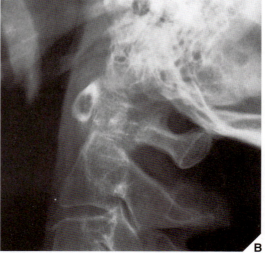

▲ **Figura 14.52 AR: instabilidade de C1-2.** Nessa mulher de 66 anos com AR, radiografias de perfil em flexão (**A**) e extensão (**B**) demonstraram subluxação C1-2.

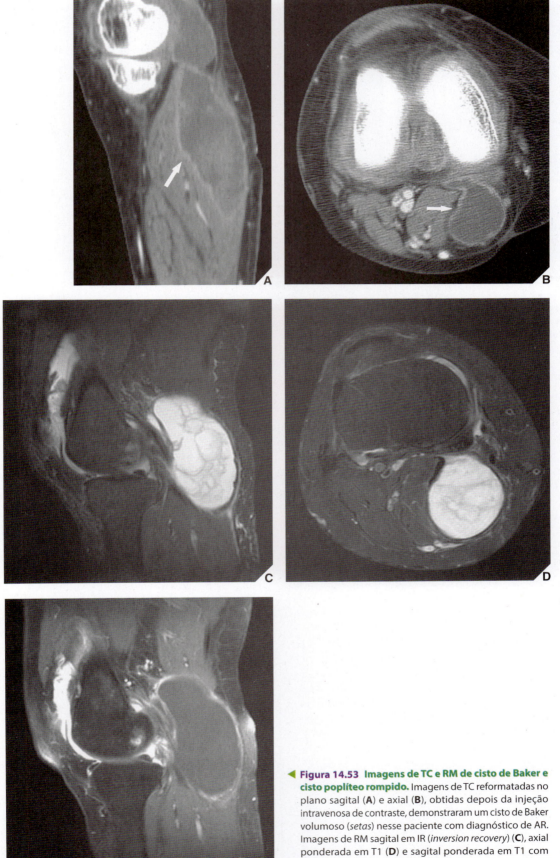

◀ **Figura 14.53 Imagens de TC e RM de cisto de Baker e cisto poplíteo rompido.** Imagens de TC reformatadas no plano sagital (**A**) e axial (**B**), obtidas depois da injeção intravenosa de contraste, demonstraram um cisto de Baker volumoso (*setas*) nesse paciente com diagnóstico de AR. Imagens de RM sagital em IR (*inversion recovery*) (**C**), axial ponderada em T1 (**D**) e sagital ponderada em T1 com supressão de gordura pós-contraste (**E**) de outro paciente com AR mostraram cisto de Baker volumoso. (*Continua*).

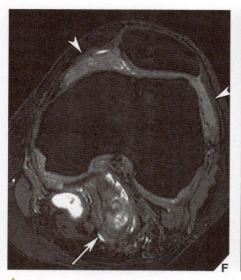 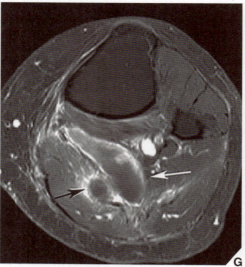 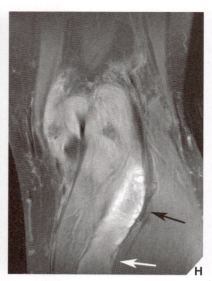

Figura 14.53 Imagens de TC e RM de cisto de Baker e cisto poplíteo rompido. (*Continuação*). Em outro paciente, essa imagem axial de RM *gradient-echo* (**F**) demonstrou *pannus* no joelho (*pontas de seta*) e no interior do cisto poplíteo (*seta*). **G.** Essa imagem de RM ponderada em T1 com supressão de gordura obtida depois da injeção intravenosa de gadolínio mostrou extensão distal do cisto poplíteo no compartimento posterior da perna com realce periférico (*setas*). **H.** Essa imagem coronal de RM ponderada em T1 com saturação de gordura foi obtida depois da injeção intravenosa de gadolínio e demonstrou extensão distal do cisto poplíteo na perna com áreas de realce por contraste (*setas*) sugerindo ruptura.

Artrite com entesite

Esse tipo de artrite acomete predominantemente meninos com mais de 6 anos de idade e caracteriza-se por entesopatia (entesite) nas áreas de inserção do tendão do calcâneo e fáscia plantar, associada à artrite assimétrica envolvendo articulações dos membros inferiores e quadril. As articulações sacroilíacas geralmente também são afetadas. A maioria dos pacientes tem teste positivo para antígeno HLA-B27.

Artrite psoriática juvenil

Esse tipo de artrite foi descrito primeiramente por Ansell e Bywaters em 1962 e é definido por artrite inflamatória soronegativa, que começa antes da idade de 16 anos com manifestações clínicas típicas de psoríase ou, no mínimo, três dos quatro critérios principais seguintes: dactilite, depressões ungueais diminutas, lesões cutâneas semelhantes à psoríase e histórico familiar de psoríase. As meninas são mais comumente afetadas do que os meninos. Clinicamente, os pacientes podem ter dor e edema articulares, erupção cutânea eritematosa descamativa, anormalidades ungueais e lesões oculares. A RM pode demonstrar alterações radiológicas iniciais, inclusive anormalidades sinoviais (espessamento e realce), derrame articular, edema de medula óssea, lesões dos tendões (espessamento, edema, tenossinovite) e alterações articulares (estreitamento do espaço articular e erosões das articulações). Alguns pacientes podem ter acrosteólise.

Anormalidades radiológicas associadas à AIJ

A AIJ pode causar algumas das anormalidades radiológicas de AR, embora alterações articulares destrutivas sejam muito mais marcantes (Figura 14.54). Entretanto, alguns outros aspectos radiológicos são praticamente patognomônicos dessa condição.

Reação periosteal

Em geral, essa alteração é detectada ao longo das diáfises das falanges proximais e metacarpos (Figura 14.55).

Anquilose articular

De acordo com alguns estudos, a anquilose ocorre 3 a 5 anos depois do início da doença e pode acometer não apenas punhos (Figuras 14.56 e 14.57), mas também as articulações interfalangianas (Figura 14.58). Fusão das articulações apofisárias da coluna cervical também é uma lesão típica (Figuras 14.59 e 14.60).

Anormalidades do crescimento

Como as primeiras manifestações clínicas da AIJ ocorrem antes da conclusão do processo de maturação esquelética, é comum encontrar anormalidades do crescimento ósseo. Lesões das epífises frequentemente resultam em fusão da placa de crescimento com atraso subsequente do crescimento ósseo (Figura 14.61); essas lesões também podem causar aceleração do crescimento em consequência da estimulação das placas de crescimento pela hiperemia. Ampliação das epífises do fêmur distal causam proliferação exagerada típica dos côndilos do joelho, que está associada ao alargamento da incisura intercondilar e quadratização da patela (Figura 14.62).

Sacroileíte

A sacroileíte ocorre em cerca de 30% das crianças com o subtipo ARE. O diagnóstico dessa anormalidade por exames radiológicos é crucial porque, apesar das alterações inflamatórias das articulações sacroilíacas, a queixa clínica (dor) pode ser um sintoma relativamente tardio na população pediátrica.

Síndrome de ativação de macrófagos

O termo *SAM* refere-se a uma condição clínico-patológica causada pela ativação excessiva-descontrolada e proliferação de linfócitos T e histiócitos (macrófagos) com atividade hematofagocitária. A proliferação dessas células desencadeia uma reação inflamatória sistêmica grave associada a pancitopenia, disfunção hepatoesplênica, hipertrigliceridemia, hiperferritinemia e coagulopatia semelhante à coagulação intravascular disseminada. Como a proliferação dos macrófagos teciduais e histiócitos é desencadeada frequentemente por

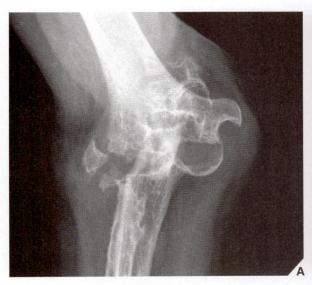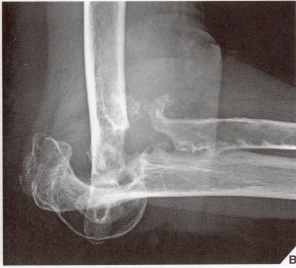

▲ **Figura 14.54 Artrite idiopática juvenil.** Radiografias nas incidências anteroposterior (**A**) e perfil (**B**) desse homem de 35 anos demonstraram destruição grave e subluxação da articulação do cotovelo com derrame articular associado.

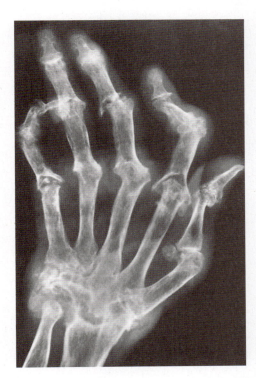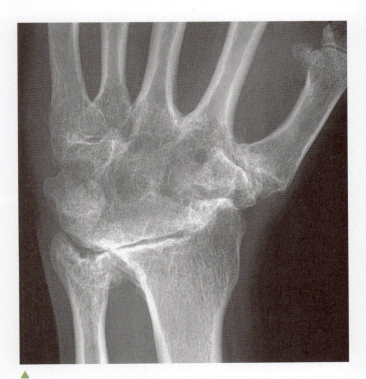

▲ **Figura 14.55 Artrite idiopática juvenil.** A radiografia dorsopalmar do punho e mão dessa mulher de 26 anos com histórico de artrite há 14 anos demonstrou alterações destrutivas graves no punho e nas articulações metacarpofalangianas e interfalangianas proximais. Observe que havia anquilose da terceira e quarta articulações metacarpofalangianas e periostite das falanges proximais e metacarpos.

▲ **Figura 14.56 Artrite idiopática juvenil.** A radiografia dorsopalmar do punho direito desse homem de 28 anos demonstrou fusão de várias articulações carpais e carpometacarpais.

Tratamento da artrite reumatoide

Tratamento clínico

infecções ou modificações efetuadas no tratamento farmacológico, alguns autores preferem o termo *linfo-histiocitose hematofagocitária reativa* para descrever essa condição. A SAM é uma complicação grave e potencialmente fatal de várias doenças reumatológicas crônicas da infância. Essa síndrome é mais comum nos pacientes com AIJ e doença de Still com início na idade adulta.

Ao longo dos últimos anos, houve alterações significativas no tratamento da AR, que contribuíram para a melhoria expressiva do prognóstico clínico dos pacientes com essa doença incapacitante. Esses resultados animadores foram conseguidos principalmente com a introdução de agentes biológicos mais modernos, que revolucionaram o tratamento da AR e devem ser oferecidos e

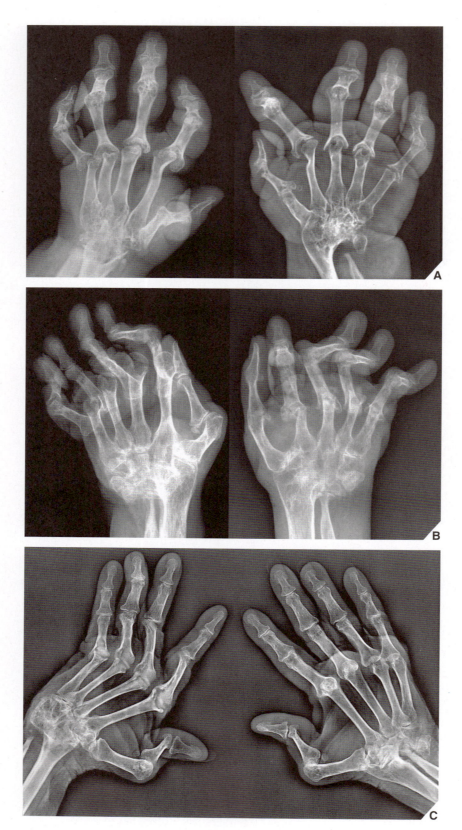

Figura 14.57 Artrite idiopática juvenil. A. A radiografia dorsopalmar das mãos dessa mulher de 42 anos com histórico de poliartrite há 27 anos demonstrou alterações destrutivas das articulações metacarpofalangianas e interfalangianas. Observe que também havia anquilose dos punhos. **B.** Em outro paciente, mulher de 51 anos, havia erosões, subluxações e luxações de várias articulações metacarpofalangianas das mãos e deformidades graves dos dedos. Além disso, havia fusão das articulações radiocarpal e mediocarpal, assim como da primeira articulação metacarpofalangiana e articulação interfalangiana do polegar esquerdo. **C.** A radiografia das mãos dessa mulher de 62 demonstrou erosões e subluxações das articulações radiocarpal, mediocarpal e metacarpofalangianas da mão esquerda. As articulações radiocarpal e mediocarpal do punho direito tinham fusões. As articulações metacarpofalangianas da mão direita tinham sido tratadas por artroplastias com Silastic®.

Capítulo 14   Artrites Inflamatórias   **745**

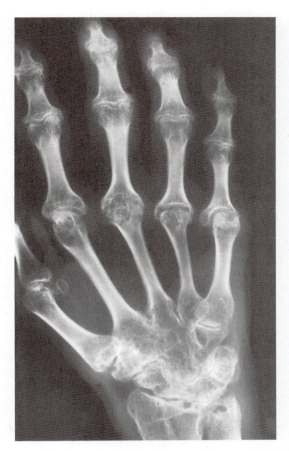

▲
Figura 14.58 Artrite idiopática juvenil. A radiografia dorsopalmar da mão dessa mulher de 25 anos com história de AIJ há 10 anos demonstrou alterações destrutivas avançadas em várias articulações da mão e do punho. Havia anquilose evidente em várias articulações.

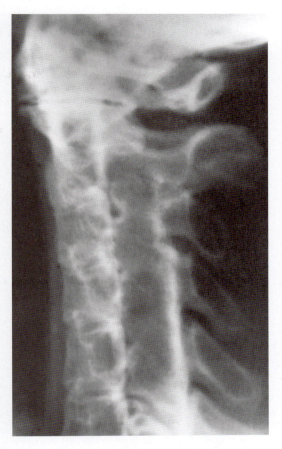

▲
Figura 14.59 Artrite idiopática juvenil. A radiografia em perfil da coluna cervical dessa mulher de 25 anos com histórico de poliartrite há 15 anos demonstrou fusão das articulações apofisárias – um sinal comum na AIJ.

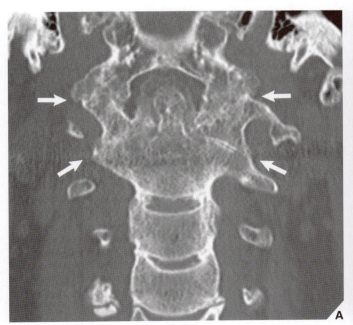

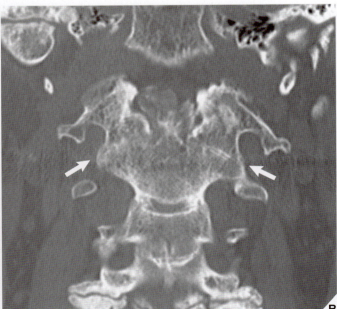

▲
Figura 14.60 Imagens de TC de AIJ. A e **B.** Duas imagens de TC reformatadas no plano coronal do segmento superior da coluna cervical desse homem de 56 anos demonstraram fusão atlantoaxial (*setas*).

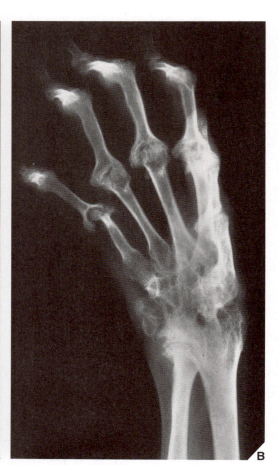

▲ **Figura 14.61 Artrite idiopática juvenil. A** e **B.** As radiografias dorsopalmares das mãos dessa mulher de 24 anos com AIJ avançada diagnosticada com a idade de 7 anos demonstrou atraso do crescimento dos ossos, causado por fusão precoce das placas de crescimento. Também havia várias deformidades dos dedos, inclusive "polegar de caroneiro" e dedos em "abotoadura".

debatidos com cada paciente portador dessa doença. No passado, o tratamento consistia em metotrexato, sulfassalazina, leflunomida, hidroxicloroquina, azatioprina, ciclosporina, etanercepte, minociclina e sais de ouro. Contudo, hoje em dia, todos os pacientes são tratados com metotrexato com ou sem agentes biológicos. Isso inclui fármacos bloqueadores de TNF (os chamados *agentes anti-TNF* – infliximabe, etanercepte e adalimumabe), rituximabe (anticorpo monoclonal dirigido contra proteína CD20), abatacepte (proteína de fusão de CTLA4-Ig) e tocilizumabe (anticorpos monoclonais inibidores de receptor da interleucina-6). Experiências clínicas demonstraram que a ciclosporina, com ou sem metotrexato, também atenuou sintomas artríticos e até mesmo retardou a progressão de erosões articulares, mas esse fármaco raramente é utilizado. Do mesmo modo, doses baixas de glicocorticoides (p. ex., prednisona) podem oferecer alívio rápido dos sintomas articulares. Quando há indicação, injeções intra-articulares de corticoides podem suprimir a inflamação articular. Em alguns casos, a tomografia por emissão de pósitrons (PET) combinada com TC pode ser usada para monitorar e avaliar a resposta ao tratamento (Figuras 14.63 e 14.64).

Os AINHs desempenham papel mínimo no tratamento, e a sua utilização deve ser reservada basicamente para atenuar sintomas.

Tratamento cirúrgico

O tratamento cirúrgico inclui basicamente artroplastias totais realizadas não apenas nas articulações grandes (p. ex., quadril, joelho, ombro e cotovelo), mas também nas articulações pequenas das mãos e pés (ver Capítulo 12).

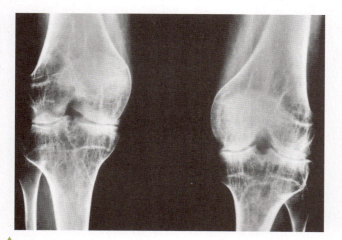

▲ **Figura 14.62 Artrite idiopática juvenil.** A radiografia anteroposterior dos joelhos dessa mulher de 20 anos demonstrou crescimento exagerado dos côndilos mediais – um sinal típico dessa doença.

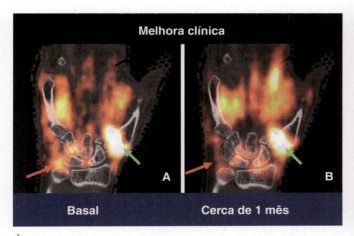

▲
Figura 14.63 PET/TC com ^{18}F-FDG para avaliar resposta ao tratamento para AR. **A.** A imagem de superposição coronal de PET/TC do punho dessa mulher de 49 anos com AR demonstrou hipercaptação do radiomarcador ^{18}F-FDG em várias erosões ósseas, inclusive na articulação piramidal-pisiforme (*seta vermelha*). Também havia hiperatividade metabólica na primeira articulação carpometa-carpal atribuída à AO (*seta verde*). **B.** Essa imagem coronal de PET/TC do punho da mesma paciente, obtida 1 mês depois de iniciar tratamento com um inibidor de TNF-α (etanercepte) mostrou redução significativa dos sinais nos focos de artrite inflamatória (*seta vermelha*), sugerindo atenuação da inflamação sinovial. Observe que não houve melhora da lesão causada por AO (*seta verde*). (Cortesia do Dr. Abhijit Chaudhari, Sacramento, Califórnia.)

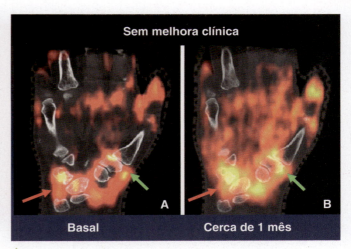

▲
Figura 14.64 PET/TC com ^{18}F-FDG para avaliar resposta ao tratamento para AR. **A.** A imagem coronal de superposição PET/TC do punho dessa mulher de 63 anos com AR mostrou hiperatividade metabólica nas áreas de sinovite das articulações do carpo (*setas vermelha e verde*). **B.** Mesma imagem obtida 1 mês depois do início do tratamento com inibidor de TNF-α demonstrou aumento adicional da atividade metabólica (*setas vermelha e verde*) indicando que não houve resposta ao tratamento. (Cortesia do Dr. Abhijit Chaudhari, Sacramento, Califórnia.)

Espondiloartropatias soronegativas

Espondilite anquilosante

Manifestações clínicas

A espondilite anquilosante (EA) – conhecida na literatura europeia como *doença de Bechterew* ou *doença de Marie-Strümpell*, faz parte de um grupo heterogêneo de artrites inflamatórias conhecidas coletivamente como *espondiloartropatias soronegativas*. Essa artrite inflamatória crônica progressiva acomete principalmente articulações sinoviais da coluna vertebral e tecidos moles adjacentes, além de articulações sacroilíacas; contudo, articulações periféricas como quadris, ombros e joelhos também podem ser afetadas. No passado, acreditava-se que a EA fosse uma doença limitada praticamente aos homens jovens. Estudos mais recentes sugeriram razão de 3:1-7:1 masculino:feminino, dependendo de fatores étnicos e geográficos. Dor lombar baixa e cervicalgia são os sintomas iniciais mais comuns, embora pacientes com EA frequentemente tenham manifestações extra-articulares, inclusive irite, fibrose pulmonar, distúrbios da condução cardíaca, insuficiência aórtica, compressão de medula espinal e amiloidose. Além disso, pacientes podem ter febre baixa, anorexia, fadiga e emagrecimento. Existem casos relatados de morte precoce associada principalmente ao risco mais alto acarretado pelas complicações cardiovasculares.

Pesquisa de fator reumatoide é negativa nos pacientes com espondilite anquilosante, que é o protótipo das espondiloartropatias. Entretanto, uma porcentagem alta dos pacientes (até 95%) tem antígeno de histocompatibilidade HLA-B27. Cerca de 15 a 20% dos pacientes têm histórico familiar positivo.

Patologia

Patologicamente, a EA consiste em sinovite proliferativa difusa das articulações diartrodiais com anormalidades semelhantes às que ocorrem nos casos de AR. Além disso, há entesopatia inflamatória dos segmentos anterior e posterior dos corpos vertebrais, que é seguida de um processo secundário de calcificação e ossificação progressivas, inicialmente limitadas aos ligamentos espinais e anel fibroso, depois espalhadas progressivamente para toda a coluna vertebral resultando em fusão vertebral parcial ou total.

Anormalidades radiológicas

Quadratização da borda anterior das vértebras torácicas inferiores e lombares e os chamados *ângulos brilhantes* são duas das primeiras anormalidades radiográficas da EA mais bem demonstradas nas radiografias de perfil da coluna vertebral (Figura 14.65; ver também Figura 12.49). À medida que a doença avança, formam-se sindesmófitos que interligam os corpos vertebrais (Figura 14.66; ver também Figura 12.50). O aspecto delicado dessas excrescências e sua orientação vertical (em vez de horizontal) diferencia essa anormalidade dos osteófitos associados à doença vertebral degenerativa (Figura 14.67). Ossificações paravertebrais são comuns na espondilite anquilosante. Quando articulações apofisárias e corpos vertebrais fundem-se nas fases avançadas da doença, pode-se observar o aspecto radiográfico típico dessa doença, ou seja, "coluna de bambu" (Figura 14.68; ver também Figura 12.51). Nas radiografias da coluna lombar na incidência anteroposterior, pode-se identificar uma linha central radiodensa simples (o chamado *sinal do punhal*), que representa ossificação dos ligamentos supraespinhoso e interespinhoso (Figura 14.69). Focos de anquilose podem apresentar fraturas tipo "*espeto de banana*" com formação subsequente de pseudoartrose. As articulações sacroilíacas sempre são afetadas nesse processo (Figura 14.70).

Entre as doenças que afetam a coluna vertebral e não devem ser confundidas com espondilite anquilosante está a fusão vertebral anterior não infecciosa progressiva, também conhecida como *síndrome de Copenhague*. Em geral, essa doença começa nos primeiros anos da infância e adolescência e caracteriza-se por obliteração dos espaços discais e anquilose óssea anterior com fusão dos corpos vertebrais (Figura 14.71).

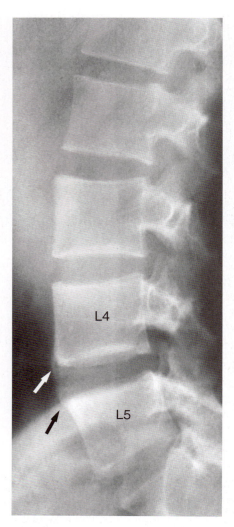

Figura 14.65 Espondilite anquilosante. A radiografia em perfil da coluna lombar desse homem de 28 anos demonstrou quadratização dos corpos vertebrais secundária às erosões ósseas diminutas em seus ângulos. Essa anormalidade é um sinal radiográfico inicial de EA. Observe que também havia formação de sindesmófitos no espaço discal de L4-5 (setas).

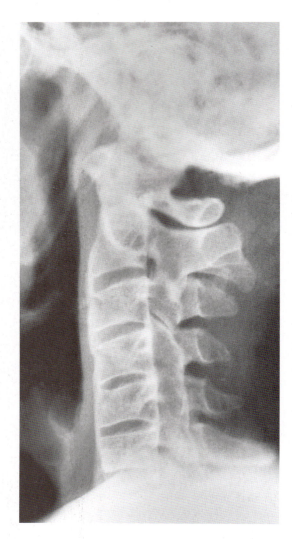

Figura 14.66 Espondilite anquilosante. A radiografia em perfil da coluna cervical desse homem de 31 anos demonstrou sindesmófitos delicados interligando os corpos vertebrais – um sinal comum de EA. Observe que também havia fusão de várias articulações apofisárias.

Nas articulações periféricas, as alterações inflamatórias podem ser indistinguíveis das que ocorrem nos pacientes com AR (ver Figura 14.38). Nos pés, as erosões geralmente ocorrem nas inserções de alguns tendões, especialmente do tendão calcâneo (ver Figuras 12.42 e 12.43). Lesões das tuberosidades isquiáticas e cristas ilíacas resultam em neoformação óssea com formato de ranhuras (bigodes).

Tratamento

Recentemente, o International Assessment in AS (Assessment of Spondyloartrhitis International Society [ASAS]) Group e a European League Against Rheumatism elaboraram recomendações baseadas em evidências para tratamento da EA. Essas recomendações enfatizam que o tratamento ideal dos pacientes com EA "depende de uma combinação de tratamentos farmacológicos e medidas não farmacológicas" e realçam a importância da educação dos pacientes, a prática regular de exercícios e/ou fisioterapia e, possivelmente, grupos de apoio social. Fisioterapia é importante para evitar deformidade da coluna vertebral e perda de mobilidade das articulações.

Os AINHs são usados como primeira opção de tratamento para atenuar dor. Fármacos antirreumáticos modificadores da doença (FARMDs) não se mostraram eficazes, embora possam atenuar os sintomas quando há artrite periférica coexistente. Experiências clínicas demonstraram que os sintomas de alguns pacientes melhoraram depois do tratamento com inibidores de TNF. Em geral, o tratamento cirúrgico limita-se à estabilização de fraturas vertebrais, que são uma das complicações da EA.

Artrite reativa (síndrome de Reiter)

Manifestações clínicas

Artrite reativa, antes conhecida como *síndrome de Reiter*, é uma doença autoimune que se desenvolve em resposta à infecção de alguma outra parte do corpo; essa síndrome é cinco vezes mais comum em homens do que em mulheres e caracteriza-se por artrite, conjuntivite e uretrite. Essa condição foi descrita inicialmente em 1916 pelo médico militar alemão Hans Conrad Julius Reiter (que

Capítulo 14 Artrites Inflamatórias 749

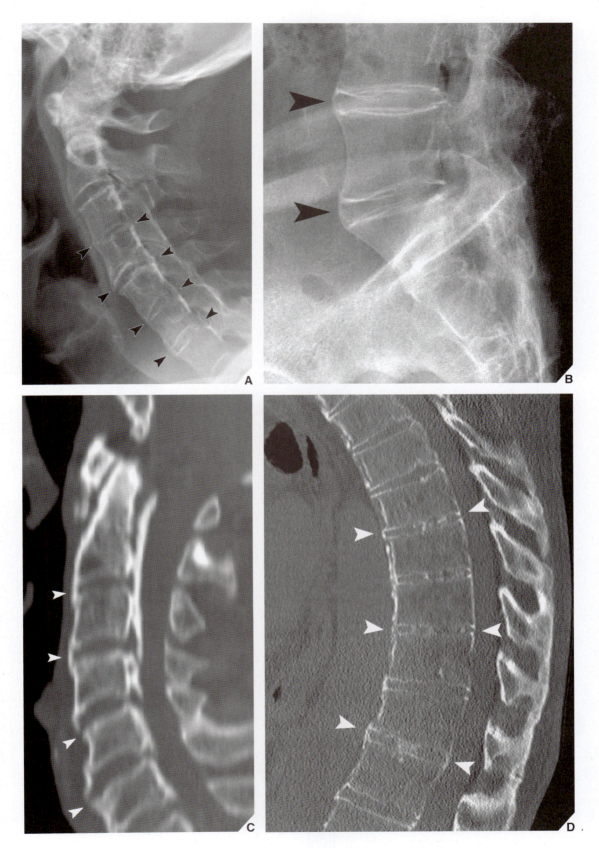

Figura 14.67 Imagens de TC de EA. A. A radiografia de perfil da coluna cervical desse homem de 32 anos demonstrou sindesmófitos anteriores e posteriores delicados orientados verticalmente (*pontas de seta*). B. A radiografia em perfil ampliada do segmento lombossacro desse homem de 29 anos mostrou sindesmófitos anteriores delicados orientados verticalmente (*pontas de seta*). A imagem de TC reformatada no plano sagital da coluna cervical (C) e uma imagem reformatada no plano sagital da coluna torácica (D) de outro paciente demonstraram sindesmófitos anteriores e posteriores delicados orientados verticalmente (*pontas de seta*).

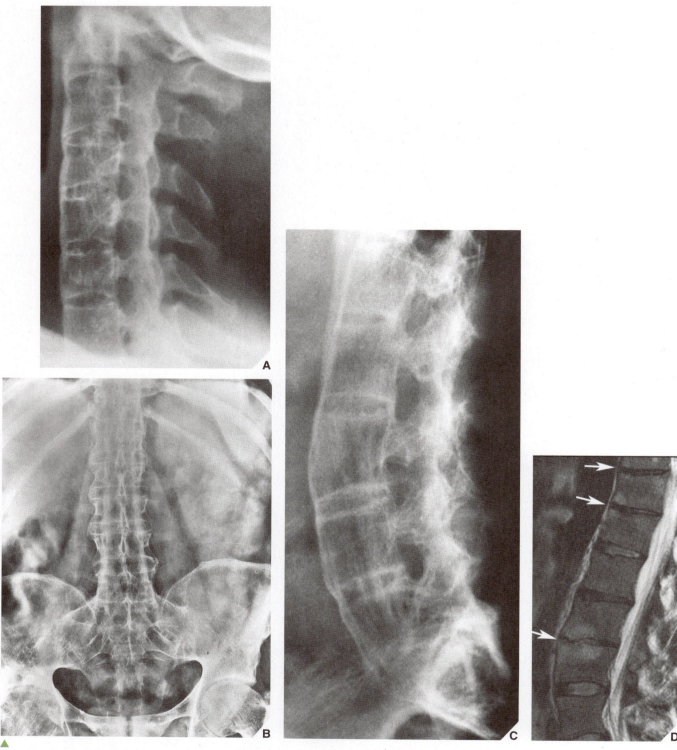

Figura 14.68 Espondilite anquilosante. A. A radiografia de perfil da coluna cervical desse homem de 53 anos com EA avançada demonstrou sindesmófitos anteriores interligando corpos vertebrais e fusão posterior das articulações apofisárias combinada com ossificações paravertebrais, resultando no aspecto de "coluna de bambu". O mesmo fenômeno foi demonstrado nas radiografias nas incidências anteroposterior (**B**) e perfil (**C**) da coluna lombossacra. Na radiografia anteroposterior, observe que havia fusão das articulações sacroilíacas e lesões nas articulações dos quadris, com migração axial da cabeça do fêmur semelhante à que se observa na AR. Em outro paciente, um homem de 36 anos, essa imagem sagital de RM ponderada em T2 demonstrou quadratização dos corpos vertebrais e áreas de hiperintensidade nas margens anteriores dos platôs vertebrais em diversos segmentos ("sinal dos ângulos brilhantes") (*setas*).

Capítulo 14 Artrites Inflamatórias   751

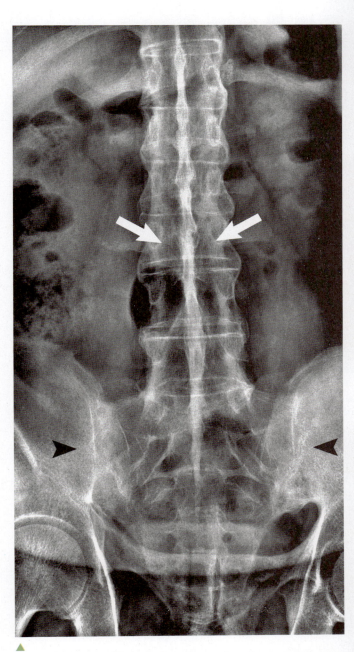

▲
Figura 14.69 Espondilite anquilosante. A radiografia anteroposterior da coluna lombar desse homem de 42 anos demonstrou ossificações dos ligamentos supraespinhoso e infraespinhoso, resultando no "sinal do punhal" (*setas*). Observe que havia fusão bilateral simétrica das articulações sacroilíacas (*pontas de seta*).

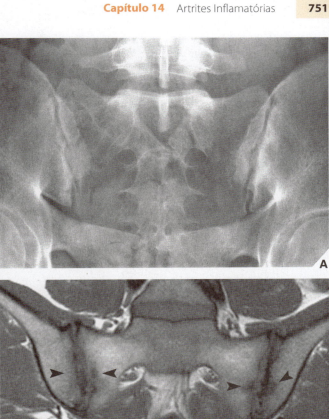

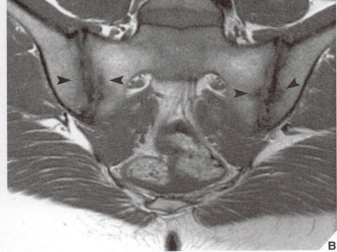

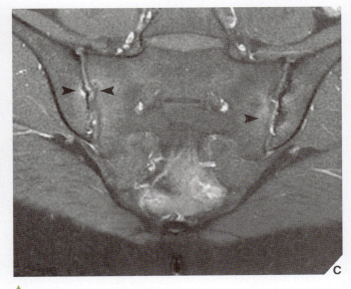

▲
Figura 14.70 Imagem de RM de EA. A. A radiografia na incidência de Ferguson da pelve desse homem de 25 anos demonstrou sacroileíte simétrica bilateral, que foi confirmada nas imagens coronal ponderada em T1 (**B**) e coronal ponderada em T1 com supressão de gordura pós-contraste (*pontas de seta*) (**C**).

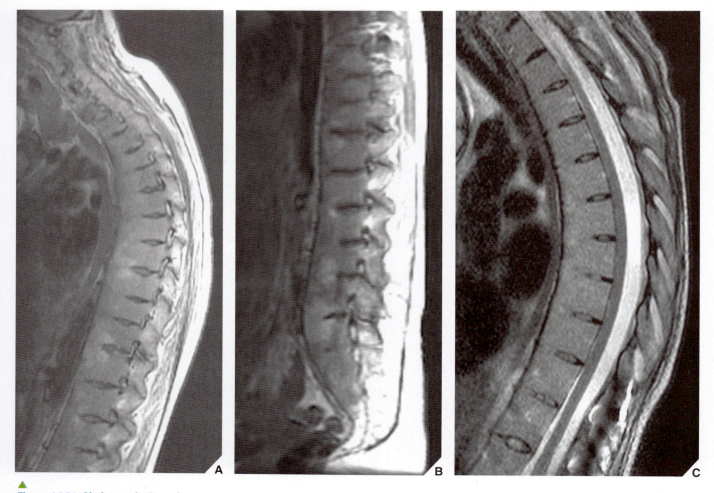

Figura 14.71 Síndrome de Copenhagen. Imagens sagitais de RM ponderada em T1 da coluna torácica (**A**) e coluna lombar (**B**) e outra imagem de RM ponderada em T2 da coluna torácica dessa jovem de 16 anos demonstrou fusão das partes anteriores dos corpos vertebrais. Em contraste com EA, as articulações apofisárias estavam normais.

depois foi processado em Nuremberg como criminoso de guerra por sua participação em experimentos humanos forçados no campo de concentração de Buchenwald) e, nesse mesmo ano, também foi descrita pelos médicos franceses Fiessinger e LeRoy. A artrite reativa também é bem conhecida pela coexistência de erupção mucocutânea (ceratodermia blenorrágica). Como na espondilite anquilosante, o acometimento ocular é comum e pode incluir conjuntivite, irite, uveíte e episclerite. Cerca de 20 a 40% dos homens desenvolvem lesões penianas conhecidas como *balanite circinada,* e 60 a 80% são positivos para o gene do HLA-B27 no cromossomo 6. Essa frequência varia de acordo com a origem étnica do paciente. Ao contrário da espondilite anquilosante, a artrite reativa pode causar lesões sacroilíacas unilaterais.

Existem descritos dois subtipos dessa síndrome. Primeiramente, o tipo endêmico ou esporádico (comum nos EUA) está associado a uretrite não gonocócica, prostatite ou cistite hemorrágica, embora recentemente tenham sido relatadas infecções genitais por *Chlamydia trachomatis* e *Neisseria gonorrhoeae*. Esse subtipo é encontrado quase exclusivamente em homens. Na Europa, é descrito outro subtipo, a forma epidêmica associada à disenteria bacilar (*Shigella*), que também pode acometer o sexo feminino. Recentemente, foram realizados estudos consideráveis sobre a possível participação da *Yersinia enterocolitica* como desencadeante da doença, especialmente na Escandinávia, onde essas infecções são mais frequentes do que na América do Norte. A frequência na população em geral foi estimada entre 3,5 a 5 casos por 100.000, mas, nos anos anteriores ao tratamento eficaz para HIV, a incidência desse subtipo chegava a 75% dos homens HIV-positivos portadores de HLA-B27.

Anormalidades radiológicas

Radiograficamente, a artrite reativa caracteriza-se por artrite periférica geralmente assimétrica com predileção por articulações do membro inferior (Figura 14.72). Os pés são mais comumente acometidos, em especial articulações metatarsofalangianas e calcanhares (Figura 14.72 B; ver também Figura 12.47 C). Neoformação óssea periosteal também é comum. Lesões das articulações sacroilíacas, que são detectadas frequentemente, podem ser unilaterais assimétricas (Figura 14.73), bilaterais assimétricas (Figura 14.74) ou bilaterais simétricas (Figura 14.75). Nos segmentos torácico e lombar da coluna vertebral, podem ser demonstrados sindesmófitos grosseiros ou ossificações paraespinais que, nos casos típicos, interligam vértebras adjacentes (Figura 14.76).

Capítulo 14 Artrites Inflamatórias 753

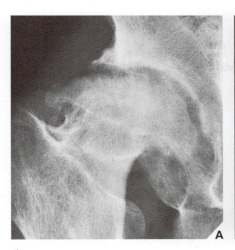
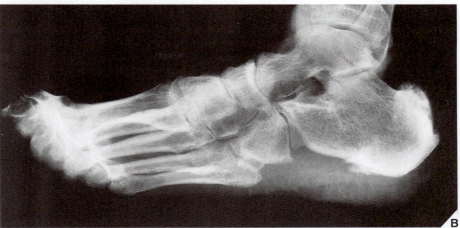

Figura 14.72 Artrite reativa. A. A radiografia anteroposterior do quadril direito desse homem de 39 anos demonstrou alterações típicas de artrite inflamatória. **B.** A radiografia de perfil do pé desse homem de 28 anos mostrou periostite "felpuda" do calcâneo e alterações inflamatórias nas articulações metatarsofalangianas típicas dessa doença.

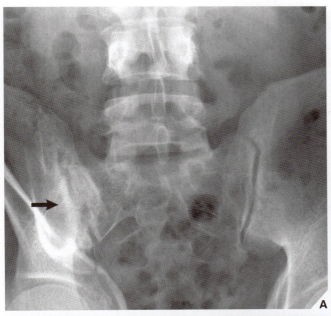

Tratamento

Os AINHs ainda são as opções terapêuticas preferenciais para tratar manifestações articulares e, na maioria dos casos, asseguram controle adequado da sinovite e da entesite agudas. Os FARMDs podem ser considerados para pacientes que não obtiveram melhora com AINHs e glicocorticoides. Quando há infecção em atividade, deve-se administrar tratamento com antibióticos apropriados por intervalo curto.

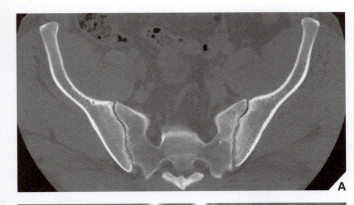

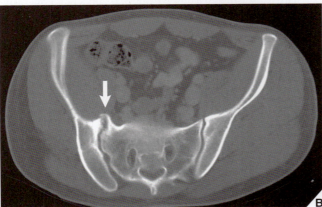

Figura 14.73 Imagem de TC de artrite reativa. A. A radiografia na incidência de Fergusson das articulações sacroilíacas e uma imagem axial de TC da pelve (**B**) desse homem de 38 anos demonstraram sacroileíte unilateral à direita (*setas*).

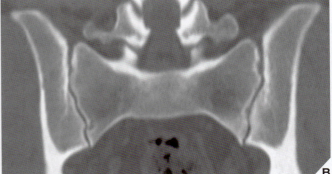

Figura 14.74 Imagem de TC de artrite reativa. Imagens de TC reformatadas nos planos axial (**A**) e coronal (**B**) da pelve desse homem de 41 anos demonstraram sacroileíte bilateral assimétrica (mais avançada no lado esquerdo).

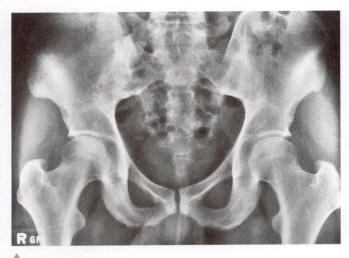

Figura 14.75 Artrite reativa. A radiografia anteroposterior da pelve do paciente descrito na Figura 14.78 B demonstrou acometimento bilateral simétrico das articulações sacroilíacas.

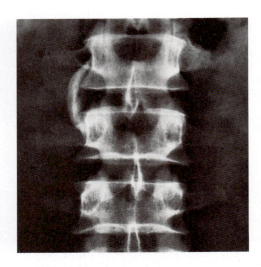

Figura 14.76 Artrite reativa. A radiografia anteroposterior da coluna lombar desse homem de 23 anos com artrite reativa demonstrou ossificação paraespinal interligando as vértebras L2 e L3.

Artrite psoriática

Manifestações clínicas

Psoríase é uma doença dermatológica que afeta cerca de 1 a 2% da população em geral. Lesões cutâneas maculopapulosas da psoríase formam placas focais típicas cobertas por descamação branco-prateada e geralmente se localizam nas superfícies extensoras dos membros. Anormalidades ungueais – inclusive manchas, fragmentação, depressões minúsculas e onicólise – podem ser indícios diagnósticos precoces (ver Figura 12.24). Cerca de 10 a 15% dos pacientes com psoríase têm artrite inflamatória, que geralmente precede ao início das anormalidades cutâneas em cerca de 10 anos. Doença articular é mais comum nos pacientes com anormalidades cutâneas moderadas ou graves e, de acordo com Wright, artropatia mutilante grave está associada comumente às lesões cutâneas esfoliativas difusas. Nessa doença, enteses são focos importantes de inflamação e lesões patológicas subjacentes. Enteses são áreas nas quais tendões, ligamentos e fáscias têm suas inserções ósseas. A histopatologia caracteriza-se por infiltrados inflamatórios crônicos semelhantes aos que são encontrados com AR.

A causa da APs é desconhecida, e sua relação com artrite reumatoide e espondiloartropatias ainda não está estabelecida. Alguns autores sugeriram que certas mutações dos genes *CARD14*, *HLA-B*, *HLA-C*, *HLA-DRB1*, *IL12B*, *IL13*, *IL23R* e *TRAF3IP2* estejam associadas a esse tipo de artrite. Quanto ao sistema HLA, um haplótipo com associação epidemiológica consiste na expressão de alelos HLA das classes I e I, inclusive HLA-B13, HLA-B17, HLA-B27, HLA-B38, HLA-B39, HLA-Cw6, HLA-DR4 e HLA-DR7. É importante salientar que o antígeno HLA-B27 está presente em 60% dos pacientes com psoríase, em contraste com 8% da população em geral.

A APs acomete predominantemente articulações interfalangianas distais das mãos e dos pés, embora outros tipos de acometimento – articulações interfalangianas proximais, quadris, joelhos, tornozelos, ombros e coluna vertebral – também possam ser observados.

De acordo com a classificação original proposta por Moll e Wright, existem cinco subgrupos específicos de síndromes artríticas associadas à APs.

O subgrupo 1, ou APs clássica, inclui anormalidades ungueais com erosão frequente dos tufos terminais, condição conhecida como *acrosteólise* (Figura 14.77). Contudo, é importante lembrar que outras doenças também podem causar acrosteólise (Tabela 14.2). O acometimento das articulações interfalangianas distais, e ocasionalmente também das proximais das mãos e dos pés, também é uma manifestação radiográfica comum (Figuras 14.78 e 14.79).

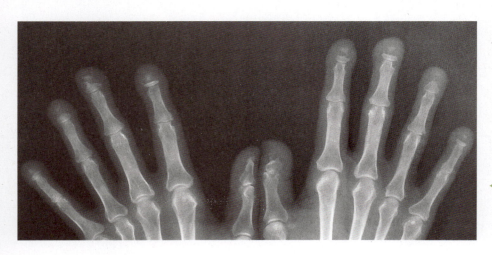

Figura 14.77 Artrite psoriática. Essa mulher de 57 anos com psoríase há muitos anos desenvolveu reabsorção dos tufos das falanges distais (acrosteólise) das duas mãos – um sinal típico dessa doença.

Tabela 14.2 Causas mais comuns de acrosteólise.

Traumatismo	Hiperparatireoidismo (primário e secundário)	Sarcoidose
Gangrena diabética	Enregelamento	Síndrome de Sjögren
Psoríase	Queimadura (térmica ou elétrica)	Exposição ao cloreto de polivinila
Esclerodermia	Lesão congênita (síndrome de Hajdu-Cheney)	Paquidermoperiostose
Dermatomiosite	Hanseníase	Tromboangiite obliterante
Artrite reumatoide	Gota	Siringomielia
Doença de Raynaud	Picnodisostose	

Adaptada de Reeder MM, Felson B. *Gamuts in radiology*. Cincinnati, OH. Audiovisual Radiology of Cincinnati, Inc., 1975:D87-D89.

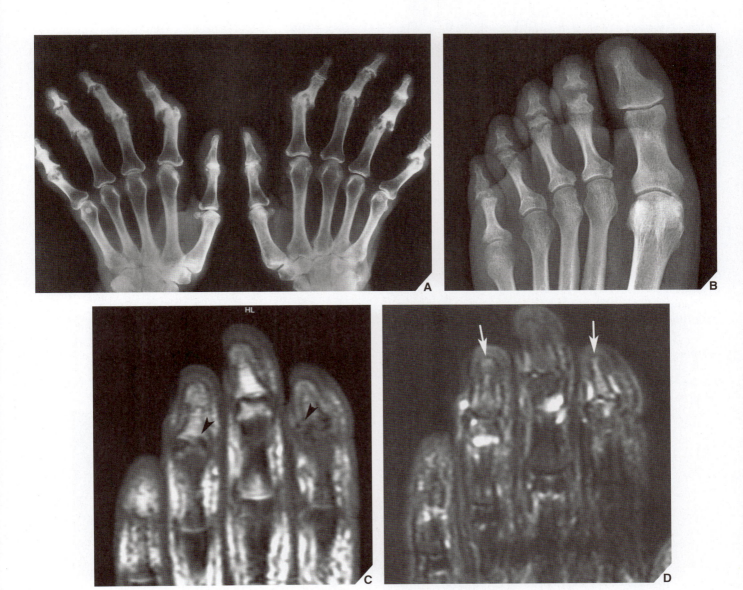

▲ **Figura 14.78 Imagens de RM de APs. A.** A radiografia dorsopalmar das mãos dessa mulher de 55 anos com lesões cutâneas típicas de psoríase demonstrou alterações destrutivas nas articulações interfalangianas proximais e distais. **B.** A radiografia anteroposterior do pé direito mostrou erosões semelhantes das articulações interfalangianas dos dedos. **C.** A imagem coronal de RM ponderada em T1 dos dedos da mão de outro paciente demonstrou alterações erosivas das articulações interfalangianas distais do segundo e do quarto dedos (*pontas de seta*). **D.** A imagem coronal de RM ponderada em T2 mostrou edema de medula óssea das falanges distais do segundo e do quarto dedos (*setas*) com derrame articular pequeno e edema pericapsular.

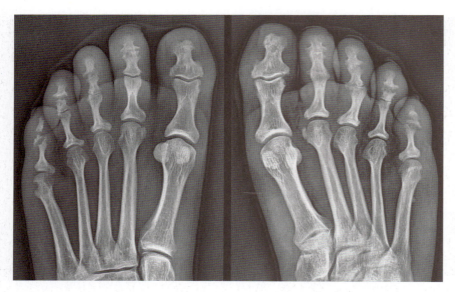

► **Figura 14.79 Artrite psoriática.** A radiografia anteroposterior dos pés dessa mulher de 46 anos demonstrou erosões típicas de várias articulações interfalangianas e erosão da cabeça do quinto metatarso direito. Observe que também havia fusão da articulação interfalangiana proximal do segundo pododáctilo esquerdo.

O subgrupo 2, bem conhecido pela deformidade da mão em "luneta de ópera", é descrito como *artrite mutilante* porque há destruição extensa das falanges e articulações metacarpais, inclusive deformidade em "lápis na xícara" (Figura 14.80). Outras articulações também são afetadas frequentemente, inclusive quadril ou cotovelo (Figura 14.81). Em geral, pacientes com artrite mutilante têm sacroileíte.

O subgrupo 3 caracteriza-se por poliartrite simétrica (Figuras 14.82 e 14.83) e pode causar anquilose das interfalangianas proximais e distais. Nesse grupo, a artrite psoriática geralmente é indistinguível da artrite reumatoide (Figura 14.84).

O subgrupo 4 caracteriza-se por artrite oligoarticular e, em contraste com o subgrupo 3, o acometimento articular é assimétrico e

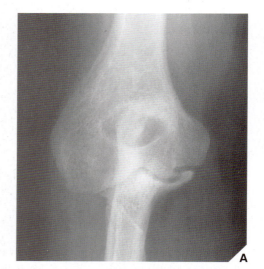

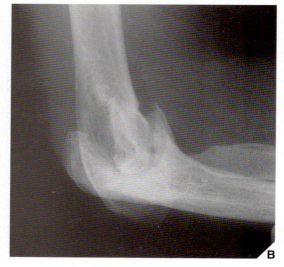

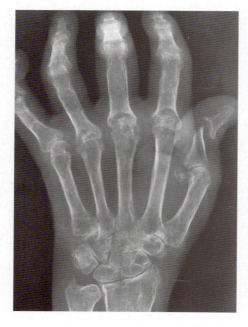

▲ **Figura 14.80 Artrite psoriática.** A radiografia dorsopalmar da mão dessa mulher de 57 anos demonstrou sinais típicos de poliartrite psoriática. Deformidade de "lápis na xícara" na articulação interfalangiana do dedo polegar é um sinal típico desse tipo de psoríase.

▲ **Figura 14.81 Artrite psoriática.** Esse homem de 49 anos tinha APs mutilante. Radiografias nas incidências anteroposterior (**A**) e perfil (**B**) do cotovelo direito demonstraram erosões articulares extensas. Elevação do coxim adiposo anterior sugeria derrame articular.

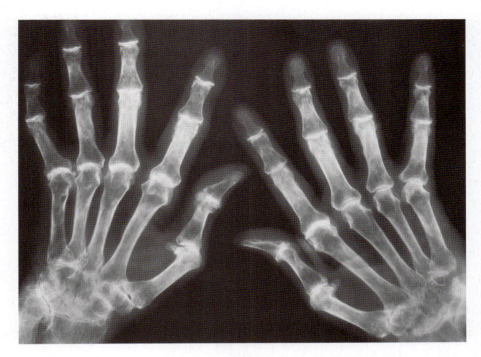

▲
Figura 14.82 Artrite psoriática. Essa mulher de 75 anos tinha poliartrite psoriática simétrica em todas as articulações das mãos e dos punhos. Em contraste com a AR iniciada na idade adulta, as articulações interfalangianas distais também estavam afetadas.

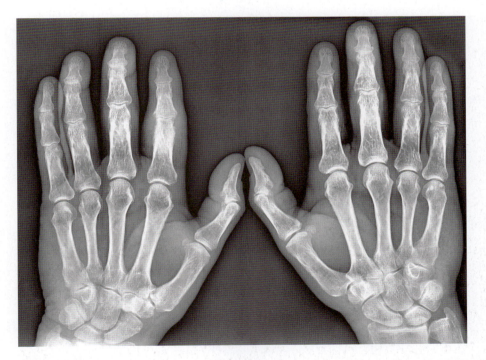

▲
Figura 14.83 Artrite psoriática. Esse homem de 65 anos com APs tinha lesões simétricas nas mãos. Observe que havia edema de tecidos moles, erosões articulares e periostite.

geralmente inclui articulações interfalangianas proximais e distais e metacarpofalangianas (Figura 14.85). Pacientes com essa artrite oligoarticular constituem o subgrupo mais numeroso de casos de APs e são reconhecidos por seus dedos edemaciados em forma de salsicha (Figura 14.86).

O subgrupo 5 consiste em espondiloartropatia com manifestações radiográficas semelhantes às da EA.

Mais recentemente, em 2006, critérios do Grupo de Estudo CASPAR (Classification of Psoriatic Arthritis) foram introduzidos como nova classificação dessa doença. Ao contrário da classificação original, o Grupo de Estudo CASPAR permite obter o diagnóstico de APs em pacientes sem lesões dermatológicas. De forma a aumentar sua sensibilidade, também foram incluídos critérios adicionais, inclusive dactilite ("dedo de salsicha"), anormalidades ungueais e histórico familiar.

758 Parte 3 Artrites

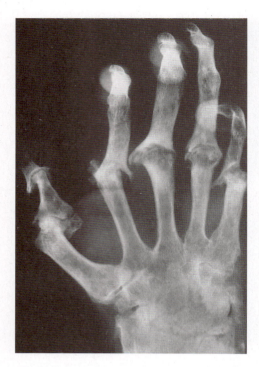

Figura 14.84 Artrite psoriática. A radiografia dorsopalmar da mão esquerda desse homem de 67 anos com a forma poliartrítica de APs demonstrou erosões e fusões de várias articulações. A deformidade em pescoço de cisne do dedo mínimo era semelhante à que ocorre nos pacientes com AR.

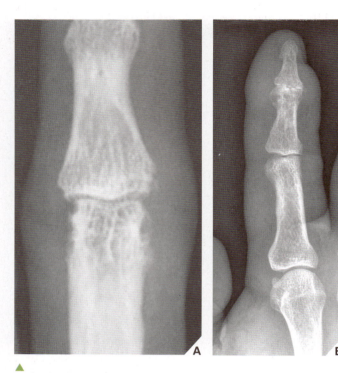

Figura 14.85 Artrite psoriática. A. Esse homem de 39 anos com psoríase tinha dor e edema do dedo médio da mão direita. Observe que havia erosões periarticulares sutis, reação periosteal "felpuda" e edema de partes moles – sinais típicos da forma oligoarticular de APs. **B.** Esse homem de 42 anos tinha edema do dedo indicador. Essa radiografia demonstrou alterações erosivas na articulação interfalangiana distal e edema difuso de todo o dedo – típico de "dedo de salsicha".

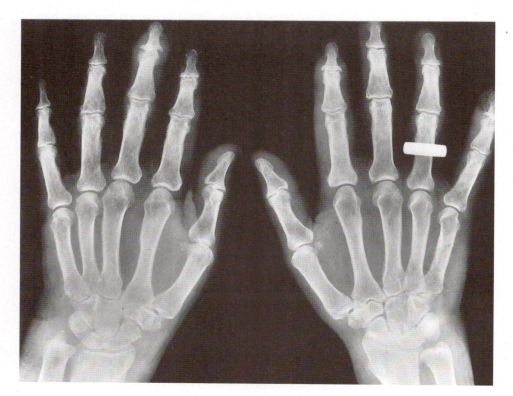

Figura 14.86 Artrite psoriática. A radiografia dorsopalmar das mãos desse homem de 33 anos com psoríase e acometimento oligoarticular demonstrou alterações destrutivas nas articulações interfalangianas distais do dedo médio direito e dedos indicador e mínimo da mão esquerda. O dedo médio direito e o dedo indicador esquerdo tinham aspecto de "dedos de salsicha".

Anormalidades radiológicas

Em geral, há poucas anormalidades radiográficas típicas de artrite psoriática que possam ajudar a estabelecer o diagnóstico certo. Nas falanges da mão ou pé, pode-se encontrar comumente reação periosteal evidenciada por aposição de osso recém-formado com aspecto "felpudo" (Figura 14.87; ver também Figura 14.88). Quando esse osso novo está localizado ao redor das articulações e está associado às erosões das articulações interfalangianas, o seu aspecto é de "orelha de rato" (Figura 14.88). Alguns autores relataram que a artropatia psoriática da mão pode causar crescimento significativo dos ossos sesamoides do polegar, alteração semelhante à descrita na acromegalia (ver Capítulo 30). No estágio avançado da artrite mutilante, podem ser observadas deformidades graves, inclusive configuração de "lápis na xícara" (ver Figura 14.80) e anquilose interfalangiana. No calcanhar, podem ser encontradas alterações compatíveis com estágio tardio como osteófitos de bases largas, erosões e periostite "felpuda" (ver Figura 12.43 D). Alterações inflamatórias bem iniciais, que não são muito evidentes nas outras modalidades de exame radiológico, podem ser demonstradas por PET e PET/TC com ^{18}F-FDG (2-fluoro-2-desoxiglicose marcada com ^{18}F) (Figura 14.89). Tenossinovite isolada (especialmente das bainhas dos tendões flexores) com sinovite e edema de partes moles associados causa dactilite ("dedo de salsicha"), uma marca característica da APs. Em casos menos frequentes, observa-se tenossinovite dos tendões extensores. Além de erosões articulares, a RM também pode detectar sinovite proliferativa, edema de medula óssea subarticular, entesite e tenossinovite.

A APs da coluna vertebral está associada à incidência especialmente alta de sacroileíte, que pode ser bilateral e simétrica (Figura 14.90), bilateral e assimétrica, ou unilateral (Figura 14.91). Assim como na artrite reativa, sindesmófitos assimétricos grosseiros e ossificações paraespinais podem formar-se (Figuras 14.92 e 14.93) e, como enfatizado por Resnick, essa pode ser uma manifestação precoce da doença.

O diagnóstico de APs pode ser difícil em alguns casos, especialmente quando as lesões cutâneas são sutis ou a artrite começa antes das lesões cutâneas. A inexistência de critérios diagnósticos claramente definidos e a possibilidade de ocorrerem síndromes sobrepostas de doenças reumáticas contribuem também para aumentar a complexidade diagnóstica. No diagnóstico diferencial de APs estão incluídos outros tipos de artrites inflamatórias, inclusive outras espondiloartropatias soronegativas – especialmente as que estão associadas à sacroileíte e entesite – e AR. A demonstração de periostite e anquilose articular nos pacientes com APs geralmente leva ao diagnóstico certo. Como o aspecto das erosões articulares nas radiografias convencionais pode ser muito semelhante nessas duas doenças, alguns pesquisadores sugeriram usar contraste intravenoso na RM para diferenciá-las. Schwenzer *et al.* demonstraram correlações significativas entre parâmetros inflamatórios

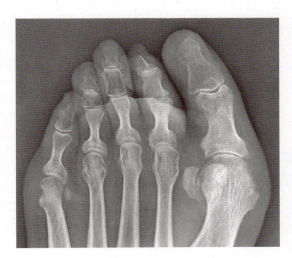

Figura 14.87 Artrite psoriática. Nesse paciente, erosões periarticulares da primeira articulação metatarsofalangiana e articulação interfalangiana proximal do segundo pododáctilo estavam acompanhadas de periostite "felpuda".

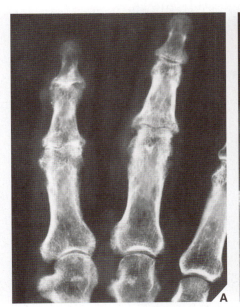 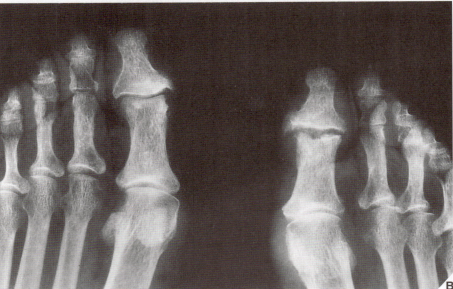

Figura 14.88 Artrite psoriática. A. A radiografia dorsopalmar dos dedos anular e mínimo desse homem de 48 anos com psoríase confirmada clinicamente demonstrou erosões marginais e aposição de osso novo nas articulações interfalangianas proximais e distais – aspecto semelhante a "orelhas de rato". Observe que também havia periostite "felpuda" nas áreas justarticulares das falanges e metacarpos distais. **B.** Nos pés, o mesmo processo havia produzido aspecto de "orelhas de rato" nas articulações interfalangianas dos primeiros pododáctilos.

760　Parte 3　Artrites

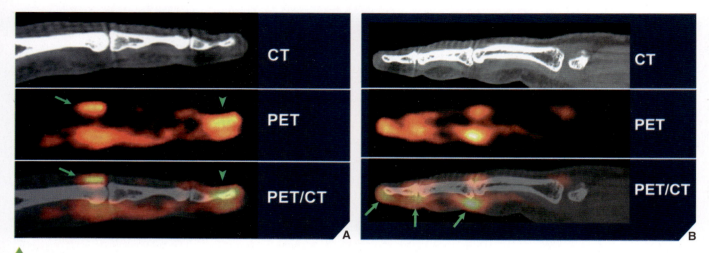

▲
Figura 14.89 Imagens de TC, PET e PET/TC com ¹⁸F-FDG de APs. A. Ao longo do tendão extensor (*setas*) e sua inserção ao leito ungueal (*pontas de seta*) do dedo médio desse homem de 53 anos, havia alterações inflamatórias evidenciadas por hiperatividade metabólica. **B.** Em outro paciente, um homem de 50 anos, observe que havia alterações inflamatórias no tendão flexor do dedo indicador (*setas*). (Cortesia do Dr. Abhijit Chaudhari, Sacramento, Califórnia.)

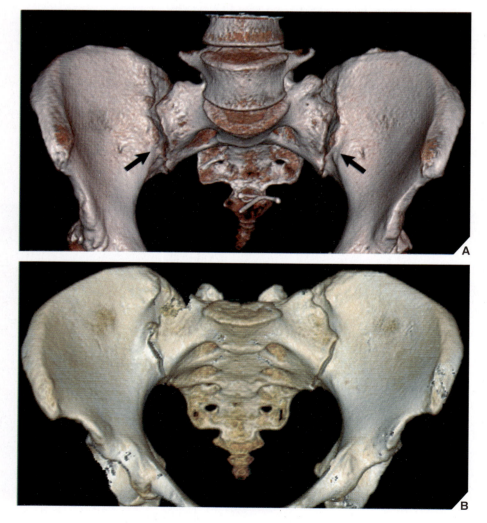

▲
Figura 14.90 Imagens de TC tridimensional (3D) de sacroileíte associada à APs. A. A imagem de TC reconstruída em 3D da pelve dessa mulher de 38 anos demonstrou erosões sutis das partes sinoviais das duas articulações sacroilíacas (*setas*). **B.** Outra imagem de TC reconstruída em 3D das articulações sacroilíacas normais serve para comparação.

Capítulo 14 Artrites Inflamatórias 761

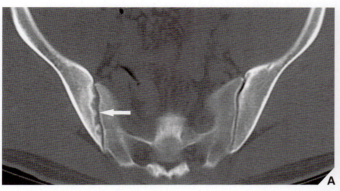
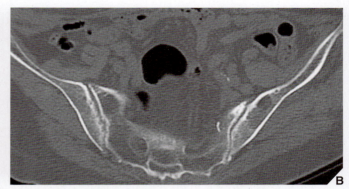
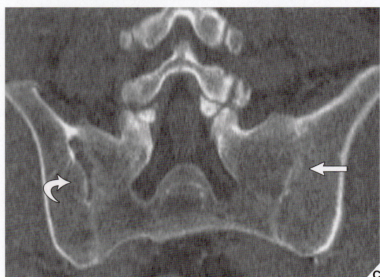

Figura 14.91 Sacroileíte associada à APs. A. Essa imagem axial de TC das articulações sacroilíacas desse homem de 28 anos com diagnóstico clínico de psoríase demonstrou lesão unilateral da articulação sacroilíaca direita (*seta*). **B.** Imagem axial de TC das articulações sacroilíacas dessa mulher de 61 anos com APs e sacroileíte bilateral mostrou acometimento assimétrico. **C.** Imagem de TC reformatada no plano coronal das articulações sacroilíacas desse homem de 70 anos demonstrou fusão completa da articulação sacroilíaca esquerda (*seta*) e fusão incompleta da sacroilíaca direita (*seta curva*).

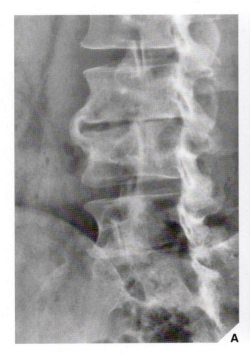
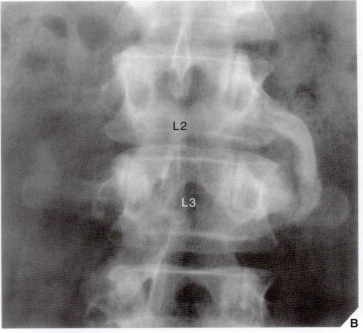

Figura 14.92 Anormalidades vertebrais associadas à APs. A. A radiografia oblíqua da coluna lombar desse homem de 30 anos com psoríase demonstrou um único sindesmófito grosseiro típico interligando os corpos das vértebras L3 e L4. A articulação sacroilíaca direita também estava afetada. **B.** A radiografia anteroposterior da coluna lombar desse homem de 45 anos com psoríase mostrou ossificação paraespinal no nível de L2-3.

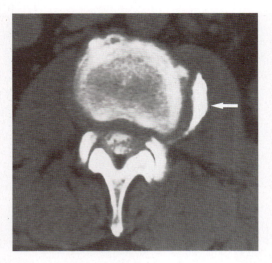

Figura 14.93 Anormalidades vertebrais associadas à APs. A imagem de TC obtida depois de mielografia da coluna lombar demonstrou ossificação paraespinal (*seta*) nesse homem de 48 anos com psoríase.

e resultados da RM contrastada dinâmica em pacientes com AR, mas não nos que tinham APs. Em termos mais específicos, esses autores encontraram diferença estatisticamente significativa no realce sinovial evidenciado 15 min depois da administração intravenosa de gadolínio aos pacientes com AR.

Tratamento

Pacientes com APs são tratados com agentes biológicos como primeira opção, e essa abordagem melhorou expressivamente o prognóstico da doença. Inibidores biológicos de TNF (inclusive etanercepte, adalimumabe, certolizumabe, infliximabe e golimumabe) atenuam os sintomas articulares e cutâneos da psoríase. Entretanto, há alguns fármacos novos introduzidos para o tratamento da psoríase e da APs. Consulte as revisões recentes publicadas na literatura sobre esse tema importante.

Artropatias enteropáticas

Esse grupo inclui artrites associadas às doenças intestinais inflamatórias, inclusive colite ulcerativa, enterite regional (doença de Crohn) e lipodistrofia intestinal (doença de Whipple); esta acomete predominantemente homens na 4ª e 5ª décadas de vida. O antígeno de histocompatibilidade HLA-B27 está presente na maioria dos pacientes com distúrbios enteropáticos. Nessas três doenças, a coluna vertebral e as articulações sacroilíacas e periféricas podem ser afetadas. Na coluna vertebral, quadratização dos corpos vertebrais e formação de sindesmófitos são anormalidades comuns. Sacroileíte, que geralmente é bilateral e simétrica, é indistinguível radiograficamente da espondilite anquilosante (Figura 14.94). Além disso, pacientes também podem ter artrite periférica, cuja atividade geralmente corresponde à atividade da doença intestinal.

Por fim, é importante salientar que a artrite pode começar após cirurgias de *bypass* intestinal. Sinovite é poliarticular e simétrica, mas as lesões não são erosivas nas radiografias.

Espondiloartrite indiferenciada

O termo *espondiloartrite indiferenciada* aplica-se aos pacientes que têm HLA-B27 positivo e desenvolvem artrite periférica, sacroileíte e/ou entesite, mas não manifestações clínicas ou radiológicas que permitam uma classificação mais precisa da doença. Parte dos pacientes com esse quadro pode apresentar evolução para EA ou APs, mas não está claro quais são as manifestações clínicas ou laboratoriais que podem prever essa progressão. De acordo com Taurog *et al.*, o conceito de espondiloartrite indiferenciada tem sido incluído gradativamente na rubrica geral das espondiloartropatias axiais e periféricas.

Síndrome SAPHO

Em 1987, Chomot *et al.* cunharam o acróstico SAPHO (**s**inovite, **a**cne, **p**ustulose, **h**iperosteose, **o**steíte) para descrever um grupo de pacientes com acne pustulosa (pustulose palmoplantar) e inflamação

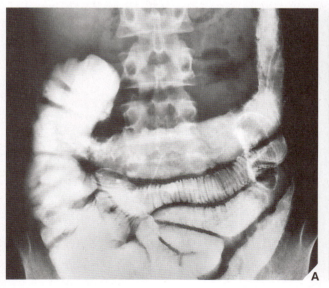
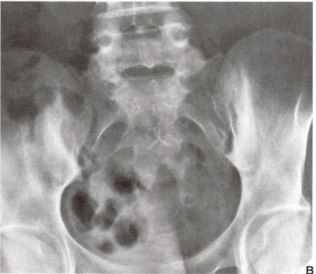

Figura 14.94 Colite ulcerativa complicada com sacroileíte. Essa mulher de 20 anos com colite ulcerativa apresentou dor lombar baixa intensa localizada nas articulações sacroilíacas. **A.** O clister opaco demonstrou acometimento extenso dos colos transverso e descendente compatível com colite ulcerativa. **B.** Essa radiografia posteroanterior da pelve mostrou sacroileíte bilateral simétrica semelhante à que ocorre nos pacientes com EA.

hiperosteótica dos ossos. Alguns autores relacionaram a síndrome SAPHO com espondiloartropatias soronegativas, porque uma porcentagem expressiva dos pacientes com essa síndrome preenchia os critérios aceitos para definir espondiloartropatia. Contudo, nem todos os pacientes com essa síndrome têm predisposição genética demonstrada nos indivíduos com outras espondiloartropatia soronegativas descritas antes. Em termos mais específicos, apenas alguns pacientes com essa síndrome tinham teste positivo para antígeno leucocitário humano HLA-B27. A síndrome SAPHO, cuja etiologia ainda é desconhecida, afeta pacientes de qualquer idade; comumente, as mulheres são mais acometidas que os homens. As articulações afetadas com maior frequência são esternoclavicular, manubriosternal e costosternal. Anormalidades radiológicas incluem osteosclerose, hiperosteose, espessamento cortical, estreitamento do canal vertebral e superfície externa do osso com aspecto às vezes expandido, indefinido ou irregular mais bem demonstrado nas imagens de TC (Figuras 14.95 e 14.96). As manifestações articulares aparecem algum tempo depois do início das lesões cutâneas, que incluem pustulose palmoplantar, formas graves de acne (acne fulminante ou conglobata, hidradenite supurativa) e vários tipos de lesões cutâneas semelhantes à psoríase. Tratamento com antibióticos mostrou-se muito eficaz para conseguir supressão rápida dos sintomas. Estudos clínicos recentes sugeriram que o pamidronato pode ser eficaz para tratar essa doença.

Alguns autores agrupam a síndrome SAPHO com osteomielite multifocal recidivante crônica (OMRC), um processo inflamatório multifocal agudo que afeta mais de um osso e ocorre mais comumente em crianças e adolescentes com manifestações clínicas e radiológicas semelhantes à osteomielite (Figura 14.97), mas sem infecção ou patógeno detectável. Giedion *et al.* descreveram essa doença em 1972, e alguns autores argumentaram que a OMRR seja, na verdade, a apresentação pediátrica da síndrome SAPHO. Contudo, também há alguns autores que acreditam que essas duas doenças sejam independentes com localização diferente das lesões inflamatórias: na OMRC pediátrica, os membros são mais comumente acometidos, enquanto na síndrome SAPHO o foco das anormalidades é o esqueleto axial, principalmente a região costosternoclavicular. Além disso, atualmente se aceita que OMRC seja uma doença inflamatória autoimune hereditária causada por desregulação imune, embora sem autoanticorpos ou linfócitos T dirigidos contra antígenos específicos. Alguns autores sugeriram uma relação entre OMRC e um alelo raro do marcador D18S60, resultando em risco relativo de haplótipo (RRH) do cromossomo 18 (18q21.3-18q22).

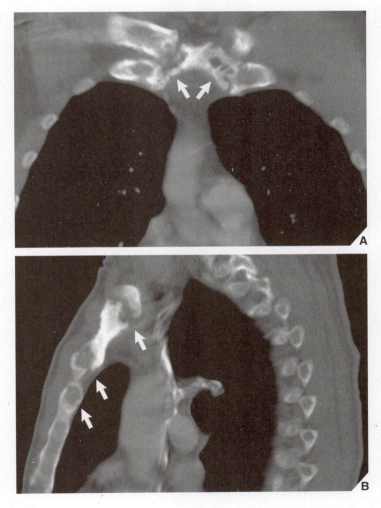

Figura 14.95 Síndrome SAPHO. Esse homem de 49 anos tinha pustulose nas plantas e palmas e dor na região anterior da parede torácica. **A.** A imagem de TC reformatada no plano coronal do esterno mostrou alterações escleróticas e erosões das articulações esternoclavicular e costosternal (*setas*). **B.** A imagem de TC reformatada no plano sagital demonstrou também focos osteolíticos no esterno (*setas*).

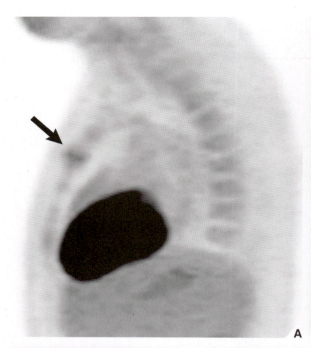
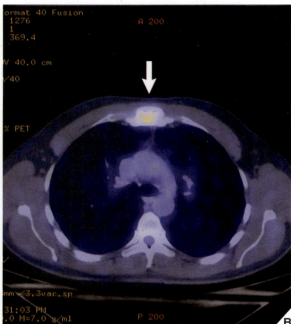
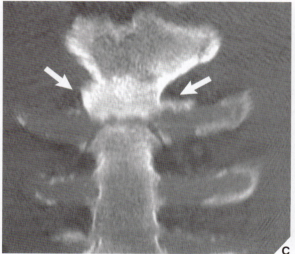
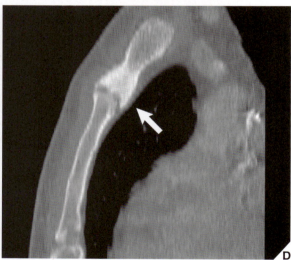
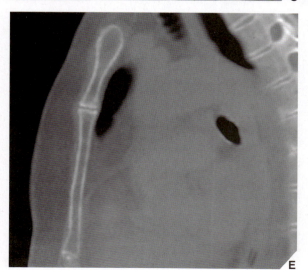

Figura 14.96 Síndrome SAPHO. Imagens de PET com ^{18}F-FDG (**A**) e (**B**) PET/TC axial sobrepostas da parte superior do tórax desse homem de 52 anos demonstraram hiperatividade metabólica no esterno (*setas*). Imagens de TC reformatadas nos planos coronal (**C**) e sagital (**D**) do esterno demonstraram alterações hiperosteótica e escleróticas na articulação manubriosternal (*setas*). **E.** A imagem de TC reformatada no plano sagital da articulação manubriosternal serve como comparação.

Capítulo 14 Artrites Inflamatórias 765

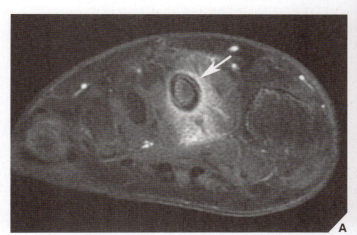
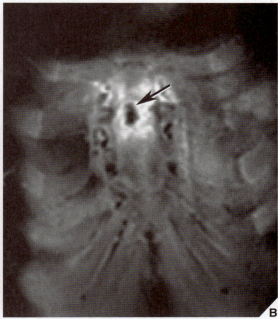

Figura 14.97 Imagens de RM de osteomielite multifocal recidivante crônica (OMRC). Essa menina de 12 anos tinha histórico de dor crônica no pé e parede torácica anterior. **A.** A imagem axial de RM ponderada em T2 com supressão de gordura da parte anterior do pé mostrou alteração de sinal no segundo metatarso associada a reação periosteal (*seta*) e edema de partes moles circundantes. **B.** Essa imagem coronal de RM ponderada em T1 com supressão de gordura do esterno foi obtida depois da administração de gadolínio e demonstrou área focal de sinal hipointenso no corpo do esterno (*seta*) circundada por edema com realce por contraste.

ASPECTOS PRÁTICOS A SEREM LEMBRADOS

Osteoartrite erosiva

1. OAE – doença encontrada predominantemente em mulheres de meia-idade – combina manifestações clínicas de artrite reumatoide com anormalidades radiográficas de osteoartrite.
2. A OAE pode ser diagnosticada por:
   - Acometimento das articulações interfalangianas proximais e distais
   - Configuração típica das erosões articulares em "asa de gaivota". Pode haver fusão espontânea (anquilose) das articulações interfalangianas.

Artrite reumatoide

1. Artrite reumatoide tem predileção por:
   - Articulações grandes (joelhos e quadris)
   - Articulações pequenas da mão (metacarpofalangianas e interfalangianas proximais)
   - Articulações do carpo.
   Em geral, as articulações interfalangianas distais e sacroilíacas são preservadas.
2. Anormalidades radiográficas principais da artrite reumatoide são:
   - Estreitamento simétrico difuso do espaço articular
   - Osteoporose periarticular
   - Edema fusiforme dos tecidos moles
   - Nódulos reumatoides
   - Erosões articulares centrais e periféricas
   - Cistos sinoviais periarticulares
   - Subluxações e outras deformidades articulares – pescoço de cisne, abotoadura, polegar de caroneiro.
3. Na coluna cervical, a artrite reumatoide caracteriza-se por:
   - Erosão do processo odontoide com subluxação das articulações atlantoaxiais e, comumente, desvio proximal de C2 (assentamento cranial)
   - Acometimento das articulações apofisárias
   - Erosões dos corpos vertebrais
   - Destruição dos discos intervertebrais
   - Erosões (entalhamento) dos processos espinhosos.
4. Na artrite reumatoide:
   - Migração axial ou, menos comumente, migração medial da cabeça do fêmur e protrusão acetabular (*acetabular protrusio*) são anormalidades típicas na articulação do quadril
   - Ruptura do manguito rotador é complicação comum na articulação do ombro
   - Na maioria dos casos, articulação subtalar do pé é acometida, e observa-se deformidade de hálux em valgo.
5. A RM é uma excelente modalidade radiológica para demonstrar anormalidades críticas de AR pré-erosiva: derrame articular, edema, *pannus* inflamatório e tenossinovite.
6. Nodulose reumatoide – uma doença encontrada principalmente em homens – é uma variante de artrite reumatoide com:
   - Ausência típica de anormalidades articulares
   - Vários nódulos subcutâneos
   - Título alto de fator reumatoide.
7. AIJ (AR juvenil) causa várias anormalidades típicas, que são raras ou não são encontradas na doença com início na vida adulta:
   - Reação periosteal
   - Anquilose articular envolvendo principalmente articulações apofisárias da coluna cervical
   - Anormalidades de crescimento secundárias ao acometimento das áreas epifisárias.
8. SAM é uma complicação grave e potencialmente fatal de várias doenças reumatológicas crônicas da infância. Essa condição é mais comum em pacientes com AIJ e doença de Still com início na vida adulta.

Outras artrites inflamatórias

1. Espondiloartropatias englobam quatro doenças diferentes: EA, APs, artrite reativa e artrites associadas às doenças intestinais inflamatórias.
2. EA (doença de Bechterew ou de Marie-Strümpell) acomete predominantemente homens jovens e, nos casos típicos, afeta coluna vertebral e articulações sacroilíacas. Antígeno de histocompatibilidade HLA-B27 sempre está presente em 95% dos casos. As marcas radiográficas características dessa doença são:
   - Quadratização dos corpos vertebrais
   - "Ângulos brilhantes"
   - Formação de sindesmófitos delicados
   - No estágio avançado da doença, fusão completa das articulações apofisárias e das vértebras, resultando na "coluna de bambu".
3. Artrite reativa, também conhecida como *síndrome de Reiter*, consiste em artrite inflamatória, uretrite, conjuntivite e erupção mucocutânea. As anormalidades radiográficas são:
   - Artrite periférica, geralmente assimétrica, com predileção por articulações dos membros inferiores, especialmente do pé
   - Sindesmófitos grosseiros e ossificações paraespinais interligando corpos vertebrais
   - Sacroileíte, geralmente assimétrica.
4. APs tem predileção por articulações interfalangianas distais. Acometimento oligoarticular pode resultar no fenômeno conhecido como *dedo de salsicha*. Radiograficamente, artrite psoriática caracteriza-se por:
   - Periostite "felpuda"
   - Deformidade articular de "lápis em xícara" (artrite mutilante)
   - Sindesmófitos grosseiros e ossificações paraespinais, que são indistinguíveis das encontradas na artrite reativa
   - Acometimento das articulações sacroilíacas.
5. Artropatias enteropáticas estão associadas a:
   - Colite ulcerativa
   - Enterite regional (doença de Crohn)
   - Lipodistrofia intestinal (doença de Whipple)
   - Cirurgias com *bypass* intestinal.

   Nos casos típicos, observa-se acometimento simétrico das articulações sacroilíacas.
6. Espondiloartrite indiferenciada caracteriza-se por positividade HLA-B27 alta, artrite periférica, sacroileíte e entesite. Alguns pacientes com essa doença podem evoluir para EA ou APs.
7. Síndrome SAPHO caracteriza-se por sinovite, acne, pustulose, hiperosteose e osteíte, além de pustulose palmoplantar e inflamação hiperosteótica dos ossos. Essa síndrome está diretamente relacionada com OMRC.
8. OMRC é um processo inflamatório multifocal agudo que afeta alguns ossos e ocorre mais comumente em crianças e adolescentes. É considerada uma doença inflamatória autoimune hereditária causada por desregulação imune.

LEITURAS SUGERIDAS

Adam G, Dammer M, Bohndorf K, et al. Rheumatoid arthritis of the knee: value of gadopentetate dimeglumine-enhanced MR imaging. *AJR Am J Roentgenol* 1991; 156: 125-129.

Agten CA, Zubler V, Rosskopf AB, et al. Enthesitis of lumbar spine ligaments in clinically suspected spondyloarthritis: value of gadolinium-enhanced MR images in comparison to STIR. *Skeletal Radiol* 2016; 45: 187-195.

Aletaha D, Neogi T, Silman AJ, et al. 2010 Rheumatoid arthritis classification criteria: an American College of Rheumatology/European League Against Rheumatism Collaborative Initiative. *Arthritis Rheum* 2010; 62:2569-2581.

Algin O, Gokalp G, Baran B, et al. Evaluation of sacroiliitis: contrast-enhanced MRI with subtraction technique. *Skeletal Radiol* 2009; 38:983-988.

Ansell BM. Juvenile psoriatic arthritis. *Baillieres Clin Rheumatol* 1994; 8:317-332.

Ansell BM, Bywaters EGL. Diagnosis of "probable" Still's disease and its outcome. *Ann Rheum Dis* 1962; 21:253.

Ansell BM, Wigley RA. Arthritic manifestations in regional enteritis. *Ann Rheum Dis* 1964; 23:64-72.

Arnett FC, Edworthy SM, Bloch DA, et al. The American Rheumatism Association 1987 revised criteria for the classification of rheumatoid arthritis. *Arthritis Rheum* 1988; 31:315-324.

Ash Z, Marzo-Ortega H. Ankylosing spondylitis – the changing role of imaging. *Skeletal Radiol* 2012; 41:1031-1034.

Azouz EM, Duffy CM. Juvenile spondyloarthropathies: clinical manifestations and medical imaging. *Skeletal Radiol* 1995; 24:399-408.

Belhorn LR, Hess EV. Erosive osteoarthritis. *Semin Arthritis Rheum* 1993; 22:298-306.

Boden SD, Dodge LD, Bohlman HH, et al. Rheumatoid arthritis of the cervical spine. A long-term analysis with predictors of paralysis and recovery. *J Bone Joint Surg Am* 1993; 75:1282-1297.

Bollow M, Braun J, Biedermann T, et al. Use of contrast-enhanced MR imaging to detect sacroiliitis in children. *Skeletal Radiol* 1998; 27:606-616.

Boutin RD, Resnick D. The SAPHO syndrome: an evolving concept for unifying several idiopathic disorders of bone and skin. *AJR Am J Roentgenol* 1998; 170:585-591.

Breton S, Jousse-Joulin S, Cangemi C, et al. Comparison of clinical and ultrasonographic evaluation for peripheral synovitis in juvenile idiopathic arthritis. *Semin Arthritis Rheum* 2011; 41:272-278.

Burgos-Vargas R, Vázquez-Mellado J. The early clinical recognition of juvenile-onset ankylosing spondylitis and its differentiation from juvenile rheumatoid arthritis. *Arthritis Rheum* 1995; 38:835-844.

Canella C, Schau B, Ribeiro E, et al. MRI in seronegative spondyloarthritis: imaging features and differential diagnosis in the spine and sacroiliac joints. *AJR Am J Roentgenol* 2013; 200:149-157.

Carmona R, Harish S, Linda DD, et al. MR imaging of the spine and sacroiliac joints for spondyloarthritis: infl uence on clinical diagnostic confidence and patient management. *Radiology* 2013; 269:208-215.

Chamot AM, Benhamou CL, Kahn MF, et al. Acne-postulosis-hyperostosis-osteitis syndrome. Result of a national survey. 85 cases. *Rev Rhum Mal Osteoartic* 1987; 54:187-196.

Chung C, Coley BD, Martin LC. Rice bodies in juvenile rheumatoid arthritis. *AJR Am J Roentgenol* 1998; 170:698-700.

Clark RL, Muhletaler CA, Margulies SI. Colitic arthritis: clinical and radiographic manifestations. *Radiology* 1971; 101:585-594.

Coates LC, Hodgson R, Conaghan PG, et al. MRI and ultrasonography for diagnosis and monitoring of psoriatic arthritis. *Best Pract Res Clin Rheumatol* 2012; 26:805-822.

Cobby M, Cushnaghan J, Creamer P, et al. Erosive osteoarthritis: is it a separate disease entity? *Clin Radiol* 1990; 42:258-263.

Crain DC. Interphalangeal osteoarthritis. *JAMA* 1961; 175:1049-1053.

Ehrlich GE. Erosive osteoarthritis: presentation, clinical pearls, and therapy. *Curr Rheumatol Rep* 2001; 3:484-488.

Ehrlich GE. Infl ammatory osteoarthritis. II. The superimposition of rheumatoid arthritis. *J Chronic Dis* 1972; 25:635-643.

el-Noueam KI, Giuliano V, Schweitzer ME, et al. Rheumatoid nodules: MR/pathological correlation. *J Comput Assist Tomogr* 1997; 21:796-799.

Forrester DM. Imaging of the sacroiliac joints. *Radiol Clin North Am* 1990; 28:1055-1072.

Gálvez J, Sola J, Ortuño G, et al. Microscopic rice bodies in rheumatoid synovial fl uid sediments. *J Rheumatol* 1992; 19:1851-1858.

Garg N, van den Bosch F, Deodhar A. The concept of spondyloarthritis: where are we now? *Best Pract Res Clin Rheumatol* 2014; 28:663-672.

Giedion A, Holthusen K-H, Eriksson B, et al. Chronic recurrent multifocal osteomyelitis and pustulosis palmoplantaris. *J Pediatr* 1978; 93:227-231.

Ginsberg MH, Genant HK, Yü TF, et al. Rheumatoid nodulosis: an unusual variant of rheumatoid disease. *Arthritis Rheum* 1975; 18:49-58.

Golla A, Jansson A, Ramser J, et al. Chronic recurrent multifocal osteomyelitis (CRMO): evidence for a susceptibility gene located on chromosome 18q21.3-18q22. *Eur J Hum Genet* 2002; 10:217-221.

Greenspan A. Erosive osteoarthritis. *Semin Musculoskel Radiol* 2003; 7:155-159.

Greenspan A, Baker ND, Norman A. Rheumatoid arthritis simulating other lesions. *Bull Hosp Jt Dis Orthop Inst* 1983; 43:70-77.

Handly B, Moore M, Creutzberg G, et al. Bisphosphonate therapy for chronic recurrent multifocal osteomyelitis. *Skeletal Radiol* 2013; 42:1777-1778.

Hazlewood GS, Barnabe C, Tomlison G, et al. Methotrexate monotherapy and methotrexate combination therapy with traditional and biologic disease modifying anti-rheumatic drugs for rheumatoid arthritis: a network meta-analysis. *Cochrane Database Syst Rev* 2016;(8):CD010227. doi:10.1002/14651858.

Helliwell PS, Wright V. Clinical features of psoriatic arthritis. In: Klippel JH, Dieppe PA, eds. *Practical rheumatology.* London, United Kingdom: Mosby; 1995:235-242.

Hermann K-GA, Bollow M. Magnetic resonance imaging of sacroiliitis in patients with spondyloarthritis: correlation with anatomy and histology. *Rofo* 2014; 186:230-237.

Herregods N, Jaremko JL, Baraliakos X, et al. Limited role of gadolinium to detect active sacroiliitis on MRI in juvenile spondyloarthritis. *Skeletal Radiol* 2015; 44:1637-1646.

Hughes RJ, Saifuddin A. Progressive non-infectious anterior vertebral fusion (Copenhagen syndrome) in three children: features on radiographs and MR imaging. *Skeletal Radiol* 2006; 35:397-401.

Kahn MF. Why the "SAPHO" syndrome? *J Rheumatol* 1995; 22:2017-2019.

Kamishima T, Tanimura K, Shimizu M, et al. Monitoring anti-interleukin 6 receptor antibody treatment for rheumatoid arthritis by quantitative magnetic resonance imaging of the hand and power Doppler ultrasonography of the finger. *Skeletal Radiol* 2011; 40:745-755.

Kellgren JH, Moore R. Generalized osteoarthritis and Heberden's nodes. *Br Med J* 1952; 1:181-187.

Kettering JM, Towers JD, Rubin DA. The seronegative spondyloarthropathies. *Semin Roentgenol* 1996; 31:220-228.

Kim NR, Choi J-Y, Hong SH, et al. "MR corner sign": value for predicting presence of ankylosing spondylitis. *AJR Am J Roentgenol* 2008; 191:124-128.

Klecker R, Weissman BN. Imaging features of psoriatic arthritis and Reiter's syndrome. *Semin Musculoskelet Radiol* 2003; 7:115-126.

Larbi A, Viala P, Molinari N, et al. Assessment of MRI abnormalities of the sacroiliac joints and their ability to predict axial spondyloarthritis: a retrospective pilot study on 110 patients. *Skeletal Radiol* 2014; 43:351-358.

Mak W, Hunter JC. MRI of early diagnosis of inflammatory arthritis. *J Musculoskeletal Med* 2009; 26:478-486.

Maksymowych WP, Crowther SM, Dhillon SS, et al. Systemic assessment of inflammation by magnetic resonance imaging in the posterior elements of the spine in ankylosing spondylitis. *Arthritis Care Res (Hoboken)* 2010; 62:4-10.

Mansour M, Cheema G, Naguwa S, et al. Ankylosing spondylitis: a contemporary perspective on diagnosis and treatment. *Semin Arthritis Rheum* 2007; 36:210-223.

Marsal L, Winblad S, Wollheim FA. *Yersinia enterocolitica* arthritis in southern Sweden: a four-year follow-up study. *Br Med J (Clin Res Ed)* 1981; 283:101-103.

Martel W, Snarr JW, Horn JR. The metacarpophalangeal joints in interphalangeal osteoarthritis. *Radiology* 1973; 108:1-7.

Martel W, Stuck KJ, Dworin AM, et al. Erosive osteoarthritis and psoriatic arthritis: a radiologic comparison in the hand, wrist, and foot. *AJR Am J Roentgenol* 1980; 134:125-135.

Martini A. It is time to rethink juvenile idiopathic arthritis classification and nomenclature. *Ann Rheum Dis* 2012; 71:1437-1439.

Martini A, Lovell DJ. Juvenile idiopathic arthritis: state of the art and future perspectives. *Ann Rheum Dis* 2010; 69:1260-1263.

McGonagle D. The history of erosions in rheumatoid arthritis: are erosions history? *Arthritis Rheum* 2010; 62:312-315.

Moll JMH, Wright V. Psoriatic arthritis. *Semin Arthritis Rheum* 1973; 3:55-78.

Mutlu H, Silit E, Pekkafali Z, et al. Multiple rice body formation in the subacromialsubdeltoid bursa and knee joint. *Skeletal Radiol* 2004; 33:531-533.

Nakayamada S, Kubo S, Iwata S, et al. Recent progress in JAK inhibitors for the treatment of rheumatoid arthritis. *BioDrugs* 2016; 30:407-419.

Navalho M, Resende C, Rodrigues AM, et al. Bilateral MR imaging of the hand and wrist in early and very early inflammatory arthritis: tenosynovitis is associated with progression to rheumatoid arthritis. *Radiology* 2012; 264:823-833.

Navallas M, Ares J, Beltrán B, et al. Sacroiliitis associated with axial spondyloarthropathy:new concepts and latest trends. *Radiographics* 2013; 33:933-956.

Navallas M, Inarejos EJ, Iglesias E, et al. MR imaging of the temporomandibular joint in juvenile idiopathic arthritis: technique and findings. *Radiographics* 2017; 37:595-612.

Oloff-Solomon J, Oloff LM, Jacobs AM. Rheumatoid nodulosis in the foot: a variant of rheumatoid disease. *J Foot Surg* 1984; 23:382-385.

Ostendorf B, Mattes-György K, Reichelt DC, et al. Early detection of bony alterations in rheumatoid and erosive arthritis of finger joints with high-resolution single photon emission computed tomography, and differentiation between them. *Skeletal Radiol* 2010; 39:55-61.

Ostensen H, Pettersson H, Davies AM, eds. *The WHO manual of diagnostic imaging.* Geneva, Switzerland: World Health Organization; 2002:129-142.

Paparo F, Ravelli M, Semprini A, et al. Seronegative spondyloarthropathies: what radiologists should know. *Radiol Med* 2014; 119:156-163.

Peter JB, Pearson CM, Marmor L. Erosive osteoarthritis of the hands. *Arthritis Rheum* 1966; 9:365-388.

Petty RE, Southwood TR, Baum J, et al. Revision of the proposed classification criteria for juvenile idiopathic arthritis: Durban, 1997. *J Rheumatol* 1998; 25:1991-1994.

Plenge RM, Seielstad M, Padyukov L, et al. TRAF1-C5 as a risk locus for rheumatoid arthritis – a genomewide study. *N Engl J Med* 2007; 357:1199-1209.

Polster JM, Winalski CS, Sundaram M, et al. Rheumatoid arthritis: evaluation with contrastenhanced CT with digital bone masking. *Radiology* 2009; 252:225-231.

Porter-Young FM, Offiah AC, Broadley P, et al. Inter- and intra-observer reliability of contrast-enhanced magnetic resonance imaging parameters in children with suspected juvenile idiopathic arthritis of the hip. *Pediatr Radiol* 2018; 48:1891-1900.

Punzi L, Ramonda R, Deberg M, et al. Coll2-1, Coll2-1NO2, and myeloperoxidase serum levels in erosive and non-erosive osteoarthritis of the hands. *Osteoarthritis Cartilage* 2012; 20:557-561.

Qubti MA, Flynn JA. Ankylosing spondylitis & the arthritis of inflammatory bowel disease. In: Imboden JB, Hellmann DB, Stone JH, eds. *Current diagnosis & treatment: rheumatology,* 3rd ed. New York: McGraw-Hill; 2007: 159-166.

Raychaudhuri SB, Deodhar A. The classification and diagnostic criteria of ankylosing spondylitis. *J Autoimmun* 2014; 48–49:128-133.

Reiter H. Ueber eine bisher unerkannte Spirochaeteninfektion (Spirochaetosis arthritica). *Dtsch Med Wochenschr* 1916; 42:1535-1536.

Resnick D, Niwayama G. Rheumatoid arthritis and the seronegative spondyloarthropathies: radiographic and pathologic concepts. In: Resnick D, ed. *Diagnosis of bone and joint disorders,* 3rd ed. Philadelphia: WB Saunders; 1995:807-865.

Roderick MR, Ramanan AV. Chronic recurrent multifocal osteomyelitis. *Adv Exp Med Biol* 2013; 764:99-107.

Rosendahl K. Juvenile idiopathic arthritis: recent advances. *Pediatr Radiol* 2011; 41 (suppl 1):110-112.

Rukavina I. SAPHO syndrome: a review. *J Child Orthop* 2015; 9:19-27.

Sanders KM, Resnik CS, Owen DS. Erosive arthritis in Cronkhite-Canada syndrome. *Radiology* 1985; 156:309-310.

Sankowski AJ, Lebkowska UM, Cwikľa J, et al. Psoriatic arthritis. *Pol J Radiol* 2013; 78:1-17.

Schueller-Weidekamm C, Lodemann K-P, Grisar J, et al. Contrast-enhanced MR imaging of hand and finger joints in patients with early rheumatoid arthritis: do we really need a full dose of gadobenate dimeglumine for assessing synovial enhancement at 3T? *Radiology* 2013; 268:161-169.

Schwenzer NF, Kötter I, Henes JC, et al. The role of dynamic contrast-enhanced MRI in the differential diagnosis of psoriatic and rheumatoid arthritis. *AJR Am J Roentgenol* 2010; 194:715-720.

Sheybani EF, Khanna G, White AJ, et al. Imaging of juvenile idiopathic arthritis: a multimodality approach. *Radiographics* 2013; 33:1253-1273.

Smith D, Braunstein EM, Brandt KD, et al. A radiographic comparison of erosive osteoarthritis and idiopathic nodal osteoarthritis. *Ann Rheum Dis* 2011; 70:326-330.

Soldatos T, Pezeshk P, Ezzani F, et al. Cross-sectional imaging of adult crystal and inflammatory arthropathies. *Skeletal Radiol* 2016; 45:1173-1191.

Stiskal MA, Neuhold A, Szolar DH, et al. Rheumatoid arthritis of the craniocervical region by MR imaging: detection and characterization. *AJR Am J Roentgenol* 1995; 165:585-592.

Sudoł-Szopińska I, Grochowska E, Gietka P, et al. Imaging of juvenile idiopathic arthritis. Part II: ultrasonography and MRI. *J Ultrason* 2016; 16:237-251.

Sudoł-Szopińska I, Jans L, Teh J. Rheumatoid arthritis: what do MRI and ultrasound show. *J Ultrason* 2017; 17:5-16.

Sudoł-Szopińska I, Jurik AG, Eshed I, et al. Recommendations of the ESSR Arthritis Subcommittee for the use of magnetic resonance imaging in musculoskeletal rheumatic diseases. *Semin Musculoskeletal Radiol* 2015; 19:396-411.

Sudoł-Szopińska I, Kwiatkowska B, Prochorec-Sobieszek M, et al. Enthesopathies and enthesitis. Part 2: imaging studies. *J Ultrason* 2015; 15:196-207.

Sudoł-Szopińska I, Matuszewska G, Gietka P, et al. Imaging of juvenile idiopathic arthritis. Part I: clinical classifications and radiographs. *J Ultrason* 2016; 16:225-236.

Sudoł-Szopińska I, Matuszewska G, Kwiatkowska B, et al. Diagnostic imaging of psoriatic arthritis. Part I: etiopathogenesis, classification and radiographic features. *J Ultrason* 2016; 16:65-77.

Sudoł-Szopińska I, Pracoń G. Diagnostic imaging of psoriatic arthritis. Part II: magnetic resonance imaging and ultrasonography. *J Ultrason* 2016; 16:163-174.

Swett HA, Jaffe RB, McIff EB. Popliteal cysts: presentation as thrombophlebitis. *Radiology* 1975; 115:613-615.

Taurog JD, Chhabra A, Colbert RA. Ankylosing spondylitis and axial spondyloarthritis. *N Engl J Med* 2016; 374:2563-2574.

Tehranzadeh J, Ashikyan O, Dascalos J. Magnetic resonance imaging in early detection of rheumatoid arthritis. *Semin Musculoskel Radiol* 2003; 7:79-94.

Thompson W, Donn R. Juvenile idiopathic arthritis genetics – what's new? What's next? *Arthritis Res* 2002; 4:302-306.

Turesson C, Matteson EL. Genetics of rheumatoid arthritis. *Mayo Clin Proc* 2006; 81:94-101.

van der Kooij SM, Allaart CF, Dijkmans BA, et al. Innovative treatment strategies for patients with rheumatoid arthritis. *Curr Opin Rheumatol* 2008; 20:287-294.

van der Woude D, Rantapää-Dahlqvist S, Ioan-Fascinay A, et al. Epitope spreading of the anti-citrullinated protein antibody response occurs before disease onset and is associated with the disease course of early arthritis. *Ann Rheum Dis* 2010; 69:54-60.

Villeneuve E, Emery P. Rheumatoid arthritis: what has changed? *Skeletal Radiol* 2009; 38:109-112.

Weber U, Østergaard M, Lambert RGW, et al. The impact of MRI on the clinical management of inflammatory arthritides. *Skeletal Radiol* 2011; 40:1153-1173.

Whitehouse RW, Aslam R, Bukhari M, et al. The sesamoid index in psoriatic arthropathy. *Skeletal Radiol* 2005; 34:217-220.

Wisnieski JJ, Askari AD. Rheumatoid nodulosis. A relatively benign rheumatoid variant. *Arch Intern Med* 1981; 141:615-619.

Wright V. Seronegative polyarthritis: a unified concept. *Arthritis Rheum* 1978; 21:619-633.

Zochling J, van der Heijde D, Burgos-Vargas R, et al. ASAS/EULAR recommendations for the management of ankylosing spondylitis. *Ann Rheum Dis* 2006; 65:442-452.

15

Artrites e Artropatias Variadas

Artropatias do tecido conjuntivo

A Tabela 15.1 apresenta uma visão geral das principais manifestações clínicas e radiológicas dos tipos de artrite associados às doenças do tecido conjuntivo.

Lúpus eritematoso sistêmico

Lúpus eritematoso sistêmico (LES) é uma doença inflamatória crônica do tecido conjuntivo de causa desconhecida, que se caracteriza por anormalidades imunológicas significativas e acometimento de vários órgãos. Embora a causa dessa doença ainda seja desconhecida, fatores genéticos, hormonais e ambientais desempenham papel importante em sua patogenia. A LES caracteriza-se por ativação de linfócitos B policlonais contra vários antígenos e pode estar associada à hipergamaglobulinemia. Também foram descritas anormalidades das citocinas como interleucina-1 (IL-1), IL-2, IL-6 e IL-10. Há evidências crescentes de que alfainterferona (IFN-α) desempenhe papel importante na patogenia do LES. Vários pesquisadores demonstraram que células dendríticas plasmocitoides são responsáveis por liberar a estimulação do fator IFN-α com imunocomplexos contendo ácido nucleico. O risco de adquirir LES é parcialmente determinado por fatores genéticos, mas é um distúrbio genético complexo sem padrão hereditário mendeliano claro, embora possa ocorrer com mais frequência em determinadas famílias.

A primeira ligação descrita entre genética e LES foi com o complexo de histocompatibilidade principal (MHC) localizado no cromossomo 6, que contém antígenos leucocitários humanos do tipo DR (HLA-DR). Outros genes implicados são os que codificam componentes do sistema complemento, receptores Fcg, proteína tirosinofosfatase não receptora tipo 22 (PTPN22) e antígeno 4 associado aos linfócitos T citotóxicos (CTLA4). Os oito *loci* de suscetibilidade ao LES mais bem confirmados por estudos genéticos são 1q23, 1q25-31, 1q41-42, 2q35-37, 4 p16.15.2, 6-11-21, 12 p24 e 16q12. Estudos mais recentes concluíram que o gene *PDCD1* (morte celular programada 1) é responsável pela associação genética (*linkage*) com o cromossomo 2q34 ou 2q37 e está associado à nefrite lúpica. As mulheres, especialmente as adolescentes e adultas jovens, são afetadas com frequência nove vezes mais do que os homens, e essa prevalência pode estar relacionada com o gene *TLR7*. Nos homens com síndrome de Klinefelter (47, XXY), o risco de desenvolver LES é 14 vezes maior do que entre homens saudáveis

de controle. O tabagismo também é um fator de risco e foi associado à produção de anticorpos anti-DNA de hélice dupla (dsDNA). O LES é mais comum em negros americanos, mas é raro entre negros africanos. Resultados de estudos cumulativos demonstraram que anomalias hereditárias do componente C4A do complemento (um gene do MHC classe III) aumentam o risco de LES em quase todos os grupos étnicos estudados.

Manifestações clínicas

As manifestações clínicas do LES variam de acordo com a distribuição e a extensão das anormalidades sistêmicas. Os sinais e sintomas mais comuns são mal-estar, fraqueza, febre, anorexia e emagrecimento. As mulheres são afetadas com frequência nove vezes maior do que os homens. Anormalidades sorológicas são típicas e compatíveis com essa doença; incluem diversos autoanticorpos séricos dirigidos contra antígenos nucleares, que historicamente foram associados à presença de células do lúpus eritematoso (células LE) e leucócitos neutrofílicos que contêm corpos de inclusão citoplasmáticos.

Anticorpos antinucleares (AANs) são úteis ao diagnóstico diferencial do LES, e variações dos títulos de anticorpos dirigidos contra DNA podem ser usadas para monitorar a atividade da doença. Os AANs constituem um grupo heterogêneo de anticorpos dirigidos contra algumas macromoléculas proteicas nucleares bem definidas. Esses anticorpos representam o que se conhece classicamente como *autoanticorpos*, porque estão dirigidos contra componentes presentes normalmente nas células nucleadas. Em geral, esses anticorpos não têm especificidade de tecido ou espécie; por isso, eles têm reatividade cruzada com núcleos de diversas células. Fontes principais para estudar esses anticorpos são pacientes com LES e doenças reumáticas sistêmicas semelhantes. Alguns estudos enfatizaram a definição da especificidade desses anticorpos e contribuíram expressivamente para nosso conhecimento acerca de sua função imunopatológica nas doenças do tecido conjuntivo. É importante salientar que todos os pacientes (100%) com LES têm AANs positivos, ou seja, o conceito de lúpus AAN-negativo não é mais aceitável. Além disso, autoanticorpos dirigidos contra ribonucleoproteína nuclear pequena (snRNP), também conhecidos como *anticorpos anti-Smith*, foram considerados altamente específicos de LES, embora sejam detectáveis em apenas 15 a 30% dos pacientes com essa doença. Esses anticorpos são mais frequentes (cerca de 60%) nas mulheres negras jovens com LES. A descrição da imunobiologia do lúpus estaria além dos propósitos deste livro, mas precisamos enfatizar

Tabela 15.1 Principais manifestações clínicas e radiológicas das artrites e artropatias do tecido conjuntivo.

Tipo de artrite	Localização	Anormalidades essenciais	Técnica/Incidência
Lúpus eritematoso sistêmico (LES) (F > M; adultos jovens; negros > brancos; alterações cutâneas: erupção)	Mãos Quadris, tornozelos e ombros	Contraturas articulares flexíveis Osteonecrose	Perfil Incidências padronizadas das articulações afetadas Cintilografia Ressonância magnética (RM)
Esclerodermia (F > M; alterações cutâneas: edema, espessamento)	Mãos Trato gastrintestinal	Calcificações do tecido conjuntivo Acrosteólise Afilamento das falanges distais Alterações destrutivas das articulações interfalangianas Dilatação do esôfago Redução da peristalse Dilatações do duodeno e intestino delgado	Incidências dorsopalmar e perfil Esofagografia Esofagografia (radioscopia ou vídeo) Exame contrastado do trato gastrintestinal alto e intestino delgado
Polimiosite/dermatomiosite	 Membros superiores e inferiores (segmentos proximais) Mãos	Pseudodiverticulose do colo Calcificações de partes moles Osteoporose periarticular Erosões e alterações destrutivas das articulações interfalangianas	Cluster opaco Xerorradiografia; radiografia digital Incidências dorsopalmar e perfil
Doença mista do tecido conjuntivo (DMTC) (combinação de manifestações clínicas de LES, esclerodermia, dermatomiosite e artrite reumatoide)	Mãos, punhos Tórax	Erosões e alterações destrutivas das articulações interfalangianas proximais, metacarpofalangianas, radiocarpais e mediocarpais associadas a estreitamento dos espaços articulares Edema simétrico dos tecidos moles Atrofia e calcificações dos tecidos moles Derrames pleurais e pericárdicos	Incidências dorsopalmar e perfil RM Incidências posteroanterior e perfil Ultrassonografia

F = feminino; M = masculino.

que, apesar de estudos exaustivos sobre tolerância e da existência de modelos da doença em camundongos, ao longo de quase duas décadas ainda não ocorreram avanços clinicamente significativos no tratamento específico do lúpus.

Patologia

Exames anatomopatológicos detectam vasculite generalizada em capilares, arteríolas e vênulas. Há hipertrofia vilosa da sinóvia coberta por fibrina. Além disso, pode-se encontrar infiltrado esparso de células inflamatórias linfoplasmocitárias. O líquido sinovial caracteriza-se por padrão inflamatório com predomínio frequente de linfócitos, embora comumente também seja possível encontrar células LE.

Anormalidades radiológicas

O sistema musculoesquelético é afetado comumente pelo LES, e anormalidades articulares estão presentes em 90% dos pacientes em alguma fase da evolução de sua doença e constituem parte expressiva do quadro clínico e radiológico. As lesões artríticas são simétricas, e uma marca característica dessa doença são deformidades articulares sem contraturas fixas. As mãos são acometidas preferencialmente. Nos casos típicos, radiografias convencionais demonstram desalinhamentos, mais comumente das articulações metacarpofalangianas e interfalangianas proximais dos dedos; além disso, há lesões da primeira articulação carpometacarpal e articulações metacarpofalangianas e interfalangianas do primeiro quirodáctilo (Figura 15.1). Essas anormalidades podem não ser evidentes nas radiografias dorsopalmares, porque desalinhamentos são variáveis e podem ser corrigidos pela pressão da mão sobre o cassete radiográfico (Figura 15.2). Em geral, essas deformidades patognomônicas são decorrentes da perda de suporte fornecido pelas estruturas ligamentares e capsulares periarticulares e, ao menos no estágio inicial da doença, são totalmente reversíveis. Apenas em casos muito raros essas deformidades são fixas e/ou estão acompanhadas de erosões articulares (Figura 15.3).

Alguns pacientes têm esclerose das falanges distais (acroesclerose) (Figura 15.4) ou reabsorção dos tufos terminais (acrosteólise). Osteonecrose é comum e tem sido atribuída às complicações do tratamento com corticoides (Figura 15.5 A a D). Entretanto, estudos recentes sugeriram um papel fundamental do processo inflamatório (vasculite) na patogenia dessa complicação. Derrames articulares inespecíficos com proliferação sinovial podem ser demonstrados na ressonância magnética (RM) (Figura 15.5 E).

Tratamento

O tratamento do LES consiste no uso de antimaláricos (p. ex., hidroxicloroquina), corticoides (p. ex., prednisona) e, principalmente, imunossupressores (p. ex., ciclofosfamida, azatioprina, micofenolato, leflunomida e metotrexato). Em casos especiais, também é possível usar rituximabe (um anticorpo monoclonal humanizado dirigido contra linfócitos B), plasmaférese e infusão intravenosa de imunoglobulina (IGIV). Detalhes do tratamento, que geralmente é individualizado caso a caso, estariam além dos objetivos deste capítulo; contudo, vale ressaltar que essa doença pode tornar-se uma das primeiras doenças reumáticas com abordagem terapêutica personalizada.

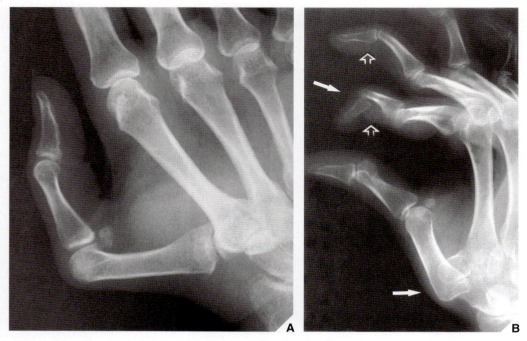

▲
Figura 15.1 Lúpus eritematoso sistêmico. A. Essa mulher de 43 anos com LES tinha o aspecto típico do primeiro quirodáctilo. Observe que havia subluxações da primeira articulação carpometacarpal e articulações metacarpofalangianas, mas sem erosões articulares. **B.** Em outra paciente, uma mulher de 32 anos, a radiografia oblíqua da mão esquerda demonstrou luxações da primeira articulação carpometacarpal e articulação interfalangiana distal do dedo indicador (setas) e subluxações das articulações metacarpofalangianas dos dedos indicador e médio associadas à deformidade em pescoço-de-cisne (setas abertas).

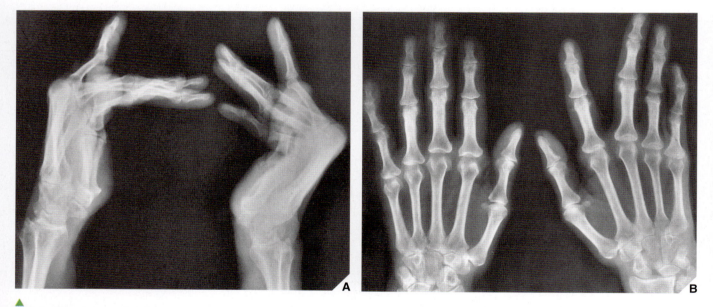

▲
Figura 15.2 Lúpus eritematoso sistêmico. A. A radiografia de perfil das mãos dessa mulher de 42 anos com LES confirmado há cerca de 4 anos demonstrou deformidades em flexão das articulações metacarpofalangianas. Na incidência dorsopalmar (**B**), as deformidades em flexão foram corrigidas pela pressão das mãos sobre o cassete de radiografia.

Esclerodermia

Manifestações clínicas

Esclerodermia (esclerose sistêmica progressiva) é uma doença sistêmica de causa indefinida. A doença acomete predominantemente mulheres jovens, que geralmente têm suas primeiras manifestações entre a terceira e a quarta década de vida. Basicamente um distúrbio do tecido conjuntivo evidenciado por deposição de colágeno e outros componentes da matriz extracelular na pele e órgãos internos, a esclerodermia caracteriza-se por espessamento e fibrose da pele e tecidos subcutâneos com acometimento frequente do sistema musculoesquelético. Esclerodermia tem base autoimune com AANs específicos da doença, mais comumente anticorpos antitopoisomerase-1 e anticentrômero. Recentemente, pesquisadores identificaram um novo *link* genético

Capítulo 15 Artrites e Artropatias Variadas   771

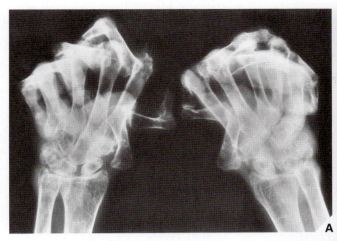
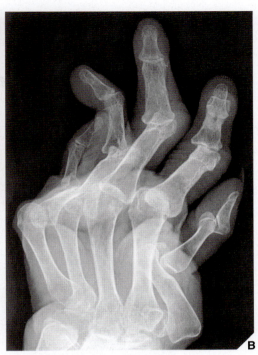

▲ **Figura 15.3 Lúpus eritematoso sistêmico. A.** Essa mulher de 62 anos tem história de LES há 15 anos. A radiografia dorsopalmar das mãos demonstrou deformidades graves, subluxações e erosões articulares. Observe que havia osteoporose avançada secundária ao desuso dos membros e tratamento com corticoides. **B.** Em outra paciente, uma mulher de 51 anos, observe que havia contraturas em flexão, subluxações e luxações de várias articulações da mão direita.

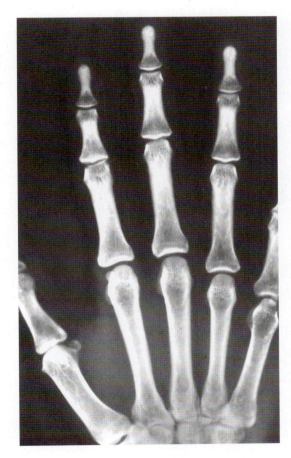

▲ **Figura 15.4 Lúpus eritematoso sistêmico.** Essa radiografia dorsopalmar da mão de uma mulher de 29 anos com LES demonstrou esclerose das falanges distais (esclerose acral). Alguns pacientes com artrite reumatoide e esclerodermia também podem apresentar alterações escleróticas semelhantes.

com a forma sistêmica da esclerodermia – um *locus* de suscetibilidade envolvendo o gene *CD247* (que codifica a subunidade zeta do receptor das células T, que modula a atividade desses linfócitos), além dos genes que tinham sido reconhecidos antes, inclusive *MHC*, *IRF5* e *STAT4* (que codificam uma proteína reguladora importante para o sistema imune). Clinicamente, alguns pacientes desenvolvem lesão articular, que se evidencia por artralgia e artrite, resultando em contraturas em flexão dos dedos. A maioria dos pacientes tem a chamada *síndrome CREST*, acrônimo usado para descrever a coexistência de *c*alcinose, fenômeno de *R*aynaud (episódios de palidez intermitente dos dedos das mãos e dos pés durante exposição ao frio, em consequência de vasoconstrição dos vasos sanguíneos de pequeno calibre), anormalidades *e*sofágicas (dilatação e hipoperistalse), *e*sclerodactilia e *t*elangiectasia; 30-40% dos pacientes têm resultados positivos nos testes sorológicos para fator reumatoide e AANs.

Patologia

Exames anatomopatológicos demonstram espessamento simétrico da íntima das artérias afetadas com necrose endotelial e telangiectasia dos capilares. Na derme, observa-se deposição excessiva de tecido fibroso.

Anormalidades radiológicas

Radiograficamente, a esclerodermia evidencia-se por anormalidades típicas nos ossos e tecidos moles. Em geral, as mãos mostram atrofia de tecidos moles das pontas dos dedos (Figura 15.6), reabsorção das falanges distais (acrosteólise), osteopenia, calcificações periarticulares e subcutâneas (Figuras 15.7 e 15.8 A) e alterações destrutivas das articulações pequenas, geralmente articulações interfalangianas (Figura 15.9). Em alguns casos, as calcificações de tecidos moles dos membros superiores podem ser muito marcantes (ver Figura 15.8 B). As alterações que confirmam esse diagnóstico são demonstradas no trato gastrintestinal, onde as dilatações do esôfago e do intestino delgado, combinadas com padrão de pseudobstrução, são típicas (Figura 15.10). Pseudodivertículos de intestino grosso também são comuns.

772 Parte 3 Artrites

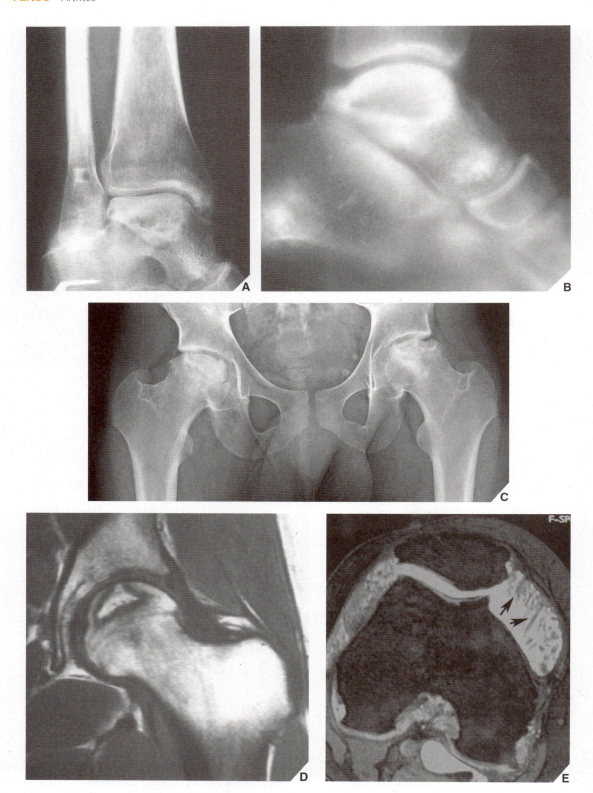

▲
Figura 15.5 LES complicado com osteonecrose e proliferação sinovial. Radiografia na incidência oblíqua (**A**) e imagem de tomografia em perfil do tornozelo (**B**) demonstraram osteonecrose talar nessa paciente de 26 anos com LES tratado com doses altas de corticoides. **C.** A radiografia anteroposterior da pelve desse homem de 27 anos tratado com corticoides demonstrou osteonecrose avançada das cabeças dos fêmures. **D.** Nessa mulher de 18 anos com LES, a imagem coronal de RM ponderada em T2 mostrou área focal de osteonecrose de cabeça do fêmur. **E.** A imagem axial de RM em sequência GRE (*gradient recalled echo*) do joelho de uma mulher de 35 anos detectou derrame articular volumoso com proliferação sinovial frondosa (*setas*).

Capítulo 15 Artrites e Artropatias Variadas 773

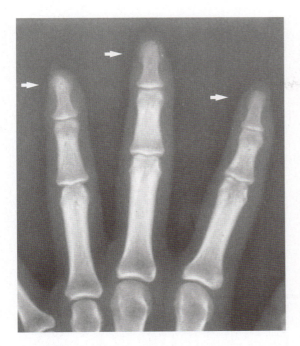

▲
Figura 15.6 Esclerodermia. Essa mulher de 24 anos tinha atrofia de tecidos moles das falanges distais dos dedos indicador, médio e anular (*setas*).

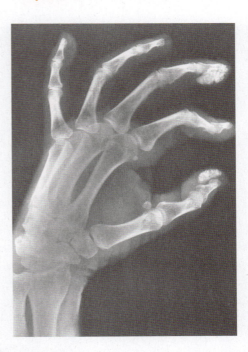

▲
Figura 15.7 Esclerodermia. Essa mulher de 32 anos com esclerose sistêmica progressiva tinha calcificações de partes moles das falanges distais da mão direita – um sinal típico dessa doença.

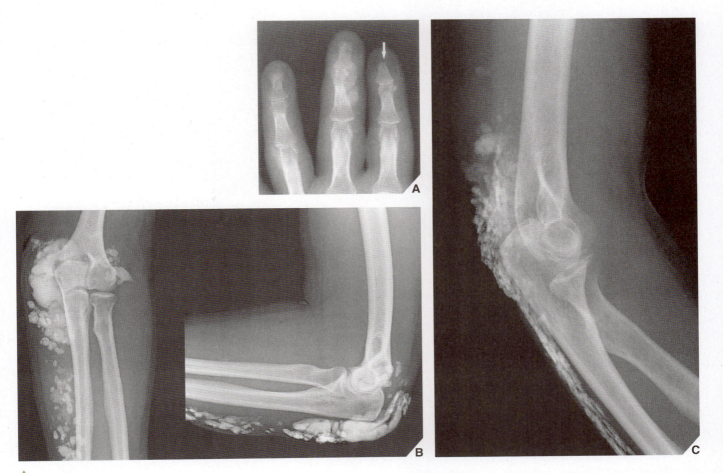

▲
Figura 15.8 Esclerodermia. A. A radiografia dorsopalmar dos dedos dessa mulher de 44 anos demonstrou acrosteólise (*seta*), calcificações de partes moles e alterações destrutivas da articulação interfalangiana distal do dedo médio. **B.** Em outra paciente, mulher de 46 anos, havia calcificações de partes moles disseminadas ao redor do cotovelo e antebraço. **C.** Nessa mulher de 37 anos, havia calcificações de tecidos moles da parte posterior do braço distal e antebraço proximal.

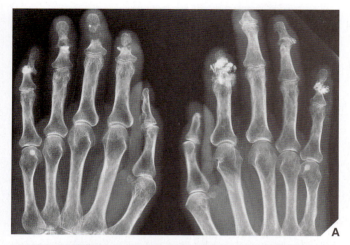

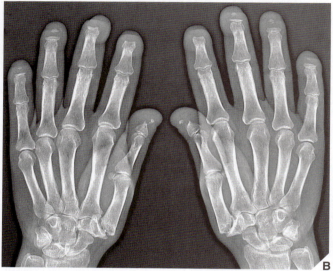

▲ **Figura 15.9 Esclerodermia. A.** A radiografia dorsopalmar das mãos desse homem de 50 anos com esclerodermia confirmada demonstrou alterações destrutivas das articulações interfalangianas distais, além de calcificações de partes moles e reabsorção da ponta da falange distal do dedo médio esquerdo. **B.** A radiografia dorsopalmar das mãos dessa mulher de 53 anos com esclerodermia de longa duração mostrou acrosteólise de todas as falanges distais. Observe que também havia erosões das primeiras articulações carpometacarpais.

Tratamento

O tratamento da esclerodermia é difícil, e não existem diretrizes específicas. Inclui fármacos como anti-inflamatórios não hormonais (AINHs), corticoides (p. ex., prednisona), imunossupressores (p. ex., ciclofosfamida), anticorpos anti-interferona (p. ex., sifalimumabe), supressores de células B (p. ex., rituximabe) e anticorpos anticitocinas (anti-IL6R). Estudos recentes com transplante de medula óssea autóloga mostraram resultados promissores, mas não são exequíveis na maioria dos pacientes. Pacientes com hipertensão pulmonar – uma complicação da esclerodermia – são tratados com inibidores de prostaglandinas para reduzir a pressão capilar pulmonar.

Polimiosite e dermatomiosite

Manifestações clínicas

Polimiosite e dermatomiosite fazem parte do grupo de miopatia autoimunes raras. São doenças que afetam músculos estriados e

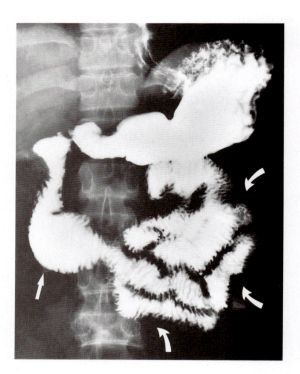

▲ **Figura 15.10 Esclerodermia.** Esofagogastroduodenografia contrastada do paciente descrito na Figura 15.9 A demonstrou dilatações da segunda e terceira partes do duodeno (*seta reta*) e jejuno (*setas curvas*) com padrão de pseudobstrução.

pele e caracterizam-se por inflamação não supurativa e degeneração difusas. Nos adultos, elas ocorrem em qualquer idade, mas há um pico de incidência na faixa de 45 a 60 anos. A maioria dos pacientes têm lesões cutâneas e musculares. O diagnóstico precoce e o tratamento subsequente dos pacientes com qualquer tipo de miopatia, inclusive polimiosite e dermatomiosite, podem ser facilitados por exames laboratoriais apropriados. Quatro exames mais úteis para avaliar distúrbios musculares são: (a) enzimas séricas, (b) excreção de creatina e creatinina urinárias, (c) eletromiografia e (d) biopsia de músculo.

Diversos exames enzimáticos séricos foram recomendados, mas os testes mais valiosos são dosagens séricas de creatinofosfoquinase (CPK), aldolase (ALD), desidrogenase láctica (LDH), transaminase glutâmico-oxalacética (TGO) e transaminase glutâmico-pirúvica (TGP). Além disso, determinações dos níveis séricos de enzimas e excreção urinária de creatina são úteis ao monitoramento clínico da polimiosite e da dermatomiosite, porque esses dois exames oferecem uma visão geral mais ampla do que a obtida com apenas um deles.

A polimiosite caracteriza-se por reação de linfócitos T citotóxicos contra antígenos musculares ainda não definidos, que são apresentados pelas moléculas do MHC classe I e ocorrem de forma isolada ou, mais comumente, como parte de uma síndrome mista multissistêmica. Ao longo da última década, estudos caracterizaram os autoanticorpos específicos da miosite (AEMs) com mais detalhes, inclusive os que estão dirigidos contra enzimas aminoacil-tRNA-sintetases, partícula de reconhecimento de sinal e proteína Mi-2. Além disso, também foram descritos autoanticorpos novos clinicamente significativos, inclusive anti-CADM-140, anti-SAE (enzima ativadora modificadora semelhante à ubiquitina pequena), antip155/140 e antip140. Os AEMs são dirigidos contra componentes citoplasmáticos ou nucleares envolvidos em processos intracelulares reguladores fundamentais, inclusive síntese de proteínas, translocações e transcrições de genes. Alguns autoanticorpos são encontrados exclusivamente na dermatomiosite. Anticorpos dirigidos contra a enzima Mi-2 remodeladora de cromatina são detectáveis em cerca de 20% dos pacientes. Anticorpos anti-MDA5 foram descritos em pacientes com dermatomiosite amiopática, principalmente os que também têm doença pulmonar intersticial. Em alguns pacientes, também foram descritos anticorpos dirigidos contra modificador-1 semelhante à ubiquitina pequena (anti-SUMO-1). AANs foram demonstrados em cerca de 50% dos pacientes com polimiosite e dermatomiosite e estavam associados à formação de anticorpos dirigidos contra uma proteína nuclear Mi-2. A biopsia positiva pode demonstrar que o processo patológico é miopático e, assim, possibilita ao médico excluir lesão neurogênica do primeiro neurônio motor, mas também identifica pacientes com doença muscular e alterações patológicas mais graves que se suspeitava em bases clínicas. Isso é importante em relação ao prognóstico. Com a ajuda de técnicas histoquímicas e microscopia eletrônica, a biopsia muscular possibilita, ocasionalmente, que o patologista estabeleça o diagnóstico de uma das formas mais raras de miopatia, que clinicamente se assemelha à polimiosite. Essas doenças incluem miopatia sarcoide, doença nuclear central e miopatias associadas às anormalidades mitocondriais.

Sintomas clínicos incluem fraqueza muscular simétrica, especialmente dos segmentos proximais dos membros. Outros sinais e sintomas são artralgia, mialgias e fadiga extrema; fenômeno de Raynaud também pode ser detectável. Dispneia pode indicar fraqueza diafragmática. Pacientes com dermatomiosite podem ter manifestações cutâneas como pápulas de Gottron (lesões violáceas elevadas nas superfícies extensoras dos cotovelos, joelhos e mãos – principalmente na área das articulações metacarpofalangianas e interfalangianas) e erupção heliotrópica (coloração avermelhada ou violácea das pálpebras). Em casos mais raros, pode-se observar erupção eritematosa ou poiquilodermatosa nas áreas posteriores do pescoço e ombros (sinal do xale) e partes anteriores do pescoço e tórax (sinal do V). Alguns pacientes têm espessamento cutâneo hiperceratótico, frequentemente com rachaduras dolorosas nas superfícies radiais dos dedos das mãos (as chamadas *mãos de mecânico*) ou dos pés (*pés de mecânico*). Também foram descritas telangiectasias periungueais e anormalidades dos capilares da prega ungueal idênticas às que ocorrem nos pacientes com esclerodermia.

Patologia

Alterações patológicas demonstradas na biopsia de músculo dos pacientes com polimiosite estão bem descritas. A gravidade das lesões patológicas é amplamente variável, ou seja, um paciente pode ter apenas anormalidades mínimas nas fibras musculares submetidas a biopsia, enquanto outro com manifestações clínicas semelhantes pode apresentar necrose e substituição ampla das fibras musculares. Essa variabilidade das alterações patológicas detectadas por biopsia muscular em vários estudos sobre polimiosite oscilava entre 55 e 80%. Infiltrado linfocitário é a anormalidade mais frequente, mas também podem ser encontradas áreas com mionecrose.

Anormalidades radiológicas

As anormalidades radiológicas dos pacientes com polimiosite e dermatomiosite são divididas em dois grupos: as que afetam tecidos moles e as que incidem nas articulações. Com esses dois tipos de acometimento, as calcificações são as anormalidades mais típicas nos tecidos moles. Os locais preferenciais das calcificações intermusculares são músculos grandes de segmentos proximais dos membros superiores e inferiores (Figuras 15.11 e 15.12). Além disso, podem ser encontradas calcificações subcutâneas semelhantes às que ocorrem

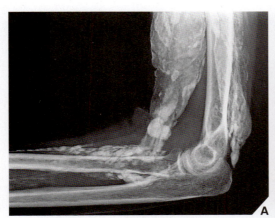
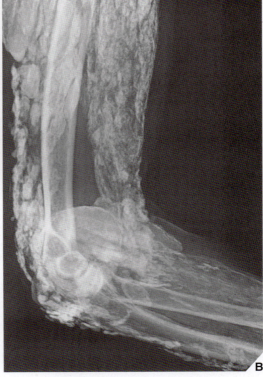

Figura 15.11 Dermatomiosite. Radiografias de perfil dos cotovelos esquerdo (**A**) e direito (**B**) dessa mulher de 50 anos demonstraram calcificações difusas dos músculos do braço e do antebraço.

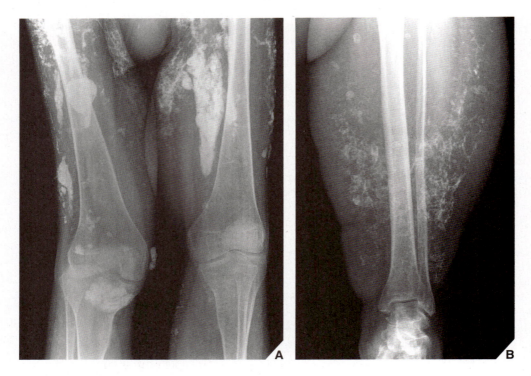

Figura 15.12 Dermatomiosite. A. A radiografia anteroposterior dos joelhos demonstra calcificações disseminadas dentro dos músculos. Observe que também havia calcificações subcutâneas e os ossos tinham osteoporose acentuada. **B.** A radiografia anteroposterior da perna esquerda dessa mulher de 66 anos mostrou calcificações subcutâneas e musculares.

na esclerodermia (Figuras 15.12 B, 15.13 e 15.14). A RM possibilita avaliação mais satisfatória das anormalidades de partes moles, inclusive músculos. Edema muscular é indicação de inflamação em atividade (Figuras 15.15 e 1.5.16), enquanto infiltração gordurosa sugere processo crônico (Figura 15.17). A RM também é uma modalidade radiológica útil para escolher uma área para biopsia. Essa técnica também é importante para monitorar progressão da doença e resposta ao tratamento.

Anormalidades articulares são raras. Entretanto, osteoporose periarticular é a alteração descrita mais comumente. Alterações articulares destrutivas são descritas apenas ocasionalmente e afetam principalmente as articulações interfalangianas distais das mãos.

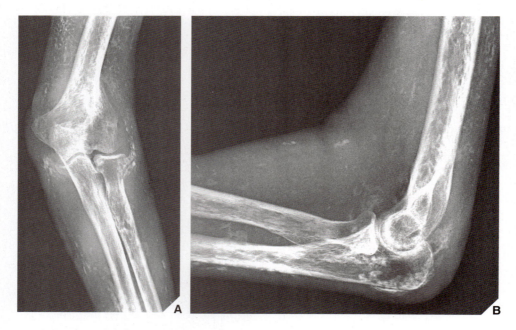

Figura 15.13 Dermatomiosite. Radiografias nas incidências oblíqua externa (**A**) e perfil (**B**) do cotovelo esquerdo dessa mulher de 64 anos demonstraram calcificações disseminadas de partes moles, que são típicas dessa doença. Observe que também havia osteoporose periarticular grave.

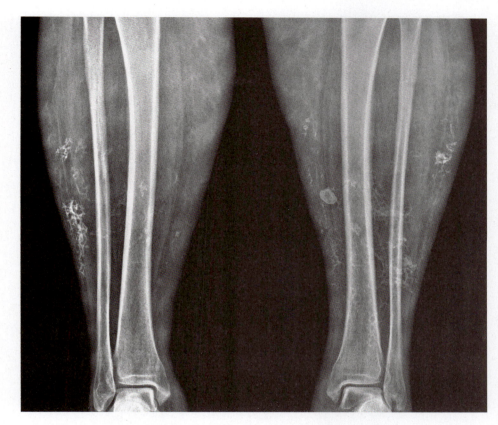

Figura 15.14 Dermatomiosite. A radiografia anteroposterior das pernas dessa mulher de 55 anos demonstrou calcificações predominantes na pele e nos tecidos subcutâneos.

Tratamento

O objetivo do tratamento é controlar a inflamação com corticoides. Imunossupressores como metotrexato, azatioprina, ciclofosfamida, ciclosporina A e clorambucila podem ser usados por pacientes que não melhoram com corticoides. Rituximabe e micofenolato de mofetila mostraram algum efeito benéfico em pacientes resistentes aos outros tratamentos. Esquemas combinados com azatioprina e metotrexato ou metotrexato com ciclosporina A também foram experimentados. Imunoglobulinas intravenosas foram usadas em alguns casos com resultados variados.

Doença mista do tecido conjuntivo

Doença mista do tecido conjuntivo (DMTC) foi descrita como síndrome independente por Sharp *et al*. em 1972. Essa síndrome caracteriza-se por anormalidades clínicas que combinam elementos de LES, esclerodermia, dermatomiosite e artrite reumatoide. O único aspecto que diferencia DMTC como doença clínica independente é um teste sorológico positivo para anticorpo contra componente ribonucleoproteico (RNP) do antígeno nuclear extraível (ANE). Além disso, anticorpos anti-RNP – principalmente os que estavam dirigidos contra a proteína ribonuclear U1-RNP – foram associados à DMTC. Quando não há outros anticorpos detectáveis, a presença de anticorpos anti-RNP é altamente sugestiva desse diagnóstico.

O quadro clínico típico consiste em fenômeno de Raynaud, poliartralgia, edema das mãos, redução da motilidade esofágica, miopatia inflamatória e doença pulmonar. Mulheres representam cerca de 80% dos casos dessa doença. Pacientes com DMTC têm anormalidades articulares marcantes com acometimento típico das articulações pequenas da mão, do punho e do pé; articulações grandes como joelho, cotovelo e ombro também podem ser afetadas. Deformidades articulares são semelhantes às encontradas na artrite reumatoide, mas, ocasionalmente, a subluxação articular pode ser não erosiva, como ocorre nos pacientes com LES. Anormalidades dos tecidos moles são idênticas às encontradas na esclerodermia (Figuras 15.18 a 15.20).

Vasculites

O espectro clínico das vasculites é amplo e inclui vasculite necrosante sistêmica, vasculite de hipersensibilidade, granulomatose de Wegener, granulomatose linfomatoide, arterite de células gigantes e diversas síndromes variadas (p. ex., doença de Kawasaki, doença de Behçet e outras). A descrição dessas doenças diferentes, embora com manifestações sobrepostas, estaria muito além dos propósitos deste livro, mas o leitor pode consultar várias referências incluídas no final do capítulo. Em muitos casos, a demonstração angiográfica das vasculites pode ser baseada na presença de dilatação aneurismática dos vasos afetados. Em geral, a angiografia é realizada quando não é possível firmar o diagnóstico por biopsia de tecidos. Mais recentemente, técnicas radiológicas mais avançadas são usadas para diagnosticar doenças referenciadas em estágio mais precoce, inclusive angiotomografia computadorizada (Figuras 15.21 e 15.22), angiorressonância magnética (Figura 15.23), tomografia por emissão de pósitrons (PET) e PET/TC com ^{18}F-fluorodesoxiglicose (^{18}F-FDG) (Figura 15.24).

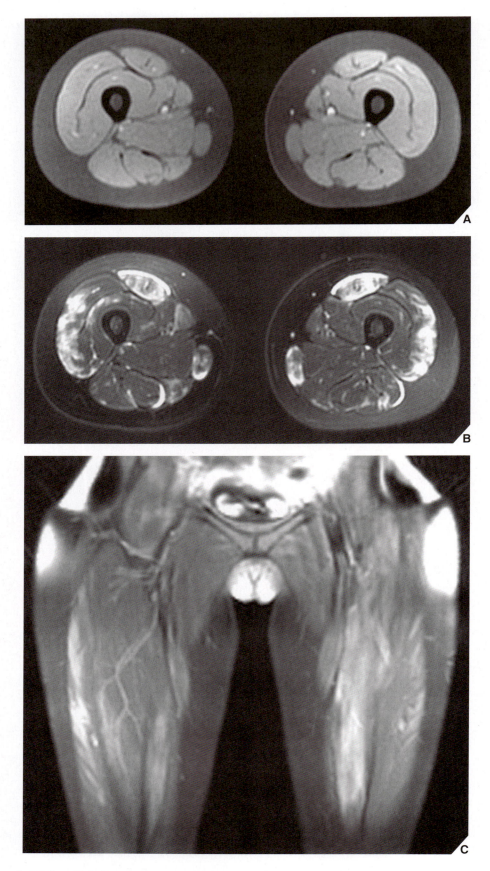

▲
Figura 15.15 Imagens de RM de polimiosite. A. Imagem axial de RM ponderada em T1 (**A**) e imagens axial (**B**) e coronal (**C**) ponderadas em T1 com supressão de gordura, obtidas após a administração de gadolínio intravenoso, demonstraram realce em vários grupos musculares das coxas dessa mulher de 23 anos, inclusive adutores, reto femoral, vasto lateral, vasto intermédio, sartório, grácil, semimembranáceo e semitendíneo.

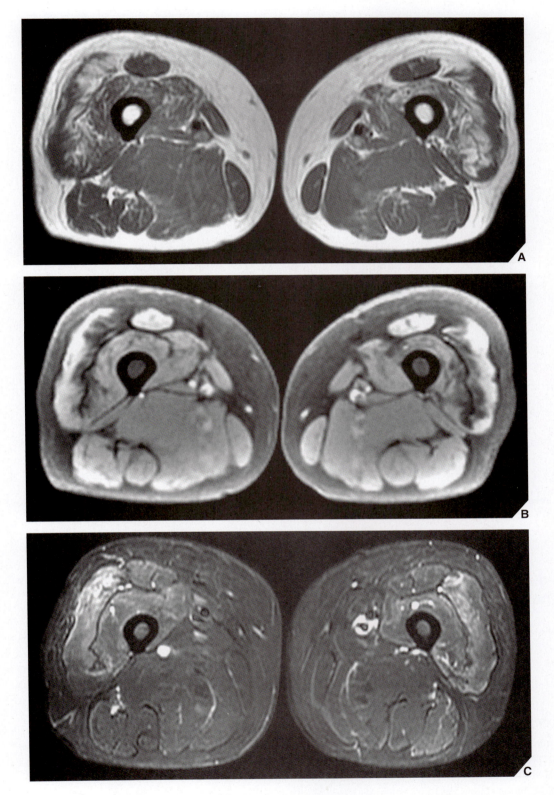

▲
Figura 15.16 Imagens de RM de polimiosite. A. A imagem axial de RM ponderada em T1 das coxas dessa mulher de 65 anos demonstrou atrofia gordurosa afetando predominantemente os músculos vasto lateral e reto femoral. **B.** A imagem axial de RM ponderada em T1 com supressão de gordura mostrou áreas com sinal hiperintenso dentro de estruturas musculares. **C.** A imagem axial de RM em sequência STIR (*short time inversion recovery*) demonstrou sinal hiperintenso dentro dos músculos vastos laterais, sugestivo de edema. (*Continua.*)

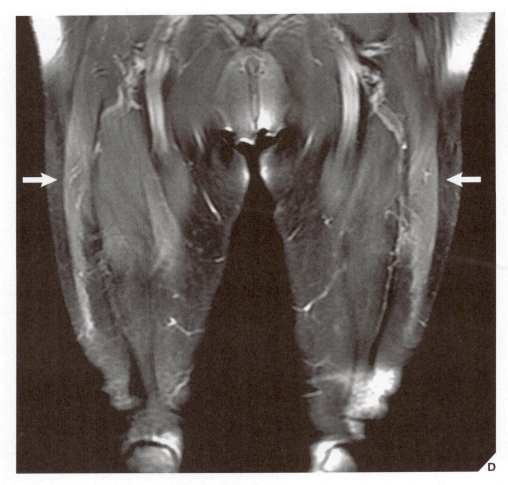

▲ **Figura 15.16 Imagens de RM de polimiosite.** (*Continuação.*) **D.** A imagem coronal de RM ponderada em T1 com supressão de gordura obtida depois da administração intravenosa de gadolínio demonstrou realce simétrico sutil dos músculos vastos laterais (*setas*).

Artrites e artropatias metabólicas, endócrinas e por deposição de cristais

A Tabela 15.2 oferece uma visão geral das manifestações clínicas e radiográficas principais das artrites associadas às doenças metabólicas, endócrinas e por deposição de cristais.

Gota

Manifestações clínicas

Gota é um distúrbio do metabolismo das purinas, que se caracteriza por episódios repetidos de artrite associada à deposição de cristais de monoidrato de urato monossódico nos leucócitos do líquido sinovial e, em muitos casos, depósitos de urato sódico visíveis a olho nu (tofos) nos tecidos moles periarticulares.

Nos casos típicos, tofos (sinal patognomônico de gota) desenvolvem-se nas áreas submetidas a pressão dentro das articulações inflamadas e ao redor delas. Concentrações séricas de ácido úrico estão elevadas; contudo, hiperuricemia não causa obrigatoriamente gota, e pacientes com essa doença ocasionalmente podem ter níveis séricos normais de ácido úrico. Depósitos de cristais causam inflamação aguda dos tecidos moles articulares e periarticulares, enquanto exacerbações agudas recidivantes podem causar artrite gotosa crônica, que acarreta destruição de cartilagem e osso.

Artrite gotosa é a causa de cerca de 5% de todas as artrites. Existem quatro estágios dessa artrite: hiperuricemia assintomática, artrite gotosa aguda, gota latente e gota tofácea crônica. Manifestações articulares ocorrem nos diversos estágios da doença. Noventa por cento dos episódios iniciais de gota são monoarticulares. O hálux é o local mais comumente afetado pela artrite gotosa; essa condição é conhecida como *podagra*, que afeta a primeira articulação metatarsofalangiana e ocorre em cerca de 75% dos pacientes. Outras estruturas afetadas frequentemente são o tornozelo, o joelho, o cotovelo e o punho. A maioria dos pacientes é do sexo masculino, mas a artrite gotosa também acomete mulheres depois da menopausa. Dados recentes fornecidos por estudos de associação genômica ampla (*genome-wide association studies*, ou GWAS) demonstraram que variantes genéticas da proteína SLC2A9/GLUT9 estavam associadas a níveis séricos mais baixos de ácido úrico e seus valores eram menores nas mulheres; por outro lado, variantes genéticas da proteína ABCG2 estavam relacionadas com níveis séricos mais altos de ácido úrico com valores mais elevados entre os homens. Esses estudos sugeriram que GLUT9 e ABCG2 sejam moduladores importantes dos níveis de ácido úrico e que desempenhem um papel importante no risco de desenvolvimento de gota.

Capítulo 15 Artrites e Artropatias Variadas

Tabela 15.2 Manifestações clínicas e radiológicas principais das artrites metabólicas e endócrinas e outras artropatias variadas.

Tipo de artrite	Localização	Manifestações clínicas	Técnica/incidências
Gota (M > F)	Hálux	Erosão articular com preservação parcial da articulação	Incidências convencionais das articulações afetadas
	Articulações grandes (joelho, cotovelo)	Erosão com borda pendente	
	Mãos	Ausência de osteoporose	
		Edema periarticular	Tomografia computadorizada (TC) de dupla energia em cores
		Tofos	
Doença por deposição de cristais de di-hidrato de pirofosfato cálcio (DPFC) (M = F)	Articulações variadas	Condrocalcinose (calcificação de cartilagem articular e meniscos)	Incidências convencionais das articulações afetadas
		Calcificações de tendões, ligamentos e cápsula	
	Articulação femoropatelar	Estreitamento dos espaços articulares	Incidências de perfil (joelho) e axial (patela)
		Esclerose subcondral	
		Osteófitos	
	Punhos, cotovelos, ombros e tornozelos	Alterações degenerativas com condrocalcinose	Incidências convencionais das articulações afetadas
Doença por deposição de hidroxiapatita de cálcio (HAC) (F > M)	Articulações variadas, mas com predileção pela articulação do ombro (tendão supraespinhoso)	Calcificações pericapsulares	Incidências convencionais das articulações afetadas
		Calcificações de tendões	
Hemocromatose (M > F)	Mãos	Acometimento da segunda e terceira articulações metacarpofalangianas com osteófitos em forma de bicos	Incidência dorsopalmar
	Articulações grandes	Condrocalcinose	Incidências convencionais das articulações afetadas
Alcaptonúria (ocronose) (M = F)	Discos intervertebrais, articulações sacroilíacas, sínfise púbica, articulações grandes (joelhos, quadris)	Calcificação e ossificação de discos intervertebrais, estreitamento de discos, osteoporose, estreitamento de espaços articulares, esclerose periarticular	Incidências anteroposterior e perfil da coluna vertebral; incidências convencionais das articulações afetadas
Hiperparatireoidismo (F > M)	Mãos	Alterações destrutivas das articulações interfalangianas	Incidência dorsopalmar
		Reabsorção subperiosteal	Incidências dorsopalmar e oblíqua
	Ossos diversos	Cistos ósseos (tumores marrons)	Incidências convencionais específicas de cada local
	Crânio	Aspecto de sal e pimenta	Perfil
	Coluna vertebral	Aspecto de jérsei enrugado	Perfil
Acromegalia (M > F)	Mãos	Espaços articulares alargados	Incidência dorsopalmar
		Sesamoides grandes	
		Alterações degenerativas (osteófitos em forma de bicos)	
	Crânio	Seios paranasais grandes	Perfil
	Ossos faciais	Mandíbula grande (prognatismo)	Perfil
	Calcanhar	Espessamento do coxim adiposo do calcanhar (> 25 mm)	Perfil
	Coluna vertebral	Cifose torácica	Perfil (coluna torácica)
Amiloidose (M > F)	Articulações grandes (quadris, joelhos, ombros e cotovelos)	Erosões articulares e periarticulares, osteoporose (periarticular), subluxações articulares, fraturas patológicas	Incidências convencionais das articulações afetadas
			Cintilografia óssea
Retículo-histiocitose multicêntrica (F > M)	Mãos (articulações interfalangianas proximais e distais)	Edema de tecidos moles, erosões articulares, ausência de osteoporose	Incidência dorsopalmar
			Incidência de Norgaard (catador de bola)
	Pés		Incidência dorsopalmar
			Incidência oblíqua
Hemofilia (M > F)	Articulações grandes (quadris, joelhos, ombros)	Derrame articular, osteoporose, estreitamento concêntrico e simétrico do espaço articular, erosões articulares, ampliação do sulco intercondilar, quadratização da patela; alterações muito semelhantes às da artrite idiopática juvenil	Incidências convencionais das articulações afetadas
	Cotovelos, tornozelos		Ressonância magnética (RM)

M = masculino; F = feminino.

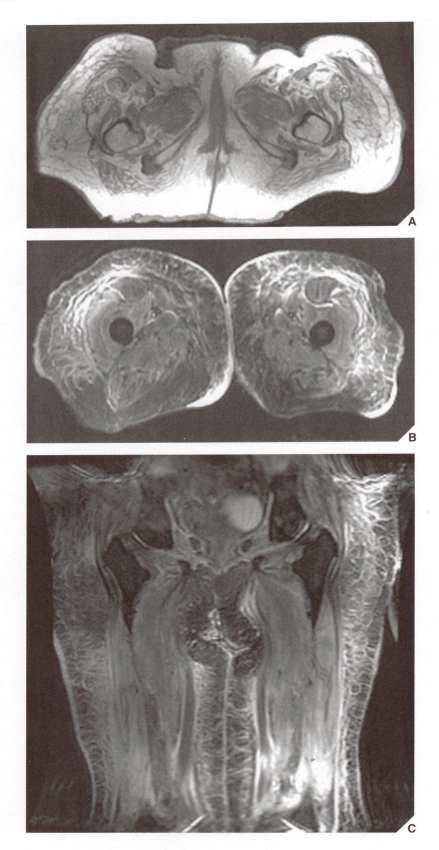

Figura 15.17 Imagens de RM de polimiosite. A. A imagem axial de RM ponderada em T1 dos segmentos proximais das coxas dessa mulher de 57 anos demonstrou atrofia gordurosa em todos os grupos musculares. Imagens axial (**B**) e coronal (**C**) de RM em sequência IR (*inversion recovery*) mostraram edema extenso na gordura subcutânea e nos músculos.

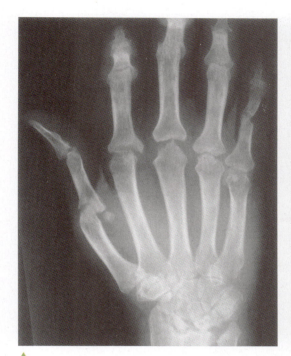

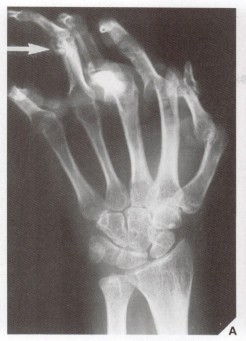

Figura 15.18 Doença mista do tecido conjuntivo. Essa mulher de 44 anos tinha manifestações clínicas e radiológicas de artrite reumatoide. Além disso, também havia dermatomiosite confirmada clinicamente. A radiografia dorsopalmar da mão esquerda demonstrou erosões extensas das articulações radiocarpal, metacarpofalangianas e interfalangianas proximais típicas de artrite reumatoide. Biopsia de músculo foi compatível com polimiosite.

Figura 15.19 Doença mista do tecido conjuntivo. Essa mulher de 26 anos tinha edema das mãos, poliartralgia e fenômeno de Raynaud. Os testes foram positivos para fatores reumatoides e AANs, e suas manifestações clínicas eram típicas de LES e esclerodermia. A radiografia oblíqua da mão direita (**A**) e a imagem ampliada dos dedos polegar e indicador da mão esquerda (**B**) mostraram deformidades em flexão e subluxações de várias articulações. As deformidades dos dedos polegares eram típicas de LES, enquanto calcificações de partes moles (*setas*) eram típicas de esclerodermia. O diagnóstico clínico era DMTC.

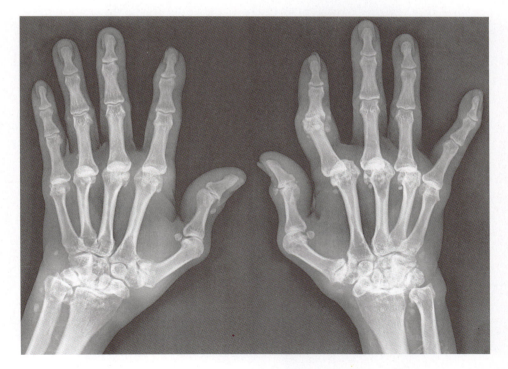

Figura 15.20 Doença mista do tecido conjuntivo. A radiografia dorsopalmar das mãos dessa mulher de 55 anos com artrite reumatoide, lúpus eritematoso e esclerodermia de longa duração demonstrou alterações erosivas nos punhos, subluxações metacarpofalangianas e calcificações de partes moles.

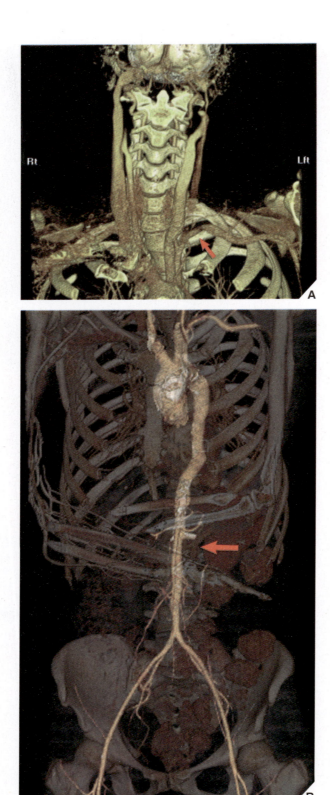

▲ **Figura 15.21 Angio-TC de arterite de Takayasu. A.** Imagem de TC renderizada por volume reconstruída em 3D (tridimensional) do pescoço dessa mulher de 37 anos foi obtida depois da injeção intravenosa de 125 mℓ de Omnipaque 350® e demonstrou estenose da artéria subclávia esquerda distal à origem da artéria carótida (*seta*). **B.** Imagem de TC renderizada por volume reconstruída em 3D dos segmentos torácico e abdominal da aorta mostrou estenose difusa da aorta abdominal (*seta*), placa calcificada no hiato diafragmático, estenose na origem do tronco celíaco e obstrução do tronco da artéria renal direita.

Capítulo 15   Artrites e Artropatias Variadas   785

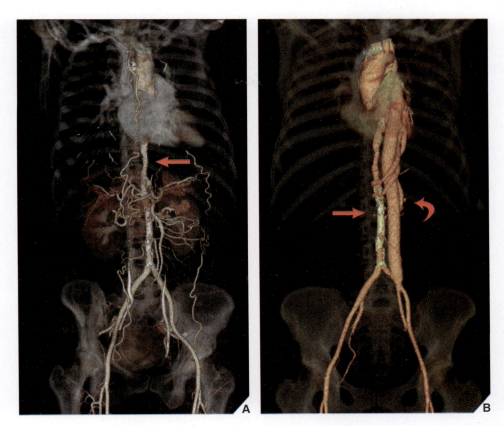

▲
Figura 15.22 Angio-TC de arterite de Takayasu. Essa mulher de 56 anos teve diagnóstico de arterite de Takayasu 3 anos antes e apresentou-se com hipertensão arterial, dor abdominal e nos membros inferiores, tontura e cefaleia. **A.** Após a administração intravenosa de 100 ml de Omnipaque 350®, a imagem de TC renderizada por volume reconstruída em 3D demonstrou estenose significativa dos segmentos torácico inferior e abdominal da aorta, mais grave no hiato diafragmático (*seta*). Também havia dilatação mínima dos segmentos proximais das artérias renal e mesentérica. **B.** Após a intervenção cirúrgica, que consistiu na colocação de um enxerto na aorta abdominal, a imagem de TC renderizada por volume reconstruída em 3D – obtida depois da administração intravenosa de 125 ml de Omnipaque 350® injetados à taxa de 4 ml/s – mostrou o enxerto de aorta abdominal (*seta curva*), que se estendia da aorta torácica até sua bifurcação. A aorta abdominal original estava acentuadamente estreitada (*seta*) e tinha placas escleróticas. Entre os ramos do enxerto de *bypass* evidenciados nessa imagem estavam a artéria renal esquerda, o tronco celíaco e a artéria mesentérica superior – todos livres de obstrução.

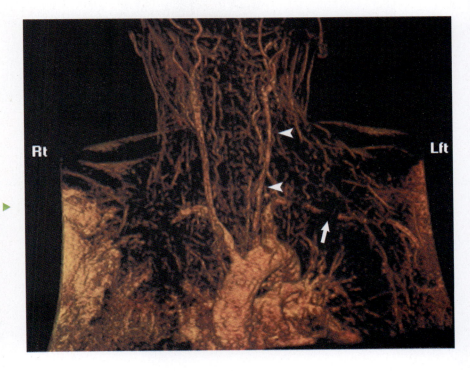

Figura 15.23 Angio-RM de arterite de Takayasu. ▷
Após a administração intravenosa de 20 ml de gadodiamida (um contraste à base de gadolínio), foi realizada angiorressonância magnética 3D do tórax e pescoço desse homem de 64 anos com diagnóstico de síndrome mielodisplásica e arterite de grandes vasos. Na fase arterial, observe que havia estreitamento das artérias subclávia esquerda (*seta*) e carótida esquerda (*pontas de seta*). A fase venosa (não ilustrada aqui) demonstrou obstrução das veias subclávia esquerda, jugular interna esquerda e braquiocefálica esquerda.

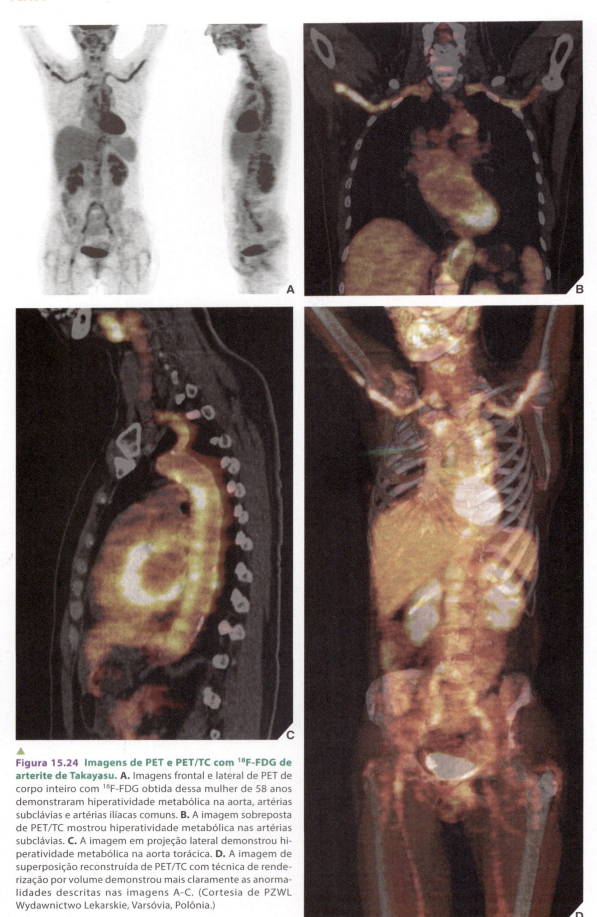

▲
Figura 15.24 Imagens de PET e PET/TC com ^{18}F-FDG de arterite de Takayasu. A. Imagens frontal e lateral de PET de corpo inteiro com ^{18}F-FDG obtida dessa mulher de 58 anos demonstraram hiperatividade metabólica na aorta, artérias subclávias e artérias ilíacas comuns. **B.** A imagem sobreposta de PET/TC mostrou hiperatividade metabólica nas artérias subclávias. **C.** A imagem em projeção lateral demonstrou hiperatividade metabólica na aorta torácica. **D.** A imagem de superposição reconstruída de PET/TC com técnica de renderização por volume demonstrou mais claramente as anormalidades descritas nas imagens A-C. (Cortesia de PZWL Wydawnictwo Lekarskie, Varsóvia, Polônia.)

Hiperuricemia

O aumento do *pool* solúvel de ácido úrico com hiperuricemia resultante pode ocorrer de dois modos principais. Primeiramente, o urato é produzido em quantidades tão grandes que, mesmo que os mecanismos de excreção estejam normais, não são suficientes para eliminar a quantidade excessiva. Em segundo lugar, a capacidade de excreção do ácido úrico é reduzida tão profundamente que, mesmo quantidades normais, não podem ser excretadas.

Em 25 a 30% dos pacientes com gota, uma falha primária da taxa de síntese das purinas resulta na síntese excessiva de ácido úrico, refletida na excreção urinária excessiva desse componente (mais de 600 mg/dia); a dosagem é realizada enquanto os pacientes fazem dieta padronizada sem purinas. O aumento da produção também pode ocorrer nos pacientes com gota secundária às doenças mieloproliferativas associadas à destruição acelerada de células, com aumento resultante da decomposição de ácidos nucleicos. Pode ocorrer redução da excreção com a forma primária de gota em pacientes com disfunção da capacidade tubular renal de excretar urato e pacientes com doença renal crônica. Entretanto, na maioria dos casos, há evidências de produção excessiva e excreção renal reduzida de ácido úrico.

Nos indivíduos com hiperuricemia, a probabilidade de desenvolver artrite gotosa deve aumentar proporcionalmente à duração e principalmente ao grau de elevação do ácido úrico sérico. Entretanto, o urato monossódico tem tendência marcante de formar soluções supersaturadas relativamente estáveis; por essa razão, a porcentagem de pacientes hiperuricêmicos que realmente desenvolvem artrite gotosa é relativamente pequena. O desenvolvimento de artrite gotosa clínica na população com hiperuricemia também é afetado expressivamente por outros fatores, inclusive ligação do urato às proteínas plasmáticas ou presença de facilitadores ou inibidores da cristalização.

Exame do líquido sinovial

Uma preparação a fresco de líquido sinovial recém-retirado é melhor para identificar cristais. Embora os cristais possam ser detectados comumente por microscopia óptica rotineira, sua demonstração confiável depende de equipamento de polarização. De forma a diferenciar cristais de urato de pirofosfato – típicos de gota e pseudogota, respectivamente –, é recomendável dispor de microscópio de luz polarizada compensada. Como esses dois tipos de cristais são birrefringentes, eles refratam a luz polarizada que os atravessa. O fenômeno de birrefringência é causado pelo índice de refração da luz, que vibra em paralelo ou perpendicularmente ao eixo do cristal examinado. A cor é fundamental à birrefringência positiva ou negativa. Os uratos são fortemente birrefringentes, por isso têm cores vivas ao exame com luz polarizada com compensador vermelho. Em geral, esses cristais têm formato de agulhas. Durante uma crise de gota, também podem ser encontrados alguns cristais intraleucocitários. Cristais de urato monossódico têm birrefringência negativa, ou seja, parecem amarelos quando o eixo longitudinal do cristal está paralelo ao eixo das vibrações lentas do compensador vermelho no sistema de polarização, mas adquirem cor azul quando seu eixo é perpendicular. Por outro lado, cristais de di-hidrato de pirofosfato cálcico (DPFC) geralmente são romboides e mostram birrefringência positiva fraca com aspecto azulado e menos brilhante que os cristais de urato quando seu eixo longitudinal está alinhado com a linha do filtrado de compensação.

As dimensões dos cristais de urato monossódico – fator patogênico da artrite gotosa – variam de 2 a 10 μm e eles são encontrados dentro dos leucócitos sinoviais ou no meio extracelular de quase todos os pacientes com gota aguda, embora a chance de encontrá-los varie inversamente com o tempo decorrido desde o início dos sintomas até o momento do exame. Cristais acumulados nos tofos podem ser maiores.

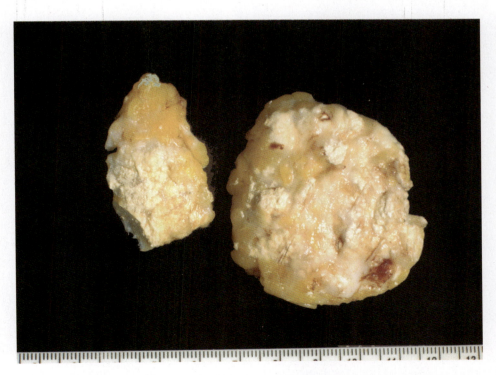

Figura 15.25 Patologia da gota tofácea. A fotografia de espécime macroscópico de tofo gotoso demonstrou material branco-acastanhado pastoso e nodular depositado nos tecidos fibroadiposos. (Cortesia do Dr. Michael J. Klein, Nova York.)

Patologia

Hiperuricemia prolongada causa acúmulo de cristais de urato monossódico nas articulações e partes moles, que geralmente resulta na formação de massas nodulares conhecidas como *tofos* (Figura 15.25). O acúmulo de cristais na medula óssea e na cartilagem articular desencadeia reação inflamatória crônica seguida de reabsorção e erosões das cartilagens. Tofos calcários consistem em depósitos grandes de cristais circundados por tecido inflamatório intensamente vascularizado e rico em histiócitos mononucleares, fibroblastos e células gigantes. A sinóvia de uma articulação afetada pela gota aguda mostra hiperplasia vilosa com hipertrofia e hiperplasia dos sinoviócitos. A subíntima e a camada de sinoviócitos estão infiltradas por grandes quantidades de leucócitos polimorfonucleares e alguns macrófagos e linfócitos.

Anormalidades radiológicas

Artrite gotosa causa várias anormalidades típicas nos exames de imagem. Erosões, que geralmente são muito bem demarcadas, inicialmente têm localização periarticular, mas depois parecem estender-se para dentro da articulação (Figura 15.26); um fator diferenciador comum dessas erosões são suas "bordas pendentes" (Figuras 15.27 e 15.28). Ocasionalmente, ocorrem falhas ósseas secundárias à formação de tofos intraósseos (Figuras 15.29 e 15.30). Em geral, não há osteoporose, e isso ajuda a diferenciar artrite gotosa de artrite reumatoide. A razão da inexistência de osteoporose é que a duração da crise aguda de gota é muito curta para permitir a ocorrência de osteoporose por desuso, como se observa comumente nos pacientes com artrite reumatoide. Quando a erosão afeta a extremidade articular do osso e estende-se adentro da articulação, parte da articulação geralmente é preservada (Figura 15.31; ver também Figura 15.27). Ao contrário da artrite reumatoide, erosões periarticulares e articulares têm distribuição simétrica (Figura 15.32). Nos pacientes com gota tofácea crônica, o urato monossódico deposita-se na articulação e ao seu redor, formando massas densas nos tecidos moles, que são conhecidas como *tofos* e frequentemente têm calcificações (Figuras 15.33 a 15.35; ver também Figuras 15.26 e 15.27). Nos casos típicos, os tofos estão distribuídos aleatoriamente e geralmente são assimétricos; quando ocorrem nas mãos ou nos pés, eles são encontrados mais comumente nas superfícies dorsais (Figura 15.36). Hoje em dia, imagens coloridas de TC de dupla energia podem demonstrar claramente tofos gotosos (Figuras 15.37 a 15.39; ver também Figuras 12.10 e 12.11). De acordo com alguns estudos, a sensibilidade desse exame variou de 78 a 100% e a especificidade, de 89 a 100%. A RM é uma técnica útil para detectar anormalidades das articulações e partes moles associadas à artrite gotosa. Depósitos gotosos tofáceos apresentam ampla variedade de características intensidade de sinal, e isso reflete sua composição variável e porcentagens relativas de proteínas, tecido fibroso, cristais e hemossiderina. A maioria das lesões tem a mesma intensidade dos músculos nas imagens ponderadas em T1 e intensidade de sinal baixa a intermediária heterogênea nas sequências ponderadas em densidade de prótons e sensível à água (IR, T2) (ver Figuras 15.35 C e D e 15.39 B e C). Há realce intenso depois da

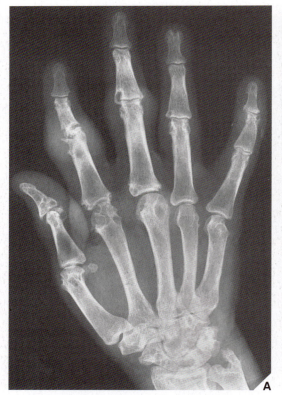
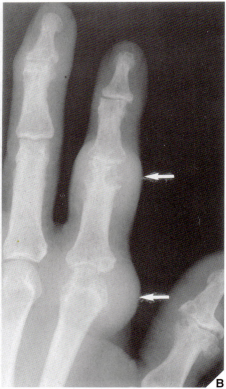

Figura 15.26 Artrite gotosa. A. A radiografia dorsopalmar da mão esquerda desse homem de 43 anos com gota tofácea demonstrou várias erosões articulares e periarticulares nitidamente demarcadas e massas de tecidos moles nas articulações interfalangianas proximais dos dedos indicador e médio, que representavam tofos. Observe que também havia erosões na segunda e terceira articulações metacarpofalangianas e erosões das articulações radiocarpal e mediocarpal. **B.** A radiografia dorsopalmar dos dedos desse homem de 70 anos com artrite gotosa mostrou várias erosões articulares e periarticulares associadas a tofos grandes (*setas*).

Capítulo 15   Artrites e Artropatias Variadas   789

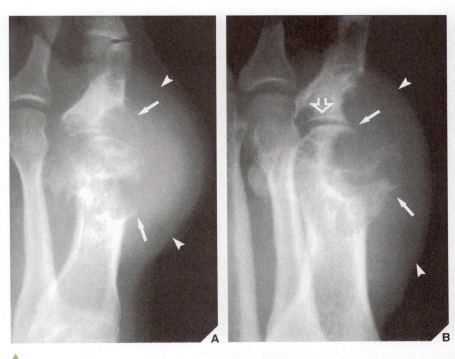

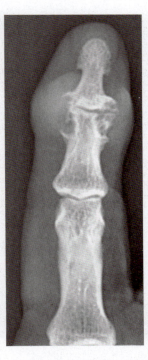

▲ **Figura 15.27 Artrite gotosa.** Radiografias nas incidências anteroposterior (**A**) e oblíqua (**B**) do primeiro pododáctilo direito desse homem de 58 anos com história de gota há 3 meses demonstraram lesões típicas na primeira articulação metatarsofalangiana. Observe também a "borda pendente" típica das alterações erosivas (*setas*), preservação da parte lateral da articulação (*seta aberta*) e um tofo grande (*pontas de seta*).

▲ **Figura 15.28 Artrite gotosa.** Erosões pararticulares típicas na articulação interfalangiana distal do dedo indicador com "borda pendente" associada a um tofo grande.

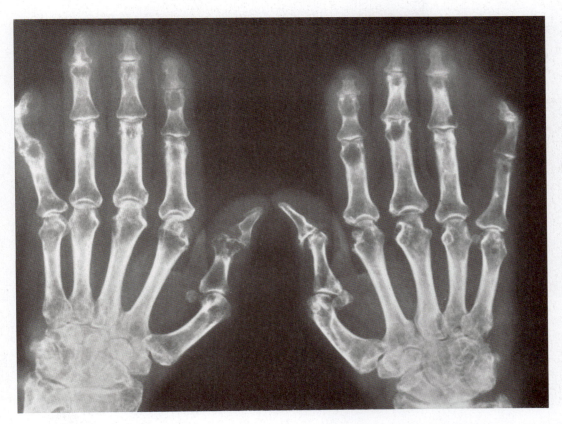

▲ **Figura 15.29 Artrite gotosa.** A radiografia dorsopalmar das mãos desse homem de 60 anos demonstrou erosões articulares e pararticulares em várias articulações. Além disso, observe que também havia lesões líticas nas falanges, compatíveis com tofos intraósseos.

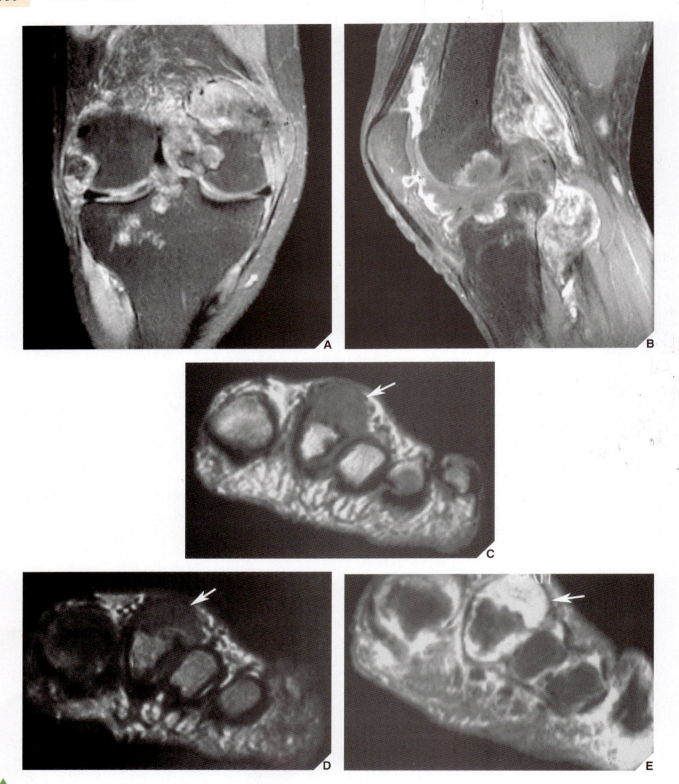

Figura 15.30 Imagens de RM de artrite gotosa. Imagens de RM coronal ponderada em densidade de prótons com supressão de gordura (**A**) e sagital ponderada em T1 com supressão de gordura (**B**) do joelho direito desse homem de 53 anos demonstraram várias erosões articulares e periarticulares associadas a tofos intraósseos e localizados nos tecidos moles. **C.** Essa imagem axial de RM ponderada em T1 do pé de outro paciente com artrite gotosa mostrou depósito tofáceo com sinal hipointenso na parte dorsal do segundo metatarso (*seta*). **D.** Imagem axial de RM ponderada em T2 do mesmo paciente demonstrou depósito tofáceo com sinal hipointenso (*seta*). **E.** Imagem axial de RM ponderada em T1 pós-contraste com saturação de gordura mostrou realce intenso do depósito tofáceo (*seta*).

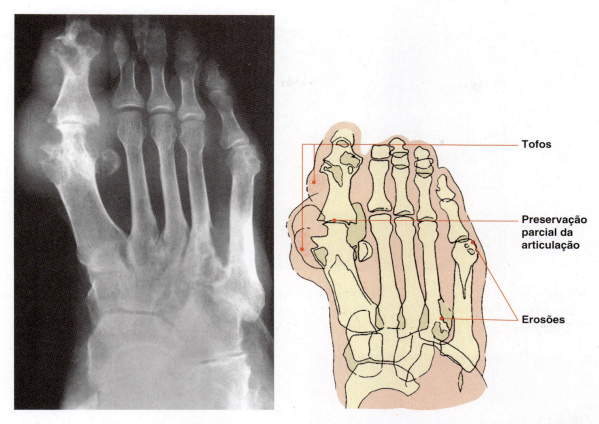

▲ **Figura 15.31 Artrite gotosa.** Essa radiografia dorsoplantar do pé esquerdo desse homem de 62 anos com histórico longa de gota tofácea demonstrou várias erosões no primeiro e quinto pododáctilos e bases do quarto e quinto metatarsos. A primeira articulação metatarsofalangiana estava parcialmente preservada – um aspecto típico de artrite gotosa. A massa volumosa de tecidos moles localizada no primeiro pododáctilo correspondia a um tofo.

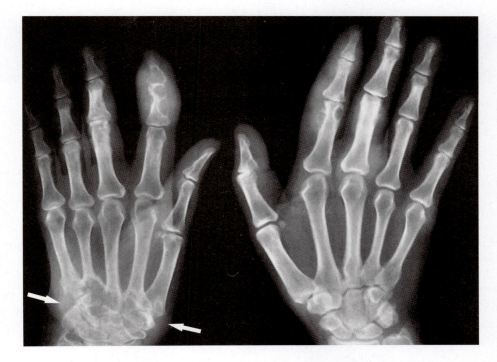

▲ **Figura 15.32 Artrite gotosa.** A radiografia dorsopalmar das mãos dessa mulher de 64 anos demonstrou distribuição assimétrica típica das erosões articulares e periarticulares. Observe que as articulações carpometacarpais da mão direita estavam afetadas (*setas*) – localização típica de gota.

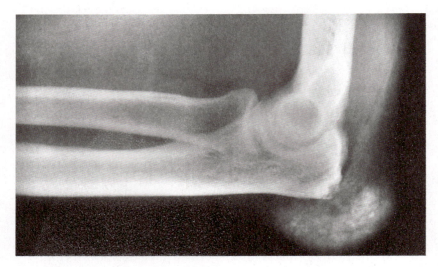

Figura 15.33 Tofo gotoso. A radiografia de perfil do cotovelo desse homem de 73 anos com história de gota há 30 anos mostrou tofo com calcificações densas adjacente ao processo olecraniano, que também tinha erosão pequena.

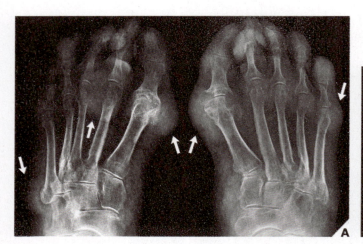
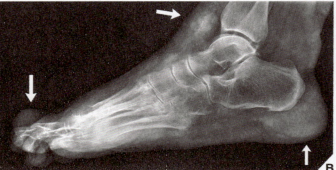

Figura 15.34 Gota tofácea. A. A radiografia anteroposterior dos pés e outra radiografia de perfil do pé esquerdo (**B**) desse homem de 69 anos demonstrou vários tofos gotosos (*setas*). Observe também uma lesão típica desse tipo de artrite: erosão da primeira articulação metatarsofalangiana do pé esquerdo.

injeção intravenosa de gadolínio, embora realce por contraste nos tofos seja variável e dependa da vascularização da sinóvia afetada e tecidos de granulação circundantes (ver Figura 15.30). Também pode haver realce simultâneo das bainhas de tendões, ligamentos, músculos e medula óssea adjacentes, que reflete reação inflamatória intensa. PET e PET/TC também podem localizar com precisão as articulações afetadas pela gota (Figura 15.40).

Diagnóstico diferencial

Embora as anormalidades radiológicas da artrite gotosa geralmente sejam muito características e até patognomônicas na maioria dos casos, as manifestações clínicas da artrite gotosa aguda podem ser confundidas com artrite séptica em alguns casos. Essas duas doenças podem causar sintomas semelhantes, inclusive dor, edema e hipersensibilidade articulares, e, em alguns pacientes, anormalidades laboratoriais semelhantes, como leucocitose e elevação da velocidade de hemossedimentação. Tofos de partes moles podem assemelhar-se a nódulos reumatoides em alguns casos. Tofos intraósseos podem ter aspecto agressivo e, desse modo, simular tumor ósseo maligno. Radiograficamente, as erosões articulares gotosas – especialmente quando afetam as articulações interfalangianas proximais e distais – podem ser confundidas com osteoartrite erosiva em alguns casos. O infiltrado amiloide das estruturas articulares pode formar massas de tecidos moles acompanhadas de lesões císticas e erosivas indistinguíveis da gota. Por fim, é importante ressaltar que gota pode coexistir com outras artropatias, inclusive artrite reumatoide, osteoartrite e artrite infecciosa.

Tratamento

O tratamento da gota depende do estágio da doença. Recentemente, o American College of Physicians (ACP) elaborou diretrizes e recomendações clínicas relativas ao tratamento dessa doença. Crises de gota aguda respondem bem à colchicina e também a AINHs, como ibuprofeno, naproxeno ou indometacina. Nos estágios crônicos,

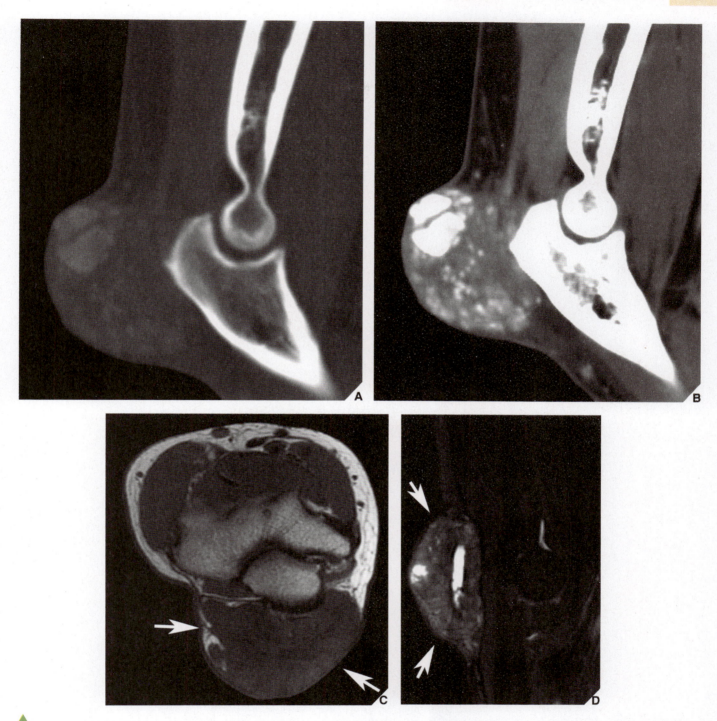

Figura 15.35 Imagens de TC e RM de tofo gotoso. Imagens de TC reformatadas no plano sagital do cotovelo examinadas nas janelas de osso (**A**) e de partes moles (**B**) demonstraram uma massa grande de tecidos moles com várias calcificações adjacente ao processo olecraniano da ulna. Imagens de RM axial ponderada em T1 (**C**) e sagital ponderada em T2 (**D**) com saturação de gordura mostraram sinais heterogêneos predominantemente hipointensos em tofos gotosos grandes localizados na bursa olecraniana (*setas*).

corticoides controlam inflamação e dor. Além disso, fármacos que bloqueiam a síntese de ácido úrico (p. ex., inibidores de xantino-xidase como alopurinol ou febuxostato) e compostos que facili-tam a remoção de ácido úrico do corpo (probenecida) são usados para evitar complicações da gota. Mais recentemente, reumato-logistas relataram que tratamento redutor de urato usando pegло-ticase (uma uricase peguilada recombinante de origem suína) levou à redução das dimensões dos tofos gotosos, tanto em teci-dos subcutâneos quanto intra-articulares. Contudo, o ACP reco-menda que os médicos conversem com seus pacientes quanto a benefícios, riscos, custos e preferências pessoais, antes de iniciar tratamento redutor de urato nos casos de crises repetidas de gota. Isso inclui risco de pacientes tratados com alopurinol desenvolve-rem síndrome de Stevens-Johnson.

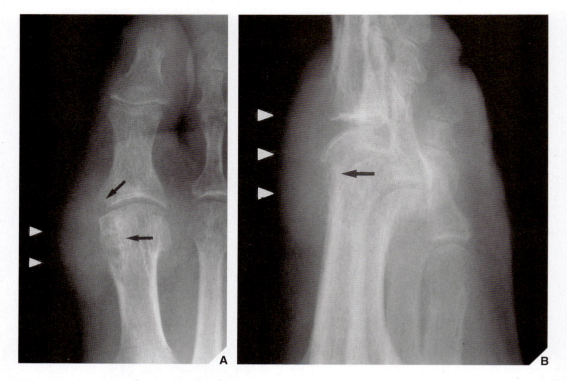

Figura 15.36 Tofo gotoso. Radiografias nas incidências dorsoplantar (**A**) e perfil (**B**) do primeiro pododáctilo demonstraram erosões articulares e periarticulares (*setas*) associadas a um tofo grande situado na parte dorsal da primeira articulação metatarsofalangiana (*pontas de seta*).

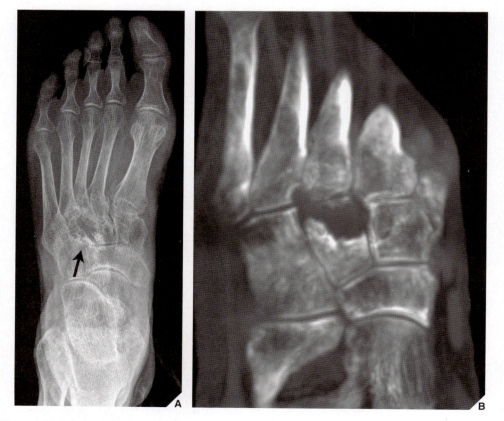

Figura 15.37 Imagem de TC de dupla energia de gota tofácea. A. A radiografia anteroposterior do pé direito desse homem de 48 anos demonstrou erosão inespecífica na terceira articulação tarsometatarsal (*seta*), que foi confirmada na imagem de TC reformatada no plano coronal (**B**). (*Continua.*)

Capítulo 15 Artrites e Artropatias Variadas 795

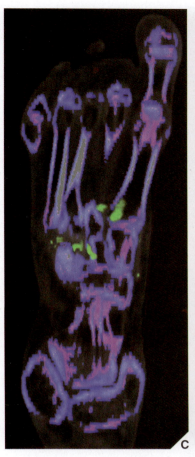
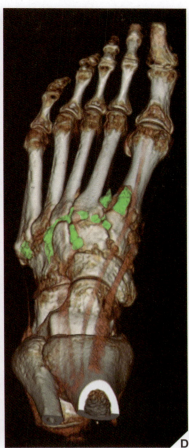

◀ **Figura 15.37 Imagem de TC de dupla energia de gota tofácea.** (*Continuação.*) Imagem de TC de energia dupla (**C**) e outra imagem de TC colorida reconstruída em 3D (**D**) também demonstraram várias massas (*áreas verdes*) representativas de cristais de ácido úrico dentro dos tofos gotosos.

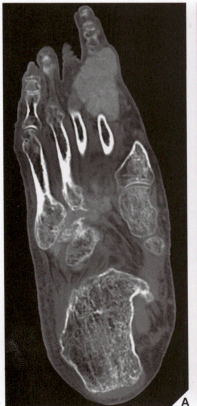
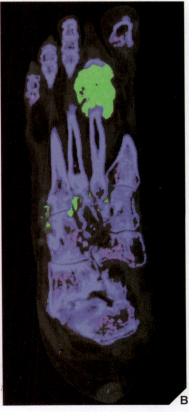

◀ **Figura 15.38 Imagem de TC de energia dupla de gota tofácea. A.** Imagem de TC reformatada no plano longitudinal do pé direito desse homem de 71 anos demonstrou massa inespecífica com hipoatenuação na região do segundo pododáctilo. Imagens de TC de dupla energia reformatadas nos planos longitudinal (**B**) e sagital (**C**) confirmaram que a massa era um tofo volumoso que continha cristais de urato monossódico (*área verde*). (*Continua.*)

796 Parte 3 Artrites

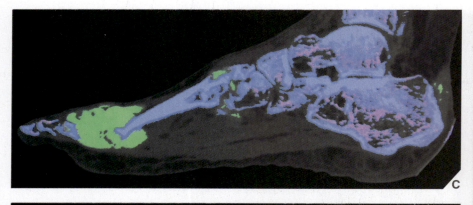
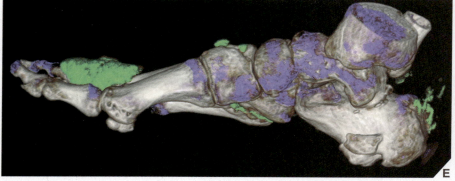
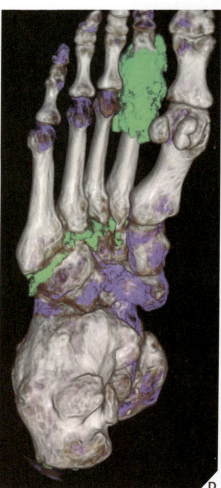

▲ **Figura 15.38 Imagem de TC de energia dupla de gota tofácea.** (*Continuação.*) Além disso, havia vários tofos menores na região da articulação de Lisfranc e na área de inserção do tendão do calcâneo. Imagens coloridas de TC de dupla energia reconstruídas em 3D e examinadas a partir das superfícies plantar (**D**) e medial (**E**) do pé mostraram melhor a distribuição espacial dos tofos de urato. (Reproduzida, com autorização, de Greenspan A, Gershwin ME. *Imaging in Rheumatology*, 1st ed. Philadelphia: Wolters Kluwer; 2018:282, Figura 7.20 A-E.)

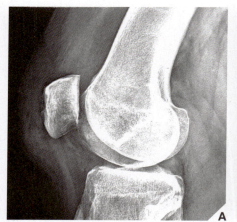
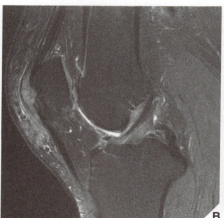
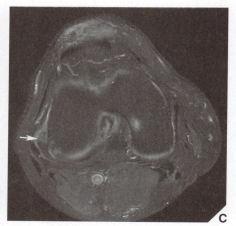

▲ **Figura 15.39 Imagens de RM e TC de dupla energia de gota tofácea. A.** A radiografia de perfil do joelho desse homem de 65 anos, que se queixava de dor no joelho direito, demonstrou massa patelar de tecidos moles, que causou erosão do córtex anterior da patela. Imagens sagital (**B**) e axial (**C**) de RM ponderada em densidade de prótons com supressão de gordura demonstraram massa heterogênea adjacente à patela e outra massa menor causando erosão do côndilo femoral lateral (*seta*). (*Continua.*)

Capítulo 15 Artrites e Artropatias Variadas 797

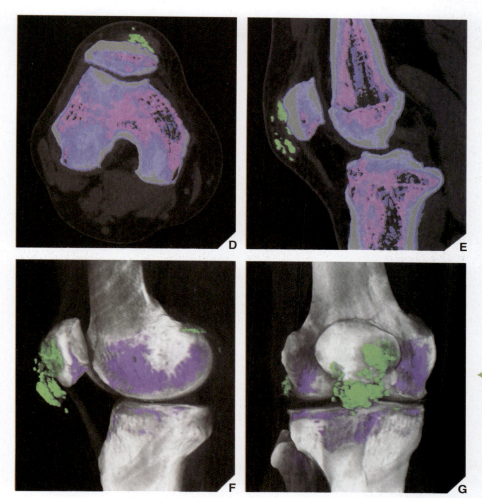

◀ **Figura 15.39 Imagens de RM e TC de dupla energia de gota tofácea.** (*Continuação.*) Imagens coloridas de TC de dupla energia nos planos axial (**D**) e sagital (**E**) confirmaram o diagnóstico de tofos gotosos que continham cristais de urato monossódico (*cor verde*). Imagens de TC reconstruídas em 3D examinadas a partir das superfícies lateral (**F**) e frontal (**G**) do joelho mostraram tofos gotosos com mais detalhes.

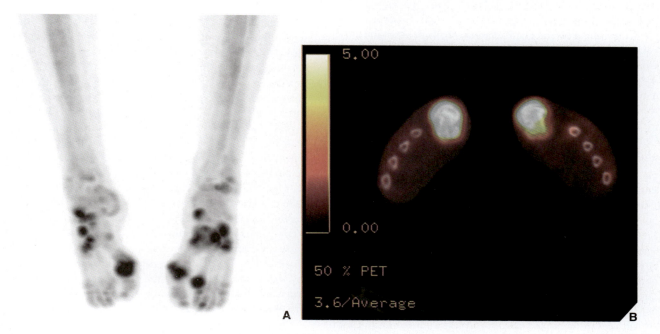

▲ **Figura 15.40 Imagens de PET e PET/TC com ^{18}F-FDG de gota. A.** Nesse homem de 61 anos, a imagem dos pés demonstrou vários focos de hiperatividade metabólica nas áreas de artrite gotosa tofácea. **B.** Imagem axial (eixo transversal) de PET/TC combinadas dos pés desse homem de 49 anos mostrou hiperatividade metabólica nas duas primeiras articulações metatarsofalangianas.

Doença por deposição de cristais de di-hidrato de pirofosfato de cálcio (DPFC)

Manifestações clínicas

Doença por deposição de cristais de DPFC é um distúrbio metabólico que se caracteriza por acumulação desses cristais nos tecidos intra-articulares e periarticulares, mais comumente na fibrocartilagem e na cartilagem hialina. Além disso, também se formam calcificações nas sinóvias, nas bursas articulares, nos ligamentos e nos tendões. Em casos raros, essa doença evidencia-se por uma massa de tecidos moles extra-articulares, que é conhecida como *pseudogota tumoral* ou *tofácea*. Essa condição pode ser hereditária ou esporádica. Alguns pesquisadores sugeriram que um suposto transportador de pirofosfato – homólogo da proteína da anquilose progressiva – codificado pelo gene *ANKH* possa ser responsável por essa doença. Esse gene também desempenha papel importante na modulação das enzimas envolvidas na mineralização (p. ex., fosfatase alcalina) e, desse modo, pode contribuir para tal processo patológico. Homens e mulheres são afetados igualmente, e a maioria dos pacientes é de meia-idade ou idosa. A doença pode ser assintomática e, nesses casos, a única anormalidade radiológica detectável pode ser *condrocalcinose* (ver parágrafo seguinte). Quando é sintomática, a doença é conhecida como *pseudogota*. Entretanto, há muita confusão em torno desses dois termos, que frequentemente são mal utilizados.

Na tentativa de explicar a relação entre condrocalcinose, artropatia por pirofosfato de cálcio e síndrome de pseudogota, Resnick propôs a integração desses três termos dentro da rubrica "doença por deposição de cristais de DPFC". *Condrocalcinose* – condição na qual há calcificação da cartilagem hialina (articular) ou fibrocartilagem (menisco) – também pode ser observada com outras doenças, inclusive gota, hiperparatireoidismo, hemocromatose, degeneração hepatolenticular (doença de Wilson) e doença articular degenerativa (Tabela 15.3). O termo *artropatia por pirofosfato de cálcio* refere-se à doença por deposição de cristais de DPFC, que acomete articulações e causa lesões estruturais da cartilagem articular. Essa doença provoca anormalidades radiográficas típicas, inclusive estreitamento do espaço articular, esclerose subcondral e osteoporose – um quadro semelhante ao da osteoartrite. *Síndrome de pseudogota* é uma doença na qual os sintomas (p. ex., dor aguda) são semelhantes aos da artrite gotosa, mas não melhoram com tratamento habitual (colchicina) recomendado para doença mais avançada.

Patologia

A dimensão dos cristais de pirofosfato de cálcio – fator patogênico da pseudogota – chega a 10 μm de comprimento. Como ocorre na gota, muitos cristais intracelulares são detectados durante crises agudas. Embora nem sempre, as cores geralmente são muito menos intensas que as dos uratos, isto é, os cristais são fracamente birrefringentes. Em geral, cristais de pirofosfato são mais grossos e frequentemente apresentam uma linha no meio. A forma mais comum dos cristais de pirofosfato de cálcio é romboide. Esses cristais têm birrefringência positiva e, desse modo, adquirem cor azul quando o eixo longitudinal do cristal está em paralelo ao eixo das vibrações lentas do compensador vermelho, ou amarelo quando é perpendicular. Anormalidades evidenciadas ao exame patológico são depósitos puntiformes ou lineares de cálcio, geralmente na cartilagem hialina e em paralelo à lâmina terminal de osso subcondral, também conhecida como *córtex articular* ou *subcondral* (Figura 15.41). Cristais de pirofosfato também são

Tabela 15.3 Causas mais comuns de condrocalcinose.
Envelhecimento
Osteoartrite
Pós-traumática
Artropatia por pirofosfato de cálcio (doença por deposição de cristais de DPFC)
Gota
Hemocromatose
Hiperparatireoidismo
Hipofosfatasia
Ocronose
Oxalose
Doença de Wilson
Acromegalia
Forma idiopática

Adaptada de Reeder MM, Felson B. *Gamuts in radiology*. Cincinnati: Audiovisual Radiology of Cincinnati; 1975;D142-143.

encontrados frequentemente em tecidos fibrocartilaginosos, inclusive meniscos das articulações do joelho. Calcificações puntiformes também podem ocorrer nos tecidos sinoviais. Ao exame microscópico, depósitos branco-calcários formam-se com linhas de cristal ou material amorfo. Nos tecidos vascularizados, há infiltrados inflamatórios associados, compostos de monócitos e células inflamatórias fagocitárias gigantes (policários). Cristais de pirofosfato podem ser diferenciados dos cristais de urato por seu formato romboide e sua birrefringência positiva fraca (ver parágrafos anteriores).

Anormalidades radiológicas

O aspecto radiográfico dos pacientes assintomáticos com doença por deposição de cristais de DPFC consiste simplesmente em condrocalcinose (Figura 15.42). As alterações artríticas observadas nessa doença são semelhantes às que ocorrem na osteoartrite. Qualquer articulação do corpo pode ser afetada, inclusive coluna vertebral (ver Figura 15.50). Entretanto, as articulações acometidas mais frequentemente são os joelhos (Figuras 15.43 a 15.45) e o punho/mão (especialmente segunda e terceira articulações metacarpofalangianas) (Figuras 15.46 e 15.47), ainda que outras articulações como cotovelos (Figuras 15.48 e 15.49), ombro (ver Figura 15.42 A), tornozelo e quadril também possam ser envolvidas. A RM demonstra depósitos de cálcio na cartilagem articular, graças ao contraste entre cartilagem com sinal hiperintenso e depósitos de cálcio com sinal hipointenso (ver Figura 15.45 A). Cistos subcondrais grandes associados a alterações degenerativas em uma articulação que não sustenta peso deve sugerir a possibilidade de artropatia por deposição de pirofosfato de cálcio (ver Figura 15.45 B).

Uma das complicações do envolvimento do punho é a deformidade de colapso escafossemilunar avançado (CESA, ou *SLAC* em inglês) (ver Figura 15.46 B). Na articulação do joelho, tipicamente o compartimento femoropatelar é afetado mais frequentemente que os compartimentos mediais ou laterais (ver Figuras 15.43 B, 15.44 B e 15.45 B). Como já mencionado, a doença por deposição de cristais de DPFC caracteriza-se por calcificação da cartilagem articular e fibrocartilagem, tendões, ligamentos e, também, da cápsula articular (ver Figura 15.44).

Depósitos de cristais de DPFC na coluna vertebral são relativamente raros. Clinicamente, os pacientes queixam-se de dor lombar inespecífica. A doença pode evidenciar-se por depósitos de cálcio periarticular nas cápsulas e estruturas ligamentares das articulações

Capítulo 15 Artrites e Artropatias Variadas 799

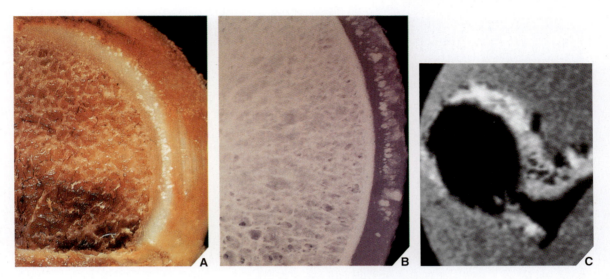

▲ **Figura 15.41 Patologia da doença por deposição de cristais de DPFC. A.** Corte sagital da cabeça do fêmur demonstrou depósitos branco-calcários de DPFC dentro da cartilagem articular. **B.** A radiografia do espécime mostrou claramente a natureza cálcica do depósito. (Reproduzida, com autorização, de Vigorita VJ. *Orthopaedic pathology*. Philadelphia: Wolters Kluwer Health; 2015, Figura 15.22 D). **C.** Imagem de RM em sequência GRE (*gradient echo recalled*) de um espécime retirado do joelho demonstrou vários depósitos de cálcio hipointensos dentro da cartilagem articular.

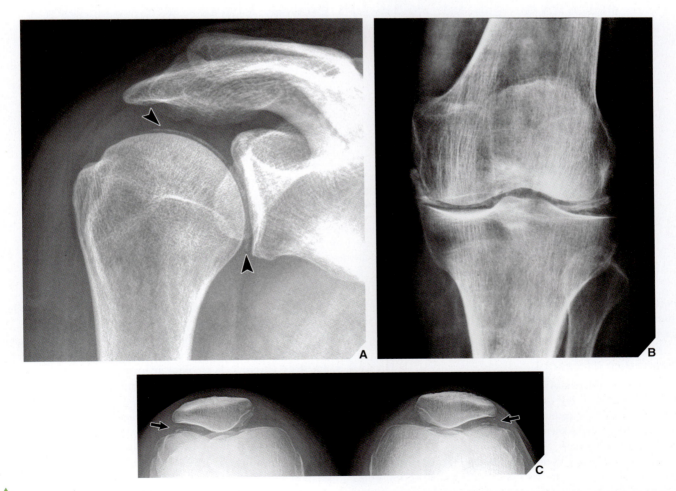

▲ **Figura 15.42 Doença por deposição de cristais de DPFC.** Uma das marcas características dessa doença é a condrocalcinose, que foi demonstrada nessa imagem do ombro direito na incidência de Grashey, na cartilagem hialina da cabeça do úmero (**A**) de um paciente de 32 anos (*pontas de seta*), na incidência anteroposterior, nos meniscos lateral e medial do joelho esquerdo desse homem de 51 anos (**B**), e na incidência de Merchant, na cartilagem hialina das patelas dos joelhos dessa mulher de 40 anos (*setas*) (**C**).

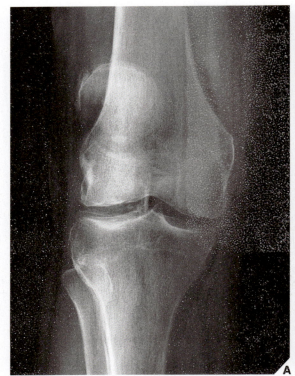
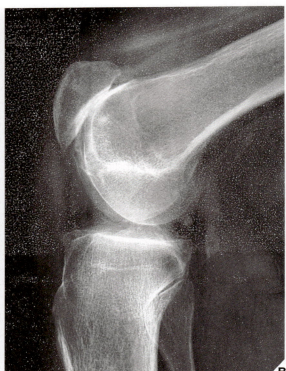
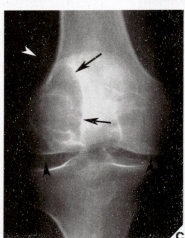

Figura 15.43 Doença por deposição de cristais de DPFC. Radiografias nas incidências anteroposterior (**A**) e perfil (**B**) do joelho direito dessa mulher de 58 anos, cuja aspiração do líquido articular detectou cristais de pirofosfato de cálcio, demonstraram condrocalcinose e estreitamento acentuado da articulação femoropatelar. **C.** Radiografia anteroposterior do joelho direito de outro paciente com dor e edema intermitente desta articulação mostrou condrocalcinose dos meniscos, cartilagem articular e cápsula articular (*pontas de seta*) com um volumoso cisto subcondral no côndilo femoral lateral (*setas*).

apofisárias, assim como massas calcificadas retrodontóideas (síndrome do dente coroado) e alterações semelhantes à discite séptica (Figura 15.50).

Diagnóstico diferencial

No diagnóstico diferencial da doença por deposição de cristais de DPFC, devem-se incluir osteoartrite e artropatia neuropática, e, quando há lesões da segunda e terceira articulações metacarpofalangianas, hemocromatose e artropatia acromegálica também são possibilidades adicionais.

Raramente, depósitos de DPFC podem formar massas volumosas semelhantes a tumores nas articulações e tecidos moles periarticulares (Figura 15.51). Nesses casos, tais depósitos podem assemelhar-se a um tumor maligno; por essa razão, esse tipo de deposição de cristais de DPFC foi descrito por Sissons e colaboradores como *doença tumoral por deposição de pirofosfato de cálcio*.

Os depósitos minerais estão associados a uma reação tecidual evidenciada pela presença de histiócitos e células gigantes multinucleadas, algumas vezes com formação de osso e cartilagem. O diagnóstico diferencial deve incluir calcinose tumoral, doença que se caracteriza pela presença de uma ou várias massas císticas lobuladas em tecidos moles, geralmente perto das articulações principais, contendo material calcário constituído de fosfato de cálcio, carbonato de cálcio ou hidroxiapatita. Os depósitos calcificados não adquirem aspecto cristalino quando são examinados ao microscópio de luz polarizada. Nessa doença, as massas são indolores e geralmente se desenvolvem em crianças e adolescentes, a maioria da raça negra.

Fragmentação e reabsorção óssea sem neuropatia periférica semelhante à neuroartropatia de Charcot são anormalidades incomuns na artropatia por deposição de pirofosfato, por isso são descritas como *pseudoneuroartropatia* (Figura 15.52).

Capítulo 15   Artrites e Artropatias Variadas   801

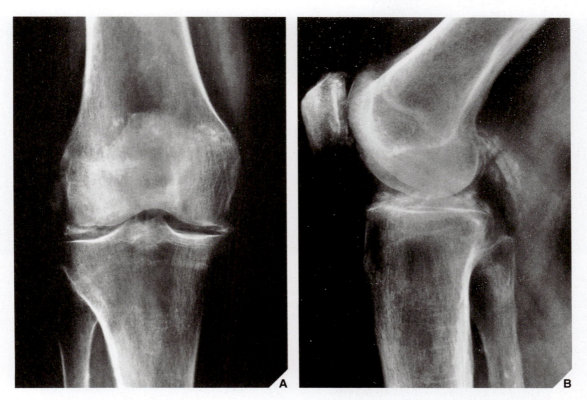

▲
Figura 15.44 Doença por deposição de cristais de DPFC. Essa mulher de 70 anos referia dor de início súbito no joelho direito e foi tratada com colchicina para artrite gotosa aguda, mas não houve alívio da dor. A análise do líquido sinovial detectou cristais de pirofosfato de cálcio. Radiografias nas incidências anteroposterior (**A**) e perfil (**B**) do joelho demonstraram calcificação da cartilagem hialina e fibrocartilagem. Também havia calcificações capsulares evidentes, além de estreitamento do compartimento articular femoropatelar – um sinal típico da doença por deposição de cristais de DPFC.

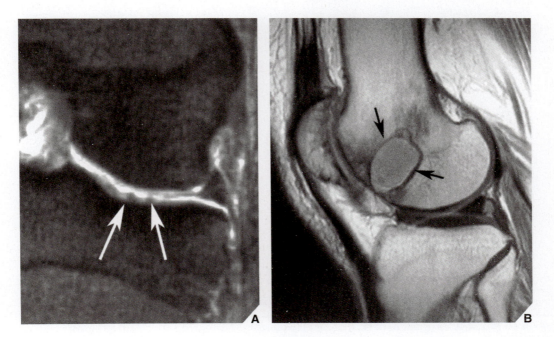

▲
Figura 15.45 Imagens de RM de doença por deposição de cristais de DPFC. A. Imagem coronal de RM em sequência GRE (*gradient recalled echo*) do joelho mostrou áreas com sinal hipointenso (*setas*) dentro da cartilagem articular hiperintensa – indícios de condrocalcinose. **B.** A imagem sagital de RM ponderada em densidade de prótons de outro paciente com sintomas de pseudogota demonstrou um cisto subcondral volumoso no côndilo femoral lateral (*setas*) e artrose grave da articulação femoropatelar.

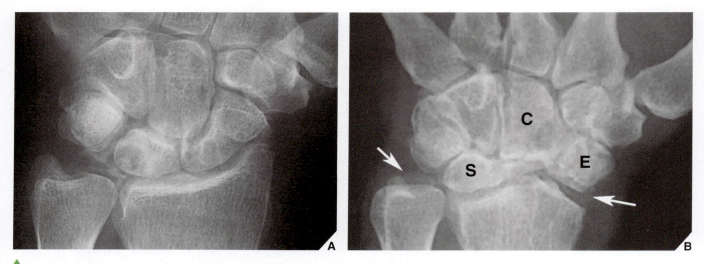

Figura 15.46 Doença por deposição de cristais de DPFC. A. Esse homem de 63 anos referiu dor no punho com início agudo. A radiografia dorsopalmar demonstrou condrocalcinose da fibrocartilagem triangular, alterações císticas dos ossos escafoide e semilunar e estreitamento da articulação radiocarpal. **B.** Radiografia dorsopalmar do punho direito de outro paciente com história prolongada de dor e edema intermitentes mostrou deformidade de CASE com migração proximal do osso capitato (C) encravado entre os ossos semilunar (S) e escafoide (E). Observe que havia condrocalcinose no complexo fibrocartilaginoso triangular e cartilagem articular (*setas*).

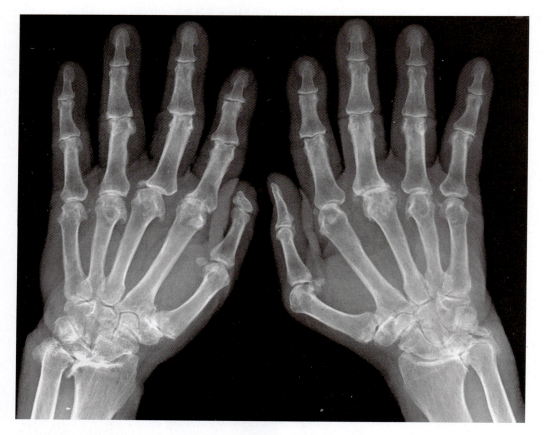

Figura 15.47 Doença por deposição de cristais de DPFC. A radiografia dorsopalmar das mãos desse homem de 60 anos demonstrou sinais típicos dessa artropatia nas articulações radiocarpais, metacarpofalangianas e interfalangianas proximais.

Capítulo 15 Artrites e Artropatias Variadas 803

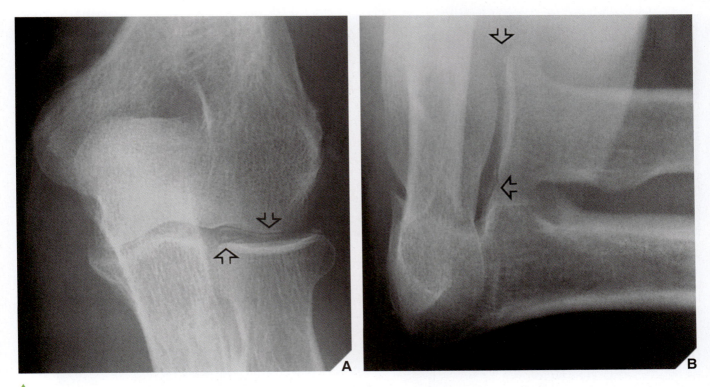

Figura 15.48 **Doença por deposição de cristais de DPFC.** As radiografias nas incidências anteroposterior (**A**) e de cabeça de radiocapítulo (**B**) dessa mulher de 52 anos com síndrome de pseudogota demonstraram condrocalcinose (*setas abertas*), mas nenhuma outra anormalidade do espaço articular.

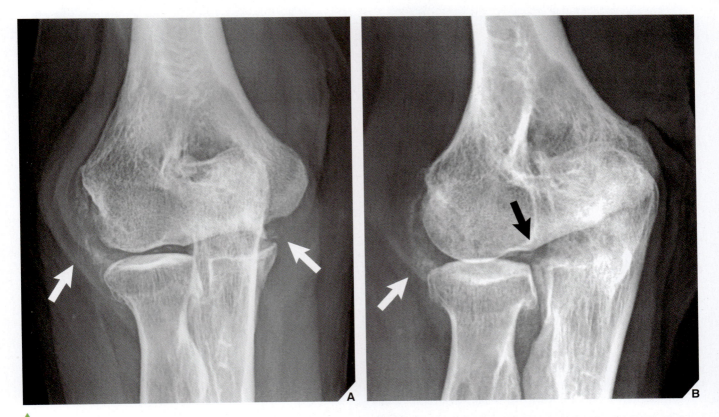

Figura 15.49 **Doença por deposição de cristais de DPFC.** As radiografias nas incidências anteroposterior (**A**) e oblíqua externa do cotovelo direito desse homem de 57 anos demonstraram, além de condrocalcinose (*setas*), alterações semelhantes à osteoartrite inicial da articulação radiocapitelar.

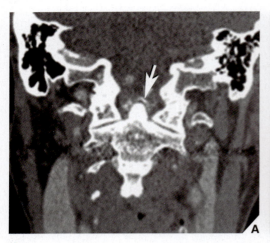
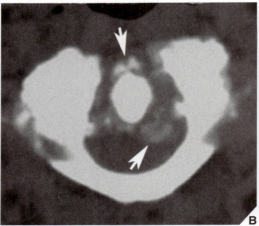
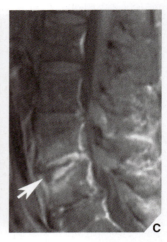

Figura 15.50 Doença por deposição de cristais de DPFC na coluna vertebral. A. Essa imagem de TC reformatada no plano coronal demonstrou DPFC adjacente à ponta do processo odontoide (dente coroado) (*seta*). **B.** A imagem axial de TC mostrou depósitos de pirofosfato de cálcio em forma de massas retrodontóidea e pré-odontóidea (*setas*). **C.** A imagem sagital de RM ponderada em T1 com saturação de gordura da coluna lombar foi obtida depois da injeção intravenosa de gadolínio e mostrou erosão do platô superior de L4 e alterações edematosas com realce nos platôs e margens do disco intervertebral sugerindo discite infecciosa (*seta*).

Doença por deposição de cristais de hidroxiapatita de cálcio

Manifestações clínicas

Resultante da deposição anormal de cristais de hidroxiapatita de cálcio (HAC) nas articulações e ao seu redor, a doença por deposição de cristais de HAC é mais comum nas mulheres e, em alguns casos, pode ser semelhante à gota ou à síndrome de pseudogota. Os sintomas agudos são dor, hipersensibilidade à palpação e inflamação e edema localizados. Essa síndrome pode estar associada a outros distúrbios, inclusive esclerodermia, dermatomiosite, DMTC e doença renal crônica, principalmente nos pacientes em hemodiálise. Estudos recentes sugeriram predisposição genética. Amor *et al.* sugeriram a possibilidade de anomalia hereditária, que poderia ser responsável pelo desenvolvimento da doença por deposição de cristais de HAC, quando demonstraram prevalência mais alta dos antígenos de histocompatibilidade HLA-A2 e HLA-BW35 entre pacientes afetados.

Cristais de HAC depositam-se mais comumente nas estruturas periarticulares, geralmente nos tendões e ao seu redor, na cápsula articular ou em bursas articulares. Essa é uma característica que diferencia essa síndrome da doença por deposição de cristais de DPFC, que afeta principalmente cartilagem hialina e fibrocartilagem.

Embora os exames laboratoriais geralmente sejam normais, a doença por deposição de cristais de HAC pode algumas vezes causar febre, concentração alta de proteína C reativa e elevação da velocidade de hemossedimentação (VHS).

Anormalidades radiológicas

As anormalidades radiográficas dependem da área afetada, mas geralmente são encontrados depósitos cálcicos homogêneos densos ou nebulosos ao redor da articulação e dos tendões. A localização mais comum é em torno da articulação do ombro na área do tendão supraespinhoso (Figura 15.53). Nesse local, a condição é conhecida comumente como *peritendinite* ou *tendinite calcária* (tendinose ou tendinopatia). Anormalidades sugestivas de peritendinite calcária demonstradas na RM incluem depósitos com sinal hiperintenso

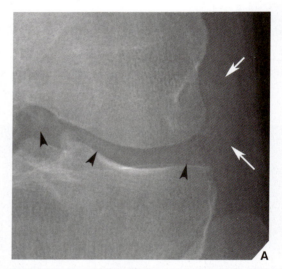
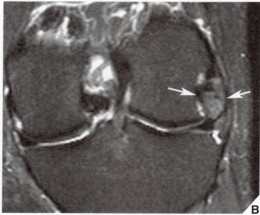

Figura 15.51 Doença tumoral por deposição de cristais de DPFC. A. Radiografia anteroposterior do joelho esquerdo demonstrou condrocalcinose clássica (*pontas de seta*) e uma massa calcificada na parte lateral da articulação (*setas*). **B.** A imagem coronal de RM ponderada em T2 com saturação de gordura mostrou que a massa lateral era hipointensa (*setas*) e compatível com a forma tumoral da doença por deposição de cristais de DPFC.

Capítulo 15 Artrites e Artropatias Variadas

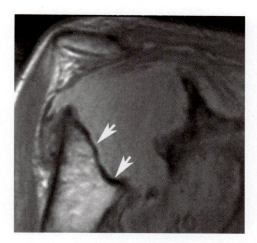

Figura 15.52 Pseudoneuroartropatia da doença por deposição de cristais de DPFC. A imagem coronal de RM ponderada em densidade de prótons foi obtida de um paciente com dor intermitente crônica no ombro direito e demonstrou reabsorção óssea completa da cabeça do úmero e glenoide (*setas*) com líquido preenchendo o espaço articular glenoumeral ampliado. A aspiração do líquido articular confirmou cristais de pirofosfato. Quando não há neuropatia, essas anormalidades são compatíveis com pseudoneuroartropatia.

nas proximidades do tendão com reação inflamatória acentuada (Figura 15.54 A e B). Depósitos cálcicos podem migrar para dentro do osso ou da bursa articular adjacente, ou para dentro do tendão, e se estender ao longo do plano miotendíneo (Figura 15.54 C e D).

Tratamento

O tratamento dessa doença inclui aplicação de ondas de choque (ondas de ultrassom), iontoforese com ácido acético e fármacos como corticoides e cimetidina. Em alguns casos, são realizadas cirurgias convencionais ou artroscópicas do ombro para remover depósitos calcificados.

Hemocromatose

Manifestações clínicas

Hemocromatose é uma doença autossômica recessiva do metabolismo do ferro, que se caracteriza por aumento da absorção de ferro da dieta normal, e é evidenciada por deposição de ferro em vários órgãos, principalmente fígado, pele e pâncreas. A doença pode ser primária (endógena ou idiopática causada por um distúrbio do metabolismo do ferro) ou secundária (causada por sobrecarga de ferro). Hemocromatose idiopática, cuja prevalência pode oscilar em torno de 4 casos por 1.000 na Europa e nos EUA, pode ser familiar e foi relacionada com antígenos de histocompatibilidade HLA-A3 (gene localizado no braço curto do cromossomo 6), HLA-B7 e HLA-B14. Estudos mais recentes utilizando técnica de clonagem posicional descobriram um novo gene do sistema MHC classe 1, originalmente descrito como *HLA-H* e hoje conhecido como *HFE*, que contém duas mutações *missense* no C28Y e H63D.

Na forma clássica da doença, cisteína é substituída por tirosina na posição do aminoácido 282 dos dois alelos. O chamado *heterozigoto composto* é menos comum (cerca de 10% dos casos), mas também é compatível com hemocromatose hereditária. Nesse tipo, a histidina é substituída por ácido aspártico na posição do aminoácido 63 de um alelo e cisteína por tirosina na posição do aminoácido 282 do outro alelo (C282Y/H63D). Mais recentemente, estudos demonstraram outras mutações de outras moléculas metabolicamente ativas, inclusive hepcidina, hemojuvelina e ferroportina.

A hemocromatose secundária está relacionada com sobrecarga de ferro (p. ex., transfusões ou ingestão dietética) e pode estar associada ao alcoolismo. Esse tipo de hemocromatose é 10 vezes mais comum nos homens do que em mulheres. Em geral, a doença é diagnosticada entre as idades de 40 e 60 anos com base em elevações acentuadas dos níveis séricos de ferro. Para confirmar esse diagnóstico, pode ser realizada biopsia de fígado ou sinóvia. Cinquenta por cento dos pacientes com hemocromatose têm artrite lentamente progressiva, que começa nas articulações pequenas das mãos, mas também pode

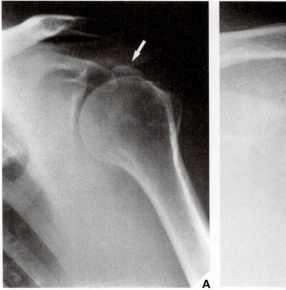 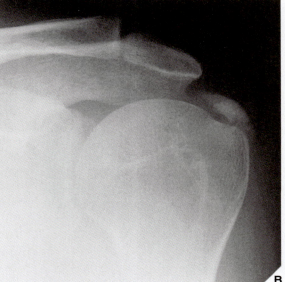

Figura 15.53 Doença por deposição de cristais de HAC. A. Radiografia anteroposterior do ombro esquerdo dessa mulher de 50 anos com dor nessa região há vários meses demonstrou depósito cálcico homogêneo amorfo nos tecidos moles da área do tendão supraespinal (*seta*). Essa lesão era típica da doença por deposição de cristais de HAC. **B.** Em outro paciente, uma mulher de 38 anos com dor no ombro esquerdo, a radiografia detectou depósito cálcico semelhante junto à inserção do tendão supraespinal na tuberosidade maior do úmero.

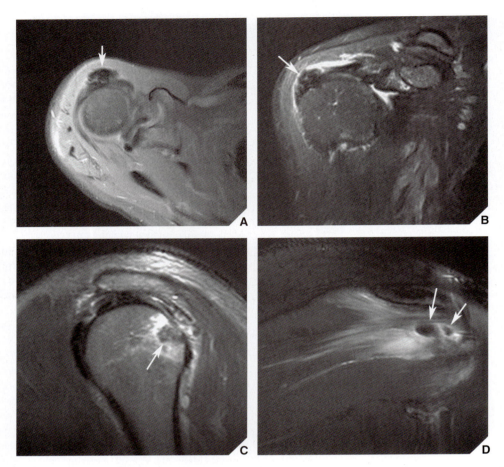

Figura 15.54 Imagens de RM de doença por deposição de cristais de HAC. A. Imagem axial de RM ponderada em densidade de prótons do ombro demonstrou depósito de cálcio com sinal hipointenso adjacente ao tendão supraespinal (*seta*). **B.** Outra imagem coronal oblíqua de RM ponderada em T2 do mesmo paciente mostrou um depósito de cálcio hipointenso (*seta*) com alterações inflamatórias circundantes e bursite subacromial-subdeltóidea. (**C**) Imagem sagital oblíqua de RM ponderada em T2 do ombro de outro paciente demonstrou migração intraóssea dos depósitos cálcicos (*seta*). **D.** Outra imagem coronal oblíqua de RM ponderada em T2 do mesmo paciente mostrou migração intramuscular dos depósitos cálcicos (*setas*). Observe que havia reação inflamatória muscular grave.

afetar articulações grandes e discos intervertebrais dos segmentos cervical e lombar. Alguns autores acreditam que a artropatia dessa doença seja diferente da doença articular degenerativa clássica e que isso justifique sua classificação no grupo das artrites metabólicas.

Patologia

Alterações patológicas incluem acúmulo de grânulos de hemossiderina nos sinovioblastos ou histiócitos perivasculares. Em alguns casos, pode haver hipertrofia vilosa da sinóvia. Calcificação pode ser detectada dentro da fibrocartilagem e cartilagem hialina (condrocalcinose). A explicação para esse mecanismo patológico baseia-se no fato de que sais férricos estimulam a produção e deposição de cristais de pirofosfato de cálcio dentro das articulações por inibição da atividade dos pirofosfato sinoviais e redução da eliminação de imunocomplexos intra-articulares por inibição da atividade das células reticuloendoteliais da sinóvia.

Anormalidades radiológicas

Nas mãos, a segunda e terceira articulações metacarpofalangianas são afetadas nos casos típicos (Figuras 15.55 e 15.56; ver também Figura 13.57), embora outras articulações pequenas, como interfalangianas e articulações do carpo, também possam ser envolvidas. Alterações degenerativas também podem ser demonstradas nos ombros, nos joelhos, nos quadris (Figura 15.57) e nos tornozelos. As anormalidades radiográficas mais marcantes na hemocromatose são perda do espaço articular, esclerose, formação de cisto subcondral e osteófitos. Em alguns casos, as alterações podem ser semelhantes às evidenciadas na doença por deposição de cristais de DPFC e artrite reumatoide. A RM é usada para detectar e quantificar sobrecarga de ferro no fígado, baço e pâncreas, tendo em vista que as propriedades paramagnéticas intensas do íon acumulado causam redução significativa dos tempos de relaxamento T2 nos tecidos afetados. Contudo, o acúmulo de ferro na sinóvia ou cartilagem articular é menos marcante, exceto se forem obtidas sequências *gradient-echo*, que são mais sensíveis às propriedades paramagnéticas do ferro (Figura 15.58). No entanto, a RM pode demonstrar anormalidades em meniscos e cartilagem articular, inclusive alterações erosivas e formação de cistos.

Tratamento

O tratamento da hemocromatose consiste em flebotomias a intervalos regulares.

O diagnóstico precoce é essencial para se obterem resultados satisfatórios. Infelizmente, um estudo com 2.851 pacientes portadores de hemocromatose demonstrou que eles tinham consultado seu médico cerca de 2 anos depois do início dos sintomas e, em média, demoraram mais 10 anos para que seu diagnóstico fosse confirmado.

Capítulo 15 Artrites e Artropatias Variadas 807

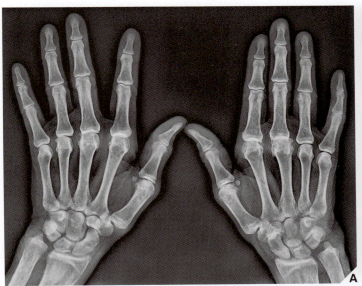
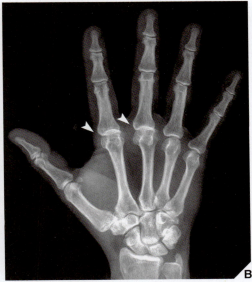

▲ **Figura 15.55 Artropatia associada à hemocromatose. A.** A radiografia dorsopalmar das mãos desse homem de 50 anos mostrou lesões típicas da segunda e terceira articulações metacarpofalangianas. **B.** Em outro paciente, um homem de 41 anos, observe que havia artropatia da segunda e terceira articulações metacarpofalangianas da mão esquerda (*pontas de seta*).

Doença de Wilson

Manifestações clínicas

Também conhecida como *degeneração hepatolenticular*, a doença de Wilson é um distúrbio genético hereditário autossômico recessivo raro do metabolismo do cobre. Uma anomalia do gene *ATP7B* e mutações semelhantes foram mapeadas no cromossomo 13 (13q14.3). Esse gene codifica uma ATPase tipo P transportadora de cobre, que transporta esse íon para a bile para formar ceruloplasmina, uma proteína de 132 kDa produzida pelo fígado. A doença é mais comum nos homens do que em mulheres e caracteriza-se por alterações degenerativas no encéfalo (gânglios da base), cirrose hepática e anéis de Kayser-Fleischer patognomônicos formados por pigmento castanho-esverdeado depositados na membrana de Descemet no limbo da córnea. Sinais e sintomas típicos são atribuídos ao acúmulo de cobre no corpo, principalmente no fígado e no cérebro. Quantidades grandes de cobre acumuladas no fígado suplantam as ações das proteínas que normalmente se ligam a ele, causando lesão oxidativa por um processo conhecido como *reação de Fenton* (ou *química de Fenton*). Por fim, esse tipo de lesão causa hepatite crônica, fibrose e cirrose hepática. Degeneração lenticular causa sinais e sintomas neurológicos como tremor, rigidez, disartria e perda de coordenação motora. Anormalidades articulares podem ser detectadas em cerca de 50% dos adultos com doença de Wilson. As articulações acometidas são das mãos, dos punhos, dos cotovelos, dos ombros, dos quadris e dos joelhos. Microscopias óptica e eletrônica não conseguiram detectar cálcio contendo cristais no líquido sinovial, e biopsias de sinóvia não demonstraram hiperplasia das células do revestimento sinovial, embora houvesse reação inflamatória branda. Exames laboratoriais demonstram

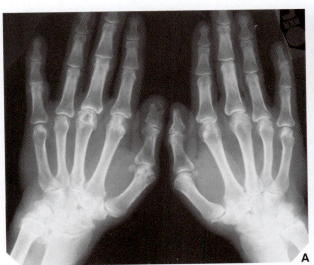
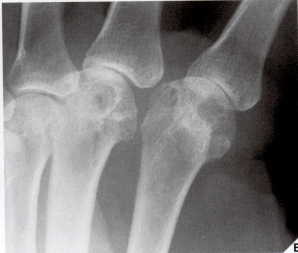

▲ **Figura 15.56 Artropatia associada à hemocromatose. A.** A radiografia dorsopalmar das mãos desse homem de 45 anos mostrou anormalidades típicas de hemocromatose envolvendo principalmente punhos e articulações metacarpofalangianas. **B.** A imagem ampliada da segunda e terceira articulações metacarpofalangianas da mão direita mostrou lesões típicas nas cabeças dos metacarpos.

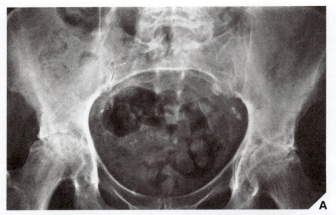

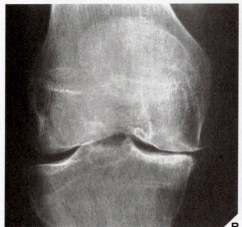
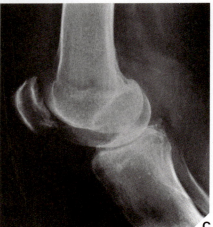

◀ **Figura 15.57 Artropatia associada à hemocromatose.** Essa mulher de 67 anos tinha diagnóstico de artropatia associada à hemocromatose. **A.** A radiografia anteroposterior da pelve demonstrou artrite avançada das articulações dos quadris. Estreitamento concêntrico grave do espaço articular, esclerose subcondral e cistos periarticulares são típicos dessa doença. Outras radiografias nas incidências anteroposterior (**B**) e perfil (**C**) do joelho direito mostraram acometimento preferencial dos compartimentos medial e femoropatelar. Estreitamento dos espaços articulares e esclerose subarticular acentuada com formação de osteófitos pequenos são típicos dessa doença. (Reproduzida, com autorização, de Baker ND. Hemochromatosis. In: Taveras JM, Ferrucci JT, eds. *Radiology – diagnosis, Imaging, intervention*. Philadelphia: JB Lippincott; 1986:1-6.)

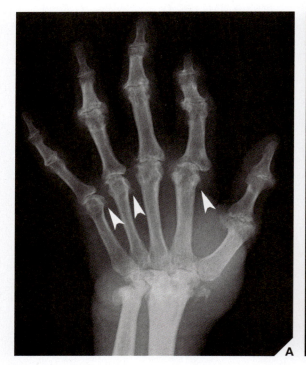
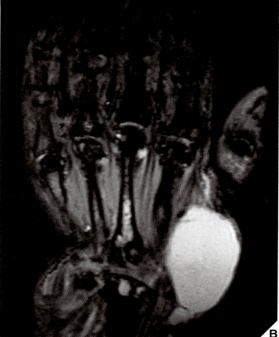

▲ **Figura 15.58 Imagens de RM de artropatia associada à hemocromatose. A.** A radiografia dorsopalmar da mão desse paciente com artropatia avançada associada à hemocromatose demonstrou "ganchos" típicos nas cabeças dos metacarpos (*pontas de seta*). **B.** A imagem coronal de RM em sequência GRE (*gradient recalled echo*) mostrou várias erosões no rádio distal, metacarpos e falanges, além de artropatia degenerativa secundária grave. O paciente também tinha um cisto ganglionar volumoso na face radial do punho.

níveis séricos baixos de cobre e ceruloplasmina (proteína de ligação) e excreção urinária aumentada de cobre. O diagnóstico da doença de Wilson em estágios iniciais é facilitado pela demonstração à microscopia eletrônica de lisossomos cheios de cobre nos hepatócitos e quantificação do cobre hepático por espectrofotometria de absorção atômica.

Anormalidades radiológicas

Fragmentação óssea subcondral, formação de cistos, irregularidades e esclerose corticais e estreitamento articulação são anormalidades descritas na literatura. Anormalidades dos exames radiológicos são semelhantes às encontradas na doença por deposição de cristais de DPFC e hemocromatose. Também pode haver calcificações de cartilagem, mas geralmente são raras.

Tratamento

Além de restrição dietética de cobre, agentes quelantes como trientina, sal de zinco e D-penicilamina são as melhores opções de tratamento. É recomendável seguir uma dieta com restrição de alimentos contendo cobre, inclusive cogumelos, nozes, chocolate, frutas secas, fígado e mariscos.

Alcaptonúria (ocronose)

Manifestações clínicas

Alcaptonúria é uma doença hereditária autossômica recessiva rara, que se caracteriza pela presença de ácido homogentísico na urina, que adquire coloração negra quando é oxidado (Figura 15.59). Essa anormalidade metabólica é causada pela ausência da enzima oxidase do ácido homogentísico, que desempenha papel importante no processo de decomposição normal dos aminoácidos aromáticos como tirosina e fenilalanina. Consequentemente, há acúmulo significativo desse ácido em vários órgãos, preferencialmente nos tecidos conjuntivos. A anomalia genética foi localizada no gene *HGO* localizado no braço do cromossomo 3q1. Deposição de um pigmento marrom-escuro anormal – um polímero do ácido homogentísico – dentro dos discos intervertebrais e cartilagem articular é conhecida como *ocronose* (Figura 15.60). Essa deposição causa espondilose e artropatia periférica. Como regra geral, artropatia ocronótica é uma manifestação clínica da alcaptonúria de longa duração. Essa doença afeta igualmente homens e mulheres, mas é mais comum em algumas regiões da Eslováquia, da República Dominicana, da Jordânia e da Índia. Em geral, os indivíduos afetados por essa doença mantêm-se assintomáticos até a idade adulta, quando desenvolvem artropatia ocronótica nas articulações do esqueleto axial e apendicular. Sinais e sintomas clínicos incluem dor branda e redução da amplitude de movimento de várias articulações. Quando há lesões vertebrais, dor lombar e rigidez são queixas comuns. Manifestações extra-articulares de ocronose são coloração azulada e calcificação do pavilhão auricular, pigmentação triangular da esclera e pigmentação do nariz, axila e virilhas.

Anormalidades radiológicas

O quadro radiográfico inclui calcificações distróficas, mais comumente nos discos intervertebrais, cartilagem articular, tendões e ligamentos (Figura 15.61). Em geral, também há osteoporose. Os espaços discais estão estreitados e, ocasionalmente, ocorre fenômeno de vácuo. Anormalidades extravertebrais limitam-se ao envolvimento de articulações sacroilíacas, sínfise púbica e articulações periféricas grandes que, de outra forma, estão estreitadas e apresentam esclerose periarticular com pequenos osteófitos ocasionais. Calcificações

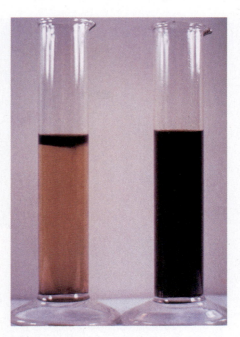

Figura 15.59 Alcaptonúria. Dois tubos contendo urina de um paciente com ocronose. No tubo à esquerda, a urina foi colocada a decantar por 15 min. Havia algum escurecimento na superfície causada por oxidação do ácido homogentísico. No tubo à direita, duas horas depois, a urina tornou-se totalmente preta. (Reproduzida, com autorização, de Vigorita VJ. *Orthopaedic pathology*. Philadelphia: Wolters Kluwer Health; 2015, Figura 16.51 A.)

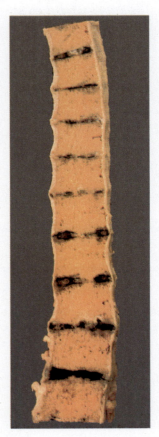

Figura 15.60 Patologia da ocronose. Corte sagital de um espécime patológico de vértebra demonstrando pigmentação escura dentro dos discos intervertebrais estreitados. (De Bullough PG, Boachie-Adjei O. *Atlas of spinal diseases*. New York: Gower Medical; 1988:75, Figura 6.15.)

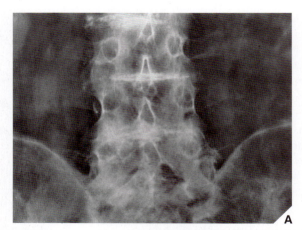
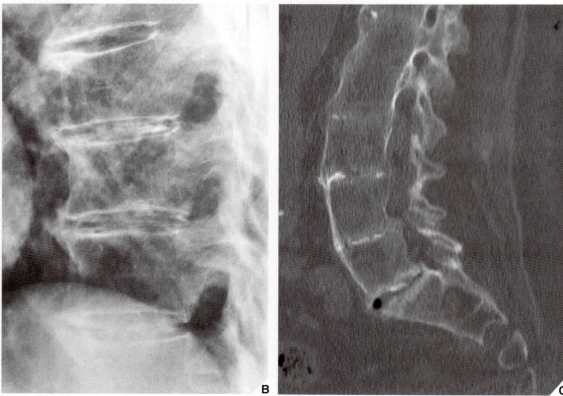

Figura 15.61 Ocronose. A radiografia anteroposterior da coluna lombar (**A**) e a radiografia de perfil da coluna torácica (**B**) dessa mulher de 64 anos com diagnóstico clínico de alcaptonúria demonstraram estreitamento de vários discos intervertebrais com osteófitos anteriores marginais e osteoporose moderada. Calcificações típicas de vários discos intervertebrais são um sinal característico de ocronose. (Cortesia do Dr. J. Tehranzadeh, Orange, Califórnia.) **C.** Em outro paciente, a imagem de TC reformatada no plano sagital mostrou calcificação dos discos intervertebrais da coluna lombar inferior.

e ossificações tendíneas podem ocorrer, algumas vezes resultando em ruptura do tendão. O aspecto radiográfico pode ser semelhante ao da doença articular degenerativa ou da doença por deposição de cristais de DPFC.

Tratamento

O tratamento clínico inclui doses altas de ácido ascórbico (vitamina C) e nitisinona, um inibidor da enzima 4-hidroxifenilpiruvato-dioxigenase, que participa da síntese do ácido homogentísico a partir do ácido 4-hidroxifenilpirúvico. Intervenções cirúrgicas incluem discectomia e fusão vertebral e artroplastias das articulações afetadas.

Hiperparatireoidismo

Manifestações clínicas

Hiperparatireoidismo, também conhecido como *osteíte fibrosa cística generalizada* ou *doença óssea de Recklinghausen*, é causado por hiperatividade das glândulas paratireoides, que produzem paratormônio (hormônio paratireóideo, ou PTH). A produção excessiva desse hormônio é secundária a adenomas (90% dos casos) ou hiperplasia das glândulas (9% dos casos); apenas em casos muito raros (1%) a causa do hiperparatireoidismo é carcinoma das paratireoides. A secreção excessiva de PTH, que atua em rins e ossos, causa distúrbios do metabolismo do cálcio e fósforo, que, por sua vez, acarretam hipercalcemia, hiperfosfatúria e hipofosfatemia. A excreção renal de cálcio e fosfato aumenta, e os níveis séricos de cálcio se elevam, enquanto as concentrações séricas de fósforo diminuem; também há elevação dos níveis séricos de fosfatase alcalina. Manifestações clínicas de hiperparatireoidismo geralmente são muito características. Livros clássicos de clínica médica descreviam o hiperparatireoidismo como doença de "cálculos e ossos" em referência à nefrolitíase e às anormalidades ósseas associadas. Os pacientes podem ter cálculos renais e dor óssea e, em alguns casos, desenvolver fraturas patológicas secundárias à osteopenia (ver também Capítulo 28).

Patologia

Anormalidades patológicas incluem trabéculas ósseas "esfarrapadas e desniveladas" e quantidades aumentadas de osteoclastos nas superfícies ósseas, resultando na formação de "túneis" típicos ou "reabsorção dissecante" das trabéculas. Além disso, também há proliferação fibrovascular, que desloca a medula óssea para distribuição paratrabecular. Outras anormalidades são quantidades aumentadas de osso esponjoso e fibrose medular, principalmente com invasão das superfícies trabeculares.

Anormalidades radiológicas

Uma das anormalidades mais características do hiperparatireoidismo é a reabsorção óssea subperiosteal e subcondral, que afeta as bordas de algumas articulações e, por isso, explica a manifestação articular ou "artropatia" do hiperparatireoidismo. É observada frequentemente na articulação acromioclavicular, bem como nas articulações esternoclaviculares e sacroilíacas (Figura 15.62), na sínfise púbica e, algumas vezes, nas articulações metacarpofalangianas e interfalangianas. As erosões podem ser semelhantes às da artrite reumatoide, embora geralmente sejam assintomáticas, afetem mais comumente articulações interfalangianas distais (Figura 15.63) e quase sempre estejam associadas à reabsorção óssea subperiosteal – um sinal característico de hiperparatireoidismo.

Condrocalcinose é outra alteração causada pela artropatia do hiperparatireoidismo e consiste na deposição de cálcio nas cartilagens articulares e fibrocartilagem. Essa lesão pode ser semelhante à doença articular degenerativa e artropatia por deposição de cristais de DPFC. A artropatia do hiperparatireoidismo pode ser diferenciada da calcificação causada por doença articular degenerativa pela inexistência de alterações artríticas na articulação e da doença por deposição de cristais por DPFC pela presença de osteopenia e outras manifestações típicas

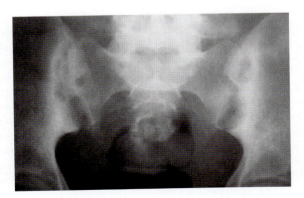

Figura 15.62 Artropatia associada ao hiperparatireoidismo. Esse paciente com artropatia associada ao hiperparatireoidismo tinha reabsorção subcondral causando alargamento das articulações sacroilíacas.

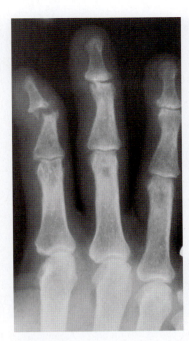

Figura 15.63 Artropatia associada ao hiperparatireoidismo. Esse paciente com hiperparatireoidismo tinha anormalidades típicas nas articulações interfalangianas distais dos dedos indicador e médio. Observe que também havia sinais iniciais de reabsorção dos tufos distais (acrosteólise).

de hiperparatireoidismo. Na Parte VI – Distúrbios Metabólicos e Endócrinos – há uma descrição mais detalhada do hiperparatireoidismo.

Tratamento

Ressecção de uma ou mais glândulas paratireoides é o tratamento cirúrgico mais comum para hiperparatireoidismo primário e resulta na cura de cerca de 95% dos casos. Os tratamentos clínicos incluem fármacos calcimiméticos e reposição hormonal.

Acromegalia

Acromegalia (do grego *akros* – extremo ou extremidades – e *megalos* – grande) é uma síndrome resultante da produção excessiva de hormônio do crescimento (somatotropina ou HCH – hormônio do crescimento humano) pelo lobo anterior da hipófise depois do fechamento das placas de crescimento. Alterações articulares degenerativas dessa doença resultam da hipertrofia da cartilagem articular, que não é adequadamente nutrida pelo líquido sinovial em razão de sua espessura anormal.

Depois da proliferação excessiva inicial da cartilagem, evidenciada por alargamento dos espaços articulares radiográficos da mão, principalmente das articulações metacarpofalangianas (Figura 15.64), uma manifestação mais tardia dessa doença é o adelgaçamento das cartilagens articulares com formação de osteófitos causados pela osteoartrite secundária. É comum encontrar sintomas semelhantes aos da artrite, inclusive dor e rigidez seguidas de limitação da amplitude dos movimentos. Além das articulações das mãos, também podem ser acometidas articulações grandes como quadril, joelho e até mesmo ombro ou cotovelo. Uma anormalidade particularmente característica são osteófitos em forma de bico na superfície anterior da cabeça do úmero, superfície lateral do acetábulo, borda superior da sínfise púbica e superfícies radiais das cabeças dos metacarpos (ver Figura 13.56). Ver mais detalhes sobre essa doença no Capítulo 30.

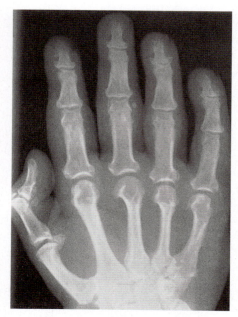

Figura 15.64 Artropatia acromegálica. As anormalidades típicas encontradas na mão acromegálica foram tecidos moles proeminentes, crescimento dos tufos e bases das falanges distais, alargamento das articulações metacarpofalangianas e osteófitos com forma de bico nas superfícies radiais das cabeças dos metacarpos. Observe que também havia ossos sesamoides acentuadamente aumentados na primeira articulação metacarpofalangiana.

Distúrbios variados

Amiloidose

Amiloidose é um distúrbio sistêmico evidenciado por infiltração de vários órgãos por material eosinofílico homogêneo formado de fibras proteicas misturadas com substância fundamental à base de mucopolissacarídeos. Existem três tipos principais de amiloidose sistêmica: (1) *amiloidose primária* (mais comum), na qual a medula óssea produz quantidades excessivas de determinados fragmentos de anticorpo, que se acumulam na corrente sanguínea e depositam-se nos tecidos do corpo; (2) *amiloidose familiar* (*hereditária*) causada por mutações do gene *TTR* transmitido com padrão autossômico dominante; e (3) *amiloidose secundária*, que está associada a algumas doenças sistêmicas como tuberculose ou artrite reumatoide. Artropatia amiloide é um sinal de amiloidose sistêmica idiopática adquirida e caracteriza-se por processo artropático não inflamatório.

Manifestações clínicas

Clinicamente, esse tipo de artropatia é muito semelhante à artrite reumatoide, porque as articulações ficam rígidas e dolorosas e as lesões são bilaterais e simétricas. Articulações grandes são acometidas preferencialmente, inclusive quadris, joelhos, ombros e cotovelos. Nódulos subcutâneos desenvolvem-se nas superfícies extensoras do antebraço e dorsos das mãos, frequentemente com aspecto semelhante aos nódulos reumatoides. Outro elemento característico é o acometimento grave dos tecidos moles, conferindo ao paciente um aspecto praticamente patognomônico conhecido como *sinal do ombro alargado* ou *ombros de jogador de futebol americano*. Outra anormalidade comumente associada é a síndrome do túnel do carpo.

Anormalidades ósseas e artropatia associadas à deposição de amiloide de B_2-microglobulina (B_2-MG) são complicações bem conhecidas da hemodiálise prolongada e insuficiência renal crônica. B_2-MG, uma proteína sérica de baixo peso molecular, não é filtrada pelas membranas dialíticas convencionais. Por essa razão, a proteína acumula-se nos ossos, articulações e tecidos moles. Clinicamente, sinais típicos como dor e redução da mobilidade articular ocorrem nos ombros, nos quadris e nos joelhos.

Patologia

Patologicamente, todos os tipos de amiloidose caracterizam-se por deposição extracelular de fibrilas proteicas β-pregueadas e não ramificadas insolúveis, que são formadas em consequência da síntese proteica anormal. Amiloide é encontrado dentro da sinóvia e medula óssea na forma de depósitos extracelulares difusos de material amorfo hialino/intensamente eosinofílico. Cortes histopatológicos corados com vermelho Congo mostram birrefringência típica, cor de maçã-verde, quando são examinados sob luz polarizada.

Anormalidades radiológicas

Independentemente da causa, exames radiológicos demonstram acúmulo acentuado de amiloide ao redor das articulações e invasão dos tecidos periarticulares, cápsulas e articulação. Além disso, também pode haver depósitos na sinóvia. As extremidades articulares dos ossos podem ser destruídas, e subluxações e fraturas patológicas são frequentes. Além disso, podem ser detectadas lesões osteolíticas focais, principalmente nos ossos dos membros superiores e extremidades proximais dos fêmures (Figura 15.65 A e B). Ao exame de RM, anormalidades causadas pela amiloidose incluem depósitos de material amiloide com sinal de intensidade baixa a intermediária na sinóvia, ligamentos e tendões, com ou sem alterações erosivas (Figura 15.65 C e D).

Tratamento

Embora a amiloidose não tenha cura, seu tratamento tem como objetivo atenuar os sintomas e reduzir a produção adicional de proteína amiloide. Isso inclui quimioterápicos, como melfalana ou ciclofosfamida, e corticoides, como dexametasona. Recentemente, foram experimentados outros fármacos como bortezomibe, talidomida e lenalidomida (um derivado da talidomida), com alguns resultados promissores. Para os casos mais graves, o tratamento recomendado inclui transplante de células-tronco periféricas autólogas, quimioterapia com doses altas e transfusão de células-tronco. O tratamento cirúrgico consiste em remoção dos órgãos afetados seguida de transplantes.

Retículo-histiocitose multicêntrica

Manifestações clínicas

Retículo-histiocitose multicêntrica é uma doença granulomatosa sistêmica rara de causa desconhecida encontrada em adultos, que se caracteriza por proliferação de histiócitos (macrófagos) da pele, mucosas, tecidos subcutâneos e sinóvia. A doença foi descrita primeiramente em 1937 como xantomatose cutânea não diabética. Também é conhecida como *dermatoartrite lipoide, retículo-histiocitoma, reumatismo lipoide, retículo-histiocitose de células gigantes, histiocitoma de células gigantes e histiocitose de células gigantes*. Goltz e Laymon sugeriram o nome atual dessa doença em 1954 com base em sua origem multifocal e natureza sistêmica. Em geral, a doença começa na quarta década de vida e as mulheres são acometidas mais comumente do que os homens (razão de 3:1). Em cerca de 60 a 70% dos pacientes, poliartralgia é a primeira manifestação da doença. Manifestações clínicas semelhantes às da artrite reumatoide incluem edema de partes moles, rigidez e hipersensibilidade, especialmente das mãos (Figura 15.66).

Capítulo 15 Artrites e Artropatias Variadas 813

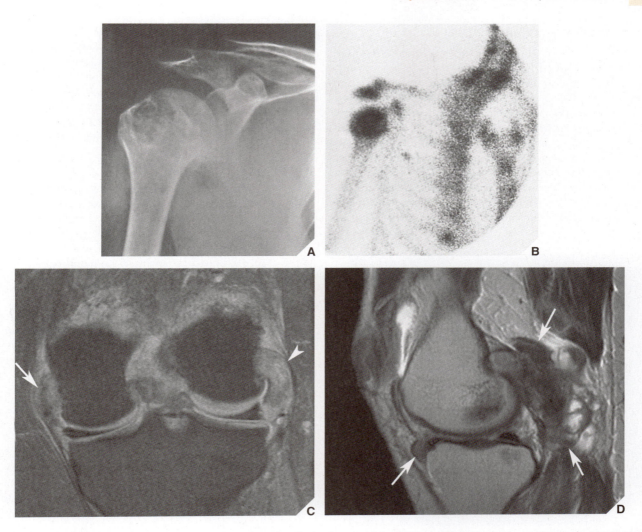

▲
Figura 15.65 Amiloidose. A. A radiografia anteroposterior do ombro direito desse homem de 80 anos demonstrou grau moderado de osteoporose justarticular, edema de partes moles e lesão osteolítica grande na cabeça do úmero. O espaço glenoumeral estava relativamente bem preservado. **B.** A imagem de cintilografia mostrou hipercaptação de difosfonato de metileno (MDP) marcado por tecnécio ao redor do ombro. **C.** A imagem coronal de RM ponderada em T2 com saturação de gordura do joelho de outro paciente com amiloidose primária evidenciou espessamento do tendão poplíteo (*ponta de seta*) e fibras superficiais proximais do ligamento colateral medial (*seta*) em consequência de depósitos de tecido amiloide com sinal de intensidade intermediária. Observe que também havia deposição amiloide na incisura intercondilar. **D.** A imagem sagital de RM ponderada em T2 do joelho do mesmo paciente mostrou depósitos sinoviais hipointensos de tecido amiloide (*setas*).

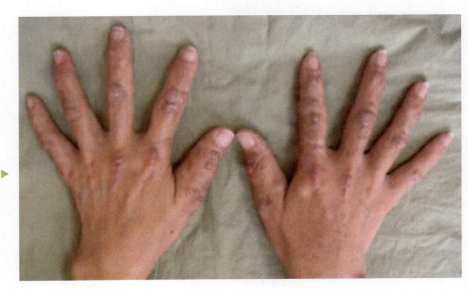

Figura 15.66 Retículo-histiocitose multicêntrica. ▶
Essa fotografia clínica das mãos de um paciente com retículo-histiocitose multicêntrica demonstrou nódulos eritematosos típicos nas superfícies dorsais das articulações metacarpofalangianas e interfalangianas. (Reproduzida, com autorização, de Greenspan A, Gershwin ME. *Imaging in Rheumatology: a clinical approach*. Philadelphia: Wolters Kluwer; 2018:363, Figura 10.4.)

Anormalidades radiológicas

Além das manifestações clínicas, anormalidades radiológicas associadas à retículo-histiocitose multicêntrica também são semelhantes às da artrite reumatoide. Contudo, em contraste com a última, as articulações interfalangianas distais são afetadas mais comumente. Outras estruturas afetadas com menos frequência são articulações interfalangianas proximais, metacarpofalangianas e articulações do ombro e do cotovelo. Em alguns casos, as lesões articulares podem ser evidenciadas por destruição grave semelhante à artrite mutilante da artrite reumatoide ou psoriática (Figuras 15.67 e 15.68). Nos casos típicos, a inexistência de osteoporose periarticular significativa diferencia a histiocitose das artrites inflamatórias, e não há neoformação óssea periosteal, o que a diferencia da artrite psoriática ou da artrite idiopática juvenil. A inexistência de osteófitos e anquilose interfalangiana e a presença de nódulos nos tecidos moles e anormalidades atlantoaxiais (inclusive subluxação e erosão do processo odontoide) diferenciam essa artropatia da osteoartrite erosiva. Algumas vezes, o padrão de erosões ósseas com margens escleróticas e bordas pendentes pode assemelhar-se ao da gota (Figura 15.69). Contudo, ao contrário da última, a distribuição das lesões nas mãos e nos pés é simétrica, e não há calcificação dentro dos nódulos de tecidos moles.

Patologia

Ao exame histopatológico, uma anormalidade típica é a infiltração da derme por células gigantes multinucleadas com citoplasma eosinofílico semelhante a vidro fosco. Com técnicas de imuno-histoquímica, os tecidos são positivos para fosfatase ácida resistente ao tartarato (TRAP), CD68, lisossomo e macrófago-56 alveolar humano (HAM-56); contudo, os testes sempre são negativos para proteína S100, CD1a e fator XIIIa.

Tratamento

O tratamento consiste em corticoides sistêmicos, agentes citotóxicos (p. ex., ciclofosfamida, clorambucila e metotrexato) e infliximabe. De acordo com alguns estudos, bifosfonatos, como alendronato e zoledronato, melhoraram as lesões cutâneas e a artrite.

Sarcoidose

Manifestações clínicas

Sarcoidose é uma doença inflamatória sistêmica que afeta predominantemente adultos jovens e caracteriza-se pela formação de granulomas não caseosos nos órgãos afetados. Essa doença tem distribuição mundial com incidência mais alta na Suécia. Embora a sua etiologia ainda seja desconhecida, as evidências de que a sarcoidose afete mais comumente pulmões, olhos e pele direcionaram pesquisas de causas ambientais, inclusive exposições a antígenos transportados no ar.

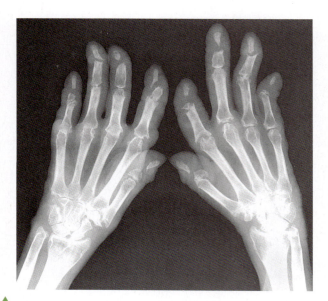

Figura 15.67 Retículo-histiocitose multicêntrica. A radiografia dorsopalmar das mãos dessa mulher de 57 anos com poliartralgia de longa duração, edema de partes moles e deformidades dos dedos demonstrou destruição grave de várias articulações carpometacarpais, metacarpofalangianas e interfalangianas – aspecto semelhante ao da artrite reumatoide ou da artrite psoriática.

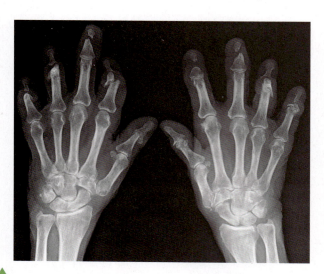

Figura 15.68 Retículo-histiocitose. A radiografia dorsopalmar das mãos desse homem de 63 anos demonstrou artrite mutilante afetando principalmente articulações interfalangianas distais.

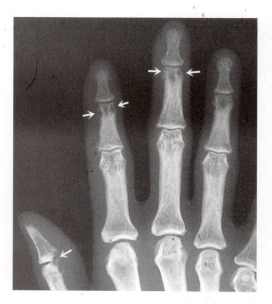

Figura 15.69 Retículo-histiocitose multicêntrica. Essa mulher de 46 anos queixava-se de dor nas articulações interfalangianas distais e apresentava edema de partes moles. Observe que havia erosões nitidamente demarcadas nas articulações interfalangianas distais (setas), semelhantes à gota.

Na verdade, alguns dos primeiros estudos descreveram uma associação entre sarcoidose e exposições a compostos irritantes encontrados nos ambientes rurais, inclusive emissões de fornos a lenha e pólen de árvores. Mais recentemente, estudos sugeriram uma associação entre sarcoidose e exposição a partículas inorgânicas, inseticidas e ambientes mofados. Atualmente, pesquisadores encontraram evidências convincentes de que alguns compostos estranhos não particulados do ambiente sejam uma causa plausível dessa doença em pacientes com predisposição genética à desregulação do sistema imune. Alguns pesquisadores sugeriram que uma predisposição à artrite sarcoide aguda seja conferida pelo haplótipo HLA DQ2-DR3, que parece ser transmitido como traço genético dominante. Algumas associações genéticas relacionaram sarcoidose com genes do *locus* MHC. Estudos mais recentes sugeriram que o gene *BTNL2* recém-descrito (semelhante à butirofilina) esteja associado à sarcoidose em pacientes brancos. A inflamação granulomatosa ativa está associada à expressão predominante de citocinas secretadas por linfócitos T auxiliares do tipo Th1 (gamainterferona [IFN-γ]), IL-12 e IL-18 e fator de necrose tumoral (TNF).

As manifestações clínicas dependem dos órgãos afetados. Sintomas sistêmicos como fadiga, emagrecimento e sudorese noturna são comuns. Dispneia, tosse e sibilos ocorrem quando há lesões no sistema respiratório. Edema de partes moles e lesões cutâneas das mãos e dos pés podem estar associados a outras anormalidades ósseas. Máculas, pápulas e placas são manifestações cutâneas comuns. As articulações raramente são afetadas, com ocorrência em cerca de 10 a 35% dos pacientes com sarcoidose. Artralgia tende a ocorrer em pacientes com doença aguda, que inclui a tríade de artrite, eritema nodoso e linfadenopatia hilar bilateral (síndrome de Löfgren); contudo, na maioria dos casos, os pacientes têm inflamação das estruturas periarticulares (periartrite).

Patologia

Ao exame histopatológico, os granulomas sarcoides consistem em agregados compactos de histiócitos epitelioides com raras células gigantes tipo corpo estranho, circundadas por uma camada externa de fibrose com linfócitos e plasmócitos. Embora não sejam patognomônicas, as anormalidades típicas são inclusões intracitoplasmáticas de dois tipos: concreções laminadas compostas de cálcio e proteínas (os chamados *corpos de Schaumann*) e inclusões estreladas com núcleo central de organelas em degeneração circundadas por vários raios de filamentos de colágeno (os chamados *corpos asteroides*).

Anormalidades laboratoriais incluem anemia, leucopenia, eosinofilia, albumina sérica reduzida, globulinas séricas aumentadas e hipercalcemia.

Anormalidades radiológicas

Quando há acometimento do sistema esquelético, é comum encontrar lesões císticas em saca-bocado, reticulações entrelaçadas e padrão de destruição em favos de mel nos ossos tubulares curtos das mãos e dos pés (Figura 15.70). Em casos menos frequentes, podem ser encontradas opacidades nodulares na medula óssea e osteosclerose dos tufos terminais. Em alguns pacientes, há osteosclerose generalizada. Raramente há lesões de coluna vertebral, mas, quando ocorrem, geralmente estão limitadas ao segmento cervical (Figura 15.71).

Tratamento

Os corticoides (inclusive prednisona) são considerados a primeira opção para o tratamento da sarcoidose. O antimalárico hidroxicloroquina é eficaz nos pacientes com lesões cutâneas, artropatia e hipercalcemia. Alguns pacientes melhoram com metotrexato, azatioprina, micofenolato de mofetila, leflunomida e ciclofosfamida.

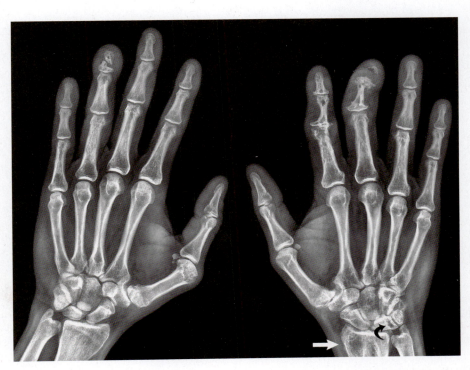

Figura 15.70 Sarcoidose. A radiografia dorsopalmar das mãos desse homem de 55 anos mostrou lesões destrutivas na falange distal do dedo anular da mão direita e nas falanges proximais e distais dos dedos indicador e médio da mão esquerda. Observe que também havia lesão destrutiva do osso semilunar esquerdo (*seta curva*) e segmento distal do rádio esquerdo (*seta*).

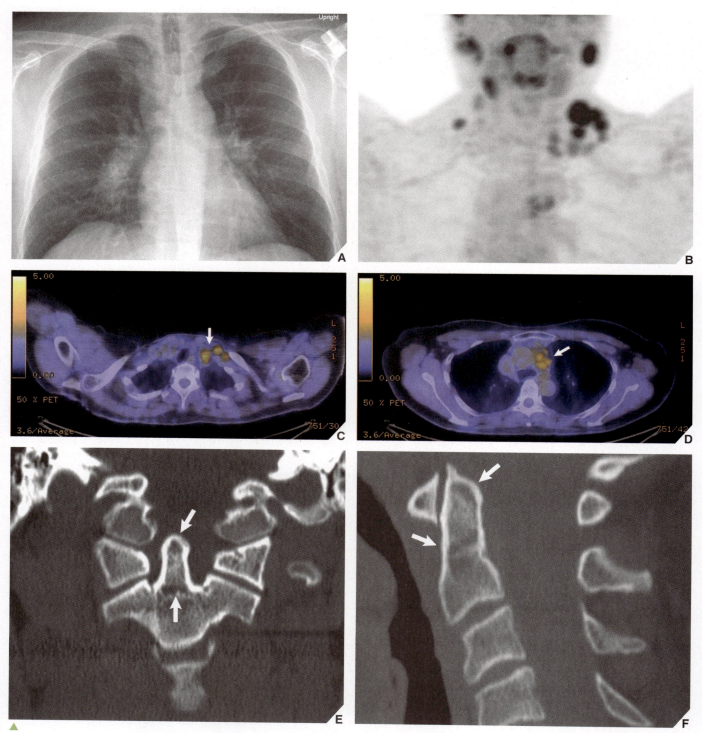

Figura 15.71 Sarcoidose. Esse homem de 38 anos com diagnóstico comprovado de sarcoidose pulmonar queixava-se de dor intensa no pescoço. **A.** A radiografia anteroposterior do tórax demonstrou linfadenopatia peri-hilar e paratraqueal. **B.** A imagem de PET com ^{18}F-FDG mostrou vários focos hipermetabólicos em linfonodos cervicais, supraclaviculares e mediastinais. **C** e **D.** A sobreposição de duas imagens axiais de PET/TC do tórax superior evidenciou hiperatividade metabólica nos linfonodos afetados. Imagens de TC reformatadas nos planos coronal (**E**) e sagital (**F**) da coluna cervical superior demonstraram duas lesões osteolíticas no processo odontoide (*setas*). (*Continua.*)

Capítulo 15 Artrites e Artropatias Variadas 817

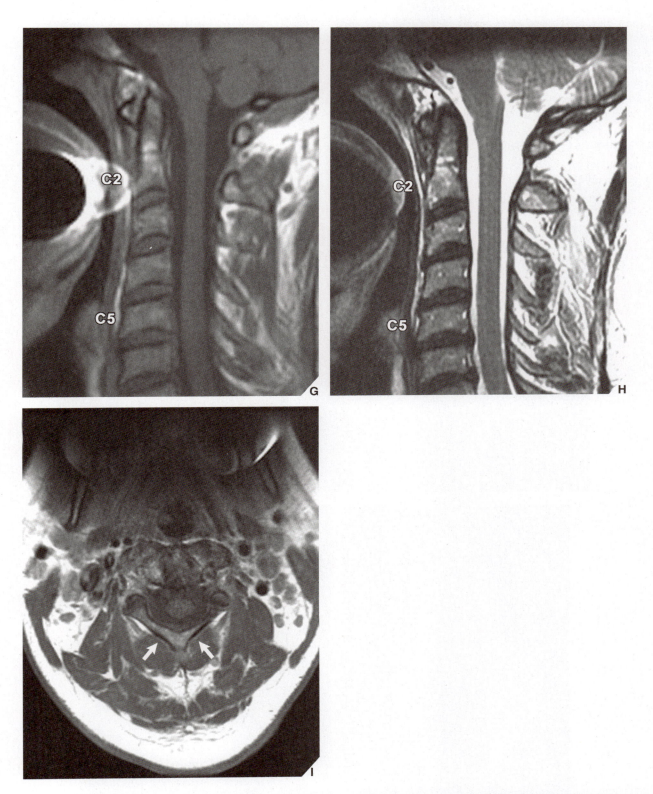

▲ Figura 15.71 Sarcoidose. (Continuação.) G. A imagem sagital de RM ponderada em T2 da coluna cervical demonstrou lesões com sinal hiperintenso nos corpos vertebrais de C2, C3 e C4. H. A imagem sagital de RM ponderada em T1 com supressão de gordura foi obtida depois da injeção intravenosa de gadolínio e mostrou realce discreto das lesões vertebrais. I. A imagem axial de RM ponderada em T1 pós-contraste evidenciou realce da lesão localizada no arco posterior de C2 (setas).

Hemofilia

Hemofilia A é um distúrbio hemorrágico hereditário que se caracteriza por anormalidade da coagulação sanguínea causada por deficiência funcional do fator VIII (fator anti-hemofílico, ou FAH). A doença é transmitida como traço recessivo ligado ao X e ocorre praticamente apenas no sexo masculino, embora mulheres portadoras transmitam o gene anormal. Na hemofilia B, também conhecida como *doença de Christmas*, há deficiência de fator IX (tromboplastina plasmática). Essa doença também pode afetar mulheres.

Anormalidades radiológicas

Na maioria dos casos, alterações articulares associadas à hemofilia ocorrem na primeira e na segunda década de vida e são causadas por sangramentos repetitivos crônicos dentro de articulações e ossos. Episódios repetidos de sangramento intra-articular e reação inflamatória dos tecidos causam proliferação da sinóvia e erosão da cartilagem e osso subcondral. Em geral, não há dificuldade em firmar o diagnóstico clínico dessas doenças; contudo, alterações da artropatia hemofílica podem ser semelhantes radiograficamente às anormalidades da artrite reumatoide, principalmente artrite idiopática juvenil (Figura 15.72). Destruição de cartilagens, estreitamento dos espaços articulares e erosões das superfícies articulares são idênticos aos que ocorrem na artrite reumatoide (Figura 15.73; ver também Figuras 12.19 e 12.20). As articulações acometidas mais comumente são joelhos, tornozelos e cotovelos e, em geral, as lesões são bilaterais. Nos joelhos, as alterações radiográficas incluem osteoporose periarticular, derrame articular (hemartrose), proliferação

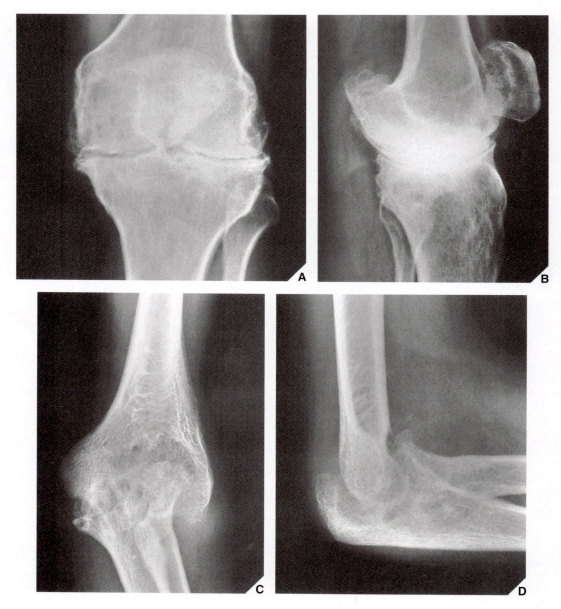

▲
Figura 15.72 Artropatia associada à hemofilia. Esse homem de 42 anos teve vários episódios de hemorragia intra-articular ao longo da vida. Radiografias nas incidências anteroposterior (**A**) e perfil (**B**) do seu joelho esquerdo demonstraram artropatia hemofílica avançada. Observe que todos os três compartimentos articulares estavam comprometidos. Radiografias nas incidências anteroposterior (**C**) e perfil (**D**) do cotovelo esquerdo mostraram alterações destrutivas semelhantes.

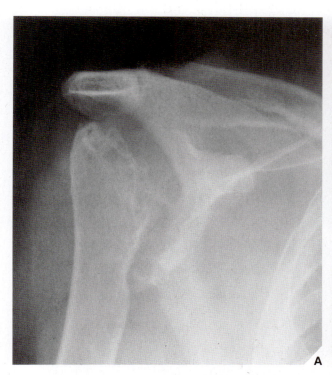
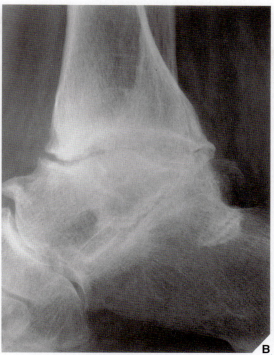

Figura 15.73 **Artropatia associada à hemofilia.** Radiografias na incidência anteroposterior do ombro direito (**A**) e na incidência de perfil do tornozelo esquerdo (**B**) desse homem de 49 anos com hemofilia A demonstraram artropatia destrutiva das articulações glenoumeral, tornozelo e subtalar.

excessiva dos côndilos femorais com alargamento do sulco intercondilar e quadratização da patela. Em muitos casos, os pacientes têm vários cistos subcondrais e erosões articulares. Nos estágios tardios da doença, podem ser observados estreitamento homogêneo do espaço articular e alterações osteoartríticas secundárias. O diagnóstico diferencial com artrite idiopática juvenil baseia-se na evidência de que não há anquilose óssea, nenhum indício de inibição do crescimento e coexistência frequente de pseudotumores. Episódios repetidos de hemartrose dos pacientes hemofílicos causam sinovite crônica e deposição de pigmento hemossiderina na sinóvia e na cápsula articular. Essas anormalidades são demonstradas nas imagens de RM (Figuras 15.74 e 15.75).

Artrite de Jaccoud

Artrite de Jaccoud está relacionada com episódios repetidos de febre reumática e artralgia migratórias. Em geral, a recuperação é completa, mas alguns pacientes podem ter rigidez residual das articulações metacarpofalangianas com episódios subsequentes. A lesão parece ser periarticular em vez de articular, e as alterações são causadas por flexão suave das articulações metacarpofalangianas com desvio ulnar, mais acentuadas no quarto e quinto dedos das mãos, embora qualquer dedo possa ser acometido. As alterações articulares não são erosivas, e os pacientes podem corrigir a deformidade por meios físicos, principalmente nos estágios iniciais da doença. Essa síndrome é rara e pouco diagnosticada nos EUA.

Artrite associada à AIDS

A AIDS é causada por infecção pelo HIV, que resulta em imunodeficiência e distúrbios patológicos em diversos sistemas do organismo. Recentemente, alguns autores descreveram prevalência mais alta de distúrbios reumáticos entre pacientes infectados pelo HIV. Berman *et al.* afirmaram que 71% dos pacientes HIV-positivos tinham queixas reumáticas, inclusive artralgia, artrite reativa, artrite psoriática, miosite, vasculite e espondiloartropatia indiferenciada. Solomon *et al* demonstraram que pacientes HIV-positivos tinham prevalência 144 vezes maior de artrite reativa e aumento de 10 a 40 vezes na prevalência de psoríase, em comparação com a população geral. É interessante salientar que a artrite foi diagnosticada nos diversos estágios da infecção pelo HIV e, via de regra, precedia às manifestações clínicas de AIDS. A artrite era mais grave e não melhorava com tratamento convencional com AINHs. Algumas hipóteses foram sugeridas para explicar a coexistência da artrite inflamatória e infecção pelo HIV. Uma dessas hipóteses é que a artrite reativa possa ser atribuída a uma interação entre predisposição genética (p. ex., *locus* HLA-B27) e fatores ambientais, mais comumente infecções venéreas. O sistema imunológico também pode desempenhar papel importante na patogenia da artrite reativa. Do mesmo modo, a patogenia da artrite psoriática pode incluir predisposição genética (p. ex., *loci* HLA-B27 e HLA-B38). Como a infecção pelo HIV é seguida comumente do desenvolvimento de imunodeficiência, é possível que a função imunológica alterada dos pacientes com AIDS tenha desencadeado artrite reativa ou artrite psoriática em indivíduos geneticamente predispostos. A segunda hipótese é de que a imunodeficiência secundária ao HIV aumente a suscetibilidade às infecções por várias bactérias e vírus que, por sua vez, poderiam desencadear artrite nos indivíduos geneticamente predispostos. A terceira hipótese é que possam existir outros fatores etiológicos ainda desconhecidos, que predisponham indivíduos à artrite depois da exposição ao HIV. Por fim, a artrite poderia ser causada por ação direta do vírus na sinóvia. Como enfatizado por Rosenberg *et al*, a comprovação radiográfica de artrite soronegativa

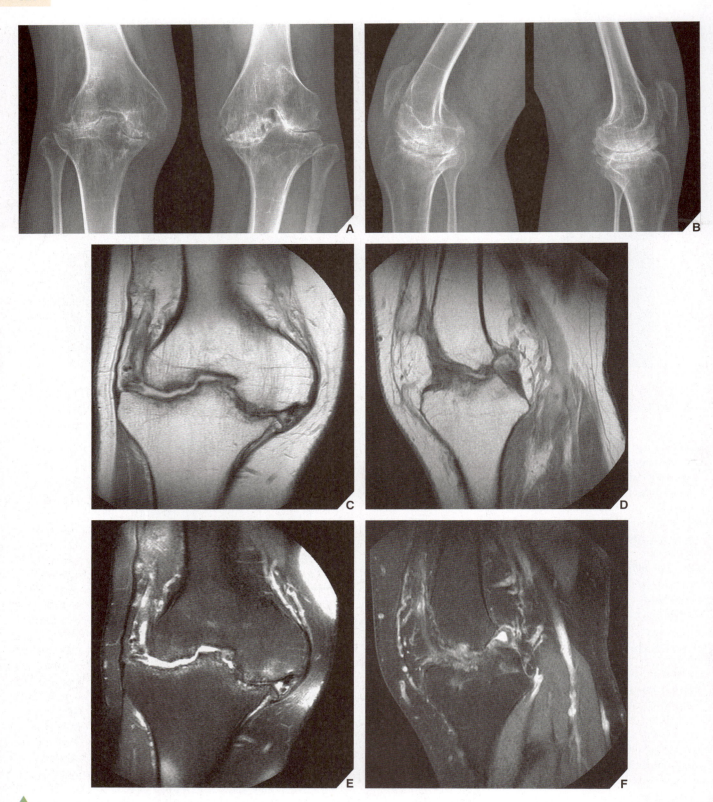

Figura 15.74 Imagens de RM de artropatia associada à hemofilia. Radiografias nas incidências anteroposterior (**A**) e perfil (**B**) dos joelhos desse homem de 33 anos demonstraram alterações típicas dessa doença, inclusive osteoporose periarticular e destruição grave da cartilagem articular associada a alterações erosivas do osso subcondral. Imagens coronal (**C**) e sagital (**D**) de RM ponderada em T1 e coronal (**E**) e sagital (**F**) ponderada em T2 do joelho direito demonstraram também ruptura dos meniscos lateral e medial e rupturas crônicas dos ligamentos cruzados anterior e posterior. Também havia pequena quantidade de líquido articular. Observe ainda que havia proliferação excessiva do côndilo femoral medial em consequência da hiperemia crônica com ampliação da incisura intercondilar.

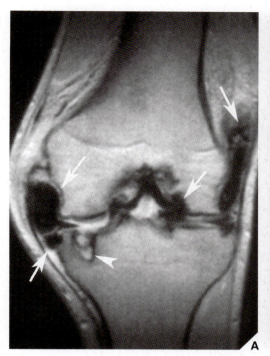 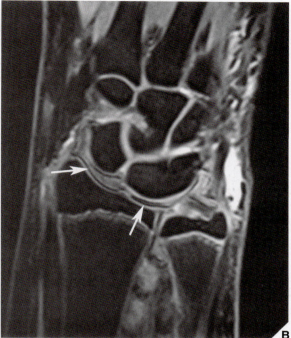

Figura 15.75 Imagens de RM de artropatia associada à hemofilia. A. A imagem coronal de RM ponderada em T2 do joelho desse homem hemofílico jovem demonstrou deposição de hemossiderina no espaço articular como consequência de episódios repetidos de hemartrose (*setas*). Observe que havia erosão da superfície articular do platô tibial medial (*ponta de seta*) e ampliação da incisura intercondilar. **B.** A imagem coronal de RM ponderada em T2 com saturação de gordura foi obtida desse menino de 10 anos com hemofilia recém-diagnosticada e demonstrou deposição de hemossiderina com sinal hipointenso revestindo a sinóvia da articulação radiocarpal (*setas*), mas não havia destruição de cartilagens ou erosões ósseas. (Cortesia do Dr. Francisco Aparisi, Valência, Espanha.)

deve sugerir a possibilidade de artrite associada ao HIV como parte do diagnóstico diferencial, principalmente em pacientes com fatores de risco conhecidos para essa infecção.

Artrite infecciosa

A maioria das artrites infecciosas causa sinais positivos na cintilografia óssea, principalmente quando se utilizam leucócitos marcados com índio como marcador (ver Capítulo 2); além disso, essas artrites acarretam quadro radiológico muito semelhante, inclusive derrame articular e destruição de cartilagem e osso subcondral com estreitamento consequente do espaço articular (ver Figuras 25.23 A, 24.26 A e 25.26). Entretanto, algumas alterações clínicas e radiográficas são típicas de determinados processos infecciosos, como se pode observar em várias estruturas afetadas. Contudo, em geral, a artrite infecciosa caracteriza-se por destruição completa das extremidades articulares dos ossos que constituem a articulação; todos os compartimentos articulares comunicantes sempre são afetados com osteoporose difusa, derrame articular e edema de tecidos moles periarticulares (ver Figura 12.40). Na Parte V deste livro ("Infecções"), há descrições detalhadas das artrites piogênica, tuberculosa e fúngica e de outras causas infecciosas como vírus e espiroquetas.

ASPECTOS PRÁTICOS A SEREM LEMBRADOS

Artropatias do tecido conjuntivo

1. LES caracteriza-se por contraturas articulares flexíveis e desalinhamento das articulações metacarpofalangianas e interfalangianas proximais. Essas anormalidades são mais bem demonstradas nas radiografias de perfil, porque as lesões podem ser facilmente reduzidas pelo posicionamento da mão de forma a obter a incidência dorsopalmar.
2. Osteonecrose é uma complicação comum do LES.
3. Radiograficamente, as anormalidades musculoesqueléticas associadas à esclerodermia são reconhecidas por:
    - Atrofia de tecidos moles, especialmente pontas dos dedos das mãos
    - Reabsorção de falanges distais (acrosteólise)
    - Calcificações subcutâneas e periarticulares
    - Alterações destrutivas das articulações interfalangianas.
4. Na esclerodermia, também há anormalidades gastrintestinais que confirmam o diagnóstico; geralmente, trata-se de:
    - Dilatação e redução da motilidade do esôfago
    - Dilatação do duodeno e intestino delgado com padrão de pseudobstrução
    - Pseudodivertículos do intestino grosso.
5. DMTC caracteriza-se por manifestações clínicas e radiográficas que combinam anormalidades de LES, esclerodermia, dermatomiosite e artrite reumatoide.

Artropatias e artrites metabólicas, endócrinas e por deposição de cristais

1. Gota é uma doença metabólica que se caracteriza por episódios repetidos de artrite associada a acúmulo de cristais de monoidrato de urato monossódico no líquido sinovial.
2. Hiperuricemia pode ser causada por aumento da produção de ácido úrico ou redução de sua excreção renal.

3. Artrite gotosa pode ser diagnosticada radiograficamente por:
- Erosões periarticulares e articulares bem demarcadas com fenômeno da borda pendente
- Preservação parcial do espaço articular
- Acometimento articular assimétrico
- Distribuição assimétrica dos tofos
- Ausência de osteoporose.

4. Atualmente, a TC colorida de dupla energia é o método preferencial para detectar tofos gotosos que contêm urato monossódico.

5. A doença por deposição de cristais de DPFC inclui três condições diferentes:
- Condrocalcinose
- Artropatia causada por pirofosfato de cálcio
- Síndrome de pseudogota.

6. Cristais intra-articulares e calcificações da cartilagem hialina e fibrocartilagem, algumas vezes associadas às crises de dor semelhantes à gota, são manifestações típicas da doença por deposição de cristais de DPFC.

7. Condrocalcinose também pode ser diagnosticada com outras doenças, inclusive gota, hiperparatireoidismo, hemocromatose, ocronose, oxalose, doença de Wilson, acromegalia e doença articular degenerativa.

8. Doença por deposição de cristais de HAC é causada pela deposição anormal de cristais minerais dentro e ao redor das articulações. A localização mais comum é ao redor da articulação do ombro, na região do tendão supraespinal.

9. Hemocromatose é uma doença causada por erro inato de metabolismo do ferro, ou é secundária à sobrecarga de ferro. A artropatia começa nas articulações pequenas da mão com acometimento típico das cabeças do segundo e do terceiro metacarpos.

10. Alcaptonúria (ocronose) caracteriza-se por estreitamento dos espaços dos discos intervertebrais, calcificação e ossificação discais, acometimento das articulações sacroilíacas e sínfise púbica e estreitamento dos espaços articulares com osteosclerose periarticular. Em alguns casos, o quadro radiográfico pode ser semelhante ao da doença articular degenerativa ou doença por deposição de cristais de DPFC.

11. Doença de Wilson, também conhecida como *degeneração hepatolenticular*, é uma doença genética hereditária autossômica recessiva do metabolismo do cobre. Anormalidades radiológicas são fragmentação óssea subcondral, formação de cistos, irregularidades e esclerose corticais e estreitamento do espaço articular.

12. Artropatia associada ao hiperparatireoidismo é causada por reabsorção subperiosteal e subcondral das articulações pequenas das mãos. É responsável pela manifestação articular da doença.

13. Artropatia associada à acromegalia resulta da proliferação excessiva de cartilagem articular e alterações degenerativas secundárias (osteoartrite secundária). As anormalidades típicas são:
- Osteófitos em forma de bico nas superfícies radiais das cabeças dos metacarpos
- Osteófitos em forma de bico nas superfícies inferiores da cabeça do úmero
- Ampliação dos espaços articulares radiográficos.

Artropatias variadas

1. Artropatia amiloide é uma poliartrite não inflamatória simétrica que pode complicar hemodiálise prolongada e insuficiência renal crônica. As extremidades articulares dos ossos podem ser destruídas, e o paciente pode desenvolver subluxações e fraturas patológicas. Também é possível haver lesões osteolíticas focais, especialmente nos ossos dos membros superiores e extremidades proximais dos fêmures.

2. Retículo-histiocitose multicêntrica caracteriza-se por proliferação de histiócitos na pele, mucosas, tecidos subcutâneos e sinóvia. Pode causar destruição articular grave, mas não há osteoporose periarticular ou formação óssea periosteal. O quadro radiográfico pode ser semelhante ao da gota, da artrite reumatoide ou da artrite psoriática.

3. Sarcoidose é uma doença inflamatória multissistêmica que se caracteriza pela formação de granulomas não caseosos nos órgãos afetados. Quando há acometimento do sistema esquelético (na maioria dos casos, ossos tubulares curtos das mãos e dos pés), as anormalidades radiológicas típicas são:
- Lesões císticas em saca-bocado
- Reticulações entrelaçadas
- Padrão destrutivo em favos de mel.

4. As alterações articulares associadas à hemofilia são atribuídas aos episódios repetidos de sangramento dentro de articulações e ossos. O quadro radiográfico é semelhante ao da artrite idiopática juvenil. Nos ossos, é comum encontrar pseudotumores.

5. Artrite de Jaccoud é uma doença mal definida, que acarreta rigidez periarticular em pacientes com episódios repetidos de febre reumática. Alterações articulares não são erosivas.

6. A prevalência de distúrbios reumáticos é mais alta entre pacientes com AIDS, especialmente artrite reativa, artrite psoriática e vasculites.

7. Artrite infecciosa caracteriza-se por destruição completa das duas extremidades articulares dos ossos que compõem a articulação. Todos os compartimentos articulares comunicantes sempre são afetados, e há osteoporose difusa, derrame articular e edema de tecidos moles periarticulares.

LEITURAS SUGERIDAS

Adizie T, Moots RJ, Hodkinson B, et al. Infl ammatory arthritis in HIV positive patients: a practical guide. *BMC Infect Dis* 2016; 16:100-105.

Ali S, Huebner S. Multicentric reticulohistiocytosis. *Skeletal Radiol* 2013; 42:1445, 1483-1484.

Amor B, Cherot A, Delbarre F, et al. Hydroxyapatite rheumatism and HLA markers. *J Rheumatol Suppl* 1977; 3:101-104.

Arnett FC, Reveille JD, Duvic M. Psoriasis and psoriatic arthritis associated with human immunodeficiency virus infection. *Rheum Dis Clin North Am* 1991; 17:59-78.

Assassi S, Radstake T, Mayes MD, et al. Genetics of scleroderma: implications for personalized medicine? *BMC Med* 2013; 11:9.

Baker ND. Hemochromatosis. In: Taveras JM, Ferrucci JT, eds. *Radiology – diagnosis, imaging, intervention.* Philadelphia: JB Lippincott; 1986:1-6.

Beltran J, Marty-Delfaut E, Bencardino J, et al. Chondrocalcinosis of the hyaline cartilage of the knee: MRI manifestations. *Skeletal Radiol* 1998; 27:369-374.

Benson MD. The hereditary amyloidoses. In: Picken M, Dogan A, Herrera G, eds. *A myloid and related disorders: surgical pathology and clinical correlations.* New York: Springer; 2012:53.

Berman A, Espinoza LR, Diaz JD, et al. Rheumatic manifestations of human immunodeficiency virus infection. *Am J Med* 1988; 85:59-64.

Berman MA, Sandborg CI, Calabia BS, et al. Interleukin 1 inhibitor masks high interleukin 1 production in acquired immunodeficiency syndrome (AIDS). *Clin Immunol Immunopathol* 1987; 42:133-140.

Booth TC, Chhaya NC, Bell JRG, et al. Update on imaging of non-infectious musculoskeletal complications of HIV infection. *Skeletal Radiol* 2012; 41:1349-1363.

Brandi ML, Falchetti A. Genetics of primary hyperparathyroidism. *Urol Int* 2004; 72 (suppl 1):11-16.

Burke BJ, Escobedo EM, Wilson AJ, et al. Chondrocalcinosis mimicking a meniscal tear on MR imaging. *AJR Am J Roentgenol* 1998; 170:69-70.

Bushara KO, Petermann G, Waclawik AJ, et al. Sarcoidosis of the spinal cord with extensive vertebral involvement: a case report. *Comput Med Imaging Graph* 1995; 19:443-446.

Buxbaum JN, Tagoe CE. The genetics of the amyloidoses. *Annu Rev Med* 2000; 51:543-569.

Calabrese LH. The rheumatic manifestations of infection with human immunodeficiency virus. *Semin Arthritis Rheum* 1989; 18:225-239.

Chen C, Chandnani VP, Kang HS, et al. Scapholunate advanced collapse: a common wrist abnormality in calcium pyrophosphate dihydrate crystal deposition disease. *Radiology* 1990; 177:459-461.

Chen CKH, Yeh LR, Pan H-B, et al. Intra-articular gouty tophi of the knee: CT and MR imaging in 12 patients. *Skeletal Radiol* 1999; 28:75-80.

Choi HK, Burns LC, Shojania K, et al. Dual energy CT in gout: a prospective validation study. *Ann Rheum Dis* 2012; 71:1466-1471.

Choi HK, Zhu Y, Mount DB. Genetics of gout. *Curr Opin Rheumatol* 2010; 22:144-151. Dalbeth N, Doyle AJ, McQueen FM, et al. Exploratory study of radiographic change in patients with tophaceous gout treated with intensive urate-lowering therapy. *Arthritis Care Res (Hoboken)* 2014; 66:82-85.

Desai MA, Peterson JJ, Garner HW, et al. Clinical utility of dual-energy CT for evaluation of tophaceous gout. *Radiographics* 2011; 31:1365-1377.

Dhanda S, Jagmohan P, Quek ST. A re-look at an old disease: a multimodality review on gout. *Clin Radiol* 2011; 66:984-992.

Ebenbichler GR, Erdogmus CB, Resch KL, et al. Ultrasound therapy for calcific tendinitis of the shoulder. *N Engl J Med* 1999; 340:1533-1538.

Elsaman AM, Radwan AR, Akmatov MK, et al. Amyloid arthropathy associated with multiple myeloma: a systematic analysis of 101 reported cases. *Semin Arthritis Rheum* 2013; 43:405-412.

Escobedo EM, Hunter JC, Zink-Brody GC, et al. Magnetic resonance imaging of dialysisrelated amyloidosis of the shoulder and hip. *Skeletal Radiol* 1996; 25:41-48.

Fox C, Walker-Bone K. Evolving spectrum of HIV-associated rheumatic syndromes. *Best Pract Res Clin Rheumatol* 2015; 29:244-258.

Girish G, Glazebrook KN, Jacobson JA. Advanced imaging in gout. *AJR Am J Roentgenol* 2013; 201:515-525.

Glazebrook KN, Guimarães LS, Murthy NS, et al. Identification of intraarticular and periarticular uric acid crystals with dual-energy CT: initial evaluation. *Radiology* 2011; 261:516-524.

Goltz RW, Laymon CW. Multicentric reticulohistiocytosis of the skin and synovia; reticulohistiocytoma or ganglioneuroma. *AMA Arch Derm Syphilol* 1954; 69:717-731.

Govender P, Berman JS. The diagnosis of sarcoidosis. *Clin Chest Med* 2015; 36:585-602. Guerra SG, Vyse TJ, Cunninghame Graham DS. The genetics of lupus: a functional prospective. *Arthritis Res Ther* 2012; 14:211.

Johansson M, Arlestig L, Moller B, et al. Association of a PDCD1 polymorphism with renal manifestations in systemic lupus erythematosus. *Arthritis Rheum* 2005; 52:1665-1669.

Kandiah DA. Multicentric reticulohistiocytosis. *Mayo Clin Proc* 2014; 89:e73.

Kelly D, Zhang QC, Soucie JM, et al. Prevalence of clinical hip abnormalities in haemophilia A and B: an analysis of the UDC database. *Haemophilia* 2013; 19:424-431.

Kovach BT, Calamia KT, Walsh JS, et al. Treatment of multicentric reticulohistiocytosis with etanercept. *Arch Dermatol* 2004; 140:919-921.

Laborde JM, Green DL, Ascari AD, et al. Arthritis in hemochromatosis: a case report. *J Bone Joint Surg Am* 1977; 59:1103-1107.

La Montagna G, Sodano A, Capurro V, et al. The arthropathy of systemic sclerosis: a 12 month prospective clinical and imaging study. *Skeletal Radiol* 2005; 34:35-41.

Lee DJ, Sartoris DJ. Musculoskeletal manifestations of human immunodeficiency virus infection: review of imaging characteristics. *Radiol Clin North Am* 1994; 32:399-411.

Lima I, Ribeiro DS, Cesare A, et al. Typical Jaccoud's arthropathy in a patient with sarcoidosis. *Rheumatol Int* 2013; 33:1615-1617.

Lomax A, Ferrero A, Cullen A, et al. Destructive pseudo-neuroarthropathy associated with calcium pyrophosphate deposition. *Foot Ankle Int* 2015; 36:383-390.

Maclachlan J, Gough-Palmer A, Hargunani R, et al. Hemophilia imaging: a review. *Skeletal Radiol* 2009; 38:949-957.

Major NM, Tehranzadeh J. Musculoskeletal manifestations of AIDS. *Radiol Clin North Am* 1997; 35:1167-1189.

Mallinson PI, Reagan AC, Coupal T, et al. The distribution of urate deposition within the extremities in gout: a review of 148 dual-energy CT cases. *Skeletal Radiol* 2014; 43:277-281.

Mannoni A, Selvi E, Lorenzini S, et al. Alkaptonuria, ochronosis, and ochronotic arthropathy. *Semin Arthritis Rheum* 2004; 33:239-248.

Martel W. The overhanging margin of bone: a roentgenologic manifestation of gout. *Radiology* 1968; 91:755-756.

Martin J, Fonseca C. The genetics of scleroderma. *Curr Rheumatol Rep* 2011; 13:13-20.

Martin JE, Bossini-Castillo L, et al. Unraveling the genetic component of systemic sclerosis. *Hum Genet* 2012; 131:1023-1037.

Mikhael MM, Chioffe MA, Shapiro GS. Calcium pyrophosphate dihydrate crystal deposition disease (pseudogout) of lumbar spine mimicking osteomyelitis-discitis with epidural phlegmon. *Am J Orthop (Belle Mead NJ)* 2013; 42:E64-E67.

Misra R, Darton K, Jewkes RF, et al. Arthritis in scleroderma. *Br J Rheumatol* 1995; 34:831-837.

Moore SL, Teirstein AE. Musculoskeletal sarcoidosis: spectrum of appearances at MR imaging. *Radiographics* 2003; 23:1389-1399.

Nicolaou S, Yong-Hing CJ, Galea-Soler S, et al. Dual-energy CT as a potential new diagnostic tool in the management of gout in the acute setting. *AJR Am J Roentgenol* 2010; 194:1072-1078.

Oldenburg J, Zimmermann R, Katsarou O, et al. Controlled, cross-sectional MRI evaluation of joint status in severe haemophilia A patients treated with prophylaxis vs. on demand. *Haemophilia* 2015; 21:171-179.

Pacheco-Tena C, Reyes-Cordero G, Ochoa-Albíztegui R, et al. Treatment of multicentric reticulohistiocytosis with tocilizumab. *J Clin Rheumatol* 2013; 19:272-276.

Resnick D. Calcium hydroxyapatite crystal deposition disease. In: Resnick D, ed. *Diagnosis of bone and joint disorders*, 3rd ed. Philadelphia: WB Saunders; 1995:1615-1648.

Resnick D. Hemochromatosis and Wilson's disease. In: Resnick D, ed. *Diagnosis of bone and joint disorders*, 3rd ed. Philadelphia: WB Saunders; 1995:1649-1669.

Resnick D, Niwayama G. Calcium pyrophosphate dihydrate (CPPD) crystal deposition disease. In: Resnick D, ed. *Diagnosis of bone and joint disorders*, 3rd ed. Philadelphia: WB Saunders; 1995:1556-1614.

Resnick D, Niwayama G. Gouty arthritis. In: Resnick D, ed. *Diagnosis of bone and joint disorders*, 3rd ed. Philadelphia: WB Saunders; 1995:1511-1555.

Robledo G, Dávila-Fajardo CL, Márquez A, et al. Association between -174 interleukin-6 gene polymorphism and biological response to rituximab in several systemic autoimmune diseases. *DNA Cell Biol* 2012; 31:1486-1491.

Rosenberg ZS, Norman A, Solomon G. Arthritis associated with HIV infection: radiographic manifestations. *Radiology* 1989; 173:171-176.

Ross LV, Ross GJ, Mesgarzadeh M, et al. Hemodialysis-related amyloidomas of bone. *Radiology* 1991; 178:263-265.

Sá Ribeiro D, Galvão V, Fernandes JL, et al. Magnetic resonance imaging of Jaccoud's arthropathy in systemic lupus erythematosus. *Joint Bone Spine* 2010; 77:241-245.

Schanz S, Fierlbeck G, Ulmer A, et al. Localized scleroderma: MR findings and clinical features. *Radiology* 2011; 260:817-824.

Scofield RH, Bruner GR, Namjou B, et al. Klinefelter's syndrome (47,XXY) in male systemic lupus erythematosus patients: support for the notion of a gene-dose effect from the X chromosome. *Arthritis Rheum* 2008; 58:2511-2517.

Sekijima Y, Yoshida T, Ikeda S. CPPD crystal deposition disease of the cervical spine: a common cause of acute neck pain encountered in the neurology department. *J Neurol Sci* 2010; 296:79-82.

Selmi C, Greenspan A, Huntley A, et al. Multicentric reticulohistiocytosis: a critical review. *Curr Rheumatol Rep* 2015; 17:511.

Sestak AL, Nath SK, Sawalha AH, et al. Current status of lupus genetics. *Arthritis Res Ther* 2007; 9:210.

Shah SP, Shah AM, Prajapati SM, et al. Multicentric reticulohistiocytosis. *Indian Dermatol Online J* 2011; 2:85-87.

Sharp GC, Irwin WS, Tan EM, et al. Mixed connective tissue disease – an apparently distinct rheumatic disease syndrome associated with a specific antibody to an extractable nuclear antigen (ENA). *Am J Med* 1972; 52:148-159.

Sissons HA, Steiner GC, Bonar F, et al. Tumoral calcium pyrophosphate deposition disease. *Skeletal Radiol* 1989; 18:79-87.

Solomon G, Brancato L, Winchester R. An approach to the human immunodeficiency virus-positive patient with spondyloarthropathic disease. *Rheum Dis Clin North Am* 1991; 17:43-55.

Sparks JA, McSparron JI, Shah N, et al. Osseous sarcoidosis: clinical characteristics, treatment, and outcomes – experience from a large, academic hospital. *Semin Arthritis Rheum* 2014; 44:371-379.

Steinbach LS, Resnick D. Calcium pyrophosphate dihydrate crystal deposition disease revisited. *Radiology* 1996; 200:1-9.

Steinbach LS, Tehranzadeh J, Fleckenstein J, et al. Human immunodeficiency virus infection: musculoskeletal manifestations. *Radiology* 1993; 186:833-838.

Sweeney A, Hammer R, Evenski A, et al. Fulminant musculoskeletal and neurologic sarcoidosis: case report and literature update. *Skeletal Radiol* 2016; 45:1571-1576.

Tehranzadeh J, Steinbach LS. *Musculoskeletal manifestations of AIDS.* St. Louis: Warren H. Green; 1994.

Udoff EJ, Genant HK, Kozin F, et al. Mixed connective tissue disease:the spectrum of radiographic manifestations. *Radiology* 1977; 124:613-618.

Wilcox KA, Bharadwaj P, Sharma OP. Bone sarcoidosis. *Curr Opin Rheumatol* 2000; 12:321-330.

Yamada T, Kurohori YN, Kashiwazaki S, et al. MRI of multicentric reticulohistiocytosis. *J Comput Assist Tomogr* 1996; 20:838-840.

Yang BY, Sartoris DJ, Djukic S, et al. Distribution of calcification in the triangular fibrocartilage region in 181 patients with calcium pyrophosphate dihydrate crystal deposition disease. *Radiology* 1995; 196:547-550.

Yeter KC, Arkfeld DG. Treatment of multicentric reticulohistiocytosis with adalimumab, minocycline, methotrexate. *Int J Rheum Dis* 2013; 16:105-106.

Yokoyama M, Aono H, Takeda A, et al. Cimetidine for chronic calcifying tendinitis of the shoulder. *Reg Anesth Pain Med* 2003; 28:248-252.

Yu JS, Chung CB, Recht M, et al. MR imaging of tophaceous gout. *AJR Am J Roentgenol* 1997; 168:523-527.

Zisman D, Schorr AF, Lynch JP III. Sarcoidosis involving the musculoskeletal system. *Semin Resp Crit Care Med* 2002; 23:555-570.

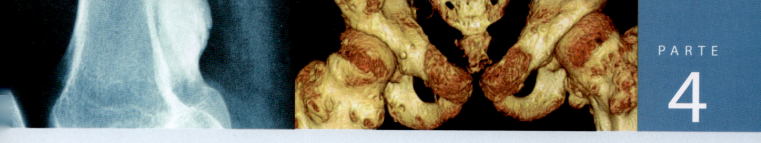

PARTE 4

TUMORES E LESÕES PSEUDOTUMORAIS

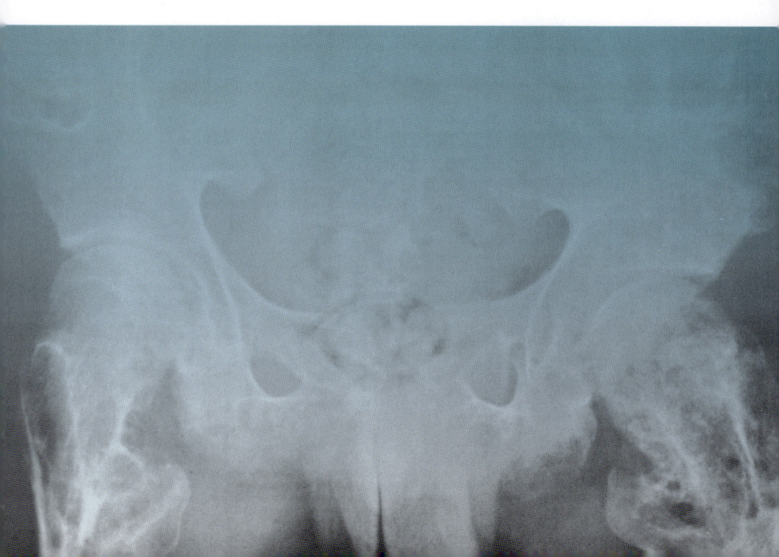

Avaliação Radiológica de Tumores e Lesões Pseudotumorais

Classificação de tumores e lesões pseudotumorais

Tumores e lesões pseudotumorais podem ser divididos em dois grupos: benignos e malignos. Este último grupo também pode ser subdividido em tumores malignos primários, tumores malignos secundários (transformação maligna de lesões benignas) e tumores metastáticos (Figura 16.1). Além disso, todas essas lesões podem ser classificadas com base em seus tecidos de origem (Tabela 16.1). A Tabela 16.2 descreve as lesões benignas com potencial de transformação maligna.

Para entender a terminologia usada para descrever tumores ósseos e lesões pseudotumorais, é importante redefinir alguns termos pertinentes às lesões e sua localização no osso. Em geral, o termo *tumor* significa *massa*; entretanto, nos contextos ortopédico e radiológico comuns, *tumor* é o mesmo que *neoplasia*. Por definição, neoplasia – causada por um processo descontrolado com mecanismos celulares e morfológicos anormais – demonstra proliferação autônoma; quando, além disso, produz metástases locais ou a distância, o tumor é definido como *neoplasia maligna* ou *tumor maligno*. Além disso, existem critérios histopatológicos específicos (não analisados neste capítulo) para definir tumores como benignos ou malignos. No entanto, é importante mencionar que alguns tumores de células gigantes podem produzir metástases a distância, apesar de sua histopatologia "benigna", assim como alguns tumores de cartilagem podem se comportar localmente como neoplasias malignas, apesar de seu padrão histológico benigno, ainda que tal "malignidade" seja evidenciada apenas por meio de exames radiológicos. Ademais, algumas lesões descritas neste capítulo – designadas como *lesões pseudotumorais* – não são propriamente neoplasias, mas têm origem em anomalias do desenvolvimento ou processos inflamatórios. As lesões pseudotumorais estão incluídas neste capítulo porque se evidenciam por padrões radiológicos praticamente indistinguíveis das neoplasias verdadeiras. Em alguns casos, ainda existem controvérsias quanto à sua etiologia.

Outro aspecto igualmente importante é redefinir alguns termos pertinentes à localização da lesão no osso. No esqueleto em crescimento, é possível diferenciar claramente epífise, placa de crescimento (placa fisária), metáfise e diáfise (Figura 16.2 A) e, quando as lesões estão localizadas nessas áreas, seus termos descritivos refletem sua localização. A confusão mais importante refere-se ao uso do termo *metáfise*. Metáfise é uma zona histologicamente muito fina de crescimento ósseo ativo situado nas proximidades da placa de crescimento. Por essa razão, de forma a descrever uma lesão como *metafisária*, ela deve se estender para dentro e invadir a placa de crescimento. Contudo, embora não seja certo, é comum usar o mesmo termo para localizar uma lesão depois que o esqueleto alcançou a maturidade. Na época em que há maturidade esquelética, a placa de crescimento está fibrosada e a epífise e a metáfise não estão mais presentes. *Extremidade articular do osso* e *diáfise* seriam termos mais apropriados e menos confusos para localizar lesões ósseas nas quais a placa de crescimento foi obliterada e cuja metáfise deixou de existir (Figura 16.2 B). A Figura 16.3 ilustra alguns outros termos usados para descrever a localização das lesões ósseas.

Exames radiológicos

Em geral, os exames radiológicos de neoplasias musculoesqueléticas podem ser considerados sob três perspectivas: detecção, diagnóstico (e diagnóstico diferencial) e estadiamento (Figura 16.4). Detecção de um tumor de tecidos moles ou osso nem sempre requer a *expertise* de um radiologista. A história clínica e o exame físico frequentemente são suficientes para sugerir a possibilidade de tumor, embora exames de imagem radiológicos sejam as modalidades mais comumente usadas para evidenciá-lo. As modalidades radiológicas mais frequentemente usadas para analisar tumores e lesões pseudotumorais são: (a) radiografia convencional; (b) angiografia (em geral, arteriografia); (c) tomografia computadorizada (TC); (d) ressonância magnética (RM); (e) cintilografia óssea; (f) tomografia por emissão de pósitrons (PET) e PET-TC; e (g) biopsia percutânea de ossos e tecidos moles guiada por radioscopia, ultrassonografia (US) ou TC.

Radiografia convencional

Na maioria dos casos, as incidências radiográficas padronizadas das áreas anatômicas examinadas são suficientes para chegar ao diagnóstico certo (Figura 16.5), que depois pode ser confirmado por biopsia e exame histopatológico. Radiografia convencional fornece informações muito úteis quanto à localização e morfologia da lesão, especialmente no que se refere ao tipo de destruição óssea, calcificações, ossificações e reação periosteal. Além disso, é importante comparar exames radiográficos recentes com os anteriores. Nunca é demais enfatizar esse ponto. Tal comparação pode demonstrar

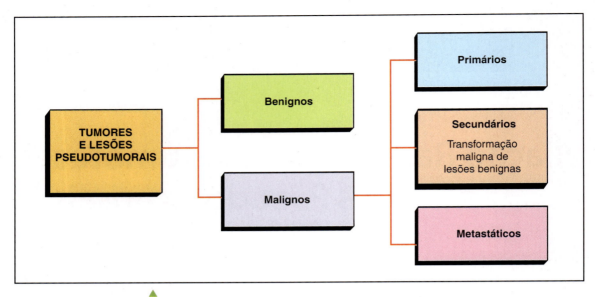

▲ Figura 16.1 Classificação de tumores e lesões pseudotumorais.

Tabela 16.1 Classificação de tumores e lesões pseudotumorais com base em sua origem histológica.

Origem histológica	Lesões benignas	Lesões malignas
Osteogênicos (formadores de osso)	Osteoma Osteoma osteoide Osteoblastoma	Osteossarcoma (e variantes) Osteossarcoma justacortical (e variantes)

Condrogênicos (formadores de cartilagem)	Encondroma (condroma)
	Condroma periosteal (justacortical)
	Encondromatose (doença de Ollier)
	Osteocondroma (exostose osteocartilaginosa, solitária ou múltipla)
	Condroblastoma
	Fibroma condromixoide
	Mesenquimoma fibrocartilaginoso
		Condrossarcoma (central)
		   Clássico
		   Mesenquimal
		   Células claras
		   Indiferenciado
		Condrossarcoma (periférico)
		Periosteal (justacortical)

Fibroso, osteofibroso e fibro-histiocítico (fibrogênico)	Defeito fibroso cortical (defeito fibroso metafisário) Fibroma não ossificante Histiocitoma fibroso benigno Displasia fibrosa (monostótica e poliostótica) Displasia fibrocartilaginosa Displasia fibrocartilaginosa focal dos ossos longos Desmoide periosteal Fibroma desmoplásico Displasia osteofibrosa (lesão de Kempson-Campanacci) Fibroma ossificante (lesão de Sissons)	Fibrossarcoma Histiocitoma fibroso maligno
Vascular	Hemangioma Tumor glômico Angiomatose cística	Angiossarcoma Hemangioendotelioma Hemangiopericitoma
Hematopoético, reticuloendotelial e linfático	Tumor de células gigantes (osteoclastoma) Histiocitose de células de Langerhans Linfangioma	Tumor de células gigantes maligno Linfoma histiocítico Linfoma de Hodgkin Leucemia Mieloma (plasmocitoma) Sarcoma de Ewing
Neurogênico (neural)	Neurofibroma Neurilemoma Neuroma de Morton	Schwannoma maligno Neuroblastoma Tumor neuroectodérmico primitivo (PNET)
Notocordal		Cordoma
Lipogênico (formador de gordura)	Lipoma	Lipossarcoma
Desconhecido	Cisto ósseo simples Cisto ósseo aneurismático Gânglio intraósseo	Adamantinoma

Tabela 16.2 Lesões benignas com potencial de transformação maligna.

Lesão benigna	Lesão maligna
Encondroma (ossos longos ou chatos;[a] nos ossos tubulares curtos, quase sempre faz parte da doença de Ollier ou síndrome de Maffucci	Condrossarcoma
Osteocondroma	Condrossarcoma periférico
Condromatose sinovial	Condrossarcoma sinovial
Displasia fibrosa (geralmente poliostótica ou tratada com radiação)	Fibrossarcoma Histiocitoma fibroso maligno Osteossarcoma
Displasia osteofibrosa[b] (lesão de Kempson-Campanacci)	Adamantinoma
Neurofibroma (com neurofibromatose plexiforme)	Schwannoma maligno Lipossarcoma Mesenquimoma maligno
Infarto da medula óssea	Fibrossarcoma Histiocitoma fibroso maligno
Osteomielite com fístula em drenagem crônica (em geral, mais de 15 a 20 meses de duração)	Carcinoma espinocelular Fibrossarcoma
Doença de Paget	Osteossarcoma Condrossarcoma Fibrossarcoma Histiocitoma fibroso maligno

[a]Alguns especialistas acreditam que, ao menos em alguns casos de "transformação maligna" de encondroma em condrossarcoma, na verdade desde o início a lesão era considerada erroneamente como benigna e não reconhecida como maligna.

[b]Alguns especialistas acreditam que isso não seja uma transformação maligna verdadeira, mas sim um desenvolvimento independente de neoplasia maligna dentro da lesão benigna.

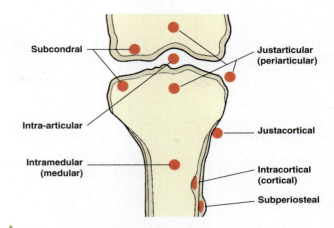

Figura 16.3 Terminologia usada para descrever a localização de lesões ósseas.

não apenas o tipo de lesão óssea (Figura 16.6), como também sua invasividade, que é um fator fundamental à investigação diagnóstica. Radiografias de tórax também podem ser necessárias quando há suspeita de metástases, que são as complicações mais comuns de tumores malignos. Esse exame deve ser realizado antes de qualquer tratamento de tumor ósseo maligno primário, porque a maioria das neoplasias ósseas malignas produz metástases pulmonares.

Tomografia computadorizada (TC)

Embora a TC raramente seja útil como exame isolado para estabelecer diagnóstico definitivo, essa modalidade pode permitir avaliação precisa da extensão da lesão óssea e demonstrar áreas de violação do córtex e disseminação aos tecidos moles circundantes (Figura 16.7). Além disso, a TC é muito útil para delinear tumores com estrutura anatômica complexa. Por exemplo, escápula (Figura 16.8), pelve (Figura 16.9) e sacro podem ser estruturas difíceis de avaliar detalhadamente por meio de técnicas radiográficas convencionais. Em alguns casos, imagens de TC reconstruídas em 3D (tridimensional) são usadas para demonstrar tumores com mais detalhes e de forma mais abrangente. Por exemplo, essa técnica pode ser útil para demonstrar lesões ósseas superficiais, inclusive osteocondroma (Figura 16.10), osteossarcoma parosteal ou condrossarcoma justacortical. A TC é um exame crucial para determinar extensão e disseminação de tumor ósseo quando se opta por preservação do membro, de forma que possa ser planejada margem segura de ressecção (Figura 16.11). Essa técnica pode demonstrar claramente extensão intraóssea do tumor e envolvimento extraósseo dos tecidos moles, inclusive músculos e feixes neurovasculares. Além disso, a TC facilita o monitoramento dos resultados do tratamento, a detecção

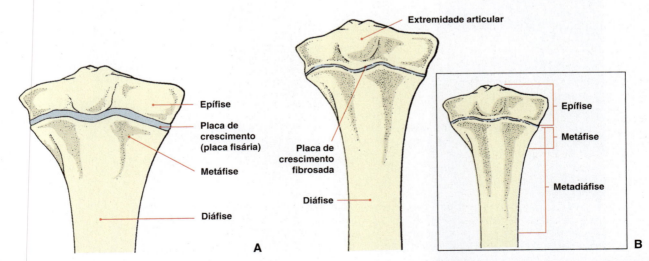

Figura 16.2 Partes do osso. A. No esqueleto em processo de maturação, epífise, placa de crescimento, metáfise e diáfise são áreas facilmente reconhecíveis. B. No esqueleto maduro, a demarcação nítida das zonas epifisária e metafisária deixa de existir. A terminologia usada para descrever a localização das lesões deve ser modificada com base nessas alterações. A *quadrícula em destaque* ilustra uma terminologia alternativa.

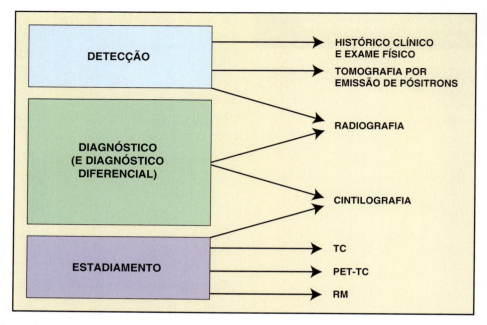

▲ **Figura 16.4 Exames radiológicos de tumores.** Exames radiológicos de neoplasias musculoesqueléticas podem ser considerados em três perspectivas: detecção, diagnóstico (e diagnóstico diferencial) e estadiamento. (Modificada com autorização de Greenspan A, Jundt G, Remagen W. *Differential diagnosis in orthopaedic oncology*, 2nd ed. Philadelphia: Lippincott Williams & Wilkins; 2007.)

de recidivas de tumor removido e a demonstração dos efeitos do tratamento não cirúrgico (p. ex., radioterapia ou quimioterapia) (Figura 16.12). Essa modalidade de exame é útil para avaliar tumores de tecidos moles (Figura 16.13) que, nas radiografias convencionais, são indistinguíveis uns dos outros (com exceção dos lipomas, que geralmente demonstram sinais de hipodensidade) quando se misturam imperceptivelmente com tecidos normais circundantes.

Realce por contraste nas imagens de TC facilita a identificação de estruturas neurovasculares principais e lesões bem vascularizadas. A avaliação da relação entre tumor e tecidos moles e estruturas neurovasculares circundantes é especialmente importante para o planejamento de cirurgias de preservação de membro.

PET e PET-TC

Recentemente, a PET e a PET-TC com ^{18}F-FDG (2-fluoro[flúor-18]-2-desoxi-D-glicose) foram introduzidas como técnicas radiológicas metabólico-anatômicas muito eficazes para avaliar vários distúrbios neoplásicos. A detecção e a localização precisas simultâneas de atividade metabólica e bioquímica por meio da PET combinada com detalhes anatômicos fornecidos pela TC a partir de uma única imagem sobreposta oferecem ao radiologista oportunidade única de não diferenciar apenas processos normais de patológicos, mas também os diferentes processos patológicos. Embora as aplicações mais comuns da PET-TC sejam facilitar o estadiamento de tumores musculoesqueléticos e avaliar

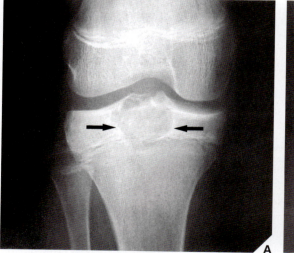
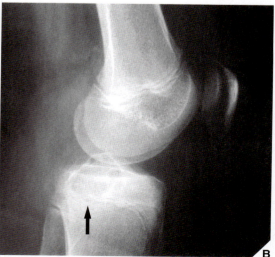

▲ **Figura 16.5 Localização específica do tumor.** Essas radiografias nas incidências anteroposterior (**A**) e perfil (**B**) do joelho direito dessa menina de 13 anos demonstraram lesão radiotransparente localizada excentricamente na epífise proximal da tíbia, com bordas nitidamente demarcadas e margem esclerótica fina (*setas*). Nesse caso, a localização e o aspecto da lesão nas radiografias convencionais levaram ao diagnóstico correto de condroblastoma.

Figura 16.6 Comparação de radiografias: cisto ósseo simples. A. A radiografia anteroposterior do úmero esquerdo dessa mulher de 26 anos com dor difusa há 2 meses demonstrou lesão mal definida na região medular, com reação periosteal nas áreas medial e lateral. Aparentemente, havia calcificações esparsas na parte proximal da lesão. A possibilidade de tumor cartilaginoso (p. ex., condrossarcoma) foi considerada, mas a radiografia obtida 17 anos antes (**B**) mostrava lesão benigna (cisto ósseo simples), que havia sido tratada por curetagem e enxertia de fragmentos ósseos. Em vista disso, a imagem mais recente foi interpretada como representativa de cisto ósseo cicatrizado. A dor da paciente estava relacionada com distensão muscular.

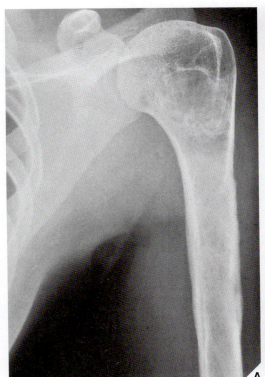
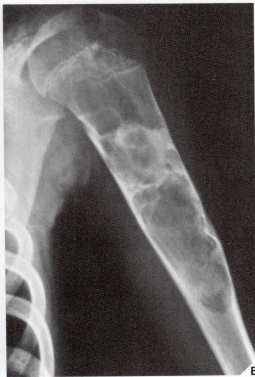

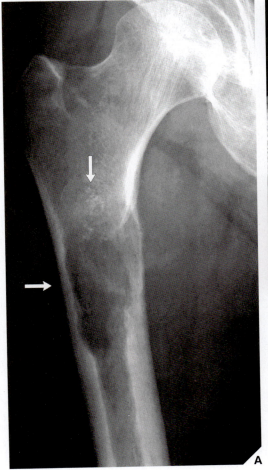
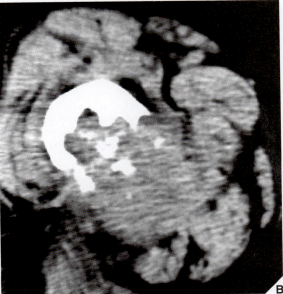

Figura 16.7 Disseminação de tumor maligno aos tecidos moles: eficácia da TC. A. A radiografia anteroposterior do fêmur proximal direito desse homem de 70 anos demonstrou lesão destrutiva na medula óssea (*setas*) com calcificações condroides focais. A disseminação do tumor aos tecidos moles não podia ser bem avaliada. **B.** A imagem axial de TC axial mostra massa volumosa de tecidos moles, que a biopsia indicou como condrossarcoma.

832 Parte 4 Tumores e Lesões Pseudotumorais

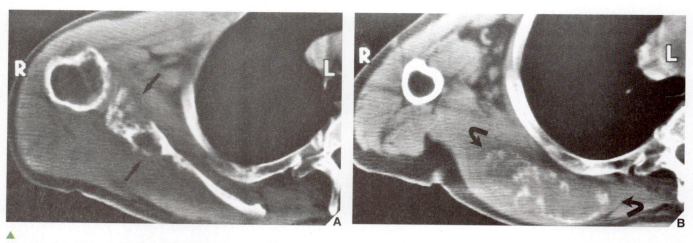

Figura 16.8 Imagens de TC de condrossarcoma. As radiografias convencionais desse homem de 70 anos com massa palpável na escápula direita foram inconclusivas. Contudo, duas imagens de TC demonstraram lesão destrutiva na glenoide e no corpo da escápula (*setas*) (**A**), com massa volumosa de tecidos moles estendendo-se ao gradil costal contendo calcificações (*setas curvas*) (**B**).

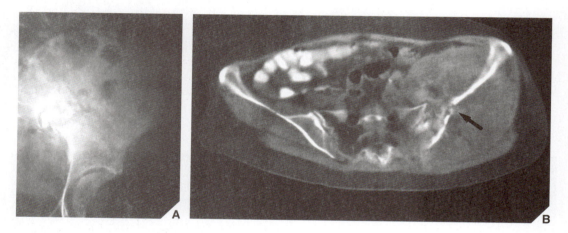

Figura 16.9 TC de osteossarcoma. A. A radiografia anteroposterior padronizada da pelve não foi suficiente para delinear a extensão completa da lesão destrutiva do osso ilíaco dessa mulher de 66 anos. Contudo, a TC (**B**) mostrou fratura patológica do ilíaco (*seta*) e a extensão completa do acometimento dos tecidos moles. Valores Hounsfield altos das diversas densidades de partes moles sugeriam formação óssea. O realce das imagens de TC com contraste mostrou hipervascularização da lesão. Em conjunto, as alterações evidenciadas à TC sugeriram diagnóstico de osteossarcoma que, embora não fosse comum em paciente dessa idade, foi confirmado por biopsia cirúrgica aberta.

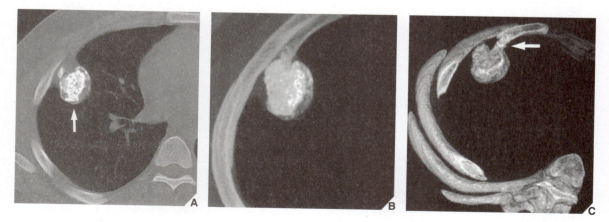

Figura 16.10 Osteocondroma: eficácia da TC 3D. A. Imagem de TC convencional do tórax demonstrou osteocondroma na região anteromedial da quarta costela direita (*seta*). Era difícil determinar se a lesão era séssil ou pedunculada. **B.** Essa imagem de TC reconstruída em 3D na projeção de intensidade máxima (PIM) forneceu visão mais esclarecedora do osteocondroma e permitiu caracterizar a arquitetura interna da lesão; observe a matriz condroide típica do tumor. **C.** A imagem de TC reconstruída em 3D no modo de superfície sombreada (*shaded surfasse display*, ou SSD, em inglês) mostrou a lesão com mais detalhes; o pedículo do osteocondroma (*seta*) foi, então, mais bem demonstrado. (Reproduzida, com autorização, de Greenspan A, Jundt G, Remagen W. *Differential diagnosis in orthopaedic oncology*, 2nd ed. Philadelphia: Lippincott Williams & Wilkins; 2007.)

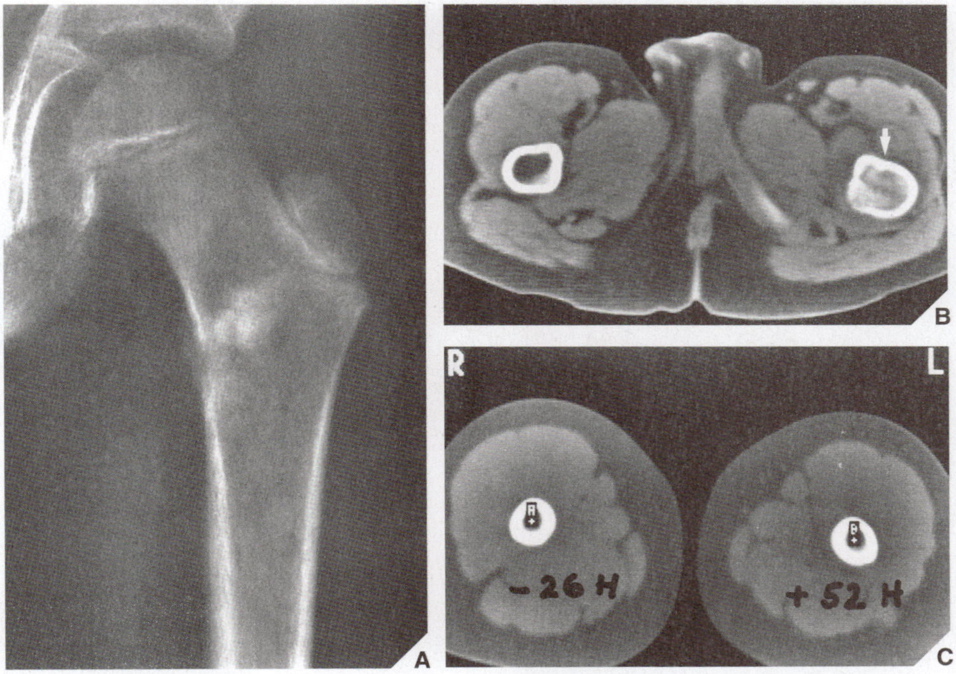

Capítulo 16 Avaliação Radiológica de Tumores e Lesões Pseudotumorais

Figura 16.11 Osteossarcoma: eficácia da TC. A. A radiografia anteroposterior do fêmur proximal esquerdo desse menino de 12 anos demonstrou lesão osteolítica na região intertrocantérica com bordas mal definidas e densidades amorfas ao centro, que estavam associadas a reação periosteal localizada medialmente – alterações sugestivas de osteossarcoma, que foi confirmado por biopsia cirúrgica aberta. Como havia sido planejado procedimento de preservação do membro, a TC foi realizada para determinar extensão da infiltração medular e nível exigido de ressecção óssea. Essa imagem mais proximal (**B**) mostrou invasão tumoral grosseira da cavidade medular do fêmur esquerdo (*seta*). Outra imagem mais distal (**C**) não detectou anormalidades evidentes na medula, mas um valor de Hounsfield de + 52 unidades indicava acometimento medular pelo tumor, que não foi percebido nas radiografias convencionais. Por comparação, a imagem do fêmur direito tinha valor de Hounsfield normal (– 26) na medula óssea.

Figura 16.12 Osteossarcoma após quimioterapia: eficácia da TC. Antes da intervenção cirúrgica, essa menina de 14 anos com osteossarcoma de fêmur esquerdo fez um ciclo completo de quimioterapia. **A.** A imagem de TC obtida antes de iniciar o tratamento demonstrou envolvimento do osso e cavidade medular. Observe a extensão do tumor aos tecidos moles com formação de osso tumoral amorfo e heterogêneo. Depois de poliquimioterapia com doxorrubicina, vincristina, metotrexato e cisplatina, a TC foi repetida (**B**) e mostrou calcificações e ossificações na periferia da lesão, que representavam osso reativo em vez de tumoral, além de evidenciar o sucesso da quimioterapia. A ressecção radical do fêmur e o exame histopatológico subsequente demonstraram erradicação quase completa das células malignas e confirmaram os resultados da TC.

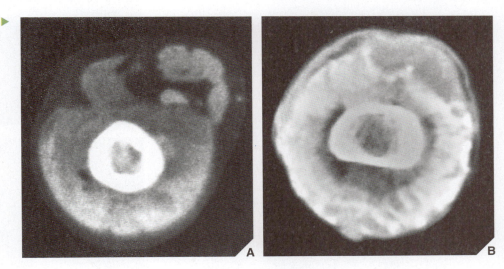

sua resposta ao tratamento e ocorrência de recidivas, essa técnica também é um recurso inestimável para demonstrar e avaliar doença metastática (Figura 16.14; ver também Figuras 2.34 B e 2.37) e alguns tumores musculoesqueléticos primários (Figura 16.15; ver também Figuras 2.35 e 2.36). Além disso, estudos recentes usaram PET com ^{18}F-FDG focal em dois estágios para diferenciar tumores benignos e malignos e mostraram resultados promissores.

Arteriografia

A arteriografia é realizada principalmente para "delinear" lesões ósseas e avaliar extensão da doença. Essa modalidade também é usada para demonstrar a irrigação sanguínea do tumor e localizar vasos apropriados para quimioterapia intra-arterial pré-operatória, bem como demonstrar área adequada para biopsia aberta, porque a região mais vascularizada do tumor contém o componente mais agressivo. Em alguns casos, a arteriografia pode ser realizada para demonstrar vasos sanguíneos anormais, confirmando os resultados de radiografia convencional (Figura 16.16). A arteriografia é usada frequentemente para planejar procedimentos cirúrgicos que visam à preservação do membro, porque demonstra anatomia vascular regional e, desse modo, permite elaborar um plano de ressecção cirúrgica. Algumas vezes, essa modalidade de exame também é usada para delinear vasos principais antes da ressecção de tumor maligno (Figura 16.17) e pode ser combinada com procedimento intervencionista (p. ex., embolização de tumores hipervascularizados) antes do tratamento subsequente (Figura 16.18). Em casos selecionados, a arteriografia pode ajudar a esclarecer o diagnóstico diferencial, por exemplo, entre osteoma osteoide e abscesso ósseo.

Mielografia

A mielografia pode ser útil ao tratamento de tumores que invadem coluna vertebral e saco dural (Figura 16.19), embora recentemente esse procedimento tenha sido totalmente substituído por RM.

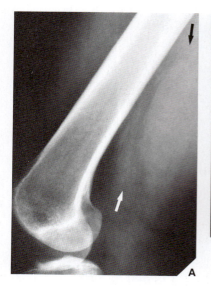
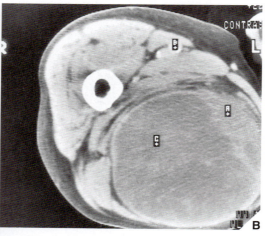

◀ **Figura 16.13 TC de histiocitoma fibroso maligno (HFM) nas partes moles.** Essa mulher de 56 anos apresentou-se com massa de tecidos moles na superfície posteromedial da coxa direita. **A.** A radiografia do fêmur em perfil demonstrou apenas proeminência de tecidos moles localizados posteriormente (*setas*). **B.** Imagem axial de TC mostrou massa contida por cápsula fibrosa. A pele sobrejacente não estava infiltrada. Apesar do seu aspecto benigno, biopsia da lesão confirmou HFM.

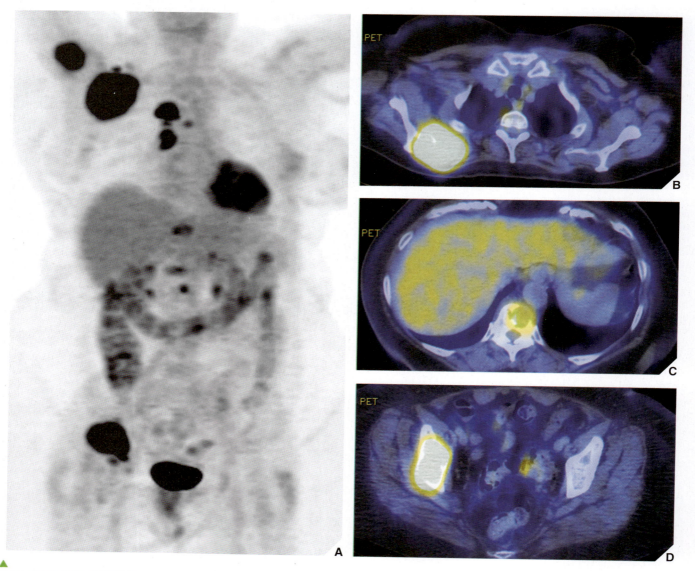

▲ **Figura 16.14 PET e PET-TC de metástases.** Essa mulher de 61 anos foi diagnosticada com carcinoma de pulmão. **A.** A imagem de PET de corpo inteiro demonstrou vários focos hipermetabólicos nos órgãos internos, linfonodos e estruturas ósseas, que representavam doença metastática. Imagens de PET-TC sobrepostas mostraram lesões metastáticas na escápula direita (**B**), corpo de uma vértebra torácica (**C**) e no acetábulo direito (**D**).

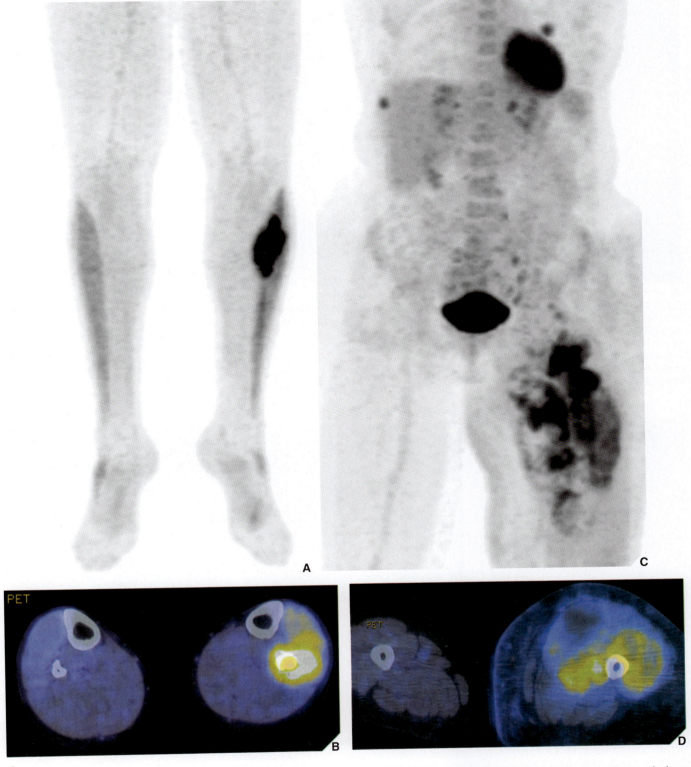

▲ **Figura 16.15 PET e PET-TC de tumores primários de ossos e tecidos moles. A** e **B.** O foco hipermetabólico localizado na fíbula proximal esquerda desse homem de 23 anos era sarcoma de Ewing. **C** e **D.** O exame histopatológico dessa lesão hipermetabólica localizada nos músculos vasto lateral e vasto medial da coxa proximal esquerda dessa mulher de 58 anos confirmou diagnóstico de HFM de partes moles.

836 Parte 4 Tumores e Lesões Pseudotumorais

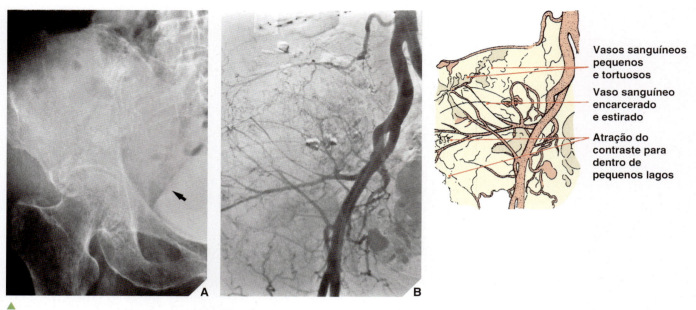

▲ **Figura 16.16 Arteriografia de condrossarcoma indiferenciado. A.** A radiografia anteroposterior da pelve dessa mulher de 79 anos com histórico de dor na nádega direita e emagrecimento há 8 meses demonstrou lesão destrutiva mal definida no osso ilíaco direito, com várias calcificações pequenas e uma massa de tecidos moles que se estendia para a cavidade pélvica. Observe o efeito compressivo da massa sobre a bexiga preenchida por contraste (seta). A suspeita era de condrossarcoma e a arteriografia femoral foi realizada como parte da investigação diagnóstica. **B.** Essa imagem de arteriografia de subtração digital mostrou hipervascularização do tumor. Observe que havia vasos tumorais anormais, encarceramento e estiramento de alguns vasos e "atração" do contraste para dentro de pequenos "lagos" – todos sinais típicos de lesão maligna. A biopsia demonstrou condrossarcoma indiferenciado altamente maligno. Nesse caso, o exame vascular corroborou a impressão radiográfica de tumor ósseo maligno.

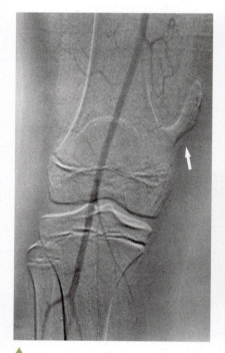

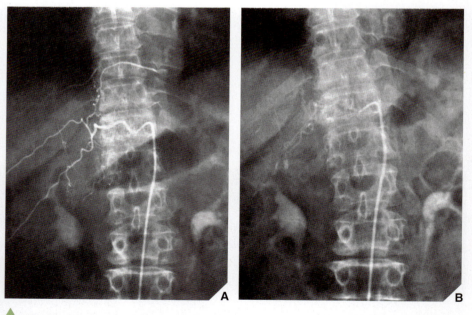

▲ **Figura 16.17 Arteriografia de osteocondroma.** Esse menino de 12 anos com osteocondroma de fêmur distal (seta) fez arteriografia para avaliar a relação entre a lesão e a artéria femoral superficial distal. A angiografia de subtração digital não demonstrou quaisquer vasos sanguíneos importantes perto do local da ressecção planejada na base da lesão, ou seja, uma informação importante para o planejamento operatório.

▲ **Figura 16.18 Arteriografia vertebral e embolização de hemangioma.** Essa mulher de 73 anos apresentou colapso da vértebra T11, que mostrou padrão de "veludo cotelê" sugestivo de hemangioma. Angiografia vertebral foi realizada. **A.** A imagem de arteriografia da 11ª artéria intercostal direita delineou uma massa vascularizada paraespinal associada ao hemangioma, sugerindo extensão da lesão aos tecidos moles. **B.** Depois da embolização, a vascularização da lesão diminui expressivamente. Em seguida, o paciente foi submetido à laminectomia de descompressão e fusão anterior de T10-11 usando enxerto fibular de suporte.

Figura 16.19 Mielografia de cisto ósseo aneurismático. O exame radiográfico inicial da coluna lombar dessa menina de 14 anos com histórico de dor na região lombar e ciática na perna esquerda distal há 18 meses não demonstrou quaisquer anormalidades; a mielografia foi realizada porque havia suspeita de hérnia de disco, mas o exame não foi conclusivo. O médico assistente solicitou que o exame fosse repetido quando os sintomas pioraram depois de 3 meses. **A.** Essa radiografia posteroanterior da coluna lombossacra demonstrou destruição do pedículo esquerdo de L4 (*seta*) e parte esquerda do corpo de L5 (*setas abertas*). Observe que havia contraste residual no espaço subaracnóideo. A repetição da mielografia utilizando contraste hidrossolúvel (metrizamida) mostrou, na incidência posteroanterior (**B**), compressão extradural do saco dural do lado esquerdo com desvio das raízes neurais (*setas*). A biopsia confirmou o diagnóstico radiográfico de cisto ósseo aneurismático.

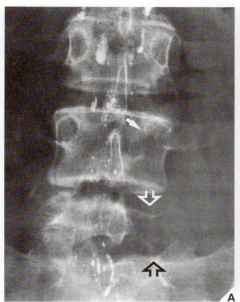
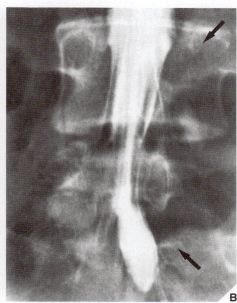

Ressonância magnética

A RM é indispensável à avaliação de tumores de ossos e tecidos moles. Especialmente nos pacientes com massas de tecidos moles, a RM oferece vantagens em comparação com TC. Por exemplo, a demonstração dos planos teciduais que circundam a lesão é mais clara e é possível avaliar invasão neurovascular sem usar contraste intravenoso.

No processo de avaliação de disseminação intraóssea e extraóssea do tumor, a RM é crucial porque pode definir com alta precisão a existência ou inexistência de invasão de tecidos moles pelo tumor (Figura 16.20). Frequentemente, a RM é mais útil que a TC para demonstrar disseminação extraóssea e intramedular do tumor e sua relação com estruturas circundantes (Figura 16.21). Em razão da demonstração mais clara da demarcação entre tecidos normais e anormais em comparação com TC, RM – principalmente no exame dos membros – identifica confiavelmente os limites das massas tumorais (Figura 16.22), encarceramento e desvio dos principais feixes neurovasculares e extensão da invasão articular. Imagens *spin-echo* (SE) ponderadas em T1 acentuam o contraste entre tumor e osso, medula óssea e tecidos adiposos, enquanto imagens SE ponderadas em T2 realçam o contraste entre tumor e músculos e acentuam o edema peritumoral. Imagens axiais e coronais são usadas para determinar extensão da invasão dos tecidos moles com relação às estruturas vasculares importantes. Contudo, em comparação com a TC, a RM não demonstra claramente calcificação na matriz do tumor; na

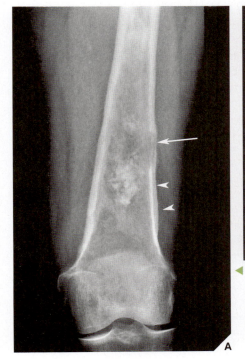
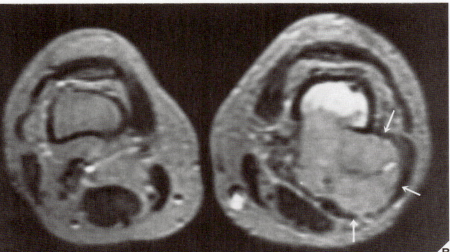

Figura 16.20 Imagens de RM de condrossarcoma. A. A radiografia convencional do fêmur esquerdo dessa mulher de 67 anos na incidência anteroposterior detectou tumor na diáfise distal comprometendo a medula óssea e determinando ruptura da cortical (*seta*), com reação periosteal espessa associada (*pontas de seta*). Nessas imagens, não foi possível definir se havia extensão aos tecidos moles. **B.** Imagem axial de RM ponderada em T2 (SE; tempo de repetição [TR] 2.500 ms/tempo de eco [TE] 70 ms) mostrou tumor infiltrando a medula óssea com destruição do córtex posterolateral e infiltração dos tecidos moles com formação de massa volumosa (*setas*). Compare com o membro contralateral normal.

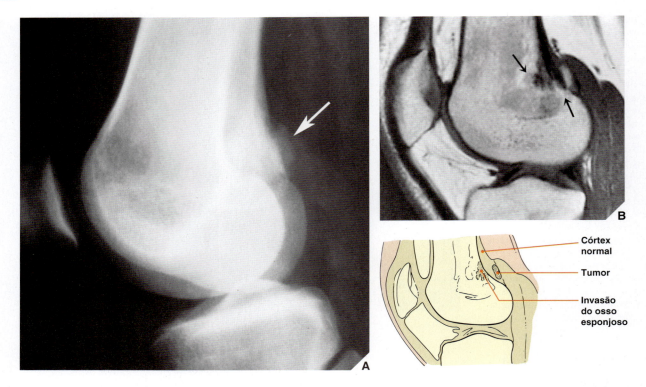

▲
Figura 16.21 Imagem de RM de osteossarcoma parosteal. A. Na radiografia de perfil do fêmur distal dessa mulher de 22 anos com osteossarcoma parosteal, era difícil determinar se o tumor (*seta*) estava na superfície do osso ou se já atravessou a cortical e infiltrou a parte esponjosa. **B.** A imagem sagital de RM ponderada em T1 (SE; TR 500 ms/TE 20 ms) demonstrou invasão da parte esponjosa do osso, evidenciada por uma área com sinal hipointenso (*setas*).

verdade, volumes grandes de calcificação ou ossificação podem ser praticamente indetectáveis. Além disso, alguns estudos demonstraram que a RM é menos satisfatória que a TC para demonstrar destruição cortical. É importante entender que a RM e a TC têm vantagens e desvantagens e que existem situações em que uma dessas modalidades pode ser preferível ou ser um exame complementar. Contudo, ainda mais importante é que o cirurgião diga ao radiologista que realiza e interpreta o exame que tipo de informação é necessário.

Vários autores enfatizaram o realce de contraste superior nas imagens de RM após a injeção intravenosa de gadopentetato de dimeglumina (ácido pentacético-dietilenotriamina de gadolínio [Gd-DTPA]). O realce permite delinear partes vascularizadas do tumor e tecidos comprimidos que circundam diretamente a lesão. Além disso, o contraste intravenoso pode ajudar a diferenciar a extensão intra-articular do tumor de derrame articular; conforme enfatizado por Erlemann, essa técnica também facilita a diferenciação entre tecido necrótico e áreas viáveis em vários tumores malignos.

A RM também pode estar indicada para avaliar resposta do tumor à radioterapia e quimioterapia e demonstrar qualquer recidiva localizada. Nas imagens ponderadas em T1 contrastadas com gadolínio, a intensidade do sinal continua baixa nas áreas tumorais necróticas e avasculares, mas aumenta nos tecidos viáveis. De acordo com Erlemann, embora a RM estática tivesse pouca utilidade na avaliação da resposta ao tratamento, a RM dinâmica utilizando Gd-DTPA como contraste teve índice mais alto de precisão (85,7%) e foi superior à cintilografia, principalmente nos pacientes que fizeram quimioterapia intra-arterial. Em geral, tumores sensíveis à quimioterapia mostram captação mais lenta de Gd-DTPA depois da quimioterapia pré-operatória, em comparação com lesões que não respondem ao tratamento. A captação rápida de Gd-DTPA pelos tecidos malignos pode ser atribuída à hipervascularidade e dispersão mais rápida do contraste no espaço intersticial ampliado.

Entretanto, é importante enfatizar que, na maioria dos casos, a RM não é adequada para determinar o tipo exato de tumor ósseo. Em especial, a RM tem recebido confiança exagerada como método útil à diferenciação entre tumores benignos e malignos. Em muitos casos, há coexistência de características clássicas dos tumores benignos e malignos. Além disso, alguns tumores ósseos malignos podem ter aspecto enganosamente benigno nas imagens de RM e, por outro lado, algumas lesões benignas podem ter aspecto erroneamente maligno. Tentativas de estabelecer critérios precisos para correlacionar alterações da RM com diagnóstico histológico foram infrutíferas em sua maioria. A caracterização de tecidos com base nas intensidades do sinal de RM ainda não é confiável. Em razão do espectro amplo de composição dos tumores ósseos e seus padrões histológicos variáveis, bem como nos tumores de diagnóstico histológico semelhante, o sinal de tumores histologicamente diferentes pode sobrepor-se ou pode haver variações da intensidade do sinal em tumores histologicamente semelhantes.

Estudos que utilizaram combinações de RM de hidrogênio-1 e espectroscopia de RM com P-31 também não conseguiram diferenciar a maioria das lesões benignas e malignas. Apesar do uso de vários critérios, a utilização da RM no diagnostico histológico raramente consegue resultados satisfatórios. Em geral, isso é atribuído ao fato de que poucos prótons nas estruturas calcificadas tornam a RM menos esclarecedora no diagnóstico das lesões ósseas e, consequentemente, evidências importantes acerca da produção de matriz tumoral podem passar despercebidas. Além disso, conforme demonstrado por vários pesquisadores, a RM é uma modalidade de exame com especificidade baixa. Medições efetuadas em T1 e T2 geralmente têm pouca utilidade na

Capítulo 16 Avaliação Radiológica de Tumores e Lesões Pseudotumorais **839**

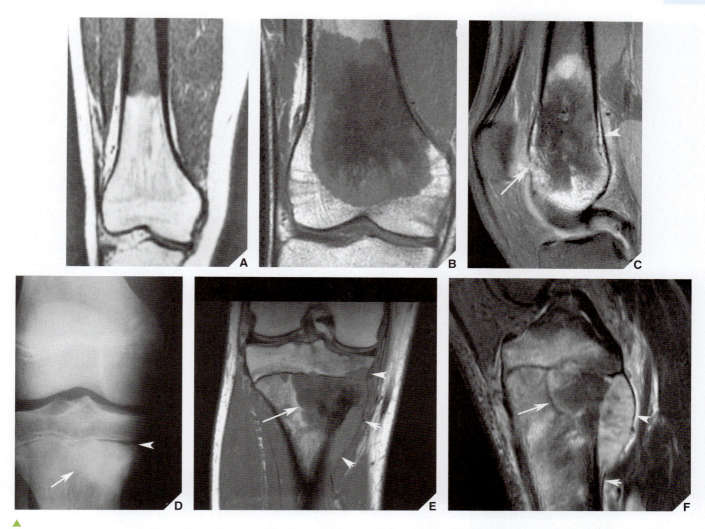

Figura 16.22 Imagens de RM de HFM e osteossarcoma. A. A imagem coronal de RM ponderada em T1 (SE; TR 500 ms/TE 20 ms) demonstrou envolvimento da cavidade medular do fêmur direito dessa jovem de 16 anos com MFH (o tumor não apareceu por inteiro nessa imagem). Observe que houve demonstração excelente da interface entre osso normal com sinal hiperintenso e tumor com sinal de intensidade intermediária. **B.** A imagem coronal de RM ponderada em T1 de outro paciente com osteossarcoma de fêmur distal mostrou extensão intramedular do tumor. Também nesse caso, observe que houve demonstração nítida da interface entre tumor e osso normal. **C.** A imagem sagital de RM ponderada em T2 evidenciou área focal pequena de ruptura da cortical anterior do fêmur distal (*seta*) e elevação periosteal posterior (*ponta de seta*). **D.** A radiografia anteroposterior do joelho de outro paciente demonstrou lesão esclerótica dentro da cavidade medular da tíbia proximal (*seta*). Observe que havia alargamento sutil da parte medial da placa epifisária (*ponta de seta*), sugerindo extensão transfisária do tumor. **E.** A imagem coronal de RM ponderada em T1 da tíbia proximal mostrou extensão intramedular do osteossarcoma (*seta longa*) e massa extraóssea (*setas curtas*), confirmando que havia extensão transfisária do tumor até a epífise (*ponta de seta*). **F.** A imagem sagital ponderada em T2 demonstrou extensão intramedular (*seta longa*) e extraóssea (*ponta de seta*) do tumor. Observe o triângulo de Codman típico na superfície inferior da lesão (*seta curta*) com edema de medula óssea e tecidos moles circundantes.

caracterização histológica dos tumores musculoesqueléticos. Entretanto, há algumas exceções a essa regra geral. Alguns tumores ósseos apresentam características morfológicas que permitem seu diagnóstico específico, inclusive aspecto típico de "pipoca" na matriz condroide (Figura 16.23) ou níveis "líquido-líquido" que caracterizam cisto ósseo aneurismático (ver Figura 20.22 E e F) e osteossarcoma telangiectásico (Figura 16.24). Determinação quantitativa dos tempos de relaxamento não se mostrou clinicamente útil para diferenciar os diversos tipos de tumor, embora, conforme salientado por Sundaram e McLeod, essa técnica tenha sido importante no estadiamento de osteossarcoma e condrossarcoma. Imagens ponderadas em T2 são um elemento crucial para delinear extensão do tumor extraósseo e edema peritumoral, bem como para avaliar acometimento dos principais feixes neurovasculares. Áreas necróticas com sinal hipointenso nas imagens ponderadas em T1 adquirem sinal brilhante com sinal hiperintenso em T2 e podem ser diferenciadas dos tecidos tumorais sólidos viáveis. Embora a RM não consiga prever a histologia dos tumores ósseos, como enfatizado por Sundaram e McLeod, essa técnica é um recurso útil para fazer a diferenciação entre tumores de células redondas e metástases e fraturas de estresse ou infartos medulares em pacientes sintomáticos com radiografias normais e, em alguns casos, consegue diferenciar fraturas benignas de patológicas.

Sequência ponderada em difusão (*diffusion weighted imaging*, ou DWI, em inglês) é uma técnica de geração de contraste de sinais com base nas diferenças de movimento browniano. Essa tecnologia permite avaliar a função molecular e a microarquitetura do corpo humano e pode ser quantificada pela geração de mapas de coeficientes de difusão aparentes, que podem ser usados para avaliar

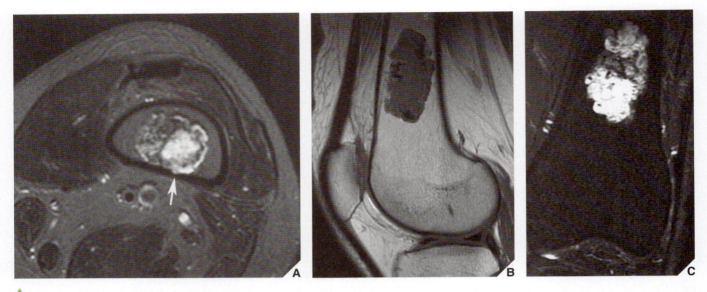

▲ **Figura 16.23 RM de matriz condroide.** Imagens de RM axial ponderada em T2 (**A**), sagital ponderada em T1 (**B**) e coronal em sequência STIR (*short time inversion recovery*) (**C**) demonstraram padrão típico de "pipoca" de matriz condroide no espaço medular do fêmur distal. Observe que também havia discreto desnível endosteal na imagem axial (*seta*). Biopsia de excisão confirmou encondroma.

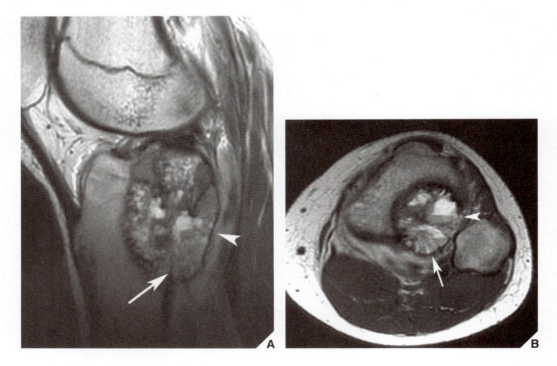

▲ **Figura 16.24 RM de osteossarcoma telangiectásico. A.** A imagem sagital de RM ponderada em T2 demonstrou extensão intramedular do tumor (*seta*) e invasão de tecidos moles situados posteriormente (*ponta de seta*). **B.** A imagem axial de RM ponderada em T2 mostrou extensão do tumor (*seta*) e existência de níveis líquido-líquidos típicos (*ponta de seta*).

resposta ao tratamento e à progressão da doença. Sequência em tensor de difusão (*diffusion tensor imaging*, ou DTI, em inglês) é um recurso que permite detectar e quantificar anisotropia de difusão em estruturas fibrosas altamente organizadas. Essas técnicas são amplamente utilizadas em exames radiológicos para detectar isquemia cerebral, tumores, doenças da substância branca, tumores pediátricos e alterações associadas ao envelhecimento, mas também têm aplicações oncológicas como detecção de câncer (tumores malignos de cabeça e pescoço, tumores torácicos malignos, câncer de mama, cânceres de pâncreas e sistema hepatobiliar) e doenças gastrintestinais e geniturinárias, exames de nervos periféricos e avaliação do sistema musculoesquelético. A DWI é uma técnica especialmente útil para diferenciar fraturas osteoporóticas agudas da coluna vertebral de fraturas compressivas por processos malignos.

Graças aos avanços técnicos recentes – inclusive espirais multicanais de recepção de superfície, varredura paralela e modo de aquisição com mesa em movimento contínuo –, a ressonância magnética (RM) de corpo inteiro é usada com frequência crescente para avaliar tumores malignos porque oferece alta resolução espacial nas imagens ponderadas em T1 e T2 com razão satisfatória entre contraste-ruído em tempos relativamente curtos. Além disso, a DWI ajuda a detectar doença celular. O uso simultâneo dessas duas técnicas permite estagiar tumores e avaliar atividade neoplásica e resposta ao tratamento, não apenas no esqueleto especificamente, mas também no corpo inteiro. Aplicações oncológicas da RM de corpo inteiro são mieloma múltiplo, linfoma, câncer de pulmão e carcinoma de ovário.

Cintilografia óssea

A cintilografia óssea oferece indícios quanto ao *turnover* mineral, e como geralmente há deposição mais acentuada do radiofármaco ávido por osso nas áreas ósseas que passam por alteração e reparação, essa modalidade de exame pode ser útil para localizar tumores e lesões pseudotumorais no esqueleto, principalmente doenças como displasia fibrosa, histiocitose de células de Langerhans ou câncer metastático, nos quais é comum encontrar mais de uma lesão (Figura 16.25). A cintilografia óssea também desempenha função importante na localização de lesões pequenas como osteomas osteoides, que nem sempre podem ser demonstrados nas radiografias convencionais (ver Figura 17.12 B). Na maioria dos casos, embora a cintilografia não consiga diferenciar lesões benignas de tumores malignos, em razão do aumento do fluxo sanguíneo com deposição mais acentuada do isótopo e acentuação da atividade osteoblástica que ocorre nas doenças benignas e malignas, essa modalidade de exame ainda é capaz de fazer essa diferenciação com lesões benignas que não absorvem isótopo radioativo (Figura 16.26). Em alguns casos, cintilografia óssea também ajuda a diferenciar mieloma múltiplo – que geralmente não tem captação significativa do marcador – de metástase, na qual a captação comumente é mais acentuada.

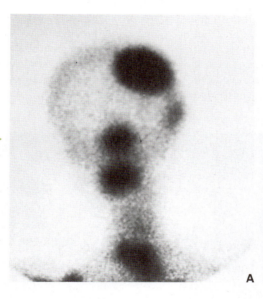
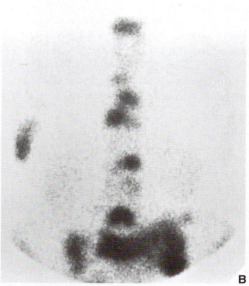

Figura 16.25 Cintilografia de metástases ósseas. Essa mulher de 68 anos com carcinoma de mama metastático fez cintilografia óssea para determinar a localização das metástases. Depois da injeção intravenosa de 15 mCi (555 MBq) de difosfato de ^{99}Tc, houve hipercaptação do radiofármaco no crânio e coluna cervical (**A**) e coluna lombar e pelve (**B**), demonstrando a localização de várias metástases.

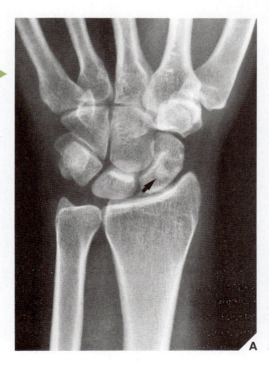
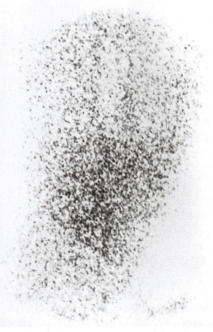

Figura 16.26 Cintilografia de enostose. Essa mulher de 32 anos queixava-se de dor localizada na região do punho. **A.** A radiografia dorsopalmar do punho demonstrou lesão esclerótica arredondada no osso escafoide (*seta*), e a hipótese diagnóstica era de osteoma osteoide. **B.** A cintilografia óssea mostrou captação normal do isótopo, excluindo a possibilidade desse diagnóstico, que sempre está associado à hipercaptação do radiofármaco. A lesão era uma ilhota de osso compacto (enostose), ou seja, uma anomalia assintomática do desenvolvimento da ossificação endocondral, sem qualquer consequência para a paciente. A dor não estava relacionada com a lesão, mas era causada por tenossinovite; o sintoma regrediu depois que a paciente foi tratada para este último problema.

Além de cintilografia óssea convencional que utiliza compostos de fosfato marcado por ^{99m}TC, em alguns casos pode-se utilizar ^{67}Ga para detectar e realizar o estadiamento de neoplasias de ossos e tecidos moles. O gálio é distribuído pelo corpo quase da mesma forma que o ferro, porque a proteína transferrina também o transporta no plasma e porque ele compete pelas proteínas de ligação ao ferro extravascular, inclusive lactoferrina. A dose administrada aos adultos varia de 3 mCi (111 MBq) a 10 mCi (370 MBq) por exame. O mecanismo exato da captação de gálio pelo tumor ainda não foi esclarecido e sua captação varia com o tipo de tumor. Linfomas de Hodgkin e linfomas histiocíticos são especialmente suscetíveis à captação significativa de gálio.

Procedimentos intervencionistas

Nos últimos anos, as biopsias percutâneas de ossos e tecidos moles realizadas no setor de radiologia têm conquistado espaço na investigação diagnóstica de várias doenças neoplásicas, inclusive tumores ósseos. Nos pacientes com neoplasias ósseas primárias, essa técnica é um recurso útil ao diagnóstico e estadiamento porque permite diagnóstico histológico rápido – hoje em dia considerado essencial –, especialmente para o planejamento de procedimento que vise à preservação do membro. Além disso, esse tipo de biopsia ajuda a avaliar os efeitos da quimioterapia e da radioterapia, além de facilitar a localização do tumor primário nos casos de doença metastática (Figura 16.27). Ademais, biopsias percutâneas de ossos e tecidos moles realizadas no setor de radiologia são mais simples e menos dispendiosas que biopsias efetuadas no centro cirúrgico.

Tumores e lesões pseudotumorais ósseas

Diagnóstico

Manifestações clínicas

Idade do paciente e demonstração de que a lesão é única ou que existem várias lesões são os pontos de partida para estabelecer o diagnóstico de tumores ósseos (Figura 16.28).

Isoladamente, idade do paciente provavelmente é o dado clínico mais importante para estabelecer o diagnóstico radiográfico de tumor (Figura 16.29). Alguns tumores têm predileção por determinadas faixas etárias. Por exemplo, cistos ósseos aneurismáticos raramente ocorrem depois da idade de 20 anos, enquanto tumores de células gigantes geralmente são diagnosticados apenas depois do fechamento das placas de crescimento. Outras lesões podem ter apresentações radiográficas diferentes, ou ocorrer em diversos locais

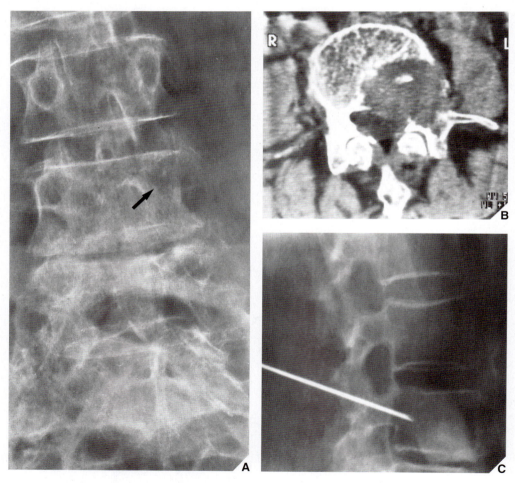

▲
Figura 16.27 Biopsia óssea percutânea. A. A radiografia anteroposterior da coluna lombar dessa mulher de 67 anos com dor lombar baixa há 4 meses demonstrou destruição do pedículo esquerdo da vértebra L4 (*seta*). **B.** Imagem de TC mostrou, além disso, acometimento do corpo vertebral pelo tumor. **C.** Biopsia percutânea da lesão realizada no setor de radiologia com a finalidade de estabelecer o diagnóstico histopatológico rápido evidenciou adenocarcinoma metastático de intestino grosso.

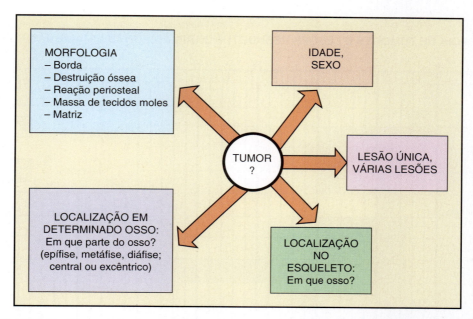

Figura 16.28 Diagnóstico de lesões ósseas. A abordagem analítica à avaliação de neoplasias ósseas deve incluir idade do paciente, número de lesões, localização no esqueleto e em determinado osso e morfologia radiográfica. (Reimpressa com autorização de Greenspan A, Remagen W. *Differential diagnosis of tumors and tumor-like lesions*. Philadelphia: Lippincott-Raven Publishers; 1998.)

nos pacientes de faixas etárias diferentes. Cistos ósseos simples que, antes de alcançar a maturidade esquelética, ocorrem quase exclusivamente em ossos longos (p. ex., úmero e fêmur proximais), podem desenvolver-se em outros locais (pelve, escápula ou calcâneo) e apresentar quadros radiográficos não convencionais à medida que a faixa etária aumenta (Figura 16.30).

De forma a diferenciar clinicamente lesões que se apresentam com quadros radiográficos semelhantes – por exemplo, histiocitose de células de Langerhans (antes conhecida como *granuloma eosinofílico*), osteomielite e sarcoma de Ewing –, a duração dos sintomas do paciente também é importante. Por exemplo, nos casos de histiocitose de células de Langerhans, o grau de destruição óssea demonstrado radiograficamente depois da primeira semana de sintomas geralmente é o mesmo observado depois de 4 a 6 semanas com sintomas de osteomielite e 3 a 4 meses com queixas relacionadas ao sarcoma de Ewing.

Taxa de crescimento do tumor pode ser outro fator útil à diferenciação entre tumores malignos (em geral, crescimento rápido) e benignos (geralmente, crescimento lento).

Ocasionalmente, anormalidades laboratoriais como elevação da velocidade de hemossedimentação ou nível de fosfatase alcalina ou ácida no soro podem confirmar o diagnóstico.

Como escolher a melhor modalidade radiológica

Com tantas técnicas radiológicas disponíveis para diagnosticar e caracterizar tumores ósseos com mais detalhes, radiologistas e clínicos frequentemente ficam perdidos quanto ao procedimento em determinado caso, qual modalidade usar para esclarecer o problema específico, em que ordem preferencial as modalidades devem ser usadas e quando concluir a investigação. É importante ter em mente que a escolha das modalidades radiológicas para avaliar tumores ósseos e de tecidos moles deve ser determinada não apenas pelas manifestações clínicas e pela eficácia esperada de cada técnica, mas também pela disponibilidade de equipamentos, experiência, custo e limitações pertinentes a cada paciente (p. ex., alergia aos contrastes iodados iônicos e não iônicos pode impedir a realização da artrografia;

marca-passo pode impossibilitar a RM; ou condições fisiológicas como gravidez tornam a ultrassonografia preferível ao uso de radiação ionizante). Alguns desses problemas foram descritos de forma geral nos Capítulos 1 e 2.

Neste capítulo, faremos recomendações gerais quanto às modalidades mais esclarecedoras para diagnosticar e avaliar tumores ósseos e tecidos moles. A radiografia convencional ainda é o procedimento diagnóstico padrão para avaliar tumores ósseos. Independentemente da técnica complementar usada, a radiografia convencional sempre deve estar disponível para comparação. Na maioria dos casos, a escolha da modalidade de exame radiológico é determinada pelo tipo de tumor suspeito. Por exemplo, quando se suspeita de osteoma osteoide com base na história clínica (ver Figura 1.5), as radiografias convencionais seguidas de cintilografia devem ser realizadas primeiramente, e, após a localização da lesão em determinado osso, a TC deve ser usada para determinar a localização mais exata e obter informações quantitativas (medições). Entretanto, quando a suspeita é de tumor de tecidos moles, a RM é a melhor modalidade capaz de localizar e caracterizar a lesão com precisão. Do mesmo modo, quando radiografias sugerem tumor ósseo maligno, a RM ou a TC deve ser realizada em seguida para avaliar extensão intraóssea do tumor e acometimento extraósseo de tecidos moles.

A escolha entre TC e RM depende dos resultados da avaliação radiográfica: quando não há indício definitivo de extensão aos tecidos moles, a TC é mais eficaz do que a RM para detectar erosões corticais e reação periosteal sutis, além de oferecer uma abordagem precisa para determinar extensão intraóssea do tumor; contudo, quando radiografias sugerem destruição cortical e massa de tecidos moles, a RM deve ser a modalidade preferencial porque oferece contraste excelente das partes moles e pode demonstrar extensão extraóssea do tumor com mais detalhes do que a TC.

De forma a avaliar os resultados da radioterapia e da quimioterapia de tumores malignos, a RM dinâmica usando Gd-DTPA com contraste é muito mais esclarecedora que a cintilografia, a TC ou até mesmo a RM simples.

844 Parte 4 Tumores e Lesões Pseudotumorais

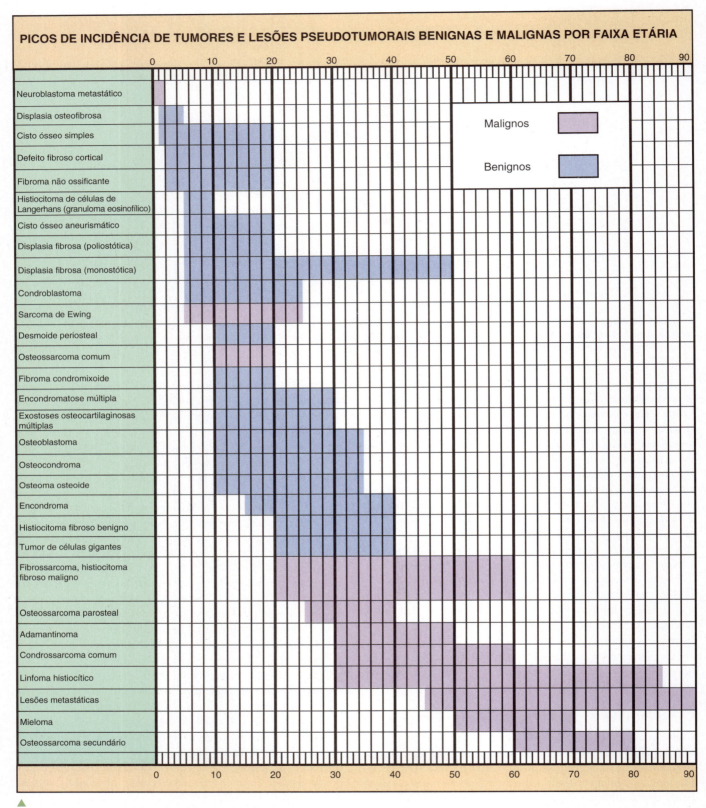

▲
Figura 16.29 Picos de incidência de tumores e lesões pseudotumorais benignas e malignas por faixa etária. (Dados de Dahlin DC, Unni KK. *Bone tumors: general aspects and data on 8.542 cases*, 4th ed. Springfield, MO: Charles C. Thomas Publishers; 1986; Dorfman HD, Czerniak B. *Bone tumors*. St. Louis: Mosby; 1981:1-33; Fechner RE, Mills SE. *Tumors of the bones and joints*. Washington, DC: Armed Forces Institute of Pathology; 1993:1-16; Huvos AG, 1979; Jaffe HL, 1968; Mirra JM, 1989; Moser RP, 1990; Schajowicz F, 1994; Unni KK, 1988; Wilner D, 1982.)

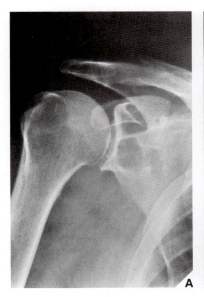
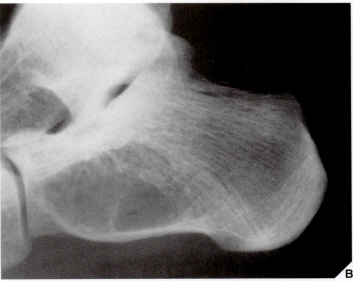

Figura 16.30 Cisto ósseo simples. A. A radiografia anteroposterior do ombro direito desse homem de 69 anos com dor no ombro há 8 meses demonstrou lesão radiotransparente bem definida com borda esclerótica na parte glenoide. Como o paciente tinha história de gota, a lesão foi considerada como tofo intraósseo. Outras possibilidades incluídas no diagnóstico diferencial foram gânglion intraósseo e, até mesmo, tumor cartilaginoso. Contudo, biopsia excisional mostrou cisto ósseo único, que é muito raro na glenoide. **B.** A radiografia de perfil da parte posterior do pé dessa mulher de 50 anos mostrou lesão radiotransparente no calcâneo, que a biopsia excisional indicou como cisto ósseo simples.

A Figura 16.31 ilustra um algoritmo para avaliar lesão óssea demonstrada nas radiografias convencionais. Observe que a sequência mais apropriada das diversas modalidades de exame radiológico depende de dois fatores principais: se as anormalidades radiográficas confirmam ou não o diagnóstico de determinado tipo de tumor e se há captação de marcador pela lesão examinada à cintilografia óssea. Esta última técnica desempenha papel fundamental nesses casos e define as modalidades subsequentes de exame radiológico.

Aspectos radiográficos das lesões ósseas

Entre os aspectos radiográficos que ajudam o radiologista a diagnosticar tumor ou lesão pseudotumorais, estão: (a) localização da lesão (no esqueleto e osso afetado), (b) bordas da lesão (a chamada *zona de transição*), (c) tipo de matriz da lesão (composição histológica do tumor), (d) tipo de destruição óssea, (e) tipo de reação do periósteo à lesão (reação periosteal), (f) tipo e extensão de acometimento dos tecidos moles e (g) número de lesões existentes (Figura 16.32).

Localização da lesão
A localização da lesão óssea é um fator importante porque alguns tumores têm predileção por determinados ossos (Tabela 16.3 e Figura 16.33) ou partes específicas do osso (Tabela 16.4 e Figura 16.34). A localização de algumas lesões é tão característica que o diagnóstico pode ser sugerido apenas com base nessa informação, como é o caso de osteossarcoma parosteal (Figura 16.35), tumor de células gigantes (Figura 16.36) ou condroblastoma (Figura 16.37). Além disso, algumas doenças podem ser excluídas facilmente do diagnóstico diferencial com base na localização da lesão. Por exemplo, o diagnóstico de tumor de células gigantes não deve ser estabelecido quando a lesão não alcança a extremidade articular do osso, porque pouquíssimos desses tumores desenvolvem-se em áreas distantes da articulação.

Relação entre tumor e eixo central do osso – especialmente quando se trata de osso tubular longo como úmero, rádio, tíbia e fêmur – também é um elemento muito importante para avaliar a localização da lesão. Algumas lesões parecem estar localizadas ao centro, inclusive cisto ósseo simples (Figura 16.38 A), foco de displasia fibrosa (Figura 16.38 B) ou encondroma (Figura 16.38 C). Localização excêntrica é mais típica de cisto ósseo aneurismático (Figura 16.39 A), fibroma não ossificante (Figura 16.39 B) ou fibroma condromixoide (Figura 16.39 C).

Bordas da lesão
Avaliação das bordas ou margens da lesão é crucial para determinar se o tumor tem crescimento lento ou rápido (agressivo) (Figura 16.40). São descritos três tipos de borda de lesão: (a) borda com demarcação nítida por esclerose entre área periférica do tumor e osso adjacente (margem 1A); (b) borda com demarcação nítida sem esclerose ao redor das áreas periféricas da lesão (margem 1B); e (c) borda com região mal delimitada (em toda ou em parte da circunferência) na interface entre lesão e osso adjacente (margem 1C). Lesões de crescimento lento, que geralmente são benignas, têm bordas escleróticas nitidamente demarcadas (zona de transição estreita) (Figura 16.41 A), enquanto lesões malignas ou agressivas frequentemente têm bordas mal delimitadas (zona de transição ampla) com pouquíssima ou nenhuma esclerose reativa (Figura 16.41 B). Algumas lesões não têm bordas escleróticas (Tabela 16.5) e outras frequentemente apresentam estas bordas (Tabela 16.6). É importante enfatizar que o tratamento pode alterar o aspecto dos tumores ósseos malignos; depois de radioterapia ou quimioterapia, eles podem apresentar esclerose significativa e zona de transição estreita (Figura 16.42).

Tipo de matriz
Todos os tumores ósseos são formados de componentes histológicos típicos, ou seja, a chamada *matriz tumoral*. Em geral, apenas duas dessas matrizes – osteoblástica e cartilaginosa – podem ser demonstradas claramente nas radiografias. Quando é possível detectar osso ou cartilagem dentro do tumor, pode-se supor que ele seja osteoblástico ou cartilaginoso (Figura 16.43). Tumor ósseo dentro ou perto

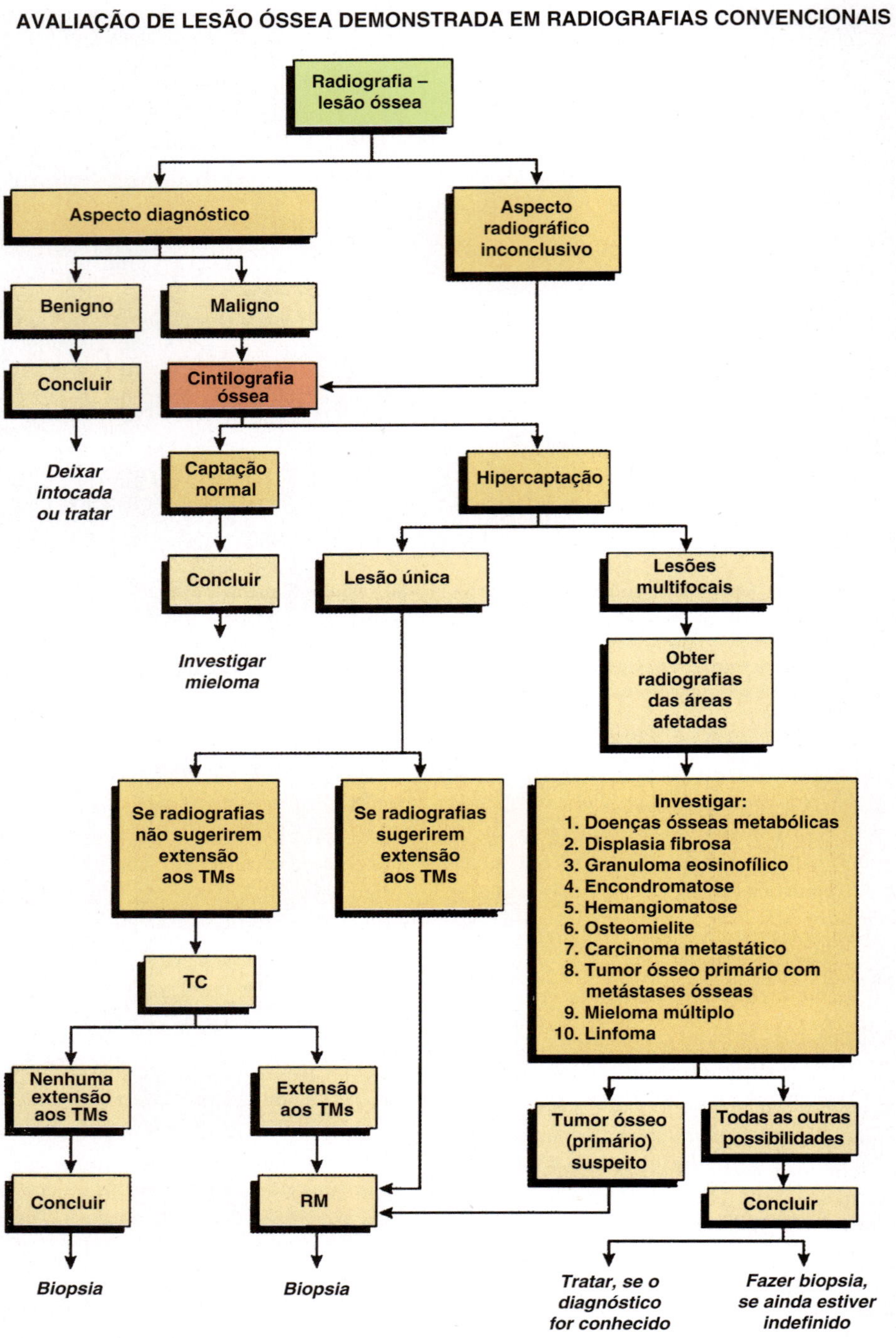

AVALIAÇÃO DE LESÃO ÓSSEA DEMONSTRADA EM RADIOGRAFIAS CONVENCIONAIS

Figura 16.31 Algoritmo para avaliar e tratar lesão óssea detectada em radiografias convencionais.

da área de destruição deve alertar o radiologista quanto à possibilidade de osteossarcoma. Contudo, deposição de osso novo também pode ser causada por processo reparador secundário à destruição óssea – a chamada *esclerose reativa* – em vez de formação de osteoide ou osso pelas células malignas. Em geral, osso tumoral recém-formado é indistinguível radiograficamente do osso reativo; contudo, áreas de densidade "felpuda", "algodonosa" ou "enevoada" dentro da cavidade medular e tecidos moles circundantes devem sugerir osso tumoral e, consequentemente, indicar o diagnóstico de osteossarcoma (Figura 16.44; ver também Figuras 16.11 A e 16.22 D).

A cartilagem é reconhecida pela presença de calcificações com formato de pipoca, pontos, anéis ou vírgulas (Figura 16.45; ver

também Figura 16.23). Como a cartilagem geralmente cresce em lóbulos, com frequência se sugere tumor de origem cartilaginosa por seu crescimento lobulado. Lesão totalmente radiotransparente pode ter origem fibrosa ou cartilaginosa, embora estruturas ocas formadas por lesões tumorais (inclusive cistos ósseos simples ou gânglios intraósseos) também possam formar áreas radiotransparentes (Tabela 16.7). A Tabela 16.8 mostra uma lista de tumores e pseudotumores que podem formar lesões radiodensas.

Tipo de destruição óssea

O tipo de destruição óssea causada pelo tumor está relacionado principalmente com a taxa de crescimento da lesão. Embora não seja

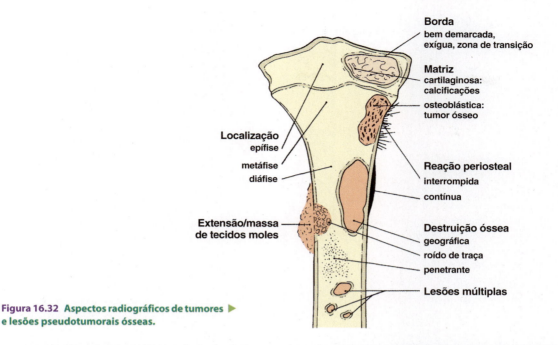

Figura 16.32 Aspectos radiográficos de tumores e lesões pseudotumorais ósseas.

Tabela 16.3 Localização mais comum de tumores ósseos no esqueleto.

Lesões	Localização mais comum no esqueleto
Sarcoma de Ewing Mieloma múltiplo Leucemia/linfoma Tumores metastáticos	Áreas de medula hematopoética do esqueleto axial (vértebras, costelas, esterno, pelve, crânio) e partes proximais de ossos longos (fêmur e úmero)
Fibroma não ossificante	Fêmur e tíbia distal
Cisto ósseo simples	Úmero proximal (50%); fêmur proximal (25%)
Cordoma	Base do crânio, C2 e sacro (90%)
Adamantinoma	Terço médio da diáfise da tíbia (90%); ossos da mandíbula
Condroblastoma	Ossos longos (75%) (partes distal e proximal do fêmur, tíbia proximal e úmero proximal)
Tumor de células gigantes	Extremidades de ossos longos, fêmur distal, tíbia proximal, rádio distal e úmero proximal
Encondroma	Mais comum em ossos tubulares curtos da mão (cerca de 40% dos casos)
Condrossarcoma (primário e, menos comumente, secundário)	Cerca de 75% ocorrem no tronco, fêmur e úmero; 25-30% desenvolvem-se nos ossos pélvicos
Displasia fibrosa	Ossos craniofaciais e fêmur são localizações mais comuns das formas monostótica e poliostótica. Na displasia fibrosa monostótica, a maioria das lesões localiza-se no fêmur, crânio e tíbia
Osteocondroma	Mais comum na região metafisária do fêmur distal, úmero proximal, tíbia proximal e fíbula
Osteoblastoma	Elementos posteriores da coluna vertebral e sacro (40 a 55%)
Cisto ósseo aneurismático	Pode afetar qualquer osso, mas geralmente se desenvolve na metáfise de ossos longos: fêmur, tíbia e úmero
Fibroma condromixoide	Área do joelho (30%), ossos pélvicos, ossos pequenos do pé
Hemangioma	Corpos vertebrais são afetados mais comumente e, em seguida, ossos craniofaciais e longos

patognomônico de qualquer neoplasia específica, o tipo de destruição (descrita como padrão geográfico, "roído de traça" ou penetrante) (Figura 16.46) pode sugerir não apenas processo neoplásico benigno ou maligno (Figura 16.47 A), mas também, em alguns casos, o tipo histológico do tumor, como se observa com o tipo permeativo de destruição óssea observada tipicamente com os chamados *tumores de células redondas* – sarcoma de Ewing (Figura 16.47 C) e linfoma.

Reação periosteal

Em geral, a reação periosteal a um processo neoplásico ósseo é classificada como contínua ou interrompida (Figura 16.48 e Tabela 16.9). O primeiro tipo de reação é marcado por camadas sólidas de densidade periosteal, indicando processo benigno de longa duração, como ocorre nos pacientes com osteoma osteoide (Figura 16.49) ou osteoblastoma (ver Figura 17.39). Reação contínua também está associada aos processos não neoplásicos, inclusive histiocitose de células de Langerhans, osteomielite, abscesso ósseo (Figura 16.50) ou paquidermoperiostose, fraturas em processo de consolidação ou osteoartropatia pulmonar hipertrófica (Figura 16.51). O tipo de reação periosteal interrompido sugere neoplasia maligna ou processo altamente agressivo, ainda que não maligno. Essa reação pode ser evidenciada como padrão de raios de sol, lamelar, aveludado ou triângulo de Codman e é comum nos pacientes, como tumores primários malignos, inclusive osteossarcoma ou sarcoma de Ewing (Figura 16.52).

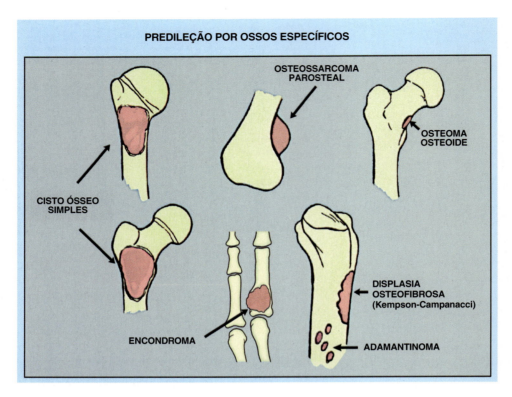

▲ **Figura 16.33 Localização da lesão: predileção por ossos específicos.** Exemplos de predileção típica de alguns tumores por ossos específicos.

Tabela 16.4 Predileção dos tumores por áreas específicas do esqueleto.

	Predileção de neoplasias e lesões pseudotumorais ósseas benignas no esqueleto	Predileção de neoplasias ósseas malignas no esqueleto
Esqueleto axial	*Ossos do crânio e face*: osteoma, osteoblastoma, histiocitose de células de Langerhans, displasia fibrosa, hemangioma solitário, osteoporose circunscrita (fase lítica da doença de Paget)	*Ossos do crânio e da face*: condrossarcoma mesenquimal, mieloma múltiplo, neuroblastoma metastático, carcinoma metastático
	Mandíbula: granuloma reparativo de células gigantes, mixoma, fibroma ossificante, fibroma desmoplásico	*Mandíbula*: osteossarcoma
	Coluna vertebral: cisto ósseo aneurismático, osteoblastoma, histiocitose de células de Langerhans, hemangioma	*Coluna vertebral*: cordoma, mieloma, metástases
Esqueleto apendicular	*Ossos cilíndricos longos*: osteoma osteoide, cisto ósseo simples, cisto ósseo aneurismático, osteocondroma, encondroma, condroma periosteal, condroblastoma, fibroma condromixoide, fibroma não ossificante, tumor de células gigantes, displasia osteofibrosa, fibroma desmoplásico, gânglion intraósseo	*Ossos cilíndricos longos*: osteossarcoma (todas as variantes), adamantinoma, histiocitoma fibroso maligno, linfoma primário, condrossarcoma, angiossarcoma e fibrossarcoma
	Mãos e pés: granuloma reparativo de células gigantes, periostite reativa florida, encondroma, tumor do glomo, cisto epidermoide, exostose subungueal, lesão osteocondromatosa parosteal bizarra	*Mãos e pés*: nenhum
Predileções especiais	Cisto ósseo simples – úmero proximal, fêmur proximal Displasia osteofibrosa – tíbia, fíbula (córtex anterior) Osteoma osteoide – fêmur, tíbia Fibroma condromixoide – tíbia, metáfises Condroblastoma – epífises Tumor de células gigantes – extremidades articulares do fêmur, tíbia e rádio Tumor mixofibroso lipoesclerosante – região intertrocantérica do fêmur	Adamantinoma – tíbia, fíbula Osteossarcoma parosteal – fêmur distal (córtex posterior) Osteossarcoma periosteal – tíbia Condrossarcoma de células claras – fêmur e úmero proximais Cordoma – sacro, *clivus*, C2 Mieloma múltiplo – pelve, coluna vertebral, crânio

Reproduzida de Fechner RE, Mills SE: *Tumors of the bones and joints*. Washington, DC: Armed Forces Institute of Pathology; 1993:1-16.

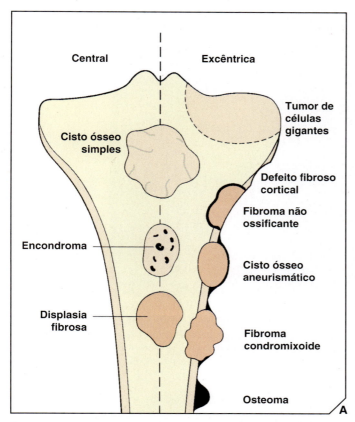
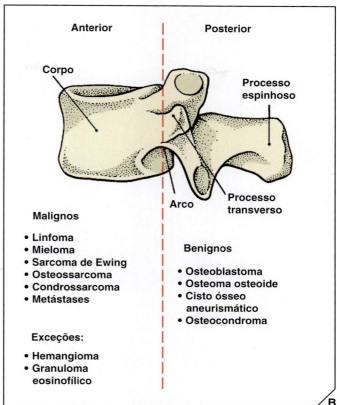

▲ **Figura 16.34 Localização da lesão. A.** A localização excêntrica *versus* central das lesões com aspecto semelhante facilita o diagnóstico diferencial. **B.** Distribuição de vários tumores e lesões tumorais semelhantes em uma vértebra. Lesões malignas são encontradas principalmente em sua região anterior (corpo vertebral), enquanto lesões benignas predominam em seus elementos posteriores (arco neural).

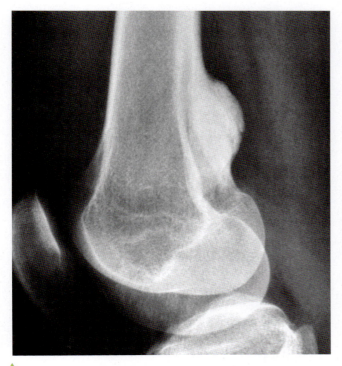

▲ **Figura 16.35 Predileção da lesão por área específica no osso – osteossarcoma parosteal.** Esse tumor tem predileção pela parte posterior do fêmur distal.

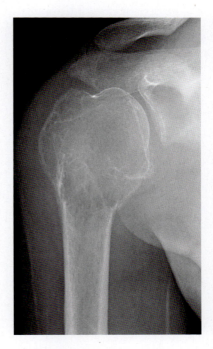

▲ **Figura 16.36 Predileção da lesão por área específica no osso – tumor de células gigantes.** Um dos aspectos característicos do tumor de células gigantes é sua localização na extremidade articular de um osso longo, como se pode observar nessa mulher de 35 anos com lesão unicamente osteolítica e ligeiramente expansiva localizada na parte proximal do úmero direito.

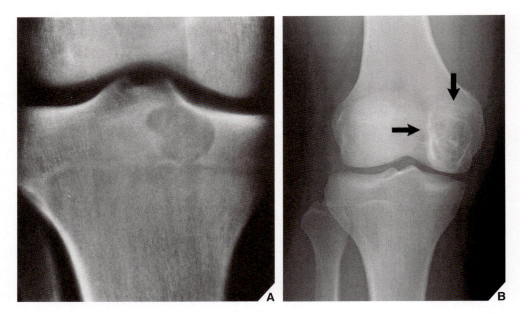

Figura 16.37 **Predileção da lesão por área específica no osso – condroblastoma.** Condroblastoma tem predileção por epífise de ossos longos. **A.** A radiografia anteroposterior do joelho direito desse rapaz de 14 anos demonstrou lesão radiotransparente com borda esclerótica na epífise proximal da tíbia. **B.** Essa radiografia anteroposterior do joelho direito dessa moça de 17 anos mostrou lesão radiotransparente com borda esclerótica no côndilo femoral medial (*setas*) e calcificações condroides. (**A**, Reproduzida, com autorização, de Greenspan A, Borys D. *Radiology and pathology correlation of bone tumors*, 1 st ed. Philadelphia: Wolters Kluwer; 2015:3, Figura 1.2 A.)

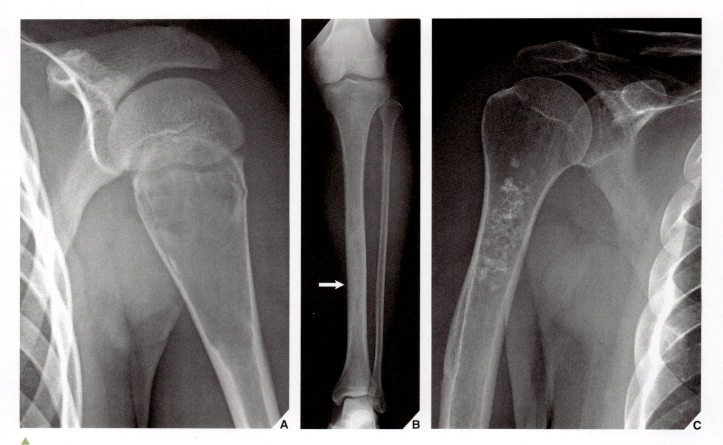

Figura 16.38 **Localização central da lesão intraóssea. A.** Nos casos típicos, o cisto ósseo simples tem localização central dentro do osso, como se pode observar nesse menino de 12 anos com lesão radiotransparente avançando sobre a placa de crescimento do úmero proximal esquerdo. **B.** A maioria das displasias fibrosas localiza-se ao centro do osso, como se pode observar nesse homem de 28 anos com lesão esclerótica na parte medular da tíbia esquerda, que tinha aspecto de "vidro-fosco" (*seta*). **C.** Nos casos típicos, encondroma é uma lesão central, como foi demonstrado nessa radiografia anteroposterior do úmero direito desse homem de 52 anos.

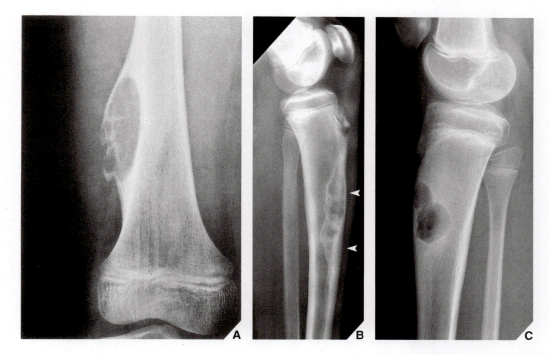

▲
Figura 16.39 Localização excêntrica da lesão intraóssea. A. O cisto ósseo aneurismático na diáfise do fêmur direito desse menino de 8 anos mostrava expansão cortical excêntrica típica. **B.** O fibroma não ossificante detectado nessa menina de 12 anos tinha borda posterior lobulada e localização excêntrica dentro do osso (*pontas de seta*). **C.** O fibroma condromixoide detectado nessa moça de 17 anos estava localizado na parte anterior da diáfise tibial. (**A**, Reproduzida, com autorização, de Greenspan A, Borys D. *Radiology and pathology correlation of bone tumors*, 1 st ed. Philadelphia: Wolters Kluwer; 2015:3, Figura 1.7 A.)

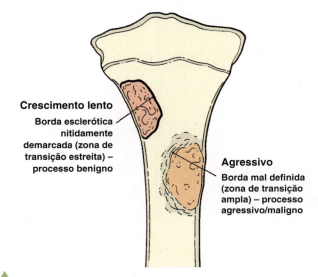

▲
Figura 16.40 Bordas da lesão. Os aspectos radiográficos das bordas da lesão caracterizam-na como tumores de crescimento lento (mais provavelmente benignos) ou agressivo (quase certamente malignos).

Extensão aos tecidos moles

Com poucas exceções – inclusive tumores de células gigantes, cistos ósseos aneurismáticos, osteoblastoma ou fibromas desmoplásicos –, tumores e lesões pseudotumorais ósseas benignas geralmente não têm extensão aos tecidos moles; por essa razão, massa de tecidos moles quase sempre indica lesão agressiva ou, em muitos casos, tumor maligno (Figura 16.53). Entretanto, é importante ter em mente que distúrbios não neoplásicos (p. ex., osteomielite) também têm um componente de partes moles, embora esse acometimento dos tecidos moles geralmente seja mal delimitado e cause obliteração dos planos de tecidos adiposos. Contudo, com processos malignos, a massa tumoral é nitidamente demarcada e estende-se através do córtex destruído com preservação dos planos teciduais (Figura 16.54).

No caso de lesão óssea associada a uma massa de tecidos moles, sempre é recomendável determinar qual condição desenvolveu-se primeiramente. Em outras palavras, uma lesão em partes moles é extensão do tumor primário, ou é a lesão primária que invadiu o osso? Embora nem sempre sejam aplicáveis, alguns critérios radiológicos podem ajudar a desvendar essa questão (Figura 16.55). Por exemplo, na maioria dos casos, massa volumosa de tecidos moles e lesão óssea menor indicam acometimento esquelético secundário. Contudo, sarcoma de Ewing viola essa regra. A lesão óssea primária destrutiva dessa doença pode ser pequena e, em muitos casos, está acompanhada de massa volumosa de tecidos moles. Lesão destrutiva sem reação periosteal localizada perto de uma massa de tecidos moles pode indicar invasão secundária pelo tumor primário de partes moles, que geralmente destrói o periósteo adjacente. Isso contrasta com lesões ósseas primárias, que geralmente causam reação periosteal quando irrompem pelo córtex e estendem-se aos tecidos moles adjacentes. Entretanto, como essas observações não se aplicam a todos os casos, esses critérios devem ser considerados apenas como sinais indicadores em vez de patognomônicos.

Multiplicidade de lesões

Lesões malignas múltiplas geralmente indicam doença metastática, mieloma múltiplo ou linfoma (Figura 16.56). Em casos muito raros, lesões malignas primárias (osteossarcoma ou sarcoma de Ewing) são evidenciadas por doença multifocal. Entretanto, lesões

852 Parte 4 Tumores e Lesões Pseudotumorais

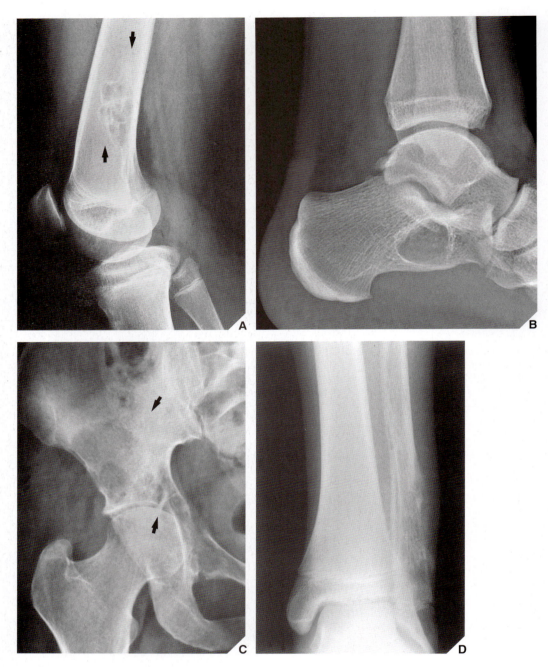

Figura 16.41 Bordas da lesão: benigna versus maligna. A. Borda esclerótica ou zona de transição estreita entre os ossos normal e anormal caracteriza lesão benigna, como se pode observar nestes exemplos de fibroma não ossificante (**A**) e cisto ósseo simples (*setas*) (**B**). Zona de transição ampla define lesão agressiva/maligna, como nesses casos de plasmocitoma solitário (**C**) do osso púbis e parte supracetabular do ílio direito (*setas*) e sarcoma de Ewing (**D**) localizado na fíbula distal. (**B** e **D**, reproduzidas com autorização de Greenspan A, Borys D. *Radiology and pathology correlation of bone tumors: a quick reference and review*. Philadelphia: Wolters Kluwer; 2016:5, Figura 1.8A-B.)

benignas tendem a acometer vários focos, como ocorre com displasia fibrosa poliostótica (Figura 16.57), osteocondroma múltiplos (ver Figuras 18.55 e 18.56 A), encondromatose (ver Figuras 18.27 e 18.29), histiocitose de células de Langerhans, hemangiomatose e fibromatose.

Lesões benignas versus malignas

Embora algumas vezes seja difícil diferenciar lesões ósseas benignas de malignas com base apenas em radiografias, alguns aspectos típicos favorecem um processo em vez do outro (Figura 16.58). Em geral, lesões benignas têm bordas escleróticas bem definidas, destruição óssea com padrão geográfico, reação periosteal ininterrupta (sólida) e nenhuma massa de tecidos moles (ver Figuras 16.41 A e B, 16.48 A e 16.49). Por outro lado, tumores malignos tendem a formar bordas mal definidas com zona de transição ampla, padrão de destruição óssea permeativo ou roído de traça, reação periosteal interrompida do tipo "raio de sol" ou casca de cebola e massa de tecidos moles adjacente (ver Figuras 16.41 C e D, 16.48 B e C, 16.52 e 16.54 A). Entretanto, é importante ter em mente que algumas lesões benignas também podem ter aspecto agressivo (Tabela 16.10).

Capítulo 16   Avaliação Radiológica de Tumores e Lesões Pseudotumorais   **853**

Tabela 16.5 Lesões ósseas em geral não apresentam bordas escleróticas.

Benignas	Malignas
Osteomielite aguda	Angiossarcoma
Tumor marrom do hiperparatireoidismo	Fibrossarcoma
	Leiomiossarcoma ósseo
Encondroma de osso cilíndrico curto	Leucemia
	Linfoma
Mesenquimoma fibrocartilaginoso	Histiocitoma fibroso maligno
Tumor de células gigantes	Metástases de tumor primário de pulmão, trato gastrintestinal, rim, mama ou tireoide
Histiocitose de células de Langerhans (alguns casos)	
Fase osteolítica da doença de Paget	Mieloma (plasmocitoma)
	Osteossarcoma telangiectásico

Tabela 16.6 Lesões ósseas que em geral apresentam bordas escleróticas.

Benignas	Malignas
Abscesso ósseo	Alguns tumores malignos depois de radioterapia ou quimioterapia
Cisto de inclusão epidermoide	
Cisto ósseo aneurismático	Condrossarcoma comum (alguns casos)
Cisto ósseo simples	
Condroblastoma	Condrossarcoma de células claras
Condroma periosteal	
Displasia fibrosa	Cordoma
Displasia osteofibrosa	Osteossarcoma central de grau baixo
Defeito fibroso cortical	
Fibroma condromixoide	
Fibroma não ossificante	
Gânglion intraósseo	
Granuloma reparativo de células gigantes	
Histiocitoma fibroso benigno	
Infarto ósseo medular	
Lipoma intraósseo	
Osteoblastoma	

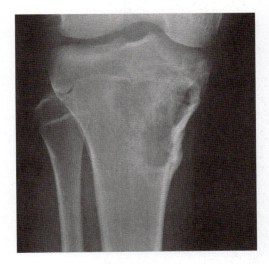

▲ **Figura 16.42 Osteossarcoma – aspecto pós-quimioterapia.** Após 3 meses de poliquimioterapia com metotrexato, cloridrato de doxorrubicina e vincristina, a radiografia anteroposterior do joelho desse garoto de 16 anos com osteossarcoma da tíbia direita demonstrou esclerose reativa nas bordas do tumor e zona de transição estreita – aspectos mais comuns com lesões benignas. Esse paciente foi submetido a cirurgia de preservação do membro.

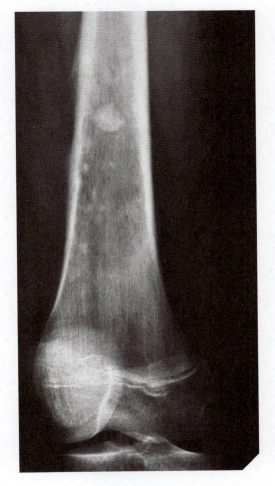

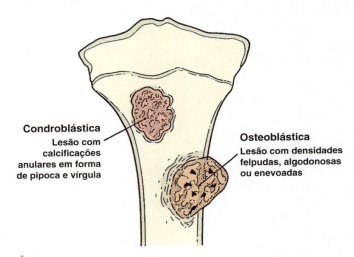

▲ **Figura 16.43 Matriz tumoral.** Aspectos radiográficos da matriz de tumores e lesões pseudotumorais, que caracterizam a lesão como condroblástica (formadora de cartilagem) ou osteoblástica (formadora de osso).

▲ **Figura 16.44 Matriz osteoblástica.** A matriz da lesão osteoblástica típica – neste caso, osteossarcoma – caracterizava-se pela presença de densidades algodonosas e felpudas dentro da cavidade medular do fêmur distal.

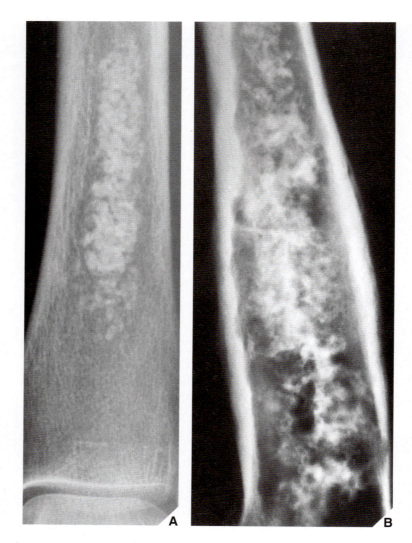

▲
Figura 16.45 Matriz condroide. A. Matriz do encondroma. **B.** Matriz do condrossarcoma. **A**, Reproduzida, com autorização, de Greenspan A, Remagen W. *Differential diagnosis of tumors and tumor-like lesions*. Philadelphia: Lippincott-Raven; 1998.)

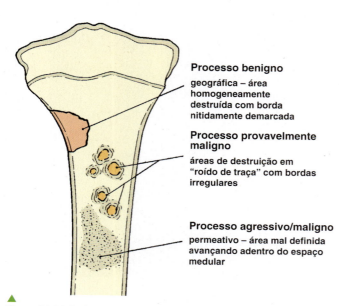

▲
Figura 16.46 Padrões de destruição óssea. Aspectos radiográficos do tipo de destruição óssea podem sugerir processo neoplásico benigno ou maligno.

Patologia

Colorações histológicas

Hematoxilina e eosina (H&E) é um dos corantes principais mais amplamente utilizados em histologia. Corantes especiais são usados quando a coloração com H&E não consegue fornecer respostas às questões diagnósticas, patogênicas e etiológicas. Corante de van Gieson, que é utilizado mais comumente na Europa, ajuda a detectar presença e quantidade de colágeno nos ossos e outros tecidos conjuntivos, que assumem cor vermelha intensa. Em alguns casos, corante Giemsa é usado para diferenciar tumores de pequenas células redondas, principalmente de linfomas. Em geral, fibras de reticulina são coradas com corante de Gomori ou Novotny. A coloração com ácido periódico de Schiff (PAS) combinado com digestão por diástase é uma técnica usada para demonstrar glicogênio intracitoplasmático. Nos estudos patológicos de tumores ósseos, o PAS é aplicado frequentemente para demonstrar glicogênio no sarcoma de Ewing e condrossarcoma de células claras. Corante de mucina pode demonstrar adenocarcinoma metastático, sempre que células tumorais não formam estruturas glandulares. O corante tricromo pode realçar estruturas extracelulares, inclusive colágeno. O corante vermelho Congo é usado para ressaltar deposição de

Tabela 16.7 Tumores e pseudotumores que podem formar lesões radiotransparentes.

Sólidos	Císticos
Cartilaginosos (encondroma, condroblastoma, fibroma mixoide, condrossarcoma)	Abscesso ósseo
	Angiomatose cística
	Cisto hidático
Doença de Paget (fase osteolítica – osteoporose circunscrita)	Cisto ósseo aneurismático
	Cisto ósseo simples
Fibroso e histiocítico (fibroma não ossificante, displasia fibrosa, displasia osteofibrosa, fibroma desmoplásico, fibrossarcoma, histiocitoma fibroso maligno)	Cistos ósseos variados (sinoviais, degenerativos)
	Gânglion intraósseo
	Lesões vasculares
	Lipoma intraósseo
	Pseudotumor hemofílico
Granuloma reparativo de células gigantes	Tumor marrom do hiperparatireoidismo
Histiocitose de células de Langerhans	
Linfoma	
Metástases (pulmão, mama, trato digestivo, rim, tireoide)	
Mieloma (plasmocitoma)	
Osteoblástico (osteoide, osteoma, osteoblastoma, osteossarcoma telangiectásico)	
Sarcoma de Ewing	
Tumor de células gigantes	

Tabela 16.8 Tumores e pseudotumores que podem formar lesões radiodensas.

Benignos	Malignos
Displasia fibrosa	Adamantinoma
Doença de Caffey	Condrossarcoma
Encondroma calcificante	Linfoma
Esclerose vertebral discogênica	Metástases osteoblásticas
Defeito fibroso cortical cicatrizado	Osteossarcoma comum
Fibroma não ossificante cicatrizado	Osteossarcoma parosteal
Fratura em consolidação ou consolidada	Sarcoma de Ewing (depois de quimioterapia)
Hemangioma esclerosante	
Ilhota de osso compacto	
Infarto ósseo medular	
Osteíte condensante	
Osteoma	
Osteoma osteoide	
Osteonecrose	
Osteopoiquilose	
Melorreostose	
Mastocitose	
Osteoblastoma	
Tumor mixofibroso liposclerosante	

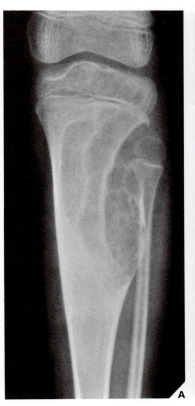
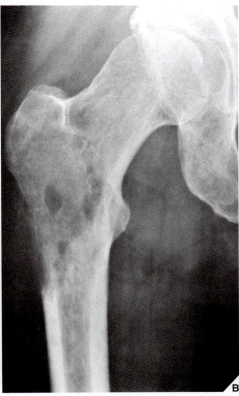
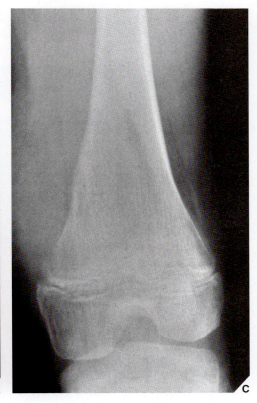

Figura 16.47 Padrões de destruição óssea. A. Destruição óssea do tipo geográfico, que se evidencia por área homogeneamente afetada delimitada por bordas bem demarcadas, caracteriza lesões benignas de crescimento lento – neste caso, fibroma condromixoide. **B.** Destruição óssea com padrão "roído de traça" é típica das lesões infiltrativas com crescimento rápido – neste caso, mieloma. **C.** Destruição óssea do tipo permeativo é típica dos tumores de células redondas – neste caso, sarcoma de Ewing. Observe que também havia destruição praticamente imperceptível da metáfise do fêmur pelo tumor, que tinha infiltrado cavidade medular e córtex e estendido até os tecidos moles circundantes, formando uma massa volumosa. **A**, Reproduzida, com autorização, da AAOS, de Lewis MM, Sissons HA, Norman A, Greenspan A. Benign and malignant cartilage tumors. In: Griffin PP, ed. *Instructional course lectures*. Chicago: American Academy of Orthopaedic Surgeons; 1987:81-114.)

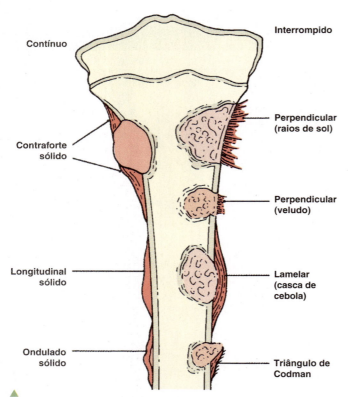

Figura 16.48 Tipos de reação periosteal. Aspectos radiográficos dos tipos contínuo e interrompido de reação periosteal. Reação periosteal contínua indica processo benigno, enquanto reação interrompida sugere processo maligno ou agressivo, ainda que não maligno.

amiloide. A técnica de von Kossa é aplicada como corante para cálcio e fornece informações úteis à avaliação histomorfométrica de doenças ósseas metabólicas que afetam o metabolismo do cálcio. O corante de Gram é usado para classificar bactérias em Gram-positivas e Gram-negativas. O corante prata-metenamina de Grocott (GMS) detecta fungos, enquanto o corante de Warthin-Starry é usado para demonstrar espiroquetas e riquétsias.

Imuno-histoquímica

O método de imuno-histoquímica (IHQ) baseia-se na ligação de um antígeno celular específico a um anticorpo específico presente na superfície ou estruturas internas da célula. As técnicas de IHQ são muito úteis para diferenciar tumores com histologia semelhante, mas origens diferentes. Por exemplo, essas técnicas são empregadas para diferenciar entre sarcoma de Ewing/PNETs, linfoma, neuroblastoma metastático e tumor de Wilms como parte do diagnóstico diferencial de tumores de células redondas pequenas.

Microscopia eletrônica

Microscopia eletrônica (ME) não tem utilidade marcante no estudo da patologia de tumores ósseos. Entretanto, análises ultraestruturais ainda podem ajudar a avaliar neoplasias de pequenas células (p. ex., PNETs podem ter grânulos neurossecretórios) ou histiocitose de células de Langerhans quando demonstram grânulos de Birbeck típicos.

Genética dos tumores ósseos

Estudos genéticos dos tumores ósseos são capazes de detectar anomalias cromossômicas específicas, que podem ser usadas como marcadores

Tabela 16.9 Exemplos de processos neoplásicos e não neoplásicos classificados com base no tipo de reação periosteal.

Reação Periosteal Contínua

Tumores e lesões pseudotumorais benignas	Lesões não neoplásicas
Osteoma osteoide	Osteomielite, abscesso ósseo
Osteoblastoma	Histiocitose de células de Langerhans
Cisto ósseo aneurismático	Fratura em processo de consolidação
Fibroma condromixoide	Miosite ossificante justacortical
Condroma periosteal	Osteoartropatia pulmonar hipertrófica
Condroblastoma	Hemofilia (sangramento subperiosteal)
	Veias varicosas e insuficiência vascular periférica
	Doença de Caffey
	Acropatia tireóidea
	Escorbuto tratado
	Paquidermoperiostose
	Doença de Gaucher

Tumores malignos
Condrossarcoma (raro)
Alguns tumores malignos depois de radioterapia ou quimioterapia

Reação periosteal interrompida

Tumores malignos	Lesões não neoplásicas
Osteossarcoma	Osteomielite aguda
Sarcoma de Ewing	Histiocitose de células de Langerhans (alguns casos)
Condrossarcoma	Hemorragia subperiosteal (alguns casos)
Linfoma (raramente)	Hemofilia (raramente)
Fibrossarcoma (raramente)	
Histiocitoma fibroso maligno (raramente)	
Carcinoma metastático	

Capítulo 16 Avaliação Radiológica de Tumores e Lesões Pseudotumorais 857

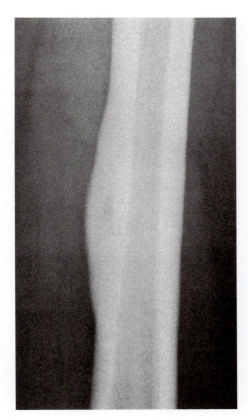

▲ **Figura 16.49 Reação periosteal sólida: osteoma osteoide.** Reação periosteal sólida (contínua) é típica das lesões benignas, nesse caso osteoma osteoide cortical.

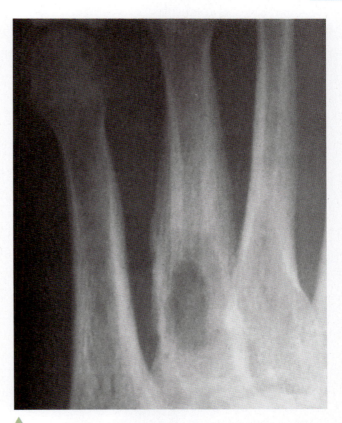

▲ **Figura 16.50 Reação periosteal sólida: abscesso ósseo.** Esse abscesso ósseo localizado na base do quarto metatarso produziu reação periosteal do tipo sólido.

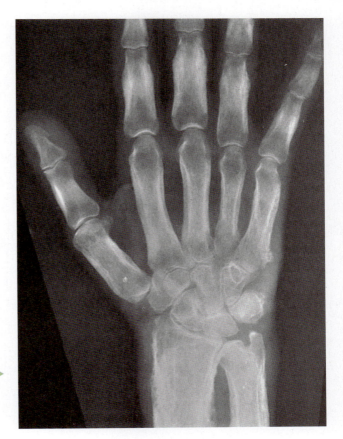

Figura 16.51 Reação periosteal sólida: osteoartropatia pulmonar hipertrófica. Reação periosteal contínua (sólida) sugestiva de alterações causadas por osteoartropatia pulmonar hipertrófica, aqui evidenciadas no segmento distal do antebraço e na mão desse paciente com carcinoma de pulmão.

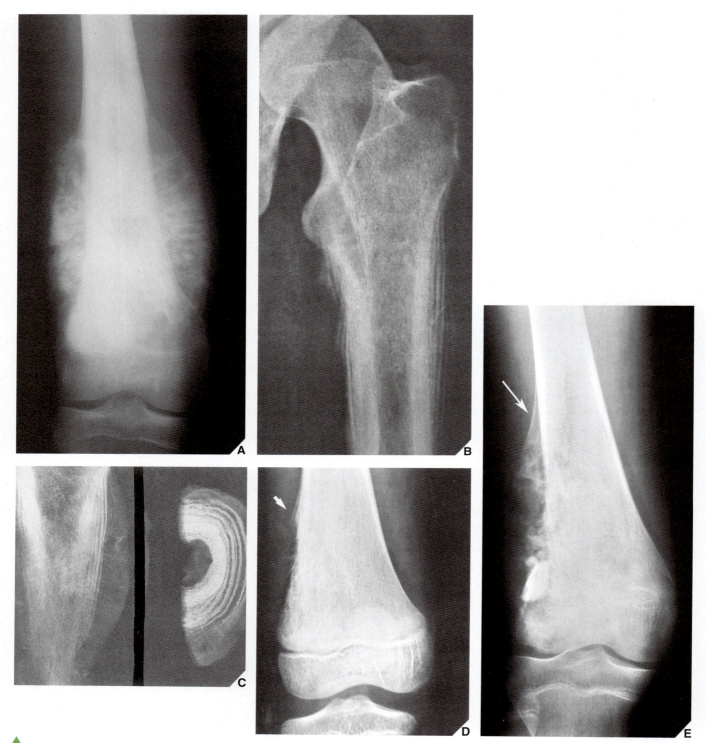

Figura 16.52 Reação periosteal do tipo interrompido. A. Lesões altamente agressivas e tumores malignos podem evidenciar-se radiograficamente com padrão de reação periosteal em "raios de sol", como se pode observar nesse caso de osteossarcoma. **B.** Outro padrão de reação periosteal interrompida é o tipo lamelar ou em casca de cebola, como demonstrado nesse paciente com sarcoma de Ewing do fêmur esquerdo proximal. **C.** Radiografias dos cortes preparados em bloco (coronal à esquerda e transversal à direita) do espécime retirado do sarcoma de Ewing demonstraram detalhes do tipo lamelar. **D.** Triângulo de Codman (*setas*) também indica tipo agressivo (geralmente maligno) de reação periosteal, como demonstrado nesse paciente com sarcoma de Ewing e outro paciente com osteossarcoma (**E**). (**C**, Reproduzida, com autorização, de Greenspan A, Remagen W. *Differential diagnosis of tumors and tumor-like lesions*. Philadelphia: Lippincott-Raven Publishers; 1998.)

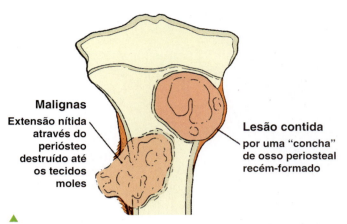

Figura 16.53 Massa de tecidos moles. Aspectos radiográficos de extensão aos tecidos moles, que caracteriza lesões ósseas agressivas/malignas e processos neoplásicos benignos.

diagnósticos, prognósticos e terapêuticos dirigidos. Para detectar essas anomalias, foram desenvolvidos métodos diagnósticos novos como citometria de fluxo (CMF), citogenética digital e citogenética molecular. A CMF é um método quantitativo automatizado para analisar teor de DNA e taxa de proliferação de células isoladas. A citogenética é um ramo da genética, que se dedica a estudar estrutura e função das células, especialmente seus cromossomos. A citogenética molecular é uma subespecialidade da genética, que combina biologia molecular e citogenética. Com o desenvolvimento de hibridização fluorescente *in situ* (HFIS), análises genéticas dos núcleos em interfase tornaram-se possíveis (mesmo em material fixado e embebido em parafina) com aplicação de sondas de sequências e centrômeros específicos marcadas diferencialmente para o material nuclear. A reação em cadeia de polimerase (*polymerase chain reaction*, ou PCR,

em inglês) é um método revolucionário baseado na possibilidade de que a enzima DNA-polimerase sintetize hélices novas de DNA complementar às hélices oferecidas como modelo. Esse método permite detectar a translocação cromossômica t(11;22) do sarcoma de Ewing a partir de uma amostra ainda que diminuta de tecidos obtidos por biopsia.

Tratamento

Depois de analisar todos os dados clínicos e radiológicos pertinentes ao paciente com lesão óssea, a decisão diagnóstica mais importante é determinar se a lesão é comprovadamente benigna e não precisa ser submetida a biopsia, mas simplesmente monitorada ou totalmente ignorada – uma lesão que "não deve ser tocada" (Figura 16.59 e Tabela 16.11) – ou se tem aspecto ambíguo ou agressivo e deve ser mais bem investigada por biopsia percutânea ou cirúrgica aberta (Figura 16.60). Os resultados do exame histopatológico de um espécime determinam se o tratamento subsequente de determinado paciente deve consistir em intervenção cirúrgica, quimioterapia, radioterapia ou uma combinação dessas modalidades.

Monitoramento dos resultados do tratamento

Cinco modalidades de exame radiológico – radiografia convencional, TC, RM, cintilografia e arteriografia – são utilizadas comumente para monitorar resultados do tratamento de tumores ósseos. Entre essas cinco, as radiografias são usadas principalmente para documentar resultados de ressecção cirúrgica de lesões benignas, como osteocondroma ou osteoma osteoide (Figura 16.61), ou monitorar resultados de curetagem cirúrgica de tumores ou lesões pseudotumorais benignas e colocação de enxertos ósseos (Figura 16.62). No caso de tumores malignos, as radiografias permitem demonstrar posição de endopróteses (Figura 16.63) ou enxertos ósseos (Figura 16.64) usados em procedimentos de preservação do membro. A eficácia da quimioterapia

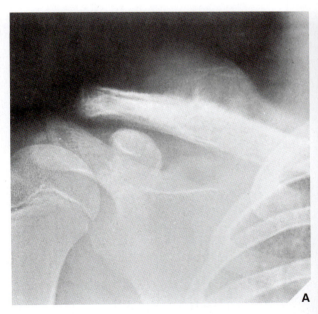
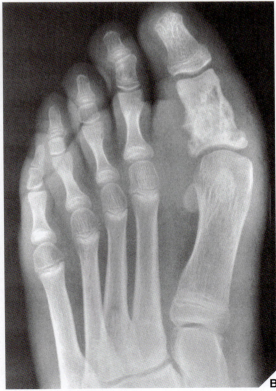

Figura 16.54 Massa de tecidos moles. A. Esse tumor maligno de clavícula, no caso sarcoma de Ewing, formou uma massa de tecidos moles bem demarcada. **B.** Nesse paciente com osteomielite da falange proximal do primeiro pododáctilo, as partes moles teciduais estavam apagadas e a massa de tecidos moles apresentava bordas indefinidas.

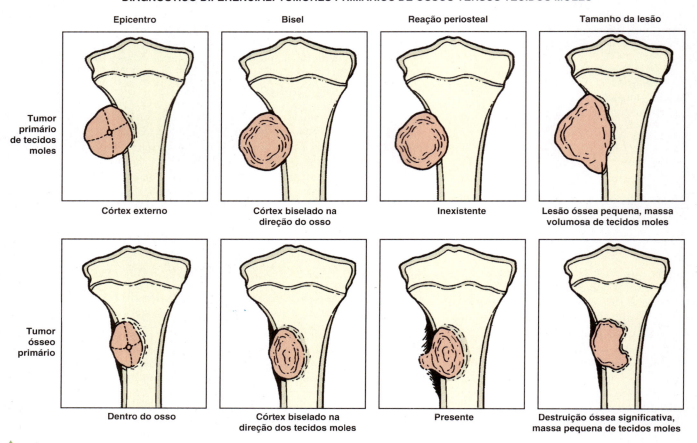

▲ **Figura 16.55 Tumor primário de partes moles *versus* tumor ósseo primário.** Alguns aspectos radiográficos das lesões de ossos e partes moles podem ajudar a diferenciar tumor primário de partes moles invadindo osso de tumor ósseo primário com invasão dos tecidos moles.

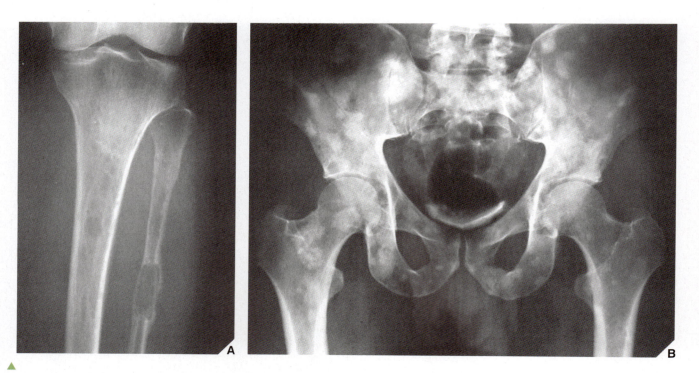

▲ **Figura 16.56 Multiplicidade de lesões. A.** Mieloma múltiplo caracteriza-se por muitas lesões osteolíticas. **B.** Metástases também podem formar vários focos, como se observou nesse homem de 66 anos com carcinoma de próstata. Observe que havia várias lesões osteoblásticas na bacia e nos fêmures.

Capítulo 16 Avaliação Radiológica de Tumores e Lesões Pseudotumorais

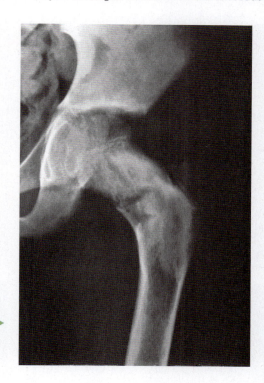

Figura 16.57 Multiplicidade de lesões – displasia fibrosa. A radiografia anteroposterior do quadril desse menino de 10 anos com displasia fibrosa poliostótica demonstrou vários focos no fêmur e ílio. Cintilografia (não ilustrada aqui) mostrou vários outros focos da doença.

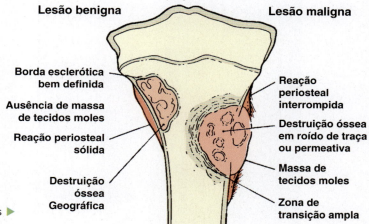

Figura 16.58 Lesões benignas *versus* malignas. Aspectos radiográficos que ajudam a diferenciar lesões benignas de malignas.

Tabela 16.10 Lesões benignas com aspectos agressivos.	
Lesão	**Aspecto radiográfico**
Osteoblastoma (agressivo)	Destruição óssea e extensão aos tecidos moles, semelhante ao osteossarcoma
Fibroma desmoplásico	Lesão destrutiva expansiva, comumente com padrão trabecular
Desmoide periosteal	Contorno cortical irregular, semelhante ao osteossarcoma ou sarcoma de Ewing
Tumor de células gigantes	Em alguns casos, aspectos agressivos como destruição osteolítica, penetração cortical e extensão aos tecidos moles
Cisto ósseo aneurismático	Extensão aos tecidos moles, algumas vezes simulando tumor maligno (*i. e.*, osteossarcoma telangiectásico)
Osteomielite	Destruição óssea, reação periosteal agressiva
	Em alguns casos, aspectos semelhantes aos do osteossarcoma, sarcoma de Ewing ou linfoma
Histiocitose de células de Langerhans	Destruição óssea, reação periosteal agressiva
	Em alguns casos, aspectos semelhantes aos do sarcoma de Ewing
Pseudotumor hemofílico	Destruição óssea, reação periosteal semelhante a tumor maligno em alguns casos
Miosite ossificante	Aspectos semelhantes aos de osteossarcoma parosteal ou periosteal, osteossarcoma de tecidos moles, ou lipossarcoma
Tumor marrom do hiperparatireoidismo	Lesão osteolítica semelhante a tumor maligno

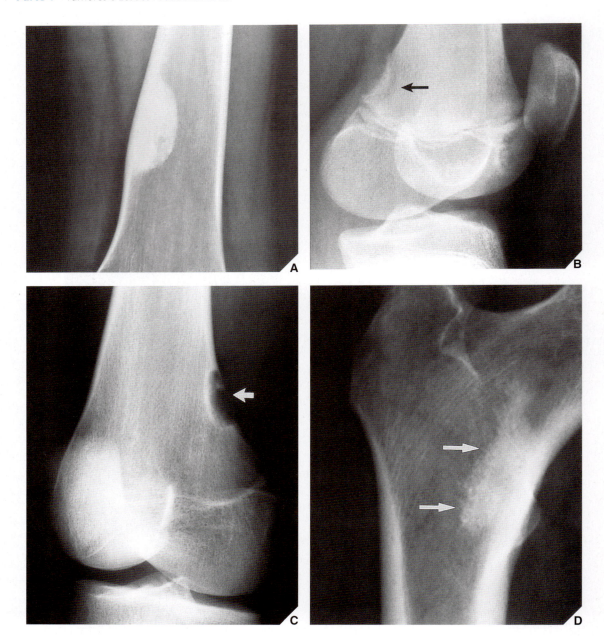

Figura 16.59 Lesões que "não devem ser tocadas". A. Lesão típica que "não deve ser tocada", nesse caso fibroma não ossificante em fase de regressão, não deve ser confundida com tumor ósseo maligno. **B.** Outra lesão que "não deve ser tocada", nesse caso desmoide periosteal (cortical) (*seta*) em localização típica na metáfise femoral distal em posição medial. **C.** Falha cortical fibrosa (*seta*) é uma lesão fibrosa benigna, que jamais precisa ser submetida a biopsia. **D.** Ilhota de osso denso (*setas*) deve ser reconhecida por sua borda "escovada" típica e não deve ser confundida com neoplasia esclerótica.

Tabela 16.11 Lesões que "não devem ser tocadas", ou seja, jamais ser submetidas a biopsia.

Defeito fibroso cortical	Fratura de estresse
Fibroma não ossificante (fase de regressão)	Fratura com avulsão (fase de consolidação)
Desmoide periosteal (cortical)	Infarto ósseo
Foco pequeno e solitário de displasia fibrosa	Ilhota de osso compacto (enostose)
Pseudotumor hemofílico	Miosite ossificante
Gânglion intraósseo	Cistos degenerativos e pós-traumáticos
Encondroma de osso cilíndrico curto	Tumor marrom do hiperparatireoidismo
Hemangioma intraósseo	Esclerose vertebral discogênica

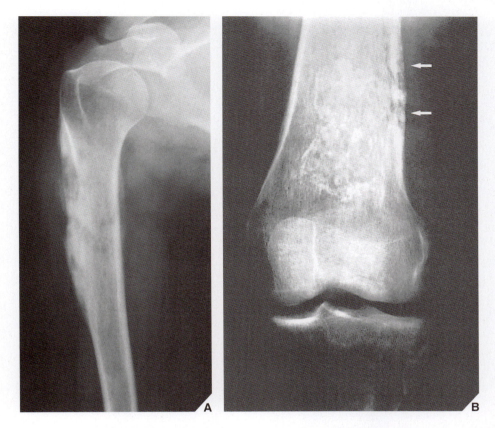

▲ **Figura 16.60 Lesões ambíguas: osteomielite crônica e infarto ósseo. A.** Lesão "ambígua" típica demonstrando características agressivas que exigiam biopsia. Nesse caso, o diagnóstico diferencial radiográfico incluía osteossarcoma, sarcoma de Ewing, linfomas e infecção óssea. A biopsia demonstrou osteomielite crônica. **B.** Embora essa lesão do fêmur distal tivesse todas as características de infarto ósseo medular, o córtex lateral apresentava algumas perfurações e reação periosteal lamelar (*setas*) – aspectos não encontrados comumente nas lesões benignas. A biopsia demonstrou histiocitoma fibroso maligno originado do infarto ósseo.

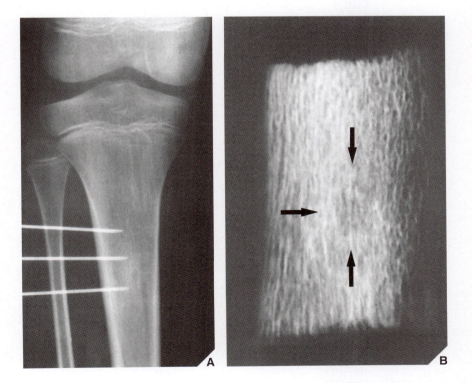

▲ **Figura 16.61 Osteoma osteoide.** Durante a cirurgia de um osteoma osteoide na diáfise proximal da tíbia de um menino de 10 anos, foram introduzidas agulhas na pele para localização do *nidus*. (**A** e **B.** A radiografia do espécime retirado demonstrou excisão completa da lesão (*setas*).

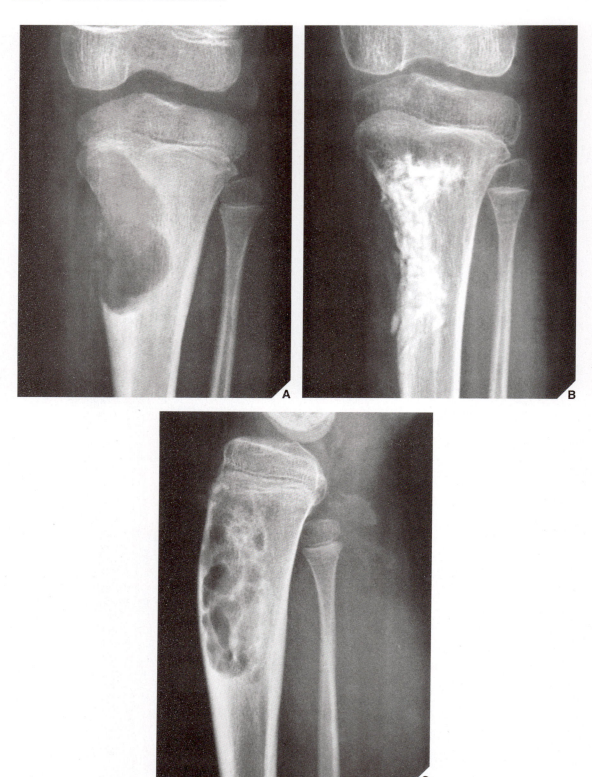

▲ **Figura 16.62 Fibroma condromixoide: recidiva.** Esse menino de 9 anos foi tratado para fibroma condromixoide, uma lesão cartilaginosa benigna na tíbia esquerda proximal. **A.** A radiografia pré-operatória demonstrou lesão que apresentava borda esclerótica fina com entalhes endosteais, destruição óssea do tipo geográfico e contraforte sólido de neoformação óssea periosteal em sua parte distal. **B.** A radiografia pós-operatória mostrou a cavidade da lesão preenchida com fragmentos ósseos colocados depois da curetagem. **C.** Dois anos depois, o tumor recidivou.

Capítulo 16   Avaliação Radiológica de Tumores e Lesões Pseudotumorais

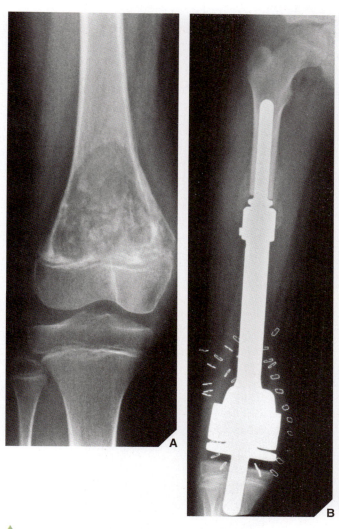

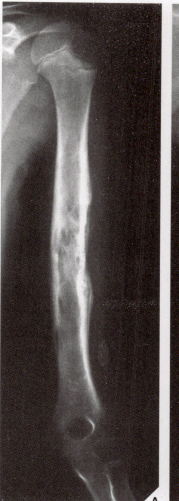 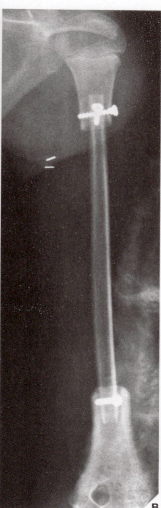

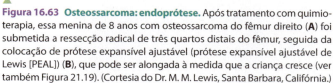

Figura 16.63 Osteossarcoma: endoprótese. Após tratamento com quimioterapia, essa menina de 8 anos com osteossarcoma do fêmur direito (**A**) foi submetida a ressecção radical de três quartos distais do fêmur, seguida da colocação de prótese expansível ajustável (prótese expansível ajustável de Lewis [PEAL]) (**B**), que pode ser alongada à medida que a criança cresce (ver também Figura 21.19). (Cortesia do Dr. M. M. Lewis, Santa Barbara, Califórnia.)

Figura 16.64 Sarcoma de Ewing: ressecção seguida de enxertia óssea. Após o tratamento de químio e radioterapia, essa menina de 9 anos com sarcoma de Ewing na diáfise do úmero esquerdo (**A**) foi submetida a ressecção radical do segmento intermediário do úmero. **B.** A reconstrução foi realizada com aplicação de autoenxerto de fíbula.

é mais bem monitorada por uma combinação de radiografias, arteriografia (Figura 16.65), TC (ver Figura 16.12) e RM. Recidiva ou disseminação metastática de um tumor pode ser demonstrada em seu estágio inicial por cintilografia, TC, PET-TC ou RM.

Complicações

Embora a complicação direta mais comum de tumores ósseos malignos seja metástase, especialmente pulmonar, a complicação mais grave de algumas lesões benignas é seu potencial de transformação maligna (Figura 16.66; ver também Tabela 16.2). Além disso, algumas lesões benignas, como exostoses cartilaginosas múltiplas (Figura 16.67) ou encondromatose (ver Figuras 18.32 B e 18.33 C), podem causar anormalidades graves de crescimento. Contudo, a complicação mais comum de tumores e lesões psedotumorais em geral é a fratura patológica. Embora não seja um elemento diagnóstico, esse tipo de fratura pode complicar lesões benignas e malignas. Entre as lesões com alto potencial de fraturas estão cistos ósseos simples, fibromas não ossificantes grandes (Figura 16.67), displasia fibrosa e encondromas (ver

Figuras 18.7 e 18.8). Ocasionalmente, a fratura patológica é o primeiro sinal de um processo neoplásico. Outras complicações como erosão por pressão do osso adjacente (Figura 16.69) ou compressão de vasos sanguíneos ou nervos próximos (ver Figura 18.48 B) podem ocorrer à medida que a lesão cresce e ultrapassa a cortical.

Tumores de partes moles

Ao contrário dos tumores e das lesões pseudotumorais de ossos, a maioria dos tumores de tecidos moles (Tabela 16.12) não tem características radiográficas específicas que possam facilitar seu diagnóstico. Entretanto, algumas alterações podem indicar uma lesão específica. Por exemplo, flebolitos calcificados dentro de massa de tecidos moles sugerem hemangioma ou hemangiomatose (Figura 16.70); foco de radiotransparência dentro de massa indica lipoma (Figura 16.71); focos irregulares de radiotransparência dentro de massa densa com neoformação óssea sugerem lipossarcoma (Figura 16.72); calcificações em forma de pipoca indicam condroma ou condrossarcoma de partes

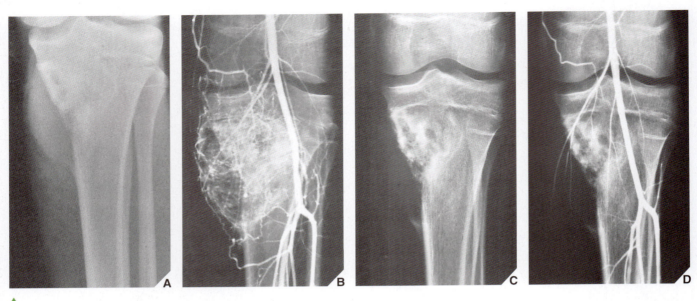

▲ **Figura 16.65 Osteossarcoma pós-quimioterapia. A.** A radiografia anteroposterior da tíbia proximal esquerda desse menino de 15 anos mostrou osteossarcoma na metáfise com massa volumosa de tecidos moles. **B.** A arteriografia realizada antes do tratamento demonstrou que a massa de tecidos moles era hipervascularizada. Depois de poliquimioterapia com metotrexato, vincristina, cloridrato de doxorrubicina e cisplatina, foi obtida outra radiografia (**C**) e essa imagem de arteriografia (**D**) mostrou redução acentuada da massa tumoral. Em seguida, a paciente foi submetida à ressecção ampla da tíbia proximal e foi implantado um espaçador metálico semelhante ao que está ilustrado na Figura 16.64 B.

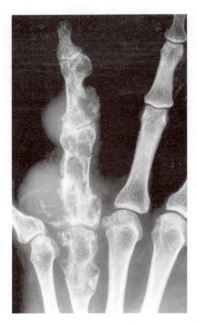

▲ **Figura 16.66 Transformação maligna em condrossarcoma.** Encondroma localizado na base do dedo anular desse homem de 32 anos com encondromatose múltipla teve transformação sarcomatosa em condrossarcoma.

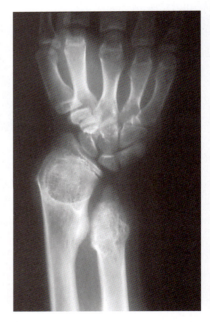

▲ **Figura 16.67 Exostoses cartilaginosas múltiplas: anormalidade de crescimento.** Radiografia anteroposterior do punho de um menino de 14 anos com exostoses cartilaginosas múltiplas (osteocondromas) demonstrou anormalidade grave de crescimento das extremidades distais do rádio e da ulna.

moles; calcificações semelhantes nas proximidades de uma articulação, principalmente quando estão associadas à destruição óssea, indicam sarcoma sinovial; e osso "borrado", heterogêneo e mal demarcado dentro de massa de tecidos moles pode sugerir osteossarcoma de partes moles. Vários pesquisadores sugeriram que RM seja útil para caracterizar e avaliar massas de tecidos moles; sua superioridade em comparação com TC é atribuída ao fato de não suar radiação ionizante, gerar imagens multiplanares e multidirecionais e sua alta resolução de contraste com definição anatômica precisa dos tumores de partes moles.

Nas sequências de pulso ponderadas T1, a maioria das massas de tecidos moles tem sinal de intensidade baixa a intermediária, enquanto nas imagens ponderadas em T2 mostra sinal hiperintenso. Contudo, existem massas que apresentam sinal hiperintenso em T1, em razão do seu teor de sangue ou gordura (p. ex., lipomas, hemangiomas e hematomas crônicos). Lipossarcoma mixoide é um dos tumores adiposos que não apresentam sinal hiperintenso em T1. Entretanto, conforme foi questionado por Sundaram com base nos resultados de RM, hoje em dia características visuais ou intensidade de sinal não permitem diferenciar

Capítulo 16 Avaliação Radiológica de Tumores e Lesões Pseudotumorais

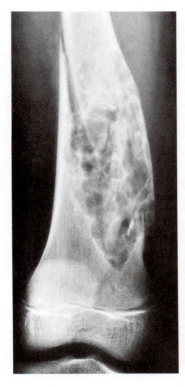

▲ **Figura 16.68 Fibroma não ossificante complicado por fratura patológica.** Esse menino de 9 anos com fibroma não ossificante gigante na diáfise distal do fêmur direito teve fratura patológica, que é uma complicação comum desse tipo de lesão.

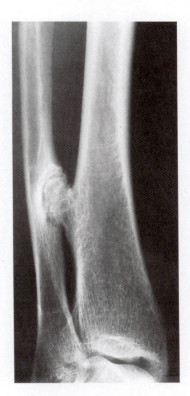

▲ **Figura 16.69 Osteocondroma causando erosão do osso adjacente.** Esse homem de 24 anos tinha osteocondroma na superfície posterolateral da tíbia distal, que cresceu e causou erosão da fíbula adjacente.

ou prever a histologia de massas de tecidos moles. No entanto, alguns critérios são muito úteis para prever a natureza benigna ou maligna do tumor; demarcação nítida e homogeneidade da massa falam a favor de benignidade, enquanto edema e necrose acentuados em torno do tumor sugerem malignidade. Recentemente, alguns autores recomendaram o uso de ultrassonografia de alta resolução – inclusive ecodoppler colorido, ultrassonografia com Doppler de potência e análise espectral – na avaliação inicial e biopsia por agulha oca (*core biopsy*, em inglês) guiada por ultrassom de massas ambíguas de partes moles.

A função principal do radiologista não é estabelecer um diagnóstico específico, mas sim demonstrar a extensão da lesão e decidir se é tumor ou pseudotumor (Tabela 16.13) e, no caso de neoplasia maligna, se é tumor primário de partes moles com invasão óssea, ou extensão cortical de um tumor ósseo primário (ver Figura 16.54 A). Na maioria dos casos, isso é possível utilizando-se arteriografia (Figura 16.73), TC (Figura 16.74) e RM (Figura 16.75). Depois disso, o papel do radiologista pode ser mais ativo quando é necessário realizar biopsia percutânea da lesão guiada por radioscopia ou TC. Com esse propósito, arteriografia ajuda a escolher a área mais apropriada à biopsia e, em geral, o espécime é retirado da área mais vascularizada do tumor (Figura 16.76).

No entanto, alguns tumores de partes moles apresentam aspectos específicos, que permitem estabelecer o diagnóstico pré-operatório. Tumores vasculares como hemangiomas capilares demonstram estrias intramusculares típicas (ver Figura 16.75). Hemangiomas cavernosos apresentam espaços vasculares proeminentes com níveis líquido-líquidos (Figura 16.77). Tumores lipomatosos benignos mostram sinal típico de gordura em todas as partes do tumor, que tem cápsula fina e septos intratumorais delgados ou imperceptíveis (Figura 16.78). Lipossarcomas de grau baixo (ou lipomas) podem ter septos espessos dentro do componente adiposo do tumor, que mostra algum realce depois da administração intravenosa de gadolínio (Figura 16.79). Lipossarcomas de grau alto contêm gordura mínima com predomínio do componente não lipomatoso no tumor. Lipossarcomas mixoides demonstram sinal de intensidade semelhante à dos líquidos nas imagens de RM não contrastadas, mas têm realce marcante depois da injeção de gadolínio (Figura 16.80). Nos casos típicos, hamartoma fibrolipomatoso evidencia-se por massa de tecidos moles próxima de um nervo (na maioria dos casos, nervo mediano no túnel do carpo) com estrias típicas semelhantes a "espaguete" ou "cabo coaxial" (Figura 16.81). Tumores de origem neural frequentemente mostram continuidade entre tumor e nervo com padrão "semelhante a uma cauda" (Figura 16.82).

Tabela 16.12 Lesões benignas e malignas mais comuns de tecidos moles.

Gânglion	Rabdomiossarcoma
Lipoma	Leiomiossarcoma
Mioma, leiomioma	Histiocitoma fibroso maligno
Fibroma	Fibrossarcoma
Fibromatose	Mixofibrossarcoma
Mixoma	Schwannoma maligno
Hemangioma, hemangiomatose	Sarcoma de células fusiformes
Linfangioma	Lipossarcoma
Condroma	Sarcoma sinovial
Neurofibroma	Osteossarcoma extraósseo
Desmoide	Condrossarcoma extraósseo
Tumor de células gigantes da bainha tendínea	Hemangioendotelioma
Neuroma de Morton	Sarcoma de Kaposi
Hamartoma	Angiossarcoma

868 **Parte 4** Tumores e Lesões Pseudotumorais

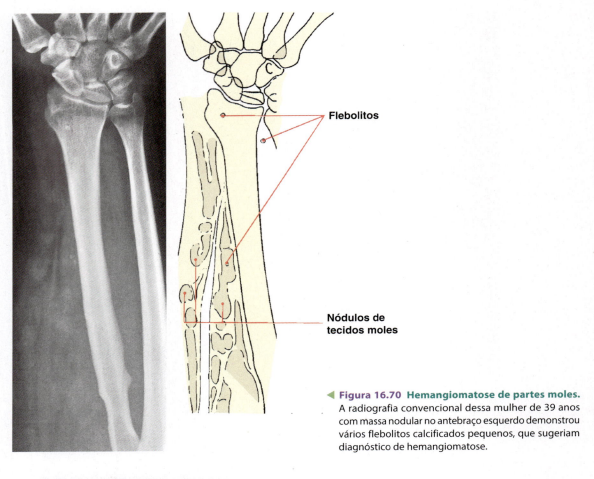

◀ **Figura 16.70 Hemangiomatose de partes moles.** A radiografia convencional dessa mulher de 39 anos com massa nodular no antebraço esquerdo demonstrou vários flebolitos calcificados pequenos, que sugeriam diagnóstico de hemangiomatose.

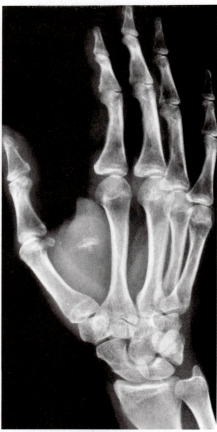

◀ **Figura 16.71 Lipoma de partes moles.** A radiografia oblíqua da mão dessa mulher de 27 anos com massa de tecidos moles na superfície dorsal demonstrou lesão radiotransparente nos tecidos moles adjacentes à face radial do segundo metacarpo. Dentro dessa área, havia indícios de formação óssea.

Capítulo 16   Avaliação Radiológica de Tumores e Lesões Pseudotumorais   **869**

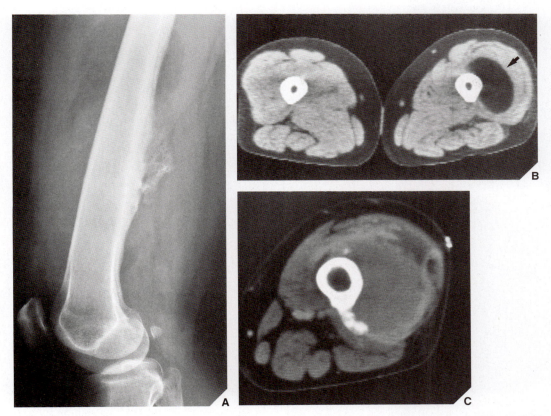

▲
Figura 16.72 Lipossarcoma parosteal de partes moles. A. A radiografia de perfil da perna desse homem de 54 anos com massa de crescimento lento na região posterior da coxa demonstrou massa mal delimitada de tecidos moles com áreas radiotransparentes e formação óssea no córtex posterior do fêmur. **B.** Essa imagem de TC obtida no nível da área radiotransparente confirmou a existência de tecido adiposo (*seta*). **C.** O corte do foco de formação óssea revelou massa mais densa infiltrando as estruturas musculares circundantes.

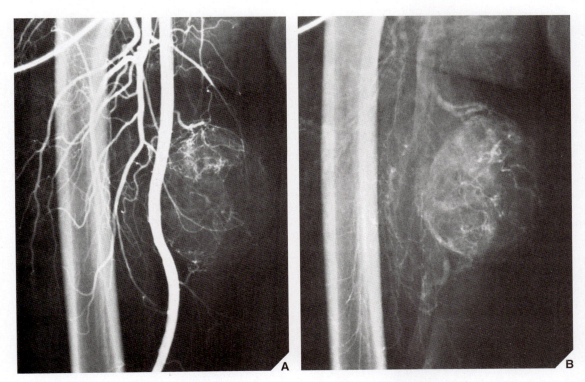

▲
Figura 16.73 Histiocitoma fibroso maligno (HFM) de partes moles. A arteriografia femoral foi realizada nesse homem de 56 anos com tumor na superfície medial da coxa direita, que foi confirmado como HFM de partes moles. **A.** A fase arterial demonstrou desvio da artéria femoral superficial pelo tumor, extensão da lesão e área de neovascularização e acúmulo de contraste dentro do tumor. **B.** A fase venosa mostrou vascularização anormal e "cauda" tumoral, além da topografia das estruturas venosas.

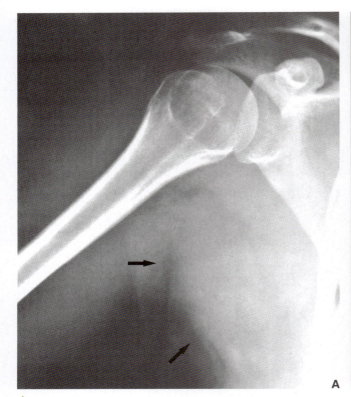
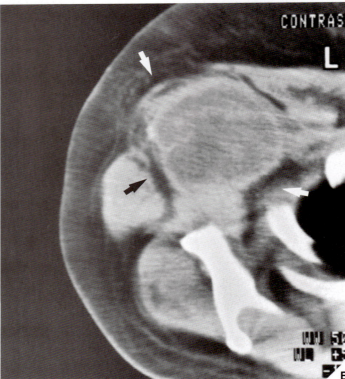

▲ **Figura 16.74 Fibrossarcoma de partes moles. A.** A radiografia anteroposterior do ombro dessa mulher de 40 anos com histórico de crescimento progressivo de massa axilar direita detectou massa mal definida (*setas*) na borda lateral da escápula. **B.** Essa imagem de TC contrastada mostrou extensão da massa (*setas*) e inexistência de acometimento ósseo.

Neurofibromas podem mostrar padrão em "olho de boi" na RM, com áreas centrais com sinal hipointenso (Figura 16.83). A maioria dos tumores de origem neural apresenta realce marcante depois da injeção de gadolínio. Em muitos casos, tumores fibrosos demonstram áreas mal definidas com sinal hipointenso (Figura 16.84). Elastofibroma dorsal, outro tumor fibroso benigno, geralmente é encontrado entre escápula e parede torácica (Figura 16.85). Alguns tumores podem ter sinal hiperintenso nas sequências de pulso ponderadas em T1 e T2. Isso inclui sarcoma de células claras, sarcoma alveolar de partes moles e melanoma. Sinovite vilonodular pigmentada (SVNP) e tumores de células gigantes das bainhas tendíneas apresentam áreas hipointensas típicas dentro da lesão, que refletem depósitos de hemossiderina (Figura 16.86). Entretanto, na maioria das vezes, os aspectos dos tumores de partes moles ao exame de RM não são típicos e apenas biopsia e exame histopatológico permitem chegar ao diagnóstico definitivo (Figura 16.87).

Tabela 16.13 Massas benignas de tecidos moles mais comuns, que podem se assemelhar às neoplasias malignas.

Abscesso	Linfadenopatia reativa
Amiloidoma	Mionecrose calcificada
Calcinose tumoral	Miosite ossificante
Cisto	Nódulo reumatoide
Cisto sinovial	Periostite reativa exuberante
Fasciite nodular	Pseudoaneurisma
Granuloma de corpo estranho	Seroma
Gânglio	Sinovite vilonodular pigmentada
Hematoma	Tofo gotoso

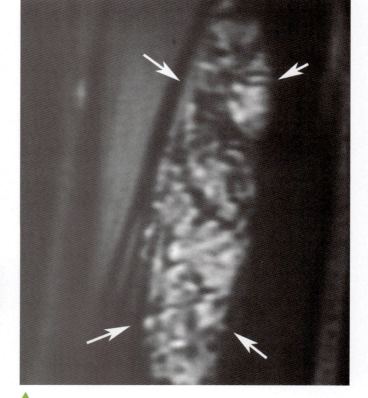

▲ **Figura 16.75 Hemangioma intramuscular.** A imagem coronal de RM ponderada em T2 da panturrilha de outro paciente com hemangioma capilar intramuscular (*setas*) evidenciou padrão estriado da lesão.

Figura 16.76 Lipossarcoma parosteal. O exame vascular do paciente descrito na Figura 16.73 demonstrou que a lesão tinha duas partes: a parte proximal era mais radiotransparente e hipovascularizada (*seta*), enquanto a parte distal era mais densa e mais hipervascularizada (*setas abertas*). O espécime de biopsia a partir do qual se firmou o diagnóstico de lipossarcoma foi obtido do segmento mais vascularizado do tumor. Depois da ressecção radical e do exame de todo o espécime, a área hipovascularizada mais radiotransparente praticamente não tinha elementos malignos. Se a biopsia tivesse sido realizada apenas nessa parte do tumor, o resultado provavelmente teria sido inconsistente com o diagnóstico final.

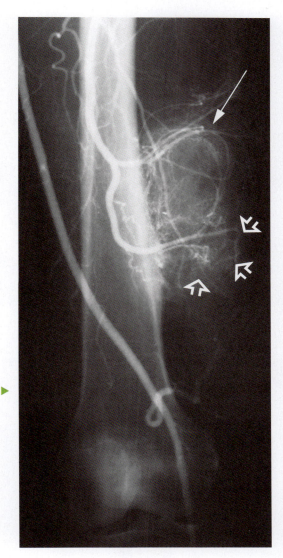

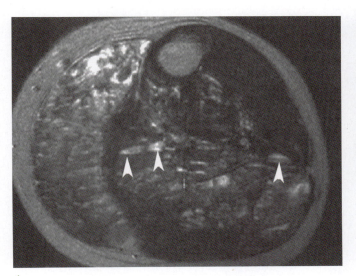

Figura 16.77 Hemangioma capilar. Imagem axial ponderada em T2 da panturrilha demonstrou hemangioma capilar volumoso envolvendo os músculos do compartimento posterior da perna. Observe que havia vários níveis líquido-líquidos (*pontas de seta*).

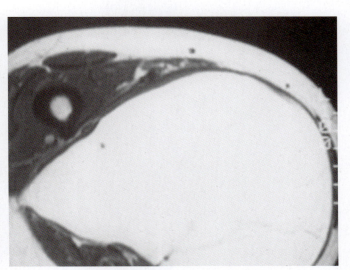

Figura 16.78 Tumor lipomatosos benigno. A imagem axial de RM ponderada em T1 da coxa demonstrou lipoma volumoso no compartimento posterior. Observe que a cápsula era fina e não havia septos dentro do tumor.

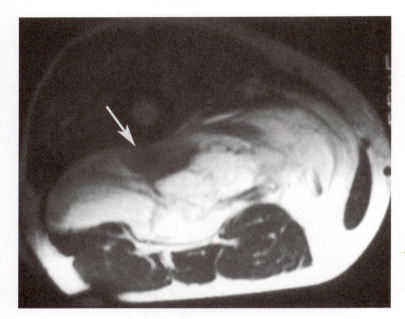

◀ **Figura 16.79 Lipoma atípico (lipossarcoma de grau baixo).** A imagem axial de RM ponderada em T1 da coxa demonstrou tumor lipomatosos no compartimento posterior. Observe que não havia um componente não adiposo sólido dentro do tumor (*seta*).

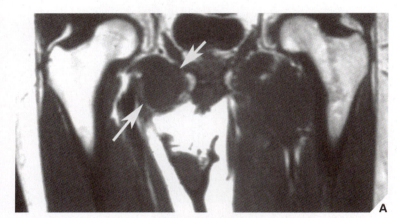

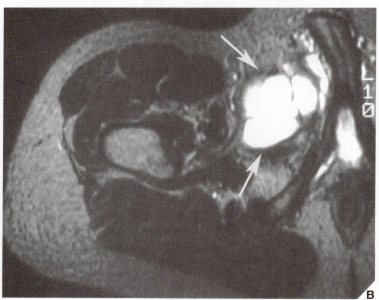

◀ **Figura 16.80 Lipossarcoma mixoide. A.** A imagem coronal de RM ponderada em T1 demonstrou lesão hipointensa semelhante a líquido na região inguinal direita (*setas*). **B.** Imagem axial de RM ponderada em T2 mostrou que a lesão tinha sinal hiperintenso homogêneo (*setas*). As alterações poderiam ser facilmente mal interpretadas como coleção líquida.

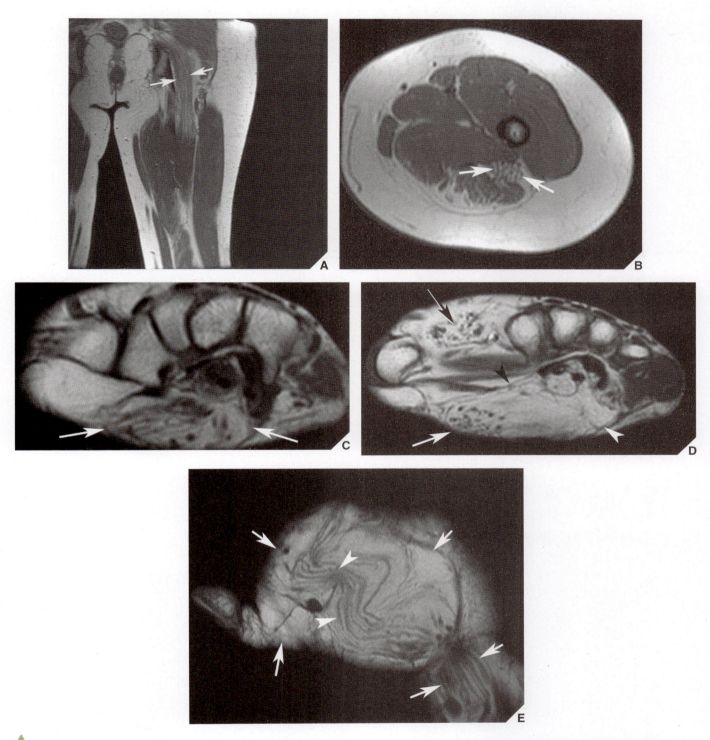

▲
Figura 16.81 Hamartoma fibrolipomatoso. A. A imagem coronal de RM ponderada em T1 demonstrou que o nervo ciático tinha aspecto "semelhante a espaguete" (*setas*). **B.** Imagem axial de RM ponderada em T1 mostrou aspecto de "cabo coaxial" no nervo ciático (*setas*). **C.** Imagem axial de RM ponderada em T1 do punho de outro paciente evidenciou tumor fibrolipomatoso volumoso do nervo mediano no túnel do carpo (*setas*). **D.** Essa imagem axial de RM ponderada em T1 da mão do mesmo paciente demonstrou extensão do hamartoma fibrolipomatoso à palma da mão (*pontas de seta*) e primeiro e segundo dedos. Observe o aspecto de "cabo coaxial" das fibras nervosas (*setas*). **E.** A imagem coronal de RM ponderada em T1 do mesmo paciente mostrou extensão do tumor desde a região do túnel do carpo até a mão (*setas*). Observe que as fibras do nervo mediano e seus ramos distais tinham aspecto semelhante a espaguete (*pontas de seta*).

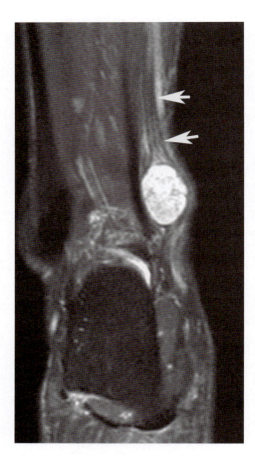

▲
Figura 16.82 Neurofibroma do nervo tibial posterior. A imagem coronal de RM em sequência STIR do tornozelo direito demonstrou massa hiperintensa na superfície medial posterior do tornozelo, no nível do túnel do tarso, com "cauda" superior (*setas*) compatível com tumor de origem neural.

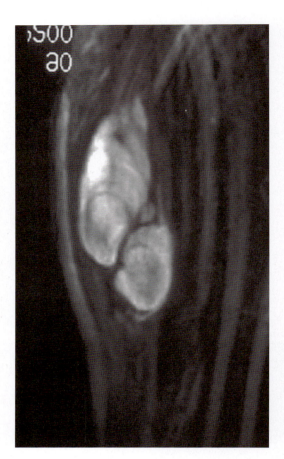

▲
Figura 16.83 Neurofibroma da coxa. A imagem sagital de RM ponderada em T2 demonstrou massa volumosa na coxa com áreas centrais com sinal hipointenso – aspecto típico de neurofibroma.

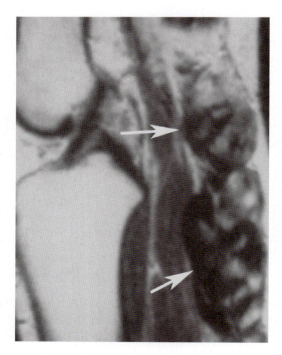

▲
Figura 16.84 Fibromatose do espaço poplíteo. A imagem sagital de RM ponderada em T1 demonstrou tumor grande no espaço poplíteo (*setas*) com predomínio de áreas com sinal hipointenso.

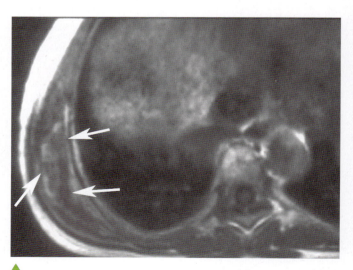

▲
Figura 16.85 Elastofibroma dorsal. A imagem axial de RM ponderada em T1 da parede torácica direita demonstrou tumor hipointenso entre escápula e parede torácica (*setas*).

Capítulo 16 Avaliação Radiológica de Tumores e Lesões Pseudotumorais   875

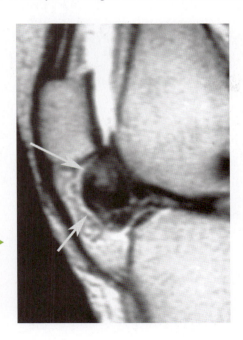

Figura 16.86 Sinovite vilonodular pigmentada. A imagem sagital de RM ponderada em T2 do joelho demonstrou massa hipointensa na superfície anterior do joelho (*setas*), que era compatível com deposição de hemossiderina dentro de um nódulo focal de sinovite vilonodular pigmentada (SVNP) (ver também Figura 23.12).

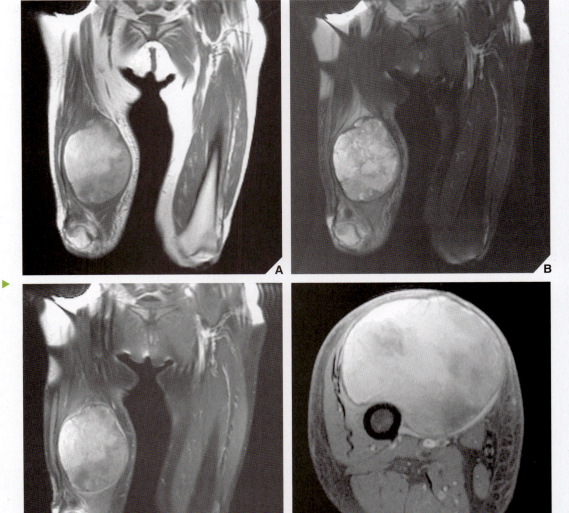

Figura 16.87 Imagens de RM de sarcoma pleomórfico indiferenciado de partes moles. Essa mulher de 70 anos desenvolveu massa volumosa de tecidos moles na coxa direita. Imagens coronais ponderadas em T1 (**A**) e T2 (**B**) com supressão de gordura demonstraram massa bem delimitada no compartimento anterior com sinal heterogêneo. As imagens coronal (**C**) e axial (**D**) ponderadas em T1 com supressão de gordura foram obtidas depois da injeção intravenosa de gadolínio e mostraram realce moderado do tumor. O diagnóstico foi confirmado depois de biopsia por excisão e exame histopatológico.

ASPECTOS PRÁTICOS A SEREM LEMBRADOS

1. Com relação aos pacientes que se apresentam com lesões suspeitas em ossos ou tecidos moles, os dados clínicos mais úteis são:
   - Idade do paciente
   - Duração dos sintomas
   - Taxa de crescimento do tumor.

2. Na avaliação de tumores ósseos ou lesões ósseas pseudotumorais, vários aspectos radiográficos fundamentais devem ser investigados, inclusive:
   - Localização da lesão (osso específico afetado e localização dentro do osso)
   - Tipo de borda da lesão (zona de transição estreita ou ampla)
   - Tipo de matriz (calcificada, ossificada ou oca)
   - Tipo de destruição óssea (padrão geográfico, roído de traça ou permeativa)
   - Reação periosteal (sólida ou interrompida – raios de sol, aveludada, lamelar ou triângulo de Codman)
   - Existência ou inexistência de extensão aos tecidos moles.

3. Lesão osteolítica (radiotransparente) localizada na epífise com zona de transição estreita quase certamente é condroblastoma.

4. Lesão osteolítica sem borda esclerótica e com extensão à extremidade articular de um osso depois do fechamento da placa de crescimento quase certamente é tumor de células gigantes. Inexistência de extensão à extremidade articular do osso praticamente exclui essa possibilidade diagnóstica.

5. Lesão de localização central com borda esclerótica e compressão da placa de crescimento do úmero distal ou fêmur proximal quase certamente é cisto ósseo simples.

6. Lesão radiotransparente localizada na superfície lateral do calcâneo quase certamente é cisto ósseo simples.

7. Lesão excêntrica com abaulamento do córtex em paciente com mais de 20 anos de idade quase certamente é cisto ósseo aneurismático ou fibroma condromixoide. Quando o paciente tem mais de 30 anos, essas duas possibilidades são remotas.

8. Lesão radiotransparente em osso cilíndrico curto quase certamente é encondroma.

9. Lesão com borda esclerótica localizado na superfície anterior da tíbia de uma criança quase certamente é displasia osteofibrosa (lesão de Kempson-Campanacci). Lesão semelhante ou várias lesões osteolíticas na tíbia de adultos quase certamente são adamantinomas.

10. Lesão localizada na superfície medial do fêmur distal bem próxima da linha áspera com irregularidade cortical quase certamente é desmoide periosteal.

11. Lesão intramedular na superfície posterior do fêmur distal com borda esclerótica e com entalhes quase certamente é fibroma não ossificante.

12. Lesão esclerótica lobulada na superfície posterior do fêmur distal deve ser considerada osteossarcoma parosteal.

13. Lesão mal definida com calcificações localizadas na superfície anterior da tíbia deve sugerir a possibilidade de osteossarcoma periosteal.

14. Lesão localizada em corpo vertebral é mais comumente metástase, mieloma, linfoma, hemangioma ou histiocitose de células de Langerhans.

15. Lesão localizada no arco vertebral posterior quase certamente é cisto ósseo aneurismático, osteoblastoma ou osteoma osteoide.

16. A lesão quase certamente é tumor benigno quando tem:
   - Destruição óssea com padrão geográfico
   - Borda esclerótica
   - Reação periosteal continua (sólida), ou nenhuma reação periosteal
   - Nenhuma massa de tecidos moles associada.

17. A lesão quase certamente é tumor maligno quando demonstra:
   - Bordas mal definidas (zona de transição ampla)
   - Destruição óssea com padrão roído de traça ou permeativo
   - Reação periosteal interrompida
   - Massa de tecidos moles associada.

18. A lesão é mais provavelmente tumor cartilaginoso (p. ex., encondroma ou condrossarcoma) quando tem:
   - Lobulação (entalhes endosteais)
   - Calcificações puntiformes, anulares ou em forma de vírgula na matriz.

19. Lesão excêntrica com camadas sólidas de reação periosteal quase certamente é cisto ósseo aneurismático, fibroma condromixoide ou condroma justacortical.

20. Lesão com destruição óssea em padrão roído de traça ou permeativa com volumosa massa de tecidos moles associada, sem ossificações ou calcificações, quase certamente é sarcoma de Ewing. Quando o paciente tem menos de 5 anos de idade, esse diagnóstico é improvável.

21. Quando uma massa de tecidos moles coexiste com lesão óssea destrutiva, alguns aspectos radiográficos da lesão podem ajudar a diferenciar entre tumor primário de partes moles com invasão óssea e tumor ósseo primário com invasão de tecidos moles:
   - Centro da lesão: se estiver fora do osso, é provável que o tumor seja primário de tecidos moles; se estiver dentro do osso, é provável que seja tumor primário de osso
   - Bisel de destruição cortical: se estiver voltado na direção do osso, é provável que seja tumor primário de tecidos moles; se estiver voltado para tecidos moles, é provável que seja tumor primário do osso
   - Inexistência de reação periosteal: provável tumor primário de tecidos moles
   - Massa volumosa de tecidos moles e lesão óssea pequena: provável tumor primário de partes moles (com exceção de sarcoma de Ewing).

22. Lesões benignas como displasia fibrosa, fibroma não ossificante, histiocitose de células de Langerhans, hemangioma, exostoses cartilaginosas e encondromas tendem a formar lesões múltiplas. Por outro lado, várias lesões malignas devem sugerir as possibilidades de doença metastática, mieloma múltiplo e linfoma.

23. No processo de avaliação de lesões de partes moles alguns achados de imagem podem sugerir o diagnóstico, inclusive:
   - Flebolitos (hemangioma)
   - Áreas radiotransparentes dentro da massa (lipoma)
   - Áreas densas intercaladas por focos de radiotransparência e ossificações (lipossarcoma)
   - Ossificações mal definidas dentro da massa densa (osteossarcoma)
   - Massa localizada perto de uma articulação com calcificações (sarcoma sinovial)
   - Calcificações com formato de pipoca dentro da massa (condroma ou condrossarcoma).

24. Entre as alterações evidenciadas à RM que podem sugerir massa benigna de tecidos moles estão demarcação nítida e homogeneidade da lesão, enquanto edema e necrose peritumorais proeminentes sugerem neoplasia maligna.

Capítulo 16 — Avaliação Radiológica de Tumores e Lesões Pseudotumorais

25. Algumas lesões de partes moles têm características específicas à RM, que permitem estabelecer o diagnóstico pré-operatório:

- Espaços vasculares proeminentes com níveis líquido-líquidos (hemangioma cavernoso)
- septos intratumorais espessos dentro do componente adiposo do tumor (lipossarcoma de grau baixo)
- Gordura mínima com predomínio dentro de componente não lipomatoso no tumor (lipossarcoma de grau alto)
- Sinal com intensidade semelhante à dos líquidos nas imagens não contrastadas e realce marcante depois da injeção de gadolínio (lipossarcoma mixoide)
- Extensão do tumor em forma de cauda (tumores de origem neural)
- Sinal hiperintenso nas sequências de pulsos ponderadas em T1 e T2 (sarcoma de células claras, sarcoma alveolar de partes moles, melanoma).

26. DWI e DTI são técnicas radiológicas usadas não apenas em oncologia, mas também na investigação de lesões musculoesqueléticas, por exemplo, para diferenciar entre fraturas osteoporóticas agudas da coluna vertebral e fraturas compressivas relacionadas a processos malignos.

27. RM de corpo inteiro é uma técnica radiológica útil para diagnosticar mieloma múltiplo, linfoma, câncer de pulmão e carcinoma de ovário.

LEITURAS SUGERIDAS

Aoki J, Wanatabe H, Shinozaki T, et al. FDG PET of primary benign and malignant bone tumors: standardized uptake value in 52 lesions. *Radiology* 2001; 219:774-777.

Baliyan V, Das CJ, Sharma R, et al. Diffusion weighted imaging: technique and applications. *World J Radiol* 2016; 8:785-798.

Barnes G Jr, Gwinn J. Distal irregularities of the femur simulating malignancy. *Am J Roentgenol Radium Ther Nucl Med* 1974; 122:180-185.

Berquist TH. Magnetic resonance imaging of primary skeletal neoplasms. *Radiol Clin North Am* 1993; 31:411-424.

Bisseret D, Kaci R, Lafage-Proust M-H, et al. Periosteum: characteristic imaging findings with emphasis on radiologic-pathologic comparisons. *Skeletal Radiol* 2015; 44:321-338.

Bloem JL. *Radiological staging of primary malignant musculoskeletal tumors. A correlative study of CT, MRI, 99m Tc scintigraphy and angiography.* The Hague, Netherlands: A. Jongbloed; 1988.

Bloem JL, Reiser MF, Vanel D. Magnetic resonance contrast agents in the evaluation of the musculoskeletal system. *Magn Res Q* 1990; 6:136-163.

Bodner G, Schocke MFH, Rachbauer F, et al. Differentiation of malignant and benign musculoskeletal tumors: combined color and power Doppler US and spectral wave analysis. *Radiology* 2002; 223:410-416.

Calleja M, Dimigen M, Saifuddin A. MRI of superficial soft tissue masses: analysis of features useful in distinguishing between benign and malignant lesions. *Skeletal Radiol* 2012; 41:1517-1524.

Conrad EU III, Enneking WF. Common soft tissue tumors. *Clin Symp* 1990; 42:2-32.

Crim JR, Seeger LL, Yao L, et al. Diagnosis of soft-tissue masses with MR imaging: can benign masses be differentiated from malignant ones? *Radiology* 1992; 185:581-586.

Dahlin DC, Unni KK. *Bone tumors: general aspects and data on 8,542 cases,* 4th ed. Springfield, MO: Charles C. Thomas Publishers; 1986.

Dinauer PA, Brixey CJ, Moncur JT, et al. Pathologic and MR imaging features of benign fibrous soft-tissue tumors in adults. *Radiographics* 2007; 27:173-187.

Dorfman HD, Czerniak B. *Bone tumors.* St. Louis: Mosby; 1998:1-33.

Edeiken J, Hodes PJ, Caplan LH. New bone production and periosteal reaction. *Am J Roentgenol Radium Ther Nucl Med* 1966; 97:708-718.

Elias DA, White LM, Simpson DJ, et al. Osseous invasion by soft-tissue sarcoma: assessment with MR imaging. *Radiology* 2003; 229:145-152.

Enneking WF. Staging of musculoskeletal neoplasms. *Skeletal Radiol* 1985; 13:183-194.

Enzinger FM, Weiss SW. *Soft tissue tumors,* 3rd ed. St. Louis: Mosby; 1995:3-56.

Erlemann R, Sciuk J, Bosse A, et al. Response of osteosarcoma and Ewing sarcoma to preoperative chemotherapy: assessment with dynamic and static MR imaging and skeletal scintigraphy. *Radiology* 1990; 175:791-796.

Ewing J. A review and classification of bone sarcomas. *Arch Surg* 1922; 4:485-533.

Fayad LM, Bluemke DA, Weber KL, et al. Characterization of pediatric skeletal tumors and tumor- like conditions: specific cross-sectional imaging signs. *Skeletal Radiol* 2006; 35:259-268.

Fechner RE, Mills SE. *Tumors of the bones and joints.* Washington, DC: Armed Forces Institute of Pathology; 1993:1-16.

Fletcher CDM, Bridge JA, Hogendoorn P, et al. *WHO classification of tumors of soft tissue and bone,* vol. 5, 4th ed. Lyon, France; 2013.

Fletcher CDM, Unni KK, Mertens F, eds. *Pathology & genetics: tumors of soft tissue and bones,* vol. 5, 3rd ed. Lyon, France: IARC Press; 2013.

Frank JA, Ling A, Patronas NJ, et al. Detection of malignant bone tumors: MR imaging vs scintigraphy. *AJR Am J Roentgenol* 1990; 155:1043-1048.

Gartner L, Pearce CJ, Saifuddin A. The role of the plain radiograph in the characterisation of soft tissue tumours. *Skeletal Radiol* 2009; 38:549-558.

Gaskin CM, Helms CA. Lipomas, lipoma variants, and well-differentiated liposarcomas (atypical lipomas): results of MRI evaluations of 126 consecutive fatty masses. *AJR Am J Roentgenol* 2004; 182:733-739.

Greenspan A. Bone island (enostosis): current concept – a review. *Skeletal Radiol* 1995; 24:111-115.

Greenspan A. Pragmatic approach to bone tumors. *Semin Orthop* 1991; 6:125-133.

Greenspan A, Borys D. *Radiology and pathology correlation of bone tumors: a quick reference and review.* Philadelphia: Wolters Kluwer; 2016:1-31.

Greenspan A, Jundt G, Remagen W. *Differential diagnosis in orthopaedic oncology,* 2nd ed. Philadelphia: Lippincott Williams & Wilkins; 2007:1-35.

Greenspan A, Klein MJ. Radiology and pathology of bone tumors. In: Lewis MM, ed. *Musculoskeletal oncology: a multidisciplinary approach.* Philadelphia: WB Saunders; 1992:13-72.

Greenspan A, McGahan JP, Vogelsang P, et al. Imaging strategies in the evaluation of soft tissue hemangiomas of the extremities: correlation of the findings of plain radiography, angiography, CT, MRI, and ultrasonography in 12 histologically proven cases. *Skeletal Radiol* 1992; 21:11-18.

Greenspan A, Stadalnik RC. Bone island: scintigraphic findings and their clinical application. *Can Assoc Radiol J* 1995; 46:368-379.

Greenspan A, Stadalnik RC. Central versus eccentric lesions of long tubular bones. *Semin Nucl Med* 1996; 26:201-206.

Greenspan A, Steiner G, Norman A, et al. Case report 436: osteosarcoma of the soft tissues of the distal end of the thigh. *Skeletal Radiol* 1987; 16:489-492.

Griffin N, Khan N, Thomas JM, et al. The radiological manifestations of intramuscular haemangiomas in adults: magnetic resonance imaging, computed tomography and ultrasound appearances. *Skeletal Radiol* 2007; 36:1051-1059.

Hamada K, Ueda T, Tomita Y, et al. False positive 18F-FDG PET in an ischial chondroblastoma; an analysis of glucose transporter 1 and hexokinase II expression. *Skeletal Radiol* 2006; 35:306-310.

Hanna SL, Fletcher BD, Parham DM, et al. Muscle edema in musculoskeletal tumors: MR imaging characteristics and clinical significance. *J Magn Reson Imaging* 1991; 1:441-449.

Hayes CW, Conway WF, Sundaram M. Misleading aggressive MR imaging appearance of some benign musculoskeletal lesions. *Radiographics* 1992; 12:1119-1134.

Helms CA. Skeletal "don't touch" lesions. In: Brant WE, Helms CA, eds. *Fundamentals of diagnostic radiology.* Baltimore: Williams & Wilkins; 1994:963-975.

Hermann G, Abdelwahab IF, Miller TT, et al. Tumor and tumor-like conditions of the soft tissue: magnetic resonance imaging features differentiating benign from malignant masses. *Br J Radiol* 1992; 65:14-20.

Hong S-P, Lee SE, Choi Y-L, et al. Prognostic value of 18F-FDG PET/CT in patients with soft tissue sarcoma: comparisons between metabolic parameters. *Skeletal Radiol* 2014; 43:641-648.

Hudson TM. *Radiologic-pathologic correlation of musculoskeletal lesions.* Baltimore: Williams & Wilkins; 1987.

Huvos AG. *Bone tumors: diagnosis, treatment and prognosis.* Philadelphia: WB Sanders; 1979.

Jaffe HL. *Tumors and tumorous conditions of the bones and joints.* Philadelphia: Lea & Febiger; 1968.

Jelinek JS, Murphey MD, Welker JA, et al. Diagnosis of primary bone tumors with image-guided percutaneous biopsy: experience with 110 tumors. *Radiology* 2002; 223:731-737.

Khashper A, Zheng J, Nahal A, et al. Imaging characteristics of spindle cell lipoma and its variants. *Skeletal Radiol* 2014; 43:591-597.

Kirwadi A, Abdul-Halim R, Fernando M, et al. MR imaging features of spindle cell lipoma. *Skeletal Radiol* 2014; 43:191-196.

Kransdorf MJ. Magnetic resonance imaging of musculoskeletal tumors. *Orthopedics* 1994; 17:1003-1016.

Kransdorf MJ. Malignant soft-tissue tumors in a large referral population: distribution of diagnoses by age, sex, and location. *AJR Am J Roentgenol* 1995; 164:129-134.

Kransdorf MJ, Bancroft LW, Peterson JJ, et al. Imaging of fatty tumors: distinction of lipoma and well-differentiated liposarcoma. *Radiology* 2002; 224:99-104.

Kransdorf MJ, Murphey MD, Sweet DE. Liposclerosing myxofibrous tumor: a radiologicpathologic-distinct fibro-osseous lesion of bone with a marked predilection for the intertrochanteric region of the femur. *Radiology* 1999; 212:693-698.

Lalam R, Bloem JL, Noebauer-Huhmann IM, et al. ESSR consensus document for detection, characterization, and referral pathway for tumors and tumorlike lesions of bone. *Semin Musculoskelet Radiol* 2017; 21:630-647.

Lang P, Honda G, Roberts T, et al. Musculoskeletal neoplasm: perineoplastic edema versus tumor on dynamic postcontrast MR images with spatial mapping of instantaneous enhancement rates. *Radiology* 1995; 197:831-839.

Lewis MM. The use of an expandable and adjustable prosthesis in the treatment of childhood malignant bone tumors of the extremity. *Cancer* 1986; 57:499-502.

Lewis MM, Sissons HA, Norman A, et al. Benign and malignant cartilage tumors. In: Griffin PP, ed. *Instructional course lectures.* Chicago: American Academy of Orthopaedic Surgeons; 1987:87-114.

Lodwick GS. A systematic approach to the roentgen diagnosis of bone tumors. In: *M.D. Anderson Hospital and Tumor Institute – clinical conference on cancer: tumors of bone and soft tissue.* Chicago: Year Book; 1965:49-68.

Madewell JE, Ragsdale BD, Sweet DE. Radiologic and pathologic analysis of solitary bone lesions. Part I: internal margins. *Radiol Clin North Am* 1981; 19:715-748.

Magid D. Two-dimensional and three-dimensional computed tomographic imaging in musculoskeletal tumors. *Radiol Clin North Am* 1993; 31:425-447.

McCarthy EF. CT-guided needle biopsies of bone and soft tissue tumors: a pathologist's perspective. *Skeletal Radiol* 2007; 36:181-182.

McCarthy EF. Histological grading of primary bone tumors. *Skeletal Radiol* 2009; 38:947-948.

McCarville B. The role of positron emission tomography in pediatric musculoskeletal oncology. *Skeletal Radiol* 2006; 35:553-554.

Miller TT. Bone tumors and tumorlike conditions: analysis with conventional radiography. *Radiology* 2008; 246:662-674.

Mirra JM, Picci P, Gold RH. *Bone tumors: clinical, radiologic, and pathologic correlations.* Philadelphia: Lea & Febiger; 1989.

Morone M, Ball MA, Tunaru N, et al. Whole-body MRI: current applications in oncology. *AJR Am J Roentgenol* 2017; 209:W336-W349.

Moser RP. Cartilaginous tumors of the skeleton. *AFIP Atlas of radiologic-pathologic correlations. Fascicle II.* St. Louis, MO: Mosby-Year Book; 1990.

Moulton JS, Blebea JS, Dunco DM, et al. MR imaging of soft-tissue masses: diagnostic efficacy and value of distinguishing between benign and malignant lesions. *AJR Am J Roentgenol* 1995; 164:1191-1199.

Mulder JD, Kroon HM, Schutte HE, et al. *Radiologic atlas of bone tumors.* Amsterdam, Netherlands: Elsevier; 1993:9-46.

Mulligan ME, Badros AZ. PET/CT and MR imaging in myeloma. *Skeletal Radiol* 2007; 36:5-16.

Munk PL, Lee MJ, Janzen DL, et al. Lipoma and liposarcoma: evaluation using CT and MR imaging. *Am J Roentgenol* 1997; 169:589-594.

Norman A, Dorfman HD. Juxtacortical circumscribed myositis ossificans: evolution and radiographic features. *Radiology* 1970; 96:301-306.

Olson P, Everson LI, Griffiths HJ. Staging of musculoskeletal tumors. *Radiol Clin North Am* 1994; 32:151-162.

Peterson JJ, Kransdorf MJ, Bancroft LW, et al. Malignant fatty tumors: classification, clinical course, imaging appearance and treatment. *Skeletal Radiol* 2003; 32:493-503.

Ragsdale BD, Madewell JE, Sweet DE. Radiologic and pathologic analysis of solitary bone lesions. Part II: periosteal reactions. *Radiol Clin North Am* 1981; 19:749-783.

Reinus WR, Wilson AJ. Quantitative analysis of solitary lesions of bone. *Invest Radiol* 1995; 30:427-432.

Schajowicz F. *Tumors and tumorlike lesions of bone. Pathology, radiology, and treatment,* 2nd ed. Berlin, Germany: Springer-Verlag; 1994:1-21.

Shin DS, Shon OJ, Han DS, et al. The clinical efficacy of (18)F-FDG-PET/CT in benign and malignant musculoskeletal tumors. *Ann Nucl Med* 2008; 22:603-609.

Subhawong TK, Durand DJ, Thawait GK, et al. Characterization of soft tissue masses: can quantitative diffusion weighted imaging reliably distinguish cysts from solid masses? *Skeletal Radiol* 2013; 42:1583-1592.

Sundaram M, McLeod R. MR imaging of tumor and tumorlike lesions of bone and soft tissue. *AJR Am J Roentgenol* 1990; 155:817-824.

Sweet DE, Madewell JE, Ragsdale BD. Radiologic and pathologic analysis of solitary bone lesions. Part III: matrix patterns. *Radiol Clin North Am* 1981; 19:785-814.

Tateishi U, Yamaguchi U, Seki K, et al. Bone and soft-tissue sarcoma: preoperative staging with fl uorine 18 fl uorodeoxyglucose PET/CT and conventional imaging. *Radiology* 2007; 245:839-847.

Tian R, Su M, Tian Y, et al. Dual-time point PET/CT with F-18 FDG for the differentiation of malignant and benign bone lesions. *Skeletal Radiol* 2009; 38:451-458.

Unni KK. *Bone tumors.* New York: Churchill Livingstone; 1988.

Widmann G, Riedl QA, Schoepf D, et al. State-of-the-art HR-US imaging findings of the most frequent musculoskeletal soft-tissue tumors. *Skeletal Radiol* 2009; 38:637-649.

Wilner D. *Radiology of bone tumors and allied disorders.* Philadelphia: Lea & Febiger; 1982.

Zhao F, Ahlawat S, Farahani SJ, et al. Can MR imaging be used to predict tumor grade in soft-tissue sarcoma? *Radiology* 2014; 272:192-201.

Tumores Benignos e Lesões Pseudotumorais I: Lesões Osteoblásticas

Lesões osteoblásticas ou osteogênicas benignas

Neoplasias osteogênicas caracterizam-se pela formação direta de osso osteoide ou completamente desenvolvido por células tumorais. Entre esses tumores estão os osteomas, o osteoma osteoide e o osteoblastoma.

Osteomas
Manifestações clínicas e radiológicas

Osteoma é uma lesão osteoblástica de crescimento lento, encontrada frequentemente na abóboda externa do crânio e nos seios frontal e etmoidal. Em alguns casos, também é detectado em ossos longos e cilíndricos curtos e, quando afeta essas estruturas, é conhecido como *osteoma parosteal*. A lesão cresce na superfície óssea e tem aspecto radiográfico de massa esclerótica densa semelhante ao marfim, que se encontra fixada ao córtex por bordas nitidamente demarcadas (Figura 17.1). De acordo com alguns estudos, os osteomas acometem pacientes de 10 a 79 anos, embora sejam mais comuns na quarta e quinta décadas de vida. Homens e mulheres são igualmente afetados (Figura 17.2). Osteoma é uma lesão assintomática que não recidiva, caso seja retirado cirurgicamente. A importância desse tumor reside em seu aspecto radiográfico semelhante ao do osteossarcoma parosteal mais agressivo (ver Figuras 16.35, 21.33 e 21.34 A) e sua associação frequente com massas cutâneas, subcutâneas e pólipos intestinais na chamada *síndrome de Gardner* (Figura 17.3). Pólipos adenomatosos intestinais, especialmente no intestino grosso, podem sofrer transformação maligna para carcinoma. Essa síndrome é uma doença autossômica dominante familiar diagnosticada entre mórmons de Utah. Sua etiologia está relacionada com a mutação do gene *APC* localizado no cromossomo 5q21.

Patologia

Ao exame histopatológico, o osteoma é constituído basicamente de osso com arquitetura lamelar bem formada, que consiste em anéis concêntricos semelhantes aos que são observados no osso compacto ou, mais comumente, em placas paralelas como se observa no osso esponjoso.

Diagnóstico diferencial

No diagnóstico diferencial de osteoma parosteal solitário, devem-se incluir osteossarcoma parosteal, osteocondroma séssil, miosite ossificante justacortical, osteoblastoma periosteal, lipoma parosteal ossificado e foco de melorreostose (Figura 17.4 e Tabela 17.1). Entre essas lesões, o osteossarcoma parosteal é o tumor mais importante a ser excluído, embora isso possa ser difícil com base em radiografias, porque os dois tumores aparecem como massas semelhantes a marfim fixadas à superfície do osso. Entretanto, elementos essenciais ao diagnóstico de osteoma são bordas geralmente muito lisas e aspecto esclerótico extremamente homogêneo e bem demarcado nas radiografias convencionais. Por outro lado, o osteossarcoma parosteal comumente parece menos denso e homogêneo que o osteoma e pode ter uma zona de densidade reduzida na periferia.

Em geral, o osteocondroma séssil pode ser reconhecido por seus aspectos radiográficos típicos: o córtex da lesão funde-se sem interrupção ao córtex do osso de onde se origina, enquanto a parte esponjosa está em continuidade com a cavidade medular da metáfise ou diáfise adjacente do osso (ver Figura 18.41). Em alguns casos, um foco bem desenvolvido de miosite ossificante pode assemelhar-se ao osteoma parosteal. A anormalidade radiográfica típica de miosite ossificante é o chamado *fenômeno zonal*, que se caracteriza por área radiotransparente ao centro da lesão, indicando formação de osso imaturo e uma zona densa de ossificação bem desenvolvida na periferia. Em muitos casos, há uma fenda radiotransparente fina separando a massa ossificada do córtex adjacente. Contudo, às vezes a lesão bem desenvolvida pode aderir e fundir-se com o córtex, desse modo resultando em lesão semelhante ao osteoma parosteal. Nesses casos, a tomografia computadorizada (TC) pode demonstrar o fenômeno zonal clássico na lesão (ver Figuras 4.79 e 4.80).O osteoblastoma periosteal e o lipoma parosteal ossificado raramente causam problemas quanto à confusão com o osteoma parosteal. Radiograficamente, a melorreostose – um tipo raro de displasia esclerosante mista – deve ser reconhecida por seu aspecto característico de espessamento cortical segmentar ("hiperosteose corrente"), que frequentemente se assemelha à cera escorrendo por um dos lados de uma vela. Em geral, o foco típico de melorreostose monostótica demonstra acometimento parosteal e endosteal, e a lesão frequentemente se estende adentro da extremidade articular do osso; esses aspectos praticamente não ocorrem com o osteoma parosteal (ver Figuras 33.68 a 33.72).

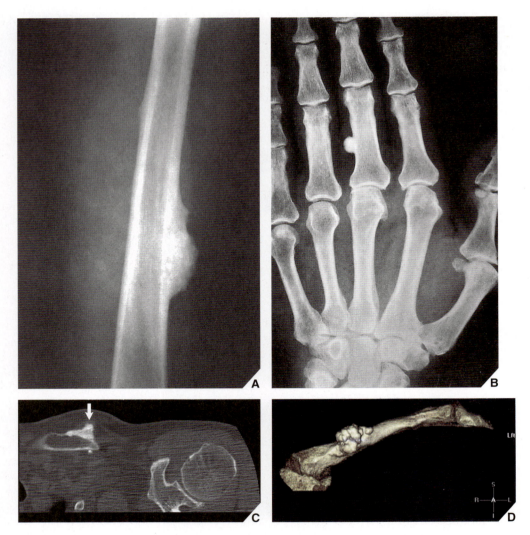

Figura 17.1 Osteoma parosteal. A. A radiografia anteroposterior do fêmur demonstrou massa homogênea esclerótica semelhante ao marfim, fixada à cortical medial. B. A radiografia dorsopalmar da mão mostrou uma pequena massa esclerótica homogênea fixada ao córtex medial da falange proximal do dedo médio. C. A imagem de TC reformatada no plano coronal do ombro esquerdo evidenciou lesão esclerótica fixada à clavícula (seta). Observe que não havia invasão da cortical. D. A imagem de TC reconstruída em 3D (tridimensional) da clavícula demonstrou massa ligeiramente lobulada na superfície desse osso. (A, C e D, Reproduzidas com autorização de Greenspan A, Borys D. *Radiology and pathology correlation of bone tumors: a quick reference and review.* Philadelphia: Wolters Kluwer; 2016:33.)

Osteoma osteoide

Manifestações clínicas e radiológicas

Osteoma osteoide é uma lesão osteoblástica benigna evidenciada por um *nidus* de tecido osteoide, que pode ser completamente radiotransparente ou ter centro esclerótico. O *nidus* tem potencial de crescimento limitado e geralmente mede menos de 1 cm de diâmetro. Em muitos casos, o *nidus* está circundado por uma zona de formação óssea reativa (Figura 17.5). Em casos muito raros, o osteoma osteoide pode ter mais de um *nidus* e, quando isso ocorre, é conhecido como *osteoma osteoide multicêntrico* ou *multifocal* (Figura 17.6). Dependendo de sua localização na área específica do osso, a lesão pode ser classificada como cortical, medular (esponjosa) ou subperiosteal. Além disso, osteomas osteoides podem ser subdivididos em extracapsulares e intracapsulares (intra-articulares) (Figura 17.7). Essas lesões são encontradas em pacientes jovens (em geral, na faixa de 10 a 35 anos), e as estruturas acometidas preferencialmente são ossos longos, especialmente fêmur e tíbia (Figura 17.8). Análises citogenéticas realizadas em alguns pacientes com essas lesões detectaram anormalidades genéticas envolvendo o cromossomo 22 [del(22)(q13.1)].

Sintoma clínico mais importante de osteoma osteoide é dor, que é mais intensa à noite e melhora acentuadamente em cerca de 20 a 25 min com uso de anti-inflamatórios como salicilatos, diclofenaco ou ibuprofeno. Essa história típica é referida por mais de 75% dos pacientes e constitui indício diagnóstico importante.

Radiografias convencionais podem demonstrar a lesão, mas a TC (Figuras 17.9 e 17.10) é necessária para demarcar o *nidus* e localizá-lo com precisão. A TC tem a vantagem adicional de permitir medição exata do diâmetro do *nidus* (Figura 17.11 A a C). Além disso, um estudo recente sugeriu especificidade alta de um sinal recém-descrito de osteoma osteoide à TC – o chamado *sinal do sulco vascular*. Esse sinal é atribuído aos canais vasculares formados pelas arteríolas que irrigam o *nidus* do osteoma osteoide (Figura 17.11 D). Em muitos casos, quando a lesão não pode ser demonstrada radiograficamente, a cintilografia óssea é esclarecedora,

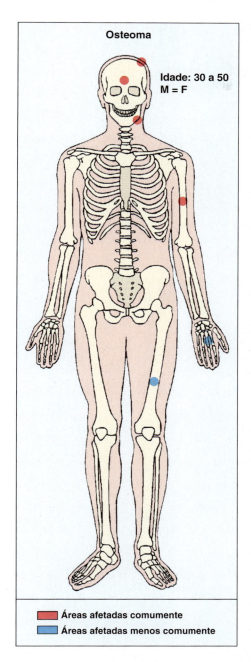

Figura 17.2 Osteoma: áreas ósseas afetadas predominantemente, variação etária e razão entre os sexos masculino e feminino.

publicados chegaram a conclusões variadas. Goldman *et al.* descreveram quatro casos de osteoma osteoide intracapsular de colo femoral, nos quais as lesões foram avaliadas por cintilografia óssea, TC e RM. Embora esta última modalidade de exame tenha demonstrado anormalidades em todos os casos, o *nidus* não pôde ser demonstrado antecipadamente. Com base nas anormalidades evidenciadas à RM como edema secundário de medula óssea ou sinovite, vários diagnósticos equivocados foram estabelecidos, inclusive sarcoma de Ewing, osteonecrose, fratura de estresse e artrite juvenil. Nesses casos, é importante ressaltar que os diagnósticos certos foram estabelecidos apenas depois da revisão das radiografias e imagens de TC em cortes finos. Outro estudo publicado por Woods *et al.* incluiu três pacientes com uma associação altamente incomum de osteoma osteoide e massas reativas nos tecidos moles. Nesses casos, os exames de RM poderiam ter levado ao diagnóstico equivocado de osteomielite ou tumor maligno. Além disso, nesses três pacientes, o *nidus* apresentava sinais com características diferentes. Em um caso, a intensidade do sinal era predominantemente baixa em todas as sequências de pulso, embora houvesse realce discreto depois da administração de gadolínio. Em outro paciente, o sinal tinha intensidade intermediária e a administração de gadolínio demonstrou realce homogêneo no *nidus*. No terceiro e último caso, no qual as radiografias demonstraram que o *nidus* era intracortical, a RM não conseguiu demonstrá-lo satisfatoriamente.

Entretanto, alguns estudos sugeriram que a RM seja útil para demonstrar o *nidus* do osteoma osteoide (Figuras 17.15 e 17.16). Bell *et al.* demonstraram um *nidus* cortical à RM, que não tinha sido detectado por cintilografia, angiografia ou TC. Em especial, o exame do osteoma osteoide pela técnica de RM dinâmica contrastada com gadolínio mostrou-se mais confiável para detectar a lesão do que a RM sem contraste (Figura 17.17).

Ebrahim *et al.* descreveram anormalidades à ultrassonografia de pacientes com osteomas osteoides intra-articulares. As imagens de ultrassonografia demonstraram irregularidade cortical focal e sinovite hipoecoica adjacente nas lesões intra-articulares. O *nidus* era hipoecoico com reforço acústico posterior, enquanto o ecodoppler colorido detectou um vaso entrando no foco do osteoma osteoide. Entretanto, é importante salientar que os autores concluíram que a precisão da ultrassonografia no diagnóstico de osteoma osteoide intra-articular pode não ser confiável, porque outras lesões patológicas intra-articulares – inclusive sinovite inflamatória – podem ter aspecto semelhante. Por essa razão, devem-se utilizar outras técnicas de exame, como TC ou RM.

Patologia

Ao exame histopatológico, o *nidus* é composto de osteoide ou mesmo osso mineralizado imaturo. Além disso, ele forma uma lesão pequena, bem demarcada e autolimitada (Figura 17.18). Suas ilhotas microtrabeculares irregulares de matriz osteoide e osso estão circundadas por estroma fibroso profusamente vascularizado, no qual frequentemente há atividades osteoblástica e osteoclástica exuberantes. A zona de esclerose ao redor da lesão é composta de osso denso com graus variáveis de maturação.

Diagnóstico diferencial

É importante enfatizar que, mesmo quando se trata de um suposto osteoma osteoide cortical com aspecto radiográfico clássico, o diagnóstico diferencial deve incluir fratura de estresse, abscesso cortical e

porque o osteoma osteoide sempre tem um aumento acentuado da captação de isótopo (Figura 17.12). Esta última modalidade de exame pode ser especialmente útil nos casos em que os sintomas são atípicos e as radiografias iniciais parecem normais. Com tal finalidade, recomenda-se o uso da técnica de três fases. A atividade do marcador radionuclídico pode ser detectada nas imagens imediatas e tardias. Em muitos casos, pode-se observar sinal característico de densidade dupla (Figura 17.13). Quando o *nidus* está evidente nas radiografias, o diagnóstico geralmente pode ser estabelecido com muita segurança; apenas apresentações atípicas causam dificuldade diagnóstica (Figura 17.14).

A aplicabilidade da ressonância magnética (RM) para diagnosticar osteoma osteoide ainda não está definida, porque estudos

882 Parte 4 Tumores e Lesões Pseudotumorais

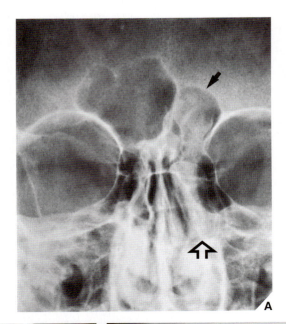

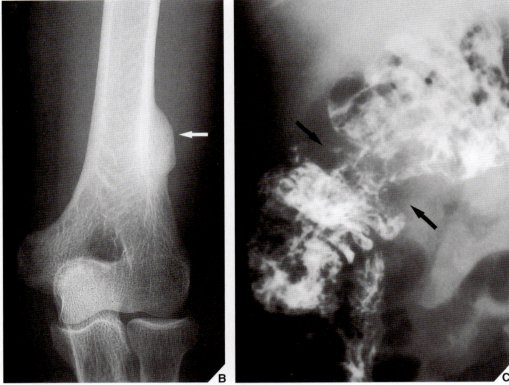

Figura 17.3 Síndrome de Gardner. A. A radiografia frontal dos ossos faciais desse homem de 36 anos demonstrou aspecto típico de osteomas nos seios frontal (*seta*) e etmoidal (*seta aberta*) esquerdos. As massas escleróticas densas estavam nitidamente demarcadas das estruturas circundantes por ar. **B.** O mesmo paciente também tinha osteoma parosteal do segmento distal do úmero esquerdo (*seta*), vários pólipos no intestino grosso e massas subcutâneas – elementos associados à síndrome de Gardner. **C.** Imagem de clister opaco mostrou vários pólipos no ceco e uma lesão com aspecto de "mordida de maçã" (*setas*) que, ao exame histopatológico, era adenocarcinoma.

osteossarcoma (Figura 17.19). Nos casos de fratura de estresse, a área de radiotransparência geralmente é mais linear que a observada com osteoma osteoide e estende-se perpendicular ou obliquamente ao córtex, em vez de ser paralela (Figura 17.20). Abscesso ósseo cortical pode ter aspecto radiográfico semelhante ao do osteoma osteoide, mas geralmente pode ser diferenciado por seu trajeto linear serpiginoso que se afasta da cavidade do abscesso (Figura 17.21). Osteossarcoma intracortical é uma neoplasia maligna osteoblástica rara, que se origina unicamente dentro do córtex do osso e não acomete macroscopicamente a cavidade medular ou os tecidos moles adjacentes. Nas radiografias, essa lesão evidencia-se por foco radiotransparente dentro do córtex (fêmur ou tíbia) circundado por zona de esclerose com dimensões entre

DIAGNÓSTICO DIFERENCIAL RADIOLÓGICO DE OSTEOMA

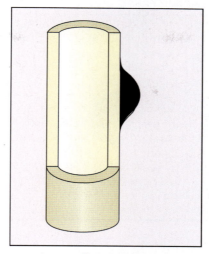
Osteoma

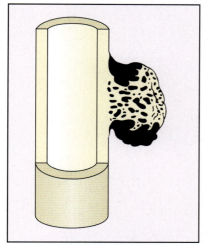
Osteossarcoma parosteal

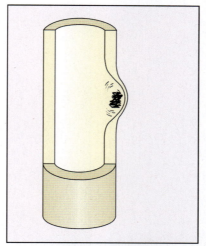
Osteocondroma séssil

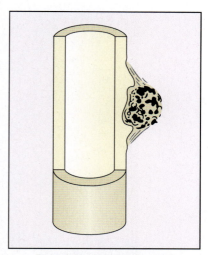
Osteoblastoma periosteal

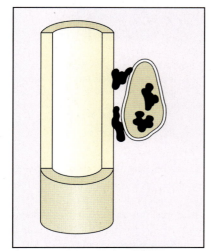
Lipoma parosteal ossificado

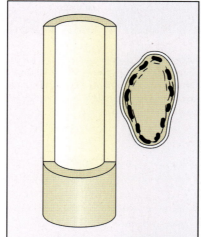
Miosite ossificante

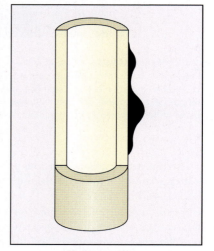
Melorreostose

▲
Figura 17.4 Diagnóstico diferencial de osteoma parosteal. Ilustração esquemática de várias lesões corticais e justacorticais com aspecto semelhante ao de um osteoma.

884 Parte 4 Tumores e Lesões Pseudotumorais

Tabela 17.1 Diagnóstico diferencial de osteoma parosteal.

Doença (lesão)	Aspectos radiológicos
Osteoma parosteal	Massa esclerótica com densidade homogênea semelhante ao marfim, bordas nitidamente demarcadas e acopladas à cortical; não há espaço entre a lesão e o córtex adjacente
Osteossarcoma parosteal	Massa esclerótica semelhante ao marfim, geralmente lobulada, com densidade homogênea ou heterogênea e mais áreas radiotransparentes na periferia; fenda parcial entre a lesão e o córtex adjacente em alguns casos
Osteocondroma séssil	O córtex do osso de origem continua sem interrupção com o córtex da lesão, e partes esponjosas respectivas do osso adjacentes e osteocondroma comunicam-se
Miosite ossificante justacortical	Fenômeno zonal: área de radiotransparência no centro da lesão e zona densa de ossificação bem formada na periferia; em muitos casos, há uma fenda radiotransparente separando a massa ossificada e o córtex adjacente.
Osteoblastoma periosteal	Massa redonda ou ovoide com densidade homogênea acoplada ao córtex
Lipoma parosteal (periosteal) ossificado	Massa lobulada com ossificações irregulares e área radiotransparente de gordura; hiperosteose do córtex adjacente em alguns casos
Melorreostose (monostótica)	Espessamento cortical semelhante à cera escorrendo por um dos lados de uma vela

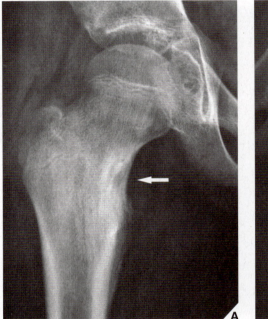 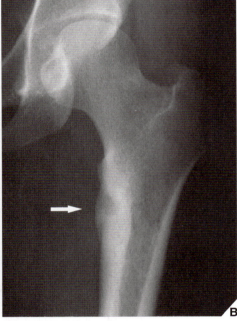

▲
Figura 17.5 Osteoma osteoide. A. A radiografia anteroposterior do quadril direito desse menino de 12 anos com histórico de dor na virilha direita, mais intensa à noite e atenuada imediatamente com anti-inflamatórios, demonstrou aspecto e localização típicos de osteoma osteoide (*seta*). O *nidus* radiotransparente localizado na parte medial do colo do fêmur media 1 cm de diâmetro e estava circundado por zona de esclerose reativa. Observe que também havia osteoporose periarticular, que frequentemente acompanha esse tipo de lesão. **B.** A radiografia da cortical femoral medial dessa mulher de 18 anos mostrou *nidus* radiotransparente circundado por zona de esclerose reativa (*seta*).

1 e 4,2 cm de diâmetro, de acordo com casos publicados. No local da lesão, o córtex pode estar ligeiramente abaulado ou espessado. Reação periosteal pode ocorrer ou não.

Nas lesões intramedulares, o diagnóstico diferencial deve incluir abscesso ósseo (abscesso de Brodie) e, quando a lesão tiver *nidus* calcificado, ilhota de osso compacto (enostose). Lesões maiores também devem ser diferenciadas de osteoblastoma (ver Figura 17.19 B). Abscesso ósseo pode ter aspecto radiográfico semelhante, mas geralmente é possível detectar trajeto linear serpiginoso que se estende da cavidade do abscesso na direção da placa de crescimento mais próxima (Figura 17.22). Ilhota de osso denso caracteriza-se radiograficamente por suas bordas "escovadas", que se misturam com as trabéculas circundantes e formam padrão parecido com "radiação espicular" ou pseudópodos (Figura 17.23). Além disso, a ilhota de osso compacto geralmente não tem atividade aumentada à cintilografia óssea. Pode ser muito difícil ou até impossível diferenciar osteoma osteoide de osteoblastoma. Via de regra, o osteoblastoma é maior que o osteoma osteoide (em geral, no máximo 2 cm de diâmetro) e tem menos esclerose reativa, mas a reação periosteal pode ser mais proeminente.

Ver descrição detalhada do diagnóstico diferencial de osteoma osteoide na Tabela 17.2.

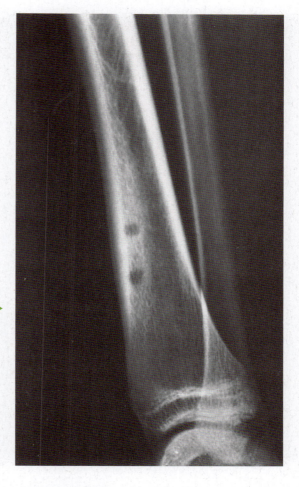

Figura 17.6 Osteoma osteoide multifocal. Esse jovem de 17 anos referia dor na parte inferior da perna esquerda havia 3 meses, a qual era aliviada imediatamente com anti-inflamatórios. A radiografia de perfil da parte inferior da perna demonstrou duas áreas bem demarcadas de radiotransparência com zona esclerótica na parte anterior da tíbia distal. Um espécime retirado cirurgicamente continha três *nidus* de osteoma osteoide; os dois mais distais estavam aderidos um ao outro, formando uma área única de radiotransparência radiográfica. (Reproduzida, com autorização, de Greenspan A, Elguezabel A, Bryk D. Multifocal osteoid osteoma. A case report and review of the literature. *Am J Roentgenol Radium Ther Nucl Med* 1974; 121:103-106. Copyright © 1974 da American Roentgen Ray Society.)

Complicações

Osteoma osteoide pode estar associado a algumas complicações. Principalmente nas crianças pequenas, é possível haver crescimento ósseo acelerado quando o *nidus* está localizado na placa de crescimento (Figura 17.24). Lesões vertebrais, especialmente quando se localizam no arco neural, podem causar escoliose dolorosa com concavidade da curvatura voltada para o lado da lesão (Figura 17.25). Lesão intracapsular pode causar artrite de início precoce (Figura 17.26). Como salientado por Norman *et al.*, esta última complicação pode ser indício diagnóstico importante de osteoma osteoide quando o paciente refere história típica dessa lesão, mas o *nidus* não é perceptível radiograficamente (Figura 17.27).

Tratamento

Tratamento de osteoma osteoide consiste em ressecção completa do *nidus* em bloco. O espécime retirado e o osso afetado devem ser radiografados imediatamente (Figura 17.28), de forma a excluir possibilidade de ressecção incompleta, porque pode resultar em recidiva (Figura 17.29).

Além de ressecção, várias técnicas foram experimentadas, inclusive curetagem intralesional, excisão por trépanos depois de exposição cirúrgica, extração percutânea dirigida por radioscopia ou TC e ablação térmica percutânea por radiofrequência (*percutaneous radiofrequency termal ablation*, ou RFTA, em inglês). Esta última técnica recomendada por Rosenthal *et al.* é uma alternativa promissora ao tratamento cirúrgico de pacientes selecionados. Esse procedimento é realizado com um pequeno eletrodo de radiofrequência, que é introduzido na lesão pelo trajeto da biopsia dirigida por TC (Figura 17.30) de forma a produzir necrose térmica de uma esfera de tecidos com cerca de 1 cm de diâmetro. Vários relatos recentes de radioablação bem-sucedida de osteomas osteoides intramedulares por RFTA confirmaram a impressão de que essa técnica deve ser eficaz como tratamento não invasivo dessas lesões.

Osteoblastoma

Aspectos clínicos e radiológicos

Osteoblastoma – que representa cerca de 1% de todos os tumores ósseos primários e 3% de todos os tumores ósseos benignos – é uma lesão histologicamente semelhante ao osteoma osteoide, mas que se caracteriza por suas dimensões maiores (mais de 1,5 cm de diâmetro, geralmente mais que 2 cm). A faixa etária de ocorrência também é semelhante à do osteoma osteoide: ou seja, 75% dos osteoblastomas são diagnosticados na primeira, segunda ou terceira décadas de vida. Embora ossos longos sejam afetados frequentemente, a lesão tem predileção pela coluna vertebral (Figura 17.31). Entretanto, as manifestações clínicas são diferentes das que ocorrem nos pacientes com osteoma osteoide. Alguns pacientes são assintomáticos, mas a dor não é aliviada tão prontamente com anti-inflamatórios. A história natural também é diferente. O osteoma osteoide tende a regredir, o osteoblastoma tende a progredir e até mesmo a ter transformação maligna, embora ainda haja controvérsias quanto a esta última possibilidade. Além disso, osteoblastoma tóxico – uma variante rara desse tumor – também foi descrito recentemente e está associado a manifestações sistêmicas como periostite de vários ossos, febre e emagrecimento.

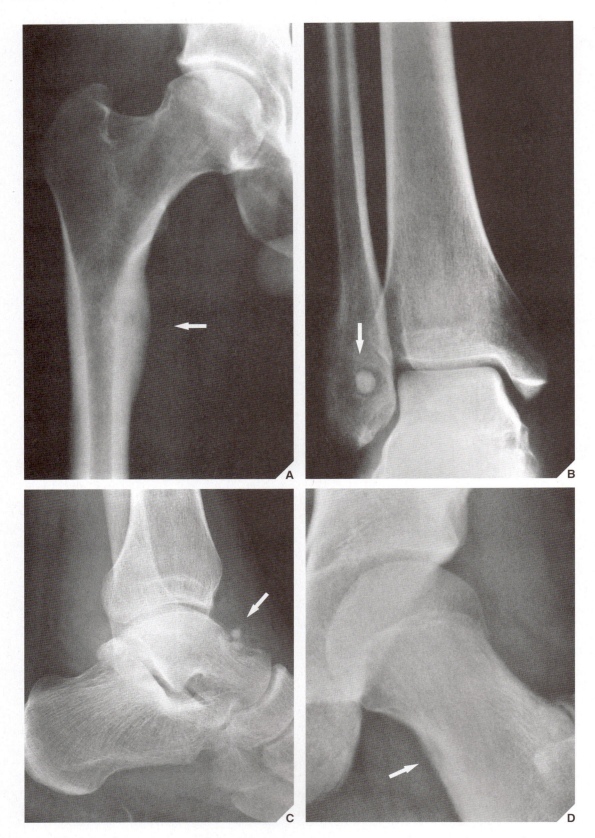

▲ **Figura 17.7 Tipos de osteoma osteoide.** O aspecto radiográfico do osteoma osteoide varia de acordo com a sua localização no osso. **A.** No tipo cortical, há esclerose reativa intensa ao redor do *nidus*, conforme demonstrado aqui na cortical femoral medial (*seta*). **B.** Na variante medular, conforme observado na fíbula distal, há *nidus* esclerótico denso circundado por um halo de tecido osteoide radiotransparente (*seta*). Observe que praticamente não havia esclerose reativa. **C.** Nos pacientes com osteoma osteoide subperiosteal, aqui demonstrado na superfície do osso talar (*seta*), há reação periosteal mínima e praticamente não há esclerose reativa. **D.** No osteoma osteoide intracapsular, o *nidus* radiotransparente aqui evidenciado na parte medial do segmento proximal do colo do fêmur (*seta*), tem esclerose reativa mínima.

Capítulo 17 Tumores Benignos e Lesões Pseudotumorais I: Lesões Osteoblásticas   887

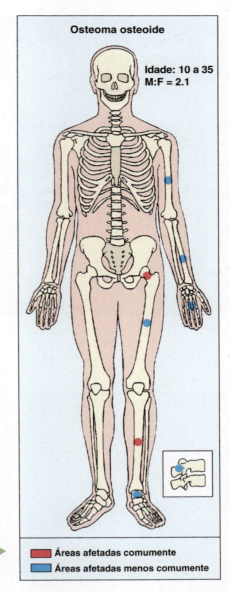

Figura 17.8 **Osteoma osteoide: áreas ósseas afetadas predominantemente, variação etária e razão masculino:feminino.**

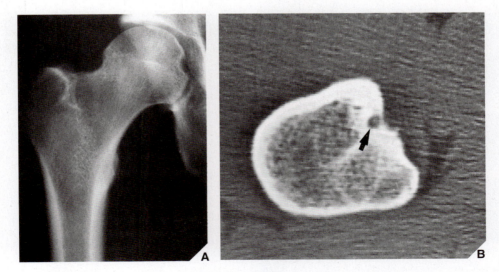

▲
Figura 17.9 **Imagem de TC de osteoma osteoide. A.** A radiografia anteroposterior do quadril direito desse homem de 24 anos com dor na parte superior da coxa demonstrou lesão no trocanter menor, mas não foi possível estabelecer o diagnóstico de osteoma osteoide. **B.** Entretanto, a TC mostrou o *nidus* claramente (*seta*).

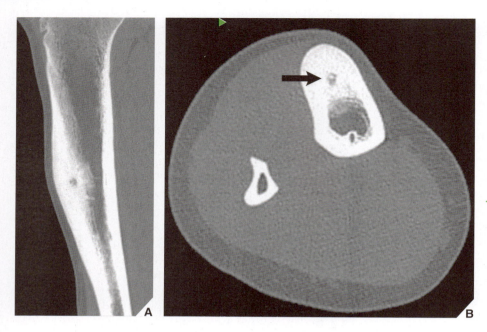

◀ **Figura 17.10 Imagens de TC de osteoma osteoide.** Imagens de TC da tíbia reformatadas no plano coronal (**A**) e axial (**B**) demonstraram *nidus* de hipoatenuação bem definido com centro esclerótico localizado no córtex anterior (*seta*). (Reproduzida, com autorização, de Greenspan A, Borys D. *Radiology and pathology correlation of bone tumors: a quick reference and review*. Philadelphia: Wolters Kluwer; 2016:38.)

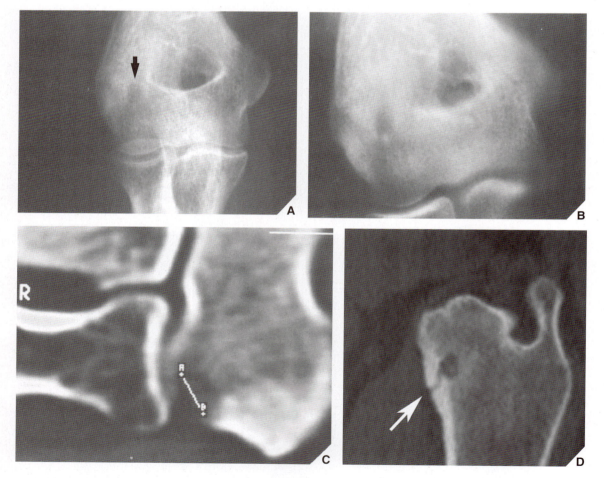

Figura 17.11 Imagens de TC de osteoma osteoide. A. A radiografia anteroposterior do cotovelo direito desse homem de 31 anos com sintomas clínicos típicos de osteoma osteoide demonstrou osteoporose periarticular. Também havia indícios de lesão no capítulo (*seta*). **B.** A imagem de tomografia convencional mostrou área radiotransparente circundada por zona de reação esclerótica. **C.** Imagem de TC demonstrou o *nidus* subarticular com clareza, que media 6,5 mm. **D.** Outra imagem de TC reformatada no plano sagital do fêmur esquerdo de outro paciente com osteoma osteoide evidenciou sinal do "sulco vascular" (*seta*).

Capítulo 17 Tumores Benignos e Lesões Pseudotumorais I: Lesões Osteoblásticas

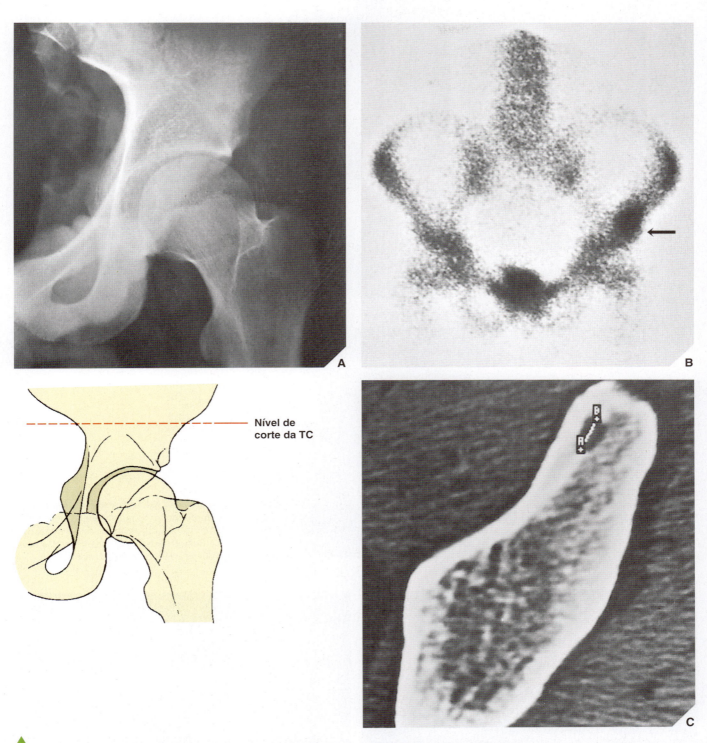

▲
Figura 17.12 Cintilografia e TC de osteoma osteoide. A. A radiografia anteroposterior do quadril esquerdo desse rapaz de 16 anos com história típica de osteoma osteoide era duvidosa, embora houvesse indício de radiotransparência na parte supracetabular do ílio. **B.** A imagem de cintilografia óssea mostrou hipercaptação do radiofármaco na parte supracetabular do ílio esquerdo (*seta*). A TC realizada em seguida demonstrou a lesão e possibilitou a sua medição (6,8 mm).

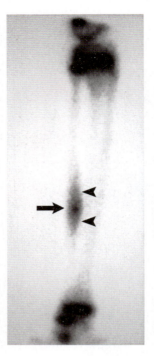

◀ **Figura 17.13 Cintilografia de osteoma osteoide.** A imagem de cintilografia demonstrou sinal clássico de densidade dupla de osteoma osteoide localizada na diáfise da tíbia desse menino de 14 anos. Observe que havia radioatividade acentuadamente aumentada no centro (*seta*) relacionada com o *nidus* e áreas menos reativas (*pontas de seta*) representativas de esclerose reativa. (Reproduzida, com autorização, de Greenspan A, Borys D. *Radiology and pathology correlation of bone tumors: a quick reference and review*. Philadelphia: Wolters Kluwer; 2016:38.)

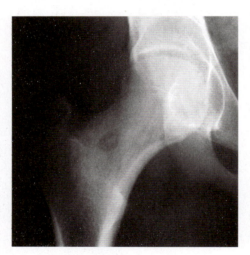

◀ **Figura 17.14 Osteoma osteoide.** A radiografia anteroposterior do quadril direito demonstrou lesão radiotransparente no colo femoral com densidade central mal demarcada. Não havia evidência de esclerose circundante.

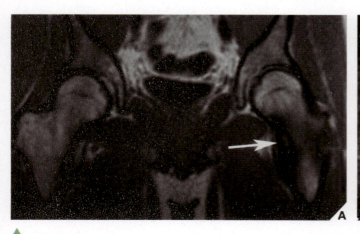
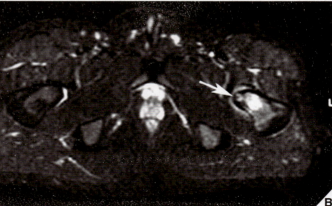

▲
Figura 17.15 Imagens de RM de osteoma osteoide. A. A imagem coronal de RM ponderada em T1 demonstrou o *nidus* de um osteoma osteoide localizado na parte medial do colo do fêmur (*seta*) e espessamento cortical. **B.** A imagem axial de RM em sequência STIR (*short time inversion recovery*) do mesmo paciente mostrou o *nidus* representado por área focal de sinal hiperintenso no colo femoral (*seta*), que estava associado a espessamento cortical e edema de medula óssea e dos tecidos moles circundantes.

Capítulo 17 Tumores Benignos e Lesões Pseudotumorais I: Lesões Osteoblásticas   891

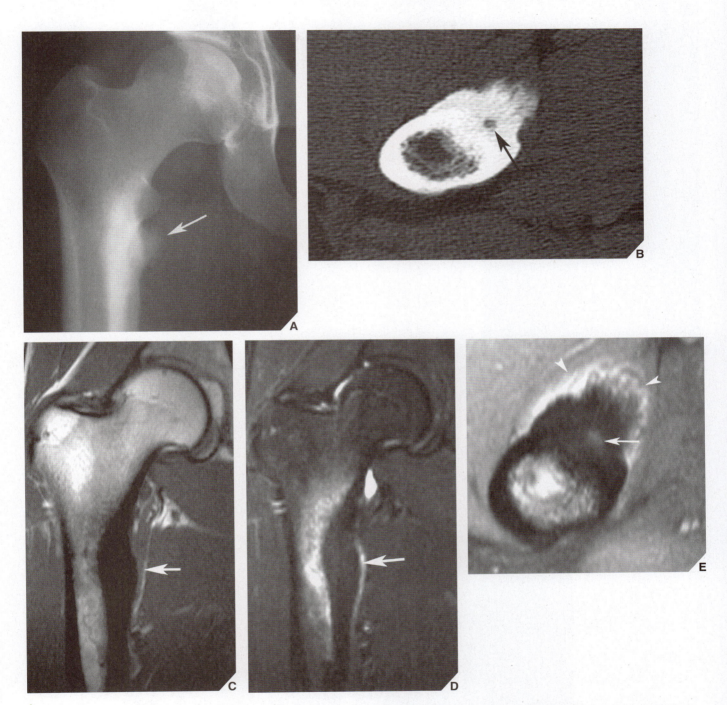

Figura 17.16 Imagens de TC e RM de osteoma osteoide. A. A radiografia anteroposterior do fêmur direito demonstrou espessamento cortical acentuado da parte medial do fêmur proximal com reação periosteal focal proeminente (*seta*). **B.** Imagem axial de TC mostrou o *nidus* (*seta*) com espessamento da cortical e reação periosteal associados. **C.** A imagem coronal de RM ponderada em T1 evidenciou também espessamento cortical (*seta*), mas o *nidus* não foi identificado. **D.** A imagem coronal de RM ponderada em T2 demonstrou espessamento cortical (*seta*), edema de medula óssea e edema brando de tecidos moles, mas não mostrou o *nidus*. **E.** A imagem axial de RM ponderada em T2 mostrou claramente o *nidus* (*seta*), além de espessamento cortical com reação periosteal (*pontas de seta*) e edema de tecidos moles circundantes. (Cortesia do Dr. Steve Shankman, Brooklyn, Nova York.)

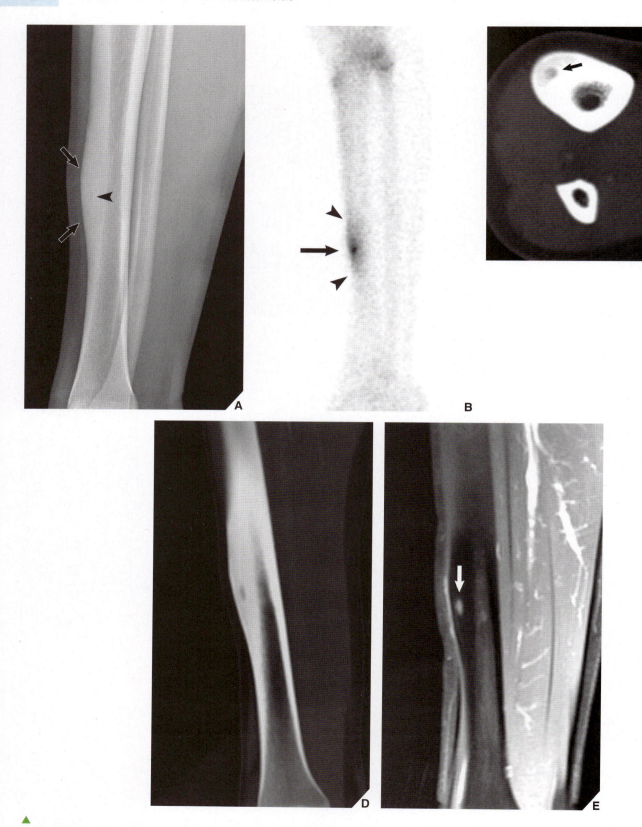

Figura 17.17 Cintilografia, TC e RM de osteoma osteoide. Essa mulher de 20 anos referia dor noturna na perna esquerda, que era aliviada imediatamente com anti-inflamatórios. **A.** A radiografia de perfil mostrou espessamento fusiforme do córtex anterior da tíbia (*setas*) associado a uma área de radiotransparência oval praticamente imperceptível (*ponta de seta*). **B.** Cintilografia óssea mostrou sinal típico de densidade dupla de osteoma osteoide: hipercaptação acentuada do radiofármaco ao centro (*seta*) correspondente ao *nidus* e aumento apenas discreto de captação na periferia da lesão (*pontas de seta*) correspondente à esclerose reativa. Imagens de TC reformatadas nos planos axial (**C**) e sagital (**D**) demonstraram claramente o *nidus* do osteoma osteoide localizado no córtex tibial anterior. **E.** A imagem sagital de RM ponderada em T1 foi obtida depois da injeção intravenosa de gadolínio e mostrou *nidus* com sinal hiperintenso (*seta*).

Capítulo 17 Tumores Benignos e Lesões Pseudotumorais I: Lesões Osteoblásticas   893

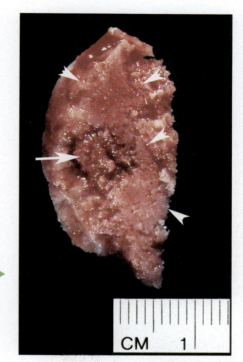

Figura 17.18 Patologia do osteoma osteoide. Esse espécime anatomopatológico continha *nidus* bem demarcado (*seta*) com zona hipervascularizada de reação esclerótica circundante (*pontas de seta*). (Reproduzida, com autorização, de Greenspan A, Borys D. *Radiology and pathology correlation of bone tumors: a quick reference and review*. Philadelphia: Wolters Kluwer; 2016:39.)

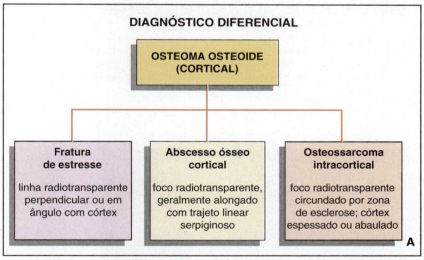

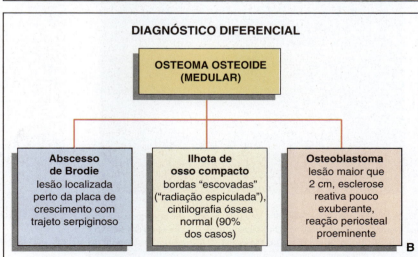

Figura 17.19 Diagnósticos diferenciais de osteoma osteoide cortical (A) e medular (B).

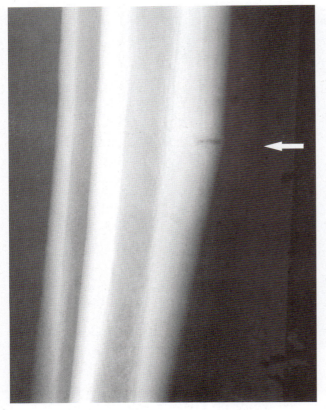

▲
Figura 17.20 Fratura de estresse. A radiografia de perfil demonstrou fratura de estresse da tíbia (*seta*). Observe a direção perpendicular da radiotransparência em relação ao eixo longitudinal do córtex tibial. Nos casos de osteoma osteoide, o *nidus* radiotransparente está orientado em paralelo ao córtex.

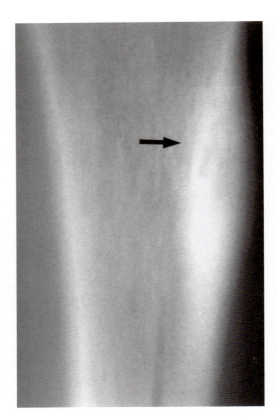

▲
Figura 17.21 Abscesso cortical. A imagem de tomografia da tíbia em projeção lateral demonstrou trajeto radiotransparente serpiginoso de um abscesso ósseo cortical (*seta*), que inicialmente foi confundido com osteoma osteoide. (Reproduzida, com autorização, de Greenspan A, Jundt G. Remagen W. *Differential diagnosis in orthopaedic oncology*, 2nd ed. Philadelphia: Lippincott Williams & Wilkins; 2007:70, Figura 2.44.)

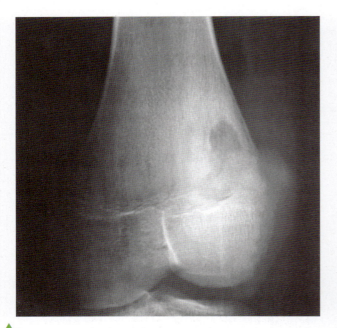

▲
Figura 17.22 Abscesso de Brodie. Nesse abscesso ósseo, aqui demonstrado na metáfise femoral distal, o trajeto serpiginoso estendia-se da cavidade do abscesso na direção da placa de crescimento. Esse aspecto diferenciou abscesso de osteoma osteoide.

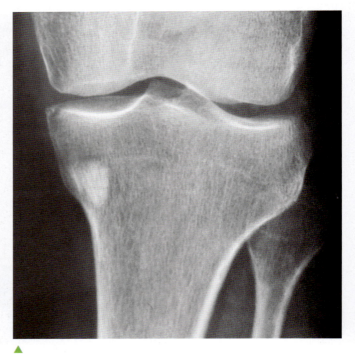

▲
Figura 17.23 Enostose. A ilhota de osso compacto na superfície medial da tíbia proximal apresentava bordas em escova, que são típicas dessa lesão.

Tabela 17.2 Diagnóstico diferencial de osteoma osteoide.

Doença (ou lesão)	Aspectos radiográficos
Osteoma osteoide cortical	*Nidus* radiotransparente redondo ou elíptico circundado por esclerose reativa; reação periosteal sólida ou laminada (mas não interrompida); cintilografia sempre demonstra hipercaptação do radiofármaco; sinal de "densidade dupla"
Osteoma osteoide medular	*Nidus* radiotransparente (ou com calcificação central), com ou sem esclerose periférica mínima; em geral, a reação periosteal é mínima ou inexistente; cintilografia – igual à do osteoma osteoide cortical
Osteoma osteoide subperiosteal	*Nidus* radiotransparente ou esclerótico com ou sem esclerose reativa; em alguns casos, foco de reação periosteal em forma de crescente ou "desgrenhado"; cintilografia – hipercaptação do radiofármaco
Osteoma osteoide intracapsular (periarticular)	Osteoporose periarticular; osteoartrite de início prematuro; o *nidus* pode ou não ser demonstrado; cintilografia – alterações idênticas às do osteoma osteoide subperiosteal
Osteoblastoma	Lesão radiotransparente com mais de 2 cm de diâmetro, geralmente com opacidades centrais; esclerose periférica menos intensa do que com osteoma osteoide; reação periosteal exuberante; cintilografia – igual ao item anterior
Fratura de estresse (cortical)	Radiotransparência linear perpendicular ou oblíqua ao córtex; cintilografia – hipercaptação do radiofármaco
Abscesso ósseo (Brodie)	Foco de radiotransparência com contorno irregular, geralmente com borda esclerótica e frequentemente associado a um trajeto linear ou serpentiforme; predileção por metáfise e extremidades de ossos tubulares; cintilografia - hipercaptação do radiomarcador; RM - nas imagens ponderadas em T1, lesão bem definida com sinal de intensidade baixa a intermediária circundada por sinal hipointenso na periferia; nas imagens ponderadas em T2, sinal homogêneo muito brilhante circundado por sinal hipointenso na periferia.
Ilhota de osso compacto (enostose)	Foco esclerótico homogeneamente denso no osso esponjoso com estrias irradiadas nítidas ("radiação espiculada"), que se misturam com trabéculas do osso original; cintilografia – geralmente não há hipercaptação; RM – sinal hipointenso nas imagens ponderadas em T1 e T2
Osteossarcoma intracortical	Foco radiotransparente intracortical circundado por zona de esclerose; em alguns casos, densidades centrais "felpudas"; córtex espessado ou abaulado; cintilografia – hipercaptação do radiofármaco

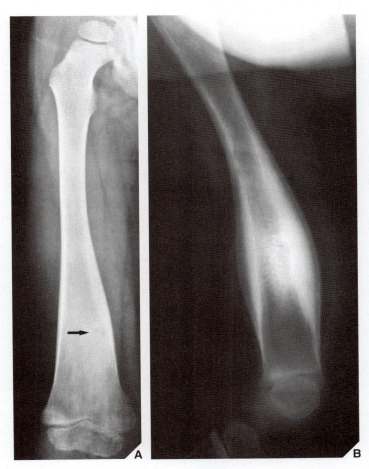

Figura 17.24 Complicação de osteoma osteoide. A. Esse menino de 2 anos tinha diagnóstico de osteoma osteoide na diáfise femoral distal (*seta*). A proximidade do *nidus* da placa de crescimento causou crescimento acelerado do osso e alargamento acentuado da diáfise femoral distal. **B.** Em outro paciente, uma menina de 7 anos com lesão do fêmur distal, observe que havia alargamento acentuado da diáfise femoral e hipertrofia do córtex anterior.

896　Parte 4　Tumores e Lesões Pseudotumorais

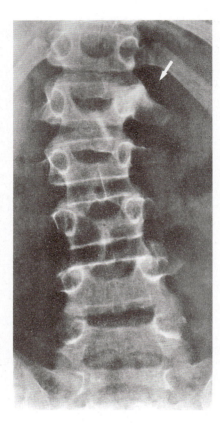

◀ **Figura 17.25 Complicação de osteoma osteoide.** Nesse menino de 12 anos, a radiografia anteroposterior da coluna vertebral demonstrou osteoma osteoide do pedículo esquerdo de L1 (*seta*). Observe que havia escoliose de convexidade rasa voltada para o lado da lesão.

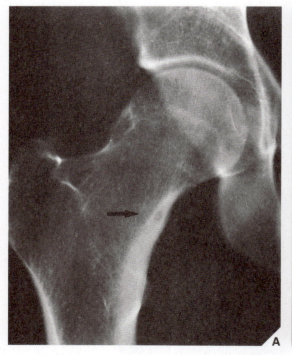 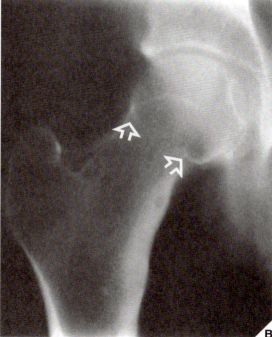

▲ **Figura 17.26 Complicação de osteoma osteoide. A.** A radiografia anteroposterior do quadril direito demonstrou osteoma osteoide intracapsular localizado na superfície medial do fêmur direito (*seta*) desse homem de 28 anos. **B.** Essa imagem de tomografia convencional mostrou alterações iniciais de osteoartrite. Observe que havia osteófito circular (*setas abertas*) e estreitamento suave do segmento da articulação do quadril que sustentava peso. Cintilografia óssea evidenciou hipercaptação não apenas no local da lesão, mas também na área de formação óssea reativa resultante de osteoartrite.

Capítulo 17   Tumores Benignos e Lesões Pseudotumorais I: Lesões Osteoblásticas   **897**

Figura 17.27 Complicação de osteoma osteoide. ▶
Esse menino de 14 anos referia dor no quadril esquerdo havia 8 meses; a dor era mais forte à noite e era aliviada em 15 a 20 min depois do uso de anti-inflamatório. Vários exames radiológicos anteriores, inclusive tomografia computadorizada, não tinham conseguido demonstrar o *nidus*. Radiografia na incidência de rã demonstrou indícios de osteoporose periarticular e alterações degenerativas iniciais (*setas*), ambos sinais presuntivos de osteoma osteoide.

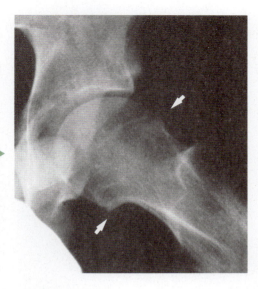

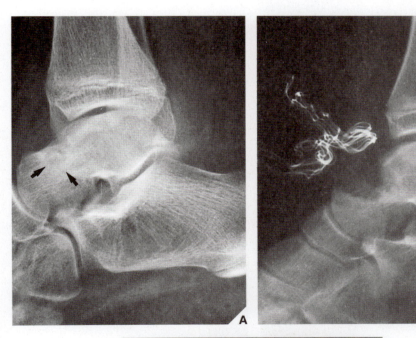

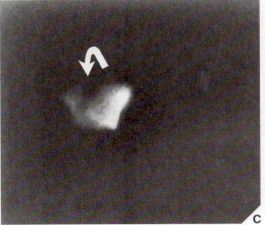

▲
Figura 17.28 Tratamento cirúrgico de osteoma osteoide. A. A radiografia pré-operatória de perfil do tornozelo desse menino de 13 anos demonstrou o *nidus* de um osteoma osteoide no tálus (*setas*). Radiografias intraoperatórias mostraram área de ressecção (**B**) e espécime retirado (**C**), confirmando que a lesão (*seta curva*) havia sido removida por inteiro.

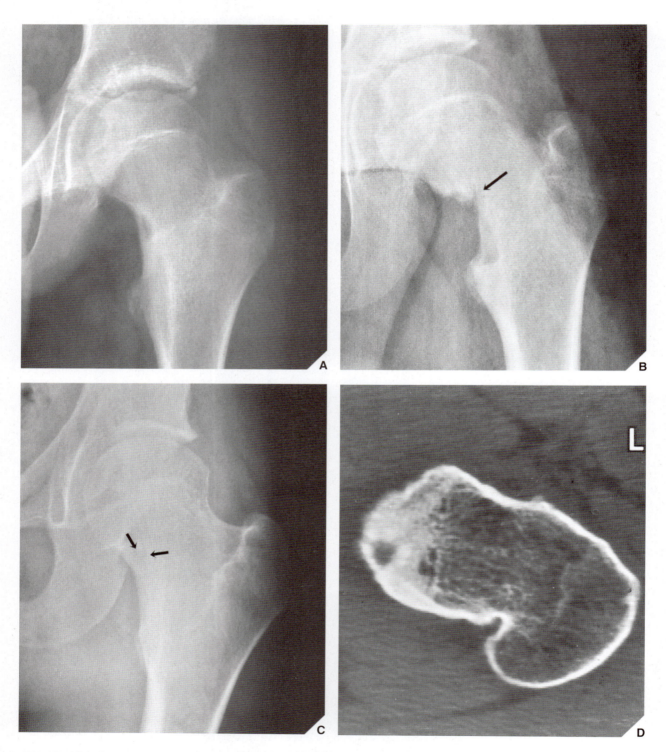

Figura 17.29 Recidiva de osteoma osteoide. A. A radiografia anteroposterior do quadril esquerdo desse rapaz de 17 anos com dor na virilha esquerda, que era aliviada prontamente com salicilatos, demonstrou o *nidus* de osteoma osteoide na cortical medial do colo femoral. **B.** A lesão foi parcialmente removida; observe seus restos (*seta*). Dois anos depois, os sintomas recidivaram. **C.** A radiografia de seguimento evidenciou área radiotransparente no córtex femoral medial (*setas*) e a imagem de TC (**D**) demonstrou o *nidus*.

Capítulo 17 Tumores Benignos e Lesões Pseudotumorais I: Lesões Osteoblásticas 899

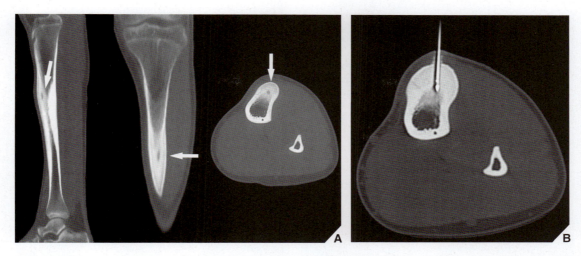

▲
Figura 17.30 Ablação percutânea por radiofrequência de osteoma osteoide dirigida por TC. A. Imagens de TC reformatadas nos planos sagital, coronal e axial demonstraram lesão na cortical anterior da tíbia (*setas*). **B.** Essa imagem de TC axial obtida durante o procedimento intervencionista confirmou a posição apropriada da sonda dentro do *nidus* do osteoma osteoide.

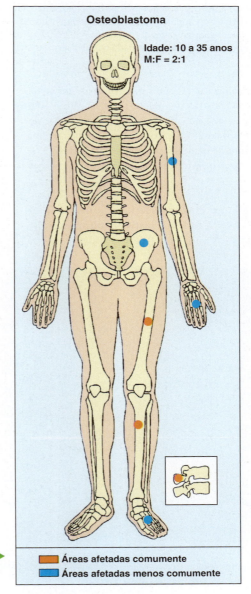

Figura 17.31 Osteoblastoma: áreas ósseas acometidas preferencialmente, faixa etária e razão masculino:feminino. ▶

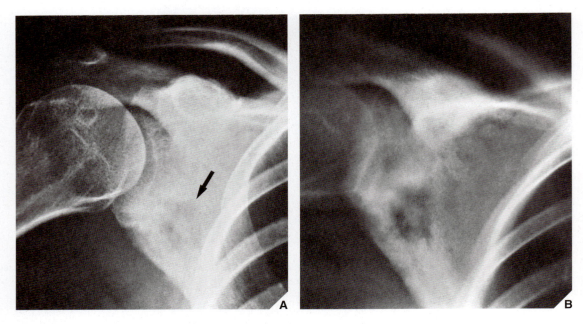

▲ **Figura 17.32 Osteoblastoma. A.** A radiografia anteroposterior do ombro direito dessa mulher de 28 anos demonstrou foco radiotransparente mal demarcado na escápula (*seta*), circundado por área esclerótica e acompanhado de reação periosteal "irregular" na borda axilar. **B.** Essa imagem de tomografia convencional mostrou o *nidus* radiotransparente com borda esclerótica, semelhante ao osteoma osteoide. Contudo, o tamanho dessa lesão (3 ×3 cm) sugeria que fosse osteoblastoma, diagnóstico confirmado por biopsia excisional.

Em geral, as radiografias e a TC são suficientes para demonstrar a lesão e sugerir o diagnóstico (Figuras 17.32 a 17.35). A RM também é uma técnica de imagem útil para demonstrar essa lesão (Figura 17.36), principalmente nos casos raros quando o tumor penetra a cortical e estende-se para os tecidos moles (Figura 17.37).

O osteoblastoma tem quatro apresentações radiográficas diferentes:

1. Osteoma osteoide gigante. Em geral, a lesão mede mais de 2 cm de diâmetro e tem menos esclerose reativa e, possivelmente, reação periosteal mais proeminente do que no osteoma osteoide (Figura 17.38).
2. Lesão expansiva semelhante a um cisto ósseo aneurismático com radiopacidades pequenas no centro. Esse padrão é especialmente comum nas lesões que afetam a coluna vertebral (Figuras 17.39 e 17.40).
3. Lesão agressiva semelhante a um tumor maligno (Figuras 17.41).
4. Lesão periosteal sem esclerose óssea periférica, mas com envoltório fino de osso periosteal recém-formado (Figuras 17.42 e 17.43).

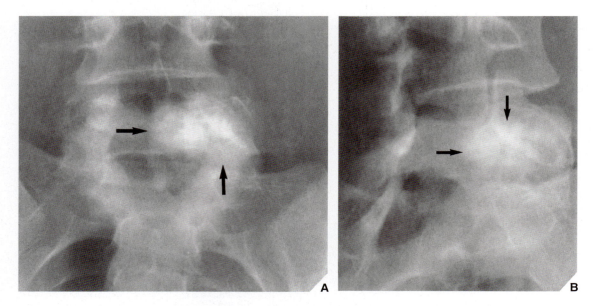

▲ **Figura 17.33 Osteoblastoma.** Radiografias nas incidências anteroposterior (**A**) e oblíqua (**B**) da coluna lombossacra desse homem de 18 anos demonstrou lesão expansiva no pedículo esquerdo e lâmina de L5 (*setas*).

Capítulo 17 Tumores Benignos e Lesões Pseudotumorais I: Lesões Osteoblásticas   901

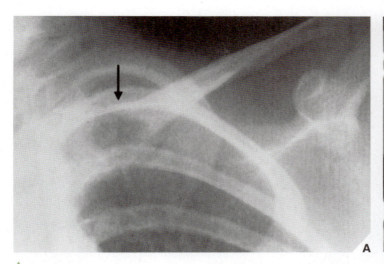
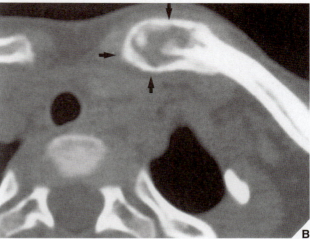

Figura 17.34 Imagem de TC de osteoblastoma. A. A radiografia convencional demonstrou lesão radiotransparente na extremidade esternal da clavícula esquerda (*seta*). **B.** A TC axial mostrou um tumor expansivo com coeficiente de atenuação baixo (*setas*) e focos de atenuação alta, indicando neoformação óssea. (Reproduzida, com autorização, de Greenspan A, Jundt G, Remagen W. *Differential diagnosis in orthopaedic oncology*, 2nd ed. Philadelphia: Lippincott Williams & Wilkins; 2007:59-74.)

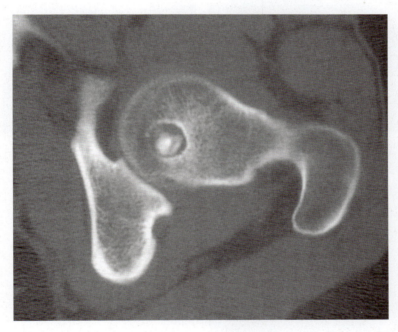

Figura 17.35 Imagem de TC de osteoblastoma. A TC do quadril esquerdo desse homem de 20 anos demonstrou lesão com hipoatenuação e centro esclerótico na cabeça do fêmur (media 2,75 cm). (Reproduzida, com autorização, de Greenspan A, Borys D. *Radiology and pathology correlation of bone tumors: a quick reference and review*. Philadelphia: Wolters Kluwer; 2016:44.)

Patologia

Pode ser muito difícil diferenciar histopatologicamente o osteoma osteoide do osteoblastoma, e, em muitos casos, é impossível. Ambas são lesões que produzem osteoide, mas, nos casos típicos de osteoblastoma, as trabéculas ósseas são mais largas e maiores e parecem estar menos densamente compactadas e menos coesivas que as do osteoma osteoide. Alguns especialistas acreditam que, em razão de sua semelhança histopatológica marcante com osteoma osteoide, o osteoblastoma seja uma expressão clínica diferente do mesmo processo patológico.

Diagnóstico diferencial

O diagnóstico diferencial radiológico de osteoblastoma deve incluir osteoma osteoide, abscesso ósseo, cisto ósseo aneurismático, encondroma e osteossarcoma (Tabela 17.3). Em geral, o abscesso ósseo caracteriza-se por um trajeto serpiginoso (ver Figuras 17.21 e 17.22) ou atravessa a placa de crescimento (Figura 17.44), fenômeno quase nunca observado nos casos de osteoblastoma. Em alguns casos, o cisto ósseo aneurismático pode assumir um aspecto semelhante ao do osteoblastoma, mas não tem radiopacidades centrais. O encondroma geralmente tem matriz

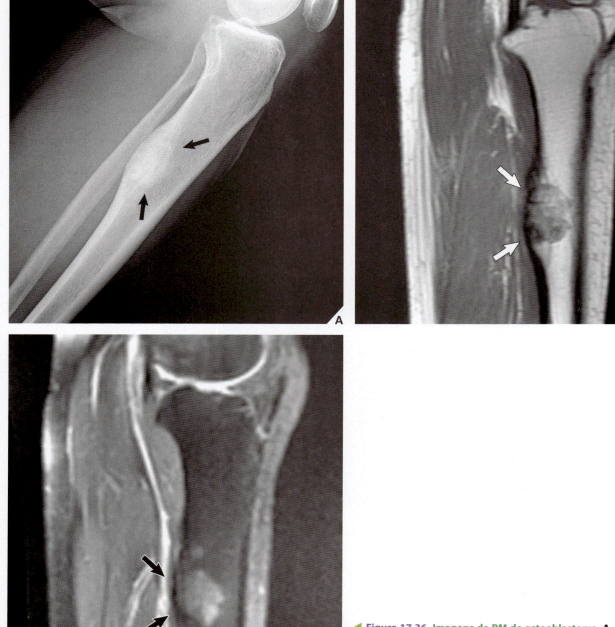

Figura 17.36 Imagens de RM de osteoblastoma. A. A radiografia de perfil da perna dessa mulher de 32 anos demonstrou lesão radiodensa com zona estreita de transição na parte posterior da diáfise proximal da tíbia (setas). B. A imagem sagital de RM ponderada em T1 mostrou lesão com sinal de intensidade baixa a intermediária com bordas bem definidas e bem demarcadas do osso normal (setas). C. A imagem sagital de RM ponderada em T1 com supressão de gordura foi obtida após a administração intravenosa de gadolínio e evidenciou realce proeminente da lesão (setas).

Capítulo 17 Tumores Benignos e Lesões Pseudotumorais I: Lesões Osteoblásticas

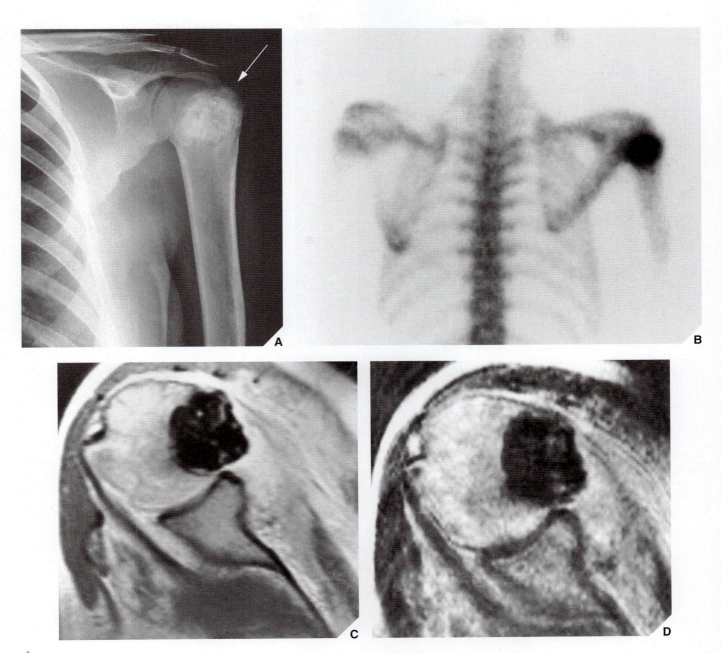

▲
Figura 17.37 **Cintilografia e RM de osteoblastoma.** Essa menina de 15 anos referia dor no ombro esquerdo. **A.** A radiografia convencional demonstrou lesão esclerótica nitidamente demarcada na metáfise proximal do úmero esquerdo, que avançava na direção da placa de crescimento (*seta*). **B.** Cintilografia óssea realizada depois da injeção de 15 mCi (555 MBq) de MDP marcado por ^{99m}Tc mostrou hipercaptação do marcador na área da lesão. **C.** A imagem axial *spin-echo* ponderada em T1 (tempo de repetição [TR] 700 ms/tempo de eco [TE] 20 ms) evidenciou que a lesão estava localizada em posição posteromedial na cabeça do úmero. Havia ruptura da cortical, e o tumor estendia-se aos tecidos moles adjacentes. **D.** Imagem axial *spin-echo* ponderada em T2 (TR 2.200 ms/ TE 60 ms) demonstrou sinal hipointenso da lesão, indicando matriz óssea. O halo com sinal hiperintenso adjacente à borda posterolateral do tumor indicava edema peritumoral.

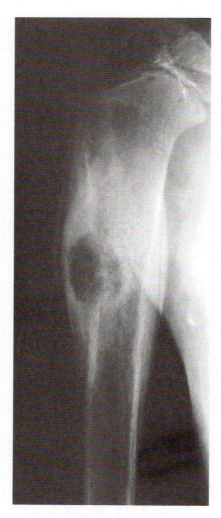

Figura 17.38 Osteoblastoma. Do úmero proximal desse menino de 8 anos semelhante a um osteoma osteoide. Contudo, a lesão era maior (2,5 cm em seu maior diâmetro) e havia reação periosteal mais acentuada nas corticais medial e lateral. Por outro lado, a extensão do osso reativo que circundava o *nidus* radiotransparente era menor do que a observada frequentemente com osteomas osteoides. Esse tipo de osteoblastoma é conhecido comumente como *osteoma osteoide gigante*.

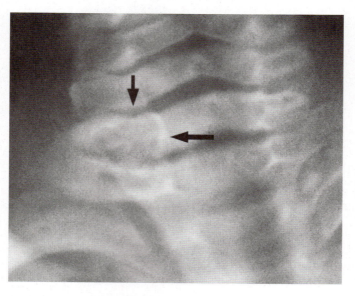

Figura 17.39 Imagem de tomografia convencional de osteoblastoma. Corte tomográfico da coluna cervical demonstrou lesão expansiva, insuflante, de osteoblastoma com várias opacidades centrais pequenas na lâmina de C6 (*setas*).

Capítulo 17 Tumores Benignos e Lesões Pseudotumorais I: Lesões Osteoblásticas 905

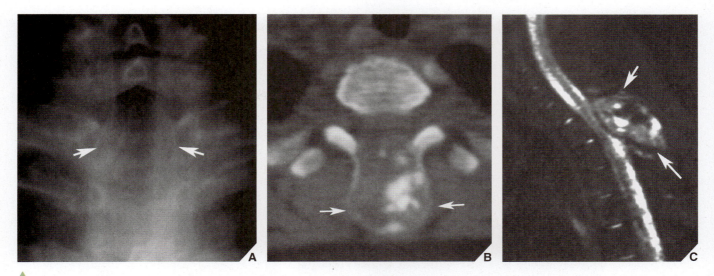

Figura 17.40 **Imagens de RM de osteoblastoma de coluna vertebral. A.** A radiografia anteroposterior do segmento superior da coluna torácica dessa mulher de 19 anos demonstrou expansão do processo espinhoso de T1 (*setas*). **B.** A imagem axial TC mostrou expansão do processo espinhoso de T1 (*setas*) e calcificação dentro do tumor. **C.** Imagem sagital de RM ponderada em T2 confirmou os achados da TC (*setas*) e mostrou focos com sinal hipointenso dentro do tumor, que correspondiam à matriz calcificada demonstrada na TC. Observe que também havia compressão da superfície posterior da medula espinal pelo tumor.

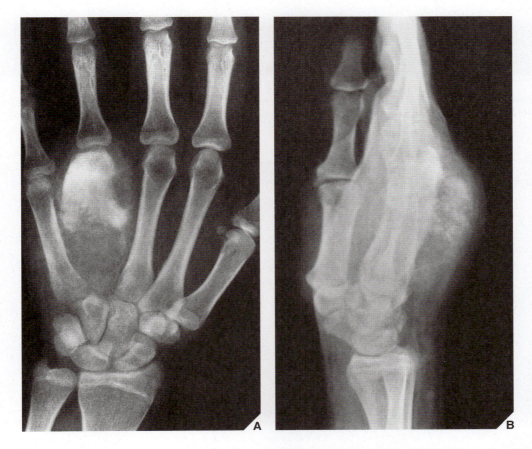

Figura 17.41 **Osteoblastoma agressivo.** Radiografias nas incidências posteroanterior (**A**) e perfil (**B**) da mão demonstraram osteoblastoma agressivo. Observe que houve destruição de todo o quarto metacarpo com neoformação óssea importante, principalmente na parte distal. Embora o aspecto da lesão fosse muito semelhante ao de osteossarcoma, a lesão ainda parecia estar confinada por uma cápsula de neoformação óssea periosteal.

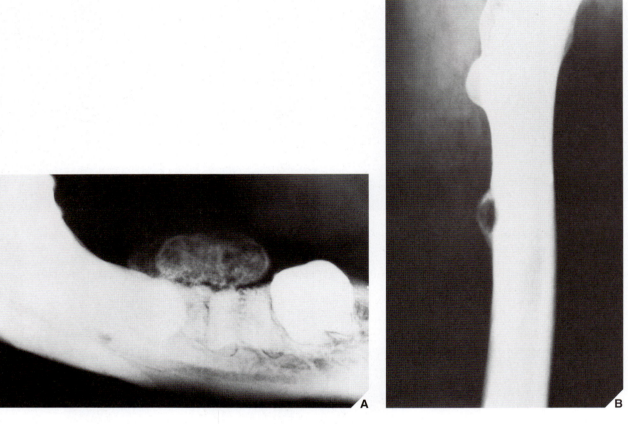

▲ **Figura 17.42 Osteoblastoma periosteal. A.** Osteoblastoma periosteal da mandíbula e (**B**) osteoblastoma periosteal do fêmur estavam recobertos por cápsula fina de neoformação óssea periosteal. (Cortesia do Dr. Wolfgang Remagen, Colônia, Alemanha.)

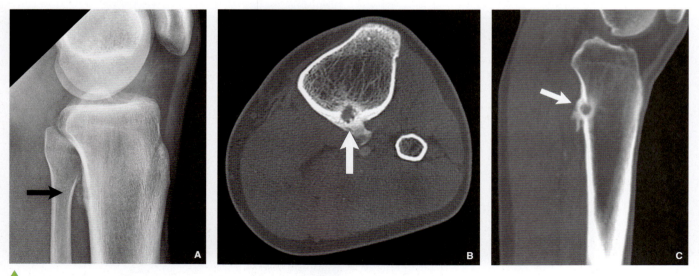

▲ **Figura 17.43 Imagens de TC de osteoblastoma periosteal. A.** A radiografia de perfil demonstrou lesão periosteal localizada na parte posterior da tíbia proximal (*seta*). Imagens de TC reformatadas nos planos axial (**B**) e sagital (**C**) mostraram que a lesão invadia o endocórtex e causava reação periosteal. (Reproduzida, com autorização, de Greenspan A, Borys D. *Radiology and pathology correlation of bone tumors: a quick reference and review*. Philadelphia: Wolters Kluwer; 2016:44.)

Capítulo 17 Tumores Benignos e Lesões Pseudotumorais I: Lesões Osteoblásticas   **907**

Tabela 17.3 Diagnóstico diferencial de osteoblastoma.

Doença (lesão)	Aspectos radiológicos
Osteoblastoma semelhante aos osteomas osteoides cortical e medular (osteoma osteoide gigante)	Lesão radiotransparente esférica ou oval com bordas bem demarcadas; esclerose periférica frequente; reação periosteal intensa; o *nidus* mede mais que 2 cm
Osteoblastoma insuflante semelhante ao cisto ósseo aneurismático	Lesão insuflante, semelhante a um cisto ósseo aneurismático, mas com opacidades centrais
Osteoblastoma agressivo (semelhante a uma neoplasia maligna)	Bordas mal definidas, destruição da cortical; reação periosteal de aspecto agressivo; em alguns casos, há extensão aos tecidos moles
Osteoblastoma periosteal	Massa redonda ou oval com densidade heterogênea, acoplada à cortical e com neoformação óssea periosteal na periferia
Osteoma osteoide	*Nidus* radiotransparente medindo ± 1,5 cm, algumas vezes com centro esclerótico
Cisto ósseo aneurismático	Lesão expansiva insuflante; nos ossos longos, uma camada de reação periosteal; uma periferia fina de osso reativo frequentemente cobre a lesão, mas isso pode não ocorrer nas lesões de crescimento rápido; pode haver extensão aos tecidos moles
Encondroma	Lesão radiotransparente com ou sem borda esclerótica, frequentemente demonstrando calcificações centrais na forma de pontos, anéis e arcos
Osteossarcoma	Destruição óssea com padrão de roído de traça ou permeativo; zona de transição ampla; osso tumoral na forma de opacidades nebulosas; reação periosteal agressiva; massa de tecidos moles

calcificada evidenciada na forma de pontos, anéis e arcos. Além disso, a menos que tenha ocorrido fratura patológica, o encondroma (ver Figuras 18.7 a 18.9), ao contrário do osteoblastoma (Figura 17.45), não causa reação periosteal.

Osteoblastoma agressivo deve ser diferenciado de osteossarcoma e TC pode ser útil nesse sentido. Tal modalidade de exame também pode esclarecer o diagnóstico diferencial das lesões localizadas em regiões anatômicas complexas, inclusive vértebras (Figura 17.46). Quando há extensão do tumor ao saco dural, a RM pode ser necessária.

Tratamento

O tratamento do osteoblastoma é semelhante ao do osteoma osteoide; lesões menores podem ser tratadas por RFTA, e as maiores, por ressecção em bloco. Lesões maiores também podem requerer enxertia óssea e fixação interna adicionais.

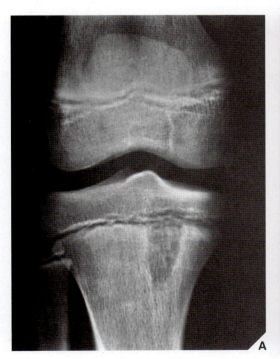 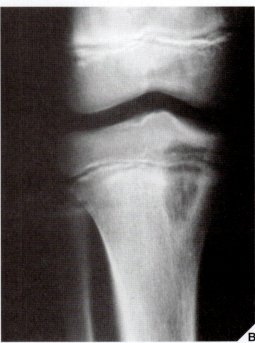

▲ **Figura 17.44 Abscesso de Brodie. A.** A radiografia anteroposterior do joelho direito desse menino de 10 anos demonstrou lesão radiotransparente oval, que avança e cruza a placa de crescimento da tíbia proximal. **B.** A imagem de tomografia convencional anteroposterior confirmou extensão da lesão para a epífise. Essa lesão era um abscesso ósseo.

908 **Parte 4** Tumores e Lesões Pseudotumorais

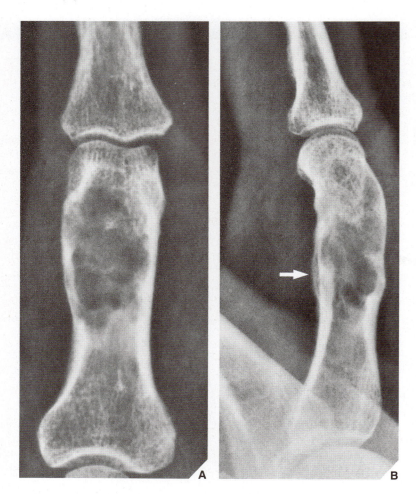

▲ **Figura 17.45 Osteoblastoma.** Radiografias nas incidências dorsopalmar (**A**) e perfil (**B**) do dedo mínimo demonstrou osteoblastoma semelhante a encondroma. Observe que havia reação periosteal (*seta*), mas não havia matriz condroide, que são sinais típicos de encondroma. Radiopacidades pequenas no centro da lesão representavam áreas de neoformação óssea – um indício típico de osteoblastoma.

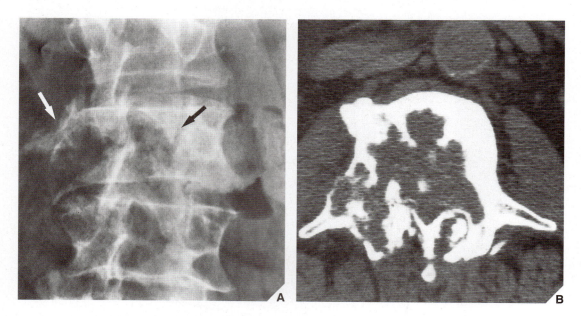

▲ **Figura 17.46 Osteoblastoma agressivo. A.** A radiografia anteroposterior da coluna lombar demonstrou lesão osteolítica na metade direita do corpo vertebral de L3 (*setas*) de um homem de 65 anos com dor de início insidioso na região lombar baixa, que irradiava para o membro inferior direito. **B.** A imagem de TC mostrou áreas focais de neoformação óssea dentro da lesão e invasão da cortical. Biopsia subsequente evidenciou osteoblastoma agressivo. (Cortesia do Dr. Ibrahim F. Abdelwahab, Nova York.)

Capítulo 17 Tumores Benignos e Lesões Pseudotumorais I: Lesões Osteoblásticas

ASPECTOS PRÁTICOS A SEREM LEMBRADOS

1. Osteoma parosteal – uma lesão osteoblástica (formadora de osso) assintomática – pode fazer parte da síndrome de Gardner, que se caracteriza por cistos sebáceos, fibromas cutâneos, tumores desmoides e polipose intestinal.

2. No diagnóstico diferencial de osteoma parosteal, a lesão mais importante a ser excluída é o osteossarcoma parosteal.

3. Sintoma clínico mais característico de osteoma osteoide é dor, que piora à noite e é prontamente aliviada pelo uso de anti-inflamatórios.

4. No processo de avaliação radiológica de um osteoma osteoide:
   - A lesão (*nidus*) consiste em área pequena de radiotranspa-rência, algumas vezes com centro esclerótico; a zona densa que circunda o *nidus* representa esclerose reativa, não tumor
   - Alterações típicas nos exames radiológicos dependem da loca-lização da lesão: intracortical, intramedular, subperiosteal ou periarticular (intracapsular)
   - O diagnóstico diferencial de osteoma osteoide deve incluir osteoblastoma, fratura de estresse, abscesso ósseo (abscesso de Brodie), ilhota de osso compacto e osteossarcoma intracortical.

5. Complicações do osteoma osteoide são:
   - Recidiva da lesão (quando não é removido por inteiro)
   - Aceleração do crescimento ósseo (quando a lesão está locali-zada perto da placa de crescimento)
   - Escoliose
   - Artrite de início precoce (quando o *nidus* é intracapsular).

6. O tratamento cirúrgico bem planejado para osteoma osteoide requer:
   - Localização da lesão por meio de exames radiológicos (cinti-lografia, radiografias, TC)
   - Confirmação da excisão completa da lesão *in vivo* (por exame do osso que abrigava a lesão) e *in vitro* (por exame do espé-cime removido).

7. Além de excisão em bloco do osteoma osteoide, há várias técni-cas disponíveis, inclusive curetagem intralesional, excisão com trépanos depois da exposição cirúrgica, excisão percutânea (geral-mente dirigida por TC) e RFTA.

8. RFTA dirigida por TC para tratar osteomas osteoides é uma técnica promissora e alternativa à ressecção cirúrgica de casos selecionados. Esse procedimento é realizado com um pequeno eletrodo de radiofrequência, que é introduzido na lesão por via percutânea de forma a produzir necrose térmica de uma esfera de tecidos com cerca de 1 cm de diâmetro.

9. O osteoblastoma, embora praticamente idêntico ao osteoma osteoide no exame histopatológico, é uma doença clínica dife-rente. Nas radiografias convencionais, o aspecto da lesão carac-teriza-se por:
   - Alterações semelhantes às do osteoma osteoide gigante
   - Lesão expansiva insuflante com radiopacidades pequenas no centro, semelhante a um cisto ósseo aneurismático
   - Lesão com elementos agressivos semelhantes a um tumor maligno (osteossarcoma).

10. Diagnóstico diferencial de osteoblastoma inclui osteoma osteoide, abscesso ósseo, cisto ósseo aneurismático, encondroma e osteossarcoma.

11. Apresentações incomuns de osteoblastoma incluem lesão asso-ciada à periostite difusa e manifestações sistêmicas (*osteoblastoma tóxico*) e lesão com distribuição multicêntrica (*osteoblastoma multifocal*).

LEITURAS SUGERIDAS

Adler C-P. Multifocal osteoblastoma of the hand. *Skeletal Radiol* 2000; 29:601-604.

Anderson RB, McAlister JA Jr, Wrenn RN. Case report 585. Intracortical osteo-sarcoma of tibia. *Skeletal Radiol* 1989; 18:627-630.

Assoun J, Railhac JJ, Bonnevialle P, et al. Osteoid osteoma: percutaneous resection with CT guidance. *Radiology* 1993; 188:541-547.

Assoun J, Richardi G, Railhac JJ, et al. Osteoid osteoma: MR imaging versus CT. *Radiology* 1994; 191:217-223.

Atar D, Lehman WB, Grant AD. Tips of the trade. Computerized tomography—guided excision of osteoid osteoma. *Orthop Rev* 1992; 21:1457-1458.

Baruffi MR, Volpon JB, Neto JB, et al. Osteoid osteoma with chromosome alterations involving 22q. *Cancer Genet Cytogenet* 2001; 124:127-131.

Bauer TW, Zehr RJ, Belhobek GH, et al. Juxta-articular osteoid osteoma. *Am J Surg Pathol* 1991; 15:381-387.

Bell RS, O'Connor GD, Waddell JP. Importance of magnetic resonance imaging in osteoid osteoma: a case report. *Can J Surg* 1989; 32:276-278.

Bertoni F, Unni KK, Beabout JW, et al. Parosteal osteoma of bones other than of the skull and face. *Cancer* 1995; 75:2466-2473.

Bertoni F, Unni KK, McLeod RA, et al. Osteosarcoma resembling osteoblastoma. *Cancer* 1985; 55:416-426.

Bettelli G, Tigani D, Picci P. Recurring osteoblastoma initially presenting as a typical osteoid osteoma. Report of two cases. *Skeletal Radiol* 1991; 20:1-4.

Biebuyck JC, Katz LD, McCauley T. Soft tissue edema in osteoid osteoma. *Skeletal Radiol* 1993; 22:37-41.

Bullough PG. *Atlas of orthopedic pathology with clinical and radiologic correlations,* 2nd ed. New York: Gower Medical; 1992.

Campanacci M. *Bone and soft tissue tumors.* New York: Springer; 1990:355-373.

Carter TR. Osteoid osteoma of the hip: an alternate method of excision. *Orthop Rev* 1990; 19:903-905.

Cassar-Pullicino VN, McCall IW, Wan S. Intra-articular osteoid osteoma. *Clin Radiol* 1992; 45:153-160.

Chang CH, Piatt ED, Thomas KE, et al. Bone abnormalities in Gardner's syndrome. *Am J Roentgenol Radium Ther Nucl Med* 1968; 103:645-652.

Crim JR, Mirra JM, Eckardt JJ, et al. Widespread inflammatory response to osteoblastoma: the flare phenomenon. *Radiology* 1990; 177:835-836.

Dahlin DC. Osteoma. In: *Bone tumors. General aspects on 8,542 cases,* 4th ed. Springfield, IL: Charles C. Thomas; 1986:84-87, 308-321.

Dahlin DC, Johnson EW Jr. Giant osteoid osteoma. *J Bone Joint Surg Am* 1954; 36-A:559- 572.

Dahlin DC, Unni KK. *Bone tumors: general aspects and data on 8,542 cases,* 4th ed. Springfield, IL: Charles C. Thomas; 1987:88-101.

Dale S, Breidahl WH, Baker D, et al. Severe toxic osteoblastoma of the humerus associated with diffuse periostitis of multiple bones. *Skeletal Radiol* 2001; 30:464-468.

Della Rocca C, Huvos AG. Osteoblastoma: varied histological presentations with a benign clinical course. 55 cases. *Am J Surg Pathol* 1996; 20:841-850.

Denis F, Armstrong GW. Scoliogenic osteoblastoma of the posterior end of the rib. A case report. *Spine (Phila Pa 1976)* 1984; 9:74-76.

Dolan K, Seibert J, Seibert R. Gardner's syndrome. A model for correlative radiology. *Am J Roentgenol Radium Ther Nucl Med* 1973; 119:359-364.

Dorfman HD, Weiss SW. Borderline osteoblastic tumors: problems in the differential diagnosis of aggressive osteoblastoma and low-grade osteosarcoma. *Semin Diagn Pathol* 1984; 1:215-234.

Ebrahim FS, Jacobson JA, Lin J, et al. Intraarticular osteoid osteoma: sonographic findings in three patients with radiographic, CT, and MR imaging correlation. *AJR Am J Roentgenol* 2001; 177:1391-1395.

Ehara S, Rosenthal DI, Aoki J, et al. Peritumoral edema in osteoid osteoma on magnetic resonance imaging. *Skeletal Radiol* 1999; 28:265-270.

Falappa P, Garganese MC, Crocoli A, et al. Particular imaging features and customized thermal ablation treatment for intramedullary osteoid osteoma in pediatric patients. *Skeletal Radiol* 2011; 40:1523-1530.

Fechner RE, Mills SE. *Tumors of the bones and joints.* Washington, DC: Armed Forces Institute of Pathology; 1993:25-38.

Gardner EJ, Plenk HP. Hereditary pattern for multiple osteomas in a family group. *Am J Hum Genet* 1952; 4:31-36.

Gardner EJ, Richards RC. Multiple cutaneous and subcutaneous lesions occurring simultaneously with hereditary polyposis and osteomatosis. *Am J Hum Genet* 1953; 5:139-147.

Gil S, Marco SF, Arenas J, et al. Doppler duplex color localization of osteoid osteomas. *Skeletal Radiol* 1999; 28:107-110.

Goldman AB, Schneider R, Pavlov H. Osteoid osteomas of the femoral neck: report of four cases evaluated with isotopic bone scanning, CT, and MR imaging. *Radiology* 1993; 186:227-232.

Greenspan A. Benign bone-forming lesions: osteoma, osteoid osteoma, and osteoblastoma. Clinical, imaging, pathologic, and differential considerations. *Skeletal Radiol* 1993; 22:485-500.

Greenspan A. Bone island (enostosis): current concept—a review. *Skeletal Radiol* 1995; 24:111-115.

Greenspan A. Sclerosing bone dysplasias—a target-site approach. *Skeletal Radiol* 1991; 20:561-583.

Greenspan A, Borys D. *Radiology and pathology correlation of bone tumors: a quick reference and review.* Philadelphia: Wolters Kluwer; 2016:32-89.

Greenspan A, Elguezabal A, Bryk D. Multifocal osteoid osteoma. A case report and review of the literature. *Am J Roentgenol Radium Ther Nucl Med* 1974; 121:103-106.

Greenspan A, Jundt G, Remagen W. *Differential diagnosis in orthopaedic oncology,* 2nd ed. Philadelphia: Lippincott Williams & Wilkins; 2007:59-74.

Greenspan A, Stadalnik RC. Bone island: scintigraphic findings and their clinical application. *Can Assoc Radiol J* 1995; 46:368-379.

Greenspan A, Steiner G, Knutzon R. Bone island (enostosis): clinical significance and radiologic and pathologic correlations. *Skeletal Radiol* 1991; 20:85-90.

Griffith JF, Kumta SM, Chow LTC, et al. Intracortical osteosarcoma. *Skeletal Radiol* 1998; 27:228-232.

Helms CA. Osteoid osteoma. The double density sign. *Clin Orthop Relat Res* 1987; 222:167-173.

Jackson RP, Reckling FW, Mants FA. Osteoid osteoma and osteoblastoma. Similar histologic lesions with different natural histories. *Clin Orthop Relat Res* 1977; 128:303-313.

Jaffe HL. Benign osteoblastoma. *Bull Hosp Joint Dis* 1956; 17:141-151.

Jaffe HL. Osteoid osteoma: a benign osteoblastic tumor composed of osteoid and atypical bone. *Arch Surg* 1935; 31:709-728.

Jaffe HL. Osteoid osteoma of bone. *Radiology* 1945; 45:319-334.

Keim HA, Reina EG. Osteoid-osteoma as a cause of scoliosis. *J Bone Joint Surg Am* 1975; 57:159-163.

Klein MH, Shankman S. Osteoid osteoma: radiologic and pathologic correlation. *Skeletal Radiol* 1992; 21:23-31.

Kransdorf MJ, Stull MA, Gilkey FW, et al. Osteoid osteoma. *Radiographics* 1991; 11:671-696.

Kricun ME. *Imaging of bone tumors.* Philadelphia: WB Saunders; 1993:114-116, 121-125.

Kroon HM, Schurmans J. Osteoblastoma: clinical and radiologic findings in 98 new cases. *Radiology* 1990; 175:783-790.

Kyriakos M. Intracortical osteosarcoma. *Cancer* 1980; 46:2525-2533.

Kyriakos M, El-Khoury GY, McDonald DJ, et al. Osteoblastomatosis of bone. A benign, multifocal osteoblastic lesion, distinct from osteoid osteoma and osteoblastoma, radiologically simulating a vascular tumor. *Skeletal Radiol* 2007; 36:237-247.

Lawrie TR, Aterman K, Sinclair AM. Painless osteoid osteoma. A report of two cases. *J Bone Joint Surg Am* 1970; 52:1357-1363.

Lee DH, Malawer MM. Staging and treatment of primary and persistent (recurrent) osteoid osteoma. Evaluation of intraoperative nuclear scanning, tetracycline fl uorescence, and tomography. *Clin Orthop Relat Res* 1992; 281:229-238.

Lichtenstein L. Benign osteoblastoma; a category of osteoid- and bone-forming tumors other than classical osteoid osteoma, which may be mistaken for giant-cell tumor or osteogenic sarcoma. *Cancer* 1956; 9:1044-1052.

Liu PT, Chivers FS, Roberts CC, et al. Imaging of osteoid osteoma with dynamic gadolinium- enhanced MR imaging. *Radiology* 2003; 227:691-700.

Liu TL, Kujak JL, Roberts CC, et al. The vascular groove sign: a new CT finding associated with osteoid osteomas. *AJR Am J Roentgenol* 2012; 196:168-173.

Lucas DR, Unni KK, McLeod RA, et al. Osteoblastoma: clinicopathologic study of 306 cases. *Hum Pathol* 1994; 25:117-134.

Marinelli A, Giacomini S, Bianchi G, et al. Osteoid osteoma simulating an osteocartilaginous exostosis. *Skeletal Radiol* 2004; 33:181-185.

Mazoyer JF, Kohler R, Bossard D. Osteoid osteoma: CT-guided percutaneous treatment. *Radiology* 1991; 181:269-271.

McLeod RA, Dahlin DC, Beabout JW. The spectrum of osteoblastoma. *AJR Am J Roentgenol* 1976; 126:321-325.

Mirra JM, Picci P, Gold RH. *Bone tumors: clinical, pathologic, and radiologic correlations.* Philadelphia: Lea & Febiger; 1989:226- 248.

Murphey MD, Andrews CL, Flemming DJ, et al. From the archives of the AFIP. Primary tumors of the spine: radiologic pathologic correlation. *Radiographics* 1996; 16:1131-1158.

Mylona S, Patsoura S, Galani P, et al. Osteoid osteomas in common and in technically challenging locations treated with computed tomography-guided percutaneous radiofrequency ablation. *Skeletal Radiol* 2010; 39:443-449.

Nogués P, Martí-Bonmati L, Aparisi F, et al. MR imaging assessment of juxta cortical edema in osteoid osteoma in 28 patients. *Eur Radiol* 1998; 8:236-238.

Norman A. Persistence or recurrence of pain: a sign of surgical failure in osteoid-osteoma. *Clin Orthop Relat Res* 1978; 130:263-266.

Norman A, Abdelwahab IF, Buyon J, et al. Osteoid osteoma of the hip stimulating an early onset of osteoarthritis. *Radiology* 1986; 158:417-420.

O'Connell JX, Rosenthal DI, Mankin HJ, et al. Solitary osteoma of a long bone. A case report. *J Bone Joint Surg Am* 1993; 75:1830-1834.

Pettine KA, Klassen RA. Osteoid-osteoma and osteoblastoma of the spine. *J Bone Joint Surg Am* 1986; 68:354-361.

Pinto CH, Taminiau AHM, Vanderschueren GM, et al. Technical considerations in CT-guided radiofrequency thermal ablation of osteoid osteoma: tricks of the trade. *AJR Am J Roentgenol* 2002; 179:1633-1642.

Quílez-Caballero E, Martel-Villagran J, Bueno-Horcajadas ÁL, et al. Osteoblastomatosis: an unusual diagnosis and treatment. *Skel*

Resnick D, Kyriakos M, Greenway G. Tumors and tumor-like lesions of bone: imaging and pathology of specific lesions. In: Resnick D, ed. *Diagnosis of bone and joint disorders,* 3rd ed. Philadelphia: WB Saunders; 1995:3629-3647.

Roger B, Bellin M-F, Wioland M, et al. Osteoid osteoma: CT-guided percutaneous excision confirmed with immediate follow-up scintigraphy in 16 outpatients. *Radiology* 1996; 201:239-242.

Rosenthal DI. Percutaneous radiofrequency treatment of osteoid osteomas. *Semin Musculoskelet Radiol* 1997; 1:265-272.

Rosenthal DI, Hornicek FJ, Wolfe MW, et al. Percutaneous radiofrequency coagulation of osteoid osteoma compared with operative treatment. *J Bone Joint Surg Am* 1998; 80:815-821.

Rosenthal DI, Springfield DS, Gebhardt MC, et al. Osteoid osteoma: percutaneous radiofrequency ablation. *Radiology* 1995; 197:451-454.

Schai P, Friederich NB, Krüger A, et al. Discrete synchronous multifocal osteoid osteoma of the humerus. *Skeletal Radiol* 1996; 25:667-670.

Schajowicz F. *Tumors and tumorlike lesions of bone: pathology, radiology and treatment,* 2nd ed. Berlin: Springer-Verlag; 1994:30-32, 48-56, 406-411.

Schajowicz F, Lemos C. Malignant osteoblastoma. *J Bone Joint Surg Br* 1976; 58:202-211.

Schajowicz F, Lemos C. Osteoid osteoma and osteoblastoma. Closely related entities of osteoblastic derivation. *Acta Orthop Scand* 1970; 41:272-291.

Shaikh MI, Saifuddin A, Pringle J, et al. Spinal osteoblastoma: CT and MR imaging with pathological correlation. *Skeletal Radiol* 1999; 28:33-40.

Sherazi Z, Saifuddin A, Shaikh MI, et al. Unusual imaging findings in association with spinal osteoblastoma. *Clin Radiol* 1996; 51:644-648.

Shukla S, Clarke AW, Saifuddin A. Imaging features of foot osteoid osteoma. *Skeletal Radiol* 2010; 39:683-689.

Spjut HJ, Dorfman HD, Fechner RE, et al. Tumors of bone and cartilage. In: Firminger HI, ed. *Atlas of tumor pathology,* 2nd series, fascicle 5. Washington, DC: Armed Forces Institute of Pathology; 1971:117-119.

Sundaram M, Falbo S, McDonald D, et al. Surface osteomas of the appendicular skeleton. *AJR Am J Roentgenol* 1996; 167:1529-1533.

Theologis T, Ostlere S, Gibbons CLMH, et al. Toxic osteoblastoma of the scapula. *Skeletal Radiol* 2007; 36:253-257.

Thompson GH, Wong KM, Konsens RM, et al. Magnetic resonance imaging of an osteoid osteoma of the proximal femur: a potentially confusing appearance. *J Pediatr Orthop* 1990; 10:800-804.

Towbin R, Kaye R, Meza MP, et al. Osteoid osteoma: percutaneous excision using a CT-guided coaxial technique. *AJR Am J Roentgenol* 1995; 164:945-949.

Vanderschueren GM, Taminiau AHM, Obermann WR, et al. Osteoid osteoma: clinical results with thermocoagulation. *Radiology* 2002; 224:82-86.

Verstraete KL, Van der Woude HJ, Hogendoorn PC, et al. Dynamic contrast-enhanced MR imaging of musculoskeletal tumors: basic principles and clinical applications. *J Magn Reson Imaging* 1996; 6:311-321.

Wang B, Han S, Jiang L, et al. Percutaneous radiofrequency ablation for spinal osteoid osteoma and osteoblastoma. *Eur Spine J* 2017; 26:1884-1892.

Weber M, Sprengel SD, Omlor GW, et al. Clinical long-term outcome, technical success, and cost analysis of radiofrequency ablation for the treatment of osteoblastomas and spinal osteoid osteomas in comparison to open surgical resection. *Skeletal Radiol* 2015; 44:981-993.

Woods ER, Martel W, Mandell SH, et al. Reactive soft-tissue mass associated with osteoid osteoma: correlation of MR imaging features with pathologic findings. *Radiology* 1993; 186:221-225.

Yalcinkaya U, Doganavsargil B, Sezak M, et al. Clinical and morphological characteristics of osteoid osteoma and osteoblastoma: a retrospective single-center analysis of 204 patients. *Ann Diagn Pathol* 2014; 18:319-325.

Yaniv G, Shabshin N, Sharon M, et al. Osteoid osteoma—the CT vessel sign. *Skeletal Radiol* 2011; 40:1311-1314.

Youssef BA, Haddad MC, Zahrani A, et al. Osteoid osteoma and osteoblastoma: MRI appearances and the significance of ring enhancement. *Eur Radiol* 1996; 6:291-296.

Tumores Benignos e Lesões Pseudotumorais II: Lesões de Origem Cartilaginosa

Lesões condroblásticas benignas

Em geral, diagnosticar lesões ósseas que se originaram de cartilagem é uma tarefa simples para o radiologista. Matriz radiotransparente, bordas entalhadas e calcificações anulares, puntiformes ou em forma de vírgula que caracterizam essas lesões geralmente são suficientes para confirmar a origem condrogênica. Entretanto, em alguns casos é extremamente difícil para o radiologista determinar se um tumor cartilaginoso é benigno ou maligno. Essa diferenciação também pode ser difícil, mesmo para um patologista experiente em sistema musculoesquelético. Independentemente se são benignos ou malignos, todos os tumores cartilaginosos têm reação positiva à proteína S100, que é um marcador diagnóstico útil.

Encondroma (condroma)

Manifestações clínicas e radiológicas

Encondroma é o segundo tumor ósseo benigno mais comum, representa cerca de 10% de todos os tumores ósseos benignos e é a lesão tumoral mais comum dos ossos tubulares curtos das mãos. Quando a lesão está localizada nas áreas centrais do osso, o tumor é conhecido como *encondroma* (Figura 18.1); quando a localização é extracortical (periosteal), a lesão é conhecida como *condroma* (periosteal ou justacortical) (ver Figuras 18.16 e 18.17). Independentemente de sua localização, essa lesão benigna caracteriza-se pela formação de cartilagem hialina bem desenvolvida. Existe uma teoria amplamente aceita de que encondroma seja formado em consequência do deslocamento de restos embrionários de cartilagem da placa de crescimento para metáfise. Entretanto, essa hipótese foi questionada recentemente por alguns pesquisadores, cujos estudos não conseguiram confirmar tal teoria. Douis *et al.* avaliaram retrospectivamente 240 exames de ressonância magnética (RM) do joelho realizados em 209 crianças. Os autores não conseguiram demonstrar qualquer deslocamento de cartilagem para metáfise. Além disso, o estudo de Amary *et al.* detectou mutações somáticas das isocitratodesidrogenases 1 e 2 (*IDH1* e *IDH2*) em alguns tumores cartilaginosos centrais de grau baixo, desse modo confirmando a origem neoplásica dos encondromas. Ademais, a maioria dos condromas contém anomalias cromossômicas clonais envolvendo cromossomos ou regiões cromossômicas

4q, 5, 7, 11, 14q, 16q22-q24, 20, principalmente recombinação do cromossomo 6 e 12q12-q15. Embora sejam encontrados em todas as faixas etárias, encondromas geralmente são diagnosticados nos pacientes entre a 3ª e a 4ª década de vida. Não há predileção por sexo. Ossos tubulares curtos das mãos (falanges e metacarpos) são as estruturas acometidas mais frequentemente (Figura 18.2), embora também sejam encontradas lesões nos ossos tubulares longos, especialmente úmero proximal (Figura 18.3) e segmentos proximais e distais do fêmur (Figuras 18.4 e 18.5; ver também Figura 18.1). Existem descritos casos esporádicos de tumores em costelas, clavículas, esterno (Figura18.6) e no cuboide e em ossos do carpo. Em geral, essas lesões são assintomáticas; nos ossos pequenos das mãos e dos pés, encondromas podem formar edema palpável com ou sem dor. Fratura patológica na área do tumor (Figuras 18.7 e 18.8) frequentemente chama atenção para a lesão.

Na maioria dos casos, as radiografias são suficientes para demonstrar a lesão. Nos ossos curtos, o tumor geralmente é radiotransparente por inteiro (Figura 18.9), enquanto nos ossos longos a lesão pode mostrar calcificações visíveis (ver Figuras 18.1, 18.3 e 18.4). Quando calcificações são densas e numerosas, os encondromas são definidos como *calcificantes* (Figura 18.10). As lesões também podem ser reconhecidas pelos entalhes superficiais das bordas corticais internas (endosteais), porque a cartilagem geralmente cresce com padrão lobular (ver Figura 18.1).

Tomografia computadorizada (TC) e RM podem delinear o tumor e definir com mais precisão sua localização no osso. Nas imagens de RM *spin-echo* ponderadas em T1, encondromas apresentam sinais de intensidade baixa a moderada, enquanto nas imagens ponderadas em T2 têm sinal hiperintenso. Calcificações situadas dentro do tumor aparecem como estruturas com sinal hipointenso (Figuras 18.11 a 18.14). A TC e a RM podem fornecer detalhes morfológicos adicionais imperceptíveis nas radiografias convencionais, inclusive acometimento cortical, reação periosteal, extensão aos tecidos moles etc. Esses detalhes podem ajudar a diferenciar lesões benignas e malignas. Outras técnicas de RM (p. ex., sequência ponderada em difusão) podem oferecer indícios adicionais quanto ao comportamento histológico das lesões.

Em geral, cintilografia óssea demonstra aumentos brandos a moderados de captação do radiofármaco nos casos de encondromas simples, enquanto a ocorrência de fratura patológica ou transformação maligna é evidenciada por hiperatividade cintilográfica.

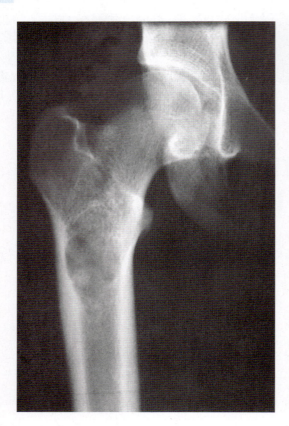

▲
Figura 18.1 Encondroma. A lesão radiotransparente localizada na região medular do fêmur proximal desse homem de 22 anos parecia causar erosão da superfície interna do córtex lateral. Observe que as bordas eram entalhadas e havia calcificação da matriz.

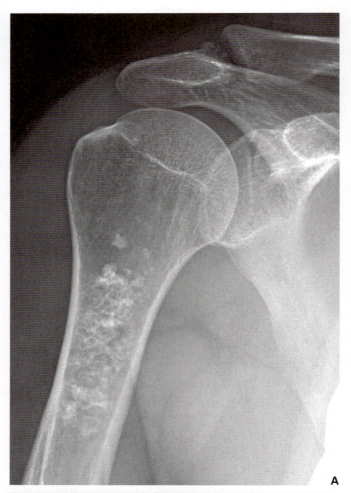

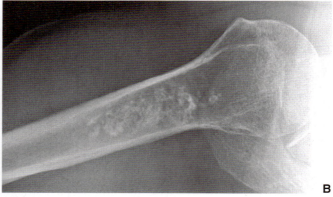

▲
Figura 18.3 Encondroma. A e **B.** A lesão radiotransparente continha calcificações semelhantes a "pipoca" e ocupava a diáfise proximal do úmero esquerdo. Observe que, apesar do tamanho da lesão, que se estendia do córtex lateral ao medial, não havia entalhe endosteal e o córtex não estava espessado.

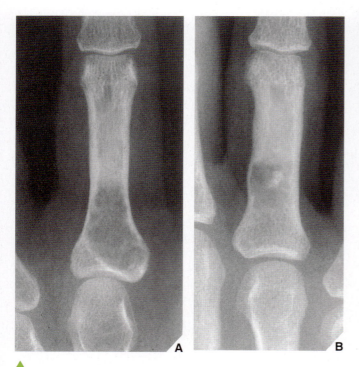

▲
Figura 18.2 Encondroma. A. Lesão radiotransparente localizada na falange proximal do dedo médio dessa mulher de 40 anos. **B.** Lesão semelhante com calcificação central da falange proximal do dedo anular desse homem de 42 anos – dois exemplos clássicos de encondroma de ossos tubulares curtos.

Capítulo 18 Tumores Benignos e Lesões Pseudotumorais II: Lesões de Origem Cartilaginosa

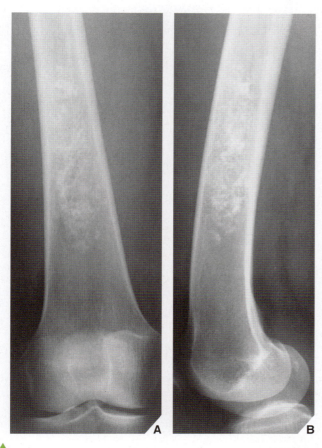

Figura 18.4 Encondroma. Radiografias nas incidências anteroposterior (**A**) e perfil (**B**) do fêmur distal demonstraram lesão radiotransparente com calcificações condroides típicas. (Reproduzida, com autorização, de Greenspan A, Borys D. *Radiology and pathology correlation of bone tumors: a quick reference and review*. Philadelphia: Wolters Kluwer; 2016:92.)

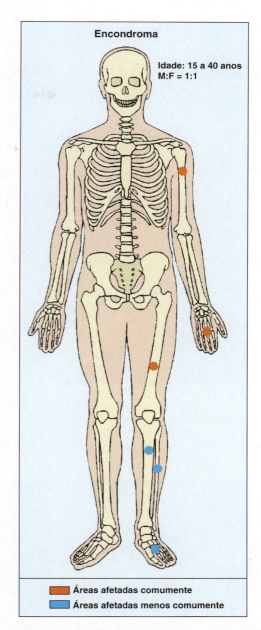

Figura 18.5 Encondromas: estruturas ósseas acometidas preferencialmente, variação etária e razão masculino:feminino.

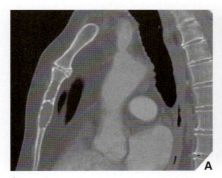
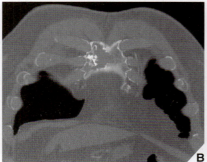
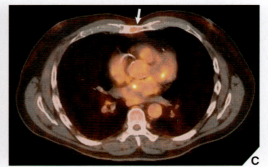

Figura 18.6 Encondroma de esterno. A. Imagem de TC reformatada no plano sagital do tórax superior desse homem de 73 anos demonstrou lesão com hipoatenuação dentro do corpo do esterno. Observe que havia entalhe endosteal raso. **B.** Imagem de TC reformatada no plano coronal mostrou calcificações condroides dentro de uma lesão volumosa lobulada. **C.** A imagem axial de tomografia por emissão de pósitrons com ^{18}F-FDG combinada com TC (PET/TC) não mostrou hiperatividade metabólica (*seta*).

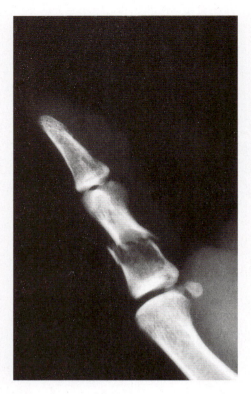

Figura 18.7 **Encondroma.** A radiografia desse homem de 31 anos, que havia sofrido traumatismo do primeiro quirodáctilo esquerdo, demonstrou fratura patológica na região de uma lesão até então assintomática.

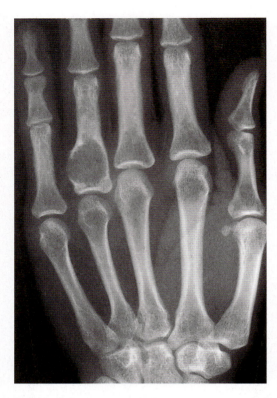

Figura 18.9 **Encondroma.** A lesão típica totalmente radiotransparente localizada na base da falange proximal do dedo anular dessa mulher de 37 anos era encondroma. Observe que havia atenuação marcante da superfície ulnar do córtex.

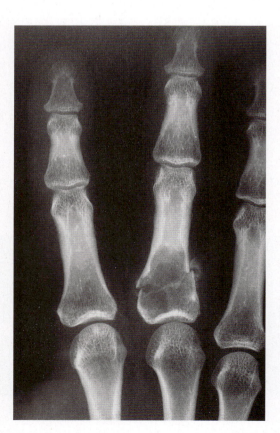

Figura 18.8 **Encondroma.** Fratura patológica na região de um encondroma volumoso localizado na falange proximal do dedo médio.

Condroma intracortical é uma variante muito rara do encondroma comum. A lesão localiza-se no osso cortical e está circundada por esclerose do osso medular e reação periosteal. Na verdade, como demonstrado por Abdelwahab *et al.*, algumas dessas lesões podem ser condromas periosteais com aspecto radiográfico atípico. Em alguns casos, condromas intracorticais podem assemelhar-se a um osteoma osteoide.

Encondroma protuberante é uma variante rara de encondroma, que se origina da cavidade medular de osso longo com padrão de crescimento exofítico e estende-se além do contorno do córtex ósseo (Figura 18.15). Em alguns casos, a massa extraóssea pode ficar parcialmente encarcerada por borda calcificada. Esse tipo de encondroma localiza-se mais comumente nas falanges e metacarpos, mas também foi descrito em outras áreas. A lesão deve ser diferenciada de osteocondroma ou condrossarcoma central, que penetra no córtex e estende-se até a superfície óssea, formando uma massa justacortical.

Condroma periosteal é um tumor cartilaginoso benigno de crescimento lento que se origina da superfície de um osso, seja do periósteo, seja abaixo dele. Esse tipo de lesão ocorre em crianças e adultos, mas não mostra predomínio entre os sexos. Em geral, pacientes referem história de dor e hipersensibilidade, comumente acompanhadas de edema no local da lesão que, na maioria dos casos, está localizada no úmero proximal. Outros ossos afetados são fêmur, tíbia e falanges. À medida que o tumor cresce, radiografias demonstram erosão cortical com padrão de "pires", formando um contraforte sólido de neoformação óssea periosteal (Figura 18.16). A lesão tem borda interna esclerótica bem definida, que a delimita do contraforte de neoformação óssea periosteal. Calcificações dispersas são encontradas frequentemente dentro da lesão (Figura 18.17).

Capítulo 18 Tumores Benignos e Lesões Pseudotumorais II: Lesões de Origem Cartilaginosa 915

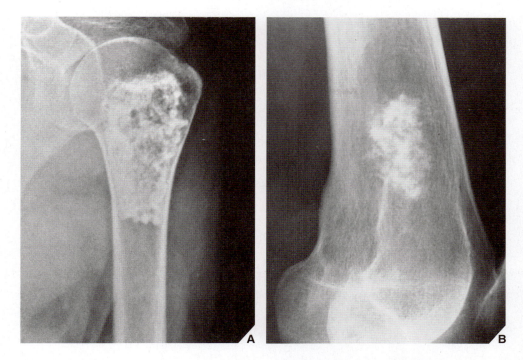

Figura 18.10 Encondroma calcificante. A. Nesse encondroma profusamente calcificado de úmero proximal dessa mulher de 58 anos, observe aspecto lobular da lesão e grau mínimo de entalhamento do endocórtex lateral. B. Esse homem de 30 anos tinha uma lesão calcificada maciça semelhante no fêmur distal. (Reproduzida com autorização de Greenspan A, Borys D. Radiology and pathology correlation of bone tumors: a quick reference and review. Philadelphia: Wolters Kluwer; 2016: 92.)

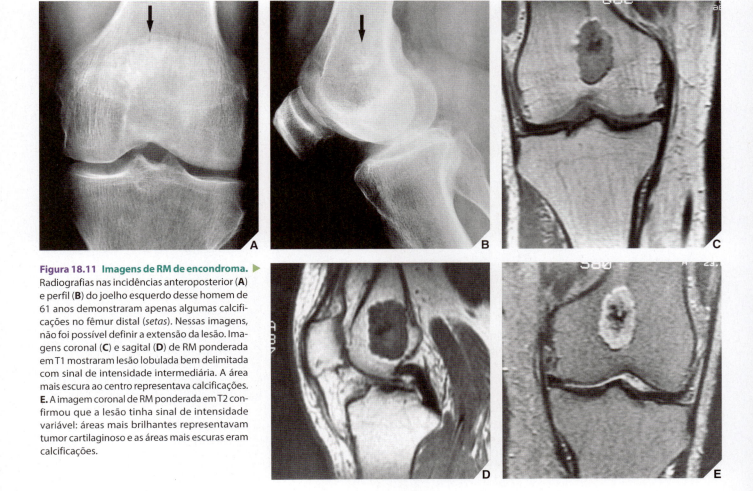

Figura 18.11 Imagens de RM de encondroma. Radiografias nas incidências anteroposterior (A) e perfil (B) do joelho esquerdo desse homem de 61 anos demonstraram apenas algumas calcificações no fêmur distal (setas). Nessas imagens, não foi possível definir a extensão da lesão. Imagens coronal (C) e sagital (D) de RM ponderada em T1 mostraram lesão lobulada bem delimitada com sinal de intensidade intermediária. A área mais escura ao centro representava calcificações. E. A imagem coronal de RM ponderada em T2 confirmou que a lesão tinha sinal de intensidade variável: áreas mais brilhantes representavam tumor cartilaginoso e as áreas mais escuras eram calcificações.

916 Parte 4 Tumores e Lesões Pseudotumorais

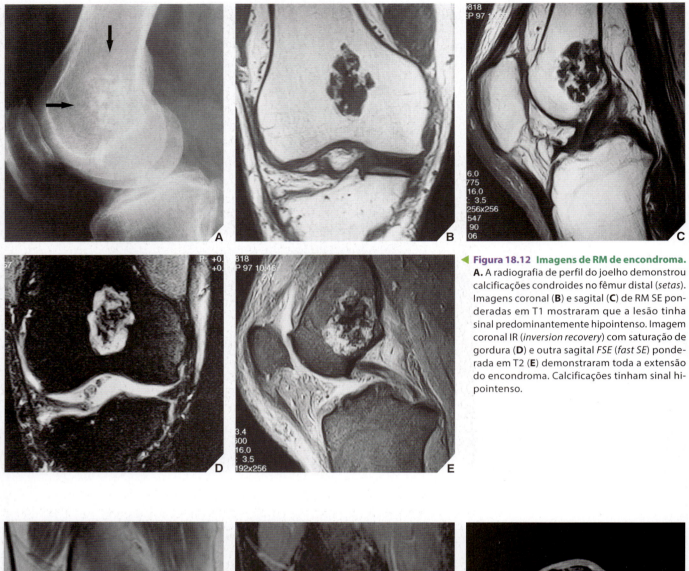

◀ **Figura 18.12 Imagens de RM de encondroma.**
A. A radiografia de perfil do joelho demonstrou calcificações condroides no fêmur distal (*setas*). Imagens coronal (**B**) e sagital (**C**) de RM SE ponderadas em T1 mostraram que a lesão tinha sinal predominantemente hipointenso. Imagem coronal IR (*inversion recovery*) com saturação de gordura (**D**) e outra sagital *FSE* (*fast SE*) ponderada em T2 (**E**) demonstraram toda a extensão do encondroma. Calcificações tinham sinal hipointenso.

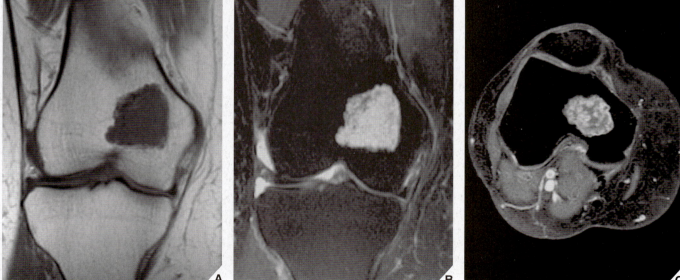

▲ **Figura 18.13 Imagens de RM de encondroma. A.** Imagem coronal de RM ponderada em T1 do joelho direito dessa mulher de 59 anos demonstrou lesão nitidamente demarcada no côndilo femoral medial com sinal hipointenso. **B.** Essa imagem coronal de RM ponderada em T2 mostrou que a lesão tinha sinal hiperintenso com alguns focos de sinal hipointenso, que representavam calcificações. **C.** A imagem axial de RM ponderada em T1 com supressão de gordura foi obtida depois da injeção intravenosa de gadolínio e evidenciou realce significativo do tumor. Observe que as calcificações continuaram com sinal hipointenso.

Capítulo 18 Tumores Benignos e Lesões Pseudotumorais II: Lesões de Origem Cartilaginosa 917

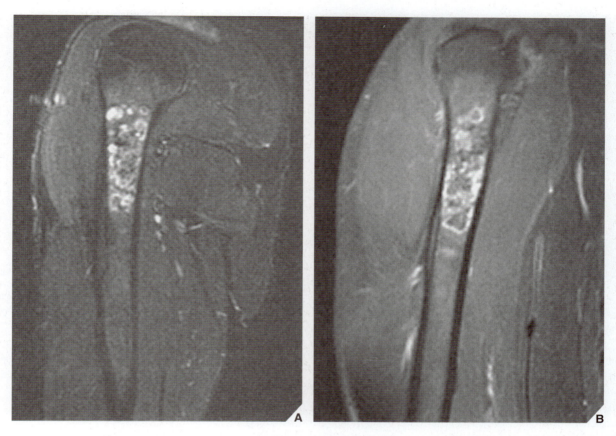

Figura 18.14 Imagens de RM de encondroma. Imagem coronal IR (*inversion recovery*) (**A**) e outra sagital de RM ponderada em T1 com supressão de gordura pós-contraste (**B**) demonstraram lesão longa com aspecto heterogêneo na parte medular do úmero proximal. Observe que o córtex estava intacto e que não havia reação periosteal e extensão aos tecidos moles circundantes.

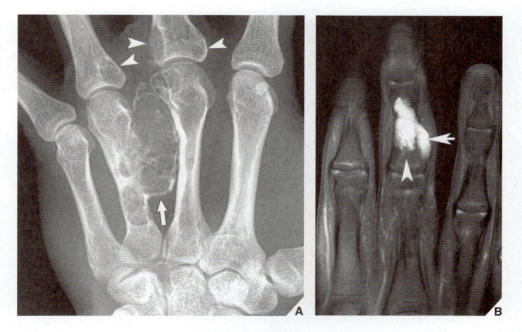

Figura 18.15 Encondroma protuberante. A. A radiografia dorsopalmar ampliada da mão direita desse homem de 27 anos com diagnóstico de encondromatose demonstrou aspecto típico de encondroma protuberante, que se originou do quarto metacarpo. Observe que a lesão intramedular estendia-se para fora do osso e formava uma massa extraóssea volumosa contida por uma borda esclerótica fina (*seta*). Observe também os encondromas intraósseos pequenos nas bases das falanges dos dedos anular e médio (*pontas de seta*). **B.** A imagem coronal de RM ponderada em T2 do dedo médio de outro paciente com massa palpável crônica mostrou lesão intramedular na falange média (*ponta de seta*), que se estendia até a superfície do osso (*seta*). Exame histopatológico demonstrou matriz cartilaginosa.

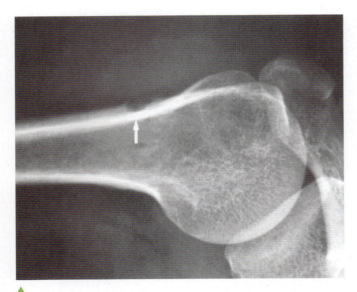

▲
Figura 18.16 Condroma periosteal. Essa lesão radiotransparente (*seta*) causou erosão da superfície externa do córtex do úmero proximal desse homem de 24 anos.

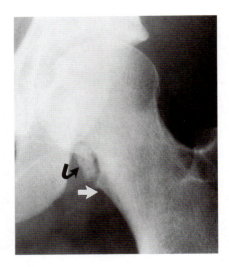

▲
Figura 18.17 Condroma periosteal. Esse condroma periosteal localizado na parte medial do colo do fêmur esquerdo havia erodido o córtex com padrão de "pires". Na borda inferior da lesão, havia um contraforte típico de reação periosteal (*seta*). Observe também calcificações aglomeradas em partes moles (*seta curva*).

ATC pode mostrar mais claramente córtex entalhado e calcificação da matriz cartilaginosa (Figuras 18.18 e 18.19). Além disso, essa modalidade pode demonstrar separação entre lesão e cavidade medular – um aspecto importante para o diferencial com osteocondroma. Anormalidades evidenciadas à RM correspondem às alterações radiográficas, demonstrando o componente cartilaginoso de tecidos moles. Quando um condroma periosteal acomete o canal medular, a RM pode ajudar a definir a extensão da lesão (Figura 18.20). Sequências com supressão de gordura ou *gradient-echo* realçadas por contraste podem acentuar o contraste entre tumor e medula. Na RM, uma dificuldade possível seria edema medular simulando invasão tumoral ou vice-versa. Ao contrário do encondroma e do osteocondroma, o condroma periosteal pode continuar a crescer depois da maturação esquelética. Algumas lesões são capazes de alcançar dimensões significativas (até 6 cm) e assemelhar-se aos osteocondromas (Figura 18.21). Outras lesões podem ser semelhantes ao cisto ósseo aneurismático. Em casos muito raros, o tumor pode estar encarcerado dentro do córtex e, desse modo, assemelha-se a outras lesões intracorticais (inclusive angioma intracortical, displasia fibrosa intracortical ou abscesso ósseo intracortical).

Patologia

Histologicamente, o encondroma consiste em lóbulos de cartilagem hialina com celularidade variável e é reconhecido pelas características de sua matriz intracelular, que tem aspecto homogeneamente transparente e contém quantidades relativamente pequenas de colágeno. Os tecidos têm arquitetura cartilaginosa multinodular bem demarcada pela medula óssea circundante. A lesão tem poucas células e estas contêm núcleos hipercromáticos pequenos que se coram em tonalidades escuras. As células do tumor estão localizadas em espaços arredondados conhecidos como *lacunas*. Em alguns casos, há células binucleadas esparsas e calcificações são comuns. Os aspectos histopatológicos do condroma periosteal são idênticos aos do encondroma, embora algumas vezes a lesão tenha celularidade aumentada e algumas células atípicas.

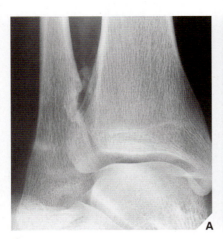
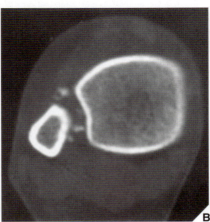
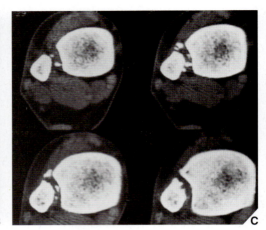

▲
Figura 18.18 Imagens de TC de condroma periosteal. A. A radiografia oblíqua do tornozelo direito demonstrou lesão com calcificações, que causava erosão do córtex medial da fíbula distal. TC utilizando janela óssea (**B**) e janela de tecidos moles (**C**) demonstrou mais claramente a extensão da lesão e distribuição das calcificações.

Capítulo 18 Tumores Benignos e Lesões Pseudotumorais II: Lesões de Origem Cartilaginosa   919

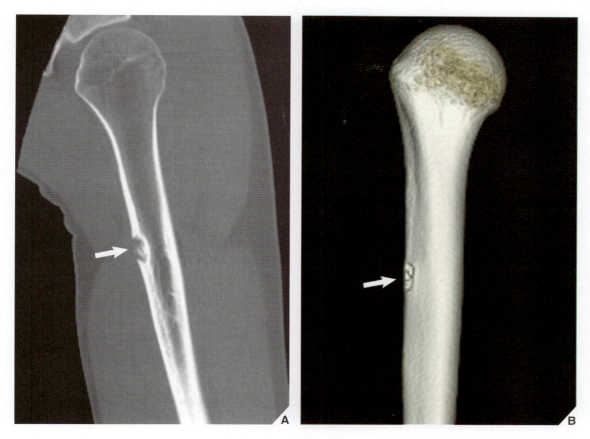

▲
Figura 18.19 Imagens de TC e TC 3D de condroma periosteal. A imagem de TC reformatada no plano coronal (**A**) e reconstruída em 3D (**B**) do segmento proximal do úmero esquerdo desse homem de 25 anos demonstrou lesão justacortical, que havia erodido o córtex e continha calcificações condroides (*setas*).

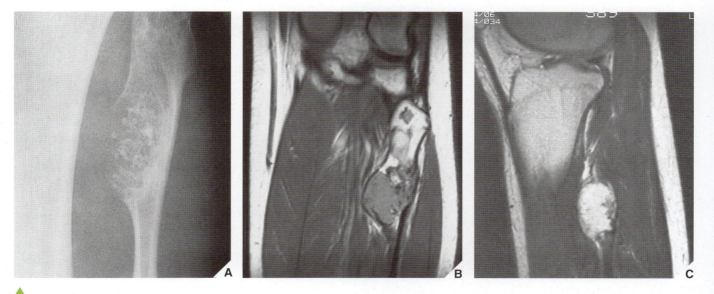

▲
Figura 18.20 Imagens de RM de condroma periosteal. A. Esse condroma periosteal volumoso causou erosão do córtex da fíbula proximal e estendia-se adentro da cavidade medular. **B.** A imagem coronal de RM ponderada em densidade de prótons (*spin-echo* [SE]; tempo de repetição [TR] de 2.000 ms/ *echo-time* [TE] de 19 ms) e outra imagem sagital ponderada em T2 (SE; TR 2000 ms; TE de 70 ms) (**C**) demonstraram extensão da lesão para dentro da medula óssea.

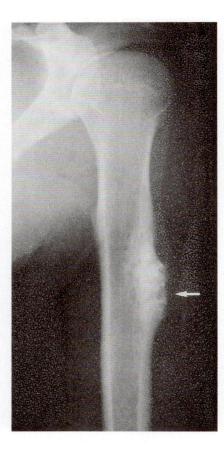

▲ **Figura 18.21 Condroma periosteal semelhante a um osteocondroma.** Condroma periosteal volumoso (*seta*) assemelhava-se a um osteocondroma. Contudo, observe que havia reação periosteal e separação entre tumor e cavidade medular pelo córtex – aspectos que ajudaram a diferenciar condroma e osteocondroma. (Cortesia do Dr. K. K. Unni, Rochester, Minnesota.)

Diagnóstico diferencial

O diagnóstico diferencial principal de encondroma, sobretudo quando as lesões afetam ossos longos, é infarto ósseo medular (Figura 18.22). Em alguns casos, pode ser difícil diferenciar esses dois tipos de lesão, especialmente quando o encondroma é pequeno, porque ambas contêm calcificações semelhantes. Os aspectos radiográficos úteis ao diagnóstico diferencial são entalhes na cortical interna do osso, calcificações em forma de vírgula na matriz e inexistência de bordas escleróticas encontradas geralmente nos infartos ósseos (Figura 18.23).

A tarefa mais difícil do radiologista é diferenciar entre encondroma solitário volumoso e condroma de grau baixo e crescimento lento. Dois indícios mais significativos que sugerem condrossarcoma em estágio inicial de desenvolvimento são espessamento localizado do córtex e entalhe endosteal profundo (Figura 18.24). A dimensão da lesão também deve ser levada em consideração. Tumores com mais de 4 cm (ou, de acordo com alguns pesquisadores, com mais de 7 cm) sugerem malignidade. Nos tumores mais avançados, a destruição do córtex e a formação de massa de tecidos moles são sinais típicos de neoplasia maligna.

Complicações

Além de fraturas patológicas (ver Figuras 18.7 e 18.8), a complicação mais importante de encondroma é sua transformação maligna em condrossarcoma. Nos pacientes com encondromas solitários, isso ocorre quase exclusivamente nos ossos longos ou chatos e quase nunca nos ossos tubulares curtos. Sinais radiográficos de transformação maligna são espessamento cortical, destruição do córtex e formação de uma massa de tecidos moles. Outro sinal clínico importante é dor sem fratura no local da lesão.

Tratamento

A abordagem terapêutica adotada mais comumente é curetagem da lesão com colocação de enxerto ósseo.

Encondromatose, doença de Ollier e síndrome de Maffucci

Manifestações clínicas e radiológicas

Encondromatose é uma doença evidenciada por vários encondromas, geralmente nas regiões da metáfise e diáfise (Figura 18.25). Quando há acometimento extenso do esqueleto com distribuição predominantemente unilateral, o termo utilizado é *doença de Ollier*. Manifestações clínicas de encondromas múltiplos – inclusive áreas edemaciadas nodulares nos dedos (Figuras 18.26 e 18.27) ou discrepância grosseira de comprimento dos antebraços ou pernas – são detectadas frequentemente na infância e na adolescência; essa doença mostra predileção marcante por acometer apenas um lado do corpo. A doença não tem tendência hereditária ou familiar. Alguns pesquisadores afirmaram que encondromatose não é uma lesão neoplásica, mas sim displasia do desenvolvimento ósseo. Síndrome de Maffucci é um distúrbio não hereditário congênito, que se caracteriza por encondromatose e angiomatose de tecidos moles (hemangiomatose). Hemangiomas podem desenvolver-se em qualquer parte da pele e tecidos subcutâneos. Em geral, hemangiomas são do tipo cavernoso e podem ser unilaterais ou bilaterais. Os encondromas da síndrome de Maffucci mostram predileção por ossos tubulares e demonstram a mesma distribuição das lesões associadas à síndrome de Ollier, com acometimento preferencial de um lado do corpo, principalmente metacarpos e falanges. A patogenia da doença de Ollier e da síndrome de Maffucci é

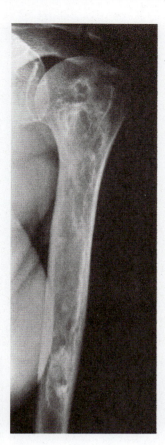

Figura 18.22 Infarto ósseo. No infarto de medula óssea, aqui evidenciado no úmero proximal desse homem de 36 anos com doença falciforme, não há entalhe endosteal do córtex, e a área calcificada está circundada por borda esclerótica densa e fina, que é a marca característica de infarto ósseo.

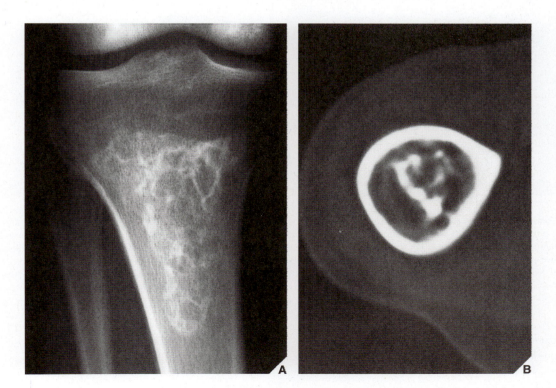

Figura 18.23 Infarto ósseo. A. A radiografia convencional da tíbia proximal demonstrou calcificações grosseiras típicas de infarto ósseo medular. Observe a borda periférica nitidamente definida que separava osso necrótico do osso viável, bem como inexistência de calcificações anulares e em forma de vírgula típicas de tumor condroide. **B.** Em outro paciente com infarto ósseo do fêmur distal, essa imagem de TC demonstrou calcificações centrais grosseiras e nenhum entalhe endosteal do córtex.

922 Parte 4 Tumores e Lesões Pseudotumorais

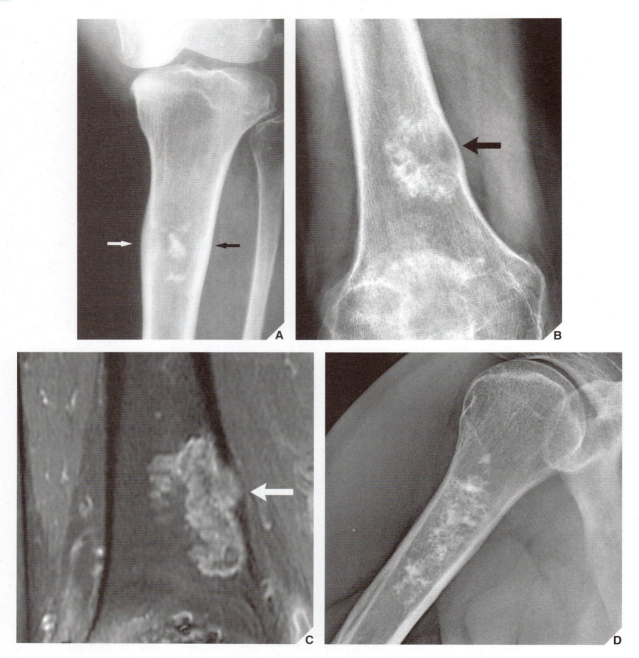

▲ **Figura 18.24 Condrossarcoma de grau baixo. A.** Essa mulher de 48 anos referia dor na parte superior da perna. A radiografia mostrou lesão radiotransparente na tíbia proximal com zona de transição ampla e calcificações centrais. Observe que havia espessamento do córtex (*setas*) – um sinal importante, que ajuda a diferenciar condrossarcoma de encondroma de aspecto semelhante. **B.** Em outro paciente, uma mulher de 57 anos, a radiografia do fêmur distal e a imagem coronal de RM ponderada em T1 com supressão de gordura (**C**) obtida depois da injeção de gadolínio mostraram entalhe endosteal profundo (*setas*). Biopsia excisional confirmou condrossarcoma de grau baixo. **D.** Encondroma clássico demonstrado aqui para comparação. Observe que o córtex não estava espessado e, apesar do tamanho da lesão que avançava na direção do endocórtex, não havia entalhe endosteal.

desconhecida. Entretanto, estudos recentes sugeriram que esses distúrbios representam duas condições independentes, que fazem parte de um *continuum* de encondromatose, e que ambas acarretam risco de transformação maligna mesodérmica e não mesodérmica causada por mutações mosaicas somáticas dos genes *IDH1* e *IDH2*.

Em geral, radiografias convencionais são suficientes para demonstrar os aspectos típicos de encondromatose/doença de Ollier. Nos casos típicos, a interferência da lesão na placa de crescimento causa encurtamento dos membros. Deformidades ósseas são evidenciadas por massas radiotransparentes de cartilagem contendo focos de

calcificação, geralmente na mão e no pé (Figuras 18.28 a 18.30). Encondromas localizados nessas estruturas podem ser intracorticais e periosteais. Em alguns casos, essas lesões invadem a diáfise do osso tubular longo ou curto e, desse modo, assemelham-se aos osteocondromas (Figura 18.31). Colunas lineares de cartilagem na forma de faixas radiotransparentes estendem-se da placa de crescimento até a diáfise, enquanto o padrão semelhante a um leque é comum nos ossos ilíacos (Figura 18.32). A TC pode demonstrar mais claramente a distribuição das lesões (Figuras 18.33 e 18.34). A RM demonstra massas lobuladas, que apresentam sinal de intensidade baixa a

Capítulo 18 Tumores Benignos e Lesões Pseudotumorais II: Lesões de Origem Cartilaginosa   **923**

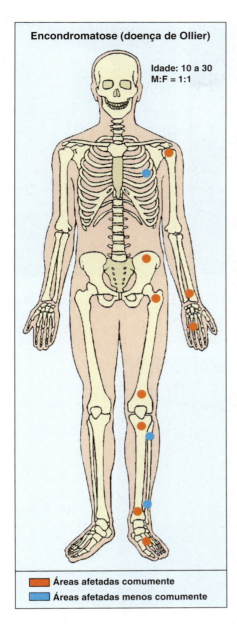

Figura 18.25 **Encondromatose (doença de Ollier) – locais acometidos preferencialmente, faixa etária de pico e razão masculino:feminino.**

intermediária nas imagens ponderadas em T1 e sinal hiperintenso em T2 (Figura 18.34 C e D). Depois da injeção de gadolínio, o grau de realce é variável (Figura 18.35). Além das alterações ósseas típicas de encondromatose, síndrome de Maffucci evidencia-se radiograficamente pela existência de vários flebolitos calcificados (Figura 18.36).

Patologia

Histologicamente, as lesões de encondromatose, a doença de Ollier e a síndrome de Maffucci são praticamente indistinguíveis dos encondromas solitários, embora algumas vezes tendam a ter mais células, apresentar atipia celular e possam conter estroma mixoide sugestivo do diagnóstico de condrossarcoma.

Complicações

A complicação mais grave e frequente da doença de Ollier é a transformação maligna em condrossarcoma (25 a 30% dos casos, de acordo com alguns estudos). Ao contrário dos encondromas solitários, até mesmo lesões de ossos tubulares curtos podem ter transformação sarcomatosa (Figura 18.37). Isso também se aplica aos pacientes com síndrome de Maffucci (Figura 18.38), que têm transformação maligna em mais de 50% dos casos.

Osteocondroma

Manifestações clínicas e radiológicas

Também conhecida como *exostose osteocartilaginosa*, essa lesão caracteriza-se por uma projeção óssea recoberta de cartilagem na superfície externa do osso. Osteocondroma é a lesão óssea benigna mais comum, representa cerca de 20 a 50% de todos os tumores ósseos benignos e geralmente é diagnosticada em pacientes que ainda não chegaram à terceira década de vida. Alguns autores sugeriram que casos esporádicos de osteocondroma estejam relacionados a uma anomalia do desenvolvimento; contudo, estudos citogenéticos recentes demonstraram mutações do gene *EXT* que codifica a exostosina 1, sugerindo sua natureza neoplásica. Aparentemente, essas mutações genéticas resultam em processamento e acumulação anormais dos proteoglicanos de sulfato de heparano (PGSH) no citoplasma dos condrócitos. Isso provoca desorganização polar da placa de crescimento, permitindo que condrócitos proliferem em direção anormal. Crescimento continuado desses condrócitos, associado à ossificação endocondral, resulta na formação de dilatações dos ossos medulares

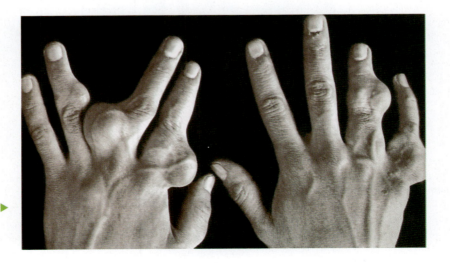

Figura 18.26 **Encondromatose.** Fotografia clínica das mãos desse homem de 33 anos demonstraram massas nodulares em vários dedos.

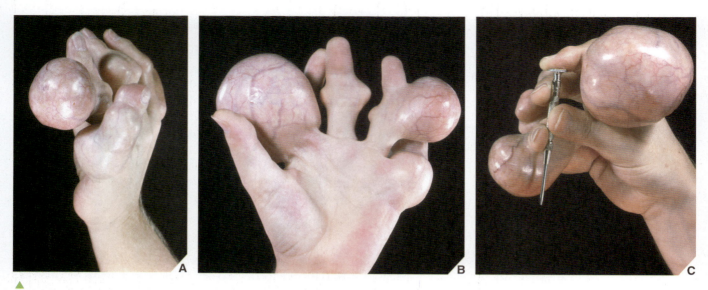

▲ **Figura 18.27 Doença de Ollier.** Fotografias clínicas das mãos esquerda (**A**) e direita (**B** e **C**) desse relojoeiro de 41 anos demonstraram manifestações típicas dessa doença.

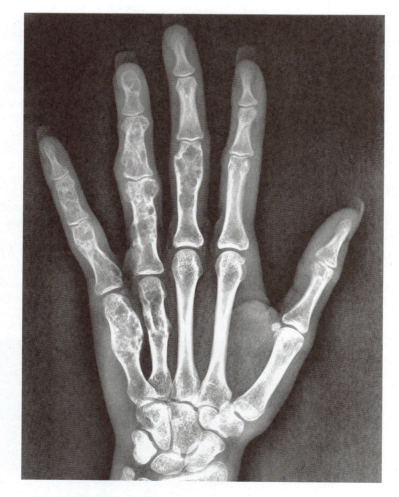

▲ **Figura 18.28 Encondromatose.** A radiografia dorsopalmar da mão direita dessa mulher de 30 anos demonstrou encondromas no quarto e quinto metatarsos, assim como nas falanges dos dedos médio, anular e mínimo.

Capítulo 18 Tumores Benignos e Lesões Pseudotumorais II: Lesões de Origem Cartilaginosa 925

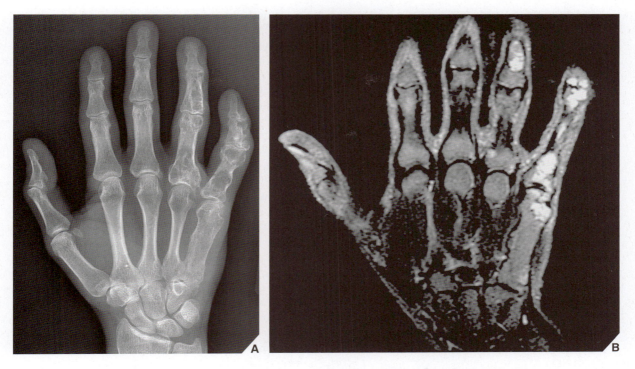

▲ **Figura 18.29 Imagens de RM de encondromatose. A.** A radiografia dorsopalmar da mão esquerda desse homem de 58 anos demonstrou encondromas no quinto metacarpo e nas falanges dos dedos anular e mínimo. **B.** Imagem coronal de RM IR mostrou que as lesões tinham sinal hiperintenso.

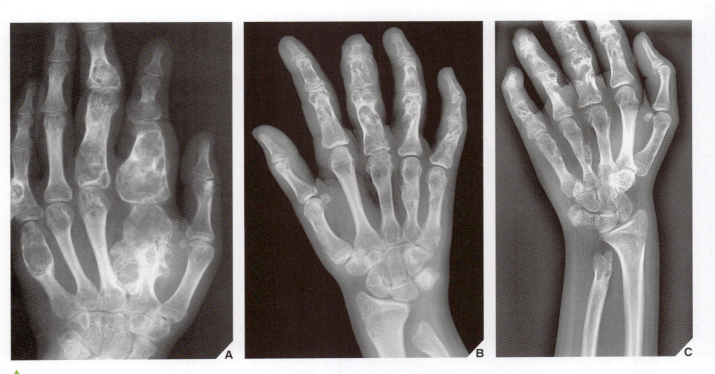

▲ **Figura 18.30 Doença de Ollier. A.** Massas cartilaginosas lobuladas e grandes deformaram acentuadamente a mão desse homem de 20 anos. **B.** Em outro paciente, mulher de 29 anos, havia vários encondromas nas falanges e nos metacarpos. Observe também que havia parada de crescimento ("nanismo") da ulna distal. **C.** A radiografia dorsopalmar da mão direita dessa moça de 17 anos evidenciou acometimento de vários metacarpos e falanges por encondromas. Observe que havia lesões na ulna distal, que também mostrava "parada de crescimento" – um dos sinais típicos dessa doença.

926 Parte 4 Tumores e Lesões Pseudotumorais

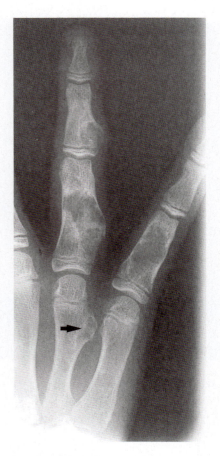

Figura 18.31 Encondromatose. Nesse menino de 12 anos, a lesão intracortical da metáfise do quarto metacarpo formava protrusão óssea (*seta*) e, desse modo, assemelhava-se a um osteocondroma.

e corticais recobertos por capa de cartilagem, formando, assim, uma exostose. Osteocondroma tem sua própria placa de crescimento e geralmente para de crescer quando o paciente chega à maturidade óssea. Estruturas acometidas mais comumente são metáfises de ossos longos, especialmente na região em torno do joelho e do úmero proximal (Figura 18.39). Variantes de osteocondroma são exostose subungueal (também conhecida como *exostose de Dupuytren*), exostose de Turret (também descrita como *osteocondroma adquirido*), exostose de tração, proliferação osteocondromatosa parosteal bizarra (BPOP), periostite reativa profusa e displasia epifisária hemimélica (também conhecida como *osteocondroma intra-articular* ou *doença de Trevor-Fairbank*).

O quadro radiográfico de osteocondroma é típico – quando a lesão é pediculada, há um pedículo fino geralmente se afastando da placa de crescimento adjacente (Figura 18.40); quando é séssil, há uma base larga fixada ao córtex (Figura 18.41). O aspecto característico mais importante desses dois tipos de lesão é transição contínua entre córtex do osso original e córtex do osteocondroma; além disso, há comunicação entre a parte medular da lesão e a cavidade medular do osso adjacente. A TC pode demonstrar claramente a inexistência de interrupção cortical e continuidade das áreas esponjosas da lesão e do osso original (Figuras 18.42 e 18.43). Tais aspectos são importantes para diferenciar essa lesão de massas ósseas ocasionalmente semelhantes, inclusive osteomas, condroma periosteal, BPOP, osteossarcoma justacortical, osteossarcoma dos tecidos moles e miosite ossificante justacortical (Figura 18.44). Outros aspectos típicos de osteocondroma são calcificações da parte osteocartilaginosa do pedículo da lesão (ver Figuras 18.40 B e 18.41 A e B) e cobertura cartilaginosa. A espessura da cobertura cartilaginosa varia de 1 a 3 mm e raramente é maior que 1 cm. Nas imagens de RM, a cobertura cartilaginosa tem sinal hiperintenso nas sequências *gradient-echo* e ponderadas em T2. A faixa estreita com sinal hipointenso ao redor da cobertura cartilaginosa representa pericôndrio sobrejacente (Figura 18.45).

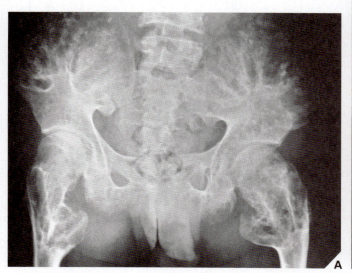
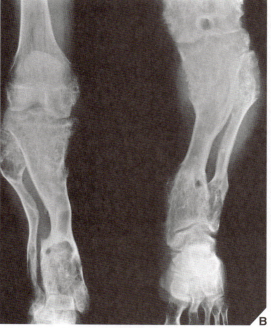

Figura 18.32 Doença de Ollier. Manifestações clássicas da doença de Ollier em um rapaz de 17 anos, que apresentava acometimento de vários ossos. **A.** A radiografia anteroposterior da pelve demonstrou calcificações em forma de crescentes e anelares nas cartilagens, que se estendiam das cristas ilíacas e dos fêmures proximais. **B.** A radiografia das pernas mostrou parada de crescimento ("nanismo") e deformidades da tíbia e da fíbula. (*Continua.*)

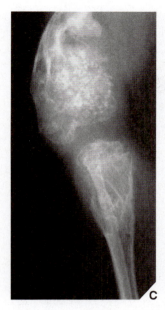

▲ **Figura 18.32 Doença de Ollier.** (*Continuação.*) **C.** Em outro paciente, um menino de 6 anos, observe que havia acometimento extenso da tíbia proximal e do fêmur distal.

Patologia

A patologia do osteocondroma reflete todos os seus aspectos típicos evidenciados nos exames radiológicos (Figura 18.46). Histologicamente, a cobertura do osteocondroma é formada de cartilagem hialina disposta de forma semelhante à que é observada na placa de crescimento. A zona de calcificação da parte osteocartilaginosa do pedículo corresponde à área de calcificação provisória da epífise. Abaixo dessa zona, há invasão vascular e substituição da cartilagem calcificada por osso recém-formado, que sofre maturação e mistura-se com o osso esponjoso da cavidade medular do osso original.

Complicações

O osteocondroma pode ser complicado por algumas anormalidades secundárias, inclusive compressão de nervos ou vasos sanguíneos (Figura 18.47), compressão do osso adjacente (Figura 18.48; ver também Figura 16.69) com fratura ocasional (Figura 18.49), fratura da própria lesão; e alterações inflamatórias da *bursa* exostótica ("exostose bursal") que recobre a cobertura cartilaginosa (Figura 18.50).

A complicação menos comum de osteocondroma – encontrada com lesões solitárias em menos de 1% dos casos – é a transformação maligna em condrossarcoma. No entanto, é importante detectar essa complicação em estágio inicial. Manifestações clínicas principais sugestivas de transformação maligna são dor (sem fratura, bursite ou compressão dos nervos adjacentes) e pico ou persistência de crescimento da lesão depois de chegar à maturidade óssea. Também foram descritos alguns aspectos radiológicos que podem ajudar a determinar a existência de malignidade (Tabela 18.1).

As modalidades de exame de radiológico mais confiáveis para avaliar possível transformação maligna de osteocondroma são radiografias convencionais, TC e RM; a cintilografia, que pode mostrar hipercaptação do radiofármaco no local da lesão, pode não ser confiável. A confiabilidade baixa da cintilografia está relacionada com o fato de que mesmo exostoses benignas demonstram hipercaptação do radiofármaco em consequência da ossificação endocondral. Condrossarcoma exostótico também é marcado por captação do isótopo, que está relacionada com ossificação ativa, atividade osteoblástica e hiperemia dentro da cartilagem e pedículo ósseo do tumor. Desse modo, embora a captação seja mais intensa no condrossarcoma exostótico que com exostoses benignas, vários estudos demonstraram que isso nem sempre é um aspecto confiável para diferenciar essas lesões. Em geral, radiografias demonstram se as calcificações do osteocondroma estão contidas dentro do pedículo da lesão – um indício claro de benignidade (ver Figuras 18.40 B e 18.41 A e B). Do mesmo modo, a TC pode mostrar calcificações dispersas na cobertura cartilaginosa e aumento da espessura da cobertura, que são sinais fundamentais de transformação maligna da lesão, como enfatizado por Norman e Sissons (Figura 18.51).

Tratamento

Em geral, lesões solitárias de osteocondroma podem ser simplesmente monitoradas quando não causam problemas clínicos. A ressecção cirúrgica está indicada quando a lesão causa dor, quando há suspeita de compressão de nervos ou vasos sanguíneos adjacentes, quando ocorrem fraturas patológicas ou quando há dúvida quanto ao diagnóstico.

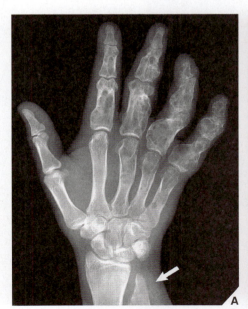
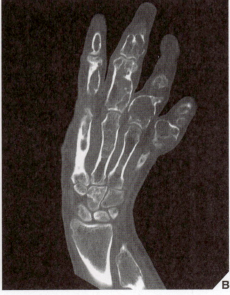

Figura 18.33 Imagens de TC de doença de Ollier. ▶ Radiografia dorsopalmar (**A**) e imagem de TC reformatada no plano coronal (**B**) da mão esquerda desse homem de 32 anos demonstraram encondromas nos quintos metacarpos e falanges de todos os dedos da mão, com exceção do primeiro. Observe que havia anormalidade de crescimento da ulna distal (*seta*). (*Continua.*)

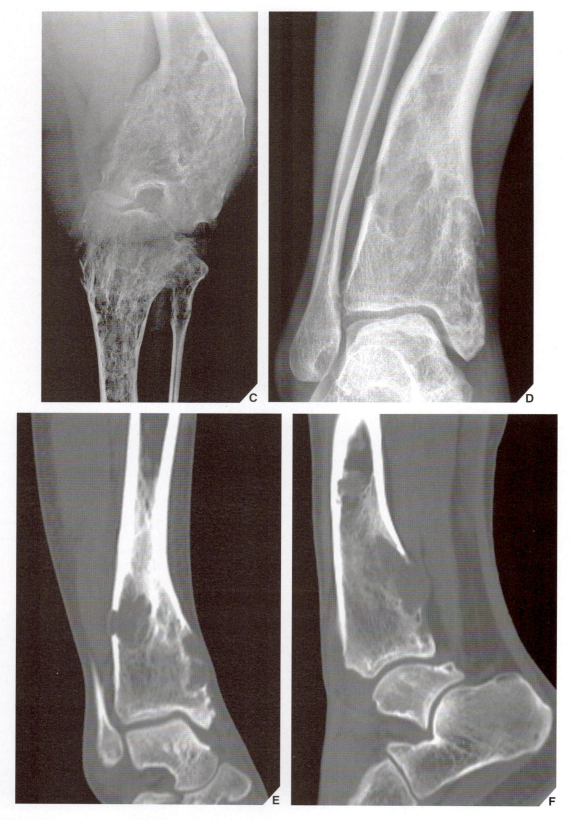

▲
Figura 18.33 Imagens de TC de doença de Ollier. (*Continuação.*) Em outro paciente, a radiografia anteroposterior (**C**) do joelho direito mostrou vários encondromas no fêmur distal e tíbia e fíbula proximais associados a anormalidades de crescimento. **D.** Radiografia anteroposterior do tornozelo direito do mesmo paciente e imagens de TC reformatadas nos planos coronal (**E**) e sagital (**F**) evidenciaram acometimento da tíbia distal.

Capítulo 18 Tumores Benignos e Lesões Pseudotumorais II: Lesões de Origem Cartilaginosa   929

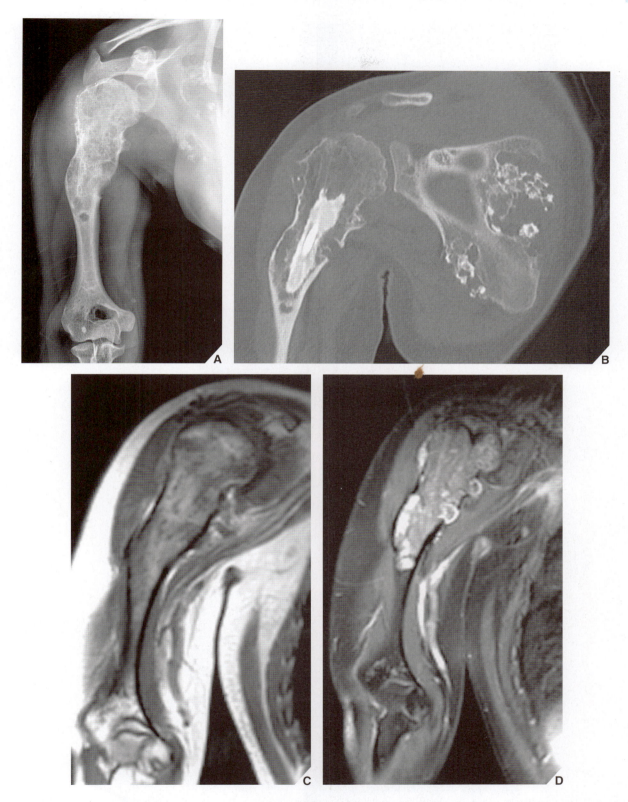

▲
Figura 18.34 Imagens de TC e RM de doença de Ollier. A. A radiografia anteroposterior do úmero direito dessa mulher de 23 anos demonstrou vários encondromas, que afetavam a metade proximal do osso. Também havia lesões na escápula. **B.** A imagem de TC reformatada no plano coronal mostrou com mais detalhes a distribuição de vários encondromas no úmero proximal e na escápula. **C.** A imagem coronal de RM ponderada em T1 evidenciou sinal heterogêneo nas lesões. **D.** Outra imagem coronal de RM coronal ponderada em T1 com supressão de gordura foi obtida depois da injeção intravenosa de gadolínio e demonstrou realce periférico acentuado das lesões.

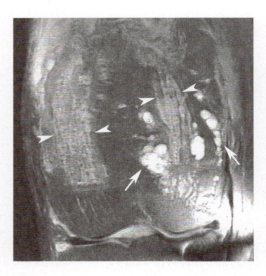

◀ **Figura 18.35 Imagem de RM de doença de Ollier.** A imagem coronal de RM ponderada em T2 com saturação de gordura do fêmur distal mostrou colunas lineares de cartilagem na metáfise distal do fêmur (*pontas de seta*) e tumores cartilaginosos mais globulares (*setas*). Observe o acometimento da epífise.

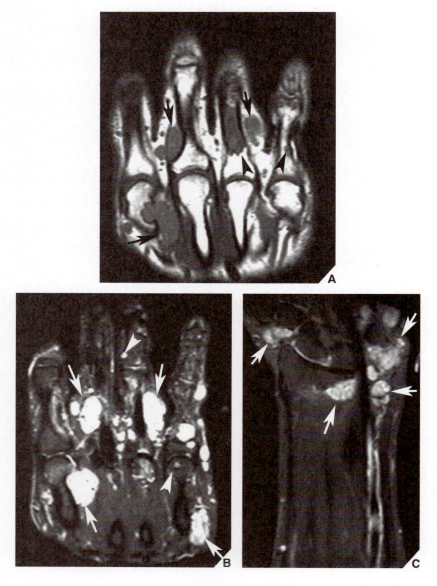

▲ **Figura 18.36 Síndrome de Maffucci. A.** Imagens coronais de RM ponderadas em T1 (**A**) e T2 (**B**) da mão de outro paciente com síndrome de Maffucci foram complementadas com essa imagem coronal de RM ponderada em T2 (**C**) do antebraço e demonstraram vários hemangiomas de partes moles (*setas*) e encondromas (*pontas de seta*).

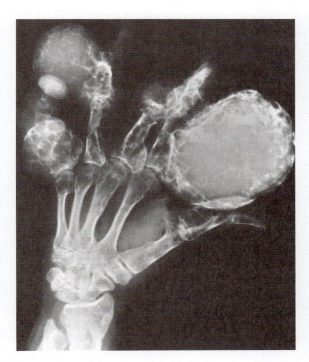

▲ **Figura 18.37 Condrossarcoma associado à doença de Ollier.** Transformação sarcomatosa de um encondroma da mão desse paciente com doença de Ollier, com massas cartilaginosas grandes e lobuladas em todos os dedos. A lesão da falange média do dedo anelar destruía a cortical e estendia-se aos tecidos moles (mesmo paciente ilustrado na Figura 18.28).

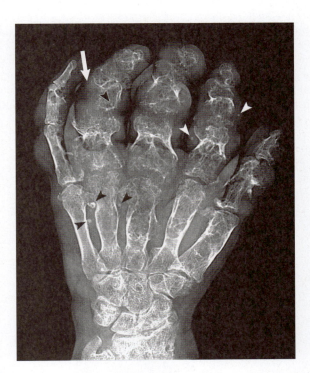

▲ **Figura 18.38 Condrossarcoma associado à síndrome de Maffucci.** Essa mulher de 26 anos tinha diagnóstico de síndrome de Maffucci há vários anos e apresentou massa de crescimento lento no dedo anelar da mão direita. A radiografia dorsopalmar demonstrou vários encondromas em ossos do carpo, metacarpos e falanges. Observe vários flebólitos nos tecidos moles (*pontas de seta*). A lesão localizada na falange média do dedo anelar destruiu a cortical e invadiu as partes moles (*seta*). A biopsia excisional confirmou condrossarcoma.

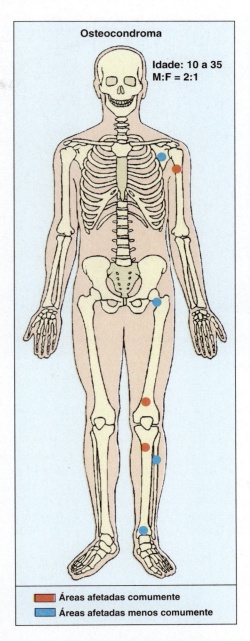

▲ **Figura 18.39 Osteocondroma (exostose osteocartilaginosa):** locais acometidos preferencialmente, faixa etária de pico e razão masculino:feminino.

Exostoses osteocartilaginosas múltiplas

Manifestações clínicas e radiológicas

Também conhecidas como *osteocondromas hereditários múltiplos*, *osteocondromatose familiar* ou *aclasia diafisária*, essa doença é classificada por alguns especialistas no grupo das displasias ósseas. A doença é hereditária autossômica dominante com penetrância parcial entre as mulheres. Cerca de dois terços dos pacientes acometidos têm histórico familiar positivo. A anomalia genética específica foi descoberta recentemente – mutação nova dos genes *EXT1* localizado no cromossomo 8q24.1, gene *EXT2* situado no cromossomo 11 p13 e gene *EXT3* localizado no braço curto do cromossomo 19. Há predileção marcante pelo sexo masculino (razão de 2:1). Estruturas afetadas mais comumente pela formação de osteocondromas múltiplos

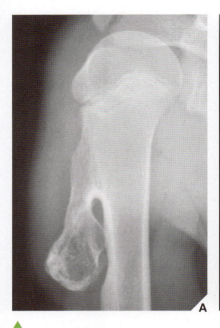 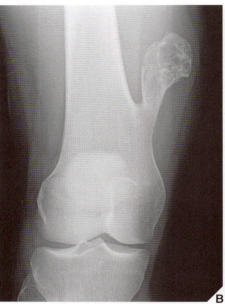 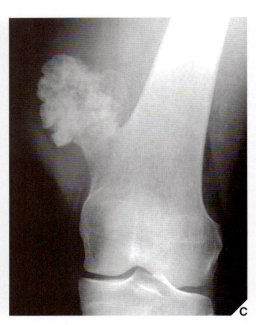

Figura 18.40 Osteocondroma pediculado. A. Tipo pediculado típico de osteocondroma originado das proximidades da placa de crescimento proximal do úmero direito desse menino de 13 anos. **B.** Lesão semelhante originada do segmento distal do fêmur dessa mulher de 21 anos. **C.** Esse osteocondroma pediculado originado do córtex medial do segmento distal do fêmur esquerdo dessa mulher de 22 anos tinha calcificações na zona osteocondral do pedículo.

são joelhos, tornozelos e ombros (Figura 18.52). As anormalidades radiográficas são semelhantes às do osteocondroma solitário (ver Figuras 18.40 e 18.41), mas as lesões são mais comumente do tipo séssil (Figuras 18.53 e 18.54). A RM é útil para demonstrar continuidade das partes medulares dos osteocondromas com os ossos originários (Figuras 18.55 e 18.56). A TC e a TC tridimensional (3D) demonstram a distribuição espacial das lesões (Figuras 18.57 e 18.58). Em alguns casos, a angiotomografia computadorizada 3D é usada para confirmar ou excluir compressão de artérias por osteocondromas (Figura 18.59).

Os aspectos histopatológicos dos osteocondromas múltiplos são idênticos aos das lesões solitárias.

Existem duas síndromes associadas aos osteocondromas múltiplos: *síndrome de Langer-Giedion* e *síndrome de Potocki-Shaffer*. A primeira, também conhecida como *síndrome tricorrinofalangiana tipo II* (TRPS2) ou *região cromossômica de Langer-Giedion* (LGCR), é uma doença genética autossômica dominante causada por deleção do gene *EXT2* e provavelmente do *ALX4*. Estudos recentes sugeriram perda de cópias funcionais do gene da *síndrome tricorrinofalangiana tipo I* (*TRPS1*), que codifica uma proteína do dedo de zinco,

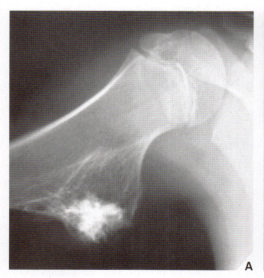 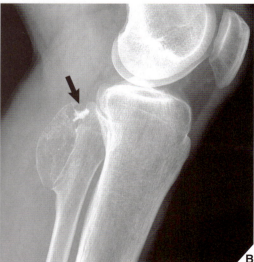

Figura 18.41 Osteocondroma séssil. A. Na variante séssil ou de base larga típica, nesse caso originada do córtex medial da diáfise proximal do úmero direito de um menino de 14 anos, o córtex do osso originário mistura-se sem interrupção com o córtex da lesão. A cobertura cartilaginosa não estava evidente nas radiografias convencionais, mas foi possível demonstrar calcificações densas no pedículo. **B.** Em outro paciente, uma mulher de 27 anos, esse osteocondroma séssil originou-se da parte posterior da fíbula proximal e tinha calcificações focais (*seta*). (*Continua.*)

Capítulo 18 Tumores Benignos e Lesões Pseudotumorais II: Lesões de Origem Cartilaginosa **933**

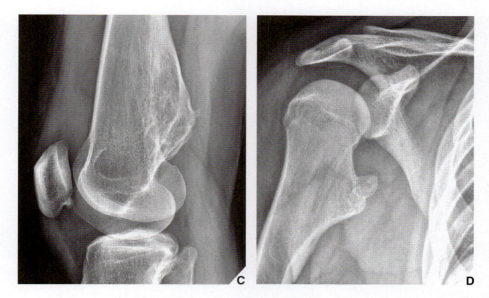

Figura 18.41 **Osteocondroma séssil.** (*Continuação.*) **C.** Nesse homem de 28 anos, o osteocondroma séssil do fêmur distal não tinha calcificações visíveis. **D.** A radiografia anteroposterior do ombro direito desse menino de 15 anos mostrou osteocondroma séssil sem calcificações visíveis.

bem como do gene *EXT1* situado no cromossomo 8q23.2-q24.1. Clinicamente, a doença caracteriza-se por estatura baixa, frouxidão articular, dedos curtos, microcefalia, dismorfismo craniofacial, retardo mental e osteocondromas múltiplos. A síndrome de Potocki-Shaffer é causada por deleção do cromossomo 11 p11.2-p12 e clinicamente se evidencia por ampliação dos forames parietais, osteocondromas múltiplos e, em alguns casos, disostose craniofacial e retardo mental.

Complicações

A incidência de anormalidades do crescimento entre pacientes com exostoses osteocartilaginosas múltiplas é maior que nos casos de osteocondroma solitário. As anormalidades do crescimento afetam principalmente antebraços (Figura 18.60; ver também Figura 16.67)

e pernas (ver Figura 18.54). Transformação maligna em condrossarcoma também é mais comum (5 a 15% dos casos) com risco maior de transformação nas lesões da cintura escapular e em torno do quadril. Manifestações clínicas e radiológicas dessa complicação são idênticas às que ocorrem quando há transformação maligna de osteocondroma solitário (Figura 18.62; ver também Figura 18.51 e Tabela 18.1).

Tratamento

Os osteocondromas múltiplos são tratados separadamente. Como ocorre com lesões solitárias, eles tendem a recidivar nas crianças pequenas, e o tratamento cirúrgico pode ser postergado até idade mais avançada.

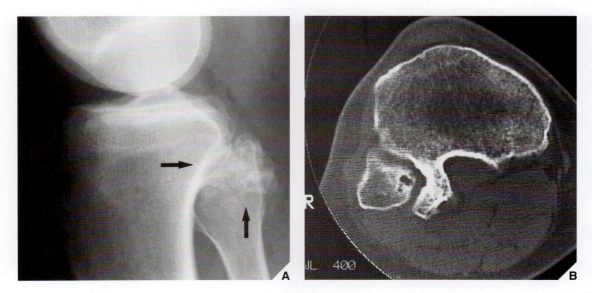

Figura 18.42 **Imagem de TC de osteocondroma. A.** A radiografia de perfil do joelho demonstrou lesão calcificada na superfície posterior da tíbia proximal (*setas*), mas não foi possível definir a natureza exata da lesão. **B.** Imagem de TC mostrou claramente a continuidade do córtex, que se estendia sem interrupção desde o osteocondroma até a tíbia. Observe também que havia comunicação entre a parte medular da lesão e a tíbia.

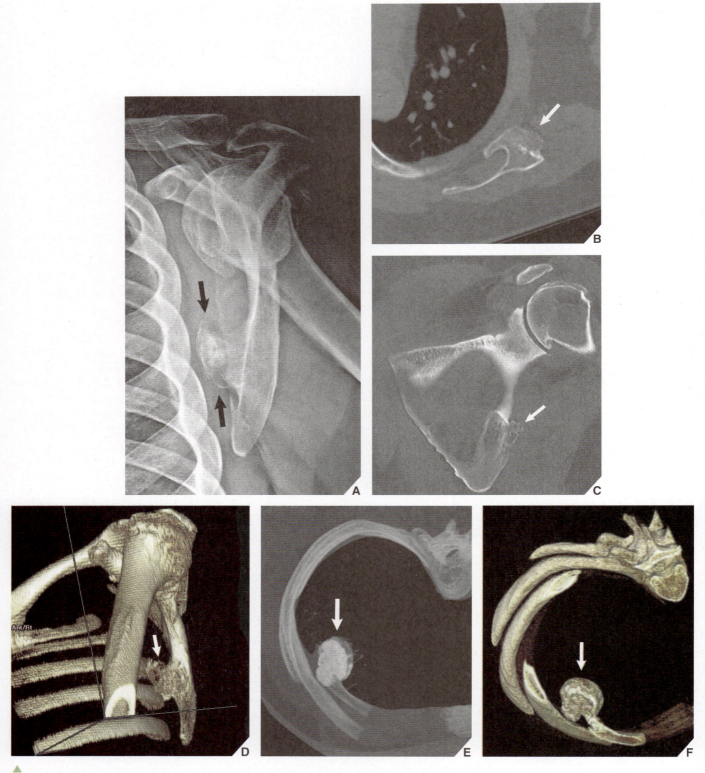

Figura 18.43 Imagens de TC e TC 3D de osteocondroma. A. Incidência em "Y" do ombro desse homem de 62 anos demonstrou osteocondroma na escápula (*setas*), que foi evidenciado com mais detalhes nas imagens de TC reformatadas nos planos axial (**B**) (*seta*) e coronal (**C**) (*seta*) e na imagem de TC reconstruída em 3D (**D**) (*seta*). Em outro paciente, homem de 34 anos, a imagem de TC (**E**) do hemitórax direito reconstruída em 3D na projeção de intensidade máxima (PIM) e outra imagem de TC reconstruída em 3D (**F**) no modo de exibição de superfície sombreada (*shaded surfasse display*, ou SSD em inglês) mostraram detalhes do osteocondroma pediculado originado da costela (*setas*).

LESÕES COM ASPECTO SEMELHANTE AO DO OSTEOCONDROMA

Osteocondroma

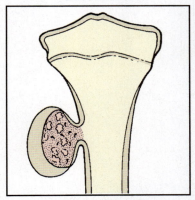

Transição ininterrupta do córtex do osso original e córtex da lesão

Miosite ossificante

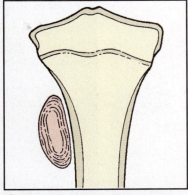

Lesão com periferia densa e centro radiotransparente; existe uma fenda separando a lesão do córtex

Osteossarcoma justacortical

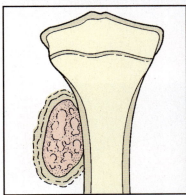

Lesão com periferia radiotransparente e centro denso; não há fenda

Osteossarcoma de tecidos moles

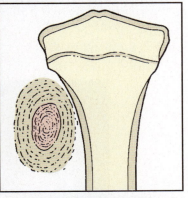

Lesão com densidades mal demarcadas ao centro, áreas mais radiotransparentes na periferia

Osteoma justacortical

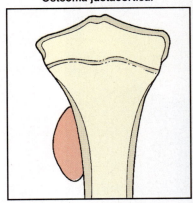

lesão homogeneamente densa (marfim), sem fenda

Condroma periosteal

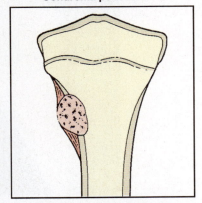

Contraforte sólido de reação periosteal, calcificações no centro da lesão

▲ **Figura 18.44 Diagnóstico diferencial de osteocondroma.** Aspectos radiográficos que caracterizam lesões semelhantes ao osteocondroma.

936 Parte 4 Tumores e Lesões Pseudotumorais

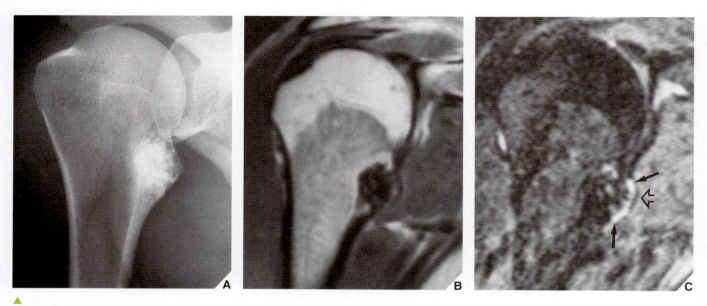

Figura 18.45 Imagens de RM de osteocondroma. A. A radiografia do úmero proximal direito demonstrou osteocondroma séssil na superfície medial da metadiáfise. **B.** A imagem coronal de RM ponderada em T1 mostrou que a lesão tinha sinal hipointenso em razão da intensa mineralização. **C.** A imagem de RM ponderada em T2 mostrou a cobertura cartilaginosa fina como faixa de sinal hiperintenso (*setas*) coberta por área linear de sinal hipointenso representando o pericôndrio (*seta aberta*).

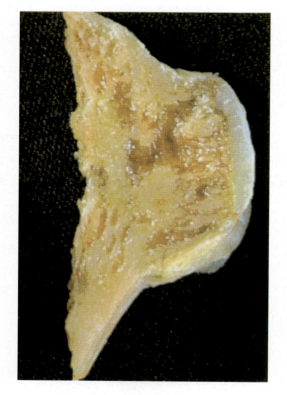

Figura 18.46 Patologia do osteocondroma. Esse espécime macroscópico de osteocondroma séssil mostrou continuidade da medular e da cortical da lesão e do osso originário. Observe que havia uma cobertura fina de cartilagem. (Reproduzida, com autorização, de Greenspan A, Borys D. *Radiology and pathology correlation of bone tumors: a quick reference and review*. Philadelphia: Wolters Kluwer; 2016:119.)

Capítulo 18 Tumores Benignos e Lesões Pseudotumorais II: Lesões de Origem Cartilaginosa   937

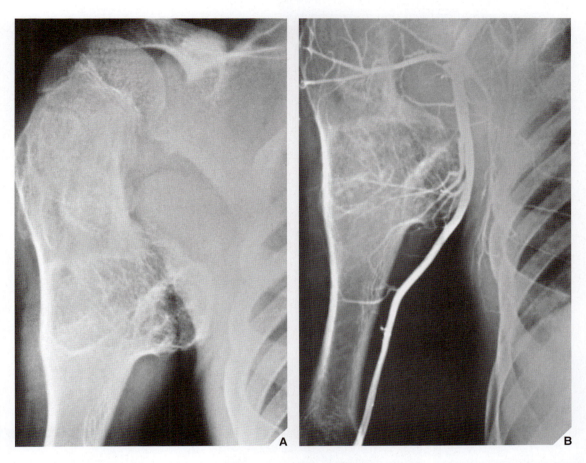

▲ **Figura 18.47 Complicação de osteocondroma.** Esse menino de 14 anos tinha diagnóstico de osteocondroma do úmero direito e queixava-se de dor e dormência na mão e nos dedos. **A.** A radiografia do ombro direito demonstrou osteocondroma séssil, que se originava da superfície medial da diáfise proximal do úmero. **B.** A arteriografia mostrou compressão e deslocamento da artéria braquial.

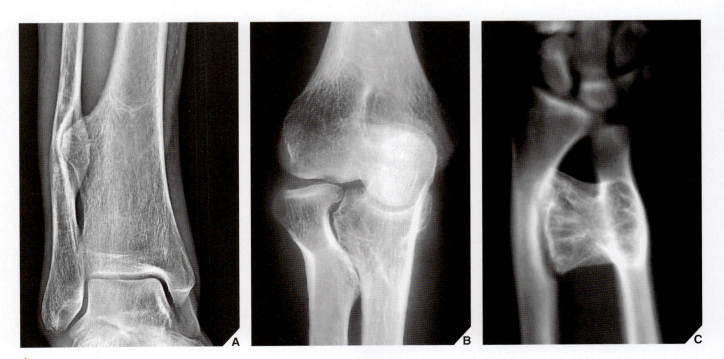

▲ **Figura 18.48 Complicação do osteocondroma. A.** A lesão séssil localizada na tíbia distal causou erosão da superfície medial da fíbula. **B.** Crescimento continuado do osteocondroma séssil da ulna proximal resultou em erosão compressiva da cabeça e colo do rádio. **C.** Esse osteocondroma pediculado da ulna distal causou erosão da superfície medial da diáfise do rádio.

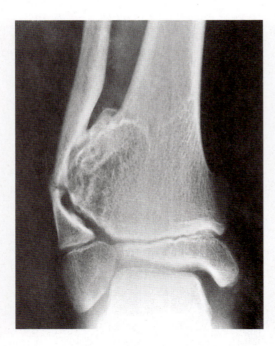

◀ **Figura 18.49 Complicação de osteocondroma.** Esse menino de 9 anos tinha osteocondroma séssil na tíbia distal. A lesão provocou erosão compressiva e, depois, arqueamento e encurtamento da fíbula com fratura subsequente desse osso.

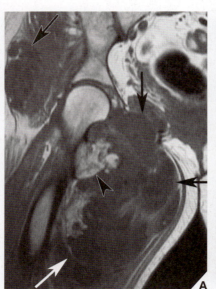
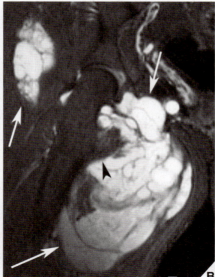
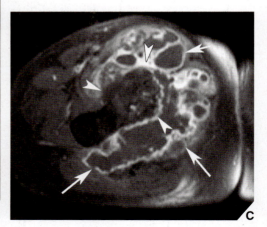
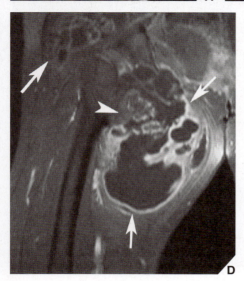

◀ **Figura 18.50 Bursa exostótica.** Essa mulher de 58 anos tinha história longa de massa na região inguinal direita. Imagens coronais de RM ponderadas em T1 (**A**) e T2 (**B**) e imagens axial (**C**) e coronal (**D**) de TC ponderadas em T1 com saturação de gordura obtidas depois da injeção de gadolínio demonstraram osteocondroma volumoso no segmento proximal do fêmur direito (*pontas de seta*) circundado por uma grande bursa multiloculada distendida por líquido, que se estendia para a coxa e as nádegas (*setas*). Observe que houve realce das paredes e septos da bursa exostótica depois da injeção de contraste, mas não realce do líquido.

Capítulo 18 Tumores Benignos e Lesões Pseudotumorais II: Lesões de Origem Cartilaginosa

Tabela 18.1 Aspectos clínicos e radiológicos sugestivos de transformação maligna de um osteocondroma.

Manifestações clínicas	Anormalidades radiológicas	Modalidade de exame
Dor (sem fratura, bursite ou compressão dos nervos adjacentes)	Crescimento da lesão	Radiografia convencional (comparação com imagens mais antigas)
Estirão de crescimento (depois da maturidade óssea)	Formação de cobertura cartilaginosa volumosa, geralmente com espessura de 2 a 3 cm	TC, RM
	Calcificações na cobertura cartilaginosa	Radiografia, TC e RM
	Formação de massa de tecidos moles, com ou sem calcificações	
	Hipercaptação de isótopo depois do fechamento da placa de crescimento (nem sempre é um sinal confiável)	Cintilografia

TC = tomografia computadorizada; RM = ressonância magnética.

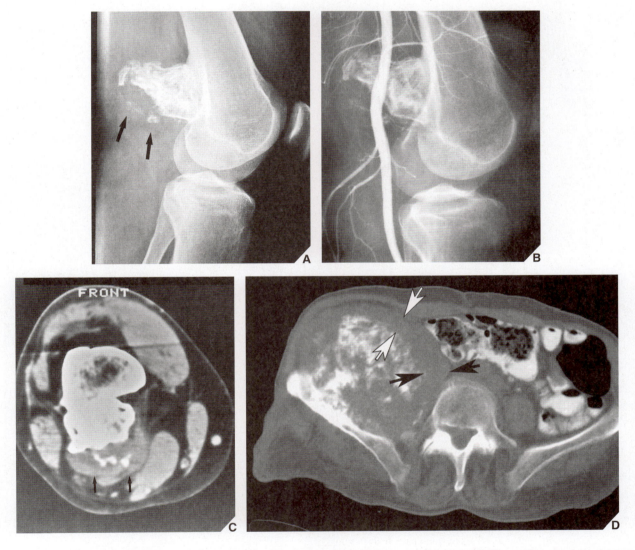

▲ **Figura 18.51 Transformação de osteocondroma em condrossarcoma.** Esse homem de 28 anos referia dor na região poplítea e também observou crescimento de uma massa que havia percebido havia 15 anos – um dado clínico importante, que justificava investigação adicional para afastar possibilidade de transformação maligna de osteocondroma. **A.** A radiografia de perfil do joelho demonstrou osteocondroma séssil originado do córtex posterior do fêmur distal. Observe que havia calcificações não apenas no pedículo da lesão, mas também dispersas na cobertura cartilaginosa (*setas*). **B.** Essa imagem de arteriografia mostrou deslocamento de pequenos vasos, que estavam dispostos sobre a cobertura cartilaginosa invisível. **C.** A imagem de TC confirmou aumento da espessura da cobertura cartilaginosa (2,5 cm) e calcificações dispersas dentro da cobertura (*setas*). Tais alterações eram compatíveis com diagnóstico de transformação maligna em condrossarcoma, que foi confirmada pelo exame histopatológico. **D.** A imagem axial de TC de outro paciente com osteocondroma solitário volumoso originado da asa do osso ilíaco direito demonstrou espessamento acentuado da cobertura cartilaginosa (*setas*), que continha calcificações dispersas. Exame histopatológico confirmou condrossarcoma de grau baixo.

Parte 4 Tumores e Lesões Pseudotumorais

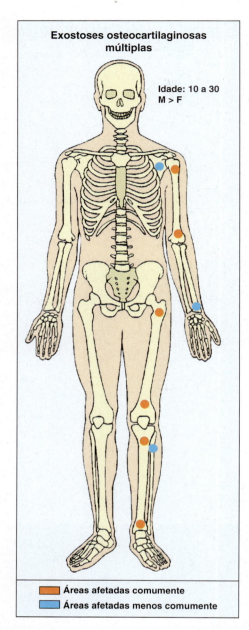

▲
Figura 18.52 Exostoses osteocartilaginosas múltiplas (osteocondromas múltiplos, aclasia diafisária) – locais afetados preferencialmente, faixa etária de pico e razão masculino:feminino.

Proliferação osteocondromatosa parosteal bizarra

Manifestações clínicas e radiológicas

Também conhecida como *lesão de Nora* em homenagem ao patologista F. E. Nora, da Mayo Clinic, que primeiro descreveu essa lesão superficial benigna em 1983, a proliferação osteocondromatosa parosteal bizarra (POPB) faz parte do espectro de lesões reativas, inclusive periostite reativa exuberante ou exostose de Turret. A doença frequentemente afeta os metacarpos e as falanges das mãos (falanges proximais são afetadas mais comumente que as distais). Os ossos longos são acometidos em cerca de 25% dos casos relatados. A lesão é encontrada em pacientes na terceira e quarta décadas de vida e

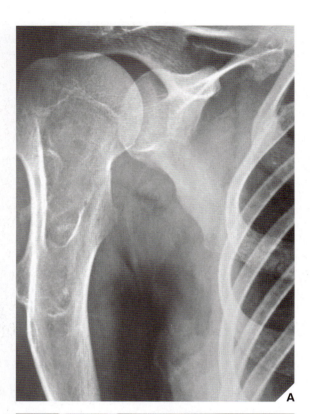

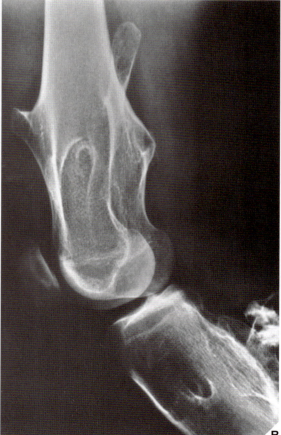

▲
Figura 18.53 Exostoses múltiplas hereditárias. A. A radiografia anteroposterior do ombro desse homem de 22 anos demonstrou várias lesões sésseis envolvendo úmero proximal, escápula e costelas. **B.** Acometimento do fêmur distal e tíbia proximal era típico dessa doença.

Capítulo 18 Tumores Benignos e Lesões Pseudotumorais II: Lesões de Origem Cartilaginosa   941

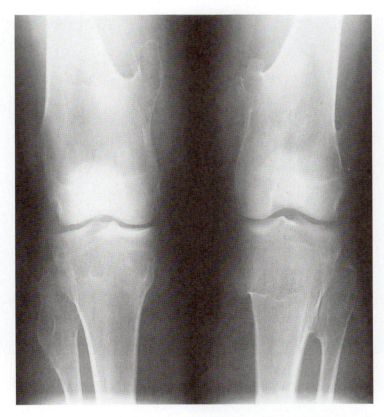

▲
Figura 18.54 Exostoses múltiplas hereditárias. A radiografia anteroposterior dos joelhos desse jovem de 17 anos mostrou vários osteocondromas sésseis e pediculados.

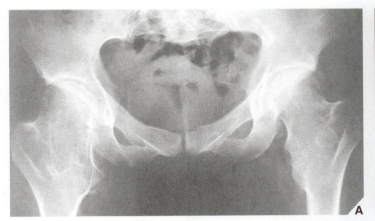

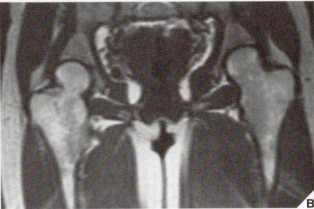

Figura 18.55 Imagens de RM de exostoses múltiplas hereditárias. ▶
A. Essa radiografia anteroposterior do quadril demonstrou vários osteocondromas sésseis, que afetavam principalmente segmentos proximais dos femorais. Também havia algumas lesões nos ossos púbicos. Imagens coronal (**B**) e axial (**C**) de RM ponderada em T1 (SE; tempo de repetição [TR] de 600 ms/TE de 20 ms) mostraram continuidade das lesões com as áreas medulares femorais. Observe também que havia alterações displásicas evidenciadas por tubulação anormal dos ossos.

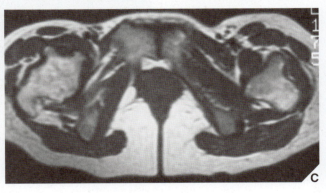

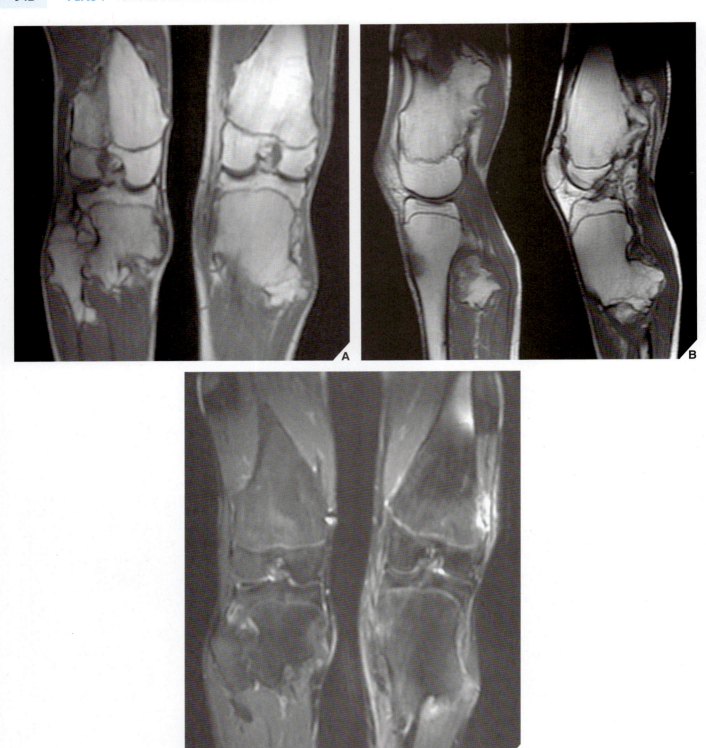

Figura 18.56 Imagens de RM de exostoses múltiplas hereditárias. Essas imagens de RM (**A**) coronal ponderada em T1, (**B**) duas sagitais ponderadas em T1 e (**C**) coronal ponderada em T2 com supressão de gordura dos joelhos demonstraram vários osteocondromas predominantemente sésseis nos fêmures distais e tíbias e fíbulas proximais. Observe que as partes medulares dos ossos afetados e as lesões estavam em comunicação.

Capítulo 18 Tumores Benignos e Lesões Pseudotumorais II: Lesões de Origem Cartilaginosa   **943**

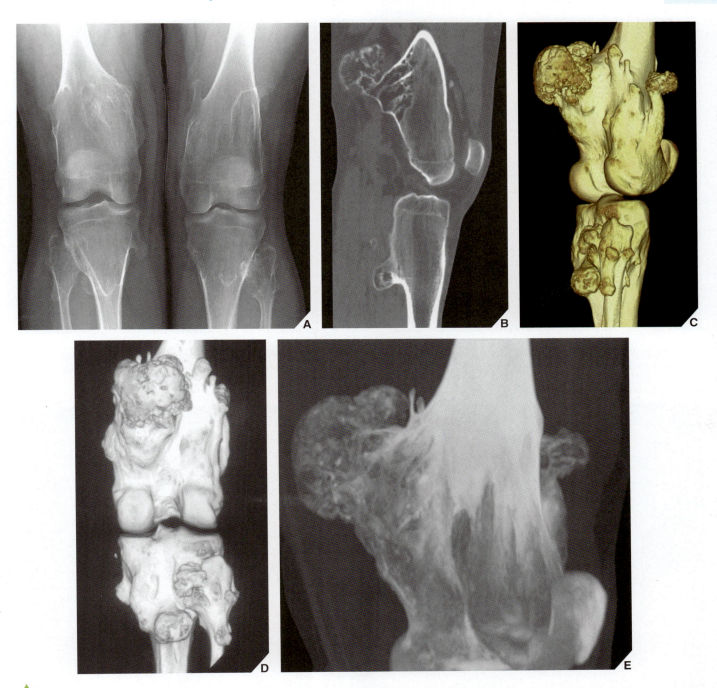

Figura 18.57 Imagens de TC e TC 3D de exostoses múltiplas hereditárias. A. A radiografia anteroposterior dos joelhos desse homem de 20 anos demonstrou vários osteocondromas originados dos segmentos distais dos fêmures e segmentos proximais das tíbias e fíbulas, que estavam associados a uma anormalidade de crescimento refletida por deformidades femorais em "frasco de Erlenmeyer". **B.** Essa imagem de TC reformatada no plano sagital mostrou osteocondromas originados da parte posterior do fêmur distal e tíbia proximal. Imagens de TC reconstruídas em 3D das partes lateral (**C**) e posterior (**D**) do joelho no modo de exibição de superfície sombreada (SSD) evidenciaram a distribuição espacial de vários osteocondromas. **E.** A imagem de TC do fêmur distal reconstruída em 3D na projeção de intensidade máxima (MIP) demonstrou a arquitetura interna da lesão séssil. (**D**, Reproduzida, com autorização, de Greenspan A, Borys D. *Radiology and pathology correlation of bone tumors: a quick reference and review*. Philadelphia: Wolters Kluwer; 2016:126.)

ocorre com a mesma frequência nos homens e nas mulheres. Nos casos típicos, os pacientes apresentam massa indolor de consistência firme e crescimento lento. A causa é desconhecida, mas pode estar relacionada com traumatismo, embora, como relatado recentemente por Zambrano *et al.*, as anormalidades citogenéticas coloquem em dúvida a natureza não neoplásica dessa lesão. Exames radiológicos geralmente mostram uma massa óssea ou cartilaginosa com formato de cogumelo, que se encontra ligada ao córtex (Figuras 18.62 e 18.63), ainda que o aspecto radiológico da POPB dependa do estágio de evolução da lesão. O contorno da massa geralmente é liso, mas pode apresentar lobulações discretas. Inexistência de continuidade entre lesão e cavidade medular do osso adjacente diferencia essa lesão de osteocondroma. Outras lesões com aspecto semelhante que devem ser consideradas no diagnóstico diferencial são miosite ossificante

944 Parte 4 Tumores e Lesões Pseudotumorais

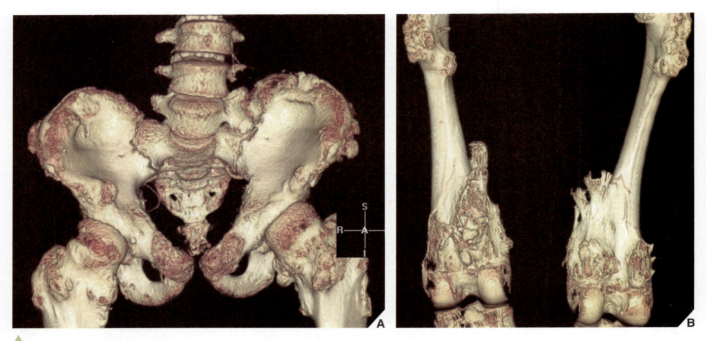

▲
Figura 18.58 Imagens de TC 3D de exostoses múltiplas hereditárias. Essas imagens de TC 3D da pelve (**A**) e dos fêmures (**B**) desse menino de 16 anos foram reconstruídas por algoritmo de renderização de superfície e demonstraram vários osteocondromas sésseis e pediculados típicos dessa doença.

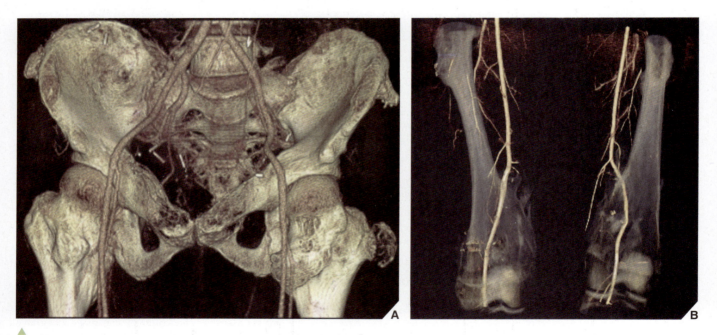

▲
Figura 18.59 Imagens de angiotomografia computadorizada (ATC) 3D de exostoses múltiplas hereditárias. A. Essa imagem de ATC 3D dessa mulher de 57 anos foi reconstruída com algoritmo de renderização de superfície e demonstrou vários osteocondromas originados da asa do ilíaco, dos ossos púbicos e dos segmentos proximais dos fêmures. As artérias ilíacas e femorais não foram afetadas pelas exostoses. **B.** Essa imagem de ATC 3D dos membros de outro paciente foi obtida para excluir compressão de artérias pelos osteocondromas. As artérias femorais e poplíteas não foram afetadas pelas lesões.

justacortical, condroma periosteal, exostose de Turret (Figura 18.64), exostose subungueal (Figura 18.65), periostite reativa exuberante e osteossarcoma parosteal ou periosteal.

Patologia

O aspecto histológico típico de POPB é matriz calcificada irregular corada em azul com a técnica de hematoxilina-eosina (o chamado *osso azul*). A lesão não tem atipia celular nos osteoblastos ou tecidos fibrosos, e o osso é lamelar e bem organizado; essas características diferenciam POBP de osteossarcoma.

Tratamento

O tratamento de POPB é excisão cirúrgica, embora o índice de recidivas seja alto.

Capítulo 18 Tumores Benignos e Lesões Pseudotumorais II: Lesões de Origem Cartilaginosa 945

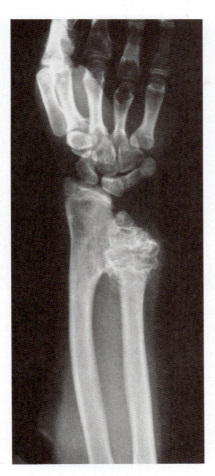

▲ **Figura 18.60 Exostoses múltiplas hereditárias: anormalidade do crescimento.** A radiografia posteroanterior do antebraço desse menino de 8 anos com osteocondromas múltiplos mostrou anormalidade de crescimento dos segmentos distais do rádio e da ulna – uma complicação frequente dessa doença.

Condroblastoma

Manifestações clínicas e radiológicas

Também conhecido como *tumor de Codman* e representando menos de 1% de todos os tumores ósseos primários, o condroblastoma é uma lesão benigna que se desenvolve antes da maturidade esquelética e, nos casos típicos, acomete epífises de ossos longos como úmero, tíbia e fêmur (Figura 18.66). Embora esteja descrito o acometimento secundário das metáfises depois da maturidade esquelética (ver Figuras 18.70 e 18.71), lesão predominantemente metafisária ou diafisária é extremamente rara, assim como o acometimento das vértebras ou a localização intracortical nos ossos longos. Em alguns casos, há acometimento da patela (considerada equivalente a uma epífise) (ver Figura 18.69). Dez por cento dos condroblastomas desenvolvem-se em ossos pequenos das mãos e dos pés, nos quais estruturas afetadas mais comumente são tálus e calcâneo. Embora a lesão geralmente seja encontrada nos ossos em crescimento, existem alguns casos relatados depois do fechamento da placa de crescimento (ver Figura 18.71). Em geral, o condroblastoma tem localização excêntrica, apresenta bordas escleróticas e frequentemente mostra calcificações dispersas na matriz (25% dos casos) (Figuras 18.68 a 18.71). Brower *et al.* detectaram reações periosteais sólidas nitidamente espessas nos segmentos distais às lesões de 57% dos pacientes com condroblastomas dos ossos longos (Figuras 18.72 e 18.73). Isso provavelmente reflete uma reação inflamatória ao tumor. Na maioria dos casos, as radiografias são suficientes para demonstrar a lesão, mas a TC pode ajudar a evidenciar calcificações quando não aparecem nas radiografias convencionais (ver Figura 18.71). Em geral, a RM demonstra área mais ampla de acometimento que o evidenciado nas radiografias, inclusive com edema de medula óssea e tecidos moles da região afetada (Figuras 18.74 a 18.77).

Anomalias clonais foram descritas com condroblastoma, inclusive alterações estruturais recorrentes nos cromossomos 5 e 8 com recombinações da banda 8q21 e quebras recorrentes em 2q35, 3q21-q23 e 18q21.

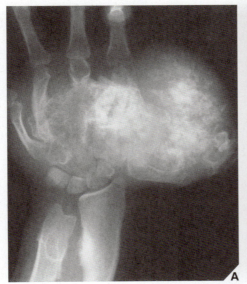 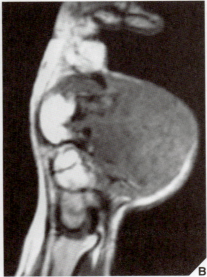

▲ **Figura 18.61 Transformação maligna. A.** A radiografia oblíqua da mão direita desse homem de 22 anos demonstrou vários osteocondromas. A massa volumosa de tecidos moles localizada entre os dedos polegar e indicador tinha calcificações condroide sugestivas de transformação maligna em condrossarcoma. **B.** Imagem sagital de RM ponderada em T1 (SE; tempo de repetição [TR] de 600/TE de 16 ms) mostrou extensão palmar do tumor volumoso de partes moles. (*Continua.*)

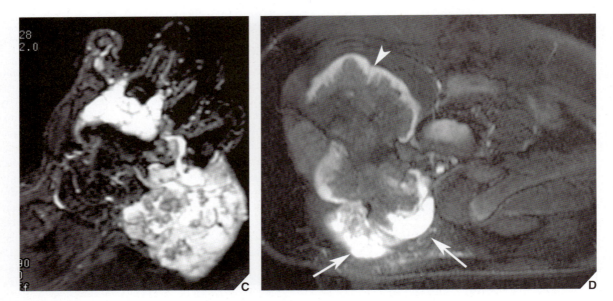

▲ **Figura 18.61 Transformação maligna.** (*Continuação.*) **C.** A imagem coronal de RM na sequência de recuperação de inversão (FMPIR [*fast multiplanar inversion recovery*]/90; TR de 4.000 ms/TE de 64 ms/Ef) demonstrou lóbulos malignos de cartilagem invadindo ossos e tecidos moles da mão. **D.** Imagem axial de RM ponderada em T2 com saturação de gordura de outro paciente com osteocondroma volumoso da pelve com transformação maligna. Observe que havia uma cobertura cartilaginosa fina hiperintensa na parte anterior da lesão (*ponta de seta*), em comparação com a cobertura cartilaginosa espessa da parte posterior com transformação maligna em condrossarcoma (*setas*). Biopsia da cobertura cartilaginosa posterior demonstrou condrócitos malignos. (**A** e **B**, Cortesia do Dr. Robert Szabo, Sacramento, CA; de Saunders C, Szabo RM, Mora S. Chondrosarcoma of the hand arising in a young patient with multiple hereditary exostoses. *J Hand Surg Br* 1997; 22(2):237-242.)

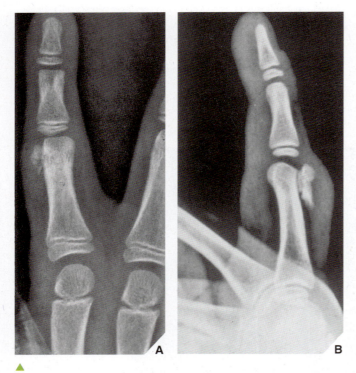

▲ **Figura 18.62 Proliferação osteocondromatosa parosteal bizarra.** Radiografias nas incidências anteroposterior (**A**) e perfil (**B**) do dedo mínimo desse menino de 8 anos demonstraram massa ossificada adjacente ao córtex posteromedial da falange proximal. A lesão foi removida, e o exame histopatológico mostrou alterações típicas da lesão de Nora, inclusive coloração azulada da matriz cartilaginosa calcificada depois da coloração com hematoxilina-eosina – o chamado *osso azul*. (Reproduzida, com autorização, de Greenspan A, Jundt G, Remagen W. *Differential diagnosis in orthopaedic pathology*, 2nd ed. Philadelphia: Lippincott Williams & Wilkins; 2007.)

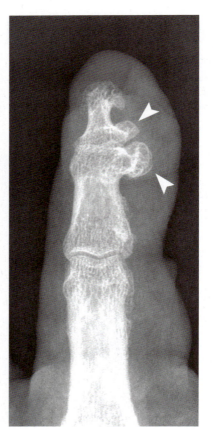

▲ **Figura 18.63 Proliferação osteocondromatosa parosteal bizarra.** A radiografia anteroposterior do dedo médio desse homem de 63 anos demonstrou excrescências ósseas semelhantes a cogumelos na articulação interfalangiana distal (*pontas de seta*).

Capítulo 18 Tumores Benignos e Lesões Pseudotumorais II: Lesões de Origem Cartilaginosa 947

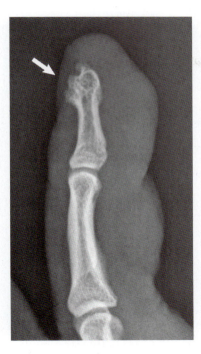

▲
Figura 18.64 Exostose de Turret. A radiografia de perfil do dedo médio desse homem de 30 anos demonstrou uma massa óssea bem demarcada e fixada ao córtex subjacente da falange distal (*seta*).

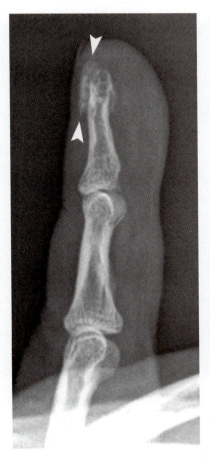

▲
Figura 18.65 Exostose subungueal. A radiografia de perfil do dedo mínimo dessa mulher de 55 anos demonstrou, abaixo da unha, uma massa óssea fixada à parte dorsal do tufo distal (*pontas de seta*).

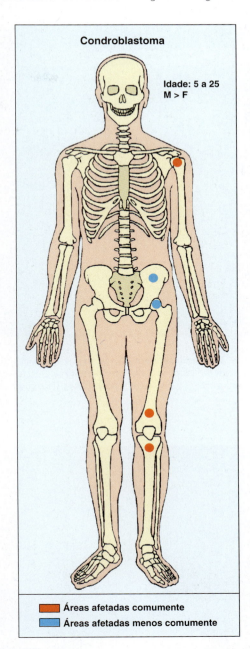

▲
Figura 18.66 Condroblastoma: estruturas esqueléticas preferencialmente acometidas, faixa etária de pico e razão masculino:feminino.

Patologia

Histologicamente, o condroblastoma é formado de nódulos de matriz cartilaginosa nitidamente madura circundada por tecido profusamente celular contendo células grandes e uniformemente redondas com núcleos ovoides e citoplasma claro. Outra alteração comum são células gigantes semelhantes a osteoclastos polinucleados. A matriz tem calcificações finas semelhantes a uma treliça, que circundam os osteoclastos em aposição com disposição espacial semelhante à configuração hexagonal de uma tela de galinheiro.

Tratamento e complicações

Em geral, condroblastomas são tratados com curetagem e enxertia óssea. Apenas alguns casos publicados foram tratados com ablação percutânea por radiofrequência.

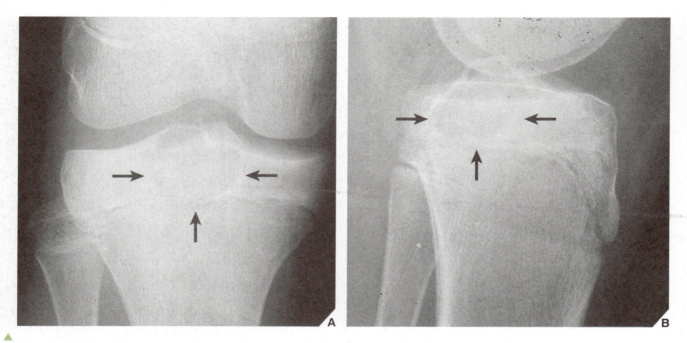

Figura 18.67 Condroblastoma. Radiografias nas incidências anteroposterior (**A**) e perfil (**B**) do joelho direito desse menino de 14 anos demonstraram aspecto típico desse tumor na epífise proximal da tíbia (*setas*). A lesão radiotransparente localizada excentricamente tinha borda esclerótica fina. (Reproduzida, com autorização, de Greenspan A, Borys D. *Radiology and pathology correlation of bone tumors: a quick reference and review*. Philadelphia: Wolters Kluwer; 2016:129.)

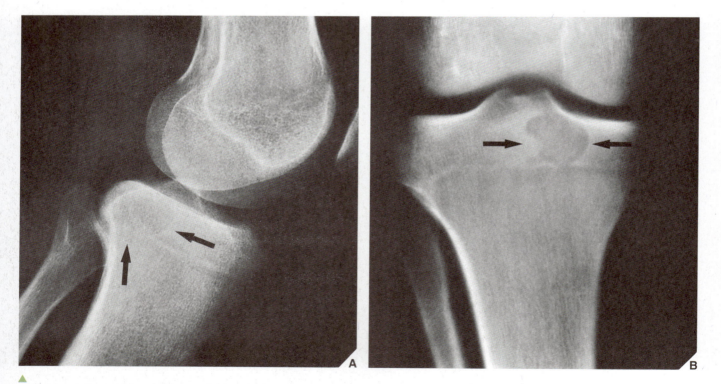

Figura 18.68 Condroblastoma. Radiografias nas incidências anteroposterior (**A**) e perfil (**B**) do joelho dessa moça de 16 anos demonstraram lesão radiotransparente localizada excentricamente com borda esclerótica fina (*setas*). Também havia pequenas calcificações esparsas no centro da lesão.

Capítulo 18   Tumores Benignos e Lesões Pseudotumorais II: Lesões de Origem Cartilaginosa   **949**

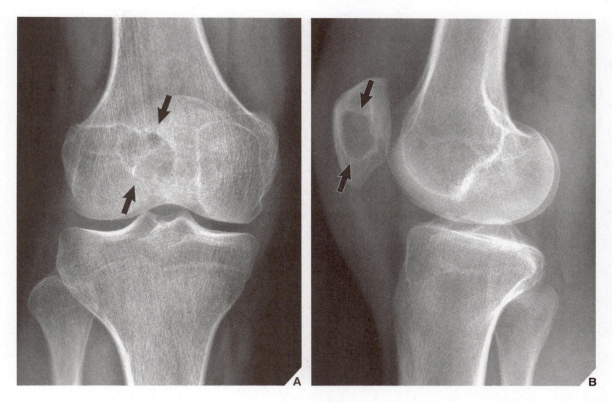

Figura 18.69 Condroblastoma. Radiografias nas incidências anteroposterior (**A**) e perfil (**B**) do joelho direito desse homem de 20 anos demonstraram lesão radiotransparente bem delimitada com borda esclerótica fina na patela (*setas*). Contudo, não havia calcificações visíveis dentro da lesão.

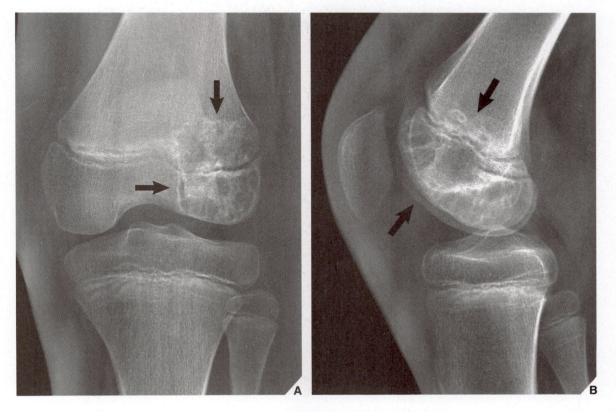

Figura 18.70 Condroblastoma. Radiografias nas incidências anteroposterior (**A**) e perfil (**B**) do joelho esquerdo desse menino de 12 anos demonstraram lesão radiotransparente com mineralização central dentro da epífise lateral do fêmur distal (*setas*). Observe que a lesão cruzou a placa de crescimento e também afetou a metáfise.

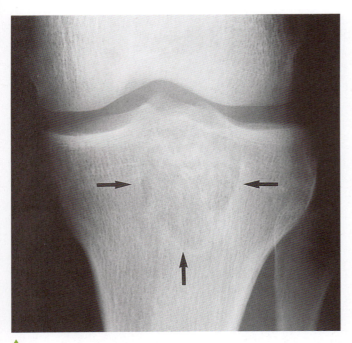
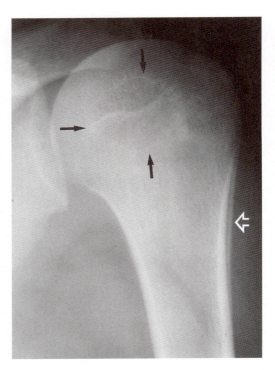

Figura 18.71 Condroblastoma. A radiografia anteroposterior do joelho dessa mulher de 20 anos demonstrou lesão radiotransparente na tíbia proximal com borda esclerótica fina e calcificações centrais; a lesão cruzava a placa de crescimento fibrosada (*setas*).

Figura 18.72 Condroblastoma. Essa lesão localizada no úmero proximal (*setas*) desencadeou reação periosteal no córtex lateral (*seta aberta*).

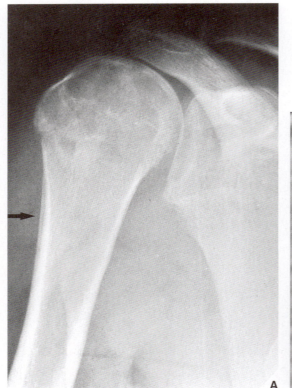
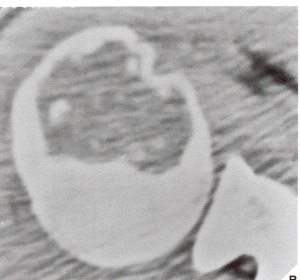

Figura 18.73 Imagem de TC de condroblastoma. A. A radiografia anteroposterior do ombro direito desse rapaz de 16 anos demonstrou lesão na epífise proximal do úmero, mas não mostrou bem as calcificações. Observe a camada bem organizada de reação periosteal no córtex lateral (*seta*). **B.** A imagem de TC demonstrou calcificações com detalhes.

Capítulo 18 Tumores Benignos e Lesões Pseudotumorais II: Lesões de Origem Cartilaginosa   951

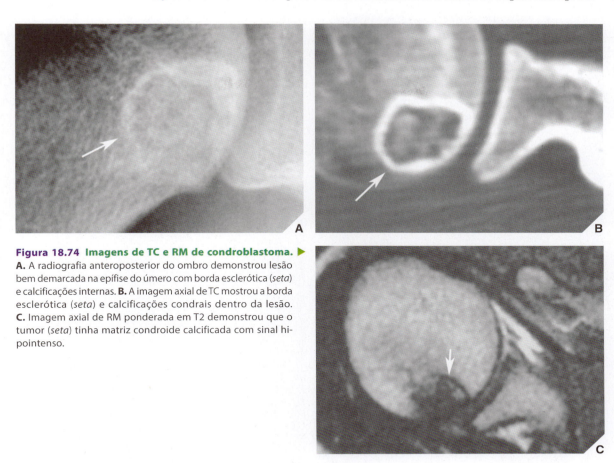

Figura 18.74 Imagens de TC e RM de condroblastoma.
A. A radiografia anteroposterior do ombro demonstrou lesão bem demarcada na epífise do úmero com borda esclerótica (*seta*) e calcificações internas. **B.** A imagem axial de TC mostrou a borda esclerótica (*seta*) e calcificações condrais dentro da lesão. **C.** Imagem axial de RM ponderada em T2 demonstrou que o tumor (*seta*) tinha matriz condroide calcificada com sinal hipointenso.

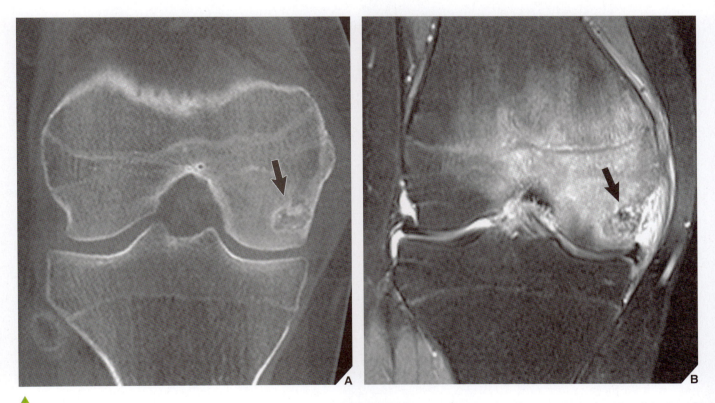

Figura 18.75 Imagens de TC e RM de condroblastoma. Imagem de TC reformatada no plano coronal (**A**) e imagem coronal de RM ponderada em T2 com supressão de gordura (**B**) do joelho direito dessa mulher de 19 anos demonstraram pequena lesão excêntrica com borda esclerótica e calcificações centrais dentro da epífise medial do fêmur distal (*setas*). Observe que havia edema peritumoral extenso na imagem de RM.

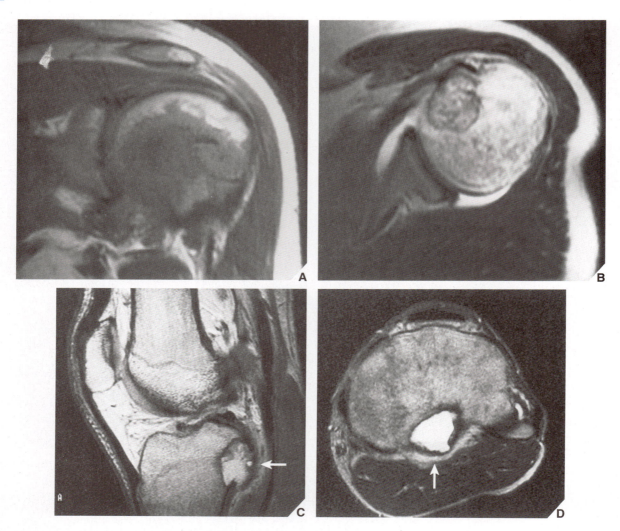

Figura 18.76 Imagens de RM de condroblastoma. A. Imagem coronal de RM ponderada em T1 do ombro esquerdo demonstrou lesão volumosa na cabeça do úmero com sinal de intensidade intermediária. **B.** A imagem axial de RM ponderada em T2 mostrou lesão nitidamente demarcada com borda de sinal hipointenso apresentando conteúdo heterogêneo com sinal predominantemente hiperintenso. Imagens sagital ponderada em densidade de prótons (**C**) e axial ponderada em T2 (**D**) do joelho de outro paciente demonstraram lesão na parte posterior da tíbia com sinal hiperintenso (*setas*). A borda esclerótica tinha sinal hipointenso. (Reproduzida, com autorização, de Greenspan A, Borys D. *Radiology and pathology correlation of bone tumors: a quick reference and review*. Philadelphia: Wolters Kluwer; 2016:131.)

Em casos raros, foram demonstradas metástases pulmonares sem qualquer evidência histológica de malignidade do tumor primário ou das lesões pulmonares. Apenas em casos excepcionais essas metástases pulmonares ou difusas levaram pacientes à morte.

Fibroma condromixoide

Manifestações clínicas e radiológicas

Fibroma condromixoide é um tumor raro de origem cartilaginosa que se caracteriza por produção de tecidos condroides, fibrosos e mixoides em proporções variáveis; fibroma condromixoide representa 0,5% de todos os tumores ósseos primários e 2% de todos os tumores ósseos benignos. O tumor acomete principalmente adolescentes e adultos jovens (homens mais que mulheres), mais comumente entre a segunda ou terceira década de vida. A lesão mostra predileção por ossos dos membros inferiores e estruturas afetadas preferencialmente são tíbia proximal (32%) e fêmur distal (17%) (Figura 18.78). Em casos extremamente raros, a lesão pode estar localizada nas vértebras. Existem alguns casos relatados de fibroma condromixoide em localização justacortical.

Recentemente, pesquisadores relataram inversão pericêntrica do cromossomo 6 [inv(6)(p25q13)] como marcador genético específico do fibroma condromixoide, enquanto outros estudos identificaram uma quebra no braço longo (q25) deste cromossomo. Além disso, a translocação clonal t(1;5)(p13;p13) foi sugerida como anomalia clonal isolada nesse tumor.

Sinais e sintomas clínicos incluem edema e dor localizados que, em alguns casos, são causados por compressão de estruturas neurovasculares adjacentes pela massa localizada perifericamente.

O quadro radiográfico típico de fibroma condromixoide é lesão radiotransparente localizada excentricamente no osso com borda esclerótica entalhada, geralmente causando erosão ou abaulamento do córtex (Figuras 18.79 e 18.80). As dimensões da lesão podem variar de 1 a 10 cm de diâmetro, embora o tamanho médio seja de 3 a 4 cm. Calcificações não são evidentes ao exame radiográfico, mas calcificações microscópicas focais foram relatadas em cerca de

Capítulo 18 Tumores Benignos e Lesões Pseudotumorais II: Lesões de Origem Cartilaginosa   953

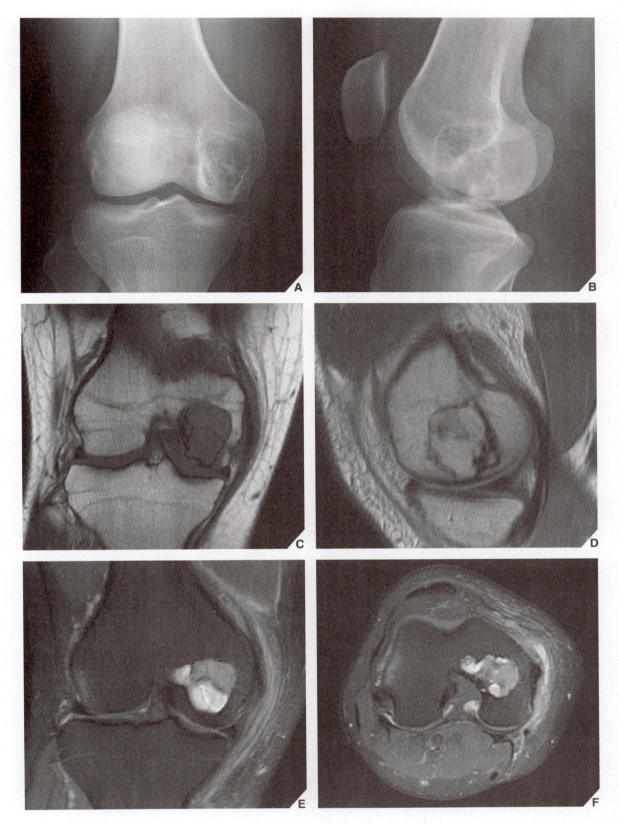

▲
Figura 18.77 Imagens de RM de condroblastoma. Radiografias nas incidências anteroposterior (**A**) e perfil (**B**) do joelho direito desse homem de 22 anos demonstraram lesão radiotransparente com borda esclerótica no côndilo femoral medial e calcificações condroides. Imagens coronal (**C**) e sagital (**D**) de RM ponderada em T1 mostraram que o tumor tinha sinal de intensidade intermediária. A borda esclerótica tinha sinal hipointenso. Imagens coronal (**E**) e axial (**F**) de RM ponderadas em T2 com supressão de gordura evidenciaram sinal de intensidade heterogênea na lesão. (Reproduzida, com autorização, de Greenspan A, Borys D. *Radiology and pathology correlation of bone tumors: a quick reference and review*. Philadelphia: Wolters Kluwer; 2016:132.)

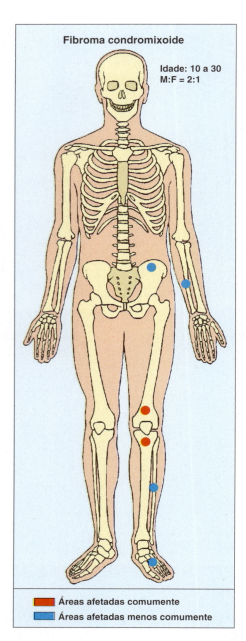

▲
Figura 18.78 Fibroma condromixoide – estruturas ósseas predominantemente acometidas, variação etária de pico e razão masculino:feminino.

27% dos casos. Em muitos, pode-se observar um contraforte de osso periosteal recém-formado. A RM demonstra características da maioria dos tumores cartilaginosos: sinal de intensidade baixa a intermediária nas imagens ponderadas em T1 e sinal hiperintenso nas imagens ponderadas em T2 (Figura 18.81).

Patologia

Ao exame histopatológico, o aspecto mais importante da lesão é sua disposição lobular ou pseudolobular em zonas com celularidade variável. O centro do lóbulo é hipocelular. Dentro da matriz, existem células estreladas e fusiformes frouxamente dispostas com processos alongados. A periferia do lóbulo é densamente celular e contém mistura de células estromais mononucleadas poliédricas e fusiformes com quantidades variáveis de células gigantes multinucleadas.

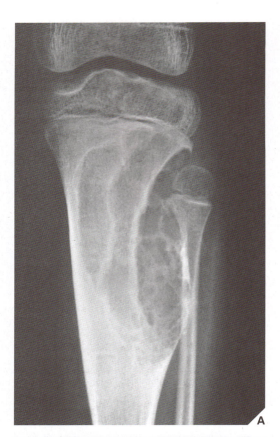

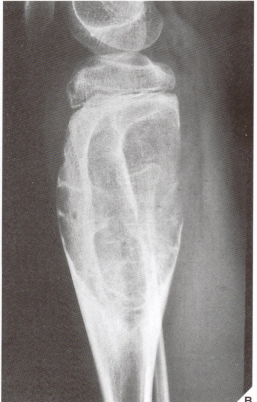

▲
Figura 18.79 Fibroma condromixoide. Radiografias nas incidências anteroposterior (**A**) e perfil (**B**) da perna esquerda dessa menina de 8 anos demonstraram lesão radiotransparente, que se estendia da metáfise até a diáfise da tíbia com destruição óssea em padrão geográfico e borda esclerótica entalhada.

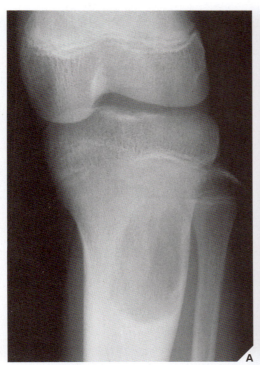 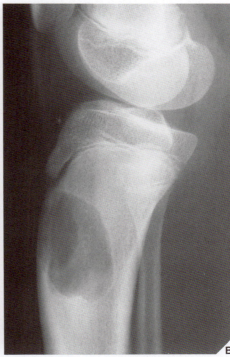

Figura 18.80 Fibroma condromixoide. Radiografias nas incidências anteroposterior (**A**) e perfil (**B**) do joelho esquerdo desse menino de 12 anos demonstraram lesão radiotransparente ligeiramente lobulada com borda esclerótica fina na diáfise da tíbia proximal. Observe que não havia calcificações visíveis.

Diagnóstico diferencial

Em muitos casos, pode-se observar um contraforte típico de osso periosteal recém-formado (Figura 18.83), podendo, o fibroma condromixoide ser radiograficamente indistinguível do cisto ósseo aneurismático. Em áreas incomuns como ossos tubulares curtos ou chatos, a lesão pode assemelhar-se a um tumor de células gigantes ou fibroma desmoplásico.

Tratamento

Em geral, o tratamento dessa lesão consiste em curetagem e enxertia óssea. Recidivas são frequentes, com índices relatados entre 20 e 80% dos casos (ver Figura 16.62).

ASPECTOS PRÁTICOS A SEREM LEMBRADOS

1. O encondroma caracteriza-se por produção de cartilagem hialina bem formada e é encontrado:
   - Mais comumente em ossos tubulares curtos da mão, onde a lesão geralmente é radiotransparente
   - Em ossos longos, onde podem ser observadas calcificações dispersas semelhantes a um infarto da medula óssea.
2. Aspectos radiográficos típicos de encondroma são:
   - Calcificações anulares, puntiformes ou com formato de pipoca
   - Padrão de crescimento lobulado com entalhes superficiais frequentes do córtex endosteal.
3. Indícios clínicos e radiográficos importantes de transformação maligna de encondroma são:
   - Ocorrência de dor sem fratura em paciente com lesão previamente assintomática
   - Espessamento ou destruição do córtex
   - Formação de massa de tecidos moles,
4. Encondromatose é uma doença evidenciada por vários encondromas, geralmente na metáfise e na diáfise. Quando o esqueleto é extensivamente acometido e as lesões têm distribuição unilateral, o termo utilizado é *doença de Ollier*.
5. Doença de Ollier e síndrome de Maffucci (combinação de doença de Ollier com hemangiomatose de partes moles) acarretam risco mais elevado de transformação maligna em condrossarcoma.
6. Na avaliação radiográfica de osteocondroma – lesão óssea benigna mais comum –, observar que:
   - O tumor pode ser pediculado ou séssil (base larga)
   - As duas características radiográficas mais importantes são continuação do córtex da lesão com o córtex do osso original e continuidade da parte esponjosa da lesão com a cavidade medular do osso originário.
7. Diagnósticos diferenciais mais importantes nos casos suspeitos de osteocondroma são:
   - Osteoma justacortical
   - Osteossarcoma justacortical
   - Osteossarcoma de tecidos moles
   - Miosite ossificante justacortical.
8. Osteocondroma pode ser complicado por:
   - Compressão de nervos ou vasos sanguíneos adjacentes
   - Compressão do osso adjacente, comumente resultando em fratura
   - Bursite exostótica
   - Transformação maligna em condrossarcoma.
9. Quando há transformação maligna de osteocondroma, os sinais radiológicos são:
   - Crescimento da lesão
   - Espessamento acentuado da cobertura cartilaginosa da lesão

956 **Parte 4** Tumores e Lesões Pseudotumorais

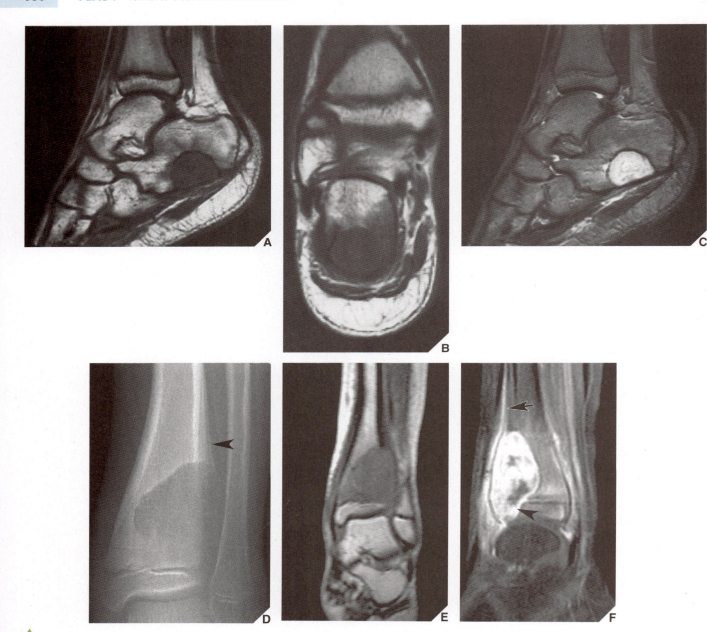

Figura 18.81 Imagens de RM de fibroma condromixoide. A. A imagem sagital de RM ponderada em T1 (SE; tempo de repetição [TR] de 600 ms/TE de 19 ms) dessa menina de 10 anos demonstrou lesão bem demarcada na superfície plantar do calcâneo, com sinal de intensidade baixa. **B.** A imagem axial de RM ponderada em T1 (SE; TR de 600 ms/TE de 17 ms) mostrou edema peritumoral significativo. **C.** Imagem sagital de RM ponderada em T2 (SE; TR de 2.000 ms/TE de 80 ms) demonstrou que a lesão tinha sinal hiperintenso. A borda esclerótica apareceu nessa imagem como um halo de sinal hipointenso. **D.** A radiografia anteroposterior do tornozelo esquerdo dessa menina de 8 anos, que referia dor aguda nessa região, detectou lesão osteolítica na metáfise distal da tíbia e zona de transição estreita, destruição cortical e reação periosteal. A imagem coronal ponderada em T1 (**E**) e outra imagem sagital ponderada em T1 com saturação de gordura (**F**) obtida depois da injeção intravenosa de gadolínio mostraram claramente que havia extensão do tumor aos tecidos moles e invasão da epífise distal da tíbia (*ponta de seta* em **F**), que não havia sido bem demonstrada na radiografia. Observe que houve realce intenso do tumor depois da injeção de gadolínio e que, além da reação periosteal (*seta* em **F**), havia edema de medula óssea e tecidos moles circundantes.

- Dispersão das calcificações para dentro da cobertura cartilaginosa
- Formação de massa de tecidos moles
- Hipercaptação do isótopo pela lesão depois da maturidade esquelética.
10. Variantes de osteocondroma são exostose subungueal, exostose de Turret, exostose de tração, POPB, periostite reativa exuberante e displasia epifisária hemimélica (doença de Trevor-Fairbank).
11. Exostoses osteocartilaginosas múltiplas – uma doença hereditária familiar – aumentam o risco de transformação maligna de osteocondroma em condrossarcoma, principalmente com lesões da cintura escapular e pelve.
12. Condroblastoma caracteriza-se radiograficamente por:
    - Localização epifisária excêntrica
    - Borda esclerótica
    - Calcificações dispersas
    - Reação periosteal (> 50% dos casos).

Capítulo 18 Tumores Benignos e Lesões Pseudotumorais II: Lesões de Origem Cartilaginosa

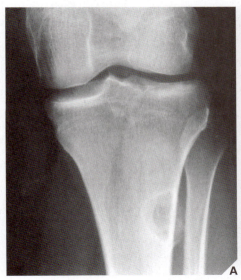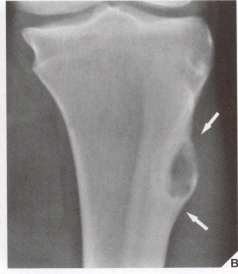

Figura 18.82 Fibroma condromixoide semelhante a um cisto ósseo aneurismático. A. Essa radiografia anteroposterior do joelho dessa mulher de 18 anos demonstrou lesão na superfície lateral da tíbia proximal. O tumor abaulava o córtex externamente e estava sustentado por um contraforte periosteal sólido semelhante ao que se observa com cisto ósseo aneurismático. O contraforte periosteal (*setas*) apareceu melhor na imagem de tomografia (**B**).

13. Fibroma condromixoide caracteriza-se radiograficamente por:
    - Localização próxima à placa de crescimento
    - Borda esclerótica com entalhes
    - Contraforte de osso periosteal recém-formado
    - Inexistência de calcificações visíveis.

Esse tumor pode ser semelhante a um cisto ósseo aneurismático.

LEITURAS SUGERIDAS

Abdelwahab IF, Hermann G, Lewis MM, et al. Case report 588: intracortical chondroma of the left femur. *Skeletal Radiol* 1990; 19:59-61.

Abdelwahab IF, Klein MJ. Surface chondromyxoid fibroma of the distal ulna: unusual tumor, site, and age. *Skeletal Radiol* 2014; 43:243-246.

Amary MF, Bacsi K, Maggiani F, et al. IDH1 and IDH2 mutations are frequent events in central chondrosarcoma and central and periosteal chondromas but not in other mesenchymal tumours. *J Pathol* 2011; 224:334-343.

Amary MF, Damato S, Halai D, et al. Ollier disease and Maffucci syndrome are caused by somatic mosaic mutations of IDH1 and IDH2. *Nature Genet* 2011; 43:1262-1265.

Aoki JA, Sone S, Fujioka F, et al. MR of enchondroma and chondrosarcoma: rings and arcs of Gd-DTPA enhancement. *J Comput Assist Tomogr* 1991; 15:1011-1016.

Armah HB, McGough RL, Goodman MA, et al. Chondromyxoid fibroma of rib with a novel chromosomal translocation: a report of four additional cases at unusual sites. *Diagn Pathol* 2007; 2:44.

Azouz EM, Greenspan A, Marton D. CT evaluation of primary epiphyseal bone abscesses. *Skeletal Radiol* 1993; 22:17-23.

Bandiera S, Bacchini P, Bertoni F. Bizarre parosteal osteochondromatous proliferation of bone. *Skeletal Radiol* 1998; 27:154-156.

Bansal M, Goldman AB, DiCarlo EF, et al. Soft tissue chondromas: diagnosis and differential diagnosis. *Skeletal Radiol* 1993; 22:309-315.

Bartsch O, Wuyts W, Van Hul W, et al. Delineation of a contiguous gene syndrome with multiple exostoses, enlarged parietal foramina, craniofacial dysostosis, and mental retardation, caused by deletions in the short arm of chromosome 11. *Am J Hum Genet* 1996; 58:734-742.

Bernard SA, Murphey MD, Flemming DJ, et al. Improved differentiation of benign osteochondromas from secondary chondrosarcomas with standardized measurement of cartilage cap at CT and MR imaging. *Radiology* 2010; 255:857-865.

Bierry G, Kerr DA, Nielsen GP, et al. Enchondromas in children: imaging appearance with pathological correlation. *Skeletal Radiol* 2012; 41:1223-1229.

Bird JE, Wang W-L, Deavers MT, et al. Enchondroma with secondary aneurysmal bone cyst. *Skeletal Radiol* 2012; 41:1475-1478.

Björnsson J, Unni KK, Dahlin DC, et al. Clear cell chondrosarcoma of bone. Observations in 47 cases. *Am J Surg Pathol* 1984; 8:223-230.

Bloem JL, Mulder JD. Chondroblastoma: a clinical and radiological study of 104 cases. *Skeletal Radiol* 1985; 14:1-9.

Borges AM, Huvos AG, Smith J. Bursa formation and synovial chondrometaplasia associated with osteochondromas. *Am J Clin Pathol* 1981; 75:648-653.

Boriani S, Bacchini P, Bertoni F, et al. Periosteal chondroma. A review of twenty cases. *J Bone Joint Surg Am* 1983; 65A:205-212.

Braunstein E, Martel W, Weatherbee L. Periosteal bone apposition in chondroblastoma. *Skeletal Radiol* 1979; 4:34-36.

Brien EW, Mirra JM, Luck JV Jr. Benign and malignant cartilage tumors of bone and joint: their anatomic and theoretical basis with an emphasis on radiology, pathology and clinical biology. II. Juxtacortical cartilage tumors. *Skeletal Radiol* 1999; 28:1-20.

Brower AC, Moser RP, Gilkey FW, et al. Chondroblastoma. In: Moser RP Jr, ed. *Cartilaginous tumors of the skeleton. AFIP atlas of radiologic-pathologic correlation, fascicle II.* Philadelphia: Hanley & Belfus; 1990:74-113.

Brower AC, Moser RP, Kransdorf MJ. The frequency and diagnostic significance of periostitis in chondroblastoma. *Am J Roentgenol* 1990; 154:309-314.

Bruder E, Zanetti M, Boos N, et al. Chondromyxoid fibroma of two thoracic vertebrae. *Skeletal Radiol* 1999; 28:286-289.

Buddingh EP, Naumann S, Nelson M, et al. Cytogenetic findings in benign cartilaginous neoplasms. *Cancer Genet Cytogenet* 2003; 141:164-168.

Bui KL, Ilaslan H, Bauer TW, et al. Cortical scalloping and cortical penetration by small eccentric chondroid lesions in the long tubular bones: not a sign of malignancy? *Skeletal Radiol* 2009; 38:791-796.

Bullough PG. *Atlas of orthopedic pathology*, 2nd ed. New York Medical: Gower; 1992:14.9.

Cannon CP, Nelson SD, Seeger L, et al. Clear cell chondrosarcoma mimicking chondroblastoma in a skeletally immature patient. *Skeletal Radiol* 2002; 31:369-372.

Chung EB, Enzinger FM. Chondroma of soft parts. *Cancer* 1978; 41:1414-1424.

Codman EA. Epiphyseal chondromatous giant cell tumors of the upper end of the humerus. *Surg Gynecol Obstet* 1931; 52:543-548.

Cohen EK, Kressel HY, Frank TS, et al. Hyaline cartilage-origin bone and soft-tissue neoplasms: MR appearance and histologic correlation. *Radiology* 1988; 167:477-481.

Collins PS, Han W, Williams LR, et al. Maffucci's syndrome (hemangiomatosis osteolytica): a report of four cases. *J Vasc Surg* 1992; 16:364-371.

DaCambra MO, Gupta SK, Ferri-de-Barros F. Subungual exostosis of the toes: a systematic review. *Clin Orthop Relat Res* 2014; 472:1251-1259.

Dahlin DC, Ivins JC. Benign chondroblastoma. A study of 125 cases. *Cancer* 1972; 30:401-413.

Davids JR, Glancy GL, Eilert RE. Fracture through the stalk of pedunculated osteochondromas. A report of three cases. *Clin Orthop Relat Res* 1991; 271:258-264.

De Beuckeleer LHL, De Schepper AMA, Ramon F. Magnetic resonance imaging of cartilaginous tumors: is it useful or necessary? *Skeletal Radiol* 1996; 25:137-141.

De Beuckeleer LHL, De Schepper AMA, Ramon F, et al. Magnetic resonance imaging of cartilaginous tumors: a retrospective study of 79 patients. *Eur J Radiol* 1995; 21:34-40. deSantos LA, Spjut HJ. Periosteal chondroma: a radiographic spectrum. *Skeletal Radiol* 1981; 6:15-20.

Devidayal A, Marwaha RK. Langer-Giedion syndrome. *Indian Pediatr* 2006; 43:174-175.

Dharmshaktu GS, Pangtey T. Turret exostosis of proximal phalanx of thumb. *N Niger J Clin Res* 2016; 5:64-65.

Dhondt E, Oudenhoven L, Khan S, et al. Nora's lesion, a distinct radiological entity? *Skeletal Radiol* 2006; 35:497-502.

Douis H, Davies AM, James SL, et al. Can MR imaging challenge the commonly accepted theory of the pathogenesis of solitary enchondroma of long bone? *Skeletal Radiol* 2012; 41:1537-1542.

Douis H, Saifuddin A. The imaging of cartilaginous bone tumours. I. Benign lesions. *S keletal Radiol* 2012; 41:1195-1212.

El-Khoury GY, Bassett GS. Symptomatic bursa formation with osteochondromas. *AJR Am J Roentgenol* 1979; 133:895-898.

Erickson JK, Rosenthal DI, Zaleske DJ, et al. Primary treatment of chondroblastoma with percutaneous radio-frequency heat ablation: report of three cases. *Radiology* 2001; 221:463-468.

Fairbank TJ. Dysplasia epiphysealis hemimelica (tarso-epiphyseal aclasis). *J Bone Joint Surg Br* 1956; 38-B:237-257.

Flach HZ, Ginai AZ, Oosterhuis JW. Best cases from the AFIP. Maffucci syndrome: radiologic and pathologic findings. *Radiographics* 2001; 21:1311-1316.

Garcia RA, Inwards CY, Unni KK. Benign bone tumors—recent developments. *Semin Diagn Pathol* 2011; 28:73-85.

Garrison RC, Unni KK, McLeod RA, et al. Chondrosarcoma arising in osteochondroma. *Cancer* 1982; 49:1890-1897.

Geirnaerdt MJA, Bloem JL, Eulderink F, et al. Cartilaginous tumors: correlation of gadoliniumenhanced MR imaging and histopathologic findings. *Radiology* 1993; 186:813-817.

Goodman SB, Bell RS, Fornasier VS, et al. Ollier's disease with multiple sarcomatous transformations. *Hum Pathol* 1984; 15:91-93.

Green P, Whittaker RP. Benign chondroblastoma. Case report with pulmonary metastasis. *J Bone Joint Surg Am* 1975; 57:418-420.

Greenspan A. Tumors of cartilage origin. *Orthop Clin North Am* 1989; 20:347-366.

Greenspan A, Borys D. Benign cartilage-forming lesions. In: *Radiology and pathology correlation of bone tumors: a quick reference and review*. Philadelphia: Wolters Kluwer; 2016:90-138.

Greenspan A, Jundt G, Remagen W. *Differential diagnosis in orthopaedic oncology*, 2nd ed. Philadelphia: Lippincott Williams & Wilkins; 2007.

Greenspan A, Klein MJ. Radiology and pathology of bone tumors. In: Lewis MM, ed. *Musculoskeletal oncology. A multidisciplinary approach*. Philadelphia: WB Saunders; 1992:13-72.

Greenspan A, Unni KK, Matthews J II. Periosteal chondroma masquerading as osteochondroma. *Can Assoc Radiol J* 1993; 44:205-210.

Hameetman L, Szuhai K, Yavas A, et al. The role of EXT1 in nonhereditary osteochondroma: identification of homozygous deletions. *J Natl Cancer Inst* 2007; 99:396-406.

Helliwell TR, O'Connor MA, Ritchie DA, et al. Bizarre parosteal osteochondromatous proliferation with cortical invasion. *Skeletal Radiol* 2001; 30:282-285.

Hensinger RN, Cowell HR, Ramsey PL, et al. Familial dysplasia epiphysealis hemimelica, associated with chondromas and osteochondromas. Report of a kindred with variable presentations. *J Bone Joint Surg Am* 1974; 56:1513-1516.

Hudson TM, Spriengfield DS, Spanier SS, et al. Benign exostoses and exostotic chondrosarcomas: evaluation of cartilage thickness by CT. *Radiology* 1984; 152:595-599.

Huvos AG, Higinbotham NL, Marcove RC, et al. Aggressive chondroblastoma. Review of the literature on aggressive behavior and metastases with a report of one new case. *Clin Orthop Relat Res* 1977;(126):266-272.

Jaffe HL, Lichtenstein L. Benign chondroblastoma of bone: a reinterpretation of the socalled calcifying or chondromatous giant cell tumor. *Am J Pathol* 1942; 18:969-991.

Jaffe HL, Lichtenstein L. Chondromyxoid fibroma of bone: a distinctive benign tumor likely to be mistaken especially for chondrosarcoma. *Arch Pathol (Chic)* 1948; 45:541-551.

Janzen L, Logan PM, O'Connell JX, et al. Intramedullary chondroid tumors of bone: correlation of abnormal peritumoral marrow and soft-tissue MRI signal with tumor type. *Skeletal Radiol* 1997; 26:100-106.

Kahn S, Taljanovic MS, Speer DP, et al. Kissing periosteal chondroma and osteochondroma. *Skeletal Radiol* 2002; 31:235-239.

Kettelkamp DB, Campbell CJ, Bonfiglio M. Dysplasia epiphysealis hemimelica. A report of fifteen cases and a review of the literature. *J Bone Joint Surg Am* 1966; 48:746-766. Kontogeorgakos VA, Lykissas MG, Mavrodontidis AN, et al. Turret exostosis of the hallux. *J Foot Ankle Surg* 2007; 46:130-132.

Lalam RK, Cribb GL, Tins BJ, et al. Image guided radiofrequency thermo-ablation therapy of chondroblastomas: should it replace surgery? *Skeletal Radiol* 2014; 43:513-522.

Lang IM, Azouz EM. MRI appearances of dysplasia epiphysealis hemimelica of the knee. *Skeletal Radiol* 1997; 26:226-229.

Lee KC, Davies AM, Cassar-Pullicino VN. Imaging the complications of osteochondromas. *Clin Radiol* 2002; 57:18-28.

Lichtenstein L, Hall JE. Periosteal chondroma: a distinctive benign cartilage tumor. *J Bone Joint Surg Am* 1952; 24 A:691-697.

Liu J, Hudkins PG, Swee RG, et al. Bone sarcomas associated with Ollier's disease. *Cancer* 1987; 59:1376-1385.

Ly JQ, Beall DP. A rare case of infantile Ollier's disease demonstrating bilaterally symmetric extremity involvement. *Skeletal Radiol* 2003; 32:227-230.

Maffucci A. Di un caso di encondroma el antioma multiplo. Contribuzone alla genesi embrionale dei tumori. *Movimento Med Chir Napoli* 1881; 3:399-412.

Maheshwari AV, Jelinek JS, Song AJ, et al. Metaphyseal and diaphyseal chondroblastomas. *Skeletal Radiol* 2011; 40:1563-1573.

McBrien J, Crolla JA, Huang S, et al. Further case of microdeletion of 8q24 with phenotype overlapping Langer-Giedion without TRPS1 deletion. *Am J Med Genet A* 2008; 146A:1587-1592.

Mellon CD, Carter JE, Owen DB. Ollier's disease and Maffucci's syndrome: distinct entities or a continuum. Case report: enchondromatosis complicated by an intracranial glioma. *J Neurol* 1988; 235:376-378.

Meneses MF, Unni KK, Swee RG. Bizarre parosteal osteochondromatous proliferation of bone (Nora's lesion). *Am J Surg Pathol* 1993; 17:691-697.

Michelsen H, Abramovici L, Steiner G, et al. Bizarre parosteal osteochondromatous proliferation (Nora's lesion) in the hand. *J Hand Surg Am* 2004; 29:520-525.

Moser RP Jr, Brockmole DM, Vinh TN, et al. Chondroblastoma of the patella. *Skeletal Radiol* 1988; 17:413-419.

Murphey MD, Flemming DJ, Boyea SR, et al. Enchondroma versus chondrosarcoma in the appendicular skeleton: differentiating features. *Radiographics* 1998; 18:1213-1237.

Nora FE, Dahlin DC, Beabout JW. Bizarre parosteal osteochondromatous proliferations of the hands and feet. *Am J Surg Pathol* 1983; 7:245-250.

Norman A, Sissons HA. Radiographic hallmarks of peripheral chondrosarcoma. *Radiology* 1984; 151:589-596.

Ollier L. De la dyschondroplasie. *Bull Soc Lyon Med* 1899; 93:23-24.

Ozkoc G, Gonlusen G, Ozalay M, et al. Giant chondroblastoma of the scapula with pulmonary metastases. *Skeletal Radiol* 2006; 35:42-48.

Pösl M, Werner M, Amling M, et al. Malignant transformation of chondroblastoma. *Histopathology* 1996; 29:477-480.

Rappaport A, Moermans A, Delvaux S. Nora's lesion or bizarre parosteal osteochondromatous proliferation: a rare and relatively unknown entity. *JBR-BTR* 2014; 97:100-102.

Safar A, Nelson M, Neff JR, et al. Recurrent anomalies of 6q25 in chondromyxoid fibroma. *Hum Pathol* 2000; 31:306-311.

Schajowicz F, Sissons HA, Sobin LH. The World Health Organization's histologic classification of bone tumors. A commentary on the second edition. *Cancer* 1995; 75:1208-1214.

Sjögren H, Orndal C, Tingby O, et al. Cytogenetic and spectral karyotype analyses of benign and malignant cartilage tumours. *Int J Oncol* 2004; 24:1385-1391.

Stahl S, Schapira D, Nahir AM. Turret exostosis of the phalanges presenting as limited motion of the finger. *Eur J Plast Surg* 2000; 23:82-84.

Sun TC, Swee RG, Shives TC, et al. Chondrosarcoma in Maffucci's syndrome. *J Bone Joint Surg Am* 1985; 67A:1214-1219.

Unger EC, Kessler HB, Kowalyshyn MJ, et al. MR imaging of Maffucci syndrome. *Am J Roentgenol* 1988; 150:351-353.

Unni KK, ed. Chondroma. In: *Dahlin's bone tumors. General aspect and data on 11,087 cases*, 5th ed. Philadelphia: Lippincott–Raven Publishers; 1996:25-45.

Viala P, Vanel D, Larbi A, et al. Bilateral ischiofemoral impingement in a patient with hereditary multiple exostoses. *Skeletal Radiol* 2012; 41:1637-1640.

White PG, Saunders L, Orr W, et al. Chondromyxoid fibroma. *Skeletal Radiol* 1996; 25:79-81.

Wuyts W, Van Hul W. Molecular basis of multiple exostoses: mutations in the EXT1 and EXT2 genes. *Hum Mutat* 2000; 15:220-227.

Yamamura S, Sato K, Sugiura H, et al. Inflammatory reaction in chondroblastoma. *Skeletal Radiol* 1996; 25:371-376.

Zambrano E, Nosé V, Perez-Atayde AR, et al. Distinct chromosomal rearrangements in subungual (Dupuytren) exostosis and bizarre parosteal osteochondromatous proliferation (Nora lesion). *Am J Surg Pathol* 2004; 28:1033-1039.

Tumores Benignos e Lesões Pseudotumorais III: Lesões Fibrosas, Osteofibrosas e Fibro-Histiocíticas

Defeito fibroso cortical e fibroma não ossificante

Manifestações clínicas e radiológicas

Defeitos fibrosos corticais e fibromas não ossificantes (não osteogênicos) são as lesões osteofibrosas mais comuns observadas predominantemente em crianças e adolescentes. Mais comuns nos meninos, essas lesões mostram predileção por ossos longos, especialmente o fêmur e a tíbia (Figura 19.1). Alguns autores preferem usar o termo *fibroxantoma* para descrever essas duas lesões, enquanto Schajowicz prefere o termo *xantogranuloma histiocítico*. Essas lesões não são neoplasias propriamente ditas e, segundo alguns pesquisadores, são classificadas como anomalias do desenvolvimento.

Defeito fibroso cortical (defeito fibroso metafisário) é uma lesão assintomática pequena detectada em 30% dos indivíduos normais entre a primeira e a segunda década de vida. A lesão radiotransparente é elíptica e está confinada ao córtex do osso longo nas proximidades da placa de crescimento; o defeito fibroso cortical é delimitado por borda esclerótica fina (Figuras 19.2 e 19.3). A maioria dessas lesões desaparece espontaneamente, mas algumas podem continuar a crescer. Quando invadem a região medular do osso, as lesões são descritas como *fibromas não ossificantes* (Figura 19.4). Com a continuação do crescimento, essas lesões, que nos casos típicos têm localização excêntrica no osso, formam bordas escleróticas com entalhes típicos (Figuras 19.5 e 19.6).

Cintilografia óssea demonstra hipercaptação mínima a branda. Durante a fase de cicatrização, pode-se observar hiperemia discreta na imagem da fase sanguínea e resultado positivo na imagem tardia, que reflete atividade osteoblástica. A tomografia computadorizada (TC) demonstra adelgaçamento cortical e invasão medular (Figura 19.7) e delineia com mais detalhes fraturas patológicas recentes. No fibroma não ossificante, os coeficientes de atenuação de Hounsfield são mais altos que os da medula óssea normal. A ressonância magnética (RM), geralmente realizada por alguma outra razão, demonstra sinal de intensidade baixa a intermediária nas sequências ponderadas em T1 e sinal de intensidade intermediária a alta nas imagens ponderadas em T2 (Figura 19.8). Mineralização da lesão durante o processo de cicatrização aparece predominantemente como sinal hipointenso nas imagens de RM. Após a injeção de ácido pentacético de dietilenotriamina (Gd-DTPA), o defeito fibroso cortical e o fibroma não ossificante sempre apresentam bordas hiperintensas e captantes de contraste (Figura 19.9).

Em alguns casos, fibromas não ossificantes podem afetar vários ossos e as lesões são descritas pelo termo *fibromatose não ossificante disseminada*. Alguns dos pacientes com essa apresentação clínica podem ter manchas cutâneas café com leite com bordas lisas ("costa da Califórnia"), semelhantes às observadas nos pacientes com neurofibromatose. Além disso, esses pacientes podem desenvolver neurofibromas envolvendo vários nervos (ver Capítulo 33). Essa associação é conhecida como *síndrome de Jaffe-Campanacci* (Figura 19.10). Outros elementos dessa síndrome são déficits intelectuais, cifoscoliose, hipogonadismo ou criptorquidia, malformações oculares, anomalias cardiovasculares e granuloma de células gigantes da mandíbula. O diagnóstico diferencial inclui displasia fibrosa poliostótica e neurofibromatose tipo 1.

Patologia

Espécimes anatomopatológicos de fibroma não ossificante demonstram lesão lobulada vermelho-acastanhada bem delimitada dentro da parte medular do osso. Independentemente do tamanho, o defeito fibroso cortical e o fibroma não ossificante são histologicamente idênticos e compostos de *spindle cells* (fibroblastos alongados) e células histiocíticas fusiformes com citoplasma espumoso claro. Além disso, há células gigantes multinucleadas semelhantes a osteoclastos e quantidades variadas de células inflamatórias (linfócitos) e plasmócitos dispersos ao redor. Essas células frequentemente estão dispostas com padrão estoriforme, que é típico das lesões fibro-histiocíticas. Algumas lesões contêm quantidade excessiva de gordura dentro das células espumosas e o termo *xantoma* ou *fibroxantoma* pode ser usado para descrevê-las.

Complicações e tratamento

A maioria das lesões sofre involução (cicatrização) espontânea por esclerose ou remodelação (Figura 19.11). Algumas lesões maiores podem ser complicadas por fratura patológica (Figura 19.12). Por essa razão, quando a lesão é volumosa e ocupa 50% ou mais da cavidade medular, o tratamento preferencial é curetagem seguida de enxertia óssea.

960 Parte 4 Tumores e Lesões Pseudotumorais

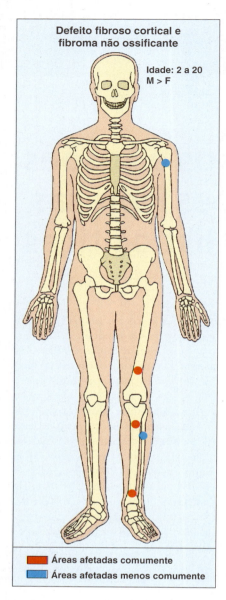

Figura 19.1 Defeito fibroso cortical e fibroma não ossificante – áreas ósseas afetadas preferencialmente, faixa etária predominante e razão entre os sexos.

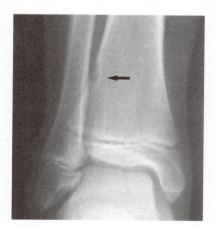

Figura 19.2 Defeito fibroso cortical. A lesão encontra-se na cortical lateral da tíbia distal (*seta*) desse menino de 13 anos, e se caracteriza por lesão radiotransparente demarcada por zona fina de esclerose.

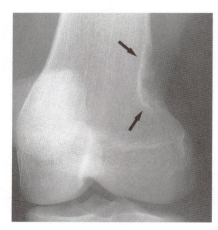

Figura 19.3 Defeito fibroso cortical. A radiografia anteroposterior do joelho dessa mulher de 21 anos demonstrou lesão no córtex medial do fêmur distal (*setas*).

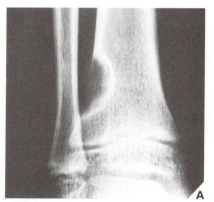

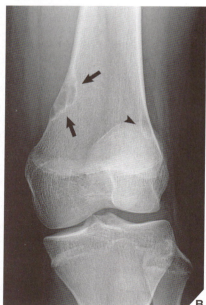

Figura 19.4 Fibroma não ossificante. A. Quando o defeito fibroso cortical invade a cavidade medular, a lesão é descrita como *fibroma não ossificante*. Observe a semelhança entre essa lesão e a que está demonstrada na figura anterior. A única diferença é que a lesão é maior e estende-se além do córtex. **B.** Em outro paciente, havia uma lesão muito pequena com borda esclerótica lobulada invadindo a parte medular do fêmur (*setas*). Como achado ocasional, foi detectada pequena falha cortical fibrosa na superfície lateral do osso (*ponta de seta*).

Capítulo 19 Tumores Benignos e Lesões Pseudotumorais III: Lesões Fibrosas, Osteofibrosas e Fibro-Histiocíticas   961

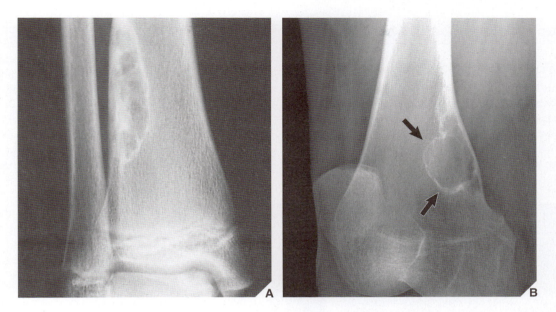

Figura 19.5 **Fibroma não ossificante. A.** A lesão demonstrada na tíbia distal desse menino assintomático de 15 anos parecia ter localização excêntrica no osso e tinha borda esclerótica com entalhes. **B.** Lesão semelhante com borda esclerótica lobulada, que avançava sobre o córtex medial do fêmur distal (*setas*) desse homem de 28 anos.

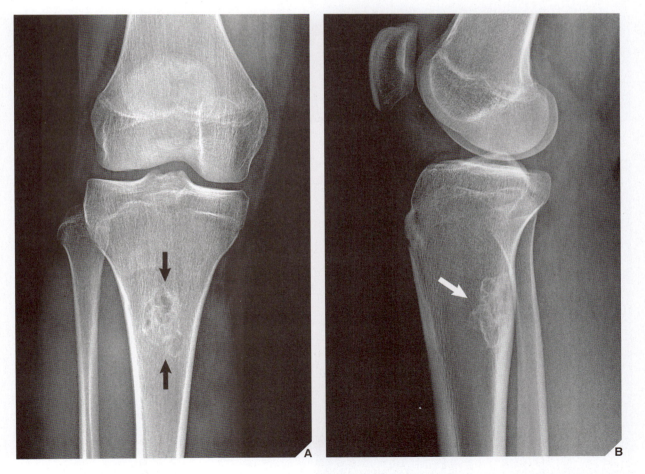

Figura 19.6 **Fibroma não ossificante.** Radiografias nas incidências anteroposterior (**A**) e perfil (**B**) do joelho direito dessa menina de 14 anos demonstraram lesão radiotransparente excêntrica com borda esclerótica localizada na diáfise proximal da tíbia (*setas*).

Histiocitoma fibroso benigno

Manifestações clínicas e radiológicas

Embora possa ser controvertido, o termo *histiocitoma fibroso benigno* é útil para subclassificar lesões com aspectos histológicos semelhantes aos do fibroma não ossificante, mas que têm apresentação clínica atípica e demonstram padrão radiológico incomum. Em muitos casos, essas lesões têm aspecto radiográfico muito semelhante ao do fibroma não ossificante: a lesão é radiotransparente e apresenta bordas bem demarcadas e geralmente escleróticas, sem qualquer mineralização da matriz (Figuras 19.13 e 19.14). Sua diferenciação do defeito fibroso cortical é conseguida unicamente em bases clínicas, porque as anormalidades histológicas dessas duas lesões são praticamente idênticas. Pacientes com histiocitoma fibroso benigno têm idade mais avançada (em geral, mais que 25 anos) que os indivíduos com fibromas não ossificantes; ao contrário desta última lesão, o histiocitoma fibroso benigno pode causar sintomas como dor ou desconforto no osso afetado. Além disso, histiocitomas parecem ter evolução clínica mais agressiva e podem recidivar depois do tratamento, que consiste em curetagem e enxertia óssea.

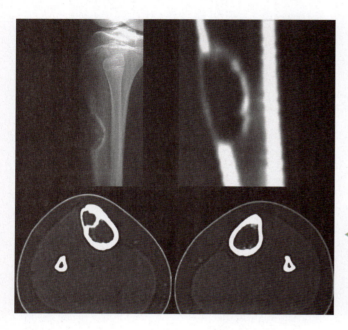

◀ **Figura 19.7 Imagens de TC de fibroma não ossificante.** A radiografia oblíqua da tíbia direita dessa menina de 14 anos demonstrou lesão radiotransparente elíptica com borda esclerótica. Imagens de TC reformatadas nos planos axial e coronal mostraram lesão com hipoatenuação e bordas entalhadas com hiperatenuação que se estendia para dentro do córtex anterolateral da tíbia.

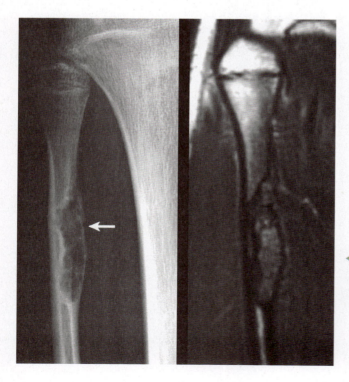

◀ **Figura 19.8 Imagens de RM de fibroma não ossificante.** A radiografia anteroposterior da fíbula direita dessa menina de 14 anos mostrou lesão radiotransparente excêntrica bem delimitada por borda esclerótica. Observe que havia adelgaçamento do córtex medial e fratura patológica (*seta*). A imagem coronal de RM ponderada em T1 evidenciou a lesão, que apresentava sinais de intensidade intermediária. (De Greenspan A, Jundt G, Remagen W. *Differential diagnosis in orthopaedic oncology*, 2nd ed. Philadelphia: Lippincott Williams & Wilkins; 2007.)

Capítulo 19 Tumores Benignos e Lesões Pseudotumorais III: Lesões Fibrosas, Osteofibrosas e Fibro-Histiocíticas **963**

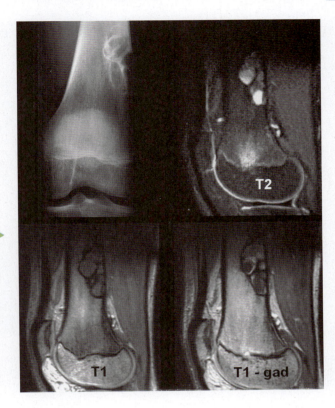

Figura 19.9 Imagens de RM de fibroma não ossificante. ▶
A radiografia anteroposterior demonstrou lesão radiotransparente com bordas escleróticas, que invadia o córtex posteromedial do fêmur direito. A imagem sagital de RM ponderada em T1 evidenciou lesão com intensidade de sinal predominantemente intermediária. A borda esclerótica apresentava sinal hipointenso. Outra imagem sagital ponderada em T2 demonstrou que a lesão tinha sinal heterogêneo, predominantemente alto. Imagens sagitais ponderadas em T1 obtidas antes e depois da injeção intravenosa de gadolínio evidenciaram realce heterogêneo discreto do fibroma não ossificante. (De Greenspan A, Jundt G, Remagen W. *Differential diagnosis in orthopaedic oncology*, 2nd ed. Philadelphia: Lippincott Williams & Wilkins; 2007.)

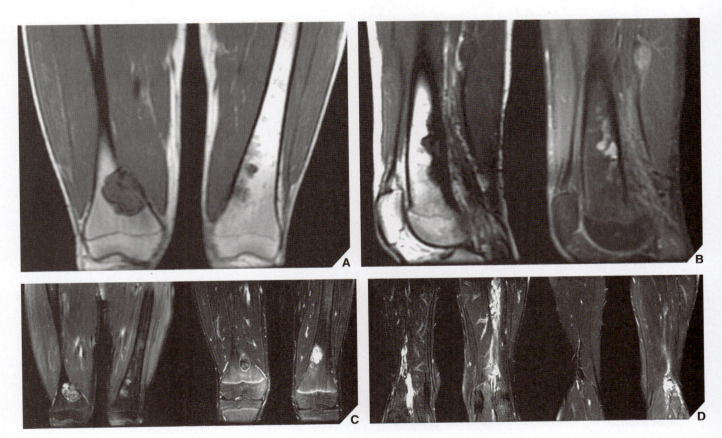

▲
Figura 19.10 Imagens de RM de síndrome de Jaffe-Campanacci. Nesse menino de 15 anos, a imagem coronal de RM ponderada em T1 (**A**) dos fêmures distais e outras imagens sagitais ponderadas em T1 e densidade de prótons com supressão de gordura (**B**) demonstraram vários fibromas não ossificantes. **C.** A imagem coronal de RM em sequência IR (*inversion recovery*) (*lado esquerdo*) mostrou que as lesões tinham sinal hiperintenso e apresentaram realce após contraste demonstrado na imagem ponderada em T1 com supressão de gordura (*lado direito*). **D.** Imagens coronais de RM ponderada em T2 com supressão de gordura mostraram vários neurofibromas nos nervos poplíteo, tibial, fibular e ciático.

964 **Parte 4** Tumores e Lesões Pseudotumorais

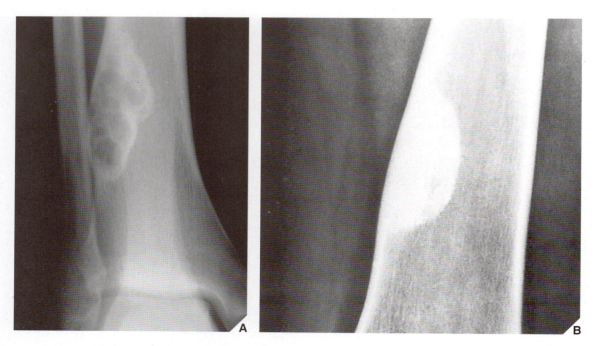

▲ **Figura 19.11 Cicatrização de fibroma não ossificante. A.** A involução espontânea desse fibroma não ossificante da tíbia distal caracterizou-se por esclerose progressiva das áreas periféricas da lesão. **B.** Um fibroma não ossificante totalmente cicatrizado pode persistir na forma de placa esclerótica. Nessa fase de esclerose, fibromas não ossificantes não devem ser confundidos com tumores osteoblásticos ou displasia esclerosante.

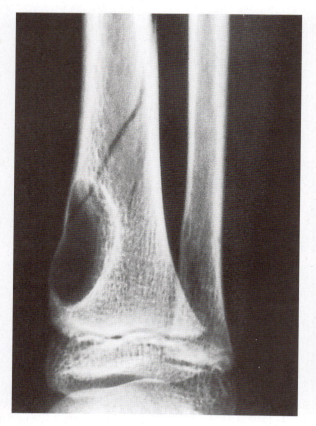

▲ **Figura 19.12 Complicação de fibroma não ossificante.** Fratura patológica é uma complicação comum de fibromas não ossificantes volumosos, neste caso localizado na tíbia distal desse menino de 10 anos.

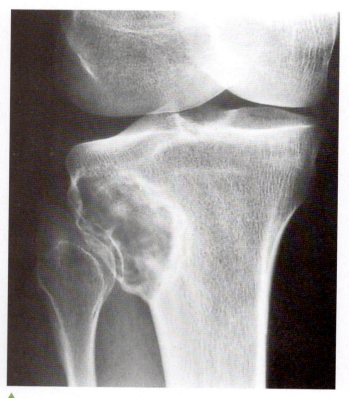

▲ **Figura 19.13 Histiocitoma fibroso benigno.** Esse homem de 37 anos referia dor intermitente no joelho direito. A radiografia oblíqua do joelho demonstrou lesão radiotransparente lobulada com borda esclerótica bem definida em localização excêntrica na tíbia proximal. O diagnóstico foi confirmado por biopsia excisional.

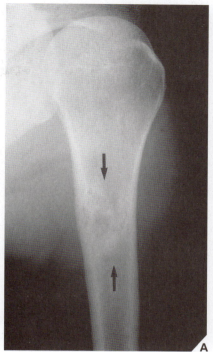
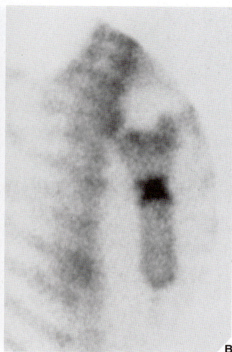

Figura 19.14 Histiocitoma fibroso benigno. A. A radiografia anteroposterior do úmero proximal dessa mulher de 26 anos com dor crônica no braço demonstrou lesão excêntrica bem demarcada e parcialmente esclerótica. **B.** A imagem de cintilografia óssea evidenciou aumento homogêneo focal de captação do radiomarcador. Biopsia excisional foi compatível com histiocitoma fibroso benigno em fase de cicatrização.

Desmoide periosteal

Manifestações clínicas e radiológicas

Desmoide periosteal é uma proliferação fibrosa do periósteo com aspecto tumoral. Esse tipo de lesão ocorre em pacientes de 12 a 20 anos e tem predileção marcante pelo córtex posteromedial do côndilo femoral medial. Alguns pacientes referem história de lesão traumática, embora traumatismo não seja necessariamente um fator predisponente. A lesão é semelhante a um defeito fibroso cortical, com exceção de sua localização muito específica. Em alguns casos, desmoides periosteais podem se assemelhar a um tumor agressivo ou até mesmo maligno. Ao exame radiográfico, marcas características de desmoide periosteal são seu aspecto radiotransparente discoide (em forma de disco ou prato) com esclerose na base e erosão do córtex, ou formação de irregularidade cortical (Figura 19.15). Em geral, a cintilografia óssea mostra normalidade, mas algumas vezes pode demonstrar hipercaptação focal. A TC demonstra lesão bem demarcada, geralmente com bordas escleróticas (Figura 19.16). Ao exame de RM, a lesão parece hipointensa nas sequências ponderadas em T1 e hiperintensa nas imagens ponderadas em T2 com borda escura nas duas sequências, seja nas proximidades ou áreas de inserção óssea da cabeça medial do músculo gastrocnêmio (Figura 19.17). Desmoide periosteal faz parte do grupo de lesões que "não devem ser tocadas" (ver Tabela 16.10) e, consequentemente, não devem ser submetidas a biopsia. A maioria das lesões desaparece espontaneamente à medida que os pacientes chegam à segunda década de vida.

Patologia

A composição histológica da lesão caracteriza-se por células fibroblásticas fusiformes, que produzem grandes quantidades de colágeno. Áreas amplas de hialinização e fibrocartilagem e fragmentos pequenos de osso podem estar dispersos dentro de tecido fibroso.

Diagnóstico diferencial

Alguns especialistas acreditam que o desmoide periosteal deve ser diferenciado das irregularidades corticais do fêmur distal. Esta última anormalidade, que se evidencia por irregularidade cortical em posição ligeiramente distal à extensão da linha áspera, é uma alteração comum nos meninos de 10 a 15 anos de idade. Sua etiologia ainda não foi esclarecida. Embora alguns autores acreditassem que desmoide periosteal representasse uma lesão por avulsão causada por tração da aponeurose do adutor magno, Brower *et al.* demonstraram que essa lesão podia ocorrer em áreas sem qualquer inserção de ligamento ou músculo. Outros especialistas acreditam que desmoide periosteal e

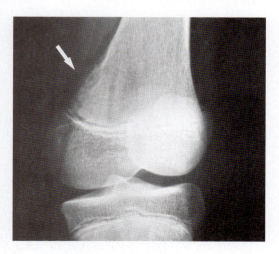

Figura 19.15 Desmoide periosteal. A radiografia na incidência oblíqua do joelho esquerdo desse menino de 12 anos demonstrou aspecto clássico de desmoide periosteal. Observe que a área de radiotransparência semelhante a um pires erodia a borda medial da metáfise femoral distal na linha áspera e produzia irregularidade cortical (*seta*). Essa lesão não deve ser confundida com tumor ósseo maligno.

966 Parte 4 Tumores e Lesões Pseudotumorais

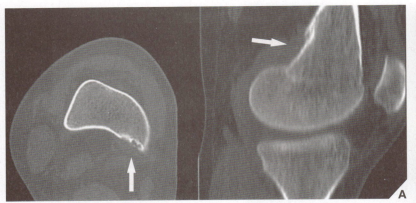
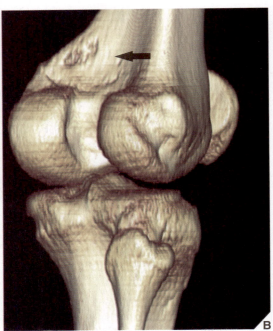

Figura 19.16 Imagens de TC de desmoide periosteal. Imagens de TC reformatadas nos planos axial e sagital (**A**) e reconstruídas em 3D (tridimensionais) (**B**) do joelho desse rapaz de 17 anos demonstraram defeito fibroso cortical bem demarcado na superfície posteromedial do fêmur distal (*setas*).

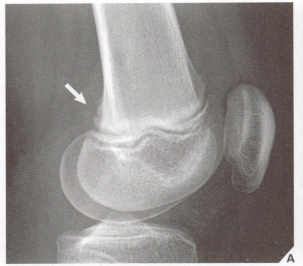
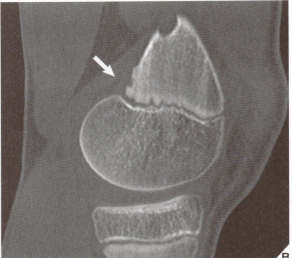
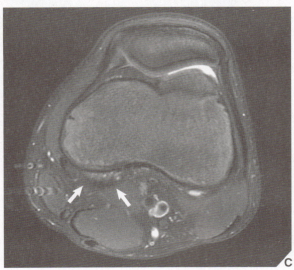

Figura 19.17 Imagens de TC e RM de desmoide periosteal. A. A radiografia de perfil do joelho esquerdo desse menino de 15 anos demonstrou irregularidade cortical e reação periosteal na região da metáfise posteromedial do fêmur distal (*seta*). **B.** A imagem de TC reformatada no plano sagital mostrou lesão com atenuação baixa e reação periosteal densa no mesmo local (*seta*). **C.** A imagem axial de RM ponderada em T2 com supressão de gordura evidenciou pequena lesão hiperintensa no côndilo femoral posteromedial (*setas*).

irregularidade cortical do fêmur distal sejam a mesma coisa. Dahlin e Unni sugeriram que desmoide periosteal seja uma variante hipocelular de fibroma não ossificante, enquanto Schajowicz classificou-o como variante periosteal de fibroma desmoplásico. Outros autores adotaram definição mais ampla de desmoide periosteal, considerando que a lesão seja essencialmente uma variante hipocelular do defeito fibroso cortical. De qualquer forma, desmoide periosteal é uma lesão benigna autolimitada que não precisa ser tratada e seu aspecto e sua localização típica nos exames de imagem devem levar ao diagnóstico correto.

Displasia fibrosa

Displasia fibrosa, também descrita ocasionalmente como *osteodistrofia fibrosa* ou *osteíte fibrosa disseminada*, é uma lesão osteofibrosa que, de acordo com alguns especialistas, deve ser classificada no grupo das displasias de desenvolvimento. O termo *displasia fibrosa* foi criado em 1938 por L. Lichtenstein para descrever o desenvolvimento anômalo de tecidos osteofibrosos em substituição ao osso esponjoso normal. Hoje em dia, essa doença é considerada um distúrbio esporádico determinado geneticamente por mutação do gene *GNAS1*, que leva os osteoblastos a formar osso lamelar normal. Existem duas mutações do gene *GNAS1* associadas comumente à displasia fibrosa, e ambas ocorrem no códon 201 – arginina é substituída por cisteína ou histidina (R201C e R201 H, respectivamente). Mais recentemente, alguns autores descreveram uma terceira mutação do gene *GNAS1* (Q227 ℓ), que representa apenas cerca de 5% das mutações associadas a essa doença. Alterações cromossômicas clonais também foram descritas, com aberrações estruturais recorrentes do cromossomo 12 (12 p13).

Displasia fibrosa pode afetar um osso (forma monostótica) ou vários (forma poliostótica). A lesão caracteriza-se por substituição do osso esponjoso lamelar normal por tecidos fibrosos anormais, que contêm trabéculas pequenas dispostas irregularmente de osso entrelaçado imaturo formado por metaplasia do estroma fibroso.

Displasia fibrosa monostótica

Manifestações clínicas e radiológicas

Displasia fibrosa monostótica afeta mais frequentemente o fêmur – especialmente o colo femoral –, mas também tíbia e costelas (Figura 19.18). A lesão origina-se da região central do osso, geralmente não acomete a epífise de crianças e é encontrada muito raramente nas extremidades articulares dos ossos de adultos (Figura 19.19). À medida que cresce, a lesão expande a cavidade medular. O aspecto radiográfico da displasia fibrosa monostótica varia, dependendo da proporção entre componentes ósseos e fibrosos. Lesões com mais componentes ósseos são mais densas e escleróticas, enquanto as que contêm mais elementos fibrosos são mais radiotransparentes com aspecto típico de vidro fosco (Figuras 19.20 e 19.21; ver também Figura 19.18 B). Uma das lesões que se assemelham à displasia fibrosa monostótica, principalmente quando está localizada na região intertrocantérica do fêmur, é o chamado *tumor mixofibroso liposclerosante* – uma lesão osteofibrosa benigna que se caracteriza por mistura complexa de elementos histológicos como lipoma, fibroxantoma, mixoma, mixofibroma, necrose gordurosa, osso e cartilagem.

A cintilografia ajuda a determinar o grau de atividade da displasia fibrosa (Figura 19.22) e multicentricidade potencial da lesão. Machida *et al.* demonstraram que, embora a incidência de hipercaptação do radiofármaco fosse alta em 59 pacientes com displasia

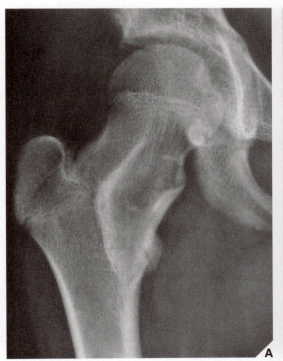
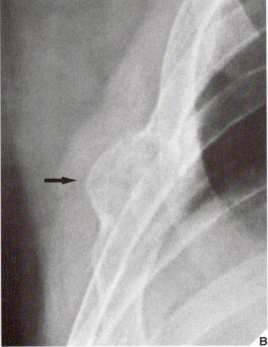

Figura 19.18 Displasia fibrosa monostótica. A. Nos casos típicos, o foco de displasia fibrosa está localizado no colo do fêmur, como se observou nessa menina de 13 anos. Observe a "casca" esclerótica característica encapsulando a lesão. **B.** Costela é uma localização comum de displasia fibrosa. Observe a lesão expansiva com aspecto de vidro fosco (seta).

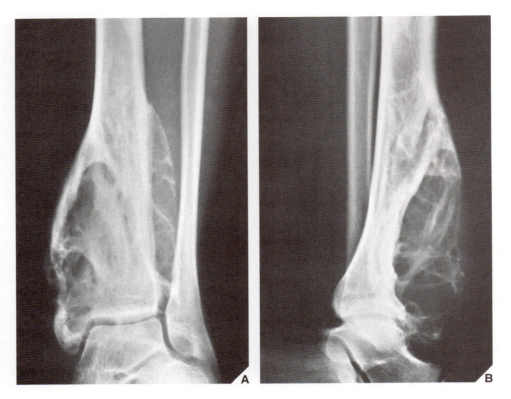

▲ **Figura 19.19 Displasia fibrosa monostótica.** Radiografias nas incidências oblíqua (**A**) e perfil (**B**) da perna esquerda dessa mulher de 32 anos demonstraram lesão radiotransparente trabeculada volumosa na tíbia distal. Em vista de seu aspecto agressivo, a lesão parecia ser fibroma desmoplásico; contudo, biopsia demonstrou que se tratava de displasia fibrosa – lesão rara nessa localização em pacientes adultos.

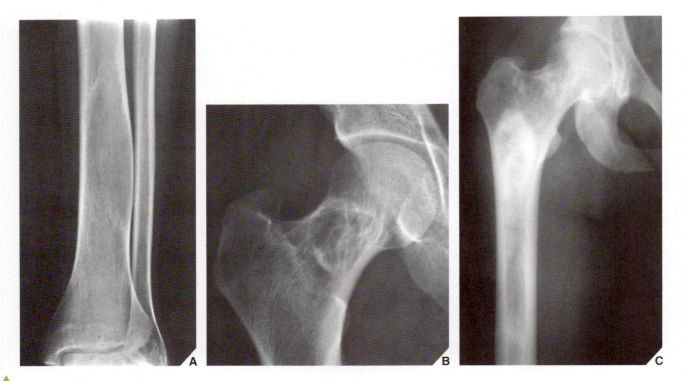

▲ **Figura 19.20 Displasia fibrosa monostótica.** Essa radiografia anteroposterior (**A**) do segmento distal da perna dessa jovem de 17 anos demonstrou lesão radiotransparente na diáfise da tíbia. Observe que havia expansão e adelgaçamento suaves do córtex e perda parcial do padrão trabecular do osso esponjoso, conferindo à lesão aspecto de vidro fosco ou esfumaçado. **B.** O foco de displasia fibrosa do colo femoral desse homem de 25 anos tinha aspecto mais esclerótico que o demonstrado em **A**. **C.** Lesão acentuadamente esclerótica de displasia fibrosa do fêmur proximal direito dessa mulher de 30 anos.

Capítulo 19 Tumores Benignos e Lesões Pseudotumorais III: Lesões Fibrosas, Osteofibrosas e Fibro-Histiocíticas   **969**

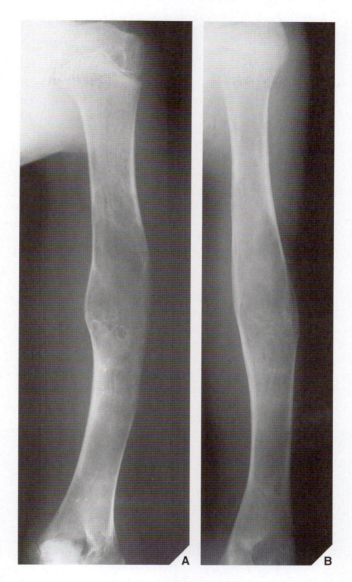

▲
Figura 19.21 Displasia fibrosa monostótica. Nesse menino de 13 anos, radiografias anteroposteriores do úmero esquerdo em posição neutra (**A**) e rotação externa (**B**) demonstraram foco radiotransparente de displasia fibrosa na diáfise do osso.

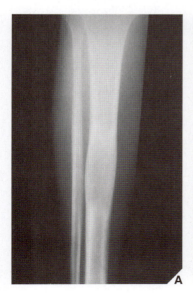
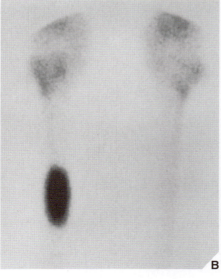

◄ **Figura 19.22 Cintilografia de displasia fibrosa.** Essa mulher de 24 anos referia desconforto suave na perna direita. Essa radiografia anteroposterior (**A**) demonstrou lesão radiotransparente no terço médio da diáfise da tíbia com aspecto "esfumaçado" associado a adelgaçamento e expansão discreta do córtex – anormalidades típicas da displasia fibrosa. **B.** A imagem de cintilografia óssea mostrou hipercaptação acentuada do radiofármaco, indicando lesão em atividade.

fibrosa, 10% das lesões com aspecto de vidro fosco não apresentavam aumentos correspondentes de captação.

Alterações demonstradas à TC são semelhantes às que ocorrem nas radiografias convencionais. Cortes de TC demonstram áreas de atenuação alta nas lesões mais escleróticas e matriz com atenuação baixa e textura amorfa (vidro fosco) nas lesões com mais elementos fibrosos (Figuras 19.23 a 19.28). A lesão de displasia fibrosa apresenta aspectos variáveis à RM em razão de sua composição histológica. Algumas lesões apresentam sinal hipointenso nas sequências ponderadas em T1 e T2, enquanto outras demonstram sinais de intensidade baixa a intermediária em T1, embora com sinais de intensidade alta ou mista nas imagens ponderadas em T2 (Figura 19.29). A borda esclerótica (sinal da casca) sempre aparece como faixa de sinal hipointenso nas sequências ponderadas em T1.

Fratura patológica do osso estruturalmente enfraquecido é a complicação mais comum de displasia fibrosa monostótica.

Patologia

A patologia da displasia fibrosa é muito característica. O espécime anatomopatológico demonstra lesão castanha a branco-amarelada bem demarcada com consistência de couro e arenosa. Ao exame histológico, a displasia fibrosa consiste em agregados de tecido conjuntivo fibroso moderadamente denso contendo trabéculas ósseas em distribuição heterogênea, em vez da distribuição orientada pelas forças de estresse, que seria esperada no osso esponjoso normal. As trabéculas são curvilíneas e ramificadas com interconexões esparsas. Fotografias de microscopia de ampliação baixa foram comparadas a uma "sopa de letrinhas" ou ideogramas chineses. As lesões são formadas de osso entrelaçado imaturo e não mostram evidências de atividade osteoblástica ("trabéculas desnudas"). Em alguns casos, pode haver área de formação cartilaginosa dentro da lesão.

Displasia fibrosa poliostótica

Manifestações clínicas e radiológicas

Embora as formas monostótica e poliostótica sejam semelhantes radiologicamente, a displasia fibrosa poliostótica é uma doença mais agressiva. A distribuição das lesões no esqueleto também é diferente e há predileção marcante por um lado do corpo (Figura 19.30), tendência evidenciada em mais de 90% dos casos. Os ossos da pelve são afetados frequentemente, seguidos dos ossos longos, do crânio e das costelas; a extremidade proximal do fêmur é uma localização comum (Figura 19.31). Em geral, as lesões aumentam em quantidade e dimensão até o final do período de maturação esquelética, quando entram na fase de inatividade. As lesões continuam a aumentar apenas em 5% dos casos.

Ao exame radiográfico, alterações típicas de displasia fibrosa podem ser reconhecidas em um segmento limitado ou parte significativa de ossos longos afetados pela forma poliostótica da doença;

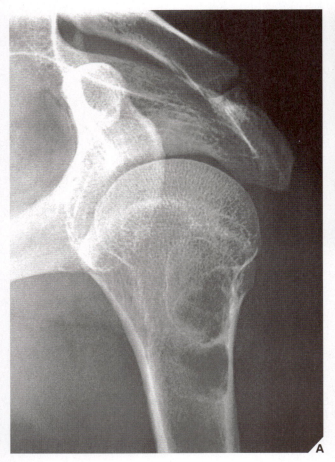
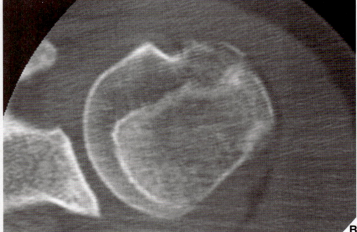

Figura 19.23 Imagem de TC de displasia fibrosa. A radiografia convencional (**A**) demonstrou foco monostótico no colo e na cabeça do úmero esquerdo. Essa imagem de TC (**B**) evidenciou lesão com aspecto de vidro fosco e borda esclerótica com atenuação alta.

Capítulo 19   Tumores Benignos e Lesões Pseudotumorais III: Lesões Fibrosas, Osteofibrosas e Fibro-Histiocíticas   **971**

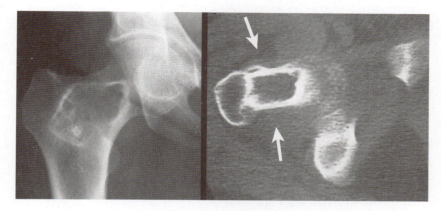

▲
Figura 19.24 Imagem de TC de displasia fibrosa monostótica. A radiografia anteroposterior do quadril direito e uma imagem axial de TC demonstraram foco de displasia fibrosa no colo do fêmur, que tinha "sinal da casca" típico – borda esclerótica espessa circundando a lesão radiotransparente (atenuação baixa) (setas).

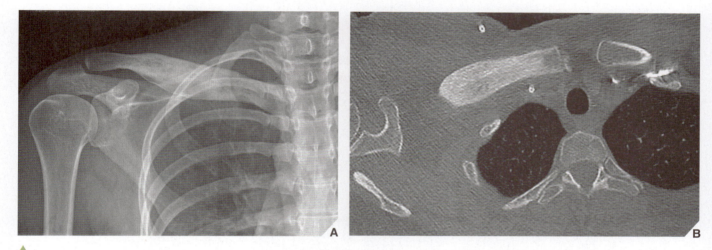

▲
Figura 19.25 Imagem de TC de displasia fibrosa monostótica. A. A radiografia anteroposterior do ombro direito e (**B**) uma imagem axial de TC da parte superior do tórax desse homem de 28 anos demonstraram displasia fibrosa na clavícula direita.

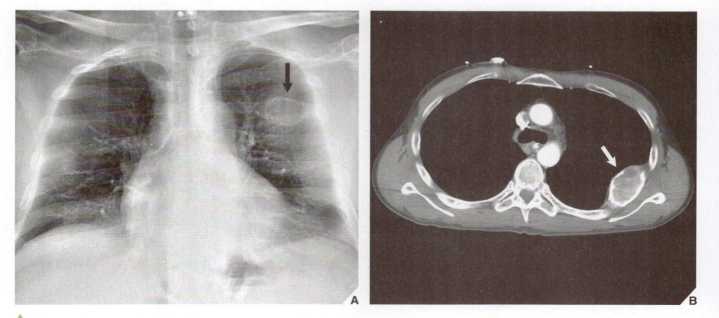

▲
Figura 19.26 Imagem de TC de displasia fibrosa. A radiografia posteroanterior (**A**) e uma imagem axial de TC (**B**) do tórax desse homem de 56 anos demonstraram lesão expansiva na parte posterior da quinta costal esquerda (setas).

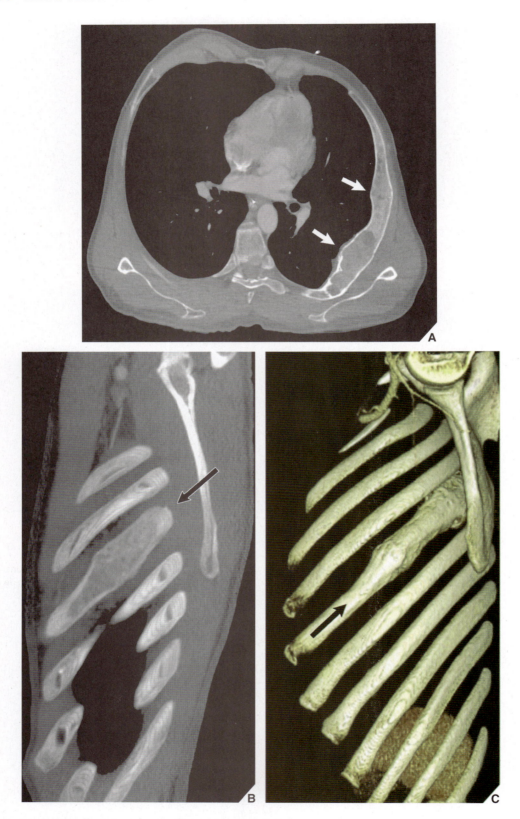

▲ **Figura 19.27 Imagens de TC e TC 3D (tridimensional) de displasia fibrosa monostótica.** Imagens de TC reformatadas nos planos axial (**A**) e sagital (**B**) e imagens de TC reconstruídas em 3D (**C**) demonstraram lesão na parte posterior da quarta costela esquerda (*setas*) desse homem de 42 anos. Observe que havia expansão típica do osso e adelgaçamento cortical.

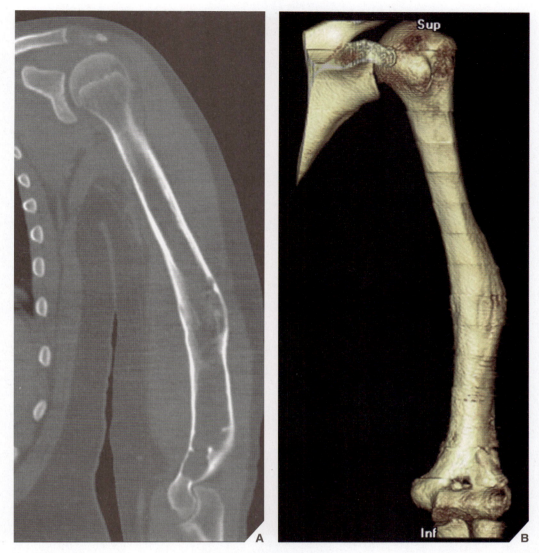

Figura 19.28 Imagens de TC e TC 3D (tridimensional) de displasia fibrosa monostótica. Imagens de TC reformatada no plano coronal (**A**) e reconstruída em 3D (**B**) no modo de sombreamento de superfície (SSD) demonstraram lesão solitária na diáfise do úmero esquerdo desse menino de 13 anos.

contudo, na forma monostótica, as extremidades articulares geralmente estão preservadas. A cortical óssea geralmente não é afetada e, frequentemente, está adelgaçada pelo componente expansivo da lesão, enquanto as bordas do córtex interno podem estar entalhadas. A lesão tem bordas bem demarcadas. Em alguns casos da forma monostótica, a substituição do osso medular por tecido fibroso resulta em perda do padrão trabecular, conferindo à lesão aspecto de vidro fosco "leitoso" ou "esfumaçado" (ver Figura 19.20 A). Lesões com mais componentes ósseos são mais densas. O método mais rápido para determinar a distribuição da lesão no esqueleto é cintilografia óssea, que frequentemente demonstra áreas de acometimento ósseo até então não conhecidas (Figura 19.32). A cintilografia também ajuda a determinar atividade da displasia fibrosa (Figura 19.33).

A TC pode delinear com precisão a extensão do acometimento ósseo (Figuras 19.34 e 19.35). Os valores de atenuação tecidual – calculados em unidades Hounsfield – geralmente oscilam na faixa de 70 a 400 HU, aparentemente refletindo a presença de cálcio e ossificação microscópica dispersos por todo o tecido anormal. Como enfatizado por Daffner *et al.*, a TC é um exame especialmente útil para definir extensão da doença craniofacial, inclusive compressão de estruturas orbitárias (Figura 19.36). No exame de RM, a displasia fibrosa apresenta sinal homogêneo, moderadamente baixo ou intermediário nas imagens ponderadas em T1, enquanto imagens ponderadas em T2 demonstram sinal de intensidade mista ou alta. Depois da injeção intravenosa de gadolínio, a maioria das lesões apresenta realce central pelo contraste e algum realce periférico das bordas (Figuras 19.37 e 19.38). Em geral, a intensidade de sinal nas sequências ponderadas em T1 e T2 e o grau de realce pelo contraste nas imagens ponderadas em T1 dependem da quantidade e do grau de alterações das trabéculas ósseas, colágeno e áreas císticas e hemorrágicas da displasia fibrosa.

Patologia

O aspecto histológico de displasia fibrosa poliostótica é semelhante ao da forma monostótica. A demonstração de trabéculas pequenas de osso entrelaçado com vários formatos e tamanhos, que se encontram dispersas dentro do tecido fibroso sem evidência de atividade osteoblástica, confirma o diagnóstico dessa doença.

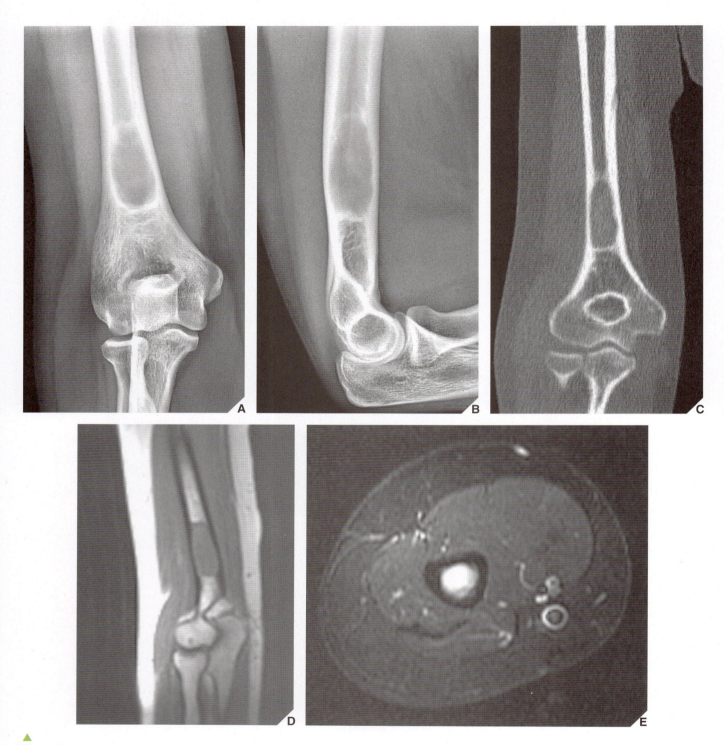

▲
Figura 19.29 Imagens de TC e RM de displasia fibrosa monostótica. Radiografias nas incidências anteroposterior (**A**) e perfil (**B**) do cotovelo direito demonstraram lesão radiotransparente com borda esclerótica no úmero distal dessa mulher de 26 anos. **C.** A imagem de TC reformatada no plano coronal mostrou lesão intramedular hipodensa. Observe que havia adelgaçamento cortical. **D.** A imagem sagital de RM ponderada em T1 confirmou que a lesão tinha sinal de intensidade intermediária e da mesma intensidade que a do músculo esquelético circundante. **E.** A imagem axial de RM ponderada em sequência IR demonstrou que a lesão tinha sinal hiperintenso. (Reproduzida com autorização de Greenspan A, Borys D. *Radiology and pathology correlation of bone tumors: a quick reference and review*. Philadelphia: Wolters Kluwer; 2016:202.)

Capítulo 19 Tumores Benignos e Lesões Pseudotumorais III: Lesões Fibrosas, Osteofibrosas e Fibro-Histiocíticas   **975**

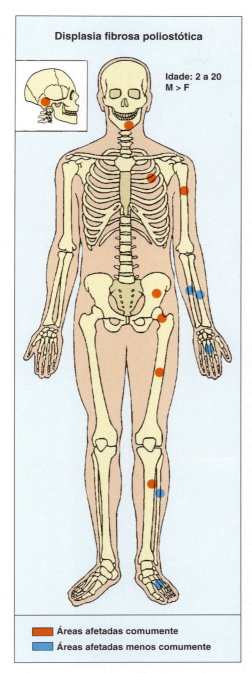

▲
Figura 19.30 Estruturas ósseas afetadas frequentemente, faixa etária de pico e razão entre os sexos na displasia fibrosa poliostótica, que geralmente acomete apenas um dos lados do esqueleto.

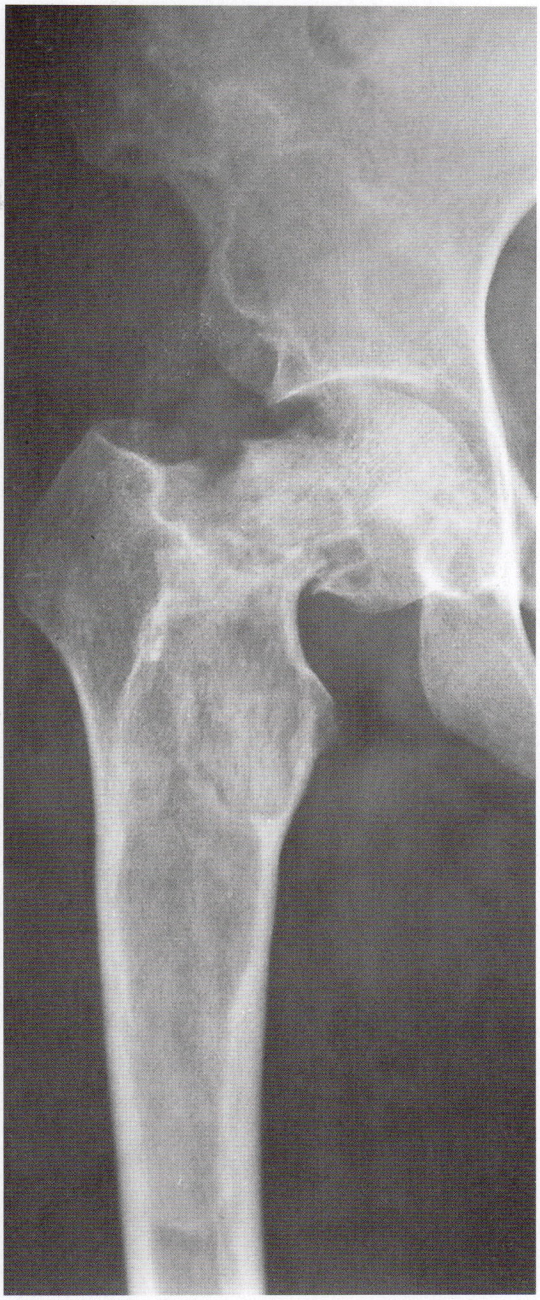

▲
Figura 19.31 Displasia fibrosa poliostótica. A radiografia anteroposterior do quadril direito dessa mulher de 18 anos demonstrou acometimento unilateral do ílio e do fêmur. Também havia fratura patológica do colo femoral com deformidade em varo.

Complicações

Fratura patológica é a complicação mais frequente de displasia fibrosa poliostótica. Quando afeta o colo do fêmur, a fratura comumente causa deformidade conhecida como *cajado de pastor* (Figura 19.39). Em alguns casos, pode haver crescimento acelerado de um osso ou hipertrofia de um dedo (Figura 19.40). Transformação sarcomatosa das duas formas de displasia fibrosa é extremamente rara, mas pode ocorrer espontaneamente (Figura 19.41) ou, mais comumente, depois de radioterapia (Figura 19.42).

Displasia fibrocartilaginosa

Manifestações clínicas, patológicas e radiológicas

Nas lesões de displasia fibrosa, pode haver hiperplasia cartilaginosa massiva (diferenciação cartilaginosa) em razão da acumulação de massas cartilaginosas na parte medular do osso afetado. Essa condição é descrita comumente como *fibrocondrodisplasia* ou *displasia*

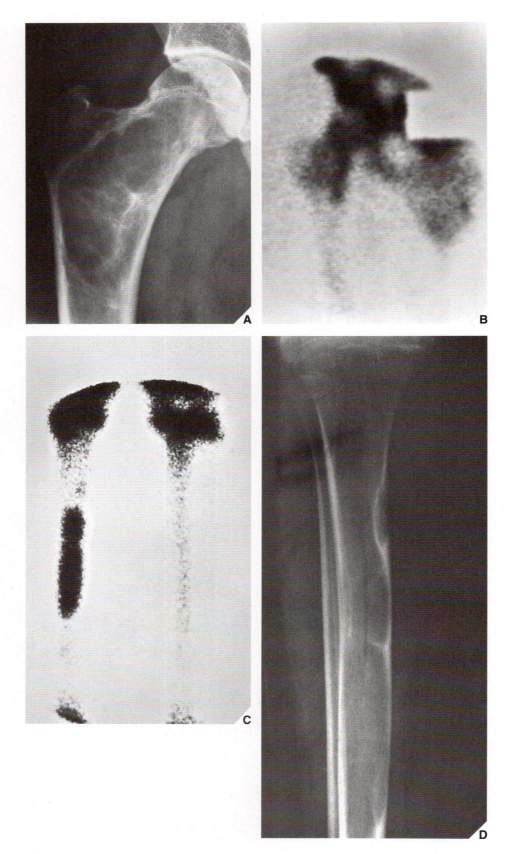

▲
Figura 19.32 Displasia fibrosa poliostótica. Essa menina de 13 anos machucou o quadril direito. **A.** A radiografia anteroposterior do quadril, obtida para excluir a possibilidade de fratura, demonstrou foco assintomático de displasia fibrosa no colo do fêmur. De forma a avaliar se havia outras áreas de acometimento, a paciente fez cintilografia óssea. Além do foco do colo femoral (**B**), havia hipercaptação do isótopo em vários outros locais, embora com predomínio na perna direita (**C**). Radiografia subsequente da perna direita na projeção anteroposterior (**D**) confirmou a existência de vários focos de displasia fibrosa poliostótica.

Capítulo 19   Tumores Benignos e Lesões Pseudotumorais III: Lesões Fibrosas, Osteofibrosas e Fibro-Histiocíticas   977

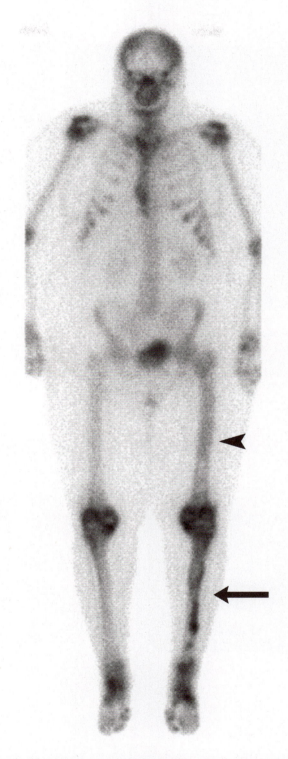

Figura 19.33 Cintilografia de displasia fibrosa poliostótica. A imagem de cintilografia óssea de corpo inteiro dessa mulher de 50 anos foi obtida depois da injeção intravenosa de difosfato de metileno (MDP) marcado com ^{15}mCi de tecnécio 99m (^{99m}Tc) e mostrou hipercaptação acentuada de radiomarcador na tíbia e fíbula esquerdas (*seta*) e apenas atividade discreta no fêmur esquerdo (*ponta de seta*).

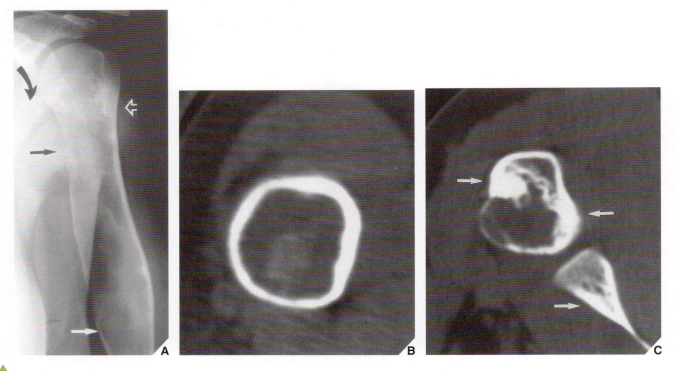

▲
Figura 19.34 Imagens de TC de displasia fibrosa poliostótica. Essa mulher de 24 anos referia dor no braço esquerdo. **A.** A radiografia anteroposterior do úmero esquerdo proximal demonstrou lesão expansiva predominantemente radiotransparente (*setas*) com áreas escleróticas focais na junção da cabeça com o colo (*seta vazia*). O córtex estava adelgaçado. Também havia outro foco esclerótico na escápula (*seta curva*). **B.** A imagem de TC da diáfise do úmero demonstrou lesão com atenuação baixa e entalhe mínimo do endocórtex. **C.** Outra imagem de TC da articulação do ombro evidenciou áreas escleróticas com atenuação alta na cabeça do úmero e escápula (*setas*).

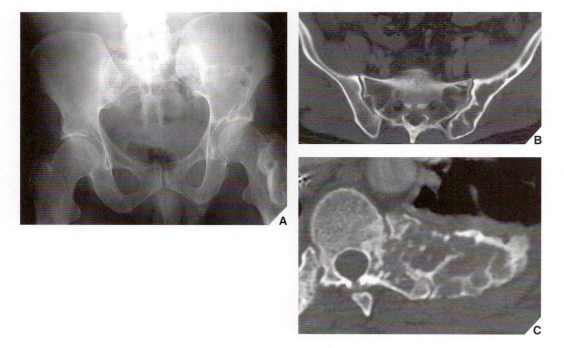

▲
Figura 19.35 Imagens de TC de displasia fibrosa poliostótica. A. A radiografia anteroposterior da pelve demonstrou várias lesões no ilíaco e segmento proximal do fêmur esquerdos. O acometimento do sacro não foi bem demonstrado. **B.** A imagem de TC da pelve mostrou com detalhes acometimento do ilíaco e sacro. **C.** A imagem axial de TC de uma das vértebras torácicas e costelas demonstrou aspecto multiloculado das lesões, expansão óssea, formação de pseudosseptos, adelgaçamento do córtex e fratura patológica. (Reproduzida com autorização de Greenspan A, Jundt G, Remagen W. *Differential diagnosis in orthopaedic oncology*, 2nd ed. Philadelphia: Lippincott Williams & Wilkins; 2007.)

Capítulo 19   Tumores Benignos e Lesões Pseudotumorais III: Lesões Fibrosas, Osteofibrosas e Fibro-Histiocíticas

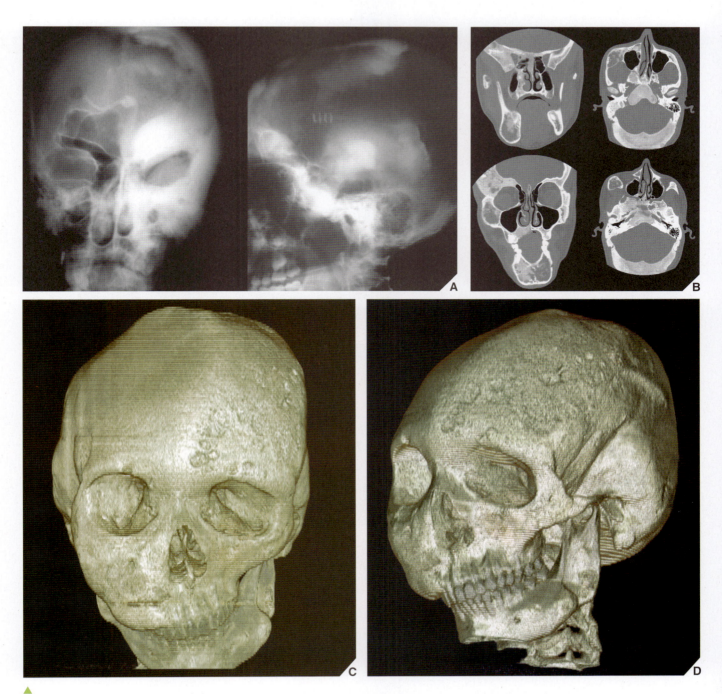

▲ **Figura 19.36 Imagens de TC e TC 3D (tridimensional) de displasia fibrosa poliostótica. A.** Radiografias nas incidências anteroposterior e perfil do crânio desse rapaz de 17 anos demonstraram acometimento extenso do crânio e dos ossos faciais. **B.** Os cortes finos de TC dos ossos faciais mostraram detalhes e distribuição dessas lesões. Imagens de TC reconstruídas em 3D no modo SSD demonstradas nos planos frontal (**C**) e lateral (**D**) confirmaram acometimento extenso e deformidade dos ossos faciais e abóboda craniana (calvário) – condição conhecida como *leontíase óssea*.

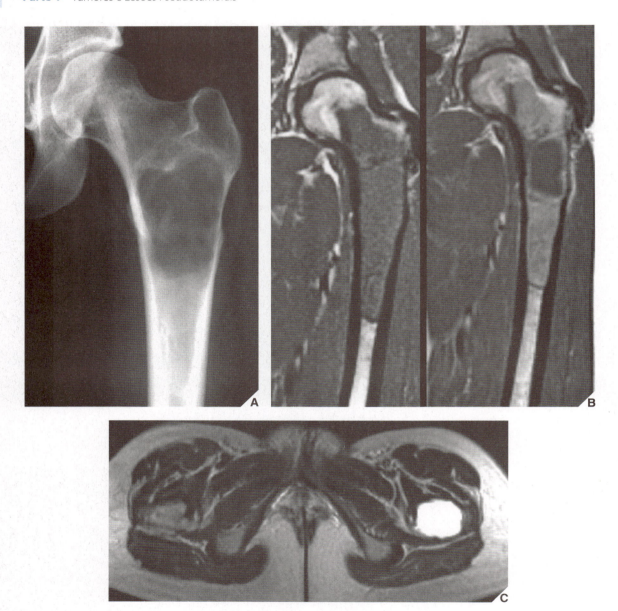

Figura 19.37 Imagens de RM de displasia fibrosa poliostótica. A. Radiografia anteroposterior do segmento proximal do fêmur esquerdo dessa mulher de 23 anos demonstrou lesão radiotransparente "geográfica" na região subtrocantérica do osso. **B.** Imagens coronais de RM mostraram toda a extensão da lesão, com sinal intermediário na imagem ponderada em T1 e realce discreto após a administração intravenosa de contraste. **C.** A imagem axial de RM ponderada em T2 evidenciou sinal hiperintenso na lesão. (Reproduzida com autorização de Greenspan A, Jundt G, Remagen W. *Differential diagnosis in orthopaedic oncology*, 2nd ed. Philadelphia: Lippincott Williams & Wilkins; 2007.)

fibrocartilaginosa. Locais afetados mais comumente são fêmur, úmero e tíbia. Anormalidades radiológicas são semelhantes às encontradas na displasia fibrosa, embora acrescidas de condroide intralesional e calcificações em "símbolos tipográficos" (pontilhados, formato de vírgula e anulares) (Figuras 19.43 a 19.46). A lesão tem vários elementos histopatológicos, que variam de tecido fibroso denso "puro" a tecidos fibrocartilaginosos benignos. Também pode haver atipia moderada dos condrócitos.

A displasia fibrocartilaginosa não deve ser confundida com a chamada *displasia fibrocartilaginosa focal de ossos longos*. Esta última doença afeta principalmente crianças e adultos jovens. Nos casos típicos, as lesões estão localizadas na tíbia proximal, embora outros ossos longos (p. ex., ulna e fêmur) possam ser afetados em alguns casos.

Doenças complexas

Síndrome de McCune-Albright

Quando a displasia fibrosa poliostótica está associada a distúrbios endócrinos (desenvolvimento sexual prematuro, hiperparatireoidismo e outras endocrinopatias) e pigmentação anormal evidenciada por manchas café com leite na pele (Figura 19.47), a doença é conhecida como *síndrome de McCune-Albright* (Figura 19.48), que foi descrita primeiramente em 1937 por Donovan James McCune e Fuller Albright. Em geral, essa doença acomete quase exclusivamente meninas que apresentam precocidade sexual verdadeira secundária à aceleração do processo normal de secreção de gonadotrofinas pelo

Capítulo 19 Tumores Benignos e Lesões Pseudotumorais III: Lesões Fibrosas, Osteofibrosas e Fibro-Histiocíticas   981

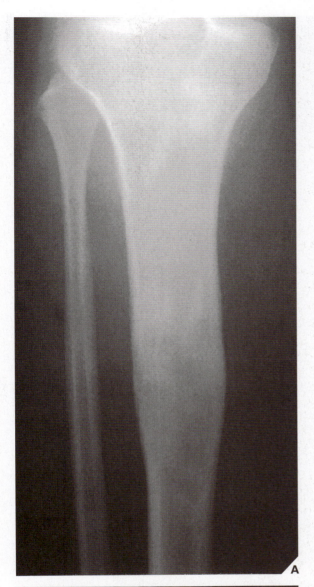

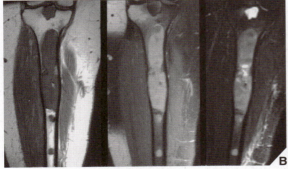

Figura 19.38 Imagens de RM de displasia fibrosa poliostótica. A. A radiografia anteroposterior do segmento proximal da perna direita dessa mulher de 23 anos demonstrou lesão multifocal longa na tíbia proximal, com aspecto de vidro fosco. O osso estava ligeiramente expandido e a cortical, adelgaçada. **B.** Imagens coronais de RM ponderadas em T1, T1 pós-contraste e T2 com supressão de gordura demonstraram aspectos típicos dessa lesão: sinal intermediário em T1 semelhante ao do músculo esquelético e heterogeneidade de sinal em T2, e discreto realce após a administração intravenosa de gadolínio. (Reproduzida com autorização de Greenspan A, Jundt G, Remagen W. *Differential diagnosis in orthopaedic oncology*, 2nd ed. Philadelphia: Lippincott Williams & Wilkins; 2007.)

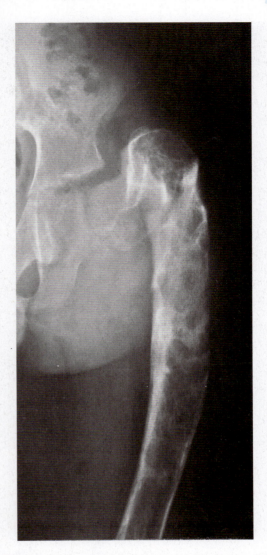

Figura 19.39 Displasia fibrosa poliostótica. A deformidade em "cajado de pastor", aqui demonstrada no fêmur proximal desse menino de 12 anos com displasia fibrosa poliostótica, geralmente resulta de fraturas patológicas múltiplas.

lobo anterior da hipófise. As manchas café com leite associadas à síndrome de McCune-Albright têm bordas entrecortadas tipicamente irregulares (conhecidas comumente como *costa do Maine*), em contraste com as bordas lisas (*costa da Califórnia*) das manchas associadas à neurofibromatose. Como também ocorre nos casos de displasia fibrosa, essa síndrome é causada por mutações pós-zigomáticas aleatórias com ganho de função do gene *GNAS1*, que regula o processo de formação de uma proteína de ligação do nucleotídio guanina (proteína G) responsável pela ativação da enzima adenilatociclase que, por sua vez, causa produção excessiva de vários hormônios.

Síndrome de Mazabraud

Essa síndrome caracteriza-se por uma combinação de displasia fibrosa poliostótica com mixomas de tecidos moles (lesões isoladas ou múltiplas) e foi descrita inicialmente pelo patologista alemão F. Henschen em 1926 e depois enfatizada novamente pelo médico francês A. Mazabraud em 1967. Recentemente, Endo *et al.* descreveram uma variante rara da síndrome de Mazabraud – displasia fibrosa monostótica combinada com mixoma intramuscular solitário.

982 Parte 4 Tumores e Lesões Pseudotumorais

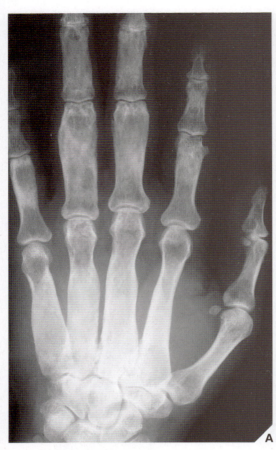
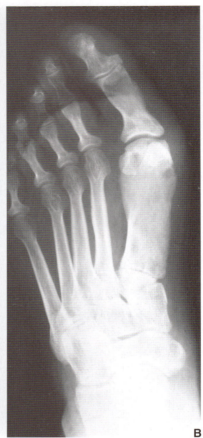

◀ **Figura 19.40 Complicação de displasia fibrosa.** Radiografia anteroposterior da mão (**A**) e radiografia dorsoplantar do pé (**B**) desse homem de 20 anos com displasia fibrosa poliostótica demonstraram complicação comum dessa doença – crescimento acelerado dos ossos afetados. Na mão, observe o crescimento do terceiro e quarto dedos, inclusive metacarpos e falanges; no pé, a hipertrofia do primeiro metatarso.

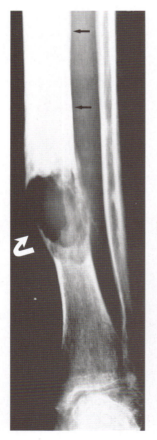

◀ **Figura 19.41 Complicação de displasia fibrosa.** Esse homem de 34 anos tinha deformidade da perna esquerda diagnosticada com a idade de 5 anos. Radiografias obtidas naquela época demonstraram acometimento típico da tíbia por displasia fibrosa que, mais tarde, foi confirmada por biopsia. O paciente não fez nenhum tratamento e manteve-se assintomático por 28 anos, até que sentiu dor aguda em sua perna esquerda. Radiografias convencionais demonstraram evidências de displasia fibrosa na diáfise proximal da tíbia (*setas*). Também havia lesão osteolítica destrutiva ampla no terço distal da tíbia, que avançava sobre o segmento denso do osso e afetava a parte medular e o córtex (*seta curva*). Essa radiografia também mostrou reação periosteal e formação de uma massa de tecidos moles. Biopsia confirmou transformação da displasia fibrosa em sarcoma indiferenciado de células fusiformes.

Capítulo 19 Tumores Benignos e Lesões Pseudotumorais III: Lesões Fibrosas, Osteofibrosas e Fibro-Histiocíticas 983

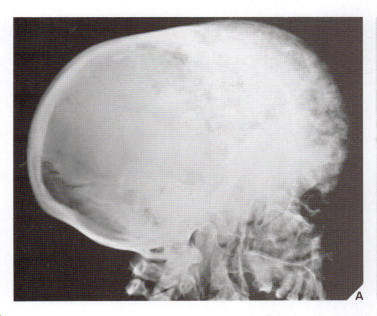
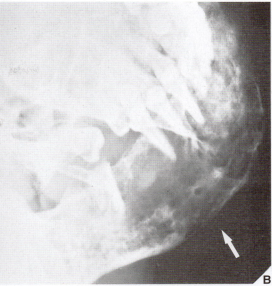

▲ **Figura 19.42 Complicação de displasia fibrosa.** Onze anos antes desse exame, essa mulher de 35 anos com displasia fibrosa poliostótica fez radioterapia da mandíbula. **A.** A radiografia de perfil do crânio demonstrou acometimento predominante dos ossos frontais com expansão característica da tábua externa. Como ocorre nos casos típicos, a base do crânio – área frequente de lesões da displasia fibrosa poliostótica – estava espessada e os seios frontais e etmoidais, obliterados. A maxila e a mandíbula também tinham lesões. Esse estágio avançado de acometimento dos ossos do crânio e face por displasia fibrosa poliostótica é descrito comumente como *leontíase óssea* (ver também Figura 19.39). **B.** Radiografia na incidência oblíqua mostrou lesão osteolítica expansiva no corpo da mandíbula esquerda com destruição parcial do córtex (*seta*). A biopsia confirmou osteossarcoma.

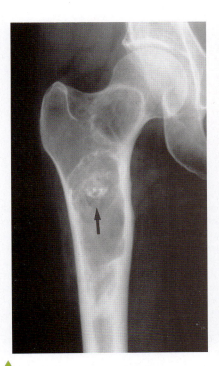
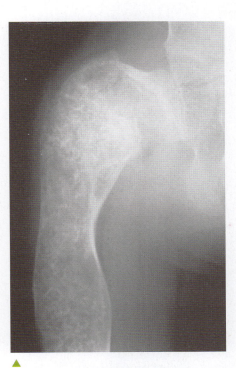
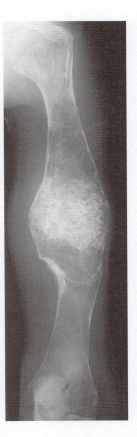

▲ **Figura 19.43 Displasia fibrocartilaginosa.** Radiografia anteroposterior do segmento proximal do fêmur direito desse homem de 20 anos com displasia fibrosa poliostótica demonstrou focos de formação cartilaginosa (*seta*), confirmando que essa lesão era displasia fibrocartilaginosa.

▲ **Figura 19.44 Displasia fibrocartilaginosa.** Radiografia anteroposterior do segmento proximal do fêmur direito desse menino de 10 anos com displasia fibrosa poliostótica demonstrou aspecto típico de formação massiva de cartilagem – condição conhecida como *displasia fibrocartilaginosa*.

▲ **Figura 19.45 Displasia fibrocartilaginosa.** Radiografia anteroposterior do úmero esquerdo desse jovem de 19 anos com displasia fibrosa poliostótica demonstrou acometimento extenso de quase todo esse osso com formação de cartilagem no terço médio da diáfise.

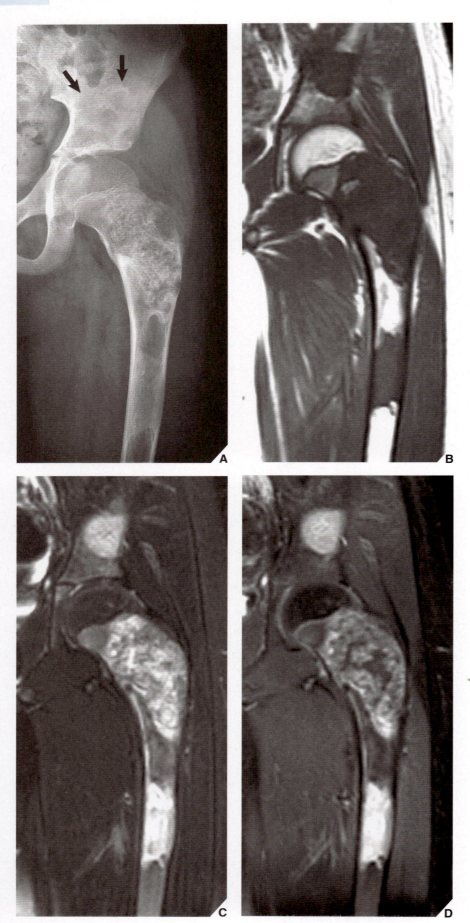

Figura 19.46 Imagem de RM de displasia fibrocartilaginosa. A. Ardiografia anteroposterior do quadril esquerdo desse menino de 11 anos demonstrou acometimento extenso do fêmur proximal por displasia fibrosa. Observe que havia calcificações condroides na região da metáfise e diáfise proximal do osso. Também havia um foco de displasia fibrosa ilíaco esquerdo (*setas*). **B.** Imagem coronal de RM ponderada em T1 mostrou que as lesões tinham sinal intermediário a baixo. **C.** Imagem coronal de RM ponderada em T2 com saturação de gordura demonstrou que as lesões tornaram-se heterogêneas, embora com sinal predominantemente hiperintenso e calcificações hipointensas. **D.** Imagem coronal de RM ponderada em T1 com supressão de gordura foi obtida depois da injeção intravenosa de gadolínio e evidenciou realce acentuado das lesões, embora as calcificações continuassem com sinal hipointenso.

Capítulo 19 Tumores Benignos e Lesões Pseudotumorais III: Lesões Fibrosas, Osteofibrosas e Fibro-Histiocíticas   985

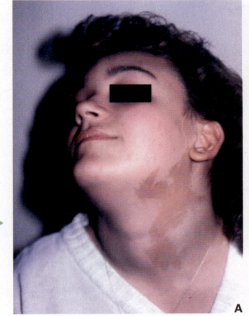
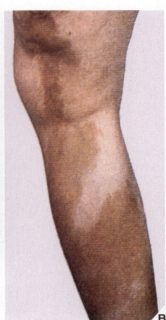

Figura 19.47 Síndrome de McCune-Albright. A. Fotografia de uma jovem de 17 anos com displasia fibrosa poliostótica e história de puberdade precoce demonstrando manchas café com leite típicas de "costa do Maine". **B.** Fotografia da perna direita de outra paciente, mulher de 20 anos com displasia fibrosa poliostótica e história de puberdade precoce, demonstrou manchas café com leite na parte anterior do joelho e perna com bordas irregulares.

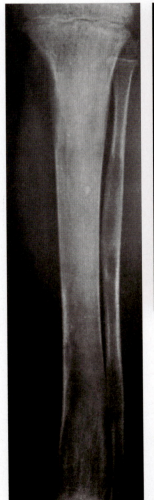
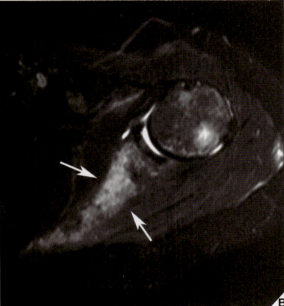
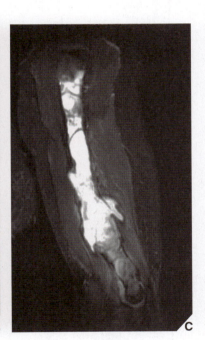

Figura 19.48 Síndrome de McCune-Albright. A. Nos casos típicos, a displasia fibrosa poliostótica afeta apenas um dos lados do esqueleto, como se observou nessa menina de 5 anos com puberdade precoce, cujos membros superiores e inferiores tinham lesões. Radiografia da parte inferior da perna demonstrou expansão da tíbia e fíbula com adelgaçamento cortical associado. Observe o aspecto de vidro fosco na parte medular desses ossos. **B.** Imagem axial de RM ponderada em T2 do ombro esquerdo de outro paciente com displasia fibrosa poliostótica e síndrome de McCune-Albright mostrou sinal de intensidade anormal e alargamento da escápula (setas) com sinal anormal na cabeça do úmero. **C.** Imagem de RM na sequência STIR (short time inversion recovery) do úmero esquerdo demonstrou alteração difusa do sinal do úmero com deformidade acentuada deste osso.

A causa dessa síndrome ainda não está definida. Vários mecanismos fisiopatológicos foram sugeridos para explicar a relação entre displasia fibrosa e mixomas de tecidos moles. Alguns pesquisadores enfatizaram a origem histogênica comum ou uma anormalidade compartilhada do metabolismo tecidual. Outros sugeriram uma falha de desenvolvimento simultânea, talvez relacionada com predisposição genética. Com essa síndrome, é importante reconhecer as massas de tecidos moles como mixomas benignos e não confundi-las com tumores malignos das partes moles, que podem se desenvolver primariamente (p. ex., histiocitoma fibroso maligno, mesenquimoma maligno ou lipossarcoma) ou se formar nos pacientes com transformação maligna de displasia fibrosa. A RM é muito útil porque demonstra aspectos típicos dos mixomas benignos – isto é, bordas muito bem demarcadas, sinais com intensidade moderada antes da administração de contraste e padrão heterogêneo de realce depois da infusão de gadolínio. Como enfatizado por vários autores, as características de sinal do mixoma nas sequências ponderadas em T1 e T2 são muito semelhantes às de um líquido: sinal de intensidade baixa a intermediária nas imagens ponderadas em T1 e sinal hiperintenso nas sequências ponderadas em T2 (Figuras 19.49 e 50).

Displasia osteofibrosa

Manifestações clínicas, radiológicas e histopatológicas

Displasia osteofibrosa (lesão de Kempson-Campanacci), conhecida no passado como *fibroma ossificante*, é uma lesão osteofibrosa benigna rara encontrada predominantemente em crianças, embora possa passar despercebida até a adolescência. Recentemente, estudos demonstraram ocorrência familiar dessa doença. Estudos citogenéticos detectaram trissomias dos cromossomos 7, 8, 12 e 22. Displasia osteofibrosa tem predileção marcante pela tíbia e, com poucas exceções, as lesões estão localizadas no terço proximal ou segmento intermediário desse osso, comumente em seu córtex anterior. Em mais de 80% dos casos, há algum grau de abaulamento anterior. Lesões mais volumosas podem destruir o córtex e invadir a cavidade medular.

Ao exame radiográfico, a lesão de Kempson-Campanacci tem bordas escleróticas lobuladas e mostra semelhança notável com

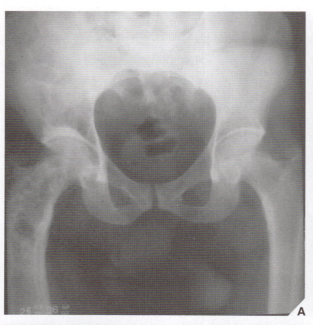

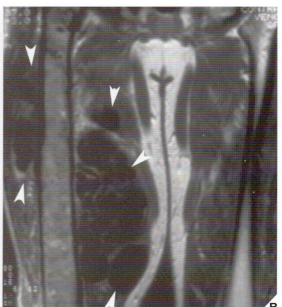

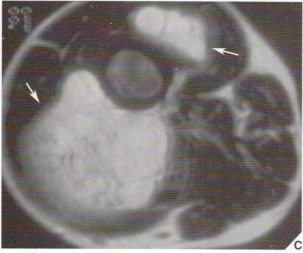

◀ **Figura 19.49 Síndrome de Mazabraud. A.** Essa radiografia frontal da pelve e dos quadris demonstrou anormalidades típicas de displasia fibrosa do fêmur e do osso ilíaco direitos. **B.** Imagem coronal de RM ponderada em T1 da coxa direita mostrou sinal heterogêneo difuso e anormalidades displásicas do fêmur direito, que eram típicas da displasia fibrosa, além de várias massas intramusculares com sinal hipointenso (*pontas de seta*), que representavam vários mixomas intramusculares. **C.** Imagem axial de RM ponderada em T2 da coxa direita evidenciou vários mixomas intramusculares hiperintensos (*setas*).

fibroma não ossificante e displasia fibrosa (Figuras 19.51 a 19.53). Alterações demonstradas na TC e na RM também são semelhantes a essas duas lesões (Figuras 19.57 a 19.59). Além disso, a displasia osteofibrosa e a displasia fibrosa, como a semelhança de seus nomes poderia sugerir, apresentam quadros histopatológicos muito semelhantes. Como ocorre em uma lesão de displasia fibrosa, a displasia osteofibrosa é formada por base fibrosa contendo trabéculas deformadas. Entretanto, ao contrário do que se observa na displasia fibrosa, as trabéculas contêm osso entrelaçado apenas ao centro e estão circundadas por camada externa de osso lamelar com atividade osteoblástica aposicional marcante ("trabéculas revestidas").

Displasia osteofibrosa não deve ser confundida com outra lesão, também conhecida como *fibroma ossificante*, que é diagnosticada quase exclusivamente nas mandíbulas de mulheres entre a terceira e a quarta década de vida, embora ainda não se tenha certeza de que alguns fibromas ossificantes sejam uma forma atípica de displasia fibrosa. Sissons e *et al*. descreveram dois casos de lesões osteofibrosas, que diferiam histologicamente da displasia osteofibrosa e displasia fibrosa. Esses autores sugeriram o termo *fibroma ossificante* para esses dois casos, recomendando que o termo *displasia osteofibrosa* continue a ser usado para descrever lesões da tíbia e da fíbula (lesões de Kempson-Campanacci). De forma a evitar confusão de termos, a Tabela 19.1 resume os aspectos que permitem diferenciar essas diversas lesões.

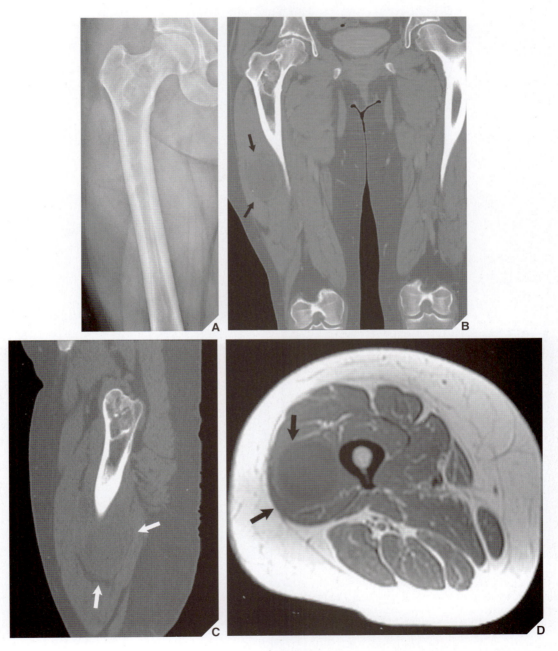

Figura 19.50 Síndrome de Mazabraud. A. Radiografia anteroposterior do fêmur direito dessa mulher de 49 anos demonstrou várias lesões radiotransparentes no segmento proximal do osso. Imagens de TC reformatadas nos planos coronal (**B**) e sagital (**C**) mostraram massa bem definida de tecidos moles (*setas*). **D.** Imagem axial de RM ponderada em T1 evidenciou massa de tecidos moles, com sinal intermediário (*setas*), ou seja, mesma intensidade de sinal do músculo esquelético. (*Continua.*)

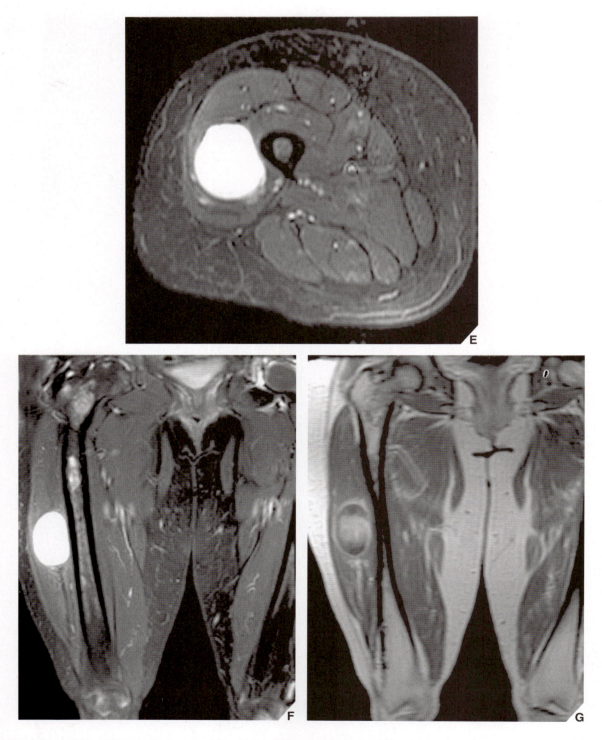

Figura 19.50 Síndrome de Mazabraud. (*Continuação.*) **E.** Imagem axial IR de RM mostra sinal hiperintenso na massa. **F.** Imagem coronal de RM ponderada em T2 com supressão de gordura mostrou que a massa de tecidos moles apresentava sinal hiperintenso e homogêneo. **G.** Imagem coronal de RM ponderada em T1 com supressão de gordura obtida depois da infusão intravenosa de gadolínio evidenciou apenas realce mínimo da massa; a biopsia confirmou que a lesão era mixoma benigno.

Capítulo 19 Tumores Benignos e Lesões Pseudotumorais III: Lesões Fibrosas, Osteofibrosas e Fibro-Histiocíticas 989

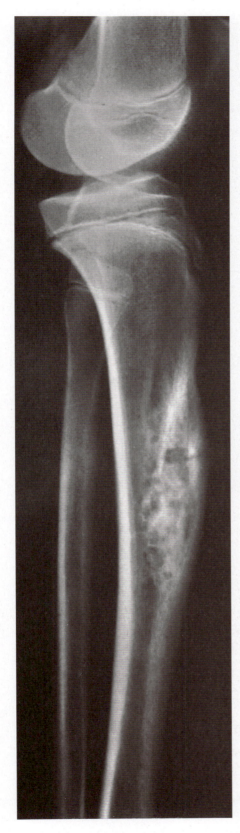

Alguns autores sugeriram associação entre displasia osteofibrosa e displasia fibrosa e adamantinoma. Embora ainda haja controvérsias, o adamantinoma – um tumor maligno – pode conter componente osteofibroso que, ao exame histopatológico, se assemelha à fibrosa e à displasia osteofibrosa. Além disso, nos últimos anos, foram diagnosticados pacientes com lesões que continham focos de tecido epitelial correspondente ao adamantinoma dentro das áreas de displasia osteofibrosa. Czerniak *et al.* descreveram essas lesões como *adamantinomas diferenciados (em regressão)*. De acordo com esses autores, aspectos típicos dos adamantinomas diferenciados incluem início nas primeiras duas décadas de vida, localização exclusivamente intracortical, predomínio invariável de displasia osteofibrosa e focos dispersos de elementos epiteliais idênticos aos encontrados no adamantinoma clássico. Isso sugere que a mesma doença possa ter um espectro de manifestações, das quais a displasia osteofibrosa benigna estaria em um extremo e o adamantinoma maligno, em outro.

Complicações e tratamento

A displasia osteofibrosa é reconhecida por ser uma lesão agressiva, que frequentemente recidiva depois da excisão local. De acordo com alguns pesquisadores, essa lesão pode coexistir com outra doença muito agressiva – o adamantinoma (ver parágrafo anterior).

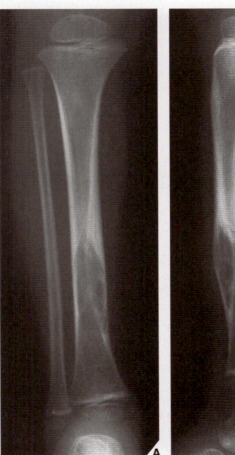
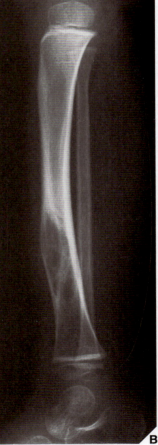

▲
Figura 19.51 Displasia osteofibrosa. Lesão localizada na superfície anterior da tíbia direita dessa menina de 14 anos foi diagnosticada inicialmente como fibroma não ossificante. Embora fosse semelhante a um fibroma não ossificante e à displasia fibrosa, a localização dessa lesão era típica de displasia osteofibrosa, que foi confirmada por biopsia. Observe que havia abaulamento anterior típico da tíbia.

▲
Figura 19.52 Displasia osteofibrosa. Radiografias nas incidências anteroposterior (**A**) e perfil (**B**) da perna direita desse menino de 2 anos demonstraram lesão localizada na tíbia distal.

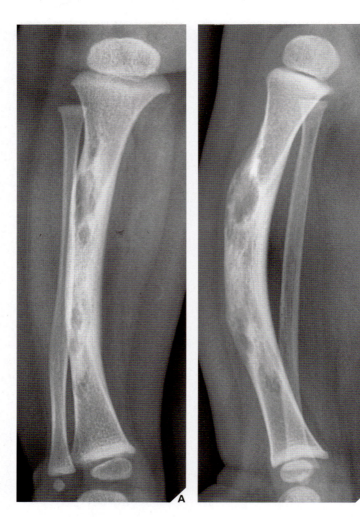

Figura 19.53 Displasia osteofibrosa. Radiografias nas incidências anteroposterior (**A**) e perfil (**B**) da perna direita desse bebê de 10 meses demonstraram acometimento extenso do terço intermediário da diáfise tibial. Observe que havia arqueamento anterior típico da tíbia.

Fibroma desmoplásico

Manifestações clínicas e radiológicas

Fibroma desmoplásico (também conhecido como *tumor desmoide intraósseo*) é um tumor localmente agressivo raro, que acomete pacientes com menos de 40 anos, e 50% de todos os casos ocorrem em indivíduos na faixa de 20 a 30 anos. Esse tumor foi descrito inicialmente como doença bem definida por H. Jaffe em 1958. Dor e edema localizados são as queixas mais comuns, mas alguns pacientes podem ser assintomáticos. Ossos longos (fêmur, tíbia, fíbula, úmero e rádio), pelve e mandíbula são acometidos frequentemente (Figura 19.57). Nos ossos longos, a lesão ocorre na diáfise, mas comumente se estende até a metáfise. Embora a epífise seja preservada, a lesão pode estender-se até a extremidade articular do osso depois do fechamento da placa de crescimento.

Estudos recentes de citogenética e hibridização fluorescente *in situ* demonstraram o ponto de corte (*breakpoint*, em inglês) no cromossomo 11q13 de pacientes com fibroma desmoplásico ósseo.

O fibroma desmoplásico não tem aspectos radiográficos característicos. Em geral, a lesão é expansiva e radiotransparente, com bordas nitidamente definidas (Figura 19.58); o córtex do osso pode estar espessado ou adelgaçado, sem qualquer resposta periosteal significativa. Geralmente se observa padrão de destruição óssea geográfico com zonas estreitas de transição e bordas não escleróticas (76%). Em 90% dos casos, há pseudotrabeculação interna (Figuras 19.59 e 19.60). Fraturas patológicas que atravessam o tumor são raras (9%) (ver Figura 19.59 B). Lesões agressivas desse tipo são marcadas por destruição óssea e invasão dos tecidos moles e podem assemelhar-se a tumores ósseos malignos (Figura 19.61).

Além de radiografia convencional, a avaliação radiológica do fibroma desmoplásico deve incluir cintilografia óssea, TC e RM. A cintilografia óssea pode demonstrar hipercaptação do radiofármaco na região da lesão. A TC ajuda a determinar se há rotura da cortical e extensão do tumor aos tecidos moles. A RM também é útil para avaliar extensão intra e extraóssea e pode caracterizar o tumor com mais detalhes (Figura 19.62; ver também Figura 19.60 D). A lesão parece bem definida nas imagens de RM, apresentando intensidade de sinal intermediária em T1 e padrão heterogêneo nas sequências em T2, que é marcado por áreas de sinal hiperintenso misturadas com focos com intensidades de sinal baixas e intermediárias. Hipointensidade do sinal reflete a matriz de tecido conjuntivo denso e escassez celular relativa do tumor. Depois da administração intravenosa de contraste (gadolínio), a maioria das lesões demonstra realce heterogêneo com áreas periféricas mais realçadas que as partes centrais do tumor.

Capítulo 19   Tumores Benignos e Lesões Pseudotumorais III: Lesões Fibrosas, Osteofibrosas e Fibro-Histiocíticas   991

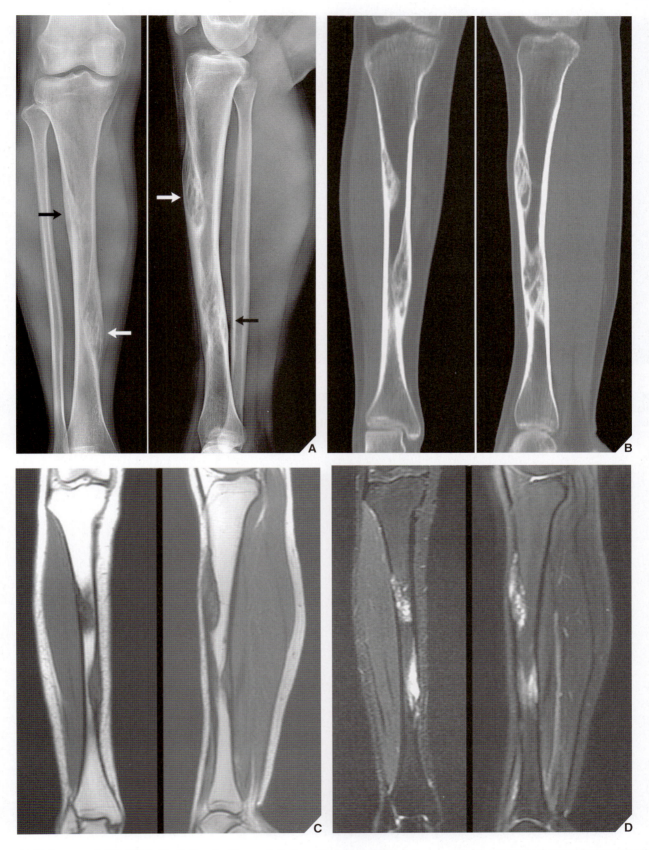

▲ **Figura 19.54 Imagens de TC e RM de displasia osteofibrosa. A.** Radiografias nas incidências anteroposterior e perfil da perna direita dessa menina de 14 anos demonstraram lesões trabeculadas com formato fusiforme predominantemente corticais envolvendo a diáfise da tíbia (*setas*). **B.** Imagens de TC reformatadas nos planos coronal e sagital mostraram lesões mistas (atenuações alta e baixa) nitidamente demarcadas, sem evidência de reação periosteal ou massa de tecidos moles. Imagens coronal e sagital de RM ponderada em T1 (**C**) e sequência STIR (**D**) evidenciaram lesões com sinal semelhante ao da displasia fibrosa.

992 Parte 4 Tumores e Lesões Pseudotumorais

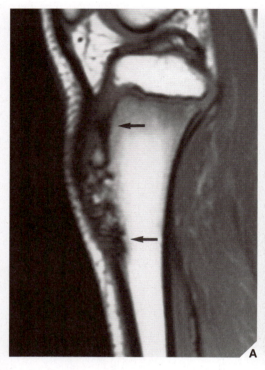
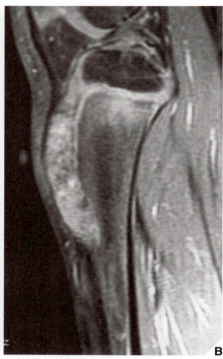

◀ **Figura 19.55 Imagens de RM de displasia osteofibrosa. A.** Essa imagem sagital de RM ponderada em T1 demonstrou lesão alongada envolvendo o córtex anterior da tíbia com sinais de intensidade heterogênea (*setas*). **B.** Essa imagem sagital ponderada em T1 com supressão de gordura foi obtida depois da injeção de gadolínio e mostrou realce significativo da lesão.

Tabela 19.1 Elementos diferenciadores das diversas lesões osteofibrosas com aspecto radiográfico semelhante.

Sexo	Idade	Localização	Aspecto radiográfico	Histopatologia
			Displasia fibrosa	
M/F	Qualquer idade (monostótica) 1ª à 3ª década (poliostótica)	Colo do fêmur (comum) Ossos longos Pelve Extremidades dos ossos geralmente são preservadas Poliostótica: unilateral no esqueleto	Lesão radiotransparente com aspecto de vidro fosco ou esfumaçado Adelgaçamento do córtex com entalhe endosteal Deformidade em cajado de pastor Crescimento acelerado	Osso entrelaçado (não lamelar) em estroma fibroso frouxo ou denso; trabéculas ósseas sem atividade osteoblástica (trabéculas desnudas)
			Fibroma não ossificante	
M/F	1ª à 3ª década	Ossos longos (comumente, fêmur posterior)	Lesão radiotransparente excêntrica Bordas escleróticas entalhadas Lesão osteolítica excêntrica	Padrão espiralado de tecidos fibrosos que contêm células gigantes, hemossiderina e histiócitos repletos de lipídios
M/F	1ª e 2ª décadas	Tíbia (em geral, superfície anterior) Fíbula Intracortical (frequente)	Bordas escleróticas entalhadas Arqueamento anterior do osso longo	Ossos entrelaçado e maduro (lamelar) circundado por proliferação de células fusiformes fibrosas com padrão espiralado ou pontilhado; trabéculas ósseas recobertas por osteoblastos (trabéculas revestidas)
			Fibroma ossificante da mandíbula	
F	3ª e 4ª décadas	Mandíbula (90%) Maxilar	Lesão radiotransparente expansiva Bordas escleróticas bem definidas	Proliferação de células fusiformes com base fibrocelular homogênea e quantidades variáveis de osso lamelar e corpos arredondados semelhantes ao cimento
			Fibroma ossificante (lesão de Sissons)	
M/F	2ª década	Tíbia Úmero	Lesão radiotransparente Bordas escleróticas Semelhante à displasia osteofibrosa	Tecido fibroso que contém células fusiformes e arredondadas com colágeno intercelular escasso e pequenas esférulas parcialmente calcificadas semelhantes aos corpos cimentados do fibroma ossificante da mandíbula
			Tumor mixofibroso lipoesclerosante	
M/F	2ª à 7ª década	Região intertrocantérica do fêmur	Lesão radiotransparente ou parcialmente esclerótica com bordas escleróticas bem definidas, algumas vezes com mineralização da matriz	Áreas fibrosas ou mixofibrosas com ossículos entrelaçados curvilíneos ou circulares metaplásicos e/ou mineralização distrófica da gordura necrótica

M = masculino; F = feminino.

Capítulo 19   Tumores Benignos e Lesões Pseudotumorais III: Lesões Fibrosas, Osteofibrosas e Fibro-Histiocíticas   993

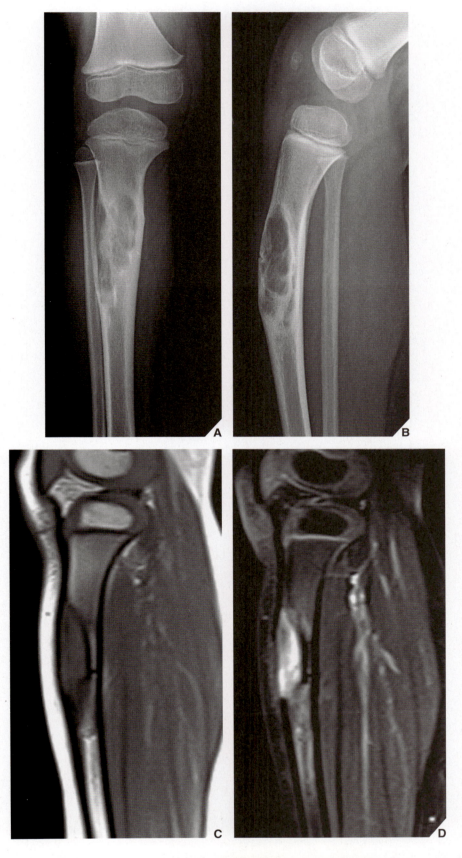

▲
Figura 19.56 Imagens de RM de displasia osteofibrosa. Radiografias nas incidências anteroposterior (**A**) e perfil (**B**) da perna direita desse menino de 6 anos demonstraram lesão radiotransparente lobulada com borda esclerótica na parte anterior da diáfise tibial. Observe que havia abaulamento anterior típico da tíbia. **C.** Imagem sagital de RM ponderada em T1 confirmou que a lesão tinha sinal de intensidade intermediária e borda esclerótica com sinal hipointenso. **D.** Imagem sagital de RM ponderada em T1 com saturação de gordura obtida depois da injeção intravenosa de gadolínio mostrou realce significativo da lesão.

Patologia

Histologicamente, a lesão é formada de fibroblastos fusiformes e, ocasionalmente, estrelados com matriz densa de colágeno. As células quase sempre estão em proporções menores que a matriz. Em geral, o estroma contém vasos grandes com paredes finas, semelhantes aos que se formam nos tumores desmoides de tecidos moles. O fibroma desmoplásico pode ser difícil de diferenciar dos outros tumores fibrosos, principalmente fibrossarcoma de grau baixo.

Tratamento

Ressecção ampla é o tratamento preferencial, embora o índice de recidiva seja alto, mesmo depois de excisão completa do tumor. Apesar de sua agressividade, não há relatos de metástases desse tumor.

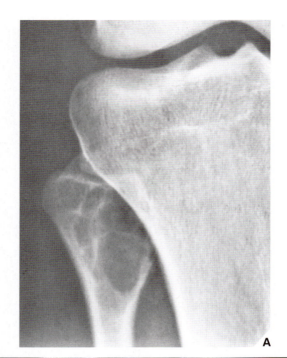

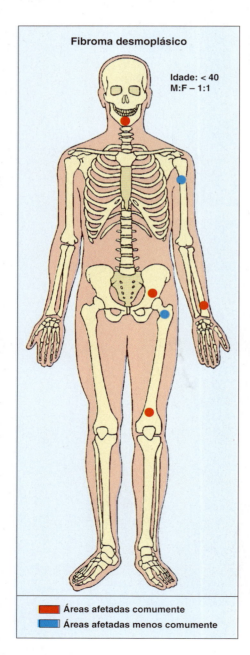

Figura 19.57 Fibroma desmoplásico: estruturas mais comumente afetadas, faixa etária de pico e razão entre os sexos.

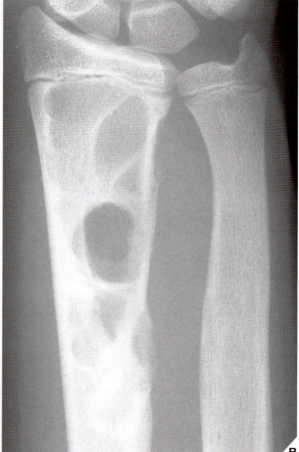

Figura 19.58 Fibroma desmoplásico. A. Lesão radiotransparente trabeculada e nitidamente demarcada ocupava a extremidade proximal da fíbula direita dessa menina de 17 anos. Observe que não havia reação periosteal. **B.** Lesão trabeculada radiotransparente localizada na região metadiafisária do rádio distal desse menino de 15 anos. (**B**, Reproduzida com autorização de Greenspan A, Borys D. *Radiology and pathology correlation of bone tumors: a quick reference and review*. Philadelphia: Wolters Kluwer; 2016:215.)

Capítulo 19 Tumores Benignos e Lesões Pseudotumorais III: Lesões Fibrosas, Osteofibrosas e Fibro-Histiocíticas **995**

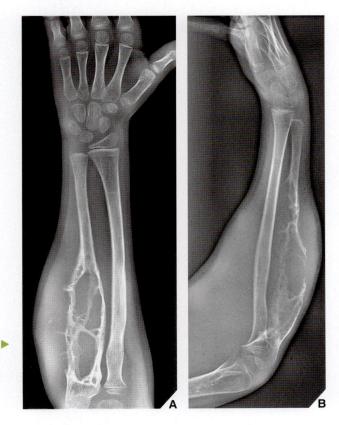

Figura 19.59 Fibroma desmoplásico. Radiografias nas incidências anteroposterior (**A**) e perfil (**B**) do antebraço esquerdo desse menino de 8 anos demonstraram lesão osteolítica trabeculada expansiva agressiva na ulna proximal. Observe que havia fratura patológica do córtex posterior e extensão do tumor aos tecidos moles circundantes.

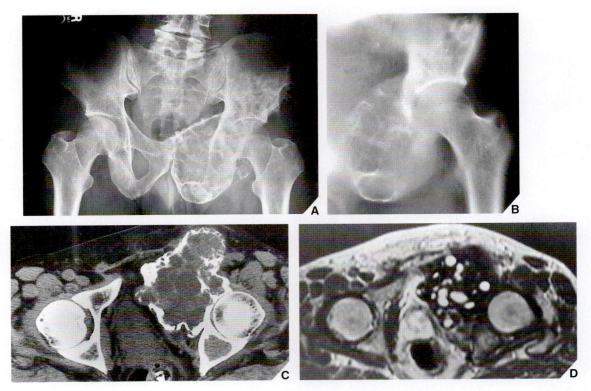

Figura 19.60 Imagens de TC e RM de fibroma desmoplásico. Homem de 67 anos com massa pélvica volumosa. **A.** Radiografia anteroposterior da pelve demonstrou lesão osteolítica trabeculada expansiva, que afetava o ísquio e o púbis e estendia-se na parte supracetabular do ilíaco. **B.** Essa imagem de tomografia convencional confirmou a natureza lítica do tumor e seu comportamento expansivo. O acometimento do ilíaco foi mais bem demonstrado. **C.** TC da articulação do quadril mostrou o aspecto lobulado do tumor e bordas escleróticas espessas. A lesão estendia-se para a cavidade pélvica e deslocava a bexiga. **D.** Imagem axial de RM *spin-echo* ponderada em T2 (tempo de repetição [TR] 2.000 ms/*echo time* [TE] 80 ms) evidenciou heterogeneidade de sinal do tumor. A maior parte da lesão mostrava sinal hipointenso a baixo e áreas centrais com sinal hiperintenso. A biopsia incisional confirmou fibroma desmoplásico. (Reproduzida com autorização de Greenspan A, Jundt G, Remagen W. *Differential diagnosis in orthopaedic oncology*, 2nd ed. Philadelphia: Lippincott Williams & Wilkins; 2007:299.)

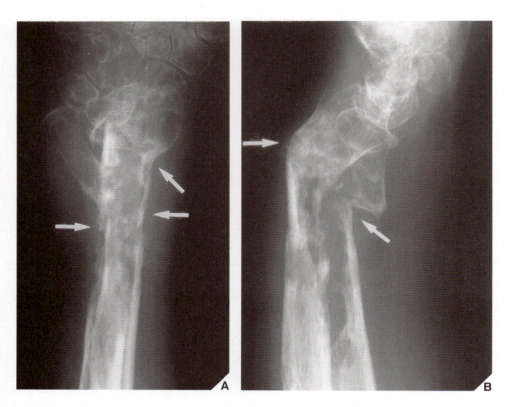

▲ **Figura 19.61 Fibroma desmoplásico.** Radiografias nas incidências anteroposterior (**A**) e perfil (**B**) do antebraço distal dessa mulher de 31 anos demonstraram lesões destrutivas agressivas envolvendo rádio e ulna, que se estendiam às superfícies articulares e foram complicadas por fraturas patológicas (*setas*). Exame histopatológico da biopsia excisional confirmou o diagnóstico.

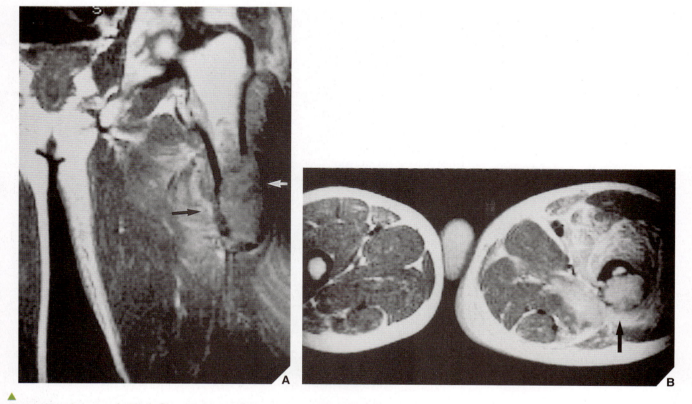

▲ **Figura 19.62 Imagens de RM de fibroma desmoplásico. A.** Imagem coronal de RM ponderada em T1 demonstrou tumor na diáfise do fêmur esquerdo, que rompia a cortical e invadia os tecidos moles circundantes (*setas*). **B.** Imagem axial de RM ponderada em densidade de prótons mostrou substituição da medula óssea por tumor (*seta*), invasão dos tecidos moles e edema peritumoral. (Cortesia do Prof. Wolfgang Remagen, Colônia, Alemanha.)

ASPECTOS PRÁTICOS A SEREM LEMBRADOS

1. Defeito fibroso cortical (defeito fibroso metafisário) e fibroma não ossificante são lesões relacionadas e com estruturas histopatológicas semelhantes. Radiologicamente, essas lesões diferem apenas quanto ao tamanho.

2. A maioria dessas lesões regride espontaneamente. Com o crescimento continuado, as lesões têm localização excêntrica e apresentam tipicamente bordas escleróticas com entalhes.

3. A combinação de fibromatose não ossificante disseminada com manchas café com leite é conhecida como *síndrome de Jaffe-Campanacci*.

4. O histiocitoma fibroso benigno tem aspectos radiográficos semelhantes aos do fibroma não ossificante; contudo, essa primeira lesão acomete pacientes com mais idade, pode ser sintomática e tem evolução clínica mais agressiva (pode recidivar depois do tratamento cirúrgico).

5. O desmoide periosteal tem predileção marcante pelo córtex posteromedial do côndilo medial do fêmur. Essa lesão não deve ser confundida com tumor ósseo maligno.

6. A displasia fibrosa pode ser monostótica ou poliostótica. Entre essas formas, a última mostra predileção marcante por um lado do esqueleto. Quando está acompanhada de puberdade precoce e manchas café com leite (com bordas entrecortadas e irregulares, semelhantes à "costa do Maine"), a forma poliostótica é conhecida como *síndrome de McCune-Albright* e acomete predominantemente meninas.

7. A associação de displasia fibrosa poliostótica com mixomas intramusculares é conhecida como *síndrome de Mazabraud*.

8. Formação profusa de cartilagem pode ser encontrada com displasia fibrosa e caracteriza a condição conhecida como *displasia fibrocartilaginosa*. Essa variante pode assemelhar-se radiograficamente a uma neoplasia cartilaginosa (p. ex., condrossarcoma).

9. Displasia fibrocartilaginosa (diferenciação cartilaginosa na displasia fibrosa) não deve ser confundida com displasia fibrocartilaginosa focal de ossos longos, que é encontrada predominantemente em crianças e adultos jovens e, nos casos típicos, acomete a tíbia proximal.

10. A técnica radiológica mais apropriada para determinar a distribuição da displasia fibrosa e sua atividade é a cintilografia óssea.

11. Displasia osteofibrosa – lesão osteofibrosa benigna encontrada em crianças e adolescentes – mostra predileção marcante pela superfície anterior da tíbia. Essa lesão pode estar associada a adamantinoma.

12. O fibroma desmoplásico – tumor localmente agressivo – frequentemente é marcado por destruição óssea e invasão dos tecidos ósseos e, por essa razão, assemelha-se a uma neoplasia maligna.

LEITURAS SUGERIDAS

Albright F, Butler AM, Hampton AO, et al. Syndrome characterized by osteitis fibrosa disseminata, areas of pigmentation and endocrine dysfunction with precocious puberty in females. *N Engl J Med* 1937; 216:727-731.

Bahk W-J, Kang Y-K, Lee A-H, et al. Desmoid tumor of bone with enchondromatous nodules, mistaken for chondrosarcoma. *Skeletal Radiol* 2003; 32:223-226.

Bancroft LW, Kransdorf MJ, Menke DM, et al. Intramuscular myxoma: characteristic MR imaging features. *AJR Am J Roentgenol* 2002; 178:1255-1259.

Barnes GR Jr, Gwinn JL. Distal irregularities of the femur simulating malignancy. *Am J Roentgenol Radium Ther Nucl Med* 1974; 122:180-185.

Bertoni F, Calderoni P, Bacchini P, et al. Benign fibrous histiocytoma of bone. *J Bone Joint Surg Am* 1986; 68:1225-1230.

Bertoni F, Calderoni P, Bacchini P, et al. Desmoplastic fibroma of bone. A report of six cases. *J Bone Joint Surg Br* 1984; 66:265-268.

Bridge JA, Dembinski A, DeBoer J, et al. Clonal chromosomal abnormalities in osteofibrous dysplasia. Implications for histopathogenesis and its relationship with adamantinoma. *Cancer* 1994; 73:1746-1752.

Brower AC, Culver JE Jr, Keats TE. Histological nature of the cortical irregularity of the medial posterior distal femoral metaphysis in children. *Radiology* 1971; 99:389-392.

Bufkin WJ. The avulsive cortical irregularity. *Am J Roentgenol Radium Ther Nucl Med* 1971; 112:487-492.

Cabral CE, Guedes P, Fonseca T, et al. Polyostotic fibrous dysplasia associated with intramuscular myxomas: Mazabraud's syndrome. *Skeletal Radiol* 1998; 27:278-282.

Camilleri AE. Craniofacial fibrous dysplasia. *J Laryngol Otol* 1991; 105:662-666.

Campanacci M. Osteofibrous dysplasia of the long bones a new clinical entity. *Ital J Orthop Traumatol* 1976; 2:221-237.

Campanacci M, Laus M, Boriani S. Multiple non-ossifying fibromata with extraskeletal anomalies: a new syndrome? *J Bone Joint Surg Br* 1983; 65:627-632.

Choi IH, Kim CJ, Cho T-J, et al. Focal fibrocartilaginous dysplasia of long bones: report of eight additional cases and literature review. *J Pediatr Orthop* 2000; 20:421-427.

Cohen DM, Dahlin DC, Pugh DG. Fibrous dysplasia associated with adamantinoma of the long bones. *Cancer* 1962; 15:515-521.

Crim JR, Gold RH, Mirra JM, et al. Desmoplastic fibroma of bone: radiographic analysis. *Radiology* 1989; 172:827-832.

Czerniak B, Rojas-Corona RR, Dorfman HD. Morphologic diversity of long bone adamantinoma. The concept of differentiated (regressing) adamantinoma and its relationship to osteofibrous dysplasia. *Cancer* 1989; 64:2319-2334.

Daffner RH, Kirks DR, Gehweiler JA Jr, et al. Computed tomography of fibrous dysplasia. *AJR Am J Roentgenol* 1982; 139:943-948.

Dahlin DC, Unni KK. *Bone tumors: general aspects and data on 8,542 cases,* 4th ed. Springfield, IL: Charles C. Thomas, 1986:141-148.

DiCaprio MR, Enneking WF. Fibrous dysplasia. Pathophysiology, evaluation, and treatment. *J Bone Joint Surg Am* 2005; 87:1848-1864.

Dorfman HD, Ishida T, Tsuneyoshi M. Exophytic variant of fibrous dysplasia (fibrous dysplasia protuberans). *Hum Pathol* 1994; 25:1234-1237.

Dreizin D, Glenn C, Jose J. Mazabraud syndrome. *Am J Orthop (Belle Mead NJ)* 2012; 41:332-335.

Endo M, Kawai A, Kobayashi E, et al. Solitary intramuscular myxoma with monostotic fibrous dysplasia as a rare variant of Mazabraud's syndrome. *Skeletal Radiol* 2007; 36:523-529.

Flanagan AM, Delaney D, O'Donnell P. Benefits of molecular pathology in the diagnosis of musculoskeletal disease. Part II of a two-part review: bone tumors and metabolic disorders. *Skeletal Radiol* 2010; 39:213-224.

Fletcher CDM, Unni KK, Mertens E, eds. *World Health Organization classification of tumours of soft tissues and bone.* Lyon, France: IARC Press; 2013:352-365.

Greenspan A, Borys D. *Radiology and pathology correlation of bone tumors: a quick reference and review.* Philadelphia: Wolters Kluwer; 2016:180-218.

Greenspan A, Jundt G, Remagen W. *Differential diagnosis in orthopaedic oncology,* 2nd ed. Philadelphia: Lippincott Williams & Wilkins; 2007.

Greenspan A, Unni KK. Case report 787: desmoplastic fibroma. *Skeletal Radiol* 1993; 22:296-299.

Gross ML, Soberman N, Dorfman HD, et al. Case report 556: multiple non-ossifying fibromas of long bones in a patient with neurofibromatosis. *Skeletal Radiol* 1989; 18:389-391.

Hamada T, Ito H, Araki Y, et al. Benign fibrous histiocytoma of the femur: review of three cases. *Skeletal Radiol* 1996; 25:25-29.

Henschen F. Fall von Osteitis fibrosa mit multiplen Tumoren in der umgebenden Muskulatur. *Verh Dtsch Ges Pathol* 1926; 21:93-97.

Hermann G, Klein M, Abdelwahab IF, et al. Fibrocartilaginous dysplasia. *Skeletal Radiol* 1996; 25:509-511.

Hoshi H, Futami S, Ohnishi T, et al. Gallium-67 uptake in fibrous dysplasia of the bone. *Ann Nucl Med* 1990; 4:35-38.

Inamo Y, Hanawa Y, Kin H, et al. Findings on magnetic resonance imaging of the spine and femur in a case of McCune-Albright syndrome. *Pediatr Radiol* 1993; 23:15-18.

Inwards CY, Unni KK, Beabout JW, et al. Desmoplastic fibroma of bone. *Cancer* 1991; 68:1978-1983.

Ishida T, Dorfman HD. Massive chondroid differentiation in fibrous dysplasia of bone (fibrocartilaginous dysplasia). *Am J Surg Pathol* 1993; 17:924-930.

Iwasko N, Steinbach LS, Disler D, et al. Imaging findings in Mazabraud's syndrome: seven new cases. *Skeletal Radiol* 2002; 31:81-87.

Jaffe HL. Fibrous cortical defect and non-ossifying fibroma. In: *Tumors and tumorous conditions of the bones and joints.* Philadelphia: Lea & Febiger; 1958:76-91.

Jaffe HL, Lichtenstein L. Non-osteogenic fibroma of bone. *Am J Pathol* 1942; 18:205-221.

Jee W-H, Choe B-Y, Kang H-S, et al. Nonossifying fibroma: characteristics at MR imaging with pathologic correlation. *Radiology* 1998; 209:197-202.

Jee W-H, Choi K-H, Choe B-Y, et al. Fibrous dysplasia: MR imaging characteristics with radiopathologic correlation. *AJR Am J Roentgenol* 1996; 167:1523-1527.

Kahn LB. Adamantinoma, osteofibrous dysplasia and differentiated adamantinoma. *Skeletal Radiol* 2003; 32:245-258.

Kaushik S, Smoker WRK, Frable WJ. Malignant transformation of fibrous dysplasia into chondroblastic osteosarcoma. *Skeletal Radiol* 2002; 31:103-106.

Kempson RL. Ossifying fibroma of the long bones. A light and electron microscopic study. *Arch Pathol* 1966; 82:218-233.

Khanna M, Delaney D, Tirabosco R, et al. Osteofibrous dysplasia, osteofibrous dysplasialike adamantinoma, and adamantinoma: correlation of radiological imaging features with surgical histology and assessment of the use of radiology in contributing to needle biopsy diagnosis. *Skeletal Radiol* 2008; 37:1077-1084.

Kransdorf MJ, Murphey MD. Diagnosis please. Case 12: Mazabraud syndrome. *Radiology* 1999; 212:129-132.

Kransdorf MJ, Murphey MD, Sweet DE. Liposclerosing myxofibrous tumor: a radiologic-pathologic-distinct fibro-osseous lesion of bone with a marked predilection for the intertrochanteric region of the femur. *Radiology* 1999; 212:693-698.

Kumar R, Madewell JE, Lindell MM, et al. Fibrous lesions of bones. *Radiographics* 1990; 10:237-256.

Kyriakos M, McDonald DJ, Sundaram M. Fibrous dysplasia with cartilaginous differentiation ("fibrocartilaginous dysplasia"): a review, with an illustrative case followed for 18 years. *Skeletal Radiol* 2004; 33:51-62.

Lichtenstein L. Polyostotic fibrous dysplasia. *Arch Surg* 1938; 36:874-898.

Lichtenstein L, Jaffe HL. Fibrous dysplasia of bone. *Arch Pathol* 1942; 33:777-816.

Luna A, Martinez S, Bossen E. Magnetic resonance imaging of intramuscular myxoma with histological comparison and a review of the literature. *Skeletal Radiol* 2005; 34:19-28.

Machida K, Makita K, Nishikawa J, et al. Scintigraphic manifestation of fibrous dysplasia. *Clin Nucl Med* 1986; 11:426-429.

Matsuno T. Benign fibrous histiocytoma involving the ends of long bone. *Skeletal Radiol* 1990; 19:561-566.

Mazabraud A, Semat P, Roze R. A propos de l'association de fibromyxomes des tissus mous à la dysplasie fibreuse des os. *Presse Med* 1967; 75:2223-2228.

McCune DJ. Progress in pediatrics: osteodystrophia fibrosa. *Arch Pediatr Adolesc Med* 1937; 54:806.

Mertens F, Romeo S, Bovée JV, et al. Reclassification and subtyping of so-called malignant fibrous histiocytoma of bone: comparison with cytogenetic features. *Clin Sarcoma Res* 2011; 1:10.

Mirra JM, Gold RH. Fibrous dysplasia. In: Mirra JM, Picci P, Gold RH, eds. *Bone tumors*. Philadelphia: Lea & Febiger; 1989:191-226.

Mirra JM, Gold RH, Rand F. Disseminated nonossifying fibromas in association with caféaulait spots (Jaffe-Campanacci syndrome). *Clin Orthop Relat Res* 1982;(168):192-205.

Mulder JD, Schütte HE, Kroon HM, et al. *Radiologic atlas of bone tumors*. Amsterdam, Netherlands: Elsevier; 1993:607-625.

Okubo T, Saito T, Takagi T, et al. Desmoplastic fibroma of the rib with cystic change: a case report and literature review. *Skeletal Radiol* 2014; 43:703-708.

Park Y, Unni KK, McLeod RA, et al. Osteofibrous dysplasia: clinicopathologic study of 80 cases. *Hum Pathol* 1993; 24:1339-1347.

Ragsdale BD. Polymorphic fibro-osseous lesions of bone: an almost site-specific diagnostic problem of the proximal femur. *Hum Pathol* 1993; 24:505-512.

Riley GM, Greenspan A, Poirier VC. Fibrous dysplasia of a parietal bone. *J Comput Assist Tomogr* 1997; 21:41-43.

Ruggieri P, Sim FH, Bond JA, et al. Malignancies in fibrous dysplasia. *Cancer* 1994; 73:1411-1424.

Schajowicz F. *Tumors and tumorlike lesions of bone. Pathology, radiology, and treatment*, 2nd ed. Berlin, Germany: Springer-Verlag; 1994.

Schajowicz F, Sissons HA, Sobin LH. The World Health Organization's histologic classification of bone tumors. A commentary on the second edition. *Cancer* 1995; 75:1208-1214.

Singnurkar A, Phancao JP, Chatha DS, et al. The appearance of Mazabraud's syndrome on 18F-FDG PET/CT. *Skeletal Radiol* 2007; 36:1085-1089.

Sissons HA, Kancherla PL, Lehman WB. Ossifying fibroma of bone. Report of two cases. *Bull Hosp Jt Dis Orthop Inst* 1983; 43:1-14.

Springfield DS, Rosenberg AE, Mankin HJ, et al. Relationship between osteofibrous dysplasia and adamantinoma. *Clin Orthop Relat Res* 1994; 309:234-244.

Stewart DR, Brems H, Gomes AG, et al. Jaffe-Campanacci syndrome, revisited: detailed clinical and molecular analyses determine whether patients have neurofibromatosis type 1, coincidental manifestations, or a distinct disorder. *Genet Med* 2014; 16:448-459.

Sweet DE, Vinh TN, Devaney K. Cortical osteofibrous dysplasia of long bone and its relationship to adamantinoma. A clinicopathologic study of 30 cases. *Am J Surg Pathol* 1992; 16:282-290.

Trombetta D, Macchia G, Mandahl N, et al. Molecular genetic characterization of the 11q13 breakpoint in a desmoplastic fibroma of bone. *Cancer Genet* 2012; 205:410-413.

Ueda Y, Blasius S, Edel G, et al. Osteofibrous dysplasia of long bones – a reactive process to adamantinomatous tissue. *J Cancer Res Clin Oncol* 1992; 118:152-156.

Yamazaki T, Maruoka S, Takahashi S, et al. MR findings of avulsive cortical irregularity of the distal femur. *Skeletal Radiol* 1995; 24:43-46.

Zoccali C, Teori G, Erba F. Mazabraud's syndrome: a new case and review of the literature. *Int Orthop* 2009; 33:605-610.

Tumores Benignos e Lesões Pseudotumorais IV: Lesões Diversas

Cisto ósseo simples

Manifestações clínicas e radiológicas

Cisto ósseo simples (COS), também conhecido como *cisto ósseo unicameral*, é uma lesão pseudotumoral de etiologia desconhecida, que representa cerca de 3% de todas as lesões ósseas primárias. Alguns autores atribuíram essa lesão a uma anomalia local do crescimento ósseo. Embora sua patogenia ainda não esteja esclarecida, o COS parece ser reativo ou relacionado com o desenvolvimento, em vez de neoplasia propriamente dita. Mais comum no sexo masculino, essa lesão geralmente é detectada nas duas primeiras décadas de vida. A maioria dos COS localiza-se nas diáfises proximal do úmero e do fêmur, principalmente em pacientes com menos de 17 anos. Naqueles de mais idade, a incidência de cistos ósseos em locais atípicos (p. ex., calcâneo, tálus e ilíaco) aumenta significativamente (Figura 20.1). Sinais e sintomas clínicos incluem dor, edema ou rigidez da articulação mais próxima. Em muitos casos, fratura patológica é o primeiro sinal dessa lesão. O COS é caracterizado radiologicamente por lesão radiotransparente central bem delimitada com bordas escleróticas (Figuras 20.2 a 20.6). Contudo, não há reação periosteal, e esse aspecto ajuda a diferenciar o COS do cisto ósseo aneurismático (COA), que sempre tem algum grau de reação periosteal; contudo, depois de fratura patológica, também há reação periosteal. Em geral, as radiografias convencionais são suficientes para confirmar esse diagnóstico. A ressonância magnética (RM) do COS demonstra características de sinal de líquidos: sinal de intensidade baixa a intermediária nas imagens ponderadas em T1 e sinal homogêneo hiperintenso nas imagens ponderadas em T2 (Figuras 20.7 e 20.8).

Patologia

Espécimes de COS obtidos por necropsia têm cavidade cística bem delimitada com membrana brilhante e, em alguns casos, fragmentos finos de cor cinzenta). Ao exame histopatológico, COS é um diagnóstico. A curetagem cirúrgica não fornece praticamente nenhum tecido sólido, mas a parede da cavidade pode apresentar resquícios de tecido fibroso ou revestimento de células achatadas em camada única. O líquido do cisto contém níveis elevados de fosfatase alcalina.

Complicações e diagnóstico diferencial

Fratura patológica é a complicação mais comum de COS e ocorre em cerca de 66% dos casos. Ocasionalmente, pode-se identificar um fragmento de córtex fraturado no interior da lesão – o chamado "sinal do fragmento solto" (Figura 20.9) – indicando lesão oca ou repleta de líquido, como na maioria dos COS. Esse sinal permite diferenciar o cisto ósseo (principalmente nos ossos mais finos como fíbula; Figura 20.10) de outras lesões radiotransparentes semelhantes que, ao exame radiográfico, contêm tecido fibroso ou cartilaginoso sólido, inclusive displasia fibrosa, fibroma não ossificante (Figura 20.11) ou encondroma. Em alguns casos, abscessos ósseos podem ser semelhantes ao COS, principalmente quando estão localizados no úmero ou no fêmur proximal – locais acometidos preferencialmente pelo COS. Nesses casos, reação periosteal e extensão da lesão além da placa de crescimento são aspectos diferenciadores importantes, que favorecem o diagnóstico de abscesso ósseo (Figura 20.12). Em casos raros, gânglio intraósseo pode ser confundido com COS (Figura 20.13).

Tratamento

O tratamento de COS está baseado na premissa de que a indução de osteogênese resulte em cicatrização completa da lesão. O estímulo indutor mais simples para a reparação de um osso é fratura, mas isso não é suficiente para fechar a lesão por completo; em geral, COS não desaparece depois de fratura espontânea. O tratamento realizado mais comumente consiste em curetagem seguida de enxertia de fragmentos pequenos de osso esponjoso. Entretanto, com esse procedimento, o índice de recidiva é mais alto nos pacientes com menos de 10 anos de idade. Além disso, tal abordagem terapêutica pode danificar a placa de crescimento, porque a maioria dos cistos solitários forma-se nas proximidades das epífises. Há alguns anos, Scaglietti descreveu tratamento de cistos ósseos com injeções simples de acetato de metilprednisolona. Nos pacientes mais jovens tratados dessa forma, houve reparação óssea completa e mais rápida que nos indivíduos com idade mais avançada que, em alguns casos, precisaram receber várias injeções.

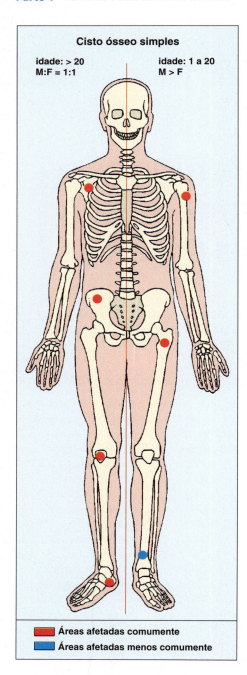

▲ **Figura 20.1 Cisto ósseo simples: estruturas ósseas mais comumente acometidas, faixa etária preferencial e razão entre os sexos.** A metade esquerda do esqueleto demonstra as áreas menos comumente afetadas na faixa etária mais avançada.

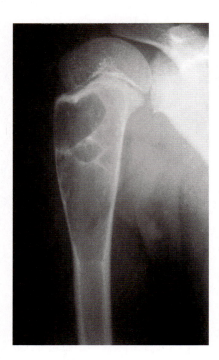

▲ **Figura 20.2 Cisto ósseo simples.** Nesse menino de 6 anos, a radiografia anteroposterior do segmento proximal do úmero direito demonstrou aspecto e localização típicos de COS. A lesão radiotransparente, na metáfise e diáfise proximais do úmero, estava situada ao centro do osso e apresentava pseudosseptos. Observe adelgaçamento suave da cortical, sem reação periosteal.

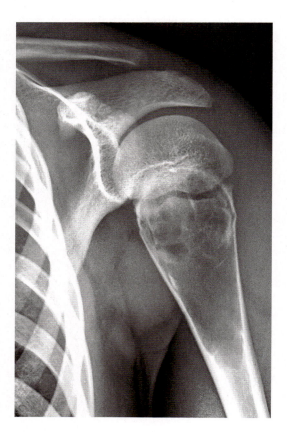

▲ **Figura 20.3 Cisto ósseo simples.** A radiografia anteroposterior do ombro esquerdo desse menino de 12 anos demonstrou lesão radiotransparente localizada ao centro da metáfise umeral. O córtex era fino, mas não havia reação periosteal.

Cisto ósseo aneurismático

Manifestações clínicas e radiológicas

O termo *cisto ósseo aneurismático (COA)* foi utilizado primeiramente por Jaffe e Liechtenstein para descrever dois casos de cistos preenchidos com sangue, nos quais os tecidos da parede cística continham espaços conspícuos, áreas com deposição de hemossiderina, células gigantes e algumas trabéculas ósseas. Em um artigo publicado mais tarde, Jaffe optou pela designação *COA* como termo descritivo, de

Capítulo 20 Tumores Benignos e Lesões Pseudotumorais IV: Lesões Diversas **1001**

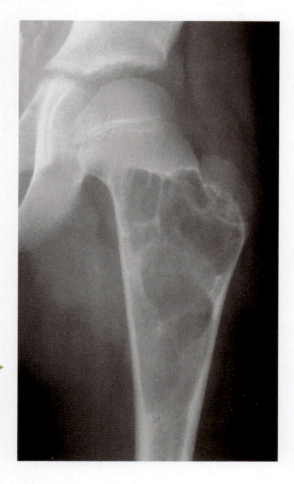

Figura 20.4 Cisto ósseo simples. Radiografia anteroposterior do quadril esquerdo dessa menina de 11 anos demonstrou aspectos típicos de COS. Observe a localização central, a zona de transição estreita, o padrão geográfico de destruição óssea, pseudotrabéculas e inexistência de reação periosteal.

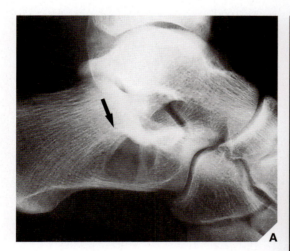

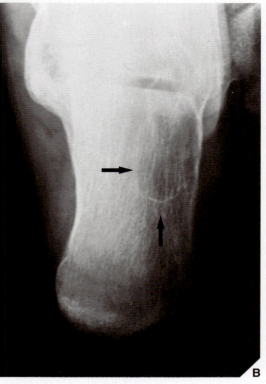

Figura 20.5 Cisto ósseo simples. Radiografias de perfil do retropé (**A**) e incidência de Harris-Beath do calcâneo (**B**) desse homem de 32 anos demonstraram COS no osso calcâneo (*setas*). Nos casos típicos, cistos ósseos de calcâneo estão localizados na área anterolateral do osso, como nesse caso.

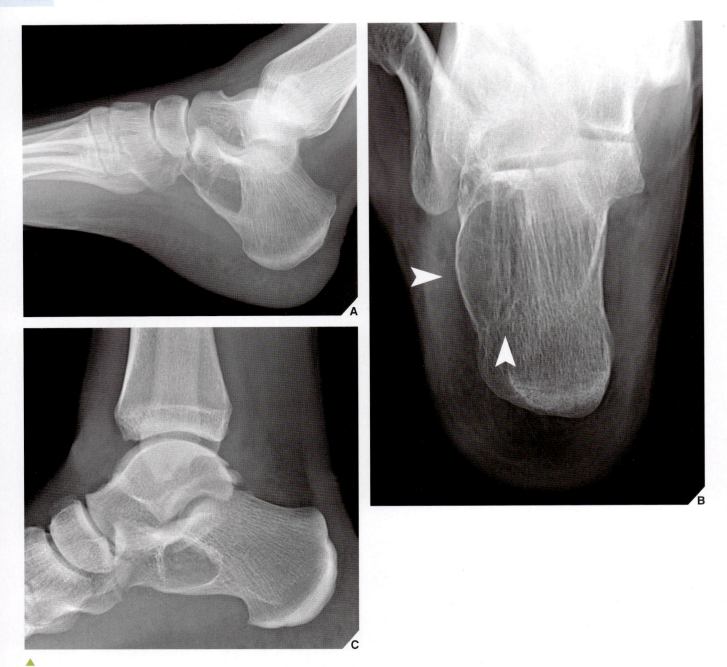

Figura 20.6 Cisto ósseo simples. Radiografias obtidas nas incidências de perfil (**A**) e Harris-Beath (**B**) do retropé direito dessa mulher de 35 anos demonstraram lesão radiotransparente localizada na parte anterolateral do calcâneo (*pontas de seta*). **C.** Radiografia de perfil do retropé desse homem de 20 anos mostrou lesão radiotransparente semelhante na região anterior do calcâneo com zona de transição estreita e borda esclerótica fina.

forma a enfatizar seu aspecto "explosivo". Embora a causa da lesão seja desconhecida, alterações da hemodinâmica local relacionadas a obstrução venosa ou fístula arteriovenosa parecem desempenhar papel importante. Alguns autores acreditam que a lesão seja causada por algum traumatismo. Dahlin e McLeod sugeriram que o COA possa ser semelhante e estar relacionado com outros processos não neoplásicos reativos, inclusive granuloma reparativo de células gigantes, ou reações traumáticas observadas no periósteo e osso. O COA pode desenvolver-se primariamente no osso e, nesses casos, não há qualquer lesão preexistente detectável nos tecidos; ou pode estar associado a várias lesões benignas (p. ex., tumor de células gigantes [TCG], osteoblastoma, condroblastoma, fibroma condromixoide, displasia fibrosa) e malignos (p. ex., osteossarcoma, fibrossarcoma ou condrossarcoma). A hipótese de que o COA seja um fenômeno secundário associado a alguma lesão preexistente foi confirmada por vários pesquisadores. Contudo, alguns autores acreditam que o COA seja um processo reparativo, provavelmente resultante de traumatismos, ou um processo vascular anormal induzido por algum tumor. Estudos genéticos e imuno-histoquímicos sugeriram que o COA primário seja uma lesão óssea geneticamente determinada. Estudos recentes demonstraram recombinações clonais das bandas cromossômicas 16q22 e 17 p13, ou seja, t(16,17)(q22;p13), como também translocação do gene *TRE17/USP6* (peptidase 8 específica da ubiquitina/Ter-2) localizado no cromossomo 17q13.

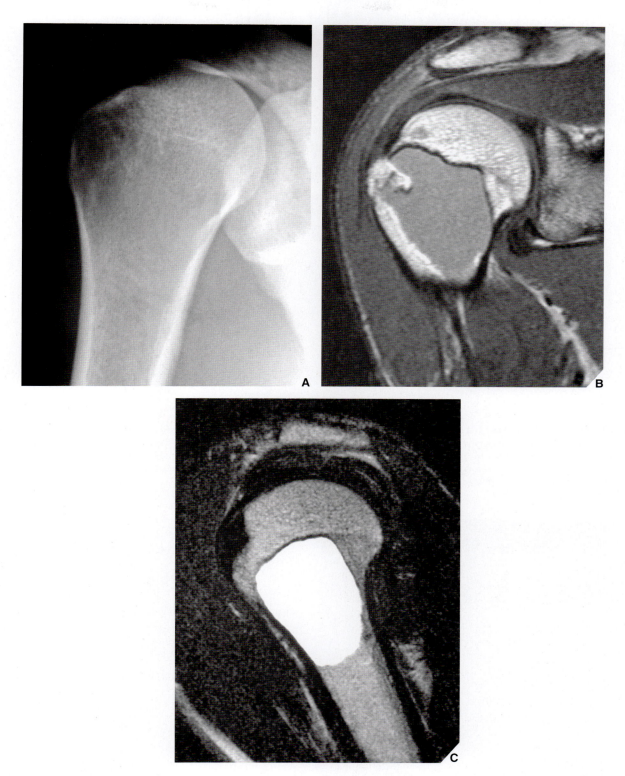

▲ **Figura 20.7 Imagens de MR de cisto ósseo simples. A.** Radiografia anteroposterior do ombro de um jovem de 22 anos demonstrou lesão radiotransparente com zona de transição estreita na extremidade proximal do úmero, adjacente à placa de crescimento fechada. **B.** Imagem coronal de RM ponderada em T1 mostrou sinal intermediário homogêneo. **C.** Imagem sagital de RM ponderada em T2 demonstrou sinal hiperintenso homogêneo de cisto contendo líquido. (Reproduzida com autorização de Greenspan A, Borys D. *Radiology and pathology correlation of bone tumors: a quick reference and review*. Philadelphia: Wolters Kluwer; 2016:313-314.)

1004 **Parte 4** Tumores e Lesões Pseudotumorais

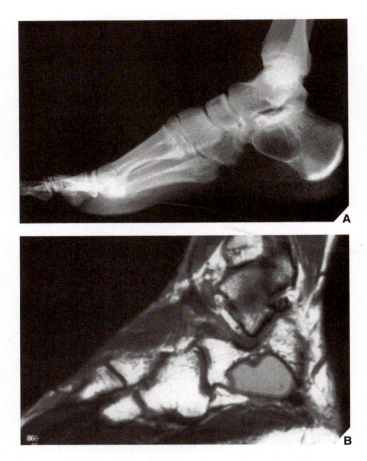

▲
Figura 20.8 Imagens de RM de COS. A. A radiografia de perfil do pé desse jovem de 18 anos demonstrou lesão radiotransparente no calcâneo com borda ligeiramente esclerótica. **B.** Imagem sagital de RM ponderada em T1 (*spin echo* [SE]; tempo de repetição [TR] de 805 ms/echo time [TE] de 15 ms) mostrou sinal homogêneo de intensidade intermediária no interior da lesão circundada por borda esclerótica com sinal hipointenso. **C.** Imagem sagital de RM em sequência STIR (*short time inversion recovery*) demonstrou lesão com sinal hiperintenso homogêneo. (Reproduzida com autorização de Greenfield GB, Arrington JA. *Imaging of bone tumors*. Philadelphia: JB Lippincott; 1995:217-218.)

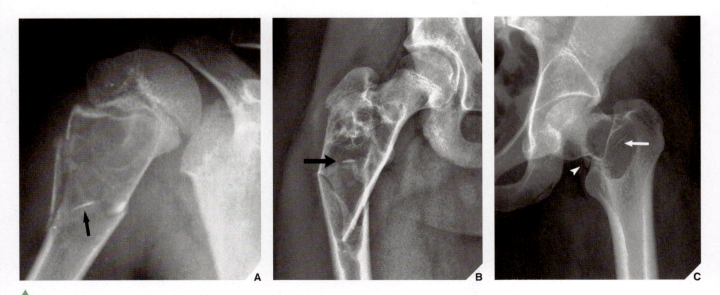

▲
Figura 20.9 SOC com fratura patológica. A. Fratura patológica é uma das complicações mais comuns de SOC, conforme se observou na metadiáfise umeral proximal desse menino de 6 anos. A presença do "sinal do fragmento solto" (*seta*) é típica dessa lesão. **B.** Em outro paciente, uma menina de 11 anos, essa radiografia anteroposterior do quadril direito demonstrou lesão radiotransparente trabeculada e nitidamente demarcada na diáfise proximal do fêmur com fratura patológica. A *seta* aponta para o "sinal do fragmento solto". **C.** A radiografia anteroposterior do quadril esquerdo dessa mulher de 20 anos mostrou lesão radiotransparente na região intertrocantérica do fêmur, que se estendia para dentro do colo femoral. O cisto estava fraturado (*ponta de seta*) e a *seta* aponta para o sinal do fragmento solto.

Capítulo 20 Tumores Benignos e Lesões Pseudotumorais IV: Lesões Diversas 1005

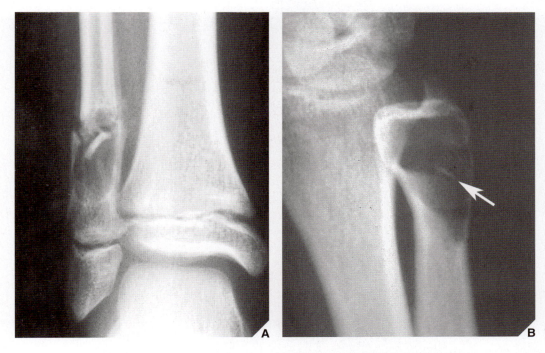

Figura 20.10 Sinal do fragmento solto. A. Radiografia anteroposterior demonstrou lesão radiotransparente na diáfise distal da fíbula direita desse menino de 5 anos, que sofreu traumatismo brando da perna. Observe que havia fratura patológica sobre a lesão e reação periosteal associada. O fragmento cortical radiodenso ao centro da lesão representava o sinal do fragmento solto, que definiu a lesão como COS. **B.** Radiografia oblíqua do punho de outro paciente mostrou lesão radiotransparente na ulna distal com um fragmento cortical solto dentro da lesão cística (*seta*).

O COA representa cerca de 6% das lesões ósseas primárias e é encontrado principalmente em crianças; 90% dessas lesões ocorrem em pacientes com menos de 20 anos. Metáfise de ossos longos é uma estrutura acometida preferencialmente, embora o COA possa ser encontrado ocasionalmente na diáfise de ossos longos e também ossos chatos (p. ex., escápula ou pelve) e até mesmo nas vértebras (Figura 20.14). Como foi mencionado, essas lesões podem desenvolver-se primariamente ou ser consequência de alterações císticas de outra lesão preexistente, inclusive condroblastoma, osteoblastoma, TCG ou displasia fibrosa (Figura 20.15). A marca radiográfica típica de COA é expansão excêntrica policística (aspecto rompido) do osso com contraforte ou envoltório fino de reação periosteal (Figuras 20.16 a 20.19). Embora radiografias convencionais geralmente sejam suficientes para avaliar a lesão, tomografia computadorizada (TC), ressonância magnética (RM) e cintilografia óssea podem facilitar a investigação diagnóstica. A TC é especialmente útil para avaliar integridade do córtex (Figura 20.20). Esse exame também pode mostrar cristas internas descritas radiograficamente como trabéculas ou septos (Figura 20.21). A RM é uma técnica útil para demonstrar níveis líquidos (Figura 20.22), que parecem ser causados por sedimentação de hemácias e soro dentro das cavidades císticas. De forma a demonstrar esse fenômeno, o paciente deve permanecer imóvel no mínimo por 10 min antes do exame e as imagens devem ser obtidas preferencialmente em um plano perpendicular aos níveis líquidos.

Anormalidades demonstradas nas imagens de RM são muito características e, em geral, permitem firmar o diagnóstico específico de COA. Esses critérios incluem lesão bem demarcada (geralmente de contorno lobulado), cavidades císticas com níveis líquidos, septações internas múltiplas e um halo intacto de sinal hipointenso ao redor da lesão (Figuras 20.23 a 20.27). Esse halo foi descrito como indício de processo benigno. A ampla variedade de sinal dentro do cisto nas sequências ponderadas em T1 e T2 provavelmente é causada pela deposição de elementos sanguíneos decompostos e reflete hemorragias intracísticas de diferentes "idades".

Em alguns casos, a cintilografia óssea (ver Figuras 20.20 C e 20.22 B) pode ser útil porque reflete a composição vascular da lesão. Alguns autores detectaram hipercaptação aumentada de radiofármaco com padrão anular em torno da periferia do COA. Embora esse fenômeno não seja específico dessa lesão (também pode ocorrer com COS e infarto ósseo), alterações demonstradas à cintilografia corroboram o quadro radiológico. Em sua experiência com 25 pacientes portadores de COA, que fizeram cintilografia óssea utilizando difosfonato de metileno marcado com tecnécio-99m (^{99m}Tc-MDP), Hudson observou correlação entre aspectos histopatológicos da lesão, volume e tipo de líquido presente dentro do cisto e padrão cintilográfico ou intensidade de captação.

Patologia

O exame anatomopatológico do COA demonstra massa esponjosa bem demarcada composta de vários espaços sinusoides preenchidos com sangue e separados por septos finos branco-acastanhados; também pode haver focos sólidos de vários tamanhos. Histologicamente, o COS consiste em vários espaços sinusoides cheios de sangue, que alternam com áreas mais sólidas. O tecido sólido é profusamente vascularizado e composto de elementos fibrosos que contém várias células gigantes multinucleadas, geralmente em grupos, algumas vezes dispostas como "células

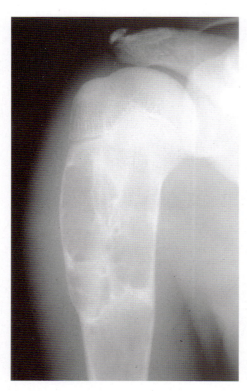

▲
Figura 20.11 Fibroma não ossificante semelhante a um COS. Radiografia anteroposterior do ombro direito desse menino de 10 anos demonstrou lesão radiotransparente na região metadiafisária do úmero, em posição ligeiramente excêntrica com zona de transição estreita e padrão geográfico de destruição óssea. O córtex lateral estava significativamente adelgaçado e abaulado. Inicialmente, a lesão foi diagnosticada como COS; contudo, biopsia excisional subsequente demonstrou que era fibroma não ossificante.

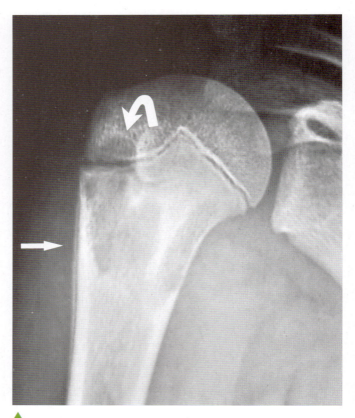

▲
Figura 20.12 Abscesso ósseo/osteomielite. Abscesso ósseo pode ser semelhante a um COS, como se pode observar no úmero proximal desse menino de 12 anos. Reação periosteal (*seta*) sem fratura patológica e extensão da lesão para dentro da epífise (*seta curva*) reforçaram o diagnóstico de abscesso ósseo.

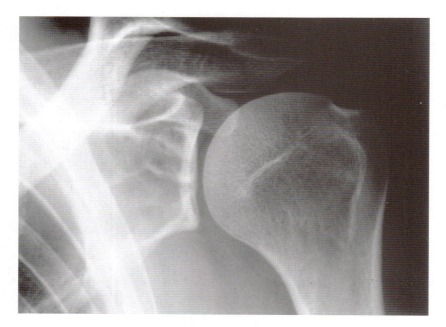

▲
Figura 20.13 Gânglio intraósseo. Essa mulher de 18 anos referia dor no ombro esquerdo. A radiografia anteroposterior demonstrou lesão radiotransparente trabeculada na fossa glenoide com aspecto semelhante a um COS (comparar com Figura 16.30 A). Biopsia excisional foi compatível com gânglio intraósseo.

saltando dentro de uma piscina" (espaços císticos). Os sinusoides têm paredes fibrosas, que frequentemente contêm tecido osteoide basofílico reativo ou mesmo osso bem formado, algumas vezes descrito como *osso azul*. Coleções focais ou difusas de hemossiderina ou células espumosas reativas podem ser encontradas nos septos fibrosos.

Complicações e diagnóstico diferencial

Fratura patológica de osso longo é a complicação mais comum de COA. Pacientes com COA vertebral podem desenvolver escoliose e déficit neurológico.

Em todas as faixas etárias, lesões que sempre devem ser incluídas no diagnóstico diferencial são COS, fibroma condromixoide e TCG, que ocorre depois da maturidade óssea, quando a lesão estende-se à extremidade articular do osso. O elemento mais importante à diferenciação entre COA e COS é que o primeiro é uma lesão expansiva excêntrica, sempre associada a algum grau de reação periosteal (em geral, camada ou contraforte sólido). O COS é uma lesão localizada no centro do osso, tem pouca ou nenhuma expansão e apresenta reação periosteal apenas quando também há fratura patológica. Nos ossos finos (p. ex., ulna, fíbula, metacarpos ou metatarsos), a excentricidade típica do COA pode não ser evidente e, por outro lado, o COS pode apresentar aspecto expansivo (Figura 20.28). Como esse primeiro tipo de lesão contém tecidos sólidos, enquanto o último consiste em estrutura oca preenchida com líquido, o sinal do fragmento solto (quando está presente) é um aspecto diferenciador importante a favor do COS. Fibroma condromixoide pode ser indistinguível de COA, porque as duas lesões são excêntricas, expansivas e geralmente afetam metáfises, apresentando rebordo esclerótico reativo e reação periosteal sólida mencionada antes (em geral, na forma de contraforte sólido). TC e RM são úteis em alguns casos para estabelecer essas diferenças quando demonstram níveis líquidos, que é um fenômeno sugestivo do diagnóstico de COA porque fibroma condromixoide é uma lesão sólida. Entretanto, há alguns casos descritos de fibroma condromixoide com COA secundário (ver Figura 20.19 B e C). Como mencionado nos parágrafos anteriores, COA secundário pode estar associado a displasia fibrosa, tumor de células gigantes, condroblastoma e fibroma não ossificante (ver Figura 10.25 D e E). No esqueleto adulto, TCG pode ser muito semelhante ao COA, embora geralmente não esteja associado à reação periosteal e raramente tenha zona de esclerose reativa. Granuloma reparativo de células gigantes (também conhecido como *COA sólido*) pode ser indistinguível de um COA comum. Entretanto, ao contrário do COA verdadeiro, essa lesão geralmente afeta ossos tubulares curtos das mãos e dos pés. O córtex é fino, mas comumente está intacto. Extensão aos tecidos moles circundantes é tipicamente incomum e, em geral, não há reação periosteal (ver adiante). Nos ossos mais finos como fíbula, metacarpos ou metatarsos, COA causado por proliferação expansiva pode destruir o córtex e formar imagem semelhante a um tumor agressivo (p. ex., osteossarcoma telangiectásico). Por outro lado, é importante lembrar que, às vezes, osteossarcoma telangiectásico pode assemelhar-se a um COA. Diferenciação histopatológica é essencial nesses casos.

Tratamento

Tratamento do COA consiste em ressecção cirúrgica de toda a lesão. Em alguns casos, pode ser necessário realizar enxertia óssea para reparar a falha resultante (Figura 29.28). Outras abordagens terapêuticas são embolização arterial seletiva e aplicação de agentes adjuvantes como nitrogênio líquido, fenol ou polimetilmetacrilato (PMMA) para induzir necrose óssea e lesão da microcirculação da parede cística. Coagulação com *laser* de argônio também tem sido utilizada, mas os resultados são variados. Aspiração percutânea com injeção de solução aquosa de sulfato de cálcio foi experimentada em um grupo selecionado de pacientes. Alguns autores recomendaram tratamento não cirúrgico de COA vertebral recidivante com injeções de coloide de fosfato crômico marcado com ^{32}P dentro do cisto. Recentemente, alguns pesquisadores recomendaram injeções percutâneas de Ethibloc®, uma solução alcoólica (etanol) de proteína do milho, que tem propriedades trombogênicas e fibrogênicas. Entretanto, a recidiva é comum.

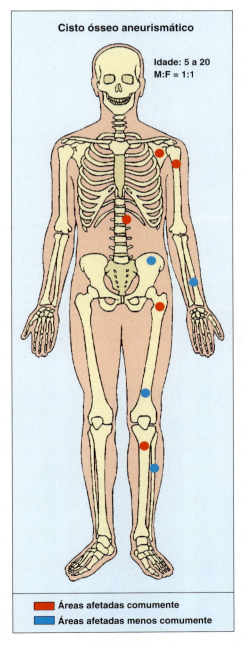

▲ **Figura 20.14** Cisto ósseo aneurismático: estruturas afetadas preferencialmente, faixa etária de pico e razão entre os sexos.

1008 **Parte 4** Tumores e Lesões Pseudotumorais

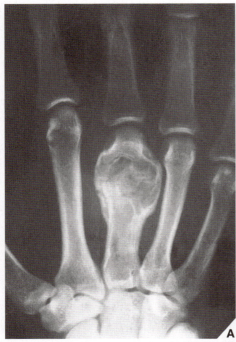
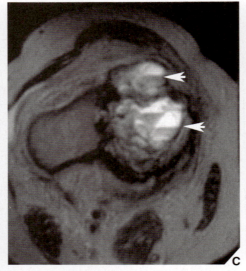
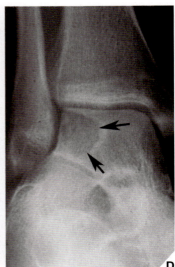
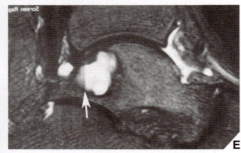
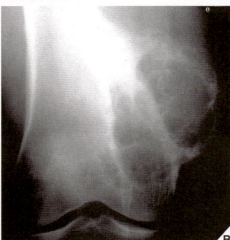

◀ **Figura 20.15 COA secundário. A.** Menino de 14 anos apresentou edema indolor no dorso da mão esquerda, cuja radiografia dorsopalmar demonstrou lesão expansiva no segmento distal do terceiro metacarpo. A lesão apresentava reação periosteal bem organizada e a extremidade articular do osso estava preservada. A biopsia confirmou COA dentro de um foco de displasia fibrosa monostótica. **B.** Radiografia anteroposterior do joelho de outro paciente mostrou lesão expansiva no fêmur distal com córtex espesso e septação interna. **C.** Imagem axial de RM ponderada em T2 evidenciou vários níveis hidroaéreos dentro da lesão (*setas*). Exame histopatológico confirmou fibroma condromixoide com COA secundário. **D.** A radiografia anteroposterior do tornozelo direito dessa mulher jovem demonstrou lesão osteolítica no tálus com borda esclerótica espessa (*setas*). **E.** Imagem sagital de RM ponderada em T2 mostrou níveis líquidos no interior da lesão (*seta*). O exame histopatológico confirmou condroblastoma com COA secundário.

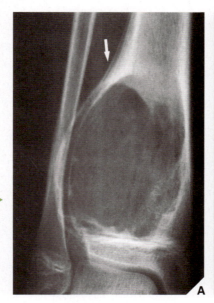
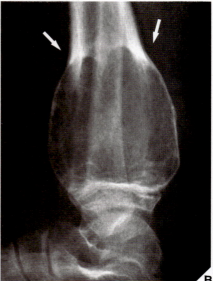

Figura 20.16 Cisto ósseo aneurismático. Radiografias nas incidências anteroposterior (**A**) e perfil (**B**) da perna de uma menina de 8 anos com história de dor no tornozelo demonstraram lesão radiotransparente expansiva na metáfise distal da tíbia que se estendia até a diáfise. Observe sua localização excêntrica no osso e o contraforte de reação periosteal na região proximal da lesão (*setas*). ▶

Capítulo 20 Tumores Benignos e Lesões Pseudotumorais IV: Lesões Diversas 1009

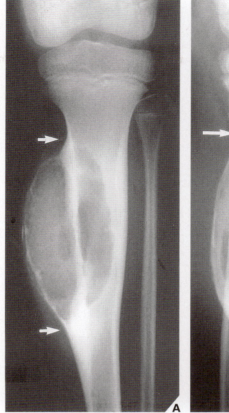
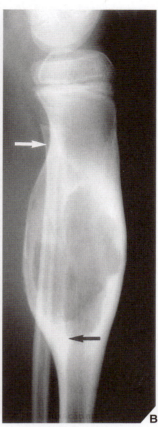

Figura 20.17 Cisto ósseo aneurismático. Radiografias nas incidências anteroposterior (**A**) e perfil (**B**) da tíbia proximal esquerda de uma menina de 10 anos demonstraram aspectos típicos de COA, inclusive localização excêntrica, natureza expansiva e contraforte de reação periosteal sólida nos segmentos proximal e distal da lesão (*setas*).

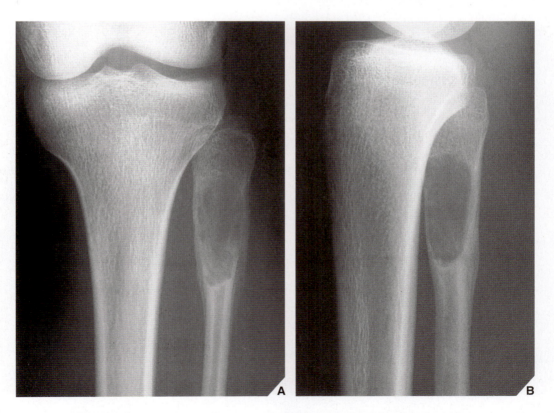

Figura 20.18 Cisto ósseo aneurismático. A. Radiografias nas incidências anteroposterior (**A**) e perfil (**B**) da região proximal da perna dessa jovem de 17 anos demonstrou lesão radiotransparente na fíbula, com zona de transição estreita, borda esclerótica e reação periosteal bem organizada. (Reproduzida com autorização de Greenspan A, Borys D. *Radiology and pathology correlation of bone tumors: a quick reference and review*. Philadelphia: Wolters Kluwer; 2016:317.)

1010 **Parte 4** Tumores e Lesões Pseudotumorais

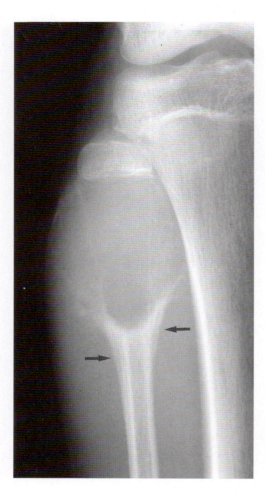

◀ **Figura 20.19 Cisto ósseo aneurismático.** Lesão radiotransparente expansiva volumosa na fíbula proximal de uma menina de 11 anos apresentando contraforte de ração periosteal (setas).

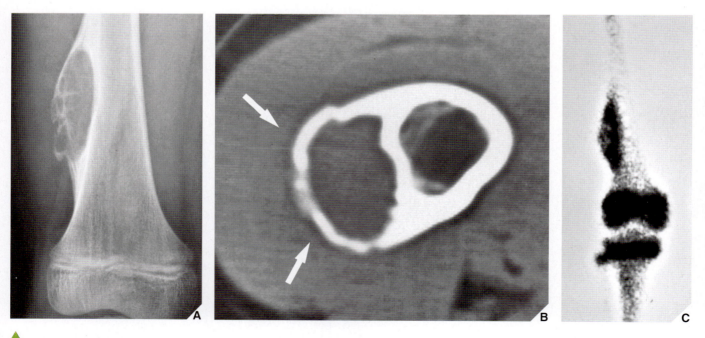

▲ **Figura 20.20 Imagens de TC e cintilografia de COA. A.** Radiografia do fêmur distal desse menino de 8 anos com história de dor na perna direita há 6 meses demonstrou lesão radiotransparente expansiva localizada excentricamente no fêmur, com contrafortes proximal e distal de reação periosteal sólida – aspectos radiográficos compatíveis com COA. **B.** Imagem de TC confirmou a posição intracortical; a lesão abaulava a superfície lateral do fêmur, mas estava contida dentro do envoltório ininterrupto fino de neoformação periosteal (setas). **C.** A imagem de cintilografia óssea obtida depois da injeção de 10 mCi (375 MBq) de difosfonato marcado com ^{99m}Tc evidenciou hipercaptação do radiofármaco na lesão.

Capítulo 20 Tumores Benignos e Lesões Pseudotumorais IV: Lesões Diversas 1011

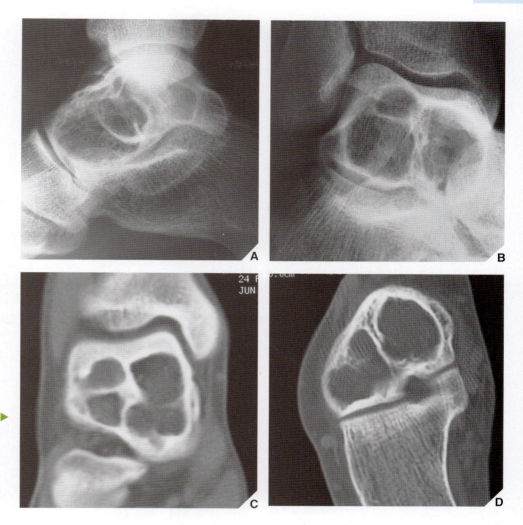

Figura 20.21 Imagens de TC de COA. Radiografias nas incidências de perfil (**A**) e oblíqua (**B**) do tornozelo direito dessa mulher de 24 anos demonstraram lesão trabeculada radiotransparente no tálus. Imagens coronais de TC anterior (**C**) e posterior (**D**) evidenciaram cristas no interior da lesão.

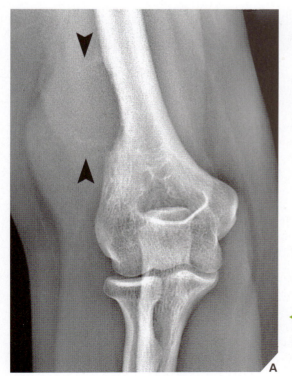

◀ **Figura 20.22 Imagens de cintilografia, TC 3D (tridimensional) e RM de COA. A.** Radiografia anteroposterior do cotovelo direito desse homem de 21 anos demonstrou lesão expansiva radiotransparente excêntrica, que se originava do córtex lateral do úmero distal. Observe que a lesão se estendia aos tecidos moles adjacentes (*pontas de seta*). **B.** Imagem de cintilografia óssea detectou hipercaptação do radiofármaco na lesão. (*Continua*)

1012 Parte 4 Tumores e Lesões Pseudotumorais

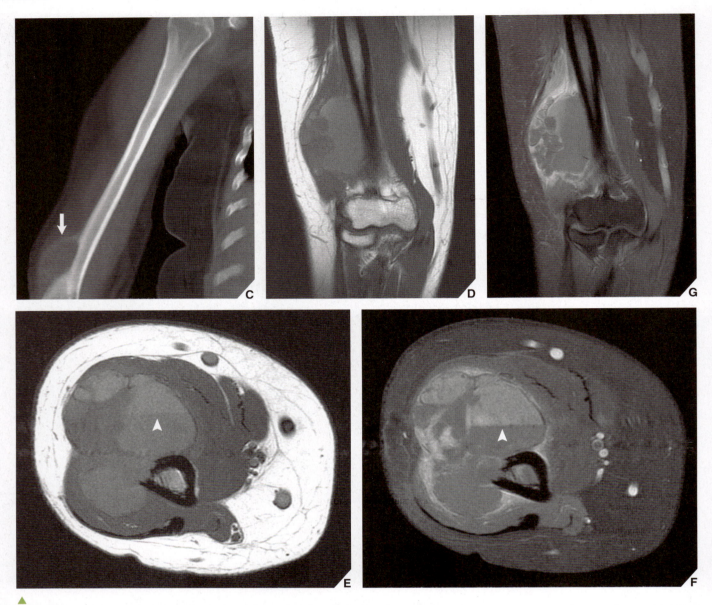

Figura 20.22 Imagens de cintilografia, TC 3D (tridimensional) e RM de COA. (*Continuação*) **C.** Essa imagem de TC 3D do úmero foi reconstruída na projeção de intensidade máxima (PIM) e demonstrou massa de tecidos moles contidos por uma casca de neoformação periosteal (*seta*). **D.** Imagem coronal de RM ponderada em T1 mostrou lesão excêntrica com sinal heterogêneo, predominantemente intermediário, apresentando extensão aos tecidos moles e comprimindo a gordura subcutânea que apresenta sinal hiperintenso. Imagens axiais de RM ponderadas em T1 (**E**) e T2 (**F**) demonstraram nível líquido dentro da lesão (*pontas de seta*). **G.** Imagem coronal de RM após contraste com supressão de gordura evidenciou realce periférico do cisto.

Variante sólida de cisto ósseo aneurismático

Manifestações clínicas e radiológicas

Em 1983, Sanerkin *et al.* descreveram uma variante de COA, na qual a histopatologia predominante era de COA comum com componentes sólidos. O aspecto histopatológico dessa lesão era muito semelhante ao de outra condição descrita originalmente por Jaffe em 1953 e, mais tarde, por Lorenzo e Dorfman em 1980, que representava um processo hemorrágico não neoplásico dos ossos conhecido como *granuloma reparativo de células gigantes*. Atualmente, os termos *COA sólido* e *granuloma reparativo de células gigantes* são usados como

sinônimos. Essas lesões são consideradas reativas e não neoplásicas, embora possam resultar no diagnóstico errôneo de neoplasia maligna. Ainda que sejam detectadas principalmente nos ossos craniofaciais e ossos tubulares curtos das mãos e pés, também podem afetar ossos longos como fêmur, tíbia e ulna. As radiografias mostram que a maioria dessas lesões é expansiva e tem localização excêntrica com graus variáveis de agressividade. Em alguns casos, há envoltório fino de reação periosteal indistinguível de um COA comum. Anormalidades demonstradas nas imagens de RM são variáveis, mas a maioria das lesões tem sinal de intensidade intermediária nas imagens ponderadas T1 e sinais de intensidade heterogênea em T2, embora com predomínio de hipersinal nessas sequências (Figura 20.30). Áreas com sinal hipointenso nas sequências ponderadas em T2 representam mineralização dentro da lesão.

Capítulo 20 Tumores Benignos e Lesões Pseudotumorais IV: Lesões Diversas   1013

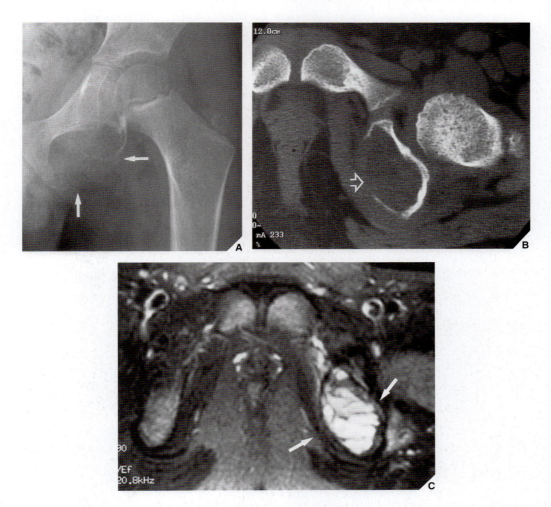

Figura 20.23 Imagens de TC e RM de COA. A. Radiografia anteroposterior do quadril esquerdo dessa menina de 4 anos demonstrou lesão lítica expansiva no ísquio (*setas*). **B.** Imagem de TC mostrou que a lesão rompe a cortical medial (*seta aberta*). **C.** Imagem axial de RM ponderada em T2 evidenciou sinal hiperintenso (*setas*) na lesão. Também foram bem demonstrados vários níveis líquidos típicos de COA.

Patologia

O exame histopatológico dessas lesões demonstra estroma fibroso com mistura de células fusiformes e algumas células gigantes multinucleadas. Ocasionalmente, também é possível encontrar formação de osteoide e até mesmo trabéculas ósseas bem desenvolvidas. Espaços vasculares e áreas de hemorragia também podem ocorrer. Algumas dessas lesões têm aspecto histológico semelhante ao dos chamados *tumores marrons do hiperparatireoidismo*.

Tratamento

Em geral, o tratamento dessas lesões consiste em curetagem. Conforme publicado por pesquisadores do Rizzoli Institute de Bolonha, Itália, o índice de recidiva oscilou em torno de 24%, enquanto o índice da Mayo Clinic ficou em torno de 39%.

Tumor de células gigantes

Manifestações clínicas e radiológicas

Também conhecido como *osteoclastoma*, TCG é uma lesão agressiva evidenciada por tecidos profusamente vascularizados contendo células estromais mononucleares em proliferação e numerosas células gigantes do tipo osteoclástico distribuídas uniformemente. Essa lesão constitui cerca de 5 a 8,6% de todos os tumores ósseos primários e cerca de 23% dos tumores ósseos benignos; também é a sexta causa mais comum de neoplasia óssea primária. Sessenta por cento desses tumores afetam ossos longos e quase todas se localizam na extremidade articular do osso. Estruturas acometidas preferencialmente são tíbia proximal, fêmur distal, rádio distal e úmero proximal (Figura 20.31). TCG é diagnosticado quase exclusivamente depois da maturação esquelética, quando as placas de crescimento estão fechadas. A maioria dos pacientes tem idades entre 20 e 40 anos e há predomínio no sexo feminino (razão de 2:1).

TCGs multifocais são raros e representam menos de 1% de todos os casos de TCG ósseo. Essas lesões são encontradas mais comumente em pacientes com doença de Paget. Várias lesões podem ser diagnosticadas simultaneamente ou em sequência metacrônica. Locais acometidos preferencialmente são crânio e ossos faciais de pacientes com doença de Paget e ossos pequenos das mãos e pés nos demais casos.

Sinais e sintomas clínicos são inespecíficos nos pacientes com lesões solitárias. Isso inclui dor (geralmente atenuada com repouso), edema localizado e limitação da amplitude dos movimentos da articulação adjacente. Quando a lesão está localizada na coluna vertebral, o paciente pode ter sinais e sintomas neurológicos.

1014 **Parte 4** Tumores e Lesões Pseudotumorais

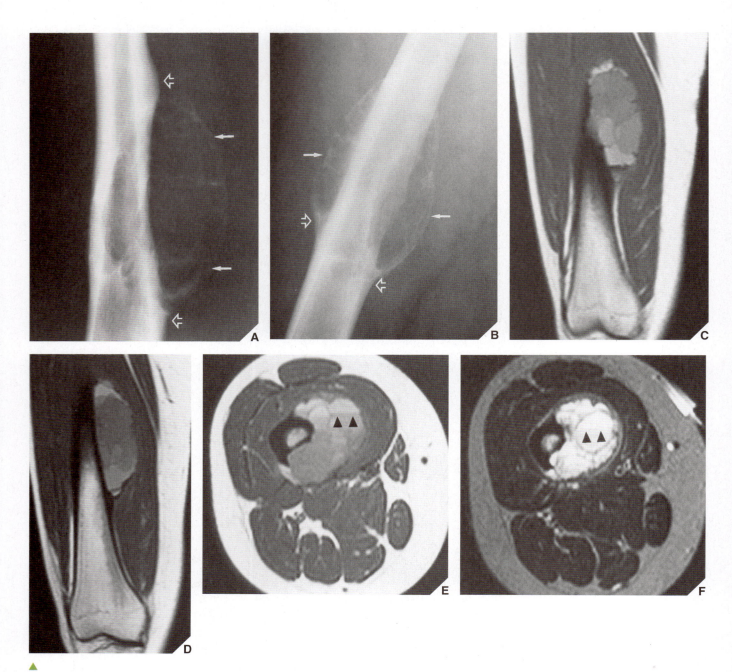

▲
Figura 20.24 Imagens de RM de COA. Radiografias nas incidências anteroposterior (**A**) e perfil (**B**) do terço médio da diáfise do fêmur direito dessa menina de 15 anos demonstraram lesão expansiva, excêntrica na região medial do osso. Havia envoltório fino de osso periosteal cobrindo a lesão (*setas*) e contraforte de reação periosteal proximal e distal à lesão (*setas abertas*) – anormalidades típicas de COA. **C** e **D**. Imagens coronais de RM ponderadas em T1 (*spin echo* [SE]; TR 600 ms/TE 20 ms) evidenciaram heterogeneidade da lesão e septações internas. Outras imagens axiais de RM ponderadas em T1 (**E**) e T2 (**F**) mostraram níveis líquidos (*pontas de seta*).

Capítulo 20 Tumores Benignos e Lesões Pseudotumorais IV: Lesões Diversas 1015

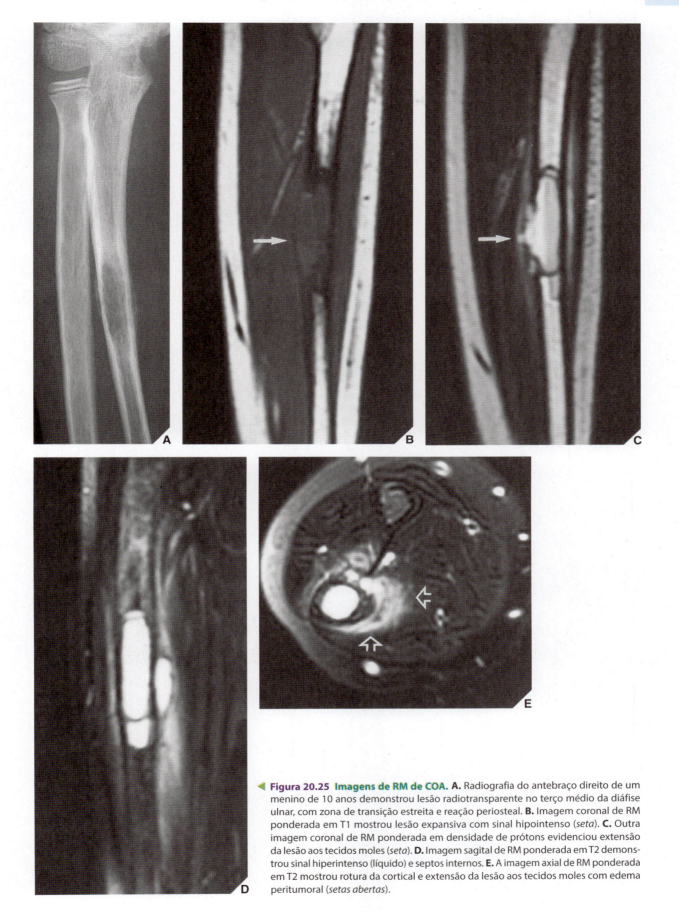

◀ **Figura 20.25 Imagens de RM de COA. A.** Radiografia do antebraço direito de um menino de 10 anos demonstrou lesão radiotransparente no terço médio da diáfise ulnar, com zona de transição estreita e reação periosteal. **B.** Imagem coronal de RM ponderada em T1 mostrou lesão expansiva com sinal hipointenso (*seta*). **C.** Outra imagem coronal de RM ponderada em densidade de prótons evidenciou extensão da lesão aos tecidos moles (*seta*). **D.** Imagem sagital de RM ponderada em T2 demonstrou sinal hiperintenso (líquido) e septos internos. **E.** A imagem axial de RM ponderada em T2 mostrou rotura da cortical e extensão da lesão aos tecidos moles com edema peritumoral (*setas abertas*).

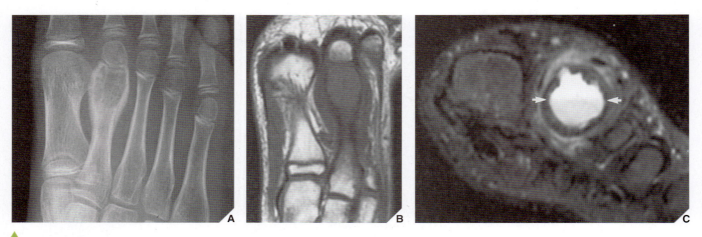

▲
Figura 20.26 Imagens de RM de COA. Menino de 10 anos com dor no pé esquerdo há 3 semanas. **A.** A radiografia convencional mostrou lesão expansiva no segundo metatarso, que invadia a placa de crescimento e apresentava reação periosteal bem organizada. **B.** Imagem axial (longitudinal) de RM ponderada em T1 (*spin echo* [SE]; tempo de repetição [TR] 500 ms/tempo de eco [TE] 17 ms) demonstrou sinal intermediário a baixo na lesão. **C.** Outra imagem coronal (transversal) de RM ponderada em T2 (*fast spin echo* [FSE]; TR 4.500 ms/TE 75 ms/Ef) evidenciou aumento do sinal na lesão e nível líquido (*setas*), típicos de COA.

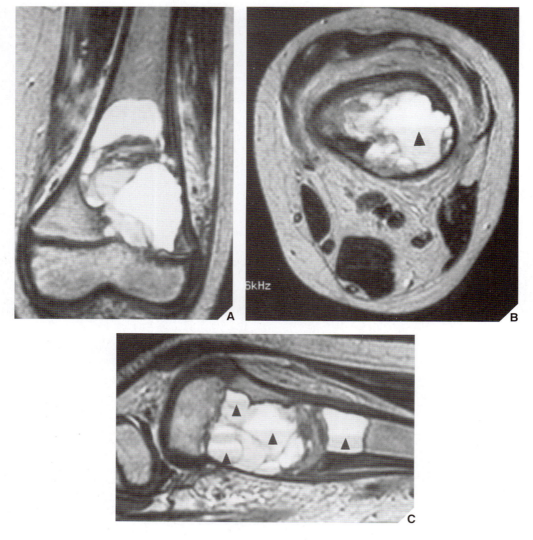

▲
Figura 20.27 Imagens de RM de COA. A. Imagem coronal de RM ponderada em T2 (*fast spin echo* [FSE]; TR 2.583/TE 110 ms/Ef) do fêmur distal dessa menina de 5 anos demonstrou lesão com aspecto heterogêneo, que se estendia além da placa de crescimento. Imagens de RM ponderada em T2 nos planos axial (**B**) e sagital (**C**) mostraram vários níveis líquidos (*pontas de seta*).

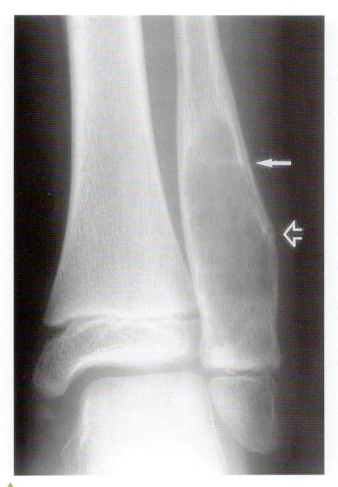

▲
Figura 20.28 COS semelhante a um COA. Lesão expansiva radiotransparente na fíbula distal dessa menina de 8 anos, com reação periosteal (*seta*) secundária à fratura patológica em fase de consolidação (*seta aberta*). Embora o diagnóstico de COA tenha sido sugerido, a biopsia excisional foi compatível com COS.

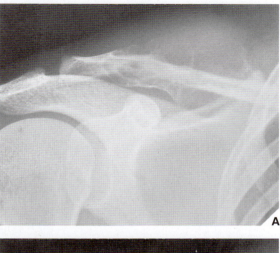
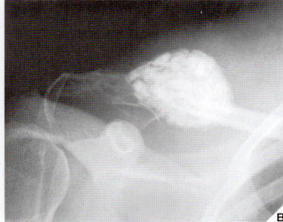

▲
Figura 20.29 Tratamento de COA. A. Radiografia anteroposterior do ombro dessa mulher de 19 anos demonstrou lesão expansiva na clavícula direita. **B.** A lesão foi tratada com curetagem e aplicação de fragmentos de osso esponjoso.

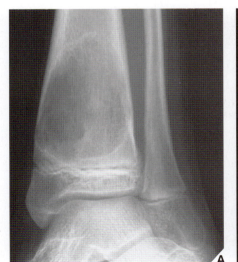
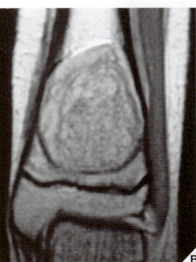
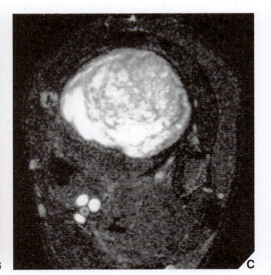

▲
Figura 20.30 Variante sólida de COA. A. Radiografia oblíqua do tornozelo esquerdo de uma menina de 11 anos demonstrou lesão radiotransparente nitidamente demarcada no terço médio da diáfise tibial. **B.** Na imagem coronal de RM ponderada em T1, a lesão apresenta sinal heterogêneo intermediário. **C.** Na imagem axial de RM ponderada em T2, a lesão mostra sinal heterogêneo, predominantemente hiperintenso. (Reimpressa com permissão de Greenspan A, Jundt G. Remagen W. *Differential diagnosis in orthopaedic oncology*, 2nd ed. Philadelphia: Lippincott Williams & Wilkins; 2007:387-431.)

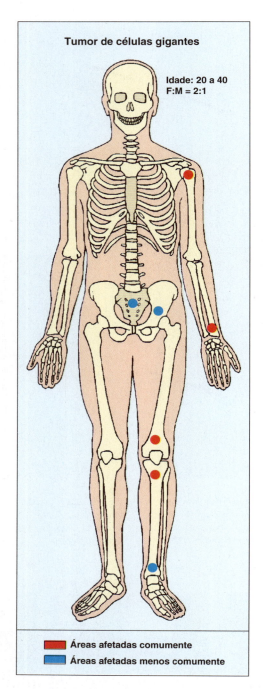

Figura 20.31 Tumor de células gigantes: estruturas afetadas preferencialmente, faixa etária de pico e razão entre os sexos.

Anormalidades detectadas nos exames radiológicos dos pacientes com TCG são típicas. O tumor é uma lesão radiotransparente unicamente osteolítica com zona de transição estreita e sem bordas escleróticas, demonstrando padrão geográfico de destruição óssea, geralmente sem reação periosteal (Figuras 20.32 a 20.36). Cintilografia óssea sempre mostra hipercaptação do radiofármaco pelo tumor (ver Figura 20.39 B). Em alguns casos, pode haver captação mais acentuada do marcador na periferia da lesão que dentro do próprio tumor (aspecto descrito por Hudson como "configuração de rosca"), o que provavelmente é causado por hiperemia do osso em torno da lesão. Também pode haver massa de tecidos moles e, em geral, TC ou RM são úteis para concluir a avaliação (Figuras 20.37 a 20.41). Cerca de 5% dos TCGs são lesões primariamente malignas. Entretanto, como não têm aspecto maligno nos exames de imagem, as lesões malignas não podem ser diagnosticadas radiologicamente (Figuras 20.42 e 20.44). Não há dúvidas de que TCG benigno pode transformar-se em lesão maligna. Vários autores publicaram casos de transformação maligna de TCGs ósseos. Na maioria dos casos, a transformação ocorreu após radioterapia. Há apenas alguns casos publicados de transformação maligna espontânea após tratamento cirúrgico inicial. Histologicamente, neoplasias malignas secundárias são histiocitoma fibroso maligno, fibrossarcoma, osteossarcoma e sarcoma indiferenciado.

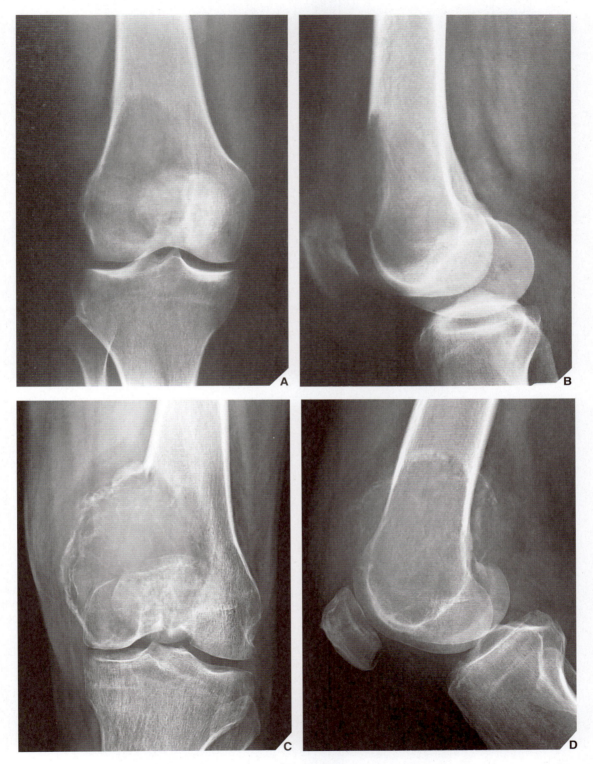

Figura 20.32 Tumor de células gigantes. Radiografias nas incidências anteroposterior (**A**) e perfil (**B**) do joelho de um homem de 32 anos demonstraram lesão puramente osteolítica na extremidade distal do fêmur. Observe sua localização excêntrica, inexistência de esclerose reativa e extensão da lesão para dentro da extremidade articular – todas características do TCG. Radiografias nas incidências anteroposterior (**C**) e perfil (**D**) do joelho esquerdo de outro homem de 58 anos mostraram lesão osteolítica expansiva excêntrica no côndilo medial do fêmur.

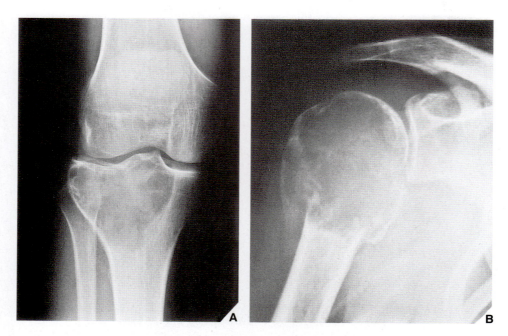

Figura 20.33 **Tumor de células gigantes. A.** Radiografia anteroposterior do joelho direito dessa mulher de 30 anos demonstrou lesão osteolítica excêntrica localizada na tíbia proximal, estendendo-se à extremidade articular do osso. **B.** Em outro paciente, uma mulher de 27 anos, a lesão lítica afetava quase toda a extremidade proximal do úmero direito. Observe que havia fratura patológica na extremidade distal do tumor. (Reproduzida com autorização de Greenspan A, Borys D. *Radiology and pathology correlation of bone tumors: a quick reference and review*. Philadelphia: Wolters Kluwer; 2016:300, Fig. 7.2 A e C.)

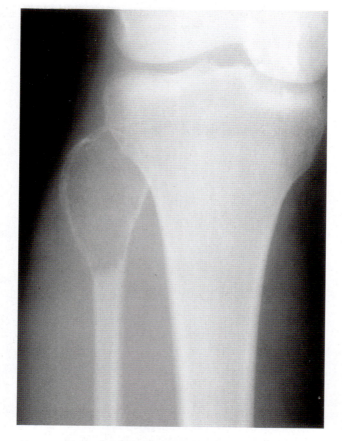

Figura 20.34 **Tumor de células gigantes.** Radiografia anteroposterior do joelho direito dessa mulher de 28 anos demonstrou lesão lítica expansiva na cabeça da fíbula.

Capítulo 20   Tumores Benignos e Lesões Pseudotumorais IV: Lesões Diversas   **1021**

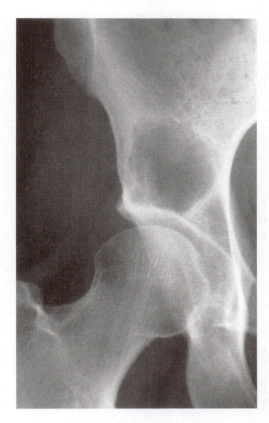

▲
Figura 20.35 Tumor de células gigantes. Radiografia anteroposterior do quadril direito dessa mulher de 31 anos demonstrou lesão lítica supracetabular no ilíaco, com zona de transição estreita e padrão geográfico de destruição óssea.

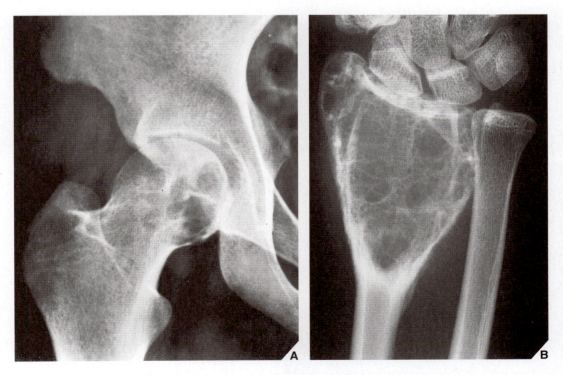

▲
Figura 20.36 Tumor de células gigantes. A. Radiografia anteroposterior do quadril direito dessa mulher de 27 anos demonstrou lesão lítica com trabéculas internas na cabeça do fêmur. **B.** A radiografia anteroposterior do punho esquerdo dessa mulher de 36 anos mostrou lesão trabeculada no rádio distal. (Reproduzida com autorização de Greenspan A, Borys D. *Radiology and pathology correlation of bone tumors: a quick reference and review.* Philadelphia: Wolters Kluwer; 2016:301, Fig. 7.3.)

1022 **Parte 4** Tumores e Lesões Pseudotumorais

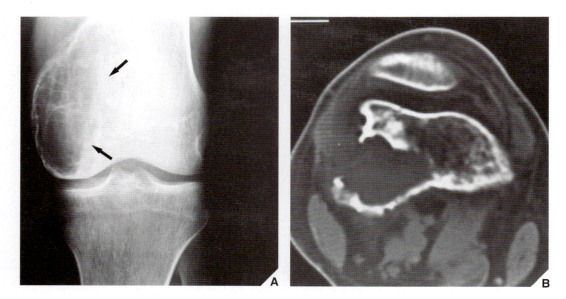

▲
Figura 20.37 Imagens de TC de tumor de células gigantes. A. A radiografia anteroposterior do joelho dessa mulher de 33 anos demonstrou lesão osteolítica no côndilo femoral medial (*setas*). Não havia evidência definitiva de massa em tecidos moles. Contudo, a imagem de TC (**B**) mostrou destruição da cortical e massa de tecidos moles.

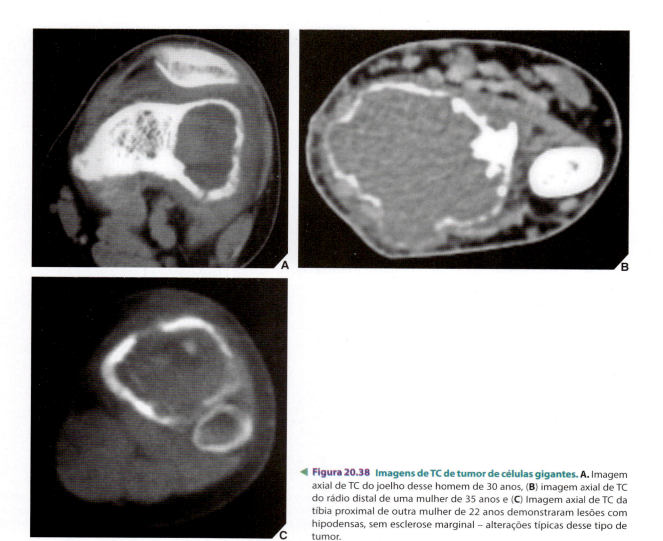

◀ **Figura 20.38 Imagens de TC de tumor de células gigantes. A.** Imagem axial de TC do joelho desse homem de 30 anos, (**B**) imagem axial de TC do rádio distal de uma mulher de 35 anos e (**C**) Imagem axial de TC da tíbia proximal de outra mulher de 22 anos demonstraram lesões com hipodensas, sem esclerose marginal – alterações típicas desse tipo de tumor.

Capítulo 20 Tumores Benignos e Lesões Pseudotumorais IV: Lesões Diversas 1023

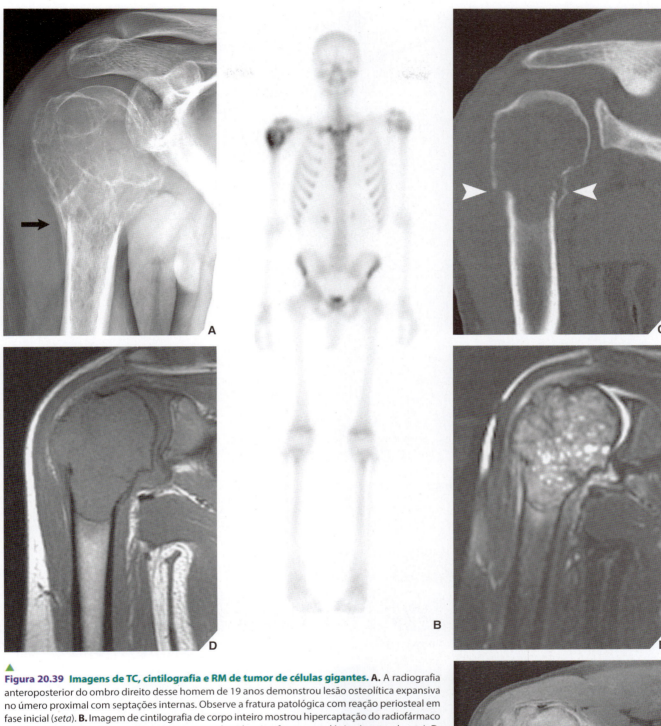

Figura 20.39 Imagens de TC, cintilografia e RM de tumor de células gigantes. A. A radiografia anteroposterior do ombro direito desse homem de 19 anos demonstrou lesão osteolítica expansiva no úmero proximal com septações internas. Observe a fratura patológica com reação periosteal em fase inicial (seta). B. Imagem de cintilografia de corpo inteiro mostrou hipercaptação do radiofármaco pelo tumor. C. A TC reformatada no plano coronal evidenciou fratura patológica (pontas de seta). D. Imagem coronal de RM ponderada em T1 mostrou lesão homogênea com sinal intermediário. E. A imagem coronal de RM ponderada em T2 com supressão de gordura mostrou tumor heterogêneo com focos de sinal hiperintenso. Observe que havia derrame articular com sinal hiperintenso. F. A imagem axial de RM ponderada em T1 com supressão de gordura realizada após a administração intravenosa de gadolínio mostrou realce heterogêneo do tumor.

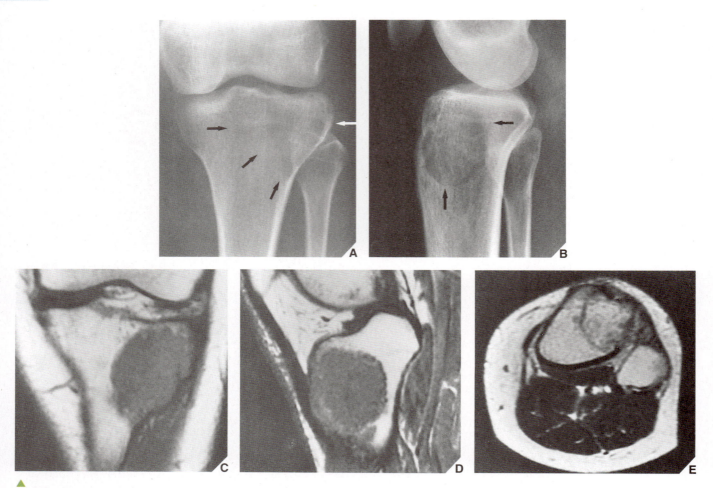

Figura 20.40 Imagens de RM de tumor de células gigantes. Essa mulher de 45 anos referia dor no joelho esquerdo fazia 6 meses. Radiografias nas incidências anteroposterior (**A**) e perfil (**B**) demonstraram lesão lítica na tíbia proximal, que se estendia à extremidade articular do osso (*setas*). Imagens de RM coronal (**C**) e sagital (**D**) ponderadas em T1 *spin-echo* (tempo de repetição [TR] 600/tempo de eco [TE] 20 ms) demonstraram bem a lesão, que exibe intensidade de sinal intermediária. **E.** Imagem axial de RM ponderada em densidade de prótons mostrou lesão com sinal intermediário a alto, invasão da cortical e extensão lateral aos tecidos moles.

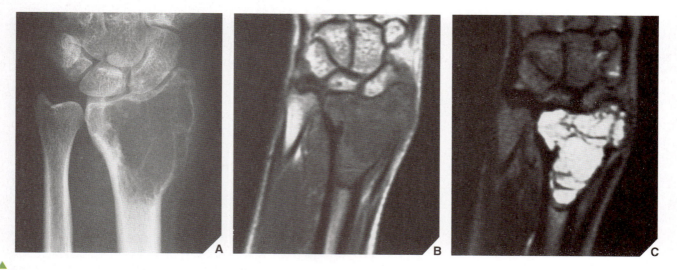

Figura 20.41 Imagens de RM de tumor de células gigantes. A. A radiografia dorsopalmar do punho direito de uma mulher de 36 anos demonstrou lesão osteolítica no rádio distal. **B.** Imagem coronal de RM ponderada em T1 (*spin echo* [SE]; tempo de repetição [TR] 500 ms/tempo de eco [TE] 20 ms) mostrou intensidade de sinal baixa a moderada. **C.** Na imagem coronal de RM ponderada em T2 (SE; TR 2.000 ms/TE 80 ms), a lesão apresenta sinal hiperintenso com septações que são hipointensas.

Capítulo 20 Tumores Benignos e Lesões Pseudotumorais IV: Lesões Diversas 1025

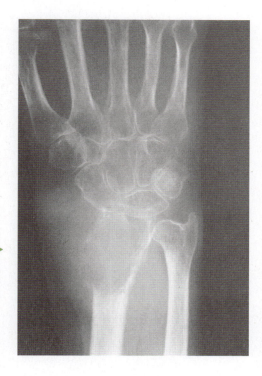

Figura 20.42 Tumor de células gigantes. A radiografia dorsopalmar do punho esquerdo dessa mulher de 56 anos demonstrou lesão osteolítica no rádio distal, com rotura da cortical e extensão às partes moles adjacentes. Apesar desse aspecto radiográfico agressivo, ao exame histopatológico o tumor tinha aspecto tipicamente benigno, sem indícios de malignidade. Depois de ressecção ampla, o seguimento da paciente por 5 anos não detectou evidência de recidiva ou metástases a distância.

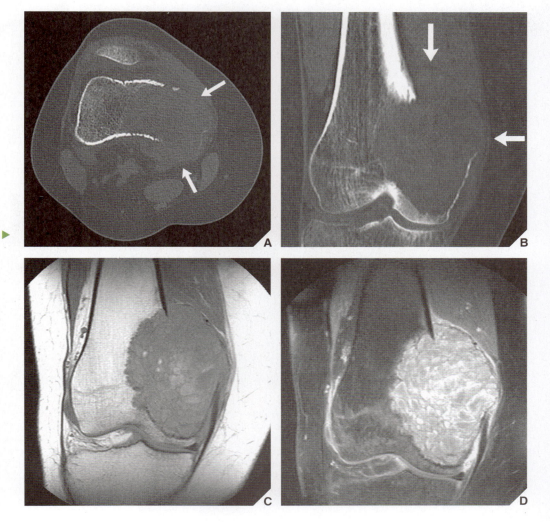

Figura 20.43 Imagens de TC e RM de tumor de células gigantes. Imagens de TC reformatadas nos planos axial (**A**) e coronal (**B**) do joelho direito de uma mulher de 31 anos demonstraram tumor volumoso no côndilo femoral medial, com rotura da cortical e extensão aos tecidos moles adjacentes (*setas*). **C.** Imagem coronal de RM ponderada em T1 mostrou tumor com sinal intermediário, levemente heterogêneo, relacionado a sangramento. **D.** Outra imagem coronal de RM ponderada em T1 com supressão de gordura foi obtida após a administração intravenosa de gadolínio e demonstrou intenso realce do tumor. O exame histopatológico não detectou qualquer indício de malignidade no espécime retirado.

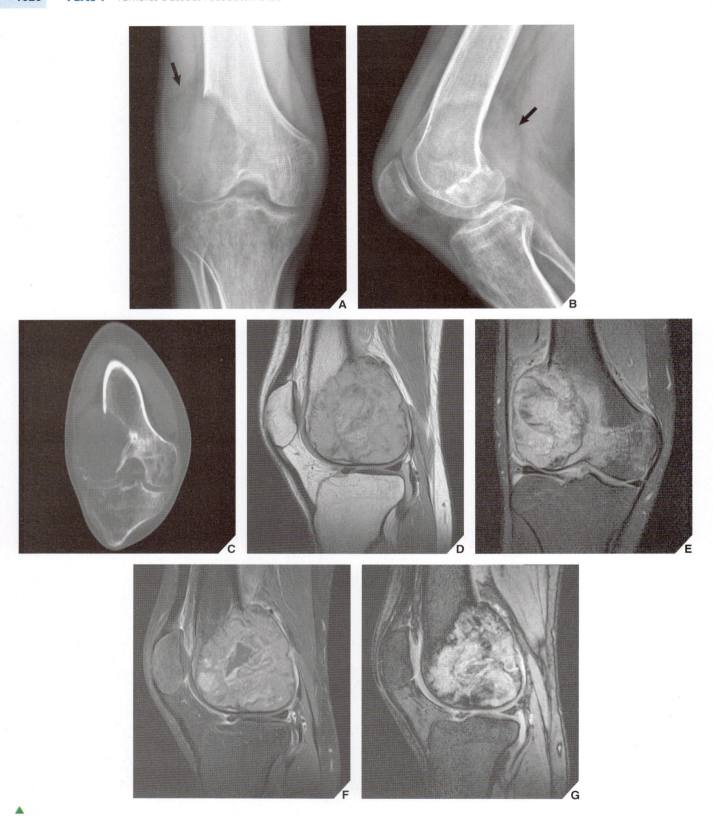

Figura 20.44 Imagens de TC e RM de tumor de células gigantes. Radiografias nas incidências anteroposterior (**A**) e perfil (**B**) do joelho direito desse homem de 24 anos demonstraram lesão osteolítica no côndilo lateral do fêmur. O tumor rompeu a cortical lateral e invadiu as partes moles adjacentes, formando volumosa massa (*setas*). Observe a osteoporose periarticular nos segmentos proximais da tíbia e fíbula. **C.** A imagem de TC reformatada no plano coronal do joelho mostrou destruição cortical e uma volumosa massa de tecidos moles. **D.** A RM sagital ponderada em T1 demonstrou tumor heterogêneo, com sinal predominantemente intermediário. Nas imagens coronal (**E**) e sagital (**F**) de RM ponderada em T2, o tumor exibe sinal hiperintenso com focos hipointensos. Na imagem coronal, observe edema ao redor do tumor com sinal hiperintenso. **G.** A RM sagital ponderada em T1 com supressão de gordura obtida depois da injeção intravenosa de gadolínio mostrou acentuado realce tumoral. Apesar dos aspectos agressivos (estágio 3), exame histopatológico do espécime retirado cirurgicamente não detectou sinais de malignidade.

No passado, aspecto radiológico e estadiamento dos TCGs não refletiam precisamente a evolução clínica final; apesar disto, vários pesquisadores (inclusive Enneking, Campanacci e Bertoni *et al.*) desenvolveram sistemas de estadiamento baseados nos aspectos radiológico e histológico desse tumor. Lesão do estágio 1 tinha aspecto radiográfico indiferente (bordas bem demarcadas e córtex preservado) e aspecto histológico benigno. Lesão do estágio 2 mostrava aspecto radiológico mais agressivo com remodelação óssea extensa; córtex fino, mas sem perda de continuidade e periósteo intacto; ainda assim, o padrão histológico era benigno. TCGs do estágio 3 mostravam crescimento acentuado, com violação do córtex e extensão aos tecidos moles adjacentes, mas ainda era histologicamente benigno, embora pudessem ocorrer metástases a distância (principalmente pulmões).

Patologia

Ao exame anatomopatológico, o tecido tumoral geralmente é mole e marrom-avermelhado com áreas amareladas ocasionais de alteração xantomatosa e áreas esbranquiçadas mais firmes representativas de fibrose. Espaços císticos e hemorrágicos podem ser semelhantes aos encontrados nos casos de COA (Figura 20.45).

Histologicamente, o TCG é formado de duas populações relacionadas de células estromais mononucleadas e células gigantes multinucleadas. O estroma tumoral contém quantidades variáveis de colágeno. Morfologicamente, as células gigantes guardam alguma semelhança com osteoclastos e apresentam níveis altos de atividade de fosfatase ácida. Há consenso de que essas células não sejam neoplásicas. Contudo, a célula mononuclear que se origina das células estromais mesenquimais primitivas representa o componente neoplásico. Essas células estromais semelhantes a osteoblastos expressam fatores necessários à formação e à diferenciação dos osteoclastos (fator de diferenciação do osteoclasto, ou FDO). Elas mostram características dos precursores de osteoblastos e expressam RANKL (ativador do receptor do ligando do fator nuclear capa B [NF-κB]), que é um fator de crescimento essencial ao recrutamento de osteoclastos por osteoblastos e à sua maturação em condições fisiológicas normais. O gene *RANKL* está localizado no *locus* cromossômico 13q14. Em estudos citogenéticos do TCG, pesquisadores demonstraram que associações teloméricas (fusões ponta-a-ponta de cromossomos aparentemente intactos) envolvendo os cromossomos 11p, 13p, 14p, 15p, 19q, 20q e 21p eram as anomalias cromossômicas encontradas com mais frequência. Alguns tumores apresentam recombinações dos cromossomos 16q22 e 17p13. Também há relatos de perda de heterozigosidade (*loss of heterozygosity*, ou LOH em inglês) dos cromossomos 1p, 3p, 5q, 9q, 10q e 19q.

Diagnóstico diferencial

Várias lesões podem ser confundidas com TCG e, por outro lado, esse tumor pode assemelhar-se a outras lesões que afetam a extremidade articular do osso. O COA primário raramente acomete a extremidade articular do osso e ocorre em faixa etária mais jovem. Entretanto, depois do fechamento da placa de crescimento com a

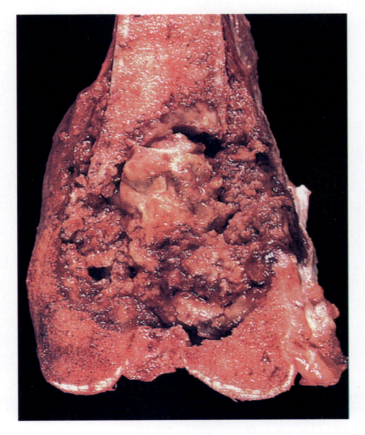

Figura 20.45 Patologia do tumor de células gigantes. Corte coronal de um espécime retirado cirurgicamente do fêmur distal demonstrou tumor intramedular lobulado com focos hemorrágicos atravessando o córtex e estendendo-se até a extremidade articular do osso. (Reproduzida com autorização de Greenspan A, Borys D. *Radiology and pathology correlation of bone tumors: a quick reference and review*. Philadelphia: Wolters Kluwer; 2016:307.)

maturidade esquelética, essa lesão pode estender-se à região subarticular de um osso longo, tornando-se indistinguível do TCG. Em alguns casos, quando TC ou RM demonstra nível líquido, isso é mais compatível com COA. Contudo, deve-se salientar que, em alguns pacientes, COA pode coexistir com outras lesões, inclusive TCG. O chamado *COA sólido* (ou granuloma reparativo de células gigantes) da extremidade articular pode ter as mesmas características radiológicas que um TCG comum. Em vista de sua localização frequente na extremidade articular de um osso longo, histiocitoma fibroso benigno pode ser idêntico ao TCG. Tumor marrom do hiperparatireoidismo também é uma lesão capaz de assemelhar-se radiologicamente ao TCG. Entretanto, o primeiro geralmente está associado a outras manifestações ósseas de hiperparatireoidismo, inclusive osteopenia, reabsorção cortical ou subperiosteal, alterações reabsortivas dos tufos das falanges distais ou perda da lâmina dura dos dentes. Ocasionalmente, gânglion intraósseo excepcionalmente grande pode ser confundido com TCG, embora o primeiro sempre tenha borda esclerótica. Alguns tumores malignos (p. ex., condrossarcoma) podem estender-se até a extremidade articular do osso e, principalmente quando não há calcificações demonstráveis radiograficamente, podem ser muito semelhantes ao TCG. Mieloma e metástase osteolítica ocupando segmentos subcondrais geralmente podem ser diferenciadas do TCG sem muita dificuldade (a faixa etária mais avançada na qual essas duas neoplasias malignas ocorrem é um indício útil), embora as diferenças radiológicas entre tais lesões possam não ser muito evidentes em alguns casos. Por fim, raramente, o TCG pode ser semelhante a outros tumores como fibrossarcoma, histiocitoma fibroso maligno ou osteossarcoma fibroblástico (em razão da lesão puramente osteolítica evidenciada ao exame radiográfico).

Complicações e tratamento

Fratura patológica (Figura 20.46; ver também Figuras 20.33 B e 20.39 A) é a complicação mais comum de TCG.

Tratamento dos TCGs benignos consiste em curetagem cirúrgica e enxertia óssea (Figura 20.47) ou ressecção ampla com implantação secundária de aloenxerto (Figuras 20.48 a 20.50) ou endoprótese (ver Figura 20.52). Alinhamento adequado e inexistência de recidivas são demonstrados pela incorporação do enxerto ósseo ao osso normal (ver Figura 20.50). Marcove recomendou criocirurgia com nitrogênio líquido, enquanto outros especialistas recomendaram aplicação de calor usando metilmetacrilato para preencher o leito tumoral após a excisão intralesional. Em geral, recidivas são detectadas e diagnosticadas radiograficamente por reabsorção do enxerto ósseo e aparecimento de áreas líticas semelhantes às do tumor original (Figura 20.51). Especialmente após radioterapia, lesões recidivantes podem ter transformação maligna em fibrossarcoma, histiocitoma fibroso maligno ou osteossarcoma. Em alguns casos, mesmo lesões histologicamente benignas formam metástases (pulmonares) a distância (Figura 20.52). De acordo com alguns estudos, essa complicação ocorreu em 2% dos pacientes e geralmente foi detectada nos primeiros 3 a 4 anos depois do diagnóstico inicial.

Recentemente, com entendimento mais claro da biologia celular e molecular desse tumor, especialmente com identificação do fator de diferenciação de osteoclasto conhecido como RANKL (uma molécula essencial à patogenia do TCG), foram iniciadas experiências terapêuticas utilizando anticorpo monoclonal denosumabe contra fator RANKL. Esse tratamento é promissor para pacientes com TCG inoperável ou recidivante.

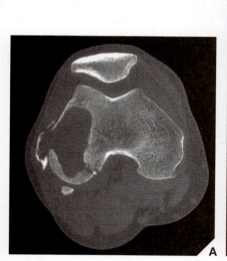
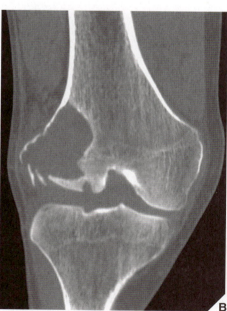
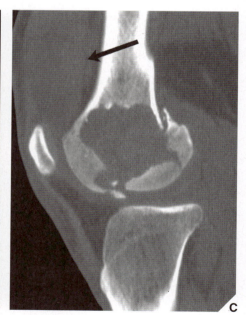

▲
Figura 20.46 Complicação de tumor de células gigantes. Imagens de TC reformatadas nos planos axial (**A**), coronal (**B**) e sagital (**C**) do joelho direito desse homem de 40 anos demonstraram fratura patológica cominutiva associada a um TCG volumoso no côndilo femoral lateral. Observe que havia distensão da bursa suprapatelar (*seta*) em consequência de hemorragia.

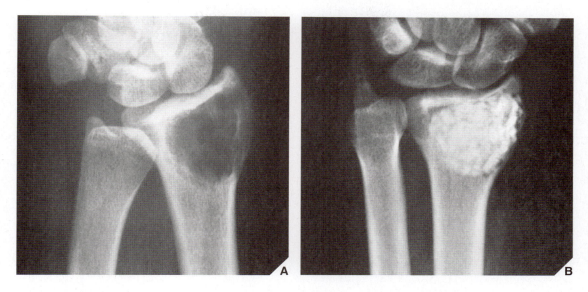

Figura 20.47 Tratamento do tumor de células gigantes. A. A radiografia convencional do punho direito dessa mulher de 32 anos demonstrou lesão osteolítica no rádio distal. **B.** A radiografia pós-curetagem mostrou a posição dos fragmentos ósseos enxertados.

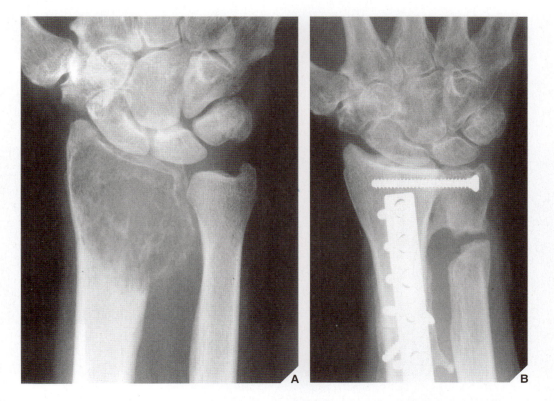

Figura 20.48 Tratamento do tumor de células gigantes. A. A radiografia dorsopalmar do punho esquerdo dessa mulher de 38 anos demonstrou aspecto clássico de TCG no rádio distal. **B.** O tratamento consistiu em ressecção do rádio distal e colocação de aloenxerto. Além disso, foi realizada operação de Suavé-Kapandji para formar pseudoartrose com a ulna distal e fusão da articulação radiulnar distal.

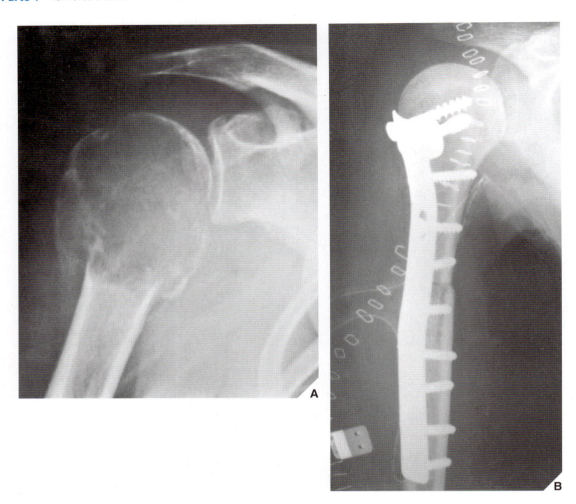

Figura 20.49 Tumor de células gigantes. A. Essa radiografia anteroposterior do ombro direito dessa mulher de 27 anos mostrou TCG, que afetava a extremidade proximal do úmero. **B.** Ressecção ampla foi realizada e o úmero foi reconstruído com aloenxerto.

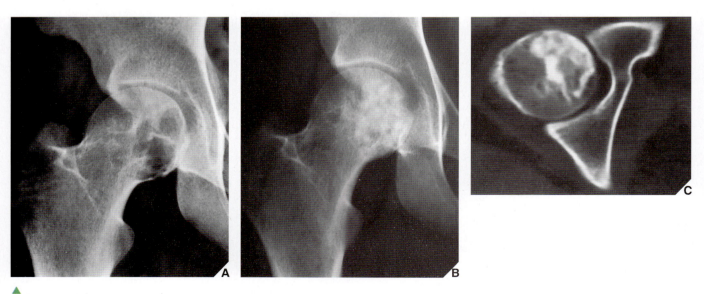

Figura 20.50 Tratamento do tumor de células gigantes. A. Essa mulher de 27 anos tinha diagnóstico de TCG na cabeça do fêmur. **B.** Dois anos depois da curetagem e colocação de um aloenxerto, não houve recidiva da lesão. **C.** A imagem de TC demonstrou incorporação adequada do enxerto ao osso normal (comparar com Figura 20.53).

Capítulo 20 Tumores Benignos e Lesões Pseudotumorais IV: Lesões Diversas **1031**

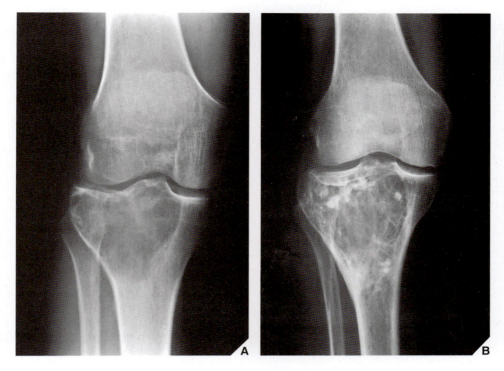

Figura 20.51 Recidiva de tumor de células gigantes. Essa mulher de 30 anos tinha TCG na extremidade proximal da tíbia direita (**A**) e, em seguida, foi tratada por curetagem e colocação de fragmentos de osso esponjoso. Vinte meses depois da cirurgia, a paciente começou a sentir dor crescente no joelho. **B.** A radiografia subsequente demonstrou que a maior parte dos fragmentos ósseos tinha sido reabsorvida; focos osteolíticos indicavam recidiva do tumor.

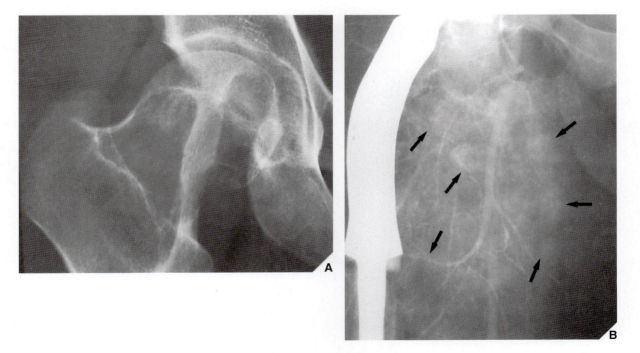

Figura 20.52 Complicação do tumor de células gigantes. Esse homem de 28 anos referia história de dor no quadril direito havia 4 meses. **A.** Essa radiografia anteroposterior do quadril demonstrou lesão radiotransparente destrutiva, que envolvia a parte medial da cabeça do fêmur e estendia-se ao colo femoral. Biopsia confirmou COA. Cinco meses depois da curetagem e do preenchimento da cavidade com fragmentos de osso esponjoso, a lesão recidivou. Na ocasião, o exame histopatológico demonstrou TCG benigno com COA enxertado. O fêmur proximal foi retirado e uma endoprótese foi implantada. Oito meses depois, o paciente foi reinternado no hospital com piora da dor e aumento significativo da circunferência da coxa. **B.** A imagem de arteriografia femoral evidenciou vários nódulos de tecidos moles (*setas*) e biopsia confirmou metástases originadas do TCG. O paciente também tinha metástases pulmonares.

Mesenquimoma fibrocartilaginoso

Manifestações clínicas e radiológicas

Mesenquimoma fibrocartilaginoso (MFC) é um tumor extremamente raro composto de dois tecidos diferentes: cartilaginoso benigno semelhante a uma placa de crescimento em atividade; e outro semelhante a um fibrossarcoma de grau baixo. Essa lesão foi descrita primeiramente por Dahlin e colaboradores em 1984 como tumor maligno de grau baixo. Mirra *et al.* classificaram essa lesão como tumor desmoide com nódulos semelhantes ao encondroma. O número de casos publicados provavelmente é menor que 20, embora possam existir vários casos que não foram publicados. MFC foi relatado em pacientes com idades entre 1 e 25 anos (média de 13 anos) e afeta mais comumente pacientes do sexo masculino. Em geral, a lesão localiza-se na epífise de um osso longo (p. ex., fíbula ou úmero). Sinais e sintomas geralmente indicam tumor de crescimento lento e consistem em desconforto e hipersensibilidade discretos no local da lesão e, em alguns casos, massa palpável.

Radiograficamente, a lesão é radiotransparente e tem bordas entalhadas, que se estendem até a placa de crescimento ou avançam sobre ela. Depois da maturação esquelética, a lesão pode estender-se à extremidade articular do osso (Figura 20.53). Em alguns casos, o córtex está expandido e afilado. Podem ocorrer invasão da cortical e comprometimento das partes moles (Figura 20.54), que podem ser bem demonstrados na TC e na RM. Embora geralmente não haja reação periosteal, quando está presente ela é esparsa e tem aspecto benigno. O tumor pode conter calcificações visíveis típicas de matriz cartilaginosa.

Patologia

Ao exame microscópico, a lesão é formada de tecidos constituídos de feixes entrecruzados de células fusiformes e fibras de colágeno. Esse tecido é relativamente celularizado, os núcleos são roliços e há indícios de polimorfismo e hipercromatismo com figuras de mitose ocasionais. Sobre esse fundo, encontram-se ilhas bem demarcadas de cartilagem nitidamente benigna. Um aspecto característico são incontáveis partículas curvas de cartilagem circundadas por estroma de células fusiformes, conferindo ao tumor corado com H&E um aspecto de "coquetel de camarão". Em sua descrição original, esse tumor foi denominado *mesenquimoma fibrocartilaginoso com malignidade de baixo grau*. Contudo, como até agora não houve relato de metástases, o grupo da Mayo Clinic deletou esse acréscimo, citando o tumor simplesmente como *mesenquimoma fibrocartilaginoso*.

Hemangioma

Manifestações clínicas e radiológicas

Hemangioma é uma lesão óssea benigna composta de vasos sanguíneos neoformados e representa cerca de 2% de todos os tumores benignos e 0,8% de todas as lesões malignas do sistema esquelético. Alguns autores consideram que hemangiomas sejam neoplasias benignas, enquanto outros os classificam no grupo das malformações vasculares congênitas. Dependendo do tipo de vaso existente na lesão, hemangiomas são classificados como capilares, cavernosos, venosos ou mistos.

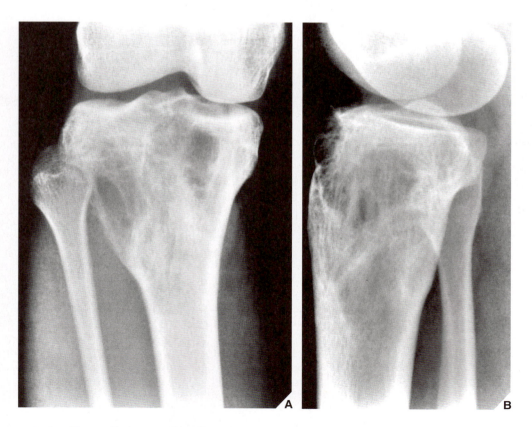

▲
Figura 20.53 Mesenquimoma fibrocartilaginoso. Radiografias nas incidências anterolateral (**A**) e perfil (**B**) do joelho direito desse homem de 23 anos demonstraram lesão trabeculada lítica na tíbia proximal, que abaulava o córtex anterolateral e estendia-se até a extremidade articular do osso.

Capítulo 20 Tumores Benignos e Lesões Pseudotumorais IV: Lesões Diversas   1033

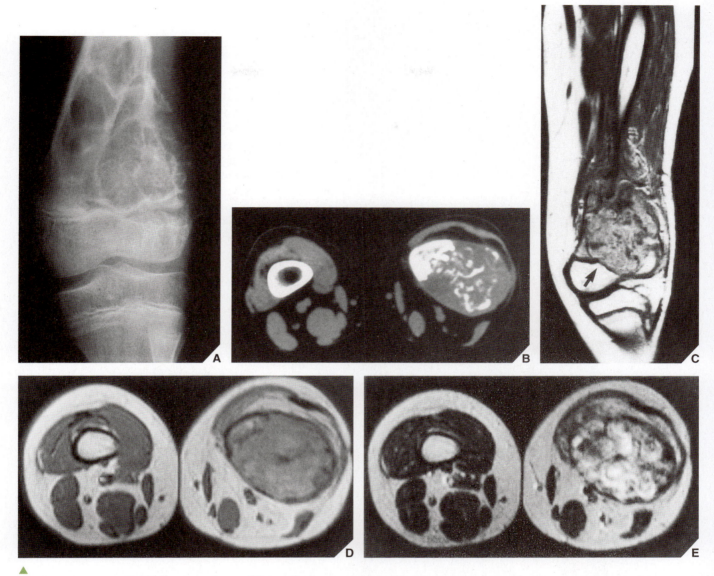

Figura 20.54 Imagens de RM de mesenquimoma fibrocartilaginoso. A. Radiografia oblíqua do joelho esquerdo desse menino de 14 anos demonstrou lesão osteolítica trabeculada no fêmur distal, que invadia a placa de crescimento e determinava destruição da cortical óssea. **B.** Imagem de TC do tumor mostrou destruição da cortical posterolateral e massa volumosa de tecidos moles com calcificações. **C.** Imagem coronal de RM ponderada em T1 evidenciou tumor com sinal heterogêneo, que violava a placa de crescimento e se estendia à epífise distal do fêmur (*seta*). **D.** RM axial ponderada em T1 demonstrou destruição da cortical e volumosa massa de tecidos moles com sinal intermediário. Calcificações localizadas dentro da massa mostram sinal hipointenso. **E.** Na imagem axial de RM ponderada em T2, o tumor tinha sinal predominantemente hiperintenso. Pseudosseptação da massa e sua composição heterogênea foram bem demonstradas nessa imagem. (Cortesia do Prof./Dr. Wolfgang Remagen, Colônia, Alemanha.)

Hemangiomas capilares são constituídos de vasos finos formados simplesmente de endotélio plano circundado por membrana basal. Nos ossos, esses hemangiomas ocorrem mais comumente nos corpos vertebrais. *Hemangiomas cavernosos* são formados de espaços dilatados cheios de sangue, que estão revestidos pelo mesmo endotélio plano com membrana basal. Hemangiomas cavernosos ósseos afetam mais comumente o crânio. *Hemangiomas venosos* são compostos de vasos com paredes finas e camada muscular. Essas lesões frequentemente contêm flebólitos. *Hemangiomas arteriovenosos* caracterizam-se por comunicações anormais entre artérias e veias. Essas lesões são extremamente raras nos ossos e afetam quase exclusivamente tecidos moles. A classificação biológica das anomalias vasculares foi revisada por Mulliken e Glowacki, que recomendaram classificar hemangiomas como hamartoma, em vez de neoplasias verdadeiras; essa classificação leva em consideração o *turnover* celular e histologia, bem como história natural e anormalidades detectadas ao exame físico. Esse sistema separa claramente hemangiomas da lactência (com seus estágios proliferativo inicial e involutivo tardio) das malformações vasculares (lesões congênitas) caracterizadas como arteriais, venosas, capilares, linfáticas ou mistas. Contudo, também foram encontrados hemangiomas epitelioides que, aparentemente, eram tumores verdadeiros.

A incidência de hemangiomas parece aumentar com a idade e essas lesões são mais frequentes depois da meia idade. Mulheres são afetadas com frequência duas vezes maior que homens. Estruturas afetadas com maior frequência são coluna vertebral (especialmente segmento torácico) e crânio (Figura 20.55). Na coluna vertebral, a lesão geralmente afeta o corpo vertebral, embora possa estender-se para o pedículo ou lâmina e, em casos raros, processo espinhoso. Ocasionalmente, podem ser afetadas várias vértebras. A maioria dos hemangiomas da coluna vertebral é assintomática e diagnosticada acidentalmente. Pacientes apresentam sintomas quando a lesão da vértebra afetada comprime raízes neurais ou medula espinal em consequência de sua extensão epidural. Essa complicação neurológica está associada mais comumente às lesões dos segmentos intermediários da coluna torácica. Outro mecanismo considerado responsável pela compressão medular, embora não ocorra com tanta frequência, é fratura do corpo vertebral afetado com formação de massa de tecidos moles ou hematoma associado.

Nos exames radiológicos, hemangiomas caracterizam-se pela existência de focos osteolíticos multiloculados (Figura 20.56) ou estrias verticais grosseiras. No corpo vertebral, esse aspecto é referido como *padrão em favo de mel* ou *veludo cotelê*, respectivamente (Figura 20.57), mas no crânio é conhecido como *configuração em aros de roda*. Quando é detectado na coluna vertebral, esse padrão é considerado praticamente patognomônico de hemangioma. Nos casos típicos, a TC demonstra esse padrão como pontos múltiplos (frequentemente descritos como *aspecto de bolinhas*), que representam trabéculas reforçadas (Figura 20.58). No exame de RM, imagens ponderadas em T1 e T2 geralmente demonstram áreas com sinal hiperintenso, que correspondem aos componentes vasculares (Figura 20.59). Áreas com espessamento trabecular apresentam sinal hipointenso, independentemente da sequência de pulsos utilizada. Imagens de TC e RM obtidas após a administração intravenosa de contraste mostram realce da lesão. Nos ossos tubulares longos e curtos, hemangiomas são reconhecidos por padrão típico semelhante a renda e favos de mel (Figura 20.60 A), mas em alguns casos têm aspecto expansivo bolhoso aparentemente agressivo (Figura 20.61 B). Em muitos casos, ossos e tecidos moles adjacentes podem ser invadidos por hemangiomas (Figura 20.61).

À cintilografia óssea, o aspecto dos hemangiomas ósseos varia de fotopenia até aumentos moderados de captação do radiofármaco. Estudo recente com imagens planares e TC por emissão de fóton único (SPECT) de hemangiomas vertebrais e sua correlação com RM demonstrou que, na maioria dos casos, essas lesões tinham captação normal nas imagens planares. Imagens de SPECT também eram normais, principalmente quando as lesões mediam menos de 3 cm de diâmetro. Esse estudo também mostrou discrepância entre imagens de SPECT e RM: não havia correlação entre alterações da intensidade do sinal na RM e padrões de captação na cintilografia óssea. Arteriografia do hemangioma raramente é necessária.

Hemangioma epitelioide é uma variante de hemangioma comum. No passado, essa lesão era conhecida como *hiperplasia angiolinfoide com eosinofilia* e *hemangioma histiocitoide* em razão de seus aspectos morfológicos. Embora afete mais comumente pele e tecidos subcutâneos, o hemangioma epitelioide também pode acometer ossos, especialmente vértebras. Ainda que a maioria dessas lesões seja solitária, há casos publicados de acometimento multifocal do esqueleto. Aspectos radiográficos dessa lesão incluem áreas osteolíticas expansivas com bordas lobuladas bem definidas e esclerose periférica. Em casos raros, o córtex está destruído, resultando na formação de osso periosteal novo. Ao exame histológico, conforme foi enfatizado por Wenger e Wold, observam-se vasos bem formados com várias aberturas, que estão circundados por células endoteliais epitelioides com citoplasma eosinofílico abundante. Em geral, os vasos têm diâmetro de capilares e pode haver hemorragias em torno do tecido conjuntivo. O estroma adjacente pode conter infiltrados inflamatórios. Em alguns casos, a histopatologia dessa lesão é semelhante à do hemangioendotelioma epitelioide.

Acometimento difuso dos ossos por lesões hemangiomatosas é referido como *hemangiomatose* ou *angiomatose*. Em alguns casos, tecidos moles também são afetados (Figuras 20.62 e 20.63). Exames radiológicos dos pacientes com angiomatose caracterizam-se por lesões osteolíticas, geralmente com aspecto de favos-de-mel ou treliça ("buraco dentro de buraco"). Quando há acometimento extenso do osso, o termo usado é *angiomatose cística*. Alguns outros termos aplicados para descrever essa condição são *hemangiomatose esquelética difusa*, *linfangiectasia difusa* e *hemolinfangiomatose hamartomatosa*. Schajowicz sugeriu que hemangiomatose cística deva ser diferenciada de angiomatose difusa, em razão dos seus aspectos radiológico

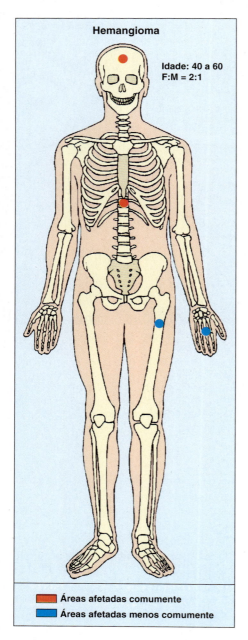

▲ **Figura 20.55 Hemangiomas: estruturas afetadas mais comumente, faixa etária de pico e razão entre os sexos.**

Capítulo 20 Tumores Benignos e Lesões Pseudotumorais IV: Lesões Diversas   **1035**

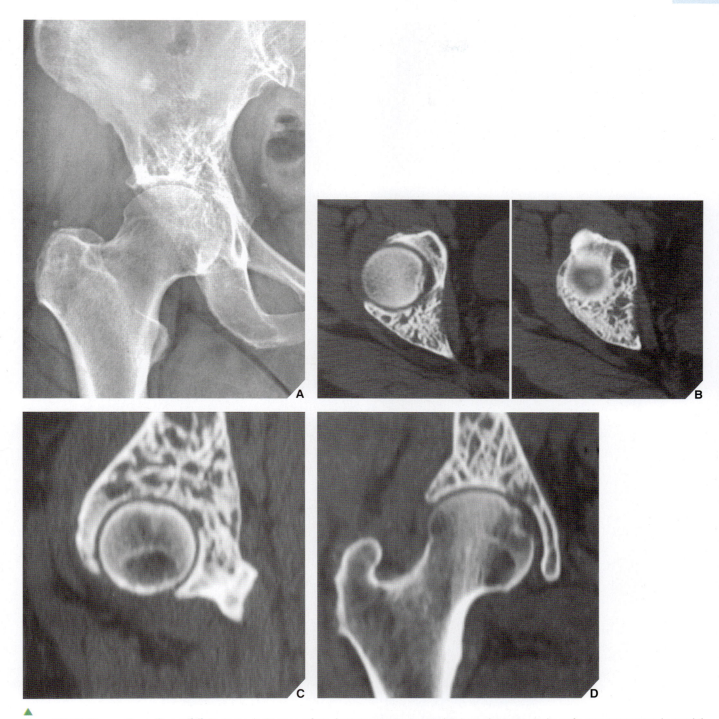

Figura 20.56 **Hemangioma de quadril.** Paciente de 58 anos referia dor intermitente no quadril direito há 1 ano. Radiografia anteroposterior do quadril direito mostrou lesão lítica e esclerótica mista no ilíaco, que se estendia até o acetábulo. Corte axial de TC (**B**) e imagens de TC reformatadas nos planos sagital (**C**) e coronal (**D**) demonstraram padrão de "favos de mel" típico de hemangioma.

e macroscópico diferentes. Essa é uma doença óssea rara, que se caracteriza por lesões císticas difusas nos ossos, geralmente (60 a 70% dos casos) associadas ao acometimento de órgãos internos. Em geral, pacientes com angiomatose cística são diagnosticados nas primeiras três décadas de vida. Razão entre sexos masculino:feminino é de 2:1. Os ossos mais comumente afetados são os do esqueleto axial, bem como fêmur, úmero, tíbia, rádio e fíbula. Sintomas referidos ao sistema esquelético geralmente são secundários às fraturas patológicas das lesões císticas. Contudo, a maioria dos sintomas está relacionada com acometimento visceral. Radiograficamente, as lesões ósseas geralmente são osteolíticas (Figura 20.64), algumas vezes com aspecto de favos-de-mel (Figura 20.65). Lesões são bem delimitadas, circundadas por halo de esclerose e têm dimensões variadas (Figura 20.66). Embora o acometimento medular seja mais comum, podem ocorrer rotura da cortical, expansão óssea e reação periosteal. Em casos raros, pode haver lesões escleróticas e, nesses pacientes, a doença pode ser semelhante às metástases osteoblásticas. Na RM, as lesões geralmente demonstram sinal intermediário nas

1036 Parte 4 Tumores e Lesões Pseudotumorais

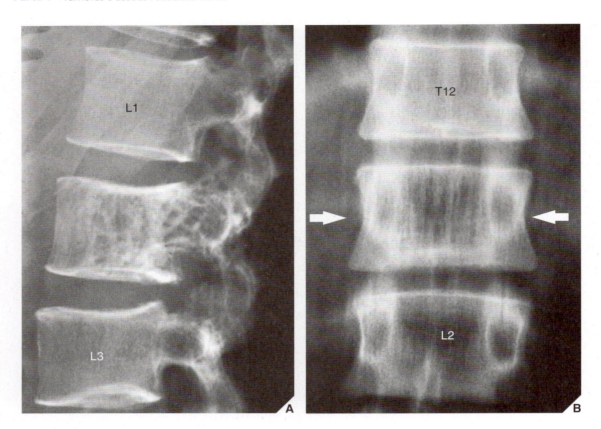

▲
Figura 20.57 Hemangioma vertebral. A. Radiografia de perfil da coluna lombar demonstrou padrão em favos de mel no hemangioma da vértebra L2. **B.** A imagem de tomografia anteroposterior de outro paciente mostrou estrias verticais do hemangioma da vértebra L1 (*setas*), também referido como *padrão de veludo cotelê*.

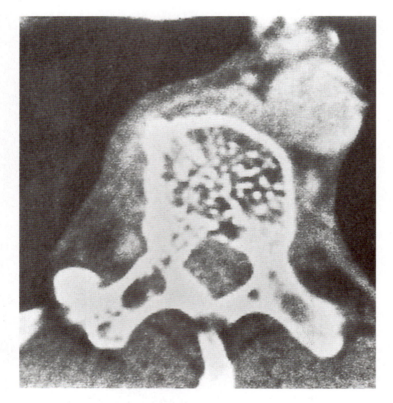

▲
Figura 20.58 Imagem de TC de hemangioma vertebral. Imagem de TC da vértebra T10 demonstrou pontos grosseiros (padrão de "bolinhas"), que representavam trabéculas verticais espessadas do osso esponjoso – um aspecto típico de hemangioma.

Capítulo 20   Tumores Benignos e Lesões Pseudotumorais IV: Lesões Diversas   **1037**

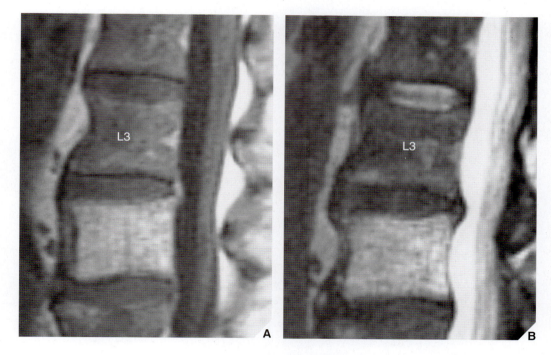

▲
Figura 20.59 Imagens de RM de hemangioma vertebral. Imagens sagitais de RM ponderada em T1 (**A**) (*spin echo* [SE]; tempo de repetição [TR] 517 ms/ tempo de eco [TE] 12 ms) e T2 (**B**) (SE; TR 2.000 ms/TE 80 ms) demonstraram sinal hiperintenso no hemangioma da vértebra L4.

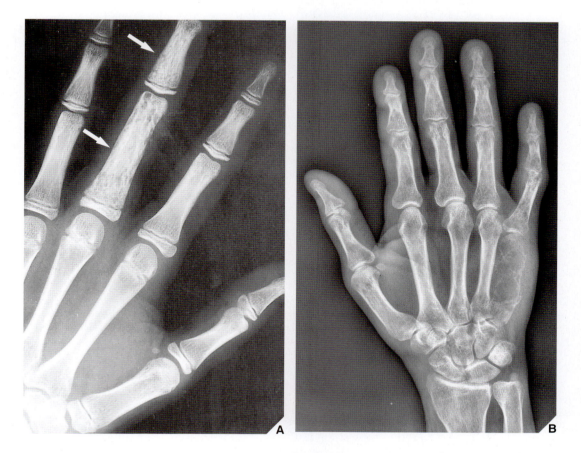

▲
Figura 20.60 Hemangioma de osso tubular curto. A. Radiografia dorsopalmar da mão dessa menina de 11 anos demonstrou padrão rendilhado típico e aspecto de favos de mel nas falanges do dedo médio (*setas*). Crescimento exagerado do dedo, conforme se observou nesse caso, é uma complicação frequente de hemangioma. **B.** Em outro paciente, homem de 50 anos, foi detectada lesão osteolítica expansiva bolhosa com envolvimento do quinto metacarpo.

1038 **Parte 4** Tumores e Lesões Pseudotumorais

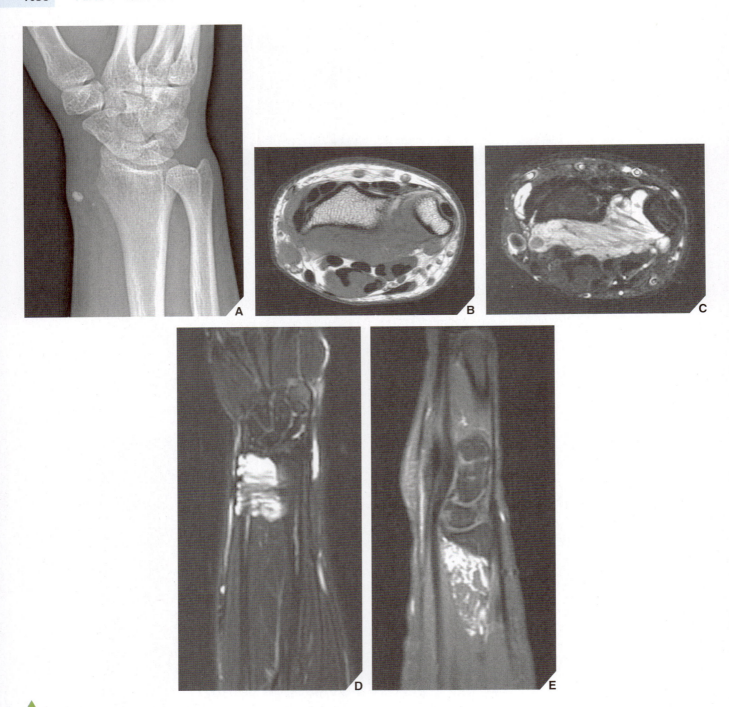

Figura 20.61 Imagens de RM de hemangioma de osso e tecidos moles. A. Radiografia oblíqua do punho esquerdo dessa mulher de 21 anos demonstrou dois flebolitos nas partes moles adjacentes ao rádio distal. Imagens de RM axial ponderada em T1 (**B**), IR (*inversion recovery*) axial (**C**), coronal ponderada em T2 (**D**) e sagital ponderada em T1 (**E**) pós-contraste com supressão de gordura mostraram massa lobulada tubular de tecidos moles no músculo pronador quadrado, que se estendia para as articulações radiocarpal e radiulnar distal com invasão intraóssea da ulna distal e superfície palmar do rádio distal.

imagens ponderadas em T1, enquanto imagens ponderadas em T2 com saturação de gordura mostram combinação de sinais de intensidades alta, intermediária e baixa. Ao exame histopatológico, angiomatose cística caracteriza-se por espaços angiomatosos cavernosos indistinguíveis do hemangioma ósseo benigno.

Outra lesão que deve ser diferenciada da angiomatose é *doença de Gorham* óssea, também conhecida como *osteólise massiva, doença óssea evanescente* e *doença óssea fantasma*. Essa lesão foi descrita originalmente por Jackson em 1838 e, mais tarde (1955), definida adequadamente por Gorham e Staut em uma série de 24 pacientes. Ela se caracteriza por reabsorção óssea localizada progressiva, provavelmente causada por hemangiomas cavernosos ou linfangiomas múltiplos ou difusos nos ossos, ou por uma combinação destes dois. A doença de Gorham pode desenvolver-se em qualquer parte do esqueleto, mas geralmente afeta cintura pélvica ou escapular e crânio. Acometimento primário de ossos longos, ossos tubulares

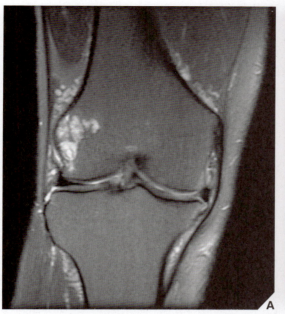
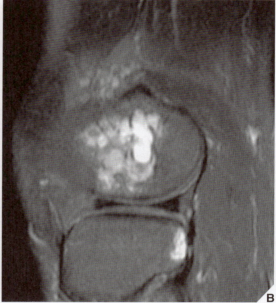

Figura 20.62 Imagens de RM de hemangiomatose de osso e tecidos moles. Homem de 51 anos referia dor difusa e sensação de "congestão" no joelho direito. Imagens coronal (**A**) e sagital (**B**) de RM ponderadas em T2 com supressão de gordura demonstraram várias lesões com sinal hiperintenso, que afetavam estruturas ósseas e tecidos moles do joelho.

curtos ou coluna vertebral é raro. O quadro radiográfico da doença de Gorham consiste em áreas líticas no osso esponjoso ou destruição concêntrica do córtex, produzindo aspecto de "bala chupada" (Figura 20.67 A). Por fim, toda a cavidade medular e córtex são destruídos (Figura 20.67 B). Anormalidades demonstradas à RM de pacientes com essa doença incluem áreas de reabsorção óssea com sinal hipointenso nas imagens ponderadas em T1 e com hipersinal em T2, com importante realce após contraste nas lesões ósseas e nas partes moles adjacentes, que apresentam intensa vascularização. (Figura 20.68). Ao exame histológico, há importante aumento dos capilares intraósseos, que formam uma rede anastomótica de canais revestidos de endotélio, geralmente repletos de eritrócitos ou soro. Embora alguns autores afirmem que não há evidência de osteoclastos nas áreas de reabsorção óssea, estudos realizados por Spieth, Greenspan *et al.* sugeriram que atividade osteoclástica desempenha papel importante na patogenia da doença de Gorham. Ainda que vários tratamentos tenham sido experimentados, apenas a radioterapia, ressecção completa da falha óssea e a enxertia de osso cortical parecem interromper o processo de destruição óssea.

Patologia

Espécimes anatomopatológicos de hemangioma contêm lesões vermelho-acastanhadas ou vermelho-escuras bem demarcadas dentro da parte medular do osso. Ao exame histopatológico, a maioria dos hemangiomas consiste em canais revestidos por endotélio simples, que são morfologicamente idênticos ao endotélio capilar. Alguns ou todos esses canais vasculares podem estar dilatados e têm aspecto sinusoide; nesses casos, são descritos como *hemangiomas cavernosos*. Em alguns pacientes, hemangiomas são formados de artérias ou veias mais calibrosas com paredes espessas e são semelhantes às malformações arteriovenosas de partes moles. Exames imuno-histoquímicos demonstram que as células endoteliais são positivas para CD31 e CD34 e antígeno relacionado com fator VIII.

Diagnóstico diferencial

O diagnóstico diferencial de hemangioma, especialmente quando afeta a coluna vertebral, deve incluir doença de Paget, histiocitose de células de Langerhans (HCL), mieloma e lesões metastáticas. O aspecto típico de "moldura de quadro" da vértebra afetada pela doença de Paget (ver Figura 29.6) e também suas dimensões maiores que o normal diferenciam essa doença do hemangioma. Mieloma vertebral, ao contrário do hemangioma, forma lesão unicamente radiotransparente – como ocorre com metástases – e não apresenta estrias verticais.

Tratamento

Hemangiomas assintomáticos não precisam ser tratados. Em geral, lesões sintomáticas são tratadas com radioterapia para fechar os canais venosos que constituem as lesões. Embolização, laminectomia, fusão vertebral ou uma combinação dessas técnicas também são usadas como tratamento.

Lipoma intraósseo

Manifestações clínicas e radiológicas

De acordo com sua localização no osso, lipomas podem ser classificados como intraósseos, corticais ou parosteais. Lipoma intraósseo é considerado um tumor extremamente raro (com incidência menor que 1 entre 1.000 tumores ósseos primários). Nos últimos anos, houve aumento crescente de casos publicados de lipoma intraósseo, principalmente lesões localizadas nas regiões intertrocantérica e subtrocantérica do fêmur e no calcâneo. O tumor não tem predileção por sexo e ocorre em diversas faixas etárias (5 a 75 anos). Em geral, a lesão é assintomática e descoberta em exames radiológicos realizados por outras razões. Alguns autores relataram incidência mais

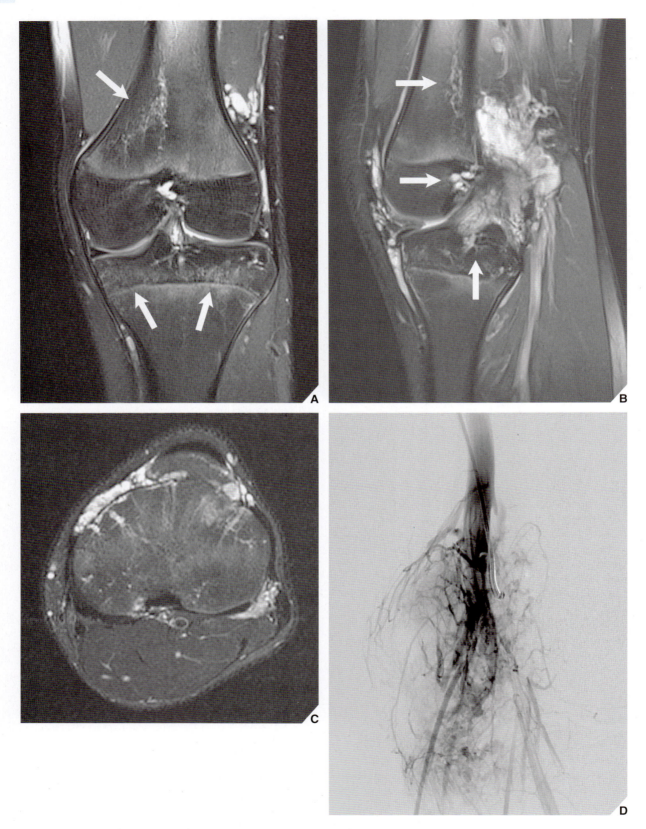

▲
Figura 20.63 Imagens de RM de hemangiomatose de osso e tecidos moles. Imagens coronal (**A**) e sagital (**B**) de RM ponderada em T2 com supressão de gordura do joelho desse menino de 14 anos demonstraram lesões com sinal hiperintenso no fêmur distal e tíbia proximal (*setas*) com acometimento simultâneo dos tecidos moles adjacentes. **C.** Imagem axial de RM ponderada em T2 mostrou que a articulação do joelho estava afetada. **D.** Imagem de angiografia evidenciou lesão hipervascularizada nas estruturas ósseas e partes moles.

Capítulo 20   Tumores Benignos e Lesões Pseudotumorais IV: Lesões Diversas   **1041**

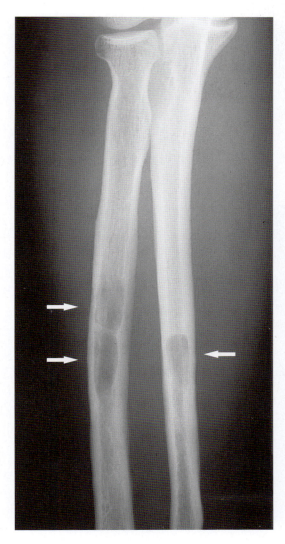

▲
Figura 20.64 Angiomatose cística. Homem de 25 anos com várias lesões osteolíticas (*setas*) nas diáfises do rádio e da ulna.

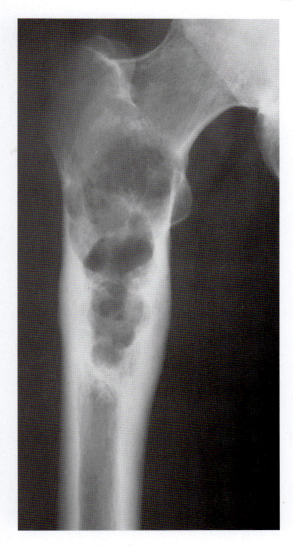

▲
Figura 20.66 Angiomatose cística. Esse homem de 20 anos com angiomatose cística tinha várias lesões confluentes com esclerose periférica e espessamento cortical no joelho direito.

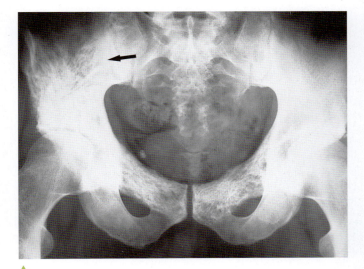

▲
Figura 20.65 Angiomatose cística. Radiografia da pelve desse homem de 28 anos demonstrou padrão em favos de mel no ilíaco direito (*seta*) e nos ossos púbicos.

alta de casos sintomáticos; contudo, mesmo quando o paciente tem sintomas, as queixas não estão necessariamente relacionadas com a lesão. Na série numerosa de 61 lipomas intraósseos descritos por Milgram, as localizações mais comuns eram regiões intertrocantéricas e subtrocantéricas do fêmur, seguidas de calcâneo, ílio, tíbia proximal e sacro. Esse autor classificou lipomas intraósseos em três tipos, dependendo da composição histológica. Tipo 1 caracteriza-se por lipoma viável bem demarcado com distribuição uniforme de gordura. Tipo 2 é uma lesão predominantemente gordurosa com área central de necrose, calcificação e ossificação. Tipo 3 é lipoma heterogêneo com áreas de necrose, calcificação, dilatações císticas e formação de osso trabecular reativo.

Lipoma intraósseo tem aspecto radiográfico muito característico. Lipoma sempre é uma lesão radiotransparente de aspecto não agressivo com bordas bem demarcadas e adelgaçamento e abaulamento do córtex, principalmente dos ossos finos como fíbula ou costela. Calcificações e ossificações centrais são comuns (Figuras 20.65 a 20.67). TC pode ser útil para diagnosticar essas lesões, porque apresentam densidade de gordura (Figura 20.68). RM nas sequências ponderadas em T1 e T2 demonstra que a lesão apresenta sinal

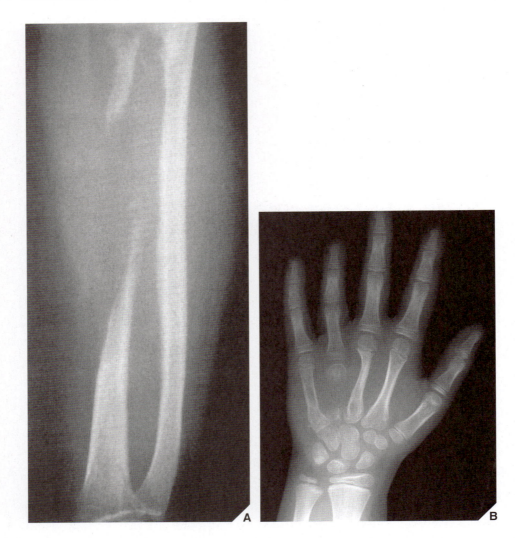

▲
Figura 20.67 Doença de Gorham. A. Radiografia anteroposterior do antebraço direito de uma mulher de 46 anos demonstrou osteólise do terço médio do rádio. Observe afilamento típico da extremidade proximal do rádio, que adquiriu aspecto de "bala chupada". **B.** Radiografia dorsopalmar da mão esquerda de um menino de 9 anos mostrou reabsorção completa da diáfise do quarto metacarpo e pressão-erosão da superfície ulnar do terceiro metacarpo. (**B**, Cortesia do Dr. George Rab, Califórnia.)

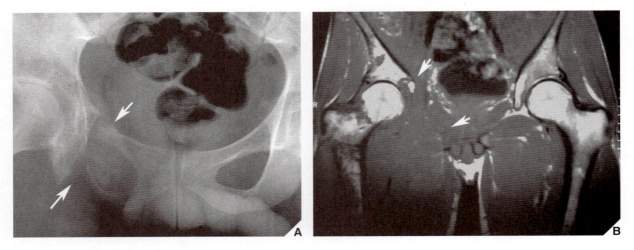

▲
Figura 20.68 Doença de Gorham. A. Radiografia anteroposterior da pelve desse homem jovem demonstrou reabsorção óssea dos ramos púbicos superior e inferior direitos (*setas*). **B.** RM coronal ponderada em T1 mostrou destruição com pequena massa de tecidos moles (*setas*). Também havia áreas com alteração do sinal no espaço medular do acetábulo e fêmur direito proximal. (*Continua*)

Capítulo 20 Tumores Benignos e Lesões Pseudotumorais IV: Lesões Diversas 1043

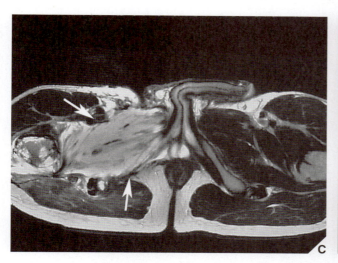
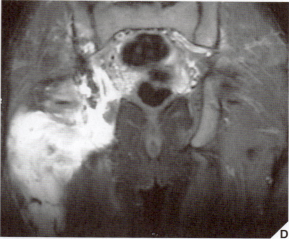

Figura 20.68 Doença de Gorham. (*Continuação*) **C.** RM axial ponderada em T2 demonstrou massa intramuscular de partes moles (*setas*) e destruição óssea do ramo púbico inferior. **D.** RM ponderada em T1 com saturação de gordura após a injeção intravenosa de gadolínio mostrou realce acentuado da massa de tecidos moles e da lesão óssea.

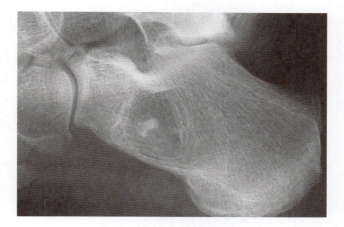

Figura 20.69 Lipoma intraósseo. Aspecto típico de lipoma intraósseo. Observe lesão radiotransparente nitidamente demarcada com calcificação central.

Figura 20.70 Lipoma intraósseo. ▶
A. Radiografia anteroposterior do tornozelo esquerdo demonstrou lesão radiotransparente na fíbula distal com aspecto expansivo. Observe que havia adelgaçamento cortical e calcificações centrais. **B.** A radiografia de perfil do joelho de outro paciente mostrou lesão radiotransparente com zona de transição estreita e calcificações centrais na tíbia proximal. (Reproduzida com autorização de Greenspan A, Borys D. *Radiology and pathology correlation of bone tumors: a quick reference and review.* Philadelphia: Wolters Kluwer; 2016:331, Fig. 7.44.)

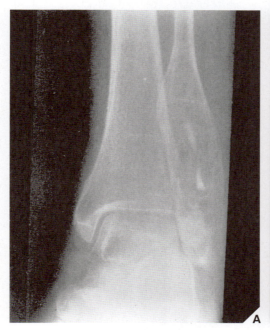
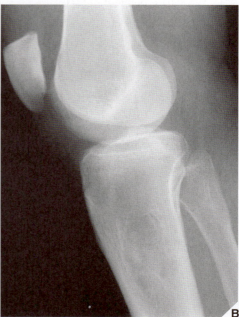

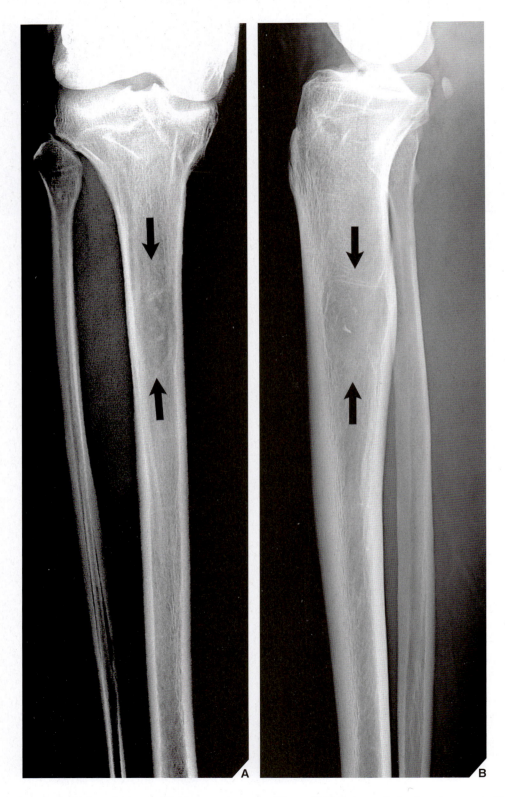

▲
Figura 20.71 Lipoma intraósseo. Radiografias nas incidências anteroposterior (**A**) e perfil (**B**) da perna direita desse homem de 43 anos demonstraram lesão radiotransparente com zona de transição estreita na tíbia proximal (*setas*) e focos internos de calcificação.

Capítulo 20 Tumores Benignos e Lesões Pseudotumorais IV: Lesões Diversas   **1045**

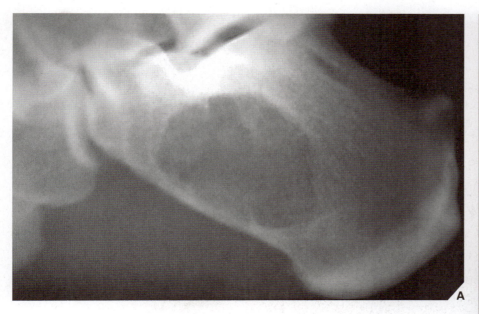
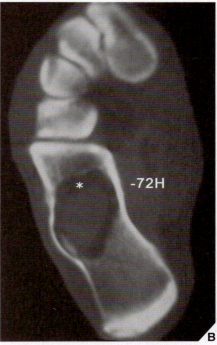

Figura 20.72 Imagem de TC de lipoma intraósseo. A. Radiografia de perfil do retropé direito desse homem de 40 anos demonstrou lesão radiotransparente no calcâneo. **B.** A imagem de TC mostrou que a lesão (*) tinha valores de atenuação baixos (– 72 UH), compatível com gordura.

semelhante ao da gordura subcutânea (Figuras 20.73 a 20.75). Nas imagens ponderadas em T1 e T2, um halo circunferencial fino com sinal hipointenso (compatível com esclerose reativa) é encontrado comumente demarcando as bordas da lesão adiposa. Depois da administração de gadolínio intravenoso, não há realce na lesão. A RM é muito útil para demonstrar a extensão intraóssea exata da lesão.

Patologia

Em geral, espécimes anatomopatológicos contêm massa amarelada mole bem demarcada dentro da parte medular do osso (Figura 20.76). Ao exame histopatológico, lipomas intraósseos são formados de lóbulos de tecido adiposo maduro e marcados pela presença de lipócitos bem formados, embora ligeiramente maiores que as células adiposas não neoplásicas, com fundo de fibroblastos e focos ocasionais de necrose gordurosa. Em alguns casos, pode haver cápsula envolvendo parte ou todo o tumor e, na maioria dos casos publicados, havia trabéculas ósseas atróficas dispersas por toda a lesão. Exames imuno-histoquímicos demonstraram que os adipócitos eram positivos para vimentina e proteína S-100. Quanto às anomalias genéticas, foram descritas translocações t(3;12)(q28;q14) e seu gene transcrito correspondente (*HMGIC/LPP*) presente em lipomas de partes moles e tumores parosteais.

Lesões não neoplásicas semelhantes a tumores

Algumas lesões não neoplásicas que podem ter aspecto semelhante ao de tumores ósseos são gânglion intraósseo, "tumor marrom" do hiperparatireoidismo, HCL, doença de Chester-Erdheim, infarto ósseo encistado e miosite ossificante.

Gânglion intraósseo

Essa lesão de causa desconhecida é encontrada frequentemente em adultos com idades entre 20 e 60 anos. A doença tem predileção pelas extremidades articulares de ossos longos, geralmente no segmento que não sustenta peso. Radiograficamente, a lesão típica consiste em área radiotransparente oval localizada excentricamente no osso e circundada por bordas escleróticas (Figura 20.77). O aspecto dessa lesão é muito semelhante ao de um cisto degenerativo, mas a articulação adjacente não apresenta quaisquer alterações degenerativas; na maioria dos casos, ao contrário do cisto degenerativo, o gânglio não se comunica com a cavidade articular. Gânglion intraósseo também pode ser semelhante a condroblastoma, osteoblastoma, encondroma, sinovite vilonodular pigmentada ou abscesso ósseo (Figura 20.78).

Tumor marrom do hiperparatireoidismo

Hiperparatireoidismo é uma doença resultante da secreção excessiva de paratormônio pelas glândulas paratireoides hiperativas (ver revisão mais detalhada no Capítulo 28). Em muitos casos, os pacientes com essa doença desenvolvem lesões osteolíticas solitárias ou múltiplas, mais comumente em ossos tubulares longos ou curtos; radiograficamente, as lesões podem ser semelhantes a tumores (Figura 20.79). A lesão é conhecida como *tumor marrom* porque, além do tecido fibroso, ela contém sangue em decomposição que confere coloração acastanhada aos espécimes obtidos para exame histopatológico. O diagnóstico definitivo pode ser firmado radiograficamente quando há anormalidades associadas, inclusive redução da densidade óssea (osteopenia); reabsorção óssea subperiosteal, que aparece mais claramente na superfície radial das falanges proximais e médias do segundo e terceiro quirodáctilos; aspecto granuloso de "sal e pimenta" na abóboda craniana; reabsorção das extremidades

1046 Parte 4 Tumores e Lesões Pseudotumorais

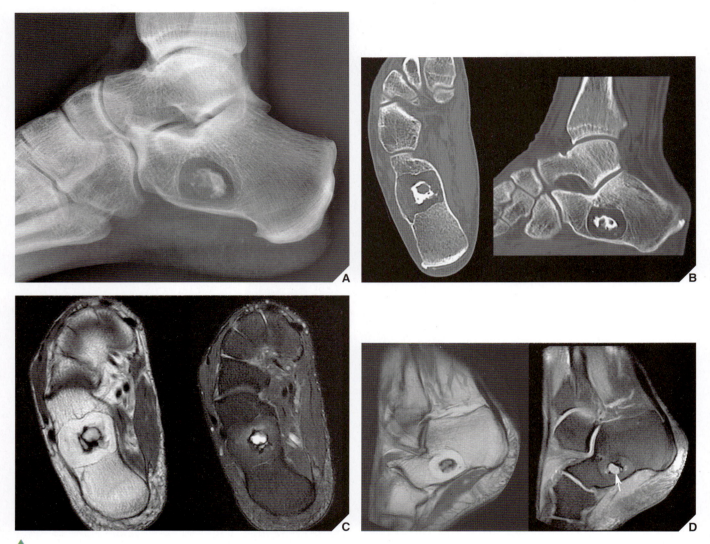

▲
Figura 20.73 Imagens de TC e RM de lipoma intraósseo. A. Radiografia de perfil do pé desse homem de 54 anos demonstrou lesão radiotransparente no calcâneo com ossificação central. **B.** Imagens de TC reformatadas nos planos axial curto e sagital mostraram lesão com atenuação baixa contendo gordura (– 98 UH) com ossificação e atenuação central alta. **C.** Imagens axiais de RM ponderadas em T1 e densidade de prótons com supressão de gordura evidenciaram lesão com sinal semelhante ao da gordura subcutânea, confirmando o diagnóstico de lipoma intraósseo. **D.** Imagens sagitais de RM ponderadas em T1 e FSE (*fast spin echo*) com supressão de gordura demonstraram estrutura com baixo sinal correspondendo a calcificação mostrada nas radiografias e TC circundada por tecido com sinal semelhante ao da gordura. Observe a área central de formação cística dentro da zona calcificada (*seta*). Áreas de formação cística dentro de lipoma intraósseo caracterizam lesão tipo 3 de acordo com a classificação de Milgram.

acromiais das clavículas; e calcificações de tecidos moles. Em razão dos distúrbios do metabolismo do cálcio e fósforo, a concentração sérica de cálcio geralmente está alta (hipercalcemia), enquanto o nível sérico de fósforo está baixo (hipofosfatemia) – duas anormalidades laboratoriais que frequentemente confirmam o diagnóstico.

Histiocitose de células de Langerhans (granuloma eosinofílico)

Manifestações clínicas e radiológicas

O granuloma eosinofílico – uma lesão não neoplásica hoje conhecida como histiocitose de células de Langerhans (HCL) – faz parte do grupo das doenças conhecidas como *reticuloendotelioses* (ou *histiocitose X*, de acordo com a terminologia proposta por Lichtenstein), que inclui dois outros distúrbios: doença de Hand-Schüller-Christian (xantomatose) e doença de Letterer-Siwe (reticulose não lipídica). Essa classificação tem conquistado aceitação com o reconhecimento de que todas essas três doenças representam manifestações clínicas diferentes do mesmo processo patológico, que se caracteriza por proliferação granulomatosa das células reticulares.

Embora as causas e patogenia sejam desconhecidas hoje em dia, a HCL é considerada um distúrbio da regulação imune, mais que um processo neoplásico. Essa doença faz parte do grupo de doenças que hoje a Organização Mundial de Saúde (OMS) classifica como distúrbios de células histiocíticas e dendríticas. Estudos de genética molecular utilizando hibridização genômica comparativa (HGC) e experimentos de supressão de heterozigosidade (SH) revelaram alterações cromossômicas, principalmente deleções envolvendo os cromossomos 1p, 5p, 6q, 9, 16, 17 e 22q (estudos de HGC), bem como frequências mais altas de SH nos cromossomos 1p e 17,

Capítulo 20 Tumores Benignos e Lesões Pseudotumorais IV: Lesões Diversas **1047**

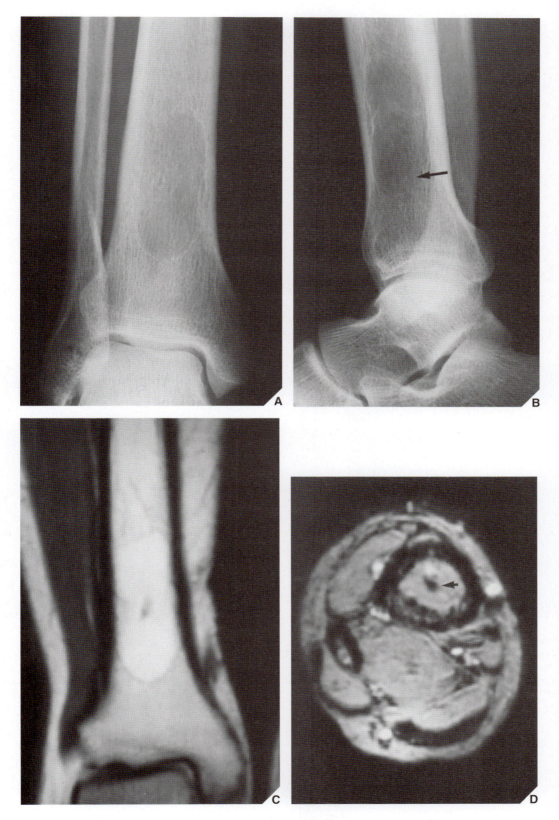

▲
Figura 20.74 Imagens de RM de lipoma intraósseo. A. Radiografia da perna direita desse homem de 42 anos demonstrou lesão radiotransparente na tíbia distal nitidamente demarcada por borda esclerótica fina. **B.** Na radiografia de perfil, havia fragmento relativamente calcificado ao centro da lesão (*seta*). **C.** A imagem coronal de RM ponderada em T1 (*spin echo* [SE]; tempo de repetição [TR] 685 ms/tempo de eco [TE] 20 ms) mostrou que a lesão tinha sinal hiperintenso semelhante ao da gordura subcutânea e, por essa razão, era compatível com lipoma intraósseo. Também havia um foco pequeno de sinal hipointenso dentro da lesão, que correspondia ao fragmento calcificado detectado na radiografia convencional. **D.** Imagem axial de RM ponderada em T2 (SE; TR 2.000 ms/TE 70 ms) demonstrou lesão com sinal de intensidade intermediária, semelhante ao da gordura subcutânea. A calcificação central exibe *signal void* (ausência de sinal) (*seta curta*).

1048 **Parte 4** Tumores e Lesões Pseudotumorais

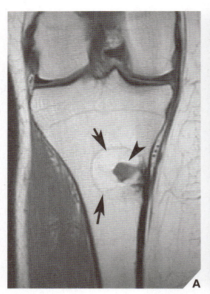 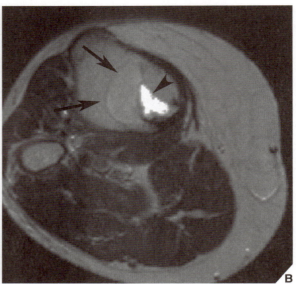

▲
Figura 20.75 Imagem de RM de lipoma intraósseo. Imagens coronal ponderada em T1 (**A**) e axial ponderada em T2 (**B**) demonstraram lipoma intraósseo tipo 3 de Milgram na tíbia proximal (*setas*) com componente cístico interno (*pontas de seta*).

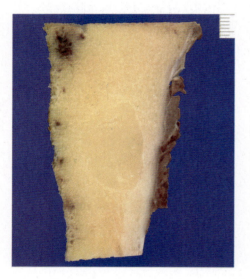 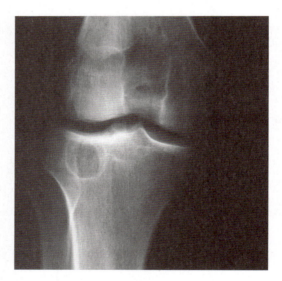

▲
Figura 20.76 Patologia do lipoma intraósseo. Espécime anatomopatológico de tíbia proximal continha lesão amarelada oval circundada por cápsula fibrosa fina. (Reproduzida com autorização de Greenspan A, Borys D. *Radiology and pathology correlation of bone tumors: a quick reference and review*. Philadelphia: Wolters Kluwer; 2016:333.)

▲
Figura 20.77 Gânglion intraósseo. Homem de 28 anos sofreu acidente e lesionou o joelho direito, com rompimento do menisco lateral. A radiografia anteroposterior do joelho demonstrou lesão radiotransparente excêntrica na extremidade articular da tíbia proximal. Durante o procedimento cirúrgico realizado para retirar o menisco, a lesão foi submetida a biopsia e exame histopatológico e demonstrou gânglion intraósseo.

resultando na hipótese de que a perda de genes supressores tumorais localizados no cromossomo 1p possa estar envolvida no desenvolvimento e progressão da doença. O termo *histiocitose de células de Langerhans* foi aceito porque ficou demonstrado que o elemento proliferativo primário dessa doença é a célula de Langerhans – uma célula mononuclear dendrítica encontrada na epiderme, mas originada de precursores da medula óssea. A doença causa diversas anormalidades clínicas e radiológicas e caracteriza-se por proliferação anormal de histiócitos em várias partes do sistema reticuloendotelial, inclusive ossos, pulmões, sistema nervoso central, pele e linfonodos.

A HCL pode evidenciar-se por uma ou várias lesões. Em geral, a doença é diagnosticada nas crianças (via de regra, na faixa etária de 1 a 15 anos), com pico de incidência na faixa de 5 a 10 anos. Estruturas afetadas mais comumente são crânio, costelas, pelve, coluna vertebral e ossos longos (Figura 20.80). No crânio, lesões osteolíticas têm aspecto típico em "saca-bocado" com bordas nitidamente demarcadas (Figura 20.81). Na mandíbula ou maxilar, lesões radiotransparentes têm aspecto de "dente flutuante" (Figura 20.82). Na coluna vertebral, colapso do corpo vertebral (a chamada *vértebra plana*) é uma anormalidade típica da doença (Figura 20.83). Durante muito tempo, essa anormalidade foi confundida erroneamente como representativa da osteocondrose vertebral e era conhecida como *doença de Calvé*.

Nos ossos longos, a HCL forma lesão radiotransparente destrutiva geralmente associada à reação periosteal lamelar. A lesão pode

Capítulo 20   Tumores Benignos e Lesões Pseudotumorais IV: Lesões Diversas

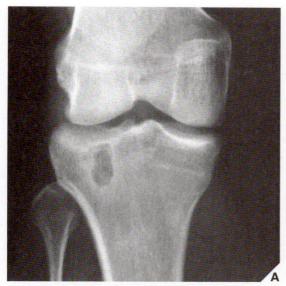

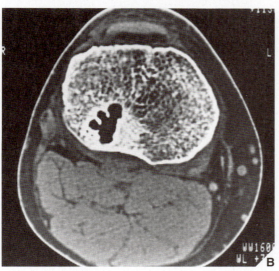

▲
Figura 20.78 Imagem de TC de gânglion intraósseo. Homem de 24 anos referia história de dor no joelho havia 8 semanas. **A.** A radiografia anteroposterior do joelho e uma imagem de TC (**B**) demonstraram lesão radiotransparente oval localizada excentricamente no terço proximal da tíbia com ramificações e circundada por zona de esclerose reativa. O diagnóstico diferencial incluía abscesso ósseo, osteoblastoma, condroblastoma e gânglion intraósseo. A biopsia confirmou o último diagnóstico.

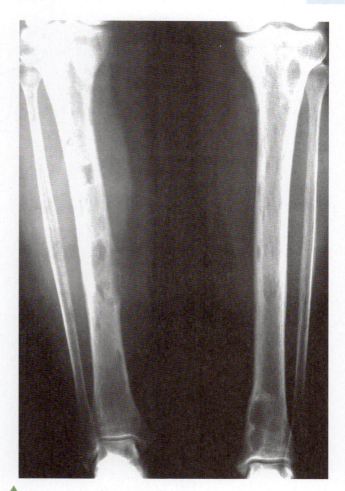

▲
Figura 20.79 Tumores marrons do hiperparatireoidismo. Radiografia das pernas dessa mulher de 28 anos com hiperparatireoidismo confirmado clinicamente demonstrou tumores marrons nas tíbias. Essas lesões podem ser confundidas facilmente com mieloma múltiplo ou doença metastática.

ser semelhante a um tumor de células redondas malignas, inclusive linfoma ou sarcoma de Ewing (Figura 20.84). Em seus estágios mais avançados, a lesão tem mais esclerose com áreas de radiotransparência dispersas (Figura 20.85). Distribuição da lesão e detecção de focos assintomáticos no esqueleto são mais bem evidenciadas por cintilografia óssea, que pode ser útil para diferenciar entre HCL e sarcoma de Ewing (raramente tem focos múltiplos).

A TC pode ser útil quando radiografias convencionais não definem a extensão do processo, principalmente nos casos de acometimento da pelve e coluna vertebral. Essa modalidade de exame demonstra reação periosteal, bordas chanfradas e esclerose reativa. Há relatos isolados sugestivos de que a RM seja útil para avaliar essa doença. O aspecto da lesão na RM varia e parece estar relacionado com as imagens radiográficas. Nos estágios iniciais da HCL, anormalidades demonstradas à RM são inespecíficas e podem se assemelhar a uma lesão agressiva (p. ex., osteomielite ou sarcoma de Ewing) e, ocasionalmente, tumores benignos como osteoma osteoide ou condroblastoma. Após a injeção de Gd-DTPA (ácido dietilenotriamina pentacético de gadolínio), as lesões podem apresentar graus variáveis de realce nas imagens ponderadas em T1 (Figuras 20.86 a 20.89). Ocasionalmente, a RM pode demonstrar acometimento precoce da medula óssea, na ausência de alterações radiográficas ou na cintilografia óssea. Em alguns estudos, as lesões tinham sinal de mesma intensidade que as estruturas adjacentes nas sequências ponderadas em T1. No crânio, alguns autores relataram lesões bem definidas de substituição da medula óssea, representadas por focos de sinal hiperintenso nas sequências ponderadas em T2. Estudos mais recentes demonstraram que o aspecto mais comum da HCL na RM é lesão focal circundada por sinal mal definido e extenso na medula óssea e reação nas partes moles com sinal hipointenso nas imagens ponderadas em T2, que são considerados representativos de edema da medula óssea e tecidos moles ou exacerbação da doença.

O chamado *sarcoma de células de Langerhans* é uma forma extremamente rara, mas muito agressiva de HCL com acometimento de vários órgãos. O sarcoma pode desenvolver-se primariamente ou evoluir a partir de HCL comum.

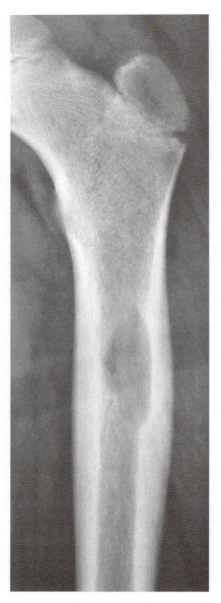

◀ **Figura 20.80 Histiocitose de células de Langerhans.** Radiografia do fêmur proximal desse menino de 3 anos com claudicação e hipersensibilidade localizada na parte superior da coxa demonstrou lesão osteolítica na parte medular do osso, sem alterações escleróticas. Havia espessamento fusiforme do córtex e reação periosteal sólida. Idade do paciente, localização da lesão e seu aspecto radiográfico eram típicos de HCL.

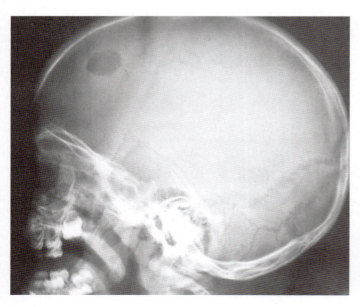

▲ **Figura 20.81 Histiocitose de células de Langerhans.** A radiografia de perfil do crânio desse menino de 2 anos e meio com doença disseminada demonstrou lesão osteolítica no osso frontal com bordas nitidamente demarcadas com aspecto de "saca-bocado". Acometimento desigual das tábuas interna e externa do crânio era responsável por seu aspecto chanfrado.

Capítulo 20 Tumores Benignos e Lesões Pseudotumorais IV: Lesões Diversas 1051

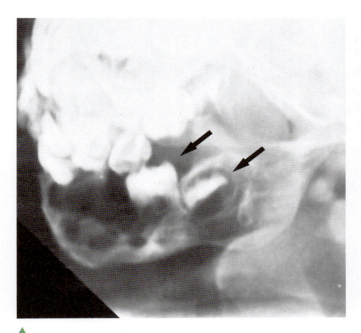

Figura 20.82 Histiocitose de células de Langerhans. Menina de 3 anos com acometimento esquelético extenso tinha também lesão destrutiva volumosa na mandíbula. Observe aspecto típico de "dentes flutuantes" (*setas*), que resultam da destruição do osso alveolar de sustentação.

Patologia

Ao exame histopatológico, a HCL é formada por mistura variável de dois tipos de células: leucócitos eosinofílicos com núcleos bilobados e grânulos citoplasmáticos eosinofílicos grosseiros e histiócitos idênticos aos histiócitos de Langerhans encontrados na pele. As células de Langerhans em processo de proliferação estão dispostas em agregados ou lâminas, ou dispersas separadamente no estroma fibroso frouxo; essas células têm bordas citoplasmáticas indefinidas e citoplasma eosinofílico a claro. Núcleos são translúcidos, ovais, com formato de grão de café ou rim e sulcos longitudinais típicos. A cromatina está dispersa difusamente ou condensada ao longo das membranas nucleares. Colorações especiais podem demonstrar gotículas abundantes de gordura sudanofílica na periferia ou no meio do citoplasma da célula gigante (as chamadas *células de Touton*). Células de Langerhans são positivas para CD1a, proteína S-100 e Langerhans/CD207, mas são negativas para CD168 e CD45. Microscopia eletrônica demonstra "raquetes de tênis" intracitoplasmáticas – corpúsculos de inclusão moldados (organelas) conhecidos como *grânulos de Birbeck* – típicos dessa doença.

Tratamento e prognóstico

Tratamento e prognóstico da HCL dependem das dimensões e localização das lesões, idade do paciente e forma de apresentação (doença focal ou multifocal). Em geral, doença monostótica é tratada com

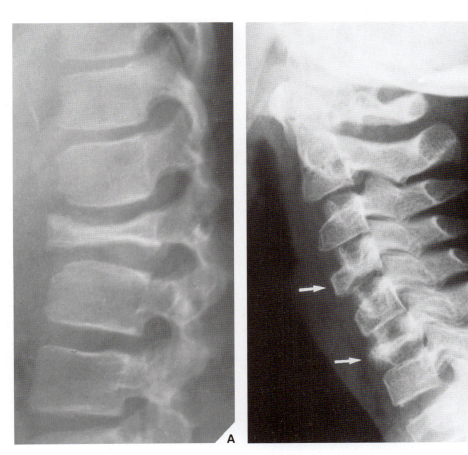

Figura 20.83 Histiocitose de células de Langerhans. A. A vértebra plana da HCL é causada por colapso do corpo vertebral em consequência da destruição óssea por lesão granulomatosa. Observe que os espaços discais intervertebrais adjacentes estavam preservados. **B.** Em outro paciente, havia fraturas com compressão dos corpos vertebrais de C4 e C6 (*setas*).

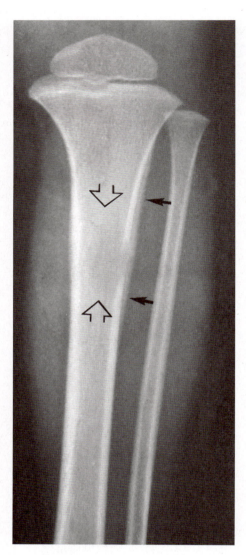

▲ **Figura 20.84 Histiocitose de células de Langerhans.** Radiografia da perna esquerda desse menino de 4 anos demonstrou lesão na diáfise da tíbia, que apresentava destruição óssea do tipo permeativo (*setas abertas*) e reação periosteal do tipo lamelar (casca de cebola) (*setas*) – aspectos comuns na osteomielite ou sarcoma de Ewing. Contudo, a duração das queixas do paciente (febre e dor havia 10 dias) favorecia o diagnóstico de HCL.

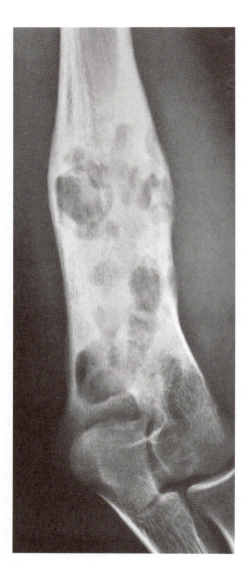

▲ **Figura 20.85 Histiocitose de células de Langerhans.** O estágio de cicatrização da doença, aqui demonstrado no úmero distal dessa jovem de 16 anos, apresenta alterações predominantemente escleróticas com focos radiotransparentes intercalados, espessamento cortical e reação periosteal bem organizada. Nesse estágio, a lesão pode ser semelhante à osteomielite crônica.

curetagem; contudo, lesões localizadas em áreas difíceis de excisar podem ser tratadas com radioterapia em dose baixa. Quimioterapia com um ou mais fármacos também pode ser usada para tratar doença generalizada. Alguns pacientes têm regressão completa depois do tratamento, mas isso também pode ocorrer espontaneamente em alguns casos.

Miofibromatose infantil

Miofibromatose infantil é uma doença que pode ser confundida com HCL e caracteriza-se por lesão miofibroblástica nodular de causa desconhecida, que ocorre na forma solitária (mais comum) ou multifocal. Além dos ossos, outras estruturas afetadas são derme, tecido subcutâneo, músculo e órgãos internos (coração, pulmões, trato gastrintestinal). Em geral, miofibromatose infantil acomete crianças com menos de 2 anos de vida. Radiograficamente, podem

ser detectadas áreas radiotransparentes com ou sem bordas escleróticas em ossos longos, ossos faciais e crânio. A RM demonstra que as lesões têm sinal hipointenso nas imagens ponderadas em T1 e hiperintenso em T2.

Doença de Chester-Erdheim (lipogranulomatose)

Também conhecida como *doença de Chester-Erdheim*, esse distúrbio histiocítico disseminado raro de causa desconhecida acomete sistema musculoesquelético e diversos órgãos, inclusive coração, pulmões e pele. A doença foi descrita inicialmente na literatura em 1930 pelo patologista austríaco Jakob Erdheim e pelo patologista americano William Chester. Sinais e sintomas clínicos incluem emagrecimento, dor óssea, dores abdominais, dispneia, disfunção neurológica, exoftalmia, febre e fraqueza generalizada. Alterações demonstrados nos

Capítulo 20 Tumores Benignos e Lesões Pseudotumorais IV: Lesões Diversas   **1053**

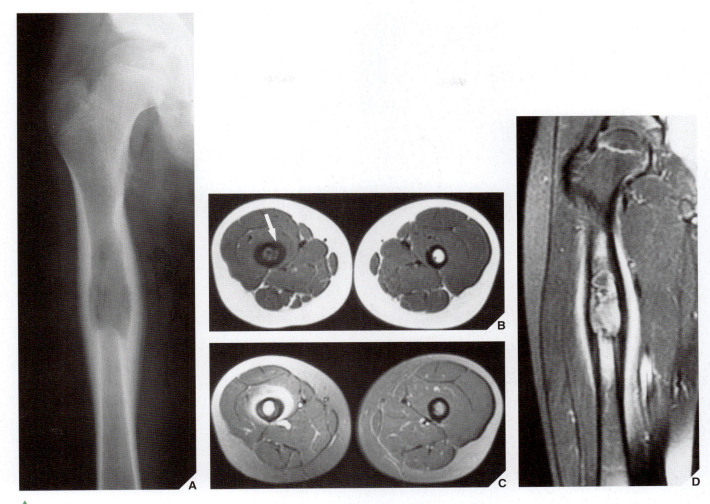

▲
Figura 20.86 RM de HCL (histiocitose de células de Langerhans). A. Radiografia anteroposterior do fêmur direito de um menino de 13 anos demonstrou lesão radiotransparente na diáfise femoral proximal associada à reação periosteal lamelar. **B.** RM axial ponderada em T1 (*spin echo* [SE]; tempo de repetição [TR] 600 ms/tempo de echo [TE] 14 ms) mostrou lesão com sinal hipointenso e acentuado espessamento da cortical (*seta*). **C.** RM axial ponderada em T2 evidenciou sinal hiperintenso do granuloma e edema ao redor da lesão. **D.** RM coronal ponderada em T1 com supressão de gordura (SE; TR 500/TE 15 ms) após a injeção intravenosa de gadolínio mostrou acentuado realce da lesão e das partes moles adjacentes à cortical femoral espessada.

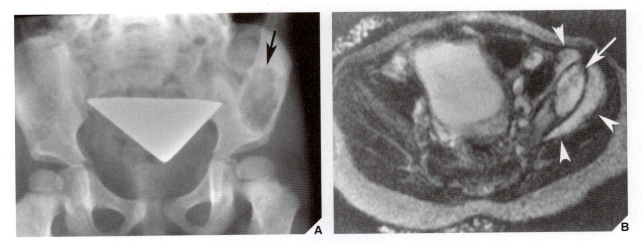

▲
Figura 20.87 RM de HCL (histiocitose de células de Langerhans). A. Radiografia anteroposterior da pelve de um menino de 4 anos com dor localizada no flanco esquerdo demonstrou lesão osteolítica na asa do ilíaco esquerdo (*seta*) e borda esclerótica. **B.** RM axial ponderada em T2 mostrou lesão osteolítica na asa do ilíaco esquerdo (*seta*) e edema de partes moles circundantes semelhante a uma massa (*pontas de seta*).

**1054　Parte 4　** Tumores e Lesões Pseudotumorais

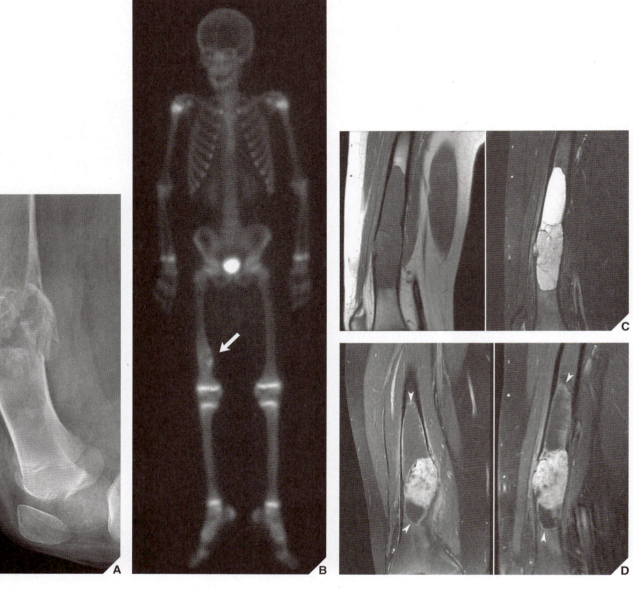

Figura 20.88 RM de HCL (histiocitose de células de Langerhans). A. Radiografia de perfil do joelho direito de um menino de 9 anos demonstrou lesão osteolítica na diáfise distal do fêmur com fratura patológica. **B.** Cintilografia óssea de corpo inteiro obtida após a injeção intravenosa de 15 mCi de MDP marcado com ^{99m}Tc, mostrou hipercaptação suave de radiofármaco no local da lesão (*seta*). Não havia outras lesões nesse paciente. **C.** Imagem sagital de RM ponderada em T1 (*lado esquerdo*) evidenciou lesão bem delimitada, com sinal intermediário, que apresentava sinal hiperintenso em T2 (*lado direito*). **D.** Imagens sagital e coronal de RM ponderadas em T1 com supressão de gordura, obtidas após a injeção intravenosa de gadolínio, demonstraram realce significativo da lesão. A lesão sólida realçada estava circundada proximal e distalmente por formações císticas intramedulares com halo periférico fino de realce (*pontas de seta*). Esse aspecto é raro nos pacientes com HCL.

exames radiológicos são típicas. Radiografias demonstram esclerose medular extensa e espessamento cortical envolvendo predominantemente ossos longos, com preservação das extremidades articulares (Figura 20.90). Em geral, o esqueleto axial não é afetado. RM mostra sinal hipointenso nas imagens ponderadas em T1 e hiperintenso em T2. Lipogranulomatose pode ser semelhante a linfoma e doença metastática. Ao exame histopatológico, há evidência de infiltrado denso de macrófagos espumosos repletos de gordura associados a cristais de colesterol, células gigantes esparsas, células inflamatórias crônicas e graus variados de fibrose. Em alguns casos, células de Langerhans podem estar presentes e isso levou à hipótese de que haja associação potencial entre essa doença e HCL. Recentemente, foram publicados estudos citogenéticos demonstrando translocação cromossômica compensada (t12;15;20)(q11;q24;p13.3), entre outras anomalias cromossômicas numéricas. Além disso, alguns autores demonstraram positividade para CD68 e negatividade para CD1a e S100.

Infarto ósseo medular

Radiograficamente, infarto ósseo medular apresenta calcificações na cavidade medular, geralmente circundadas por borda fibrótica

Capítulo 20 Tumores Benignos e Lesões Pseudotumorais IV: Lesões Diversas 1055

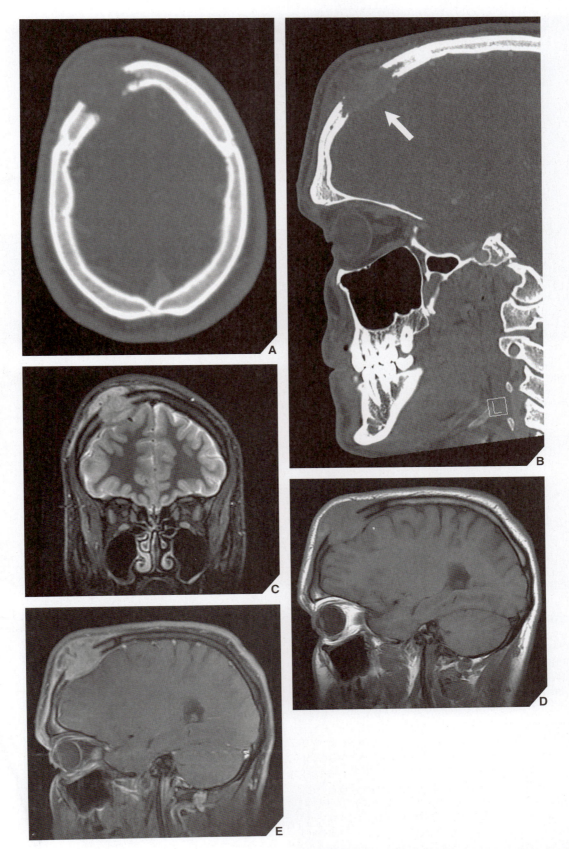

▲ **Figura 20.89 Imagens de TC e RM de HCL.** Imagens de TC reformatadas nos planos axial (**A**) e sagital (**B**) do crânio desse homem de 19 anos demonstraram lesão destrutiva no osso frontal direito com massa de tecidos moles associados (*seta*). **C.** Imagem coronal de RM ponderada em T2 com supressão de gordura mostrou mais detalhes da massa de partes moles com sinal hiperintenso. A massa determinava efeito compressivo no lobo frontal direito. Imagens sagitais de RM ponderadas em T1 (**D**) e T1 com supressão de gordura (**E**) foram obtidas depois da injeção intravenosa de gadolínio e demonstraram realce significativo da lesão intraóssea e da massa de tecidos moles.

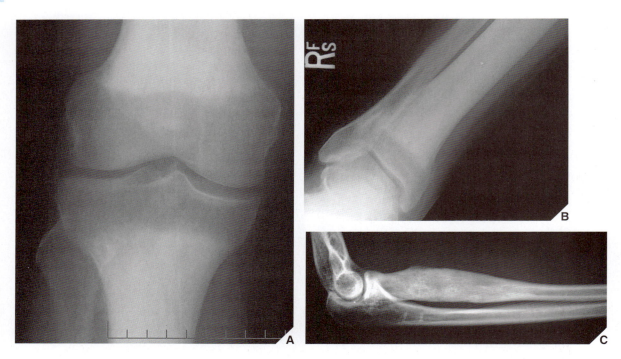

Figura 20.90 Doença de Chester-Erdheim. A. Radiografia anteroposterior do joelho direito demonstrou esclerose típica dos ossos longos, com preservação das epífises do fêmur distal e da tíbia proximal. **B.** Anormalidades semelhantes foram encontradas na tíbia distal. **C.** Em outro paciente, a radiografia de perfil do antebraço mostrou alterações na diáfise do rádio. Também nesse caso, observe que a extremidade articular do osso estava preservada. (Reproduzida com autorização de Greenspan A, Borys D. *Radiology and pathology correlation of bone tumors: a quick reference and review*. Philadelphia: Wolters Kluwer; 2016:242.)

hialinizada ou esclerótica bem organizada (ver Figuras 18.22 e 18.23); em alguns casos, estas alterações podem ser confundidas com tumor cartilaginoso, inclusive encondroma. Nos casos raros em que se formam cistos no segmento infartado de um osso longo ou chato (*i. e.*, infarto ósseo encistado), a doença é detectada radiograficamente como lesão radiotransparente expansiva associada ao adelgaçamento do córtex circundante. Em geral, a cavidade cística é nitidamente demarcada e a lesão é delimitada por envoltório fino de osso reativo (Figura 20.91). Essa formação cística do infarto ósseo pode ser semelhante ao lipoma intraósseo ou mesmo condrossarcoma.

Miosite ossificante

Miosite ossificante caracteriza-se pela formação localizada de osso heterotópico nos tecidos moles, que é desencadeada por traumatismo. Há descritos dois tipos de miosite ossificante. O primeiro consiste em lesão bem delimitada encontrada comumente nas proximidades do córtex de um osso tubular longo ou chato – a chamada *miosite ossificante justacortical circunscrita*; o segundo forma lesão semelhante a um véu, que apresenta limites menos precisos. Radiograficamente, miosite ossificante circunscrita caracteriza-se por fenômeno zonal – osso denso bem organizado na periferia da lesão e osso imaturo menos organizado ao centro – e fenda radiotransparente separando lesão e córtex do osso adjacente (Figura 20.92; ver também Figuras 4.79, 4.80 e 21.38). O aspecto dessa lesão pode ser semelhante ao de tumor ósseo maligno, inclusive osteossarcoma parosteal ou periosteal (ver Figuras 21.33, 21.34 e 21.35 A). A maioria dos erros de diagnóstico ocorre quando a biopsia da lesão é realizada em estágio muito inicial, quando seu aspecto histológico pode ser semelhante ao de tecido sarcomatoso. (Ver descrição mais detalhada de miosite ossificante no Capítulo 4.)

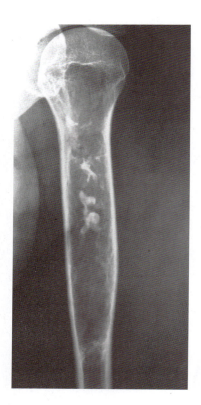

Figura 20.91 Infarto ósseo encistado. Nessa mulher de 31 anos, a lesão radiotransparente expansiva localizada na diáfise proximal do úmero esquerdo foi detectada por acaso. A lesão tinha aspecto clássico de formação de cisto dentro de infarto ósseo: sua localização na parte medular do osso com calcificações centrais grosseiras e halo fino de esclerose reativa. Observe que, embora o córtex estivesse adelgaçado e expandido, não havia indícios de reação periosteal ou massa de tecidos moles. (Cortesia do Dr. Alex Norman, Nova York.)

Capítulo 20 Tumores Benignos e Lesões Pseudotumorais IV: Lesões Diversas

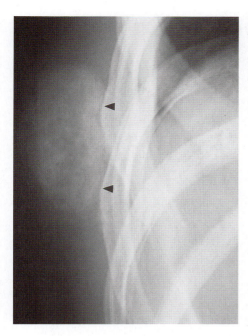

Figura 20.92 Miosite ossificante. Aspecto típico de miosite ossificante circunscrita pós-traumática adjacente às costelas direitas. Observe que a periferia da lesão era mais densa que o centro. As pontas de setas assinalam um espaço radiotransparente estreito, que mantinha a separação entre lesão e córtex das costelas.

ASPECTOS PRÁTICOS A SEREM LEMBRADOS

1. COS tem predileção por:
   - Diáfises proximais do úmero e fêmur de crianças e adolescentes
   - Pelve e calcâneo de adultos.
2. COS caracteriza-se por:
   - Sua localização central em osso longo
   - Inexistência de reação periosteal quando não há fratura. Essa lesão pode ser complicada por fratura patológica e, nesse caso, o sinal do fragmento solto geralmente está presente e pode facilitar o diagnóstico diferencial.
3. COA é observado quase exclusivamente em crianças e adultos com menos de 20 anos e caracteriza-se por:
   - Sua localização excêntrica no osso
   - Contraforte de reação periosteal
   - Sua contenção habitual por envoltório fino de periósteo.
4. COA pode desenvolver-se primariamente ou ser consequência de alterações císticas de uma lesão benigna (condroblastoma, osteoblastoma, TCG, displasia fibrosa) ou maligna (osteossarcoma) preexistente.
5. A RM do COA geralmente demonstra níveis líquidos muito característicos, que representam sedimentação de hemácias e soro dentro de cavidades císticas.
6. A variante sólida de COA é descrita comumente como *granuloma reparativo de células gigantes*. Essa lesão é encontrada principalmente nos ossos craniofaciais e nos ossos tubulares curtos das mãos e dos pés.
7. Nos casos típicos, TCG é encontrado nas extremidades articulares de ossos longos e, na maioria dos casos, evidencia-se por lesão unicamente radiotransparente, sem qualquer reação esclerótica na periferia. É impossível determinar radiologicamente se TCG é benigno ou maligno.
8. TCGs multifocais são raros. Na maioria dos casos, esses tumores acometem pacientes com doença de Paget.
9. Mesenquimoma fibrocartilaginoso é uma lesão benigna composta de dois tecidos diferentes: cartilaginoso semelhante a uma placa de crescimento em atividade; e outro fibroso, semelhante a um fibrossarcoma de grau baixo.
10. Hemangiomas são diagnosticados comumente nos corpos vertebrais. Embora sejam assintomáticos na maioria dos casos, podem causar sintomas quando crescem para o interior do canal medular.
11. No exame de RM, aspecto típico de hemangioma inclui sinal hiperintenso nas imagens ponderadas em T1 e T2.
12. Hemangioma epitelioide é uma variante de hemangioma comum com predileção por vértebras.
13. Angiomatose é definida por acometimento difuso de ossos por lesões hemangiomatosas. Quando o acometimento ósseo é extenso, , o termo usado é *angiomatose cística*.
14. Doença de Gorham óssea, também conhecida como *osteólise massiva* ou doença óssea evanescente, caracteriza-se por reabsorção óssea localizada progressiva, que resulta no aspecto de "bala chupada".
15. Lipoma intraósseo frequentemente tem calcificação ou ossificação central. Regiões subtrocantéricas do fêmur e calcâneo são estruturas afetadas comumente por essa lesão.
16. Lesões não neoplásicas confundidas frequentemente com tumores são:
    - Gânglion intraósseo
    - Tumor marrom do hiperparatireoidismo
    - HCL (granuloma eosinofílico)
    - Doença de Chester-Erdheim
    - Infarto ósseo medular encistado
    - Miosite ossificante pós-traumática.
17. Gânglion intraósseo é semelhante a um cisto degenerativo e mostra predileção pelos segmentos que não sustentam peso das extremidades articulares de ossos longos.
18. Tumor marrom do hiperparatireoidismo aparece nas radiografias como lesão osteolítica, mais comumente em ossos tubulares longos e curtos. Esse nome deriva de seu aspecto patológico: a lesão contém sangue em decomposição, que confere coloração acastanhada aos espécimes de biopsia.
19. HCL é diagnosticada principalmente em crianças e pode ser confundida com sarcoma de Ewing.
20. Doença de Chester-Erdheim evidencia-se radiograficamente por esclerose medular extensa e espessamento cortical semelhantes ao linfoma e metástases osteoblásticas.
21. Miosite ossificante caracteriza-se por fenômeno zonal (osso maduro bem organizado na periferia da lesão e osso imaturo ao centro) e fenda radiotransparente separando lesão e córtex do osso adjacente.

LEITURAS SUGERIDAS

Abrahams TG, Bula W, Jones M. Epithelioid hemangioendothelioma of bone. A report of two cases and review of the literature. *Skeletal Radiol* 1992; 21: 509-513.

Adamsbaum C, Leclet H, Kalifa G. Intralesional Ethibloc injections in bone cysts. *Semin Musculoskelet Radiol* 1997; 1: 310-304.

Adamsbaum C, Mascard E, Guinebretière JM, et al. Intralesional Ethibloc injections in primary aneurysmal bone cysts: an efficient and safe treatment. *Skeletal Radiol* 2003; 32 (10):559-566.

Alles JU, Schulz A. Immunocytochemical markers (endothelial and histiocytic) and ultrastructure of primary aneurysmal bone cysts. *Hum Pathol* 1986; 17:39-45.

Althof PA, Ohmori K, Zhou M, et al. Cytogenetic and molecular cytogenetic findings in 43 aneurysmal bone cysts: aberrations of 17p mapped to 17p13.2 by fluorescence in situ hybridization. *Mod Pathol* 2004; 17:518-525.

Aoki J, Tanikawa H, Ishii K, et al. MR findings indicative of hemosiderin in giant-cell tumor of bone: frequency, cause, and diagnostic significance. *AJR Am J Roentgenol* 1996; 166:145-148.

Aricò M, Danesino C. Langerhans' cell histiocytosis: is there a role for genetics? *Haematologica* 2001; 86:1009-1014.

Assoun J, Richardi G, Railhac JJ, et al. CT and MRI of massive osteolysis of Gorham. *J Comput Assist Tomogr* 1994; 18:981-984.

Athanasou NA, Bliss E, Gatter KC, et al. An immunohistological study of giant-cell tumour of bone: evidence for an osteoclast origin of the giant cells. *J Pathol* 1985; 147:153-158.

Bacchini P, Bertoni F, Ruggieri P, et al. Multicentric giant cell tumor of skeleton. *Skeletal Radiol* 1995; 24:371-374.

Bahk W-J, Kang Y-K, Lee A-H, et al. Desmoid tumor of bone with enchondromatous nodules, mistaken for chondrosarcoma. *Skeletal Radiol* 2003; 32:223-226.

Baker ND, Klein MJ, Greenspan A, et al. Symptomatic vertebral hemangiomas: a report of four cases. *Skeletal Radiol* 1986; 15:458-463.

Bancroft LW, Kransdorf MJ, Petersson JJ, et al. Benign fatty tumors: classification, clinical course, imaging appearance, and treatment. *Skeletal Radiol* 2006; 35:719-733.

BaruffiMR, Neto JB, Barbieri CH, et al. Aneurysmal bone cyst with chromosomal changes involving 7q and 16p. *Cancer Genet Cytogenet* 2001; 129:177-180.

Baudrez V, Galant C, Vande Berg BC. Benign vertebral hemangioma: MR-histological correlation. *Skeletal Radiol* 2001; 30:442-446.

Beltran J, Aparisi F, Bonmati LM, et al. Eosinophilic granuloma: MRI manifestations. *Skeletal Radiol* 1993; 22:157-161.

Beltran J, Simon DC, Levy M, et al. Aneurysmal bone cysts: MR imaging at 1.5 T. *Radiology* 1986; 158:689-690.

Bergman AG, Rogero GW, Hellman B, et al. Case report 841. Skeletal cystic angiomatosis. *Skeletal Radiol* 1994; 23:303-305.

Bertoni F, Bacchini P, Capanna R, et al. Solid variant of aneurysmal bone cyst. *Cancer* 1993; 71:729-734.

Bertoni F, Bacchini P, Staals EL. Malignancy in giant cell tumor. *Skeletal Radiol* 2003; 32:143-146.

Bertoni F, Present D, Sudanese A, et al. Giant-cell tumor of bone with pulmonary metastases. Six case reports and a review of the literature. *Clin Orthop Relat Res* 1988;(237):275-285.

Bhaduri A, Deshpande RB. Fibrocartilagenous mesenchymoma versus fibrocartilagenous dysplasia: are these a single entity? *Am J Surg Pathol* 1995; 19:1447-1448.

Bindra J, Lam A, Lamba R, et al. Erdheim-Chester disease: an unusual presentation of an uncommon disease. *Skeletal Radiol* 2014; 43:835-840.

Bisceglia M, Cammisa M, Suster S, et al. Erdheim-Chester disease: clinical and pathologic spectrum of four cases from the Arkadi M. Rywlin slide seminars. *Adv Anat Pathol* 2003; 10:160-171.

Blacksin MF, Ende N, Benevenia J. Magnetic resonance imaging of intraosseous lipomas: a radiologic-pathologic correlation. *Skeletal Radiol* 1995; 24:37-41.

Blombery P, Wong SQ, Lade S, et al. Erdheim-Chester disease harboring the BRAF V600E mutation. *J Clin Oncol* 2012; 30:e331-e332.

Bonakdarpour A, Levy WM, Aegerter E. Primary and secondary aneurysmal bone cyst: a radiological study of 75 cases. *Radiology* 1978; 126:75-83.

Bracko M, Cindro L, Golouh R. Familial occurrence of infantile myofibromatosis. *Cancer* 1992; 69:1294-1299.

Bullough PG. *Atlas of orthopedic pathology: with clinical and radiologic correlations,* 2nd ed. New York: Gower Medical; 1992:15.12-15.14.

Bulychova IV, Unni KK, Bertoni F, et al. Fibrocartilagenous mesenchymoma of bone. *Am J Surg Pathol* 1993; 17:830-836.

Bush CH, Drane WE. Treatment of an aneurysmal bone cyst of the spine by radionuclide ablation. *AJNR Am J Neuroradiol* 2000; 21:592-594.

Campanacci M. *Bone and soft tissue tumors.* New York: Springer; 1986:345-348.

Campbell RSD, Grainger AJ, Mangham DC, et al. Intraosseous lipoma: report of 35 new cases and a review of the literature. *Skeletal Radiol* 2003; 32:209-222.

Caudell JJ, Ballo MT, Zagars GK, et al. Radiotherapy in the management of giant cell tumor of bone. *Int J Radiat Oncol Biol Phys* 2003; 57:158-165.

Chung EB, Enzinger FM. Infantile myofibromatosis. *Cancer* 1981; 48:1807-1818.

Cohen J. Etiology of simple bone cyst. *J Bone Joint Surg Am* 1970; 52:1493-1497.

Cohen MD, Rougraff B, Faught P. Cystic angiomatosis of bone: MR findings. *Pediatr Radiol* 1994; 24:256-257.

Conway WF, Hayes CW. Miscellaneous lesions of bone. *Radiol Clin North Am* 1993; 31:339-358. da Costa CE, Annels NE, Faaij CM, et al. Presence of osteoclast-like multinucleated giant cells in the bone and nonostotic lesions of Langerhans cell histiocytosis. *J Exp Med* 2005; 201:687-693.

Dahlin DC. Caldwell Lecture. Giant cell tumor of bone: highlights of 407 cases. *AJR Am J Roentgenol* 1985; 144:955-960.

Dahlin DC, Bertoni F, Beabout JW, et al. Fibrocartilaginous mesenchymoma with lowgrade malignancy. *Skeletal Radiol* 1984; 12:263-269.

Dahlin DC. Giant-cell-bearing lesions of bone of the hands. *Hand Clin* 1987; 3:291-297.

Dahlin DC, McLeod RA. Aneurysmal bone cyst and other nonneoplastic conditions. *Skeletal Radiol* 1982; 8:243-250.

Dahlin DC, Unni KK. *Bone tumors: general aspects and data on 8,542 cases,* 4th ed. Springfield, MO: Charles C. Thomas Publishers; 1986:181-185.

Daoud A, Olivieri B, Feinberg D, et al. Soft tissue hemangioma with osseous extension: a case report and review of the literature. *Skeletal Radiol* 2015; 44:597-603.

Drumond JMN. Efficacy of the Enneking staging system in relation to treating benign bone tumors and tumor-like bone lesions. *Rev Bras Ortop* 2010; 45:46-52.

Dumford K, Moore TE, Walker CW, et al. Multifocal, metachronous, giant cell tumor of the lower limb. *Skeletal Radiol* 2003; 32:147-150.

Duncan CP, Morton KS, Arthur JF. Giant cell tumour of bone: its aggressiveness and potential for malignant change. *Can J Surg* 1983; 26:475-476.

Egan AJM, Boardman LA, Tazelaar HD, et al. Erdheim-Chester disease: clinical, radiologic, and histopathologic findings in five patients with interstitial lung disease. *Am J Surg Pathol* 1999; 23:17-26.

Enneking WF. A system of staging musculoskeletal neoplasms. *Clin Orthop Relat Res* 1986;(204):9-24.

Errani C, Vanel D, Gambarotti M, et al. Vascular bone tumors: a proposal of a classification based on clinicopathological, radiographic and genetic features. *Skeletal Radiol* 2012; 41:1495-1507.

Favara BE. Langerhans' cell histiocytosis pathobiology and pathogenesis. *Semin Oncol* 1991; 18:3-7.

Fayad L, Hazirolan T, Bluemke D, et al. Vascular malformations in the extremities: emphasis on MR imaging features that guide treatment options. *Skeletal Radiol* 2006; 35:127-137.

Fechner RE, Mills SE. *Atlas of tumor pathology: tumors of the bones and joints.* Washington, DC: Armed Forces Institute of Pathology; 1993:173-186, 203-209, 253-258.

Francis R, Lewis E. CT demonstration of giant cell tumor complicating Paget disease. *J Comput Assist Tomogr* 1983; 7:917-918.

Freeby JA, Reinus WR, Wilson AJ. Quantitative analysis of the plain radiographic appearance of aneurysmal bone cysts. *Invest Radiol* 1995; 30:433-439.

Friedman DP. Symptomatic vertebral hemangiomas: MR findings. *AJR Am J Roentgenol* 1996; 167:359-364.

Garg NK, Carty H, Walsh HPJ, et al. Percutaneous Ethibloc injection in aneurysmal bone cysts. *Skeletal Radiol* 2000; 29:211-216.

Ghert M, Simunovic N, Cowan RW, et al. Properties of the stromal cell in giant cell tumor of bone. *Clin Orthop Relat Res* 2007; 459:8-13.

Glass TA, Mills SE, Fechner RE, et al. Giant-cell reparative granuloma of the hands and feet. *Radiology* 1983; 149:65-68.

Gorham LW, Stout AP. Massive osteolysis (acute spontaneous absorption of bone, phantom bone, disappearing bone): its relation to hemangiomatosis. *J Bone Joint Surg Am* 1955; 37-A:985-1004.

Gorham LW, Wright AW, Shultz HH, et al. Disappearing bones: a rare form of massive osteolysis. Report of two cases, one with autopsy findings. *Am J Med* 1954; 17:674-682.

Greenspan A, Borys D, eds. Benign lesions. In: *Radiology and pathology correlation of bone tumors: a quick reference and review.* Philadelphia: Wolters Kluwer; 2016:298-334.

Greenspan A, Jundt G, Remagen W. *Differential diagnosis in orthopaedic oncology,* 2nd ed. Philadelphia: Lippincott Williams & Wilkins; 2007:387-431.

Greenspan A, Klein MJ, Bennett AJ, et al. Case report 242. Hemangioma of the T6 vertebra with a compression fracture, extradural block and spinal cord compression. *Skeletal Radiol* 1978; 10:183-188.

Grote HJ, Braun M, Kalinski T, et al. Spontaneous malignant transformation of conventional giant cell tumor. *Skeletal Radiol* 2004; 33:169-175.

Han BK, Ryu J-S, Moon DH, et al. Bone SPECT imaging of vertebral hemangioma correlation with MR imaging and symptoms. *Clin Nucl Med* 1995; 20:916-921.

Haroche J, Charlotte F, Arnaud L, et al. High prevalence of BRAF V600E mutations in Erdheim-Chester disease but not in other non-Langerhans cell histiocytoses. *Blood* 2012; 120:2700-2703.

Hoch B, Hermann G, Klein MJ, et al. Giant cell tumor complicating Paget disease of long bone. *Skeletal Radiol* 2007; 36:973-978.

Hong WS, Sung MS, Kim J-H, et al. Giant cell tumor with secondary aneurysmal bone cyst: a unique presentation with an ossified extraosseous soft tissue mass. *Skeletal Radiol* 2013; 42:1605-1610.

Hoover KB, Rosenthal DI, Mankin H. Langerhans cell histiocytosis. *Skeletal Radiol* 2007; 36:95-104.

Hudson TM. Fluid levels in aneurysmal bone cysts: a CT feature. *AJR Am J Roentgenol* 1984; 142:1001-1004.

Hudson TM, Hamlin DJ, Fitzsimmons JR. Magnetic resonance imaging of fluid levels in an aneurysmal bone cyst and in anticoagulated human blood. *Skeletal Radiol* 1985; 13:267-270.

Ilaslan H, Sundaram M, Unni KK. Solid variant of aneurysmal bone cysts in long tubular bones: giant cell reparative granuloma. *AJR Am J Roentgenol* 2003; 180:1681-1687.

Ishida T, Dorfman HD, Steiner GC, et al. Cystic angiomatosis of bone with sclerotic changes mimicking osteoblastic metastases. *Skeletal Radiol* 1994; 23:247-252.

Jackson JBS. A boneless arm. *Boston Med Surg J* 1838; 18:368-369.

Jaffe HL. Aneurysmal bone cyst. *Bull Hosp Joint Dis* 1950; 11:3-13.

Jaffe HL. Giant-cell reparative granuloma, traumatic bone cyst, and fibrous (fibro-oseous) dysplasia of the jawbones. *Oral Surg Oral Med Oral Pathol* 1953; 6:159-175.

Jaffe HL, Lichtenstein L. Solitary unicameral bone cyst with emphasis on the roentgen picture, the pathologic appearance and the pathogenesis. *Arch Surg* 1942; 44:1004-1025.

Jaffe HL, Lichtenstein L, Perris RB. Giant cell tumor of bone. Its pathologic appearance, grading, supposed variants and treatment. *Arch Pathol* 1940; 30:993-1031.

Jordanov MI. The "rising bubble" sign: a new aid in the diagnosis of unicameral bone cysts. *Skeletal Radiol* 2009; 38:597-600.

Keats TE. *Atlas of normal roentgen variants that may simulate disease,* 5th ed. St. Louis: Mosby Year Book; 1992:637-648.

Kransdorf MJ, Sweet DE. Aneurysmal bone cyst: concept, controversy, clinical presentation, and imaging. *AJR Am J Roentgenol* 1995; 164:573-580.

Kransdorf MJ, Sweet DE, Buetow PC, et al. Giant cell tumor in skeletally immature patients. *Radiology* 1992; 184:233-237.

Kyriakos M, Hardy D. Malignant transformation of aneurysmal bone cyst, with an analysis of the literature. *Cancer* 1991; 68:1770-1780.

Lateur L, Simoens CJ, Gryspeerdt S, et al. Skeletal cystic angiomatosis. *Skeletal Radiol* 1996; 25:92-95.

Lichtenstein L. Aneurysmal bone cyst. Observations on fifty cases. *J Bone Joint Surg Am* 1957; 39-A:873-882.

Lin J, Shulman SC, Steelman CK, et al. Fibrocartilaginous mesenchymoma, a unique osseous lesion: case report with review of the literature. *Skeletal Radiol* 2011; 40:1495-1499.

Lomasney LM, Basu A, Demos TC, et al. Fibrous dysplasia complicated by aneurysmal bone cyst formation affecting multiple cervical vertebrae. *Skeletal Radiol* 2003; 32:533-536.

Lorenzo JC, Dorfman HD. Giant-cell reparative granuloma of short tubular bones of the hands and feet. *Am J Surg Pathol* 1980; 4:551-563.

Marcove RC, Weis LD, Vaghaiwalla MR, et al. Cryosurgery in the treatment of giant cell tumors of bone: a report of 52 consecutive cases. *Clin Orthop Relat Res* 1978;(134):275-289.

Martinez V, Sissons HA. Aneurysmal bone cyst. A review of 123 cases including primary lesions and those secondary to other bone pathology. *Cancer* 1988; 61:2291-2304.

Marui T, Yamamoto T, Yoshihara H, et al. De novo malignant transformation of giant cell tumor of bone. *Skeletal Radiol* 2001; 30:104-108.

McGlynn FJ, Mickelson MR, El-Khoury GY. The fallen fragment sign in unicameral bone cyst. *Clin Orthop* 1981; 156:157-159.

Meyer JS, Hoffer FA, Barnes PD, et al. Biological classification of soft-tissue vascular anomalies: MR correlation. *AJR Am J Roentgenol* 1991; 157:559-564.

Milgram JW. Intraosseous lipomas. A clinicopathologic study of 66 cases. *Clin Orthop Relat Res* 1988;(231):277-302.

Milgram JW. Intraosseous lipomas: radiologic and pathologic manifestations. *Radiology* 1988; 167:155-160.

Moukaddam H, Pollak J, Haims AH. MRI characteristics and classification of peripheral vascular malformations and tumors. *Skeletal Radiol* 2009; 38:535-547.

Mulliken JB, Glowacki J. Hemangiomas and vascular malformations in infants and children: a classification based on endothelial characteristics. *Plast Reconstr Surg* 1982; 69:412-420.

Murphey MD, Nomikos GC, Flemming DJ, et al. From the archives of AFIP. Imaging of giant cell tumor and giant cell reparative granuloma of bone: radiologic-pathologic correlation. *Radiographics* 2001; 21:1283-1309.

Norman A, Schiffman M. Simple bone cysts: factors of age dependency. *Radiology* 1977; 124:779-782.

Norman A, Steiner GC. Radiographic and morphological features of cyst formation in idiopathic bone infarction. *Radiology* 1983; 146:335-338.

O'Connell JX, Nielsen GP, Rosenberg AE. Epithelioid vascular tumors of bone: a review and proposal of a classification scheme. *Adv Anat Pathol* 2001; 8:74-82.

Oliveira AM, Hsi BL, Weremowicz S, et al. USP6 (Tre2) fusion oncogenes in aneurysmal bone cyst. *Cancer Res* 2004; 64:1920-1923.

Oliveira AM, Perez-Atayde AR, Dal Cin P, et al. Aneurysmal bone cyst variant translocations upregulate USP6 transcription by promoter swapping with the ZNF9, COL1A1, TRAP150, and OMD genes. *Oncogene* 2005; 24:3419-3426.

Potter HG, Schneider R, Ghelman B, et al. Multiple giant cell tumors and Paget disease of bone: radiographic and clinical correlations. *Radiology* 1991; 180:261-264.

Ratner V, Dorfman HD. Giant-cell reparative granuloma of the hand and foot bones. *Clin Orthop Relat Res* 1990;(260):251-258.

Remagen W. Pathologische Anatomic der Femurkopfnekrose. *Orthopäde* 1990; 19:174-181.

Remagen W, Lampérth BE, Jundt G, et al. Das sogenannte osteolytische Dreieck de Calcaneus. Radiologische and pathoanatomische Befunde. *Osteologie* 1994; 3:275-283.

Reynolds J. The "fallen fragment sign" in the diagnosis of unicameral bone cysts. *Radiology* 1969; 92:949-953.

Rigopoulou A, Saifuddin A. Intraosseous hemangioma of the appendicular skeleton: imaging features of 15 cases, and a review of the literature. *Skeletal Radiol* 2012; 41:1525-1536.

Ruggieri P, Montalti M, Angelini A, et al. Gorham-Stout disease: the experience of the Rizzoli Institute and review of the literature. *Skeletal Radiol* 2011; 40:1391-1397.

Salerno M, Avnet S, Alberghini M, et al. Histogenetic characterization of giant cell tumor of bone. *Clin Orthop Relat Res* 2008; 466:2081-2091.

Sanerkin NG, Mott MG, Roylance J. An unusual intraosseous lesion with fibroblastic, osteoclastic, osteoblastic, aneurysmal and fibromyxoid elements. "Solid" variant of aneurysmal bone cyst. *Cancer* 1983; 51:2278-2286.

Scaglietti O, Marchetti PG, Bartolozzi P. The effects of methylprednisolone acetate in the treatment of bone cysts. Results of three years follow-up. *J Bone Joint Surg Br* 1979; 61-B:200-204.

Schajowicz F, ed. Giant-cell tumor (osteoclastoma). In: *Tumors and tumorlike lesions of bone: pathology, radiology, and treatment,* 2nd ed. Berlin, Germany: Springer-Verlag; 1994:257-299.

Schajowicz F, Aiello CL, Francone MV, et al. Cystic angiomatosis (hamartous haemolymphangiomatosis) of bone. A clinicopathological study of three cases. *J Bone Joint Surg Br* 1978; 60:100-106.

Schajowicz F, Slullitel I. Giant-cell tumor associated with Paget's disease of bone. A case report. *J Bone Joint Surg Am* 1966; 48:1340-1349.

Schmidt H, Freyschmidt J, Holthusen W, et al, eds. *Kohler/Zimmer's borderlands of normal and early pathologic findings in skeletal radiography,* 13th ed. Stuttgart, Germany: Thieme Verlag; 1993:797-814.

Schoedel K, Shankman S, Desai P. Intracortical and subperiosteal aneurysmal bone cysts: a report of three cases. *Skeletal Radiol* 1996; 25:455-459.

Shankman S, Greenspan A, Klein MJ, et al. Giant cell tumor of the ischium. A report of two cases and review of the literature. *Skeletal Radiol* 1988; 17:46-51.

Skubitz KM, Cheng EY, Clohisy DR, et al. Gene expression in giant-cell tumors. *J Lab Clin Med* 2004; 144:193-200.

Smith LT, Mayerson J, Nowak NJ, et al. 20q11.1 amplification in giant-cell tumor of bone: array CGH, FISH, and association with outcome. *Genes Chromosome Cancer* 2006; 45:957-966.

Soper JR, De Silva M. Infantile myofibromatosis: a radiological review. *Pediatr Radial* 1993; 23:189-194.

Spieth ME, Greenspan A, Forrester DM, et al. Gorham's disease of the radius: radiographic, scintigraphic, and MRI findings with pathologic correlation. A case report and review of the literature. *Skeletal Radiol* 1997; 26:659-663.

Stacy GS, Peabody TD, Dixon LB. Pictorial essay. Mimics on radiography of giant cell tumor of bone. *AJR Am J Roentgenol* 2003; 181:1583-1589.

Steiner GC, Ghosh L, Dorfman HD. Ultrastructure of giant cell tumor of bone. *Hum Pathol* 1972; 3:569-586.

Struhl S, Edelson C, Pritzker H, et al. Solitary (unicameral) bone cyst. The fallen fragment sign revisited. *Skeletal Radiol* 1989; 18:261-265.

Subach BR, Copay AG, Martin M, et al. An unusual occurrence of chondromyxoid fibroma with secondary aneurysmal bone cyst in the cervical spine. *Spine J* 2010; 10:e5-e9.

Sung MS, Kim YS, Resnick D. Epithelioid hemangioma of bone. *Skeletal Radiol* 2000; 29:530-534.

Tanaka H, Yasui N, Kuriskaki E, et al The Goltz syndrome associated with giant cell tumour of bone. A case report. *Int Orthop* 1990; 14:179-181.

Thomas D, Henshaw R, Skubitz K, et al. Denosumab in patients with giant-cell tumour of bone: an open-label, phase 2 study. *Lancet Oncol* 2010; 11:275-280.

Tsai JC, Dalinka MK, Fallon MD, et al. Fluid-fl uid level: a nonspecific finding in tumors of bone and soft tissue. *Radiology* 1990; 175:779-782.

Tubbs WS, Brown LR, Beabout JW, et al. Benign giant-cell tumor of bone with pulmonary metastases: clinical findings and radiologic appearance of metastases in 13 cases. *AJR Am J Roentgenol* 1992; 158:331-334.

Vencio EF, Jenkins RB, Schiller JL, et al. Clonal cytogenetic abnormalities in Erdheim-Chester disease. *Am J Surg Pathol* 2007; 31:319-321.

Vester H, Wegener B, Weiler C, et al. First report of a solid variant of aneurysmal bone cyst in the os sacrum. *Skeletal Radiol* 2010; 39:73-77.

Vilanova JC, Barceló J, Smirniotopoulos JG, et al. Hemangioma from head to toe: MR imaging with pathologic correlation. *Radiographics* 2004; 24:367-385.

Wenger DE, Wold LE. Benign vascular lesions of bone: radiologic and pathologic features. *Skeletal Radiol* 2000; 29:63-74.

Wold LE, Swee RG, Sim FH. Vascular lesions of bone. *Pathol Annu* 1985; 20 (pt 2): 101-137.

Wyatt-Ashmead J, Bao L, Eilert RE, et al. Primary aneurysmal bone cysts: 16q22 and/or 17p13 chromosome abnormalities. *Pediatr Dev Pathol* 2001; 4:418-419.

Ye Y, Pringle LM, Lau AW, et al. TRE17/USP6 oncogene translocated in aneurysmal bone cyst induces matrix metalloproteinase production via activation of NF-kappaB. *Oncogene* 2010; 29:3619-3629.

Zelger B. Position paper. Langerhans cell histiocytosis: a reactive or neoplastic disorder? *Med Pediatr Oncol* 2001; 37:543-544.

Zenonos G, Jamil O, Governale LS, et al. Surgical treatment for primary spinal aneurysmal bone cysts: experience from Children's Hospital Boston. *J Neurosurg Pediatr* 2012; 9:305-315.

21

Tumores Ósseos Malignos I: Osteossarcomas e Condrossarcomas

Osteossarcomas

Osteossarcoma (sarcoma osteogênico) é um dos tumores ósseos malignos primários mais comuns, representando cerca de 20% de todas as neoplasias malignas primárias. Existem vários tipos de osteossarcoma (Figura 21.1) e cada qual tem características clínicas, histológicas e radiológicas específicas. O ponto comum a todos os tipos é que as células malignas de tecido conjuntivo formam matrizes óssea e osteoide.

A maioria dos osteossarcomas tem causa desconhecida, por isso esses tumores podem ser referidos como *idiopáticos* ou *primários*. Uma porcentagem menor desses tumores pode estar relacionada com fatores que reconhecidamente predispõem à neoplasia maligna como a doença de Paget, a displasia fibrosa, a irradiação ionizante externa ou a ingestão de substâncias radioativas. Esses tumores são descritos como *osteossarcomas secundários*. Todos os tipos de osteossarcoma também podem ser subdivididos com base na localização anatômica das lesões do esqueleto apendicular e axial. Além disso, de acordo com sua localização no esqueleto apendicular ou axial, esses tumores podem ser subdivididos em centrais (medulares), intracorticais e justacorticais. Um grupo singular consiste nos osteossarcomas primários que se originam de tecidos moles (os chamados *osteossarcomas extraesqueléticos* ou de *tecidos moles*).

Histopatologicamente, os osteossarcomas podem ser graduados com base em sua celularidade, polimorfismo nuclear e grau de atividade mitótica. De acordo com o sistema de Broder, o valor numérico (0 a 4) indica grau de malignidade (1 descreve tumor menos diferenciado e 4 é tumor mais desdiferenciado) (Tabela 2.1). Por exemplo, os osteossarcomas centrais bem diferenciados e os osteossarcomas parosteais são classificados como tumores de grau 1 ou, raramente, grau 2; osteossarcomas periosteais e osteossarcomas gnáticos são tumores de grau 2 ou, raramente, grau 3; e osteossarcomas telangiectásicos – tumores que se desenvolvem no osso pagético –, osteossarcomas pós-irradiação e osteossarcomas multifocais geralmente são tumores de grau 4. Esse sistema de graduação tem importância clínica, terapêutica e prognóstica. Em termos gerais, osteossarcomas centrais são muito mais frequentes que tumores justacorticais e tendem a ter grau histológico mais alto. Embora metástases pulmonares sejam a complicação mais comum e significativa do osteossarcoma de grau alto, isso é raro com dois subtipos: osteossarcoma de mandíbula e osteossarcoma multicêntrico.

Quase todos os osteossarcomas têm anormalidades citogenéticas e moleculares complexas; entretanto, ainda não foram descritas quaisquer alterações específicas que possam ser usadas como marcadores moleculares ou citogenéticos para diagnosticar esse tumor. Conforme amplamente discutido por Sandberg e Bridge, osteossarcomas convencionais têm alterações citogenéticas complexas com variações marcantes de número e/ou forma dos cromossomos, em muitos casos dentro do mesmo tumor. Anormalidades estruturais são encontradas com mais frequência nos cromossomos 1 p11-p13, 1q11-q12, 1q21-q22, 11p14-p15, 14p11-p13, 15p11-13, 17 p e 19q13. Entre as anomalias mais comuns estão deleções de partes dos cromossomos 3q, 6q, 10, 13, 17p e 18q e acréscimos de partes dos cromossomos 1p, 1q, 6p, 8q e 17p. A desregulação do gene *TP53* também parece ser importante para o desenvolvimento de osteossarcomas e ocorre em consequência de mutações do gene ou alterações grosserias do *locus* genético da banda cromossômica 17p13.1. Aberrações do gene *RECQL4* localizado na banda cromossômica 8q24.4 também estão associadas ao desenvolvimento desse tumor. Amplificação do gene da quinase ciclinadependente (*CDK4*) localizado na banda cromossômica 12q13-14 foi detectada em cerca de 10% dos tumores. Deleções do cromossomo 9p21 e gene *CDKN2A* foram descritas em cerca de 15% dos tumores. Deleção do gene *CDKN2A* (p16) está associada à sobrevida menor. Amplificações de 1q21-23 e 17p são anomalias comuns do osteossarcoma comum.

Osteossarcomas primários

Osteossarcoma comum

Manifestações clínicas

Osteossarcoma convencional é o tipo mais frequente, tem incidência mais alta na 2ª década de vida e afeta homens com frequência ligeiramente maior que mulheres. O tumor tem predileção pela região do joelho (fêmur distal e tíbia proximal), enquanto a segunda localização mais comum é úmero proximal (Figura 21.2). Em geral, pacientes referem dor óssea, algumas vezes acompanhada de massa ou edema de tecidos moles. Em alguns casos, os primeiros sintomas estão relacionados com fratura patológica.

Capítulo 21 Tumores Ósseos Malignos I: Osteossarcomas e Condrossarcomas

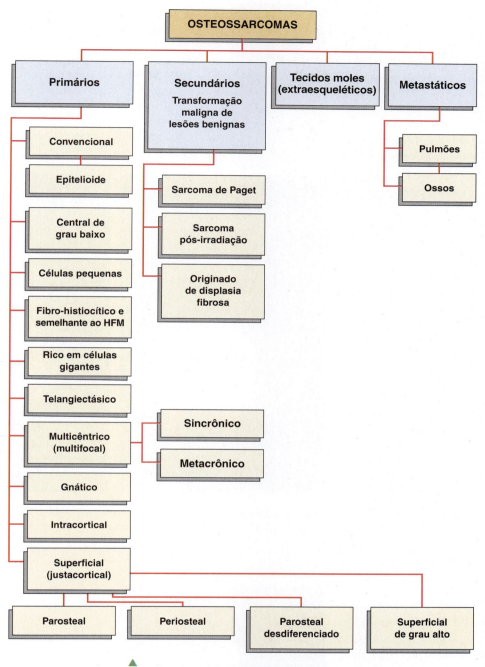

Figura 21.1 Classificação dos tipos de osteossarcoma.

Tabela 21.1 Graduação histológica do osteossarcoma.

Grau	Histologia	Grau	Histologia
1	Celularidade: ligeiramente aumentada Atipia citológica: mínima a discreta Atividade mitótica: baixa Matriz osteoide: regular	3	Celularidade: aumentada Atipia celular: moderada a acentuada Atividade mitótica: moderada a alta Matriz osteoide: irregular
2	Celularidade: moderada Atipia citológica: branda a moderada Atividade mitótica: baixa a moderada Matriz osteoide: regular	4	Celularidade: acentuadamente aumentada Atipia citológica: células acentuadamente polimórficas Atividade mitótica: alta Matriz osteoide: irregular, abundante

Reproduzida com autorização de Unni KK, Dahlin DC. Grading of bone tumors. *Semin Diagn Pathol* 1984;1:165-172.

Manifestações radiológicas

Aspectos radiológicos típicos de osteossarcoma convencional demonstrados nas radiografias são destruição óssea medular e cortical, reação periosteal agressiva, massa de tecidos moles e osso neoplásico dentro da lesão destrutiva ou em sua periferia, assim como dentro da massa de tecidos moles (Figura 21.3). Em alguns casos, o tipo de destruição óssea pode não ficar evidente nos exames convencionais, mas densidades focais representativas de osso neoplásico e reação periosteal agressiva são indícios desse diagnóstico (Figura 21.4).

O grau de opacidade do tumor reflete uma combinação dos seguintes fatores: volume do tumor ósseo, matriz calcificada e osteoide. Tumores podem formar lesões unicamente escleróticas ou osteolíticas, mas na maioria dos casos apresentam combinação desses dois elementos (Figura 21.5). Em geral, as bordas da lesão são indistintas e há zona de transição larga. O tipo de destruição óssea é permeativo (ou "roído de traça") e apenas em casos raros observa-se padrão geográfico.

Os padrões mais comuns de reação periosteal encontrados no osteossarcoma são "raios de sol" e triângulo de Codman; o tipo lamelar

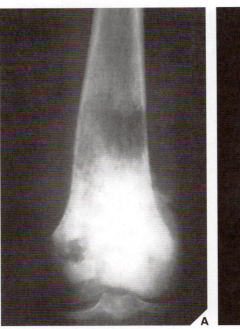
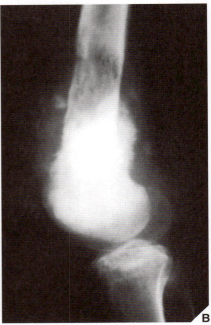

Figura 21.3 Osteossarcoma. Radiografias nas incidências anteroposterior (**A**) e perfil (**B**) demonstraram aspectos típicos desse tumor no fêmur de uma mulher de 19 anos. A destruição óssea medular e cortical estava associada a formação densa de osso tumoral com reação periosteal agressiva em raios de sol e interrompida, notando-se ainda massa de tecidos moles contendo osso tumoral.

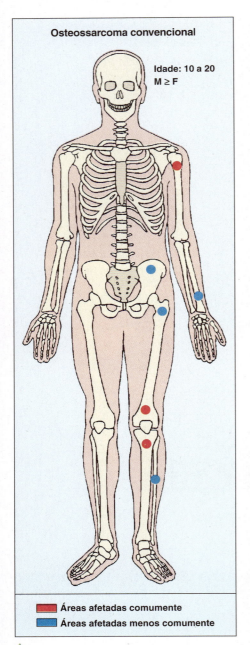

Figura 21.2 Osteossarcoma convencional: estruturas ósseas afetadas mais comumente, faixa etária de pico e razão entre os sexos.

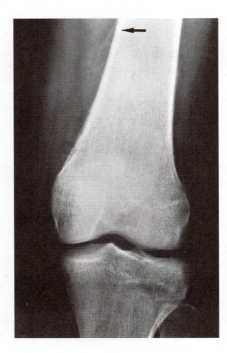

Figura 21.4 Osteossarcoma. Embora não houvesse destruição óssea grosseira evidente no fêmur distal dessa jovem de 16 anos, densidades irregulares na medula óssea do fêmur e aspecto aveludado da reação periosteal eram indícios do diagnóstico de osteossarcoma. Observe também que havia triângulo de Codman evidente (*seta*).

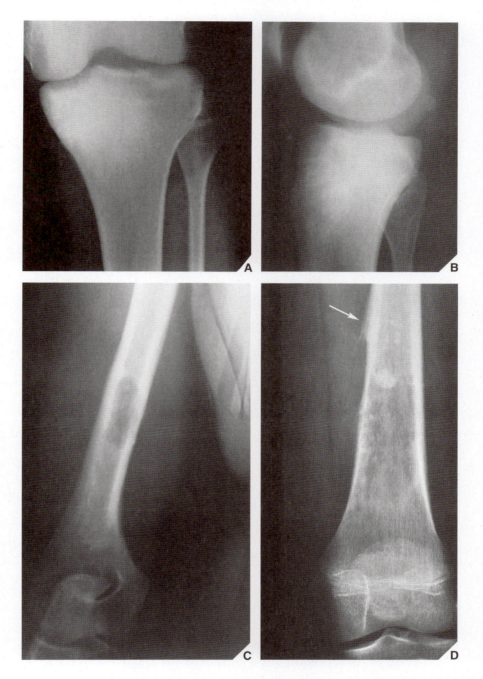

Figura 21.5 Diversas apresentações de osteossarcoma comum. Radiografias nas incidências anteroposterior (**A**) e perfil (**B**) demonstraram variante esclerótica na tíbia proximal. **C.** Radiografia anteroposterior mostrou variante osteolítica no úmero distal, comprovada como osteossarcoma fibroblástico. **D.** Radiografia do fêmur distal evidenciou variante mista: áreas de formação óssea dentro de lesão osteolítica destrutiva.

(casca de cebola) é encontrado menos comumente (Figura 21.6). A cintilografia óssea sempre demonstra hipercaptação do radiofármaco pelo tumor (Figura 21.7). Essa modalidade de exame também é útil para demonstrar lesões "salteadas" (Figura 21.8). No passado, a tomografia computadorizada (TC) era uma técnica indispensável para avaliar esses tumores (Figuras 21.9 e 21.10). Isso era especialmente importante quando se pretendia realizar procedimento de preservação do membro, porque a extensão do tumor para a cavidade medular é uma informação crucial ao planejamento eficaz do procedimento cirúrgico (ver Figura 16.11). Atualmente, a ressonância magnética (RM) é a modalidade de escolha na avaliação desses tumores, especialmente para determinar a extensão intraóssea do tumor e a invasão de tecidos moles. Nas imagens ponderadas em T1, as partes não mineralizadas sólidas do osteossarcoma geralmente se evidenciam por áreas de sinal de intensidade baixa a intermediária. Nas imagens ponderadas em T2, o tumor apresenta sinal hiperintenso. A RM também pode demonstrar extensão transfisária e transarticular do tumor. Tal informação é importante para planejar tratamento cirúrgico e radioterapia. Tumores osteoscleróticos têm sinal hipointenso em todas as sequências (Figuras 21.11 a 21.17). A RM também pode demonstrar edema peritumoral, que tem sinal de intensidade intermediária nas imagens ponderadas em T1 e sinal hiperintenso nas imagens em T2 ao redor do tumor. A TC e a RM também são essenciais no monitoramento dos resultados do tratamento.

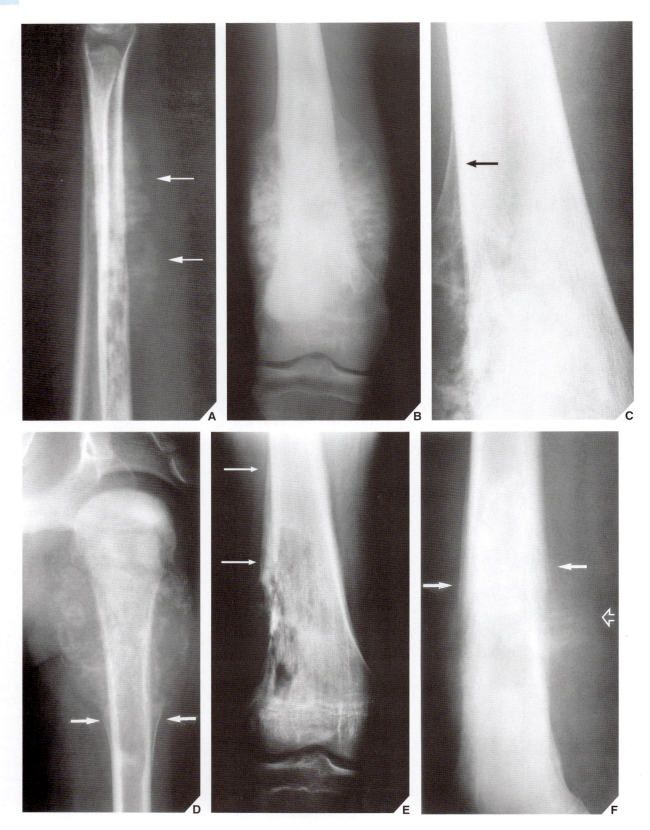

Figura 21.6 Reação periosteal em osteossarcoma. Três tipos de reação periosteal são encontrados mais comumente nos osteossarcomas. **A.** Tipo de reação periosteal perpendicular ou em "raios de sol" (*setas*) apareceu nessa radiografia de perfil do antebraço de uma mulher de 18 anos com tumor no rádio e (**B**) na radiografia anteroposterior do fêmur distal de um homem de 20 anos. **C.** Triângulo de Codman (*seta*) também pode ser encontrado, neste caso em uma jovem de 15 anos com tumor no fêmur distal e (**D**) em um menino de 11 anos com tumor no úmero proximal (*setas*). **E.** Reação periosteal do tipo lamelar ou em "casca de cebola" (*setas*) estava evidente nessa menina de 16 anos com tumor no fêmur distal. **F.** Combinação de reações lamelar (*setas*) e em raios de sol (*seta aberta*) presente nessa jovem de 16 anos com osteossarcoma do fêmur. (**B**, Reproduzida com autorização de Greenspan A, Remagen W. *Differential diagnosis of tumors and tumor-like lesions*. Philadelphia: Lippincott-Raven Publishers; 1998.)

Capítulo 21 Tumores Ósseos Malignos I: Osteossarcomas e Condrossarcomas **1065**

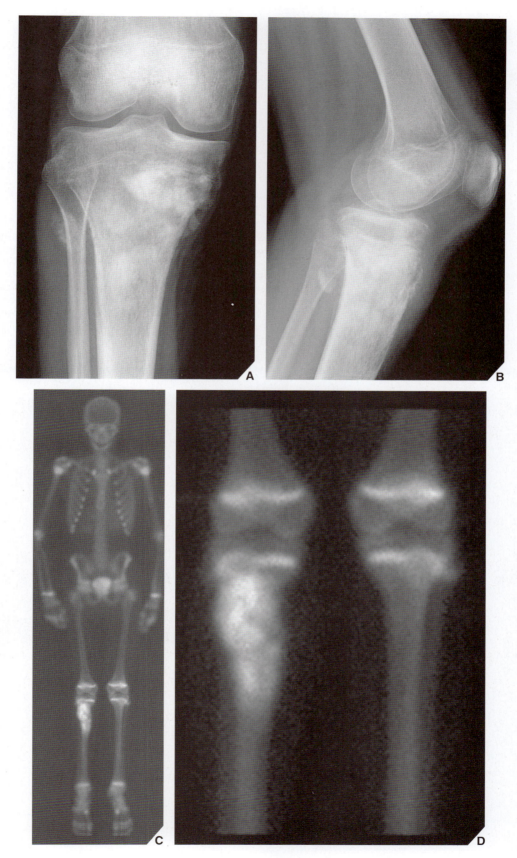

▲
Figura 21.7 Cintilografia de osteossarcoma. Radiografias nas incidências anteroposterior (**A**) e perfil (**B**) do joelho direito dessa menina de 13 anos demonstraram tumor esclerótico na metáfise e diáfise proximal da tíbia. **C.** A imagem de cintilografia de corpo inteiro com tecnécio e (**D**) imagens cintilográficas ampliadas dos joelhos mostraram hipercaptação significativa do radiofármaco pelo tumor localizado na tíbia proximal. (Reproduzidas com autorização de Greenspan A, Borys D. *Radiology and pathology correlation of bone tumors*, 1st ed. Philadelphia: Wolters Kluwer, 2016:52-53.)

1066 **Parte 4** Tumores e Lesões Pseudotumorais

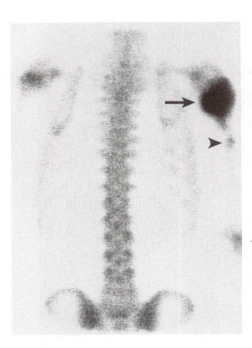

◀ **Figura 21.8 Cintilografia de osteossarcoma.** Menino de 7 anos com lesão no segmento proximal do úmero esquerdo. A imagem de cintilografia óssea demonstrou hipercaptação acentuada do marcador pelo tumor (*seta*). Além disso, outro foco pequeno de hiperatividade (*ponta de seta*) representava uma lesão "salteada". (Reproduzida com autorização de Greenspan A, Borys D. *Radiology and pathology correlation of bone tumors*, 1st ed. Philadelphia: Wolters Kluwer, 2016:53.)

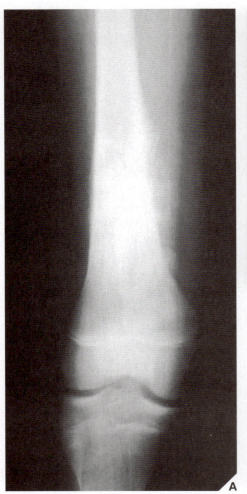
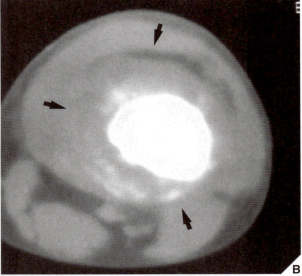

▲ **Figura 21.9 Imagens de TC de osteossarcoma. A.** A radiografia anteroposterior convencional demonstrou lesão destrutiva com bordas mal definidas, que se estendia da metáfise do fêmur até sua diáfise. Observe a reação periosteal agressiva e a formação de osso tumoral. Esses aspectos foram suficientes para estabelecer o diagnóstico de osteossarcoma nesse menino de 14 anos. **B.** Imagem axial de TC mostrou a extensão do tumor para os tecidos moles (*setas*). O osso tumoral na medula óssea e a massa de partes moles foram mais bem demonstrados.

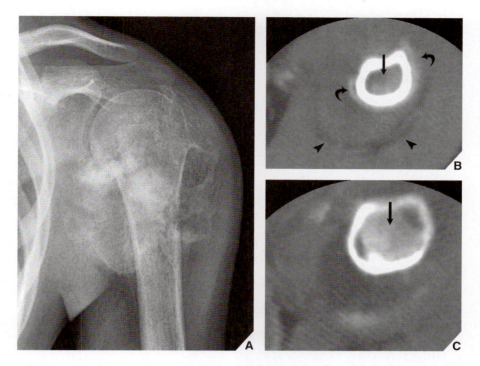

Figura 21.10 Imagens de TC de osteossarcoma. A. Radiografia anteroposterior do ombro esquerdo demonstrou tumor osteogênico no úmero proximal. Observe que também havia reação periosteal exuberante e massa de tecidos moles. (**B** e **C**) Essas duas imagens axiais de TC mostraram tumor com atenuação alta substituindo a medula óssea (*setas*), reação periosteal (*setas curvas*) e massa de tecidos moles (*pontas de seta*). (Reproduzida com autorização de Greenspan A, Borys D. *Radiology and pathology correlation of bone tumors*, 1st ed. Philadelphia: Wolters Kluwer, 2016.)

Patologia

A macroscopia mostra massa carnuda heterogênea com componentes ossificados e não ossificados e, em alguns casos, focos de cartilagem (Figura 21.18). Exame histopatológico demonstra células tumorais com atipia e pleomorfismo marcantes e, na maioria dos casos, citoplasma eosinofílico com formação de osteoide ou osso tumoral. As células tumorais também podem produzir quantidades variadas de cartilagem e tecido fibroso. Com base nos aspectos histológicos predominantes, osteossarcomas convencionais podem ser subdivididos em três subtipos histopatológicos: osteoblástico (50%), condroblástico (25%) e fibroblástico (25%). No subtipo osteoblástico, a matriz predominante consiste em osso e/ou osteoide. O subtipo condroblástico mostra predomínio de matriz condroide e no subtipo fibroblástico há neoplasia maligna de células fusiformes de grau alto, algumas vezes com quantidade mínima de matriz óssea com ou sem cartilagem. Em alguns casos, este último tipo pode ser semelhante ao histiocitoma fibroso maligno (HFM). Ocasionalmente, células tumorais podem ser tão indiferenciadas que, tendo como base apenas o quadro citológico, é difícil dizer se são sarcomatosas ou epiteliais. Algumas vezes, essa variante de osteossarcoma convencional é referida como *osteossarcoma epitelioide*. Em geral, o diagnóstico torna-se evidente com base na idade do paciente, na formação de matriz tumoral inequívoca e no aspecto radiográfico típico de osteossarcoma.

Complicações e tratamento

As complicações mais frequentes de osteossarcoma convencional são fraturas patológicas e metástases pulmonares (mais comuns) ou intraósseas (mais raras).

Quando é possível realizar a cirurgia de preservação do membro, o paciente faz ciclo de poliquimioterapia seguido de ressecção ampla do osso e colocação de endoprótese (Figura 21.19). Em casos menos frequentes, o membro é amputado e depois o paciente faz quimioterapia. Hoje em dia, o índice de sobrevida em 5 anos após o tratamento é maior que 50%.

Osteossarcoma central de baixo grau

Esse tipo raro de osteossarcoma (1% dos osteossarcomas) geralmente acomete pacientes em idade mais avançada que os indivíduos com osteossarcoma convencional, embora as estruturas acometidas mais comumente sejam semelhantes. Radiograficamente, o osteossarcoma central pode ser indistinguível do tipo convencional, mas ele cresce mais lentamente e tem prognóstico mais favorável. Em alguns casos, sua apresentação radiográfica é muito semelhante à displasia fibrosa (Figura 21.20) ou outra lesão benigna (Figura 21.21). Estudos relataram anomalias genéticas brandas com acréscimos em 13q13-14, 12 p e 6 p21, que resultam na expressão exagerada dos genes *CDK4* e *MDM2* e amplificação do gene *SAS* (***s****arcoma-**a**mplified **s**equence*, em inglês). Nos casos típicos, exame histopatológico demonstra estroma fibroblástico hipocelular a moderadamente celularizado com quantidades variadas de osteoide. Células fusiformes são abundantes, mas há poucas atipias celulares e figuras de mitose. Em alguns casos, pode haver pequenos focos dispersos de cartilagem e células gigantes multinucleadas.

Osteossarcoma telangiectásico

Também descrito por Campanacci *et al.* como *osteossarcoma hemorrágico*, a variante telangiectásica de osteossarcoma é um tumor muito agressivo, duas vezes mais comum em homens do que em mulheres e diagnosticado predominantemente entre a 2ª e a 3ª década de vida. Esse tipo de osteossarcoma é raro e representa cerca de 3% de todos os tumores ósseos malignos. A lesão caracteriza-se por vascularização

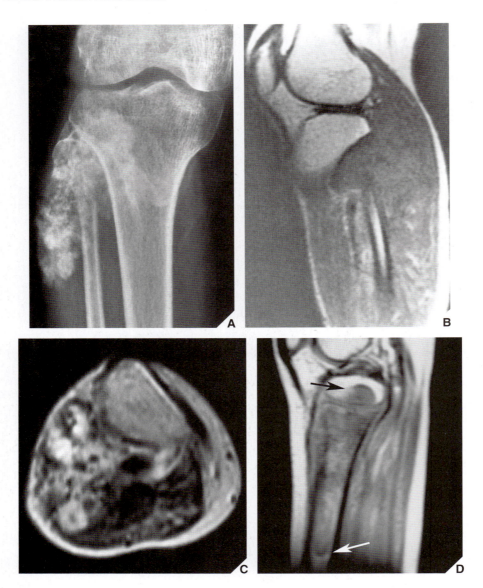

Figura 21.11 Imagens de RM de osteossarcoma. A. Radiografia convencional demonstrou acometimento da cabeça da fíbula e infiltração extensa dos tecidos moles com formação significativa de osso tumoral nesse homem de 20 anos. **B.** Imagem sagital de RM sagital *spin-echo* [SE] ponderada em T1 mostrou tumor com sinal de intensidade predominantemente intermediária, indissociável das estruturas musculares. **C.** Imagem axial de RM ponderada em T2 mostra tumor intramedular e o componente de partes moles com sinal elevado. Focos de formação de osso tumoral aparecem como áreas de sinal hipointenso. **D.** A imagem sagital de RM ponderada em T1 da tíbia de outro paciente com osteossarcoma mostrou a extensão intramedular distal (*seta branca*) e transfisária proximal do tumor na epífise proximal da tíbia (*seta preta*).

profusa e amplos espaços císticos repletos de sangue, que são responsáveis por seu aspecto típico nos exames de imagem. A maioria desses tumores desenvolve-se no fêmur e na tíbia. Radiograficamente, o osteossarcoma telangiectásico é caracterizado mais frequentemente por lesão osteolítica destrutiva com ou sem mineralização da matriz, praticamente sem quaisquer alterações escleróticas; também pode haver massa de tecidos moles (Figuras 21.22 a 21.24). A maioria dos pacientes tem reação periosteal agressiva (padrão lamelar, raios de sol ou triângulo de Codman), que reflete a natureza maligna do tumor; fraturas patológicas são comuns quando os tumores são volumosos. Nas imagens de RM, o osteossarcoma telangiectásico frequentemente apresenta áreas com sinal hiperintenso nas sequências ponderadas em T1, em razão da presença de metemoglobina. Nas imagens ponderadas em T2, o sinal costuma ser mais heterogêneo (Figura 21.25). Níveis líquidos podem ser encontrados ocasionalmente (Figura 21.26) e são semelhantes aos que ocorrem no cisto ósseo aneurismático.

Ao exame macroscópico, o tumor é semelhante a uma "bolsa" de sangue e caracteriza-se por espaços preenchidos com sangue, necrose e hemorragia (Figura 21.27). Histologicamente, a lesão é formada de espaços loculados cheios de sangue separados por septos celularizados finos parcialmente revestidos por células malignas, que produzem tecido osteoide esparso. Radiológica e patologicamente, o tumor é semelhante a um cisto ósseo aneurismático.

Osteossarcoma rico em células gigantes

Esse tumor é uma variante rara de osteossarcoma que, histologicamente, assemelha-se ao sarcoma desdiferenciado com profusão de células gigantes (osteoclastos) e escassez de osteoide e osso tumorais. Esse subtipo de tumor representa cerca de 3% de todos os

Capítulo 21 Tumores Ósseos Malignos I: Osteossarcomas e Condrossarcomas   **1069**

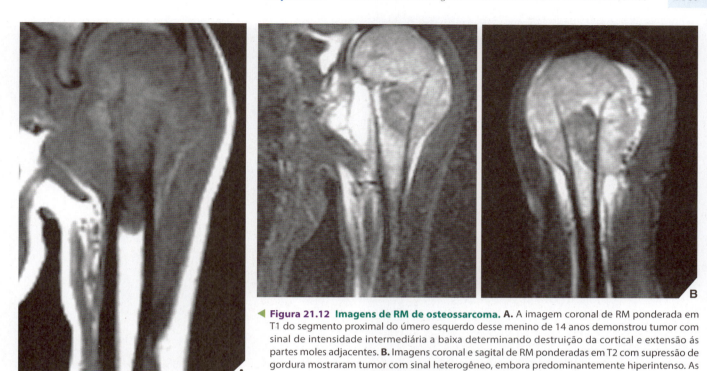

◀ **Figura 21.12 Imagens de RM de osteossarcoma. A.** A imagem coronal de RM ponderada em T1 do segmento proximal do úmero esquerdo desse menino de 14 anos demonstrou tumor com sinal de intensidade intermediária a baixa determinando destruição da cortical e extensão às partes moles adjacentes. **B.** Imagens coronal e sagital de RM ponderadas em T2 com supressão de gordura mostraram tumor com sinal heterogêneo, embora predominantemente hiperintenso. As áreas de neoformação óssea tumoral apresentam sinal hipointenso.

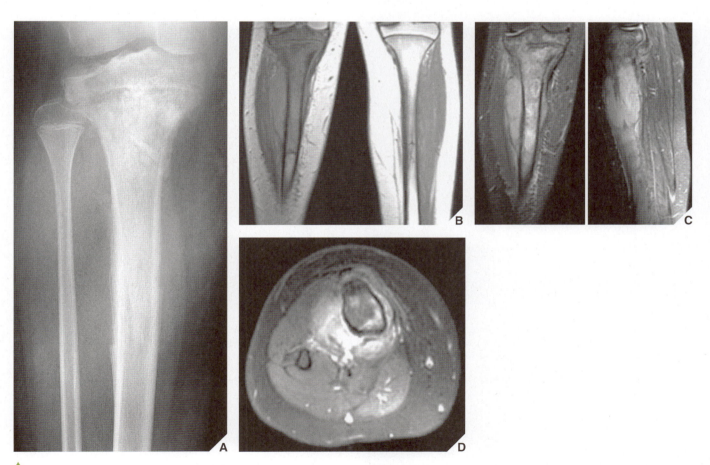

Figura 21.13 Imagens de RM de osteossarcoma. A. Radiografia anteroposterior da perna direita de uma menina de 11 anos demonstrou lesão agressiva na diáfise e metáfise da tíbia, com extensão à placa de crescimento. Também havia reação periosteal interrompida e massa de tecidos moles. **B.** Imagem coronal de RM ponderada em T1 mostrou tumor ósseo e massa de tecidos moles com sinal de intensidade intermediária. **C.** Imagens coronal e sagital de RM na sequência IR (*inversion recovery*) evidenciaram a composição heterogênea do tumor, que tinha focos de sinal hiperintenso. **D.** Imagem axial de RM ponderada em T1 com supressão de gordura foi obtida depois da injeção intravenosa de gadolínio e demonstrou realce acentuado da massa de tecidos moles.

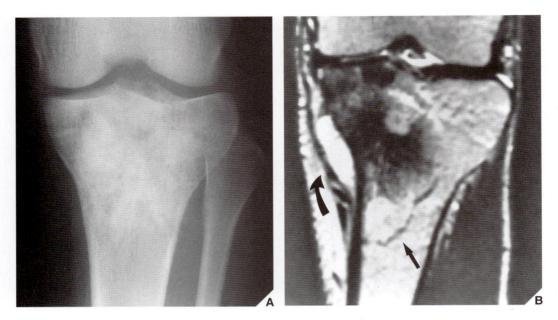

▲
Figura 21.14 Imagem de RM de osteossarcoma. A. Radiografia anteroposterior demonstrou tumor predominantemente esclerótico, com extensão à extremidade articular da tíbia esquerda desse rapaz de 17 anos. **B.** Áreas escleróticas da lesão mostram sinal hipointenso na imagem coronal *spin echo* (SE) ponderada em T2. No segmento distal, a parte não mineralizada do tumor apresenta sinal hiperintenso (*seta*). A extensão do tumor aos tecidos moles adjacentes também exibia sinal hiperintenso (*seta curva*).

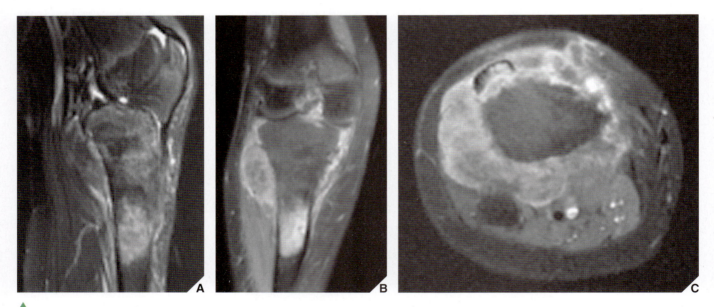

▲
Figura 21.15 Imagens de RM de osteossarcoma. A. Imagem sagital de RM ponderada em T2 do joelho demonstrou tumor na tíbia proximal heterogêneo com sinal elevado e baixo sinal entremeados. A extensão do tumor aos tecidos moles adjacentes não foi bem demonstrada. Imagens coronal (**B**) e axial (**C**) de RM ponderada em T1 com supressão de gordura foram obtidas depois da injeção intravenosa de gadolínio e não mostraram realce na parte esclerótica do tumor, mas houve realce significativo da parte distal osteolítica da lesão. Observe também que houve realce da massa de tecidos moles contendo osso tumoral, nesse caso evidenciado por focos de sinal hipointenso. (Reproduzida com autorização de Greenspan A, Borys D. *Radiology and pathology correlation of bone tumors*, 1st ed. Philadelphia: Wolters Kluwer, 2016:54.)

osteossarcomas e, ao exame histopatológico, está relacionado com osteossarcoma telangiectásico e osteossarcoma semelhante ao HFM. Alguns dos aspectos radiológicos típicos de osteossarcoma convencional não estão presentes, a reação periosteal é escassa ou inexistente e a massa de tecidos moles é pequena. Em alguns casos, esse quadro radiológico pode dificultar a diferenciação do osteossarcoma rico em células gigantes, até mesmo de lesões benignas. Contudo, na maioria dos casos, radiografias demonstram lesão osteolítica com bordas mal definidas e alterações evidenciadas à RM confirmam malignidade (Figura 21.28). A localização habitual desse tumor é metáfise ou diáfise de osso longo, geralmente fêmur e tíbia. Histologicamente, em razão da abundância de células gigantes e porque geralmente há pouco osteoide tumoral difícil de identificar, osteossarcoma rico em células gigantes é muito semelhante ao tumor de células gigantes.

Capítulo 21   Tumores Ósseos Malignos I: Osteossarcomas e Condrossarcomas   **1071**

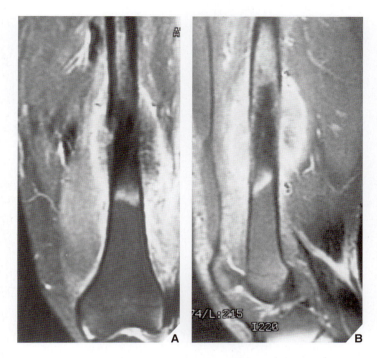

▲
Figura 21.16 Imagens de RM de osteossarcoma. Imagens coronal (**A**) e sagital (**B**) de RM ponderada em T1 com supressão de gordura do fêmur distal desse homem de 29 anos foram obtidas depois da injeção intravenosa de gadolínio e demonstraram realce da parte medular do tumor do fêmur e da massa de tecidos moles. A parte intensamente mineralizada do tumor não mostrou realce e continuou com sinal hipointenso. (Reproduzida com autorização de Greenspan A, Borys D. *Radiology and pathology correlation of bone tumors*, 1st ed. Philadelphia: Wolters Kluwer, 2016:55.)

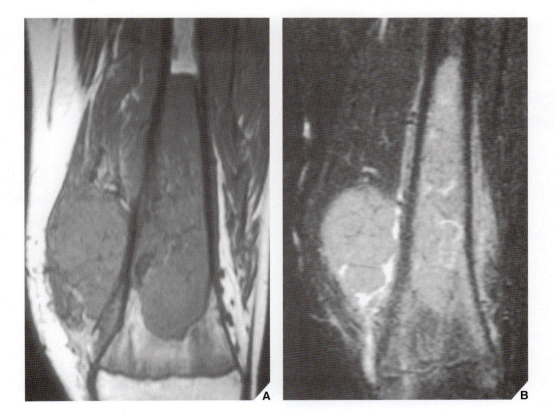

▲
Figura 21.17 Imagens de RM de osteossarcoma. A. Imagem coronal de RM ponderada em T1 do fêmur distal desse menino de 14 anos com diagnóstico de osteossarcoma do tipo condroblástico demonstrou lesão volumosa com sinal de intensidade intermediária a baixa na medula óssea e massa de tecidos moles associada. **B.** Após a injeção intravenosa de gadolínio, houve realce difuso do tumor intramedular e da massa de tecidos moles. (Reproduzida com autorização de Greenspan A, Borys D. *Radiology and pathology correlation t of bone tumors*, 1st ed. Philadelphia: Wolters Kluwer, 2016:55.)

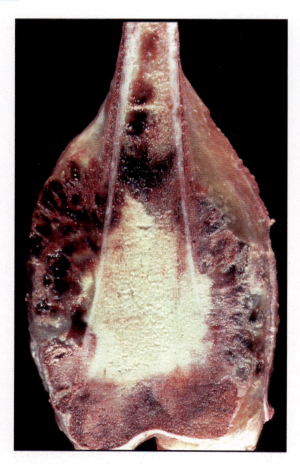

Figura 21.18 **Patologia do osteossarcoma convencional.** Esse espécime anatomopatológico do fêmur distal retirado cirurgicamente demonstrou tumor intramedular predominantemente osteoblástico, que havia rompido o córtex e formado matriz óssea tumoral na massa de tecidos moles. Estavam presentes áreas de hemorragia na cavidade medular e na massa de tecidos moles.

Osteossarcoma de pequenas células

Descrito por Sim *et al.*, osteossarcoma de pequenas células acomete preferencialmente fêmur distal, úmero proximal e tíbia proximal e, em geral, evidencia-se por lesão lítica com bordas permeativa e massa volumosa de tecidos moles. Por essa razão, o aspecto radiográfico do tumor é semelhante ao do sarcoma de células redondas. Em geral, essas lesões têm células redondas e pequenas em alguns campos histológicos, quadro muito semelhante ao do sarcoma de Ewing. O estudo citogenético para t(11,22) é o melhor recurso para confirmar o diagnóstico, porque essa anomalia não ocorre no osteossarcoma de células pequenas. Além disso, células tumorais fusiformes e também produção focal de osteoide ou osso ajudam a estabelecer o diagnóstico histológico de osteossarcoma.

Osteossarcoma fibro-histiocítico

Osteossarcoma fibro-histiocítico é semelhante ao HFM e foi descrito recentemente na literatura. Em alguns casos, esse tumor pode ser confundido com HFM ósseo porque ambos tendem a desenvolver-se em idade mais avançada que o osteossarcoma comum, geralmente depois da 3ª década de vida. Esses dois tumores tendem a afetar extremidades articulares de ossos longos, e, em geral, há menos reação periosteal que no osteossarcoma convencional. Embora radiograficamente esses dois tumores tendam a ser líticos e, desse modo, semelhantes

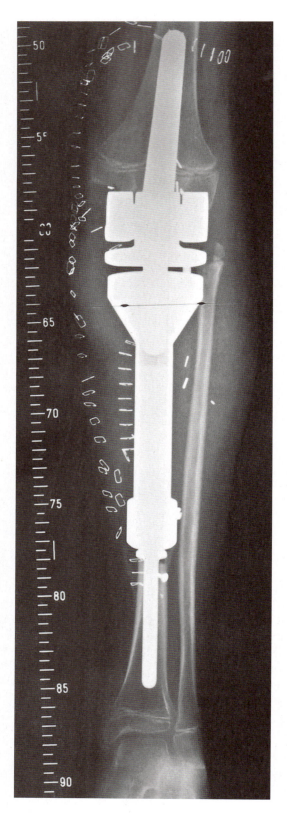

Figura 21.19 **Tratamento de osteossarcoma.** Esse menino de 8 anos foi submetido a um procedimento de preservação do membro para tratar osteossarcoma da tíbia esquerda. Depois de um ciclo completo de quimioterapia (metotrexato, cloridrato de doxorrubicina e cisplatina), foi realizada ressecção ampla da tíbia proximal com colocação de um espaçador metálico LEAP. Essa prótese expansível pode ser ajustada para manter o comprimento do membro compatível com o membro contralateral à medida que a criança cresce. (Cortesia do Dr. Michael M. Lewis, Santa Barbara, Califórnia.)

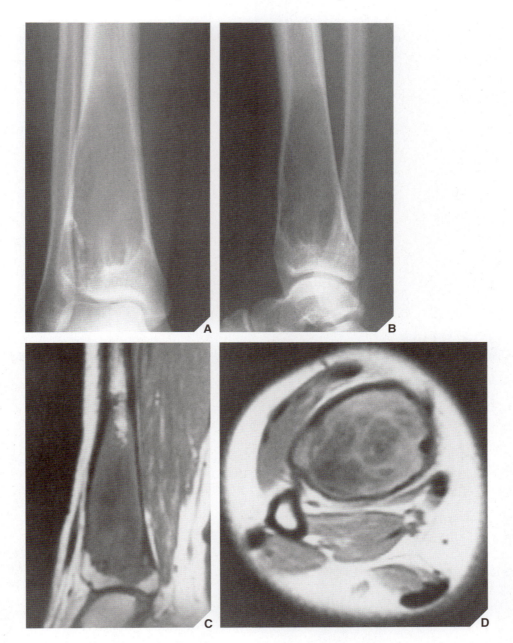

Figura 21.20 **Osteossarcoma central de baixo grau.** Radiografias nas incidências anteroposterior (**A**) e perfil (**B**) da parte distal da perna de uma mulher de 18 anos foram interpretadas inicialmente como displasia fibrosa da tíbia distal. Havia lesão de aspecto aparentemente benigno, que apresentava destruição óssea com padrão geográfico com zona de transição estreita e nenhum sinal de reação periosteal. Imagens sagital (**C**) e axial (**D**) de RM ponderada em T1 (*spin echo* [SE]; tempo de repetição [TR] 600 ms/tempo de eco [TE] 20 ms) mostraram lesão com intensidade de sinal intermediária a baixa e inexistência de massa de tecidos moles. Biopsia confirmou osteossarcoma central de grau baixo. (Cortesia do Dr. K. K. Unni, Rochester, Minnesota.)

ao tumor de células gigantes e fibrossarcoma, o osteossarcoma semelhante ao HFM geralmente tem áreas de formação óssea parecidas com bolas de algodão ou nuvens *cumulus*, enquanto o mesmo não acontece no HFM. Quando exames radiológicos demonstram áreas desse tipo, deve-se realizar investigação cuidadosa de osso tumoral no espécime retirado. Histologicamente, o osteossarcoma semelhante ao HFM caracteriza-se por células fusiformes polimórficas e células gigantes, das quais muitas apresentam núcleos bizarros. Por tal razão, essa lesão assemelha-se ao sarcoma rico em células gigantes. Raramente é possível encontrar fundo de celularidade inflamatória, e, embora seja um aspecto predominante em alguns casos, a disposição estoriforme ou helicoidal típica do HFM pode ser menos marcante ou ter sido substituída por áreas com células polimórficas volumosas dispostas em lâminas difusas. Como ocorre com todos os outros tipos de osteossarcoma, a diferenciação dos outros sarcomas depende da demonstração de produção osteoide ou osso tumoral pelas células malignas em padrões muito típicos de osteossarcoma.

Osteossarcoma intracortical

Osteossarcoma intracortical é um dos subtipos mais raros desse tumor. Existem descritos pouquíssimos casos desses tumores e a faixa etária varia de 9 a 43 anos (em média, 24 anos) com predomínio no sexo masculino. O primeiro sintoma é a dor, geralmente desencadeada por atividade física. Em alguns pacientes, há história prévia de traumatismo.

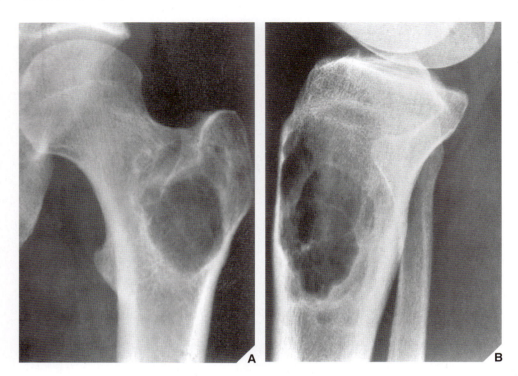

▲ **Figura 21.21 Osteossarcoma central de baixo grau. A.** Na região intertrocantérica do fêmur esquerdo de uma paciente de 24 anos, havia lesão osteolítica com padrão geográfico de destruição óssea e zona de transição estreita. **B.** A radiografia de perfil da tíbia proximal dessa mulher de 30 anos mostrou lesão osteolítica com bordas bem definidas e padrão geográfico de destruição óssea. (Reproduzida com autorização de Greenspan A, Jundt G, Remagen W. *Differential diagnosis in orthopaedic oncology*, 2nd ed. Philadelphia: Lippincott Williams & Wilkins; 2007:84-148; 212-249.)

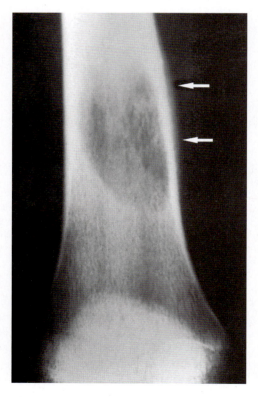

▲ **Figura 21.22 Osteossarcoma telangiectásico.** Uma jovem de 17 anos tinha lesão puramente destrutiva na diáfise do fêmur. Observe que havia reação periosteal do tipo aveludado (*setas*). Em geral, osteossarcoma não causa alterações escleróticas e não há evidência radiográfica de osso tumoral. A biopsia demonstrou osteossarcoma telangiectásico, que é um dos subtipos mais agressivos desse tumor. (Cortesia do Dr. M. J. Klein, New York.)

O tumor afeta o córtex, sem extensão para a medula óssea ou tecidos moles. O quadro radiográfico é de lesão lítica com esclerose cortical circundante. O diâmetro da lesão varia de 1 a 4,2 cm. Em alguns casos, a lesão assemelha-se ao osteoma osteoide ou osteoblastoma intracortical.

Osteossarcoma gnático

Osteossarcoma gnático é um tumor que se desenvolve no maxilar ou na mandíbula. Ao contrário dos osteossarcomas que se formam em qualquer outra estrutura, esse tumor acomete pacientes mais idosos, com predominância de 60% do sexo masculino (entre a 4ª e a 6ª década de vida, com média de idade de 35 anos). Esse subtipo de osteossarcoma representa cerca de 6% desses tumores ósseos. Em geral, a lesão consiste em tumor bem diferenciado com índice mitótico baixo e componente predominantemente cartilaginoso em grande porcentagem dos casos, pouco potencial maligno e prognóstico mais favorável que os outros subtipos de osteossarcoma. Cerca de 60% dos osteossarcomas gnáticos são osteoblásticos, e os restantes são fibroblásticos ou condroblásticos. Frequentemente, esses tumores têm aspecto agressivo nos exames de imagem, inclusive violação cortical e extensão aos tecidos moles adjacentes. Osteossarcomas gnáticos secundários estão relacionados mais comumente com doença de Paget, displasia fibrosa, síndrome de Ollier ou sequela de radioterapia craniofacial.

Osteossarcoma multicêntrico (multifocal)

Desenvolvimento simultâneo de focos de osteossarcoma em vários ossos é um fenômeno raro (Figuras 21.29 e 21.30). É discutível se esse tumor é realmente uma entidade separada ou se representa metástase óssea múltipla de osteossarcoma convencional primário. Hoje em dia, esse tipo de osteossarcoma é subdividido em duas variantes: sincrônica e metacrônica. Osteossarcoma multifocal deve ser diferenciado de osteossarcomas com metástases em outros ossos.

Capítulo 21   Tumores Ósseos Malignos I: Osteossarcomas e Condrossarcomas   **1075**

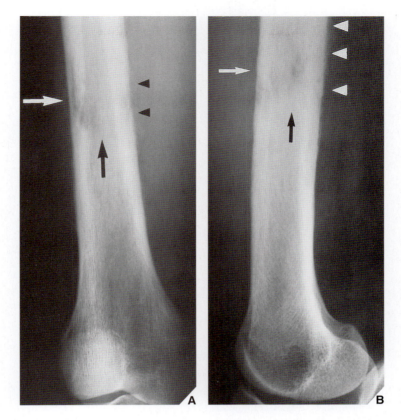

Figura 21.23 Osteossarcoma telangiectásico. Radiografias nas incidências anteroposterior (**A**) e perfil (**B**) do fêmur direito de um homem de 41 anos demonstraram lesão mal definida, com destruição óssea do tipo permeativo (*setas*). Observe que havia reação periosteal agressiva do tipo aveludado (*pontas de seta*).

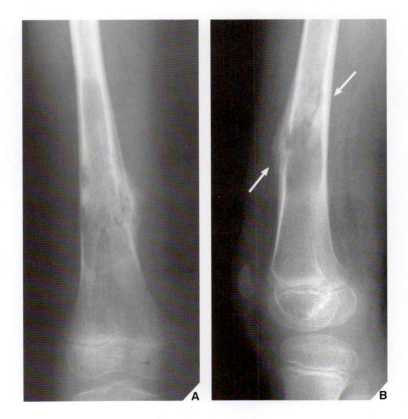

Figura 21.24 Osteossarcoma telangiectásico. A. Na diáfise femoral distal de uma menina de 6 anos, havia um tumor predominantemente osteolítico com reação periosteal. **B.** A radiografia de perfil demonstrou fratura patológica oblíqua (*setas*). (Cortesia do Dr. K. K. Unni, Rochester, Minnesota.)

1076 Parte 4 Tumores e Lesões Pseudotumorais

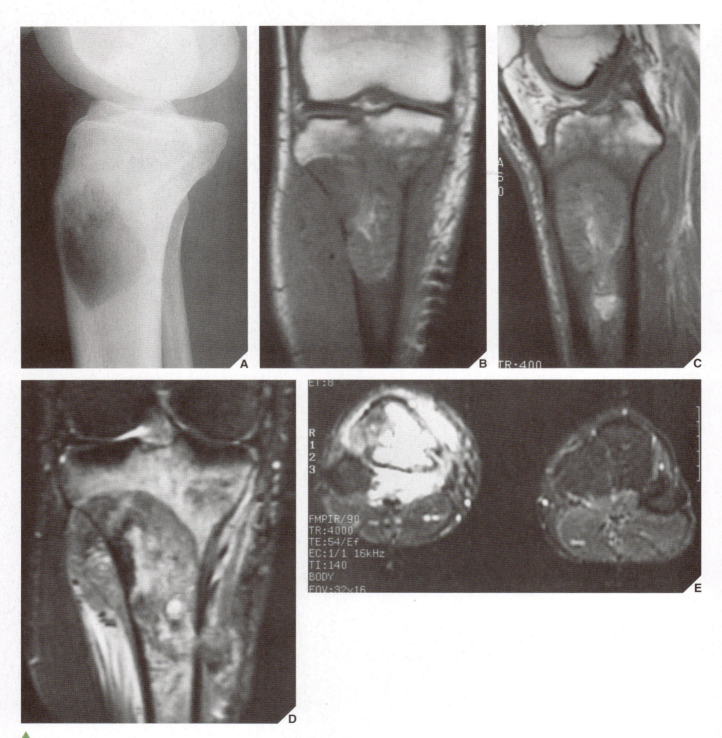

Figura 21.25 Imagens de RM de osteossarcoma telangiectásico. A. Radiografia de perfil da tíbia proximal desse homem de 21 anos demonstrou lesão com zona de transição relativamente estreita, mas sem reação periosteal visível. Imagens coronal (**B**) e sagital (**C**) de RM ponderadas em T1 (*spin echo* [SE]; tempo de repetição [TR] 400 ms/tempo de eco [TE] 10 ms) demonstraram tumor com sinal predominantemente intermediário apresentando focos de sinal hiperintenso. Imagens coronal (**D**) e axial (**E**) de RM em recuperação de inversão (*fast multiplanar inversion recovery* [FMPIR]/90 ms; TR 4.000/TE 54 ms/tempo de inversão [TI] 140 ms) mostraram extensão do tumor para os tecidos moles e edema peritumoral.

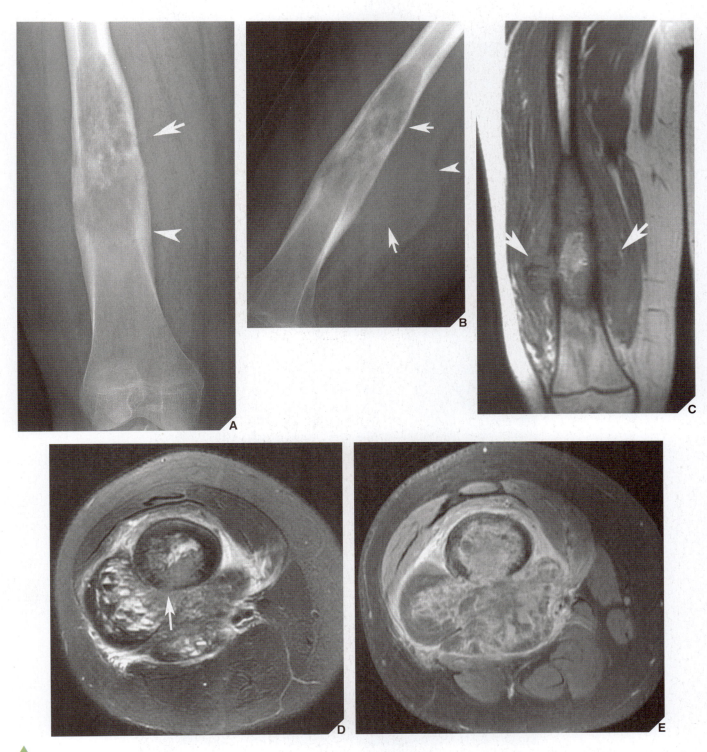

Figura 21.26 Imagens de RM de osteossarcoma telangiectásico. A. Radiografia anteroposterior do fêmur direito de um rapaz de 19 anos, que referia histórico de dor fazia vários meses, demonstrou lesão osteolítica expansiva intramedular no segmento médio da diáfise femoral com reação periosteal associada (*ponta de seta*). Observe que havia calcificação da matriz osteoide dentro da lesão e nos tecidos moles adjacentes (*seta*). **B.** A radiografia de perfil mostrou reação periosteal e calcificação (*setas*) com massa posterior volumosa de tecidos moles (*ponta de seta*). **C.** Imagem coronal de RM ponderada em T1 evidenciou extensão intramedular do tumor e infiltração dos tecidos moles (*setas*). **D.** Imagem axial de RM ponderada em T2 demonstrou reação periosteal e rotura da cortical (*seta*). Observe que havia massa posterior volumosa de tecidos moles com edema circundante. O componente de tecidos moles do tumor tinha vários pequenos níveis de líquidos, típicos de osteossarcoma telangiectásico. **E.** Imagem axial de RM ponderada em T1 com saturação de gordura foi obtida depois da injeção intravenosa de gadolínio e evidenciou realce heterogêneo do tumor em consequência da existência de espaços vasculares na parte central da lesão. Também houve realce do edema nos tecidos moles circundantes, que refletia hiperemia.

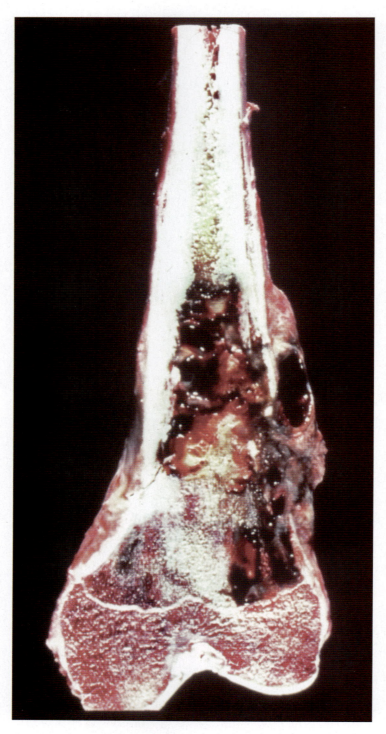

Figura 21.27 Patologia do osteossarcoma telangiectásico. Esse espécime anatomopatológico do fêmur distal retirado cirurgicamente demonstrou áreas de tumor sólido e arquitetura predominantemente cística parcialmente preenchidas por coágulos – aspectos típicos dessa neoplasia maligna. Observe que o tumor não invadiu a placa de crescimento.

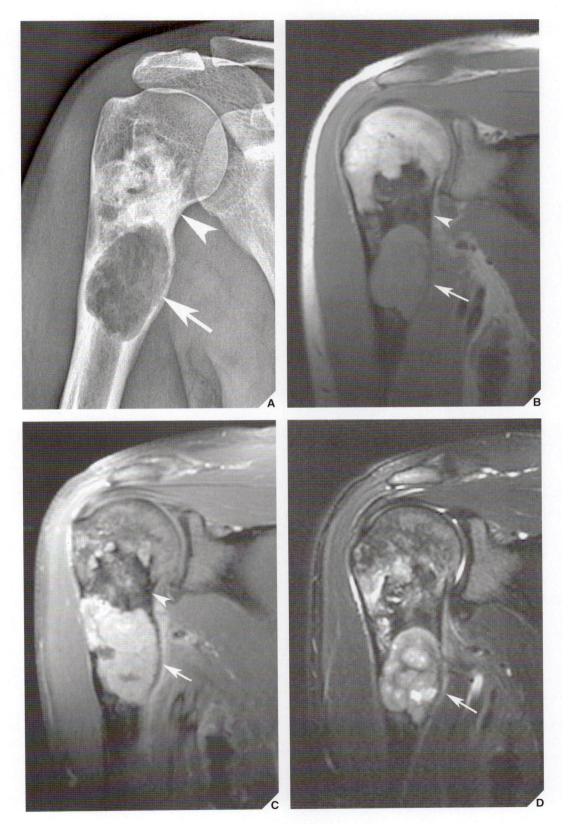

▲ **Figura 21.28 Imagens de RM de osteossarcoma rico em células gigantes. A.** Radiografia anteroposterior do ombro direito de uma mulher de 22 anos, que referia dor difusa no braço referia 2 meses, demonstrou lesão osteolítica (*seta*) e esclerótica (*ponta de seta*) mista ligeiramente expansiva no úmero proximal com zona de transição estreita. **B.** Imagem coronal de RM ponderada em T1 mostrou que a parte esclerótica proximal do tumor tinha sinal hipointenso (*ponta de seta*), enquanto a parte osteolítica proximal mostrava sinal de intensidade intermediária (*seta*). **C.** Imagem coronal de RM ponderada em T2 mostra sinal heterogêneo predominantemente hipointenso na porção proximal (*ponta de seta*), enquanto a parte distal apresentava sinal hiperintenso (*seta*). **D.** Imagem coronal de RM ponderada em T1 com supressão de gordura foi obtida depois da injeção intravenosa de gadolínio e demonstrou graus variados de realce em todo o tumor, ainda que mais intenso na parte distal (*seta*). Não havia rotura da cortical ou massa de partes moles

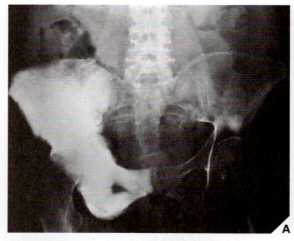
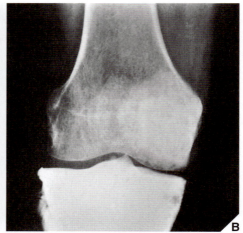
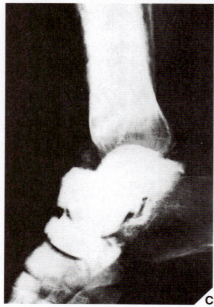

◀ **Figura 21.29 Osteossarcoma multicêntrico.** Osteossarcoma multicêntrico é um tumor muito raro e, nesse caso, foi detectado na hemipelve direita (**A**), tíbia direita (**B**) e vários ossos do pé direito (**C**).

Osteossarcomas superficiais (justacorticais)

Justacortical é um termo geral usado para descrever um grupo de osteossarcomas que se formam nas superfícies ósseas (Figura 21.31). Em geral, essas lesões são muito mais raras e ocorrem uma década depois dos seus correspondentes intraósseos. A maioria dos osteossarcomas justacorticais é formada por tumores de grau baixo, embora existam variantes moderadas ou até mesmo altamente malignas.

Osteossarcoma parosteal

Tumores parosteais são diagnosticados principalmente entre a 3ª e a 4ª década de vida e acometem preferencialmente superfície posterior do fêmur distal (Figura 21.32).

Em geral, radiografias convencionais são suficientes para firmar o diagnóstico de osteossarcoma parosteal. A lesão evidencia-se por massa esférica ou oval densa fixada à superfície cortical do osso e nitidamente demarcada dos tecidos moles circundantes (Figuras 21.33 a 21.36). A TC (ver Figura 21.35 B) ou a RM (ver Figuras 16.21 B e 16.22 E e F) geralmente é necessária para determinar se há rotura da cortical ou invasão da medula óssea.

Espécimes anatomopatológicos desse tumor mostram massa lobulada dura acoplada ao córtex subjacente e, em alguns casos, têm cobertura cartilaginosa superficial parcial semelhante ao osteocondroma (Figura 21.37). Ao exame histopatológico, a lesão consiste em trabéculas ósseas bem demarcadas em estroma fibroso de células fusiformes provavelmente derivadas da camada periosteal fibrosa externa. Células fusiformes têm atipia mínima, produzem osteoide e têm figuras de mitose raras. O componente ósseo geralmente é trabecular, mas mostra imaturidade no mínimo parcial, especialmente na periferia do tumor. Esse aspecto é importante para diferenciar esse tumor de alguns casos de miosite ossificante semelhante que, no entanto, sofre maturação em direção centrípeta – ou seja, sua parte mais madura está situada no exterior. Na maioria dos casos, foram descritas anomalias genéticas como expressão exagerada e coamplificação dos genes *SAS, CDK4* e *MDM2*.

Diagnóstico diferencial. Osteossarcoma parosteal deve ser diferenciado do osteoma parosteal (ver Figuras 17.3 A e 17.4), miosite ossificante, osteossarcoma de tecidos moles, lipossarcoma parosteal com ossificação e osteocondroma séssil. Diferenciação com miosite ossificante e osteocondroma séssil é a causa mais comum de confusão. A primeira condição é diferenciada por fenômeno zonal e fenda separando massa ossificada e córtex (Figura 21.38; ver também Figuras 4.79 e 4.80). Contudo, nos casos de osteocondroma séssil, o

Capítulo 21 Tumores Ósseos Malignos I: Osteossarcomas e Condrossarcomas   1081

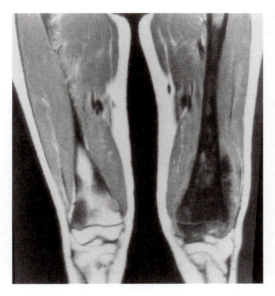

Figura 21.30 **Imagens de RM de osteossarcoma multicêntrico.** A imagem coronal de RM ponderada em T1 demonstrou várias lesões com sinal hipointenso nos fêmures desse menino de 12 anos. (Reproduzida com autorização de Greenspan A, Jundt G, Remagen W. *Differential diagnosis in orthopaedic oncology*, 2nd ed. Philadelphia: Lippincott Williams & Wilkins; 2007:84-178; 212-249.)

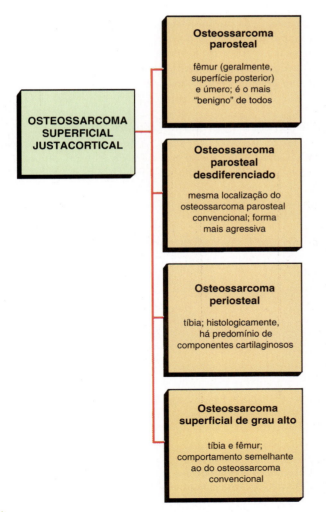

Figura 21.31 **Variantes de osteossarcoma justacortical.**

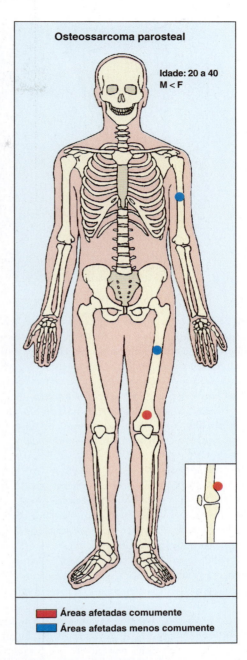

Figura 21.32 **Osteossarcoma parosteal – estruturas afetadas mais comumente, faixa etária de pico e razão entre os sexos.**

córtex da lesão mistura-se sem interrupções com o córtex do osso original (ver Figuras 18.42), aspecto não evidenciado no osteossarcoma parosteal. Como a lesão tem crescimento relativamente lento e, na maioria dos casos, afeta apenas a superfície do osso, o prognóstico dos pacientes com osteossarcoma parosteal é muito melhor que o dos outros subtipos de osteossarcoma. Em geral, ressecção ampla simples do tumor é suficiente para tratar a lesão.

Osteossarcoma parosteal desdiferenciado

Tumor ósseo raro e incomum, osteossarcoma parosteal desdiferenciado foi descrito por um grupo da Mayo Clinic. A maioria dos casos publicados começou com osteossarcoma parosteal convencional que, depois da ressecção e várias recidivas locais, sofreu transformação maligna em sarcoma com histologia de grau alto. Entretanto, alguns

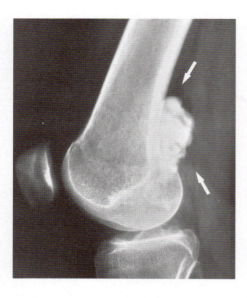

▸ **Figura 21.33 Osteossarcoma parosteal.** Apresentação típica desse tumor na superfície posterior do fêmur distal (*setas*) dessa mulher de 23 anos.

casos eram de tumores primários originados da superfície cortical do osso *de novo*. Radiográfica e histologicamente, o osteossarcoma parosteal desdiferenciado tem aspectos semelhantes ao do osteossarcoma parosteal convencional. Contudo, existem alguns indícios de sarcoma de grau alto, inclusive destruição cortical demonstrada radiograficamente (Figura 21.39) e células tumorais polimórficas detectáveis ao exame histopatológico com núcleos hipercromáticos e índice mitótico alto. Nesses casos, o prognóstico é muito mais desfavorável que o do osteossarcoma parosteal convencional.

Osteossarcoma periosteal

Mais comum na adolescência, osteossarcoma periosteal é um tumor muito raro (1 a 2% de todos os osteossarcomas) que se desenvolve na superfície do osso, geralmente no terço médio da diáfise de um osso longo como a tíbia. O aspecto característico desse tumor, que radiograficamente pode ser semelhante à miosite ossificante, é predomínio de tecido cartilaginoso (Figura 21.40). Isso pode resultar no diagnóstico errôneo de condrossarcoma periosteal. As características radiológicas do osteossarcoma periosteal foram definidas por deSantos *et al*. Isso inclui matriz tumoral heterogênea com espículas calcificadas intercaladas por áreas de osteólise representativas de matriz não calcificada; reação periosteal ocasional na forma de triângulo de Codman (Figura 21.41); espessamento da superfície periosteal do córtex na base da lesão, com preservação da superfície endosteal; extensão do tumor para os tecidos moles; e preservação da cavidade medular (ver Figuras 21.41 e 21.42). Ao exame microscópico, esses tumores têm malignidade de grau baixo a moderado e são formados principalmente de tecido condroide lobulado com celularidade moderada. Osteossarcoma periosteal tem prognóstico mais favorável que o subtipo convencional, mas pior que o da variante parosteal.

Osteossarcoma superficial de grau alto

Osteossarcoma superficial de grau alto pode apresentar aspectos radiográficos semelhantes aos do osteossarcoma parosteal ou periosteal (Figura 21.43). Histologicamente, essa lesão tem elementos idênticos aos do osteossarcoma comum. Além disso, esse tipo de tumor está associado a potencial metastático alto.

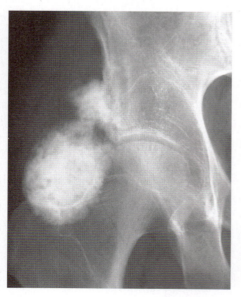

▸ **Figura 21.34 Osteossarcoma parosteal.** Radiografia anteroposterior do quadril direito demonstrou massa ossificada volumosa acoplada à parte supracetabular do ilíaco. (Reproduzida com autorização de Greenspan A, Jundt G, Remagen W. *Differential diagnosis in orthopaedic oncology*, 2nd ed. Philadelphia: Lippincott Williams & Wilkins; 2007:84-148; 212-249.)

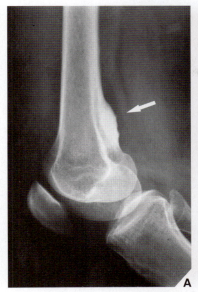
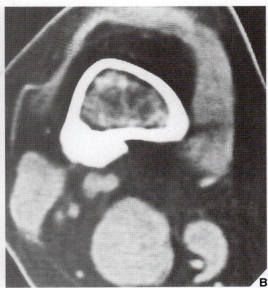

Figura 21.35 Imagem de TC osteossarcoma parosteal. A. A radiografia de perfil do joelho de uma mulher de 37 anos demonstrou massa ossificada acoplada ao córtex posterior do fêmur distal (*seta*). Localização e aspecto do tumor eram típicos de osteossarcoma parosteal. **B.** Imagem axial de TC contrastada mostrou que a medular do osso não havia sido invadida.

Osteossarcoma de tecidos moles (extraesquelético)

Osteossarcoma de partes moles (extraesquelético ou extraósseo) é um tumor maligno raro de origem mesenquimal. Esse tumor tem capacidade de produzir osteoide, osso e cartilagem neoplásicos. Em geral, ele ocorre em pacientes de meia idade ou idosos, com média de idade de 54 anos por ocasião da apresentação clínica. O osteossarcoma de tecidos moles é muito menos comum que o osteossarcoma ósseo e representa apenas 4% de todos os osteossarcomas. O tumor afeta preferencialmente membros inferiores e nádegas. Essa lesão também pode se desenvolver em alguns tipos de tecido mole, inclusive mamas, pulmões, tireoide, cápsula renal, bexiga e próstata, ou até mesmo retroperitônio pélvico. Em casos raros, o osteossarcoma de tecidos moles pode desenvolver-se após radioterapia.

Na maioria dos casos, os pacientes desenvolvem massa de crescimento lento, que pode ou não causar dor. O aspecto radiográfico é típico de massa de tecidos moles com calcificações e ossificações amorfas dispersas. O tumor mostra elementos osteogênicos em disposição desorganizada ao centro. Quando a lesão desenvolve-se nas proximidades do osso, ela pode invadir o córtex.

Nas imagens de TC, geralmente se observa uma massa de tecidos moles profusamente mineralizada, algumas vezes com áreas de necrose. Essa técnica frequentemente é melhor que radiografias para demonstrar o padrão de ossificação central, que é referido como *fenômeno de inversão zonal*. Além disso, a TC mostra que o tumor não está acoplado ao osso. Em geral, a RM demonstra sinal hipointenso heterogêneo nas imagens ponderadas em T1 e sinais de intensidade heterogênea, mas predominantemente alta nas imagens ponderadas em T2 e nas sequências em recuperação de inversão. A RM também pode evidenciar pseudocápsula no tumor (Figura 21.44).

Espécimes anatomopatológicos de osteossarcoma de tecidos moles têm massa carnosa com áreas de osso e cartilagem (Figura 21.45). A histopatologia desse subtipo de osteossarcoma é indistinguível da que se observa no osteossarcoma convencional.

Diagnóstico diferencial

O diagnóstico diferencial de osteossarcoma extraesquelético inclui miosite ossificante, calcinose tumoral, sarcoma sinovial, condrossarcoma extraesquelético, lipossarcoma de tecidos moles com ossificação e tumor ósseo pseudomaligno de partes moles.

Miosite ossificante é uma lesão benigna de partes moles, geralmente pós-traumática, que acomete principalmente adolescentes e adultos jovens (ver Figura 21.38; ver também Figuras 4.79 e 4.80).

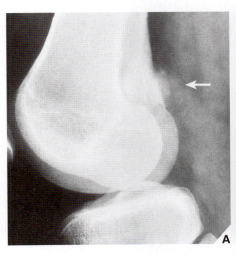
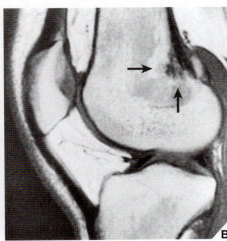

Figura 21.36 Imagem de RM de osteossarcoma parosteal. A. Radiografia de perfil do joelho dessa mulher de 22 anos demonstrou tumor superficial na parte posterior do côndilo medial do fêmur (*seta*). Nessa imagem, não foi possível demonstrar invasão do córtex. **B.** RM sagital ponderada em T1 mostrou invasão da cavidade medular (*setas*). (Reproduzida com autorização de Greenspan A, Borys D. *Radiology and pathology correlation of bone tumors*, 1st ed. Philadelphia: Wolters Kluwer, 2016:73.)

1084 **Parte 4** Tumores e Lesões Pseudotumorais

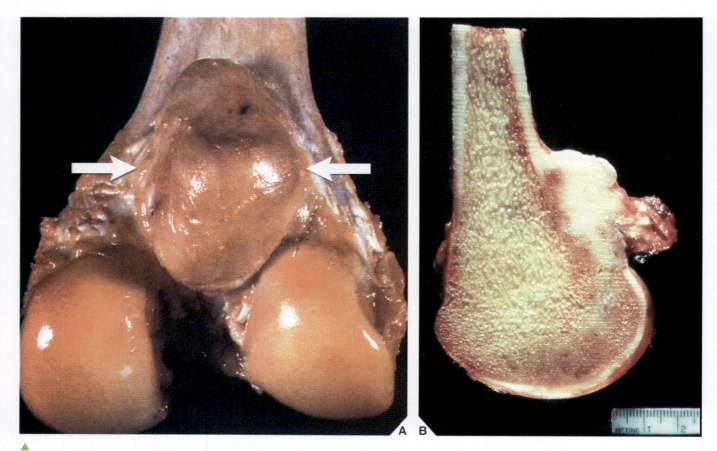

▲ **Figura 21.37 Patologia do osteossarcoma parosteal. A.** Espécime anatomopatológico do fêmur distal retirado cirurgicamente demonstrou lesão superficial volumosa localizada na parte posterior do osso, que tinha cobertura brilhante semelhante à cartilagem (*setas*). **B.** Corte sagital do espécime retirado do fêmur distal de outro paciente mostrou que a maior parte do tumor estava localizada na superfície do osso, mas também havia indícios de invasão cortical. (Reproduzida com autorização de Greenspan A, Borys D. *Radiology and pathology correlation of bone tumors*, 1st ed. Philadelphia: Wolters Kluwer, 2016:73, Figs. 2.58 e 2.59.)

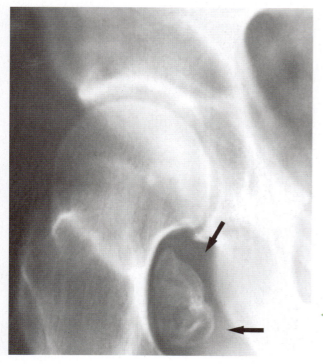

◀ **Figura 21.38 Miosite ossificante.** Miosite ossificante justacortical, medial ao colo femoral (*setas*), evidencia-se por lesão mais madura em sua periferia com centro menos denso que o do osteossarcoma parosteal e zona mais clara, que representa separação completa entre a lesão e a cortical

Capítulo 21 Tumores Ósseos Malignos I: Osteossarcomas e Condrossarcomas   1085

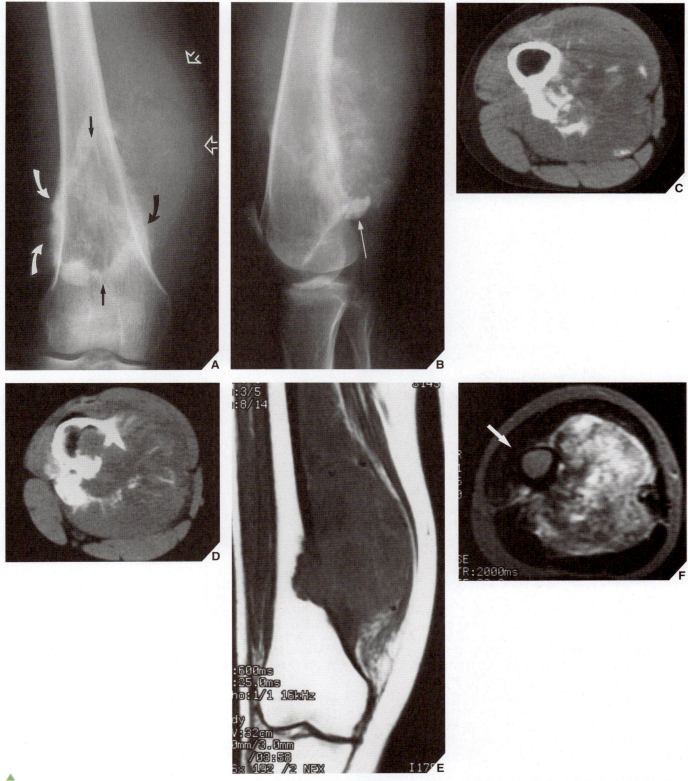

▲
Figura 21.39 Imagens de TC e RM de osteossarcoma parosteal desdiferenciado. Mulher de 24 anos com dor e massa palpável acima da fossa poplítea havia 2 meses. Três anos antes dos seus sintomas atuais, tinha sido retirado um osteossarcoma parosteal do fêmur distal. **A.** A radiografia anteroposterior do fêmur distal demonstrou lesão destrutiva (*setas*) associada a um tipo agressivo de reação periosteal (*setas curvas*) e massa volumosa de tecidos moles (*setas abertas*) com focos de formação óssea. **B.** A radiografia de perfil mostrou também resquícios de osteossarcoma parosteal retirado no passado (*seta*). **C.** A imagem de TC proximal evidenciou tumor superficial com formação óssea e massa volumosa de tecidos moles com focos de osso tumoral. Nesse nível, a medula óssea não estava invadida. **D.** Outro corte mais distal revelou também invasão da cavidade medular, aspecto que não era compatível com osteossarcoma parosteal convencional. **E.** A imagem coronal de RM ponderada em T1 (*spin echo* [SE]; tempo de repetição [TR] 600 ms/tempo de eco [TE] 25 ms) demonstrou extensão da invasão medular e massa de tecidos moles. **F.** A imagem axial de RM ponderada em T2 (SE; TR 2.000 ms/TE 90 ms) mostrou sinal heterogêneo na massa volumosa de tecidos moles. Nesse plano de corte, a medula óssea não estava infiltrada pelo tumor (*seta*).

1086 Parte 4 Tumores e Lesões Pseudotumorais

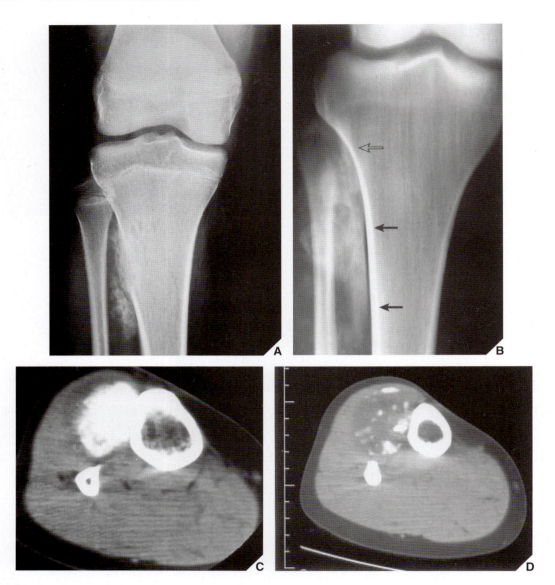

Figura 21.40 Imagens de TC de osteossarcoma periosteal. A. A radiografia anteroposterior do joelho direito dessa menina de 12 anos com "desconforto" na perna fazia 2 meses demonstrou calcificações e focos de ossificação mal definidos dentro de uma massa acoplada à superfície do córtex lateral da tíbia. Aparentemente, não havia destruição óssea. **B.** Essa imagem anteroposterior de tomografia convencional mostrou massa ossificada. Embora estivesse acoplada à tíbia em seu segmento proximal (*seta aberta*), a lesão estava parcialmente separada do córtex lateral por uma fenda radiotransparente estreita (*setas*) muito semelhante à que se forma nos casos de miosite ossificante justacortical. **C.** Imagem de TC obtida da parte proximal do tumor evidenciou claramente que a lesão estava acoplada ao córtex da tíbia. A cavidade medular não estava invadida. **D.** Corte de TC obtido da parte distal do tumor demonstrou extensão da massa de tecidos moles. Observe que a massa tinha atenuação baixa e ossificações com atenuação alta. (**B** a **D**, Reproduzidas com autorização de Greenspan A, Borys D. *Radiology and pathology correlation of bone tumors*, 1st ed. Philadelphia: Wolters Kluwer, 2016.)

Fenômeno zonal reflete o padrão de maturação da lesão. O centro da lesão é desdiferenciado e celularizado, mas há ossificação progressivamente madura na direção da periferia, que é a marca histológica típica dessa lesão. As radiografias demonstram que o fenômeno zonal dessa lesão caracteriza-se por centro radiotransparente e periferia mais densa e esclerótica (ver Figura 4.80). Em geral, a massa está separada do córtex adjacente por uma fenda radiotransparente. A evolução da miosite ossificante pode estar diretamente relacionada com o tempo decorrido desde o episódio traumático.

Sarcoma sinovial é mais comum em adolescentes e adultos mais jovens (13 a 55 anos) e geralmente se localiza nas proximidades de uma articulação, especialmente membros inferiores e principalmente a região ao redor do joelho e do pé. As radiografias demonstram massa lobulada e, em 25% dos casos, também há calcificações amorfas. Ossificação é extremamente rara no sarcoma sinovial. Em cerca de 15 a 20% dos pacientes, pode-se observar reação periosteal e/ou erosão das estruturas ósseas adjacentes. O membro afetado pode ter osteoporose secundária ao desuso.

Condrossarcoma de tecidos moles é um tumor maligno raro, embora seja muito mais comum que osteossarcoma extraesquelético. O tumor evidencia-se por massa com calcificações puntiformes ou anulares. Nos exames radiológicos, o condrossarcoma de tecidos moles pode ser diferenciado de osteossarcoma de partes moles pela inexistência de formações ósseas.

Lipossarcoma de partes moles tende a afetar adultos mais idosos e ocorre predominantemente em homens. Esse tumor pode

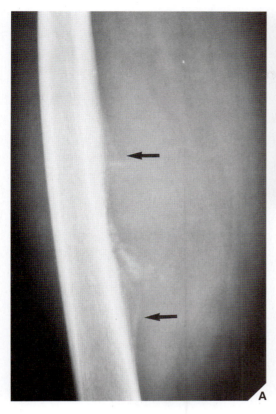
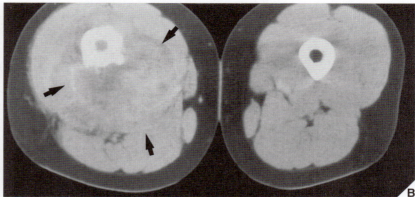

◀ **Figura 21.41 Imagem de TC de osteossarcoma periosteal. A.** A radiografia anteroposterior do fêmur direito dessa jovem de 16 anos demonstrou lesão superficial no córtex medial associada à reação periosteal do tipo triângulo de Codman (*setas*) e massa volumosa de tecidos moles. **B.** Imagem de TC mostrou mais claramente o componente de tecidos moles (*setas*). A cavidade medular não estava invadida pelo tumor; contudo, coeficiente de atenuação mais alto em comparação com a cavidade medular contralateral indicava edema de medula óssea.

ser muito semelhante ao osteossarcoma de tecidos moles, principalmente quando tem ossificação. Entretanto, a ossificação geralmente é mais organizada que a do osteossarcoma de partes moles e, em geral, é possível encontrar tecidos adiposos. O lipossarcoma de partes moles afeta comumente coxa, perna e região glútea. O crescimento do tumor pode ser muito lento (vários anos) e é comum encontrar erosão do osso adjacente.

Tumor ósseo pseudomaligno de partes moles foi descrito inicialmente por Jaffe e depois por Fine e Stout. Esse tumor é raro, acomete mais comumente as mulheres e está localizado nos tecidos musculares e subcutâneos. Sua origem provável é infecciosa, embora isso não tenha sido comprovado em definitivo. Algumas lesões podem ser focos não reconhecidos de miosite ossificante.

Osteossarcomas com apresentação clínica incomum

Diversas anomalias genéticas marcadas por instabilidade cromossômica estão associadas ao desenvolvimento de vários tumores, inclusive osteossarcomas. Entre essas doenças raras estão as síndromes de Rothmund-Thompson, Werner e Li-Fraumeni; a síndrome do retinoblastoma; e a síndrome de Bloom.

Síndrome de Rothmund-Thompson, também conhecida como poiquilodermia congênita, é uma doença hereditária com predomínio no sexo masculino (razão de 2:1), que se manifesta no primeiro ano de vida e caracteriza-se por lesões cutâneas eritematosas e maculopapulosas com áreas de hiperpigmentação. Essas lesões estão associadas a várias outras anormalidades, inclusive hipersensibilidade à luz, cataratas juvenis, estatura baixa, retardo mental, calvície prematura, hipogonadismo e desenvolvimento de neoplasias malignas cutâneas (especialmente carcinomas basocelular e espinocelular). O osteossarcoma convencional desenvolve-se em cerca de 30% dos casos (principalmente em uma faixa etária mais jovem), embora também tenha sido relatada ocorrência de osteossarcoma multicêntrico. A síndrome tem padrão hereditário autossômico recessivo e foi atribuída às mutações do gene *RECQL4*, que está localizado na banda cromossômica 8q24.3 e codifica DNA-helicase, uma enzima que separa a hélice dupla de DNA de forma a produzir DNA unicatenar (uma hélice).

Síndrome de Werner, também conhecida como *progéria do adulto*, é uma doença genética autossômica recessiva rara causada por mutações do gene *WRN* (*RECQL2*), que está localizado na banda cromossômica 8 p12-p11. Essa síndrome se caracteriza por envelhecimento precoce, inclusive embranquecimento dos cabelos, alopecia, cataratas, alterações cutâneas semelhantes à esclerodermia, osteoartrite de articulações periféricas, estatura baixa, hipogonadismo, osteoporose, diabetes melito e doença cardiovascular aterosclerótica. Pacientes com essa síndrome também têm risco elevado de desenvolver neoplasias epiteliais, melanoma, câncer de tireoide e osteossarcoma. Os pacientes com osteossarcoma são diagnosticados em idade mais avançada, e os tumores têm localizações atípicas.

Síndrome de Li-Fraumeni é uma doença hereditária autossômica dominante rara associada à mutação do gene supressor tumoral *TP53* nas linhagens de células germinativas heterozigóticas R156 H, R267Q e R290 H. A doença caracteriza-se por várias neoplasias que se desenvolvem na infância e nos primeiros anos de vida adulta, principalmente sarcomas de partes moles, osteossarcomas, câncer de mama, tumores do cérebro e leucemias.

Síndrome do retinoblastoma consiste em tumor maligno da retina, que se origina da retina neural embrionária. As seguintes anormalidades dismórficas foram associadas a essa síndrome: microcefalia, ponte nasal larga e proeminente, ptose, incisivos superiores salientes, micrognatismo, pescoço curto, orelhas com implantação baixa, assimetria facial, malformações genitais e retardo mental. Em 60% dos casos,

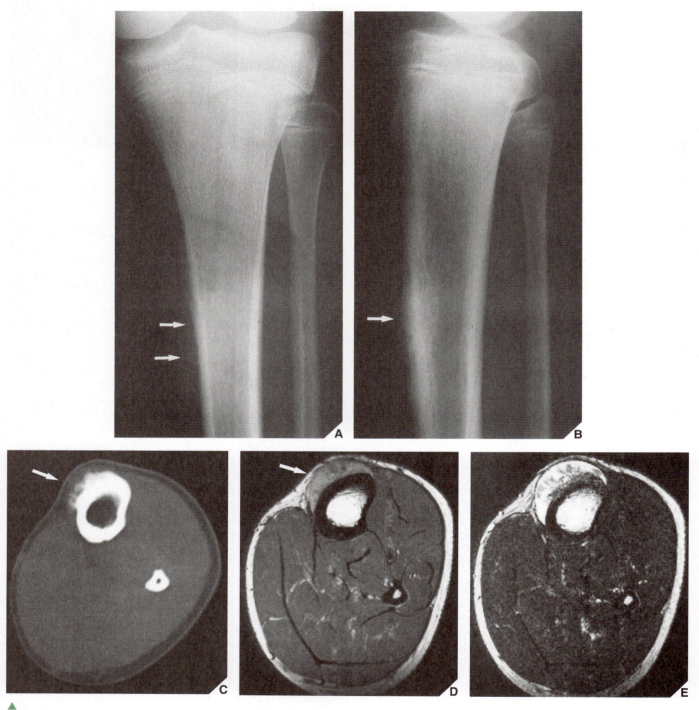

Figura 21.42 Imagens de TC e RM de osteossarcoma periosteal. Radiografias nas incidências anteroposterior (**A**) e perfil (**B**) da perna esquerda desse menino de 12 anos demonstraram densidades ossificadas mal definidas na superfície anteromedial da tíbia proximal associadas a uma área quase imperceptível de destruição cortical. Reação periosteal agressiva do tipo aveludado era evidente (*setas*). **C.** Imagem de TC do tumor mostrou formação óssea na superfície anterior da tíbia (*seta*) e inexistência de invasão da cavidade medular. **D.** Imagem axial de RM *spin echo* (SE) ponderada em T1 evidenciou que o tumor tinha sinal de intensidade mais alta que o dos músculos (*seta*). Observe que a medula óssea tinha sinal hiperintenso normal. **E.** Na imagem axial de RM ponderada em T2 (SE; TR 2.000 ms/TE 80 ms), a massa tornou-se brilhante, com exceção das áreas centrais nas quais a formação óssea tinha sinal hipointenso.

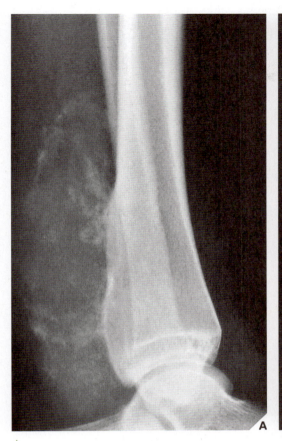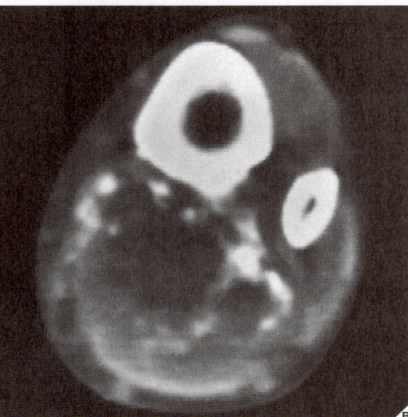

Figura 21.43 Imagem de TC de osteossarcoma superficial de grau alto. A. Radiografia anterolateral do segmento distal da perna demonstrou tumor acoplado ao córtex posterior da tíbia de um homem de 24 anos. Também havia focos ossificados mal definidos na massa de tecidos moles. Observe a semelhança entre esse tumor e o osteossarcoma periosteal (ver Figuras 21.29 e 21.30). **B.** Imagem de TC mostrou a extensão da lesão. Caracteristicamente, a cavidade medular não estava afetada.

retinoblastomas não são hereditários e são unilaterais. Entretanto, 40% dos casos são hereditários (padrão autossômico dominante) com penetrância praticamente de 100% e, dentre estes casos, 25% têm tumores bilaterais. A síndrome é causada por mutação genética envolvendo o gene supressor tumoral *RB1* localizado no braço longo do cromossomo 13 (13q14.1). Osteossarcoma é a segunda neoplasia maligna mais comum em pacientes com retinoblastoma hereditário. Além disso, essas mutações também aumentam o risco de desenvolver osteossarcoma secundário induzido por irradiação.

Síndrome de Bloom, também conhecida como *síndrome de Bloom-German*, é uma doença autossômica recessiva, que se caracteriza por eritema telangiectásico congênito da face (semelhante ao lúpus eritematoso), dolicocefalia com hipoplasia malar, hipersensibilidade à luz solar, baixo peso ao nascer e nanismo bem proporcional, deficiência de imunoglobulinas, anomalias dos membros (inclusive sindactilia, polidactilia e clinodactilia) e propensão a desenvolver tumores malignos, principalmente osteossarcoma. Essa síndrome foi atribuída à alteração funcional do gene *BLM* da família RecQ (*RECQL3*), que codifica DNA-helicase e está localizado na banda cromossômica 15q26.1.

Osteossarcomas secundários

Ao contrário dos osteossarcomas primários, lesões secundárias ocorrem em faixa etária mais avançada. Muitos desses tumores são responsáveis pelas complicações da doença de Paget (osteíte deformante) e, nos casos típicos, desenvolvem-se no osso pagético (Figura 21.46). Alterações radiográficas típicas de transformação maligna da doença de Paget são lesão destrutiva no osso afetado, presença de osso tumoral na lesão e massa de tecidos moles. Nesses pacientes, o osteossarcoma deve ser diferenciado de metástases implantadas no osso pagético de carcinomas primários situados em qualquer outra parte do corpo (mais comumente, próstata, mamas e rins). Osteossarcoma secundário também pode desenvolver-se espontaneamente em pacientes com displasia fibrosa ou depois de radioterapia para tratar lesões ósseas benignas, inclusive displasia fibrosa e tumor de células gigantes, assim como depois da irradiação de tumores malignos de tecidos moles (p. ex., carcinoma de mama ou linfoma). (Ver mais detalhes sobre transformação maligna nas seções do Capítulo 22 sobre doença de Paget e sarcoma induzido por radiação no subtítulo "Lesões benignas com potencial maligno").

Condrossarcomas

Condrossarcoma é um tumor ósseo maligno, que se caracteriza pela formação de matriz cartilaginosa por células tumorais. Assim como ocorre com osteossarcoma, existem vários tipos de condrossarcoma (Figura 21.47), cada qual com manifestações clínicas, radiológicas e patológicas típicas.

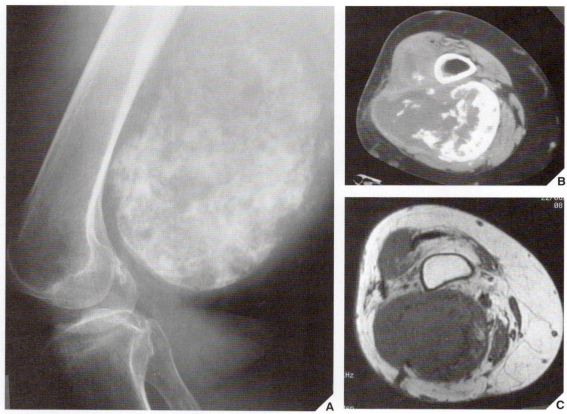
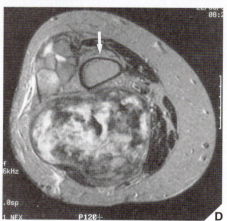

◀ **Figura 21.44 Imagens de TC e RM de osteossarcoma de tecidos moles.** Uma paciente de 68 anos referia massa de tecidos moles com crescimento progressivo na região poplítea do seu joelho direito. **A.** Radiografia de perfil demonstrou massa volumosa de tecidos moles nitidamente demarcados em sua parte distal, mas mal delineados na parte proximal. Também havia calcificações e ossificações dispersas por todo o tumor. **B.** A imagem axial de TC mostrou inversão zonal típica de osteossarcoma de tecidos moles. **C.** A RM axial ponderada em T1 evidenciou massa ligeiramente heterogênea com sinal hipointenso. **D.** Outra imagem axial de RM ponderada em T2 demonstrou heterogeneidade marcante do tumor, cuja intensidade de sinais variava de intermediária a alta. Observe que não havia invasão da medula óssea do fêmur (*seta*). (Reproduzida com autorização de Greenspan A, Jundt G, Remagen W. *Differential diagnosis in orthopaedic oncology*, 2nd ed. Philadelphia: Lippincott Williams & Wilkins; 2007:84-148; 212-249.)

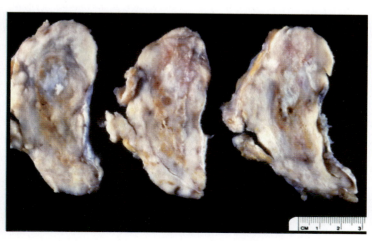

▲ **Figura 21.45 Patologia do osteossarcoma de tecidos moles.** Esses três cortes grossos do tumor (mesma paciente descrita na Figura 21.44) demonstraram massa com aspecto carnoso e focos de osso.

Condrossarcomas primários

Condrossarcoma convencional

Manifestações clínicas e radiológicas

Também conhecido como *condrossarcoma central* ou *medular*, esse tumor é duas vezes mais comum em homens do que em mulheres e, na maioria dos casos, afeta adultos depois da 3ª década de vida. Localizações mais típicas são pelve e ossos longos, especialmente fêmur e úmero (Figura 21.48). A maioria dos condrossarcomas comuns consiste em tumores de crescimento lento que, em muitos casos, são detectados de maneira acidental. Ocasionalmente, pacientes podem referir dor e hipersensibilidade localizadas.

Radiograficamente, condrossarcomas convencionais são caracterizados por lesão expansiva na medula óssea com espessamento da cortical e entalhe endosteal profundo típico; calcificações anulares, em forma de pipoca ou vírgula, são encontradas na parte medular do osso. Alguns pacientes podem ter massa de tecidos moles (Figuras 21.49 e 21.50). Nos casos típicos, as radiografias convencionais são suficientes para estabelecer o diagnóstico (Figura 21.51). A TC e a RM ajudam a delinear a extensão do acometimento intraósseo e das partes moles (Figuras 21.52 a 21.58).

Patologia

Espécimes anatomopatológicos mostram massa translúcida de cor azul-acinzentada ou branca, que reflete a existência de cartilagem hialina (Figura 21.59). Padrão de crescimento lobular é um sinal característico. Algumas lesões podem ter áreas contendo material mucoide ou mixoide e áreas císticas. Em quase todos os casos, há espessamento cortical. Podem ocorrer erosão e destruição do córtex com extensão do tumor aos tecidos moles adjacentes, especialmente na pelve, na escápula, nas costelas e no esterno. Anormalidades histológicas típicas de condrossarcoma são formação de cartilagem pelas células tumorais; infiltração da cavidade medular; e encarceramento e permeação das trabéculas ósseas preexistentes e infiltração dos sistemas haversianos. Também há lóbulos de cartilagem com dimensões e formatos variados e áreas de mineralização da matriz com padrão típico semelhante ao de anel-e-arco. Em seu aspecto visual, esse tecido é mais celularizado e pleomórfico que o do encondroma e contém quantidades consideráveis de células adiposas com núcleos grandes ou duplicados. Células em mitose não são comuns. A diferenciação histológica entre lesões de grau baixo, intermediário e alto baseia-se na celularidade do tecido tumoral; grau de pleomorfismo das células e núcleos; e quantidade de mitoses presentes. Alguns autores (p. ex., Unni) desconsideram esse último aspecto na graduação desses tumores (Tabela 21.2).

Estudos genéticos do condrossarcoma demonstraram que as anomalias numéricas mais frequentes eram deleções dos cromossomos 1, 6, 10, 13, 14, 15 e 22 e duplicações dos cromossomos 2 e 20; também foram descritas recombinações das bandas cromossômicas 5q13, 1q21, 7 p11 e 20q11.

Diagnóstico diferencial

Em casos excepcionais, principalmente nos estágios iniciais do desenvolvimento, o condrossarcoma pode ser indistinguível de encondroma. Por essa razão, todos os tumores cartilaginosos de localização central nos ossos longos, especialmente em pacientes adultos, devem ser considerados malignos até que se prove em contrário. Nas extremidades articulares do osso, condrossarcomas frequentemente não têm calcificações típicas e podem assemelhar-se a um tumor de células gigantes.

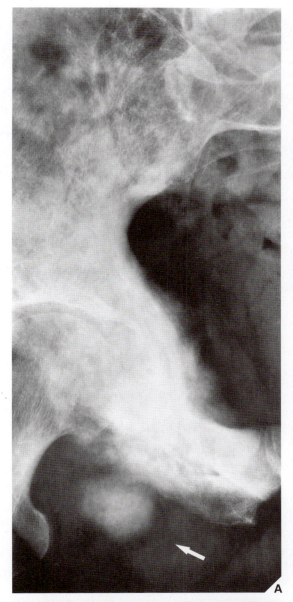
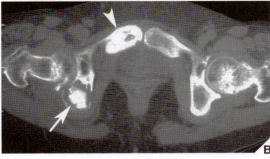

▲
Figura 21.46 Osteossarcoma secundário. A. Radiografia obtida desse homem de 66 anos com acometimento ósseo extenso por doença de Paget, que referia dor no quadril direito, demonstrou aspectos típicos de osteíte deformante no ilíaco e ísquio direitos. Também havia destruição do córtex associada a massa de tecidos moles contendo osso tumoral (*seta*) – anormalidades típicas de transformação maligna em osteossarcoma. **B.** Osteossarcoma secundário à doença de Paget na tuberosidade isquiática direita de outro paciente. Essa imagem axial de TC mostrou lesão osteolítica com matriz osteoide no ramo púbico (*seta*). Observe que havia espessamento cortical e esclerose no ramo púbico inferior.

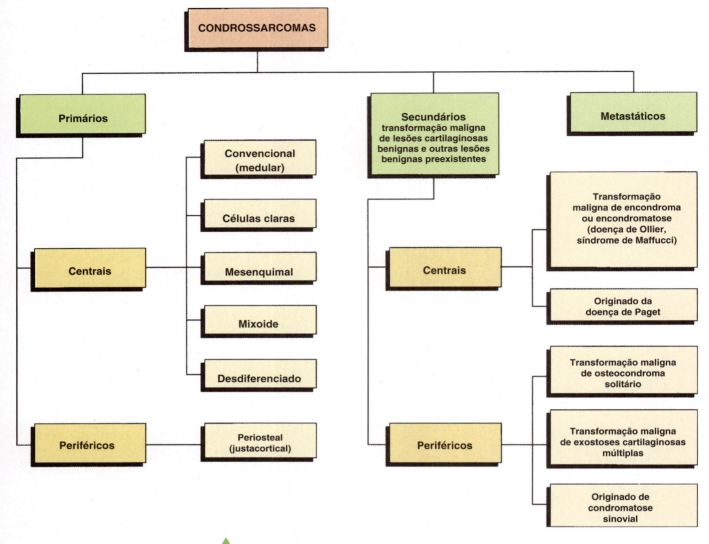

Figura 21.47 Classificação dos tipos de condrossarcoma.

Complicações, tratamento e prognóstico

Fraturas patológicas nos condrossarcomas convencionais são raras (Figura 21.60). Além disso, esses tumores têm crescimento lento e apenas em casos raros produzem metástases em áreas distantes. Como não são sensíveis à radiação, a ressecção cirúrgica é a abordagem terapêutica principal. Cerca de 10% dos tumores que recidivam têm progressão no grau de malignidade. O índice de sobrevida em 5 anos chega a quase 90% dos pacientes com tumor de grau 1; o grupo combinado de pacientes com tumores dos graus 2 e 3 consegue índice de sobrevida em 5 anos de 53%.

Condrossarcoma de células claras

Condrossarcoma de células claras é uma variante rara (na série publicada pela Mayo Clinic, menos de 4% de todos os condrossarcomas) desse tumor. Descrito primeiramente por Unni *et al.* em 1976, condrossarcoma de células claras é duas vezes mais comum no sexo masculino e geralmente ocorre entre a 3ª e a 5ª década de vida. O tumor caracteriza-se por lesão predominantemente osteolítica com bordas escleróticas e, ocasionalmente, pode conter calcificações. Algumas dessas lesões são semelhantes aos condroblastomas ou tumores de células gigantes e muitos afetam as extremidades proximais do úmero e fêmur (Figuras 21.61 e 21.62). Collins *et al.* descreveram anormalidades demonstradas à RM em 34 pacientes com condrossarcomas de células claras confirmados por exame histopatológico. Os tumores mostraram sinal hipointenso nas sequências ponderadas em T1 e sinal de moderado a intenso nas imagens ponderadas em T2. Áreas heterogêneas evidenciadas nas sequências ponderadas em T1 e T2 e nas imagens ponderadas em T1 obtidas depois da administração de gadolínio correspondiam patologicamente às áreas de mineralização, hemorragia intratumoral e alterações císticas dentro da lesão (Figura 21.63).

Histologicamente, a variante de células claras tem células tumorais maiores e mais arredondadas que as dos outros condrossarcomas, com citoplasma claro ou vacuolado contendo grandes quantidades de glicogênio. Outros aspectos diferenciadores desse tumor são matriz condroide, trabéculas de osso reativo e grandes quantidades de células gigantes semelhantes a osteoclastos. As células do tumor são positivas para proteína S-100 e colágeno tipo II. Entre as anomalias genéticas descritas estão alterações do gene *CDKN2A*/p16 e deleções ou aberrações estruturais do cromossomo 9 e acréscimos no cromossomo 20.

Capítulo 21   Tumores Ósseos Malignos I: Osteossarcomas e Condrossarcomas   **1093**

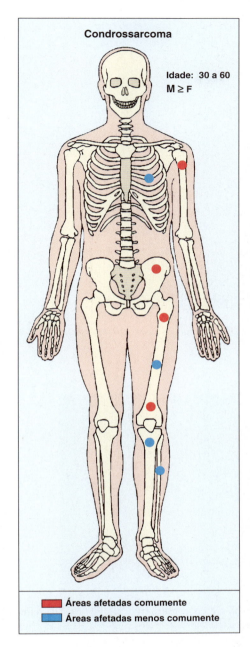

▲
Figura 21.48 Condrossarcoma convencional: estruturas afetadas mais comumente, faixa etária de pico e razão entre os sexos.

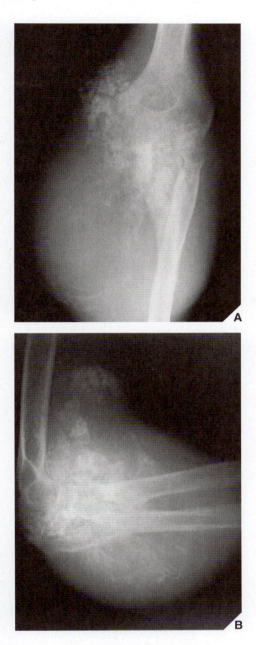

▲
Figura 21.49 Condrossarcoma. Radiografias nas incidências anteroposterior (**A**) e perfil (**B**) do cotovelo direito de um e homem de 55 anos demonstraram tumor, que se originava da ulna proximal. Observe que havia uma massa volumosa de tecidos moles contendo calcificações condroides.

Tratamento

Condrossarcoma de células claras é um tumor maligno de baixo grau, embora tenham sido descritas metástases a distância. Esses tumores podem ser tratados de várias formas, desde acompanhamento clínico simples ou curetagem, até ressecção ampla ou mesmo amputação. Embora seja um tumor menos agressivo que condrossarcoma convencional, o tratamento inadequado pode resultar em recidiva. Por essa razão, ressecção *en bloc* com margens cirúrgicas amplas do osso e dos tecidos moles é o tratamento preferível hoje em dia.

Condrossarcoma mesenquimal

Condrossarcoma mesenquimal é muito raro (menos de 1% de todos os tumores ósseos malignos) e tende a ocorrer entre a 3ª e a 4ª década de vida. Radiograficamente, esse tumor evidencia-se por destruição óssea com padrão invasivo também encontrado nos tumores de células redondas e calcificações na parte cartilaginosa da lesão (Figura 21.64). Condrossarcoma mesenquimal pode ser indistinguível de condrossarcoma convencional, lesão extremamente maligna com muita tendência a produzir metástases. Locais mais comuns de lesão metastática são ossos craniofaciais (mandíbula e maxilar), costelas, fêmur, fíbula, ilíacos e vértebras. Cerca de 30% das metástases desenvolvem-se em estruturas extraesqueléticas. Esse tumor tende a ter recidivas locais e foram detectadas metástases a distância, mesmo depois de um intervalo de mais de 20 anos.

Histologicamente, a variante mesenquimal tem grau mais alto de malignidade evidenciada por padrão dimórfico. O tumor é composto

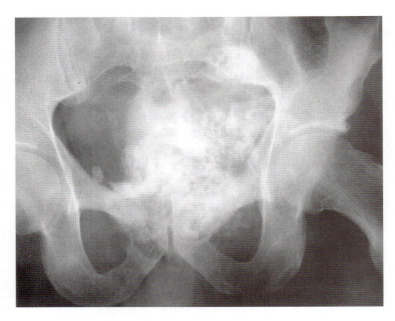

Figura 21.50 Condrossarcoma. Radiografia anteroposterior da pelve de um homem de 52 anos mostrou massa volumosa calcificada, que se originava do osso púbico esquerdo e se estendia para a cavidade pélvica.

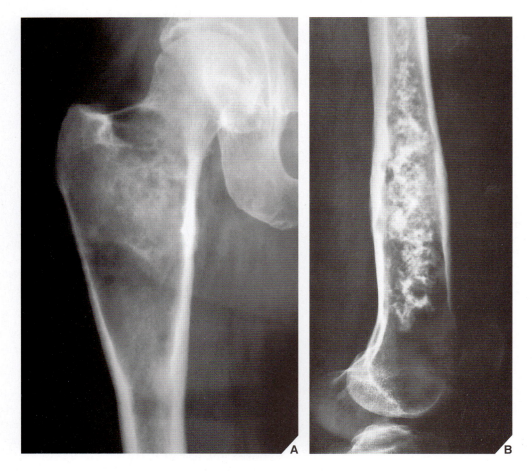

Figura 21.51 Condrossarcoma. A. Radiografia anteroposterior do fêmur direito proximal de uma mulher de 66 anos demonstrou lesão lítica com calcificações condroides. Embora o tumor não tivesse comprometido o córtex, sua superfície medial estava espessada. **B.** Radiografia de perfil do fêmur distal de um homem de 46 anos mostrou aspectos típicos de condrossarcoma central. Dentro da lesão destrutiva localizada na parte medular do osso, havia calcificações com formatos de anel e vírgula. O espessamento cortical causado pela neoformação periosteal em resposta à destruição cortical pelo tumor condroblástico tinha entalhamento endosteal profundo típico.

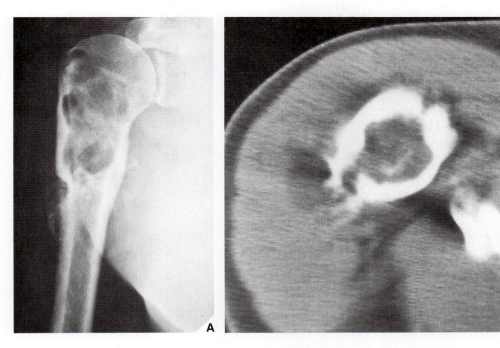

▲ **Figura 21.52 Imagem de TC de condrossarcoma. A.** Radiografia anteroposterior do ombro direito desse homem de 62 anos não foi suficiente para demonstrar extensão de condrossarcoma do úmero proximal aos tecidos moles. **B.** A imagem de TC obtida no nível da lesão mostrou destruição cortical e massa volumosa de tecidos moles.

de cartilagem mais ou menos diferenciada com estroma profusamente vascularizado de tecidos mesenquimais contendo células fusiformes e redondas. Células redondas são positivas para CD99, enquanto o componente cartilaginoso é positivo para proteína S-100.

Alguns estudos descreveram anomalias genéticas, especialmente fusão recorrente dos genes *HEY1-NCOA2*.

Condrossarcoma mixoide

Também conhecido como *sarcoma cordoide*, esse tumor maligno de grau baixo é raríssimo (cerca de 12% de todos os condrossarcomas ósseos), mas tem comportamento maligno localmente agressivo. A faixa etária é muito ampla (9 a 76 anos) e homens são afetados com mais frequência. Clinicamente, condrossarcoma mixoide evidencia-se por massa dolorosa. Embora o fêmur seja afetado mais comumente (cerca de 50% dos casos publicados), o tumor também pode acometer outros ossos (Figura 21.65). Exames radiológicos demonstram lesão lítica lobulada nitidamente demarcada, que comumente se estende aos tecidos moles circundantes (Figura 21.66). Espécimes anatomopatológicos demonstram massa lobulada, comumente com focos hemorrágicos e rotura da cortical com invasão dos tecidos moles (Figura 21.67). Exame histopatológico mostra nódulos cartilaginosos lobulados com células estreladas redondas (algumas com citoplasma acidófilo) e matriz mixoide abundante. Figuras de mitoses são encontradas em algumas células.

Condrossarcoma desdiferenciado

Descrito primeiramente por Dahlin e Beabout em 1971, condrossarcoma desdiferenciado é o mais maligno de todos os condrossarcomas e, consequentemente, tem prognóstico muito desfavorável; a maioria dos pacientes vai a óbito em consequência da doença no período de 2 anos depois do diagnóstico. Nos casos típicos, pacientes referem dor de longa duração, seguida de edema e hipersensibilidade localizada com início rápido mais recente. Dor persistente de longa duração provavelmente reflete lesão de crescimento lento, enquanto edema e hipersensibilidade podem estar relacionados com desenvolvimento do componente maligno de crescimento mais rápido. A marca característica dessa lesão é desenvolvimento de sarcoma agressivo enxertado sobre lesão condral benigna ou condrossarcoma de grau baixo aparentemente benigno. Embora possa ser radiograficamente semelhante ao condrossarcoma convencional, sua composição histológica é diferente. Condrossarcoma desdiferenciado pode ser semelhante a fibrossarcoma, HFM ou osteossarcoma.

Radiograficamente, condrossarcomas desdiferenciados têm focos calcificados com destruição óssea agressiva e, em geral, estão associados a massa volumosa de tecidos moles (Figuras 21.68 e 21.69). Conforme relatado por MacSweeney *et al.*, anormalidades evidenciadas à RM consistem em três padrões diferentes (Figura 21.70). Em um grupo de pacientes, havia demarcação nítida nas imagens ponderadas em T2 entre tumor de baixo grau (sinal hiperintenso) e tumor de alto grau (sinal de intensidade relativamente baixa), caracterizando o chamado *padrão bifásico*. Em outro grupo, o único indício de lesão condroide nas imagens de RM era existência de várias áreas destituídas de sinal, que correspondiam à mineralização da matriz demonstrada na radiografia convencional. O terceiro padrão de anormalidades à RM consistia em tumor com sinais de intensidade relativamente reduzida e áreas menores com sinal hiperintenso e níveis líquidos nas sequências ponderadas em T2, provavelmente causadas por necrose tumoral em vez de tecidos condroides.

Espécimes anatomopatológicos contêm elementos cartilaginosos e não cartilaginosos em proporções variadas (Figuras 21.71 a 21.74). Histologicamente, condrossarcoma desdiferenciado comumente tem componente cartilaginoso com baixo grau de malignidade combinado com tecidos sarcomatosos altamente celularizados. O HFM é um componente comumente observado no sarcoma de grau alto.

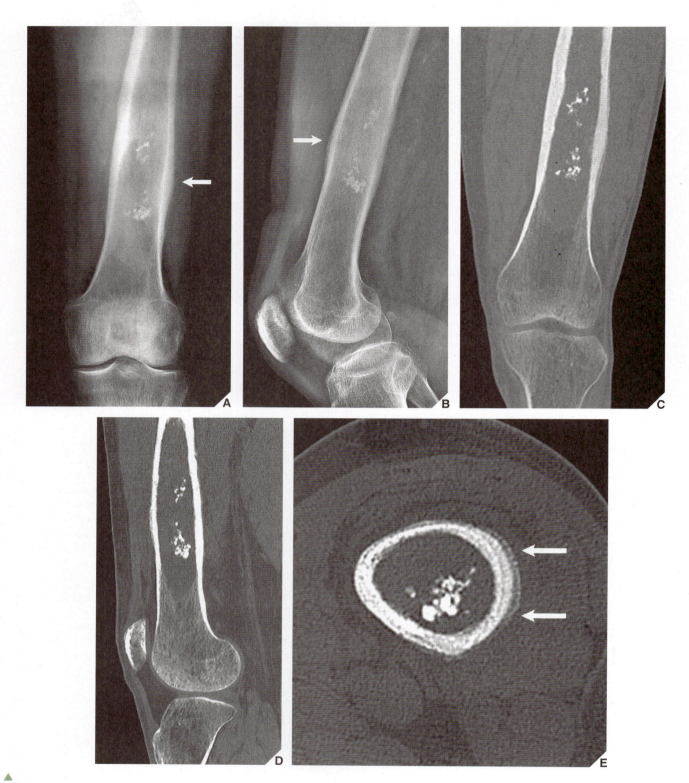

Figura 21.53 Imagens de TC de condrossarcoma. Radiografias nas incidências anteroposterior (**A**) e perfil (**B**) do segmento distal do fêmur esquerdo demonstraram lesão lítica causando expansão do osso com calcificações condroides associadas a espessamento cortical e reação periosteal (*setas*). Imagens de TC nos planos coronal (**C**), sagital (**D**) e axial (**E**) melhor demonstraram o espessamento cortical e a reação periosteal (*setas*). (Reproduzida com autorização de Greenspan A, Borys D. *Radiology and pathology correlation of bone tumors*, 1st ed. Philadelphia: Wolters Kluwer, 2016:144, Fig. 3.76.)

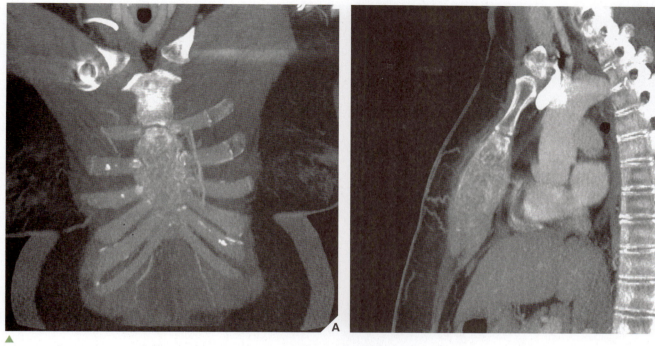

Figura 21.54 Imagens de TC de condrossarcoma. Imagens de TC reformatadas nos planos coronal (**A**) e sagital (**B**) do tórax de um homem de 50 anos demonstraram lesão osteolítica expansiva no corpo do esterno, com calcificações condroides típicas.

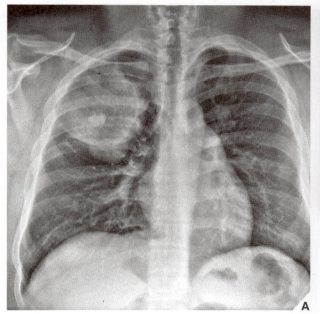

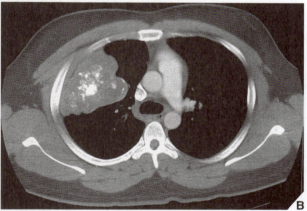

◀ **Figura 21.55 Imagem de TC de condrossarcoma. A.** Radiografia posteroanterior do tórax desse homem de 20 anos demonstrou massa volumosa com calcificações condroides centrais projetada no lobo superior direito. **B.** Imagem axial de TC mostra massa lobulada volumosa contendo calcificações condroides, que se originava e determinava destruição do terceiro arco costal, causando compressão do lobo superior do pulmão direito.

Anomalias genéticas descritas na literatura incluem aberrações estruturais e numéricas dos cromossomos 1 e 9. Mutações heterozigóticas dos genes das enzimas isocitratodesidrogenases 1 e 2 foram demonstradas nesses dois componentes em cerca de 50% dos tumores.

Recentemente, a validade do termo *desdiferenciação* foi questionada. Estudos de microscopia eletrônica e imuno-histoquímica indicaram que desdiferenciação sarcomatosa representava, na verdade, diferenciação sincrônica de clones diferentes de células a partir de um sarcoma de células fusiformes primitivas com transformação em vários tipos de sarcoma.

Condrossarcoma periosteal (justacortical)

Esse tumor origina-se do periósteo e representa cerca de 4% de todas as lesões cartilaginosas malignas. Adultos na terceira e quarta década de vida são afetados com mais frequência e há ligeiro predomínio no sexo masculino. Ossos longos (principalmente fêmur distal) e coluna vertebral são estruturas acometidas mais frequentemente. Em geral, o condrossarcoma periosteal tem as mesmas características do condrossarcoma central nos exames radiológicos e histopatológicos (Figuras 21.75 a 21.77). Como a lesão desenvolve-se na

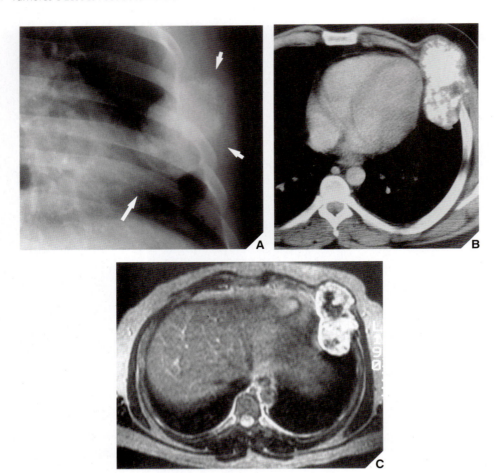

Figura 21.56 Imagens de TC e RM de condrossarcoma. A. Massa calcificada volumosa originada da sexta costela anterior esquerda (*setas*). **B.** A imagem axial de TC demonstrou destruição da costela e extensão intratorácica e extratorácica do tumor. **C.** Imagem axial de RM ponderada em T2 mostrou heterogeneidade do tumor. Áreas com sinal hipointenso representavam partes calcificadas do tumor.

superfície óssea, esse tumor deve ser diferenciado de osteossarcoma periosteal. A diferenciação desses tumores pode ser difícil para o radiologista e o patologista.

Espécimes anatomopatológicos demonstram volumosa (em geral, mais de 5 cm) massa lobulada cartilaginosa brilhante fixada ao córtex com áreas brancas ásperas de calcificações ou ossificações endocondrais. A histopatologia é semelhante à do condrossarcoma convencional. A maioria das lesões consiste em neoplasia cartilaginosa bem diferenciada de grau 1 ou 2.

Condrossarcomas secundários

Os tipos mais comuns de condrossarcomas secundários são tumores que se desenvolvem em encondromas preexistentes ou exostoses cartilaginosas múltiplas (ver Figuras 18.52 e 18.62). Em casos extremamente raros, osteocondroma solitário pode sofrer transformação maligna em condrossarcoma (Figura 21.78).

Esses tumores desenvolvem-se em faixa etária ligeiramente mais jovem (20 a 40 anos) que condrossarcomas primários e têm evolução mais benigna. Como geralmente são neoplasias malignas de grau baixo, o prognóstico é mais favorável que o do condrossarcoma comum. Ressecção completa é o tratamento preferencial (ver detalhes adicionais sobre transformação maligna na seção "Lesões benignas com potencial maligno", no Capítulo 22).

Condrossarcomas de partes moles (extraesqueléticos)

Esses tumores muito raros representam menos de 3% de todos os sarcomas de partes moles e desenvolvem-se dentro de tecidos moles dos segmentos proximais dos membros e nas cinturas escapular e pélvica. A coxa é a localização mais comum, seguida de tronco, região paraespinal, pé, fossa poplítea, nádegas e pescoço. A radiografia convencional demonstra massa de tecidos moles com calcificações condroides centrais semelhantes ao condrossarcoma convencional com distribuição focal ou homogênea (Figura 21.79). Em alguns casos, a massa de tecidos moles pode não ter calcificações proeminentes (Figura 21.80). A cintilografia mostra hipercaptação do radiofármaco. A RM demonstra que a massa tem sinal semelhante ao dos músculos nas sequências ponderadas em T1 e sinal hiperintenso nas sequências em T2 e nas outras sequências sensíveis à água. Nas imagens obtidas depois da injeção de gadolínio, observa-se realce heterogêneo do tumor. O exame histopatológico evidencia arquitetura multilobular com estromas condromixoide e mixoide azul-claros bem demarcados e separados por septos fibrosos. Raramente há cartilagem hialina. Células mesenquimais indiferenciadas desse tumor têm núcleos redondos ou ovais homogêneos e pouca quantidade de citoplasma eosinofílico granular ou vacuolado. Diagnóstico diferencial inclui miosite ossificante e osteossarcoma de partes moles.

Capítulo 21 Tumores Ósseos Malignos I: Osteossarcomas e Condrossarcomas **1099**

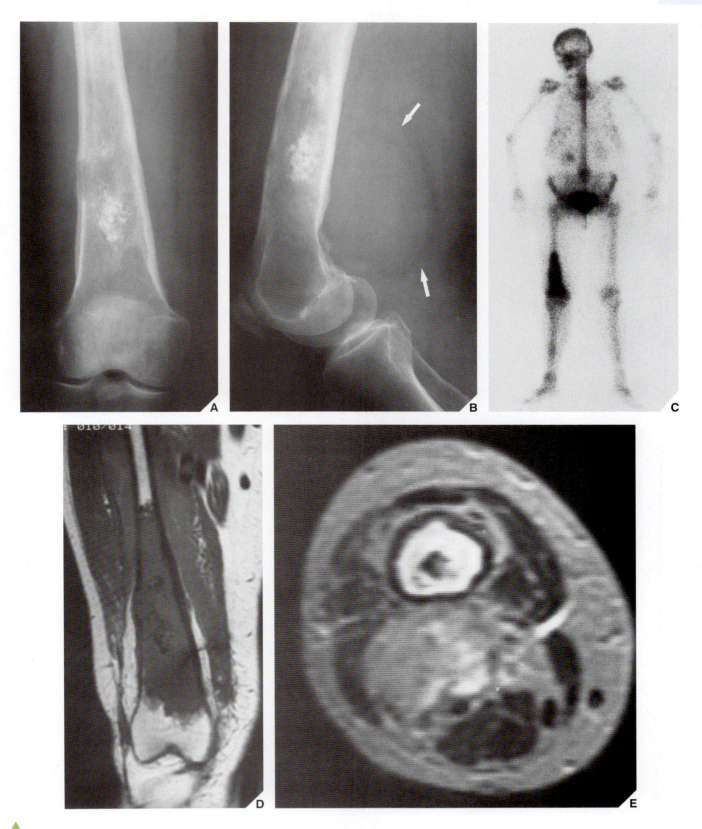

▲
Figura 21.57 Imagens de cintilografia e RM de condrossarcoma. Radiografias nas incidências anteroposterior (**A**) e perfil (**B**) do fêmur distal demonstraram aspecto típico de condrossarcoma medular central. O córtex estava destruído e havia massa volumosa de tecidos moles, que se projetava posteriormente (*setas*). **C.** A imagem de cintilografia óssea obtida depois da injeção intravenosa de 15 mCi (555 MBq) de ^{99m}Tc-MDP (difosfonato de metileno marcado com tecnécio-99m) mostrou hipercaptação do marcador na área do tumor. **D.** Imagem coronal de RM ponderada em T1 (*spin echo* [SE]; tempo de repetição [TR] 700 ms/tempo de eco [TE] 20 ms) evidenciou tumor com intensidade de sinal baixa a intermediária. As calcificações estavam destituídas de sinal. **E.** Imagem axial de RM ponderada em T2 (SE; TR 2.000/TE 80 ms) demonstrou tumor intramedular com sinal hiperintenso e calcificações com sinal hipointenso. A massa de tecidos moles apresentava sinal heterogêneo.

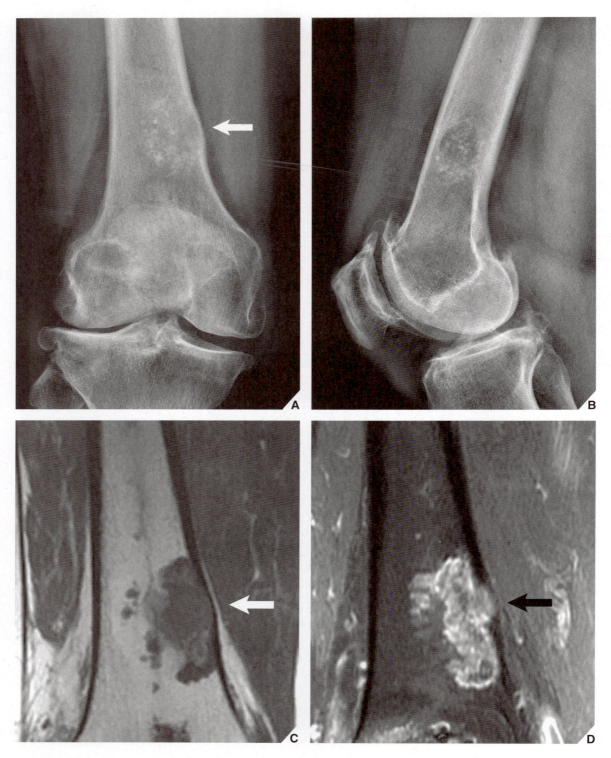

Figura 21.58 Imagens de RM de condrossarcoma. Radiografias nas incidências anteroposterior (**A**) e perfil (**B**) do joelho direito de uma mulher de 58 anos demonstraram lesão lítica com calcificações condroides na parte medular do fêmur distal. Observe que havia entalhamento endosteal profundo no córtex medial (*seta*). A RM coronal ponderada em T1 (**C**) e T1 (**D**) com supressão de gordura pós-contraste mais bem demonstraram o entalhamento endosteal (*setas*). Observe o tumor com sinal heterogêneo em razão das calcificações condroides. (Reproduzida com autorização de Greenspan A, Borys D. *Radiology and pathology correlation of bone tumors*, 1st ed. Philadelphia: Wolters Kluwer, 2016:146, Fig. 3.79.)

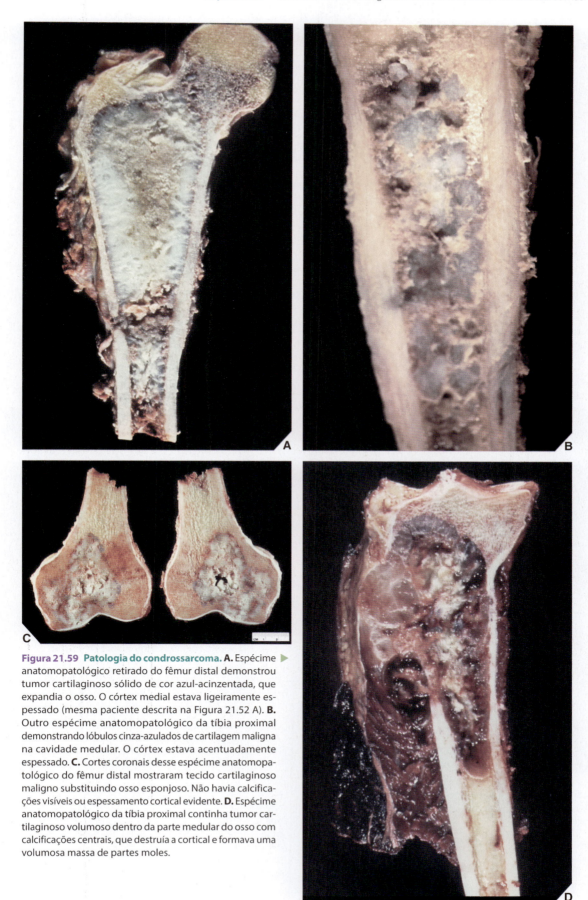

Figura 21.59 Patologia do condrossarcoma. A. Espécime anatomopatológico retirado do fêmur distal demonstrou tumor cartilaginoso sólido de cor azul-acinzentada, que expandia o osso. O córtex medial estava ligeiramente espessado (mesma paciente descrita na Figura 21.52 A). **B.** Outro espécime anatomopatológico da tíbia proximal demonstrando lóbulos cinza-azulados de cartilagem maligna na cavidade medular. O córtex estava acentuadamente espessado. **C.** Cortes coronais desse espécime anatomopatológico do fêmur distal mostraram tecido cartilaginoso maligno substituindo osso esponjoso. Não havia calcificações visíveis ou espessamento cortical evidente. **D.** Espécime anatomopatológico da tíbia proximal continha tumor cartilaginoso volumoso dentro da parte medular do osso com calcificações centrais, que destruía a cortical e formava uma volumosa massa de partes moles.

Tabela 21.2 Graduação histológica do condrossarcoma.

Grau	Aspectos histológicos
0,5 (*borderline*) 1 (grau baixo)	Aspectos histológicos semelhantes aos do encondroma, embora com sinais mais agressivos nos exames radiológicos Celularidade: ligeiramente aumentada Atipia citológica: aumentos discretos de tamanho e variação do formato dos núcleos; hipercromasia discreta dos núcleos Binucleação: poucas células binucleadas presentes Alteração mixoide do estroma: pode ocorrer ou não
2 (intermediário)	Celularidade: moderadamente aumentada Atipia celular: aumentos moderados de tamanho e variação do formato dos núcleos; hipercromasia moderadamente aumentada dos núcleos Binucleação: grande quantidade de células binucleadas ou trinucleadas Alteração mixoide do estroma: presente Alteração mixoide focal: presente focalmente
3 (grau alto)	Celularidade: acentuadamente aumentada Atipia celular: aumento e irregularidade marcantes dos núcleos; hipercromasia acentuadamente aumentada dos núcleos Binucleação: grandes quantidades de células binucleadas e multinucleadas Alteração mixoide do estroma: geralmente presente Outros: focos pequenos de alteração fusiforme na periferia dos lóbulos de condrócitos; focos necróticos presentes

Adaptada de Dahlin DC. Grading of bone tumors. Reproduzida com autorização de: Unni KK, ed. *Bone tumors*. New York: Churchill Livingstone, 1988:35-45. Copyright © 1988 da Elsevier.

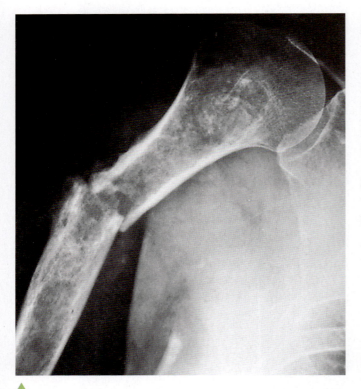

Figura 21.60 Complicação de condrossarcoma. Fratura patológica é uma complicação rara dessa lesão; neste caso, o tumor estava localizado no úmero direito desse homem de 60 anos.

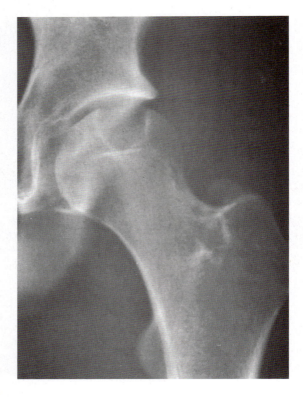

Figura 21.61 Condrossarcoma de células claras. Homem de 22 anos referia dor no quadril esquerdo havia 3 meses. A radiografia anteroposterior demonstrou lesão osteolítica localizada na superfície superolateral da cabeça do fêmur, que se estendia para a superfície articular. A lesão estava demarcada por borda esclerótica fina e era muito semelhante a um condroblastoma. Contudo, biopsia comprovou tratar-se de condrossarcoma de células claras.

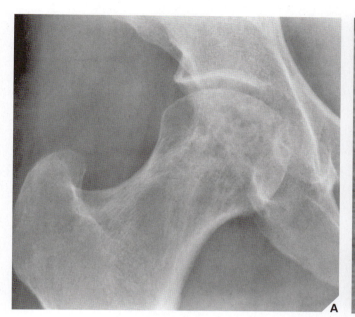
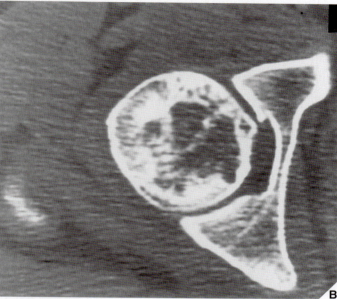

Figura 21.62 Imagem de TC de condrossarcoma de células claras. A. Radiografia anteroposterior do quadril direito demonstrou lesão radiotransparente com calcificações condroides na cabeça do fêmur. Observe que a lesão era semelhante a um condroblastoma. **B.** A TC mostrou aspectos líticos do tumor e calcificações centrais com mais detalhes. (Reproduzida com autorização de Greenspan A, Borys D. *Radiology and pathology correlation of bone tumors*, 1st ed. Philadelphia: Wolters Kluwer, 2016:152.)

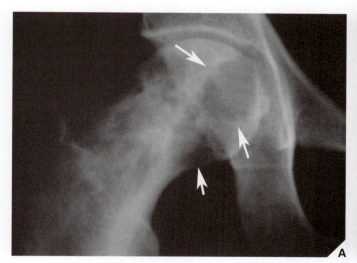
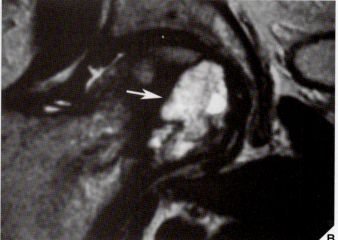

Figura 21.63 Imagem de RM de condroblastoma de células claras. A. A radiografia anteroposterior do quadril direito de um homem jovem demonstrou lesão osteolítica irregular com borda esclerótica na cabeça do fêmur, que se estendia até o colo femoral (*setas*). **B.** A imagem de RM coronal ponderada em T2 mostrou tumor com sinal hiperintenso na cabeça do fêmur, que se estendia até o colo femoral (*seta*). O tumor era bem demarcado e tinha zona de transição estreita e edema discreto da medula óssea circundante no colo femoral.

1104 Parte 4 Tumores e Lesões Pseudotumorais

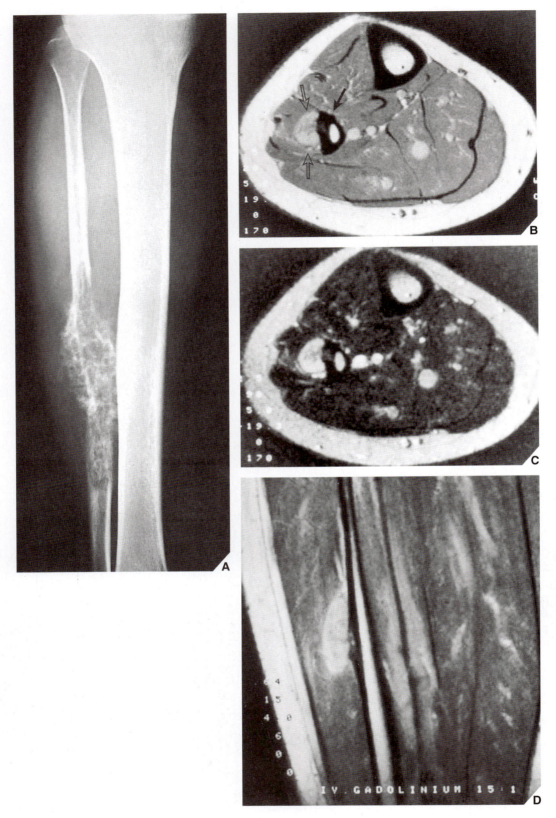

▲
Figura 21.64 Condrossarcoma mesenquimal. A. A radiografia anteroposterior da perna direita de uma mulher de 43 anos com histórico de dor intermitente na panturrilha direita havia 6 meses demonstrou lesão osteolítica no terço médio da fíbula, associada a massa volumosa de tecidos moles. Há calcificação cartilaginosa, e a periferia apresentava destruição óssea com padrão invasivo característico dos tumores de células redondas. **B.** RM axial ponderada em T1 mostrou foco de sinal de intensidade moderada dentro de uma área de sinal hipointenso localizada no córtex lateral da fíbula (*setas*). **C.** Outra imagem axial de RM ponderada em T2 evidenciou tumor com sinal hiperintenso. Observe sinal hiperintenso na massa de tecidos moles. **D.** Essa imagem coronal de RM ponderada em T1 foi obtida depois da injeção intravenosa de gadolínio e demonstrou realce acentuado do tumor intramedular e da massa de tecidos moles (**B** a **D**, Reproduzida com autorização de Greenspan A, Borys D. *Radiology and pathology correlation of bone tumors*, 1st ed. Philadelphia: Wolters Kluwer, 2016:154-155.)

Capítulo 21   Tumores Ósseos Malignos I: Osteossarcomas e Condrossarcomas   **1105**

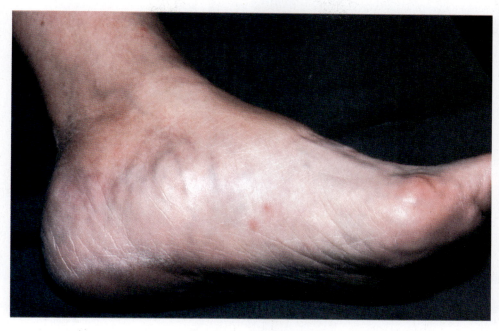

Figura 21.65 Condrossarcoma mixoide. A fotografia clínica do pé dessa mulher de 65 anos demonstra massa dolorosa de crescimento rápido na parte medial do pé.

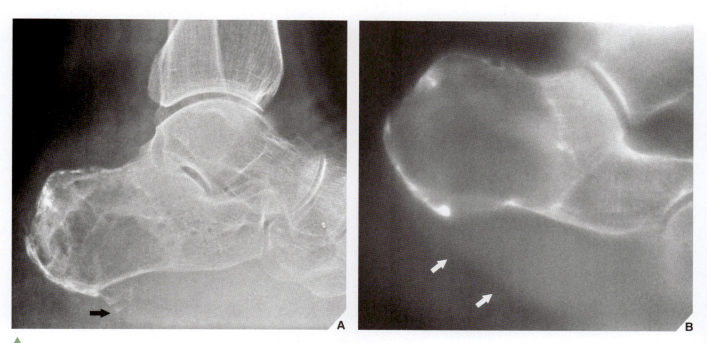

Figura 21.66 Condrossarcoma mixoide. A. A radiografia de perfil da parte posterior do pé (mesma paciente descrita na Figura 21.66) demonstrou lesão destrutiva grande no calcâneo. O tumor estendia-se aos tecidos moles adjacentes (*seta*). **B.** A imagem lateral de tomografia convencional mostrou massa de tecidos moles com mais detalhes (*setas*). (Reproduzida com autorização de Greenspan A, Borys D. *Radiology and pathology correlation of bone tumors*, 1st ed. Philadelphia: Wolters Kluwer, 2016:158, Fig. 3.98.)

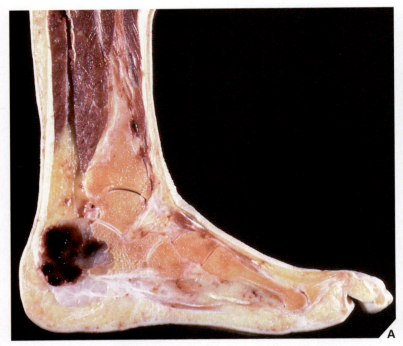
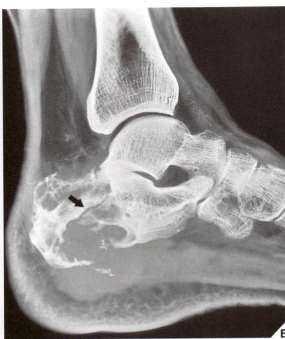

Figura 21.67 Espécime anatomopatológico de condrossarcoma mixoide. A. Espécime amputado demonstrou tumor hemorrágico no calcâneo, que rompia a cortical e invadia tecidos moles adjacentes (mesma paciente descrita nas Figuras 21.66 e 21.67). Observe que a maior parte do componente plantar do tumor tinha elementos mixoides. **B.** Radiografia de perfil do espécime amputado mostrou lesão osteolítica grande na parte posterior do calcâneo com fratura patológica (*seta*). Essa imagem demonstrou claramente que havia invasão dos tecidos moles. (Reproduzida com autorização de Greenspan A, Borys D. *Radiology and pathology correlation of bone tumors*, 1st ed. Philadelphia: Wolters Kluwer, 2016:154-158.)

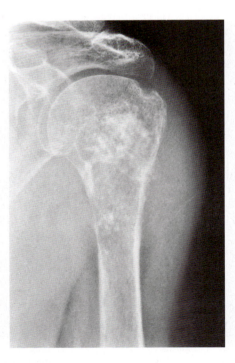
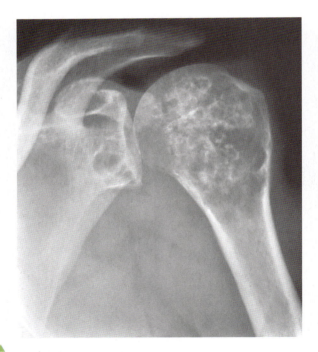

Figura 21.68 Condrossarcoma desdiferenciado. Essa mulher de 70 anos tinha lesão destrutiva na cavidade medular da diáfise proximal do úmero esquerdo com calcificações típicas de tumor cartilaginoso; também havia uma massa de tecidos moles. Contudo, embora a lesão mostrasse sinais típicos de condrossarcoma medular na radiografia, a biopsia demonstrou, além de tecidos condrossarcomatosos típicos, elementos de tumor de células gigantes e HFM, resultando no diagnóstico de condrossarcoma desdiferenciado – o mais agressivo de todos os tumores desse grupo.

Figura 21.69 Condrossarcoma desdiferenciado. Radiografia anteroposterior do ombro esquerdo desse homem de 50 anos demonstrou lesão osteolítica na cabeça do úmero, que se estendia ao colo umeral e tinha calcificações condroides típicas. A parte distal do tumor mostrava padrão mais destrutivo. Observe que havia entalhe endosteal profundo. A lesão radiotransparente de aspecto benigno detectada por acaso na fossa glenoidal era gânglio intraósseo. (Reproduzida com autorização de Greenspan A, Borys D. *Radiology and pathology correlation of bone tumors*, 1st ed. Philadelphia: Wolters Kluwer, 2016:154-159, Fig. 3.100.)

Capítulo 21   Tumores Ósseos Malignos I: Osteossarcomas e Condrossarcomas   **1107**

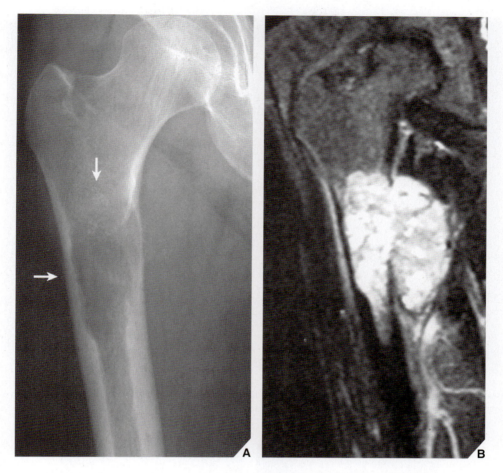

▲
Figura 21.70 Imagem de RM de condrossarcoma desdiferenciado. A. A radiografia anteroposterior do fêmur proximal desse homem de 60 anos demonstrou lesão destrutiva predominantemente osteolítica na região subtrocantérica (*setas*). **B.** RM coronal em sequência STIR (*short time inversion recovery*) mostrou tumor com sinal hiperintenso destruindo o córtex medial e formando massa volumosa de tecidos moles. (Reproduzida com autorização de Greenspan A, Borys D. *Radiology and pathology correlation of bone tumors*, 1st ed. Philadelphia: Wolters Kluwer, 2016:160, Fig. 3.102.)

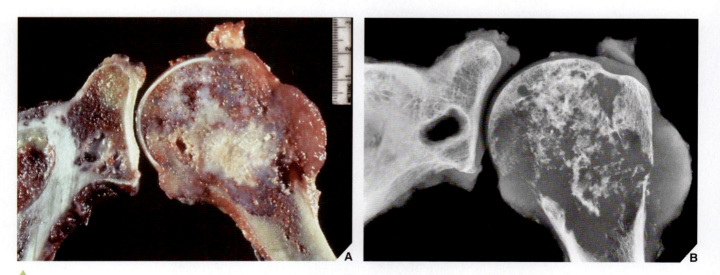

▲
Figura 21.71 Patologia do condrossarcoma desdiferenciado. A. Espécime anatomopatológico retirado do ombro esquerdo (o paciente fez amputação de três quartos) demonstrou lóbulos de cartilagem maligna invadindo cabeça e colo do úmero. Havia calcificações grosseiras na parte proximal da lesão. **B.** Radiografia do espécime retirado cirurgicamente mostrou destruição mais agressiva na parte distal do tumor. Observe que havia uma lesão benigna na fossa glenoidal, depois confirmada com gânglio intraósseo (mesmo paciente descrito na Figura 21.70). (Reproduzida com autorização de Greenspan A, Borys D. *Radiology and pathology correlation of bone tumors*, 1st ed. Philadelphia: Wolters Kluwer, 2016:160, Fig. 3.103.)

1108 **Parte 4** Tumores e Lesões Pseudotumorais

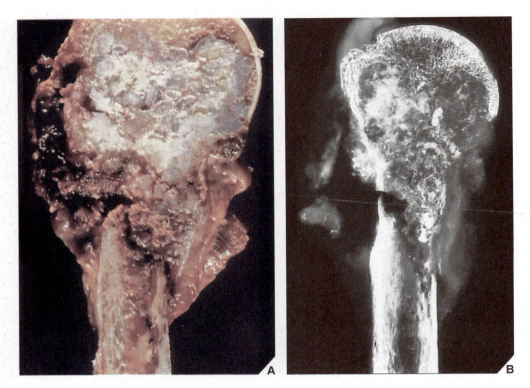

▲
Figura 21.72 Patologia do condrossarcoma desdiferenciado. Espécime anatomopatológico (**A**) retirado do úmero possível e uma radiografia (**B**) deste espécime demonstraram aspecto bifásico de tumor cartilaginoso com fratura patológica na parte mais destrutiva da lesão.

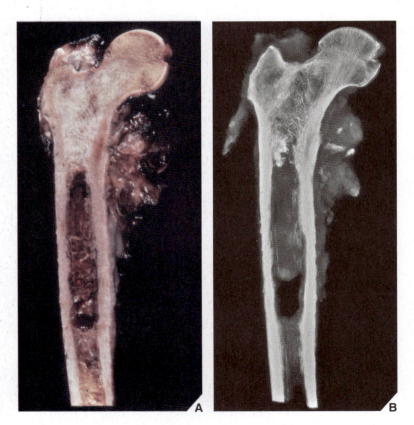

▲
Figura 21.73 Patologia do condrossarcoma desdiferenciado. Espécime anatomopatológico (**A**) retirado do fêmur proximal direito e uma radiografia (**B**) do mesmo espécime demonstraram aspecto bifásico de tumor cartilaginoso invadindo a diáfise e o colo do fêmur. A parte distal do tumor era osteolítico e havia espessamento da cortical com erosões endosteais profundas. Observe a massa volumosa de tecidos moles na parte medial do tumor. A parte calcificada do tumor localizado no colo femoral tinha aspectos histopatológicos de encondroma, enquanto os tecidos retirados da diáfise femoral mostraram mistura de condrossarcoma grau 3 e HFM.

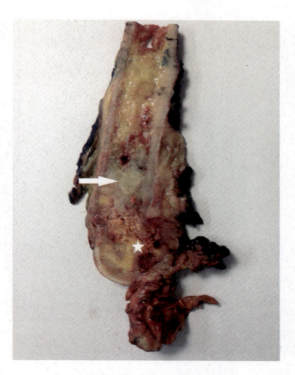

Figura 21.74 Patologia do condrossarcoma desdiferenciado. Espécime anatomopatológico retirado cirurgicamente do fêmur distal, nitidamente com duas partes – aspecto cinza-azulado do componente cartilaginoso de baixo grau (*seta*) e aspecto marrom-avermelhado do sarcoma não cartilaginoso de alto grau rompendo a cortical e invadindo tecidos moles adjacentes (*estrela*). (Reproduzida com autorização de Greenspan A, Borys D. *Radiology and pathology correlation of bone tumors*, 1st ed. Philadelphia: Wolters Kluwer, 2016:161, Fig. 3.106.)

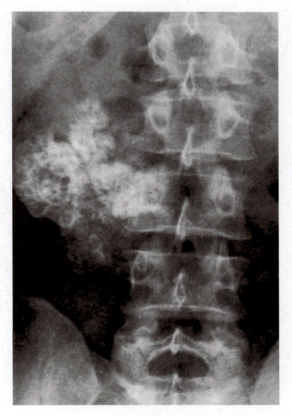

Figura 21.75 Condrossarcoma periosteal. Radiografia anteroposterior da coluna lombar demonstrou massa cartilaginosa volumosa acoplada à parte lateral da terceira vértebra lombar. (Reproduzida com autorização de Greenspan A, Borys D. *Radiology and pathology correlation of bone tumors*, 1st ed. Philadelphia: Wolters Kluwer, 2016:165, Fig. 3.111.)

1110 Parte 4 Tumores e Lesões Pseudotumorais

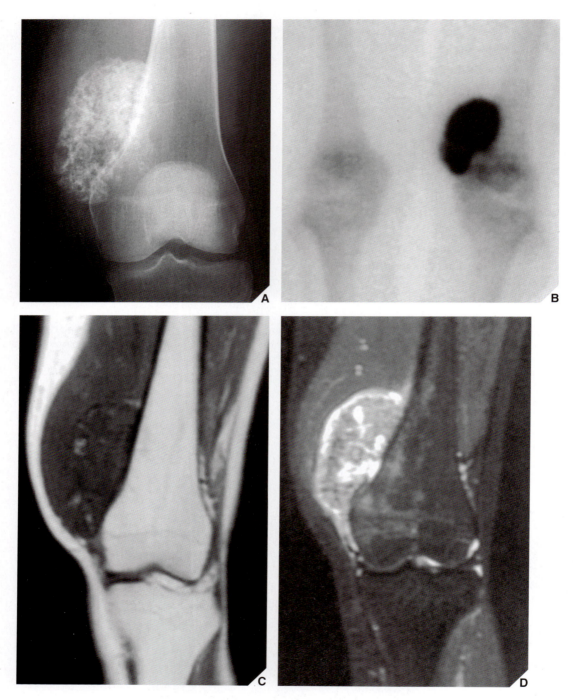

▲
Figura 21.76 Imagens de cintilografia e RM de condrossarcoma periosteal. A. Radiografia anteroposterior do joelho esquerdo de uma mulher de 30 anos demonstrou massa parosteal calcificada na cortical medial do fêmur distal, que apresentava calcificações condroides. **B.** A imagem de cintilografia óssea obtida depois da administração intravenosa de 15 mCi (555 MBq) de difosfato de metileno marcado com ^{99m}Tc mostrou hipercaptação acentuada do radiofármaco na massa. **C.** RM coronal ponderada em T1 evidenciou lesão com sinal intermediário, semelhante ao dos músculos adjacentes. **D.** RM coronal ponderada em T2 mostra a massa com hipersinal e as calcificações centrais com sinal hipointenso. (Reproduzida com autorização de Greenspan A, Jundt G, Remagen W. *Differential diagnosis in orthopaedic oncology*, 2nd ed. Philadelphia: Lippincott Williams & Wilkins; 2007:84-148; 212-249.)

Capítulo 21 Tumores Ósseos Malignos I: Osteossarcomas e Condrossarcomas 1111

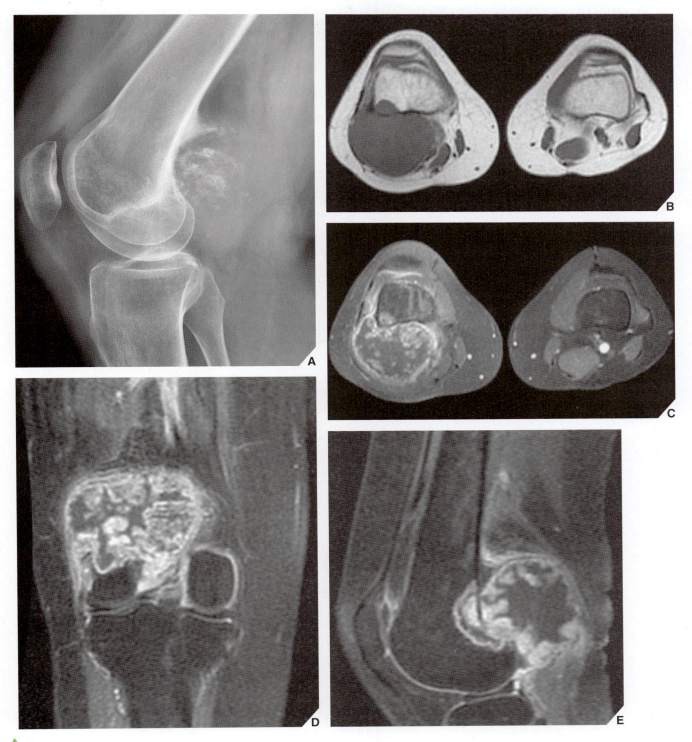

▲
Figura 21.77 Imagens de RM de condrossarcoma periosteal. A. A radiografia de perfil do joelho direito dessa mulher de 50 anos mostrou massa volumosa de tecidos moles, que comprimia o córtex posterolateral do fêmur distal e apresentava calcificações condroides. **B.** RM axial ponderada em T1 e imagem de RM axial ponderada em T1 com supressão de gordura (**C**) obtida depois da injeção intravenosa de gadolínio mostraram que o tumor invadia o côndilo femoral lateral, aspecto mais bem demonstrado nas imagens coronal (**D**) e sagital (**E**) de RM com supressão de gordura pós-contraste. (Reproduzida com autorização de Greenspan A, Borys D. *Radiology and pathology correlation of bone tumors*, 1st ed. Philadelphia: Wolters Kluwer, 2016:166.)

1112 Parte 4 Tumores e Lesões Pseudotumorais

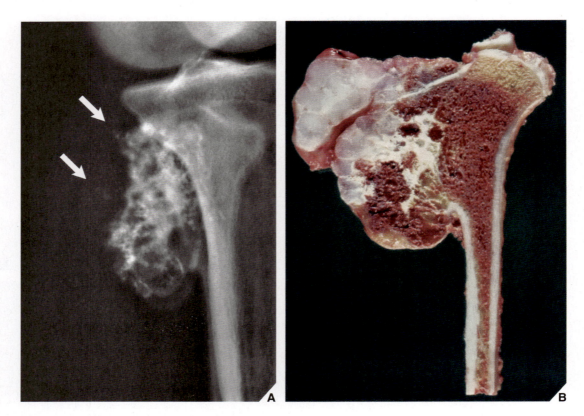

▲
Figura 21.78 Transformação maligna de osteocondroma. A. Esse osteocondroma volumoso desenvolveu-se na fíbula proximal de uma mulher de 32 anos. Observe que havia calcificações dispersas dentro da cobertura cartilaginosa espessa (*setas*). **B.** Esse espécime anatomopatológico demonstrou tumor ósseo volumoso com cobertura cartilaginosa muito grossa. Observe que a cortical também era brilhante e estava rota. Exame histopatológico confirmou transformação maligna em condrossarcoma.

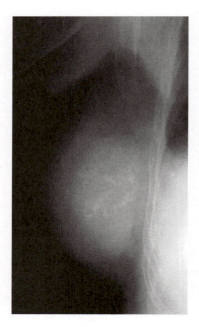

▲
Figura 21.79 Condrossarcoma de partes moles. A radiografia convencional demonstrou massa mineralizada volumosa adjacente às costelas inferiores direitas. Observe que havia fenômeno zonal invertido, que excluía o diagnóstico de miosite ossificante com aspecto semelhante; também foi possível excluir osteossarcoma extraesquelético porque a matriz do tumor tinha calcificações condroides típicas na forma de pontos, arcos e anéis. (Reproduzida com autorização de Greenspan A, Borys D. *Radiology and pathology correlation of bone tumors*, 1st ed. Philadelphia: Wolters Kluwer, 2016:170, Fig. 3.118.)

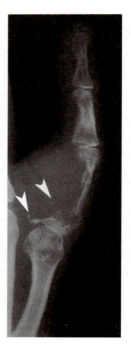

▲
Figura 21.80 Condrossarcoma de partes moles. A radiografia oblíqua do dedo mínimo da mão esquerda dessa mulher de 47 anos demonstrou massa de tecidos moles invadindo e destruído a falange proximal. Também havia calcificações pequenas dentro do tumor e nas partes moles (*pontas de seta*). (Reproduzida com autorização de Greenspan A, Borys D. *Radiology and pathology correlation of bone tumors*, 1st ed. Philadelphia: Wolters Kluwer, 2016:170.)

ASPECTOS PRÁTICOS A SEREM LEMBRADOS

Osteossarcoma

1. Osteossarcoma pode produzir tecido osteoide ou osso. Aspectos radiográficos mais característicos desse tumor são:
   - Presença de osso tumoral dentro da lesão – marca característica dessa neoplasia maligna
   - Destruição da medular do osso ou córtex
   - Reação periosteal agressiva – raios de sol, lamelado ou triângulo de Codman
   - Coexistência de massa de tecidos moles.

2. Na avaliação radiológica dos diferentes tipos de osteossarcoma – convencional, telangiectásico, multifocal e justacortical:
   - Radiografias convencionais geralmente são suficientes para demonstrar as características radiográficas de cada tipo de tumor e firmar o diagnóstico definitivo
   - A TC e a RM são recursos valiosos para definir a extensão do tumor no osso e em tecidos moles e monitorar os resultados da quimioterapia e radioterapia pós-operatórias.

3. O osteossarcoma telangiectásico está entre as formas mais agressivas de osteossarcoma e pode evidenciar-se radiograficamente por lesão unicamente osteolítica. O tumor pode ser semelhante a um cisto ósseo aneurismático.

4. Osteossarcoma parosteal é o subtipo menos maligno desses tumores e:
   - Tem predileção pela superfície posterior do fêmur distal
   - Geralmente está acoplado ao córtex, sem invasão da cavidade medular.

5. Como também ocorre no osteossarcoma parosteal, o osteossarcoma periosteal é uma lesão "superficial". Entretanto, esse tumor é mais agressivo e contém quantidades exageradas de tecido cartilaginoso. O tumor pode ser semelhante ao condrossarcoma periosteal e à miosite ossificante.

6. Osteossarcoma extraesquelético (partes moles) é um tumor maligno raro de origem mesenquimal que, na maioria dos casos, afeta pacientes de meia idade ou idosos. Locais acometidos preferencialmente por esse tumor são membros inferiores e nádegas. A lesão pode ser semelhante à miosite ossificante, calcinose tumoral e sarcoma sinovial.

7. Subtipo mais comum de osteossarcoma secundário é o que complica doença de Paget. Essa lesão é extremamente agressiva e, em geral, pacientes não sobrevivem por mais que 8 meses depois do diagnóstico.

Condrossarcoma

1. Condrossarcoma é um tumor ósseo maligno capaz de formar cartilagem. Aspectos radiográficos mais característicos desse tumor são:
   - Lesão destrutiva expansiva na parte medular do osso
   - Existência de calcificações anulares ou em forma de vírgula dentro da matriz tumoral
   - Espessamento do córtex e entalhe endosteal profundo
   - Coexistência de massa de tecidos moles.

2. Condrossarcoma de células claras caracteriza-se radiograficamente por área osteolítica, algumas vezes contendo calcificações e borda esclerótica.

3. Condrossarcoma mesenquimal evidencia-se radiograficamente por dois elementos diferentes: na mesma lesão, existem áreas de destruição óssea invasiva semelhantes às que ocorrem com tumores de células redondas e áreas semelhantes a um tumor cartilaginoso típico com calcificações.

4. Condrossarcoma desdiferenciado – tipo mais agressivo de todos os tumores cartilaginosos – tem prognóstico desfavorável. Além do tecido condrogênico, esse tumor pode conter elementos de fibrossarcoma, HFM ou osteossarcoma.

5. Condrossarcoma periosteal pode ser indistinguível de osteossarcoma periosteal.

6. Em geral, condrossarcoma secundário desenvolve-se em lesão benigna preexistente, inclusive encondromatose ou exostoses cartilaginosas múltiplas. Pacientes em risco têm doença de Ollier ou síndrome de Maffucci.

7. Condrossarcoma de partes moles deve ser diferenciado de osteossarcoma de tecidos moles e miosite ossificante justacortical.

LEITURAS SUGERIDAS

Abe K, Kumagai K, Hayashi T, et al. High-grade surface osteosarcoma of the hand. *Skeletal Radiol* 2007; 36:869-873.

Aisen AM, Martel W, Braunstein EM, et al. MRI and CT evaluation of primary bone and soft-tissue tumors. *AJR Am J Roentgenol* 1986; 146:749-756.

Aizawa T, Okada K, Abe E, et al. Multicentric osteosarcoma with long-term survival. *Skeletal Radiol* 2004; 33:41-45.

Alpert LI, Abaci IF, Werthamer S. Radiation-induced extraskeletal osteosarcoma. *Cancer* 1973; 31:1359-1363.

Amary MF, Bacsi K, Maggiani F, et al. IDH1 and IDH2 mutations are frequent events in central chondrosarcoma and central and periosteal chondromas but not in other mesenchymal tumours. *J Pathol* 2011; 224:334-343.

Aoki J, Sone S, Fujioka F, et al. MR of enchondroma and chondrosarcoma: rings and arcs of Gd-DTPA enhancement. *J Comput Assist Tomogr* 1991; 15:1011-1016.

Azura M, Vanel D, Alberghini M, et al. Parosteal osteosarcoma dedifferentiating into telangiectatic osteosarcoma: importance of lytic changes and fluid cavities at imaging. *Skeletal Radiol* 2009; 38:685-690.

Bagley L, Kneeland JB, Dalinka MK, et al. Unusual behavior of clear cell chondrosarcoma. *Skeletal Radiol* 1993; 22:279-282.

Ballance WA Jr, Mendelsohn G, Carter JR, et al. Osteogenic sarcoma. Malignant fibrous histiocytoma subtype. *Cancer* 1988; 62:763-771.

Bane BL, Evans HL, Ro JY, et al. Extra-skeletal osteosarcoma. A clinicopathologic study of 26 cases. *Cancer* 1990; 65:2762-2770.

Bathurst N, Sanerkin N, Watt I. Osteoclast-rich osteosarcoma. *Br J Radiol* 1986; 59:667-673.

Berquist TH. Magnetic resonance imaging of primary skeletal neoplasms. *Radiol Clin North Am* 1993; 31:411-424.

Bertoni F, Picci P, Bacchini P, et al. Mesenchymal chondrosarcoma of bone and soft tissues. *Cancer* 1983; 52:533-541.

Bertoni F, Present DA, Enneking WF. Staging of bone tumors. In: Unni KK, ed. *Bone tumors.* New York: Churchill Livingstone; 1988:47-83.

Blasius S, Link TM, Hillmann A, et al. Intracortical low grade osteosarcoma. A unique case and review of the literature on intracortical osteosarcoma. *Gen Diagn Pathol* 1996; 141:273-278.

Borys D, Cantor R. Mesenchymal chondrosarcoma of the chest wall. *Pathol Case Rev* 2012; 17:10-13.

Brien EW, Mirra JM, Herr R. Benign and malignant cartilage tumors of bone and joints: their anatomic and theoretical basis with an emphasis on radiology, pathology, and clinical biology. I. The intramedullary cartilage tumors. *Skeletal Radiol* 1997; 26:325-353.

Brien EW, Mirra JM, Luck JV Jr. Benign and malignant cartilage tumor of bone and joint: their anatomic and theoretical basis with an emphasis on radiology, pathology and clinical biology. II. Juxtacortical cartilage tumors. *Skeletal Radiol* 1999; 28:1-20.

Broders AC. The microscopic grading of cancer. In: Pack CT, Ariel IM, eds. *Treatment of cancer and allied diseases,* vol. 1, 2nd ed. New York: Paul B. Hoeber; 1958:55-59.

Byun BH, Kong C-B, Lim I, et al. Comparison of (18)F-FDG PET/CT and (99m) Tc-MDP bone scintigraphy for detection of bone metastasis in osteosarcoma. *Skeletal Radiol* 2013; 42:1673-1681.

Campanacci M, Cervellati G. Osteosarcoma: a review of 345 cases. *Ital J Orthop Traumatol* 1975; 1:5-22.

Campanacci M, Pizzoferrato A. Osteosarcoma emorragico. *Chir Organi Mov* 1971; 60:409-421.

Cannon CP, Nelson SD, Seeger LL, et al. Clear cell chondrosarcoma mimicking chondroblastoma in a skeletally immature patient. *Skeletal Radiol* 2002; 31:369-372.

Chung EB, Enzinger FM. Extraskeletal osteosarcoma. *Cancer* 1987; 60:1132-1142.

Collins MS, Koyama T, Swee RG, et al. Clear cell chondrosarcoma: radiographic, computed tomographic, and magnetic resonance findings in 34 patients with pathologic correlation. *Skeletal Radiol* 2003; 32:687-694.

Crim JR, Seeger LL. Diagnosis of low-grade chondrosarcoma. *Radiology* 1993; 189:503-504.

Dahlin DC. Grading of bone tumors. In: Unni KK, ed. *Bone tumors*. New York: Churchill Livingstone; 1988:35-45.

Dahlin DC, Beabout JW. Dedifferentiation of low-grade chondrosarcomas. *Cancer* 1971; 28:461-466.

Dahlin DC, Unni KK. *Bone tumors: general aspects and data on 8542 cases,* 4th ed. Springfield: Charles C. Thomas; 1986:227-259.

Dardick I, Schatz JE, Colgan TJ. Osteogenic sarcoma with epithelial differentiation. *Ultrastruct Pathol* 1992; 16:463-474.

De Beuckeleer LHL, De Schepper AMA, Ramon F, et al. Magnetic resonance imaging of cartilaginous tumors: retrospective study of 79 patients. *Eur J Radiol* 1995; 21:34-40.

deSantos LA, Murray JA, Finkelstein JB, et al. The radiographic spectrum of periosteal osteosarcoma. *Radiology* 1978; 127:123-129.

DeSmet AA, Norris MA, Fisher DR. Magnetic resonance imaging of myositis ossificans: analysis of seven cases. *Skeletal Radiol* 1992; 21:503-507.

Eustace S, Baker N, Lan H, et al. MR imaging of dedifferentiated chondrosarcoma. *Clin Imaging* 1997; 21:170-174.

Farr GH, Huvos AG, Marcove RC, et al. Telangiectatic osteogenic sarcoma: a review of twenty-eight cases. *Cancer* 1974; 34:1150-1158.

Fechner RE, Mills SE. Osseous lesions. In: Rosai J, Sobin L, eds. *Atlas of tumor pathology: tumors of the bones and joints*. Washington, DC: Armed Forces Institute of Pathology; 1993:25-77.

Fine G, Stout AP. Osteogenic sarcoma of the extraskeletal soft tissues. *Cancer* 1956; 9:1027-1043.

Frassica FJ, Unni KK, Beabout JW, et al. Dedifferentiated chondrosarcoma. A report of the clinicopathological features and treatment of seventy-eight cases. *J Bone Joint Surg Am* 1986; 68A:1197-1205.

Geirnaerdt MJA, Bloem JL, Eulderink F, et al. Cartilaginous tumors: correlation of gadolinium-enhanced MR imaging and histopathologic findings. *Radiology* 1993; 186:813-817.

Geirnaerdt MJA, Bloem JL, van der Woude H-J, et al. Chondroblastic osteosarcoma: characterisation by gadolinium-enhanced MR imaging correlated with histopathology. *Skeletal Radiol* 1998; 27:145-153.

Geirnaerdt MJA, Hogendoorn PCW, Bloem JL, et al. Cartilaginous tumors: fast contrastenhanced MR imaging. *Radiology* 2000; 214:539-546.

Gherlinzoni F, Antoci B, Canale V. Multicentric osteosarcomata (osteosarcomatosis). *Skeletal Radiol* 1983; 10:281-285.

Goldman RL, Lichtenstein L. Synovial chondrosarcoma. *Cancer* 1964; 17:1233-1240.

Greenspan A. Tumors of cartilage origin. *Orthop Clin North Am* 1989; 20:347-366.

Greenspan A, Borys D. *Radiology and pathology correlations of bone tumors: a quick reference and review.* Philadelphia: Wolters Kluwer; 2016:32-89; 90-179.

Greenspan A, Jundt G, Remagen W. *Differential diagnosis in orthopaedic oncology,* 2nd ed. Philadelphia: Lippincott Williams & Wilkins; 2007:84-148; 212-249.

Greenspan A, Klein MJ. Osteosarcoma: radiologic imaging, differential diagnosis, and pathological considerations. *Semin Orthop* 1991; 6:156-166.

Greenspan A, Steiner G, Norman A, et al. Case report 436. Osteosarcoma of the soft tissues of the distal end of the thigh. *Skeletal Radiol* 1987; 16:489-492.

Griffith JF, Kumta SM, Chow LTC, et al. Intracortical osteosarcoma. *Skeletal Radiol* 1998; 27:228-232.

Hansen MF. Genetic and molecular aspects of osteosarcoma. *J Musculoskel Neuron Interact* 2002; 2:554-560.

Hermann G, Abdelwahab IF, Kenan S, et al. Case report 795. High-grade surface osteosarcoma of the radius. *Skeletal Radiol* 1993; 22:383-385.

Hermann G, Klein MJ, Springfield D, et al. Intracortical osteosarcoma; two-year delay in diagnosis. *Skeletal Radiol* 2002; 31:592-596.

Hopper KD, Moser RP Jr, Haseman DB, et al. Osteosarcomatosis. *Radiology* 1990; 175:233-239.

Hudson TM, Chew FS, Manaster BJ. Scintigraphy of benign exostoses and exostotic chondrosarcomas. *AJR Am J Roentgenol* 1983; 140:581-586.

Hudson TM, Springfield DS, Spanier SS, et al. Benign exostoses and exostotic chondrosarcomas: evaluation of cartilage thickness by CT. *Radiology* 1984; 152:595-599.

Ishida T, Dorfman HD, Habermann ET. Dedifferentiated chondrosarcoma of humerus with giant cell tumor-like features. *Skeletal Radiol* 1995; 24:76-80.

Ishida T, Yamamoto M, Goto T, et al. Clear cell chondrosarcoma of the pelvis in a skeletally immature patient. *Skeletal Radiol* 1999; 28:290-293.

Jaffe HL. *Tumors and tumorous conditions of the bones and joints.* Philadelphia: Lea & Febiger; 1968.

Jelinek JS, Murphey MD, Kransdorf MJ, et al. Parosteal osteosarcoma: value of MR imaging and CT in the prediction of histologic grade. *Radiology* 1996; 201:837-842.

Jurik AG, Jørgensen PH, Mortensen MM. Whole-body MRI in assessing malignant transformation in multiple hereditary exostoses and enchondromatosis: audit results and literature review. *Skeletal Radiol* 2020; 49:115-124.

Kaim AH, Hügli R, Bonél HM, et al. Chondroblastoma and clear cell chondrosarcoma: radiological and MRI characteristics with histopathological correlation. *Skeletal Radiol* 2002; 31:88-95.

Kaufman RA, Towbin RB. Telangiectatic osteosarcoma simulating the appearance of an aneurysmal bone cyst. *Pediatr Radiol* 1981; 11:102-104.

Kenan S, Ginat DT, Steiner GC. Dedifferentiated high-grade osteosarcoma originating from low-grade central osteosarcoma of the fibula. *Skeletal Radiol* 2007; 36:347-351.

Klein MJ, Siegal GP. Osteosarcoma: anatomic and histologic variants. *Am J Clin Pathol* 2006; 125:555-581.

Kramer K, Hicks D, Palis J, et al. Epithelioid osteosarcoma of bone. Immunocytochemical evidence suggesting divergent epithelial and mesenchymal differentiation in a primary osseous neoplasm. *Cancer* 1993; 71:2977-2982.

Kransdorf MJ, Meis JM. Extraskeletal osseous and cartilaginous tumors of the extremities. *Radiographics* 1993; 13:853-884.

Kyriakos M, Gilula LA, Besich MJ, et al. Intracortical small cell osteosarcoma. *Clin Orthop Relat Res* 1992; 279:269-280.

Lichtenstein L, Jaffe HL. Chondrosarcoma of the bone. *Am J Pathol* 1943; 19:553-589.

Lim C, Lee H, Schatz J, et al. Case report: periosteal osteosarcoma of the clavicle. *Skeletal Radiol* 2012; 41:1011-1015.

Lopez BF, Rodriquez PJL, Gonzalez LJ, et al. Intracortical osteosarcoma. A case report. *Clin Orthop* 1991; 278:218-222.

Lorigan JG, Lipshitz HI, Peuchot M. Radiation-induced sarcoma of bone: CT findings in 19 cases. *AJR Am J Roentgenol* 1989; 153:791-794.

MacSweeney F, Darby A, Saifuddin A. Dedifferentiated chondrosarcoma of the appendicular skeleton: MRI-pathological correlation. *Skeletal Radiol* 2003; 32:671-678.

Maheshwari AV, Jelinek JS, Seibel NL, et al. Bilateral synchronous tibial periosteal osteosarcoma with familial incidence. *Skeletal Radiol* 2012; 41:1005-1009.

Mercuri M, Picci P, Campanacci M, et al. Dedifferentiated chondrosarcoma. *Skeletal Radiol* 1995; 24:409-416.

Miller CW, Aslo A, Won A, et al. Alterations of the p53, Rb and MDM2 genes in osteosarcoma. *J Cancer Res Clin Oncol* 1996; 122:559-565.

Moore TE, King AR, Kathol MH, et al. Sarcoma in Paget disease of bone: clinical, radiologic, and pathologic features in 22 cases. *AJR Am J Roentgenol* 1991; 156:1199-1203.

Moser RP. *Cartilaginous tumors of the skeleton. AFIP atlas of radiologic-pathologic correlation,* vol 2. Philadelphia: Hanley & Belfus; 1990:190-197.

Mulder JD, Schütte HE, Kroon HM, et al. *Radiologic atlas of bone tumors.* Amsterdam, The Netherlands: Elsevier; 1993:51-76.

Murphey MD, Robbin MR, McRae GA, et al. The many faces of osteosarcoma. *Radiographics* 1997; 17:1205-1231.

Murphey MD, Walker EA, Wilson AJ, et al. From the archives of the AFIP: imaging of primary chondrosarcoma: radiologic-pathologic correlation. *Radiographics* 2003; 23:1245-1278.

Murphey MD, wan Joavisidha S, Temple HT, et al. Telangiectatic osteosarcoma: radiologicpathologic comparison. *Radiology* 2003; 229:545-553.

Norman A, Dorfman H. Juxtacortical circumscribed myositis ossificans: evolution and radiographic features. *Radiology* 1970; 96:301-306.

Nuovo MA, Norman A, Chumas J, et al. Myositis ossificans with atypical clinical, radiographic, or pathologic findings: a review of 23 cases. *Skeletal Radiol* 1992; 21:87-101.

Okada K, Kubota H, Ebina T, et al. High-grade surface osteosarcoma of the humerus. *Skeletal Radiol* 1995; 24:531-534.

Okada K, Unni KK, Swee RG, et al. High grade surface osteosarcoma: a clinicopathologic study of 46 cases. *Cancer* 1999; 85:1044-1054.

Onikul E, Fletcher BD, Parham DM, et al. Accuracy of MR imaging for estimating intraosseous extent of osteosarcoma. *AJR Am J Roentgenol* 1996; 167:1211-1215.

Ontell F, Greenspan A. Chondrosarcoma complicating synovial chondromatosis: findings with magnetic resonance imaging. *Can Assoc Radiol J* 1994; 45:318-323.

Park Y-K, Yang MH, Ryu KN, et al. Dedifferentiated chondrosarcoma arising in an osteochondroma. *Skeletal Radiol* 1995; 24:617-619.

Partovi S, Logan PM, Janzen DL, et al. Low-grade parosteal osteosarcoma of the ulna with dedifferentiation into high-grade osteosarcoma. *Skeletal Radiol* 1996; 25:497-500.

Pasic I, Shlien AD, Durbin AD, et al. Recurrent focal copy-number changes and loss of heterozygosity implicate two noncoding RNAs and one tumor suppressor gene at chromosome 3q13.31 in osteosarcoma. *Cancer Res* 2010; 70:160-171.

Raymond AK, Ayala AG, Knuutila S. Conventional osteosarcoma. In: Fletcher CDM, Unni KK, Mertens F, eds. *Pathology and genetics of tumours of soft tissue and bone.* Lyon, France: IARC Press; 2002:264-270.

Saito T, Oda Y, Kawaguchi K, et al. Five-year evolution of a telangiectatic osteosarcoma initially managed as an aneurysmal bone cyst. *Skeletal Radiol* 2005; 34:290-294.

Sandberg AA, Bridge JA. Updates on the cytogenetics and molecular genetics of bone and soft tissue tumors: osteosarcoma and related tumors. *Cancer Genet Cytogenet* 2003; 145:1-30.

Saunders C, Szabo RM, Mora S. Chondrosarcoma of the hand arising in a young patient with multiple hereditary exostoses. *J Hand Surg Br* 1997; 22(2):237-242.

Schajowicz F. *Tumors and tumorlike lesions of bone: pathology, radiology, and treatment,* 2nd ed. Berlin, Germany: Springer-Verlag; 1994:103-106.

Schajowicz F, Sissons HA, Sobin LH. The World Health Organization's histologic classification of bone tumors. A commentary on the second edition. *Cancer* 1995; 75:1208-1214.

Sciot R, Samson I, Dal Cin P, et al. Giant cell rich parosteal osteosarcoma. *Histopathology* 1995; 27:51-55.

Seeger LL, Farooki S, Yao L, et al. Custom endoprostheses for limb salvage: a historical perspective and image evaluation. *Am J Roentgenol* 1998; 171:1525-1529.

Sheth DS, Yasko AW, Raymond AK, et al. Conventional and dedifferentiated parosteal osteosarcoma: diagnosis, treatment and outcome. *Cancer* 1996; 78:2136-2145.

Shuhaibar H, Friedman L. Dedifferentiated parosteal osteosarcoma with high-grade osteoclast-rich osteogenic sarcoma at presentation. *Skeletal Radiol* 1998; 27:574-577.

Sissons HA, Greenspan A. Paget's disease. In: Taveras JM, Ferrucci JT, eds. *Radiology: diagnosis, imaging, intervention,* vol. 5. Philadelphia: JB Lippincott; 1986:1-14.

Takeuchi K, Morii T, Yabe H, et al. Dedifferentiated parosteal osteosarcoma with well-differentiated metastases. *Skeletal Radiol* 2006; 35:778-782.

Tateishi U, Hasegawa T, Nojima T, et al. MR features of extraskeletal myxoid chondrosarcoma. *Skeletal Radiol* 2006; 35:27-33.

Torres FX, Kyriakos M. Bone infarct-associated osteosarcoma. *Cancer* 1992; 70:2418-2430.

Unni KK. *Dahlin's bone tumors: general aspects and data on 11,087 cases,* 5th ed. Philadelphia: Lippincott-Raven; 1996:185-196.

Unni KK, Dahlin DC. Grading of bone tumors. *Semin Diagn Pathol* 1984; 1:165-172.

Unni KK, Dahlin DC. Premalignant tumors and conditions of bone. *Am J Surg Pathol* 1979; 3:47-60.

Unni KK, Dahlin DC, Beabout JW. Periosteal osteogenic sarcoma. *Cancer* 1976; 37:2476-2485.

Unni KK, Dahlin DC, Beabout JW, et al. Parosteal osteogenic sarcoma. *Cancer* 1976; 37:2644-2675.

Unni KK, Dahlin DC, Beabout JW, et al. Chondrosarcoma: clear-cell variant: a report of 16 cases. *J Bone Joint Surg Am* 1976; 58A:676-683.

Vanel D, De Paolis M, Monti C, et al. Radiological features of 24 periosteal chondrosarcomas. *Skeletal Radiol* 2001; 30:208-212.

Vanel D, Picci P, De Paolis M, et al. Radiological study of 12 high-grade surface osteosarcomas. *Skeletal Radiol* 2001; 30:667-671.

West OC, Reinus WR, Wilson AJ. Quantitative analysis of the plain radiographic appearance of central chondrosarcoma of bone. *Invest Radiol* 1995; 30:440-447.

Wootton-Georges SL. MR imaging of primary bone tumors and tumor-like conditions in children. *Magn Reson Imaging Clin N Am* 2009; 17:469-487.

22

Tumores Ósseos Malignos II: Tumores Diversos

Fibrossarcoma e histiocitoma fibroso maligno

Manifestações clínicas

Fibrossarcoma e histiocitoma fibroso maligno (HFM) são tumores fibrogênicos malignos com aspectos histológicos e radiográficos muito semelhantes. Nos casos típicos, esses dois tumores desenvolvem-se entre a 3ª e a 6ª década de vida e ambos mostram predileção por ossos pélvicos, fêmur, úmero e tíbia (Figura 22.1).

Como não existem diferenças essenciais nos exames radiológicos, comportamento clínico e índices de sobrevida dos pacientes com esses tumores, não há razão por que não os considerar como grupo único. Fibrossarcoma e HFM podem ser tumores primários ou secundários a alguma lesão óssea preexistente, inclusive doença de Paget, displasia fibrosa, infarto ósseo ou fístulas de osteomielite com drenagem crônica. Esses tumores também podem desenvolver-se em ossos que foram irradiados no passado. Tais lesões são conhecidas como *fibrossarcomas (ou HFMs) secundários*. Em casos raros, o fibrossarcoma pode originar-se do periósteo (fibrossarcoma periosteal). Contudo, alguns autores acreditam que, nessa localização, tais lesões representam tumores primários de tecidos moles que comprimem o osso e invadem periósteo sobrejacente.

Manifestações radiológicas

Radiograficamente, fibrossarcoma e HFM são reconhecidos por área osteolítica de destruição óssea e zona de transição ampla; em geral, as lesões são excêntricas e estão localizadas na extremidade articular do osso ou suas proximidades. Esses tumores têm pouca ou nenhuma esclerose reativa e, na maioria dos casos, não há reação periosteal (Figuras 22.2 a 22.4); contudo, é comum a associação com massa de tecidos moles.

As imagens de tomografia computadorizada (TC), fibrossarcoma e HFM apresentam valores de coeficientes Hounsfield não específicos de densidade, semelhantes à do músculo normal encontrado na maioria dos tecidos não mineralizados. Áreas de hipodensidade refletem focos de necrose dentro do tumor. A ressonância magnética (RM) é útil para delimitar a extensão intra e extraóssea desses tumores, mas não há anormalidades típicas nessa modalidade de exame (Figura 22.5). Vários pesquisadores encontraram características de sinal compatíveis com outros tumores osteolíticos, o qual apresenta intensidade intermediária a baixa nas imagens ponderadas em T1 e alta nas imagens ponderadas em T2, geralmente com intensidade heterogênea e variável, dependendo da quantidade de necrose e hemorragia dentro do tumor.

Patologia

Espécimes anatomopatológicos de fibrossarcoma e HFM são muito semelhantes: ambos formam tumores sólidos com superfície trabeculada de cor castanho-esbranquiçada ao corte, algumas vezes com focos de hemorragia e necrose com violação do córtex e invasão dos tecidos moles adjacentes. Histologicamente, fibrossarcoma e HFM caracterizam-se por células tumorais que produzem fibras de colágeno. Contudo, nos casos de fibrossarcoma, há padrão de proliferação fibrosa tipo "espinha de peixe" com pleomorfismo celular discreto, enquanto lesões típicas de HFM formam tecido fibrogênico em disposição estoriforme ou de "cata-vento". Além disso, também há muitas células poliédricas grandes com formato bizarro (componente histiocítico). As células podem ter figuras de mitose. Nenhum desses tumores produz matriz osteoide ou osso e esse fator permite diferenciá-los do osteossarcoma.

Contudo, é importante ressaltar que o diagnóstico de HFM caiu recentemente em descrédito e controvérsia. Uma das razões foi o fato de que, com avanços da microscopia eletrônica e o uso crescente das técnicas de genética e imuno-histoquímica, ficou evidente que alguns tumores inicialmente classificados como HFM deveriam ser reclassificados como variantes pleomórficas de outros sarcomas, inclusive leiomiossarcomas, lipossarcomas, fibrossarcomas mixoides e rabdomiossarcomas. Por exemplo, de acordo com a classificação mais recente da Organização Mundial da Saúde (OMS) dos tumores de tecidos moles, HFM é considerado como parte de um grupo pequeno de sarcomas pleomórficos indiferenciados sem qualquer linha definível de diferenciação e o termo é usado com relutância, embora HFM ósseo ainda esteja nessa classificação e apareça no título de "tumores fibro-histiocíticos". Estudos genéticos recentes do HFM ósseo detectaram perda de heterozigose no cromossomo 9 p21-22, o que confirmou a hipótese de que, na patogenia desses tumores, possam estar envolvidas alterações de um suposto gene supressor tumoral localizado nesse cromossomo. Mutação do gene *p53* foi detectada em FHM secundários associados a infartos ósseos.

Anomalias genéticas mais extensas foram demonstradas nos fibrossarcomas, inclusive acréscimos nos cromossomos 1q, 4q, 5p,

Capítulo 22   Tumores Ósseos Malignos II: Tumores Diversos   1117

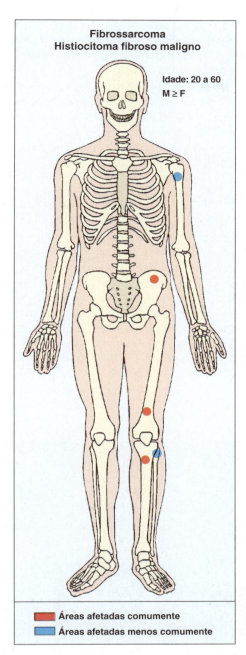

Figura 22.1 **Fibrossarcoma e HFM:** estruturas acometidas preferencialmente, faixa etária de pico e razão entre os sexos.

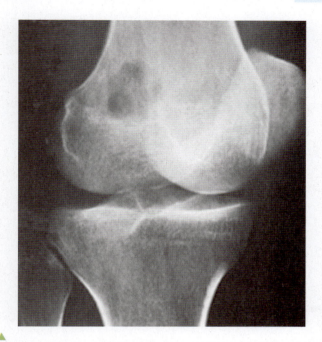

Figura 22.2 **Fibrossarcoma.** A radiografia oblíqua do joelho direito dessa mulher de 28 anos demonstrou lesão destrutiva unicamente osteolítica na fossa intercondilar do fêmur distal. Observe que não há esclerose reativa e reação periosteal.

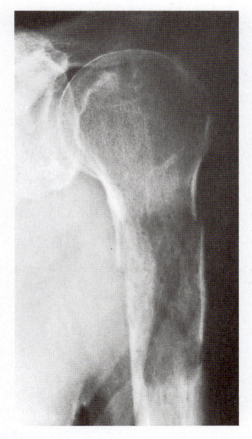

Figura 22.3 **Fibrossarcoma.** Um homem de 62 anos apresentou fratura patológica em uma lesão osteolítica localizada na diáfise proximal do úmero esquerdo. A suspeita era de lesão metastática, mas a biopsia mostrou fibrossarcoma ósseo primário.

8q, 12p, 15q, 16q, 17q, 20q, 22q e Xp, bem como deleções nos cromossomos 6q, 8p, 9p, 10,13q e 20p. Além disso, outras anomalias relatadas são acréscimos do gene do *fator beta de crescimento derivado das plaquetas* (*PDGF-β*) localizado na região 22q12.3-q13.1, deleção de homozigose do gene *CDKN2A* e coamplificações recorrentes de KIT, PDGFRA e KDR.

Diagnóstico diferencial

Fibrossarcoma e HFM podem ser semelhantes ao tumor de células gigantes (Figura 22.6) ou osteossarcoma telangiectásico (ver Figuras 21.22 a 21.24). Além disso, esses tumores frequentemente são confundidos com lesões metastáticas (ver Figura 22.3). Alguns

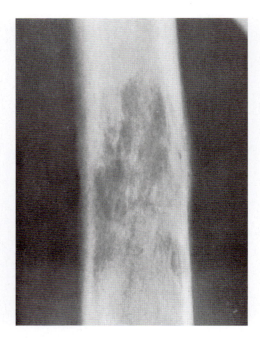

Figura 22.4 Histiocitoma fibroso maligno. A imagem ampliada da diáfise do fêmur desse homem de 50 anos mostrou lesão unicamente osteolítica com zona de transição ampla, sem qualquer indício de esclerose reativa. (Reproduzida com autorização de Greenspan A, Borys D. *Radiology and pathology correlation of bone tumors*, 1st ed. Philadelphia: Wolters Kluwer, 2016:221.)

especialistas acreditam que um sinal praticamente patognomônico de fibrossarcoma sejam pequenos fragmentos semelhantes a sequestros de osso cortical e esponjoso, que podem ser demonstrados em radiografias convencionais ou TC.

Exames imuno-histoquímicos têm sido úteis ao diagnóstico de HFM quando demonstram determinados marcadores inespecíficos das enzimas histiocíticas, inclusive lisozima, α_1-antitripsina e α_1-antiquimotripsina no tumor. Outros antígenos descritos com padrões variáveis de coloração do HFM são vimentina, actina, desmina e queratina.

Complicações e tratamento

Como esses tumores não respondem satisfatoriamente à radioterapia ou quimioterapia, ressecção cirúrgica é o tratamento preferencial. Fraturas patológicas podem ocorrer e, como medida paliativa, pode-se recomendar imobilização interna com implante metálico. De acordo com alguns relatos, esses tumores recidivam depois de excisão local e podem ocorrer metástases aos linfonodos regionais. Como já mencionado, fibrossarcoma e HFM podem complicar lesões benignas como displasia fibrosa, doença de Paget, infarto ósseo e fístulas de osteomielite com drenagem crônica. Esses tumores também podem desenvolver-se em ossos irradiados no passado (ver descrição na seção intitulada "Lesões benignas com potencial maligno"). De acordo com diversos estudos publicados, o índice de sobrevida em 5 anos depois do tratamento variou de 29 a 67%.

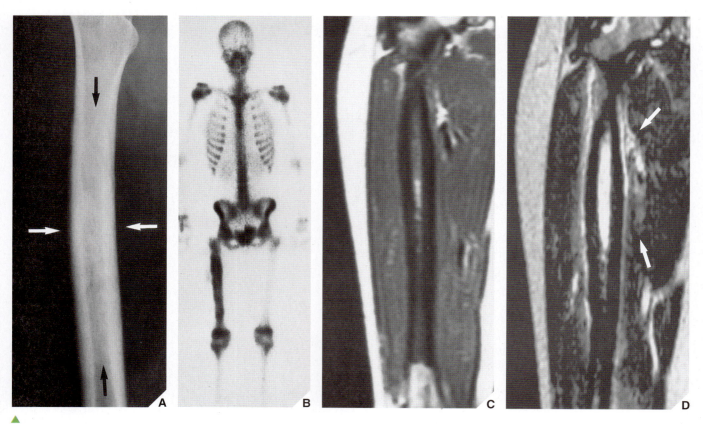

Figura 22.5 Imagens de cintilografia e RM de HFM. A. A radiografia oblíqua do fêmur direito dessa jovem de 16 anos demonstrou espessamento fusiforme do córtex e destruição óssea medular do tipo permeativo (*setas*). **B.** A imagem de cintilografia (^{99m}Tc-MDP) mostrou hipercaptação do marcador no fêmur direito. **C.** RM coronal ponderada em T1 (*spin echo* [SE]; tempo de repetição [TR] 500 ms/tempo de eco [TE] 20 ms) evidenciou a extensão do tumor, que ocupava cerca de 75% do comprimento do fêmur. **D.** Outra imagem coronal de RM ponderada em T2 (SE; TR 2.000 ms/TE 80 ms) demonstrou sinal hiperintenso no tumor. Extensão do tumor aos tecidos moles mediais também foi bem demonstrada (*setas*).

Sarcoma de Ewing

Manifestações clínicas

Sarcoma de Ewing – neoplasia altamente maligna que acomete predominantemente crianças e adolescentes do sexo masculino – faz parte dos chamados *tumores de células redondas*. A histogênese exata desse tumor é desconhecida, mas geralmente se aceita que sarcoma de Ewing origine-se das células da medula óssea. Entretanto, alguns especialistas acreditam que esse tumor seja um câncer de células redondas pequenas originadas de tecidos neurais com aspecto muito semelhante ao do *tumor neuroectodérmico primitivo* (TNEP). Estudos recentes demonstraram que todos os tumores do grupo do sarcoma de Ewing caracterizam-se por translocações cromossômicas recidivantes envolvendo os cromossomos 11 e 22 [t(11;22)(q24;q12)] ou cromossomos 21 e 22 [t(21;22)(q22;q12)] em cerca de 85 e 15% dos casos, respectivamente. Em cerca de 20% dos casos de sarcoma de Ewing, a segunda anomalia genética mais comum é inativação do gene *p16* ou *INK4A*. Em particular, deleções do gene *p16* são um fator preditivo negativo significativo desse tumor. Cerca de 90% dos sarcomas de Ewing desenvolvem-se antes da idade de 25 anos e a doença é extremamente rara na raça negra. Esses tumores têm predileção pelas diáfises dos ossos longos e também costelas e ossos chatos, inclusive escápula e pelve (Figura 22.7). Clinicamente, o tumor pode ser evidenciado por massa dolorosa localizada, ou anormalidades sistêmicas como febre, mal-estar, emagrecimento e elevação da velocidade de hemossedimentação. Esses sinais e sintomas sistêmicos podem resultar no diagnóstico errôneo de osteomielite.

Manifestações radiológicas

Em geral, as anormalidades demonstradas nos exames radiológicos dos pacientes com esse tipo de câncer são muito características: a lesão é mal definida e evidenciada por destruição óssea do tipo permeativo ou "roído de traça"; também há reação periosteal agressiva com aspecto de "casca de cebola" ou, menos comumente, "raios de sol"; e formação de massa volumosa de tecidos moles (Figuras 22.8 e 22.9). Em alguns casos, a lesão óssea propriamente dita é quase imperceptível porque a massa de tecidos moles é a única anormalidade radiográfica proeminente (Figura 22.10).

Nas imagens de cintilografia óssea, sarcoma de Ewing mostra hipercaptação marcante de ^{99m}Tc-MDP (difosfonato de metileno e tecnécio-99m). O citrato de gálio-67 (^{67}Ga) mais bem define a extensão do tumor aos tecidos moles. Embora as alterações evidenciadas à cintilografia sejam inespecíficas, essa técnica fornece informações confiáveis acerca da existência de metástases ósseas. TC demonstra o padrão de destruição óssea e os coeficientes de atenuação (unidades Hounsfield) fornecem informações quanto à extensão medular. Além disso, TC pode ajudar a demonstrar acometimento extraósseo (ver Figura 22.10). RM é essencial à demonstração definitiva da extensão do acometimento intraósseo e extraósseo do tumor (Figura 22.11 a 22.13). Em especial, RM pode demonstrar claramente extensão do tumor à placa epifisária. Imagens de RM ponderada em T1 demonstram sinal de intensidade baixa a intermediária, que se torna hiperintenso nas sequências ponderadas em T2. Regiões hipocelulares e áreas de necrose têm sinal de menor intensidade. Imagens obtidas após a injeção de Gd-DTPA (ácido dietilenotriaminopentacético de gadolínio) demonstram aumento

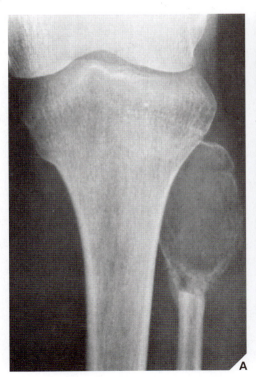
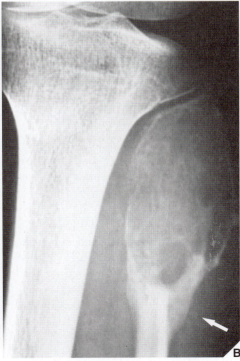

Figura 22.6 Histiocitoma fibroso maligno. A. A radiografia anteroposterior do joelho esquerdo e a incidência oblíqua (**B**) demonstraram lesão osteolítica expansiva na extremidade proximal da fíbula dessa menina de 13 anos. O córtex estava parcialmente destruído e havia contraforte de neoformação óssea periosteal (*seta*) secundária a uma fratura patológica. O diagnóstico diferencial de tumor maligno localizado nessa área deve incluir tumor de células gigantes e cisto ósseo aneurismático.

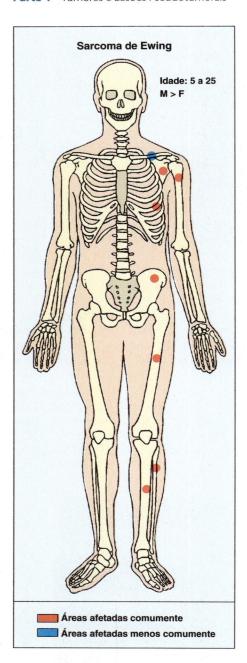

Figura 22.7 Sarcoma de Ewing: estruturas afetadas preferencialmente, faixa etária de pico e razão entre os sexos.

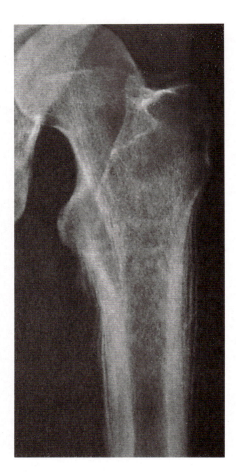

Figura 22.8 Sarcoma de Ewing. A radiografia anteroposterior do segmento proximal do fêmur direito dessa mulher de 20 anos demonstrou lesão invasiva associada com reação periosteal em "casca de cebola" típica desse tumor. (Reproduzida com autorização de Greenspan A, Borys D. *Radiology and pathology correlation of bone tumors*, 1st ed. Philadelphia: Wolters Kluwer, 2016:244.)

do sinal do tumor nas sequências ponderadas em T1. Esse realce limita-se às áreas celulares, permitindo diferenciar tumor de edema peritumoral. Tomografia por emissão de pósitrons (PET) e PET/TC com fluordesoxiglicose (FDG) sempre demonstram hiperatividade metabólica no foco tumoral (Figuras 22.13 e 22.14).

Patologia

Histologicamente, o sarcoma de Ewing consiste em aglomerado homogêneo de células pequenas com núcleos hipercromáticos redondos, citoplasma escasso e bordas celulares mal definidas. O índice mitótico é alto e frequentemente há necrose extensa. Em geral, o citoplasma contém quantidades moderadas de glicogênio, que podem ser demonstradas com coloração por ácido periódico de Schiff (PAS). Esse material PAS-positivo deve desaparecer depois da digestão por diastase, confirmando que realmente representa glicogênio. A demonstração de glicogênio, que no passado era considerado marcador absolutamente definitivo do sarcoma de Ewing, caiu em descrédito porque, em alguns desses tumores, não há glicogênio detectável. Além disso, linfoma maligno e tumores neurais primitivos podem ocasionalmente conter glicogênio. Com o desenvolvimento das técnicas de imuno-histoquímica, linfomas geralmente são diferenciados dos sarcomas de Ewing por demonstração do antígeno leucocitário comum (marcador patognomônico de linfomas); além disso, tumores neurais primitivos diferem dos sarcomas de Ewing pelo fato de que contêm anticorpos contra proteínas neurais. Ademais, imuno-histoquímica demonstra que quase todos os tumores do grupo do sarcoma de Ewing apresentam reações de membrana e citoplasmática positivas para Fli-1, CD99, vimentina e enolase neurônio-específica (NSE), respectivamente. Por outro lado, esse tumor tem reações negativas para proteína S-100, CD45 e marcadores musculares e vasculares.

Diagnóstico diferencial

Em muitos casos, sarcoma de Ewing pode ser semelhante ao neuroblastoma ou osteomielite (Figura 22.15). Ocasionalmente, o sarcoma

Capítulo 22 Tumores Ósseos Malignos II: Tumores Diversos **1121**

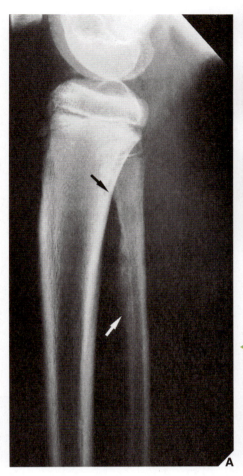

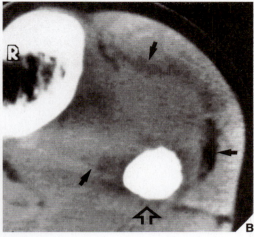

◀ **Figura 22.9 Imagem de TC de sarcoma de Ewing. A.** A radiografia lateral demonstrou aspecto típico desse tumor na fíbula de um menino de 12 anos. A lesão mal definida mostra destruição óssea permeativa associada à reação periosteal agressiva (*setas*). **B.** A imagem de TC no nível da lesão mostrou massa volumosa de tecidos moles (*setas*), que não apareceu claramente na imagem radiográfica convencional. Observe que havia preenchimento de toda a cavidade medular pelo tumor (*seta aberta*).

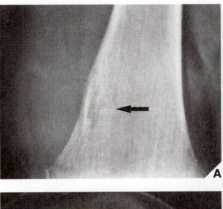

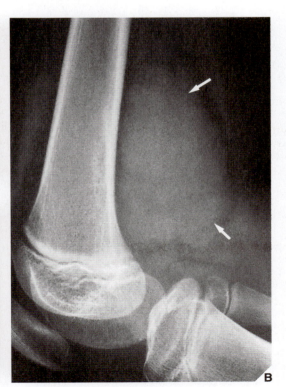

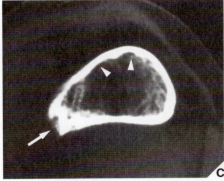

▲
Figura 22.10 Imagem de TC de sarcoma de Ewing. A. Na radiografia dessa menina de 10 anos com tumor localizado no segmento distal da diáfise femoral, a destruição óssea (*seta*) era quase imperceptível. **B.** Contudo, outra radiografia lateral do fêmur distal mostrou massa volumosa de tecidos moles (*setas*). **C.** A imagem de TC em "janela" óssea confirmou destruição da parte medular do osso, entalhe endosteal (*pontas de seta*) e invasão cortical (*seta*).

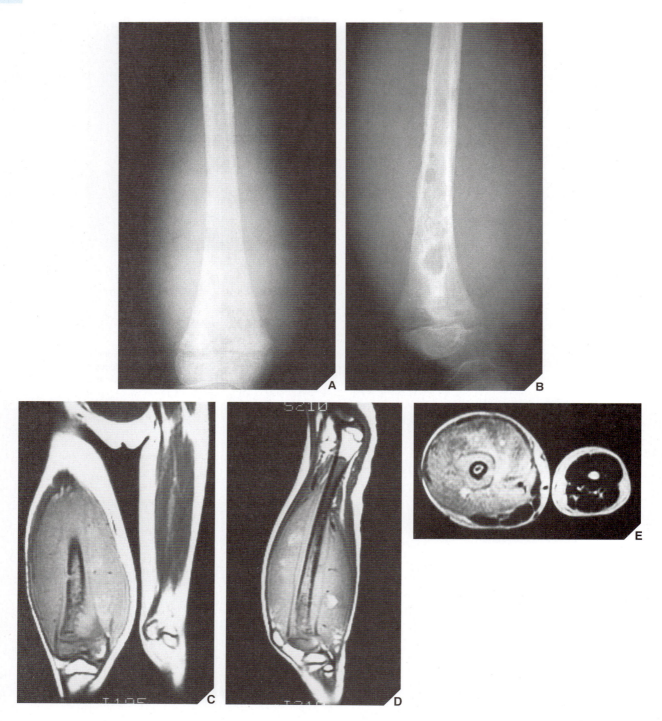

Figura 22.11 Imagens de RM de sarcoma de Ewing. Radiografias nas incidências anteroposterior (**A**) e perfil (**B**) do fêmur distal direito dessa menina de |7 anos demonstraram destruição óssea dos tipos permeativo e "roído de traça" na metáfise e diáfise, que estava associada a volumosa massa de tecidos moles. Imagens de RM coronal (**C**) e sagital (**D**) ponderadas em T1 (*spin echo* [SE]; tempo de repetição [TR] 750 ms/tempo de eco [TE] 20 ms) mostraram extensão intra e extraóssea do tumor. **E.** A imagem axial de RM ponderada em T2 (SE; TR 2.000 ms/TE 80 ms) mostrou sinal heterogêneo, embora predominantemente alto na massa de tecidos moles. Observe que a circunferência da coxa direita estava acentuadamente maior em comparação com o membro normal contralateral.

de Ewing tem uma característica que, no passado, parecia ser praticamente patognomônica – "saucerização" do córtex (Figura 22.16) –, que pode estar relacionada com destruição da superfície periosteal pelo tumor, acrescida do efeito de compressão extrínseca pela volumosa massa de tecidos moles. Embora esse sinal tenha sido descrito recentemente em outros tumores e até mesmo em pacientes com osteomielite, sua presença combinada com lesão permeativa e massa de tecidos moles favorece o diagnóstico de sarcoma de Ewing. A diferenciação radiográfica entre sarcoma de Ewing e neuroblastoma metastático pode ser difícil em alguns casos; contudo, este último tumor geralmente ocorre nos primeiros 3 anos de vida, enquanto sarcoma de Ewing não é comum nos primeiros 5 anos. Em alguns casos, anormalidades radiológicas associadas à histiocitose de células de Langerhans podem ser muito semelhantes às que ocorrem no

Capítulo 22 Tumores Ósseos Malignos II: Tumores Diversos   1123

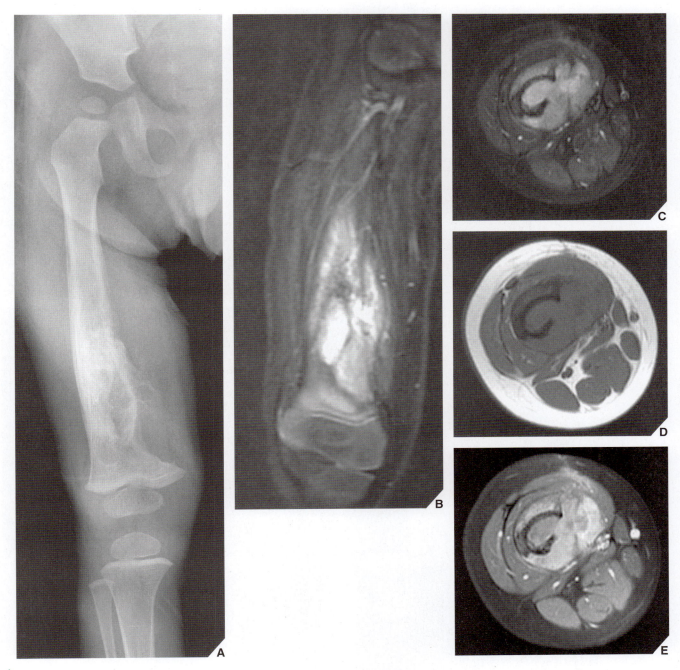

▲
Figura 22.12 Imagens de RM de sarcoma de Ewing. A. A radiografia anteroposterior do fêmur direito desse menino de 2 anos demonstrou lesão destrutiva da diáfise distal associada a reação periosteal e massa de tecidos moles. Imagens coronal (**B**) e axial (**C**) de RM ponderada em sequência STIR (*short time inversion recovery*) mostraram que o tumor tinha sinal heterogêneo, embora predominantemente hiperintenso. Imagens axial ponderada em T1 (**D**) e (**E**) axial ponderada em T1 com supressão de gordura obtida depois da injeção intravenosa de gadolínio mostraram realce significativo do tumor intramedular e da massa de tecidos moles.

sarcoma de Ewing; contudo, a massa de tecidos moles geralmente é menor. Além disso, inclinação ou chanfradura nas bordas desse primeiro tipo de tumor e aspecto de "buraco dentro de buraco" são anormalidades muito típicas.

Em alguns casos, sarcomas de Ewing podem ser semelhantes ao osteossarcoma, principalmente quando o primeiro está associado a neoformação óssea periosteal abundante. Além disso, calcificações distróficas dentro da massa de tecidos moles podem ser confundidas com formação de osso tumoral do osteossarcoma (Figura 22.17). Linfoma também deve ser incluído no diagnóstico diferencial, embora esse tipo de neoplasia geralmente afete pacientes de faixas etárias mais avançadas. Em geral, uma diferença radiológica importante é a inexistência de massa de tecidos moles associada ao linfoma, enquanto com sarcoma de Ewing quase sempre há lesão desse tipo, comumente com dimensões desproporcionalmente grandes em comparação com a gravidade da destruição óssea (ver Figuras 22.7 e 22.8). A diferenciação entre sarcoma de Ewing e TNEP não pode ser estabelecida radiograficamente. A diferenciação desses dois tumores deve ser baseada unicamente em exames de imuno-histoquímica, microscopia eletrônica e genética molecular.

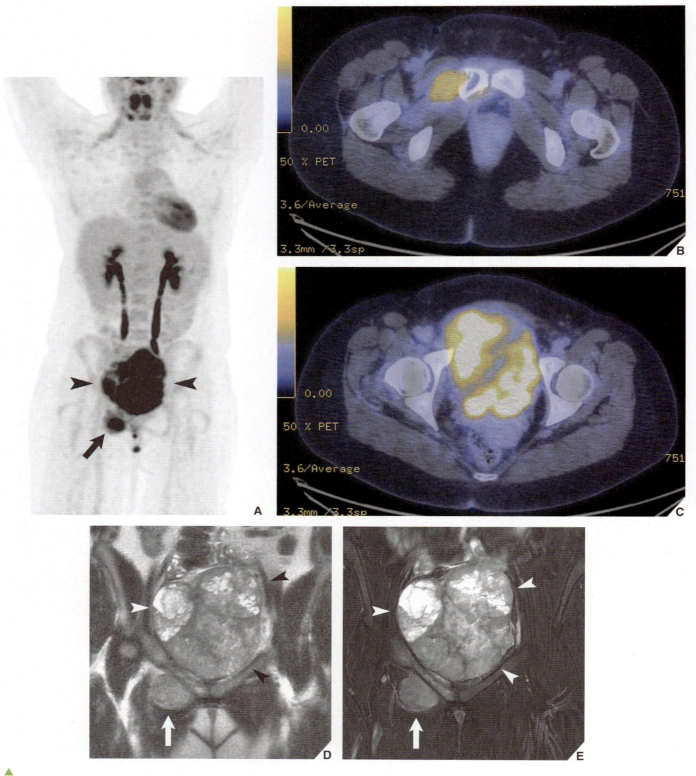

▲
Figura 22.13 Imagens de PET e PET/TC com FDG e RM de sarcoma de Ewing. A. Imagem de PET com ¹⁸F-FDG de corpo inteiro foi obtida dessa mulher de 19 anos com focos hipermetabólicos extrapélvico pequeno (*seta*) e intrapélvico grande (*pontas de seta*). **B.** Imagens sobrepostas de PET/TC mostraram lesão destrutiva no osso púbico direito e massa extrapélvica. **C.** Outra imagem sobreposta de PET/TC obtida de um nível mais proximal das articulações do quadril demonstrou massa intrapélvica hipermetabólica volumosa. Imagens coronais de RM ponderadas em T1 (**D**) e T2 (**E**) evidenciaram tumor no osso púbico direito e demarcaram a extensão completa das lesões de tecidos moles extrapélvicos (*seta*) e intrapélvicos (*pontas de seta*).

Capítulo 22 Tumores Ósseos Malignos II: Tumores Diversos   1125

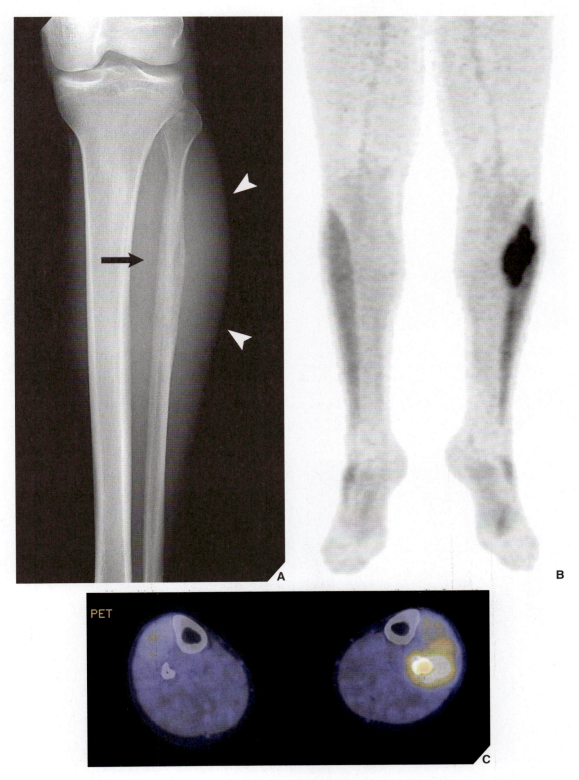

▲
Figura 22.14 Imagens de PET e PET/TC com FDG de sarcoma de Ewing. A. A radiografia anteroposterior da perna esquerda desse homem de 23 anos demonstrou lesão ligeiramente expansiva na fíbula proximal (*seta*) associada a massa de tecidos moles (*pontas de seta*). **B.** Essa imagem de PET com [18]FDG dos membros inferiores e outra imagem sobreposta de PET/TC (**C**) mostraram foco hipermetabólico correspondente à localização do tumor.

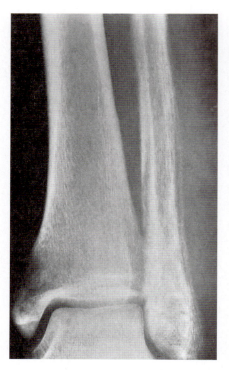

▲
Figura 22.15 Sarcoma de Ewing. Esse homem de 24 anos referia dor e edema no tornozelo esquerdo havia 8 semanas; além disso, ele tinha febre. A radiografia anteroposterior do tornozelo demonstrou lesão agressiva na fíbula distal, que apresentava destruição óssea do tipo permeativo e reação periosteal lamelar; também havia massa de tecidos moles. O aspecto era sugestivo de infecção (osteomielite), mas a biopsia confirmou neoplasia maligna.

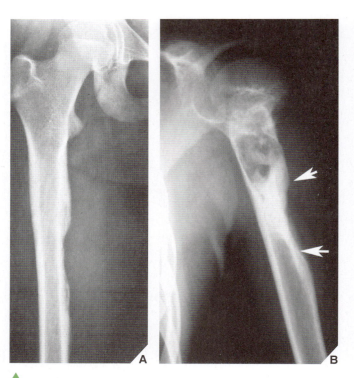

▲
Figura 22.16 Sarcoma de Ewing. A. Radiografia anteroposterior do fêmur direito dessa menina de 12 anos demonstrou "saucerização" do córtex medial da diáfise, um sinal comum de sarcoma de Ewing; também havia massa de tecidos moles associada. **B.** Radiografia anteroposterior do úmero de outro paciente mostrou invasão medular e erosão superficial do córtex do úmero, ou "saucerização" (*setas*).

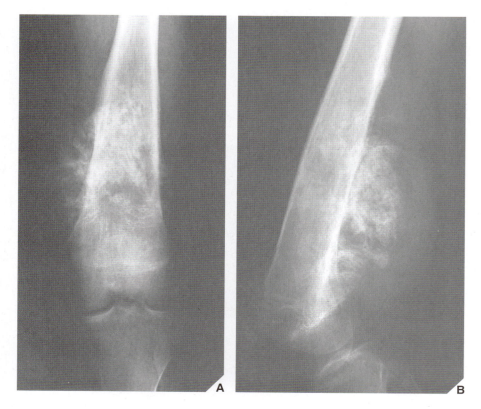

▲
Figura 22.17 Sarcoma de Ewing. Radiografias nas incidências anteroposterior (**A**) e perfil (**B**) do fêmur esquerdo desse rapaz de 17 anos demonstraram tumor com grau significativo de esclerose e reação periosteal do tipo "raios de sol", que inicialmente foi confundido com osteossarcoma.

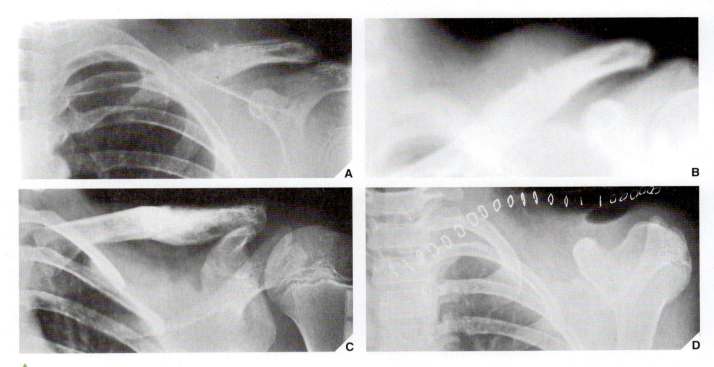

Figura 22.18 Tratamento do sarcoma de Ewing. A. Radiografia do ombro desse menino de 11 anos demonstrou aspecto típico de tumor de Ewing na metade distal da clavícula esquerda. A lesão destrutiva mal definida estava associada à reação periosteal agressiva e massa volumosa de tecidos moles. **B.** A imagem de tomografia convencional mostrou a massa de tecidos moles. **C.** Após 4 meses de quimioterapia, a lesão tornou-se esclerótica, a reação periosteal havia desaparecido e a massa de tecidos moles tinha diminuído expressivamente. **D.** Em seguida, a clavícula foi retirada em bloco.

Tratamento e prognóstico

Em geral, sarcoma de Ewing é tratado com ciclo pré-operatório de quimioterapia, seja como tratamento único, seja como tratamento combinado com radioterapia para reduzir a massa tumoral antes de ressecção ampla (Figura 22.18). Em alguns casos, o membro afetado pode ser reconstruído com endoprótese ou aloenxerto. O prognóstico melhora quando os pacientes recebem tratamento adjuvante. Aspectos prognósticos importantes são estágio, localização anatômica e dimensões do tumor. Pacientes com tumores que já produziram metástases na época do diagnóstico, especialmente quando são grandes e originam-se dos ossos pélvicos, tendem a evoluir desfavoravelmente.

Linfoma maligno

Manifestações clínicas

O termo *linfoma maligno* refere-se a um grupo de neoplasias formadas de células linfoides ou histiocíticas de diferentes subtipos e em diversos estágios de maturação. Conhecido no passado como *sarcoma de células reticulares, linfoma não Hodgkin, linfossarcoma* ou *osteolinfoma*, linfoma ósseo hoje é descrito como *linfoma histiocítico* ou de *células grandes*. De acordo com a última classificação da OMS, linfomas malignos ósseos são subdivididos da seguinte forma: (a) linfomas que afetam uma estrutura óssea, com ou sem invasão de linfonodos regionais; (b) linfomas que afetam várias estruturas ósseas, sem acometimento de linfonodos ou órgãos internos; (c) linfomas que se evidenciam como tumores primários, mas apresentam lesões linfáticas ou viscerais; e (d) tumores que se desenvolvem em pacientes com linfomas diagnosticados em qualquer outro local. Os grupos (a) e (b) são classificados como linfomas ósseos primários. Linfoma ósseo primário é um tumor raro, que representa menos de 5% de todos os tumores ósseos primários. Esse tipo de lesão desenvolve-se entre a 2ª e a 7ª década de vida, ainda que o pico de incidência esteja na faixa de 45 a 75 anos; sua prevalência é ligeiramente maior no sexo masculino. As lesões desenvolvem-se em ossos longos, vértebras, pelve e costelas (Figura 22.219). Pacientes podem referir sintomas locais como dor e edema, ou sinais e sintomas sistêmicos como febre e emagrecimento.

Manifestações radiológicas

Radiograficamente, linfoma histiocítico causa destruição óssea com padrão permeativo ou "roído de traça", ou lesão unicamente osteolítica com ou mais frequentemente sem reação periosteal (Figura 22.20). O osso afetado também pode ter aspecto semelhante a "marfim", como se observa nas lesões localizadas em vértebras ou ossos chatos (Figura 22.21). Fraturas patológicas são detectadas ocasionalmente (Figuras 22.22 e 22.23). O linfoma geralmente não provoca neoformação óssea periosteal significativa, sendo esse um aspecto importante que ajuda a diferenciá-lo do sarcoma de Ewing. A TC pode definir mais claramente a extensão das lesões ósseas (Figuras 22.24 a 22.26). PET com flúor-18(^{18}F)-FDG e RM são técnicas utilizadas para diagnosticar linfoma, mas a sensibilidade desta última modalidade (RM de corpo inteiro) é baixa, em comparação com biopsia de medula óssea. RM e PET-FDG são mais sensíveis no diagnóstico de linfoma agressivo que nos casos de lesões insidiosas (Figuras 22.27 e 22.28; ver também Figura 22.22). Anormalidades evidenciadas à RM nos casos de linfoma de medula óssea são relativamente inespecíficas. Alterações mais comuns são áreas com sinal hipointenso nas imagens ponderadas em T1 e sinal hiperintenso nas sequências

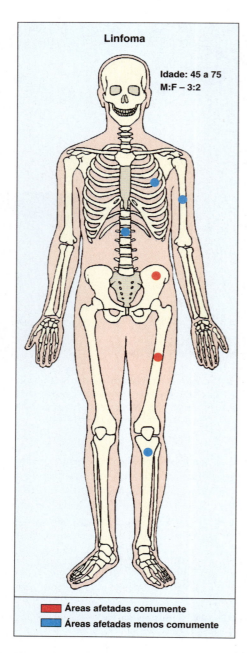

▲
Figura 22.19 Linfoma ósseo: estruturas afetadas mais comumente, faixa etária de pico e razão entre os sexos.

ponderadas em T2, com realce depois da injeção intravenosa de gadolínio (ver Figuras 22.22 F, 22.27 G e 22.28). Em geral, também há massas de tecidos moles e linfadenopatia. As primeiras alterações atribuídas à invasão da medula óssea por linfoma são sutis (ver Figura 22.23 A).

Recentemente, a OMS adotou a Classificação Europeia-Americana Revisada de Neoplasias Linfoides (REAL, ou Revised European-American Classification of Lymphoid Neoplasms, em inglês), que foi proposta originalmente pelo International Lymphoma Study Group.

Patologia

Histologicamente, os linfomas podem ser subdivididos em linfomas não Hodgkin e linfomas de Hodgkin. Embora o acometimento

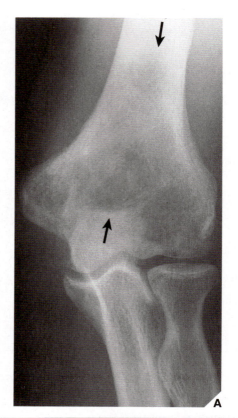

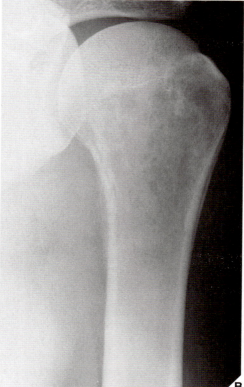

▲
Figura 22.20 Linfoma. A. Radiografia anteroposterior do cotovelo esquerdo desse homem de 42 anos demonstrou lesão osteolítica ampla no úmero distal (*setas*). **B.** Radiografia anteroposterior do ombro esquerdo desse homem de 30 anos mostrou destruição óssea do tipo invasivo no úmero proximal acompanhada de reação periosteal lamelar. (Reproduzida com autorização de Greenspan A, Borys D. *Radiology and pathology correlation of bone tumors*, 1st ed. Philadelphia: Wolters Kluwer, 2016:255, Fig. 5.31.)

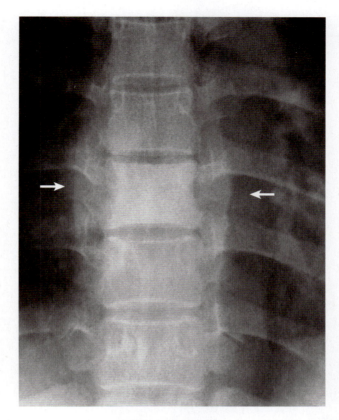

Figura 22.21 Linfoma. A radiografia anteroposterior do segmento inferior da coluna torácica desse homem de 32 anos mostrou esclerose na sétima vértebra dorsal. Observe que havia abaulamento da linha paraespinal (*setas*). (Reproduzida com autorização de Greenspan A, Borys D. *Radiology and pathology correlation of bone tumors*, 1st ed. Philadelphia: Wolters Kluwer, 2016:256, Fig. 5.32.)

secundário de ossos seja relativamente comum nos linfomas de Hodgkin, o linfoma de Hodgkin ósseo primário é extremamente raro. Linfomas não Hodgkin ósseos são considerados primários apenas quando investigação sistêmica completa não detecta evidências de acometimento extraósseo. Histologicamente, o tumor consiste em agregados de células linfoides malignas preenchendo espaços medulares e trabéculas ósseas. As células contêm núcleos irregulares ou até mesmo fendidos. Como foi mencionado na seção sobre sarcoma de Ewing, o procedimento mais importante usado isoladamente para diferenciar linfoma de outros tumores de células redondas é coloração para antígeno leucocitário comum, porque células linfoides são as únicas que se coram positivamente com imunorreação para CD45, CD20 e CD3 (marcadores das células B e T). Células de Hodgkin e Reed-Sternberg são positivas para CD15 e CD30.

Diagnóstico diferencial

Linfoma histiocítico deve ser diferenciado de acometimento secundário do esqueleto ósseo por linfomas sistêmicos. A lesão pode ser semelhante ao sarcoma de Ewing, principalmente nos pacientes mais jovens (Figura 22.29), ou à doença de Paget quando a extremidade articular de um osso está afetada e há padrão esclerótico e osteolítico misto (Figura 22.30).

Tratamento e prognóstico

Tratamento do linfoma ósseo primário é controvertido e não existe consenso quanto ao uso de radioterapia, embora esse tumor seja radiossensível. Alguns pacientes precisam fazer quimioterapia como tratamento principal (inclusive com rituximabe, ciclofosfamida, doxorrubicina e vincristina) e outro tratamento adjuvante adicional (radioterapia com doses maiores que 4.000 cGy). O tratamento ideal ainda não está definido e é controvertido. O prognóstico do linfoma depende do tipo celular e do estágio da doença. Pacientes com mais de 60 anos têm sobrevida global menor e período mais curto sem progressão da doença. Pacientes com subtipo imunoblástico têm índices de sobrevida menores que os pacientes com subtipo centrolobular mono/polimórfico, ou subtipo centrolobular multilobulado.

Mieloma

Manifestações clínicas

Mieloma, também conhecido como *mieloma múltiplo* ou *mieloma plasmocitário*, é uma neoplasia originária da medula óssea e o tumor ósseo maligno primário mais comum. O mieloma múltiplo representa 10% de todas as neoplasias malignas hematológicas e 1% de todas as neoplasias. Em geral, essa doença é diagnosticada entre a 5ª e a 7ª década de vida e é mais comum em homens que mulheres. O esqueleto axial (crânio, coluna vertebral, costelas e pelve) é acometido mais frequentemente, mas nenhum osso é poupado pela doença (Figura 22.31). Em casos raros, a apresentação radiográfica pode ser de lesão solitária que, nesses pacientes, é descrita como *mieloma* ou *plasmocitoma* solitário; entretanto, o acometimento difuso é muito mais comum e, nesses casos, a doença é conhecida como *mieloma*

1130 Parte 4 Tumores e Lesões Pseudotumorais

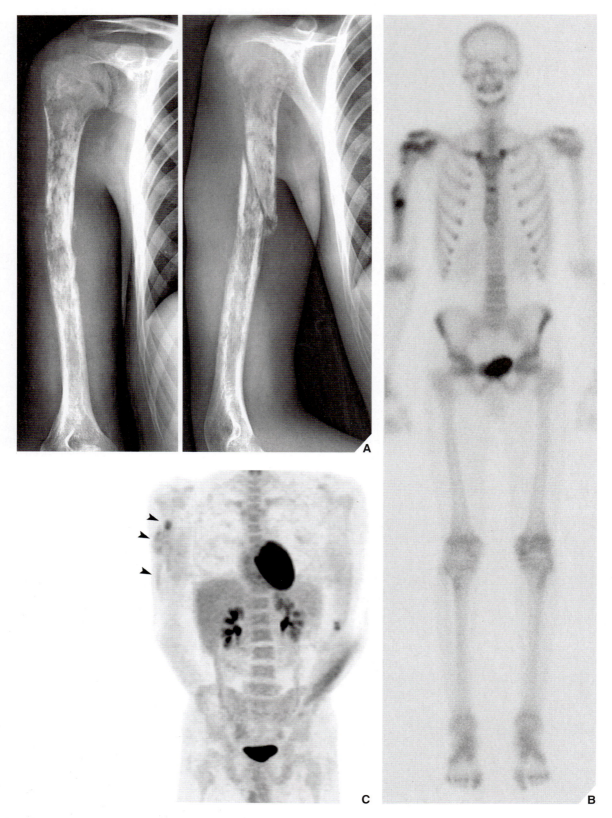

▲
Figura 22.22 Imagens de cintilografia, PET-FDG, TC e RM de linfoma. Radiografias nas incidências anteroposterior (**A**) e oblíqua (**B**) do úmero direito desse homem de 20 anos demonstraram lesão longa com destruição óssea dos tipos permeativo e "roído de traça". A reação periosteal era secundária a uma fratura patológica. **B.** A imagem de cintilografia óssea de corpo inteiro mostrou hipercaptação do radiofármaco na área da lesão com acumulação mais expressiva no nível da fratura patológica. **C.** Imagem de PET com ^{18}F-FDG evidenciou vários focos hipermetabólicos no úmero proximal (*pontas de seta*). (*Continua*)

Capítulo 22 Tumores Ósseos Malignos II: Tumores Diversos   **1131**

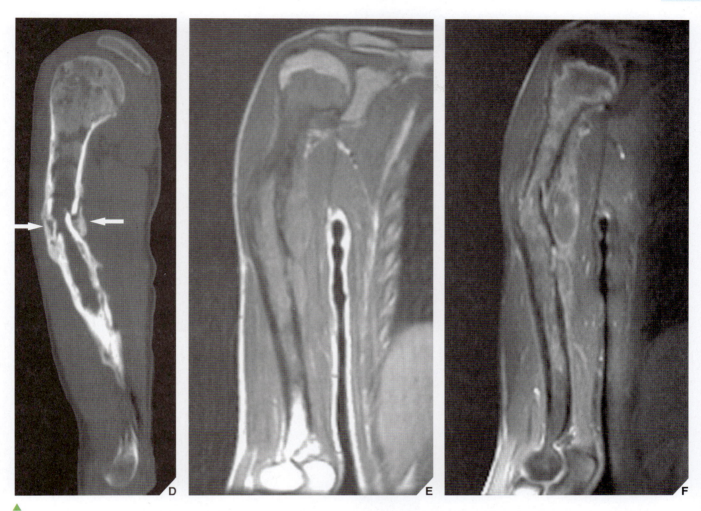

▲
Figura 22.22 Imagens de cintilografia, PET-FDG, TC e RM de linfoma. (*Continuação*) **D.** A imagem de TC reformatada no plano sagital demonstrou entalhamento endosteal e formação inicial de um calo ósseo na área de fratura patológica (*setas*). Imagens coronais de RM ponderada em T1 (**E**) e T1 com supressão de gordura pós-contraste (**F**) mostraram realce da lesão intraóssea e sua extensão aos tecidos moles adjacentes.

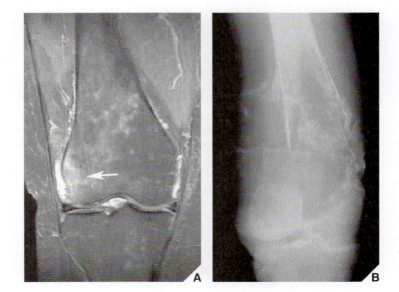

▲
Figura 22.23 Imagem de RM de linfoma. A. Imagem coronal de RM ponderada em densidade de prótons desse paciente com histórico de traumatismo demonstrou área mal definida de sinal hiperintenso no côndilo femoral lateral (*seta*), inicialmente interpretada como contusão óssea. Várias áreas menores de sinal hiperintenso detectadas no fêmur distal foram interpretadas como ilhas de medula óssea vermelha. **B.** A radiografia anteroposterior de acompanhamento foi obtida 1 ano depois e mostrou lesão osteolítica ampla no fêmur distal com fratura patológica.

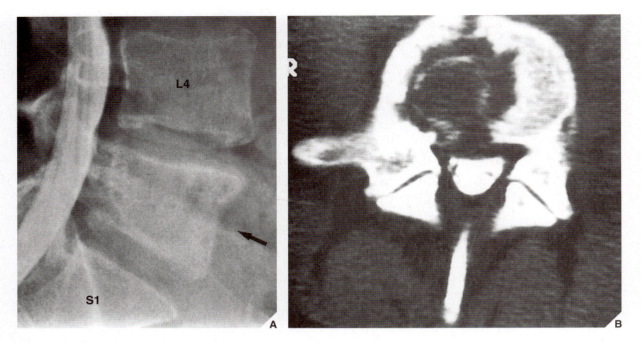

Figura 22.24 Linfoma. Mulher de 18 anos referia dor lombar baixa havia vários meses, que foi atribuída a uma hérnia de disco intervertebral. **A.** A imagem de mielografia demonstrou que o disco estava normal, mas que o corpo da vértebra L5 (*seta*) tinha aspecto mosqueado e sua borda posterior estava mal definida. **B.** A imagem de TC mostrou lesão osteolítica ampla, que se estendia das bordas anterior à posterior do corpo vertebral.

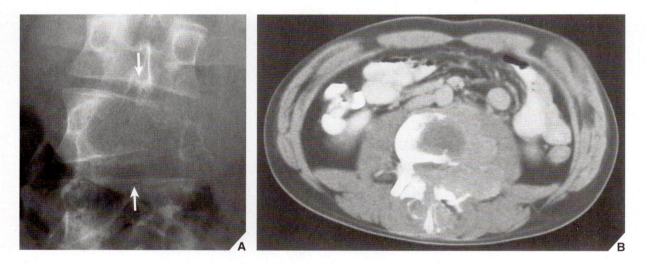

Figura 22.25 Linfoma. A. A radiografia anteroposterior do segmento superior da coluna lombar desse homem de 45 anos demonstrou lesão destrutiva na vértebra L3 (*setas*). **B.** A imagem axial de TC mostrou a extensão completa da lesão óssea e a massa volumosa de tecidos moles. (Reproduzida com autorização de Greenspan A, Borys D. *Radiology and pathology correlation of bone tumors*, 1st ed. Philadelphia: Wolters Kluwer, 2016:256, Fig. 5.34.)

múltiplo. Dor branda e transitória agravada ao levantar pesos ou realizar outras atividades é referida por cerca de 75% dos pacientes e pode ser o sintoma inicial. Por essa razão, em sua evolução inicial e antes do diagnóstico, a doença pode ser semelhante a dor ciática ou neuralgia intercostal. Em casos raros, fraturas patológicas no nível da lesão são os primeiros sinais da doença. A urina dos pacientes com mieloma contém proteína de Bence Jones, a razão entre albumina-globulina está invertida e as proteínas séricas totais estão aumentadas. Também há gamaglobulinas monoclonais que, à eletroforese sérica, consistem em picos de imunoglobulinas G (IgG) e A (IgA).

Manifestações radiológicas

Mieloma múltiplo pode evidenciar-se com vários padrões radiográficos (Figura 22.32). Principalmente na coluna vertebral, a doença pode causar apenas osteoporose difusa, sem qualquer lesão claramente discernível; também podem ser evidenciadas fraturas compressivas de corpos vertebrais. Na maioria dos casos, mieloma múltiplo se apresenta na forma de várias lesões osteolíticas dispersas por todo o esqueleto. No crânio, são encontradas áreas típicas de destruição óssea em "saca-bocado", geralmente com diâmetro uniforme

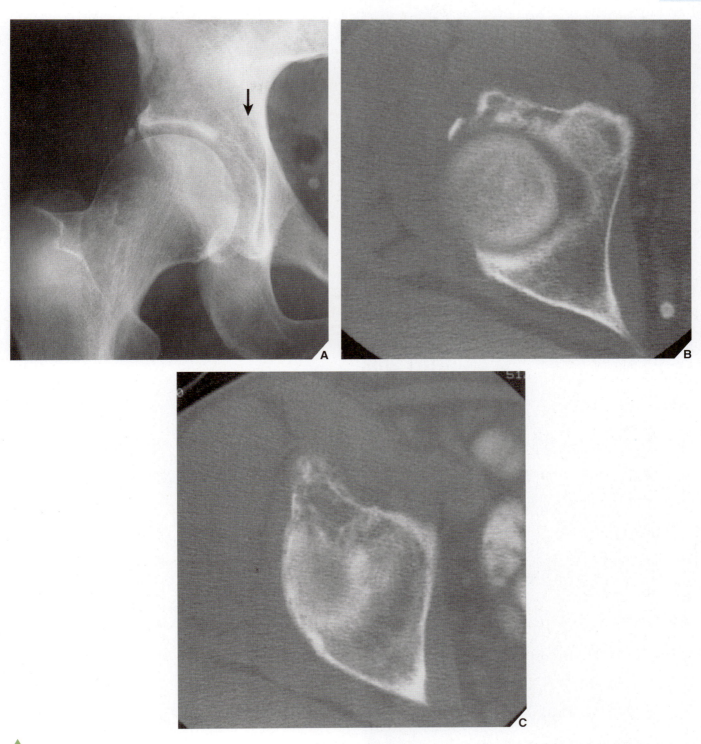

Figura 22.26 **Imagens de TC de linfoma. A.** A radiografia anteroposterior do quadril direito desse homem de 36 anos demonstrou lesão osteolítica muito sutil no acetábulo (*seta*). (**B** e **C**) Duas imagens de TC melhor definiram a lesão localizada na coluna anterior e assoalho do acetábulo. (Reproduzida com autorização de Greenspan A, Borys D. *Radiology and pathology correlation of bone tumors: a quick reference and review*. Philadelphia: Wolters Kluwer, 2016:257, Fig. 5.35.)

(Figura 22.33), enquanto costelas podem ter áreas entrelaçadas de destruição óssea e lesões osteolíticas pequenas, algumas vezes acompanhadas de massas de tecidos moles. Áreas de destruição da medula óssea são encontradas nos ossos longos e chatos e, quando estão localizadas perto do córtex, causam entalhes da borda cortical interna (Figuras 22.34 e 22.35). Em geral, não há esclerose ou reação periosteal. Anormalidades radiográficas combinadas com cintilografia óssea normal geralmente permitem confirmar o diagnóstico dessa doença e a TC raramente é realizada (Figura 22.36). Nos casos raros em que há lesão solitária acompanhada de massa volumosa de tecidos moles (Figura 22.37), o diagnóstico pode não ser óbvio. Nas imagens de RM, as lesões têm sinal de intensidade

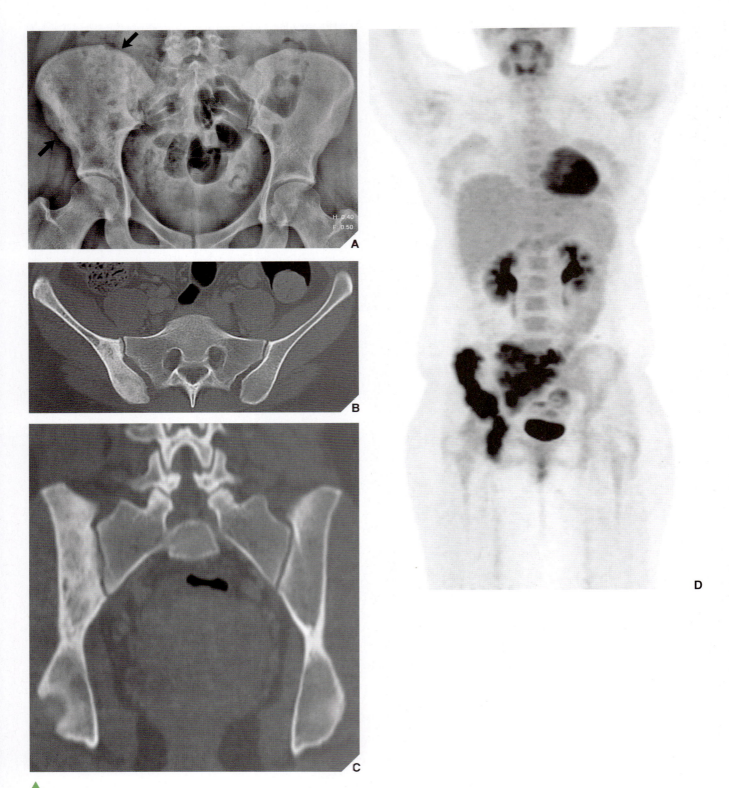

Figura 22.27 Imagens de TC, PET-FDG e RM de linfoma. A. A radiografia anteroposterior da pelve de uma mulher de 19 anos demonstrou esclerose do ilíaco direito (*setas*). Imagens de TC reformatadas nos planos axial (**B**) e coronal (**C**) confirmaram acometimento difuso do ilíaco. **D.** Imagem de PET de corpo inteiro evidenciou tumor hipermetabólico no ilíaco, no ísquio e no sacro direitos. (*Continua*)

Capítulo 22 Tumores Ósseos Malignos II: Tumores Diversos 1135

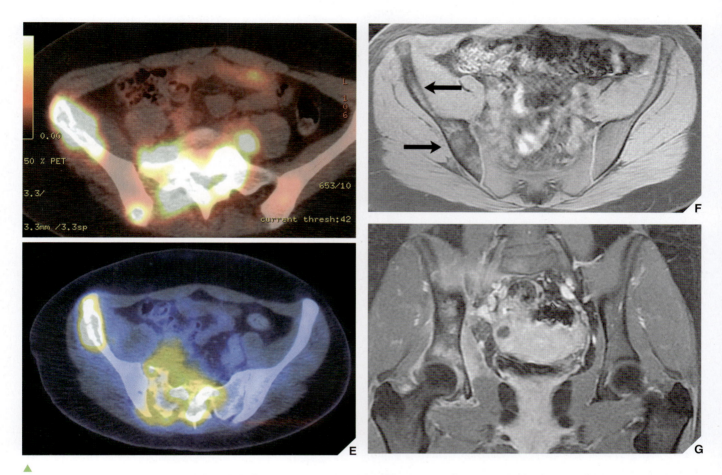

▲
Figura 22.27 Imagens de TC, PET-FDG e RM de linfoma. (*Continuação*) E. Duas imagens axiais sobrepostas de PET-FDG/TC confirmam a posição do tumor no ilíaco, no ísquio e no sacro. F. A imagem axial de RM ponderada em T1 tumor com sinal hipointenso (*setas*). G. A imagem coronal de RM ponderada em T1 com saturação de gordura obtida depois da injeção intravenosa de gadolínio evidenciou realce heterogêneo do tumor.

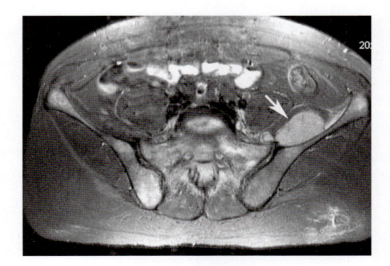

▲
Figura 22.28 Imagem de RM de linfoma. A imagem axial de RM ponderada em T1 com saturação de gordura da pelve obtida depois da injeção intravenosa de gadolínio demonstrou várias áreas de realce difuso na medula óssea do sacro e ossos pélvicos e uma massa de tecidos moles (*seta*). (Cortesia da Dra. Maria Teresa Guedez, Maracay, Venezuela.)

Parte 4 Tumores e Lesões Pseudotumorais

intermediária nas sequências ponderadas em T1, enquanto nas imagens ponderadas em T2 o sinal geralmente é hiperintenso e homogêneo. Imagens obtidas depois da injeção de contraste demonstram algum grau de realce (Figura 22.38).

Enquanto apenas 3% dos pacientes com mieloma osteolítico têm polineuropatia, a incidência dessa complicação foi calculada entre 30 e 50% dos pacientes com variante osteosclerótica. Em comparação com mieloma clássico, essa variante geralmente ocorre em indivíduos mais jovens e apresenta menos plasmócitos na medula óssea, níveis mais baixos de proteína monoclonal e prognóstico mais favorável.

Uma variante interessante do mieloma esclerosante é conhecida como *síndrome POEMS*, descrita primeiramente em 1968 e que consiste em polineuropatia (P); organomegalia (O), principalmente de fígado e baço; distúrbios endócrinos (E) como amenorreia e ginecomastia; gamopatia monoclonal (M); e alterações cutâneas (S, de *skin* em inglês) como hiperpigmentação e hirsutismo. Também conhecida como *síndrome de Crow-Fukase, síndrome de Takatsuki* e *síndrome PEP* (discrasia plasmocitária, endocrinopatia e polineuropatia), essa doença é um complexo clinicopatológico de causa desconhecida. Nas radiografias e imagens de TC, lesões ósseas focais são evidenciadas por focos escleróticos "mal delimitados" ou bem demarcados, ou áreas osteolíticas com esclerose periférica. Nas imagens de RM, as lesões têm sinal hipointenso nas sequências ponderadas em T1 e T2, mas não há realce nas imagens obtidas depois da infusão de contraste (gadolínio).

Nas imagens de RM, um aspecto típico de plasmocitoma solitário da coluna vertebral foi descrito como sinal do "minicérebro". Expansão do corpo vertebral contendo áreas de sinal hiperintenso separadas por faixas lineares de sinal hipointenso – causadas pela hipertrofia compensatória das trabéculas restantes – é semelhante aos sulcos cerebrais (Figura 22.39). Imagens de PET e PET-TC com ^{18}F-FDG sempre demonstram hiperatividade metabólica no tumor (Figura 22.40).

Patologia

Ao exame histológico, o diagnóstico é confirmado quando há lâminas de células plasmocitoides atípicas dentro dos espaços medulares normais. O plasmócito é reconhecido por seu núcleo localizado excentricamente dentro do citoplasma volumoso, que se cora em azul claro ou rosa. As células neoplásicas contêm dois ou mais núcleos, geralmente hipercromáticos e aumentados com nucléolos volumosos. Essas células podem acumular imunoglobulinas (Igs) no citoplasma e mostrar aspecto morular (as chamadas "células de Mott"). Também pode haver grumos extracelulares de glóbulos polimerizados conhecidos como *corpos de Russell*. Tumores pouco diferenciados contêm células atípicas com atividade mitótica intensa. Exames imuno-histoquímicos demonstram positividade para CD1, CD38 e MUM1 (oncogene 1 do mieloma múltiplo). Um aspecto típico é expressão de Ig citoplasmática monotípica e ausência de Ig na superfície celular. Expressão monotípica de Ig κ ou λ pelas células tumorais confirma o diagnóstico de neoplasia maligna. A maioria dos mielomas não tem antígenos pan-B (CD19 e CD20). Proteína ciclina D1 pode estar expressa em 35 a 40% dos casos e está associada às translocações t(11;14)(q13;32). Outras anomalias genéticas são acréscimos nos cromossomos 1q, 3q, 9q, 11q e 15q. Deleções dos cromossomos 13 e 13q14 foram detectadas em 60% dos pacientes. Deleção do gene *TP53* localizado em 17q13 também foi descrita em 25% dos casos.

Diagnóstico diferencial

Quando há acometimento da coluna vertebral, como se observa frequentemente, mieloma múltiplo deve ser diferenciado de metástases. Nesse aspecto, o sinal do "pedículo vertebral" identificado por Jacobson *et al.* pode ser útil. Esses autores sugeriram que, nos estágios iniciais do mieloma, o pedículo (que não contém tanta medula vermelha quanto corpo vertebral) não seja afetado, enquanto, mesmo nos estágios iniciais das metástases, pedículo e corpo vertebral são invadidos (Figura 22.41). Contudo, nos estágios avançados do mieloma múltiplo, pedículo e corpo vertebral podem ser destruídos. A cintilografia óssea pode diferenciar mais claramente essas duas lesões malignas nesse estágio. Cintilografia sempre é positiva nos casos de carcinoma metastático, enquanto na maioria dos casos de mieloma múltiplo não há hipercaptação do radiofármaco. Esse fenômeno parece refletir a natureza unicamente osteolítica das lesões do mieloma e a inexistência de neoformação óssea reativa significativa em resposta ao tumor.

Mieloma/plasmocitoma solitário pode trazer dificuldade diagnóstica ainda maior. Por ser uma lesão unicamente osteolítica, essa variante pode assemelhar-se a outros processos puramente osteolíticos como tumor marrom do hiperparatireoidismo, tumor de células gigantes, fibrossarcoma, HFM ou foco metastático solitário de carcinoma de rim, tireoide, trato digestivo ou pulmão (ver Figura 22.37).

Complicações, tratamento e prognóstico

Fratura patológica é uma complicação comum de mieloma ósseo, especialmente quando as lesões afetam ossos longos, costelas, esterno e vértebras. Amiloidose é diagnosticada em cerca de 15% dos pacientes. Outra complicação descrita do mieloma múltiplo é invasão dos tecidos moles extramedulares. Esse tipo de recidiva tem prognóstico mais desfavorável que as recidivas de partes moles relacionadas a estruturas ósseas adjacentes (Figura 22.42).

O tratamento consiste em radioterapia e quimioterapia sistêmica. Em geral, mieloma múltiplo é uma doença incurável. A sobrevida média oscila em torno de 3 anos com índice de sobrevida em 5 anos em torno de 10%. Insuficiência renal, substituição da medula óssea por células tumorais de grau e estágio mais avançados, hiperatividade proliferativa e algumas anomalias do cariótipo foram associados à sobrevida mais curta. Translocações cromossômicas t(4;14) e t(14;16) e deleção 17q13 (*TP53*) têm prognóstico mais desfavorável.

Adamantinoma de ossos longos

Manifestações clínicas e radiológicas

Adamantinoma é um tumor maligno raro, que ocorre com igual frequência nos sexos masculino e feminino entre a 2ª e a 5ª década de vida; cerca de 90% dos casos afetam a tíbia. Edema localizado com ou sem dor é uma queixa clínica frequente. O exame físico demonstra massa ou área de edema duro e doloroso, em geral firmemente aderida ao osso subjacente. Radiograficamente, o tumor caracteriza-se por lesões osteolíticas alongadas e bem demarcadas com dimensões variáveis, separadas por áreas de osso esclerótico, que ocasionalmente conferem à lesão aspecto de "bolha de sabão"; em geral, não há reação periosteal (Figura 22.43). Em alguns casos, adamantinoma pode afetar um osso por inteiro com várias lesões

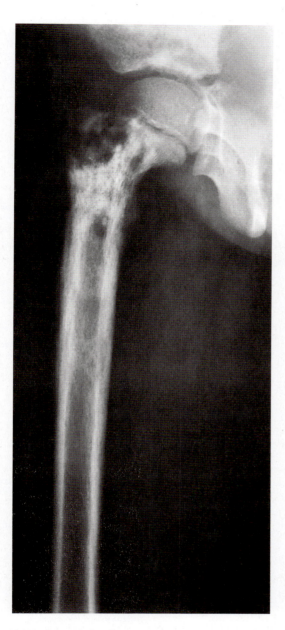

▲ **Figura 22.29 Linfoma infantil.** A radiografia convencional do fêmur direito de uma menina de 7 anos com dor na virilha e febre demonstrou lesão destrutiva na diáfise, que se estendia até a placa de crescimento; também havia reação periosteal do tipo lamelar. Em razão da idade da paciente, o diagnóstico diferencial principal incluía sarcoma de Ewing, osteomielite e histiocitose de células de Langerhans – todas as três poderiam ter apresentação radiográfica semelhante em um osso longo. O fator principal usado para diferenciar essas lesões foi duração das queixas da paciente. Nesse caso, contudo, biopsia demonstrou linfoma histiocítico.

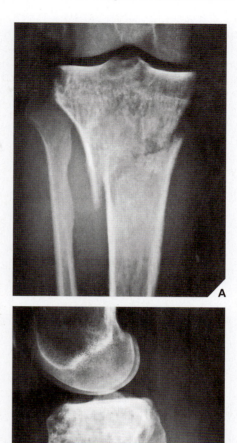

▲ **Figura 22.30 Linfoma.** Radiografias nas incidências anteroposterior (**A**) e perfil (**B**) do joelho direito de uma mulher de 47 anos, que referia dor no joelho, diagnosticada erroneamente como doença de Paget, demonstraram lesão destrutiva na tíbia proximal com extensão à extremidade articular do osso. O padrão esclerótico e osteolítico misto dessa lesão poderia ser semelhante àquele trabecular grosseiro da doença de Paget; contudo, não havia espessamento cortical. A paciente tinha fratura patológica, mas a reação periosteal era mínima.

satélites (Figura 20.44); áreas de destruição cortical em padrão de "dente de serra" na tíbia são muito características desse tumor. Cintilografia sempre demonstra hipercaptação do radiofármaco (Figura 22.45). Imagens de RM mostram sinal hipointenso (em comparação com medula óssea normal) nas sequências ponderadas em T1 e sinal hiperintenso em T2. Imagens obtidas depois da injeção de contraste podem ou não evidenciar realce do tumor. Alguns autores relataram realce estático homogêneo intenso, sem padrão de realce dinâmico homogêneo.

Patologia

Espécimes anatomopatológicos mostram tumor cortical lobulado bem demarcado de cor cinza-amarelada e consistência firme com esclerose periférica. Embora forme lesão única na maioria dos casos, algumas vezes esse tumor pode ser multifocal com osso cortical normal entre as lesões.

Histologicamente, o tumor é bifásico e consiste em componente epitelial acentuadamente misturado com proporções variáveis de

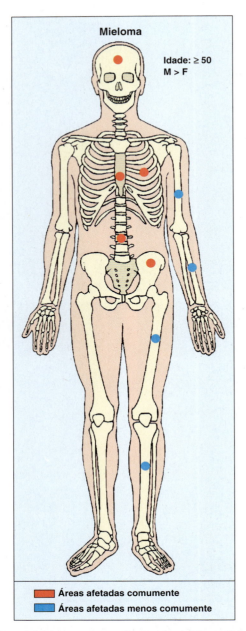

▲ Figura 22.31 Mieloma: estruturas ósseas acometidas mais frequentemente, faixa etária de pico e razão entre os sexos.

◂ Figura 22.32 Mieloma: variedades de apresentação radiográfica.

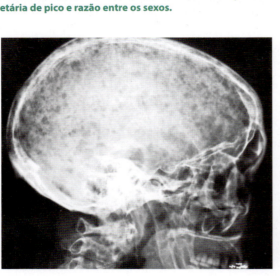

◂ Figura 22.33 **Mieloma múltiplo.** Mulher de 60 anos com acometimento marcante do crânio. Observe que havia lesões osteolíticas típicas em "saca-bocado", das quais a maioria com diâmetro uniforme e sem esclerose marginal. Em alguns casos, esse padrão pode ser encontrado na doença metastática.

Capítulo 22 Tumores Ósseos Malignos II: Tumores Diversos   **1139**

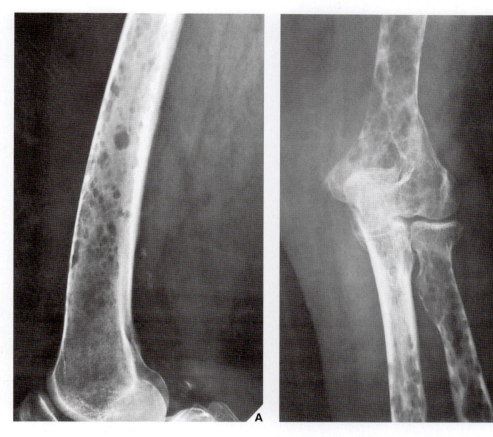

▲
Figura 22.34 Mieloma múltiplo. Radiografias do fêmur distal nas incidências de perfil (**A**) e anteroposterior do joelho (**B**) de uma mulher de 65 anos demonstraram entalhamento endosteal do córtex típico de mielomatose difusa.

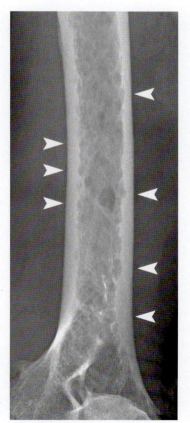

Figura 22.35 Mieloma múltiplo. Imagem ▶ radiográfica ampliada do úmero distal desse homem de 72 anos demonstrou aspecto típico de entalhamento endosteal maligno (*pontas de seta*).

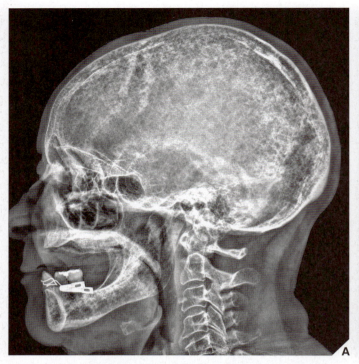
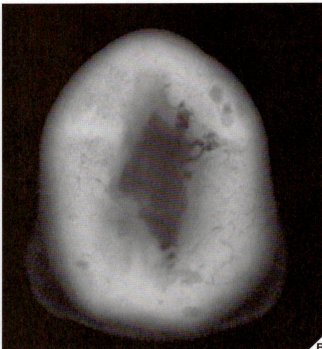
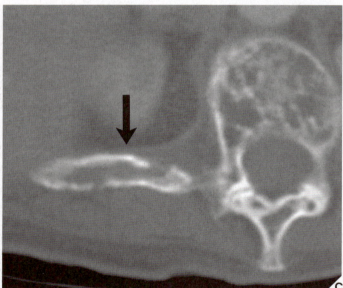

◀ **Figura 22.36 Imagens de TC de mieloma múltiplo. A.** A radiografia de perfil do crânio dessa mulher de 76 anos demonstrou acometimento extenso do calvário. Observe que também havia lesões em saca-bocado na mandíbula – uma área incomum de lesão. **B.** Imagem de TC mostrou lesão em saca-bocado com hipoatenuação. **C.** Imagem axial de TC da vértebra T10 evidenciou lesão do corpo vertebral e costela direita adjacente (*seta*).

componente fibroso. Podem ser encontrados quatro padrões morfológicos principais: basaloide, tubular, fusiforme e escamoso. Embora alguns autores tenham especulado que adamantinoma seja um tipo de neoplasia vascular, evidências ultraestruturais e imuno-histoquímicas sugerem origem epitelial. Anomalias genéticas incluem acréscimos nos cromossomos 7, 8, 12, 19 e 21. Aberrações do gene *TP53* e aneuploidia do DNA estão limitadas ao componente epitelial do tumor. Algumas lesões com aspectos histopatológicos de adamantinoma e sarcoma de Ewing (também conhecidas como *adamantinomas atípicos* ou *adamantinoma semelhante ao sarcoma de Ewing*) tinham translocações t(11;22), que não estão presentes no adamantinoma clássico.

Autores sugeriram relação entre adamantinoma e displasia osteofibrosa e displasia fibrosa e sua coexistência com uma dessas lesões.

Entretanto, isso ainda é controvertido e alguns pesquisadores defendem que lesões do adamantinoma possam conter componente osteofibroso, que pode assemelhar-se a uma lesão de Kempson-Campanacci ou displasia fibrosa no exame histopatológico. (Ver também texto sobre "Displasia osteofibrosa", no Capítulo 19.)

Tratamento e prognóstico

Como o adamantinoma não é sensível à radioterapia, o tratamento preferencial consiste em ressecção em bloco com colocação de enxerto ósseo. Recidiva depois de ressecção cirúrgica parcial (intralesional ou periférica) é muito frequente (até 90% dos casos). Esse tumor pode invadir linfonodos regionais e também foram descritas metástases (até 29% dos pacientes).

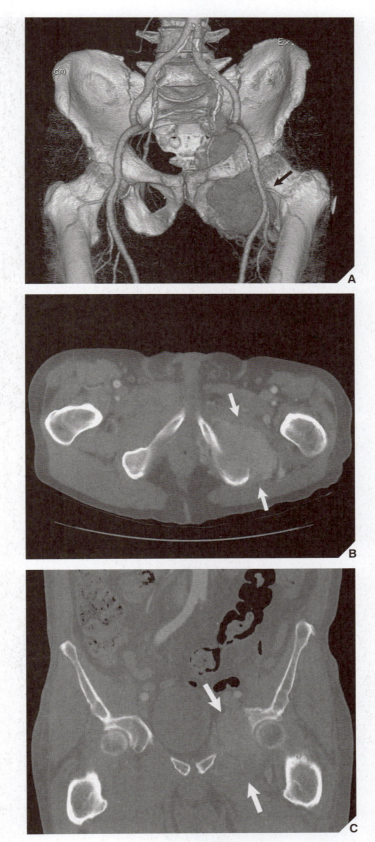

Figura 22.37 Imagem de angiotomografia computadorizada tridimensional (3D) e duas imagens de TC de plasmocitoma solitário. A. A imagem de angio-TC 3D da pelve desse homem de 79 anos demonstrou destruição do ísquio esquerdo e massa volumosa de tecidos moles no forame obturador com extensão à cavidade pélvica. Observe que havia estreitamento da artéria femoral superficial esquerda, que estava envolvida pelo tumor (*seta*). Imagens de TC reformatadas nos planos axial (**B**) e coronal (**C**) da pelve mostraram tumor com hipoatenuação e destruição do ísquio e massa volumosa de tecidos moles (*setas*).

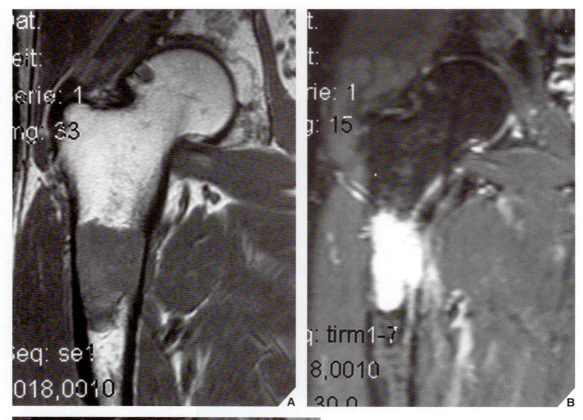
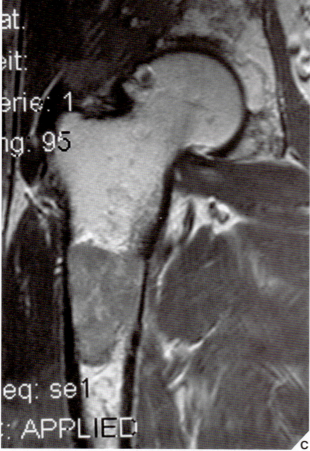

Figura 22.38 Imagens de RM de plasmocitoma.
A. Imagem coronal de RM ponderada em T1 do quadril direito desse homem de 53 anos mostrou lesão no fêmur proximal com sinal de intensidade intermediária igual ao dos músculos esqueléticos. **B.** Outra imagem coronal de RM ponderada mostrou que o tumor tinha sinal hiperintenso homogêneo. **C.** Imagem de RM ponderada em T1 foi obtida depois da injeção de contraste e evidenciou realce discreto do tumor. (Reproduzida com autorização de Greenspan A, Borys D. *Radiology and pathology correlation of bone tumors: a quick reference and review*. Philadelphia: Wolters Kluwer; 2016:266-267, Fig. 5.48.)

Capítulo 22 Tumores Ósseos Malignos II: Tumores Diversos 1143

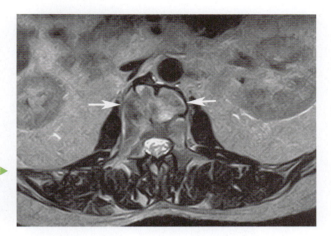

Figura 22.39 Mieloma múltiplo – sinal do minicérebro. Imagem axial de RM ponderada em T2 da coluna lombar demonstrou expansão do corpo vertebral (*setas*) com septos anteriores semelhantes aos sulcos do cérebro. (Cortesia do Dr. Daniel Vanel, Bolonha, Itália.)

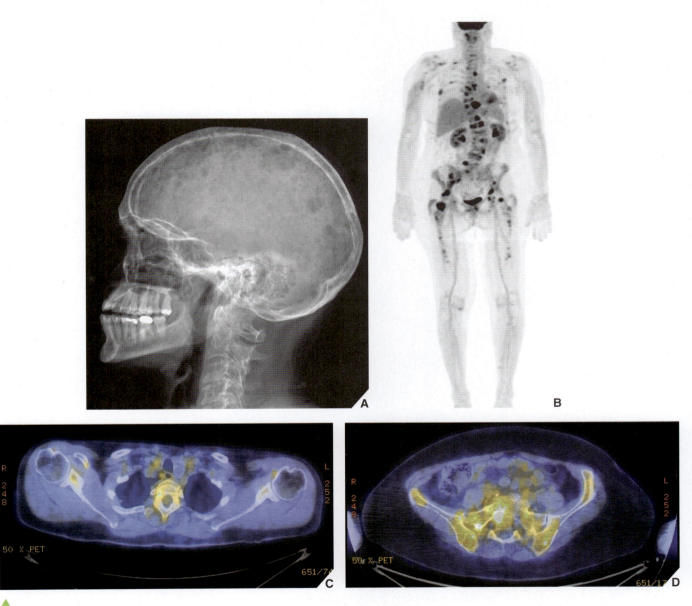

Figura 22.40 Imagens de PET e PET/TC com ^{18}F-FDG de mieloma múltiplo. A. Radiografia de perfil do crânio dessa mulher de 72 anos demonstrou várias lesões osteolíticas com diâmetros variados. **B.** Imagem de PET-FDG de corpo inteiro mostrou vários focos hipermetabólicos na coluna vertebral, costelas, escápulas, pelve e fêmures proximais. **C.** Imagem sobreposta de PET/TC foi obtida no nível da cintura escapular e demonstrou focos hipermetabólicos nas escápulas e vértebras torácicas. **D.** Imagem axial de PET/TC sobrepostas foi obtida no nível da pelve e evidenciou focos hipermetabólicos nos ossos ilíacos e sacro.

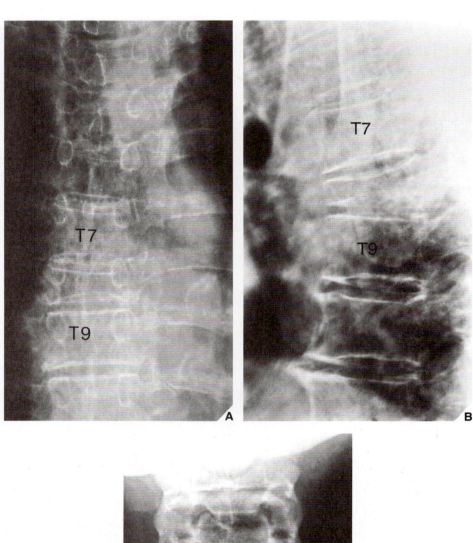
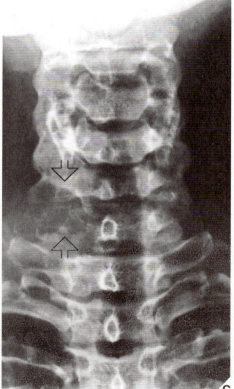

▲ **Figura 22.41 Mieloma múltiplo *versus* carcinoma metastático.** Radiografias nas incidências anteroposterior (**A**) e perfil (**B**) da coluna vertebral de um homem de 70 anos com mieloma múltiplo envolvendo coluna vertebral e esqueleto apendicular demonstraram fratura compressiva do corpo de T8; várias outras vértebras tinham apenas osteoporose. Os pedículos estavam preservados, ao contrário do que se observa na doença metastática da coluna vertebral, que geralmente também afeta pedículos, como se pode observar em outra radiografia anteroposterior (**C**) da coluna cervical de um homem de 65 anos com carcinoma de intestino grosso e várias metástases osteolíticas. Observe que havia acometimento do pedículo direito de C7 (*setas abertas*).

Capítulo 22 Tumores Ósseos Malignos II: Tumores Diversos **1145**

Figura 22.42 **Imagens de RM de mieloma múltiplo recidivante de tecidos moles. A.** Imagens sagital de RM na sequência STIR (*short time inversion recovery*) e (**B**) sagital de RM ponderada em T1 com saturação de gordura obtida depois da injeção intravenosa de gadolínio demonstraram vários nódulos com realce nos tecidos moles subcutâneos paraespinais posteriores (*setas*). Observe que os nódulos de tecidos moles não estavam em continuidade com as lesões ósseas. Esse aspecto sugeria prognóstico mais desfavorável que do mieloma múltiplo com extensão direta aos tecidos moles adjacentes.

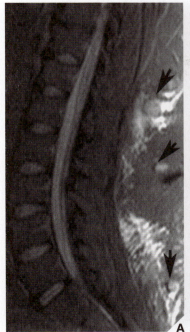
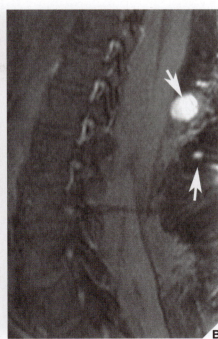

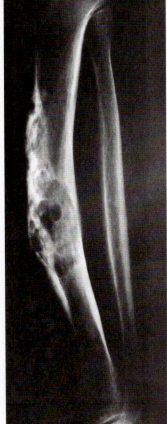

Figura 22.43 **Adamantinoma.** Radiografia lateral no terço médio da diáfise da tíbia esquerda em uma mulher de 64 anos demonstrou lesão destrutiva multifocal e ligeiramente expansiva, com áreas escleróticas e osteolíticas conferindo aspecto em "bolha de sabão", que lembra o aspecto da displasia osteofibrosa (ver Figuras 19.51 a 19.54 e 19.54 A).

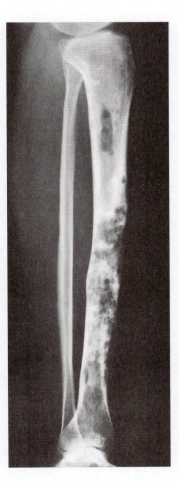

Figura 22.44 **Adamantinoma.** Radiografia lateral da perna direita dessa mulher de 28 anos demonstrou várias lesões osteolíticas confluentes envolvendo quase toda a tíbia; apenas as extremidades articulares estavam preservadas. O córtex anterior tinha destruição óssea com padrão predominantemente "serrilhado".

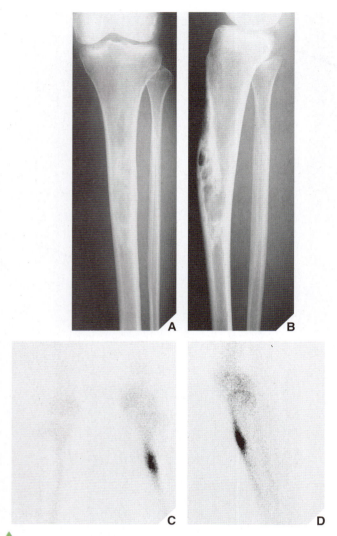

▲
Figura 22.45 Imagens de cintilografia de adamantinoma. A. A radiografia anteroposterior da perna esquerda dessa mulher de 46 anos demonstrou várias lesões radiotransparentes no terço médio da diáfise tibial. O córtex lateral do osso estava ligeiramente espessado. **B.** A radiografia de perfil mostrou lesão esclerótica e osteolítica mista envolvendo principalmente córtex anterior da tíbia. Imagens de cintilografia óssea nos planos frontal (**C**) e lateral (**D**) foram obtidas depois da injeção intravenosa de 20 mCi (740 MBq) de MDP marcado com ^{99m}Tc e mostraram hipercaptação acentuada do radiofármaco pelo tumor. (Reproduzida com autorização de Greenspan A, Borys D. *Radiology and pathology correlation of bone tumors: a quick reference and review*. Philadelphia: Wolters Kluwer; 2016:336, Fig. 7.50.)

Cordoma

Manifestações clínicas

Cordoma é um tumor ósseo maligno que se origina de resquícios de desenvolvimento notocordal. Por tal razão, esses tumores ocorrem quase exclusivamente na linha média do esqueleto axial. Cordomas representam 1 a 4% de todos os tumores ósseos malignos primários, desenvolvem-se entre a 4ª e a 7ª década de vida e afetam homens com frequência ligeiramente maior que mulheres. Três estruturas acometidas mais comumente pelo cordoma são região sacrococcígea, área esfenoccipital e vértebra C2 (Figura 22.46). Os chamados *cordomas condroides* desenvolvem-se exclusivamente na base do crânio.

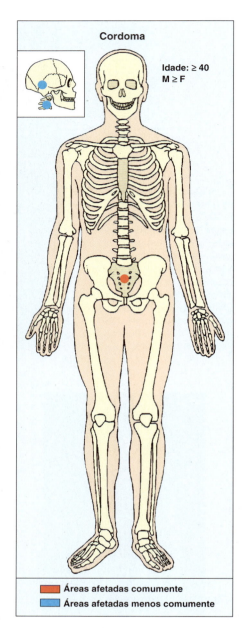

▲
Figura 22.46 Cordoma: estruturas afetadas mais comumente, faixa etária de pico e razão entre os sexos.

Manifestações radiológicas

O aspecto radiográfico é de lesão altamente destrutiva com bordas entalhadas e irregulares; em alguns casos, a lesão está associada a calcificações da matriz, provavelmente em consequência de necrose tumoral extensa (Figura 22.47 A). Esclerose óssea foi detectada em 64% dos casos. Massas de tecidos moles estão associadas frequentemente à lesão (Figura 22.47 B). Em geral, radiografias convencionais são suficientes para delinear o tumor (Figura 22.48), mas TC ou RM é necessária para demonstrar extensão aos tecidos moles (Figura 22.49) e invasão do canal medular. RM mostra tumor com sinal de intensidade intermediária a baixa nas imagens ponderadas em T1 e sinal hiperintenso nas sequências ponderadas em T2 e sensíveis à água. Cintilografia demonstra hipercaptação do radiofármaco na periferia do tumor. Também podem ser encontradas áreas de atividade anormalmente reduzida atribuídas à substituição completa do osso pelo

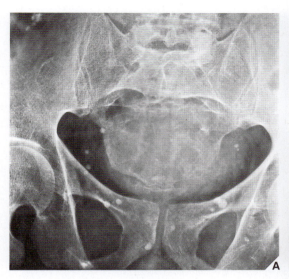 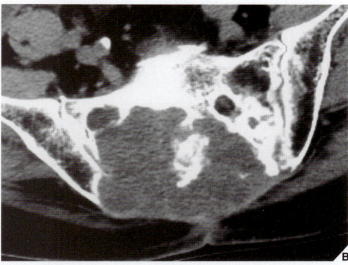

▲ **Figura 22.47 Cordoma. A.** Lesão destrutiva do sacro de uma mulher de 60 anos. Observe suas bordas entalhadas e calcificações amorfas da matriz do tumor. **B.** A imagem de TC mostrou destruição óssea extensa e massa volumosa de tecidos moles.

tumor. Inexistência de captação do marcador dentro do tumor propriamente dito é secundária à ausência de irrigação sanguínea e neoformação óssea. PET com metionina (MET) marcada com carbono-11 (^{11}C) é uma técnica muito sensível (80%) para detectar esse tumor.

Patologia

Espécimes anatomopatológicos contêm tumor lobulado hemorrágico de cor vermelho-escura, brilhante, castanho-azuladoacinzentado, mucilaginoso a friável, que frequentemente se estende aos tecidos moles adjacentes.

Histologicamente, o tumor consiste em agregados frouxos de material mucoide separando faixas semelhantes a cordões e lóbulos com células poliédricas grandes, além de citoplasma vacuolado e núcleos vesiculares, que são conhecidas como células *fisalíforas* (do grego "cheias de bolhas"). Vacúolos contêm material mucinoso com mucopolissacarídeos neutros e mistura de glicoproteínas fracamente sulfonadas e carboxiladas. Focos necróticos também são comuns.

Exames imuno-histoquímicos mostram positividade para proteína S-100, citoqueratinas (CKs), antígeno da membrana epitelial (AME) e braquiura (uma proteína codificada pelo gene *T* com especificidade de cerca de 90%). Análises genéticas demonstram deficiência parcial ou total do gene *PTEN* e deleções nos cromossomos 3, 4, 10 e 13. Acréscimos nos braços cromossômicos 5q e 7q e no cromossomo 20 também foram descritos. Acréscimos no *locus* 7q33 da braquiura e *locus* do gene *EGFR7* (p12) são comuns.

Complicações, tratamento e prognóstico

A invasão do canal medular pelo tumor pode causar complicações neurológicas. Metástases são raras e geralmente tardias. O tratamento do cordoma consiste em ressecção completa seguida de radioterapia. Em alguns casos, pode-se realizar criocirurgia com nitrogênio líquido quando a ressecção completa do tumor não é possível. O tempo de sobrevida média é de 7 anos, mas depende da localização e dimensão do tumor. Tumores desdiferenciados têm prognóstico mais desfavorável.

Leiomiossarcoma ósseo primário

Manifestações clínicas

Leiomiossarcomas ósseos primários são raros e existem menos de 150 casos publicados em toda a literatura mundial. Metástases ósseas de leiomiossarcoma primário dos tecidos moles são mais comuns. Por essa razão, tumor primário extraósseo (principalmente do trato digestivo ou útero) deve ser excluído antes que se possa firmar o diagnóstico seguro de leiomiossarcoma ósseo primário. Leiomiossarcoma é uma neoplasia maligna com predomínio de células fusiformes, que demonstram diferenciação em músculo liso. Embora a idade dos pacientes descritos tenha variado entre 9 e 80 anos, esse tumor não é comum antes de 20 anos. Homens são afetados com mais frequência que mulheres. Apresentação clínica habitual é de dor de intensidade e duração variáveis. Em alguns casos, há massa de tecidos moles. Estruturas afetadas mais comumente pelo tumor são fêmur distal, tíbia proximal, úmero proximal e osso ilíaco. Outros ossos podem ser afetados ocasionalmente, inclusive clavícula, costelas e mandíbula.

▲ **Figura 22.48 Cordoma.** A imagem anteroposterior de tomografia convencional da coluna cervical na incidência de "boca aberta" desse homem de 52 anos demonstrou lesão osteolítica no corpo de C2 (*setas*).

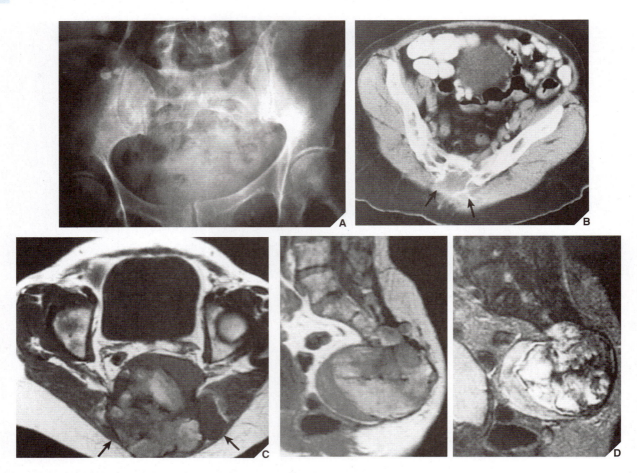

▲
Figura 21.49 Imagens de TC e RM de cordoma. A. A radiografia anteroposterior da pelve dessa mulher de 68 anos demonstrou lesão destrutiva da parte inferior do sacro, que estava associada a massa de tecidos moles. **B.** Imagem axial de TC mostrou tumor com baixo coeficiente de atenuação, determinando destruição óssea do sacro (*setas*). **C.** Imagem axial de RM ponderada em T1 evidenciou massa tumoral heterogênea volumosa, com sinal predominantemente intermediário (*setas*). **D.** Imagens sagitais de RM ponderadas em T1 e T2 demonstraram tumor com sinal heterogêneo, lobulado destruindo a parte distal do sacro e cóccix (Reproduzida com autorização de Greenfield GB, Arrington JA. *Imaging of bone tumors. A multimodality approach*. Philadelphia: JB Lippincott; 1995.)

Manifestações radiológicas

Embora o leiomiossarcoma não tenha aspectos radiográficos típicos, na maioria dos casos esse tumor forma área de destruição osteolítica com padrão geográfico (Figura 22.50 A e 22.51 A) ou com bordas mal definidas de aspecto agressivo e padrão permeativo ou "roído de traça". Cerca de 50% das lesões descritas tinham fina reação periosteal. A TC ajuda a delinear detalhadamente extensão intraóssea e extraóssea do tumor (Figuras 22.50 B e 22.51 B). Nas imagens de RM, esses tumores têm sinal de mesma intensidade do músculo nas sequências ponderadas em T1, enquanto imagens ponderadas em T2 mostram sinais heterogêneos, ainda que predominantemente hiperintensos (Figura 22.51 C e D).

Patologia

O exame microscópico demonstra fascículos entrelaçados de células fusiformes com citoplasma eosinofílico, que se assemelham ao leiomiossarcoma de tecidos moles. Grau de celularidade, pleomorfismo nuclear e necrose variam em cada paciente. Células do tumor têm núcleos alongados com formato de charuto e extremidades apagadas (deprimidas) causadas por um vacúolo claro. Figuras de mitose são comuns.

Em casos raros, observa-se padrão estoriforme semelhante ao da HFM. Coloração imuno-histoquímica é positiva para desmina, vimentina e actina de músculo liso (AML).

Análises genéticas demonstram deleções genômicas e ausência da proteína Rb fosforilada (proteína do retinoblastoma, codificada pelo gene *RB1* localizado no cromossomo 13q14-q14.2.

Diagnóstico diferencial

Como o leiomiossarcoma ósseo não tem aspecto radiológico típico, várias possibilidades devem ser consideradas no diagnóstico diferencial. Sinais de destruição óssea agressiva sugerem fibrossarcoma, HFM e linfoma. Nos pacientes mais jovens, sarcoma de Ewing é uma possibilidade, enquanto metástase solitária deve ser considerada nos indivíduos de mais idade.

Hemangioendotelioma e angiossarcoma

Manifestações clínicas

Esses tumores são as lesões vasculares malignas mais comuns. Atualmente, a nomenclatura usada para descrever tumores vasculares malignos não é homogênea e, por essa razão, é muito confusa. Termos diversos, como *hemangiossarcoma* (*angiossarcoma*), *hemangioendotelioma* e *sarcoma hemangioendotelial*, são como sinônimos. Esses tumores também são classificados em diferentes graus, desde

Capítulo 22   Tumores Ósseos Malignos II: Tumores Diversos   **1149**

Figura 22.50 Leiomiossarcoma ósseo. A. A radiografia anteroposterior do joelho direito desse menino de 12 anos demonstrou lesão osteolítica na metáfise proximal da tíbia, que destruía a cortical medial e se estendia aos tecidos moles adjacentes. **B.** Imagem axial de tc mostrou destruição da superfície medial da tíbia e massa de tecidos moles associada. (Reproduzida com autorização de greenspan a, remagen w. *Differential diagnosis of tumors and tumor-like lesions of bones and joints*. Philadelphia: lippincott-raven; 1998:369-371.)

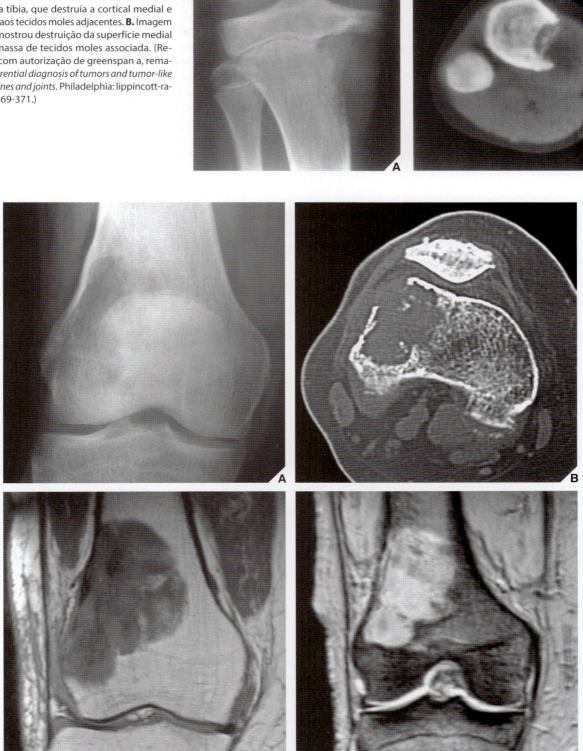

Figura 22.51 Imagens de TC e RM de leiomiossarcoma ósseo. A. Radiografia anteroposterior do joelho direito dessa mulher de 66 anos mostrou lesão osteolítica excêntrica na parte lateral do fêmur distal. **B.** Imagem axial de TC demonstrou destruição do córtex do côndilo femoral lateral e extensão do tumor aos tecidos moles adjacentes. **C.** Imagem coronal de RM ponderada em T1 evidenciou que a lesão tinha sinal da mesma intensidade que músculos esqueléticos. **D.** Outra imagem coronal de RM ponderada em T2 mostrou tumor levemente heterogêneo, predominantemente hiperintenso. (Reproduzida com autorização de Greenspan A, Borys D. *Radiology and pathology correlation of bone tumors: a quick reference and review*. Philadelphia: Wolters Kluwer; 2016:345, Fig. 7.59.)

hemangioendotelioma grau I (bem diferenciado) ao hemangiossarcoma grau III (pouco diferenciado). Em razão da confusão prevalente, o sistema de classificação da OMS, embora tenha sido revisado recentemente, ainda classifica essas lesões como intermediárias ou indeterminadas (inclusive hemangioendotelioma e hemangiopericitoma) e claramente malignas (angiossarcoma). Em alguns casos, é difícil diferenciar inequivocamente esses tumores.

Hemangioendotelioma e uma lesão recém-identificada conhecida como *hemangioendotelioma epitelioide* são considerados neoplasias verdadeiras em razão de seu potencial de crescimento independente, por causa da demonstração histopatológica de atipia nuclear com atividade mitótica ocasional e porque esses tumores frequentemente recidivam depois de excisão local adequada. Além disso, o hemangioendotelioma epitelioide foi caracterizado por translocação cromossômica específica [t(1;3)(p36.3:q25)] envolvendo fusão dos genes *WWTR1-CAMTA1* dos cromossomos 1 e 3; essa anomalia genética característica oferece recurso diagnóstico para diferenciar entre essa lesão e o hemangioendotelioma. Esses dois tumores desenvolvem-se em qualquer idade na faixa etária de 10 a 75 anos, com predileção discreta pelo sexo masculino. A lesão pode ser solitária ou (em geral, com a variante epitelioide) multicêntrica. Pacientes com doença multifocal geralmente são 10 anos mais jovens que indivíduos com lesões solitárias. Estruturas afetadas mais comumente são crânio, coluna vertebral e ossos dos membros inferiores. Sinais e sintomas clínicos incluem dor e hipersensibilidade local mal definidas. Em alguns casos, pode-se observar algum grau de edema e derrame articular hemorrágico.

Angiossarcoma ósseo representa o polo mais maligno desse espectro de tumores vasculares. Esse tumor é uma neoplasia maligna agressiva, que se caracteriza por recidivas locais frequentes e metástases a distância. Nos casos típicos, a lesão desenvolve-se entre a segunda e a sétima década de vida com pico de incidência na quinta década. Homens são afetados com frequência duas vezes maior que mulheres. Estruturas acometidas mais comumente são ossos longos, especialmente tíbia, fêmur e úmero; sintomas mais frequentes são dor e edema localizados. Em cerca de 66% dos casos, há metástases para o pulmão e outros órgãos.

Manifestações radiológicas

Radiograficamente, o hemangioendotelioma apresenta aspecto típico, seja de lesão bem demarcada, seja de lesão com zona de transição ampla (Figura 22.52). Graus variados de esclerose periférica podem demarcar nitidamente a lesão. Alguns tumores podem apresentar padrão osteolítico e esclerótico misto. Em alguns casos,

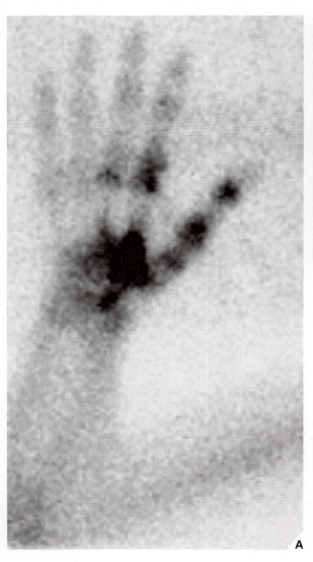

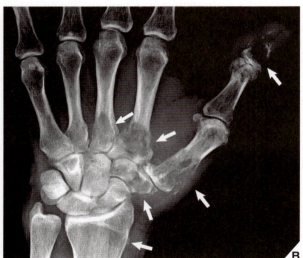

◀ **Figura 22.52 Hemangioendotelioma epitelioide multifocal.**
A. Imagem de cintilografia óssea da mão direita de um homem de 66 anos mostrou vários focos de hiperatividade do radiofármaco no rádio distal, nos ossos do carpo, nos metacarpos e nas falanges. **B.** A radiografia dorsopalmar do punho direito demonstrou lesões osteolíticas destrutivas com zona de transição ampla no rádio distal, trapézio e trapezoide; primeiro, segundo e terceiro metacarpos; e falanges proximal e distal do primeiro quirodáctilo (*setas*).

observa-se aspecto de "bolha de sabão" com expansão óssea e extensão aos tecidos moles. RM demonstra sinal heterogêneo nas sequências ponderadas em T1 e de intensidade moderadamente aumentada em T2 (Figura 22.53). Com base nos exames radiológicos, é muito difícil diferenciar entre hemangioendotelioma e outras lesões vasculares benignas ou malignas. Lesão osteolítica solitária pode sugerir metástase, fibrossarcoma, HFM, plasmocitoma ou linfoma, enquanto lesões que se estendem até a extremidade articular do osso podem ser confundidas com tumor de células gigantes. Como o aspecto radiológico do hemangioendotelioma geralmente é inespecífico, dados clínicos podem ajudar a reduzir as possibilidades do diagnóstico diferencial.

O angiossarcoma tem aspecto radiológico semelhante ao do hemangioendotelioma, embora apresente mais comumente zona de transição ampla entre tumor e osso normal (Figura 22.54). Permeação cortical e massas associadas de tecidos moles são frequentes.

Patologia

Ao exame histopatológico, o hemangioendotelioma tem células endoteliais acentuadamente pleomórficas com citoplasma abundante fracamente eosinofílico ou anfifílico e núcleos hipercromáticos com nucléolos grandes. Canais vasculares interanastomóticos, comumente dispostos com padrão semelhante a chifres, são demarcados

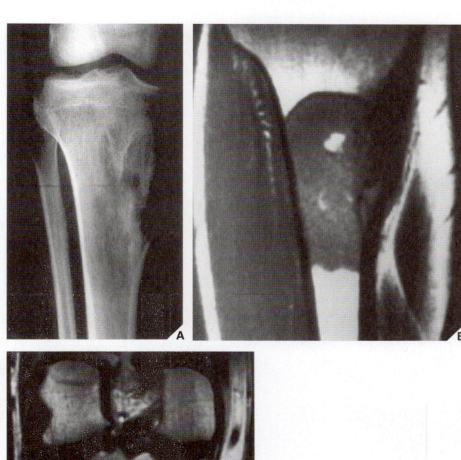

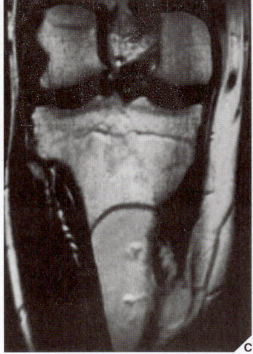

◀ **Figura 22.53 Imagens de RM de hemangioendotelioma ósseo. A.** A radiografia anteroposterior da tíbia proximal direita demonstrou lesão osteolítica destruindo a superfície medial do osso. **B.** Imagem coronal de RM ponderada em T1 mostrou tumor com sinal hipointenso substituindo a medula óssea. **C.** Outra imagem coronal de RM ponderada em T2 evidenciou sinal hiperintenso com aspecto heterogêneo. (Reproduzida com autorização de Greenfield GB, Arrington JA. *Imaging of bone tumors. A multimodality approach*. Philadelphia: JB Lippincott; 1995.)

por membrana basal. Nos casos típicos, o estroma varia de fibroso a mixoide e podem ser detectados focos pequenos de hemorragia ou necrose.

Espécimes anatomopatológicos de angiossarcoma mostram massa carnosa firme e sanguinolenta, que pode erodir o osso e invadir tecidos moles adjacentes (Figura 22.55). Ao exame microscópico, esse tumor é composto de vasos sanguíneos malformados, que apresentam reentrâncias complexas e anastomoses irregulares. As células endoteliais que revestem esses vasos sanguíneos têm sinais de malignidade inequívoca, com grumos de células intraluminares demonstrando hipercromasia nuclear e mitoses atípicas. Áreas sólidas do tumor podem conter células fusiformes e epitelioides. Análises genéticas detectaram translocações cromossômicas t(1;14)(p21;q24) e mutações dos genes *PTPRB* e *PLCG1*. Mais recentemente, Italiano *et al.* relataram amplificação genômica do gene *MYC* no angiossarcoma induzido por radiação e também no angiossarcoma primário. Microscopia eletrônica demonstra que as células endoteliais contêm corpúsculos de Weibel-Palade.

Lesões benignas com potencial maligno

Várias lesões benignas têm potencial de transformação maligna (ver Tabela 16.2). Alguns tumores e lesões pseudotumorais benignos classificados nesse grupo, inclusive encondroma, osteocondroma e displasia fibrosa, estão descritos em outros capítulos (ver Capítulos 18 e 19). Várias das lesões descritas a seguir também foram citadas no Capítulo 21. (Ver seção sobre "Osteossarcomas secundários" e "Condrossarcomas secundários".)

Infarto ósseo medular

É raro o desenvolvimento de sarcoma associado a um infarto ósseo medular. O sinal clínico que deve alertar o radiologista para essa possibilidade é ocorrência de dor óssea referida por um paciente outrora assintomático. Nos exames radiológicos, demonstração de destruição óssea na área do infarto medular com reação periosteal e massa de tecidos moles confirma o diagnóstico de transformação maligna (Figura 22.56).

Fístulas de osteomielite com drenagem crônica

Transformação maligna é uma possibilidade que deve ser considerada quando fístulas de osteomielite com drenagem crônica tornam-se repentinamente dolorosas e secretam material purulento fétido. Na maioria dos pacientes com osteomielite, a história da doença vem desde a infância e fístulas com drenagem há mais de 20 anos geralmente são precursoras de neoplasias malignas. Na maioria dos casos, o tumor que se desenvolve é carcinoma espinocelular, mas também podem ser encontrados fibrossarcomas e osteossarcomas. Contudo, a incidência de transformação é baixa e varia na faixa de 0,2 a 1,7%. Em alguns casos, aspectos radiográficos de transformação maligna podem ser indistinguíveis das alterações causadas por osteomielite crônica, mas a ampliação da área de destruição óssea geralmente indica início de sarcoma ou carcinoma.

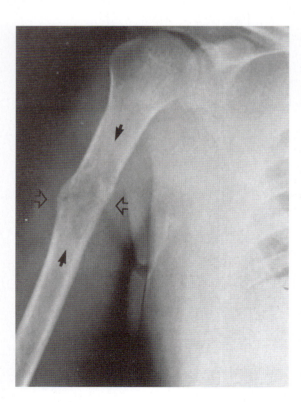

Figura 22.54 Angiossarcoma ósseo. Homem de 42 anos apresentando lesão osteolítica com zona de transição ampla na região proximal do úmero direito (*setas*). Observe fratura patológica no tumor (*setas abertas*). (Reproduzida com autorização de Greenspan A, Remagen W. *Differential diagnosis of tumors and tumor-like lesions of bones and joints*. Philadelphia: Lippincott-Raven; 1998:369-371.)

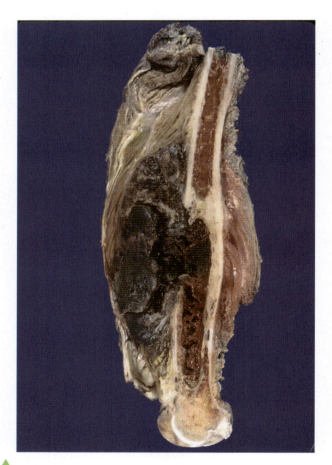

Figura 22.55 Patologia do angiossarcoma. Fotografia de um corte sagital desse espécime anatomopatológico mostrou tumor vascular carnoso originado dentro da cavidade medular do fêmur, que havia invadido córtex anterior e formado massa volumosa de tecidos moles. (Cortesia do Dr. Michael J. Klein, Nova York.)

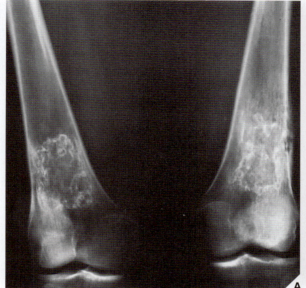
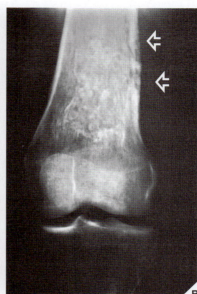

Figura 22.56 HFM originado de infarto ósseo. Mulher de 39 anos com vários infartos ósseos medulares já diagnosticados referiu dor acima do joelho esquerdo. **A.** A radiografia anteroposterior dos joelhos demonstrou aspectos típicos de infartos ósseos medulares nos fêmures distais. No lado esquerdo, havia indícios de reação periosteal lamelar ao longo do córtex lateral. **B.** A imagem ampliada mostrou destruição cortical (*setas abertas*).

Neurofibromatose plexiforme

Um espectro de doenças neoplásicas está associado à neurofibromatose como complicação mais grave dessa doença. Sarcomas de nervos periféricos e tecidos moles somáticos são lesões bem conhecidas da neurofibromatose, cuja incidência varia de 3 a 16%. A maioria desses sarcomas tem origem neural, inclusive neurossarcoma, neurofibrossarcoma e schwannoma maligno; sarcomas não neurogênicos como rabdomiossarcoma e lipossarcoma são menos frequentes. A origem exata dos sarcomas que se desenvolvem na neurofibromatose não está definida; em alguns casos, a massa origina-se claramente de um tronco nervoso, enquanto em outros não há relação evidente com o nervo. Manifestações clínicas mais comuns de degeneração maligna em um paciente com neurofibromatose são dor, crescimento rápido do neurofibroma preexistente e formação de massa de tecidos moles novos. Radiologicamente, o diagnóstico de transformação sarcomatosa é quase certo quando arteriografia demonstra vasos tumorais anormais ou uma "*blush* tumoral".

Doença de Paget

Desenvolvimento de sarcoma no osso pagético é uma complicação grave da doença de Paget. Embora o sarcoma de Paget seja raro (menos de 1%), os pacientes com essa doença têm risco 20 vezes maior de desenvolver tumor ósseo maligno que os demais indivíduos da mesma idade. Radiograficamente, transformação sarcomatosa é sugerida pela formação de lesões osteolíticas, geralmente com indícios de rotura da cortical e massa de tecidos moles (Figura 22.57), mas a reação periosteal não é usual. Ossos afetados comumente são pelve, fêmur e úmero. Histologicamente, o tipo mais comum de tumor é osteossarcoma seguido de HFM, fibrossarcoma e condrossarcoma, nesta ordem. O prognóstico dos pacientes com sarcoma de Paget é desfavorável e poucos sobrevivem por mais de 6 a 8 meses.

Sarcoma induzido por radiação

Sarcomas induzidos por radiação podem se desenvolver nas áreas de osso normal exposto aos campos de irradiação ou ser causados por lesões benignas tratadas com irradiação, inclusive displasia fibrosa ou tumor de células gigantes. Em geral, os sarcomas se desenvolvem apenas quando a exposição é maior que 3.000 rads aplicados em um período de 4 semanas, embora tenham sido descritos casos que se desenvolveram depois de exposição a apenas 800 rads. O período de latência dos tumores induzidos por radiação varia de 4 a 40 anos (média de 11 anos). A incidência é muito baixa e não passa de 0,5%.

Critérios diagnósticos de sarcoma pós-irradiação são:

1. Lesão inicial e sarcoma pós-irradiação não devem ser do mesmo tipo histológico.
2. Localização do tumor recém-formado deve estar no campo irradiado.
3. Devem ter decorrido no mínimo 3 anos desde a última sessão de radioterapia.

Osteossarcoma pós-irradiação também pode desenvolver-se depois da ingestão e acúmulo intraósseo de radioisótopos, conforme descrito nos pintores de mostradores de relógios com rádio (elemento químico). Independentemente da fonte de radiação, o mais comum desses tumores é osteossarcoma seguido pelo fibrossarcoma e HFM (Figura 22.58).

Metástases ósseas

Manifestações clínicas

Metástases ósseas são os tumores ósseos malignos mais comuns e, por essa razão, sempre devem ser consideradas no diagnóstico diferencial de lesões malignas, especialmente nos pacientes idosos. A maioria das lesões metastáticas afeta esqueleto axial – crânio, coluna vertebral e pelve – e também segmentos proximais dos ossos longos; apenas em casos muito raros metástases afetam segmentos distais dos cotovelos ou joelhos (Figura 22.59). Essas lesões resultam da disseminação hematogênica de uma neoplasia – mecanismo habitual pelo qual tumor primário invade vasos sanguíneos regionais e implanta células malignas nos leitos capilares do pulmão e do fígado. Êmbolos de tumor alojam-se no esqueleto axial por meio das comunicações com plexo venoso vertebral.

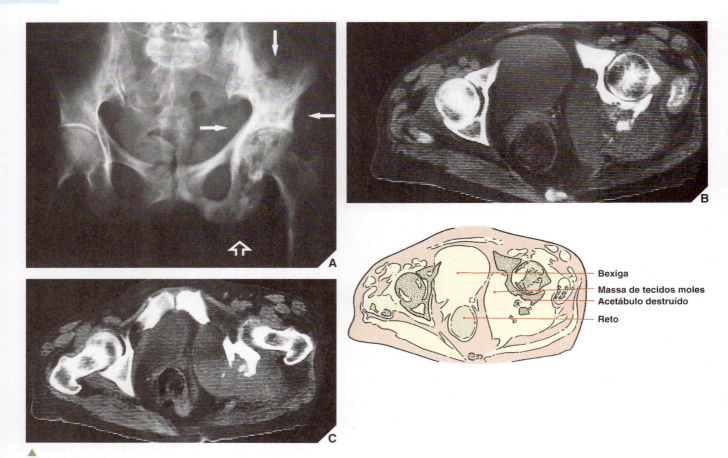

Figura 22.57 HFM originado de osso pagético. Mulher de 66 anos com doença de Paget diagnosticada referia dor no quadril esquerdo, que irradiava para as nádegas. **A.** Radiografia anteroposterior da pelve demonstrou acometimento extenso da hemipelve esquerda pela doença de Paget (*setas*). Também havia área osteolítica de destruição óssea no ísquio esquerdo (*seta aberta*). As imagens de TC, uma no nível das cabeças femorais e acetábulo (**B**) e outra no nível do ísquio e sínfise púbica (**C**), demonstraram destruição cortical e massa volumosa de tecidos moles – dois sinais de transformação maligna em sarcoma. Observe que havia deslocamento do reto e bexiga.

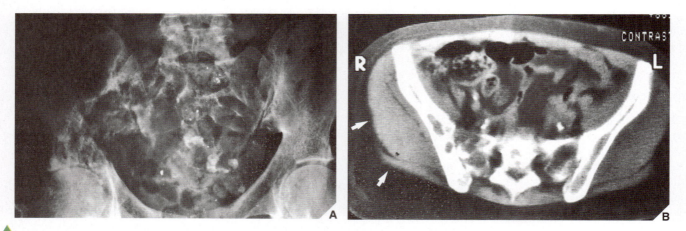

Figura 22.58 HFM induzido por radiação. Quinze anos antes, essa mulher de 63 anos foi tratada com rádio para carcinoma cervical. **A.** A radiografia anteroposterior da pelve demonstrou lesão destrutiva grande no ilíaco direito com extensão à região supracetabular e destruição da asa direita do sacro. **B.** Imagem de TC, além das alterações demonstradas radiograficamente, mostrou massa de tecidos moles (*setas*). A biopsia confirmou HFM. O tumor desenvolveu-se no ilíaco exposto à radiação e estendeu-se aos tecidos moles adjacentes com invasão secundária do sacro.

A incidência de metástases ósseas varia com o tipo de tumor primário e a duração da doença. Alguns tumores malignos têm propensão muito maior a formar metástases ósseas que outros. Em razão de suas frequências, os tumores de mama, pulmão e próstata são responsáveis pela maioria das metástases ósseas, embora tumores primários dos rins, intestinos delgado e grosso, estômago e tireoide também possam produzir metástases ósseas. De acordo com alguns estudos, o carcinoma de próstata é responsável por quase 60% de todas as metástases ósseas dos homens, enquanto carcinomas de mama causam cerca de 70% de todas as lesões ósseas metastáticas das mulheres.

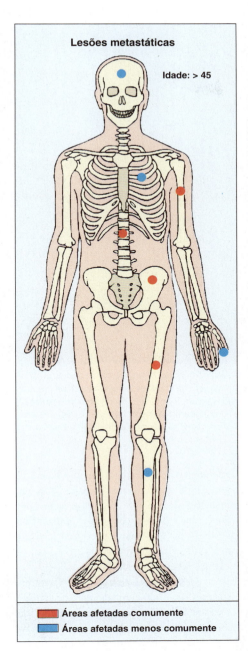

▲
Figura 22.59 Metástases ósseas: estruturas afetadas mais comumente e faixa etária de pico. O desenvolvimento desse tipo de lesão distal nos cotovelos e joelhos não é comum e, nessas áreas, a origem geralmente é câncer primário de mama ou pulmão.

A maioria das metástases ósseas é assintomática. Quando causam sintomas, dor é a queixa clínica mais significativa, enquanto fraturas patológicas no nível da lesão apenas em casos raros chamam a atenção para a doença. Metástases ósseas podem ser solitárias ou múltiplas e podem ser subdivididas em lesões unicamente osteolíticas ou blásticas, ou tumores mistos. Tumores primários que causam metástases unicamente osteolíticas geralmente se originam dos rins, dos pulmões, da mama, da tireoide e do trato digestivo, embora essas lesões possam tornar-se escleróticas depois de radioterapia, quimioterapia ou tratamento hormonal. Tumores primários responsáveis por metástases unicamente osteoblásticas geralmente provêm da próstata, embora outras neoplasias primárias também possam ser responsáveis (Figura 22.60).

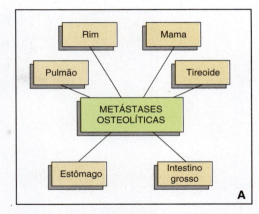

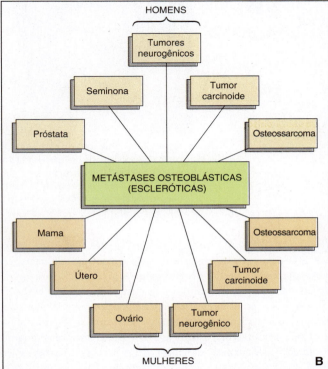

▲
Figura 22.60 Metástases ósseas. Origens das metástases osteolíticas (**A**) e osteoblásticas (**B**). (Reproduzida com autorização de Greenspan A, Remagen W. *Differential diagnosis of tumors and tumor-like lesions of bones and joints*. Philadelphia: Lippincott-Raven; 1998:369-371.)

Manifestações radiológicas

O diagnóstico de metástases ósseas nem sempre é possível com base nas radiografias convencionais, porque a destruição do osso pode não ser demonstrada por essa técnica. A cintilografia é a melhor técnica de triagem para metástases ósseas em fase inicial, sejam lesões osteolíticas, sejam lesões osteoblásticas, embora vários pesquisadores tenham ressaltado a utilidade da RM para detectar metástases, especialmente da coluna vertebral (Figura 22.61). Estudos demonstraram a precisão dessa técnica no diagnóstico de lesões intramedulares e avaliação de acometimento da medula espinal e tecidos moles. Estudos realizados por Daldrup-Link *et al.*, que compararam a precisão diagnóstica da RM de corpo inteiro, cintilografia óssea e PET-FDG para detectar metástases ósseas em crianças e adultos jovens, sugeriram superioridade desta última modalidade de exame

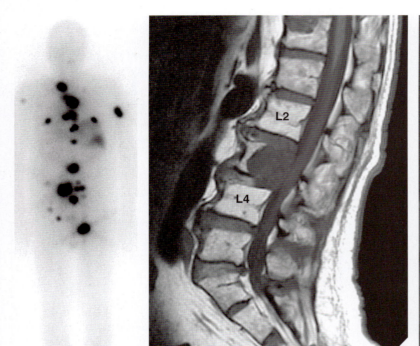
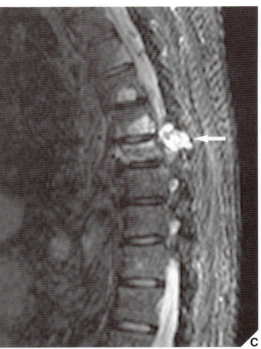

◀ **Figura 22.61 Imagens de cintilografia e RM de metástases.** Homem de 70 anos com diagnóstico confirmado de carcinoma folicular de tireoide referia dor lombar intensa. **A.** Imagem de cintilografia óssea de corpo inteiro, realizada depois da administração oral de 155 mCi de iodeto de sódio marcado com ^{131}I (^{131}I), demonstrou várias metástases ósseas. **B.** Imagem sagital de RM ponderada em T1 mostrou acometimento dos corpos vertebrais de T12 e L3. **C.** Outra imagem sagital de RM em sequência STIR (*short time inversion recovery*) evidenciou a extensão do tumor metastático, que invadia a vértebra T12 e o canal medular (*seta*).

(Figuras 22.62 e 22.63; ver também Figuras 2.36 e 2.38). Com a finalidade de demonstrar extensão da destruição óssea, esta última técnica mostrou sensibilidade de 90% em comparação com 82% para RM de corpo inteiro e 71% para cintilografia óssea (Figuras 22.64 e 22.65).

Em termos gerais, as metástases ósseas podem parecer muito semelhantes, independentemente de sua origem primária (Figuras 22.66 e 22.67). Entretanto, existem casos em que aspecto morfológico, localização e distribuição das lesões metastáticas podem sugerir seu local de origem. Desse modo, por exemplo, 50% das metástases ósseas distais aos cotovelos e joelhos – localizações raras de metástases – são secundárias ao câncer de mama ou carcinomas broncogênicos (Figura 22.68). Lesões que apresentam aspecto radiográfico expansivo "explosivo" e são intensamente vascularizadas à arteriografia são típicas de carcinoma renal metastático (Figura 22.69). Além disso, Choi *et al.* relataram recentemente um sinal de ausência de fluxo à RM, que resulta do fluxo sanguíneo relativamente rápido pelas artérias dilatadas que irrigam a lesão hipervascularizada e veias dilatadas que a drenam; aparentemente, esse sinal é característico de metástases ósseas de carcinoma de células renais. Focos densos e redondos múltiplos, ou densidade óssea difusa, são encontrados comumente no carcinoma metastático de próstata (Figuras 22.70 e 22.71); nas mulheres, metástases escleróticas geralmente provêm de carcinoma mamário.

Tempos atrás, alguns autores descreveram metástases corticais típicas originadas de carcinoma broncogênico; essas metástases causavam o que Resnick chamou de lesões em *biscoito mordido* ou *quebrado* nos córtices de ossos longos (Figura 22.72). Como a maior parte das metástases que chegam ao esqueleto por via hematogênica aloja-se na medula óssea e ossos esponjosos, o aspecto radiográfico inicial da lesão metastática óssea é de destruição do osso esponjoso; o processo destrutivo ósseo afeta o córtex apenas quando há crescimento subsequente do tumor. Os sistemas de vasos sanguíneos anastomóticos do córtex, que se originam do periósteo sobrejacente, provavelmente funcionam como canais pelos quais células malignas originadas do pulmão alcançam o osso compacto e produzem destruição cortical. Em alguns casos, outros tumores primários (p. ex., mama e rim) também podem causar metástases corticais.

Lesões metastásticas ósseas solitárias devem ser diferenciadas de tumores ósseos benignos e malignos (Figura 22.73). Alguns aspectos típicos de lesões metastáticas podem ajudar a estabelecer essa diferença: (a) lesões metastáticas geralmente não têm massas adjacentes de tecidos moles, ou apresentam apenas uma massa pequena; e (b) frequentemente não têm reação periosteal, a menos que tenham rompido o córtex. Entretanto, este último aspecto nem sempre é confiável porque, em algumas séries, mais de 30% das lesões metastáticas – principalmente metástases de carcinoma prostático – estavam acompanhadas de reação periosteal. Lesões metastáticas na coluna vertebral geralmente destroem o pedículo e este é um aspecto útil, que as diferencia de mieloma ou neurofibroma com invasão vertebral (Figura 22.74; ver também Figura 22.40).

Patologia

Histologicamente, tumores metastáticos são mais fáceis de diagnosticar que alguns tumores primários em razão de seu padrão epitelial essencial. Embora as biopsias de metástases suspeitas facilitem o diagnóstico dos pacientes com tumores primários de origem desconhecida, esse procedimento raramente ajuda a definir a localização exata do tumor primário desconhecido. Em alguns casos, quando há indícios de formação glandular, pode-se estabelecer o diagnóstico específico

Capítulo 22 Tumores Ósseos Malignos II: Tumores Diversos 1157

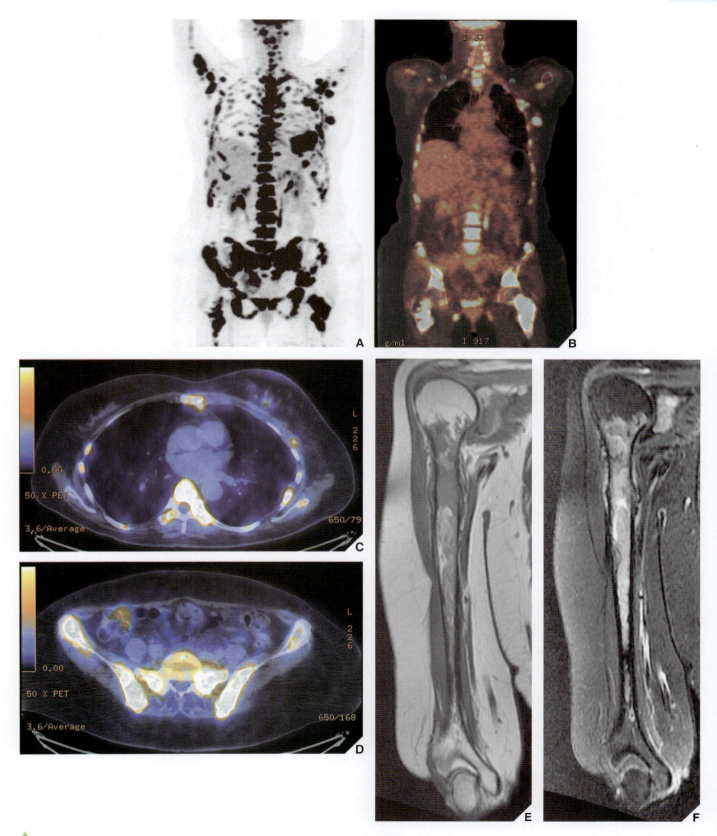

▲
Figura 22.62 Imagens de PET-FDG, PET/TC-FDG e RM de metástases. A. Imagem de PET-FDG de corpo inteiro e (**B**) uma imagem de PET/TC reformatada no plano coronal dessa mulher de 57 anos com adenocarcinoma avançado de mama demonstraram vários focos hipermetabólicos em ossos, linfonodos e órgãos internos, que representavam doença metastática difusa. Imagens axiais de PET/TC sobrepostas obtidas em vários níveis do tórax (**C**) e abdome inferior (**D**) mostraram metástases hipermetabólicas em vértebras, costelas, ossos ilíacos e sacro. Imagens coronais de RM ponderadas em T1 (**E**) e STIR (*short time inversion recovery*) (**F**) evidenciaram lesões difusas na medula óssea do úmero direito. (Reproduzida com autorização de Greenspan A, Borys D. *Radiology and pathology correlation of bone tumors: a quick reference and review*. Philadelphia: Wolters Kluwer; 2016:391, Fig. 9.1B.)

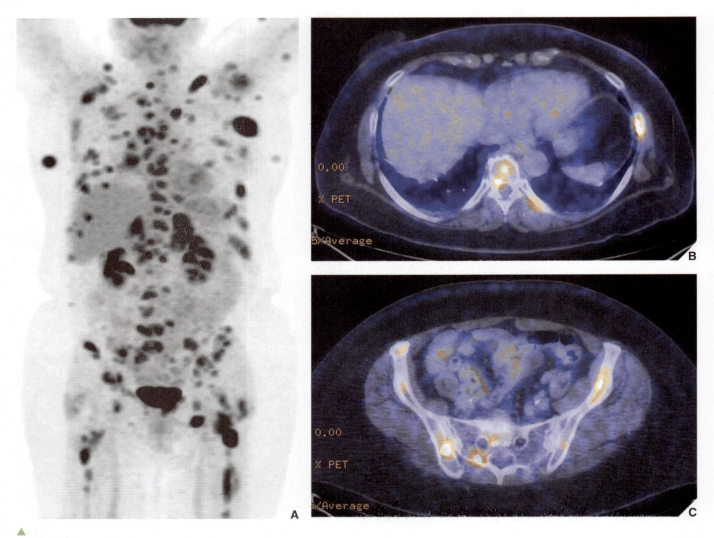

▲
Figura 22.63 Imagens de PET-FDG e PET/TC-FDG de metástases. A. Imagem de PET-FDG de corpo inteiro dessa mulher de 60 anos com adenocarcinoma de mama demonstrou vários focos hipermetabólicos nas estruturas ósseas, compatível com metástases. Imagens axiais de PET/TC sobrepostas obtidas nos níveis do tórax (**B**) e pelve (**C**) mostraram lesões hipermetabólicas em vértebras, costelas, esterno, ossos pélvicos e sacro.

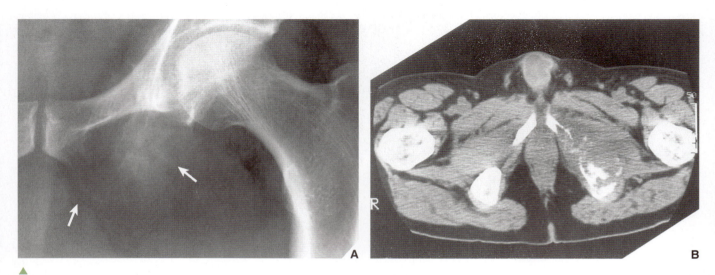

▲
Figura 22.64 Imagens de TC de metástases osteolíticas. A. Radiografia anteroposterior do quadril esquerdo desse homem de 50 anos com diagnóstico de carcinoma de células renais demonstrou lesão osteolítica, que havia destruído quase totalmente o osso ísquio (*setas*). **B.** Imagem axial de TC mostrou extensão da destruição óssea e invasão dos tecidos moles adjacentes. (Reproduzida com autorização de Greenspan A, Borys D. *Radiology and pathology correlation of bone tumors: a quick reference and review*. Philadelphia: Wolters Kluwer; 2016:384, Fig. 9.6.)

Capítulo 22 Tumores Ósseos Malignos II: Tumores Diversos   **1159**

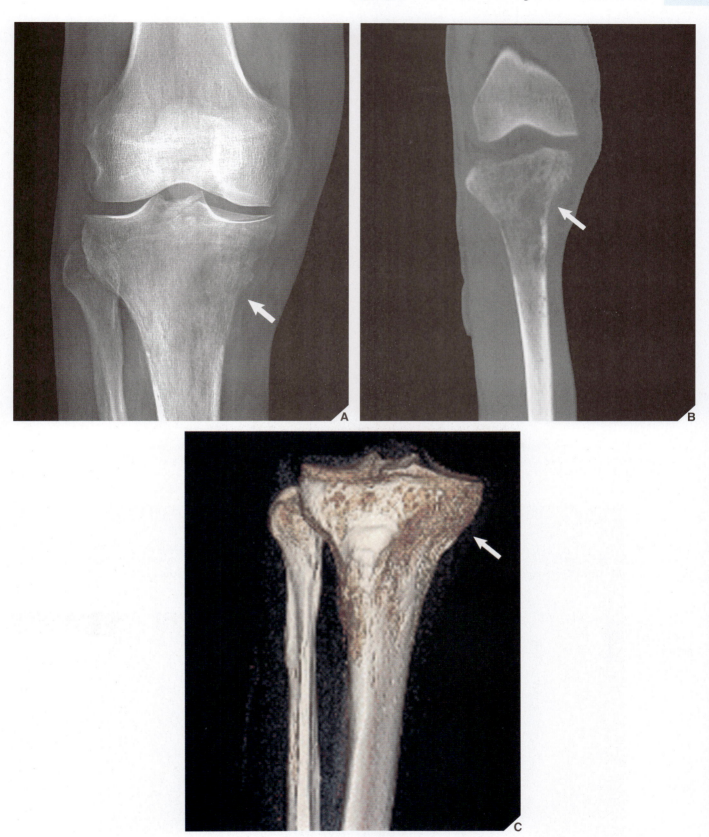

▲
Figura 22.65 Imagens de TC e TC 3D (tridimensional) de metástases osteolíticas. A. Radiografia anteroposterior do joelho direito desse homem de 80 anos com diagnóstico de carcinoma de intestino grosso demonstrou lesão osteolítica na tíbia proximal com zona de transição ampla (*seta*). Imagens de TC reformatada no plano coronal (**B**) e reconstruída em 3D (**C**) mostraram a extensão completa da destruição óssea (*setas*).

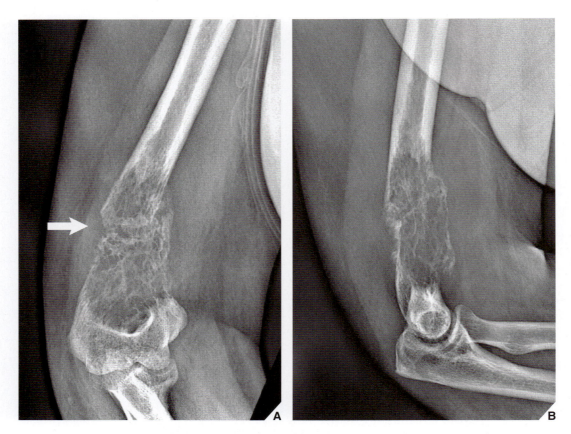

Figura 22.66 **Metástase osteolítica.** Radiografias nas incidências anteroposterior (**A**) e perfil (**B**) do cotovelo direito dessa mulher de 44 anos com leiomiossarcoma de partes moles na nádega demonstraram metástase osteolítica no úmero distal. Observe fratura patológica associada (*seta*).

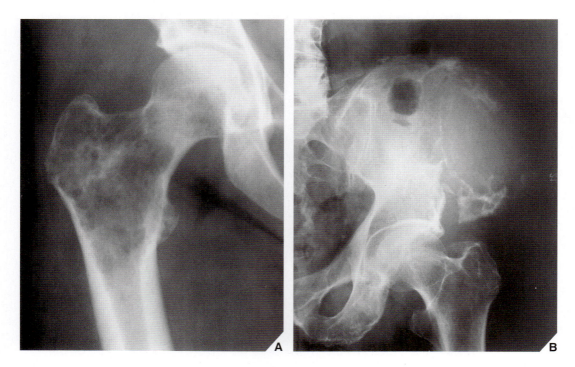

Figura 22.67 **Metástase osteolítica. A.** A radiografia anteroposterior do quadril direito dessa mulher de 52 anos demonstrou lesão osteolítica ampla na região intertrocantérica do fêmur, depois confirmada como metástase de carcinoma de cólon. **B.** Radiografia anteroposterior da hemipelve esquerda desse homem de 83 anos mostrou lesão osteolítica no ilíaco, depois confirmada como metástase de carcinoma de tireoide. (Reproduzida com autorização de Greenspan A, Borys D. *Radiology and pathology correlation of bone tumors: a quick reference and review*. Philadelphia: Wolters Kluwer; 2016:383, Fig. 9.4.)

Capítulo 22 Tumores Ósseos Malignos II: Tumores Diversos **1161**

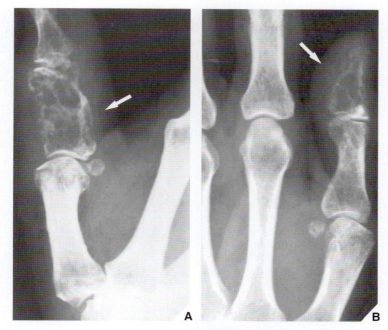

Figura 22.68 Metástases ósseas. A. Homem de 63 anos com carcinoma broncogênico desenvolveu lesão metastática solitária na falange proximal do polegar esquerdo (seta). **B.** Mulher de 50 anos com carcinoma de mama apresentou lesão metastática solitária na falange distal do polegar direito (seta).

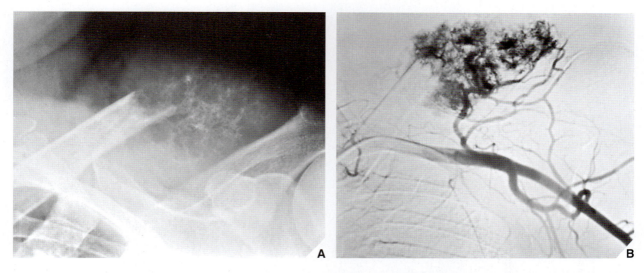

Figura 22.69 Angiografia de lesão metastática. Homem de 52 anos com carcinoma de células renais (hipernefroma) desenvolveu lesão metastática solitária na extremidade acromial da clavícula esquerda. **A.** Radiografia demonstrou lesão expansiva "explosiva" associada a uma massa de tecidos moles destruindo a extremidade acromial da clavícula. **B.** A imagem de arteriografia seletiva de subtração digital demonstrou tumor hipervascularizado – um sinal típico de hipernefroma metastático.

de adenocarcinoma metastático, mas raramente é possível definir o tipo específico do tumor. Em alguns pacientes, a lesão metastática pode apresentar aspecto morfológico muito sugestivo da localização do tumor primário, inclusive células claras com carcinoma de células renais ou produção de pigmento nos casos de melanoma. Outros exames podem demonstrar fatores de transposição nuclear como gene homeobox CDX2 (associado aos tumores do trato digestivo) ou fator tireóideo I de terminação da transcrição (FITT encontrado nos carcinomas de pulmão e tireoide), ou analisar o padrão dos filamentos de CK (p. ex., presença de CK20 e ausência de CK7 nos carcinomas do trato digestivo, mas não nos tumores de pulmão); essas técnicas podem ser suplementadas por outras imunorreações para CK, marcadores endoteliais determinantes de classificação (CD) como CD20, CD99 e NSE para diferenciar tumores de células azuis redondas pequenas, que permitem definir o tipo de tumor primário desconhecido.

Complicações

Embora as metástases também sejam complicações de um processo maligno primário, é importante enfatizar que elas podem causar complicações secundárias, inclusive fratura patológica (Figura 22.75) ou, quando ocorrem na coluna vertebral, compressão do saco dural e medula espinal acarretando sinais e sintomas neurológicos (Figura 22.76; ver também Figura 22.61).

1162 **Parte 4** Tumores e Lesões Pseudotumorais

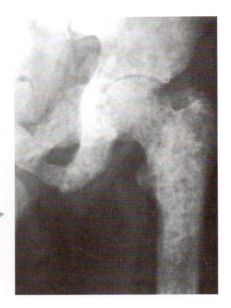

Figura 22.70 Metástases osteoblásticas. Radiografia anteroposterior da hemipelve e fêmur proximal esquerdos desse homem de 55 anos com carcinoma de próstata demonstrou metástases osteoblásticas extensas. A imagem mostrou vários focos escleróticos dispersos no ilíaco, no púbis, no ísquio e no fêmur.

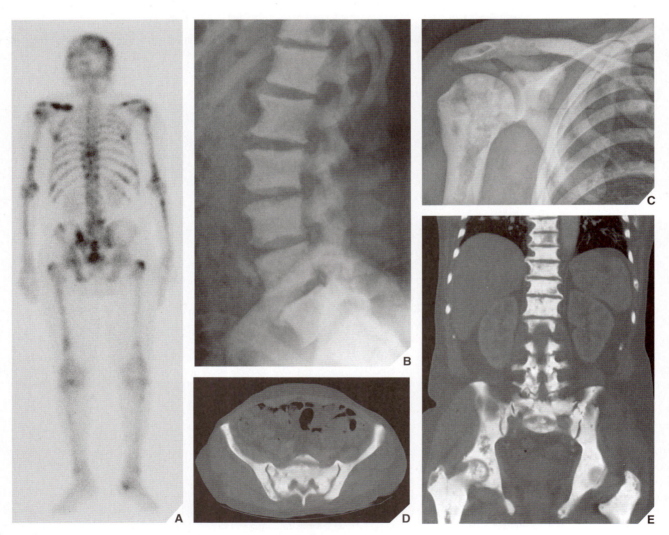

Figura 22.71 Imagens de cintilografia e TC de metástases osteoblásticas. A. Imagem de cintilografia de corpo inteiro desse homem de 68 anos com diagnóstico de neoplasia de próstata demonstrou doença metastática generalizada. **B.** Radiografia de perfil da coluna lombar mostrou alterações escleróticas em todas as vértebras. **C.** Radiografia anteroposterior do ombro direito evidenciou metástases escleróticas no úmero proximal, escápula, clavícula e costelas. **D.** Imagem axial de TC e (**E**) outra de TC reformatada no plano coronal da pelve e da coluna lombar demonstraram acometimento extenso de todas as estruturas ósseas visualizadas.

Capítulo 22 Tumores Ósseos Malignos II: Tumores Diversos **1163**

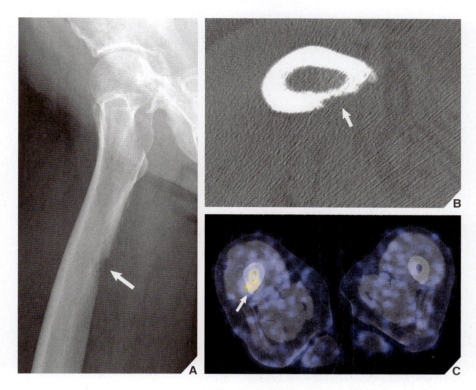

▲
Figura 22.72 Imagens de TC e PET/TC-FDG de metástase cortical. A. Radiografia na incidência oblíqua do segmento proximal do fêmur direito dessa mulher de 69 anos com diagnóstico de carcinoma broncogênico demonstrou destruição osteolítica focal do córtex posteromedial (seta). **B.** Imagem axial de TC mostrou lesão do tipo "biscoito mordido" (seta). **C.** PET/TC-FDG sobreposta evidenciou foco hipermetabólico dentro do córtex femoral (seta).

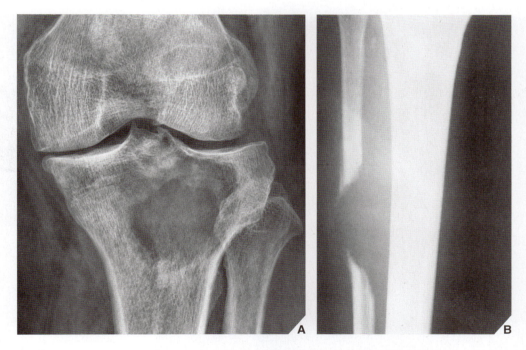

▲
Figura 22.73 Metástase osteolítica. A. Homem de 45 anos tinha lesão osteolítica solitária no segmento proximal da tíbia esquerda, que inicialmente foi diagnosticado como tumor de células gigantes. Investigação clínica detalhada e biopsia excisional levaram ao diagnóstico de carcinoma de células renais metastático. **B.** A radiografia anteroposterior da perna esquerda dessa mulher de 41 anos mostrou lesão osteolítica na fíbula, que rompia a cortical e estendia-se aos tecidos moles circundantes. Inicialmente, o diagnóstico considerado foi tumor ósseo maligno primário (inclusive fibrossarcoma, HFM ou linfoma), mas investigação clínica e biopsia excisional confirmaram diagnóstico de carcinoma de células renais metastático. (**B**, Reproduzida com autorização de Greenspan A, Borys D. *Radiology and pathology correlation of bone tumors: a quick reference and review*. Philadelphia: Wolters Kluwer; 2016:384.)

1164 Parte 4 Tumores e Lesões Pseudotumorais

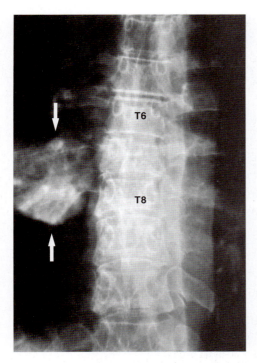

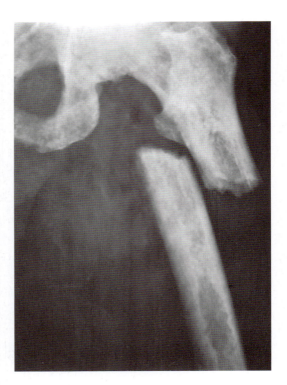

Figura 22.74 Metástase vertebral. A radiografia anteroposterior da coluna toracolombar dessa mulher de 59 anos com carcinoma broncogênico demonstrou lesão metastática no corpo de T7. Observe que o pedículo esquerdo estava destruído e havia massa paravertebral associada – estes dois aspectos ajudaram a diferenciar esta lesão de mieloma ou neurofibroma. O tumor pulmonar também estava evidente (*setas*).

Figura 22.75 Metástases ósseas complicadas com fratura patológica. Fratura patológica pode ser uma complicação de doença metastática do esquelético, conforme se observou na diáfise proximal do fêmur esquerdo desse homem de 74 anos com metástases ósseas múltiplas de carcinoma de próstata.

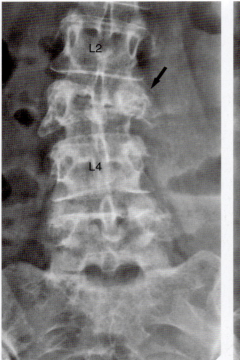

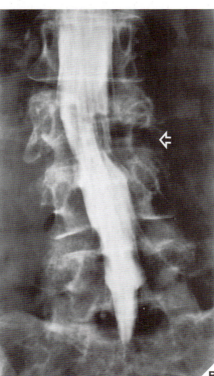

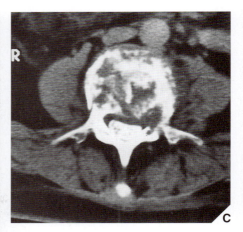

Figura 22.76 Complicação neurológica de metástase óssea. A. Radiografia anteroposterior da coluna lombar dessa mulher de 47 anos com carcinoma de mama demonstrou destruição do corpo de L3 com fratura patológica. Observe que havia destruição do pedículo esquerdo (*seta*). **B.** A imagem de mielografia mostrou compressão do saco tecal (*seta aberta*). **C.** Na TC, havia fratura compressiva do corpo vertebral e destruição do pedículo esquerdo; o tumor se estendia aos tecidos moles e comprimia a superfície ventral do saco tecal.

ASPECTOS PRÁTICOS A SEREM LEMBRADOS

1. Fibrossarcoma e HFM:
   - Nos casos típicos, evidenciam-se por lesões unicamente osteolíticas, comumente nos ossos longos
   - Podem ser semelhantes ao tumor de célula gigantes, linfoma ou osteossarcoma telangiectásico
   - Podem desenvolver-se em algumas outras lesões benignas, inclusive displasia fibrosa e infarto ósseo.

2. Sarcoma de Ewing – um tumor de células redondas – geralmente tem aspecto radiográfico típico, que inclui:
   - Destruição óssea do tipo permeativo
   - Saucerização cortical
   - Reação periosteal agressiva
   - Massa de tecidos moles.

   Diáfises dos ossos longos e pelve, costelas e escápula são estruturas acometidas mais comumente.

3. No diagnóstico diferencial de sarcoma de Ewing, sempre devem ser consideradas histiocitose de células de Langerhans e osteomielite, assim como neuroblastoma metastático, principalmente nos pacientes na primeira década de vida. O aspecto diferenciador mais importante é duração dos sintomas. Grau de destruição óssea evidenciada radiograficamente nos pacientes com sarcoma de Ewing que referem sintomas há 4 a 6 meses geralmente é igual ao:
   - De pacientes com osteomielite que referem sintomas há 4 a 6 semanas
   - De pacientes com histiocitose de células de Langerhans que referem sintomas há 1 a 2 semanas.

4. Mieloma – tumor ósseo maligno primário mais comum – tem predileção pelo esqueleto axial. Radiograficamente, podem ser diferenciados quatro tipos diferentes desse tumor:
   - Lesão solitária (plasmocitoma), geralmente na pelve ou costelas
   - Mielomatose difusa
   - Osteoporose difusa, geralmente na coluna vertebral
   - Mieloma esclerosante, tipo mais raro desse tumor.

5. Em geral, mieloma primário de coluna vertebral pode ser diferenciado radiograficamente de doença metastática semelhante pela preservação dos pedículos (sinal do pedículo vertebral) nos estágios iniciais da doença.

6. Nos pacientes com mieloma, cintilografia óssea geralmente não demonstra hipercaptação de radiofármaco.

7. No exame de RM do plasmocitoma solitário de coluna vertebral, o chamado *sinal do minicérebro* é característico.

8. Adamantinoma, um tumor maligno com predileção marcante pela tíbia, caracteriza-se radiograficamente por:
   - Lesão com aspecto de bolha de sabão combinando áreas osteolíticas e escleróticas
   - Padrão serrilhado de destruição cortical.

9. Cordoma, que se origina de resquícios notocordiais, está localizado quase exclusivamente na linha média do esqueleto axial. Esse tumor tende a desenvolver-se nas áreas esfenoccipital e sacrococcígea e corpo de C2.

10. Leiomioma ósseo primário – um tumor ósseo maligno raro – não tem aspectos radiográficos característicos, embora seja evidenciado frequentemente por área osteolítica de destruição óssea com padrão geográfico, ou lesão de aspecto agressivo, bordas mal definidas e padrão permeativo ou "roído de traça".

11. Hemangioendotelioma ósseo pode ser solitário ou multicêntrico. Aspectos radiográficos incluem padrão osteolítico com áreas bem demarcadas ou zona de transição ampla e, ocasionalmente, padrão em bolha de sabão com extensão aos tecidos moles.

12. Angiossarcoma ósseo representa o componente mais maligno do espectro dos tumores vasculares. Aspectos radiográficos desse tumor incluem zona de transição ampla, rotura da cortical e massa de tecidos moles.

13. Lesões benignas com potencial maligno incluem infarto ósseo medular, fístula de osteomielite com drenagem crônica, neurofibromatose plexiforme, doença de Paget, exposição de tecidos normais à radiação, encondroma, osteocondroma, condromatose sinovial e displasia fibrosa.

14. Carcinoma de próstata é o tumor primário responsável mais frequentemente por metástases osteoblásticas. Na maioria dos casos, tumores primários responsáveis por metástases osteolíticas são carcinomas de rim, pulmão, mama, tireoide e trato gastrintestinal.

15. Carcinoma broncogênico frequentemente forma metástases corticais (lesões de "biscoito mordido") e é responsável por metástases em estruturas distais aos cotovelos, inclusive lesões das falanges.

16. Em geral, carcinoma renal causa lesões metastáticas osteolíticas explosivas e hipervascularizadas.

17. Técnicas mais úteis para mapear lesões metastáticas do esqueleto são cintilografia e PET-FDG.

LEITURAS SUGERIDAS

Abdelwahab IF, Hermann G, Kenan S, et al. Case Report 794. Primary leiomyosarcoma of the right femur (fig. 4). *Skeletal Radiol* 1993; 22:379-381.

Abdelwahab IF, Kenan S, Hermann G, et al. Radiation-induced leiomyosarcoma. *Skeletal Radiol* 1995; 24:81-83.

Abrahams TG, Bula W, Jones W. Epithelioid hemangioendothelioma of bone. A report of two cases and review of the literature. *Skeletal Radiol* 1992; 21:509-513.

Adams HJA, Kwee TC, Vermoolen MA, et al. Whole-body MRI for the detection of bone marrow involvement in lymphoma: prospective study in 116 patients and comparison with FDG-PET. *Eur Radiol* 2013; 23:2271-2278.

Adler C-P. Case Report 587: adamantinoma of the tibia mimicking osteofibrous dysplasia. *Skeletal Radiol* 1990; 19:55-58.

Aggarwal S, Goulatia RK, Sood A, et al. POEMS syndrome: a rare variety of plasma cell dyscrasia. *AJR Am J Roentgenol* 1990; 155:339-341.

Algra PR, Bloem JL, Tissing H, et al. Detection of vertebral metastases: comparison between MR imaging and bone scintigraphy. *Radiographics* 1991; 11: 219-232.

Algra PR, Heimans JJ, Valk J, et al. Do metastases in vertebrae begin in the body or the pedicles? Imaging study in 45 patients. *AJR Am J Roentgenol* 1992; 158: 1275-1279.

Aymoré IL, Meohas W, Brito de Almeida L, et al. Case report: periosteal Ewing's sarcoma: case report and literature review. *Clin Orthop Relat Res* 2005; 434: 265-272.

Bachman AS, Sproul EE. Correlation of radiographic and autopsy findings in suspected metastases in the spine. *Bull NY Acad Med* 1940; 44: 169-175.

Baker ND, Greenspan A. Case Report 172: pleomorphic liposarcoma, grade IV, of the soft tissue, arising in generalized plexiform neurofibromatosis. *Skeletal Radiol* 1981; 7: 150-153.

Baraga JJ, Amrami KK, Swee RG, et al. Radiographic features of Ewing's sarcoma of the bones of the hands and feet. *Skeletal Radiol* 2001; 30: 121-126.

Bardwick PA, Zvaifler NJ, Gill GN, et al. Plasma cell dyscrasia with polyneuropathy, organomegaly, endocrinopathy, M protein, and skin changes: the POEMS syndrome. Report on two cases and review of the literature. *Medicine (Baltimore)* 1980; 59: 311-322.

Berlin O, Angervall L, Kindblom LG, et al. Primary leiomyosarcoma of bone. A clinical, radiographic, pathologic-anatomic, and prognostic study of 16 cases. *Skeletal Radiol* 1987; 16: 364-376.

Bertoni F, Bacchini P, Ferruzzi A. Small round-cell malignancies of bone: Ewing's sarcoma, malignant lymphoma, and myeloma. *Semin Orthop* 1991; 6: 186-195.

Bessler W, Antonucci F, Stamm B, et al. Case Report 646. POEMS syndrome. *Skeletal Radiol* 1991; 20: 212-215.

Boutin RD, Speath HJ, Mangalic A, Sell JJ. Epithelioid hemangioendothelioma of bone. *Skeletal Radiol* 1996; 25: 391-395.

Brandon C, Martel W, Weatherbee L, et al. Case Report 572. Osteosclerotic myeloma (POEMS) syndrome. *Skeletal Radiol* 1989; 18: 542-546.

Breyer RJ III, Mulligan ME, Smith SE, et al. Comparison of imaging with FDG PET/CT with other imaging modalities in myeloma. *Skeletal Radiol* 2006; 35: 632-640.

Brown B, Laorr A, Greenspan A, et al. Negative bone scintigraphy with diffuse osteoblastic breast carcinoma metastases. *Clin Nucl Med* 1994; 19: 194-196.

Brown TS, Paterson CR. Osteosclerosis in myeloma. *J Bone Joint Surg Br* 1973; 55: 621-623.

Bullough PG. *Atlas of orthopedic pathology with clinical and radiologic correlations*, 2nd ed. New York: Gower Medical; 1992: 17.1-17.29.

Bushnell DL, Kahn D, Huston B, et al. Utility of SPECT imaging for determination of vertebral metastases in patients with known primary tumors. *Skeletal Radiol* 1995; 24: 13-16.

Campanacci M. Osteofibrous dysplasia of long bones. A new clinical entity. *Ital J Orthop Traumatol* 1976; 2: 221-237.

Campanacci M, Laus M, Giunti A, et al. Adamantinoma of the long bones. The experience at the Istituto Ortopedico Rizzoli. *Am J Surg Pathol* 1981; 5: 533-542.

Choi J-A, Lee KH, Jun WS, et al. Osseous metastasis from renal cell carcinoma: "fl ovvoid" sign at MR imaging. *Radiology* 2003; 228: 629-634.

Chong ST, Beasley HS, Daffner RH. POEMS syndrome: radiographic appearance with MRI correlation. *Skeletal Radiol* 2006; 35: 690-695.

Czerniak B, Rojas-Corona RR, Dorfman HD. Morphologic diversity of long bone adamantinoma. The concept of differentiated (regressing) adamantinoma and its relationship to osteofibrous dysplasia. *Cancer* 1989; 64: 2319-2334.

Dahlin DC. Grading of bone tumors. In: Unni KK, ed. *Bone tumors*. New York: Churchill Livingstone; 1988: 35-45.

Dahlin DC, Unni KK, Matsuno T. Malignant (fibrous) histiocytoma of bone – fact or fancy? *Cancer* 1977; 39: 1508-1516.

Daldrup-Link HE, Franzius C, Link TM, et al. Whole-body MR imaging for detection of bone metastases in children and young adults: comparison with skeletal scintigraphy and FDG PET. *AJR Am J Roentgenol* 2001; 177: 229-236.

Dardick I, Schatz JE, Colgan TJ. Osteogenic sarcoma with epithelial differentiation. *Ultrastruct Pathol* 1992; 16: 463-474.

Deutsch A, Resnick D. Eccentric cortical metastases to the skeleton from bronchogenic carcinoma. *Radiology* 1980; 137: 49-52.

Deutsch A, Resnick D, Niwayama G. Case Report 145. Bilateral, almost symmetrical skeletal metastases (both femora) from bronchogenic carcinoma. *Skeletal Radiol* 1981; 6: 144-148.

Dorfman HD, Norman A, Wolff H. Fibrosarcoma complicating bone infarction in a caisson worker. A case report. *J Bone Joint Surg Am* 1966; 48: 528-532.

Enzinger FM, Weiss SW. Hemangioendothelioma: vascular tumors of intermediate malignancy. In: Enzinger FM, Weiss SW, eds. *Soft tissue tumors*, 3rd ed. St. Louis: Mosby; 1995.

Errani C, Vanel D, Gambarotti M, et al. Vascular bone tumors: a proposal of a classification based on clinicopathological, radiographic and genetic features. *Skeletal Radiol* 2012; 41: 1495-1507.

Errani C, Zhang L, Sung YS, et al. A novel WWTR1-CAMTA1 gene fusion is a consistent abnormality in epithelioid hemangioendothelioma of different anatomic sites. *Genes Chromosomes Cancer* 2011; 50: 644-653.

Fechner RE, Mills SE. Atlas of tumor pathology. *Tumors of the bones and joints*, 3rd series, fascicle 8. Washington, DC: Armed Forces Institute of Pathology; 1993: 239-244.

Fletcher CDM. Pleomorphic malignant fibrous histiocytoma: fact or fiction? A critical reappraisal based on 159 tumors diagnosed as pleomorphic sarcoma. *Am J Surg Pathol* 1992; 16: 213-228.

Fletcher CDM, Unni KK, Mertens F, eds. *World Health Organization classification of tumors*. Pathology and genetics of tumours of soft tissue and bone. Lyon, France: IARC Press; 2002.

Fonseca R, Witzig TE, Gertz MA, et al. Multiple myeloma and the translocation t(11;14) (q13;32): a report on 13 cases. *Br J Haematol* 1998; 101: 296-301.

Fonesca R, Blood EA, Oken MM, et al. Myeloma and t(11;14)(q13;32); evidence for biologically defined unique subset of patients. *Blood* 2002; 99: 3735-3741.

Ford DR, Wilson D, Sothi S, et al. Primary bone lymphoma – treatment and outcome. *Clin Oncol (R Coll Radiol)* 2007; 19: 50-57.

Galasko CSB. The anatomy and pathways of skeletal metastases. In: Weiss L, Gilbert H, eds. *Bone metastasis*. Boston: GK Hall; 1981: 49-63.

Galasko CSB. Mechanisms of lytic and blastic metastatic disease of bone. *Clin Orthop Relat Res* 1982; 69: 20-27.

Greenspan A, Gerscovich EO, Szabo RM, et al. Condensing osteitis of the clavicle: a rare but frequently misdiagnosed condition. *AJR Am J Roentgenol* 1991; 156: 1011-1015.

Greenspan A, Klein MJ, Lewis MM. Case Report 272. Skeletal (predominately) cortical metastases in the left femur arising from bronchogenic carcinoma. *Skeletal Radiol* 1984; 11: 297-301.

Greenspan A, Norman A. Osteolytic cortical destruction: an unusual pattern of skeletal metastases. *Skeletal Radiol* 1988; 17: 402-406.

Greenspan A, Norman A, Steiner G. Case Report 146. Squamous cell carcinoma arising in chronic, draining sinus tract secondary to osteomyelitis of right tibia. *Skeletal Radiol* 1981; 6: 149-151.

Greenspan A, Remagen W. *Differential diagnosis of tumors and tumor-like lesions of bones and joints*. Philadelphia: Lippincott-Raven; 1998: 369-371.

Greenspan A, Stadalnik RC. Bone island: scintigraphic findings and their clinical application. *Can Assoc Radiol J* 1995; 46: 368-379.

Griffith B, Yadam S, Mayer T, et al. Angiosarcoma of the humerus presenting with fl uidfl uid levels on MRI: a unique imaging presentation. *Skeletal Radiol* 2013; 42: 1611-1616.

Grover SB, Dhar A. Imaging spectrum in sclerotic myelomas: an experience of three cases. *Eur Radiol* 2000; 10: 1828-1831.

Gutzeit A, Doert A, Froehlich JM, et al. Comparison of diffusion-weighted whole body MRI and skeletal scintigraphy for the detection of bone metastases in patients with prostate or breast carcinoma. *Skeletal Radiol* 2010; 39: 333-343.

Healey JH, Turnbull AD, Miedema B, et al. Acrometastases. A study of twenty-nine patients with osseous involvement of the hands and feet. *J Bone Joint Surg Am* 1986; 68: 743-746.

Hendrix RW, Rogers LF, Davis TM Jr. Cortical bone metastases. *Radiology* 1991; 181: 409-413.

Heyning FH, Kroon HMJA, Hogendoorn PCW, et al. MR imaging characteristics in primary lymphoma of bone with emphasis on non-aggressive appearance. *Skeletal Radiol* 2007; 36: 937-944.

Hillemanns M, McLeod RA, Unni KK. Malignant lymphoma. *Skeletal Radiol* 1996; 25: 73-75.

Hudson TM. *Radiologic-pathologic correlation of musculoskeletal lesions*. Baltimore: Williams & Wilkins; 1987: 287-303, 359-397, 421-440.

Huvos AG, Higinbotham NL, Miller TR. Bone sarcomas arising in fibrous dysplasia. *J Bone Joint Surg Am* 1972; 54: 1047-1056.

Huvos AG, Marcove RC. Adamantinoma of long bones. A clinicopathological study of fourteen cases with vascular origin suggested. *J Bone Joint Surg Am* 1975; 57: 148-154.

Ilievska Popovska B, Spirovski M, Trajkov D, et al. Neuron specific enolase – selective marker for small-cell lung cancer. *Radiol Oncol* 2004; 38: 21-26.

Ishida T, Iijima T, Kikuchi F, et al. A clinicopathological and immunohistochemical study of osteofibrous dysplasia, differentiated adamantinoma, and adamantinoma of long bones. *Skeletal Radiol* 1992; 21: 493-502.

Italiano A, Thomas R, Breen M, et al. The miR-17-92 cluster and its target THBS1 are differentially expressed in angiosarcomas dependent on MYC amplification. *Genes Chromosomes Cancer* 2012; 51: 569-578.

Jacobson HG, Poppel MH, Shapiro JH, et al. The vertebral pedicle sign: a roentgen finding to differentiate metastatic carcinoma from multiple myeloma. *Am J Roentgenol Radium Ther Nucl Med* 1958; 80: 817-821.

Jundt G, Moll C, Nidecker A, et al. Primary leiomyosarcoma of bone: report of eight cases. *Hum Pathol* 1994; 25: 1205-1212.

Jundt G, Remberger K, Roessner A, et al. Adamantinoma of long bones. A histopathological and immunohistochemical study of 23 cases. *Pathol Res Pract* 1995; 191: 112-120.

Kattapuram SV, Khurana JS, Scott JA, et al. Negative scintigraphy with positive magnetic resonance imaging in bone metastases. *Skeletal Radiol* 1990; 19: 113-116.

Keeney GL, Unni KK, Beabout JW, et al. Adamantinoma of long bones. A clinicopathologic study of 85 cases. *Cancer* 1989; 64: 730-737.

Kleer CG, Unni KK, McLeod RA. Epithelioid hemangioendothelioma of bone. *Am J Surg Pathol* 1996; 20: 1301-1311.

Klein MJ, Rudin BJ, Greenspan A, et al. Hodgkin disease presenting as a lesion in the wrist. A case report. *J Bone Joint Surg Am* 1987; 69: 1246-1249.

Koplas MC, Lefkowitz RA, Bauer TW, et al. Imaging findings, prevalence and outcome of de novo and secondary malignant fibrous histiocytoma of bone. *Skeletal Radiol* 2010; 39: 791-798.

Kramer K, Hicks D, Palis J, et al. Epithelioid osteosarcoma of bone. Immunocytochemical evidence suggesting divergent epithelial and mesenchymal differentiation in a primary osseous neoplasm. *Cancer* 1993; 71: 2977-2982.

Libshitz HI, Malthouse SR, Cunningham D, et al. Multiple myeloma: appearance at MR imaging. *Radiology* 1992; 182: 833-837.

Link TM, Haeussler MD, Poppek S, et al. Malignant fibrous histiocytoma of bone: conventional X-ray and MR imaging features. *Skeletal Radiol* 1998; 27: 552-558.

Llombart-Bosch A, Ortuño-Pacheco G. Ultrastructural findings supporting the angioblastic nature of the so-called adamantinoma of the tibia. *Histopathology* 1978; 2: 189-200.

Major N, Helms CA, Richardson WJ. The "mini brain": plasmacytoma in a vertebral body on MRI. *AJR Am J Roentgenol* 2000; 175: 261-263.

Markel SF. Ossifying fibroma of long bone: its distinction from fibrous dysplasia and its association with adamantinoma of long bone. *Am J Clin Pathol* 1978; 69: 91-97.

Mertens F, Romeo S, Bovée JV, et al. Reclassification and subtyping of so-called malignant fibrous histiocytoma of bone: comparison with cytogenetic features. *Clin Sarcoma Res* 2011; 1: 10.

Mirra JM, Gold RH, Marafiote R. Malignant (fibrous) histiocytoma arising in association with a bone infarct in sickle-cell disease: coincidence or cause-and-effect? *Cancer* 1977; 39: 186-194.

Mueller DL, Grant RM, Riding MD, et al. Cortical saucerization: an unusual imaging finding of Ewing sarcoma. *AJR Am J Roentgenol* 1994; 163: 401-403.

Mulder JD, Kroon HM, Schütte HE, et al. *Radiologic atlas of bone tumors.* Amsterdam, The Netherlands: Elsevier; 1993; 267-274, 607-625.

Mulligan ME, Badros AZ. PET/CT and MR imaging in myeloma. *Skeletal Radiol* 2007; 36: 5-16.

Mulligan ME, Kransdorf MJ. Sequestra in primary lymphoma of bone: prevalence and radiologic features. *AJR Am J Roentgenol* 1993; 160: 1245-1248.

Murphey MD, Gross TM, Rosenthal HG. From the archives of the AFIP. Musculoskeletal malignant fibrous histiocytoma: radiologic-pathologic correlation. *Radiographics* 1994; 14: 807-828.

Myers JL, Arocho J, Bernreuter W, et al. Leiomyosarcoma of bone. A clinicopathologic, immunohistochemical, and ultrastructural study of five cases. *Cancer* 1991; 67: 1051-1056.

Ontell FK, Greenspan A. Blastic osseous metastases in ovarian carcinoma. *Can Assoc Radiol J* 1995; 46: 231-234.

Panchwagh Y, Puri A, Agarwal M, et al. Case report: metastatic adamantinoma of the tibia – an unusual presentation. *Skeletal Radiol* 2006; 35: 190-193.

Pour L, Sevcikova S, Gresilkova H, et al. Soft-tissue extramedullary multiple myeloma prognosis is significantly worse in comparison to bone-related extramedullary relapse. *Haematologica* 2014; 99: 360-364.

Powell JM. Metastatic carcinoid of bone. Report of two cases and review of the literature. *Clin Orthop Relat Res* 1988; 230: 266-272.

Resnick D, Niwayama G. Skeletal metastases. In: Resnick D, ed. *Diagnosis of bone and joint disorders,* 3rd ed. Philadelphia: WB Saunders; 1995: 3991-4065.

Romeo S, Bovee JV, Kroon HM, et al. Malignant fibrous histiocytoma and fibrosarcoma of bone: a re-assessment in the light of currently employed morphological, immunohistochemical and molecular approaches. *Virchows Arch* 2012; 461: 561-570.

Rosenberg AE. Malignant fibrous histiocytoma: past, present, and future. *Skeletal Radiol* 2003; 32: 613-618.

Rosenthal J, Cardona K, Sayyid SK, et al. Nodal metastases of soft tissue sarcomas: risk factors, imaging findings, and implications. *Skeletal Radiol* 2020; 49: 221-229.

Schajowicz F. *Tumors and tumorlike lesions of bone, pathology, radiology, and treatment,* 2nd ed. Berlin, Germany: Springer-Verlag; 1994: 301-367, 468-481, 552-566.

Springfield DS, Rosenberg AE, Mankin HJ, et al. Relationship between osteofibrous dysplasia and adamantinoma. *Clin Orthop Relat Res* 1994; 309: 234-244.

Stäbler A, Baur A, Bartl R, et al. Contrast enhancement and quantitative signal analysis in MR imaging of multiple myeloma: assessment of focal and diffuse growth patterns in marrow correlated with biopsies and survival rates. *AJR Am J Roentgenol* 1996; 167: 1029-1036.

Steiner GC, Matano S, Present D. Ewing's sarcoma of humerus with epithelial differentiation. *Skeletal Radiol* 1995; 24: 379-382.

Sun T, Akalin A, Rodacker M, et al. CD20 positive T cell lymphoma: is it a real entity ? *J Clin Pathol* 2004; 57: 442-444.

Sundaram M, Akduman I, White LM, et al. Primary leiomyosarcoma of bone. *AJR Am J Roentgenol* 1999; 172: 771-776.

Sung MS, Lee GK, Kang HS. Sacrococcygeal chordoma: MR imaging in 30 patients. *Skeletal Radiol* 2005; 34: 87-94.

Sweet DE, Vinh TN, Devaney K. Cortical osteofibrous dysplasia of long bone and its relationship to adamantinoma. A clinicopathologic study of 30 cases. *Am J Surg Pathol* 1992; 16: 282-290.

Tarkkanen M, Larramendy ML, Böhling T, et al. Malignant fibrous histiocytoma of bone: analysis of genomic imbalances by comparative genomic hybridisation and C-MYC expression by immunohistochemistry. *Eur J Cancer* 2006; 42: 1172-1180.

Treglia G, Salsano M, Stefanelli A, et al. Diagnostic accuracy of 18F-FDG-PET and PET/ CT in patients with Ewing sarcoma family tumours: a systematic review and metaanalysis. *Skeletal Radiol* 2012; 41: 249-256.

Trias A, Fery A. Cortical circulation of long bones. *J Bone Joint Surg Am* 1979; 61: 1052-1059.

Ueda Y, Roessner A, Bosse A, et al. Juvenile intracortical adamantinoma of the tibia with predominant osteofibrous dysplasia-like features. *Pathol Res Pract* 1991; 187:1039-1043.

Unni KK. Fibrous and fibrohistiocytic lesions of bone. *Semin Orthop* 1991; 6: 177-186.

Voss SD, Murphey MD, Hall FM. Solitary osteosclerotic plasmacytoma: association with demyelinating polyneuropathy and amyloid deposition. *Skeletal Radiol* 2001; 30: 527-529.

Wang J, Chen C, Lau S, et al. CD3-positive large B-cell lymphoma. *Am J Surg Pathol* 2009; 33: 505-512.

Weiss SW. Ultrastructure of the so-called "chordoid sarcoma." Evidence supporting cartilaginous differentiation. *Cancer* 1976; 37: 300-306.

Wenger DE, Wold LE. Malignant vascular lesions of bone: radiologic and pathologic features. *Skeletal Radiol* 2000; 29: 619-631.

Werling RW, Yaziji H, Bacchi CE, et al. CDX2, a highly sensitive and specific marker of adenocarcinomas of intestinal origin: an immunohistochemical survey of 476 primary and metastatic carcinomas. *Am J Surg Pathol* 2003; 27: 303-310.

Wong HH, Chu P. Immunohistochemical features of the gastrointestinal tract tumors. *J Gastrointest Oncol* 2012; 3: 262-284.

23

Tumores e Lesões Pseudotumorais das Articulações

Lesões benignas

(Osteo)condromatose sinovial

Manifestações clínicas

(Osteo)condromatose sinovial (também conhecida como *condromatose* ou *condrometaplasia sinovial*) é uma doença benigna rara evidenciada por proliferação metaplásica de vários nódulos cartilaginosos na membrana sinovial de articulações, bursas articulares ou bainhas de tendões. Em muitos casos, esses nódulos cartilaginosos ossificam e, nesse ponto, a condromatose sinovial passa a ser descrita como *osteocondromatose sinovial*. A doença quase sempre é monoarticular, mas raramente pode afetar várias articulações. É duas vezes mais comum nos homens do que nas mulheres e geralmente é diagnosticada entre a terceira e quinta décadas de vida. O joelho é a articulação afetada preferencialmente e, nos casos restantes, outras estruturas afetadas são quadril, ombro e cotovelo (Figura 23.1). Pacientes geralmente referem dor e edema. Derrame articular, hipersensibilidade à palpação, limitação da mobilidade articular e massa de tecidos moles são manifestações clínicas comuns.

A doença articular tem três fases descritas: fase inicial, que se caracteriza por formação metaplásica de nódulos cartilaginosos na sinóvia; fase de transição, que se evidencia por desprendimento dos nódulos e formação de corpos intra-articulares livres; fase inativa, na qual a proliferação sinovial regrediu, mas corpos livres continuam na articulação, geralmente com volumes variados de derrame articular.

Manifestações radiológicas

Anormalidades dos exames radiológicos dependem do grau de calcificação dos corpos cartilaginosos e podem variar de derrame articular simples até demonstração de muitos corpos articulares radiopacos, geralmente pequenos com dimensões uniformes (Figuras 23.2 a 23.4). A melhor comprovação de que os corpos são realmente intra-articulares é obtida por artrografia ou tomografia computadorizada (TC) (Figuras 23.5 e 23.6). Essas técnicas podem demonstrar até corpos que não estão calcificados. Ultrassonografia é dificultada pela impossibilidade frequente de acessar todas as partes da articulação. Apesar disso, tal modalidade detecta corpos calcificados ou não dentro da articulação (Figura 23.7). A ressonância magnética (RM) também pode ser útil, embora seu aspecto nessa modalidade de exame seja variável e dependa do predomínio relativo de proliferação sinovial, formação de corpos livres e grau de calcificação ou ossificação. Massas sinoviais hiperplásicas não mineralizadas apresentam sinal hiperintenso nas sequências ponderadas em T2, enquanto calcificações podem ser detectadas como focos destituídos de sinal no líquido com sinal hiperintenso (Figuras 23.8 e 23.9). Além de demonstrar corpos soltos dentro da articulação, TC e RM podem mostrar erosão óssea (ver Figura 23.6 C).

Patologia

Ao exame microscópico, encontram-se alguns nódulos cartilaginosos à medida que se desenvolvem sob a camada fina de células que revestem a superfície da membrana sinovial. Esses nódulos cobertos por tecido fibroso são profusamente celularizados e as próprias células podem apresentar pleomorfismo com alguns núcleos duplos e agrupados. Nódulos cartilaginosos, que frequentemente têm calcificação e ossificação endocondral, podem desprender-se e formar corpos livres. Corpos livres continuam viáveis e podem crescer à medida que recebem nutrientes do líquido sinovial.

Na maioria dos casos, anomalias genéticas consistem em cariótipos semidiploides, embora alguns pacientes tenham apenas alterações numéricas ($-$ X, $-$ Y e $+$ 5, respectivamente). Recentemente, alguns autores sugeriram uma associação entre os genes *ERK* e *NOG* (Noggin).

Diagnóstico diferencial

(Osteo)condromatose sinovial deve ser diferenciada de osteocondromatose secundária à osteoartrite, principalmente nas articulações do joelho e do quadril, assim como condrossarcoma sinovial primário (que se desenvolve primariamente na membrana sinovial) ou secundário (causado por transformação maligna). Em geral, a diferenciação entre *osteocondromatose primária* ou *secundária* não é difícil. Na última, sempre há evidência radiográfica de osteoartrite com todas as suas anormalidades típicas, inclusive estreitamento do espaço articular radiográfico, esclerose subcondral e, em alguns casos, cistos ou lesões císticas periarticulares (Figura 23.10). Fragmentos livres são menos numerosos, maiores e sempre têm dimensões variadas. Por outro lado, na osteocondromatose sinovial

Capítulo 23 Tumores e Lesões Pseudotumorais das Articulações   **1169**

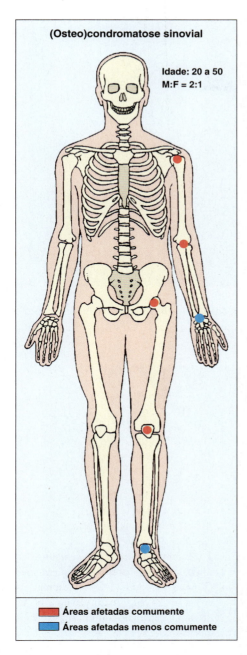

Figura 23.1 **(Osteo)condromatose sinovial: estruturas ósseas afetadas mais comumente, faixa etária de pico e razão entre os sexos.** (Reproduzida com autorização de Greenspan A, Remagen W. *Differential diagnosis of tumors and tumor-like lesions.* Philadelphia: Lippincott-Raven Publishers; 1998.)

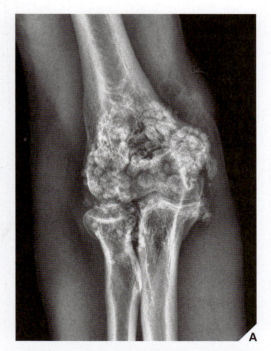

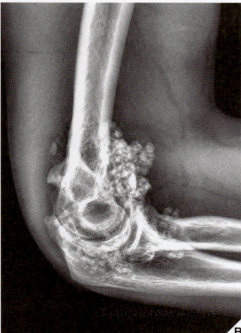

Figura 23.2 **(Osteo)condromatose sinovial.** Homem de 27 anos referia dor e "bloqueio" ocasional da articulação do cotovelo, mas não tinha história de traumatismo. Radiografias nas incidências anteroposterior (**A**) e perfil (**B**) demonstraram vários corpos osteocondrais na articulação do cotovelo, que tinham formas e dimensões uniformes.

primária, a articulação não é afetada por quaisquer alterações degenerativas. Contudo, em alguns casos, o osso pode apresentar erosões secundárias à compressão dos corpos calcificados sobre as superfícies externas do córtex. Corpos intra-articulares são numerosos, pequenos e geralmente com dimensões homogêneas (ver Figuras 23.2 a 23.4).

É mais difícil diferenciar entre condromatose sinovial e *condrossarcoma sinovial*. Manifestações clínicas e radiográficas não facilitam essa diferenciação e são igualmente inúteis para distinguir lesão maligna secundária originada de (osteo)condromatose sinovial. Além disso, essas duas doenças tendem a ter evolução clínica prolongada e recidivas locais são frequentes depois de sinovectomia da condromatose sinovial ou ressecção local do condrossarcoma sinovial.

Demonstração de destruição óssea em vez de erosões simples e associação a massa de tecidos moles sempre deve sugerir a possibilidade de malignidade (ver Figura 23.35). Embora extensão além da cápsula articular reforce a suspeita de neoplasia maligna, existem publicados alguns casos de condromatose sinovial com extensão extra-articular.

Outras lesões que podem ser radiologicamente semelhantes à condromatose sinovial são sinovite vilonodular pigmentada (SVNP), hemangioma sinovial e lipoma arborescente. Nos casos de SVNP

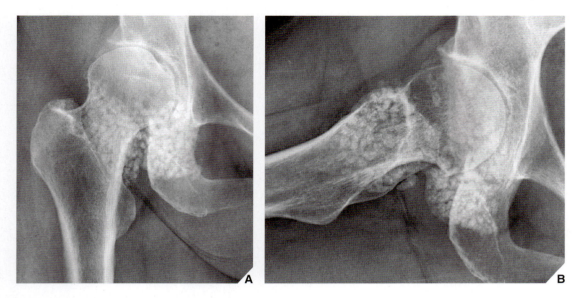

▲
Figura 23.3 (Osteo)condromatose sinovial. Radiografias nas incidências anteroposterior (**A**) e perna de rã (**B**) do quadril direito de uma mulher de 59 anos demonstraram vários corpos osteocondrais intra-articulares com dimensões uniformes.

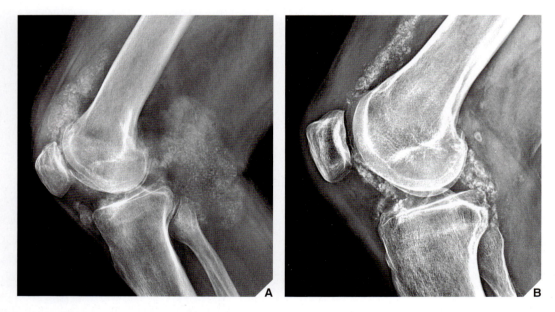

▲
Figura 23.4 (Osteo)condromatose sinovial. A. Radiografia anteroposterior do joelho desse homem de 58 anos demonstrou numerosos corpos osteocondrais pequenos com dimensões uniformes. **B.** Radiografia lateral do joelho de uma mulher de 45 anos mostrou aspecto típico de osteocondromatose sinovial.

(descrita com mais detalhes adiante neste capítulo), as falhas de enchimento na articulação são mais confluentes e menos definidas. RM pode mostrar focos com sinal hipointenso na sinóvia em todas as sequências, em razão dos efeitos paramagnéticos da deposição de hemossiderina (ver Figuras 23.15 a 23.17). Em geral, *hemangioma sinovial* evidencia-se por massa solitária de tecidos moles. No exame RM, imagens ponderadas em T1 demonstram que a lesão tem sinais da mesma intensidade ou de intensidade ligeiramente maior (mais brilhantes) que os músculos circundantes, embora com intensidade muito menor que a da gordura subcutânea. Nas imagens ponderadas em T2, a massa sempre é mais brilhante que gordura (ver Figuras 23.22 e 23.23). Flebolitos e septos fibrogordurosos na massa são alterações comuns e têm sinal hipointenso. *Lipoma arborescente* é uma proliferação vilolipomatosa da membrana sinovial. Em geral, essa lesão rara afeta a articulação do joelho, mas existem relatos ocasionais em outras articulações, inclusive punho e tornozelo. De acordo com vários estudos, a etiologia da doença está associada a uma anomalia do desenvolvimento, traumatismo, processo inflamatório ou distúrbio neoplásico, mas a causa exata ainda é desconhecida. Manifestações clínicas incluem espessamento sinovial lentamente progressivo e indolor, além de derrame articular com agravação esporádica. Exames radiológicos demonstram derrame articular, algumas vezes acompanhado de graus variados de osteoartrite (ver Figuras 23.24 e 23.25). Exame histológico evidencia substituição completa dos tecidos subsinoviais por células adiposas maduras e formação de projeções vilosas proliferativas (ver descrição no texto seguinte).

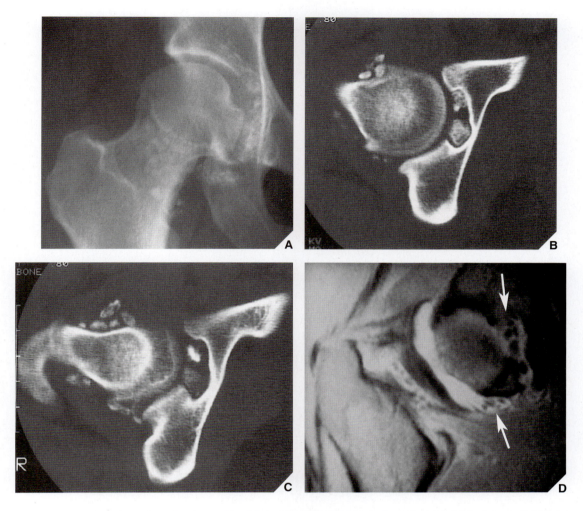

Figura 23.5 Imagens de TC e RM de (osteo)condromatose sinovial. A. Radiografia anteroposterior do quadril direito dessa mulher de 27 anos demonstrou vários corpos osteocondrais ao redor da cabeça e colo do fêmur. Observe que o espaço articular estava preservado – um aspecto típico de (osteo) condromatose sinovial. (**B** e **C**) Duas imagens de TC, uma no plano da cabeça do fêmur e outra do colo femoral, mostraram a localização intra-articular dos diversos corpos osteocondrais. **D.** Imagem coronal de RM ponderada em T2 do quadril direito de outro paciente mostrou vários corpos osteocondrais intra-articulares alojados na fossa acetabular e recesso capsular inferior (*setas*), que foram retirados por artroscopia.

Tratamento e prognóstico

O tratamento da condromatose sinovial geralmente consiste em ressecção dos corpos intra-articulares e sinovectomia, mas recidivas locais são frequentes. Também foram descritos casos raros de condrossarcoma originado da condromatose sinovial (ver texto subsequente).

Sinovite vilonodular pigmentada

Manifestações clínicas

A SVNP caracteriza-se por proliferação fibro-histiocítica localmente destrutiva, que se evidencia por algumas protrusões sinoviais vilosas e nodulares nas articulações, bursas articulares e bainhas dos tendões. Essa lesão foi descrita primeiramente por Jaffe, Lichtenstein e Sutro em 1941, que utilizaram essa denominação para descrever a lesão em razão de seu aspecto vilonodular amarelo-acastanhado. A pigmentação amarelo-acastanhada é causada por deposição excessiva de lipídios e hemossiderina. SVNP pode ser difusa ou localizada. Quando há acometimento de toda a sinóvia da articulação e quando há um componente viloso significativo, a lesão é conhecida como *SVNP difusa*. Quando há massa intra-articular bem definida, a lesão é descrita como *SVNP localizada*. Quando o processo afeta bainhas de tendões, a doença é conhecida como *tumor localizado de células gigantes das bainhas tendíneas*. Em geral, a forma difusa afeta joelho, quadril, cotovelo ou punho e representa 23% dos casos. A forma nodular localizada geralmente é considerada como doença diferente e consiste em massa polipoide solitária fixada à sinóvia. Na maioria dos casos, tenossinovite nodular é encontrada nos dedos das mãos e é o segundo tumor de partes moles mais comuns nas mãos, superados apenas pelos gânglios. De acordo com a nova classificação revisada (2002) dos tumores de tecidos moles, a Organização Mundial da Saúde (OMS) classifica lesões intra-articulares e extra-articulares localizadas como *tumores de células gigantes da bainha tendínea*, enquanto as formas intra-articular e extra-articular difusas são descritas como *tumores difusos de células gigantes* (conservando o termo SVNP como sinônimo).

As formas localizada e difusa de sinovite vilonodular geralmente ocorrem como lesões solitárias, principalmente em indivíduos jovens e de meia-idade de ambos os sexos. Uma das anormalidades mais características de SVNP é a capacidade que a sinóvia hiperplásica tem de invadir osso subcondral, formando cistos e erosões. Embora

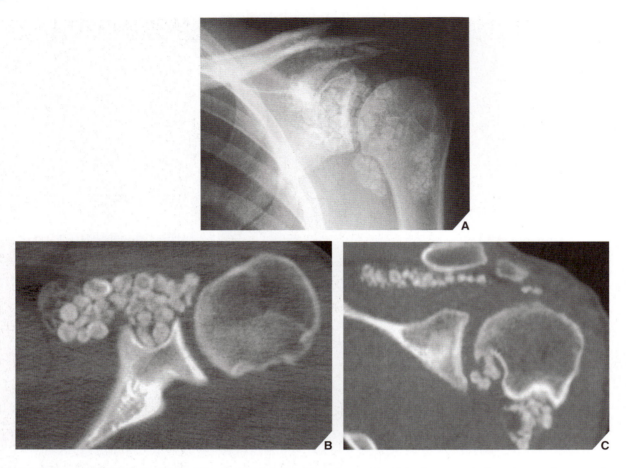

▲
Figura 23.6 Imagens de TC de (osteo)condromatose sinovial. A. Radiografia anteroposterior do ombro esquerdo de um homem de 36 anos demonstrou vários corpos osteocondrais ao redor da articulação glenoumeral. **B.** Essa imagem axial de TC confirmou que os corpos osteocondrais eram intra-articulares. **C.** Imagem coronal de TC mostrou a localização dos corpos calcificados de diâmetro homogêneo dentro da articulação glenoumeral e da bursa subacromial. Observe erosão da cabeça do úmero. (Reproduzida com autorização de Greenspan A, Borys D. *Radiology and pathology correlation of bone tumors: a quick reference and review*. Philadelphia: Wolters Kluwer; 2016:111, Fig. 3.28.)

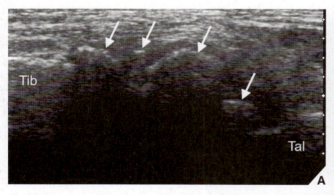

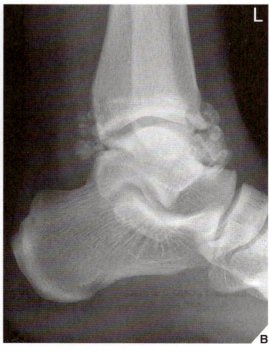

Figura 23.7 Imagens de ultrassonografia de (osteo)condromatose sinovial. A. Imagem longitudinal de ultrassonografia na parte anterior da articulação do tornozelo desse homem de 31 anos demonstrou vários corpos livres calcificados (*setas*), que correspondiam a corpos osteocondrais ossificados evidenciados na radiografia de perfil do tornozelo (**B**). *Tib*, tíbia anterior; *Tal*, talo dorsal. (Cortesia do Prof. Andrew J. Grainger, Cambridge, Reino Unido; reproduzida com autorização de Greenspan A, Grainger AJ. Articular abnormalities that may mimic arthritis. *J Ultrason* 2018;18:212-223.)

Capítulo 23 Tumores e Lesões Pseudotumorais das Articulações   **1173**

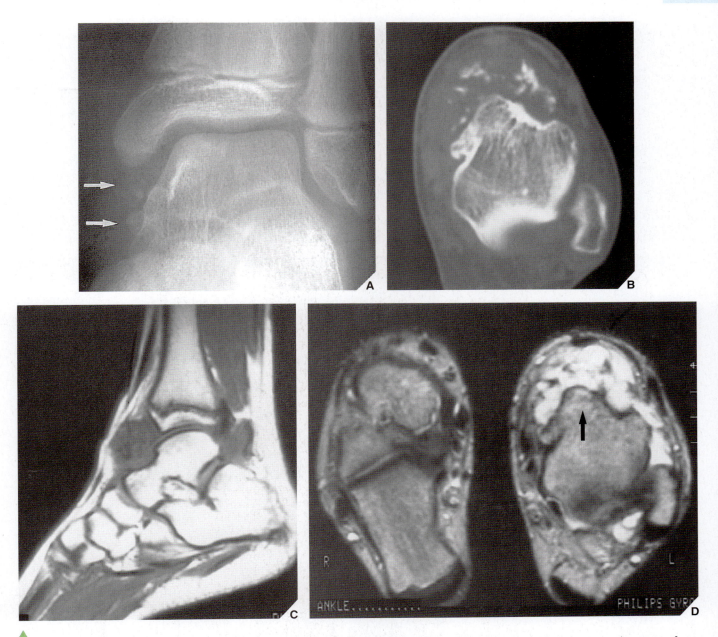

▲ **Figura 23.8 Imagens de RM de (osteo)condromatose sinovial. A.** Radiografia oblíqua do tornozelo esquerdo desse rapaz de 14 anos demonstrou focos radiopacos mal definidos, que se projetavam sobre a articulação tibiotalar (*setas*). **B.** Imagem de TC mostrou que os corpos calcificados estavam localizados na superfície anterior da articulação. **C.** Imagem sagital de RM ponderada em T1 (*spin-echo* [SE]; tempo de repetição [TR] 640 ms/tempo de eco [TE] 20 ms) evidenciou sinal intermediário no líquido da articulação do tornozelo e corpos osteocondrais dispersos com sinal hipointenso. **D.** Imagem coronal de RM ponderada em T2 (SE; TR 2.000 ms/TE 80 ms) da articulação do tornozelo definiu claramente os corpos osteocondrais com sinal hipointenso dentro do líquido brilhante (*seta*).

a causa seja desconhecida e geralmente controvertida, alguns pesquisadores sugeriram patogenia autoimune. Traumatismo também é uma causa suspeita, porque efeitos semelhantes foram produzidos experimentalmente em animais por injeções repetidas de sangue dentro da articulação do joelho. Alguns autores sugeriram distúrbio do metabolismo lipídico como fator etiológico. Jaffe *et al.* também postularam que essas lesões possam representar reação inflamatória a um agente desconhecido. Stout e Lattes discordaram de que esta doença seja neoplasia realmente benigna. Embora essa última teoria tenha sido aparentemente apoiada por estudos de patologia indicando que histiócitos presentes na SVNP pudessem funcionar como fibroblastos facultativos e que células espumosas pudessem ser derivadas dos histiócitos – desse modo relacionando a SVNP com a neoplasia benigna de origem fibro-histiocítica – tais dados não constituem prova definitiva de que essa doença seja realmente neoplásica. Pelo contrário, essas evidências são sugestivas de uma forma especial de processo inflamatório proliferativo crônico, conforme já foi sugerido por Jaffe *et al.*

Clinicamente, a SVNP difusa é um processo lentamente progressivo que se evidencia por dor suave e edema articular com limitação dos movimentos. Ocasionalmente, observa-se aumento da temperatura da pele sobre a articulação afetada. A articulação do joelho

1174 Parte 4 Tumores e Lesões Pseudotumorais

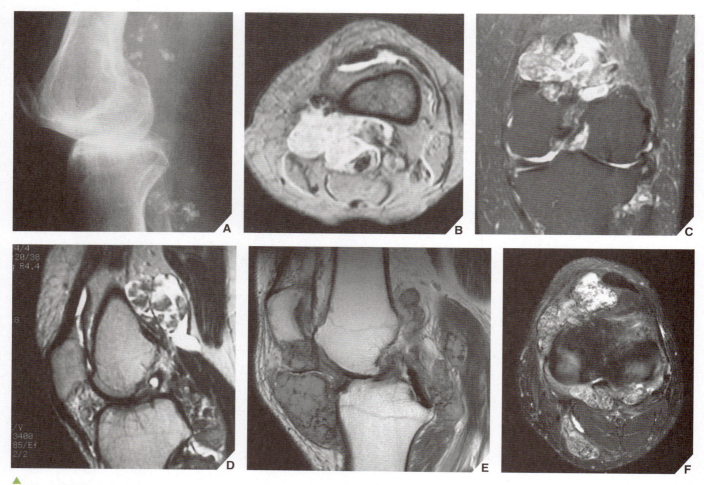

▲ **Figura 23.9 Imagens de RM de (osteo)condromatose sinovial. A.** Radiografia de perfil do joelho esquerdo desse homem de 50 anos demonstrou vários corpos osteocondrais dentro e ao redor da articulação. **B.** Imagem axial de RM ponderada em T2* (sequência MPGR [*multiplanar gradient recalled*]; tempo de repetição [TR] 500 ms/tempo de eco [TE] 20 ms, ângulo *flip* de 30°) mostrou derrame articular com sinal hiperintenso e vários corpos com sinal intermediário localizados principalmente dentro de um volumoso cisto poplíteo. **C.** Imagem coronal de RM *spin echo* (SE) (TR 2.400 ms/TE 85 Ef ms) e (**D**) outra imagem sagital de RM FSE (*fast spin echo*) (TR 3.400 ms/TE 85 Ef ms) mostraram mais detalhadamente a distribuição dos vários corpos osteocondrais. Imagens sagital ponderada em T1 (**E**) e axial ponderada em T2 (**F**) do joelho de outro paciente demonstraram distensão da cápsula articular e um cisto poplíteo com vários corpos intra-articulares de sinal heterogêneo, que representavam áreas de ossificação e cartilagem.

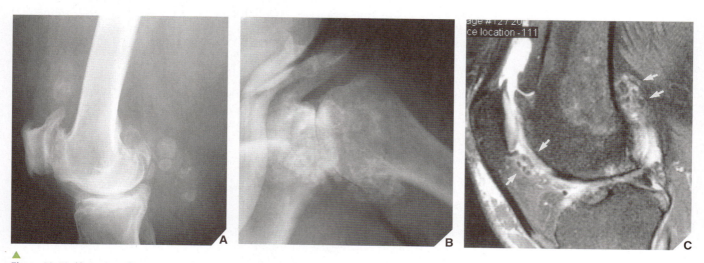

▲ **Figura 23.10 (Osteo)condromatose secundária. A.** Radiografia de perfil do joelho desse homem de 58 anos com osteoartrite avançada do compartimento articular femoropatelar demonstrou vários corpos osteocondrais na bursa suprapatelar e dentro de um cisto poplíteo. **B.** Radiografia do ombro esquerdo dessa mulher de 68 anos com osteoartrite glenoumeral mostrou vários corpos osteocondrais intra-articulares. **C.** Imagem sagital de RM ponderada em T2 com supressão de gordura do joelho dessa mulher de 54 anos evidenciou osteoartrite e vários corpos osteocondrais com dimensões variadas (*setas*).

é acometida mais frequentemente e 66% dos pacientes apresentam derrame articular sanguinolento. Na verdade, a presença de líquido sinovial serossanguíneo sem história de traumatismo recente deve sugerir claramente o diagnóstico de SVNP. O líquido sinovial contém níveis altos de colesterol e volta a acumular-se rapidamente depois de ser aspirado. Outras articulações podem ser afetadas, inclusive quadril, tornozelo, punho, cotovelo e ombro. As mulheres são acometidas com frequência duas vezes maior (razão 2:1). A idade dos pacientes varia de 4 a 60 anos, com pico de incidência entre a 3ª e a 4ª década de vida (Figura 23.11). A duração dos sintomas pode variar de 6 meses até 25 anos.

Embora tenham sido relatados na literatura alguns casos de SVNP "maligna", ainda existem controvérsias quanto a esse diagnóstico (ver adiante). Recentemente, as atenções foram voltadas para a forma extra-articular de SVNP difusa, também conhecida como *tumor difuso de células gigantes*. Essa lesão caracteriza-se pela existência de infiltrado e massa extra-articular, com ou sem acometimento da articulação adjacente. Essa apresentação da SVNP traz desafio diagnóstico real para o radiologista e patologista, porque localização extra-articular, invasão de estruturas ósseas e padrão histológico infiltrativo variado podem sugerir neoplasia maligna.

Manifestações radiológicas

A radiografia demonstra densidade de partes moles na articulação afetada, que frequentemente é interpretada como derrame articular. Entretanto, a densidade é maior que a de um derrame comum e reflete não apenas líquido hemorrágico, como também massas sinoviais lobuladas (Figura 23.12). Também pode haver erosão periférica mal definida do osso subcondral com borda esclerótica (incidência relatada de 15 a 50% dos casos), geralmente nos dois lados da articulação afetada. Também existem relatos de estreitamento do espaço articular. No quadril, alterações típicas são diversas áreas erosivas ou císticas envolvendo as regiões do acetábulo que não sustentam peso, assim como cabeça e colo do fêmur. Calcificações estão presentes apenas em casos muito raros.

A artrografia demonstra várias massas lobuladas com projeções vilosas, que aparecem como falhas de enchimento na bursa suprapatelar preenchidas por contraste (Figura 23.13). A TC demonstra claramente a extensão da doença. Quantidades aumentadas de

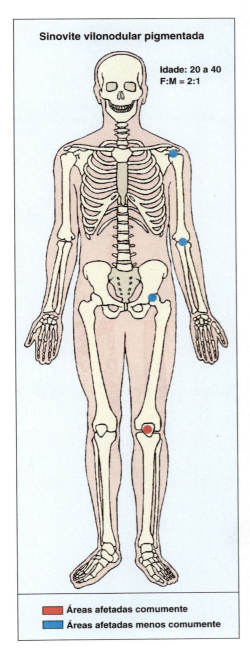

Figura 23.11 Sinovite vilonodular pigmentada: estruturas afetadas mais comumente, faixa etária de pico e razão entre os sexos.

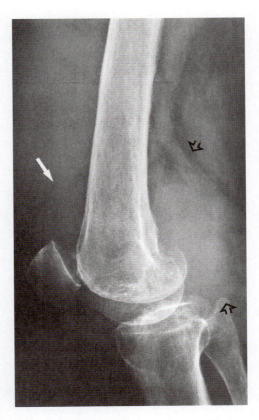

Figura 23.12 Sinovite vilonodular pigmentada (SVNP). Radiografia de perfil do joelho desse homem de 58 anos demonstrou derrame articular suprapatelar volumoso (*seta*) e massa de tecidos moles densa e lobulada, que erodia a superfície posterior do côndilo femoral lateral (*setas abertas*). Essas anormalidades eram sugestivas de SVNP. Observe que, posteriormente, a densidade era maior que a do líquido suprapatelar.

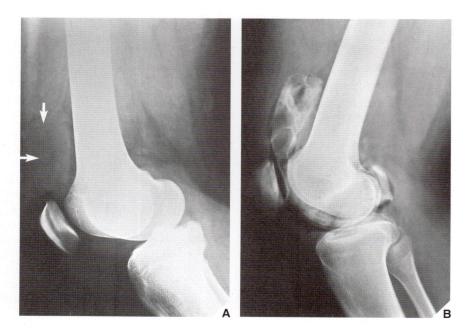

▲ **Figura 23.13 Artrografia de sinovite vilonodular pigmentada. A.** Radiografia de perfil de outro paciente demonstrou o que parecia ser derrame suprapatelar (*setas*). Entretanto, a densidade de "líquido" estava aumentada e havia alguma lobulação. **B.** A imagem de artrografia contrastada do joelho mostrou falhas de enchimento lobuladas na bursa suprapatelar, que representavam massas sinoviais grumosas. A punção articular retirou líquido sanguinolento espesso, o que explicava a densidade aumentada da massa de tecidos moles demonstrada nas radiografias.

ferro no líquido sinovial resultam em coeficientes de Hounsfield mais altos, e essa característica pode facilitar o diagnóstico diferencial. Ultrassonografia pode demonstrar massa sinovial intra-articular ou acometimento difuso da articulação (Figura 23.14). A RM é extremamente útil para confirmar o diagnóstico porque, nas imagens ponderadas em T2, massas intra-articulares apresentam combinação de áreas com sinal hiperintenso (indicativo de líquido e sinóvia congestionada) intercaladas com áreas de sinal com intensidade intermediária a baixa (causadas pela distribuição aleatória de hemossiderina na sinóvia) (Figura 23.15). Em geral, a RM demonstra sinal hipointenso nas imagens ponderadas em T1 e T2 em razão da deposição de hemossiderina e tecido fibroso espesso (Figuras 23.16 e 23.17). Além disso, dentro da massa, podem ser detectados sinais compatíveis com gordura, que são gerados por grumos de macrófagos repletos de lipídios. Outras anormalidades evidenciadas à RM são sinóvia hiperplásica e, ocasionalmente, erosões ósseas. Administração de gadolínio (Gd-DTPA ou ácido dietilenotriaminapentacético de gadolínio) causa aumento notável da heterogeneidade geral, que tende a um aumento global da intensidade do sinal da cápsula e dos septos. Esse realce da sinóvia permite

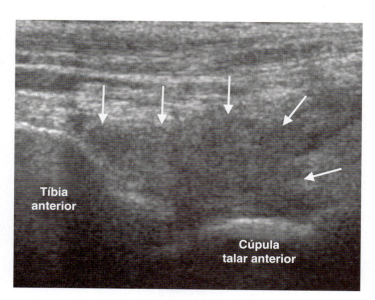

▲ **Figura 23.14 Imagem de ultrassonografia de SVNP.** Imagem longitudinal de ultrassonografia do tornozelo dessa mulher de 26 anos demonstrou massa de tecidos moles intra-articulares na parte anterior da articulação hipoecoica (*setas*). (Cortesia do Prof. Andrew J. Grainger, Cambridge, Reino Unido; reproduzida com autorização de Greenspan A, Grainger AJ. Articular abnormalities that may mimic arthritis. *J Ultrason* 2018;18:212-223.)

Capítulo 23 Tumores e Lesões Pseudotumorais das Articulações   **1177**

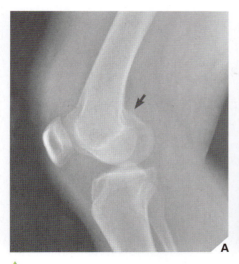
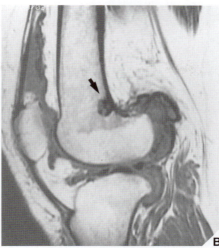
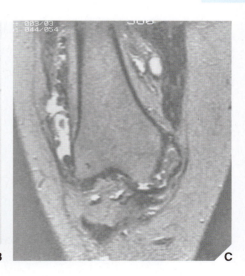

▲
Figura 23.15 Imagens de RM de sinovite vilonodular pigmentada. Mulher de 22 anos teve vários episódios de dor e edema do joelho. Em duas ocasiões, foi aspirado líquido sanguinolento da articulação do seu joelho. **A.** Radiografia de perfil do joelho direito demonstrou distensão da bursa suprapatelar, que foi interpretada como "derrame articular". Observe que também havia aumento de densidade na região da fossa poplítea e erosão sutil da superfície posterior do fêmur distal (*seta*). **B.** Imagem sagital de RM (*spin echo* [SE]; tempo de repetição [TR] 800 ms/tempo de eco [TE] 20 ms) mostrou massa lobulada na bursa suprapatelar, que se estendia à articulação do joelho e invadia a gordura infrapatelar. Havia massa lobulada na superfície posterior da cápsula articular, que se estendia na direção da tíbia proximal. Essas massas tinham sinal de intensidade intermediária a baixa. Erosão da superfície posterior do fêmur distal (supracondilar) foi demonstrada claramente por uma área de sinal hipointenso (*seta*). **C.** Imagem coronal de RM (SE; TR 1.800 ms/TE 80 ms) evidenciou áreas com sinal hiperintenso, que representavam líquido e sinóvia congestionada, intercaladas por sinais hipointensos típicos de depósitos de hemossiderina.

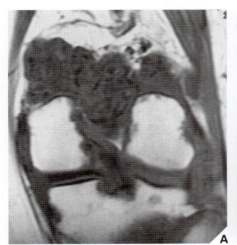
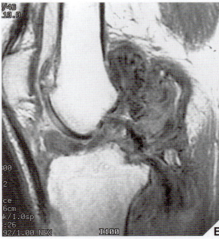
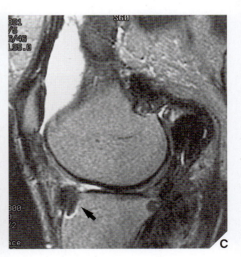

▲
Figura 22.16 Imagens de RM de sinovite vilonodular pigmentada. Imagens coronal (**A**) e sagital (**B**) de RM ponderadas em T1 (*spin echo* [SE]; tempo de repetição [TR] 600 ms/tempo de eco [TE] 12 ms) do joelho desse homem de 40 anos demonstraram massas lobuladas com sinal hipointenso, que estavam localizadas principalmente na fossa poplítea. **C.** Imagem sagital de RM ponderada em T2 (SE; TR 2.300 ms/TE 80 ms) evidenciou líquido com sinal hiperintenso na bursa suprapatelar. As massas lobuladas de SVNP apresentaram sinal hipointenso nessa sequência. Observe que havia erosão periférica da tíbia anterior (*seta*).

que ela seja diferenciada do líquido de derrame, que sempre está presente, mas não é realçado. Além de sua eficiência diagnóstica, a RM também é útil para definir a extensão da doença.

A forma localizada de SVNP, conhecida mais comumente como *tumor tenossinovial localizado de células gigantes* ou *tumor de bainha tendínea de células gigantes*, caracteriza-se por lesão bem demarcada afetando pequena área de sinóvia ou bainha tendínea, mais comumente localizada nos dedos das mãos. Radiografias mostram massa de tecidos moles densos bem demarcados, frequentemente associada à erosão óssea (Figura 23.18). Na maioria dos casos, RM demonstra sinal hipointenso nas sequências ponderadas em T1 e T2 com realce heterogêneo intenso depois da injeção de gadolínio.

Patologia

Espécimes anatomopatológicos de SVNP contêm massas sinoviais esponjosas ou firmes de coloração castanha ou marrom-avermelhada com vilosidades hipertróficas (Figura 23.19). Histologicamente, SVNP caracteriza-se por proliferação tumoral de tecido sinovial. Há infiltrados densos de histiócitos mononucleares associados a

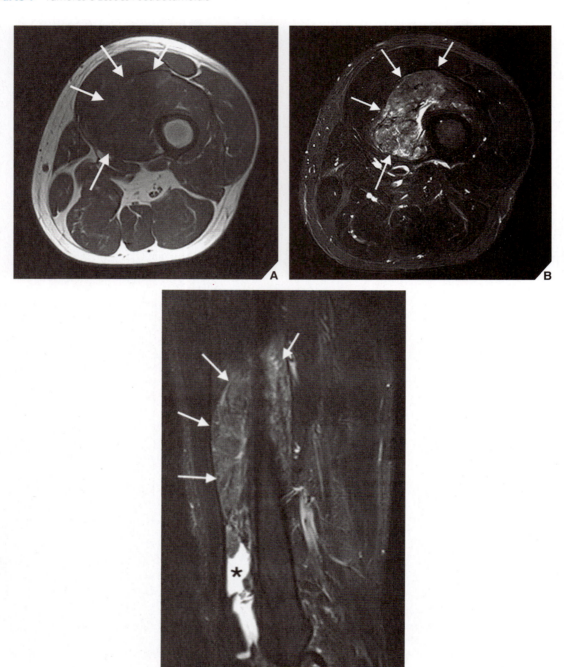

Figura 23.17 Imagem de RM de SVNP. A. Essa imagem axial de RM ponderada em T1 obtida do nível do recesso suprapatelar de um homem de 57 anos, que tinha uma massa localizada na coxa, demonstrou que a lesão se originava do recesso suprapatelar e mostrava sinal de intensidade intermediária igual à dos músculos esqueléticos adjacentes (*setas*). Imagens axial (**B**) e sagital (**C**) de RM ponderadas em T2 com supressão de gordura mostraram que a massa tinha sinal de intensidade intermediária a baixa com focos de sinal hiperintenso representando sinóvia e líquido (*setas*). A imagem sagital também mostrou derrame articular (*asterisco*). (Cortesia do Prof. Andrew J. Grainger, Cambridge, Reino Unido; reproduzida com autorização de Greenspan A, Grainger AJ. Articular abnormalities that may mimic arthritis. *J Ultrason* 2018;18:212-223.)

plasmócitos, células xantomatosas e linfócitos. Figuras de mitose são raras. Pode haver quantidades variáveis de hemossiderina. Lesões de longa duração apresentam fibrose e hialinização.

Espécimes anatomopatológicos de tumor de células gigantes de bainha tendínea consistem em tumor lobulado bem demarcado de cor cinzenta a castanho-esbranquiçada com focos amarelados e marrons parcialmente envolvidos por cápsula fibrosa. É comum observar invasão do osso ou da articulação. Exame histopatológico mostra tecido composto de quantidades variadas de pequenas células mononucleares redondas ou fusiformes com citoplasma claro e núcleos redondos e frequentemente sulcados em formato de rim, células gigantes multinucleadas semelhantes a osteoclastos, macrófagos espumosos e siderófagos. Depósitos de hemossiderina quase sempre estão presentes.

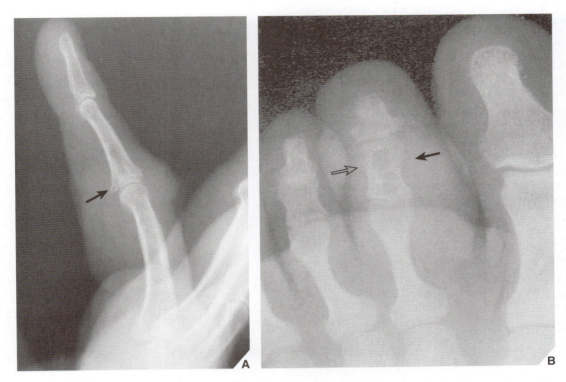

Figura 23.18 Tumor de células gigantes da bainha tendínea. A. Radiografia de perfil do dedo indicador desse homem de 58 anos demonstrou massa de tecidos moles na região da articulação interfalangiana proximal. Também havia erosão discreta na base da falange média (*seta*). **B.** A radiografia anteroposterior do segundo pododáctilo desse homem de meia-idade mostrou massa de tecidos moles associada a várias lesões osteolíticas na falange média (*setas*).

Nas formas localizada e difusa da doença, exames imuno-histoquímicos mostram positividade para CD68, CD163, CD45 e (algumas vezes) CD34. Anomalias genéticas incluem translocação t(1;2)(p11;q37) com fusão dos genes *COL6A3-CSF1*. Também foram descritas recombinações da região 1 p11-13.

Diagnóstico diferencial

Possibilidades diagnósticas mais comuns são *artropatia hemofílica*, *condromatose sinovial*, *hemangioma sinovial* e *sarcoma sinovial*. RM é muito útil para diferenciar essas lesões, porque pode demonstrar deposição de hemossiderina nos casos de SVNP. Embora essa alteração também possa ser encontrada na *artropatia hemofílica*, demonstração de grumos difusos de hemossiderina, irregularidade e espessamento da sinóvia e distensão da bursa sinovial falam a favor do diagnóstico de SVNP. Além disso, ao contrário desta última doença, a hemofilia afeta comumente várias articulações e está associada a um distúrbio do crescimento das extremidades articulares dos ossos afetados. *Condromatose sinovial* pode causar erosões compressivas do osso, semelhantes às que ocorrem com SVNP. Entretanto, as duas doenças podem ser diferenciadas pela existência de vários corpos articulares calcificados ou não. *Hemangioma sinovial* está associado comumente à formação de flebolitos. *Sarcoma sinovial* tende a ter T1 mais curto e T2 mais longo nas imagens de RM em comparação com SVNP; quando existem calcificações, o diagnóstico de SVNP pode ser excluído.

Diagnóstico diferencial de tumor de células gigantes localizado na bainha tendínea deve incluir *encondroma*, *condroma de partes moles* e *gota*.

Tratamento e prognóstico

Em geral, o tratamento consiste em sinovectomia artroscópica ou cirúrgica convencional. Em alguns casos, sinovectomia por irradiação intra-articular é realizada quando os tecidos sinoviais anormais medem menos de 5 mm de espessura. Recentemente, foram publicados relatos de tratamento adjuvante pós-sinovectomia com radioterapia de feixes externos ou injeção intra-articular de material radioativo, inclusive ítrio-90 (^{90}Y). Recidivas locais são comuns e foram relatadas em cerca de 50% dos casos.

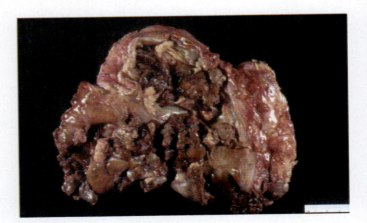

Figura 23.19 Patologia da SVNP. Essa fotografia de um espécime cirúrgico de sinóvia do joelho demonstrou lesão com projeções vilosas e papilares proeminentes. A coloração castanho-avermelhada devia-se à deposição de hemossiderina. (Cortesia do Dr. Michael J. Klein, Nova York.)

Hemangioma sinovial

Manifestações clínicas

Hemangioma sinovial é uma lesão benigna rara que acomete mais comumente a articulação do joelho e geralmente envolve compartimento anterior. Essa lesão também foi descrita nas articulações do cotovelo, do punho e do tornozelo, assim como nas bainhas de tendões. A maioria dos casos ocorre em crianças e adolescentes. Quase todos os pacientes com hemangioma sinovial são assintomáticos e frequentemente se apresentam com joelho edemaciado, dor branda ou limitação dos movimentos da articulação. Alguns pacientes referem história de episódios repetidos de edema articular e graus variados de dor com vários anos de duração. Em muitos casos, hemangioma sinovial está associado a outro hemangioma cutâneo ou de tecidos moles adjacentes. Por essa razão, alguns autores classificam as lesões da articulação do joelho como intra-articulares, justa-articulares ou intermediárias, dependendo da extensão do acometimento. Hemangioma sinovial frequentemente é confundido com outros diagnósticos. De acordo com uma estimativa, o diagnóstico pré-operatório certo foi firmado em apenas 22% dos casos.

Manifestações radiológicas

No passado, hemangiomas sinoviais eram avaliados por uma combinação de radiografia convencional, artrografia, angiografia e TC contrastada. Embora radiografias pareçam normais em pelo menos 50% dos casos, elas podem demonstrar edema de tecidos moles, massa ao redor da articulação, derrame articular ou erosões (Figura 23.20). Flebolitos, espessamento periosteal, maturação avançada das epífises e anormalidades artríticas também podem ser demonstrados ocasionalmente nas radiografias convencionais. Artrografia geralmente mostra falhas de enchimento inespecíficas com configuração vilosa. Ultrassonografia tem limitações na avaliação de alguns recessos articulares, porque pode ser difícil encontrar uma janela ultrassonográfica apropriada. Contudo, quando esse exame detecta hemangioma, os casos típicos consistem em massa vascularizada com hipoecogenicidade heterogênea. Quando estão presentes, flebolitos aparecem como focos altamente brilhantes dentro da lesão. Também podem ser demonstrados canais vasculares, dependendo de seu diâmetro. Exame com Doppler pode detectar fluxo dentro dos vasos, que pode ser lento ou rápido, dependendo do tipo de lesão (Figura 23.21). A angiografia fornece informações muito mais específicas que a radiografia ou ultrassonografia. Em geral, a angiografia pode demonstrar lesão vascular e aspectos patognomônicos de hemangioma. Nos casos típicos, a TC contrastada evidencia massa de tecidos moles com aspecto heterogêneo, que apresenta coeficientes de atenuação próximos do músculo esquelético associada a áreas de atenuação reduzida, algumas bem próximas dos coeficientes da gordura. A TC demonstra os flebolitos e evidencia focos de realce após contraste ao seu redor, assim como realce em áreas tubulares e focos de acúmulo de contraste dentro da lesão. Em alguns casos, TC mostra vasos dilatados irrigando e drenando a massa, assim como veias subcutâneas adjacentes dilatadas.

Atualmente, a RM é a modalidade preferencial para avaliar hemangiomas porque, com essa técnica de exame, pode-se estabelecer um diagnóstico presuntivo. Nos casos típicos, a massa de tecidos moles apresenta sinal de intensidade intermediária nas sequências ponderadas em T1, que parecem ter mesma intensidade ou brilho ligeiramente maior que os músculos, embora muito menor que gordura. A massa geralmente é muito mais brilhante que a gordura subcutânea nas imagens em T2 e nas sequências com supressão de gordura (Figuras 23.22 e 23.23; ver também Figura 23.22 C e D) e, em seu interior, há septos finos, geralmente serpiginosos, com sinal hipointenso. Em geral, as características de intensidade de sinal dos hemangiomas parecem estar relacionadas com alguns fatores, inclusive fluxo lento, trombose, obstrução venosa e fluxo estagnado, que se acumulam nos vasos mais calibrosos e seios dilatados, assim como quantidades variáveis de tecido adiposo na lesão. Depois da injeção intravenosa de gadolínio, há indícios de realce do hemangioma. Nos pacientes com hemangioma cavernoso do joelho, níveis líquido-líquido também são observados (Figura 23.23 C), particularidade essa também descrita recentemente em hemangiomas de tecidos moles desse tipo.

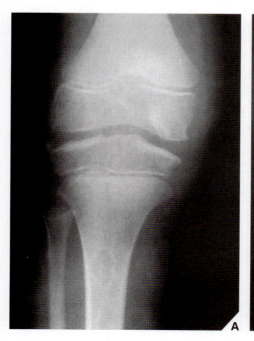
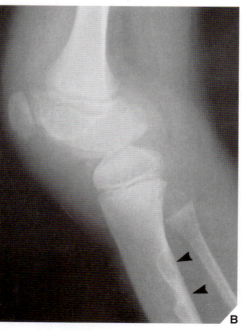

◀ **Figura 23.20 Hemangioma sinovial.** Radiografias nas incidências anteroposterior (**A**) e perfil (**B**) do joelho direito desse menino de 7 anos demonstraram erosões articulares dos compartimentos articulares femorotibial e femoropatelar. Massas de tecidos moles estavam localizadas anterior e posteriormente. Fibroma não ossificante da tíbia posterior foi um achado acidental (*pontas de seta*). (Reproduzida com autorização de Greenspan A, Remagen W. *Differential diagnosis of tumors and tumor-like lesions*. Philadelphia: Lippincott-Raven Publishers; 1998.)

Capítulo 23 Tumores e Lesões Pseudotumorais das Articulações

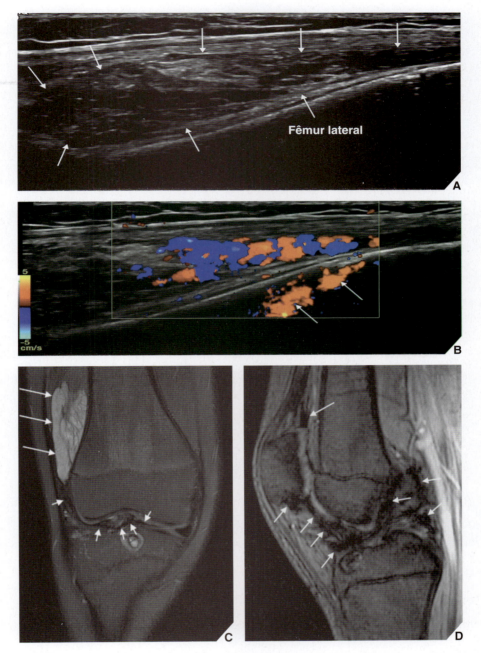

Figura 23.21 Imagens de ultrassonografia e RM de hemangioma sinovial. A. Imagem longitudinal de ultrassonografia do joelho dessa jovem de 17 anos com história de hemartrose recorrente e massa palpável na região anterolateral do joelho demonstrou massa heterogênea predominantemente hipoecogênica ao longo da metáfise femoral lateral (*setas*). **B.** Essa imagem de Doppler colorido mostrou fluxo em vasos tortuosos dentro da lesão. O "fluxo" aparente dentro do fêmur (*setas*) era causado por artefato de reverberação. **C.** Imagem coronal de RM ponderada em densidade de prótons com supressão de gordura do joelho evidenciou massa com sinal hiperintenso e algumas septações e estrias hipointensas internas (*setas longas*). Observe que também havia focos hipointensos na articulação (*setas curtas*) atribuídos à sinóvia repleta de hemossiderina associada à hemartrose recidivante. **D.** Imagem sagital de RM *spin echo* demonstrou *blooming*, artefato de suscetibilidade gerado pela presença de hemossiderina (*setas*). (Cortesia do Prof. Andrew J. Grainger, Cambridge, Reino Unido; reproduzida com autorização de Greenspan A, Grainger AJ. Articular abnormalities that may mimic arthritis. *J Ultrason* 2018;18:212-223.)

Patologia

Originado do mesênquima da camada subsinovial da membrana sinovial, o hemangioma sinovial é uma lesão vascular que contém quantidades variadas de tecidos adiposo, fibroso e muscular, além de trombos dentro dos vasos. Quando a lesão é inteiramente intra-articular, ela geralmente é bem demarcada e aparentemente encapsulada, fixada à membrana sinovial por pedículo com dimensões variáveis e aderida à sinóvia por aderências separáveis em uma ou mais superfícies. Ao exame macroscópico, o tumor consiste em massa lobulada macia, marrom e pastosa com sinóvia vilosa sobrejacente, que geralmente tem coloração marrom-mogno em razão da hemossiderina. Ao exame microscópico, a lesão apresenta canais vasculares arborescentes com diâmetros diferentes e sinóvia sobrejacente hiperplásica, que pode apresentar depósitos abundantes de ferro nos casos crônicos de hemartrose recorrente. Algumas lesões podem ter hiperplasia vilosa da sinóvia.

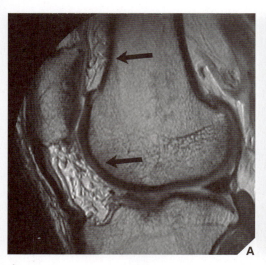
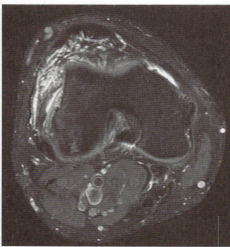
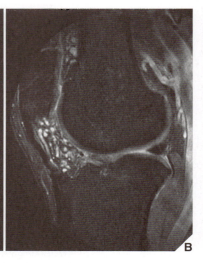

Figura 23.22 Hemangioma sinovial. A. Imagem sagital de RM ponderada em T1 do joelho desse homem de 34 anos demonstrou padrão rendilhado com vários canais vasculares no compartimento articular femoropatelar e na gordura de Hoffa (*setas*), que apresenta sinal hiperintenso. **B.** Imagens axial e sagital de RM ponderadas em T2 confirmaram existência de hemangiomas na membrana sinovial. Observe estruturas vasculares com sinal hiperintenso separadas por estruturas lineares com sinal hipointenso, que representavam septos fibrogordurosos.

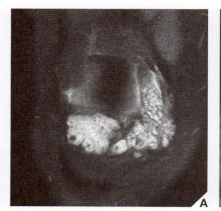
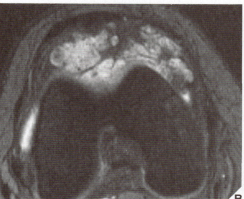
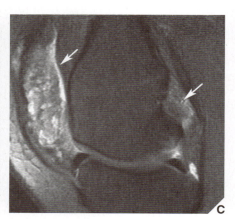

Figura 23.23 Imagens de RM de hemangioma sinovial. A. Imagem coronal de RM ponderada em densidade de prótons do joelho demonstrou lesão hiperintensa intra-articular com padrão rendilhado e vários canais vasculares, que se estendiam da superfície medial do joelho até a região da gordura de Hoffa infrapatelar. **B.** Imagem axial de RM na sequência GRE (*gradiente recalled echo*) mostrou vários canais vasculares separados por septos fibrosos, que se estendiam até a gordura de Hoffa infrapatelar. **C:** Imagem sagital de RM ponderada em T1 com saturação de gordura foi obtida depois da administração intravenosa de gadolínio e evidenciou realce parcial dos canais vasculares distendidos e vários níveis líquido-líquido pequenos, que correspondiam à estrutura "cavernosa" do tumor. Observe que havia extensão ao recesso suprapatelar e à superfície posterior da articulação (*setas*).

Diagnóstico diferencial

O diagnóstico diferencial de hemangioma sinovial inclui *SVNP* e *condromatose sinovial*. Todos os processos inflamatórios crônicos proliferativos, inclusive artrite reumatoide, artrite tuberculosa e artropatia hemofílica, também devem ser considerados no diagnóstico diferencial, mas essas doenças – quando afetam o joelho – geralmente podem ser diferenciadas clinicamente. Como é extremamente incomum, lipoma arborescente raramente é incluído no diagnóstico diferencial. A RM confirma o diagnóstico desta última lesão, demonstrando projeções arboriformes típicas e sinal típico de gordura (brilhantes nas imagens ponderadas em T1 e intermediários em T2). Nos casos de *SVNP*, as radiografias geralmente mostram anormalidades semelhantes às do hemangioma sinovial, inclusive derrame articular e massa na bursa suprapatelar ou região da fossa poplítea. As radiografias também podem evidenciar erosões ósseas nos dois lados da articulação. Contudo, a RM geralmente estabelece o diagnóstico dessa lesão quando demonstra que a sinóvia tem espessamento nodular e massas com sinal heterogêneo. A maior parte da lesão tem sinal hiperintenso, maior que o do músculo nas sequências ponderadas em T1 e T2, e outras partes demonstram sinal hipointenso em todas as sequências, refletindo o teor de hemossiderina do tumor. *Condromatose sinovial* pode ser diferenciada de hemangioma sinovial quando as radiografias mostram corpos calcificados. Fragmentos osteocondrais intra-articulares com dimensões uniformes são quase patognomônicos dessa lesão. TC pode ajudar a demonstrar calcificações mal definidas, que não seriam percebidas de outra forma.

Tratamento e prognóstico

Lesões pequenas podem ser retiradas por inteiro sem risco de recidiva local. Na maioria dos casos, o prognóstico é excelente.

Lipoma arborescente

Manifestações clínicas

Lipoma arborescente, também conhecido como *proliferação vilo-lipomatosa das membranas sinoviais*, é um distúrbio intra-articular raro que se caracteriza por proliferação lipomatosa não neoplásica da sinóvia. O termo *arborescente* (do latim, *arbor*, que significa árvore) descreve a morfologia típica em configuração de árvore da sinóvia hipertrofiada, que apresenta aspecto frondoso. O termo *lipoma* está equivocado, porque não há massa focal. Alguns autores sugeriram que um termo mais apropriado para essa doença seria *lipomatose sinovial*. Lipoma arborescente pode ser monoarticular ou poliarticular. A causa da doença ainda é desconhecida, embora alguns estudos tenham sugerido relação com osteoartrite, artrite reumatoide, psoríase e diabetes melito. Essa lesão acomete mais frequentemente a articulação do joelho, embora existam casos esporádicos publicados por vários autores com acometimento de outras articulações como ombro, quadril, punho, cotovelo e tornozelo. Ocasionalmente, essa doença pode afetar várias articulações. Também existem relatos esporádicos de acometimento de bursas articulares e bainhas tendíneas. Lipoma arborescente é mais comum em homens, geralmente entre a quarta e a sétima década de vida. Esses pacientes têm derrame articular indolor lentamente progressivo e espessamento sinovial.

Manifestações radiológicas

Anormalidades demonstradas nos exames radiológicos, principalmente a RM, são muito características e permitem firmar o diagnóstico definitivo dessa doença. Sempre há derrame articular associado a massas arborescentes, que se originam da sinóvia e têm sinal de mesma intensidade de gordura em todas as sequências (Figuras 23.24 e 23.25). Em alguns casos, há um artefato de desvio químico na interface entre gordura e líquido. Nos casos típicos, ultrassonografia mostra lipomas arborescentes como massa frondosa hiperecoica com base sinovial e derrame articular associado (Figura 23.26).

Patologia

Ao exame histopatológico, o lipoma arborescente caracteriza-se por hiperplasia da gordura subsinovial, formação de células adiposas maduras e presença de projeções vilosas proliferativas. Também pode haver metaplasia óssea e condroide.

Diagnóstico diferencial e tratamento

O diagnóstico diferencial deve incluir SVNP, condromatose sinovial, hemangioma sinovial, artropatia hemofílica e vários distúrbios inflamatórios intra-articulares.

Em geral, tratamento consiste em sinovectomia cirúrgica convencional ou por artroscopia.

Tumores malignos

Sarcoma sinovial

Manifestações clínicas

Sarcoma sinovial (sinovioma, sarcoma sinovioblástico) é uma neoplasia mesenquimal incomum, que representa cerca de 8 a 10% dos sarcomas de tecidos moles. Apesar de seu nome (que foi atribuído em razão da semelhança histológica entre sarcoma sinovial e tecido sinovial normal), o tumor não se origina da sinóvia, mas pode desenvolver-se inicialmente em qualquer outra estrutura, inclusive cápsulas e bursas articulares e bainhas tendíneas. Em geral, esse tumor desenvolve-se antes dos 50 anos, na maioria dos casos na faixa de 15 a 40 anos. Também não há predomínio de gênero. As extremidades são acometidas em 80 a 90% dos casos de sarcoma sinovial, sendo as áreas mais comuns aquelas ao redor do joelho e do pé. Em casos excepcionais, o tumor pode ser intra-articular. Sarcoma sinovial geralmente é um tumor de crescimento lento com evolução insidiosa, embora nos estágios tardios possa ter comportamento agressivo. Metástases pulmonares por disseminação hematogênica e aos tecidos moles foram descritas. Schajowicz referiu que o índice de recidivas locais era maior que 50%. Sinais e sintomas clínicos geralmente incluem edema ou massa de tecidos moles e dor progressiva. Ao exame físico, observa-se massa de tecidos moles difusa ou bem demarcada, geralmente dolorosa à palpação.

Manifestações radiológicas

Anormalidades nos exames radiológicos do sarcoma sinovial incluem massa de tecidos moles, geralmente nas proximidades de uma articulação (Figura 23.27 A) e, ocasionalmente, associadas com invasão óssea (Figura 23.27 B). Também pode ser observada reação periosteal. Calcificações nos tecidos moles, geralmente do tipo amorfo, estão presentes em cerca de 25 a 30% dos pacientes e frequentemente estão localizadas na periferia do tumor. Mais raramente, pode-se observar padrão puntiforme central de calcificação. Raramente pode haver calcificações ou ossificações extensas semelhantes a matriz osteoide ou osso. Essa apresentação pode resultar no diagnóstico equivocado de osteossarcoma ou condrossarcoma de tecidos moles, condromatose sinovial, miosite ossificante ou calcinose tumoral.

Cintilografia óssea demonstra hipercaptação do radiofármaco nas imagens do fluxo sanguíneo e sangue acumulado, compatíveis com hipervascularização desses tumores (Figura 23.28).

A TC demonstra claramente extensão da massa de tecidos moles, calcificações e invasão óssea. Essa modalidade de exame também é útil para avaliar metástases torácicas ou pulmonares. RM mostra lesão tumoral septada, multilobulada e com margens infiltrativas com sinal de intensidade baixa a intermediária nas sequências ponderadas em T1, com sinal hiperintenso em T2 (Figura 23.29) e realce difuso e heterogêneo após a administração de gadolínio (Figuras 23.29 E e 23.30). O estudo de RM mais abrangente realizado até hoje sobre sarcoma sinovial incluiu 34 pacientes descritos por Jones *et al.* e mostrou que o tumor tende a ser profundo, volumoso (85% tinham mais de 5 cm de diâmetro) e localizado nas extremidades, com epicentro próximo da articulação. Em geral, as lesões eram heterogêneas nas imagens ponderadas T2 e estavam nitidamente demarcadas dos tecidos circundantes. Quarenta e quatro por cento dos casos tinham sinal hiperintenso nas sequências ponderadas em T1 e T2, correspondendo a hemorragia intratumoral. Vários autores consideram que o chamado *sinal de intensidade tríplice de sinal* — atribuído a uma combinação de elementos císticos e sólidos, tecido fibroso, hemorragia e deposição de hemossiderina — seja a anormalidade mais característica desse tumor (ver Figuras 23.29 D e 23.30 E). Alguns tumores multilobulados podem conter septos e níveis líquido-líquido, resultando no sinal da "jarra de uvas". Durante a fase de crescimento lento, o sarcoma sinovial pode apresentar aspecto relativamente "benigno" nas imagens de RM, com cápsula de sinal hipointenso e tumor com sinal de intensidade relativamente uniforme, aspecto semelhante ao encontrado nos tumores benignos como o schwannoma (Figura 23.31).

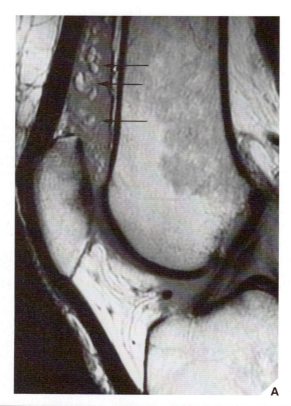
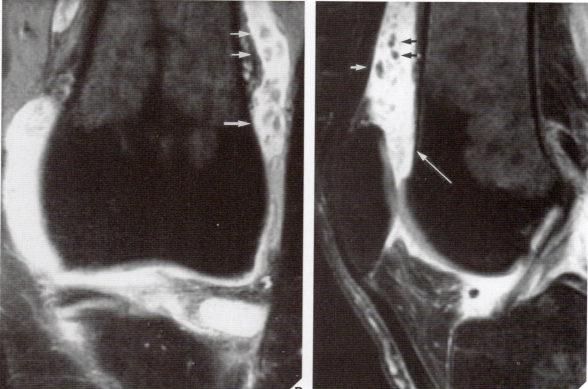

▲
Figura 23.24 Imagens de RM de lipoma arborescente. Mulher de 54 anos referia sensação de "congestão" do joelho esquerdo há 5 meses. Radiografia convencional (não ilustrada aqui) demonstrou derrame articular. **A.** Imagem sagital de RM ponderada em densidade de prótons mostrou várias estruturas na bursa suprapatelar, que apresentavam intensidade de sinal compatível com gordura (*setas*). Imagens coronal (**B**) e sagital (**C**) de RM ponderadas em T2 com supressão de gordura evidenciaram derrame articular com sinal hiperintenso (*seta longa*). Vilosidades sinoviais hipertróficas (*setas curtas*) apresentavam sinal compatível com gordura.

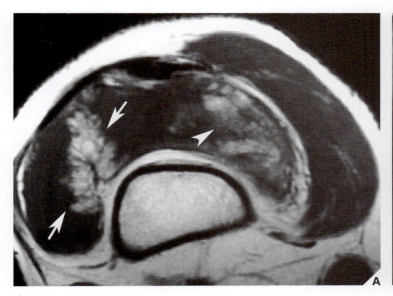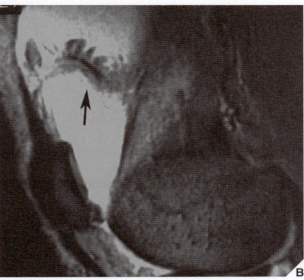

▲
Figura 23.25 Imagens de RM de lipoma arborescente. A. Imagem axial de RM ponderada em T1 demonstrou massa lipomatosa "arboriforme" intra-articular no recesso suprapatelar distendido por líquidos na articulação do joelho (*setas*). Observe que também havia proliferações lipomatosas intra-articulares na superfície medial do recesso suprapatelar (*ponta de seta*). **B.** Imagem sagital de RM ponderada em T2 mostrou lipoma arborescente (semelhante a uma árvore) no recesso suprapatelar (*seta*).

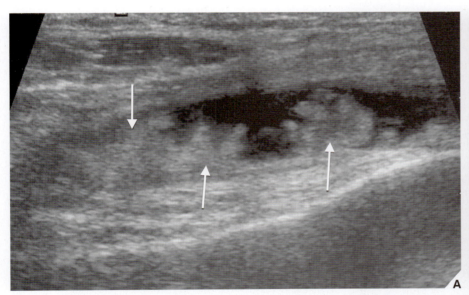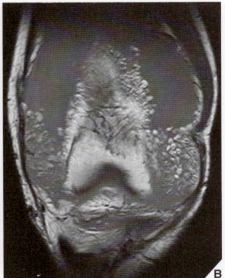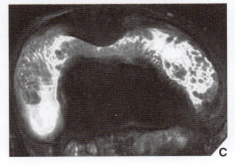

Figura 23.26 Imagens de ultrassonografia e RM de lipoma arborescente. A. Imagem longitudinal de ultrassonografia do recesso patelar do joelho direito dessa mulher de 42 anos com edema indolor dessa articulação demonstrou massa lipomatosa sinovial hiperecoica frondosa (*setas*) circundada por líquido articular anecoico. **B.** Imagem coronal de RM ponderada em T1 mostrou derrame articular volumoso com massas lipomatosas frondosas originadas da sinóvia com sinal hiperintenso. **C.** Essa imagem axial de RM ponderada em densidade de prótons com supressão de gordura evidenciou proliferação sinovial gordurosa em escuro (devido à sequência com supressão de gordura) sobreposta ao líquido hiperintenso dentro da articulação. (Cortesia do Prof. Andrew J. Grainger, Cambridge, Reino Unido; reproduzida com autorização de Greenspan A, Grainger AJ. Articular abnormalities that may mimic arthritis. *J Ultrason* 2018;18:212-223.)

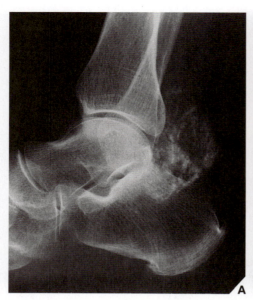 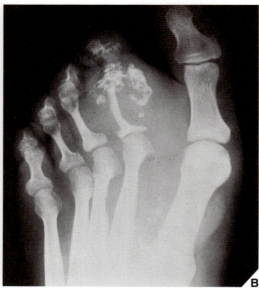

Figura 23.27 Sarcoma sinovial. A. Radiografia de perfil do tornozelo esquerdo dessa mulher de 71 anos demonstrou massa calcificada volumosa localizada nos tecidos moles situados à frente do tendão do calcâneo, que não afetava os ossos adjacentes. **B.** A radiografia dorsoplantar do pé direito de uma mulher de 55 anos mostrou massa volumosa de tecidos moles com calcificações grosseiras, que tinha erodido a falange proximal do segundo pododáctilo. (**B**, Reproduzida com autorização de Greenspan A, Borys D. *Radiology and pathology correlation of bone tumors: a quick reference and review*. Philadelphia: Wolters Kluwer; 2016:370, Fig. 8.26 B.)

Patologia

Espécimes anatomopatológicos contêm massa cinzenta ou castanha, geralmente multinodular, algumas vezes policísticas com áreas de hemorragia e necrose. Ao exame histopatológico, existem vários subtipos de sarcoma sinovial descritos. Entre eles estão os subtipos bifásico (fibroso e epitelial), monofásico (mais comum), unicamente glandular, calcificante e mal diferenciado. O subtipo bifásico clássico apresenta células fusiformes e epiteliais bem diferenciados em padrões glandulares ou semelhantes a ninhos. As células fusiformes são pequenas e praticamente homogêneas com núcleos ovoides de coloração clara. Sarcoma sinovial monofásico é composto de fascículos interdigitantes e estruturas "esféricas" formadas por células fusiformes. A variante calcificante contém células fusiformes e calcificações localizadas em áreas de hialinização.

Técnicas imuno-histoquímicas demonstram positividade para citoqueratinas 7, 8, 14 e 19 e antígeno de membrana epitelial (AME) nas áreas epiteliais. Além disso, marcadores CD99 e BCL2 são positivos e CD34 é negativo. Um sinal consistente detectado em cerca de 90% dos tumores é a anomalia citogenética de translocação envolvendo os cromossomos X e 18 [t(x;18) (p11.2;q11.2)], que resulta em fusão do gene *SYT* (também conhecido como gene *SS18* ou *SSXT*, que codifica uma proteína de 55 kDa) com *SSX1* ou *SSX2*. Uma porcentagem pequena dos casos tem recombinação genética envolvendo o gene *SSX4*.

Diagnóstico diferencial

O diagnóstico diferencial deve incluir lesões benignas (p. ex., condroma, miosite ossificante, calcinose tumoral e gota) e tumores malignos (p. ex., osteossarcoma e condrossarcoma de partes moles).

Tratamento e prognóstico

O tratamento consiste em ressecção local ampla seguida de poliquimioterapia adjuvante com cisplatina, vincristina, doxorrubicina e ifosfamida. A radioterapia pós-operatória é reservada aos pacientes nos quais a intervenção cirúrgica não conseguiu assegurar margens de ressecção livres. Em alguns casos, amputação do membro ainda é o tratamento preferencial. Recidivas locais e disseminação metastática do tumor são complicações comuns. O prognóstico é mais favorável quando os tumores medem menos de 5 cm.

Condrossarcoma sinovial

Manifestações clínicas

Condrossarcoma sinovial é um tumor raro que se origina da membrana sinovial. A lesão pode se apresentar como tumor sinovial primário ou se desenvolver depois de transformação maligna de (osteo) condromatose sinovial. O conceito de degeneração maligna da osteocondromatose sinovial ainda é controvertido e essa lesão é rara, com menos de 40 casos bem documentados na literatura.

A maioria dos condrossarcomas sinoviais localiza-se na articulação do joelho. Em casos raros, outras articulações como quadril, cotovelo ou tornozelo também são afetadas. Acometimento de articulações pequenas das mãos é extremamente raro. Esses tumores malignos mostram predileção pelo sexo masculino e acometem pacientes na faixa etária de 25 a 70 anos. Sinais e sintomas incluem dor e edema, na maioria dos casos com duração maior que 12 meses. Nos pacientes com osteocondromatose sinovial primária, a transformação maligna em condrossarcoma sinovial deve ser considerada clinicamente quando há formação de massa de tecidos moles na articulação afetada.

Manifestações radiológicas

Radiologicamente, calcificações condroides dentro da articulação, destruição dos ossos adjacentes e massa de tecidos moles são altamente sugestivos de condrossarcoma sinovial. Em alguns casos documentados, a RM demonstrou massas lobuladas de tecidos

Capítulo 23 Tumores e Lesões Pseudotumorais das Articulações 1187

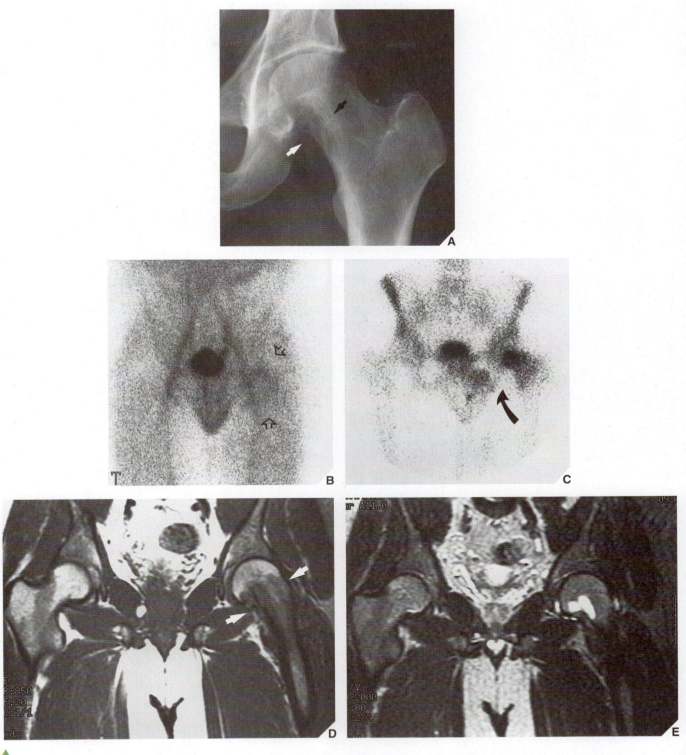

▲ **Figura 23.28 Imagens de cintilografia e RM de sarcoma sinovial. A.** Radiografia anteroposterior do quadril esquerdo desse homem de 37 anos demonstrou lesão osteolítica no colo femoral delimitada lateralmente por borda esclerótica (*setas*). **B.** A imagem de cintilografia (sangue acumulado) mostrou hipervascularização da articulação do quadril esquerdo (*setas abertas*). **C.** A imagem tardia de cintilografia com difosfonato de metileno (MDP) marcado com tecnécio-99m (^{99}Tc) evidenciou hipercaptação do radiofármaco na cabeça e colo do fêmur e em torno da articulação do quadril (*seta curva*). **D.** Imagem coronal de RM ponderada em T1 (*spin echo* [SE]; tempo de repetição [TR] 850 ms/tempo de eco [TE] 20 ms) demonstrou lesão com sinal hipointenso na parte medial do colo femoral esquerdo (*setas*). **E.** Imagem coronal de RM ponderada em T2 (SE; TR 2.000 ms/TE 80 ms) evidenciou sinal hiperintenso no colo femoral e nas superfícies medial e lateral da articulação do quadril. Biopsia excisional confirmou sarcoma sinovial intra-articular.

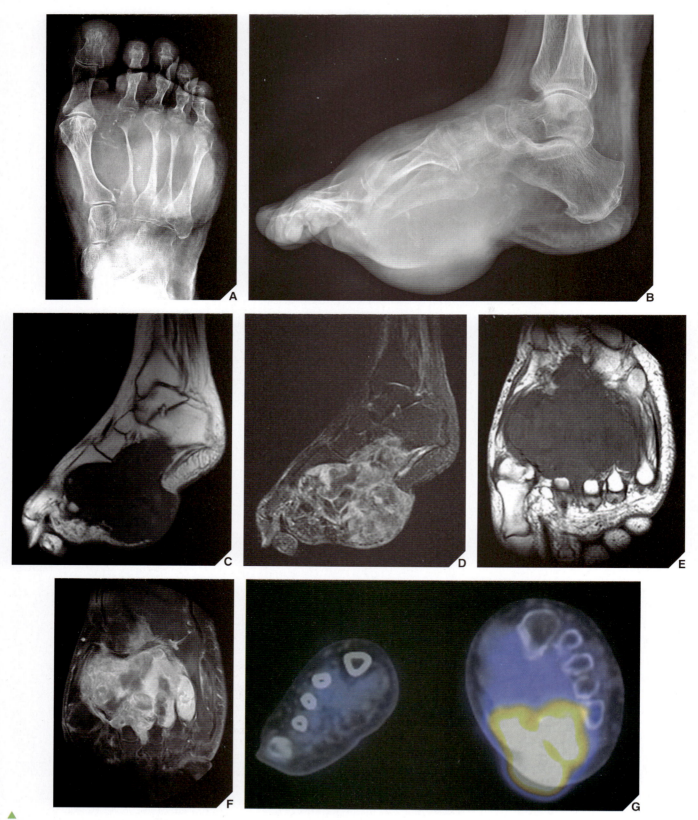

Figura 23.29 Imagens de RM e tomografia por emissão de pósitrons (PET)/TC com fluordesoxiglicose (PDG) de sarcoma sinovial. Radiografias nas incidências anteroposterior (**A**) e perfil (**B**) do pé esquerdo dessa mulher de 57 anos demonstraram massa volumosa de tecidos moles contendo calcificações, que afetava principalmente a parte plantar do pé. Observe erosões no segundo, terceiro e quarto metatarsos. **C.** Imagem sagital de RM ponderada em T1 mostrou massa com sinal de intensidade baixa a intermediária. **D.** Imagem sagital de RM na sequência IR (*inversion recovery*) demonstrou que a massa heterogênea mesclava sinais de intensidades baixa, intermediária e alta (sinal de intensidade tríplice de sinais). **E.** Imagem axial (longitudinal) de RM ponderada em T1 e outra imagem (**F**) obtida após a injeção intravenosa de gadolínio mostraram realce heterogêneo do tumor. **G.** A imagem axial de fusão PET-FDG/TC dos pés mostra tumor hipermetabólico volumoso nos tecidos moles do pé esquerdo. A biopsia excisional confirmou diagnóstico de sarcoma sinovial.

Capítulo 23   Tumores e Lesões Pseudotumorais das Articulações   **1189**

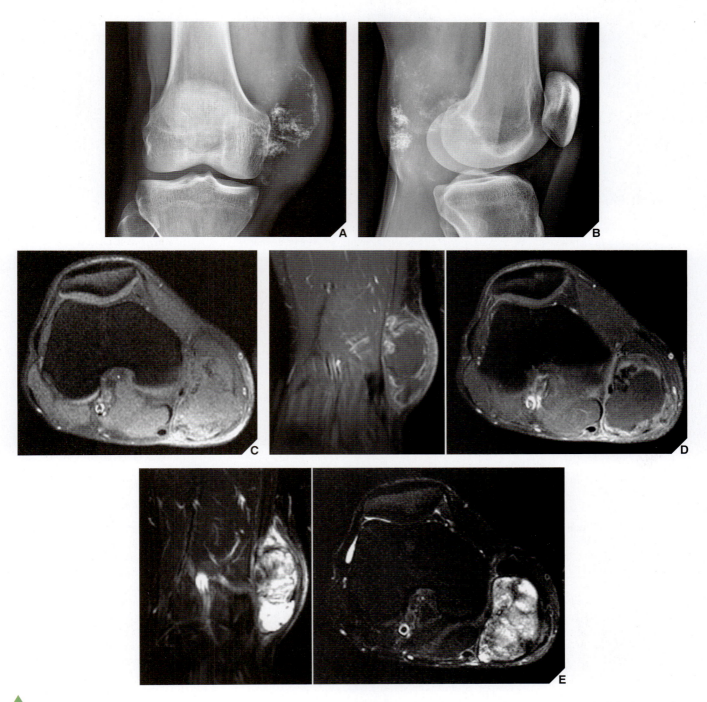

▲
Figura 23.30 Imagens de RM de sarcoma sinovial. Radiografias nas incidências anteroposterior (**A**) e perfil (**B**) do joelho esquerdo desse homem de 34 anos demonstraram massa volumosa de tecidos moles contendo calcificações adjacente à margem posterolateral do côndilo femoral medial, sem invasão óssea. **C.** A imagem axial de RM ponderada em T1 mostrou massa com sinal de intensidade predominantemente intermediária. **D.** Imagens coronal e axial de RM ponderadas em T1 obtidas depois da injeção intravenosa de gadolínio evidenciaram realce na periferia do tumor. **E.** Imagens coronal e axial de RM ponderadas em T2 demonstraram tumor heterogêneo com intensidade de sinal alta, intermediária e baixa (sinal de intensidade tríplice de sinais) típica de sarcoma sinovial. A biopsia excisional confirmou esse diagnóstico.

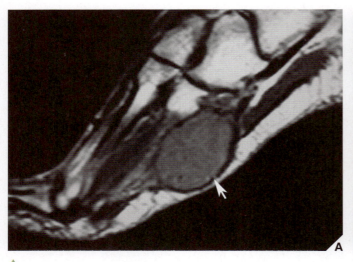 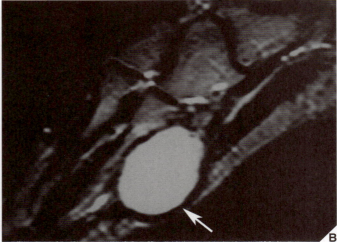

Figura 23.31 Imagens de RM de sarcoma sinovial. A. Imagem sagital de RM ponderada em T1 do pé desse homem jovem, que percebera uma massa 1 ano antes na região plantar lateral, demonstrou tumor hipointenso bem delimitado com cápsula de sinal hipointensa (seta). **B.** Imagem sagital de RM ponderada em T2 mostrou sinal hiperintenso homogêneo na lesão bem encapsulada (seta). O diagnóstico pré-operatório era neurinoma ou schwannoma, mas o diagnóstico histopatológico final foi sarcoma sinovial.

moles intra-articulares com predomínio de sinal isointenso ao músculo nas imagens ponderadas em T1 e sinal hiperintenso em T2. Nos pacientes com (osteo)condromatose sinovial primária comprovada, massa de tecidos moles e alterações destrutivas das articulações devem sugerir desenvolvimento de condrossarcoma sinovial secundário (Figura 23.32). Entretanto, vale ressaltar que condromatose sinovial sem complicações e condrossarcoma sinovial frequentemente podem ter aspectos muito semelhantes nas radiografias e imagens de RM.

Patologia

A diferenciação histopatológica entre condrossarcoma sinovial primário e neoplasia maligna secundária associada à condromatose sinovial ainda é uma questão controvertida. Manivel *et al.* sugeriram que aspectos histológicos equivalentes aos do condrossarcoma central grau 2 ou 3 deveriam estar presentes, antes que se pudesse diagnosticar condrossarcoma originado da condromatose sinovial. Focos ocasionais de hipercelularidade demonstrando células atípicas hipercromáticas compatíveis com condrossarcoma grau 1 não devem ser evidência suficientes de transformação maligna de condromatose sinovial. Contudo, evidências de crescimento agressivo (invasão) e falta de inserção da lesão ao revestimento sinovial, quando combinadas com hipercelularidade e pleomorfismo celular, devem reforçar o diagnóstico de neoplasia maligna. Bertoni *et al.* tentaram elaborar critérios para facilitar essa diferenciação crucial. Esses autores reconheceram vários aspectos microscópicos sugestivos de malignidade. Entre os aspectos que permitem diferenciar condrossarcoma sinovial estão os seguintes: células tumorais dispostas em lâminas; alterações mixoides na matriz; hipercelularidade com concentração e formação de fusos nos núcleos da periferia; necrose; e permeação das trabéculas ósseas. Ressaltando o risco de interpretar erroneamente condromatose sinovial como condrossarcoma nos exames radiológicos e histopatológico, Bertoni *et al.* escolheram metástases pulmonares como único critério diferenciador.

Diagnóstico diferencial

O diagnóstico diferencial principal é entre condrossarcoma sinovial e (osteo)condromatose sinovial. Em muitos casos, anormalidades dos exames radiológicos das duas lesões são semelhantes, embora desenvolvimento de alterações destrutivas ao redor da articulação afetada favoreça o diagnóstico de condrossarcoma sinovial. Entretanto, as alterações destrutivas devem ser diferenciadas das erosões periarticulares encontradas ocasionalmente na condromatose sinovial. A SVNP geralmente pode ser excluída sem muita dificuldade, porque não apresenta calcificações e demonstra anormalidades muito típicas no exame de RM (ver seções anteriores).

Sinovite vilonodular pigmentada maligna

Kalil e Unni publicaram um caso de malignidade em SVNP e citaram outros 8 casos relatados na literatura. Enzinger e Weiss definiram SVNP maligna como lesão maligna que se desenvolve em pacientes com SVNP benigna documentada no passado ou coexistente no mesmo local. Bertoni *et al.* documentaram a evolução histológica de malignização da SVNP em três casos. Malignidade da SVNP é um fato extremamente raro, embora ainda seja questão controvertida, principalmente porque outras lesões centradas na sinóvia (p. ex., sarcoma de células claras ou sarcoma epitelioide) podem ser confundidas com SVNP maligna.

Lipossarcoma intra-articular

Embora lipossarcomas de partes moles não sejam tumores malignos raros – representam cerca de 16% de todos os sarcomas de tecidos moles –, a localização intra-articular é extremamente rara.

Existem casos relatados de lipossarcoma mixoide intra-articular de grau baixo e lipossarcoma intra-articular de grau alto – dois tumores localizados na articulação do joelho. Anormalidades detectadas à RM dos tumores intra-articulares são muito semelhantes às que ocorrem com os tumores extra-articulares, ou seja, sinal heterogêneo de intensidade predominantemente intermediária nas imagens ponderadas em T1 e heterogêneo de intensidade intermediária a alta em T2.

Capítulo 23 Tumores e Lesões Pseudotumorais das Articulações   1191

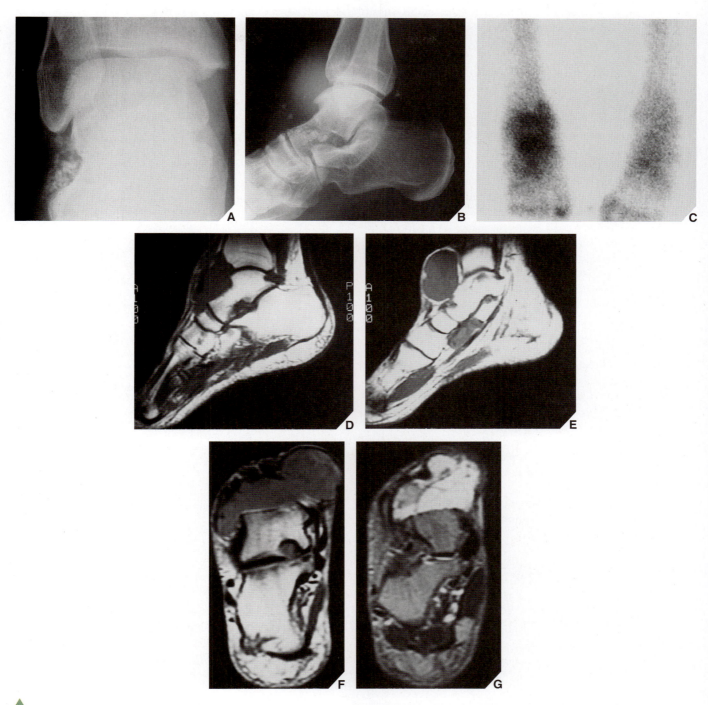

Figura 23.32 Transformação maligna de osteocondromatose sinovial em condrossarcoma sinovial. Radiografias nas incidências anteroposterior (**A**) e perfil (**B**) do tornozelo direito desse homem de 64 anos com histórico longo de condromatose sinovial demonstrou massa volumosa de tecidos moles na superfície dorsal da articulação do tornozelo, que causava erosão do tálus. Lateralmente, havia várias calcificações com dimensões e formatos uniformes. **C.** Depois da injeção de 15 mCi (555 MBq) de MDP marcado com ^{99m}Tc, observou-se hipercaptação do radiofármaco no tornozelo direito. **D.** Imagem sagital de RM ponderada em T1 (*spin echo* [SE]; tempo de repetição [TR] 400 ms/tempo de eco [TE] 20 ms) mostrou que a massa tinha sinal de intensidade intermediária semelhantes à do músculo. **E.** Imagem parassagital de RM ponderada em T1 (SE; TR 400 ms/TE 20 ms) evidenciou massa bem encapsulada. **F.** Imagem coronal de RM ponderada em densidade de prótons (SE; TR 1.800 ms/TE 29 ms) confirmou continuidade da massa com a articulação do tornozelo. **G.** Imagem coronal de RM ponderada em T2 (SE; TR 2.000 ms/TE 80 ms) demonstrou sinal hiperintenso no tumor. Áreas puntiformes com sinal hipointenso dentro da massa representavam calcificações. (Reproduzida com autorização de Greenspan A, Remagen W. *Differential diagnosis of tumors and tumor-like lesions*. Philadelphia: Lippincott-Raven Publishers; 1998.)

ASPECTOS PRÁTICOS A SEREM LEMBRADOS

1. Anormalidades radiográficas típicas de (osteo)condromatose sinovial são derrame articular, corpos osteocondrais radiopacos numerosos (em geral, dimensões pequenas e uniformes) e erosões ósseas.

2. A artrografia, a TC e a RM são modalidades radiológicas úteis para demonstrar corpos intra-articulares não calcificados.

3. A SVNP sempre está associada a líquido sinovial serossanguíneo. Radiografias demonstram densidade de tecidos moles na articulação afetada, que é causada por líquido hemorrágico e massas sinoviais lobuladas.

4. A RM é muito útil para diagnosticar SVNP porque, nas imagens ponderadas em T2, massas intra-articulares apresentam combinação típica de áreas com sinal hiperintenso representando líquido e sinóvia congestionada intercaladas com áreas de sinal de intensidade intermediária a baixa atribuídos à presença de hemossiderina.

5. Hemangioma sinovial é mais bem diagnosticado por RM. Anormalidades típicas evidenciadas nesse exame são massa de tecidos moles com sinal de intensidade intermediária nas sequências ponderadas em T1 (sinais de intensidade igual ou ligeiramente maior que a dos músculos, mas não tão brilhantes quanto gordura) e sinal hiperintenso nas imagens ponderadas em T2 com septos serpiginosos de sinal hipointenso.

6. Lipoma arborescente – lesão intra-articular muito rara – caracteriza-se por proliferação lipomatosa não neoplásica da sinóvia. RM demonstra derrame articular e massa arboriforme, que se origina da sinóvia e tem sinais de intensidade semelhante à da gordura em todas as sequências.

7. Sarcoma sinovial localiza-se comumente em contato direto com a articulação. Calcificações e erosões ósseas são sinais comuns. Em geral, esse tumor causa sinal típico de intensidade tríplice de sinal na RM.

8. Condrossarcoma sinovial – tumor raríssimo originado da membrana sinovial – pode ser lesão primária, ou se desenvolver a partir de condromatose sinovial.

LEITURAS SUGERIDAS

Abdelwahab IF, Kenan S, Steiner GC, et al. True bursal pigmented villonodular synovitis. *Skeletal Radiol* 2002; 31:354-358.

Adams ME, Saifuddin A. Characterisation of intra-articular soft tissue tumours and tumour-like lesions. *Eur Radiol* 2007; 17:950-958.

Bejia I, Younes M, Moussa A, et al. Lipoma arborescens affecting multiple joints. *Skeletal Radiol* 2005; 34:536-538.

Bertoni F, Unni KK, Beabout JW, et al. Chondrosarcomas of the synovium. *Cancer* 1991; 67:155-162.

Bertoni F, Unni KK, Beabout JW, et al. Malignant giant cell tumor of the tendon sheaths and joints (malignant pigmented villonodular synovitis). *Am J Surg Pathol* 1997; 21:153-163.

Besette PR, Cooley PA, Johnson RP, et al. Gadolinium-enhanced MRI of pigmented villonodular synovitis of the knee. *J Comput Assist Tomogr* 1992; 16:992-994.

Bixby SD, Hettmer S, Taylor GA, et al. Synovial sarcoma in children: imaging features and common benign mimics. *AJR Am J Roentgenol* 2010; 195:1026-1032.

Blacksin MF, Ghelman B, Freiberger RH, et al. Synovial chondromatosis of the hip. Evaluation with air computed arthrotomography. *Clin Imaging* 1990; 14:315-318.

Bravo SM, Winalski CS, Weissman BN. Pigmented villonodular synovitis. *Radiol Clin North Am* 1996; 34:311-326.

Bullough PG. *Atlas of orthopaedic pathology: with clinical and radiologic correlations*, 2nd ed. New York: Gower Medical Publishing; 1992:17.25-17.28.

Campanacci M. *Bone and soft-tissue tumors*. New York: Springer; 1990:998-1012.

Chen DY, Lan JL, Chou SJ. Treatment of pigmented villonodular synovitis with yttrium-90: changes in immunologic features, Tc-99m uptake measurements, and MR imaging of one case. *Clin Rheumatol* 1992; 11:280-285.

Cotten A, Flipo RM, Chastanet P, et al. Pigmented villonodular synovitis of the hip: review of radiographic features in 58 patients. *Skeletal Radiol* 1995; 24:1-6.

Cotten A, Flipo RM, Herbaux B, et al. Synovial haemangioma of the knee: a frequently misdiagnosed lesion. *Skeletal Radiol* 1995; 24:257-261.

Crotty JM, Monu JUV, Pope TL Jr. Synovial osteochondromatosis. *Radiol Clin North Am* 1996; 34:327-342.

De Beuckeleer L, De Schepper A, De Belder F, et al. Magnetic resonance imaging of localized giant cell tumour of the tendon sheath (MRI of localized GCTTS). *Eur Radiol* 1997; 7:198-201.

De St. Aubain Sommerhausen N, Dal Cin P. Diffuse-type giant cell tumour. In: Fletcher CDM, Unni KK, Mertens F, eds. *Pathology & genetics: tumours of soft tissue and bone*. Lyon, France: IARC Press; 2002:112-114.

De St. Aubain Sommerhausen N, Dal Cin P. Giant cell tumour of tendon sheath. In: Fletcher CDM, Unni KK, Mertens F, eds. *Pathology & genetics: tumours of soft tissue and bone*. Lyon, France: IARC Press; 2002:110-111.

Demertzis JL, Kyriakos M, Loomans R, et al. Synovial hemangioma of the hip joint in a pediatric patient. *Skeletal Radiol* 2014; 43:107-113.

Devaney K, Vinh TN, Sweet DE. Synovial hemangioma: report of 20 cases with differential diagnostic considerations. *Hum Pathol* 1993; 24: 737-745.

Enzinger FM, Weiss SW. Benign tumors and tumor-like lesions of synovial tissue. In: *Soft tissue tumors*. St. Louis: Mosby; 1988:638-658.

Enzinger FM, Weiss SW. *Soft tissue tumors,* 3rd ed. St. Louis: Mosby; 1995:749-751, 757-786.

Eustace SE, Harrison M, Srinivasen U, et al. Magnetic resonance imaging in pigmented villonodular synovitis. *Can Assoc Radiol J* 1994; 45:283-286.

Flanagan AM, Delaney D, O'Donnell P. The benefits of molecular pathology in the diagnosis of musculoskeletal disease: part I of a two-part review: soft tissue tumors. *Skeletal Radiol* 2010; 39:105-115.

Fletcher CDM, Bridge J, Hogendoorn P, et al, eds. *Pathology and genetics of tumours of soft tissue and bone*. Lyon, France: IARC Press; 2013.

Greenspan A, Azouz EM, Matthews J II, et al. Synovial hemangioma: imaging features in eight histologically proven cases, review of the literature, and differential diagnosis. *Skeletal Radiol* 1995; 24:583-590.

Greenspan A, Borys D. *Radiology and pathology correlation of bone tumors: a quick reference and review.* Philadelphia: Wolters Kluwer; 2018:353-380.

Greenspan A, Gershwin ME. *Imaging in rheumatology: a clinical approach.* Philadelphia: Wolters Kluwer; 2018:377-419.

Greenspan A, Grainger AJ. Articular abnormalities that may mimic arthritis. *J Ultrason* 2018; 18:212-223.

Greenspan A, Remagen W. *Differential diagnosis of tumors and tumor-like lesions of bones and joints.* Philadelphia: Lippincott-Raven Publishers; 1998.

Grieten M, Buckwalter KA, Cardinal E, et al. Case report 873: lipoma arborescens (villous lipomatous proliferation of the synovial membrane). *Skeletal Radiol* 1994; 23:652-655.

Haldar M, Randall RL, Capecchi MR. Synovial sarcoma: from genetics to genetic-based animal modeling. *Clin Orthop Relat Res* 2008; 466:2156-2167.

Hermann G, Abdelwahab IF, Klein MJ, et al. Synovial chondromatosis. *Skeletal Radiol* 1995; 24:298-300.

Hermann G, Klein MJ, Abdelwahab IF, et al. Synovial chondrosarcoma arising in synovial chondromatosis of the right hip. *Skeletal Radiol* 1997; 26:366-369.

Hopyan S, Nadesan P, Yu C, et al. Dysregulation of hedgehog signaling predisposes to synovial chondromatosis. *J Pathol* 2005; 206:143-150.

Huang G-S, Lee C-H, Chan WP, et al. Localized nodular synovitis of the knee: MR imaging appearance and clinical correlates in 21 patients. *AJR Am J Roentgenol* 2003; 181:539-543.

Hughes TH, Sartoris DJ, Schweitzer ME, et al. Pigmented villonodular synovitis: MRI characteristics. *Skeletal Radiol* 1995; 24:7-12.

Jaffe HL, Lichtenstein L, Sutro CJ. Pigmented villonodular synovitis, bursitis and tenosynovitis. *Arch Pathol Lab Med* 1941; 31:731-765.

Jones BC, Sundaram M, Kransdorf MJ. Synovial sarcoma: MR imaging findings in 34 patients. *AJR Am J Roentgenol* 1993; 161:827-830.

Kalil RK, Unni KK. Malignancy in pigmented villonodular synovitis. *Skeletal Radiol* 1998; 27:392-395.

Karasick D, Karasick S. Giant cell tumor of tendon sheath: spectrum of radiologic findings. *Skeletal Radiol* 1992; 21:219-224.

Kawai A, Woodruff J, Healey JH, et al. SYT-SSX gene fusion as a determinant of morphology and prognosis in synovial sarcoma. *N Engl J Med* 1998; 338:153-160.

Khan AM, Cannon S, Levack B. Primary intra-articular liposarcoma of the knee. Case report. *J Knee Surg* 2003; 16:107-109.

Lin J, Jacobson JA, Jamadar DA, et al. Pigmented villonodular synovitis and related lesions: the spectrum of imaging findings. *AJR Am J Roentgenol* 1999; 172:191-197.

Llauger J, Palmer J, Rosón N, et al. Pigmented villonodular synovitis and giant cell tumors of the tendon sheath: radiologic and pathologic features. *AJR Am J Roentgenol* 1999; 172:1087-1091.

Manivel JC, Dehner LP, Thompson R. Case report 460: synovial chondrosarcoma of left knee. *Skeletal Radiol* 1988; 17:66-71.

Mendelhall WM, Mendelhall CM, Reith JD, et al. Pigmented villonodular synovitis. *Curr Opin Oncology* 2011; 23:361-366.

Murphey MD, Gibson MS, Jennings BT, et al. From the archives of the AFIP: imaging of synovial sarcoma with radiologic-pathologic correlation. *Radiographics* 2006; 26:1543-1565.

Murphey MD, Vidal JA, Fanburg-Smith JC, et al. Imaging of synovial chondromatosis with radiologic-pathologic correlation. *Radiographics* 2007; 27:1465-1488.

Nassar WAM, Bassiony AA, Elghazaly HA. Treatment of diffuse pigmented villonodular synovitis of the knee with combined surgical and radiosynovectomy. *HSS J* 2009; 5:19-23.

Ontell F, Greenspan A. Chondrosarcoma complicating synovial chondromatosis: findings with magnetic resonance imaging. *Can Assoc Radiol J* 1994; 45:318-323.

Rubin BP. Tenosynovial giant cell tumor and pigmented villonodular synovitis: a proposal for unification of these clinically distinct but histologically and genetically identical lesions. *Skeletal Radiol* 2007; 36:267-268.

Rybak LD, Khaldi L, Wittig J, et al. Primary synovial chondrosarcoma of the hip joint in a 45-year-old male: case report and literature review. *Skeletal Radiol* 2011; 40:1375-1381.

Schajowicz F. Synovial chondromatosis. In: *Tumors and tumorlike lesions of bones and joints.* New York: Springer; 1981:541-545.

Shaerf DA, Mann B, Alorjani M, et al. High-grade intra-articular liposarcoma of the knee. *Skeletal Radiol* 2011; 40:363-365.

Sheldon PJ, Forrester DM, Learch TJ. Imaging of intraarticular masses. *Radiographics* 2005; 25:105-119.

Sommerhausen NSA, Fletcher CDM. Diffuse-type giant cell tumor: clinicopathologic and immunohistochemical analysis of 50 cases with extraarticular disease. *Am J Surg Pathol* 2000; 24:479-492.

Stout AP, Lattes R. Tumors of the soft tissue. In: *Atlas of tumor pathology,* 2nd series, fascicle 1. Washington, DC: Armed Forces Institute of Pathology; 1967.

van Rijswijk CSP, Hogendoorn PCW, Taminiau AHM, et al. Synovial sarcoma: dynamic contrast-enhanced MR imaging features. *Skeletal Radiol* 2001; 30:25-30.

Vergara-Lluri ME, Stohr BA, Puligandla B, et al. A novel sarcoma with dual differentiation: clinicopathologic and molecular characterization of a combined synovial sarcoma and extraskeletal myxoid chondrosarcoma. *Am J Surg Pathol* 2012; 36:1093-1098.

White EA, Omid R, Matcuk GR, et al. Lipoma arborescens of the biceps tendon sheath. *Skeletal Radiol* 2013; 42:1461-1464.

Wilkerson BW, Crim JR, Hung M, et al. Characterization of synovial sarcoma calcification. *AJR Am J Roentgenol* 2012; 199:W730-W734.

Winnepenninckx V, De Vos R, Debiec-Rychter M, et al. Calcifying/ossifying synovial sarcoma shows t(x;18) with SSX2 involvement and mitochondrial calcifications. *Histopathology* 2001; 38:141-145.

Wittkop B, Davies AM, Mangham DC. Primary synovial chondromatosis and synovial chondrosarcoma: a pictorial review. *Eur Radiol* 2002; 12:2112-2119.

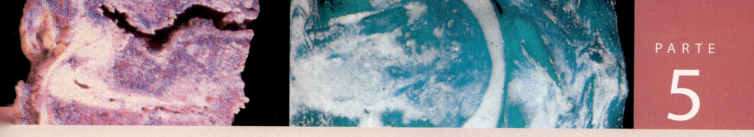

INFECÇÕES

PARTE 5

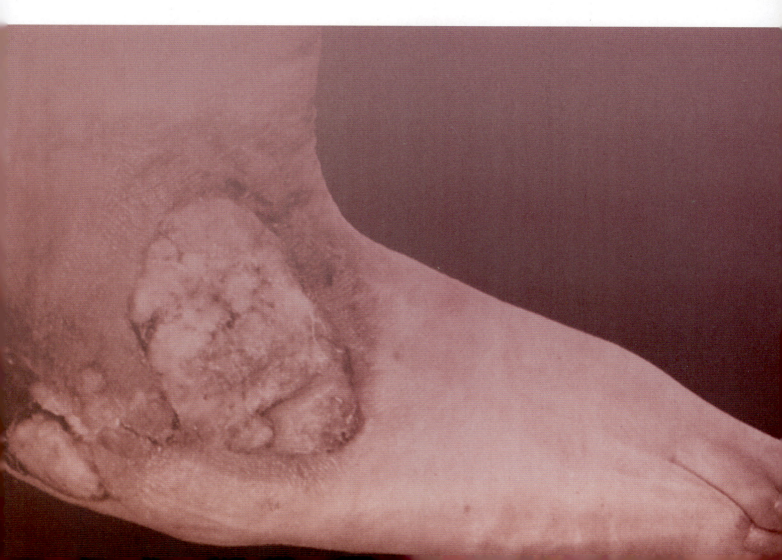

Avaliação Radiológica de Infecções Musculoesqueléticas

Infecções musculoesqueléticas

As infecções do sistema musculoesquelético podem ser subdivididas em três grupos: (a) as que afetam os ossos (osteomielite); (b) as que envolvem as articulações (artrite infecciosa); e (c) as que acometem os tecidos moles (celulite). Em razão da complexidade das vértebras e das suas estruturas de tecidos moles, os processos infecciosos da coluna vertebral são descritos em outra seção.

Osteomielite

Três mecanismos básicos permitem que um agente infeccioso – bactérias, vírus, micoplasmas, riquétsias ou fungos – alcance os ossos: (a) *disseminação hematogênica* pela corrente sanguínea a partir de um foco infeccioso a distância, inclusive pele, tonsilas, vesícula biliar ou vias urinárias; (b) disseminação de um *foco infeccioso adjacente*, inclusive tecidos moles, dentes ou seios paranasais; e (c) *implantação direta*, por exemplo, perfuração ou ferida por projétil de arma de fogo, ou procedimento cirúrgico (Figura 24.1).

Disseminação hematogênica é comum em crianças, e o foco infeccioso desenvolve-se mais comumente na metáfise. A localização metafisária das infecções infantis está relacionada com a anatomia osteovascular, que difere no lactente, na criança e no adulto (Figura 24.2). Nas idades de 1 a 16 anos, há separação da irrigação sanguínea da metáfise e epífise e cada uma tem sua fonte própria. Além disso, artérias e capilares da metáfise giram abruptamente sem penetrar na placa de crescimento aberta; na região onde os capilares se transformam em vênulas, a velocidade do fluxo sanguíneo é lenta. Outro fator que contribui para incidência mais alta de osteomielite metafisária nas crianças é trombose secundária das artérias terminais por bactérias durante bacteriemia transitória. Contudo, nos lactentes (até 1 ano de vida), a osteomielite pode, ocasionalmente, ter seu foco na epífise, porque alguns vasos metafisários podem penetrar na placa de crescimento e alcançar a epífise (ver Figura 24.2). Com o fechamento da placa de crescimento na idade adulta, estabelece-se continuidade vascular entre diáfise e extremidades articulares do osso; por essa razão, o foco de osteomielite pode se desenvolver em qualquer parte do osso.

Disseminação por contiguidade e implantação direta são mais comuns nos adultos. Focos de osteomielite causada por essas vias estão diretamente relacionados com o foco infeccioso de partes moles, ou com a localização da ferida.

Artrite infecciosa

Agentes infecciosos podem entrar nas articulações pelas mesmas vias básicas que a osteomielite: por invasão direta da membrana sinovial, seja secundária a uma ferida com perfuração ou após artroplastia; a partir de um foco infeccioso em partes moles adjacentes; ou indiretamente por infecção disseminada pela corrente sanguínea. Artrite infecciosa também pode ser secundária a um foco de osteomielite no osso adjacente (Figura 24.3).

Celulite

As infecções de tecidos moles são causadas mais comumente por lesão da pele, que permite acesso direto de um agente infeccioso. Alguns pacientes (inclusive diabéticos) são especialmente suscetíveis às celulites causadas por combinação de fatores como violação da pele e isquemia local.

Infecções da coluna vertebral

Infecções da coluna vertebral podem estar localizadas no corpo vertebral, no disco intervertebral, nos tecidos moles paravertebrais ou no compartimento epidural; em casos muito raros, a infecção pode acometer estruturas do canal medular ou medula espinal. Os mecanismos de infecção são os mesmos da osteomielite e da artrite infecciosa. Por exemplo, a infecção de um disco intervertebral pode ser causada pela penetração do canal ou do próprio disco durante procedimento cirúrgico, bem como por lesão com perfuração. A infecção também pode se disseminar de um foco infeccioso adjacente, inclusive abscesso paraespinal. Contudo, na maioria dos casos, há disseminação hematogênica depois de procedimentos cirúrgicos como laminectomia ou fusão vertebral, ou durante bacteriemia generalizada ou sepse (Figura 24.4). Independentemente da localização primária do processo infeccioso, *Staphylococcus aureus* é o microrganismo responsável por mais de 90% de todas as infecções vertebrais.

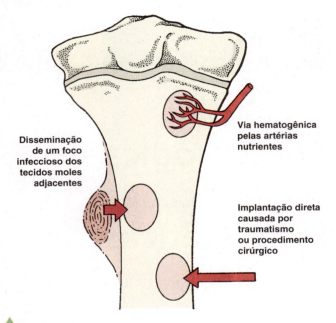

▲
Figura 24.1 Vias de acesso dos microrganismos infecciosos ao osso. Os agentes infecciosos podem ter acesso ao osso por disseminação hematogênica, foco infeccioso em tecidos moles adjacentes ou implantação direta em consequência de traumatismo ou procedimento cirúrgico.

Avaliação radiológica de infecções

Os exames radiológicos usados para avaliar infecções do sistema musculoesquelético são os seguintes:

1. Radiografias convencionais
2. Tomografia computadorizada (TC)
3. Artrografia
4. Mielografia e discografia
5. Fistulografia (sinografia)
6. Arteriografia
7. Cintilografia óssea
8. Ultrassonografia (US)
9. Ressonância magnética (RM)
10. Aspiração e biopsia percutâneas (guiadas por radioscopia, TC ou US)

Radiografia convencional, tomografia computadorizada e artrografia

Na maioria dos casos, as radiografias são suficientes para demonstrar anormalidades associadas a uma infecção óssea ou articular (Figura 24.5; ver também Figuras 4.74 e 4.75). O PACS (sistema de arquivamento e comunicação de imagens, ou *picture archive and communication*

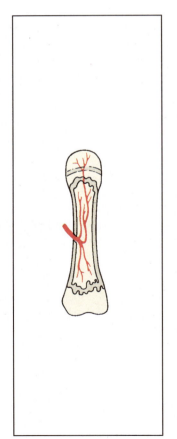
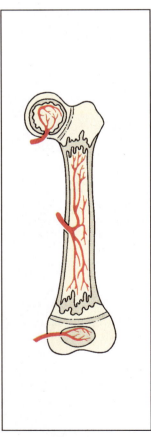
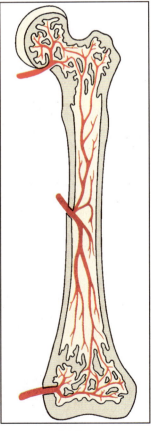

Lactente   Criança   Adulto

▲
Figura 24.2 Anatomia vascular de um osso longo. A anatomia vascular de um osso longo difere em lactente, criança e adultos. Essas diferenças explicam as diversas localizações da infecção em cada uma dessas faixas etárias. Nos lactentes, artérias nutrientes transepifisárias e foveais são abundantes. Nas crianças, a epífise torna-se avascular quando as artérias transepifisárias e foveais regridem. Depois do fechamento das placas de crescimento, artérias foveais e periarticulares tornam-se novamente proeminentes.

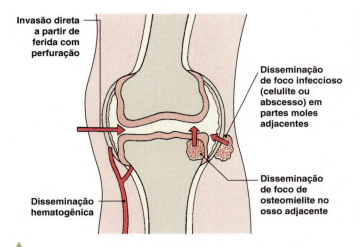

Figura 24.3 Vias de acesso dos agentes infecciosos à articulação. As vias de disseminação da artrite infecciosa são semelhantes às da osteomielite, que também pode ser uma fonte de disseminação.

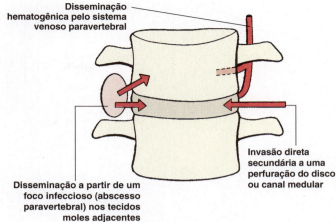

Figura 24.4 Vias de acesso dos agentes infecciosos à vértebra. As vias potenciais de infecção de uma vértebra ou de um disco intervertebral são invasão direta, disseminação hematogênica e extensão de um foco infeccioso dos tecidos moles adjacentes.

system, em inglês) ajuda a detectar alterações sutis sugestivas de destruição cortical ou neoformação periosteal (Figura 24.6). No passado, a tomografia convencional por rotação multidirecional (tomografia triespiral) era útil para demonstrar sequestros ou trajetos fistulares sutis no osso (Figura 24.7); contudo, essa técnica foi substituída quase por completo pela TC (Figura 24.8), que desempenha papel determinante quando demonstra a extensão da infecção de ossos e tecidos moles e, em alguns casos, pode ser muito útil para se chegar ao diagnóstico específico (Figura 24.9). A artrografia tem aplicação muito restrita no diagnóstico de infecções articulares (ver Figura 25.23 B).

Cintilografia óssea

A cintilografia óssea desempenha papel muito importante no diagnóstico de infecções de ossos e tecidos moles. Nos casos suspeitos de osteomielite, a cintilografia óssea com fosfonatos marcados por tecnécio-99m (^{99m}Tc) é realizada rotineiramente porque há acumulação do marcador nas áreas infectadas. Técnica de três ou quatro fases é especialmente útil para diferenciar entre tecidos articulares infectados e tecidos moles periarticulares infectados quando radiografias não confirmam o diagnóstico. Nos casos de celulite, há aumento difuso de captação nas primeiras duas fases, mas não há hipercaptação óssea significativa na terceira e na quarta fase tardia. Por outro lado, na osteomielite há aumentos focais de captação em todas as quatro fases (Figura 24.10). Além disso, a cintilografia óssea de três fases pode diagnosticar com precisão osteomielite nos primeiros 3 dias de desenvolvimento dos sintomas, ou seja, muito antes que radiografias convencionais. A cintilografia óssea de três fases também pode ajudar a diagnosticar artrite séptica *in situ* ou com extensão ao osso adjacente.

Quando os ossos sofrem algum tipo de lesão (p. ex., intervenção cirúrgica, fratura ou osteoartropatia neuropática) que aumente o *turnover* ósseo, a cintilografia óssea rotineira com fosfonatos marcado por tecnécio torna-se menos específica para detectar infecção. Entretanto, a cintilografia com gálio (um análogo do ferro) e índio é mais específica nesses casos. Ainda não há consenso geral quanto ao mecanismo exato de acumulação do gálio nos tecidos infectados. Após a injeção intravenosa de gálio, mais de 99% ficam ligados a várias proteínas plasmáticas, inclusive transferrina, haptoglobina, lactoferrina, albumina e ferritina. Pesquisadores sugeriram ao menos cinco mecanismos para explicar a transferência de gálio do plasma para exsudatos e células inflamatórias. Isso inclui captação direta pelos leucócitos, captação direta pelas bactérias, captação tecidual de gálio ligado às proteínas, hipervascularização e aceleração do *turnover* ósseo. Como o gálio se liga à transferrina (molécula de ligação do ferro), o mecanismo da captação desse elemento nos processos infecciosos é explicado mais facilmente por hiperemia e aumento da permeabilidade vascular, que ampliam a transferência da transferrina-marcador ligada às proteínas para o foco inflamatório. Células associadas à reação inflamatória, principalmente leucócitos polimorfonucleares nos quais a lactoferrina é transportada dentro de grânulos intracitoplasmáticos, ajudam a combater a infecção sequestrando ferro necessário às bactérias. Lactoferrina tem grande afinidade por ferro e capta gálio que não está ligado à transferrina.

O gálio também pode ser usado para avaliar a resposta do paciente ao tratamento. Principalmente nos casos de osteomielite, as concentrações de gálio aumentam a especificidade da cintilografia óssea anormal, enquanto captação reduzida desse elemento é evidenciada logo depois de resposta favorável ao tratamento.

Índio-111 é outro marcador usado para diagnosticar infecções. Como os leucócitos marcados por índio geralmente não são incorporados às áreas com *turnover* ósseo acelerado, a cintilografia com leucócitos marcados com oxina de índio-111 (^{111}In) é usada como exame sensível e específico na investigação diagnóstica geral de infecções do sistema musculoesquelético e, em casos específicos, quando a infecção complica a fratura ou o procedimento cirúrgico. Como ocorre com outras técnicas de medicina nuclear, esse exame monitora a distribuição interna do marcador de forma a fornecer informação diagnóstica. A capacidade intrínseca dos leucócitos de acumular-se nos focos infecciosos torna esse exame especialmente útil para diagnosticar infecções. Merkel relatou que a sensibilidade da cintilografia com índio para detectar infecções foi de 83%, com especificidade de 94% e precisão de 88%.

Entretanto, é importante ressaltar que, como leucócitos marcados com ^{111}In também se acumulam na medula óssea em atividade, a sensibilidade para detectar osteomielite crônica é baixa. De forma a aumentar a confiabilidade diagnóstica dessa técnica, alguns autores recomendaram exames combinados de cintilografia da medula óssea com coloide de enxofre marcado por ^{99m}Tc e leucócitos marcados por ^{111}In. Um problema especialmente difícil é o paciente com neuropatia

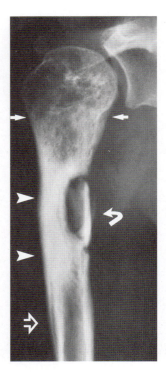

Figura 24.5 Osteomielite crônica. Radiografia anteroposterior do úmero direito demonstrou aspectos clássicos de osteomielite crônica em atividade. Havia destruição da medular do osso (*setas*), esclerose reativa (*pontas de seta*) e neoformação óssea periosteal (*seta aberta*). Observe que também havia grande sequestro na superfície medial do úmero (*seta curva*) – característica de processo infeccioso em atividade.

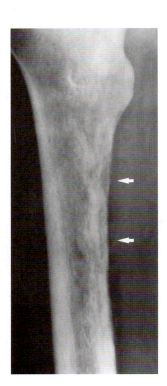

Figura 24.6 Osteomielite aguda. Imagem digital ampliada do fêmur direito demonstrou alterações sutis representativas de destruição cortical e neoformação óssea periosteal no estágio inicial de osteomielite (*setas*). Essas anormalidades não foram bem demonstradas nas radiografias convencionais.

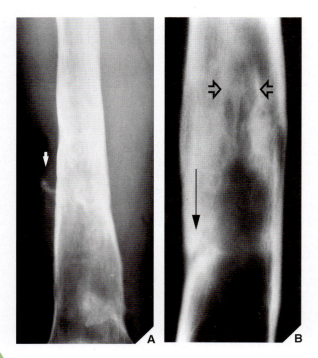

Figura 24.7 Tomografia convencional de osteomielite em atividade. A. Radiografia do fêmur esquerdo demonstrou espessamento cortical, esclerose reativa e focos de destruição da cavidade medular. Calcificações diminutas em tecidos moles (*seta*) sugeriam a existência de fístula. **B.** Imagem de tomografia convencional com ampliação mostrou claramente o sequestro (*setas abertas*) e o trajeto fistuloso no córtex (*seta longa*) – anormalidades típicas de osteomielite em atividade.

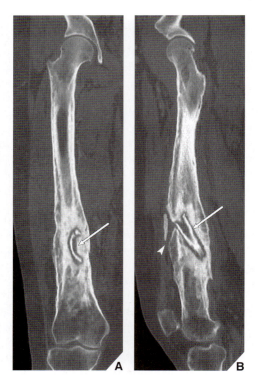

Figura 24.8 Imagens de TC de sequestro. Essa mulher de 42 anos com diagnóstico de osteomielite crônica do fêmur desenvolveu trajeto fistuloso com drenagem acima da patela. Imagens de TC reformatadas nos planos coronal (**A**) e sagital (**B**) do fêmur mostraram sequestro (*setas*) e trajeto fistuloso (*ponta de seta*).

Capítulo 24 Avaliação Radiológica de Infecções Musculoesqueléticas **1201**

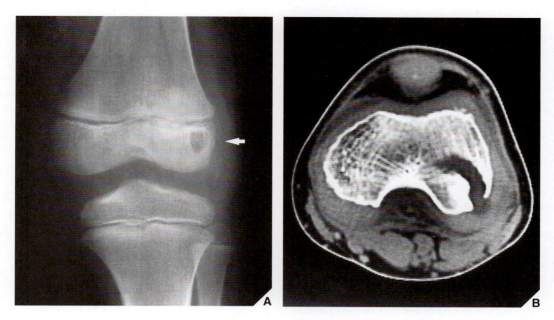

▲
Figura 24.9 Imagem de TC de abscesso ósseo. Menino de 7 anos referia dor intermitente no joelho esquerdo havia 3 semanas; a dor era pior à noite e aliviada rapidamente com ácido acetilsalicílico. **A.** A radiografia anteroposterior inicial do joelho esquerdo demonstrou lesão radiotransparente com borda parcialmente esclerótica bem demarcada na região lateral da epífise femoral distal (*seta*). Osteoma osteoide e condroblastoma foram considerados diagnósticos diferenciais. **B.** Entretanto, a imagem de TC mostrou ruptura da cortical posterolateral do côndilo lateral do fêmur – um sinal que não foi detectado nas radiografias convencionais. A configuração serpiginosa do trajeto radiotransparente e a sua extensão à cartilagem levaram ao diagnóstico de abscesso ósseo epifisário, que foi confirmado por biopsia óssea.

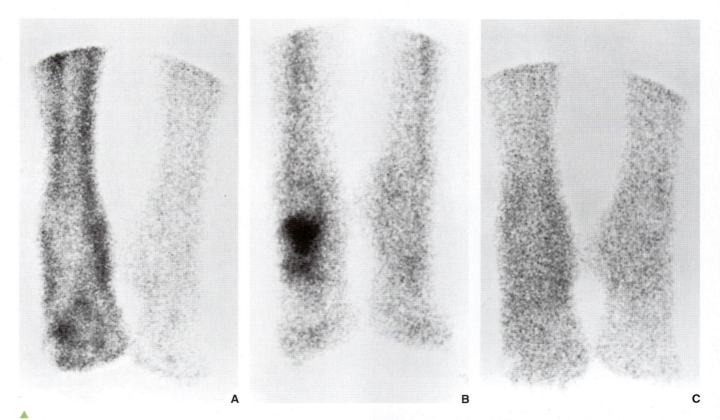

▲
Figura 24.10 Uso de cintilografia óssea para diagnosticar infecção. Mulher de 52 anos com dor no tornozelo direito tinha celulite ao redor da articulação. Embora as radiografias não revelassem alterações articulares sugestivas de artrite infecciosa, essa possibilidade não poderia ser descartada clinicamente porque alterações iniciais dessa infecção podem não ser detectadas nas radiografias convencionais. Por essa razão, a paciente fez cintilografia óssea de três fases. **A.** Na primeira fase – um minuto depois da injeção intravenosa rápida de 15 mCi (555 MBq) de difosfonato de metileno marcado com ^{99m}Tc –, houve aumento de atividade nos vasos calibrosos da perna. **B.** Na segunda fase – 3 min depois da injeção –, o sangue acumulado demonstrou hipercaptação na área com tecidos moles infectados. **C.** Na terceira fase – 2 h depois da injeção –, a eliminação quase completa do radiofármaco, sem qualquer evidência de localização nos ossos dos dois lados da articulação, excluiu diagnóstico de artrite infecciosa. (Cortesia do Dr. R. Goldfarb, Nova York.)

do pé diabético, para o qual há suspeita de infecção sobreposta. Nesses casos, as radiografias e até mesmo a RM não são muito específicas. Embora a infecção de tecidos moles possa ser demonstrada por esta última técnica, alterações iniciais de osteomielite podem passar despercebidas. Em muitos casos, nenhum método de exame pode estabelecer isoladamente o diagnóstico correto, devendo-se utilizar uma combinação de técnicas. O uso sequencial tradicional de cintilografia com citrato de gálio-67 (^{67}Ga) combinada com difosfonato de metileno (MDP) marcado com ^{99m}Tc como recurso para diagnosticar osteomielite do pé diabético foi suplantado pela cintilografia com leucócitos marcados por ^{111}In. O inconveniente desta última técnica é que pode haver dificuldades em diferenciar infecção de osso (osteomielite) e tecidos adjacentes (celulite). Uma tentativa mais recente de facilitar essa diferenciação é fazer cintilografia combinada com ^{99m}Tc e leucócitos marcados com ^{111}In para determinar se acúmulos de leucócitos estão no osso ou nos tecidos moles. Outro substituto potencial recente à cintilografia com leucócitos marcados por ^{111}In é a cintilografia com leucócitos marcados com HMPAO (aminoxina de hexametilpropileno de ^{99m}Tc). Quando este capítulo foi escrito, outras técnicas estavam em fase de testes, inclusive anticorpos monoclonais antigranulócitos marcados com isótopos (^{99m}Tc, ^{111}In ou ^{123}I), IgG policlonal, monócitos, análogos de polipeptídio quimiotáxico e anticorpos específicos contra bactérias, todas elas marcadas com isótopos. A aplicação preliminar de tomografia por emissão de pósitrons com fluordesoxiglicose (PET-FDG) na avaliação das infecções forneceu resultados promissores.

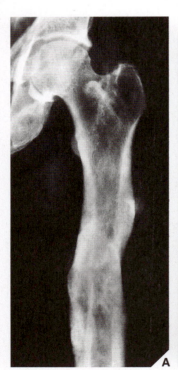
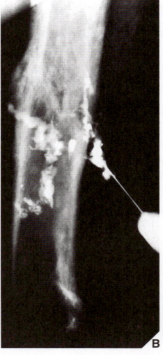

Figura 24.11 Fistulografia de osteomielite. Esse homem de 48 anos teve fratura de fêmur e foi tratado por redução aberta com fixação interna usando haste intramedular. No período pós-operatório, o paciente desenvolveu osteomielite crônica. A haste foi retirada e a infecção foi tratada com antibióticos. Em seguida, o paciente desenvolveu fístula com drenagem. **A.** Radiografia do fêmur esquerdo demonstrou alterações típicas de osteomielite crônica. Havia destruição focal da medular do osso, esclerose reativa e reação periosteal. **B.** A fistulografia realizada para avaliar a extensão da fístula de drenagem mostrou trajeto intraósseo com várias ramificações.

Arteriografia, mielografia, fistulografia e ultrassonografia

A arteriografia é importante para avaliar a irrigação sanguínea do paciente, principalmente quando se planeja realizar cirurgia de reconstrução. A mielografia ainda é útil para avaliar infecções localizadas dentro do canal espinal e também osteomielite vertebral e infecções dos discos intervertebrais (ver Figura 25.48). Fistulografia (sinografia) é um exame importante para delinear trajetos fistulosos em tecidos moles e determinar sua extensão aos ossos (Figura 24.11). Em alguns casos, a US pode ser usada para diagnosticar infecções de articulações e tecidos moles, e também osteomielite. Essa modalidade de exame tem a vantagem de estar prontamente acessível e disponível a um custo relativamente baixo. Além disso, a US não expõe pacientes à radiação ionizante. O recurso de gerar imagens de US em tempo real é singular, porque oferece um meio de avaliar estruturas em condições dinâmicas. Nos casos de infecção difusa dos tecidos moles, a US pode ajudar a diferenciar doença primária de lesões associadas a um abscesso subjacente, inclusive piomiosite ou osteomielite. Além disso, essa modalidade de exame desempenha um papel importante porque não só guia a biopsia e a aspiração percutâneas de lesões infecciosas, como também facilita a drenagem terapêutica de abscessos.

Ressonância magnética

Atualmente, a RM tem sua utilidade consagrada na avaliação de infecções de ossos e tecidos moles. Como demonstrado por vários estudos, essa modalidade de exame evidencia osteomielite, abscessos de partes moles, derrames articulares e de bainhas tendíneas e diversos tipos de celulite. A RM é tão sensível quanto a cintilografia com MDP marcado por ^{99m}Tc para demonstrar osteomielite e mais sensível e específica que outras técnicas de cintilografia para diagnosticar infecções de tecidos moles, principalmente em razão de sua resolução espacial superior. A avaliação adequada de infecções musculoesqueléticas por RM requer imagens ponderadas em T1 e T2 no mínimo em dois planos de exploração. Em áreas anatomicamente complexas como pelve, coluna vertebral, pé e mão, podem ser necessários três planos. Nas fases iniciais de osteomielite, alterações evidenciadas na RM incluem área mal definida com sinal hipointenso na cavidade medular do osso nas sequências *spin-echo* com tempos de repetição (TR) e *echo time* (TE) curtos (imagens ponderadas em T1), assim como sinal hiperintenso na cavidade medular nas sequências com TR/TE longos (imagens ponderadas em T2), associados a reação periosteal fina e edema de partes moles circundantes (Figura 24.12). Reação periosteal aparece nas imagens de RM pouco depois do início da infecção, antes que seja demonstrada nas radiografias convencionais ou TC. Para detectar reação periosteal nas radiografias convencionais ou imagens de TC, deve haver deposição de cálcio, e isso ocorre vários dias depois do início do processo patológico que causou elevação do periósteo (infecção, traumatismo ou tumor). Entretanto, a RM pode demonstrar elevação periosteal imediatamente, porque não depende da deposição de cálcio. Além disso, o periósteo é uma camada fina com sinal hipointenso que, quando se separa do córtex subjacente, fica circundada por edema, sangue ou tecidos tumorais com sinal hiperintenso, dependendo do processo que a causou; isso possibilita a detecção clara nas imagens de RM ponderadas em T2 (Figura 24.12 C).

Quando o foco de osteomielite entra na fase crônica, forma-se abscesso intraósseo (abscesso de Brodie). Este é formado de cavidade cheia de pus dentro do osso com revestimento interno de tecidos de granulação circundados por esclerose reativa, que se torna menos perceptível na periferia. Reação periosteal também é uma anormalidade comum na osteomielite crônica. Esses aspectos patológicos podem ser bem demonstrados nas imagens de RM (Figuras 24.13 e 24.14). Nos estágios tardios da osteomielite crônica sem tratamento, a reação periosteal crônica espessa envolve o osso infectado ("invólucro"), e formam-se fragmentos de osso necrótico ("sequestros"). À medida que a infecção avança, o abscesso intraósseo abre-se para a superfície do osso e forma fístula de drenagem ("cloaca") na superfície da pele adjacente. Em muitos casos, o sequestro é expulso pela cloaca nesse estágio da infecção. Todos esses estágios patológicos de osteomielite crônica aparecem muito bem nas imagens de RM (ver Figura 24.14).

Nas sequências com TR/TE longos, sinal hiperintenso nos tecidos moles com bordas mal definidas é considerado indicativo de edema e/ou alterações inflamatórias inespecíficas. Coleções bem

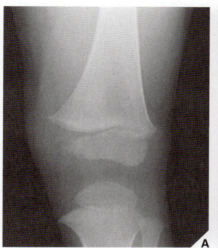
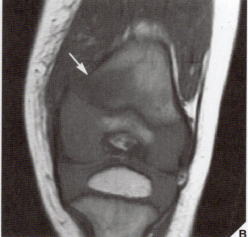
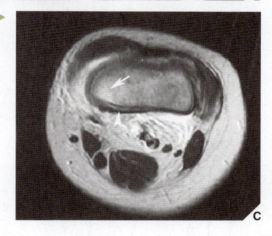

Figura 24.12 RM da osteomielite aguda. **A.** Radiografia frontal do joelho dessa criança de 3 anos não demonstrou nenhuma anormalidade. **B.** Imagem coronal de RM ponderada em T1 mostrou área mal definida com sinal hipointenso na metáfise distal do fêmur (*seta*). **C.** Imagem axial de RM ponderada em T2 evidenciou sinal hiperintenso na mesma área (*seta*) com reação periosteal (*ponta de seta*) e edema de tecidos moles.

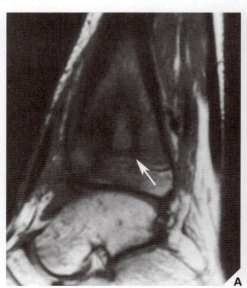
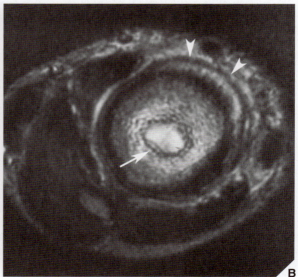

Figura 24.13 RM de osteomielite crônica/abscesso de Brodie. A. Imagem sagital de RM ponderada em T1 dessa menina de 12 anos demonstrou abscesso intramedular na metáfise distal da tíbia (*seta*) com área de sinal hipointenso, que correspondia a edema, além de reação periosteal anterior. **B.** Imagem axial de RM ponderada em T2 mostrou abscesso intramedular com sinal hiperintenso (abscesso de Brodie) (*seta*), edema com sinal hiperintenso circundante e reação periosteal anterior (*pontas de seta*).

demarcadas de sinal hiperintenso nas sequências ponderadas em T1 e sinal hiperintenso circundado por zonas de sinal hipointenso nas imagens ponderadas em T2 são consideradas sugestivas de abscessos dos tecidos moles (Figura 24.15). Sinal hipointenso nas sequências com TR/TE curtos e hiperintenso nas sequências com TR/TE longos na área da cápsula articular ou bainha tendínea é considerado compatível com derrame sinovial e líquido na bainha tendínea.

Realce por gadolínio injetado por via intravenosa é usado rotineiramente para diagnosticar infecções musculoesqueléticas. Essa técnica permite diferenciar osteomielite de edema de medula óssea, ou abscesso de celulite ou fleimão de partes moles. O abscesso tem realce com sinal hiperintenso em sua cápsula, enquanto a parte central mantém sinal hipointenso. Por outro lado, os focos de celulite e o fleimão têm realce difuso por contraste.

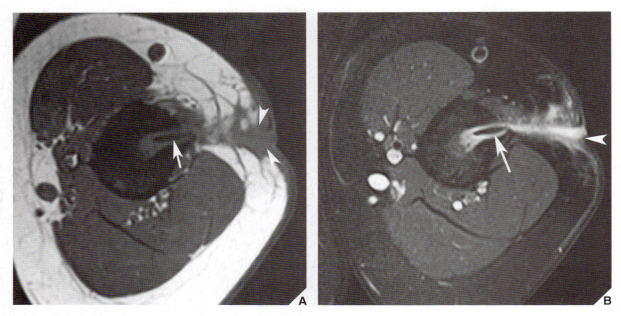

▲
Figura 24.14 RM de osteomielite crônica. A. Imagem axial de RM ponderada em T1 do úmero demonstrou sinal hipointenso e espessamento do terço medial da diáfise do osso com área osteolítica penetrando o córtex lateral, que representava abscesso crônico com esclerose circundante e cloaca com fístula que se estendia até a pele (*pontas de seta*). A estrutura linear com sinal hipointenso dentro da cloaca era sequestro em processo de expulsão (*seta*). Observe que havia reação periosteal crônica espessa no úmero. **B.** Imagem axial de RM ponderada em sequência STIR (*short time inversion recovery*) mostrou sequestro (*seta*) em processo de expulsão pela cloaca e trajeto fistuloso (*ponta de seta*).

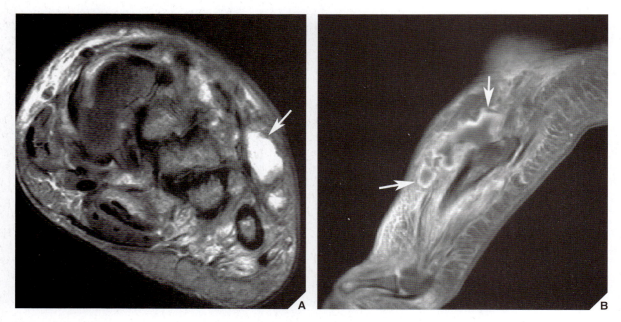

▲
Figura 24.15 Imagens de RM de abscesso em partes moles. A. Imagem axial de RM ponderada em T2 do pé desse paciente diabético demonstrou coleção de líquidos hiperintensa na superfície dorsal do pé (*seta*). **B.** Imagem sagital de RM ponderada em T1 obtida depois da injeção intravenosa de gadolínio mostrou abscesso irregular com sinal hipointenso no dorso do pé e realce periférico (*setas*), que correspondia a tecido de granulação hipervascularizado na parede interna do abscesso.

Procedimentos invasivos

Aspiração e biopsia percutâneas guiada por US, TC ou radioscopia de um foco suspeito de infecção podem ser realizadas no setor de radiologia. Essa técnica pode confirmar rapidamente o diagnóstico suspeito de infecção e isolar o agente etiológico.

Monitoramento do tratamento e complicações infecciosas

A radiologia desempenha papel fundamental no monitoramento do tratamento de processos infecciosos de ossos e tecidos moles circundantes (Figura 24.16). Radiografia e cintilografia óssea de seguimento devem ser realizadas a intervalos regulares para avaliar a evolução da doença (aguda, subaguda, crônica ou inativa) (Figura 24.17) e quaisquer complicações que possam ocorrer (Figura 24.18). Entretanto, essa diferenciação entre formas ativa e inativa de osteomielite pode ser extremamente difícil com base em técnicas radiológicas. Alterações osteoscleróticas extensas causadas por infecção inativa podem obscurecer focos diminutos de alterações osteolíticas indicativas de reativação. Em alguns casos, a TC pode ajudar a delinear periostite esponjosa, áreas mal demarcadas de osteólise ou sequestros.

Em lactentes e crianças, a complicação principal de osteomielite é o crescimento anormal quando o foco infeccioso está localizado perto da placa de crescimento (Figura 24.19). Fratura patológica é outra complicação comum de osteomielite (Figura 24.20). Nos adultos, embora seja rara, a complicação mais grave é o desenvolvimento de neoplasia maligna no trajeto crônico de drenagem.

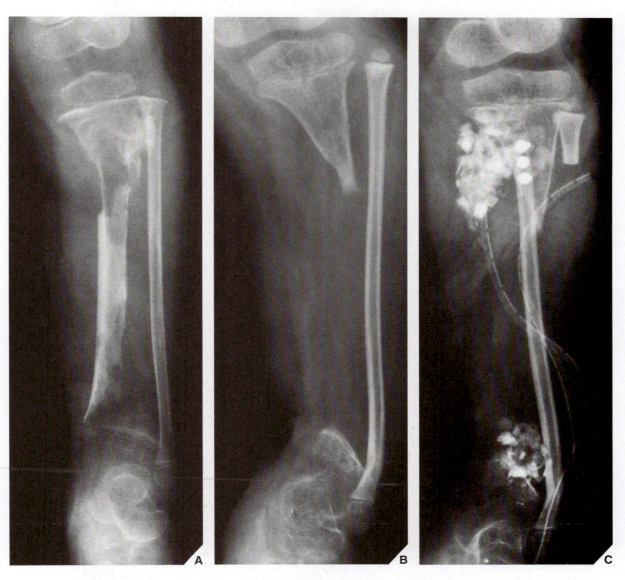

Figura 24.16 Tratamento de osteomielite. Menina de 3 anos teve osteomielite da tíbia esquerda depois de tonsilite crônica. **A.** Radiografia anteroposterior da perna esquerda demonstrou destruição da tíbia com sequestro na diáfise. O tratamento conservador longo e demorado com antibióticos de amplo espectro não proporcionou melhora. **B.** Um ano depois, o segmento sequestrado inviável de diáfise tibial foi retirado no primeiro estágio da reconstrução do membro. **C.** Dois meses depois, um enxerto fibular foi conectado ao coto proximal da diáfise tibial e fragmentos ósseos foram colocados em posição proximal e distal de forma a assegurar união do osso e conferir estabilidade.

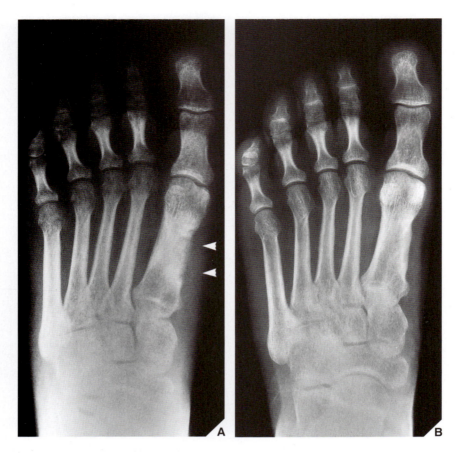

▲
Figura 24.17 Tratamento de osteomielite. Essa jovem de 17 anos teve infecção piogênica aguda do primeiro metatarso depois de lesão perfurante do pé direito. **A.** A radiografia anteroposterior demonstrou alterações típicas de osteomielite em atividade: destruição dos ossos cortical e medular, reação periosteal e edema difuso de partes moles (*pontas de seta*). Observe, também, a osteoporose periarticular significativa. **B.** Depois do tratamento prolongado com antibióticos, a radiografia do pé mostrou cura completa da infecção, que estava na fase inativa. Havia esclerose endosteal residual, mas não foram evidenciadas alterações destrutivas e os planos de tecidos moles estavam normais.

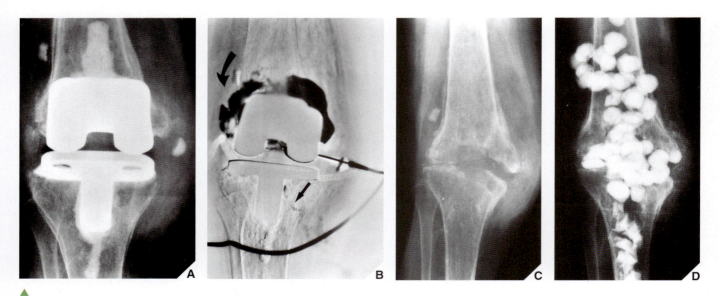

▲
Figura 24.18 Tratamento de infecção articular após artroplastia total do joelho. Essa mulher de 62 anos teve infecção da articulação do joelho direito depois de artroplastia total desta articulação. **A.** Radiografia anteroposterior demonstrou substituição da articulação por prótese cimentada do tipo condilar. **B.** Imagem de artrografia (exame de subtração) mostrou extensão anormal de contraste para as áreas osteolíticas da tíbia (*seta*). O contorno irregular da superfície lateral da articulação (*seta curva*) era causado por sinovite. Exame bacteriológico do material aspirado isolou *S. aureus*. **C.** Depois do tratamento mal sucedido da infecção com antibióticos de espectro amplo, a prótese precisou ser retirada. Observe o aspecto típico de osteomielite em atividade no fêmur distal e da tíbia proximal. **D.** Nesse estágio, o tratamento consistiu em colocar esferas de cimento de metilmetacrilato embebidas em antibióticos, que foram aplicadas na articulação infectada e nas cavidades medulares do fêmur e da tíbia.

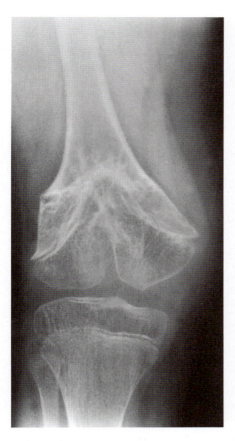

▲ **Figura 24.19 Complicação de osteomielite.** Radiografia anteroposterior do joelho direito dessa menina de 8 anos demonstrou crescimento anormal como sequela de osteomielite metafisária. Observe a hipoplasia do fêmur em consequência do desuso do membro e a deformidade da epífise distal. A placa de crescimento cuneiforme mostrava fusão praticamente completa.

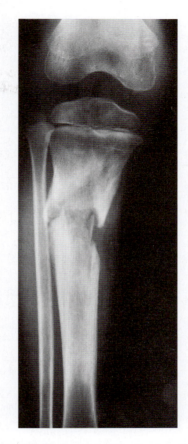

▲ **Figura 24.20 Complicação de osteomielite.** A radiografia da perna direita desse menino de 6 anos com osteomielite crônica em atividade na tíbia demonstrou fratura patológica como complicação do processo infeccioso.

ASPECTOS PRÁTICOS A SEREM LEMBRADOS

1. Três mecanismos básicos permitem que agentes infecciosos entrem no osso ou na articulação:
   - Disseminação hematogênica
   - Disseminação a partir de foco adjacente
   - Implantação direta.
2. Nas crianças, a metáfise é a área mais comumente acometida por focos infecciosos, principalmente em razão do tipo de anatomia osteovascular desse estágio do desenvolvimento, enquanto a diáfise de osso longo é a localização habitual das infecções nos adultos.
3. A cintilografia com fosfonatos marcados com ^{99m}Tc é uma técnica radiológica muito útil para diferenciar infecção articular de celulite de tecidos moles periarticulares.
4. Radiofármacos cintilográficos mais específicos para detectar infecções musculoesqueléticas são citrato de ^{67}Ga e oxina marcada com ^{111}In.
5. A RM é mais específica e sensível que técnicas de cintilografia óssea para demonstrar infecções de ossos e tecidos moles, principalmente em razão de sua resolução espacial superior. Com essa técnica, devem ser obtidas sequências ponderadas em T1 e T2, no mínimo em dois planos de exploração.
6. Biopsia com aspiração percutânea de foco infeccioso suspeito é a técnica mais direta para confirmar esse diagnóstico e isolar o agente etiológico.

LEITURAS SUGERIDAS

Alazraki NP. Radionuclide imaging in the evaluation of infections and inflammatory disease. *Radiol Clin North Am* 1993; 31:783-794.
Al-Sheikh W, Sfakianakis GN, Mnaymneh W, et al. Subacute and chronic bone infections: diagnosis using In-111, Ga-67 and Tc-99m MDP bone scintigraphy, and radiography. *Radiology* 1985; 155:501-506.
Becker W, Goldenberg DM, Wolf F. The use of monoclonal antibodies and antibody fragments in the imaging of infectious lesions. *Semin Nucl Med* 1994; 24:142-153.
Beltran J, McGhee RB, Shaffer PB, et al. Experimental infections of the musculoskeletal system: evaluation with MR imaging and Tc-99m MDP and Ga-67 scintigraphy. *Radiology* 1988; 167:167-172.
Beltran J, Noto AM, McGhee RB, et al. Infections of the musculoskeletal system: high-field-strength MR imaging. *Radiology* 1987; 164:449-454.
Bierry G, Huang AJ, Chang CY, et al. MRI findings of treated bacterial septic arthritis. *Skeletal Radiol* 2012; 41:1509-1516.
Bläuenstein P, Locher JT, Seybold K, et al. Experience with the iodine-123 and technetium- 99m labelled anti-granulocyte antibody MAb47: a comparison of labelling methods. *Eur J Nucl Med* 1995; 22:690-698.
Butalia S, Palda VA, Sargeant RJ, et al. Does this patient with diabetes have osteomyelitis of the lower extremity? *JAMA* 2008; 299:806-813.
Dagirmanjian A, Schils J, McHenry M, et al. MR imaging of vertebral osteomyelitis revisited. *AJR Am J Roentgenol* 1996; 167:1539-1543.
Dangman BC, Hoffer FA, Rand FF, et al. Osteomyelitis in children: gadolinium-enhanced MR imaging. *Radiology* 1992; 182:743-747.
Datz FL. The current status of radionuclide infection imaging. In: Freeman LM, ed. *Nuclear medicine annual.* New York: Raven Press; 1993:47-76.
Datz FL. Indium-111-labeled leukocytes for the detection of infection: current status. *Semin Nucl Med* 1994; 24:92-109.
Datz FL, Morton KA. New radiopharmaceuticals for detecting infection. *Invest Radiol* 1993; 28:356-365.

Demirev A, Weijers R, Geurts J, et al. Comparison of [18 F]FDG PET/CT and MRI in the diagnosis of active osteomyelitis. *Skeletal Radiol* 2014; 43:665-672.

Erdman WA, Tamburro F, Jayson HT, et al. Osteomyelitis: characteristics and pitfalls of diagnosis with MR imaging. *Radiology* 1991; 180:533-539.

Fox IN, Zeiger L. Tc-99m-HMPAO leukocyte scintigraphy for the diagnosis of osteomyelitis in diabetic foot infections. *J Foot Ankle Surg* 1993; 32:591-594.

Gold RH, Hawkins RA, Katz RD. Bacterial osteomyelitis: findings on plain radiography, CT, MR, and scintigraphy. *AJR Am J Roentgenol* 1991; 157:365-370.

Guhlmann A, Brecht-Krauss D, Suger G, et al. Chronic osteomyelitis: detection with FDG PET and correlation with histopathologic findings. *Radiology* 1998; 206:749-754.

Harcke HT, Grissom LE. Musculoskeletal ultrasound in pediatrics. *Semin Musculoskelet Radiol* 1998; 2:321-329.

Hopkins KL, Li KCP, Bergman G. Gadolinium-DTPA-enhanced magnetic resonance imaging of musculoskeletal infectious processes. *Skeletal Radiol* 1995; 24:325-330.

Jacobson AF, Harley JD, Lipsky BA, et al. Diagnosis of osteomyelitis in the presence of soft-tissue infection and radiologic evidence of osseous abnormalities: value of leukocyte scintigraphy. *AJR Am J Roentgenol* 1991; 157:807-812.

Jaramillo D, Treves ST, Kasser JR, et al. Osteomyelitis and septic arthritis in children: appropriate use of imaging to guide treatment. *AJR Am J Roentgenol* 1995; 165:399-403.

Kaim A, Maurer T, Ochsner P, et al. Chronic complicated osteomyelitis of the appendicular skeleton: diagnosis with technetium-99m labelled monoclonal antigranulocyte antibody-immunoscintigraphy. *Eur J Nucl Med* 1997; 24:732-738.

Krznaric E, Roo MD, Verbruggen A, et al. Chronic osteomyelitis: diagnosis with technetium-99m-d, l-hexamethylpropylene amine oxime labelled leucocytes. *Eur J Nucl Med* 1996; 23:792-797.

Lee SK, Suh KJ, Kim YW, et al. Septic arthritis versus transient synovitis at MR imaging: preliminary assessment with signal intensity alterations in bone marrow. *Radiology* 1999; 211:459-465.

McGuinness B, Wilson N, Doyle AJ. The "penumbra sign" on T1-weighted MRI for differentiating musculoskeletal infection from tumour. *Skeletal Radiol* 2007; 36:417-421.

Merkel KD, Brown ML, Dewanjee MK, et al. Comparison of indium-labeled-leukocyte imaging with sequential technetium-gallium scanning in the diagnosis of low-grade musculoskeletal sepsis. A prospective study. *J Bone Joint Surg Am* 1985; 67:465-476.

Miller TT, Randolph DA Jr, Staron RB, et al. Fat-suppressed MRI of musculoskeletal infection: fast T2-weighted techniques versus gadolinium-enhanced T1-weighted images. *Skeletal Radiol* 1997; 26:654-658.

Morrison WB, Schweitzer ME, Bock GW, et al. Diagnosis of osteomyelitis: utility of fatsuppressed contrast-enhanced MR imaging. *Radiology* 1993; 189:251-257.

Morrison WB, Schweitzer ME, Wapner KL, et al. Osteomyelitis in feet of diabetics: clinical accuracy, surgical utility, and cost-effectiveness of MR imaging. *Radiology* 1995; 196:557-564.

Palestro CJ, Love C, Tronco GG, et al. Combined labeled leukocyte and technetium 99m sulfur colloid bone marrow imaging for diagnosing musculoskeletal infection. *Radiographics* 2006; 26:859-870.

Palestro CJ, Roumanas P, Swyer AJ, et al. Diagnosis of musculoskeletal infection using combined In-111 labeled leukocyte and Tc-99m SC marrow imaging. *Clin Nucl Med* 1992; 17:269-273.

Peters AM. The utility of [99m Tc] HMPAO-leukocytes for imaging infection. *Semin Nucl Med* 1994; 24:110-127.

Ruf J, Oeser C, Amthauer H. Clinical role of anti-granulocyte MoAb versus radiolabeled white blood cells. *Q J Nucl Med Mol Imaging* 2010; 54:599-616.

Schauwecker DS. The role of nuclear medicine in osteomyelitis. In: Collier D Jr, Fogelman I, Rosenthall L, eds. *Skeletal nuclear medicine*. St. Louis: CV Mosby; 1996:183-202.

Schauwecker DS. The scintigraphic diagnosis of osteomyelitis. *AJR Am J Roentgenol* 1992; 158:9-18.

Sorsdahl OA, Goodhart GL, Williams HT, et al. Quantitative bone gallium scintigraphy in osteomyelitis. *Skeletal Radiol* 1993; 22:239-242.

Stöver B, Sigmund G, Langer M, et al. MRI in diagnostic evaluation of osteomyelitis in children. *Eur Radiol* 1994; 4:347-352.

Tigges S, Stiles RG, Roberson JR. Appearance of septic hip prostheses on plain radiographs. *AJR Am J Roentgenol* 1994; 163:377-380.

Turecki MB, Taljanovic MS, Stubbs AY, et al. Imaging of musculoskeletal soft tissue infections. *Skeletal Radiol* 2010; 39:957-971.

Van Holsbeeck M, Introcaso JH. *Musculoskeletal ultrasound*. St. Louis: Mosby-Year Book; 1991:207-229.

Vartanians VM, Karchmer AW, Giurini JM, et al. Is there a role for imaging in the management of patients with diabetic foot? *Skeletal Radiol* 2009; 38:633-636.

Wang A, Weinstein D, Greenfield L, et al. MRI and diabetic foot infections. *Magn Reson Imaging* 1990; 8:805-809.

Zeiger LS, Fox IN. Use of indium-111-labeled white blood cells in the diagnosis of diabetic foot infections. *J Foot Surg* 1990; 29:46-51.

25

Osteomielite, Artrite Infecciosa e Infecções de Tecidos Moles

Osteomielite

Em geral, a osteomielite pode ser subdividida em piogênica e não piogênica. Com base nas manifestações clínicas, a osteomielite piogênica pode ser classificada em subaguda, aguda ou crônica (ativa e inativa), dependendo da intensidade do processo infeccioso e dos sinais e sintomas associados. Sob o ponto de vista anatomopatológico, a osteomielite pode ser dividida em formas difusa e localizada (focal), esta última referida como *abscesso ósseo*.

Infecções ósseas piogênicas

Osteomielites aguda e crônica

Manifestações clínicas

A evolução clínica da osteomielite depende da interação entre o agente infeccioso e o tecido do hospedeiro. A gravidade da infecção está relacionada com a virulência do microrganismo invasor, o foco da infecção, a condição de saúde geral e a idade do paciente.

As crianças representam a maioria dos pacientes com osteomielite hematogênica aguda. As manifestações clínicas mais comuns são febre alta e dor localizada. Focos mais frequentes de infecção são áreas em crescimento rápido, inclusive fêmur distal, tíbia proximal, fêmur proximal, úmero proximal e rádio distal. *Staphylococcus aureus* é o agente etiológico responsável na maioria dos casos. Nos adultos, a osteomielite hematogênica aguda ocorre principalmente em indivíduos debilitados por doenças crônicas (p. ex., infecções geniturinárias) ou portadores de insuficiência vascular periférica, frequentemente associada ao diabetes melito. Neste último grupo, a osteomielite geralmente afeta ossos pequenos dos pés. Na maior parte dos casos, a etiologia é polimicrobiana e pode incluir bactérias anaeróbias. Outro grupo específico de pacientes suscetíveis a essas infecções é formado pelos dependentes químicos. Na maioria desses casos, *Pseudomonas aeruginosa* e espécies *Streptococcus* são agentes etiológicos responsáveis. Em geral, o foco de osteomielite está localizado na coluna vertebral ou na pelve, embora essa infecção possa afetar qualquer parte do sistema esquelético, algumas vezes em áreas incomuns como clavícula, esterno ou sínfise púbica.

Atualmente, a osteomielite resultante da inoculação direta de bactérias originadas de feridas perfurantes, acidentes de trânsito e infecções iatrogênicas é um problema mais comum. Em geral, esse tipo de infecção tem origem polimicrobiana, e no topo da lista estão *Staphylococcus*, *Streptococcus* e bactérias Gram-negativas (inclusive *Pseudomonas*). Infecções iatrogênicas são causadas por intervenções cirúrgicas como redução aberta e fixação interna de fraturas, ou estão associadas à artroplastia. Os agentes etiológicos mais comumente isolados desses casos são *S. aureus*, *P. aeruginosa* e algumas bactérias anaeróbias.

Manifestações radiológicas

Os primeiros sinais radiográficos de infecção óssea são edema de partes moles e desaparecimento dos planos fasciais. Em geral, essas alterações são encontradas nas primeiras 24 a 48 horas depois do início da infecção. As alterações mais precoces no osso são caracterizadas por lesão óssea destrutiva, usualmente 7 a 10 dias após o início da infecção (Figura 25.1) e da cintilografia óssea positiva. Em 2 a 6 semanas, há destruição progressiva do osso cortical e medular, esclerose endosteal acentuada sugestiva de neoformação óssea reativa e reação periosteal (Figura 25.2; ver também Figura 24.6). Depois de 6 a 8 semanas, sequestros representativos de osso necrótico geralmente se tornam evidentes e são circundados por invólucro denso, que representa a bainha de osso periosteal recém-formado (Figura 25.3). Sequestros podem ser bem demonstrados nas imagens de tomografia computadorizada (TC) (Figura 25.4) ou ressonância magnética (RM) (ver Figura 24.14), e invólucros formam-se em consequência do acúmulo de exsudato inflamatório (pus), que penetra o córtex e descola o periósteo, estimulando então a camada mais interna a formar osso novo. Por sua vez, o osso recém-formado também é infectado e a barreira resultante torna o córtex e o osso esponjoso privados de irrigação sanguínea e causa necrose óssea. Nesse estágio, conhecido como *osteomielite crônica*, frequentemente se forma trajeto fistuloso de drenagem (Figuras 25.5 a 25.7; ver também Figuras 24.7 B e 24.11 B). Sequestros pequenos são reabsorvidos gradativamente, ou podem ser eliminados pelo trajeto fistuloso.

Anormalidades de osteomielite aguda evidenciadas na RM antes da formação de abscesso intraósseo são inespecíficas. Edema de medula óssea e reação periosteal em fase inicial podem ser os únicos sinais (ver Figura 25.1 C a E). Entretanto, quando há infecção de tecidos moles (p. ex., abscesso ou ulceração) adjacentes à área em questão, o diagnóstico de osteomielite aguda é mais provável (ver Figuras 25.54 e 25.55). Outro sinal de RM descrito nos casos de osteomielite aguda são glóbulos de gordura na medula óssea circundada por edema (ver Figura 25.1 F). Esses glóbulos de gordura

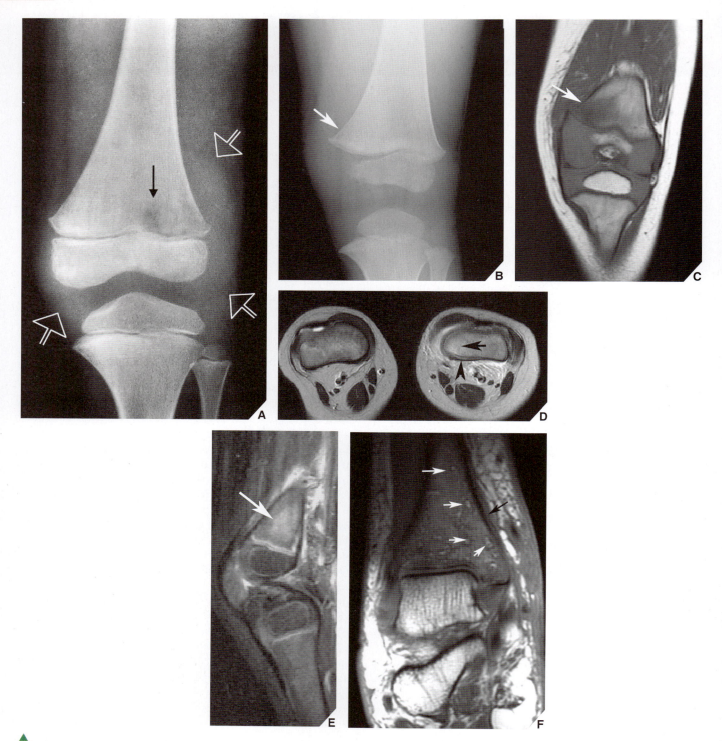

Figura 25.1 Osteomielite aguda – manifestações iniciais demonstradas por radiografias e RM. Menino de 7 anos com febre e dor no joelho há 1 semana. **A.** Radiografia anteroposterior do joelho esquerdo demonstrou sinais radiográficos iniciais de infecção óssea: área osteolítica mal demarcada de destruição no segmento metafisário do fêmur distal (*seta*) e edema de partes moles (*setas abertas*). **B.** Radiografia anteroposterior do joelho esquerdo de um menino de 3 anos com febre e dor no joelho mostrou radiotransparência sutil na metáfise distal do fêmur (*seta*). Imagens de RM coronal ponderada em T1 (**C**) e axial ponderada em T2 (**D**) e outra imagem sagital em sequência STIR (*short time inversion recovery*) (**E**) evidenciaram área mal definida com sinal anormal na parte medial da metáfise distal do fêmur esquerdo (*seta*) e reação periosteal (*ponta de seta* em **D**) com edema de partes moles circundantes. **F.** Imagem coronal de RM ponderada em T1 do tornozelo direito de uma mulher de 60 anos com dor, eritema e edema da perna demonstraram sinal hipointenso indicativo de edema na medula óssea da tíbia distal e reação periosteal inicial (*seta preta*) representativos de osteomielite. Observe os vários pequenos glóbulos de gordura com sinal hiperintenso na medula óssea da tíbia distal (*setas brancas*).

Capítulo 25   Osteomielite, Artrite Infecciosa e Infecções de Tecidos Moles   **1211**

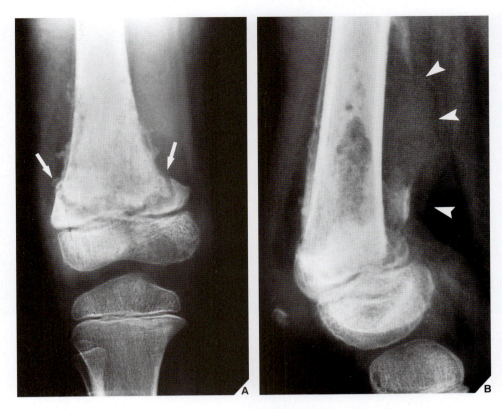

▲
Figura 25.2 Osteomielite aguda. Radiografias nas incidências anteroposterior (**A**) e perfil (**B**) do joelho de um menino de 8 anos demonstraram destruição generalizada da cortical e medular da metáfise e diáfise do fêmur distal, além de neoformação óssea periosteal. Observe a fratura patológica (*setas*). Na incidência de perfil, havia abscesso subperiosteal volumoso (*pontas de seta*).

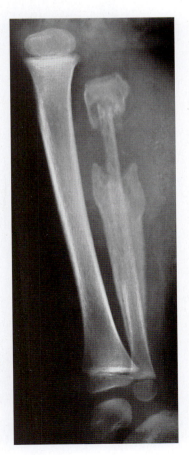

Figura 25.3 Osteomielite em atividade. Sequestros circundados por invólucros, como foram observados na fíbula esquerda dessa criança de 2 anos, são típicos de osteomielite avançada e, em geral, tornam-se evidentes depois de 6 a 8 semanas de infecção ativa. (Cortesia do Dr. Richard H. Gold, Los Angeles, Califórnia.)

1212 **Parte 5** Infecções

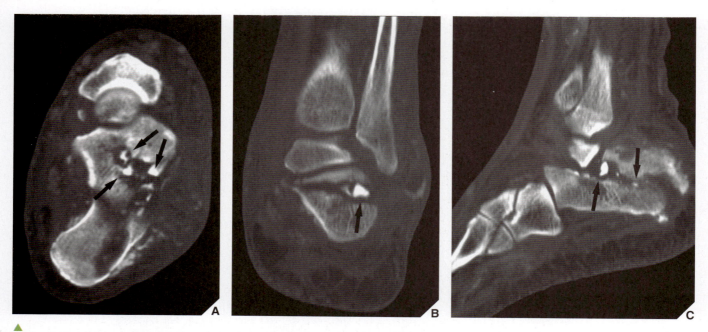

▲ **Figura 25.4 Imagens de TC de osteomielite em atividade.** Imagens de TC reformatadas nos planos axial (**A**), coronal (**B**) e sagital (**C**) do pé esquerdo desse homem diabético de 72 anos demonstraram osteomielite ativa do calcâneo. Observe os vários fragmentos ósseos hiperdensos representativos de sequestros (*setas*).

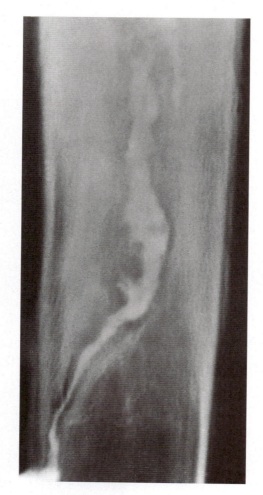

▲ **Figura 25.5 Osteomielite crônica.** Homem de 28 anos com anemia falciforme desenvolveu osteomielite, uma complicação comum dessa doença. A fistulografia demonstrou trajeto fistuloso típico de osteomielite crônica. Observe a extensão do trajeto serpiginoso no osso medular.

Capítulo 25 Osteomielite, Artrite Infecciosa e Infecções de Tecidos Moles 1213

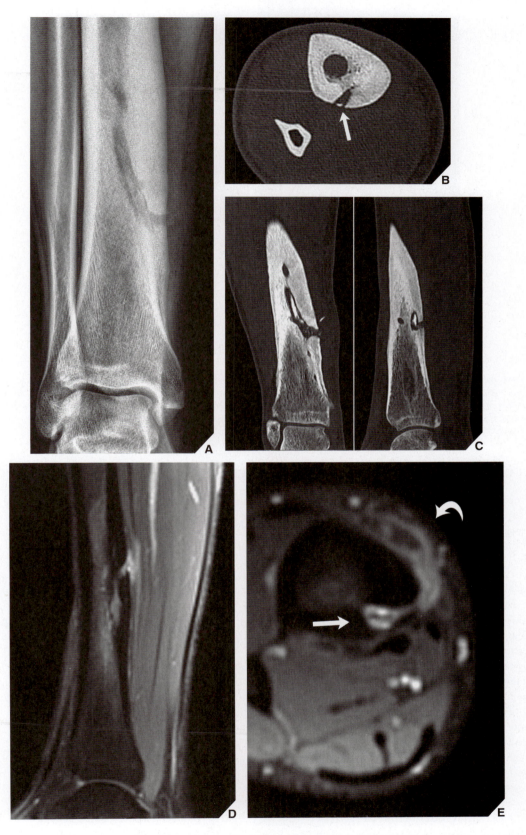

▲
Figura 25.6 Imagens de TC e RM de osteomielite crônica. Homem de 20 anos com trajeto fistuloso de drenagem na perna direita há 4 meses. **A.** A radiografia anteroposterior demonstrou espessamento do córtex medial da tíbia e trajeto radiotransparente, que se estendida da cavidade medular aos tecidos moles. **B.** Imagem axial de TC axial mostrou trajeto fistuloso com coeficiente de atenuação baixo (*seta*) e sequestro. Imagens de TC reformatadas nos planos coronal e sagital (**C**) evidenciaram trajeto intraósseo com vários sequestros. Imagens sagital (**D**) e axial (**E**) de RM ponderadas T1 obtidas depois da injeção intravenosa de gadolínio demonstraram realce da medula óssea sugestiva de osteomielite, trajeto fistuloso (*seta*) e abscesso nas partes moles com realce periférico (*seta curva*).

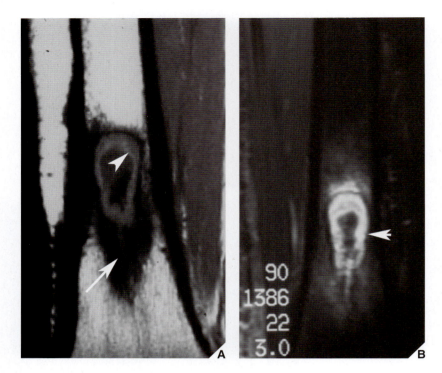

Figura 25.7 Imagens de RM de osteomielite crônica. A. Imagem coronal de RM ponderada em T1 demonstrou abscesso intraósseo com sinal hipointenso em sua parte central e sinal de intensidade intermediária na parede interna, que representava tecido de granulação (*ponta de seta*). A área de sinal hipointenso ao redor do abscesso representa esclerose óssea reativa. Observe que também havia trajeto fistuloso em processo inicial de desenvolvimento (*seta*). **B.** Imagem coronal de RM ponderada em T1 obtida depois da injeção intravenosa de gadolínio mostrou realce intenso do tecido de granulação localizado na parede do abscesso (*seta*) e realce do trajeto fistuloso.

podem ser demonstrados nos tecidos moles adjacentes. Esse sinal provavelmente está relacionado com a elevação da pressão intramedular, que provoca necrose séptica com destruição dos adipócitos e liberação subsequente de glóbulos de gordura. Embora essa alteração não seja patognomônica, ela reforça o diagnóstico de osteomielite e exclui tumor ósseo.

Patologia

As alterações patológicas dependem do estágio do processo infeccioso, seja agudo, seja crônico. Na fase aguda, proliferação bacteriana provoca reação inflamatória aguda com leucócitos polimorfonucleares (neutrófilos), infiltração, edema e necrose isquêmica dos ossos esponjoso e trabecular. A reabsorção óssea por osteoclastos é seguida de neoformação óssea reativa. Quando o processo infeccioso se dissemina através da medula óssea e dos sistemas haversianos até o espaço subperiosteal, pode-se formar um abscesso subperiosteal ao longo do córtex externo. O osso recém-formado proveniente da camada de transição do periósteo forma um "envoltório" de osso reativo conhecido como *invólucro*. Quando o abscesso perfura o periósteo a partir do córtex, a irrigação sanguínea é comprometida, e isso resulta na formação de *sequestro*. Nas semanas seguintes, a inflamação aguda é substituída progressivamente por infiltrado de plasmócitos e linfócitos, resultando em osteomielite crônica. Nesse estágio, é comum observar formação de trajetos fistulares com drenagem.

Osteomielite subaguda

Abscesso de Brodie

Descrita originalmente por Brodie em 1832, essa lesão representa uma forma subaguda localizada de osteomielite, geralmente causada por *Staphylococcus aureus*. O pico de incidência (cerca de 40% dos casos) ocorre na segunda década de vida, sendo mais de 75% dos casos de pacientes do sexo masculino. Em geral, o início é insidioso e as manifestações sistêmicas geralmente são brandas ou inexistentes. Nos casos típicos, o abscesso localizado na metáfise do rádio (Figura 25.8), da tíbia ou do fêmur é alongado, com bordas bem demarcadas circundadas por esclerose reativa. Como regra geral, não há sequestros, mas um trajeto radiotransparente pode se estender da lesão até a placa de crescimento (Figura 25.9). Em muitas ocorrências, o abscesso ósseo atravessa a placa epifisária, mas raramente se desenvolve e permanece limitado à epífise ou diáfise (Figura 25.10; ver também Figura 24.9).

Infecções ósseas não piogênicas

Infecções ósseas não piogênicas mais comuns são tuberculose, sífilis e infecções fúngicas.

Tuberculose óssea

Manifestações clínicas e radiológicas

A tuberculose é uma infecção granulomatosa necrosante crônica causada por *Mycobacterium tuberculosis*. Em geral, a tuberculose óssea é secundária e causada por disseminação hematogênica de um foco primário da infecção, como pulmões ou trato geniturinário. Clinicamente, cerca de 50% dos pacientes com tuberculose óssea têm doença pulmonar em atividade. A tuberculose óssea representa cerca de 3% de todos os casos da doença e cerca de 30% de todos os casos de tuberculose extrapulmonar. Em 10 a 15% dos casos, há acometimento ósseo sem doença articular. Em

Capítulo 25 Osteomielite, Artrite Infecciosa e Infecções de Tecidos Moles **1215**

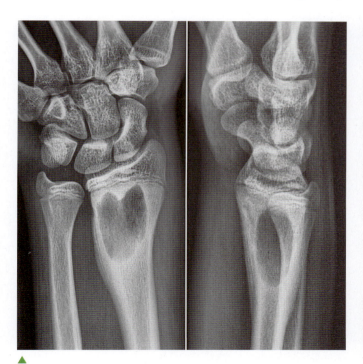

crianças, a osteomielite tuberculosa tem predileção pelo segmento metafisário dos ossos longos; nos adultos, as articulações são mais comumente acometidas.

Nos ossos longos e curtos, as radiografias demonstram destruição progressiva da medular com formação de abscesso. Nos casos típicos, há evidência de osteoporose, mas, pelo menos no estágio inicial da doença, geralmente há pouca ou nenhuma esclerose reativa (Figura 25.11). Em alguns casos, a destruição do terço médio da diáfise de um osso tubular curto da mão ou pé (*dactilite tuberculosa*) pode causar dilatação fusiforme de toda a diáfise – condição conhecida como *spina ventosa* (Figura 25.12). O aspecto das lesões osteolíticas múltiplas disseminadas de ossos tubulares curtos é referido como *tuberculose cística* – um tipo de tuberculose óssea encontrado especialmente em crianças.

Patologia

O exame anatomopatológico das áreas afetadas por tuberculose demonstra tecidos edemaciados e espessados com consistência caseosa ou de pasta de dente, comumente pontilhados por pequenos nódulos cinzentos com centros opacos conhecidos como *granulomas*. Frequentemente, esses granulomas tornam-se confluentes e formam áreas mais amplas com material necrótico branco conhecidas como *necrose caseativa* (ou *semelhante ao queijo*). Ao exame microscópico, o tubérculo típico consiste em área necrótica central circundada por histiócitos (células epitelioides), entre as quais se encontram esparsas células gigantes com núcleos dispostos perifericamente (as chamadas *células de Langerhans*), todas circundadas por um halo de fibrose infiltrado por linfócitos e plasmócitos.

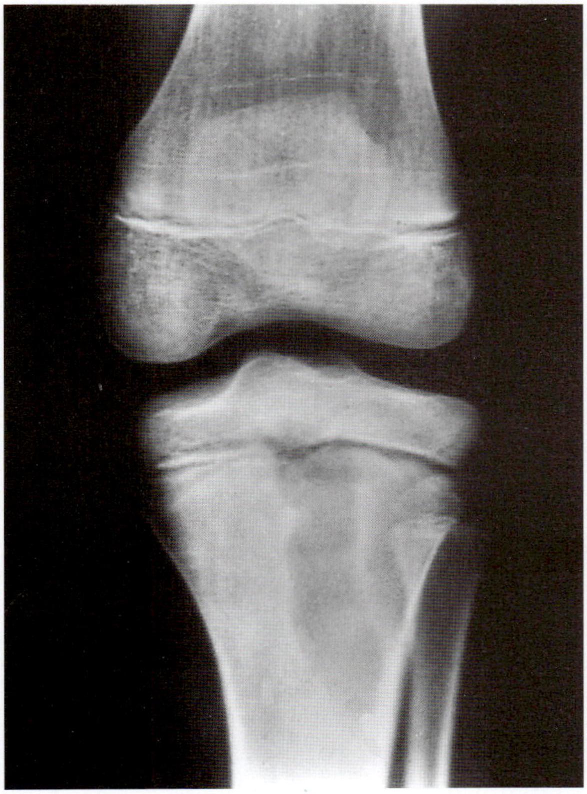

▲ **Figura 25.8 Abscesso ósseo.** Menino de 13 anos referia dor crônica no antebraço distal direito. Radiografias nas incidências dorsopalmar e perfil do punho demonstraram lesão radiotransparente com zona de transição estreita na metadiáfise do rádio, associada a reação periosteal lamelar bem organizada na superfície ulnar do osso.

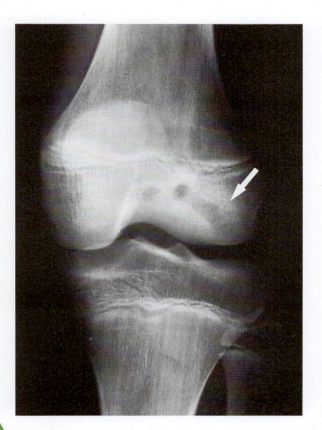

▲ **Figura 25.9 Abscesso ósseo.** Radiografia anteroposterior do joelho esquerdo de um menino de 11 anos com abscesso de Brodie subagudo na diáfise proximal e metáfise da tíbia mostra trajeto radiotransparente, que se estende à placa de crescimento.

▲ **Figura 25.10 Abscesso ósseo.** Radiografia anteroposterior do joelho esquerdo desse menino de 13 anos demonstrou lesão osteolítica bem delimitada e circundada por esclerose reativa na epífise distal do fêmur (*seta*). Essa é uma localização rara de abscesso ósseo.

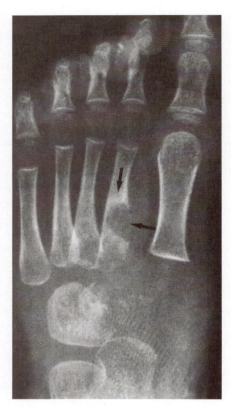

▲ **Figura 25.11 Tuberculose óssea.** Criança de 20 meses apresentou edema progressivo do pé direito. A radiografia anteroposterior demonstrou lesão osteolítica bem definida na margem medial do segundo metatarso (*setas*); não havia indício de esclerose reativa ou neoformação óssea periosteal, mas havia edema de partes moles. A aspiração da lesão retirou 1 mL de líquido purulento, que, ao exame bacteriológico, tinha bacilos álcool-ácido resistentes. Nesse caso, o agente etiológico era *M. tuberculosis*.

Infecções fúngicas

Manifestações clínicas

Infecções ósseas fúngicas não são frequentes, mas as mais comuns são coccidioidomicose, blastomicose, actinomicose, criptococose e nocardiose. Em geral, a infecção é branda e há formação de abscesso com fístula de drenagem. A lesão pode ser semelhante à tuberculose óssea, porque o abscesso geralmente está localizado no osso esponjoso, com pouca ou nenhuma esclerose reativa ou reação periosteal (Figura 25.13). Localização da lesão em alguma proeminência óssea – por exemplo, ao longo das bordas da patela, extremidades das clavículas ou acrômio, processo coracoide, olécrano ou processo estiloide do rádio ou ulna – também pode sugerir infecção fúngica. Lesões periféricas solitárias nas costelas e lesões que acometem vértebras aleatoriamente, inclusive corpo, arco neural e processos espinhoso e transverso, também sugerem processo infeccioso fúngico.

Entre as infecções fúngicas, a coccidioidomicose é especialmente importante, não apenas porque houve aumento do número dessas infecções nos últimos anos, mas também porque o quadro pode ser semelhante ao da tuberculose óssea. Coccidioidomicose é uma doença sistêmica causada por fungos do solo *Coccidioides immitis*. Essa infecção é endêmica em todo o sudoeste dos EUA e nas regiões fronteiriças do norte do México. A infecção ocorre por inalação de poeira com fungos. O foco primário da infecção é pulmonar e a doença geralmente é assintomática. A disseminação da coccidioidomicose é rara, mas a incidência é mais alta em pacientes com fatores de risco específicos. Grupos de risco mais alto são afro-americanos, filipinos, mexicanos, homens, gestantes, crianças com menos de 5 anos, adultos com mais de 50 anos e pacientes imunossuprimidos. Em geral, pacientes com coccidioidomicose disseminada procuram atendimento durante a fase de infecção pulmonar primária. Contudo, alguns pacientes com doença disseminada podem não ter história clínica ou evidência radiográfica de infecção pulmonar.

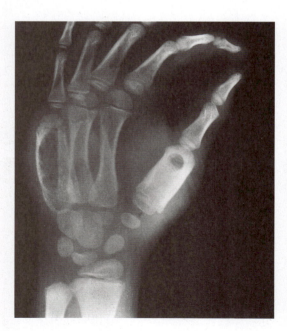

▲ **Figura 25.12 Tuberculose óssea.** A radiografia oblíqua da mão direita desse menino de 7 anos demonstrou lesões fusiformes expansivas no primeiro e no quinto metacarpos, associadas a edema de tecidos moles; não havia evidência de reação periosteal. Essa dilatação diafisária secundária à tuberculose é conhecida como *spina ventosa*.

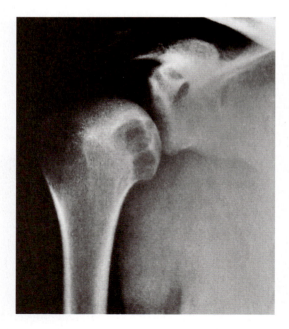

▲ **Figura 25.13 Criptococose óssea.** Radiografia anteroposterior do ombro direito desse jovem de 18 anos demonstrou lesão osteolítica destrutiva na superfície medial da cabeça do úmero com esclerose mínima e nenhuma reação periosteal – aspectos típicos de infecção fúngica. A biopsia de aspiração mostrou que o abscesso era causado por infecção criptocócica.

Pele e tecidos subcutâneos são estruturas afetadas mais comumente por coccidioidomicose disseminada, seguidos de lesões do mediastino. Sistema esquelético é a terceira estrutura afetada mais comumente depois da disseminação e manifestações ósseas ocorrem em 10 a 50% dos pacientes com doença disseminada.

Manifestações radiológicas

O aspecto radiográfico da lesão causada por coccidioidomicose é variável, mas geralmente se caracteriza por lesões osteolíticas bem demarcadas em saca-bocado, que geralmente afetam ossos longos e chatos. Nos casos típicos, as lesões são monoarticulares (Figura 25.14), mas algumas vezes podem ser multifocais (Figuras 25.15 e 25.16). Outro padrão observado frequentemente é de destruição óssea do tipo permeativo acompanhado apenas ocasionalmente de reação periosteal. Edema de partes moles e osteoporose são muito mais comuns no padrão permeativo do que nas lesões em saca-bocado. O terceiro padrão mais comum é acometimento articular (artrite séptica), geralmente monoarticular e quase sempre associado à infecção óssea (ver Figura 25.16 B e C). Nos casos típicos, anormalidades articulares incluem osteoporose periarticular, padrão permeativo-destrutivo envolvendo as duas superfícies articulares, edema de partes moles e periostite ocasional. Lesão articular da coccidioidomicose é indistinguível da observada com tuberculose.

A cintilografia óssea é útil na avaliação dos pacientes com coccidioidomicose disseminada. Cintilografia com citrato de gálio-67 (^{67}Ga) e difosfonato de metileno (MDP) marcado com tecnécio-99m

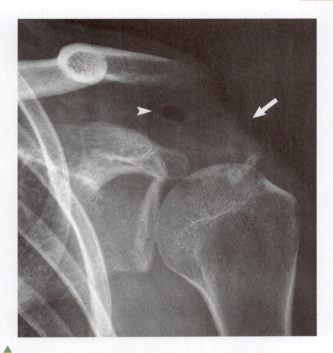

Figura 25.14 Coccidioidomicose óssea. Radiografia anteroposterior do ombro esquerdo dessa mulher de 22 anos com coccidioidomicose pulmonar demonstrou destruição do acrômio (*seta*). Observe o abscesso de partes moles (*ponta de seta*).

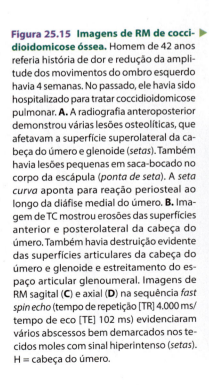

Figura 25.15 Imagens de RM de coccidioidomicose óssea. Homem de 42 anos referia história de dor e redução da amplitude dos movimentos do ombro esquerdo havia 4 semanas. No passado, ele havia sido hospitalizado para tratar coccidioidomicose pulmonar. **A.** A radiografia anteroposterior demonstrou várias lesões osteolíticas, que afetavam a superfície superolateral da cabeça do úmero e glenoide (*setas*). Também havia lesões pequenas em saca-bocado no corpo da escápula (*ponta de seta*). A *seta curva* aponta para reação periosteal ao longo da diáfise medial do úmero. **B.** Imagem de TC mostrou erosões das superfícies anterior e posterolateral da cabeça do úmero. Também havia destruição evidente das superfícies articulares da cabeça do úmero e glenoide e estreitamento do espaço articular glenoumeral. Imagens de RM sagital (**C**) e axial (**D**) na sequência *fast spin echo* (tempo de repetição [TR] 4.000 ms/ tempo de eco [TE] 102 ms) evidenciaram vários abscessos bem demarcados nos tecidos moles com sinal hiperintenso (*setas*). H = cabeça do úmero.

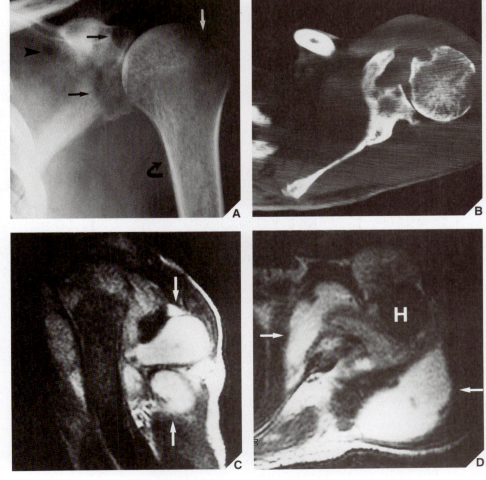

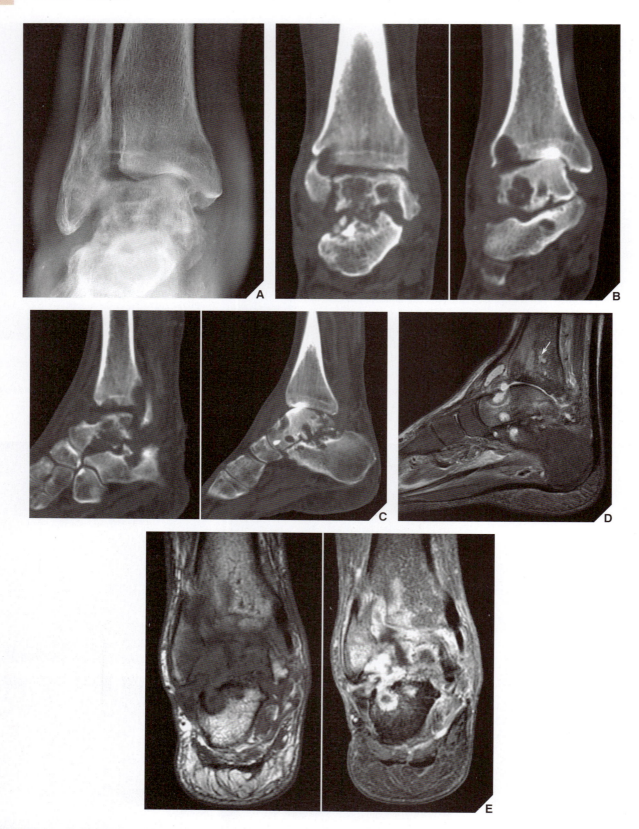

Figura 25.16 Imagens de TC de coccidioidomicose óssea. A. Radiografia anteroposterior do tornozelo direito desse homem de 69 anos demonstrou destruição da articulação tibiotalar, várias lesões líticas no tálus, deformidade do encaixe do tornozelo, grande massa de partes moles e edema. Duas imagens de TC coronal (**B**) e sagital (**C**) mostraram erosões articulares do tornozelo e da articulação subtalar e várias lesões osteolíticas no tálus e no calcâneo. **D.** Imagem sagital de RM na sequência IR (*inversion recovery*) evidenciou várias erosões no tálus e calcâneo com acentuado edema da medula óssea. Observe também o acometimento da tíbia (*seta*). **E.** Imagens coronais de RM ponderadas em T1 com supressão de gordura foram obtidas antes (*lado esquerdo*) e depois (*lado direito*) da administração intravenosa de gadolínio e demonstraram alteração difusa da intensidade de sinal do tálus, da tíbia e das fíbula distais e erosões do calcâneo e superfície inferior do tálus. Houve realce importante após contraste na medula óssea e nas erosões.